보건의약 관계법규

지역보건연구회

계축문화사

보건의약 관계법규

편집진 명단

(가나다 순)

감　　신 (경북대학교 의과대학 예방의학교실)
강 윤 식 (경상대학교 의과대학 예방의학교실)
고 광 욱 (고신대학교 의과대학 예방의학교실)
권 근 상 (전북대학교 의과대학 예방의학교실)
기　　명 (고려대학교 의과대학 예방의학교실)
김 건 엽 (경북대학교 의과대학 예방의학교실)
김 상 규 (동국대학교 의과대학 예방의학교실)
김 유 미 (한양대학교 의과대학 예방의학교실)
김 창 훈 (부산대학교 의과대학 예방의학 및 직업환경의학교실)
김 춘 배 (연세대학교 원주의과대학 예방의학교실)
김 형 수 (건국대학교 의학전문대학원 예방의학교실)
나 백 주 (서울시립대학교 도시보건대학원)
남 해 성 (충남대학교 의과대학 예방의학교실)
류 소 연 (조선대학교 의과대학 예방의학교실)
박 기 수 (경상국립대학교 의과대학 예방의학교실)
박 순 우 (대구가톨릭대학교 의과대학 예방의학교실)
박 유 경 (강원대학교병원 예방의학과)
박 재 현 (성균관대학교 의과대학 예방의학교실)
배 상 근 (상주적십자병원)
박 웅 섭 (관동대학교 의과대학 예방의학교실)
박 종 혁 (충북대학교 의과대학 예방의학교실)
송 정 국 (제주대학교 의과대학 예방의학교실)
신 의 철 (가톨릭대학교 의과대학 예방의학교실)
신 준 호 (전남대학교 의과대학 예방의학교실)
신 지 연 (경북대학교 의과대학 예방의학교실)
오 경 재 (원광대학교 의과대학 예방의학교실)
유 원 섭 (국립중앙의료원)
윤 석 준 (고려대학교 의과대학 예방의학교실)
은 상 준 (충남대학교 의과대학 예방의학교실)
이 건 세 (건국대학교 의학전문대학원 예방의학교실)
이 경 수 (영남대학교 의과대학 예방의학교실)
이 무 식 (건양대학교 의과대학 예방의학교실)
이 석 구 (충남대학교 의과대학 예방의학교실)
이 영 성 (충북대학교 의과대학 의료관리학교실)
이 주 형 (전북대학교 의과대학 예방의학교실)
이 중 정 (계명대학교 의과대학 예방의학교실)
이 진 용 (서울병원 공공진료센터/건강보험심사평가원)
이 혜 진 (강원대학교병원 예방의학과)
정 백 근 (경상국립대학교 의과대학 예방의학교실)
정 승 민 (강원대학교병원 예방의학과)
정 재 훈 (가천대학교 의과대학 예방의학교실)
조 희 숙 (강원대학교 의학전문대학원 의료관리학교실)
채 유 미 (단국대학교 의과대학 의학교육학교실)
최 민 혁 (부산대학교 의과대학 예방의학 및 직업환경의학교실)
홍 남 수 (경북대학교 의과대학 예방의학교실)
황 인 경 (부산대학교 의과대학 예방의학 및 직업환경의학교실)
황 준 현 (대구가톨릭대학교 의과대학 예방의학교실)
황 태 윤 (영남대학교 의과대학 예방의학교실)

특별기고
장 석 용 (연세대학교 보건대학원 의료경영학과)

발 간 사

보건의약관계법규는 보건의료인 국가시험의 필수과목인 만큼 보건의약관계법규를 배우는 학생이나 대학원생들이 법령과 시행령, 시행규칙을 쉽게 이해하고 응용할 수 있도록 하고자 이 책을 발간하게 되었습니다. 이를 통해 독자들이 법령과 시행령 및 시행규칙의 연계성을 이해하고, 관련 법령의 내용을 쉽게 확인해 가면서 법체계와 그 내용을 이해하는 데 도움이 되기를 기대합니다.

이번 발행에서는 새롭게 개정된 법률에 대한 내용을 추가하여 이해를 돕고자 하였습니다. 또한 변경된 법 내용에 따라 기존 문제의 수정 및 새로운 문제의 추가·보완 작업을 하였습니다.

귀중한 겨울방학 중에 본문교정과 문제 개정에 동참하여 주신 지역보건연구회 교수님들께 감사드립니다. 또한 편집내용의 검토와 확인 작업의 실무를 맡아 주신 총무부장과 박재현 출판위원장님을 비롯한 임원진들께도 감사의 마음을 전합니다.

2023년 1월

지역보건연구회 회장 채유미

목 차

Ⅰ. 보건의약 관계법규 총론 1

1. 보건의료 법규의 체계 / 3
2. 보건의료 법규 이해의 주의점 / 5

Ⅱ. 보건의약 관계법규 각론 13

보건의료기본법 15

의 료 법 27

의료법 시행령 / 130

의료법 시행규칙 / 134

감염병의 예방 및 관리에 관한 법률 153

감염병의 예방 및 관리에 관한 법률 시행령 / 230

감염병의 예방 및 관리에 관한 법률 시행규칙 / 242

검 역 법 255

검역법 시행령 / 282

검역법 시행규칙 / 283

국민건강보험법 287

국민건강보험법 시행령 / 376

국민건강보험법 시행규칙 / 400

국민건강증진법 417

국민건강증진법 시행령 / 453

국민건강증진법 시행규칙 / 458

마약류 관리에 관한 법률 463

마약류 관리에 관한 법률 시행령 / 522

마약류 관리에 관한 법률 시행규칙 / 548

응급의료에 관한 법률 ············ 555
응급의료에 관한 법률 시행령 / 607
응급의료에 관한 법률 시행규칙 / 610

지역보건법 ············ 645
지역보건법 시행규칙 / 660

혈액관리법 ············ 667
혈액관리법 시행령 / 692
혈액관리법 시행규칙 / 693

호스피스·완화의료 및 임종과정에 있는 환자의 연명의료결정에 관한 법률 ··· 703
호스피스·완화의료 및 임종과정에 있는
환자의 연명의료결정에 관한 법률 시행령 / 725
호스피스·완화의료 및 임종과정에 있는
환자의 연명의료결정에 관한 법률 시행규칙 / 727

후천성면역결핍증 예방법 ············ 731
후천성면역결핍증 예방법 시행규칙 / 742

환자안전법 ············ 743
환자안전법 시행령 / 758
환자안전법 시행규칙 / 759

공공보건의료에 관한 법률 ············ 761
공공보건의료에 관한 법률 시행령 / 777

정신건강증진 및 정신질환자 복지서비스 지원에 관한 법률 ············ 779
정신건강증진 및 정신질환자 복지서비스 지원에 관한 법률 시행령 / 835
정신건강증진 및 정신질환자 복지서비스 지원에 관한 법률 시행규칙 / 841

모자보건법 ············ 863
모자보건법 시행령 / 891
모자보건법 시행규칙 / 898

농어촌 등 보건의료를 위한 특별조치법 ············ 905
농어촌 등 보건의료를 위한 특별조치법 시행령 / 919
농어촌 등 보건의료를 위한 특별조치법 시행규칙 / 920

한의약 육성법 ···················· 921

한의약 육성법 시행령 / 929

의료기사 등에 관한 법률 ···················· 931

의료기사 등에 관한 법률 시행령 / 951

의료기사 등에 관한 법률 시행규칙 / 955

부 록 보건의약관계법규〔문제집〕 ···················· 959

Ⅰ. 보건의약 관계법규 총론

1. 보건의료 법규의 체계 / 3

2. 보건의료 법규 이해의 주의점 / 5

보건의약 관계법규 총론

1. 보건의료 법규의 체계

1) 보건의료에 대한 법의 규제

사회가 있는 곳에는 법이 있다. 법이 없는 우리 사회를 상상할 수 있는가? 무법천지라는 말이 법이 없다면 어떻게 될 것인지를 잘 보여준다. 사람을 죽여서는 안된다는 명령을 사람들은 당연하게 받아들인다. 따라서, 사람을 살해한 자에게 법에 의한 벌을 주는 것에 거의 모든 사람들이 동의한다.

그렇다면 보건의료와 관련된 법률은 왜 이리도 많은 것일까? 오래 전부터 사람들은 보건의료의 영역이 법의 규율을 받아야 하는 것으로 당연시했을까? 보건의료 관련 법령이 크게 증가한 것은 비교적 최근의 일이다. 의료기관 등에서 이루어지는 수많은 결정과 행동들에는 윤리적인 책임을 넘어 법에 의한 책임이 따르는 것이 많다. 특히, 의료 관련 법에는 의료 윤리의 내용이 깊이 스며들어 있는데, 의료인 윤리강령들을 살펴보면 의료법을 보고 있는 것인지 윤리강령을 보고 있는 것인지 착각이 들 정도다. 질문의 답변으로 돌아가 보건의료와 관련된 법적 규율이 많은 것은 그것이 국가의 책무(또는 의무)이기 때문이다. 대한민국의 최고 규범인 헌법 제26조 제3항에 의해 모든 국민은 보건에 관해 국가의 보호를 받는다. 일반적으로 이 규정을 헌법상 건강권을 표현한 것으로 보는데, 적극적인 권리의 형식이 아니어서 보건의료계를 중심으로 '~한 권리를 갖는다'의 적극적 권리형식으로 개정하고자 하는 노력이 지속적으로 이루어지고 있다.

이러한 국가의 의무를 이행하기 위해 의회는 법률을 제정하고 행정부(주로 보건복지부)는 이를 집행한다. 특히, 국민의 권리를 제한하거나 의무를 부과하는 경우에는 반드시 법적 근거가 필요하므로 보건의료에 대해 국가가 개입하는 경우에는 대부분의 경우 법규에 개입의 근거를 규정할 필요가 있다. 특히나 보건의료와 관련된 행위들은 보건위생상 위해가 생길 우려가 있는 것들이 많아 엄격한 법의 규제를 받게 된다. 의료의 질을 유지하고 국민의 건강권을 보장해야 하는 국가 의무의 발현인 것이다. 보건의료기본법은 제2조에서 "이 법은 보건의료를 통하여 모든 국민이 인간으로서의 존엄과 가치를 가지며 행복을 추구할 수 있도록 하고 국민 개개인이 건강한 삶을 영위할 수 있도록 제도와 여건을 조성하며, 보건의료의 형평과 효율이 조화를 이룰 수 있도록 함으로써 국민의 삶의 질을 향상시키는 것을 기본 이념으로 한다"고 하여 이를 강조하고 있다.

하지만, 법에 의한 규제를 받게 되는 보건의료인들은 규제가 하나 추가될 때마다 불만이 쌓일 것이다. 자신을 규제하는 것에 불만을 갖는 것은 당연하지만, 그러한 규제가 왜 생겼는지를 알아야 한다. 성형외과에서의 유령(대리)수술이 사회문제가 되자 집도의를 변경하려면 서면으로 알려야 하는 규정을 신설한 것, 주사기 재사용으로 C형간염이 전파되자 주사기 재사용을 금지하는 명문의 규정을 두면서 처벌을 강화한 것 등 사회를 떠들썩하게 했던 사건들은 대개 법률 속에 명문의 제재 규정으로 진입한다. 시간이 가면서 추가되는 제재 규정들이 많아지게 되면, 법의 수범자인 보건의료인으로서는 뭐 하나 법의 규제 없이 할 수 있는 것이 없다는 생각이 들 수도 있으나, 이 모든 것이 환자와 국민의 안전을 도모하고 건강관련 삶의 질을 향상시키기 위한 것임을 알아야 한다. 하지만, 규제는 뜻하지 않은 부작용을 낳을 수 있다는 점도 부인할 수 없다. 해당 분야의 전문가인 보건의료인은 불합리한 규제에 대해 합리적인 근거를 들어 그 부당함을 역설하고 환자와 국민에게 도움이 될 수 있는 방향으로 법규제를 합리화할 수 있어야 한다.

2) 보건의료 법규의 구성

보건의료와 관련된 법률의 기본법은 보건의료기본법이다. 비록 개별 법률들보다 뒤늦게 제정되었지만 보건의료의 기본 이념과 국가, 보건의료인, 국민의 의무를 규정하여 기본법의 지위를 갖는다. 다른 법률들과 다르게 이 법에는 이행을 강제하는 규정, 즉 벌칙규정이 없다. 보건의료기본법의 내용을 실현하는 것은 다른 개별 법률들의 몫이다.

여러 개별 법률들 중 의료법은 중요하고도 방대한 내용을 담고 있다. 의료인과 의료기관에 관한 중요사항을 규율하여 의료인의 면허·자격 시험에도 가장 많이 출제된다. 누가 의료인이 될 수 있고 의료기관을 설립할 수 있는지 등 기본적인 사항을 다룬다. 소관 부서로 보건복지부의 보건의료정책과, 보건자원정책과, 의료인력정책과, 의료기관정책과가 있는데, 여러 부서와 연결된 방대한 내용을 다룸을 알 수 있다. 응급의료법은 의료법의 특별법이라고 할 수 있다. 긴급을 요하는 응급의료의 특성이 반영되어 있다. 의료법에 대하여 특별법이므로 의료법에 규정된 동일한 사항을 응급의료법에서 다르게 규율하고 있다면 응급의료법을 따라야 한다. 두 법 모두 환자를 위한 법이라는 점을 명심해야 한다. 응급한 상황에서 의료법의 복잡한 절차를 간소화 한다거나, 반대로 응급환자의 이송 등에서 의료법보다 더 엄격한 의무를 부과하기도 한다.

감염병과 관련된 법률들 중에는 감염병의 예방 및 관리에 관한 법률이 일반법으로 기능하며 소관 부처는 대부분 질병관리청이다. 이 법은 감염병의 발생과 유행을 방지하고 그 예방 및 관리를 위하여 역학조사 및 방역에 관한 기본 사항을 정하고 감염병의 관리정책에 관한 기본 사항을 제공한다. 개별 감염병에 관한 법률로는 후천성면역결핍증예방법, 결핵예방법 등이 있다. 특히, 관리 필요성이 있는 질환들로 결핵은 우리나라에서 중요성이 매우 큰 감염질환이기 때문에, 후천성면역결핍증 예방법은 한 때 우리 사회를 시끄럽게 했던 사회문제였기 때문에 이에 대응하여 만들어졌다. 오랜 전통을 지닌 제도인 검역의 중요성을 반영하여 검역법이 개별 법률로 제정되어 있다. 사람을 격리하는 등의 인권을 제한하는 법률로 개인의 인권과 사회의 안전이라는 상충하는 법익 사이에서 정책적 고려가 많이 필요한 법률이다.

약품에 관한 법률로 약사법, 마약류 관리에 관한 법률 등이 있는데, 식품의약품안전처가 담당한다. 약사법에도 처방 및 투약과 관련하여 의료인들이 지켜야 할 규정들이 다수 있으나 의료인 교육과정에서는 잘 다루어지지 않았다. 다른 약품들과 달리 마약류는 의료인과 관계가 깊어 의료인 양성 교육 과정에 포함되어 왔다.

지역사회보건, 건강증진 및 공공의료에 관한 법률들은 주로 보건당국의 책무를 다루고 있는데, 일부 보건의료인의 권리·의무에 관한 내용도 포함되어 있다. 과거 질병과 환자에 집중하던 태도에서 공중보건에 관한 관심이 커지면서 보건의료인 교육 과정의 중요성이 커지고 있다. 지역보건법, 국민건강증진법, 환자안전법, 공공보건의료에 관한 법률, 모자보건법, 농어촌 등 보건의료를 위한 특별조치법이 그 예다.

특수한 상황에 있는 환자에 관한 법률로는 호스피스·완화의료 및 임종과정에 있는 환자의 연명의료결정에 관한 법률이 있는데, 연명의료를 거부할 권리를 행사하며 사회를 떠들썩하게 했던 김할머니 사건 이후에 제정되었다.

2. 보건의료 법규 이해의 주의점

보건의료 법규를 이해하려면 여러 가지 배경지식이 필요하다. 대부분의 보건의료 전공자들이 체계적인 법학 교육을 받지 않은 상태에서 곧바로 개별 법률의 내용을 학습하면 상당히 어려운 과정을 거치게 된다. 해부학, 생리학 등 기초과목에 대한 이해 없이 갑자기 심근경색, 간암 등 개별 질환의 증상, 진단, 치료를 공부하는 것과 비교할 수 있겠다. 모르는 것보다 더 위험한 것이 잘못 아는 것이다. 의외로 잘못 알고 있는 경우가 많은데, 더욱 당혹스러운 것은 앞에 해당하는 법조문을 보고 이야기를 하는데도 정반대로 해석하는 경우를 흔치 않게 본다는 점이다.

법학에 관한 기본지식 없이 보건의료 법규를 학습하는 전공자를 위해 초심자들이 반드시 알아야 할 내용을 주제별로 나누어 아래에 제시했다. 특히, 법률을 읽는 방법과 개념을 구분하는 방법에 주의하여 읽어보길 바란다.

1) 법률, 시행령, 시행규칙의 위계

보건의약 관계법규들을 찾다 보면 대부분은 법률, 시행령, 시행규칙으로 나누어져 있음을 발견하게 된다. 문제가 되는 사안에 관한 법적 규율을 검색하다가 보면 어떠한 내용은 법률에 있는가 하면 또 다른 내용은 시행규칙에 있는 등 제각각인 경우가 많다. 이런 때에는 법률이 시행령 또는 시행규칙에 위임을 하고, 위임을 받은 시행령이 다시 시행규칙에 위임하는 관계 전체를 파악해야 한다.

의료법을 예를 들어 설명하면, 우선 대한민국 국회가 의료법을 제정 및 개정한다. 제25조는 신고의 의무와 방법을 규정하면서 세부 내용은 대통령령으로 위임했다.

의료법 제25조(신고) ① 의료인은 대통령령으로 정하는 바에 따라 최초로 면허를 받은 후부터 3년마다 그 실태와 취업상황 등을 보건복지부장관에게 신고하여야 한다.

이에 따라 의료인은 최초로 면허를 받은 후부터 3년마다 그 실태와 취업상황을 보건복지부장관에게 신고해야 한다. 그러면 어떻게 신고를 해야 하는가? 바로 "대통령령으로 정하는 바에 따라" 하면 된다. 따라서 그 절차를 알기 위해서는 대통령령의 해당 부분을 찾아야 한다.

> **의료법 시행령 제11조(신고)** ① 법 제25조제1항에 따라 의료인은 그 실태와 취업상황 등을 제8조 또는 법 제65조에 따라 면허증을 발급 또는 재발급 받은 날부터 매 3년이 되는 해의 12월 31일까지 보건복지부장관에게 신고하여야 한다. 다만, 법률 제10609호 의료법 일부개정법률 부칙 제2조제1항에 따라 신고를 한 의료인의 경우에는 그 신고한 날부터 매 3년이 되는 해의 12월 31일까지 신고하여야 한다.
> ③ 제1항에 따른 신고의 방법 및 절차 등에 관하여 필요한 사항은 보건복지부령으로 정한다.

신고의 방법은 의료법 제25조 제1항의 위임을 받아 대통령령인 시행령 제11조 제1항이 규정하고 있다. 내용을 보면 보건복지부장관에게 신고해야 하는 것으로 보인다. 그런데 제3항이 신고의 방법 및 절차에 관한 사항을 보건복지부령으로 다시 위임했으니, 해당 규정을 찾아야 한다.

> **의료법 시행규칙 제17조(의료인의 실태 등의 신고 및 보고)** ① 법 제25조제1항 및 영 제11조제1항에 따라 의료인의 실태와 취업상황 등을 신고하려는 사람은 별지 제10호서식의 의료인의 실태 등 신고서를 작성하여 법 제28조에 따른 중앙회(이하 "중앙회"라 한다)의 장(이하 "각 중앙회장"이라 한다)에게 제출하여야 한다.
> ③ 각 중앙회장은 제1항에 따른 신고 내용과 결과를 반기별로 보건복지부장관에게 보고하여야 한다.

보건복지부령인 의료법 시행규칙의 해당 내용을 보니, 의료인은 신고를 각 중앙회장(대한의사협회장 등)에게 하면 되는 것을 알 수 있다. 신고를 받은 중앙회장이 보건복지부장관에게 최종 보고하는 것이다.

위의 의료법, 시행령, 시행규칙을 모두 파악한 뒤에야, 의료인의 신고를 받는 자는 최종적으로 보건복지부장관이지만, 의료인은 신고를 각 중앙회장에게만 하면 된다는 사실을 알 수 있게 된다. 특히, 신고 또는 보고의무와 관련하여 법률과 시행규칙에 서로 다른 자에게 신고하도록 하는 경우가 있는데, 이 경우에는 법률과 하위 시행령 또는 시행규칙의 관계를 잘 파악하여 어떠한 위임관계가 있는지 살펴보고 당장 신고를 해야 하는 의료인이 누구에게 신고할지를 결정하면 된다.

2) "하여야 한다"와 "할 수 있다"의 차이와 행정처분의 개념

보건의료 전공자 중 '~을 하여야 한다'로 표현되는 기속행위와 '~을 할 수 있다'로 표현되는 재량행위를 잘 구별하지 못하는 사람들이 의외로 많다. 행정법의 기본 개념인 행정청, 처분, 기속행위, 재량행위 등 개념에 익숙하지 않기 때문일 것이다. 보건의약관계 법규의 대부분은 행정법에 속하는데 행정법의 이론과 실무는 행정청의 행위를 기속행위와 재량행위로 나눈다. 아래의 의료법의 예를 통해 기속행위와 재량행위를 구분하고 이를 행하는 행정청과 처분에 관한 개념을 파악하기로 한다.

의료법 제65조(면허 취소와 재교부) ① 보건복지부장관은 의료인이 다음 각 호의 어느 하나에 해당할 경우에는 그 면허를 취소할 수 있다. 다만, 제1호의 경우에는 면허를 취소하여야 한다.

1. 제8조 각 호의 어느 하나에 해당하게 된 경우
2. 제66조에 따른 자격 정지 처분 기간 중에 의료행위를 하거나 3회 이상 자격 정지 처분을 받은 경우
3. 제11조제1항에 따른 면허 조건을 이행하지 아니한 경우
4. 제4조의3제1항을 위반하여 면허를 대여한 경우
5. 삭제
6. 제4조제6항을 위반하여 사람의 생명 또는 신체에 중대한 위해를 발생하게 한 경우
7. 제27조제5항을 위반하여 사람의 생명 또는 신체에 중대한 위해를 발생하게 할 우려가 있는 수술, 수혈, 전신마취를 의료인 아닌 자에게 하게 하거나 의료인에게 면허 사항 외로 하게 한 경우

의료법 제65조는 의료인에 대한 면허취소 처분에 관한 것이다. '누가 면허를 취소할 수 있는가?', '의료인의 면허를 취소하는 권한은 누구에게 있는가?', '의사면허 취소처분은 누가 하는가'의 세 질문은 모두 같은 의미를 갖는다. 질문의 답은 보건복지부장관이다. 즉, 면허취소 처분을 내리는 행정청은 보건복지부장관이다. 행정청이란 행정에 관한 의사를 결정해 표시하는 국가 또는 지방자치단체의 기관, 그 밖에 법령 또는 자치법규에 따라 행정권한을 가지고 있거나 위탁을 받은 공공단체나 그 기관 또는 사인을 말한다(행정심판법 제2조 제4호). 의사면허 취소처분이 바로 '행정에 관한 의사'에 해당하고 이러한 처분을 하는 자가 행정청이 된다. 처분이란 행정청이 행하는 구체적 사실에 관한 법집행으로서의 공권력의 행사 또는 그 거부, 그 밖에 이에 준하는 행정작용을 말한다(행정심판법 제2조 제1호). 대법원은 행정처분을 행정청의 공법상의 행위로서 특정사항에 대해 법규에 의한 권리의 설정 또는 의무의 부담을 명하고 그 밖에 법률상의 효과를 발생하게 하는 등 국민의 권리・의무에 직접적 변동을 초래하는 행위로 보고 있다(대법원 2000. 9. 8. 선고 99두1113 판결). 행정청인 보건복지부장관이 공권력을 행사하여 의사면허를 취소하는 처분을 하면 국민인 의사의 권리와 의무에 직접적 변동을 초래하므로 이는 행정처분이 된다. 추후 의사면허 취소처분과 관련된 행정소송이 진행될 경우 의료인이 원고가 되고 행정청인 보건복지부장관이 피고가 된다.

위의 의료법 제65조는 보건복지부장관이 의료인의 면허를 취소할 수 있거나 취소해야만 하는 경우를 나열하고 있다. 제1호의 사유, 즉 의료인 결격사유에 해당하면 보건복지부장관은 문언의 의미 그대로 면허를 "취소하여야 한다". 의료법이 보건복지부장관에게 면허를 취소해야 할 의무를 부과한 것이다. 이러한 행위를 행정법에서는 기속행위라고 한다. 기속행위에 해당하면 요건(결격사유 발생)이 충족되면 그 효과로서 반드시 집행(면허취소 처분)해야 한다. 반면에 제2호부터 6호의 사유에 해당하면 보건복지부장관에게 면허취소 처분을 할 것인지에 대한 재량이 주어지는데(재량행위), 법문에서 면허를 "최소할 수 있다"로 표현된다. 재량행위에 해당하는 면허취소 처분(제2호부터 6호에 해당하는 사유)은 법원이 그 위법성을 판단함에 있어 행정청(보건복지부장관)의 재량권 일탈 및 남용이 있었는지를 판단하게 된다. 반면에 기속행위에 해당하는 면허취소 처분(제1호의 사유)은 반대로 그 처분을 하지 않았을 경우에 위법하다는 판단을 받게 된다. 행정청의 입장에서 생각해 보면 '~하여야 한다'는 규정을 지키려면 반드시 그러한 행위를 해야 하지만 '~할 수 있다'는 규정을 지키려면 여러 사정을 종합하여 적법하게 그러한 행위를 할 수도 있고 하지 않을 수도 있는 것이다. 일반적으로 의료인의

권리를 제한하는 처분(면허취소 처분 등) 중 '~하여야 한다'로 규정된 것들은 '~할 수 있다'로 규정된 것들보다 더 중한 사유로 인한 것들이다.

3) 보건의료 관계 법률의 벌칙 규정

행정법률들의 내용을 살펴보면, 앞부분에 법의 수범자에게 의무를 부과하는 규정들을 늘어 놓고 뒷부분에서 마지막 장에 벌칙이라는 제목의 규정들을 따로 모아놓은 모습을 발견하게 된다. 형사법률들(대표적으로 형법)의 내용을 보면 무엇무엇을 하면(구성요건) 징역 몇 년형에 처한다(벌칙)는 내용을 같은 조항에 두고 있는 점과 대비된다. 보건의료 관계 법률들은 대부분 행정법률에 속하므로 전자의 모습을 하고 있다.

의료법을 예로 들어 설명하면, 제1장 총칙, 제2장 의료인 등 각 장의 내용은 국민의 건강을 보호하고 증진하려는 목적을 달성하기 위한 전형적인 행정법의 형태를 갖고 있다. 마지막 '제9장 벌칙'은 제 몇조를 위반하면 ~한 벌칙에 처한다는 내용의 조문들로 이루어져 있다.

의료법 제87조(벌칙) 제33조제2항을 위반하여 의료기관을 개설하거나 운영하는 자는 10년 이하의 징역이나 1억 원 이하의 벌금에 처한다.

위 제87조에 의하면 제33조 제2항을 위반하면 형사처벌을 받게 된다. 그런데 이 조문만 보고는 도대체 어떠한 행위를 하면(범죄의 구성요건) 범죄가 되는지 알기 어렵다. 이 때는 제33조 제2항을 찾아봐야만 한다.

의료법 제33조(개설 등) ② 다음 각 호의 어느 하나에 해당하는 자가 아니면 의료기관을 개설할 수 없다. 이 경우 의사는 종합병원·병원·요양병원 또는 의원을, 치과의사는 치과병원 또는 치과의원을, 한의사는 한방병원·요양병원 또는 한의원을, 조산사는 조산원만을 개설할 수 있다.

1. 의사, 치과의사, 한의사 또는 조산사
2. 국가나 지방자치단체
3. 의료업을 목적으로 설립된 법인(이하 "의료법인"이라 한다)
4. 「민법」이나 특별법에 따라 설립된 비영리법인
5. 「공공기관의 운영에 관한 법률」에 따른 준정부기관, 「지방의료원의 설립 및 운영에 관한 법률」에 따른 지방의료원, 「한국보훈복지의료공단법」에 따른 한국보훈복지의료공단

제33조 제2항을 찾아보니 의료기관을 개설할 수 있는 자를 한정한 것을 알 수 있다. 즉, 제87조의 범죄를 구성하는 요건은 의료기관을 개설할 수 없는 자가 의료기관을 개설하거나 운영하는 것임을 알 수 있고, 그러한 경우에는 형벌로서 10년 이하의 징역이나 1억원 이하의 벌금에 처한다는 사실 또한 알 수 있다. 같은 조항에서 범죄의 구성요건과 그에 따른 형벌을 같이 규정한 형사법률들에 비해 의료법의 벌칙규정은 찾아 보기 불친절해 보인다. 하지만 의료법은 기본적으로 형사처벌을 위한 법

률이 아닌 행정 목적의 법률임을 명심해야 한다. 이렇게 행정법률의 위반에 대해 형사처벌을 가하는 것을 행정형벌이라고도 한다.

그런데, 앞의 설명에서 형사처벌이라는 표현을 사용했다. 범죄에는 형사처벌이 따른다. 형사처벌이란 형벌을 가한다는 것이다. 형벌이란 국가가 범죄에 대한 법률효과로서 범죄자에게 그 책임을 전제로 일정한 법익을 박탈하는 것이다. 의료법 위반의 벌칙으로서 벌금형, 금고형, 징역형 등의 형벌을 가할 경우 그 주체는 보건복지부장관 등의 행정청(또는 행정기관)이 아니다. 면허취소, 업무정지 등 행정목적의 행정처분은 행정청인 보건복지부장관이 할 수 있으나, 국가 형벌권의 발동으로서 형사처벌은 대부분 수사기관의 수사를 거쳐 법원의 재판 결정에 따른다. 법원이 형을 선고하고 확정되어야 형벌을 가할 수 있는 것이다. 따라서 보건복지부장관이 의료법 위반으로 의료인에게 금고 1년형을 처벌을 내렸다는 말은 그 자체로 잘못된 것이다. 그렇다면 형벌의 종류에는 무엇이 있을까?

형법 제41조(형의 종류) 형의 종류는 다음과 같다.

1. 사형
2. 징역
3. 금고
4. 자격상실
5. 자격정지
6. 벌금
7. 구류
8. 과료
9. 몰수

의료관련 법령에서 흔히 볼 수 있는 형벌은 징역, 금고, 벌금, 몰수 정도다. 형벌로서의 자격상실과 자격정지는 의료법에 있는 의료인 자격정지와는 다른 것이다. 징역과 금고는 소위 말하는 수감되는 것이고, 벌금은 금전을 납부하는 것이다. 그렇다면 여기서 많은 사람들이 잘 구별하지 못하는 개념이 있다. 바로 과태료다.

의료법 제92조(과태료) ① 다음 각 호의 어느 하나에 해당하는 자에게는 300만원 이하의 과태료를 부과한다.

1의3. 제24조의2제1항을 위반하여 환자에게 설명을 하지 아니하거나 서면 동의를 받지 아니한 자

④ 제1항부터 제3항까지의 과태료는 대통령령으로 정하는 바에 따라 보건복지부장관 또는 시장·군수·구청장이 부과·징수한다.

위의 의료법 제92조의 과태료 규정에 의하면, 제24조의2 제1항(의료행위에 관한 설명)을 위반하여 설명을 하지 않거나 서면 동의를 받지 않으면 300만원 이하의 과태료과 부과된다. 의료관련 법령의 벌칙 규정에 자주 등장하는 과태료는 형벌이 아닌 행정 목적의 행정질서벌에 불과하다. 과태료 부과의 주체도 보건복지부장관, 시장·군수·구청장 등 행정청이다. 따라서 형법이 적용되지 않고 당연

히 전과로도 기록되지 않는다. 반면에 벌금은 형벌로서 형법이 적용되고 전과로 기록된다. 일상생활에서 일반적으로 '벌금'이라고 하면 무언가를 잘못해서 내는 돈 정도로 여기겠지만, 법률적으로는 벌금과 과태료는 완전히 다른 개념이므로 주의해야 한다.

4) 기소와 형사재판 절차

보건의료 관련 법령에는 의무를 부과한 뒤 이를 어길 경우 형사처벌을 하는 규정들이 많다. 의료인의 결격사유와 면허취소 사유에 법원으로부터 금고 이상의 형을 선고받을 것을 요건으로 하고 있어 수사와 형사재판 절차에 관해 알고 있어야 한다. 의료법의 결격사유 규정을 예로 들어 설명하기로 한다.

의료법 제8조(결격사유 등) 다음 각 호의 어느 하나에 해당하는 자는 의료인이 될 수 없다.

4. 이 법 또는 「형법」 제233조, 제234조, 제269조, 제270조, 제317조제1항 및 제347조(허위로 진료비를 청구하여 환자나 진료비를 지급하는 기관이나 단체를 속인 경우만을 말한다), 「보건범죄단속에 관한 특별조치법」, 「지역보건법」, 「후천성면역결핍증 예방법」, 「응급의료에 관한 법률」, 「농어촌 등 보건의료를 위한 특별 조치법」, 「시체해부 및 보존에 관한 법률」, 「혈액관리법」, 「마약류관리에 관한 법률」, 「약사법」, 「모자보건법」, 그 밖에 대통령령으로 정하는 의료 관련 법령을 위반하여 금고 이상의 형을 선고받고 그 형의 집행이 종료되지 아니하였거나 집행을 받지 아니하기로 확정되지 아니한 자

만일 의사 A가 허위로 진료비를 청구하여 진료비를 지급하는 기관을 속여 형법 제347조의 사기죄를 범했다고 하여도 위 제4호의 결격사유에 곧바로 해당하는 것은 아니다. 왜냐하면 세 개의 요건을 모두 만족해야 하기 때문인데, 그 요건은 ① 결격사유에 해당하는 법령을 위반할 것, ② 금고 이상의 형을 선고받을 것, ③ 그 형의 집행이 종료되지 않았거나, 집행을 받지 않기로 확정되지 않았을 것이다. 즉 결격사유에 해당하는 법령 위반인 사기죄를 범했다고 하여도 위 요건 중 ①의 요건만을 만족시켰기 때문이다.

수사기관의 수사를 통해 혐의가 인정되면 최종적으로 검사가 A의사를 재판에 넘기게 되는데 이를 공소제기 또는 기소라고 한다. 방송이나 뉴스를 통해 피의자를 '재판에 넘겼다', '공소제기를 했다', '기소했다'는 표현을 듣게 된다면 모두 같은 의미라고 받아들이면 된다. 그렇다면 검사가 A의사를 기소하면서 법원에 징역 1년형을 구형(요구)했다면 위 결격사유 ②의 요건을 만족시킬까? 그렇지 않다. 검사는 법원으로 하여금 형을 선고해달라고 요구(구형)할 수는 있어도 형을 선고할 수는 없다. 형을 선고하는 것은 법원 고유의 권한이다.

다음 단계로, 공판절차가 진행되어 법원이 판단하기에 1년의 징역형을 선고할 사안이나 A의사에게 개전의 정상이 현저하여 형의 선고를 유예하는 판결을 한다면 결격사유 ②의 요건을 만족시킬까? 그렇지 않다. 결격사유 ②요건을 만족하려면 형을 선고'받아'야 한다. 형의 선고를 유예하면 아직 형을 선고 받은 것이 아니다. 선고를 하지 않고 유예했기 때문이다.

다음으로, 법원이 1년의 징역형을 선고하면서 정상을 참작하여 2년의 기간 형의 집행을 유예(집행유예)하면 ②의 요건을 만족시킬까? 그렇다. 형을 선고는 하되 그 집행을 유예한 것이므로, ②의 요

건인 형을 선고'받은' 것이다. 그렇다면 ③의 요건을 만족시키는가? 따져보아야 한다. 형의 집행을 유예했으므로 '집행이 종료되지 아니'할 요건은 따질 필요가 없다. 집행을 하지 않았기 때문이다. 그렇다면 집행을 '받지 않기로 확정'되었는지를 따져보면 된다. 집행유예기간 2년이 경과하면 형의 선고가 효력을 잃게 되어 집행을 받지 않기로 확정되므로 결격사유의 ③요건을 만족시키지 안는다. 반대로 2년이 경과하지 않았다면 아직 집행유예의 기간에 있게 되어 집행을 받지 않기로 확정되지 '아니한 자'가 되어, 결격사유의 ③요건에 해당한다.

마지막으로, 법원이 1년의 징역형을 선고하고 확정되어 집행이 이루어진 경우, 즉 실형을 살게 된 경우에는 ①과 ②의 요건을 만족시킨다. 그렇다면 ③의 요건을 만족시키는가? 형을 집행(수감) 중이므로 출소하기 전까지는 ③의 요건을 만족시키고 결격사유에 해당하게 된다.

개별 법률에 따라 요구하는 형의 경중이 다르므로 주의해야 한다. 의료법 제8조의 결격사유는 금고 이상의 형을 요구하나, 아동・청소년의 성보호에 관한 법률 제56조에 의한 의료기관 취업제한 명령은 형의 종류를 가리지 않고 단순히 '형 또는 치료감호'를 선고하는 경우로 규정하여 벌금형까지 포함하게 된다.

보건의료기본법

일부개정 2021.3.23. 법률 제17966호 시행일 2021.3.23.

제1장 총칙

제1조(목적) 이 법은 보건의료에 관한 국민의 권리·의무와 국가 및 지방자치단체의 책임을 정하고 보건의료의 수요와 공급에 관한 기본적인 사항을 규정함으로써 보건의료의 발전과 국민의 보건 및 복지의 증진에 이바지하는 것을 목적으로 한다. [전문개정 2010.3.17.]

시행령

제1조(목적) 이 영은 「보건의료기본법」에서 위임된 사항과 그 시행에 필요한 사항을 정함을 목적으로 한다. [전문개정 2010.5.27.]

제2조(기본 이념) 이 법은 보건의료를 통하여 모든 국민이 인간으로서의 존엄과 가치를 가지며 행복을 추구할 수 있도록 하고 국민 개개인이 건강한 삶을 영위할 수 있도록 제도와 여건을 조성하며, 보건의료의 형평과 효율이 조화를 이룰 수 있도록 함으로써 국민의 삶의 질을 향상시키는 것을 기본 이념으로 한다. [전문개정 2010.3.17.]

제3조(정의) 이 법에서 사용하는 용어의 뜻은 다음과 같다.

1. "보건의료"란 국민의 건강을 보호·증진하기 위하여 국가·지방자치단체·보건의료기관 또는 보건의료인 등이 행하는 모든 활동을 말한다.
2. "보건의료서비스"란 국민의 건강을 보호·증진하기 위하여 보건의료인이 행하는 모든 활동을 말한다.
3. "보건의료인"이란 보건의료 관계 법령에서 정하는 바에 따라 자격·면허 등을 취득하거나 보건의료서비스에 종사하는 것이 허용된 자를 말한다.
4. "보건의료기관"이란 보건의료인이 공중(公衆) 또는 특정 다수인을 위하여 보건의료서비스를 행하는 보건기관, 의료기관, 약국, 그 밖에 대통령령으로 정하는 기관을 말한다.
5. "공공보건의료기관"이란 국가·지방자치단체, 그 밖의 공공단체가 설립·운영하는 보건의료기관을 말한다.
6. "보건의료정보"란 보건의료와 관련한 지식 또는 부호·숫자·문자·음성·음향·영상 등으로 표현된 모든 종류의 자료를 말한다.

[전문개정 2010.3.17.]

제4조(국가와 지방자치단체의 책임) ① 국가와 지방자치단체는 국민건강의 보호·증진을 위하여 필요한 법적·제도적 장치를 마련하고 이에 필요한 재원(財源)을 확보하도록 노력하여야 한다.

② 국가와 지방자치단체는 모든 국민의 기본적인 보건의료 수요를 형평에 맞게 충족시킬 수 있도록 노력하여야 한다.

③ 국가와 지방자치단체는 식품, 의약품, 의료기기 및 화장품 등 건강 관련 물품이나 건강 관련 활동으로부터 발생할 수 있는 위해(危害)를 방지하고, 각종 국민건강 위해 요인으로부터 국민의 건강을 보호하기 위한 시책을 강구하도록 노력하여야 한다.

④ 국가와 지방자치단체는 민간이 행하는 보건의료에 대하여 보건의료 시책상 필요하다고 인정하면 행정적·재정적 지원을 할 수 있다.

[전문개정 2010.3.17.]

제5조(보건의료인의 책임) ① 보건의료인은 자신의 학식과 경험, 양심에 따라 환자에게 양질의 적정한 보건의료서비스를 제공하기 위하여 노력하여야 한다.

② 보건의료인은 보건의료서비스의 제공을 요구받으면 정당한 이유 없이 이를 거부하지 못한다.

③ 보건의료인은 적절한 보건의료서비스를 제공하기 위하여 필요하면 보건의료서비스를 받는 자를 다른 보건의료기관에 소개하고 그에 관한 보건의료 자료를 다른 보건의료기관에 제공하도록 노력하여야 한다.

④ 보건의료인은 국가나 지방자치단체가 관리하여야 할 질병에 걸렸거나 걸린 것으로 의심되는 대상자를 발견한 때에는 그 사실을 관계 기관에 신고·보고 또는 통지하는 등 필요한 조치를 하여야 한다.

[전문개정 2010.3.17.]

제6조(환자 및 보건의료인의 권리) ① 모든 환자는 자신의 건강보호와 증진을 위하여 적절한 보건의료서비스를 받을 권리를 가진다.

② 보건의료인은 보건의료서비스를 제공할 때에 학식과 경험, 양심에 따라 환자의 건강보호를 위하여 적절한 보건의료기술과 치료재료 등을 선택할 권리를 가진다. 다만, 이 법 또는 다른 법률에 특별한 규정이 있는 경우에는 그러하지 아니하다.

[전문개정 2010.3.17.]

제7조(보건의료정책과 사회보장정책과의 연계) 국가와 지방자치단체는 보건의료정책과 관련되는 사회보장정책이 연계되도록 하여야 한다. [전문개정 2010.3.17.]

제8조(국민의 참여) 국가와 지방자치단체는 국민의 권리·의무 등 국민생활에 중대한 영향을 미치는 보건의료정책을 수립·시행하려면 이해관계인 등 국민의 의견을 수렴하여야 한다. [전문개정 2010.3.17.]

제9조(다른 법률과의 관계) 보건의료에 관한 법률을 제정하거나 개정할 때에는 이 법에 부합되도록 하여야 한다.

[전문개정 2010.3.17.]

제2장 보건의료에 관한 국민의 권리와 의무

제10조(건강권 등) ① 모든 국민은 이 법 또는 다른 법률에서 정하는 바에 따라 자신과 가족의 건강에 관하여 국가의 보호를 받을 권리를 가진다.

② 모든 국민은 성별, 나이, 종교, 사회적 신분 또는 경제적 사정 등을 이유로 자신과 가족의 건강에 관한 권리를 침해받지 아니한다.

[전문개정 2010.3.17.]

제11조(보건의료에 관한 알 권리) ① 모든 국민은 관계 법령에서 정하는 바에 따라 국가와 지방자치단체의 보건의료시책에 관한 내용의 공개를 청구할 권리를 가진다.

② 모든 국민은 관계 법령에서 정하는 바에 따라 보건의료인이나 보건의료기관에 대하여 자신의 보건의료와 관련한 기록 등의 열람이나 사본의 교부를 요청할 수 있다. 다만, 본인이 요청할 수 없는 경우에는 그 배우자·직계존비속 또는 배우자의 직계존속이, 그 배우자·직계존비속 및 배우자의 직계존속이 없거나 질병이나 그 밖에 직접 요청을 할 수 없는 부득이한 사유가 있는 경우에는 본인이 지정하는 대리인이 기록의 열람 등을 요청할 수 있다.

[전문개정 2010.3.17.]

제12조(보건의료서비스에 관한 자기결정권) 모든 국민은 보건의료인으로부터 자신의 질병에 대한 치료 방법, 의학적 연구 대상 여부, 장기이식(臟器移植) 여부 등에 관하여 충분한 설명을 들은 후 이에 관한 동의 여부를 결정할 권리를 가진다. [전문개정 2010.3.17.]

제13조(비밀 보장) 모든 국민은 보건의료와 관련하여 자신의 신체상·건강상의 비밀과 사생활의 비밀을 침해받지 아니한다. [전문개정 2010.3.17.]

제14조(보건의료에 관한 국민의 의무) ① 모든 국민은 자신과 가족의 건강을 보호·증진하기 위하여 노력하여야 하며, 관계 법령에서 정하는 바에 따라 건강을 보호·증진하는 데에 필요한 비용을 부담하여야 한다.

② 누구든지 건강에 위해한 정보를 유포·광고하거나 건강에 위해한 기구·물품을 판매·제공하는 등 다른 사람의 건강을 해치거나 해칠 우려가 있는 행위를 하여서는 아니 된다.

③ 모든 국민은 보건의료인의 정당한 보건의료서비스와 지도에 협조한다.

[전문개정 2010.3.17.]

제3장 보건의료발전계획의 수립·시행

제15조(보건의료발전계획의 수립 등) ① 보건복지부장관은 관계 중앙행정기관의 장과의 협의와 제20조에 따른 보건의료정책심의위원회의 심의를 거쳐 보건의료발전계획을 5년마다 수립하여야 한다.

② 보건의료발전계획에 포함되어야 할 사항은 다음 각 호와 같다.〈개정 2016.5.29.〉

1. 보건의료 발전의 기본 목표 및 그 추진 방향
2. 주요 보건의료사업계획 및 그 추진 방법
3. 보건의료자원의 조달 및 관리 방안
4. 지역별 병상 총량의 관리에 관한 시책
5. 중앙행정기관 간의 보건의료 관련 업무의 종합·조정
6. 노인·장애인 등 보건의료 취약계층에 대한 보건의료사업계획
7. 보건의료 통계 및 그 정보의 관리 방안
8. 그 밖에 보건의료 발전을 위하여 특히 필요하다고 인정되는 사항

③ 보건의료발전계획은 국무회의의 심의를 거쳐 확정한다.

[전문개정 2010.3.17.]

시행령

제2조(보건의료발전계획의 통보) ① 보건복지부장관은 「보건의료기본법」(이하 "법"이라 한다) 제15조 제3항에 따라 보건의료발전계획이 확정되면 지체 없이 관계 중앙행정기관의 장 및 특별시장·광역시장·특별자치시장·도지사·특별자치도지사(이하 "시·도지사"라 한다)에게 통보하여야 한다.〈개정 2020.5.19.〉

② 제1항에 따라 통보를 받은 시·도지사는 지체 없이 이를 시장·군수·구청장(자치구의 구청장을 말한다. 이하 같다)에게 통보하여야 한다.

[전문개정 2010.5.27.]

제16조(주요 시책 추진방안의 수립·시행) 보건복지부장관과 관계 중앙행정기관의 장은 보건의료발전계획이 확정되면 이를 기초로 하여 보건의료와 관련된 소관 주요 시책의 추진방안을 매년 수립·시행하여야 한다.

[전문개정 2010.3.17.]

시행령

제3조(주요 시책 추진방안의 수립 · 시행) 관계 중앙행정기관의 장은 법 제16조에 따라 수립한 보건의료와 관련된 해당 연도 소관 주요 시책의 추진방안과 전년도 소관 주요 시책의 추진결과를 매년 2월말까지 보건복지부장관에게 제출하여야 한다. [전문개정 2010.5.27.]

제17조(지역보건의료계획의 수립 · 시행) 특별시장 · 광역시장 · 도지사 · 특별자치도지사(이하 "시 · 도지사"라 한다) 및 시장 · 군수 · 구청장(자치구의 구청장을 말한다. 이하 같다)은 보건의료발전계획이 확정되면 관계 법령에서 정하는 바에 따라 지방자치단체의 실정을 감안하여 지역보건의료계획을 수립 · 시행하여야 한다. [전문개정 2010.3.17.]

제18조(계획 수립의 협조) ① 보건복지부장관, 관계 중앙행정기관의 장, 시 · 도지사 및 시장 · 군수 · 구청장은 보건의료발전계획과 소관 주요 시책 추진방안 및 지역보건의료계획의 수립 · 시행을 위하여 필요하면 관계 기관 · 단체 등에 대하여 자료 제공 등의 협조를 요청할 수 있다.

② 제1항에 따른 협조 요청을 받은 관계 기관 · 단체 등은 특별한 사유가 없으면 협조 요청에 따라야 한다.

[전문개정 2010.3.17.]

제18조의2(국회에 대한 보고) 보건복지부장관은 매년 보건의료발전계획의 주요 내용, 제16조에 따른 해당 연도 주요 시책의 추진방안 및 전년도 추진실적을 확정한 후 지체 없이 국회 소관 상임위원회에 보고하여야 한다. [본조신설 2015.12.29.]

제19조(비용의 보조) 국가는 예산의 범위에서 지역보건의료계획의 시행에 필요한 비용의 전부 또는 일부를 지방자치단체에 보조할 수 있다. [전문개정 2010.3.17.]

제20조(보건의료정책심의위원회) 보건의료에 관한 주요 시책을 심의하기 위하여 보건복지부장관 소속으로 보건의료정책심의위원회(이하 "위원회"라 한다)를 둔다. [전문개정 2010.3.17.]

제21조(위원회의 구성) ① 위원회는 위원장 1명을 포함한 25명 이내의 위원으로 구성하되, 공무원이 아닌 위원이 전체 위원의 과반수가 되도록 하여야 한다. 〈개정 2018.12.11.,2021.3.23.〉

② 위원장은 보건복지부장관으로 한다.

③ 위원은 다음 각 호의 사람 중에서 보건복지부장관이 임명 또는 위촉한다. 이 경우 제2호에 따른 위원과 제3호에 따른 위원은 같은 수로 구성한다. 〈개정 2021.3.23.〉

1. 대통령령으로 정하는 관계 중앙행정기관 소속 공무원
2. 보건의료 수요자를 대표하는 사람으로서 노동자단체, 소비자 · 환자 관련 시민단체(「비영리민간단체 지원법」 제2조에 따른 비영리민간단체를 말한다) 등에서 추천하는 사람
3. 보건의료 공급자를 대표하는 사람으로서 「의료법」 제28조에 따른 의료인 단체, 같은 법 제52조에 따른 의료기관단체, 「약사법」 제11조에 따른 약사회 등에서 추천하는 사람
4. 보건의료에 관한 학식과 경험이 풍부한 사람

시행령

제4조(보건의료정책심의위원회의 구성) 법 제21조 제3항 제1호에서 "대통령령으로 정하는 관계 중앙행정기관 소속 공무원"이란 다음 각 호의 사람을 말한다. 이 경우 복수차관이 있는 기관은 해당 기관의 장이 지정하는 차관으로 한다. 〈개정 2010.7.12, 2013.3.23., 2014.11.19., 2017.7.26.〉

1. 기획재정부차관
2. 교육부차관
3. 과학기술정보통신부차관
4. 행정안전부차관
5. 환경부차관
6. 고용노동부차관
7. 삭제 〈2017.8.9.〉
8. 삭제 〈2017.8.9.〉
9. 식품의약품안전처장

[전문개정 2010.5.27.]

제5조(위원의 임기) 법 제20조에 따른 보건의료정책심의위원회(이하 "위원회"라 한다)의 위원(법 제21조 제3항 제1호의 경우는 제외한다)의 임기는 2년으로 하며, 연임할 수 있다.

[전문개정 2010.5.27.]

제5조의2(위원의 해촉) 보건복지부장관은 위원회의 위원(법 제21조 제3항 제1호의 경우는 제외한다)이 다음 각 호의 어느 하나에 해당하는 경우에는 해당 위원을 해촉(解囑)할 수 있다.

1. 심신장애로 인하여 직무를 수행할 수 없게 된 경우
2. 직무와 관련된 비위사실이 있는 경우
3. 직무태만, 품위손상, 그 밖의 사유로 인하여 위원으로 적합하지 아니하다고 인정되는 경우
4. 위원 스스로 직무를 수행하는 것이 곤란하다고 의사를 밝히는 경우

[본조신설 2016.5.10.]

제6조(위원장의 직무 등) ① 위원회의 위원장은 위원회를 대표하며, 위원회의 사무를 총괄한다.

② 위원회의 위원장이 부득이한 사유로 직무를 수행할 수 없는 경우에는 위원장이 지명하는 위원이 그 직무를 대행한다.

[전문개정 2010.5.27.]

제7조(회의 및 의사) ① 위원회의 회의는 위원회의 위원장이 필요하다고 인정하거나 재적위원 3분의 1 이상이 요구하는 경우에 위원장이 소집한다.〈개정 2020.5.19.〉

② 위원회의 회의는 재적위원 과반수의 출석으로 개의(開議)하고, 출석위원 과반수의 찬성으로 의결한다.

[전문개정 2010.5.27.]

제8조(의견청취) 위원회는 그 업무수행에 필요할 때에는 관계 공무원이나 관계 전문가를 위원회에 출석하게 하여 의견을 들을 수 있다.

[전문개정 2010.5.27.]

제9조(수당 및 여비) 위원회의 회의에 출석한 위원, 관계 공무원 또는 관계 전문가에게는 예산의 범위에서 수당과 여비, 그 밖에 필요한 경비를 지급할 수 있다. 다만, 공무원인 위원이나 관계 공무원이 소관업무와 직접 관련하여 출석하는 경우에는 그러하지 아니하다.

[전문개정 2010.5.27.]

제10조(간사) ① 위원회에 위원회의 사무를 처리할 간사 1명을 둔다.

② 간사는 보건복지부 소속 고위공무원단에 속하는 공무원 중에서 보건복지부장관이 지명한다.

[전문개정 2010.5.27.]

제11조(위원회의 운영세칙) 이 영에서 규정한 사항 외에 위원회의 운영에 필요한 사항은 위원회의 의결을 거쳐 위원회의 위원장이 정한다.

[전문개정 2010.5.27.]

제12조(실무위원회의 구성 등) ① 법 제21조 제4항에 따른 실무위원회는 위원장 1명을 포함한 25명 이내의 위원으로 구성한다.

② 실무위원회의 위원장은 보건복지부 소속 고위공무원단에 속하는 공무원 중에서 보건복지부장관이 지명하고, 위원은 제4조에 따른 관계 중앙행정기관 및 보건복지부의 3급 또는 4급 공무원과 보건의료분야에 관한 학식과 경험이 풍부한 사람 중에서 보건복지부장관이 위촉한다.

③ 실무위원회는 다음 각 호의 사항을 심의한다.

1. 위원회의 심의에 앞서 관계 중앙행정기관의 협의 등 사전검토가 필요한 사항
2. 위원회로부터 심의 요청을 받은 사항
3. 그 밖에 위원회의 위원장이 심의에 부치는 사항

④ 실무위원회의 위원장이 부득이한 사유로 직무를 수행할 수 없는 경우에는 보건복지부 소속 공무원인 위원이 직무를 대행한다.

⑤ 실무위원회에는 보건복지부 소속 공무원 중에서 보건복지부장관이 지명하는 간사 1명을 둔다.

⑥ 실무위원회의 회의 및 그 위원의 임기・해촉・직무 등에 관하여는 제5조, 제5조의2, 제6조 제1항, 제7조부터 제9조까지 및 제11조를 준용한다.〈개정 2016.5.10.〉

[전문개정 2010.5.27.]

제13조(분과위원회의 구성 등) 법 제21조 제5항에 따른 분야별 분과위원회 구성과 분과위원회 위원장의 임명은 위원회의 위원장이 정하는 바에 따르며, 분과위원회의 회의 및 그 위원의 임기·해촉·직무 등에 관하여는 제5조, 제5조의2, 제6조 제1항, 제7조부터 제9조까지 및 제11조를 준용한다.〈개정 2016.5.10.〉

[전문개정 2010.5.27.]

④ 위원회의 회의를 효율적으로 운영하기 위하여 위원회에 실무위원회를 두고, 위원회의 심의사항을 보다 전문적으로 검토하기 위하여 분야별로 분과위원회를 둘 수 있다.

⑤ 이 법에서 규정한 것 외에 위원회·실무위원회 및 분과위원회의 구성·운영과 그 밖에 필요한 사항은 대통령령으로 정한다.

[전문개정 2010.3.17.]

제22조(위원회의 기능) 위원회는 다음 각 호의 사항을 심의한다.

1. 보건의료발전계획
2. 주요 보건의료제도의 개선
3. 주요 보건의료정책
4. 보건의료와 관련되는 국가 및 지방자치단체의 역할
5. 그 밖에 위원장이 심의에 부치는 사항

[전문개정 2010.3.17.]

제23조(관계 행정기관의 협조) ① 위원회는 관계 행정기관에 대하여 보건의료에 관한 자료의 제출과 위원회의 업무에 관하여 필요한 협조를 요청할 수 있다.

② 제1항에 따른 요청을 받은 관계 행정기관은 특별한 사유가 없으면 요청에 따라야 한다.

[전문개정 2010.3.17.]

제4장 보건의료자원의 관리 등

제24조(보건의료자원의 관리 등) ① 국가와 지방자치단체는 보건의료에 관한 인력, 시설, 물자, 지식 및 기술 등 보건의료자원을 개발·확보하기 위하여 종합적이고 체계적인 시책을 강구하여야 한다.

② 국가와 지방자치단체는 보건의료자원의 장·단기 수요를 예측하여 보건의료자원이 적절히 공급될 수 있도록 보건의료자원을 관리하여야 한다.

[전문개정 2010.3.17.]

제25조(보건의료인력의 양성 등) 국가와 지방자치단체는 우수한 보건의료인력의 양성과 보건의료인력의 자질 향상을 위하여 교육 등 필요한 시책을 강구하여야 한다.

[전문개정 2010.3.17.]

제26조(보건의료인 간의 협력) 보건의료인은 국민에게 양질의 보건의료서비스를 제공하고 국민의 보건 향상에 이바지하기 위하여 보건의료서비스를 제공할 때에 그 전문 분야별로 또는 전문 분야 간에 상호 협력하도록 노력하여야 한다.

[전문개정 2010.3.17.]

제27조(공공·민간 보건의료기관의 역할 분담 등) ① 국가와 지방자치단체는 공공보건의료기관과 민간보건의료기관 간의 역할 분담과 상호협력 체계를 마련하여야 한다.

② 국가와 지방자치단체는 제4조 제2항에 따른 기본적인 보건의료 수요를 충족시키기 위하여 필요하면 공공보건의료기관을 설립·운영할 수 있으며, 이에 드는 비용의 전부 또는 일부를 지원할 수 있다.

③ 국가와 지방자치단체는 공공보건의료를 효율적으로 운영하고 관리하기 위하여 필요한 시책을 수립·시행하여야 한다.

④ 공공보건의료기관의 설립·운영 등 공공보건의료에 관한 기본적인 사항은 따로 법률로 정한다.

[전문개정 2010.3.17.]

제28조(보건의료 지식 및 기술) ① 국가와 지방자치단체는 보건의료 지식과 보건의료 기술의 발전을 위하여 필요한 시책을 수립·시행하여야 한다.

② 보건복지부장관은 효율적인 보건의료서비스를 제공하기 위하여 새로운 보건의료 기술의 평가 등 필요한 조치를 강구하여야 한다.

[전문개정 2010.3.17.]

제5장 보건의료의 제공과 이용

제1절 보건의료의 제공 및 이용체계

제29조(보건의료의 제공 및 이용체계) ① 국가와 지방자치단체는 보건의료에 관한 인력, 시설, 물자 등 보건의료 자원이 지역적으로 고루 분포되어 보건의료서비스의 공급이 균형 있게 이루어지도록 노력하여야 하며, 양질의 보건의료서비스를 효율적으로 제공하기 위한 보건의료의 제공 및 이용체계를 마련하도록 노력하여야 한다.

② 국가와 지방자치단체는 보건의료의 제공 및 이용체계를 구축하기 위하여 필요한 행정상·재정상의 조치와 그 밖에 필요한 지원을 할 수 있다.

[전문개정 2010.3.17.]

제30조(응급의료체계) 국가와 지방자치단체는 모든 국민(국내에 체류하고 있는 외국인을 포함한다)이 응급 상황에서 신속하고 적절한 응급의료서비스를 받을 수 있도록 응급의료체계를 마련하여야 한다.〈개정 2013.6.4.〉

[전문개정 2010.3.17.]

제2절 평생국민건강관리체계

제31조(평생국민건강관리사업) ① 국가와 지방자치단체는 생애주기(生涯週期)별 건강상 특성과 주요 건강위험요인을 고려한 평생국민건강관리를 위한 사업을 시행하여야 한다.

② 국가와 지방자치단체는 공공보건의료기관이 평생국민건강관리사업에서 중심 역할을 할 수 있도록 필요한 시책을 강구하여야 한다.

③ 국가와 지방자치단체는 평생국민건강관리사업을 원활하게 수행하기 위하여 건강지도·보건교육 등을 담당할 전문인력을 양성하고 건강관리정보체계를 구축하는 등 필요한 시책을 강구하여야 한다.

[전문개정 2010.3.17.]

제32조(여성과 어린이의 건강 증진) 국가와 지방자치단체는 여성과 어린이의 건강을 보호·증진하기 위하여 필요한 시책을 강구하여야 한다. 이 경우 여성의 건강증진시책에 연령별 특성이 반영되도록 하여야 한다.〈개정 2015.12.29.〉

[전문개정 2010.3.17.]

제33조(노인의 건강 증진) 국가와 지방자치단체는 노인의 질환을 조기에 발견하고 예방하며, 질병 상태에 따라 적

절한 치료와 요양(療養)이 이루어질 수 있도록 하는 등 노인의 건강을 보호·증진하기 위하여 필요한 시책을 강구하여야 한다. [전문개정 2010.3.17.]

제34조(장애인의 건강 증진) 국가와 지방자치단체는 선천적·후천적 장애가 발생하는 것을 예방하고 장애인의 치료와 재활이 이루어질 수 있도록 하는 등 장애인의 건강을 보호·증진하기 위하여 필요한 시책을 강구하여야 한다. [전문개정 2010.3.17.]

제35조(학교 보건의료) 국가와 지방자치단체는 학생의 건전한 발육을 돕고 건강을 보호·증진하며 건강한 성인으로 성장하기 위하여 요구되는 생활습관·정서 등을 함양하기 위하여 필요한 시책을 강구하여야 한다.
[전문개정 2010.3.17.]

제36조(산업 보건의료) 국가는 근로자의 건강을 보호·증진하기 위하여 필요한 시책을 강구하여야 한다.
[전문개정 2010.3.17.]

제37조(환경 보건의료) 국가와 지방자치단체는 국민의 건강을 보호·증진하기 위하여 쾌적한 환경의 유지와 환경오염으로 인한 건강상의 위해 방지 등에 필요한 시책을 강구하여야 한다.
[전문개정 2010.3.17.]

제37조의2(기후변화에 따른 국민건강영향평가 등) ① 질병관리청장은 국민의 건강을 보호·증진하기 위하여 지구온난화 등 기후변화가 국민건강에 미치는 영향을 5년마다 조사·평가(이하 "기후보건영향평가"라 한다)하여 그 결과를 공표하고 정책수립의 기초자료로 활용하여야 한다. 〈개정 2020.8.11.〉

② 질병관리청장은 기후보건영향평가에 필요한 기초자료 확보 및 통계의 작성을 위하여 실태조사를 실시할 수 있다. 〈개정 2020.8.11.〉

③ 질병관리청장은 관계 중앙행정기관의 장, 지방자치단체의 장 및 보건의료 관련 기관이나 단체의 장에게 기후보건영향평가에 필요한 자료의 제공 또는 제2항에 따른 실태조사의 협조를 요청할 수 있다. 이 경우 자료제공 또는 실태조사 협조를 요청받은 관계 중앙행정기관의 장 등은 정당한 사유가 없으면 이에 따라야 한다. 〈개정 2020.8.11.〉

④ 기후보건영향평가와 실태조사의 구체적인 내용 및 방법 등에 필요한 사항은 대통령령으로 정한다.
[본조신설 2017.2.8.]

시행령

제13조의2(기후보건영향평가의 내용 및 방법 등) ① 법 제37조의2 제1항에 따른 기후보건영향평가(이하 "기후보건영향평가"라 한다)의 내용은 다음 각 호와 같다. 〈개정 2020.9.11.〉

1. 국민건강에 영향을 미치는 기후변화의 유형, 내용 및 특성 등에 관한 사항
2. 기후변화와 관련이 있는 질병·질환 등의 임상적 증상, 발생 추이 및 진료경과 등에 관한 사항
3. 기후변화와 관련이 있는 질병·질환 등의 성별·연령별·지역별 분포 및 특성 등에 관한 사항
4. 기후변화가 노인·장애인·임산부·어린이 등 보건의료 취약계층의 건강 및 생활 등에 미치는 영향
5. 그 밖에 제1호부터 제4호까지의 내용에 준하는 것으로서 기후변화가 국민건강에 미치는 영향을 고려하여 질병관리청장이 특히 필요하다고 인정하는 사항

② 질병관리청장은 기후보건영향평가에 대한 전문적 검토가 필요하다고 인정하는 경우에는 법 제37조의2 제1항에 따라 기후보건영향평가의 결과를 공표하기 전에 위원회의 심의를 거치게 할 수 있다. 〈개정 2020.9.11.〉

③ 질병관리청장은 국민건강의 보호·증진을 위하여 필요하다고 인정하는 경우에는 기후보건영향평가의 결과를 관계 중앙행정기관의 장, 시·도지사 및 시장·군수·구청장에게 알려야 한다. 〈개정 2020.9.11.〉

④ 질병관리청장은 법 제37조의2 제1항에 따라 기후보건영향평가의 결과를 공표하는 경우에는 보건복지부장관이 지정하는 인터넷 홈페이지에 게재하여야 한다. 〈개정 2020.9.11.〉

⑤ 제1항부터 제4항까지에서 규정한 사항 외에 기후보건영향평가의 내용·방법 및 절차 등에 필요한 세부 사항은 질병관리청장이 정한다. 〈개정 2020.9.11.〉

[본조신설 2017.8.9.] [종전 제13조의2는 제13조의4로 이동 〈2017.8.9.〉]

제13조의3(실태조사의 내용 및 방법 등) ① 법 제37조의2 제2항에 따른 실태조사(이하 이 조에서 "실태조사"라 한다)의 내용은 다음 각 호와 같다.〈개정 2020.5.19., 2020.9.11.〉

1. 기후변화에 따른 질병·질환 등의 발생 경로, 발생 현황 및 임상정보 등에 관한 사항
2. 기후변화에 따른 질병·질환 등의 진단·검사·처방 등 진료정보에 관한 사항
3. 기후변화에 따른 질병·질환 등의 분석·연구와 관련된 각종 문헌 및 자료 등의 조사에 관한 사항
4. 기후변화에 따른 질병·질환 등과 관련하여 노인·장애인·임산부·어린이 등 보건의료 취약계층의 진료경과에 관한 사항
5. 그 밖에 제1호부터 제4호까지의 내용에 준하는 것으로서 질병관리청장이 실태조사를 위하여 특히 필요하다고 인정하는 사항

② 질병관리청장은 실태조사의 실시를 위하여 필요하다고 인정하는 경우에는 질병관리청장이 정하는 바에 따라 실태조사반을 구성·운영할 수 있다.〈개정 2020.9.11.〉

③ 질병관리청장은 실태조사의 효율적 추진을 위하여 필요하다고 인정하는 경우에는 보건의료 관계 연구기관·단체 또는 전문가 등에게 실태조사를 의뢰하여 실시할 수 있다.〈개정 2020.9.11.〉

④ 질병관리청장은 기후변화에 따른 국민건강의 보호 및 관리를 위하여 필요하다고 인정하는 경우에는 실태조사 결과를 공개할 수 있다.〈개정 2020.9.11.〉

⑤ 제1항부터 제4항까지에서 규정한 사항 외에 실태조사의 내용·방법 및 절차 등에 필요한 세부 사항은 질병관리청장이 정한다.〈개정 2020.9.11.〉

[본조신설 2017.8.9.]

제38조(식품위생·영양) 국가와 지방자치단체는 국민의 건강을 보호·증진하기 위하여 식품으로 인한 건강상의 위해 방지와 국민의 영양 상태의 향상 등에 필요한 시책을 강구하여야 한다.

[전문개정 2010.3.17.]

제3절 주요질병관리체계

제39조(주요질병관리체계의 확립) 보건복지부장관은 국민건강을 크게 위협하는 질병 중에서 국가가 특별히 관리하여야 할 필요가 있다고 인정되는 질병을 선정하고, 이를 관리하기 위하여 필요한 시책을 수립·시행하여야 한다. [전문개정 2010.3.17.]

제40조(감염병의 예방 및 관리) 국가와 지방자치단체는 감염병의 발생과 유행을 방지하고 감염병환자에 대하여 적절한 보건의료를 제공하고 관리하기 위하여 필요한 시책을 수립·시행하여야 한다.

[전문개정 2010.3.17.]

제41조(만성질환의 예방 및 관리) 국가와 지방자치단체는 암·고혈압 등 주요 만성질환(慢性疾患)의 발생과 증가를 예방하고 말기질환자를 포함한 만성질환자에 대하여 적절한 보건의료의 제공과 관리를 위하여 필요한 시책을 수립·시행하여야 한다.

[전문개정 2010.3.17.]

시행령

제13조의4(만성질환 장기 역학조사) ① 질병관리청장은 법 제41조에 따른 만성질환의 예방 및 관리 등을 위하여 만성질환의 발생원인과 위험요인을 규명하는 만성질환 장기 역학조사를 실시한다.〈개정 2020.9.11.〉

② 질병관리청장은 제1항에 따른 역학조사를 실시할 때 필요하면 관계 중앙행정기관의 장, 시·도지사, 시장·군수·구청장 및 「공공기관의 운영에 관한 법률」 제4조에 따른 공공기관의 장에게 협조를 요청할 수 있다.〈개정 2020.9.11.〉

[본조신설 2016.8.2.] [제13조의2에서 이동 〈2017.8.9.〉]

제15조(민감정보 및 고유식별정보의 처리) 질병관리청장은 법 제41조에 따른 사무(제13조의4 제1항에 따른 만성질환 장기 역학조사에 관한 사무만 해당한다)를 수행하기 위하여 불가피한 경우 「개인정보 보호법」 제23조에 따른 건강에 관한 정보, 같은 법 시행령 제19조 제1호 또는 제4호에 따른 주민등록번호 또는 외국인등록번호가 포함된 자료를 처리할 수 있다.〈개정 2017.8.9., 2020.9.11.〉

[본조신설 2016.8.2.]

제42조(정신 보건의료) 국가와 지방자치단체는 정신질환의 예방과 정신질환자의 치료 및 사회복귀 등 국민의 정신건강 증진을 위하여 필요한 시책을 수립·시행하여야 한다.

[전문개정 2010.3.17.]

제43조(구강 보건의료) 국가와 지방자치단체는 구강질환(口腔疾患)의 예방 및 치료와 구강건강에 관한 관리 등 국민의 구강건강 증진을 위하여 필요한 시책을 수립·시행하여야 한다.

[전문개정 2010.3.17.]

제6장 보건의료의 육성·발전 등

제44조(보건의료 시범사업) ① 국가와 지방자치단체는 새로운 보건의료제도를 시행하기 위하여 필요하면 시범사업을 실시할 수 있다.

② 국가와 지방자치단체는 제1항에 따른 시범사업을 실시한 경우에는 그 결과를 평가하여 새로 시행될 보건의료제도에 반영하여야 한다.

[전문개정 2010.3.17.]

제45조(취약계층 등에 대한 보건의료서비스 제공) ① 국가와 지방자치단체는 노인·장애인 등 보건의료 취약계층에 대하여 적절한 보건의료서비스를 제공하기 위하여 필요한 시책을 수립·시행하여야 한다.

② 국가와 지방자치단체는 농·어업인 등의 건강을 보호·증진하기 위하여 필요한 시책을 수립·시행하여야 한다.

[전문개정 2010.3.17.]

제46조(분쟁 조정 등) ① 국가와 지방자치단체는 보건의료서비스로 인하여 분쟁이 발생하면 그 분쟁이 신속하고 공정하게 해결되도록 하기 위하여 필요한 시책을 강구하여야 한다.

② 국가와 지방자치단체는 보건의료서비스로 인한 피해를 원활하게 구제(救濟)하기 위하여 필요한 시책을 강구하여야 한다.

[전문개정 2010.3.17.]

제47조(건강위해원인자의 비용 부담) 국가와 지방자치단체는 국민건강에 위해를 일으키거나 일으킬 우려가 있는 물품 등을 생산·판매하는 자 등에 대하여는 관계 법령에서 정하는 바에 따라 국민건강의 보호·증진에 드는 비용을 부담하게 할 수 있다. [전문개정 2010.3.17.]

제48조(보건의료 관련 산업의 진흥) 국가와 지방자치단체는 보건의료 기술의 연구개발과 지원 등 보건의료 관련 산업의 진흥을 위하여 필요한 시책을 강구하여야 한다. [전문개정 2010.3.17.]

제49조(한방의료의 육성·발전) 국가와 지방자치단체는 한방의료(韓方醫療)를 육성·발전시키도록 노력하여야 한다. [전문개정 2010.3.17.]

제50조(국제협력 등) 국가와 지방자치단체는 외국정부 및 국제기구 등과의 협력을 통하여 보건의료정보와 보건의료에 관한 기술을 교류하고 전문인력을 양성하며, 보건의료의 발전을 위한 국제적인 노력에 적극 참여하여야 한

다. [전문개정 2010.3.17.]

제51조(보건의료사업의 평가) 국가와 지방자치단체는 매년 주요 보건의료사업의 성과를 평가하여 이를 보건의료시책에 반영하도록 하여야 한다. [전문개정 2010.3.17.]

제52조(보건의료서비스의 평가) 보건복지부장관은 보건의료서비스의 질적 향상을 위하여 관계 법령에서 정하는 바에 따라 보건의료서비스에 대한 평가를 실시하여야 한다. [전문개정 2010.3.17.]

제7장 보건의료 통계 · 정보 관리

제53조(보건의료 통계 · 정보 관리시책) 국가와 지방자치단체는 보건의료에 관한 통계와 정보를 수집 · 관리하여 이를 보건의료정책에 활용할 수 있도록 필요한 시책을 수립 · 시행하여야 한다. [전문개정 2010.3.17.]

제54조(보건의료 정보화의 촉진) 국가와 지방자치단체는 보건의료 정보화를 촉진하기 위하여 필요한 시책을 강구하여야 한다. [전문개정 2010.3.17.]

제55조(보건의료 실태조사) ① 보건복지부장관은 국민의 보건의료 수요 및 이용 행태, 보건의료에 관한 인력 · 시설 및 물자 등 보건의료 실태에 관한 전국적인 조사를 5년마다 실시하고 그 결과를 공표하여야 한다. 다만, 보건의료정책 수립에 필요하다고 인정하는 경우에는 임시 보건의료 실태조사를 실시할 수 있다. [개정 2019.12.3.]

② 보건복지부장관은 제1항에 따른 실태조사를 위하여 관계 중앙행정기관, 지방자치단체 및 관계 기관 · 법인 · 단체에 자료의 제출 또는 의견의 진술을 요청할 수 있다. 이 경우 요청을 받은 자는 정당한 사유가 없으면 이에 협조하여야 한다. 〈신설 2019.12.3.〉

③ 제1항에 따른 실태조사의 내용, 방법 및 공표 등에 필요한 사항은 대통령령으로 정한다. 〈신설 2019.12.3.〉

시행령

제14조(보건의료 실태조사) ① 법 제55조 제1항에 따른 보건의료 실태조사의 내용은 다음 각 호와 같다.〈개정 2020.5.19.〉

1. 보건의료 수요 및 보건의료서비스의 이용 행태
2. 보건의료에 관한 인력 · 시설 및 물자 등의 현황
3. 그 밖에 보건복지부장관이 보건의료 실태조사를 위하여 필요하다고 인정하는 사항

② 보건복지부장관은 제1항에 따른 실태조사를 최근 3년간 보건의료에 관한 연구실적이 있는 연구기관, 법인 또는 단체에 의뢰하여 실시할 수 있다.〈개정 2020.5.19.〉

③ 보건복지부장관은 제1항에 따른 실태조사의 결과를 보건복지부 인터넷 홈페이지에 60일 이상 공개해야 한다.〈개정 2020.5.19.〉

[전문개정 2010.5.27.]

제56조(보건의료정보의 보급 · 확대) 보건복지부장관은 보건의료기관, 관련 기관 · 단체 등이 보유하고 있는 보건의료정보를 널리 보급 · 확대하기 위하여 필요한 시책을 강구하여야 한다. [전문개정 2010.3.17.]

제57조(보건의료정보의 표준화 추진) 보건복지부장관은 보건의료정보의 효율적 운영과 호환성(互換性) 확보 등을 위하여 보건의료정보의 표준화를 위한 시책을 강구하여야 한다. [전문개정 2010.3.17.]

부 칙 〈제17966호, 2021.3.23.〉

이 법은 공포한 날부터 시행한다.

의 료 법

일부개정 2020.12.29. 법률 제17787호 시행일 2021.12.30.

제1장 총칙

제1조(목적) 이 법은 모든 국민이 수준 높은 의료 혜택을 받을 수 있도록 국민의료에 필요한 사항을 규정함으로써 국민의 건강을 보호하고 증진하는 데에 목적이 있다.

시행령

제1조(목적) 이 영은 「의료법」에서 위임된 사항과 그 시행에 필요한 사항을 규정함을 목적으로 한다.

시행규칙

제1조(목적) 이 규칙은 「의료법」 및 같은 법 시행령에서 위임된 사항과 그 시행에 필요한 사항을 규정함을 목적으로 한다.〈개정 2015.5.29.〉

제2조(의료인) ① 이 법에서 "의료인"이란 보건복지부장관의 면허를 받은 의사·치과의사·한의사·조산사 및 간호사를 말한다.〈개정 2008.2.29., 2010.1.18., 2019.4.23.〉

② 의료인은 종별에 따라 다음 각 호의 임무를 수행하여 국민보건 향상을 이루고 국민의 건강한 생활 확보에 이바지할 사명을 가진다.〈개정 2015.12.29., 2019.4.23.〉

1. 의사는 의료와 보건지도를 임무로 한다.
2. 치과의사는 치과 의료와 구강 보건지도를 임무로 한다.
3. 한의사는 한방 의료와 한방 보건지도를 임무로 한다.
4. 조산사는 조산(助産)과 임산부 및 신생아에 대한 보건과 양호지도를 임무로 한다.
5. 간호사는 다음 각 목의 업무를 임무로 한다.
   가. 환자의 간호요구에 대한 관찰, 자료수집, 간호판단 및 요양을 위한 간호
   나. 의사, 치과의사, 한의사의 지도하에 시행하는 진료의 보조
   다. 간호 요구자에 대한 교육·상담 및 건강증진을 위한 활동의 기획과 수행, 그 밖의 대통령령으로 정하는 보건활동
   라. 제80조에 따른 간호조무사가 수행하는 가목부터 다목까지의 업무보조에 대한 지도

시행령

제2조(간호사의 보건활동) 「의료법」(이하 "법"이라 한다) 제2조 제2항 제5호 다목에서 "대통령령으로 정하는 보건활동"이란 다음의 보건활동을 말한다.〈개정 2009.4.20., 2011.2.14., 2016.9.29., 2016.12.27., 2018.3.6.〉

1. 「농어촌 등 보건의료를 위한 특별조치법」 제19조에 따라 보건진료 전담공무원으로서 하는 보건활동

> **농어촌 등 보건의료를 위한 특별조치법 제19조(보건진료 전담공무원의 의료행위의 범위)**
> 보건진료 전담공무원은 「의료법」 제27조에도 불구하고 근무지역으로 지정받은 의료 취약지역에서 대통령령으로 정하는 경미한 의료행위를 할 수 있다. [전문개정 2012.10.22.]

2. 「모자보건법」 제10조 제1항에 따른 모자보건전문가가 행하는 모자보건활동

> **모자보건법 제10조(임산부 · 영유아 · 미숙아등의 건강관리 등)**
> 특별자치시장 · 특별자치도지사 또는 시장 · 군수 · 구청장은 임산부 · 영유아 · 미숙아등에 대하여 대통령령으로 정하는 바에 따라 정기적으로 건강진단 · 예방접종을 실시하거나 모자보건전문가(의사 · 한의사 · 조산사 · 간호사의 면허를 받은 사람 또는 간호조무사의 자격을 인정받은 사람으로서 모자보건사업에 종사하는 사람을 말한다)에게 그 가정을 방문하여 보건진료를 하게 하는 등 보건관리에 필요한 조치를 하여야 한다. 〈개정 2015 1.28., 2015.12.22., 2017.12. 12.〉

3. 「결핵예방법」 제18조에 따른 보건활동

> **결핵예방법 제18조(결핵환자등의 의료)**
> ① 시 · 도지사 또는 시장 · 군수 · 구청장은 관할 구역에 거주하는 결핵환자등에 대한 적절한 의료 등을 실시하기 위하여 전문 인력을 배치하고, 보건복지부령으로 정하는 조치를 하여야 한다.
> ② 시 · 도지사 또는 시장 · 군수 · 구청장은 제1항에 따른 의료를 전담하는 의사, 간호사, 임상병리사, 방사선사 및 간호조무사에 대하여 예산의 범위에서 임상연구에 드는 비용(의사만 해당한다)과 결핵전염위험성에 대한 보상금을 지급할 수 있다.
> ③ 시 · 도지사 또는 시장 · 군수 · 구청장은 필요한 경우 제1항에 따른 의료를 받은 자로부터 수수료 또는 의료비를 징수할 수 있다. 이 경우 해당 수수료 또는 의료비는 질병관리청장이 정하는 기준에 따라 지방자치단체의 조례로 정한다. 〈개정 2020.8.11.〉

4. 그 밖의 법령에 따라 간호사의 보건활동으로 정한 업무

제3조(의료기관) ① 이 법에서 "의료기관"이란 의료인이 공중(公衆) 또는 특정 다수인을 위하여 의료 · 조산의 업(이하 "의료업"이라 한다)을 하는 곳을 말한다.

② 의료기관은 다음 각 호와 같이 구분한다. 〈개정 2009.1.30., 2011.6.7., 2016.5.29., 2019.4.23., 2020.3.4.〉

1. **의원급 의료기관**: 의사, 치과의사 또는 한의사가 주로 외래환자를 대상으로 각각 그 의료행위를 하는 의료기관으로서 그 종류는 다음 각 목과 같다.
   가. 의원
   나. 치과의원
   다. 한의원
2. **조산원**: 조산사가 조산과 임산부 및 신생아를 대상으로 보건활동과 교육 · 상담을 하는 의료기관을 말한다.
3. **병원급 의료기관**: 의사, 치과의사 또는 한의사가 주로 입원환자를 대상으로 의료행위를 하는 의료기관으로서 그 종류는 다음 각 목과 같다.
   가. 병원
   나. 치과병원
   다. 한방병원
   라. 요양병원(「장애인복지법」 제58조 제1항 제4호에 따른 의료재활시설로서 제3조의2의 요건을 갖춘 의료기관을 포함한다. 이하 같다)

관련 법률

장애인복지법 [시행 2021.12.21.] [법률 제18625호, 2021.12.21., 일부개정]

제58조(장애인복지시설) ① 장애인복지시설의 종류는 다음 각 호와 같다.〈개정 2011.3.30.,2020.12.29〉

1. 장애인 거주시설 : 거주공간을 활용하여 일반가정에서 생활하기 어려운 장애인에게 일정 기간 동안 거주·요양·지원 등의 서비스를 제공하는 동시에 지역사회생활을 지원하는 시설
2. 장애인 지역사회재활시설 : 장애인을 전문적으로 상담·치료·훈련하거나 장애인의 일상생활, 여가활동 및 사회참여활동 등을 지원하는 시설
3. 장애인 직업재활시설 : 일반 작업환경에서는 일하기 어려운 장애인이 특별히 준비된 작업환경에서 직업훈련을 받거나 직업 생활을 할 수 있도록 하는 시설(직업훈련 및 직업 생활을 위하여 필요한 제조·가공 시설, 공장 및 영업장 등 부속용도의 시설로서 보건복지부령으로 정하는 시설을 포함한다.)
4. 장애인 의료재활시설 : 장애인을 입원 또는 통원하게 하여 상담, 진단·판정, 치료 등 의료재활서비스를 제공하는 시설
5. 그 밖에 대통령령으로 정하는 시설

② 제1항 각 호에 따른 장애인복지시설의 구체적인 종류와 사업 등에 관한 사항은 보건복지부령으로 정한다.〈개정 2008.2.29., 2010.1.18.〉

마. 정신병원

바. 종합병원

③ 보건복지부장관은 보건의료정책에 필요하다고 인정하는 경우에는 제2항 제1호부터 제3호까지의 규정에 따른 의료기관의 종류별 표준업무를 정하여 고시할 수 있다.〈개정 2009.1.30., 2010.1.18.〉

④ 삭제〈2009.1.30.〉

⑤ 삭제〈2009.1.30.〉

⑥ 삭제〈2009.1.30.〉

⑦ 삭제〈2009.1.30.〉

⑧ 삭제〈2009.1.30.〉

제3조의2(병원등) 병원·치과병원·한방병원 및 요양병원(이하 "병원등"이라 한다)은 30개 이상의 병상(병원·한방병원만 해당한다) 또는 요양병상(요양병원만 해당하며, 장기입원이 필요한 환자를 대상으로 의료행위를 하기 위하여 설치한 병상을 말한다)을 갖추어야 한다.

[본조신설 2009.1.30.]

제3조의3(종합병원) ① 종합병원은 다음 각 호의 요건을 갖추어야 한다.〈개정 2011.8.4.〉

1. 100개 이상의 병상을 갖출 것
2. 100병상 이상 300병상 이하인 경우에는 내과·외과·소아청소년과·산부인과 중 3개 진료과목, 영상의학과, 마취통증의학과와 진단검사의학과 또는 병리과를 포함한 7개 이상의 진료과목을 갖추고 각 진료과목마다 전속하는 전문의를 둘 것
3. 300병상을 초과하는 경우에는 내과, 외과, 소아청소년과, 산부인과, 영상의학과, 마취통증의학과, 진단검사의학과 또는 병리과, 정신건강의학과 및 치과를 포함한 9개 이상의 진료과목을 갖추고 각 진료과목마다 전속하는 전문의를 둘 것

② 종합병원은 제1항 제2호 또는 제3호에 따른 진료과목(이하 이 항에서 "필수진료과목"이라 한다) 외에 필요하면 추가로 진료과목을 설치·운영할 수 있다. 이 경우 필수진료과목 외의 진료과목에 대하여는 해당 의료기관에 전속하지 아니한 전문의를 둘 수 있다.

[본조신설 2009.1.30.]

제3조의4(상급종합병원 지정) ① 보건복지부장관은 다음 각 호의 요건을 갖춘 종합병원 중에서 중증질환에 대하여 난이도가 높은 의료행위를 전문적으로 하는 종합병원을 상급종합병원으로 지정할 수 있다.〈개정 2010.1.18.〉

1. 보건복지부령으로 정하는 20개 이상의 진료과목을 갖추고 각 진료과목마다 전속하는 전문의를 둘 것
2. 제77조 제1항에 따라 전문의가 되려는 자를 수련시키는 기관일 것
3. 보건복지부령으로 정하는 인력・시설・장비 등을 갖출 것
4. 질병군별(疾病群別) 환자구성 비율이 보건복지부령으로 정하는 기준에 해당할 것

② 보건복지부장관은 제1항에 따른 지정을 하는 경우 제1항 각 호의 사항 및 전문성 등에 대하여 평가를 실시하여야 한다.〈개정 2010.1.18.〉

③ 보건복지부장관은 제1항에 따라 상급종합병원으로 지정받은 종합병원에 대하여 3년마다 제2항에 따른 평가를 실시하여 재지정하거나 지정을 취소할 수 있다.〈개정 2010.1.18.〉

④ 보건복지부장관은 제2항 및 제3항에 따른 평가업무를 관계 전문기관 또는 단체에 위탁할 수 있다.〈개정 2010.1.18.〉

⑤ 상급종합병원 지정・재지정의 기준・절차 및 평가업무의 위탁 절차 등에 관하여 필요한 사항은 보건복지부령으로 정한다.〈개정 2010.1.18.〉

[본조신설 2009.1.30.]

제3조의5(전문병원 지정) ① 보건복지부장관은 병원급 의료기관 중에서 특정 진료과목이나 특정 질환 등에 대하여 난이도가 높은 의료행위를 하는 병원을 전문병원으로 지정할 수 있다.〈개정 2010.1.18.〉

② 제1항에 따른 전문병원은 다음 각 호의 요건을 갖추어야 한다.〈개정 2010.1.18.〉

1. 특정 질환별・진료과목별 환자의 구성비율 등이 보건복지부령으로 정하는 기준에 해당할 것
2. 보건복지부령으로 정하는 수 이상의 진료과목을 갖추고 각 진료과목마다 전속하는 전문의를 둘 것

③ 보건복지부장관은 제1항에 따라 전문병원으로 지정하는 경우 제2항 각 호의 사항 및 진료의 난이도 등에 대하여 평가를 실시하여야 한다.〈개정 2010.1.18.〉

④ 보건복지부장관은 제1항에 따라 전문병원으로 지정받은 의료기관에 대하여 3년마다 제3항에 따른 평가를 실시하여 전문병원으로 재지정할 수 있다.〈개정 2010.1.18., 2015.1.28.〉

⑤ 보건복지부장관은 제1항 또는 제4항에 따라 지정받거나 재지정받은 전문병원이 다음 각 호의 어느 하나에 해당하는 경우에는 그 지정 또는 재지정을 취소할 수 있다. 다만, 제1호에 해당하는 경우에는 그 지정 또는 재지정을 취소하여야 한다.〈신설 2015.1.28.〉

1. 거짓이나 그 밖의 부정한 방법으로 지정 또는 재지정을 받은 경우
2. 지정 또는 재지정의 취소를 원하는 경우
3. 제4항에 따른 평가 결과 제2항 각 호의 요건을 갖추지 못한 것으로 확인된 경우

⑥ 보건복지부장관은 제3항 및 제4항에 따른 평가업무를 관계 전문기관 또는 단체에 위탁할 수 있다.〈개정 2010.1.18., 2015.1.28.〉

⑦ 전문병원 지정・재지정의 기준・절차 및 평가업무의 위탁 절차 등에 관하여 필요한 사항은 보건복지부령으로 정한다.〈개정 2010.1.18., 2015.1.28.〉

[본조신설 2009.1.30.]

제2장 의료인

제1절 자격과 면허

제4조(의료인과 의료기관의 장의 의무) ① 의료인과 의료기관의 장은 의료의 질을 높이고 의료관련감염(의료기관 내에서 환자, 환자의 보호자, 의료인 또는 의료기관 종사자 등에게 발생하는 감염을 말한다. 이하 같다)을 예방하며 의료기술을 발전시키는 등 환자에게 최선의 의료서비스를 제공하기 위하여 노력하여야 한다.〈개정 2012.2.1., 2020.3.4.〉

② 의료인은 다른 의료인 또는 의료법인 등의 명의로 의료기관을 개설하거나 운영할 수 없다.〈신설 2012.2.1., 2019.8.27.〉

③ 의료기관의 장은 「보건의료기본법」 제6조·제12조 및 제13조에 따른 환자의 권리 등 보건복지부령으로 정하는 사항을 환자가 쉽게 볼 수 있도록 의료기관 내에 게시하여야 한다. 이 경우 게시 방법, 게시 장소 등 게시에 필요한 사항은 보건복지부령으로 정한다.〈신설 2012.2.1.〉

④ 삭제〈2020.3.4.〉

⑤ 의료기관의 장은 환자와 보호자가 의료행위를 하는 사람의 신분을 알 수 있도록 의료인, 제27조 제1항 각 호 외의 부분 단서에 따라 의료행위를 하는 같은 항 제3호에 따른 학생, 제80조에 따른 간호조무사 및 「의료기사 등에 관한 법률」 제2조에 따른 의료기사에게 의료기관 내에서 대통령령으로 정하는 바에 따라 명찰을 달도록 지시·감독하여야 한다. 다만, 응급의료상황, 수술실 내인 경우, 의료행위를 하지 아니할 때, 그 밖에 대통령령으로 정하는 경우에는 명찰을 달지 아니하도록 할 수 있다.〈신설 2016.5.29.〉

⑥ 의료인은 일회용 의료기기(한 번 사용할 목적으로 제작되거나 한 번의 의료행위에서 한 환자에게 사용하여야 하는 의료기기로서 보건복지부령으로 정하는 의료기기를 말한다. 이하 같다)를 한 번 사용한 후 다시 사용하여서는 아니 된다.〈신설 2016.5.29., 2020.3.4.〉

시행령

제2조의2(명찰의 표시 내용 등) ① 법 제4조 제5항 본문에 따라 의료행위를 하는 사람의 신분을 알 수 있도록 명찰을 달도록 하는 경우에는 다음 각 호의 구분에 따른다.

1. 명찰의 표시 내용: 다음 각 목의 구분에 따른 사항을 포함할 것
   가. 의료인: 의료인의 종류별 명칭 및 성명. 다만, 법 제77조 제1항에 따른 전문의의 경우에는 전문과목별 명칭 및 성명을 표시할 수 있다.
   나. 법 제27조 제1항 제3호에 따른 학생: 학생의 전공분야 명칭 및 성명
   다. 법 제80조에 따른 간호조무사: 간호조무사의 명칭 및 성명
   라. 「의료기사 등에 관한 법률」 제2조에 따른 의료기사: 의료기사의 종류별 명칭 및 성명
2. 명찰의 표시 방법: 의복에 표시 또는 부착하거나 목에 거는 방식 그 밖에 이에 준하는 방식으로 표시할 것
3. 명찰의 제작 방법: 인쇄, 각인(刻印), 부착, 자수(刺繡) 또는 이에 준하는 방법으로 만들 것
4. 명찰의 규격 및 색상: 명찰의 표시 내용을 분명하게 알 수 있도록 할 것

② 제1항에 따른 명찰의 표시 내용, 표시 방법, 제작 방법 및 명찰의 규격·색상 등에 필요한 세부 사항은 보건복지부장관이 정하여 고시한다.

③ 법 제4조 제5항 단서에서 "대통령령으로 정하는 경우"란 다음 각 호의 어느 하나에 해당하는 시설 내에 있는 경우를 말한다.

1. 격리병실
2. 무균치료실
3. 제1호 또는 제2호와 유사한 시설로서 보건복지부장관이 병원감염 예방에 필요하다고 인정하여 고시하는 시설

[본조신설 2017.2.28.]

시행규칙

제1조의2(입원 환자의 방문 기준) 의료기관의 장은 법 제4조 제1항에 따라 입원 환자를 보호하고 의료관련감염(의료기관 내에서 환자, 환자의 보호자, 의료인 또는 의료기관 종사자 등에게 발생하는 감염을 말한다. 이하 같다)을 예방하기 위하여 필요하다고 인정하는 경우에는 외부인의 입원 환자에 대한 방문 기준을 별도로 마련하여 운영할 수 있다.〈개정 2022.9.14.〉

제1조의3(환자의 권리 등의 게시) ① 「의료법」(이하 "법"이라 한다) 제4조 제3항 전단에서 "「보건의료기본법」 제6조·제12조 및 제13조에 따른 환자의 권리 등 보건복지부령으로 정하는 사항"이란 별표 1과 같다.

② 의료기관의 장은 법 제4조 제3항 후단에 따라 제1항에 따른 사항을 접수창구나 대기실 등 환자 또는 환자의 보호자가 쉽게 볼 수 있는 장소에 게시하여야 한다.

[본조신설 2012.8.2.] [제1조의2에서 이동 〈2016.10.6.〉]

제3조의2(재사용이 금지되는 일회용 의료기기) 법 제4조 제6항에서 "보건복지부령으로 정하는 의료기기"란 다음 각 호의 의료기기를 말한다.

1. 사람의 신체에 의약품, 혈액, 지방 등을 투여·채취하기 위하여 사용하는 주사침, 주사기, 수액용기와 연결줄 등을 포함하는 수액세트
2. 제1호에 준하는 의료기기로서 감염 또는 손상의 위험이 매우 높아 보건복지부장관이 재사용을 금지할 필요가 있다고 인정하는 의료기기

[본조신설 2020.9.4.]

제4조의2(간호·간병통합서비스 제공 등) ① 간호·간병통합서비스란 보건복지부령으로 정하는 입원 환자를 대상으로 보호자 등이 상주하지 아니하고 간호사, 제80조에 따른 간호조무사 및 그 밖에 간병지원인력(이하 이 조에서 "간호·간병통합서비스 제공인력"이라 한다)에 의하여 포괄적으로 제공되는 입원서비스를 말한다.

② 보건복지부령으로 정하는 병원급 의료기관은 간호·간병통합서비스를 제공할 수 있도록 노력하여야 한다.

③ 제2항에 따라 간호·간병통합서비스를 제공하는 병원급 의료기관(이하 이 조에서 "간호·간병통합서비스 제공기관"이라 한다)은 보건복지부령으로 정하는 인력, 시설, 운영 등의 기준을 준수하여야 한다.

④ 「공공보건의료에 관한 법률」 제2조 제3호에 따른 공공보건의료기관 중 보건복지부령으로 정하는 병원급 의료기관은 간호·간병통합서비스를 제공하여야 한다. 이 경우 국가 및 지방자치단체는 필요한 비용의 전부 또는 일부를 지원할 수 있다.

⑤ 간호·간병통합서비스 제공기관은 보호자 등의 입원실 내 상주를 제한하고 환자 병문안에 관한 기준을 마련하는 등 안전관리를 위하여 노력하여야 한다.

⑥ 간호·간병통합서비스 제공기관은 간호·간병통합서비스 제공인력의 근무환경 및 처우 개선을 위하여 필요한 지원을 하여야 한다.

⑦ 국가 및 지방자치단체는 간호·간병통합서비스의 제공·확대, 간호·간병통합서비스 제공인력의 원활한 수급 및 근무환경 개선을 위하여 필요한 시책을 수립하고 그에 따른 지원을 하여야 한다.

[본조신설 2015.12.29.]

시행규칙

제1조의4(간호·간병통합서비스의 제공 환자 및 제공 기관) ① 법 제4조의2 제1항에서 "보건복지부령으로 정하는 입원 환자"란 다음 각 호의 어느 하나에 해당하는 입원 환자를 말한다.

1. 환자에 대한 진료 성격이나 질병 특성상 보호자 등의 간병을 제한할 필요가 있는 입원 환자

2. 환자의 생활 여건이나 경제 상황 등에 비추어 보호자 등의 간병이 현저히 곤란하다고 인정되는 입원 환자
3. 그 밖에 환자에 대한 의료관리상 의사·치과의사 또는 한의사가 간호·간병통합서비스가 필요하다고 인정하는 입원 환자

② 법 제4조의2 제2항에서 "보건복지부령으로 정하는 병원급 의료기관"이란 병원, 치과병원, 한방병원 및 종합병원을 말한다.

③ 법 제4조의2 제3항에서 "보건복지부령으로 정하는 인력, 시설, 운영 등의 기준"이란 별표 1의2에 따른 기준을 말한다.

④ 법 제4조의2 제4항 전단에서 "보건복지부령으로 정하는 병원급 의료기관"이란 병원, 치과병원, 한방병원 및 종합병원을 말한다. 다만, 다음 각 호의 어느 하나에 해당하는 의료기관은 제외한다.

1. 「군보건의료에 관한 법률」 제2조 제4호에 따른 군보건의료기관
2. 「치료감호법」 제16조의2 제1항 제2호에 따라 법무부장관이 지정하는 국립정신의료기관

[본조신설 2016.10.6.]

제1조의5(간호·간병통합서비스의 제공 절차) ① 법 제4조의2에 따라간호·간병통합서비스를 제공받으려는 경우에는 간호·간병통합서비스에 대한 의사·치과의사 또는 한의사의 의견서 및 환자의 동의서(환자가 동의할 수 없는 불가피한 사유가 있는 경우에는 보호자의 동의서를 말한다)를 첨부하여 의료기관의 장에게 신청하여야 한다.

② 제1항에도 불구하고 의료기관의 장은 입원 환자에 대한 진료 및 관리의 특성상 간호·간병통합서비스가 특히 필요하다고 인정하는 경우에는 입원 환자의 동의(환자가 동의할 수 없는 불가피한 사유가 있는 경우에는 보호자의 동의를 말한다)를 받아 간호·간병통합서비스를 제공할 수 있다.

③ 제1항 및 제2항에 따른 간호·간병통합서비스의 제공 절차 및 방법 등에 필요한 세부 사항은 보건복지부장관이 정하여 고시한다.

[본조신설 2016.10.6.]

제4조의3(의료인의 면허 대여 금지 등) ① 의료인은 제5조(의사·치과의사 및 한의사를 말한다), 제6조(조산사를 말한다) 및 제7조(간호사를 말한다)에 따라 받은 면허를 다른 사람에게 대여하여서는 아니 된다.

② 누구든지 제5조부터 제7조까지에 따라 받은 면허를 대여받아서는 아니 되며, 면허 대여를 알선하여서도 아니 된다.

[본조신설 2020.3.4.]

제5조(의사·치과의사 및 한의사 면허) ① 의사·치과의사 또는 한의사가 되려는 자는 다음 각 호의 어느 하나에 해당하는 자격을 가진 자로서 제9조에 따른 의사·치과의사 또는 한의사 국가시험에 합격한 후 보건복지부장관의 면허를 받아야 한다.〈개정 2010.1.18, 2012.2.1, 2019.8.27.〉

1. 「고등교육법」 제11조의2에 따른 인정기관(이하 "평가인증기구"라 한다)의 인증(이하 "평가인증기구의 인증"이라 한다)을 받은 의학·치의학 또는 한의학을 전공하는 대학을 졸업하고 의학사·치의학사 또는 한의학사 학위를 받은 자
2. 평가인증기구의 인증을 받은 의학·치의학 또는 한의학을 전공하는 전문대학원을 졸업하고 석사학위 또는 박사학위를 받은 자
3. 외국의 제1호나 제2호에 해당하는 학교(보건복지부장관이 정하여 고시하는 인정기준에 해당하는 학교를 말한다)를 졸업하고 외국의 의사·치과의사 또는 한의사 면허를 받은 자로서 제9조에 따른 예비시험에 합격한 자

② 평가인증기구의 인증을 받은 의학·치의학 또는 한의학을 전공하는 대학 또는 전문대학원을 6개월 이내에 졸업하고 해당 학위를 받을 것으로 예정된 자는 제1항 제1호 및 제2호의 자격을 가진 자로 본다. 다만, 그 졸업예정시기에 졸업하고 해당 학위를 받아야 면허를 받을 수 있다.〈개정 2012.2.1.〉

③ 제1항에도 불구하고 입학 당시 평가인증기구의 인증을 받은 의학·치의학 또는 한의학을 전공하는 대학 또는 전문대학원에 입학한 사람으로서 그 대학 또는 전문대학원을 졸업하고 해당 학위를 받은 사람은 같은 항 제1호 및 제2호의 자격을 가진 사람으로 본다.〈신설 2012.2.1.〉

[전문개정 2008.10.14.]

제6조(조산사 면허) 조산사가 되려는 자는 다음 각 호의 어느 하나에 해당하는 자로서 제9조에 따른 조산사 국가시험에 합격한 후 보건복지부장관의 면허를 받아야 한다.〈개정 2008.2.29., 2010.1.18., 2019.8.27.〉

1. 간호사 면허를 가지고 보건복지부장관이 인정하는 의료기관에서 1년간 조산 수습과정을 마친 자
2. 외국의 조산사 면허(보건복지부장관이 정하여 고시하는 인정기준에 해당하는 면허를 말한다)를 받은 자

시행규칙

제3조(조산 수습의료기관 및 수습생 정원) ① 「의료법」(이하 "법"이라 한다) 제6조 제1호에 따른 조산(助産) 수습의료기관으로 보건복지부장관의 인정을 받을 수 있는 의료기관은 「전문의의 수련 및 자격인정 등에 관한 규정」에 따른 산부인과 수련병원 및 소아청소년과 수련병원으로서 월평균 분만 건수가 100건 이상 되는 의료기관이어야 한다.〈개정 2010.3.19., 2012.8.2.〉

전문의의 수련 및 자격 인정 등에 관한 규정

[시행 2022.11.22.] [대통령령 제33000호, 2022.11.22., 일부개정]

제1조(목적) 이 영은 「의료법」 제77조 제1항 및 제4항에 따라 전문의의 수련, 자격 인정 및 전문과목에 관하여 필요한 사항을 규정함을 목적으로 한다.〈개정 2014.4.1.〉

제2조(정의) 이 영에서 사용하는 용어의 뜻은 다음 각 호와 같다.〈개정 2010.3.15., 2016.12.22.〉

1. "전공의(專攻醫)"란 수련병원이나 수련기관에서 전문의(專門醫)의 자격을 취득하기 위하여 수련을 받는 인턴 및 레지던트를 말한다.
2. "인턴"이란 의사 면허를 받은 사람으로서 일정한 수련병원에 전속(專屬)되어 임상 각 과목의 실기를 수련하는 사람을 말한다.
3. "레지던트"란 인턴과정을 이수한 사람(가정의학과의 경우에는 의사 면허를 받은 사람) 또는 보건복지부장관이 이와 동등하다고 인정한 사람으로서 일정한 수련병원 또는 수련기관에 전속되어 전문과목 중 1과목을 전공으로 수련하는 사람을 말한다.
4. "수련병원"이란 「전공의의 수련환경 개선 및 지위 향상을 위한 법률」 제13조 제1항에 따라 지정된 의료기관을 말한다.
5. "수련기관"이란 「전공의의 수련환경 개선 및 지위 향상을 위한 법률」 제13조 제1항에 따라 지정된 의과대학, 의학전문대학원 또는 보건관계기관을 말한다.
6. "모병원(母病院)"이란 제7호에 따른 자병원(子病院)과 전공의의 수련에 관한 약정을 체결하여 자병원에 전공의를 파견하는 수련병원을 말한다.
7. "자병원"이란 모병원과 전공의의 수련에 관한 약정을 체결하여 모병원으로부터 전공의를 파견받아 수련시키는 수련병원을 말한다.

제3조(전문의의 전문과목) 전문의의 전문과목은 내과, 신경과, 정신건강의학과, 외과, 정형외과, 신경외과, 심장혈관흉부외과, 성형외과, 마취통증의학과, 산부인과, 소아청소년과, 안과, 이비인후과, 피부과, 비뇨의학과, 영상의학과, 방사선종양학과, 병리과, 진단검사의학과, 결핵과, 재활의학과, 예방의학과, 가정의학과, 응급의학과, 핵의학 및 직업환경의학과로 한다.〈개정 2011.11.23., 2017.11.21., 2022.11.22.〉

제4조(수련) ① 의사로서 전문의가 되려는 사람은 일정한 수련병원 또는 수련기관에서 이 영에 따른 수련을 받아야 한다. 다만, 제18조 제1항 제2호에 해당되는 사람은 그러하지 아니하다.

② 제1항의 수련기관에서 수련을 받을 수 있는 전문과목은 예방의학과 및 직업환경의학과로 한정한다.〈개정 2011.11.23.〉

③ 제1항에도 불구하고 보건복지부장관은 전문과목이 신설되는 경우에는 해당 전문과목에 대하여 제1항의 수련을 이수한 사람이 최초의 전문의의 자격 인정을 받을 때까지의 기간에 한정하여 의사로서 보건복지부장관이 인정하는 보건기관 또는 의료기관에서 보건복지부령으로 정하는 바에 따라 해당 전문과목을 전공한 사람을 신설되는 전문과목에 대한 수련을 마친 사람으로 인정할 수 있다.〈개정 2010.3.15.〉

④ 모병원은 자병원에 전공의를 파견하여 수련하게 할 수 있다.
⑤ 수련병원은 전공의에게 다양한 보건의료환경 및 임상사례 등을 경험하게 하기 위하여 보건복지부장관의 인정을 받아 공통된 전문과목에 대하여 다른 수련병원과 공동으로 통합수련과정을 운영할 수 있다. 〈신설 2014.4.1.〉
⑥ 제4항에 따른 전공의의 파견을 위한 모병원과 자병원의 인정기준, 파견 수련기간 등 모병원과 자병원의 운영과 제5항에 따른 통합수련과정의 운영에 필요한 사항은 보건복지부령으로 정한다.〈개정 2010.3.15., 2014.4.1.〉

제5조(수련기간) ① 전공의의 수련기간은 인턴 1년, 레지던트 4년(가정의학과의 경우 인턴과정 없이 레지던트 3년)으로 한다. 다만, 다음 각 호의 어느 하나에 해당하는 경우 전공의의 수련기간은 다음 각 호의 구분에 따른 기간으로 한다.
1. 군의 의무장교(醫務將校)로서 현역복무를 마치고 예비역 병적에 편입된 사람이 해당 전역연도에 수련을 받으려는 경우: 인턴 또는 레지던트 수련기간에서 2개월을 제외한 기간
2. 「농어촌 등 보건의료를 위한 특별조치법」에 따른 공중보건의사의 의무를 이행한 사람이 의무이행 완료연도에 수련을 받으려는 경우: 인턴 또는 레지던트 수련기간에서 2개월을 제외한 기간
3. 여성 전공의가 수련기간 중에 출산한 경우: 인턴 또는 레지던트 수련기간에서 3개월을 제외한 기간

② 제1항에도 불구하고 전문과목에 따라 수련기간을 다르게 할 필요가 있을 때에는 보건복지부령으로 정하는 바에 따라 레지던트의 수련기간을 연장하거나 단축할 수 있다.
③ 제13조에 따라 수련병원 또는 수련기관이 변경된 경우에는 해당 전공의가 다른 수련병원 또는 수련기관에서 수련을 받게 되기까지 걸리는 기간은 2개월의 범위에서 제1항에 따른 수련기간에 포함하여 계산한다.
④ 제1항 각 호에 따라 제외되는 기간과 제3항에 따라 수련기간에 포함하는 기간을 합한 기간은 연간 4개월을 초과할 수 없다.
⑤ 수련연도는 3월 1일부터 다음 해 2월 말일까지로 한다. 다만, 제1항 제1호 및 제2호의 경우 첫해의 수련연도는 5월 1일부터 다음 해 2월 말일까지로 한다.
⑥ 제5항에도 불구하고 수련병원 또는 수련기관의 장은 다음 각 호의 구분에 따라 수련연도를 변경할 수 있다. 이 경우 수련병원 또는 수련기관의 장은 그 사실을 보건복지부장관에게 보고하여야 한다.
1. 전공의의 임용대상자가 없거나 전공의의 해임·사직 등의 사유로 발생한 결원을 충원하는 경우: 9월 1일부터 다음 해 8월 31일까지로 수련연도 변경
2. 전공의의 휴가 또는 휴직 등 부득이한 사유로 수련연도 중 일부 기간에 수련을 하지 못한 경우: 해당 수련연도가 끝난 후에 그 수련하지 못한 기간에 상당하는 기간만큼 추가 수련을 하는 방법으로 수련연도 변경

⑦ 제6항 제2호에 따른 추가 수련의 대상, 방법, 기간 등은 보건복지부령으로 정한다.
[전문개정 2014.4.1.]

제6조 삭제 〈2016.12.22.〉

제7조 삭제 〈2016.12.22.〉

제8조(전공의의 정원) 수련병원 또는 수련기관에서 수련시킬 전문과목별 전공의의 정원은 각 수련병원 및 수련기관별로 보건복지부장관이 정한다.〈개정 2010.3.15.〉

제9조(수련과정) ① 전공의의 수련과정에 관하여는 보건복지부장관이 정하는 바에 따른다.
② 보건복지부장관은 매년 전공의가 제1항에 따른 수련과정을 이수(履修)하였는지 평가할 수 있다.
③ 수련병원 또는 수련기관의 장은 전공의가 제1항에 따른 수련과정을 이수한 경우 보건복지부령으로 정하는 바에 따라 수료증을 발급하여야 한다.
[전문개정 2014.4.1.]

제10조(국공립병원 등의 전공의에 대한 보수) 국공립의 수련병원 또는 수련기관에서 수련 중인 전공의에게는 해당 수련병원 또는 수련기관의 예산의 범위에서 국가공무원 5급 또는 6급에 준하는 보수를 지급한다.

제11조(수련병원 또는 수련기관의 장의 권한) ① 수련병원 또는 수련기관의 장은 제8조에 따른 정원의 범

위에서 보건복지부령으로 정하는 바에 따라 전공의를 임용하고 전공의의 수련에 관하여 지도·감독한다. 〈개정 2010.3.15.〉

② 수련병원 또는 수련기관의 장은 전공의가 수련에 적당하지 아니하다고 인정될 때에는 그 전공의를 해임할 수 있다.

제12조(수련 관련 기록의 작성·비치 등) ① 삭제 〈2016.12.22.〉

② 삭제 〈2016.12.22.〉

③ 수련병원 또는 수련기관의 장은 다음 각 호의 서류를 작성·비치하여야 한다.

1. 제9조 제1항에 따른 수련과정에 관한 수련 기록
2. 전공의의 수련에 관한 각종 회의록
3. 전공의의 수련과 관련된 학술집회 기록
4. 전공의의 임용 및 해임 등에 관한 기록

④ 수련병원 및 수련기관의 장은 제3항 각 호의 서류를 소속 전공의의 수련을 마친 날부터 5년간 보관하여야 한다.

[전문개정 2014.4.1.]

[제목개정 2016.12.22.]

제13조(수련병원 등의 변경) 수련병원 또는 수련기관의 장(제1호의 경우 보건복지부장관을 포함한다)은 다음 각 호의 어느 하나에 해당하는 사유가 발생한 경우에는 다른 수련병원 또는 수련기관의 장에게 소속 전공의를 수련시켜 줄 것을 요청할 수 있다. 〈개정 2014.4.1., 2016.12.22.〉

1. 「전공의의 수련환경 개선 및 지위 향상을 위한 법률」 제13조에 따라 지정이 취소된 경우
2. 수련병원 또는 수련기관의 일부 진료과가 전공의의 수련환경 개선 및 지위 향상을 위한 법률 시행령」 제4조에 따른 전문과목별 지정기준에 미달되어 해당 전문과목에 대한 전공의의 정원을 조정할 사유가 발생한 경우
3. 그 밖에 부득이한 사유로 수련 중인 전공의가 해당 수련병원 또는 수련기관에서 수련을 계속하기 어렵다고 인정되는 경우

제14조(전공의의 의료기관 개설 등 금지) 전공의는 의료기관을 개설해서는 안 되며, 다음 각 호의 어느 하나에 해당하는 경우를 제외하고는 수련병원 또는 수련기관 외의 다른 의료기관 또는 보건관계 기관에 근무하거나 겸직 근무해서는 안 된다.

1. 제13조에 따라 해당 전공의의 수련병원 또는 수련기관이 변경되는 과정에서 다른 수련병원이나 수련기관에 임용된 경우
2. 보건복지부장관이 감염병, 화재 등 재난이 발생하여 긴급하게 의료인력을 확보할 필요가 있다고 인정하는 의료기관 또는 보건관계 기관에 겸직 근무하는 경우

[전문개정 2021.3.2.]

제15조(수련병원 등에 대한 지시와 감독 등) ① 보건복지부장관은 수련병원 또는 수련기관의 장에게 전공의의 수련에 필요한 지시를 하거나 연도별 수련과정 이수 등 수련 상황을 감독할 수 있다.

② 삭제 〈2016.12.22.〉

③ 보건복지부장관은 수련 상황을 감독하는 경우 필요할 때에는 특별시장·광역시장·특별자치시장·도지사 또는 특별자치도지사에게 수련 상황을 확인하게 할 수 있다.

[전문개정 2014.4.1.]

제16조(시정명령 등) ① 보건복지부장관은 수련병원 또는 수련기관이 다음 각 호의 어느 하나에 해당하면 보건복지부령으로 정하는 바에 따라 기간을 정하여 그 시정을 명할 수 있다. 〈개정 2022.11.22.〉

1. 삭제 〈2016.12.22.〉
2. 제8조에 따른 전공의의 정원을 초과하여 전공의를 임용한 경우
3. 삭제 〈2016.12.22.〉
4. 제12조 제3항 또는 제4항을 위반하여 같은 조 제3항 각 호의 서류를 작성·비치하지 아니하거나 보관하지 아니한 경우
5. 제15조 제1항에 따른 보건복지부장관의 지시를 위반한 경우

② 보건복지부장관은 수련병원 또는 수련기관이 제1항에 따른 시정명령을 받고 그 기간 안에 이행하지 아니하면 다음 각 호의 조치를 할 수 있다.

1. 삭제 〈2016.12.22.〉
2. 제8조에 따른 전공의 정원 조정

[전문개정 2014.4.1.]

제17조(청문) 삭제 〈2016.12.22.〉

제18조(전문의 자격의 인정) ① 전문의의 자격 인정을 받을 수 있는 사람은 다음 각 호의 어느 하나에 해당되는 사람으로서 보건복지부장관이 실시하는 전문의 자격시험에 합격한 사람으로 한다.〈개정 2010.3.15.〉

1. 의사로서 이 영에 따른 수련과정을 이수한 사람
2. 의사로서 보건복지부장관이 인정하는 외국의 의료기관에서 소정의 인턴과정 및 레지던트과정을 이수한 사람
3. 제4조 제3항에 따라 의사로서 보건복지부장관이 수련을 마친 사람으로 인정한 사람

② 보건복지부장관은 제1항에 따른 전문의 자격시험을 보건복지부장관이 정하여 고시하는 의료 관련 법인으로 하여금 실시하게 할 수 있다.〈개정 2010.3.15., 2014.4.1.〉

③ 전문의 자격시험의 방법, 응시절차, 그 밖에 필요한 사항은 보건복지부령으로 정한다.〈개정 2010.3.15.〉

제19조(자격증의 발급) 보건복지부장관은 제18조에 따른 전문의 자격시험에 합격한 사람에게는 그 합격자 발표일부터 2개월 이내에 전문과목의 종별에 따라 전문의 자격증을 발급한다.〈개정 2010.3.15.〉

제20조(전문과목의 표시) 전문의는 진료과목 표시판에 진료과목 외에 "전문과목"이라는 글자와 전문과목의 명칭을 표시할 수 있다.

제21조(업무의 위탁) ① 보건복지부장관은 다음 각 호의 업무를 의료 관계 단체에 위탁할 수 있다.

1. 제5조 제6항 각 호 외의 부분 후단에 따른 수련연도 변경 사실 보고의 접수
2. 삭제 〈2016.12.22.〉
3. 제8조에 따른 전공의의 정원책정을 위한 자료조사
4. 삭제 〈2016.12.22.〉
5. 제15조 제1항에 따른 수련과정 이수 등 수련 상황 확인을 위한 자료조사

② 보건복지부장관은 제1항에 따라 업무를 위탁하는 경우에는 수탁기관, 위탁업무의 세부 내용 등 위탁에 필요한 사항을 정하여 고시하여야 한다.

[전문개정 2014.4.1.]

부 칙〈대통령령 제33000호, 2022.11.22.〉

이 영은 공포한 날부터 시행한다.

② 제1항에 따라 수습의료기관으로 인정받으려는 자는 별지 제1호서식의 조산 수습의료기관 인정신청서에 다음 각 호의 서류를 첨부하여 보건복지부장관에게 제출하여야 한다.〈개정 2010.3.19.〉

1. 수습생 모집계획서 및 수습계획서와 수습과정의 개요를 적은 서류
2. 신청일이 속하는 달의 전달부터 소급하여 1년간의 월별 분만 실적을 적은 서류

③ 수습생의 정원은 제2항 제2호의 월별 분만 실적에 따라 산출된 월평균 분만 건수의 10분의 1 이내로 한다.

④ 수습의료기관은 매년 1월 15일까지 전년도 분만 실적을 보건복지부장관에게 보고하여야 한다.〈개정 2010.3.19.〉

⑤ 보건복지부장관은 제4항에 따라 보고된 연간 분만 실적이 제1항에 따른 기준에 미치지 못하는 경우에는 그 수습의료기관의 인정을 철회할 수 있고 제3항에 따른 기준에 미치지 못하는 경우에는 그 수습생의 정원을 조정할 수 있다.〈개정 2010.3.19.〉

제7조(간호사 면허) ① 간호사가 되려는 자는 다음 각 호의 어느 하나에 해당하는 자로서 제9조에 따른 간호사 국가시험에 합격한 후 보건복지부장관의 면허를 받아야 한다.〈개정 2008.2.29., 2010.1.18., 2012.2.1., 2019.8.27.〉

1. 평가인증기구의 인증을 받은 간호학을 전공하는 대학이나 전문대학[구제(舊制) 전문학교와 간호학교를 포함한다]을 졸업한 자

2. 외국의 제1호에 해당하는 학교(보건복지부장관이 정하여 고시하는 인정기준에 해당하는 학교를 말한다)를 졸업하고 외국의 간호사 면허를 받은 자

② 제1항에도 불구하고 입학 당시 평가인증기구의 인증을 받은 간호학을 전공하는 대학 또는 전문대학에 입학한 사람으로서 그 대학 또는 전문대학을 졸업하고 해당 학위를 받은 사람은 같은 항 제1호에 해당하는 사람으로 본다. 〈신설 2012.2.1.〉

제8조(결격사유 등) 다음 각 호의 어느 하나에 해당하는 자는 의료인이 될 수 없다. 〈개정 2007.10.17., 2018.3.27., 2018. 8.14., 2020.4.7.〉

1. 「정신건강증진 및 정신질환자 복지서비스 지원에 관한 법률」 제3조 제1호에 따른 정신질환자. 다만, 전문의가 의료인으로서 적합하다고 인정하는 사람은 그러하지 아니하다.

관련 법률

정신건강증진 및 정신질환자 복지서비스 지원에 관한 법률(약칭: 정신건강복지법) [시행 2021.12.9.] [법률 제18224호, 2021.6.8., 일부개정]

제3조(정의) 이 법에서 사용하는 용어의 뜻은 다음과 같다. 〈개정 2020.3.4.〉

1. "정신질환자"란 망상, 환각, 사고(思考)나 기분의 장애 등으로 인하여 독립적으로 일상생활을 영위하는 데 중대한 제약이 있는 사람을 말한다.
2. "정신건강증진사업"이란 정신건강 관련 교육·상담, 정신질환의 예방·치료, 정신질환자의 재활, 정신건강에 영향을 미치는 사회복지·교육·주거·근로 환경의 개선 등을 통하여 국민의 정신건강을 증진시키는 사업을 말한다.
3. "정신건강복지센터"란 정신건강증진시설, 「사회복지사업법」에 따른 사회복지시설(이하 "사회복지시설"이라 한다), 학교 및 사업장과 연계체계를 구축하여 지역사회에서의 정신건강증진사업 및 제33조부터 제38조까지의 규정에 따른 정신질환자 복지서비스 지원사업(이하 "정신건강증진사업등"이라 한다)을 하는 다음 각 목의 기관 또는 단체를 말한다.
   가. 제15조 제1항부터 제3항까지의 규정에 따라 국가 또는 지방자치단체가 설치·운영하는 기관
   나. 제15조 제6항에 따라 국가 또는 지방자치단체로부터 위탁받아 정신건강증진사업등을 수행하는 기관 또는 단체
4. "정신건강증진시설"이란 정신의료기관, 정신요양시설 및 정신재활시설을 말한다.
5. "정신의료기관"이란 다음 각 목의 어느 하나에 해당하는 기관을 말한다.
   가. 「의료법」에 따른 정신병원
   나. 「의료법」에 따른 의료기관 중 제19조 제1항 후단에 따른 기준에 적합하게 설치된 의원
   다. 「의료법」에 따른 병원급 의료기관에 설치된 정신건강의학과로서 제19조 제1항 후단에 따른 기준에 적합한 기관
6. "정신요양시설"이란 제22조에 따라 설치된 시설로서 정신질환자를 입소시켜 요양 서비스를 제공하는 시설을 말한다.
7. "정신재활시설"이란 제26조에 따라 설치된 시설로서 정신질환자 또는 정신건강상 문제가 있는 사람 중 대통령령으로 정하는 사람(이하 "정신질환자등"이라 한다)의 사회적응을 위한 각종 훈련과 생활지도를 하는 시설을 말한다.

2. 마약·대마·향정신성의약품 중독자
3. 피성년후견인·피한정후견인
4. 이 법 또는 「형법」제233조, 제234조, 제269조, 제270조, 제317조 제1항 및 제347조(허위로 진료비를 청구하여 환자나 진료비를 지급하는 기관이나 단체를 속인 경우만을 말한다), 「보건범죄단속에 관한 특별조치법」, 「지역보건법」, 「후천성면역결핍증 예방법」, 「응급의료에 관한 법률」, 「농어촌 등 보건의료를 위한 특별조치법」, 「시체 해부 및 보존에 관한 법률」, 「혈액관리법」, 「마약류관리에 관한 법률」, 「약사법」, 「모자보건법」, 그 밖에

대통령령으로 정하는 의료 관련 법령을 위반하여 금고 이상의 형을 선고받고 그 형의 집행이 종료되지 아니하였거나 집행을 받지 아니하기로 확정되지 아니한 자

관련 법률

형법 [시행 2021.12.9.] [법률 제17571호, 2020.12.8., 일부개정]

제233조(허위진단서등의 작성) 의사, 한의사, 치과의사 또는 조산사가 진단서, 검안서 또는 생사에 관한 증명서를 허위로 작성한 때에는 3년 이하의 징역이나 금고, 7년 이하의 자격정지 또는 3천만원 이하의 벌금에 처한다.[전문개정 1995.12.29.]

제234조(위조사문서등의 행사) 제231조 내지 제233조의 죄에 의하여 만들어진 문서, 도화 또는 전자기록등 특수매체기록을 행사한 자는 그 각 죄에 정한 형에 처한다.[전문개정 1995.12.29.]

제269조(낙태) ① 부녀가 약물 기타 방법으로 낙태한 때에는 1년 이하의 징역 또는 200만원 이하의 벌금에 처한다.〈개정 1995.12.29.〉

② 부녀의 촉탁 또는 승낙을 받어 낙태하게 한 자도 제1항의 형과 같다.〈개정 1995.12.29.〉

③ 제2항의 죄를 범하여 부녀를 상해에 이르게 한 때에는 3년 이하의 징역에 처한다. 사망에 이르게 한 때에는 7년 이하의 징역에 처한다.〈개정 1995.12.29.〉

[헌법불합치, 2017헌바127, 2019.4.11. 형법(1995.12.29. 법률 제5057호로 개정된 것) 제269조 제1항, 제270조 제1항 중 '의사'에 관한 부분은 모두 헌법에 합치되지 아니한다. 위 조항들은 2020.12.31.을 시한으로 입법자가 개정할 때까지 계속 적용된다]

제270조(의사 등의 낙태, 부동의낙태) ① 의사, 한의사, 조산사, 약제사 또는 약종상이 부녀의 촉탁 또는 승낙을 받아 낙태하게 한 때에는 2년 이하의 징역에 처한다.〈개정 1995.12.29.〉

② 부녀의 촉탁 또는 승낙없이 낙태하게 한 자는 3년 이하의 징역에 처한다.

③ 제1항 또는 제2항의 죄를 범하여 부녀를 상해에 이르게 한 때에는 5년 이하의 징역에 처한다. 사망에 이르게 한 때에는 10년 이하의 징역에 처한다.〈개정 1995.12.29.〉

④ 전 3항의 경우에는 7년 이하의 자격정지를 병과한다.

[헌법불합치, 2017헌바127, 2019.4.11. 형법(1995.12.29. 법률 제5057호로 개정된 것) 제269조 제1항, 제270조 제1항 중 '의사'에 관한 부분은 모두 헌법에 합치되지 아니한다. 위 조항들은 2020.12.31.을 시한으로 입법자가 개정할 때까지 계속 적용된다]

제317조(업무상비밀누설) ① 의사, 한의사, 치과의사, 약제사, 약종상, 조산사, 변호사, 변리사, 공인회계사, 공증인, 대서업자나 그 직무상 보조자 또는 차등의 직에 있던 자가 그 업무처리 중 지득한 타인의 비밀을 누설한 때에는 3년 이하의 징역이나 금고, 10년 이하의 자격정지 또는 700만원 이하의 벌금에 처한다.〈개정 1995.12.29, 1997.12.13.〉

② 종교의 직에 있는 자 또는 있던 자가 그 직무상 지득한 사람의 비밀을 누설한 때에도 전항의 형과 같다.

제347조(사기) ① 사람을 기망하여 재물의 교부를 받거나 재산상의 이익을 취득한 자는 10년 이하의 징역 또는 2천만원 이하의 벌금에 처한다.〈개정 1995.12.29.〉

② 전항의 방법으로 제삼자로 하여금 재물의 교부를 받게 하거나 재산상의 이익을 취득하게 한 때에도 전항의 형과 같다.

제9조(국가시험 등) ① 의사·치과의사·한의사·조산사 또는 간호사 국가시험과 의사·치과의사·한의사 예비시험(이하 "국가시험등"이라 한다)은 매년 보건복지부장관이 시행한다.〈개정 2008.2.29., 2010.1.18.〉

② 보건복지부장관은 국가시험등의 관리를 대통령령으로 정하는 바에 따라 「한국보건의료인국가시험원법」에 따른 한국보건의료인국가시험원에 맡길 수 있다.〈개정 2008.2.29., 2010.1.18., 2015.6.22.〉

③ 보건복지부장관은 제2항에 따라 국가시험등의 관리를 맡긴 때에는 그 관리에 필요한 예산을 보조할 수 있다.〈개정 2008.2.29., 2010.1.18.〉

④ 국가시험등에 필요한 사항은 대통령령으로 정한다.

시행령

제3조(국가시험 등의 범위) ① 법 제9조 제1항에 따른 의사·치과의사·한의사·조산사(助産師) 또는 간호사 국가시험

(이하 "국가시험"이라 한다)은 각각 의학·치의학·한방의학·조산학·간호학 및 보건의약 관계 법규에 관하여 의사·치과의사·한의사·조산사 또는 간호사로서 갖추어야 할 지식과 기능에 관하여 행한다.

② 법 제9조 제1항에 따른 의사·치과의사·한의사 예비시험(이하 "예비시험"이라 한다)은 법 제5조 제1항 제3호에 해당하는 자격을 가진 자가 제1항에 따른 국가시험에 응시하는 데에 필요한 지식과 기능에 관하여 실시하되, 1차 시험과 2차 시험으로 구분하여 실시한다.〈개정 2009.4.20.〉

③ 예비시험에 합격한 자는 다음 회의 국가시험부터 그 예비시험(1차 시험과 2차 시험을 포함한다)을 면제한다.

제4조(국가시험등의 시행 및 공고 등) ① 보건복지부장관은 매년 1회 이상 국가시험과 예비시험(이하 "국가시험등"이라 한다)을 시행하여야 한다.〈개정 2008. 2.29., 2010.3.15.〉

② 보건복지부장관은 국가시험등의 관리에 관한 업무를 「한국보건의료인국가시험원법」에 따른 한국보건의료인국가시험원(이하 "국가시험등관리기관"이라 한다)이 시행하도록 한다.〈개정 2015.12.22.〉

③ 국가시험등관리기관의 장은 국가시험등을 실시하려면 미리 보건복지부장관의 승인을 받아 시험 일시, 시험 장소, 시험과목, 응시원서 제출기간, 그 밖에 시험의 실시에 관하여 필요한 사항을 시험 실시 90일 전까지 공고하여야 한다. 다만, 시험장소는 지역별 응시인원이 확정된 후 시험 실시 30일 전까지 공고할 수 있다.〈개정 2008.2.29., 2010.3.15., 2012.5.1.〉

④ 제3항에도 불구하고 국가시험등관리기관의 장은 국민의 건강 보호를 위하여 긴급하게 의료인력을 충원할 필요가 있다고 보건복지부장관이 인정하는 경우에는 제3항에 따른 공고기간을 단축할 수 있다.〈신설 2021.1.12.〉

제5조(시험과목 등) 국가시험등의 시험과목, 시험방법, 합격자 결정방법, 그 밖에 시험에 관하여 필요한 사항은 보건복지부령으로 정한다.〈개정 2008.2.29., 2010.3.15.〉

제6조(시험위원) 국가시험등관리기관의 장은 국가시험등을 실시할 때마다 시험과목별로 전문지식을 갖춘 자 중에서 시험위원을 위촉한다.

제9조(관계 기관 등에의 협조 요청) 국가시험등관리기관의 장은 국가시험등의 관리 업무를 원활하게 수행하기 위하여 필요한 경우에는 국가·지방자치단체 또는 관계 기관·단체에 시험 장소 및 시험 감독의 지원 등 필요한 협조를 요청할 수 있다.

시행규칙

제2조(시험과목·시험방법 등) 「의료법 시행령」(이하 "영"이라 한다) 제5조에 따른 의사·치과의사·한의사·조산사(助産師) 또는 간호사 국가시험(이하 "국가시험"이라 한다)의 시험과목, 시험방법 및 합격자 결정방법은 별표 1의3과 같고, 의사·치과의사·한의사 예비시험(이하 "예비시험"이라 한다)의 시험과목, 시험방법 및 합격자 결정방법은 별표 2와 같다.〈개정 2012.8.2., 2016.10.6.〉

제10조(응시자격 제한 등) ① 제8조 각 호의 어느 하나에 해당하는 자는 국가시험등에 응시할 수 없다.〈개정 2009.1.30.〉

② 부정한 방법으로 국가시험등에 응시한 자나 국가시험등에 관하여 부정행위를 한 자는 그 수험을 정지시키거나 합격을 무효로 한다.

③ 보건복지부장관은 제2항에 따라 수험이 정지되거나 합격이 무효가 된 사람에 대하여 처분의 사유와 위반 정도 등을 고려하여 대통령령으로 정하는 바에 따라 그 다음에 치러지는 이 법에 따른 국가시험등의 응시를 3회의 범위에서 제한할 수 있다.〈개정 2016.12.20.〉

시행령

제7조(국가시험등의 응시 및 합격자 발표) ① 국가시험등에 응시하려는 자는 국가시험등관리기관의 장이 정하는 응시원서를 국가시험등관리기관의 장에게 제출하여야 한다.

② 국가시험등관리기관의 장은 국가시험등의 합격자를 결정하여 발표한다.

제9조의2(국가시험등 응시제한) 법 제10조 제3항에 따른 국가시험등의 응시제한 기준은 별표 1과 같다.
[본조신설 2017.6.20.]

제11조(면허 조건과 등록) ① 보건복지부장관은 보건의료 시책에 필요하다고 인정하면 제5조에서 제7조까지의 규정에 따른 면허를 내줄 때 3년 이내의 기간을 정하여 특정 지역이나 특정 업무에 종사할 것을 면허의 조건으로 붙일 수 있다.〈개정 2008.2.29., 2010.1.18.〉

② 보건복지부장관은 제5조부터 제7조까지의 규정에 따른 면허를 내줄 때에는 그 면허에 관한 사항을 등록대장에 등록하고 면허증을 내주어야 한다.〈개정 2008.2.29., 2010.1.18.〉

③ 제2항의 등록대장은 의료인의 종별로 따로 작성·비치하여야 한다.

④ 면허등록과 면허증에 필요한 사항은 보건복지부령으로 정한다.〈개정 2008.2.29., 2010.1.18.〉

시행령

제8조(면허증 발급) ① 국가시험에 합격한 자는 합격자 발표 후 보건복지부령으로 정하는 서류를 첨부하여 보건복지부장관에게 면허증 발급을 신청하여야 한다.〈개정 2008.2.29., 2010.3.15.〉

② 제1항에 따라 면허증 발급을 신청한 자에게는 그 종류별로 보건복지부령으로 정하는 바에 따라 면허증을 발급한다.〈개정 2008.2.29., 2010.3.15.〉

제10조(면허 조건) ① 법 제11조 제1항에서 "특정 지역"이란 보건복지부장관이 정하는 보건의료 취약지를 말하고, "특정 업무"란 국·공립 보건의료기관의 업무와 국·공·사립 보건의학연구기관의 기초의학 분야에 속하는 업무를 말한다.〈개정 2008.2.29., 2010.3.15.〉

② 법 제11조 제1항에 따라 특정 지역이나 특정 업무에 종사하는 의료인에게는 예산의 범위에서 수당을 지급한다.

③ 법 제11조 제1항에 따른 면허 조건의 이행 방법과 종사명령의 절차 등에 관하여 필요한 사항은 보건복지부령으로 정한다.〈개정 2008.2.29., 2010.3.15.〉

시행규칙

제4조(면허증 발급) ① 영 제8조 제1항에서 "보건복지부령으로 정하는 서류"란 다음 각 호의 서류를 말한다.〈개정 2008. 9.5., 2009.4.29., 2010.3.19., 2016.12.30.〉

1. 다음 각 목의 구분에 따른 서류. 다만, 법률 제8366호 의료법 전부개정법률 부칙 제9조에 해당하는 자는 이를 증명할 수 있는 서류를 추가하여 제출하여야 한다.
   가. 법 제5조 제1항 제1호 또는 제2호에 해당하는 자: 의학사·치과의학사·한의학사의 학위증 사본 또는 의학·치의학·한의학전문대학원의 석사학위증이나 박사학위증 사본
   나. 법 제5조 제1항 제3호에 해당하는 자: 의학사·치과의학사·한의학사의 학위증 사본 또는 의학·치의학·한의학전문대학원의 석사학위증이나 박사학위증 사본과 그 면허증 사본
   다. 법 제6조 제1호에 해당하는 자 : 조산수습과정 이수증명서
   라. 법 제6조 제2호에 해당하는 자 : 면허증 사본
   마. 법 제7조 제1호에 해당하는 자 : 졸업증명서
   바. 법 제7조 제2호에 해당하는 자 : 졸업증명서와 그 면허증 사본
2. 법 제8조 제1호 본문에 해당하는 자가 아님을 증명하는 의사의 진단서 또는 법 제8조 제1호 단서에 해당하는 자임을 증명하는 전문의의 진단서
3. 법 제8조 제2호에 해당하는 자가 아님을 증명하는 의사의 진단서
4. 응시원서의 사진과 같은 사진(가로 3.5센티미터, 세로 4.5센티미터) 2장

② 보건복지부장관은 영 제8조 제2항에 따라 면허증 발급을 신청한 자에게 그 종류에 따라 별지 제2호서식의 면허증을 발급한다.〈개정 2010.3.19.〉

③ 제2항에 따른 면허증은 영 제8조 제1항에 따른 면허증 발급을 신청한 날부터 14일 이내에 발급하여야 한다. 다만, 법 제5조 제1항 제3호 및 법 제7조 제2호에 해당하는 자의 경우에는 외국에서 면허를 받은 사실 등에 대한 조회가 끝난 날부터 14일 이내에 면허증을 발급한다.〈개정 2009.4.29.〉

④ 영 제4조 제2항에 따라 보건복지부장관이 시험관리능력이 있다고 인정하여 지정·고시하는 관계 전문기관(이하 "국가시험등관리기관"이라 한다)의 장은 법 제9조에 따른 국가시험등(이하 "국가시험등"이라 한다)을 실시하면 합격자 발표를 한 후 그 합격자에 대한 다음 각 호의 사항을 보건복지부장관에게 보고하여야 한다.〈개정 2010.3.19.〉

1. 성명, 성별 및 주민등록번호
2. 출신 학교 및 졸업 연월일
3. 합격번호 및 합격 연월일
4. 국적(외국인만 해당한다)

제5조(면허등록대장 등) ① 법 제11조 제2항에 따른 등록대장은 별지 제3호서식의 면허등록대장에 따른다.

② 의료인은 제1항의 등록대장의 기재 사항이나 면허증의 기재 사항이 변경될 때에는 등록대장의 기재 사항 정정이나 면허증 갱신을 신청하여야 한다.

③ 제2항에 따라 등록대장의 기재 사항 정정 등을 신청하려는 자는 별지 제4호서식의 면허등록대장 정정(면허증 갱신) 신청서에 다음 각 호의 서류를 첨부하여 보건복지부장관에게 제출하여야 한다.〈개정 2010.3.19., 2016.12.30.〉

1. 면허증
2. 사진(신청 전 6개월 이내에 모자 등을 쓰지 않고 촬영한 천연색 상반신 정면사진으로 가로 3.5센티미터, 세로 4.5센티미터의 사진을 말한다) 2장(면허증 갱신을 신청하는 경우에만 첨부한다)
3. 변경 사실을 증명할 수 있는 서류

제6조(면허증 재발급) ① 의료인이 면허증을 잃어버렸거나 면허증이 헐어 못쓰게 되어 재발급받으려는 경우에는 별지 제5호서식의 신청서(전자문서로 된 신청서를 포함한다)에 다음 각 호의 서류를 첨부하여 보건복지부장관에게 제출하여야 한다.〈개정 2010.3.19., 2016.12.30.〉

1. 면허증이 헐어 못쓰게 된 경우에는 그 면허증
2. 사진(신청 전 6개월 이내에 모자 등을 쓰지 않고 촬영한 천연색 상반신 정면사진으로 가로 3.5센티미터, 세로 4.5센티미터의 사진을 말한다) 2장

② 법 제65조 제2항에 따라 취소된 면허를 재발급받으려는 자는 별지 제5호서식의 신청서에 면허취소의 원인이 된 사유가 소멸하거나 개전의 정이 현저하다고 인정될 수 있는 서류와 사진(신청 전 6개월 이내에 모자 등을 쓰지 않고 촬영한 천연색 상반신 정면사진으로 가로 3.5센티미터, 세로 4.5센티미터의 사진을 말한다) 2장을 첨부하여 특별시장·광역시장·특별자치시장·도지사 또는 특별자치도지사(이하 "시·도지사"라 한다)를 거쳐 보건복지부장관에게 제출하여야 한다.〈개정 2010.3.19., 2016.12.30., 2020.9.4.〉

제7조(수수료 등) ① 의료인의 면허에 관한 수수료는 다음 각 호와 같다.〈개정 2013.4.17.〉

1. 면허증 발급 수수료 : 2천원
2. 면허증의 갱신 또는 재발급 수수료 : 2천원
3. 등록증명 수수료 : 500원(정보통신망을 이용하여 발급받는 경우 무료)

② 제4조에 따라 면허증을 발급하는 경우에는 제1항 제1호의 수수료를 징수하지 아니한다.

③ 국가시험등에 응시하려는 자는 법 제85조 제1항에 따라 국가시험등관리기관의 장이 보건복지부장관의 승인을 받아 결정한 수수료를 현금으로 내야 한다. 이 경우 수수료의 금액 및 납부방법 등은 영 제4조 제3항에 따라 국가시험등관리기관의 장이 공고한다.〈개정 2010.3.19.〉

④ 제1항의 수수료는 면허관청이 보건복지부장관인 경우에는 수입인지로 내고, 시·도지사인 경우에는 해당 지방자치단체의 수입증지로 내야 한다.〈개정 2010.3.19.〉

⑤ 제3항 및 제4항에 따른 수수료는 정보통신망을 이용하여 전자화폐나 전자결제 등의 방법으로 낼 수 있다.

제12조(의료기술 등에 대한 보호) ① 의료인이 하는 의료·조산·간호 등 의료기술의 시행(이하 "의료행위"라 한다)에 대하여는 이 법이나 다른 법령에 따로 규정된 경우 외에는 누구든지 간섭하지 못한다.

② 누구든지 의료기관의 의료용 시설·기재·약품, 그 밖의 기물 등을 파괴·손상하거나 의료기관을 점거하여 진료를 방해하여서는 아니 되며, 이를 교사하거나 방조하여서는 아니 된다.

③ 누구든지 의료행위가 이루어지는 장소에서 의료행위를 행하는 의료인, 제80조에 따른 간호조무사 및 「의료기사 등에 관한 법률」 제2조에 따른 의료기사 또는 의료행위를 받는 사람을 폭행·협박하여서는 아니 된다.〈신설 2016.5.29.〉

제13조(의료기재 압류 금지) 의료인의 의료 업무에 필요한 기구·약품, 그 밖의 재료는 압류하지 못한다.

제14조(기구 등 우선공급) ① 의료인은 의료행위에 필요한 기구·약품, 그 밖의 시설 및 재료를 우선적으로 공급받

을 권리가 있다.

② 의료인은 제1항의 권리에 부수(附隨)되는 물품, 노력, 교통수단에 대하여서도 제1항과 같은 권리가 있다.

제15조(진료거부 금지 등) ① 의료인 또는 의료기관 개설자는 진료나 조산 요청을 받으면 정당한 사유 없이 거부하지 못한다.〈개정 2016.12.20.〉

② 의료인은 응급환자에게 「응급의료에 관한 법률」에서 정하는 바에 따라 최선의 처치를 하여야 한다.

제16조(세탁물 처리) ① 의료기관에서 나오는 세탁물은 의료인·의료기관 또는 특별자치시장·특별자치도지사·시장·군수·구청장(자치구의 구청장을 말한다. 이하 같다)에게 신고한 자가 아니면 처리할 수 없다.〈개정 2015.1.28.〉

② 제1항에 따라 세탁물을 처리하는 자는 보건복지부령으로 정하는 바에 따라 위생적으로 보관·운반·처리하여야 한다.〈개정 2008.2.29., 2010.1.18.〉

③ 의료기관의 개설자와 제1항에 따라 의료기관세탁물처리업 신고를 한 자(이하 이 조에서 "세탁물처리업자"라 한다)는 제1항에 따른 세탁물의 처리업무에 종사하는 사람에게 보건복지부령으로 정하는 바에 따라 감염 예방에 관한 교육을 실시하고 그 결과를 기록하고 유지하여야 한다.〈신설 2015.1.28.〉

④ 세탁물처리업자가 보건복지부령으로 정하는 신고사항을 변경하거나 그 영업의 휴업(1개월 이상의 휴업을 말한다)·폐업 또는 재개업을 하려는 경우에는 보건복지부령으로 정하는 바에 따라 특별자치시장·특별자치도지사·시장·군수·구청장에게 신고하여야 한다.〈신설 2015.1.28.〉

⑤ 제1항에 따른 세탁물을 처리하는 자의 시설·장비 기준, 신고 절차 및 지도·감독, 그 밖에 관리에 필요한 사항은 보건복지부령으로 정한다.〈개정 2008.2.29., 2010.1.18., 2015.1.28.〉

관련 법률

의료기관세탁물 관리규칙 [시행 2021.8.11.] [보건복지부령 제822호, 2021.8.11., 일부개정]

제1조(목적) 이 규칙은 「의료법」 제16조 제2항 및 제3항에 따라 의료기관(병상을 갖춘 의료기관을 말한다. 이하 같다)에서 발생하는 세탁물의 처리 방법, 의료기관세탁물 처리업의 신고, 그 밖에 세탁물의 관리에 관하여 필요한 사항을 규정함을 목적으로 한다.

제2조(정의) 이 규칙에서 사용하는 용어의 뜻은 다음과 같다.〈개정 2010.2.1., 2021.8.11.〉

1. "의료기관세탁물"이란 의료기관에 종사하는 자와 진료받는 환자가 사용하는 것으로서 세탁 과정을 거쳐 재사용할 수 있는 다음 각 목의 세탁물(이하 "세탁물"이라 한다)을 말한다.
   가. 침구류 : 이불, 담요, 시트, 베개, 베갯잇 등
   나. 의류 : 환자복, 신생아복, 근무복(수술복, 가운 등 환자와 접촉하는 의료기관 종사자가 근무 중 착용하는 의류를 말한다) 등
   다. 기타 : 수술포, 기계포, 마스크, 모자, 수건, 기저귀, 커텐, 씌우개류, 수거자루 등
   라. 삭제 〈2021.8.11.〉
2. "오염세탁물"이란 세탁물 중 전염성 물질에 오염되었거나 오염될 우려가 있는 다음 각 목의 세탁물을 말한다.
   가. 「감염병의 예방 및 관리에 관한 법률」에 따른 감염병환자가 사용한 세탁물과 감염성 병원균에 오염될 우려가 있는 세탁물
   나. 환자의 피·고름·배설물·분비물 등에 오염된 세탁물
   다. 동물실험 시 감염증에 걸린 동물의 배설물 또는 분비물에 오염된 세탁물
   라. 그 밖에 감염성 병원균에 오염된 세탁물
3. "기타세탁물"이란 세탁물 중 오염세탁물 외의 세탁물을 말한다.
4. "일반세탁물"이란 의료기관세탁물 외의 세탁물을 말한다.

제3조(세탁물의 보관 및 운반 기준) 의료기관과 시장·군수·구청장(자치구의 구청장을 말한다. 이하 같다)에게 의료기관세탁물 처리업 신고를 한 자(이하 "처리업자"라 한다)는 별표 1의 세탁물의 보관 및 운반 기준에 따라 세탁물을 보관하고 운반하여야 한다.

제4조(세탁물의 처리) ① 의료기관은 다음 각 호의 어느 하나의 방법으로 세탁물을 처리하여야 한다.

1. 제6조 제1항의 시설 기준에 맞는 세탁물 처리시설에서 자체 처리
2. 처리업자에게 위탁 처리

② 처리업자는 제1항 제2호에 따라 의료기관으로부터 위탁받은 세탁물을 재위탁하여서는 아니 된다. 다만, 정전·단수·기계고장 등의 사유로 위탁받은 세탁물을 기한까지 처리할 수 없는 경우에는 시장·군수·구청장에게 신고한 후 다른 처리업자에게 재위탁하여 처리할 수 있다.

③ 의료기관과 처리업자는 오염세탁물을 「감염병의 예방 및 관리에 관한 법률 시행규칙」 별표 6에 따른 증기소독, 끓는물 소독 또는 약물소독 방법으로 소독한 후 세탁하여야 한다.〈개정 2010.12.30〉

④ 의료기관과 처리업자는 별표 2의 세탁물의 처리 기준에 따라 세탁물을 처리하여야 한다.

제5조(세탁금지 세탁물) 의료기관은 다음 각 호의 세탁물을 재사용의 목적으로 세탁하거나 처리업자에게 처리를 위탁해서는 안 된다.〈개정 2010.2.1.,2021.8.11〉

1. 피·고름이 묻은 붕대 및 거즈
2. 마스크·수술포 등 일회용 제품류
3. 바이러스성 출혈열(에볼라바이러스병, 마버그열, 라싸열, 크리미안콩고출혈열, 남아메리카출혈열 및 리프트밸리열의 경우만 해당한다) 환자의 혈액이나 체액으로 오염된 세탁물
4. 크로이츠펠트-야콥병(CJD) 및 변종크로이츠펠트-야콥병(vCJD) 확진 또는 의심환자의 중추신경계 조직으로 오염된 세탁물

제6조(시설 기준) ① 의료기관은 세탁물을 처리업자에게 전량 위탁하여 처리할 경우 외에는 별표 3의 의료기관의 세탁물 처리시설 및 장비기준에 맞는 세탁물 처리시설과 장비를 갖추어야 한다.

② 처리업자는 별표 4의 세탁물 처리업자의 시설 및 장비기준에 맞는 세탁물 처리시설과 장비를 갖추어야 한다.

제7조(처리업의 신고 등) ① 의료기관세탁물 처리업을 하려는 자는 별지 제1호서식의 의료기관세탁물 처리업 신고서에 다음 각 호의 서류를 첨부하여 시장·군수·구청장에게 제출하여야 한다.

1. 별표 4에 따른 시설 및 장비 명세서
2. 작업장 평면도(기계·기구의 배치 내용을 포함한다)

② 시장·군수·구청장은 제1항에 따른 신고를 받은 경우에는 7일 이내에 신고내용을 확인한 후 별지 제2호서식의 의료기관세탁물 처리업 신고증명서를 그 신고인에게 발급하여야 한다.

③ 제1항에 따라 처리업자로 신고를 한 자가 그 신고사항 중 다음 각 호의 사항을 변경하려는 경우에는 별지 제1호서식의 의료기관세탁물 처리업 변경신고서에 의료기관세탁물 처리업 신고증명서와 변경사항을 확인할 수 있는 서류를 첨부하여 시장·군수·구청장에게 제출하여야 한다.〈개정 2010.2.1〉

1. 대표자 또는 상호
2. 시설 및 장비에 관한 사항 중 다음 각 목의 사항
   가. 작업장 면적의 증감
   나. 중요 세탁기기의 증감
   다. 소독시설의 변경
3. 영업장 소재지

④ 제3항에 따른 신고를 받은 시장·군수·구청장은 이를 확인하고 그 내용을 별지 제2호서식의 의료기관세탁물 처리업 신고증명서의 뒷면에 적어야 한다.

⑤ 제1항에 따라 처리업자로 신고한 자가 그 영업을 휴업·재개업·폐업하려는 경우에는 별지 제2호의2서식의 신고서를 시장·군수·구청장에게 제출하여야 한다.〈개정 2010.2.1〉

제8조(감염 예방 교육) ① 의료기관과 처리업자는 세탁물 처리업무에 종사하는 사람에게 연 4시간 이상 다음 각 호의 내용이 포함된 감염 예방에 관한 교육(인터넷 교육 등을 포함한다)을 하여야 한다.〈개정 2010.2.1.,2021.8.11.〉

1. 손 위생 방법
2. 개인보호장비의 사용방법
3. 세탁물 취급 시 주의사항
4. 소독약품 사용 시 주의사항
5. 세탁물 처리시설 및 장비의 위생관리 방법

② 의료기관과 처리업자는 제1항에 따라 감염 예방에 관한 교육을 하였을 때에는 그 결과를 기록·유지하여야 한다.

③ 의료기관과 처리업자가 제1항에 따른 교육을 할 수 없다고 인정할 때에는 시장·군수·구청장은 보건소장이나 관련 단체로 하여금 그 교육을 하게 할 수 있다.

제9조(세탁물 처리실적 제출) 의료기관이나 처리업자는 별지 제3호서식의 의료기관세탁물 처리실적보고서나 별지 제4호서식의 세탁물 처리업자 세탁물 처리실적 보고서를 매년 1월 20일까지 시장·군수·구청장에게 각각 제출하여야 한다.

제10조(대장의 작성·비치) ① 의료기관은 다음 각 호의 어느 하나의 서류를 작성하여 갖추어 두어야 한다.

1. 별지 제5호서식의 세탁물 자체처리대장
2. 별지 제6호서식의 세탁물 위탁처리대장

② 처리업자는 별지 제7호서식의 세탁물 수탁처리대장을 갖추어 두어야 한다.

③ 제1항과 제2항의 서류는 3년간 보존하여야 한다.

제11조(지도 및 보고) 시장·군수·구청장은 세탁물을 위생적으로 관리하기 위하여 필요하다고 인정하면 의료기관이나 처리업자에 대하여 필요한 보고를 하게 하거나 관계 공무원으로 하여금 지도·점검하게 할 수 있다.

제12조(규제의 재검토) ① 보건복지부장관은 제8조에 따른 감염 예방 교육에 대하여 2014년 1월 1일을 기준으로 3년마다(매 3년이 되는 해의 1월 1일 전까지를 말한다) 그 타당성을 검토하여 개선 등의 조치를 하여야 한다.〈개정 2015.1.5.〉

② 보건복지부장관은 다음 각 호의 사항에 대하여 다음 각 호의 기준일을 기준으로 2년마다(매 2년이 되는 해의 기준일과 같은 날 전까지를 말한다) 그 타당성을 검토하여 개선 등의 조치를 하여야 한다.〈신설 2015.1.5.〉

1. 제5조에 따른 세탁금지 세탁물: 2015년 1월 1일
2. 제6조 및 별표 3에 따른 시설 기준: 2015년 1월 1일

[본조신설 2013.12.31.]

[별표 1]

세탁물의 보관 및 운반 기준(제3조 관련)

1. 세탁물의 보관 기준

가. 수집

(1) 세탁물 수집장소는 다른 시설과 다른 시설과 분리된 공간이어야 한다.

(2) 세탁물 수집자루는 세탁과 소독이 쉬운 구조이어야 하고, 오염세탁물 수집자루는 기타세탁물과 구분이 가능하도록 유색 용기(붉은색이나 노란색)나 "오염세탁물"이라고 표시된 용기를 사용하여야 한다.

(3) 세탁물이 혈액이나 분비물 등으로 젖어 있을 때에는 혈액이나 분비물 등이 새지 아니하는 별도의 수집용기를 사용하여야 한다.

(4) 세탁물 수집장소에는 누구나 쉽게 알 수 있도록 세탁물의 분류방법 등을 게시하여야 한다.

나. 보관

(1) 의료기관은 세탁물을 입원실·식당·휴게실 및 환자나 의료기관 종사자의 왕래가 빈번한 장소 등과 떨어진 구분된 장소에 보관하여야 하고, 처리업자는 세탁물을 일반세탁물과 구분된 장소에 보관하여야 한다.

(2) 오염세탁물이 있는 보관장소에는 오염세탁물이 있음을 표시하고, 취급상 주의사항을 게시하여야 하며, 관계자 외의 출입을 금하여야 한다.

(3) 의료기관이 세탁물을 자체 처리할 경우 보관장소는 별표 3 제1호 바목에 따른 오염작업구역과 중복하여 지정할 수 있다.

(4) 의료기관이 처리업자에게 위탁하여 처리하려는 세탁물은 수집자루 등 밀폐된 용기에 넣어서 보관하여야 한다.

(5) 오염세탁물은 수집 즉시 소독하여 보관하고, 보관장소는 주 2회 이상 소독하여야 한다.

(6) 세탁이 끝난 세탁물은 세탁물 수집장소와 분리된 위생적인 장소에 종류별로 정리하여 보관해야 한다.

(7) 세탁물 보관장소 외의 장소에서는 수집된 세탁물을 분류하거나 헤치는 작업을 하지 아니하여야 한다.

2. 세탁물의 운반 기준

가. 세탁물은 수집자루 등 밀폐된 용기에 넣어서 운반해야 한다. 이 경우 오염세탁물과 기타세탁물은 분리하여 각각 별도의 용기에 넣어 운반해야 한다.

나. 수집된 세탁물을 운반한 후에 세탁이 끝난 세탁물을 운반하는 경우에는 운반 전 운반 차량의 적재고(積載庫)와 운반용기를 소독해야 하고, 별지 제8호서식의 세탁물 운반차량 소독일지를 작성해야 한다.
다. 의료기관 내에서 세탁이 끝난 세탁물을 운반하는 경우에는 소독이 완료된 용기를 사용해야 한다.
라. 처리업자가 세탁물을 운반할 경우에는 별표 4 제6호의 기준에 맞는 운반차량으로 하여야 한다.
마. 운반차량의 적재고에 수집된 세탁물과 세탁이 끝난 세탁물을 함께 실어서는 안 된다.

[별표 2]

세탁물의 처리 기준(제4조 제4항 관련)

1. 세탁물은 오염세탁물과 기타세탁물로 구분하여 위생적으로 처리하여야 한다.
2. 의료기관과 처리업자는 세탁물 관리책임자를 지정하여야 한다.
3. 세탁물 처리작업장은 항상 청결을 유지하고 주 1회 이상 소독을 하여야 한다.
4. 세탁물의 분류과정에서 발생된 쓰레기 등은 위생적으로 처리하여야 한다.
5. 처리업자는 세탁물의 처리시설과 같은 시설에서 일반세탁물을 처리하여서는 아니 된다.

[별표 3]

의료기관의 세탁물 처리시설 및 장비 기준(제6조 제1항 관련) 〈개정 2019.9.27.〉

1. 작업장
   가. 작업장의 위치는 입원실, 환자와 외래인의 통행이 많은 곳, 식당・휴게실 등 위생적인 관리가 필요한 시설과 다수인이 모이는 장소로부터 떨어진 장소이어야 한다.
   나. 내벽은 내수성(耐水性) 자재로서 표면이 매끄럽고 밝은색 페인트로 마무리되어야 한다.
   다. 물을 사용하는 바닥은 타일, 콘크리트 및 인조석갈기로 마무리되고 배수가 잘 되도록 하여야 하며 물을 사용하지 아니하는 바닥은 타일・인조석갈기 및 리놀륨 등의 재료로 마무리되어야 한다.
   라. 충분한 조명 및 환기시설을 하여야 한다.
   마. 쥐나 해충이 서식할 수 없도록 하여야 한다.
   바. 오염작업구역(세탁물을 분류하거나 소독하는 구역을 말한다)은 다른 시설과 구획하여야 한다.
   사. 세탁하기 전 세탁물의 입구와 세탁된 세탁물의 출구는 각각 달리하여야 한다.
   ※ 의원급 의료기관에 대하여는 바목과 사목을 적용하지 아니한다.
2. 시설 및 장비기준(병원급 이상의 의료기관만 해당한다)
   가. 다음의 시설 및 장비를 갖추어 두어야 한다.
      (1) 고압보일러 : 세탁기에 열탕 및 수증기 공급이 가능한 기능이 있어야 한다.
      (2) 소독시설 : 세탁하기 전 세탁물을 소독할 수 있는 기능으로서 오염작업구역에 설치하여야 한다.
      (3) 세탁기 : 섭씨 80도 이상 100도 이하의 열탕 및 수증기를 주입하여 세탁할 수 있어야 한다.
      (4) 탈수기 : 원심분리 원리로 탈수하는 기능이 있어야 한다. 다만, 세탁기와 겸용하는 경우에는 구비할 필요가 없다.
      (5) 건조기 : 섭씨 80도 이상 120도 이하의 열을 가하여 건조시키는 기능이 있어야 한다(자동온도조절기가 붙어 있어야 한다).
      (6) 다림시설을 갖추어야 한다.
   나. 다음의 용기류를 충분히 갖추어 두어야 하며, 용기는 소독과 사용이 쉬운 구조로서 용기의 표면에 세탁 전, 세탁 중, 세탁 완료, 폐기물용으로 표기하여야 한다.
      (1) 세탁하기 전 세탁물의 보관 및 운반용기
      (2) 세탁 중인 세탁물의 운반용기
      (3) 세탁이 끝난 세탁물의 운반용기
      (4) 내수성 자재로 된 뚜껑이 있는 폐기물 용기

다. 작업장의 청결 유지, 해충 제거 및 쥐잡기를 위한 소독약품과 소독기구, 그리고 이를 보관할 수 있는 보관함을 갖추어야 한다.

3. **탈의실(병원급 이상의 의료기관만 해당한다)** : 작업장 외의 장소에 탈의실이나 옷장을 갖추어야 한다.
4. **창고 등(병원급 이상의 의료기관만 해당한다)** : 세탁에 필요한 소독제·세제, 그 밖의 소품 등을 보관할 수 있는 창고나 캐비넷 등 보관함을 갖추어야 한다.

제17조(진단서 등) ① 의료업에 종사하고 직접 진찰하거나 검안(檢案)한 의사[이하 이 항에서는 검안서에 한하여 검시(檢屍)업무를 담당하는 국가기관에 종사하는 의사를 포함한다], 치과의사, 한의사가 아니면 진단서·검안서·증명서를 작성하여 환자(환자가 사망하거나 의식이 없는 경우에는 직계존속·비속, 배우자 또는 배우자의 직계존속을 말하며, 환자가 사망하거나 의식이 없는 경우로서 환자의 직계존속·비속, 배우자 및 배우자의 직계존속이 모두 없는 경우에는 형제자매를 말한다) 또는 「형사소송법」 제222조 제1항에 따라 검시(檢屍)를 하는 지방검찰청검사(검안서에 한한다)에게 교부하지 못한다. 다만, 진료 중이던 환자가 최종 진료 시부터 48시간 이내에 사망한 경우에는 다시 진료하지 아니하더라도 진단서나 증명서를 내줄 수 있으며, 환자 또는 사망자를 직접 진찰하거나 검안한 의사·치과의사 또는 한의사가 부득이한 사유로 진단서·검안서 또는 증명서를 내줄 수 없으면 같은 의료기관에 종사하는 다른 의사·치과의사 또는 한의사가 환자의 진료기록부 등에 따라 내줄 수 있다.〈개정 2009.1.30., 2016.5.29., 2019.8.27.〉

시행규칙

제9조(진단서의 기재 사항) ① 법 제17조 제1항에 따라 의사·치과의사 또는 한의사가 발급하는 진단서에는 별지 제5호의2서식에 따라 다음 각 호의 사항을 적고 서명날인하여야 한다.〈개정 2012.4.27., 2015.12.23.〉

1. 환자의 성명, 주민등록번호 및 주소
2. 병명 및 「통계법」 제22조 제1항 전단에 따른 한국표준질병·사인 분류에 따른 질병분류기호(이하 "질병분류기호"라 한다)
3. 발병 연월일 및 진단 연월일
4. 치료 내용 및 향후 치료에 대한 소견
5. 입원·퇴원 연월일
6. 의료기관의 명칭·주소, 진찰한 의사·치과의사 또는 한의사(부득이한 사유로 다른 의사 등이 발급하는 경우에는 발급한 의사 등을 말한다)의 성명·면허자격·면허번호

② 질병의 원인이 상해(傷害)로 인한 것인 경우에는 별지 제5호의3서식에 따라 제1항 각 호의 사항 외에 다음 각 호의 사항을 적어야 한다.〈개정 2012.4.27., 2015.12.23.〉

1. 상해의 원인 또는 추정되는 상해의 원인
2. 상해의 부위 및 정도
3. 입원의 필요 여부
4. 외과적 수술 여부
5. 합병증의 발생 가능 여부
6. 통상 활동의 가능 여부
7. 식사의 가능 여부
8. 상해에 대한 소견
9. 치료기간

③ 제1항의 병명 기재는 「통계법」 제22조 제1항 전단에 따라 고시된 한국표준질병·사인 분류에 따른다.

④ 진단서에는 연도별로 그 종류에 따라 일련번호를 붙이고 진단서를 발급한 경우에는 그 부본(副本)을 갖추어 두어야 한다.

제10조(사망진단서 등) 법 제17조 제1항에 따라 의사·치과의사 또는 한의사가 발급하는 사망진단서 또는 시체검안서는 별지 제6호서식에 따른다.〈개정 2015.12.23.〉

② 의료업에 종사하고 직접 조산한 의사·한의사 또는 조산사가 아니면 출생·사망 또는 사산 증명서를 내주지 못한다. 다만, 직접 조산한 의사·한의사 또는 조산사가 부득이한 사유로 증명서를 내줄 수 없으면 같은 의료기관에 종사하는 다른 의사·한의사 또는 조산사가 진료기록부 등에 따라 증명서를 내줄 수 있다.

시행규칙

제11조(출생증명서, 사산 또는 사태증명서) 법 제17조 제2항에 따라 의사·한의사 또는 조산사가 발급하는 출생증명서는 별지 제7호서식에 따르고, 사산(死産) 또는 사태(死胎) 증명서는 별지 제8호서식에 따른다.〈개정 2015.12.23.〉

③ 의사·치과의사 또는 한의사는 자신이 진찰하거나 검안한 자에 대한 진단서·검안서 또는 증명서 교부를 요구받은 때에는 정당한 사유 없이 거부하지 못한다.

④ 의사·한의사 또는 조산사는 자신이 조산(助産)한 것에 대한 출생·사망 또는 사산 증명서 교부를 요구받은 때에는 정당한 사유 없이 거부하지 못한다.

⑤ 제1항부터 제4항까지의 규정에 따른 진단서, 증명서의 서식·기재사항, 그 밖에 필요한 사항은 보건복지부령으로 정한다.〈신설 2007.7.27., 2008.2.29., 2010.1.18.〉

제17조의2(처방전) ① 의료업에 종사하고 직접 진찰한 의사, 치과의사 또는 한의사가 아니면 처방전[의사나 치과의사가 「전자서명법」에 따른 전자서명이 기재된 전자문서 형태로 작성한 처방전(이하 "전자처방전"이라 한다)을 포함한다. 이하 같다]을 작성하여 환자에게 교부하거나 발송(전자처방전에 한정한다. 이하 이 조에서 같다)하지 못하며, 의사, 치과의사 또는 한의사에게 직접 진찰을 받은 환자가 아니면 누구든지 그 의사, 치과의사 또는 한의사가 작성한 처방전을 수령하지 못한다.

② 제1항에도 불구하고 의사, 치과의사 또는 한의사는 다음 각 호의 어느 하나에 해당하는 경우로서 해당 환자 및 의약품에 대한 안전성을 인정하는 경우에는 환자의 직계존속·비속, 배우자 및 배우자의 직계존속, 형제자매 또는 「노인복지법」 제34조에 따른 노인의료복지시설에서 근무하는 사람 등 대통령령으로 정하는 사람(이하 이 조에서 "대리수령자"라 한다)에게 처방전을 교부하거나 발송할 수 있으며 대리수령자는 환자를 대리하여 그 처방전을 수령할 수 있다.

1. 환자의 의식이 없는 경우
2. 환자의 거동이 현저히 곤란하고 동일한 상병(傷病)에 대하여 장기간 동일한 처방이 이루어지는 경우

시행령

제10조의2(대리수령자의 범위) ① 법 제17조의2 제2항 각 호 외의 부분에서 "환자의 직계존속·비속, 배우자 및 배우자의 직계존속, 형제자매 또는 「노인복지법」 제34조에 따른 노인의료복지시설에서 근무하는 사람 등 대통령령으로 정하는 사람"이란 다음 각 호의 사람을 말한다.〈개정 2022.8.2.〉

1. 환자의 직계존속·비속 및 직계비속의 배우자
2. 환자의 배우자 및 배우자의 직계존속
3. 환자의 형제자매
4. 「노인복지법」 제34조에 따른 노인의료복지시설에서 근무하는 사람

4의2. 「장애인복지법」 제58조제1항제1호의 장애인 거주시설에서 근무하는 사람

5. 그 밖에 환자의 계속적인 진료를 위해 필요한 경우로서 보건복지부장관이 인정하는 사람

[본조신설 2020.2.25.]
[종전 제10조의2는 제10조의3으로 이동 〈2020.2.25.〉]

시행규칙

제11조의2(처방전의 대리수령 방법) ① 법 제17조의2 제2항에 따른 대리수령자(이하 "대리수령자"라 한다)가 처방전을 수령하려는 때에는 의사, 치과의사 또는 한의사에게 별지 제8호의2서식의 처방전 대리수령 신청서를 제출해야 한다. 이 경우 다음 각 호의 서류를 함께 제시해야 한다.〈개정 2022. 9. 14.〉

1. 대리수령자의 신분증(주민등록증, 여권, 운전면허증, 그 밖에 공공기관에서 발행한 본인임을 확인할 수 있는 신분증을 말한다. 이하 같다) 또는 그 사본

2. 환자와의 관계를 증명할 수 있는 다음 각 목의 구분에 따른 서류
   가. 영 제10조의2 제1호부터 제3호까지의 규정에 해당하는 사람: 가족관계증명서, 주민등록표 등본 등 친족관계임을 확인할 수 있는 서류
   나. 영 제10조의2 제4호에 해당하는 사람: 「노인복지법」 제34조에 따른 노인의료복지시설에서 발급한 재직증명서
   다. 영 제10조의2제4호의2에 해당하는 사람: 「장애인복지법」 제58조제1항제1호의 장애인 거주시설에서 발급한 재직증명서
3. 환자의 신분증 또는 그 사본. 다만, 「주민등록법」 제24조 제1항에 따른 주민등록증이 발급되지 않은 만 17세 미만의 환자는 제외한다.

② 의사, 치과의사 또는 한의사는 제1항에 따라 제출받은 처방전 대리수령 신청서를 제출받은 날부터 1년간 보관해야 한다.

[본조신설 2020.2.28.]

③ 처방전의 발급 방법・절차 등에 필요한 사항은 보건복지부령으로 정한다.

[본조신설 2019.8.27.]

제18조(처방전 작성과 교부) ① 의사나 치과의사는 환자에게 의약품을 투여할 필요가 있다고 인정하면 「약사법」에 따라 자신이 직접 의약품을 조제할 수 있는 경우가 아니면 보건복지부령으로 정하는 바에 따라 처방전을 작성하여 환자에게 내주거나 발송(전자처방전만 해당된다)하여야 한다.〈개정 2008.2.29., 2010.1.18.〉

② 제1항에 따른 처방전의 서식, 기재사항, 보존, 그 밖에 필요한 사항은 보건복지부령으로 정한다.〈개정 2008.2.9., 2010.1.18.〉

③ 누구든지 정당한 사유 없이 전자처방전에 저장된 개인정보를 탐지하거나 누출・변조 또는 훼손하여서는 아니 된다.

④ 제1항에 따라 처방전을 발행한 의사 또는 치과의사(처방전을 발행한 한의사를 포함한다)는 처방전에 따라 의약품을 조제하는 약사 또는 한약사가 「약사법」 제26조 제2항에 따라 문의한 때 즉시 이에 응하여야 한다. 다만, 다음 각 호의 어느 하나에 해당하는 사유로 약사 또는 한약사의 문의에 응할 수 없는 경우 사유가 종료된 때 즉시 이에 응하여야 한다.〈신설 2007.7.27.〉

⑤ 의사, 치과의사 또는 한의사가 「약사법」에 따라 자신이 직접 의약품을 조제하여 환자에게 그 의약품을 내어주는 경우에는 그 약제의 용기 또는 포장에 환자의 이름, 용법 및 용량, 그 밖에 보건복지부령으로 정하는 사항을 적어야 한다. 다만, 급박한 응급의료상황 등 환자의 진료 상황이나 의약품의 성질상 그 약제의 용기 또는 포장에 적는 것이 어려운 경우로서 보건복지부령으로 정하는 경우에는 그러하지 아니하다.〈신설 2016.5.29.〉

관련 법률

약사법 [시행 2022.12.11.] [법률 제18970호, 2022.6.10., 일부개정]

제26조(처방의 변경・수정) ① 약사 또는 한약사는 처방전을 발행한 의사・치과의사・한의사 또는 수의사의 동의 없이 처방을 변경하거나 수정하여 조제할 수 없다.

② 약사 또는 한약사는 처방전에 표시된 의약품의 명칭・분량・용법 및 용량 등이 다음 각 호의 어느 하나로 의심되는 경우 처방전을 발행한 의사・치과의사・한의사 또는 수의사에게 전화 및 팩스를 이용하거나 「정보통신망 이용촉진 및 정보보호 등에 관한 법률」 제2조 제1항 제1호에 따른 정보통신망을 통하여 의심스러운 점을 확인한 후가 아니면 조제를 하여서는 아니 된다.〈개정 2007.7.27., 2008.2.29., 2010.1.18., 2011.12.31., 2013.3.23., 2015.12.29.〉

1. 식품의약품안전처장이 의약품의 안정성・유효성 문제로 의약품 품목 허가 또는 신고를 취소한 의약품이 기재된 경우
2. 의약품의 제품명 또는 성분명을 확인할 수 없는 경우
3. 식품의약품안전처장이 병용금기, 특정연령대 금기 또는 임부금기 성분으로 고시한 의약품이 기재된 경우. 다

만, 의사 또는 치과의사가 「의료법」 제18조의2제1항에 따라 정보시스템을 활용하여 그 사유를 기재하거나, 처방전에 그 사유를 기재한 경우 등 보건복지부령으로 정하는 경우는 제외한다.

③ 제1항에 따른 처방의 변경 및 수정 방법과 절차 등 세부적인 사항은 보건복지부령으로 정한다.〈개정 2008.2.29., 2010.1.18.〉

1. 「응급의료에 관한 법률」 제2조 제1호에 따른 응급환자를 진료 중인 경우

관련 법률

응급의료에 관한 법률 [시행 2022.12.27.] [법률 제19124호, 2022.12.27., 일부개정]

제2조(정의) 이 법에서 사용하는 용어의 뜻은 다음과 같다.〈개정 2015.1.28.,2021.12.21〉

1. "응급환자"란 질병, 분만, 각종 사고 및 재해로 인한 부상이나 그 밖의 위급한 상태로 인하여 즉시 필요한 응급처치를 받지 아니하면 생명을 보존할 수 없거나 심신에 중대한 위해(危害)가 발생할 가능성이 있는 환자 또는 이에 준하는 사람으로서 보건복지부령으로 정하는 사람을 말한다.
2. "응급의료"란 응급환자가 발생한 때부터 생명의 위험에서 회복되거나 심신상의 중대한 위해가 제거되기까지의 과정에서 응급환자를 위하여 하는 상담·구조(救助)·이송·응급처치 및 진료 등의 조치를 말한다.
3. "응급처치"란 응급의료행위의 하나로서 응급환자의 기도를 확보하고 심장박동의 회복, 그 밖에 생명의 위험이나 증상의 현저한 악화를 방지하기 위하여 긴급히 필요로 하는 처치를 말한다.
4. "응급의료종사자"란 관계 법령에서 정하는 바에 따라 취득한 면허 또는 자격의 범위에서 응급환자에 대한 응급의료를 제공하는 의료인과 응급구조사를 말한다.
5. "응급의료기관"이란 「의료법」 제3조에 따른 의료기관 중에서 이 법에 따라 지정된 권역응급의료센터, 전문응급의료센터, 지역응급의료센터 및 지역응급의료기관을 말한다.
6. "구급차등"이란 응급환자의 이송 등 응급의료의 목적에 이용되는 자동차, 선박 및 항공기 등의 이송수단을 말한다.
7. "응급의료기관등"이란 응급의료기관, 구급차등의 운용자 및 응급의료정보센터를 말한다.
8. "응급환자이송업"이란 구급차등을 이용하여 응급환자 등을 이송하는 업(業)을 말한다.

[전문개정 2011.8.4.]

2. 환자를 수술 또는 처치 중인 경우
3. 그 밖에 약사의 문의에 응할 수 없는 정당한 사유가 있는 경우

시행규칙

제12조(처방전의 기재 사항 등) ① 법 제18조에 따라 의사나 치과의사는 환자에게 처방전을 발급하는 경우에는 별지 제9호서식의 처방전에 다음 각 호의 사항을 적은 후 서명(「전자서명법」에 따른 전자서명을 포함한다)하거나 도장을 찍어야 한다. 다만, 제3호의 사항은 환자가 요구한 경우에는 적지 않는다.〈개정 2015.1.2., 2015.12.23., 2016.10.6., 2017. 3.7., 2021.6.30.〉

1. 환자의 성명 및 주민등록번호
2. 의료기관의 명칭, 전화번호 및 팩스번호
3. 질병분류기호
4. 의료인의 성명·면허종류 및 번호
5. 처방 의약품의 명칭(일반명칭, 제품명이나 「약사법」 제51조에 따른 대한민국약전에서 정한 명칭을 말한다)·분량·용법 및 용량
6. 처방전 발급 연월일 및 사용기간
7. 의약품 조제시 참고 사항
8. 「국민건강보험법 시행령」 별표 2에 따라 건강보험 가입자 또는 피부양자가 요양급여 비용의 일부를 부담하는 행위·약제 및 치료재료에 대하여 보건복지부장관이 정하여 고시하는 본인부담 구분기호
9. 「의료급여법 시행령」 별표 1 및 「의료급여법 시행규칙」 별표 1의2에 따라 수급자가 의료급여 비용의 전부 또는

일부를 부담하는 행위·약제 및 치료재료에 대하여 보건복지부장관이 정하여 고시하는 본인부담 구분기호
② 의사나 치과의사는 환자에게 처방전 2부를 발급하여야 한다. 다만, 환자가 그 처방전을 추가로 발급하여 줄 것을 요구하는 경우에는 환자가 원하는 약국으로 팩스·컴퓨터통신 등을 이용하여 송부할 수 있다.
③ 의사나 치과의사는 환자를 치료하기 위하여 필요하다고 인정되면 다음 내원일(內院日)에 사용할 의약품에 대하여 미리 처방전을 발급할 수 있다.
④ 제1항부터 제3항까지의 규정은 「약사법」 제23조 제4항에 따라 의사나 치과의사 자신이 직접 조제할 수 있음에도 불구하고 처방전을 발행하여 환자에게 발급하려는 경우에 준용한다.

제13조(약제용기 등의 기재 사항) ① 법 제18조 제5항 본문에서 "보건복지부령으로 정하는 사항"이란 다음 각 호의 사항을 말한다.
1. 약제의 내용·외용의 구분에 관한 사항
2. 조제자의 면허 종류 및 성명
3. 조제 연월일
4. 조제자가 근무하는 의료기관의 명칭·소재지

② 법 제18조 제5항 단서에서 "보건복지부령으로 정하는 경우"란 다음 각 호의 경우를 말한다.
1. 급박한 응급의료상황으로서 환자에 대한 신속한 약제 사용이 필요한 경우
2. 주사제의 주사 등 해당 약제의 성질상 환자에 대한 즉각적 사용이 이루어지는 경우

[전문개정 2017.3.7.]

제18조의2(의약품정보의 확인) ① 의사 및 치과의사는 제18조에 따른 처방전을 작성하거나 「약사법」 제23조 제4항에 따라 의약품을 자신이 직접 조제하는 경우에는 다음 각 호의 정보(이하 "의약품정보"라 한다)를 미리 확인하여야 한다.
1. 환자에게 처방 또는 투여되고 있는 의약품과 동일한 성분의 의약품인지 여부
2. 식품의약품안전처장이 병용금기, 특정연령대 금기 또는 임부금기 등으로 고시한 성분이 포함되는지 여부
3. 그 밖에 보건복지부령으로 정하는 정보

② 제1항에도 불구하고 의사 및 치과의사는 급박한 응급의료상황 등 의약품정보를 확인할 수 없는 정당한 사유가 있을 때에는 이를 확인하지 아니할 수 있다.
③ 제1항에 따른 의약품정보의 확인방법·절차, 제2항에 따른 의약품정보를 확인할 수 없는 정당한 사유 등은 보건복지부령으로 정한다. [본조신설 2015.12.29.]

시행규칙

제13조의2(의약품정보의 확인) ① 법 제18조의2 제1항 제3호에서 "보건복지부령으로 정하는 정보"란 다음 각 호의 어느 하나에 해당하는 정보를 말한다.
1. 「약사법」 제39조 및 제71조에 따른 회수 또는 폐기 등의 대상이 되는 의약품인지 여부
2. 「의약품 등의 안전에 관한 규칙」 별표 제4의3 제14호에 따라 안전성 속보 또는 안전성 서한을 전파한 의약품인지 여부
3. 그 밖에 제1호 및 제2호에 준하는 의약품으로서 보건복지부장관 또는 식품의약품안전처장이 의약품의 안전한 사용을 위하여 그 확인이 필요하다고 공고한 의약품인지 여부

② 의사 및 치과의사는 법 제18조의2 제1항에 따라 같은 항 각 호의 정보(이하 이 조에서 "의약품정보"라 한다)를 미리 확인하려는 경우에는 보건복지부장관이 정하는 바에 따라 「약사법」 제23조의3 제1항에 따른 의약품안전사용정보시스템(이하 "정보시스템"이라 한다)을 통하여 확인할 수 있다. 다만, 정보시스템의 물리적 결함이나 손상, 그 밖의 불가피한 사유로 해당 정보시스템을 사용할 수 없는 경우에는 보건복지부장관이 정하는 방법으로 확인할 수 있다.
③ 의사 및 치과의사는 법 제18조의2 제2항에 따라 다음 각 호의 어느 하나에 해당하는 경우에는 의약품정보를 확인하지 아니할 수 있다.
1. 급박한 응급의료상황인 경우
2. 긴급한 재해구호상황인 경우

3. 그 밖에 제1호 및 제2호에 준하는 경우로서 보건복지부장관이 정하여 고시하는 경우
[본조신설 2016. 12. 29.][종전 제13조의2는 제13조의3으로 이동 〈2016. 12. 29.〉]

제19조(정보 누설 금지) ① 의료인이나 의료기관 종사자는 이 법이나 다른 법령에 특별히 규정된 경우 외에는 의료·조산 또는 간호업무나 제17조에 따른 진단서·검안서·증명서 작성·교부 업무, 제18조에 따른 처방전 작성·교부 업무, 제21조에 따른 진료기록 열람·사본 교부 업무, 제22조 제2항에 따른 진료기록부등 보존 업무 및 제23조에 따른 전자의무기록 작성·보관·관리 업무를 하면서 알게 된 다른 사람의 정보를 누설하거나 발표하지 못한다.〈개정 2016.5.29.〉

② 제58조 제2항에 따라 의료기관 인증에 관한 업무에 종사하는 자 또는 종사하였던 자는 그 업무를 하면서 알게 된 정보를 다른 사람에게 누설하거나 부당한 목적으로 사용하여서는 아니 된다.〈신설 2016.5.29.〉

[제목개정 2016. 5.29.]

제20조(태아 성 감별 행위 등 금지) ① 의료인은 태아 성 감별을 목적으로 임부를 진찰하거나 검사하여서는 아니 되며, 같은 목적을 위한 다른 사람의 행위를 도와서도 아니 된다.

② 의료인은 임신 32주 이전에 태아나 임부를 진찰하거나 검사하면서 알게 된 태아의 성(性)을 임부, 임부의 가족, 그 밖의 다른 사람이 알게 하여서는 아니 된다.〈개정 2009.12.31〉

[2009.12.31. 법률 제9906호에 의하여 2008.7.31. 헌법재판소에서 헌법불합치 결정된 이 조 제2항을 개정함]

제21조(기록 열람 등) ① 환자는 의료인, 의료기관의 장 및 의료기관 종사자에게 본인에 관한 기록(추가기재·수정된 경우 추가기재·수정된 기록 및 추가기재·수정 전의 원본을 모두 포함한다. 이하 같다)의 전부 또는 일부에 대하여 열람 또는 그 사본의 발급 등 내용의 확인을 요청할 수 있다. 이 경우 의료인, 의료기관의 장 및 의료기관 종사자는 정당한 사유가 없으면 이를 거부하여서는 아니 된다. 〈신설 2016.12.20., 2018.3.27.〉

② 의료인, 의료기관의 장 및 의료기관 종사자는 환자가 아닌 다른 사람에게 환자에 관한 기록을 열람하게 하거나 그 사본을 내주는 등 내용을 확인할 수 있게 하여서는 아니 된다.〈개정 2009.1.30., 2016.12.20.〉

③ 제2항에도 불구하고 의료인, 의료기관의 장 및 의료기관 종사자는 다음 각 호의 어느 하나에 해당하면 그 기록을 열람하게 하거나 그 사본을 교부하는 등 그 내용을 확인할 수 있게 하여야 한다. 다만, 의사·치과의사 또는 한의사가 환자의 진료를 위하여 불가피하다고 인정한 경우에는 그러하지 아니하다.〈개정 2020.3.4., 2020.8.11., 2020.12.29.〉

1. 환자의 배우자, 직계 존속·비속, 형제·자매(환자의 배우자 및 직계 존속·비속, 배우자의 직계존속이 모두 없는 경우에 한정한다) 또는 배우자의 직계 존속이 환자 본인의 동의서와 친족관계임을 나타내는 증명서 등을 첨부하는 등 보건복지부령으로 정하는 요건을 갖추어 요청한 경우

시행규칙

제13조의3(기록 열람 등의 요건) ① 법 제21조 제3항 제1호에 따라 환자의 배우자, 직계 존속·비속, 형제·자매(환자의 배우자 및 직계 존속·비속, 배우자의 직계존속이 모두 없는 경우에 한정한다. 이하 같다) 또는 배우자의 직계 존속(이하 이 조에서 "친족"이라 한다)이 환자에 관한 기록의 열람이나 그 사본의 발급을 요청할 경우에는 다음 각 호의 서류(전자문서를 포함한다. 이하 이 조에서 같다)를 갖추어 의료인, 의료기관의 장 및 의료기관 종사자에게 제출해야 한다.〈개정 2017.3.7., 2017.6.21., 2018.9.27., 2020.2.28., 2021.6.30.〉

1. 기록 열람이나 사본 발급을 요청하는 자의 신분증 사본
2. 가족관계증명서, 주민등록표 등본 등 친족관계임을 확인할 수 있는 서류. 다만, 환자의 형제·자매가 요청하는 경우에는 환자의 배우자 및 직계존속·비속, 배우자의 직계 존속이 모두 없음을 증명하는 자료를 함께 제출하여야 한다.
3. 환자가 자필서명한 별지 제9호의2서식의 동의서. 다만, 환자가 만 14세 미만의 미성년자인 경우에는 제외한다.

② 법 제21조 제3항 제2호에 따라 환자가 지정하는 대리인이 환자에 관한 기록의 열람이나 그 사본의 발급을 요청할 경우에는 다음 각 호의 서류를 갖추어 의료인, 의료기관의 장 및 의료기관 종사자에게 제출하여야 한다.〈개정 2017.

6.21., 2018.9.27., 2020.2.28.〉

1. 기록열람이나 사본발급을 요청하는 자의 신분증 사본
2. 환자가 자필 서명한 별지 제9호의2서식의 동의서 및 별지 제9호의3서식의 위임장. 이 경우 환자가 만 14세 미만의 미성년자인 경우에는 환자의 법정대리인이 작성하여야 하며, 가족관계증명서 등 법정대리인임을 확인할 수 있는 서류를 첨부하여야 한다.
3. 환자의 신분증 사본. 다만, 「주민등록법」 제24조 제1항에 따른 주민등록증이 발급되지 않은 만 17세 미만의 환자는 제외한다.

③ 법 제21조 제3항 제3호에 따라 환자의 동의를 받을 수 없는 상황에서 환자의 친족이 환자에 관한 기록의 열람이나 그 사본 발급을 요청할 경우에는 별표 2의2에서 정하는 바에 따라 서류를 갖추어 의료인, 의료기관의 장 및 의료기관 종사자에게 제출하여야 한다.〈개정 2017.6. 21., 2018.9.27.〉

④ 의료인, 의료기관의 장 및 의료기관 종사자는 환자가 본인에 관한 기록의 열람이나 그 사본의 발급을 요청하는 경우 요청인이 환자 본인임을 확인해야 한다.〈개정 2020.2.28.〉

⑤ 제1항 및 제3항에 따라 친족에 관한 기록의 열람이나 그 사본의 발급을 요청하는 경우 그 요청자는 신분증 사본의 제출을 갈음하여 다음 각 호의 어느 하나에 해당하는 방법으로 본인확인 절차를 거칠 수 있다.〈신설 2018.9.27., 2020.2.28.〉

1. 휴대전화를 통한 본인인증 등 「정보통신망 이용촉진 및 정보보호 등에 관한 법률」 제23조의3에 따른 본인확인기관에서 제공하는 본인확인의 방법
2. 「전자서명법」 제2조 제3호에 따른 공인전자서명 또는 같은 법 제2조 제8호에 따른 공인인증서를 통한 본인확인의 방법
3. 「정보통신망 이용촉진 및 정보보호 등에 관한 법률 시행령」 제9조의2 제1항 제1호에 따른 바이오정보를 통한 본인확인의 방법

[본조신설 2010.1.29.] [제13조의2에서 이동 〈2016.12.29.〉]

2. 환자가 지정하는 대리인이 환자 본인의 동의서와 대리권이 있음을 증명하는 서류를 첨부하는 등 보건복지부령으로 정하는 요건을 갖추어 요청한 경우
3. 환자가 사망하거나 의식이 없는 등 환자의 동의를 받을 수 없어 환자의 배우자, 직계 존속·비속, 형제·자매(환자의 배우자 및 직계 존속·비속, 배우자의 직계존속이 모두 없는 경우에 한정한다) 또는 배우자의 직계 존속이 친족관계임을 나타내는 증명서 등을 첨부하는 등 보건복지부령으로 정하는 요건을 갖추어 요청한 경우
4. 「국민건강보험법」 제14조, 제47조, 제48조 및 제63조에 따라 급여비용 심사·지급·대상여부 확인·사후관리 및 요양급여의 적정성 평가·가감지급 등을 위하여 국민건강보험공단 또는 건강보험심사평가원에 제공하는 경우

관련 법률

국민건강보험법 [시행 2022.12.27.] [법률 제19123호, 2022.12.27., 일부개정]

제14조(업무 등) ① 공단은 다음 각 호의 업무를 관장한다.〈개정 2017.2.8.〉

1. 가입자 및 피부양자의 자격 관리
2. 보험료와 그 밖에 이 법에 따른 징수금의 부과·징수
3. 보험급여의 관리
4. 가입자 및 피부양자의 질병의 조기발견·예방 및 건강관리를 위하여 요양급여 실시 현황과 건강검진 결과 등을 활용하여 실시하는 예방사업으로서 대통령령으로 정하는 사업
5. 보험급여 비용의 지급
6. 자산의 관리·운영 및 증식사업
7. 의료시설의 운영
8. 건강보험에 관한 교육훈련 및 홍보
9. 건강보험에 관한 조사연구 및 국제협력
10. 이 법에서 공단의 업무로 정하고 있는 사항

11. 「국민연금법」, 「고용보험 및 산업재해보상보험의 보험료징수 등에 관한 법률」, 「임금채권보장법」 및 「석면피해구제법」(이하 "징수위탁근거법"이라 한다)에 따라 위탁받은 업무
12. 그 밖에 이 법 또는 다른 법령에 따라 위탁받은 업무
13. 그 밖에 건강보험과 관련하여 보건복지부장관이 필요하다고 인정한 업무

② 제1항 제6호에 따른 자산의 관리·운영 및 증식사업은 안정성과 수익성을 고려하여 다음 각 호의 방법에 따라야 한다.

1. 체신관서 또는 「은행법」에 따른 은행에의 예입 또는 신탁
2. 국가·지방자치단체 또는 「은행법」에 따른 은행이 직접 발행하거나 채무이행을 보증하는 유가증권의 매입
3. 특별법에 따라 설립된 법인이 발행하는 유가증권의 매입
4. 「자본시장과 금융투자업에 관한 법률」에 따른 신탁업자가 발행하거나 같은 법에 따른 집합투자업자가 발행하는 수익증권의 매입
5. 공단의 업무에 사용되는 부동산의 취득 및 일부 임대
6. 그 밖에 공단 자산의 증식을 위하여 대통령령으로 정하는 사업

③ 공단은 특정인을 위하여 업무를 제공하거나 공단 시설을 이용하게 할 경우 공단의 정관으로 정하는 바에 따라 그 업무의 제공 또는 시설의 이용에 대한 수수료와 사용료를 징수할 수 있다.

④ 공단은 「공공기관의 정보공개에 관한 법률」에 따라 건강보험과 관련하여 보유·관리하고 있는 정보를 공개한다.

제47조(요양급여비용의 청구와 지급 등) ① 요양기관은 공단에 요양급여비용의 지급을 청구할 수 있다. 이 경우 제2항에 따른 요양급여비용에 대한 심사청구는 공단에 대한 요양급여비용의 청구로 본다.

② 제1항에 따라 요양급여비용을 청구하려는 요양기관은 심사평가원에 요양급여비용의 심사청구를 하여야 하며, 심사청구를 받은 심사평가원은 이를 심사한 후 지체 없이 그 내용을 공단과 요양기관에 알려야 한다.

③ 제2항에 따라 심사 내용을 통보받은 공단은 지체 없이 그 내용에 따라 요양급여비용을 요양기관에 지급한다. 이 경우 이미 낸 본인일부부담금이 제2항에 따라 통보된 금액보다 더 많으면 요양기관에 지급할 금액에서 더 많이 낸 금액을 공제하여 해당 가입자에게 지급하여야 한다.

④ 공단은 제3항 전단에 따라 요양급여비용을 요양기관에 지급하는 경우 해당 요양기관이 제77조 제1항 제1호에 따라 공단에 납부하여야 하는 보험료 또는 그 밖에 이 법에 따른 징수금을 체납한 때에는 요양급여비용에서 이를 공제하고 지급할 수 있다. 〈신설 2022.12.27.〉

⑤ 공단은 제3항 후단에 따라 가입자에게 지급하여야 하는 금액을 그 가입자가 내야 하는 보험료와 그 밖에 이 법에 따른 징수금(이하 "보험료등"이라 한다)과 상계(相計)할 수 있다. 〈개정 2022.12.27.〉

⑥ 공단은 심사평가원이 제47조의4에 따라 요양급여의 적정성을 평가하여 공단에 통보하면 그 평가 결과에 따라 요양급여비용을 가산하거나 감액 조정하여 지급한다. 이 경우 평가 결과에 따라 요양급여비용을 가산하거나 감액하여 지급하는 기준은 보건복지부령으로 정한다. 〈개정 2022.6.10., 2022.12.27.〉

⑦ 요양기관은 제2항에 따른 심사청구를 다음 각 호의 단체가 대행하게 할 수 있다. 〈개정 2022.12.27.〉

1. 「의료법」 제28조 제1항에 따른 의사회·치과의사회·한의사회·조산사회 또는 같은 조 제6항에 따라 신고한 각각의 지부 및 분회
2. 「의료법」 제52조에 따른 의료기관 단체
3. 「약사법」 제11조에 따른 약사회 또는 같은 법 제14조에 따라 신고한 지부 및 분회

⑧ 제1항부터 제7항까지의 규정에 따른 요양급여비용의 청구·심사·지급 등의 방법과 절차에 필요한 사항은 보건복지부령으로 정한다. 〈개정 2022.12.27.〉

제48조(요양급여 대상 여부의 확인 등) ① 가입자나 피부양자는 본인일부부담금 외에 자신이 부담한 비용이 제41조 제4항에 따라 요양급여 대상에서 제외되는 비용인지 여부에 대하여 심사평가원에 확인을 요청할 수 있다. 〈개정 2016.2.3.〉

② 제1항에 따른 확인 요청을 받은 심사평가원은 그 결과를 요청한 사람에게 알려야 한다. 이 경우 확인을 요청한 비용이 요양급여 대상에 해당되는 비용으로 확인되면 그 내용을 공단 및 관련 요양기관에 알려야 한다.

③ 제2항 후단에 따라 통보받은 요양기관은 받아야 할 금액보다 더 많이 징수한 금액(이하 "과다본인부담금"이라 한다)을 지체 없이 확인을 요청한 사람에게 지급하여야 한다. 다만, 공단은 해당 요양기관이 과다본인부담금을 지급하지 아니하면 해당 요양기관에 지급할 요양급여비용에서 과다본인부담금을 공제하여 확인을 요청한 사람에게 지급할 수 있다.

④ 제1항부터 제3항까지에 따른 확인 요청의 범위, 방법, 절차, 처리기간 등 필요한 사항은 보건복지부령으로 정한다. 〈신설 2022.6.10.〉

제63조(업무 등) ① 심사평가원은 다음 각 호의 업무를 관장한다. 〈개정 2022.6.10.〉

1. 요양급여비용의 심사
2. 요양급여의 적정성 평가
3. 심사기준 및 평가기준의 개발
4. 제1호부터 제3호까지의 규정에 따른 업무와 관련된 조사연구 및 국제협력
5. 다른 법률에 따라 지급되는 급여비용의 심사 또는 의료의 적정성 평가에 관하여 위탁받은 업무
6. 그 밖에 이 법 또는 다른 법령에 따라 위탁받은 업무
7. 건강보험과 관련하여 보건복지부장관이 필요하다고 인정한 업무
8. 그 밖에 보험급여 비용의 심사와 보험급여의 적정성 평가와 관련하여 대통령령으로 정하는 업무

② 제1항제8호에 따른 보험급여의 적정성 평가의 기준·절차·방법 등에 필요한 사항은 보건복지부장관이 정하여 고시한다. 〈개정 2022.6.10.〉

5. 「의료급여법」 제5조, 제11조, 제11조의3 및 제33조에 따라 의료급여 수급권자 확인, 급여비용의 심사·지급, 사후관리 등 의료급여 업무를 위하여 보장기관(시·군·구), 국민건강보험공단, 건강보험심사평가원에 제공하는 경우

관련 법률

의료급여법 [시행 2019.10.24.] [법률 제16374호, 2019.4.23., 일부개정]

제5조(보장기관) ① 이 법에 따른 의료급여에 관한 업무는 수급권자의 거주지를 관할하는 특별시장·광역시장·도지사와 시장·군수·구청장이 한다.

② 제1항에도 불구하고 주거가 일정하지 아니한 수급권자에 대한 의료급여 업무는 그가 실제 거주하는 지역을 관할하는 시장·군수·구청장이 한다.

③ 특별시장·광역시장·도지사 및 시장·군수·구청장은 수급권자의 건강 유지 및 증진을 위하여 필요한 사업을 실시하여야 한다.

[전문개정 2013.6.12.]

제11조(급여비용의 청구와 지급) ① 의료급여기관은 제10조에 따라 의료급여기금에서 부담하는 급여비용의 지급을 시장·군수·구청장에게 청구할 수 있다. 이 경우 제2항에 따른 심사청구는 시장·군수·구청장에 대한 급여비용의 청구로 본다.

② 제1항에 따라 급여비용을 청구하려는 의료급여기관은 급여비용심사기관에 급여비용의 심사청구를 하여야 하며, 심사청구를 받은 급여비용심사기관은 이를 심사한 후 지체 없이 그 내용을 시장·군수·구청장 및 의료급여기관에 알려야 한다.

③ 제2항에 따라 심사의 내용을 통보받은 시장·군수·구청장은 지체 없이 그 내용에 따라 급여비용을 의료급여기관에 지급하여야 한다. 이 경우 수급권자가 이미 납부한 본인부담금(제10조에 따라 수급권자가 부담하여야 하는 급여비용을 말한다. 이하 같다)이 과다한 경우에는 의료급여기관에 지급할 금액에서 그 과다하게 납부된 금액을 공제하여 수급권자에게 반환하여야 한다.

④ 시장·군수·구청장은 의료급여의 적정성 여부를 평가할 수 있고, 그 평가결과에 따라 급여비용을 가산 또는 감액 조정하여 지급한다. 이 경우 평가결과에 따른 급여비용의 가감지급의 기준은 보건복지부령으로 정한다. 〈개정 2017.3.21.〉

⑤ 시장·군수·구청장은 제4항에 따른 적정성 평가결과를 공개할 수 있다. 〈신설 2017.3.21.〉

⑥ 의료급여기관은 제2항에 따른 심사청구를 다음 각 호의 단체가 대행하게 할 수 있다. 〈개정 2017.3.21.〉

1. 「의료법」 제28조 제1항에 따른 의사회·치과의사회·한의사회·조산사회 또는 같은 조 제6항에 따라 신고한 각각의 지부 및 분회
2. 「의료법」 제52조에 따른 의료기관단체
3. 「약사법」 제11조에 따른 대한약사회 또는 같은 법 제14조에 따라 신고한 지부 및 분회

⑦ 제1항부터 제6항까지에서 규정한 사항 외에 급여비용의 청구, 심사, 지급 등의 방법 및 절차에 필요한 사항은 보건복지부령으로 정한다.〈개정 2017.3.21.〉

⑧ 시장·군수·구청장은 「산업재해보상보험법」 제10조에 따른 근로복지공단이 이 법에 따라 의료급여를 받을 수 있는 사람에게 「산업재해보상보험법」 제40조에 따른 요양급여를 지급한 후 그 지급결정이 취소된 경우로서 그 요양급여 비용을 청구하는 경우에는 그 요양급여가 이 법에 따라 실시할 수 있는 의료급여에 상당한 것으로 인정되면 그 의료급여에 해당하는 금액을 지급할 수 있다.〈개정 2017.3.21.〉

[전문개정 2013.6.12.]

제11조의3(급여 대상 여부의 확인 등) ① 수급권자는 본인부담금 외에 부담한 비용이 제7조 제3항에 따라 의료급여의 대상에서 제외되는 사항에 해당하는 비용(이하 "비급여비용"이라 한다)인지에 대하여 급여비용심사기관에 확인을 요청할 수 있다.

② 제1항에 따라 확인을 요청받은 급여비용심사기관은 그 확인결과를 확인을 요청한 수급권자에게 알려야 하며, 확인을 요청한 비용이 급여비용에 해당하는 것으로 확인되었을 때에는 급여비용지급기관 및 관련 의료급여기관에도 각각 알려야 한다.

③ 제2항에 따라 통보받은 의료급여기관은 과다 징수한 금액을 지체 없이 수급권자에게 반환하여야 한다.

④ 급여비용지급기관은 제3항에도 불구하고 의료급여기관이 과다 징수한 금액을 반환하지 아니하면 그 의료급여기관에 지급할 급여비용에서 과다 징수한 금액을 공제하여 그 공제한 금액을 수급권자에게 지급할 수 있다.

[전문개정 2013.6.12.]

제33조(권한의 위임 및 위탁) ① 이 법에 따른 보건복지부장관의 권한은 대통령령으로 정하는 바에 따라 그 일부를 시·도지사에게 위임할 수 있다.

② 이 법에 따른 시장·군수·구청장의 업무 중 수급권자의 관리, 급여비용의 심사·조정, 의료급여의 적정성 평가, 급여 대상 여부의 확인 및 급여비용의 지급 업무 등 의료급여에 관한 업무는 그 일부를 대통령령으로 정하는 바에 따라 관계 전문기관에 위탁할 수 있다. 이 경우 위탁에 드는 비용은 보건복지부장관이 정하는 바에 따라 기금에서 부담한다.〈개정 2017.3.21.〉

[전문개정 2013.6.12.]

6. 「형사소송법」 제106조, 제215조 또는 제218조에 따른 경우

6의2. 「군사법원법」 제146조, 제254조 또는 제257조에 따른 경우

7. 「민사소송법」 제347조에 따라 문서제출을 명한 경우

8. 「산업재해보상보험법」 제118조에 따라 근로복지공단이 보험급여를 받는 근로자를 진료한 산재보험 의료기관(의사를 포함한다)에 대하여 그 근로자의 진료에 관한 보고 또는 서류 등 제출을 요구하거나 조사하는 경우

관련 법률

산업재해보상보험법 [시행 2022.6.10.] [법률 제18913호, 2022.6.10., 타법개정]

제118조(산재보험 의료기관에 대한 조사 등) ① 공단은 보험급여에 관하여 필요하다고 인정하면 대통령령으로 정하는 바에 따라 보험급여를 받는 근로자를 진료한 산재보험 의료기관(의사를 포함한다. 이하 이 조에서 같다)에 대하여 그 근로자의 진료에 관한 보고 또는 그 진료에 관한 서류나 물건의 제출을 요구하거나 소속 직원으로 하여금 그 관계인에게 질문을 하게 하거나 관계 서류나 물건을 조사하게 할 수 있다.

② 제1항의 조사에 관하여는 제117조 제2항을 준용한다.

9. 「자동차손해배상 보장법」 제12조 제2항 및 제14조에 따라 의료기관으로부터 자동차보험진료수가를 청구받은 보험회사등이 그 의료기관에 대하여 관계 진료기록의 열람을 청구한 경우

10. 「병역법」 제11조의2에 따라 지방병무청장이 병역판정검사와 관련하여 질병 또는 심신장애의 확인을 위하여 필요하다고 인정하여 의료기관의 장에게 병역판정검사대상자의 진료기록·치료 관련 기록의 제출을 요구한 경우

11. 「학교안전사고 예방 및 보상에 관한 법률」 제42조에 따라 공제회가 공제급여의 지급 여부를 결정하기 위하여

필요하다고 인정하여 「국민건강보험법」 제42조에 따른 요양기관에 대하여 관계 진료기록의 열람 또는 필요한 자료의 제출을 요청하는 경우

12. 「고엽제후유의증 등 환자지원 및 단체설립에 관한 법률」 제7조 제3항에 따라 의료기관의 장이 진료기록 및 임상소견서를 보훈병원장에게 보내는 경우

13. 「의료사고 피해구제 및 의료분쟁 조정 등에 관한 법률」 제28조 제1항 또는 제3항에 따른 경우

관련 법률

의료사고 피해구제 및 의료분쟁 조정 등에 관한 법률 [시행 2020.10.8.] [법률 제17212호, 2020.4.7., 일부개정]

제28조(의료사고의 조사) ① 감정부는 의료사고의 감정을 위하여 필요하다고 인정하는 경우 신청인, 피신청인, 분쟁 관련 이해관계인 또는 참고인(이하 "조정당사자등"이라 한다)으로 하여금 출석하게 하여 진술하게 하거나 조사에 필요한 자료 및 물건 등의 제출을 요구할 수 있다. 〈개정 2016.5.29.〉

② 감정부는 의료사고가 발생한 보건의료기관의 보건의료인 또는 보건의료기관개설자에게 사고의 원인이 된 행위 당시 환자의 상태 및 그 행위를 선택하게 된 이유 등을 서면 또는 구두로 소명하도록 요구할 수 있다.

③ 감정위원 또는 조사관은 의료사고가 발생한 보건의료기관에 출입하여 관련 문서 또는 물건을 조사·열람 또는 복사할 수 있다. 이 경우 감정위원 또는 조사관은 그 권한을 표시하는 증표를 지니고 이를 관계인에게 내보여야 한다.

④ 제3항에 따른 조사·열람 또는 복사를 하기 위해서는 7일 전까지 그 사유 및 일시 등을 해당 보건의료기관에 서면으로 통보하여야 한다. 다만, 긴급한 경우나 사전 통지 시 증거 인멸 등으로 그 목적을 달성할 수 없다고 인정하는 경우에는 그러하지 아니하다. 〈신설 2016.5.29.〉

⑤ 조정중재원으로부터 제1항부터 제3항까지에 따른 의료사고 조사 관련 요구를 받은 보건의료기관, 보건의료기관의 의료인, 보건의료기관 개설자 및 조정당사자등은 정당한 이유가 없으면 이에 응하여야 한다. 〈신설 2016.5.29.〉

14. 「국민연금법」 제123조에 따라 국민연금공단이 부양가족연금, 장애연금 및 유족연금 급여의 지급심사와 관련하여 가입자 또는 가입자였던 사람을 진료한 의료기관에 해당 진료에 관한 사항의 열람 또는 사본 교부를 요청하는 경우

14의2. 다음 각 목의 어느 하나에 따라 공무원 또는 공무원이었던 사람을 진료한 의료기관에 해당 진료에 관한 사항의 열람 또는 사본 교부를 요청하는 경우

가. 「공무원연금법」 제92조에 따라 인사혁신처장이 퇴직유족급여 및 비공무상장해급여와 관련하여 요청하는 경우

나. 「공무원연금법」 제93조에 따라 공무원연금공단이 퇴직유족급여 및 비공무상장해급여와 관련하여 요청하는 경우

다. 「공무원 재해보상법」 제57조 및 제58조에 따라 인사혁신처장(같은 법 제61조에 따라 업무를 위탁받은 자를 포함한다)이 요양급여, 재활급여, 장해급여, 간병급여 및 재해유족급여와 관련하여 요청하는 경우

14의3. 「사립학교교직원 연금법」 제19조 제4항 제4호의2에 따라 사립학교교직원연금공단이 요양급여, 장해급여 및 재해유족급여의 지급심사와 관련하여 교직원 또는 교직원이었던 자를 진료한 의료기관에 해당 진료에 관한 사항의 열람 또는 사본 교부를 요청하는 경우

15. 「장애인복지법」 제32조 제7항에 따라 대통령령으로 정하는 공공기관의 장이 장애 정도에 관한 심사와 관련하여 장애인 등록을 신청한 사람 및 장애인으로 등록한 사람을 진료한 의료기관에 해당 진료에 관한 사항의 열람 또는 사본 교부를 요청하는 경우

시행령

제10조의3(환자에 관한 기록 열람 등) 법 제21조 제3항 제15호에서 "대통령령으로 정하는 공공기관"이란 「국민연금법」 제24조에 따른 국민연금공단을 말한다. 〈개정 2017.6.20.〉

[본조신설 2016.9.29.]

[제10조의2에서 이동, 종전 제10조의3은 제10조의4로 이동 〈2020.2.25.〉]

16. 「감염병의 예방 및 관리에 관한 법률」 제18조의4 및 제29조에 따라 질병관리청장, 시·도지사 또는 시장·군수·구청장이 감염병의 역학조사 및 예방접종에 관한 역학조사를 위하여 필요하다고 인정하여 의료기관의 장에게 감염병환자등의 진료기록 및 예방접종을 받은 사람의 예방접종 후 이상반응에 관한 진료기록의 제출을 요청하는 경우
17. 「국가유공자 등 예우 및 지원에 관한 법률」 제74조의8 제1항 제7호에 따라 보훈심사위원회가 보훈심사와 관련하여 보훈심사대상자를 진료한 의료기관에 해당 진료에 관한 사항의 열람 또는 사본 교부를 요청하는 경우
18. 「한국보훈복지의료공단법」 제24조의2에 따라 한국보훈복지의료공단이 같은 법 제6조 제1호에 따른 국가유공자등에 대한 진료기록등의 제공을 요청하는 경우

④ 진료기록을 보관하고 있는 의료기관이나 진료기록이 이관된 보건소에 근무하는 의사·치과의사 또는 한의사는 자신이 직접 진료하지 아니한 환자의 과거 진료 내용의 확인 요청을 받은 경우에는 진료기록을 근거로 하여 사실을 확인하여 줄 수 있다. 〈신설 2009.1.30.〉

⑤ 제1항, 제3항 또는 제4항의 경우 의료인, 의료기관의 장 및 의료기관 종사자는 「전자서명법」에 따른 전자서명이 기재된 전자문서를 제공하는 방법으로 환자 또는 환자가 아닌 다른 사람에게 기록의 내용을 확인하게 할 수 있다. 〈신설 2020.3.4.〉

제21조의2(진료기록의 송부 등) ① 의료인 또는 의료기관의 장은 다른 의료인 또는 의료기관의 장으로부터 제22조 또는 제23조에 따른 진료기록의 내용 확인이나 진료기록의 사본 및 환자의 진료경과에 대한 소견 등을 송부 또는 전송할 것을 요청받은 경우 해당 환자나 환자 보호자의 동의를 받아 그 요청에 응하여야 한다. 다만, 해당 환자의 의식이 없거나 응급환자인 경우 또는 환자의 보호자가 없어 동의를 받을 수 없는 경우에는 환자나 환자 보호자의 동의 없이 송부 또는 전송할 수 있다.

② 의료인 또는 의료기관의 장이 응급환자를 다른 의료기관에 이송하는 경우에는 지체 없이 내원 당시 작성된 진료기록의 사본 등을 이송하여야 한다.

③ 보건복지부장관은 제1항 및 제2항에 따른 진료기록의 사본 및 진료경과에 대한 소견 등의 전송 업무를 지원하기 위하여 전자정보시스템(이하 이 조에서 "진료기록전송지원시스템"이라 한다)을 구축·운영할 수 있다.

④ 보건복지부장관은 진료기록전송지원시스템의 구축·운영을 대통령령으로 정하는 바에 따라 관계 전문기관에 위탁할 수 있다. 이 경우 보건복지부장관은 그 소요 비용의 전부 또는 일부를 지원할 수 있다.

⑤ 제4항에 따라 업무를 위탁받은 전문기관은 다음 각 호의 사항을 준수하여야 한다.
1. 진료기록전송지원시스템이 보유한 정보의 누출, 변조, 훼손 등을 방지하기 위하여 접근 권한자의 지정, 방화벽의 설치, 암호화 소프트웨어의 활용, 접속기록 보관 등 대통령령으로 정하는 바에 따라 안전성 확보에 필요한 기술적·관리적 조치를 할 것
2. 진료기록전송지원시스템 운영 업무를 다른 기관에 재위탁하지 아니할 것
3. 진료기록전송지원시스템이 보유한 정보를 제3자에게 임의로 제공하거나 유출하지 아니할 것

⑥ 보건복지부장관은 의료인 또는 의료기관의 장에게 보건복지부령으로 정하는 바에 따라 제1항 본문에 따른 환자나 환자 보호자의 동의에 관한 자료 등 진료기록전송지원시스템의 구축·운영에 필요한 자료의 제출을 요구하고 제출받은 목적의 범위에서 보유·이용할 수 있다. 이 경우 자료 제출을 요구받은 자는 정당한 사유가 없으면 이에 따라야 한다.

⑦ 그 밖에 진료기록전송지원시스템의 구축·운영 등에 필요한 사항은 보건복지부령으로 정한다.

⑧ 누구든지 정당한 사유 없이 진료기록전송지원시스템에 저장된 정보를 누출·변조 또는 훼손하여서는 아니 된다.

⑨ 진료기록전송지원시스템의 구축·운영에 관하여 이 법에서 규정된 것을 제외하고는 「개인정보 보호법」에 따른다.
[본조신설 2016.12.20.]

시행령

제10조의4(진료기록전송지원시스템 구축 · 운영 업무의 위탁) ① 보건복지부장관은 법 제21조의2 제4항 전단에 따라 같은 조 제3항에 따른 진료기록전송지원시스템(이하 "진료기록전송지원시스템"이라 한다)의 구축 · 운영에 관한 업무를 다음 각 호의 전문기관에 위탁할 수 있다.

1. 「공공기관의 운영에 관한 법률」 제4조에 따른 공공기관 중 그 설립목적이 보건의료 또는 사회보장과 관련되는 공공기관
2. 위탁 업무 수행에 필요한 조직 · 인력 및 전문성 등을 고려하여 보건복지부장관이 정하여 고시하는 전문기관

② 보건복지부장관은 법 제21조의2 제4항 전단에 따라 진료기록전송지원시스템의 구축 · 운영업무를 위탁하려는 경우에는 그 위탁 기준 · 절차 및 방법 등에 관한 사항을 미리 공고하여야 한다.

③ 보건복지부장관은 법 제21조의2 제4항 전단에 따라 진료기록전송지원시스템의 구축 · 운영 업무를 위탁한 경우에는 그 위탁 내용 및 수탁자 등에 관한 사항을 관보에 고시하고, 보건복지부의 인터넷 홈페이지에 게재하여야 한다.

④ 법 제21조의2 제4항 전단에 따라 진료기록전송지원시스템의 구축 · 운영 업무를 위탁받은 전문기관은 사업운영계획, 사업집행현황, 자금운용계획 및 자금집행내역 등에 관한 사항을 보건복지부장관에게 보고하여야 한다.

⑤ 제2항부터 제4항까지의 규정에 따른 위탁 기준 등의 공고, 위탁 내용 등의 고시 또는 위탁 업무의 보고 등에 필요한 세부 사항은 보건복지부장관이 정하여 고시한다.

[본조신설 2017.6.20.]

[제10조의3에서 이동, 종전 제10조의4는 제10조의5로 이동 <2020.2.25.>]

제10조의5(진료기록전송지원시스템 보유 정보의 안전성 확보 조치) ① 법 제21조의2 제4항 전단에 따라 진료기록전송지원시스템의 구축 · 운영 업무를 위탁받은 전문기관은 법 제21조의2 제5항 제1호에 따라 진료기록전송지원시스템이 보유한 정보의 안전성 확보를 위하여 다음 각 호의 조치를 하여야 한다.

1. 진료기록전송지원시스템이 보유한 정보의 안전성 확보를 위한 관리계획의 수립 · 시행
2. 진료기록전송지원시스템이 보유한 정보에 대한 접근 통제 및 접근 권한의 제한
3. 진료기록전송지원시스템에의 불법 접근을 차단하기 위한 방화벽 · 침입차단시스템 및 침입탐지시스템의 설치 · 운영
4. 진료기록전송지원시스템이 보유한 정보를 안전하게 저장 · 전송할 수 있는 암호화 기술 등의 개발 · 관리
5. 진료기록전송지원시스템이 보유한 정보에 대한 보안프로그램의 설치 · 갱신
6. 진료기록전송지원시스템에 대한 접속기록의 보관 · 관리
7. 진료기록전송지원시스템이 보유한 정보에 대한 위 · 변조 방지 프로그램 등의 설치 · 갱신
8. 진료기록전송지원시스템과 연결되어 운영되는 다른 정보시스템에 대한 보안체제의 마련 · 실시
9. 그 밖에 제1호부터 제8호까지의 규정에 준하는 조치로서 진료기록전송지원시스템의 보유 정보에 대한 안전성 확보를 위하여 보건복지부장관이 특히 필요하다고 인정하는 조치

② 제1항에 따른 진료기록전송지원시스템 보유 정보의 안전성 확보 조치에 필요한 세부 사항은 보건복지부장관이 정하여 고시한다.

[본조신설 2017.6.20.]

[제10조의4에서 이동, 종전 제10조의5는 제10조의6으로 이동 <2020.2.25.>]

시행규칙

제13조의4(진료기록전송지원시스템의 구축 · 운영) ① 보건복지부장관은 법 제21조의2 제3항에 따른 진료기록전송지원시스템(이하 "진료기록전송지원시스템"이라 한다)의 효율적 운영을 위하여 필요하다고 인정하는 경우에는 다음 각 호의 조치를 할 수 있다.

1. 진료기록전송지원시스템과 연결되어 있는 다른 정보시스템과의 호환성 및 보안성에 대한 점검 · 관리
2. 진료기록전송지원시스템의 평가 및 개선에 관한 기준의 수립 · 시행
3. 진료기록전송지원시스템에 관한 이용매뉴얼의 작성 · 배포
4. 그 밖에 제1호부터 제3호까지의 조치에 준하는 것으로서 진료기록전송지원시스템의 효율적 운영에 특히 필요하다고 보건복지부장관이 인정하는 조치

② 보건복지부장관은 법 제21조의2 제6항 전단에 따라 의료인 또는 의료기관의 장에게 자료제출을 요구하는 경우에는 제출자료의 범위, 이용목적, 이용범위 및 제출방법 등이 포함된 서면(전자문서를 포함한다)으로 하여야 한다.
[본조신설 2017.6.21.]

제2절 권리와 의무

제22조(진료기록부 등) ① 의료인은 각각 진료기록부, 조산기록부, 간호기록부, 그 밖의 진료에 관한 기록(이하 "진료기록부등"이라 한다)을 갖추어 두고 환자의 주된 증상, 진단 및 치료 내용 등 보건복지부령으로 정하는 의료행위에 관한 사항과 의견을 상세히 기록하고 서명하여야 한다.〈개정 2013.4.5〉

② 의료인이나 의료기관 개설자는 진료기록부등[제23조 제1항에 따른 전자의무기록(電子醫務記錄)을 포함하며, 추가기재·수정된 경우 추가기재·수정된 진료기록부등 및 추가기재·수정 전의 원본을 모두 포함한다. 이하 같다]을 보건복지부령으로 정하는 바에 따라 보존하여야 한다.〈개정 2008.2.29., 2010.1.18., 2018.3.27.〉

③ 의료인은 진료기록부등을 거짓으로 작성하거나 고의로 사실과 다르게 추가기재·수정하여서는 아니 된다.〈신설 2011.4.7.〉

④ 보건복지부장관은 의료인이 진료기록부등에 기록하는 질병명, 검사명, 약제명 등 의학용어와 진료기록부등의 서식 및 세부내용에 관한 표준을 마련하여 고시하고 의료인 또는 의료기관 개설자에게 그 준수를 권고할 수 있다.〈신설 2019.8.27.〉

시행규칙

제14조(진료기록부 등의 기재 사항) ① 법 제22조 제1항에 따라 진료기록부·조산기록부와 간호기록부(이하 "진료기록부등"이라 한다)에 기록해야 할 의료행위에 관한 사항과 의견은 다음 각 호와 같다.〈개정 2013.10.4.〉

1. 진료기록부
   가. 진료를 받은 사람의 주소·성명·연락처·주민등록번호 등 인적사항
   나. 주된 증상. 이 경우 의사가 필요하다고 인정하면 주된 증상과 관련한 병력(病歷)·가족력(家族歷)을 추가로 기록할 수 있다.
   다. 진단결과 또는 진단명
   라. 진료경과(외래환자는 재진환자로서 증상·상태, 치료내용이 변동되어 의사가 그 변동을 기록할 필요가 있다고 인정하는 환자만 해당한다)
   마. 치료 내용(주사·투약·처치 등)
   바. 진료 일시(日時)
2. 조산기록부
   가. 조산을 받은 자의 주소·성명·연락처·주민등록번호 등 인적사항
   나. 생·사산별(生·死産別) 분만 횟수
   다. 임신 후의 경과와 그에 대한 소견
   라. 임신 중 의사에 의한 건강진단의 유무(결핵·성병에 관한 검사를 포함한다)
   마. 분만 장소 및 분만 연월일시분(年月日時分)
   바. 분만의 경과 및 그 처치
   사. 산아(産兒) 수와 그 성별 및 생·사의 구별
   아. 산아와 태아부속물에 대한 소견
   자. 삭제〈2013.10.4.〉
   차. 산후의 의사의 건강진단 유무
3. 간호기록부
   가. 간호를 받는 사람의 성명

나. 체온·맥박·호흡·혈압에 관한 사항
다. 투약에 관한 사항
라. 섭취 및 배설물에 관한 사항
마. 처치와 간호에 관한 사항
바. 간호 일시(日時)

② 의료인은 진료기록부등을 한글로 기록하도록 노력하여야 한다.〈신설 2013.10.4.〉

③ 삭제 〈신설 2019.10.24.〉

제15조(진료기록부 등의 보존) ① 의료인이나 의료기관 개설자는 법 제22조 제2항에 따른 진료기록부등을 다음 각 호에 정하는 기간 동안 보존하여야 한다. 다만, 계속적인 진료를 위하여 필요한 경우에는 1회에 한정하여 다음 각 호에 정하는 기간의 범위에서 그 기간을 연장하여 보존할 수 있다.〈개정 2015.5.29., 2016.10.6., 2016.12.29.〉

1. 환자 명부 : 5년
2. 진료기록부 : 10년
3. 처방전 : 2년
4. 수술기록 : 10년
5. 검사내용 및 검사소견기록 : 5년
6. 방사선 사진(영상물을 포함한다) 및 그 소견서 : 5년
7. 간호기록부 : 5년
8. 조산기록부: 5년
9. 진단서 등의 부본(진단서·사망진단서 및 시체검안서 등을 따로 구분하여 보존할 것) : 3년

② 제1항의 진료에 관한 기록은 마이크로필름이나 광디스크 등(이하 이 조에서 "필름"이라 한다)에 원본대로 수록하여 보존할 수 있다.

③ 제2항에 따른 방법으로 진료에 관한 기록을 보존하는 경우에는 필름촬영책임자가 필름의 표지에 촬영 일시와 본인의 성명을 적고, 서명 또는 날인하여야 한다.

[제목개정 2016.10.6.]

제23조(전자의무기록) ① 의료인이나 의료기관 개설자는 제22조의 규정에도 불구하고 진료기록부등을 「전자서명법」에 따른 전자서명이 기재된 전자문서(이하 "전자의무기록"이라 한다)로 작성·보관할 수 있다.

② 의료인이나 의료기관 개설자는 보건복지부령으로 정하는 바에 따라 전자의무기록을 안전하게 관리·보존하는 데에 필요한 시설과 장비를 갖추어야 한다.〈개정 2008.2.29., 2010.1.18.〉

시행규칙

제16조(전자의무기록의 관리·보존에 필요한 시설과 장비 등) ① 의료인이나 의료기관의 개설자는 법 제23조 제2항에 따라 전자의무기록(電子醫務記錄)을 안전하게 관리·보존하기 위하여 다음 각 호의 시설과 장비를 갖추어야 한다.〈개정 2020.2.28.〉

1. 전자의무기록의 생성·저장과 전자서명을 검증할 수 있는 장비
2. 전자서명이 있은 후 전자의무기록의 변경 여부 확인 등 전자의무기록의 이력관리를 위하여 필요한 장비
3. 전자의무기록의 백업저장장비
4. 네트워크 보안에 관한 시설과 장비(제1호부터 제3호까지에 따른 장비가 유무선 인터넷과 연결된 경우에 한정한다)
5. 법 제23조의2 제1항에 따른 전자의무기록 시스템(이하 "전자의무기록시스템"이라 한다) 보안에 관한 시설과 장비
6. 전자의무기록 보존장소에 대한 다음 각 목의 어느 하나에 해당하는 물리적 접근 방지 시설과 장비
   가. 출입통제구역 등 통제 시설
   나. 잠금장치
7. 의료기관(법 제49조에 따라 부대사업을 하는 장소를 포함한다) 외의 장소에 제1호에 따른 전자의무기록의 저장장비 또는 제3호에 따른 백업저장장비를 설치하는 경우에는 다음 각 목의 시설과 장비
   가. 전자의무기록 시스템의 동작 여부와 상태를 실시간으로 점검할 수 있는 시설과 장비
   나. 전자의무기록 시스템에 장애가 발생한 경우 제1호 및 제2호에 따른 장비를 대체할 수 있는 예비 장비

다. 폐쇄회로 텔레비전 등의 감시 장비
라. 재해예방시설

② 의료인이나 의료기관 개설자는 법 제23조 제4항에 따라 전자의무기록에 추가기재·수정을 한 경우 제1항 제2호에 따른 장비에 접속 기록을 별도로 보관하여야 한다.〈신설 2018.9.27.〉

③ 제1항 각 호에 따라 갖추어야 하는 시설과 장비 및 제2항에 따른 접속 기록 보관에 관한 구체적인 사항은 보건복지부장관이 정하여 고시한다.〈개정 2018.9.27.〉

[전문개정 2016.2.5.] [제목개정 2018.9.27.]

③ 누구든지 정당한 사유 없이 전자의무기록에 저장된 개인정보를 탐지하거나 누출·변조 또는 훼손하여서는 아니 된다.

④ 의료인이나 의료기관 개설자는 전자의무기록에 추가기재·수정을 한 경우 보건복지부령으로 정하는 바에 따라 접속기록을 별도로 보관하여야 한다.〈신설 2018.3.27.〉

제23조의2(전자의무기록의 표준화 등) ① 보건복지부장관은 전자의무기록이 효율적이고 통일적으로 관리·활용될 수 있도록 기록의 작성, 관리 및 보존에 필요한 전산정보처리시스템(이하 이 조에서 "전자의무기록시스템"이라 한다), 시설, 장비 및 기록 서식 등에 관한 표준을 정하여 고시하고 전자의무기록시스템을 제조·공급하는 자, 의료인 또는 의료기관 개설자에게 그 준수를 권고할 수 있다.

② 보건복지부장관은 전자의무기록시스템이 제1항에 따른 표준, 전자의무기록시스템 간 호환성, 정보 보안 등 대통령령으로 정하는 인증 기준에 적합한 경우에는 인증을 할 수 있다.

③ 제2항에 따라 인증을 받은 자는 대통령령으로 정하는 바에 따라 인증의 내용을 표시할 수 있다. 이 경우 인증을 받지 아니한 자는 인증의 표시 또는 이와 유사한 표시를 하여서는 아니 된다.

④ 보건복지부장관은 다음 각 호의 어느 하나에 해당하는 경우에는 제2항에 따른 인증을 취소할 수 있다. 다만, 제1호에 해당하는 경우에는 인증을 취소하여야 한다.

1. 거짓이나 그 밖의 부정한 방법으로 인증을 받은 경우
2. 제2항에 따른 인증 기준에 미달하게 된 경우

⑤ 보건복지부장관은 전자의무기록시스템의 기술 개발 및 활용을 촉진하기 위한 사업을 할 수 있다.

⑥ 제1항에 따른 표준의 대상, 제2항에 따른 인증의 방법·절차 등에 필요한 사항은 대통령령으로 정한다.

[본조신설 2016.12.20.] [종전 제23조의2는 제23조의3으로 이동 〈2016.12.20.〉

시행령

제10조의6(전자의무기록의 표준화) 법 제23조의2 제1항에 따라 보건복지부장관이 정하여 고시하는 표준의 대상은 다음 각 호와 같다.

1. 법 제23조 제1항에 따른 전자의무기록(電子醫務記錄)(이하 "전자의무기록"이라 한다)의 서식·용어 및 내용 등에 관한 사항
2. 법 제23조 제2항에 따라 전자의무기록의 안전한 관리·보존에 필요한 시설 및 장비에 관한 사항
3. 법 제23조의2 제1항에 따른 전자의무기록시스템(이하 "전자의무기록시스템"이라 한다)의 구조·형태 및 기능 등에 관한 사항
4. 그 밖에 제1호부터 제3호까지의 규정에 준하는 대상으로서 전자의무기록의 효율적·통일적 관리·활용을 위하여 보건복지부장관이 특히 필요하다고 인정하는 대상

[본조신설 2017.6.20.]
[제10조의5에서 이동, 종전 제10조의6은 제10조의7로 이동 〈2020.2.25.〉]

제10조의7(전자의무기록시스템의 인증) ① 전자의무기록시스템의 인증 기준은 다음 각 호와 같다.

1. 법 제23조의2 제1항에 따라 보건복지부장관이 정하여 고시하는 표준에 적합할 것
2. 전자의무기록시스템 간 전자적 전송에 필요한 호환성이 확보될 것

3. 전자의무기록시스템에 대한 관리적·기술적·물리적 정보 보안이 확보될 것
4. 그 밖에 제1호부터 제3호까지의 규정에 준하는 기준으로서 전자의무기록시스템의 기능·구조 및 형태 등을 고려하여 보건복지부장관이 특히 필요하다고 인정하는 기준

② 법 제23조의2 제2항에 따라 전자의무기록시스템의 인증을 받으려는 자는 전자의무기록시스템 인증 신청서(전자문서로 된 신청서를 포함한다)에 다음 각 호의 서류(전자문서로 된 서류를 포함한다)를 첨부하여 보건복지부장관에게 제출하여야 한다.

1. 제1항에 따른 인증 기준에 적합함을 증명하는 서류
2. 전자의무기록시스템 설계서
3. 전자의무기록시스템 설명서 및 성능진단 결과서
4. 그 밖에 제1호부터 제3호까지의 규정에 준하는 서류로서 전자의무기록시스템의 인증을 위하여 보건복지부장관이 특히 필요하다고 인정하여 고시하는 서류

③ 보건복지부장관은 제2항에 따른 인증 신청의 전문적 검토를 위하여 필요하다고 인정하는 경우에는 보건의료 또는 정보통신 관련 기관·법인·단체 또는 전문가 등에게 자료 또는 의견의 제출을 요청할 수 있다.

④ 보건복지부장관은 제2항에 따른 인증 신청에 대하여 그 인증 여부를 결정한 경우에는 신청인에게 서면으로 그 결과를 알려야 한다.

⑤ 보건복지부장관은 법 제23조의2 제2항에 따라 전자의무기록시스템의 인증을 한 경우에는 신청인에게 인증서를 발급하고, 그 인증 내용을 보건복지부의 인터넷 홈페이지 등에 게재하여야 한다.

⑥ 제1항부터 제5항까지에서 규정한 사항 외에 전자의무기록시스템의 인증 기준, 인증 절차, 인증 방법 및 변경 인증 등에 필요한 세부 사항은 보건복지부장관이 정하여 고시한다.

[본조신설 2017.6.20.]

[제10조의6에서 이동, 종전 제10조의7은 제10조의8로 이동 〈2020.2.25.〉]

제10조의8(전자의무기록시스템의 인증 표시) ① 법 제23조의2 제2항에 따라 전자의무기록시스템의 인증을 받은 자는 같은 조 제3항 전단에 따라 인증의 내용을 표시하려는 경우에는 그 표시 내용, 표시 크기, 표시 색상 및 표시 도안 등에 관하여 보건복지부장관이 정하여 고시하는 기준에 따라 표시하여야 한다.

② 보건복지부장관은 법 제23조의2 제3항 전단에 따른 인증 내용의 표시 사항에 대하여 그 보완이나 개선이 필요하다고 인정하는 경우에는 전자의무기록시스템의 인증을 받은 자에 대하여 그 보완이나 개선에 필요한 사항을 권고할 수 있다.

[본조신설 2017.6.20.]

[제10조의7에서 이동, 종전 제10조의8은 제10조의11로 이동 〈2020.2.25.〉]

제23조의3(진료정보 침해사고의 통지) ① 의료인 또는 의료기관 개설자는 전자의무기록에 대한 전자적 침해행위로 진료정보가 유출되거나 의료기관의 업무가 교란·마비되는 등 대통령령으로 정하는 사고(이하 "진료정보 침해사고"라 한다)가 발생한 때에는 보건복지부장관에게 즉시 그 사실을 통지하여야 한다.

② 보건복지부장관은 제1항에 따라 진료정보 침해사고의 통지를 받거나 진료정보 침해사고가 발생한 사실을 알게 되면 이를 관계 행정기관에 통보하여야 한다.

[본조신설 2019.8.27.] [종전 제23조의3은 제23조의5로 이동 〈2019.8.27.〉]

시행령

제10조의9(진료정보 침해사고의 유형) ① 법 제23조의3 제1항에서 "진료정보가 유출되거나 의료기관의 업무가 교란·마비되는 등 대통령령으로 정하는 사고"란 다음 각 호의 어느 하나에 해당하는 사고를 말한다.

1. 진료정보의 도난·유출
2. 진료정보의 파기·손상·은닉·멸실
3. 전자의무기록시스템의 교란·마비

[본조신설 2020.2.25.]

시행규칙

제16조의2(진료정보 침해사고의 통지 방법) ① 의료인 또는 의료기관 개설자는 법 제23조의3 제1항에 따른 진료정보 침해사고(이하 "진료정보 침해사고"라 한다)가 발생한 경우 다음 각 호의 사항을 서면, 전화, 팩스, 전자우편 또는 이와 유사한 방법으로 보건복지부장관에게 통지해야 한다.

1. 의료기관의 명칭
2. 진료정보 침해사고의 발생일시
3. 진료정보의 유출 범위 등 피해내역
4. 진료정보 침해사고의 대응을 위한 기술지원 요청사항

[본조신설 2020.2.28.]

[종전 제16조의2는 제16조의5로 이동 〈2020.2.28.〉]

제23조의4(진료정보 침해사고의 예방 및 대응 등) ① 보건복지부장관은 진료정보 침해사고의 예방 및 대응을 위하여 다음 각 호의 업무를 수행한다.

1. 진료정보 침해사고에 관한 정보의 수집·전파
2. 진료정보 침해사고의 예보·경보
3. 진료정보 침해사고에 대한 긴급조치
4. 전자의무기록에 대한 전자적 침해행위의 탐지·분석
5. 그 밖에 진료정보 침해사고 예방 및 대응을 위하여 대통령령으로 정하는 사항

② 보건복지부장관은 제1항에 따른 업무의 전부 또는 일부를 전문기관에 위탁할 수 있다.

③ 제1항에 따른 업무를 수행하는 데 필요한 절차 및 방법, 제2항에 따른 업무의 위탁 절차 등에 필요한 사항은 보건복지부령으로 정한다.

[본조신설 2019.8.27.]

시행령

제10조의10(진료정보 침해사고의 예방 및 대응을 위한 조치) 법 제23조의4 제1항 제5호에서 "대통령령으로 정하는 사항"이란 다음 각 호의 사항을 말한다.

1. 의료기관의 전자의무기록시스템에 대한 취약점 점검
2. 의료인 또는 의료기관 개설자에 대한 교육 및 훈련
3. 그 밖에 전자의무기록의 안전성 및 신뢰성을 확보하기 위해 필요한 사항으로서 보건복지부장관이 정하여 고시하는 사항

[본조신설 2020.2.25.]

시행규칙

제16조의3(진료정보 침해사고에 대한 긴급조치) ① 보건복지부장관은 의료인, 의료기관 개설자 또는 관계 행정기관 등을 통해 진료정보 침해사고가 발생한 사실을 알게된 경우 그 피해의 확산을 방지하기 위하여 법 제23조의4 제1항 제3호에 따라 다음 각 호의 조치를 할 수 있다. 〈개정 2021.6.30.〉

1. 의료기관의 전자의무기록시스템에 대한 접속경로의 차단 요청
2. 진료정보 침해사고의 원인·경위 등에 관한 조사. 이 경우 현장조사에 관한 사항은 해당 의료기관의 장과 미리 협의해야 한다.

② 의료인 또는 의료기관의 개설자는 특별한 사유가 없으면 제1항에 따른 조치에 협조해야 한다.

[본조신설 2020.2.28.]

제16조의4(진료정보 침해사고의 예방 및 대응을 위한 업무의 위탁) 보건복지부장관은 법 제23조의4 제2항에 따라 같은 조 제1항 각 호에 따른 진료정보 침해사고의 예방 및 대응을 위한 업무를 「사회보장급여의 이용·제공 및 수급권자 발굴에 관한 법률」 제29조에 따른 한국사회보장정보원에 위탁한다.

[본조신설 2020.2.28.]

제23조의5(부당한 경제적 이익등의 취득 금지) ① 의료인, 의료기관 개설자(법인의 대표자, 이사, 그 밖에 이에 종사하는 자를 포함한다. 이하 이 조에서 같다) 및 의료기관 종사자는 「약사법」 제47조 제2항에 따른 의약품공급자로부터 의약품 채택·처방유도·거래유지 등 판매촉진을 목적으로 제공되는 금전, 물품, 편익, 노무, 향응, 그 밖의 경제적 이익(이하 "경제적 이익등"이라 한다)을 받거나 의료기관으로 하여금 받게 하여서는 아니 된다. 다만, 견본품 제공, 학술대회 지원, 임상시험 지원, 제품설명회, 대금결제조건에 따른 비용할인, 시판 후 조사 등의 행위(이하 "견본품 제공등의 행위"라 한다)로서 보건복지부령으로 정하는 범위 안의 경제적 이익등인 경우에는 그러하지 아니하다. 〈개정 2015.12.29.〉

② 의료인, 의료기관 개설자 및 의료기관 종사자는 「의료기기법」 제6조에 따른 제조업자, 같은 법 제15조에 따른 의료기기 수입업자, 같은 법 제17조에 따른 의료기기 판매업자 또는 임대업자로부터 의료기기 채택·사용유도·거래유지 등 판매촉진을 목적으로 제공되는 경제적 이익등을 받거나 의료기관으로 하여금 받게 하여서는 아니 된다. 다만, 견본품 제공등의 행위로서 보건복지부령으로 정하는 범위 안의 경제적 이익등인 경우에는 그러하지 아니하다. 〈개정 2011.4.7., 2015.12.29.〉

[본조신설 2010.5.27.] [제23조의3에서 이동 〈2019.8.27.〉]

시행규칙

제16조의5(경제적 이익 등의 범위) 법 제23조의5 제1항 단서 및 제2항 단서에서 "보건복지부령으로 정하는 범위 안의 경제적 이익등"이란 **별표 2의3**과 같다. 〈개정 2017.6.21., 2020.2.28.〉

[본조신설 2010.12.13.]

[제16조의2에서 이동 〈2020.2.28.〉]

제24조(요양방법 지도) 의료인은 환자나 환자의 보호자에게 요양방법이나 그 밖에 건강관리에 필요한 사항을 지도하여야 한다.

제24조의2(의료행위에 관한 설명) ① 의사·치과의사 또는 한의사는 사람의 생명 또는 신체에 중대한 위해를 발생하게 할 우려가 있는 수술, 수혈, 전신마취(이하 이 조에서 "수술등"이라 한다)를 하는 경우 제2항에 따른 사항을 환자(환자가 의사결정능력이 없는 경우 환자의 법정대리인을 말한다. 이하 이 조에서 같다)에게 설명하고 서면(전자문서를 포함한다. 이하 이 조에서 같다)으로 그 동의를 받아야 한다. 다만, 설명 및 동의 절차로 인하여 수술등이 지체되면 환자의 생명이 위험하여지거나 심신상의 중대한 장애를 가져오는 경우에는 그러하지 아니하다.

② 제1항에 따라 환자에게 설명하고 동의를 받아야 하는 사항은 다음 각 호와 같다.

1. 환자에게 발생하거나 발생 가능한 증상의 진단명
2. 수술등의 필요성, 방법 및 내용
3. 환자에게 설명을 하는 의사, 치과의사 또는 한의사 및 수술등에 참여하는 주된 의사, 치과의사 또는 한의사의 성명
4. 수술등에 따라 전형적으로 발생이 예상되는 후유증 또는 부작용
5. 수술등 전후 환자가 준수하여야 할 사항

③ 환자는 의사, 치과의사 또는 한의사에게 제1항에 따른 동의서 사본의 발급을 요청할 수 있다. 이 경우 요청을 받은 의사, 치과의사 또는 한의사는 정당한 사유가 없으면 이를 거부하여서는 아니 된다.

④ 제1항에 따라 동의를 받은 사항 중 수술등의 방법 및 내용, 수술등에 참여한 주된 의사, 치과의사 또는 한의사가 변경된 경우에는 변경 사유와 내용을 환자에게 서면으로 알려야 한다.

⑤ 제1항 및 제4항에 따른 설명, 동의 및 고지의 방법·절차 등 필요한 사항은 대통령령으로 정한다.

[본조신설 2016.12.20.]

시행령

제10조의11(의료행위에 관한 설명) ① 법 제24조의2 제1항 본문에 따라 의사·치과의사 또는 한의사가 환자(환자가 의사결정능력이 없는 경우 환자의 법정대리인을 말한다. 이하 이 조에서 같다)로부터 받는 동의서에는 해당 환자의 서명 또는 기명날인이 있어야 한다.

② 법 제24조의2 제4항에 따라 의사·치과의사 또는 한의사가 수술·수혈 또는 전신마취의 방법·내용 등의 변경 사유 및 변경 내용을 환자에게 서면으로 알리는 경우 환자의 보호를 위하여 필요하다고 인정하는 때에는 보건복지부장관이 정하는 바에 따라 구두의 방식을 병행하여 설명할 수 있다.

③ 의사·치과의사 또는 한의사는 법 제24조의2 제1항 본문에 따른 서면의 경우에는 환자의 동의를 받은 날, 같은 조 제4항에 따른 서면은 환자에게 알린 날을 기준으로 각각 2년간 보존·관리하여야 한다.

[본조신설 2017.6.20.]

[제10조의8에서 이동 〈2020.2.25.〉]

제25조(신고) ① 의료인은 대통령령으로 정하는 바에 따라 최초로 면허를 받은 후부터 3년마다 그 실태와 취업상황 등을 보건복지부장관에게 신고하여야 한다. 〈개정 2008.2.29., 2010.1.18., 2011.4.28.〉

② 보건복지부장관은 제30조 제3항의 보수교육을 이수하지 아니한 의료인에 대하여 제1항에 따른 신고를 반려할 수 있다. 〈신설 2011.4.28.〉

③ 보건복지부장관은 제1항에 따른 신고 수리 업무를 대통령령으로 정하는 바에 따라 관련 단체 등에 위탁할 수 있다. 〈신설 2011.4.28.〉

시행령

제11조(신고) ① 법 제25조 제1항에 따라 의료인은 그 실태와 취업상황 등을 제8조 또는 법 제65조에 따라 면허증을 발급 또는 재발급 받은 날부터 매 3년이 되는 해의 12월 31일까지 보건복지부장관에게 신고하여야 한다. 다만, 법률 제10609호 의료법 일부개정법률 부칙 제2조 제1항에 따라 신고를 한 의료인의 경우에는 그 신고한 날부터 매 3년이 되는 해의 12월 31일까지 신고하여야 한다.

② 법 제25조 제3항에 따라 보건복지부장관은 제1항에 따른 신고 수리 업무를 법 제28조에 따른 의사회·치과의사회·한의사회·조산사회 및 간호사회(이하 "중앙회"라 한다)에 위탁한다.

③ 제1항에 따른 신고의 방법 및 절차 등에 관하여 필요한 사항은 보건복지부령으로 정한다.

[전문개정 2012.4.27.]

시행규칙

제17조(의료인의 실태 등의 신고 및 보고) ① 법 제25조 제1항 및 영 제11조 제1항에 따라 의료인의 실태와 취업상황 등을 신고하려는 사람은 별지 제10호서식의 의료인의 실태 등 신고서를 작성하여 법 제28조에 따른 중앙회(이하 "중앙회" 한다)의 장(이하 "각 중앙회장"이라 한다)에게 제출하여야 한다.

② 제1항에 따른 신고를 받은 각 중앙회장은 신고인이 제20조에 따른 보수교육(補修敎育)을 이수하였는지 여부를 확인하여야 한다.

③ 각 중앙회장은 제1항에 따른 신고 내용과 결과를 반기별로 보건복지부장관에게 보고하여야 한다. 다만, 법 제66조 제4항에 따라 면허의 효력이 정지된 의료인이 제1항에 따른 신고를 한 경우에는 그 내용과 결과를 지체 없이 보건복지부장관에게 보고하여야 한다.

[전문개정 2012.4.27.]

제26조(변사체 신고) 의사·치과의사·한의사 및 조산사는 사체를 검안하여 변사(變死)한 것으로 의심되는 때에는 사체의 소재지를 관할하는 경찰서장에게 신고하여야 한다.

제3절 의료행위의 제한

제27조(무면허 의료행위 등 금지) ① 의료인이 아니면 누구든지 의료행위를 할 수 없으며 의료인도 면허된 것 이외의 의료행위를 할 수 없다. 다만, 다음 각 호의 어느 하나에 해당하는 자는 보건복지부령으로 정하는 범위에서 의료행위를 할 수 있다.〈개정 2008.2.29., 2009.1.30., 2010.1.18.〉

1. 외국의 의료인 면허를 가진 자로서 일정 기간 국내에 체류하는 자
2. 의과대학, 치과대학, 한의과대학, 의학전문대학원, 치의학전문대학원, 한의학전문대학원, 종합병원 또는 외국 의료원조기관의 의료봉사 또는 연구 및 시범사업을 위하여 의료행위를 하는 자
3. 의학·치과의학·한방의학 또는 간호학을 전공하는 학교의 학생

② 의료인이 아니면 의사·치과의사·한의사·조산사 또는 간호사 명칭이나 이와 비슷한 명칭을 사용하지 못한다.

③ 누구든지 「국민건강보험법」이나 「의료급여법」에 따른 본인부담금을 면제하거나 할인하는 행위, 금품 등을 제공하거나 불특정 다수인에게 교통편의를 제공하는 행위 등 영리를 목적으로 환자를 의료기관이나 의료인에게 소개·알선·유인하는 행위 및 이를 사주하는 행위를 하여서는 아니 된다. 다만, 다음 각 호의 어느 하나에 해당하는 행위는 할 수 있다.〈개정 2009.1.30., 2010.1.18., 2011.12.31.〉

1. 환자의 경제적 사정 등을 이유로 개별적으로 관할 시장·군수·구청장의 사전승인을 받아 환자를 유치하는 행위
2. 「국민건강보험법」 제109조에 따른 가입자나 피부양자가 아닌 외국인(보건복지부령으로 정하는 바에 따라 국내에 거주하는 외국인은 제외한다)환자를 유치하기 위한 행위

④ 제3항 제2호에도 불구하고 「보험업법」 제2조에 따른 보험회사, 상호회사, 보험설계사, 보험대리점 또는 보험중개사는 외국인환자를 유치하기 위한 행위를 하여서는 아니 된다.〈신설 2009.1.30.〉

⑤ 누구든지 의료인이 아닌 자에게 의료행위를 하게 하거나 의료인에게 면허 사항 외의 의료행위를 하게 하여서는 아니 된다.〈신설 2019.4.23., 2020.12.29.〉

시행규칙

제18조(외국면허 소지자의 의료행위) 법 제27조 제1항 제1호에 따라 외국의 의료인 면허를 가진 자로서 다음 각 호의 어느 하나에 해당하는 업무를 수행하기 위하여 국내에 체류하는 자는 그 업무를 수행하기 위하여 필요한 범위에서 보건복지부장관의 승인을 받아 의료행위를 할 수 있다.〈개정 2010.3.19.〉

1. 외국과의 교육 또는 기술협력에 따른 교환교수의 업무
2. 교육연구사업을 위한 업무
3. 국제의료봉사단의 의료봉사 업무

제19조(의과대학생 등의 의료행위) ① 법 제27조 제1항 제2호에 따른 의료행위의 범위는 다음 각 호와 같다.

1. 국민에 대한 의료봉사활동을 위한 의료행위
2. 전시·사변이나 그 밖에 이에 준하는 국가비상사태 시에 국가나 지방자치단체의 요청에 따라 행하는 의료행위
3. 일정한 기간의 연구 또는 시범 사업을 위한 의료행위

② 법 제27조 제1항 제3호에 따라 의학·치과의학·한방의학 또는 간호학을 전공하는 학교의 학생은 다음 각 호의 의료행위를 할 수 있다.

1. 전공 분야와 관련되는 실습을 하기 위하여 지도교수의 지도·감독을 받아 행하는 의료행위
2. 국민에 대한 의료봉사활동으로서 의료인의 지도·감독을 받아 행하는 의료행위
3. 전시·사변이나 그 밖에 이에 준하는 국가비상사태 시에 국가나 지방자치단체의 요청에 따라 의료인의 지도·감독을 받아 행하는 의료행위

제19조의2(유치행위를 할 수 없는 국내 거주 외국인의 범위) 법 제27조 제3항 제2호에 따라 외국인환자를 유치할 수 있는 대상에서 제외되는 국내에 거주하는 외국인은 「국민건강보험법」 제93조에 따른 가입자나 피부양자가 아닌 국내에 거주하는 외국인으로서 다음 각 호의 어느 하나에 해당하는 외국인을 말한다.

1. 「출입국관리법」 제31조에 따라 외국인등록을 한 사람[「출입국관리법 시행령」 제12조 및 별표 1에 따른 기타(G-1)의 체류자격을 가진 사람은 제외한다]
2. 「재외동포의 출입국과 법적지위에 관한 법률」 제6조에 따라 국내거소신고를 한 외국국적동포

[본조신설 2009.4.29.]

제19조의3 삭제 〈2016.6.23.〉

제19조의4 삭제 〈2016.6.23.〉

제19조의5 삭제 〈2016.6.23.〉

제19조의6 삭제 〈2016.6.23.〉

제19조의7 삭제 〈2016.6.23.〉

제19조의8 삭제 〈2016.6.23.〉

제19조의9 삭제 〈2016.6.23.〉

제27조의2 삭제 〈2015.12.22.〉

제4절 의료인 단체

제28조(중앙회와 지부) ① 의사·치과의사·한의사·조산사 및 간호사는 대통령령으로 정하는 바에 따라 각각 전국적 조직을 두는 의사회·치과의사회·한의사회·조산사회 및 간호사회(이하 "중앙회"라 한다)를 각각 설립하여야 한다.

② 중앙회는 법인으로 한다.

③ 제1항에 따라 중앙회가 설립된 경우에는 의료인은 당연히 해당하는 중앙회의 회원이 되며, 중앙회의 정관을 지켜야 한다.

④ 중앙회에 관하여 이 법에 규정되지 아니한 사항에 대하여는 「민법」 중 사단법인에 관한 규정을 준용한다.

⑤ 중앙회는 대통령령으로 정하는 바에 따라 특별시·광역시·도와 특별자치도(이하 "시·도"라 한다)에 지부를 설치하여야 하며, 시·군·구(자치구만을 말한다. 이하 같다)에 분회를 설치할 수 있다. 다만, 그 외의 지부나 외국에 의사회 지부를 설치하려면 보건복지부장관의 승인을 받아야 한다. 〈개정 2008.2.29., 2010.1.18.〉

⑥ 중앙회가 지부나 분회를 설치한 때에는 그 지부나 분회의 책임자는 지체 없이 특별시장·광역시장·도지사·특별자치도지사(이하 "시·도지사"라 한다) 또는 시장·군수·구청장에게 신고하여야 한다.

⑦ 각 중앙회는 제66조의2에 따른 자격정지 처분 요구에 관한 사항 등을 심의·의결하기 위하여 윤리위원회를 둔다. 〈신설 2011.4.28.〉

⑧ 윤리위원회의 구성, 운영 등에 관한 사항은 대통령령으로 정한다. 〈신설 2011.4.28.〉

시행령

제11조의2(윤리위원회의 구성) ① 법 제28조 제7항에 따른 윤리위원회(이하 "윤리위원회"라 한다)는 위원장 1명을 포함한 11명의 위원으로 구성한다.

② 위원장은 위원 중에서 각 중앙회의 장이 위촉한다.

③ 위원은 다음 각 호의 사람 중에서 각 중앙회의 장이 성별을 고려하여 위촉하되, 제2호에 해당하는 사람이 4명 이상 포함되어야 한다. 〈개정 2017.3.20.〉

1. 각 중앙회 소속 회원으로서 의료인 경력이 10년 이상인 사람
2. 의료인이 아닌 사람으로서 법률, 보건, 언론, 소비자 권익 등에 관하여 경험과 학식이 풍부한 사람

④ 위원의 임기는 3년으로 하며, 한 번만 연임할 수 있다.

[본조신설 2012.4.27.]

제11조의3(윤리위원회의 운영 등) ① 윤리위원회는 다음 각 호의 사항을 심의·의결한다.

1. 법 제66조의2에 따른 자격정지 처분 요구에 관한 사항
2. 각 중앙회 소속 회원에 대한 자격심사 및 징계에 관한 사항
3. 그 밖에 회원의 윤리 확립을 위해 필요한 사항으로서 각 중앙회의 정관으로 정하는 사항

② 윤리위원회의 회의는 위원장이 필요하다고 인정하는 경우나 각 중앙회의 장 또는 재적위원 3분의 1 이상이 요청하는 경우에 위원장이 소집한다. 이 경우 위원장은 회의 개최 7일 전까지 회의의 일시, 장소 및 안건을 각 위원에게 통보하여야 한다.

③ 윤리위원회의 회의는 재적위원 3분의 2 이상의 출석으로 개의(開議)하고, 출석위원 3분의 2 이상의 찬성으로 의결한다. 다만, 제1항 제2호 및 제3호의 사항에 관한 정족수는 각 중앙회의 정관으로 달리 정할 수 있다.

④ 윤리위원회의 위원장은 제1항 제1호 및 제2호의 사항에 관하여 심의·의결하려는 경우에는 해당 안건의 당사자에게 구술 또는 서면(전자문서를 포함한다)으로 의견을 진술할 기회를 주어야 한다.

⑤ 윤리위원회는 소관 심의·의결 사항을 전문적으로 검토하기 위하여 필요한 경우 보건복지부장관이 정하는 기준에 따라 분야별 전문자문단을 구성·운영할 수 있다.〈신설 2017.3.20.〉

⑥ 제1항부터 제5항까지에서 규정한 사항 외에 윤리위원회 또는 제5항에 따른 분야별 전문자문단의 운영에 필요한 사항은 각 중앙회의 정관으로 정한다.〈개정 2017.3.20.〉

[본조신설 2012.4.27.]

제11조의4(윤리위원회 위원의 제척 등) ① 윤리위원회의 위원은 다음 각 호의 어느 하나에 해당하는 경우 윤리위원회의 심의·의결에서 제척된다.

1. 위원이 윤리위원회의 심의·의결 안건(이하 이 조에서 "해당 안건"이라 한다)의 당사자인 경우
2. 위원이 해당 안건의 당사자와 친족이거나 친족이었던 경우
3. 위원이 해당 안건의 당사자가 최근 3년 이내에 소속되어 있었던 기관에 종사하거나 종사하였던 경우

② 해당 안건의 당사자는 위원에게 제1항의 제척사유가 있거나 그 밖에 심의·의결의 공정을 기대하기 어려운 사정이 있는 경우에는 그 사유를 서면으로 밝혀 윤리위원회에 기피신청을 할 수 있다.

③ 윤리위원회는 제2항에 따른 기피신청을 받은 경우 재적위원 과반수의 출석과 출석위원 과반수의 찬성으로 기피 여부를 의결한다. 이 경우 기피신청을 당한 위원은 그 의결에 참여하지 못한다.

④ 윤리위원회의 위원은 제1항 또는 제2항의 사유에 해당하는 경우 스스로 심의·의결에서 회피할 수 있다.

[본조신설 2012.4.27.]

제15조(중앙회의 지부) 법 제28조 제5항에 따라 중앙회는 그 설립등기를 끝낸 날부터 3주일 이내에 특별시·광역시·도와 특별자치도에 각각 지부를 설치하여야 한다. 다만, 외국에 두는 의사회 지부는 이에 관한 정관 변경허가를 받은 날부터 10주일 이내에 설치하여야 한다.

제29조(설립 허가 등) ① 중앙회를 설립하려면 대표자는 대통령령으로 정하는 바에 따라 정관과 그 밖에 필요한 서류를 보건복지부장관에게 제출하여 설립 허가를 받아야 한다.〈개정 2008.2.29., 2010.1.18.〉

② 중앙회의 정관에 적을 사항은 대통령령으로 정한다.

③ 중앙회가 정관을 변경하려면 보건복지부장관의 허가를 받아야 한다.〈개정 2008.2.29., 2010.1.18.〉

시행령

제12조(중앙회의 설립 허가신청) 법 제29조 제1항에 따라 중앙회 설립 허가를 받으려면 다음 각 호의 서류를 갖추어 보건복지부장관에게 제출하여야 한다.〈개정 2008.2.29., 2010.3.15.〉

1. 정관
2. 사업계획서
3. 자산명세서
4. 설립결의서
5. 설립대표자의 선출 경위에 관한 서류
6. 임원의 취임승낙서와 이력서

제13조(정관의 기재 사항 등) 법 제29조 제2항에 따라 중앙회의 정관에 적어야 할 사항은 다음과 같다.〈개정 2012.4.27.〉

1. 목적
2. 명칭
3. 중앙회·지부·분회의 소재지
4. 재산 또는 회계와 그 밖에 관리·운영에 관한 사항

5. 임원의 선임(選任)에 관한 사항
6. 회원의 자격 및 징계에 관한 사항
7. 정관 변경에 관한 사항
8. 공고 방법에 관한 사항
9. 윤리위원회의 운영 등에 관한 사항

제14조(정관 변경의 허가신청) 법 제29조 제3항에 따라 중앙회가 정관 변경의 허가를 받으려면 다음 각 호의 서류를 갖추어 보건복지부장관에게 제출하여야 한다.〈개정 2008.2.29., 2010.3.15.〉

1. 정관 변경의 내용과 그 이유를 적은 서류
2. 정관 변경에 관한 회의록

제30조(협조 의무) ① 중앙회는 보건복지부장관으로부터 의료와 국민보건 향상에 관한 협조 요청을 받으면 협조하여야 한다.〈개정 2008.2.29., 2010.1.18.〉

② 중앙회는 보건복지부령으로 정하는 바에 따라 회원의 자질 향상을 위하여 필요한 보수(補修)교육을 실시하여야 한다.〈개정 2008.2.29., 2010.1.18.〉

③ 의료인은 제2항에 따른 보수교육을 받아야 한다.

시행규칙

제20조(보수교육) ① 중앙회는 법 제30조 제2항에 따라 다음 각 호의 사항이 포함된 보수교육을 매년 실시하여야 한다.〈개정 2017.3.7.〉

1. 직업윤리에 관한 사항
2. 업무 전문성 향상 및 업무 개선에 관한 사항
3. 의료 관계 법령의 준수에 관한 사항
4. 선진 의료기술 등의 동향 및 추세 등에 관한 사항
5. 그 밖에 보건복지부장관이 의료인의 자질 향상을 위하여 필요하다고 인정하는 사항

② 의료인은 제1항에 따른 보수교육을 연간 8시간 이상 이수하여야 한다.

③ 보건복지부장관은 제1항에 따른 보수교육의 내용을 평가할 수 있다.

④ 각 중앙회장은 제1항에 따른 보수교육을 다음 각 호의 기관으로 하여금 실시하게 할 수 있다.

1. 법 제28조 제5항에 따라 설치된 지부(이하 "지부"라 한다) 또는 중앙회의 정관에 따라 설치된 의학·치의학·한의학·간호학 분야별 전문학회 및 전문단체
2. 의과대학·치과대학·한의과대학·의학전문대학원·치의학전문대학원·한의학전문대학원·간호대학 및 그 부속병원
3. 수련병원
4. 「한국보건복지인력개발원법」에 따른 한국보건복지인력개발원
5. 다른 법률에 따른 보수교육 실시기관

⑤ 각 중앙회장은 의료인이 제4항 제5호의 기관에서 보수교육을 받은 경우 그 교육이수 시간의 전부 또는 일부를 보수교육 이수시간으로 인정할 수 있다.

⑥ 다음 각 호의 어느 하나에 해당하는 사람에 대하여는 해당 연도의 보수교육을 면제한다.

1. 전공의
2. 의과대학·치과대학·한의과대학·간호대학의 대학원 재학생
3. 영 제8조에 따라 면허증을 발급받은 신규 면허취득자
4. 보건복지부장관이 보수교육을 받을 필요가 없다고 인정하는 사람

⑦ 다음 각 호의 어느 하나에 해당하는 사람에 대하여는 해당 연도의 보수교육을 유예할 수 있다.

1. 해당 연도에 6개월 이상 환자진료 업무에 종사하지 아니한 사람
2. 보건복지부장관이 보수교육을 받기가 곤란하다고 인정하는 사람

⑧ 제6항 또는 제7항에 따라 보수교육이 면제 또는 유예되는 사람은 해당 연도의 보수교육 실시 전에 별지 제10호의2서식의 보수교육 면제·유예 신청서에 보수교육 면제 또는 유예 대상자임을 증명할 수 있는 서류를 첨부하여 각 중앙회장에게 제출하여야 한다.

⑨ 제8항에 따른 신청을 받은 각 중앙회장은 보수교육 면제 또는 유예 대상자 여부를 확인하고, 보수교육 면제 또

는 유예 대상자에게 별지 제10호의3서식의 보수교육 면제·유예 확인서를 교부하여야 한다.
[전문개정 2012.4.27.]

제21조(보수교육계획 및 실적보고 등) ① 각 중앙회장은 보건복지부장관에게 매년 12월 말일까지 다음 연도의 별지 제11호서식의 보수교육계획서를 제출하고, 매년 4월 말일까지 전년도의 별지 제12호서식의 보수교육실적보고서를 제출하여야 한다.〈개정 2012.4.27.〉

② 각 중앙회장은 보수교육을 받은 자에게 별지 제13호서식의 보수교육이수증을 발급하여야 한다.〈개정 2012.4.27.〉

제22조(보수교육 실시 방법 등) 보수교육의 교과과정, 실시 방법과 그 밖에 보수교육을 실시하는 데에 필요한 사항은 각 중앙회장이 정한다.〈개정 2012.4.27.〉

제23조(보수교육 관계 서류의 보존) 제20조에 따라 보수교육을 실시하는 중앙회 등은 다음 각 호의 서류를 3년간 보존하여야 한다.

1. 보수교육 대상자명단(대상자의 교육 이수 여부가 명시되어야 한다)
2. 보수교육 면제자명단
3. 그 밖에 이수자의 교육 이수를 확인할 수 있는 서류

제31조(공제사업) 삭제 〈2011.4.7.〉

제32조(감독) 보건복지부장관은 중앙회나 그 지부가 정관으로 정한 사업 외의 사업을 하거나 국민보건 향상에 장애가 되는 행위를 한 때 또는 제30조 제1항에 따른 요청을 받고 협조하지 아니한 경우에는 정관을 변경하거나 임원을 새로 뽑을 것을 명할 수 있다.〈개정 2008.2.29., 2010.1.18.〉

제3장 의료기관

제1절 의료기관의 개설

제33조(개설 등) ① 의료인은 이 법에 따른 의료기관을 개설하지 아니하고는 의료업을 할 수 없으며, 다음 각 호의 어느 하나에 해당하는 경우 외에는 그 의료기관 내에서 의료업을 하여야 한다.〈개정 2008.2.29., 2010.1.18.〉

1. 「응급의료에 관한 법률」 제2조 제1호에 따른 응급환자를 진료하는 경우

관련 법률

응급의료에 관한 법률 [시행 2022.12.27.] [법률 제19124호, 2022.12.27., 일부개정]

제2조(정의) 이 법에서 사용하는 용어의 뜻은 다음과 같다.〈개정 2015.1.28.,2021.12.21〉

1. "응급환자"란 질병, 분만, 각종 사고 및 재해로 인한 부상이나 그 밖의 위급한 상태로 인하여 즉시 필요한 응급처치를 받지 아니하면 생명을 보존할 수 없거나 심신에 중대한 위해(危害)가 발생할 가능성이 있는 환자 또는 이에 준하는 사람으로서 보건복지부령으로 정하는 사람을 말한다.
2. "응급의료"란 응급환자가 발생한 때부터 생명의 위험에서 회복되거나 심신상의 중대한 위해가 제거되기까지의 과정에서 응급환자를 위하여 하는 상담·구조(救助)·이송·응급처치 및 진료 등의 조치를 말한다.
3. "응급처치"란 응급의료행위의 하나로서 응급환자의 기도를 확보하고 심장박동의 회복, 그 밖에 생명의 위험이나 증상의 현저한 악화를 방지하기 위하여 긴급히 필요로 하는 처치를 말한다.
4. "응급의료종사자"란 관계 법령에서 정하는 바에 따라 취득한 면허 또는 자격의 범위에서 응급환자에 대한 응급의료를 제공하는 의료인과 응급구조사를 말한다.
5. "응급의료기관"이란 「의료법」 제3조에 따른 의료기관 중에서 이 법에 따라 지정된 권역응급의료센터, 권역응급의료센터, 전문응급의료센터, 지역응급의료센터 및 지역응급의료기관을 말한다.
6. "구급차등"이란 응급환자의 이송 등 응급의료의 목적에 이용되는 자동차, 선박 및 항공기 등의 이송수단을 말

한다.
7. "응급의료기관등"이란 응급의료기관, 구급차등의 운용자 및 응급의료지원센터를 말한다.
8. "응급환자이송업"이란 구급차등을 이용하여 응급환자 등을 이송하는 업(業)을 말한다.
[전문개정 2011.8.4.]

2. 환자나 환자 보호자의 요청에 따라 진료하는 경우
3. 국가나 지방자치단체의 장이 공익상 필요하다고 인정하여 요청하는 경우
4. 보건복지부령으로 정하는 바에 따라 가정간호를 하는 경우
5. 그 밖에 이 법 또는 다른 법령으로 특별히 정한 경우나 환자가 있는 현장에서 진료를 하여야 하는 부득이한 사유가 있는 경우

② 다음 각 호의 어느 하나에 해당하는 자가 아니면 의료기관을 개설할 수 없다. 이 경우 의사는 종합병원·병원·요양병원·정신병원 또는 의원을, 치과의사는 치과병원 또는 치과의원을, 한의사는 한방병원·요양병원 또는 한의원을, 조산사는 조산원만을 개설할 수 있다.〈개정 2009.1.30., 2020.3.4.〉
1. 의사, 치과의사, 한의사 또는 조산사
2. 국가나 지방자치단체
3. 의료업을 목적으로 설립된 법인(이하 "의료법인"이라 한다)
4. 「민법」이나 특별법에 따라 설립된 비영리법인
5. 「공공기관의 운영에 관한 법률」에 따른 준정부기관, 「지방의료원의 설립 및 운영에 관한 법률」에 따른 지방의료원, 「한국보훈복지의료공단법」에 따른 한국보훈복지의료공단

③ 제2항에 따라 의원·치과의원·한의원 또는 조산원을 개설하려는 자는 보건복지부령으로 정하는 바에 따라 시장·군수·구청장에게 신고하여야 한다.〈개정 2008.2.29., 2010.1.18.〉

④ 제2항에 따라 종합병원·병원·치과병원·한방병원·요양병원 또는 정신병원을 개설하려면 제33조의2에 따른 시·도 의료기관개설위원회의 심의를 거쳐 보건복지부령으로 정하는 바에 따라 시·도지사의 허가를 받아야 한다. 이 경우 시·도지사는 개설하려는 의료기관이 다음 각 호의 어느 하나에 해당하는 경우에는 개설허가를 할 수 없다.〈개정 2008.2.29., 2010.1.18., 2019.8.27., 2020.3.4.〉
1. 제36조에 따른 시설기준에 맞지 아니하는 경우
2. 제60조 제1항에 따른 기본시책과 같은 조 제2항에 따른 수급 및 관리계획에 적합하지 아니한 경우

⑤ 제3항과 제4항에 따라 개설된 의료기관이 개설 장소를 이전하거나 개설에 관한 신고 또는 허가사항 중 보건복지부령으로 정하는 중요사항을 변경하려는 때에도 제3항 또는 제4항과 같다.〈개정 2008.2.29., 2010.1.18.〉

⑥ 조산원을 개설하는 자는 반드시 지도의사(指導醫師)를 정하여야 한다.

⑦ 다음 각 호의 어느 하나에 해당하는 경우에는 의료기관을 개설할 수 없다.〈개정 2019.8.27.〉
1. 약국 시설 안이나 구내인 경우
2. 약국의 시설이나 부지 일부를 분할·변경 또는 개수하여 의료기관을 개설하는 경우
3. 약국과 전용 복도·계단·승강기 또는 구름다리 등의 통로가 설치되어 있거나 이런 것들을 설치하여 의료기관을 개설하는 경우
4. 「건축법」 등 관계 법령에 따라 허가를 받지 아니하거나 신고를 하지 아니하고 건축 또는 증축·개축한 건축물에 의료기관을 개설하는 경우

⑧ 제2항 제1호의 의료인은 어떠한 명목으로도 둘 이상의 의료기관을 개설·운영할 수 없다. 다만, 2 이상의 의료인 면허를 소지한 자가 의원급 의료기관을 개설하려는 경우에는 하나의 장소에 한하여 면허 종별에 따른 의료기관을 함께 개설할 수 있다.〈신설 2009.1.30., 2012.2.1.〉

⑨ 의료법인 및 제2항 제4호에 따른 비영리법인(이하 이 조에서 "의료법인등"이라 한다)이 의료기관을 개설하려면 그 법인의 정관에 개설하고자 하는 의료기관의 소재지를 기재하여 대통령령으로 정하는 바에 따라 정관의 변경허가를 얻어야 한다(의료법인등을 설립할 때에는 설립 허가를 말한다. 이하 이 항에서 같다). 이 경우 그 법인의 주무관청은 정관의 변경허가를 하기 전에 그 법인이 개설하고자 하는 의료기관이 소재하는 시·도지사 또는 시장·군수·구청장과 협의하여야 한다.〈신설 2015.12.29.〉

⑩ 의료기관을 개설·운영하는 의료법인등은 다른 자에게 그 법인의 명의를 빌려주어서는 아니 된다.〈신설 2015.12.29.〉

[제목개정 2012.2.1.] [2007.12.27. 법률 제9386호에 의하여 2007.12.27. 헌법재판소에서 헌법불합치된 이 조 제2항을 개정함]

시행령

제16조(의료법인 등의 의료기관 개설을 위한 정관변경 허가 등) ① 법 제33조 제2항 제3호에 따른 의료법인(이하 "의료법인"이라 한다) 및 같은 항 제4호에 따른 비영리법인이 같은 조 제9항 전단에 따라 법인 설립허가 또는 정관 변경허가를 받으려는 경우에는 다음 각 호의 구분에 따른 서류를 주무관청에 제출하여야 한다.

1. 법인 설립허가를 받으려는 경우: 다음 각 목의 서류
   가. 의료기관의 개설·운영이 목적사업에 해당한다는 사실과 의료기관의 소재지가 반영된 정관안
   나. 의료기관 개설·운영을 위한 사업계획서 및 자금조달계획서
   다. 의료기관의 시설·장비 및 인력 등의 확보 계획서
   라. 법 제33조 제2항 제4호에 따른 비영리법인이 법인 설립허가 시 관계 법령에 따라 필요한 서류(비영리법인만 해당한다)
   마. 법 제48조 제1항에 따른 의료법인 설립허가에 필요한 서류(의료법인만 해당한다)
   바. 그 밖에 의료기관의 개설·운영과 관련하여 보건복지부장관이 필요하다고 인정하여 고시하는 서류
2. 정관 변경허가를 받으려는 경우: 다음 각 목의 서류
   가. 의료기관의 개설·운영이 목적사업에 해당한다는 사실과 의료기관의 소재지가 반영된 정관변경안
   나. 제1호 나목 및 다목의 서류
   다. 법 제33조 제2항 제4호에 따른 비영리법인이 정관 변경허가 시 관계 법령에 따라 필요한 서류(비영리법인만 해당한다)
   라. 법 제48조 제3항에 따른 정관 변경허가에 필요한 서류(의료법인만 해당한다)
   마. 그 밖에 의료기관의 개설·운영과 관련하여 보건복지부장관이 필요하다고 인정하여 고시하는 서류

② 제1항 각 호의 서류(제1호 라목·마목 및 제2호 다목·라목은 제외한다)에 대한 작성기준, 작성방법 및 세부내용 등에 관한 사항은 보건복지부장관이 정하여 고시한다.

[본조신설 2016.9.29.]

제17조 삭제〈2012.4.27.〉

제20조(의료법인 등의 사명) 의료법인과 법 제33조 제2항 제4호에 따라 의료기관을 개설한 비영리법인은 의료업(법 제49조에 따라 의료법인이 하는 부대사업을 포함한다)을 할 때 공중위생에 이바지하여야 하며, 영리를 추구하여서는 아니 된다.

시행규칙

제24조(가정간호) ① 법 제33조 제1항 제4호에 따라 의료기관이 실시하는 가정간호의 범위는 다음 각 호와 같다.〈개정 2010.3.19.〉

1. 간호
2. 검체의 채취(보건복지부장관이 정하는 현장검사를 포함한다. 이하 같다) 및 운반
3. 투약
4. 주사
5. 응급처치 등에 대한 교육 및 훈련
6. 상담

도지사에게 제출해야 한다. 이 경우 신청서를 제출받은 시・도지사는 「전자정부법」 제36조제1항에 따른 행정정보의 공동이용을 통해 의료기관 개설허가증을 확인해야 하며, 신청인이 의료기관 개설허가증 확인에 동의하지 않는 경우에는 그 사본을 첨부하도록 해야 한다.〈개정 2008.9.5., 2010.1.29., 2015.7.24., 2016.10.6., 2016.12.29., 2021.6.30., 2022.9.14.〉

1. 의료기관 개설자의 변경 사항
2. 법 제3조제2항에 따른 의료기관의 종류 변경 또는 진료과목의 변동 사항
3. 진료과목 증감이나 입원실 등 주요시설 변경에 따른 시설 변동 내용
4. 의료기관의 명칭 변경 사항
5. 의료기관의 의료인 수

② 제1항에 따라 신청서를 제출받은 시・도지사는 종합병원의 개설 장소가 이전되는 경우, 같은 항 제2호에 따라 종합병원으로 변경되는 경우 또는 같은 항 제3호에 따라 종합병원의 주요시설 변경이 있는 경우 「전자정부법」 제36조 제1항에 따른 행정정보의 공동이용을 통하여 「전기안전관리법 시행규칙」 제18조 제3항 본문에 따른 전기안전점검 확인서를 확인해야 한다. 다만, 신청인이 확인에 동의하지 않는 경우에는 그 사본을 첨부하도록 해야 한다.〈신설 2021.6.30.〉

③ 제1항에 따른 개설허가 변경신청과 관련하여 그 변경사항에 대한 확인 방법 및 기준에 관하여는 제25조제3항을 준용한다. 다만, 같은 항 제3호의 경우에는 의료기관 개설장소의 이전, 제1항제2호 및 제3호에 따른 의료기관의 종류 변경 및 시설 변동만 해당한다.〈개정 2017.6.21., 2021.6.30., 2022.9.14.〉

④ 시・도지사는 제1항에 따라 변경허가를 한 때에 의료기관 개설허가증을 고쳐쓸 필요가 있으면 이를 개서하여 주거나 재발급하여야 한다.〈개정 2008.9.5., 2015.5.29., 2021.6.30.〉

제31조(조산원의 지도의사) 조산원의 개설자는 법 제33조 제6항에 따라 지도의사(指導醫師)를 정하거나 변경한 경우에는 지도의사신고서에 그 지도의사의 승낙서 및 면허증 사본을 첨부하여 관할 시장・군수・구청장에게 제출하여야 한다.

제33조의2(의료기관개설위원회 설치 등) ① 제33조 제4항에 따른 의료기관 개설 허가에 관한 사항을 심의하기 위하여 시・도지사 소속으로 의료기관개설위원회를 둔다.

② 제1항의 의료기관개설위원회의 위원은 제28조에 따른 의사회・치과의사회・한의사회・조산사회 및 간호사회의 의료인으로서 경험이 풍부한 사람과 제52조에 따른 의료기관단체의 회원으로서 해당 지역 내 의료기관의 개설・운영 등에 관한 경험이 풍부한 사람으로 한다.

③ 의료기관개설위원회의 구성과 운영에 필요한 사항과 그 밖에 필요한 사항은 보건복지부령으로 정한다.

[본조신설 2020.3.4.]

시행규칙

제27조의2(의료기관개설위원회의 구성・운영 등) ① 법 제33조의2에 따른 의료기관개설위원회(이하 이 조에서 "위원회"라 한다)는 법 제33조 제4항에 따른 개설허가(이하 이 조에서 "개설허가"라 한다)를 신청한 의료기관에 대하여 다음 각 호의 사항을 심의한다.〈개정 2022.9.14.〉

1. 제25조 제3항 각 호의 사항
2. 법 제60조 제1항에 따른 기본시책 및 같은 조 제2항에 따른 수급 및 관리계획에 적합한지 여부
3. 그 밖에 시・도지사가 위원회의 심의가 필요하다고 인정하는 사항

② 시・도지사는 제1항에도 불구하고 다음 각 호의 어느 하나에 해당하여 개설허가를 할 수 없음이 명확한 경우에는 위원회의 심의를 생략할 수 있다.

1. 제27조 제1항에 따른 개설허가 신청서류의 전부 또는 일부를 제출하지 않은 경우
2. 국가나 지방자치단체가 의료기관을 개설하는 경우 등 시・도지사가 위원회의 심의가 필요하지 않다고 인정하는 경우

③ 위원회는 위원장 1명을 포함하여 15명 이내의 위원으로 성별을 고려하여 구성한다.

④ 위원장은 위원 중에서 호선(互選)한다.

⑤ 위원회의 위원의 임기는 2년으로 하되, 연임할 수 있다.

⑥ 제1항부터 제5항까지에서 규정한 사항 외에 위원회의 구성·운영 등에 필요한 사항은 특별시·광역시·특별자치시·도·특별자치도(이하 "시·도"라 한다)의 규칙으로 정한다.
[본조신설 2020.9.4.]

제33조의3(실태조사) ① 보건복지부장관은 제33조 제2항을 위반하여 의료기관을 개설할 수 없는 자가 개설·운영하는 의료기관의 실태를 파악하기 위하여 보건복지부령으로 정하는 바에 따라 조사(이하 이 조에서 "실태조사"라 한다)를 실시하고, 위법이 확정된 경우 그 결과를 공표하여야 한다. 이 경우 수사기관의 수사로 제33조 제2항을 위반한 의료기관의 위법이 확정된 경우도 공표 대상에 포함한다.
② 보건복지부장관은 실태조사를 위하여 관계 중앙행정기관의 장, 지방자치단체의 장, 관련 기관·법인 또는 단체 등에 협조를 요청할 수 있다. 이 경우 요청을 받은 자는 특별한 사정이 없으면 이에 협조하여야 한다.
③ 실태조사의 시기·방법 및 결과 공표의 방법 등에 관하여 필요한 사항은 보건복지부령으로 정한다.
[본조신설 2020.12.29.]

시행규칙

제28조의2(실태조사의 시기·방법) ① 보건복지부장관은 법 제33조의3제1항 전단에 따른 의료기관을 개설할 수 없는 자가 개설·운영하는 의료기관에 대한 실태조사(이하 이 조에서 "실태조사"라 한다)를 매년 실시해야 한다.
② 실태조사는 현장조사, 문서열람 등의 방법으로 실시하며, 필요한 경우에는 조사 대상자에게 법 제61조에 따라 보고를 명하거나 법 제61조의2에 따라 자료의 제출 또는 의견의 진술 등을 요청할 수 있다.
③ 보건복지부장관은 실태조사 실시 결과 위법이 확정되면 법 제33조의3제1항 전단에 따라 다음 각 호의 사항을 관보 또는 보건복지부의 인터넷 홈페이지에 공표해야 한다.
1. 의료기관의 명칭 및 주소
2. 의료기관 개설자의 성명(개설자가 법인인 경우에는 법인명 및 대표자의 성명을 말한다)
3. 위반사항
④ 제1항부터 제3항까지에서 규정한 사항 외에 실태조사에 필요한 사항은 보건복지부장관이 정한다.
[본조신설 2021.6.30.]

제34조(원격의료) ① 의료인(의료업에 종사하는 의사·치과의사·한의사만 해당한다)은 제33조 제1항에도 불구하고 컴퓨터·화상통신 등 정보통신기술을 활용하여 먼 곳에 있는 의료인에게 의료지식이나 기술을 지원하는 원격의료(이하 "원격의료"라 한다)를 할 수 있다.
② 원격의료를 행하거나 받으려는 자는 보건복지부령으로 정하는 시설과 장비를 갖추어야 한다.〈개정 2008.2.29., 2010.1.18.〉
③ 원격의료를 하는 자(이하 "원격지의사"라 한다)는 환자를 직접 대면하여 진료하는 경우와 같은 책임을 진다.
④ 원격지의사의 원격의료에 따라 의료행위를 한 의료인이 의사·치과의사 또는 한의사(이하 "현지의사"라 한다)인 경우에는 그 의료행위에 대하여 원격지의사의 과실을 인정할 만한 명백한 근거가 없으면 환자에 대한 책임은 제3항에도 불구하고 현지의사에게 있는 것으로 본다.

시행규칙

제29조(원격의료의 시설 및 장비) 법 제34조 제2항에 따라 원격의료를 행하거나 받으려는 자가 갖추어야 할 시설과 장비는 다음 각 호와 같다.
1. 원격진료실
2. 데이터 및 화상(畵像)을 전송·수신할 수 있는 단말기, 서버, 정보통신망 등의 장비

제35조(의료기관 개설 특례) ① 제33조 제1항·제2항 및 제8항에 따른 자 외의 자가 그 소속 직원, 종업원, 그 밖의 구성원(수용자를 포함한다)이나 그 가족의 건강관리를 위하여 부속 의료기관을 개설하려면 그 개설 장소를 관

할하는 시장·군수·구청장에게 신고하여야 한다. 다만, 부속 의료기관으로 병원급 의료기관을 개설하려면 그 개설 장소를 관할하는 시·도지사의 허가를 받아야 한다.〈개정 2009.1.30.〉

② 제1항에 따른 개설 신고 및 허가에 관한 절차·조건, 그 밖에 필요한 사항과 그 의료기관의 운영에 필요한 사항은 보건복지부령으로 정한다.〈개정 2008.2.29., 2010.1.18.〉

시행규칙

제32조(부속 의료기관의 개설 특례) ① 법 제35조 제1항에 따라 의료인·의료법인·국가·지방자치단체·비영리법인 또는 「공공기관의 운영에 관한 법률」에 따른 준정부기관 외의 자가 그 종업원 및 가족의 건강관리를 위하여 부속 의료기관을 개설하려면 별지 제20호서식의 부속 의료기관 개설신고서 또는 개설허가신청서에 다음 각 호의 서류를 첨부하여 시·도지사나 시장·군수·구청장에게 제출하여야 한다.〈개정 2015.7.24., 2017.6.21.〉

1. 건물평면도 사본 및 그 구조설명서 사본
2. 의료인 등 근무인원에 대한 확인이 필요한 경우: 면허(자격)증 사본 1부
3. 법 제36조 제1호·제2호·제4호 및 제5호의 준수사항에 적합함을 증명하는 서류

② 부속 의료기관의 개설신고 및 개설허가에 따른 신고 수리 등에 관하여는 제25조 제3항부터 제6항까지, 제26조, 제27조 제3항부터 제6항까지 및 제28조의 규정을 각각 준용한다. 이 경우 "별지 15호서식"은 "별지 제15호의2서식"으로, "별지 제17호서식"은 "별지 제17호의2서식"으로 본다.〈개정 2015.5.29., 2021.6.30., 2022.9.14.〉

[전문개정 2010.1.29.]

제36조(준수사항) 제33조 제2항 및 제8항에 따라 의료기관을 개설하는 자는 보건복지부령으로 정하는 바에 따라 다음 각 호의 사항을 지켜야 한다.〈개정 2008.2.29., 2009.1.30., 2010.1.18., 2016.5.29., 2019.4.23., 2019.8.27., 2020.3.4.〉

1. 의료기관의 종류에 따른 시설기준 및 규격에 관한 사항
2. 의료기관의 안전관리시설 기준에 관한 사항
3. 의료기관 및 요양병원의 운영 기준에 관한 사항
4. 고가의료장비의 설치·운영 기준에 관한 사항
5. 의료기관의 종류에 따른 의료인 등의 정원 기준에 관한 사항
6. 급식관리 기준에 관한 사항
7. 의료기관의 위생 관리에 관한 사항
8. 의료기관의 의약품 및 일회용 의료기기의 사용에 관한 사항
9. 의료기관의 「감염병의 예방 및 관리에 관한 법률」 제41조 제4항에 따른 감염병환자등의 진료 기준에 관한 사항
10. 의료기관 내 수술실, 분만실, 중환자실 등 감염관리가 필요한 시설의 출입 기준에 관한 사항
11. 의료인 및 환자 안전을 위한 보안장비 설치 및 보안인력 배치 등에 관한 사항
12. 의료기관의 신체보호대 사용에 관한 사항
13. 의료기관의 의료관련감염 예방에 관한 사항

시행규칙

제33조 삭제〈2017.3.27.〉

제34조(의료기관의 시설기준 및 규격) 법 제36조 제1호에 따른 의료기관의 종류별 시설기준은 **별표** 3과 같고, 그 시설규격은 **별표** 4와 같다.

제35조(의료기관의 안전관리시설) 의료기관을 개설하는 자는 법 제36조 제2호에 따라 환자, 의료관계인, 그 밖의 의료기관 종사자의 안전을 위하여 다음 각 호의 시설을 갖추어야 한다.〈개정 2017.3.7., 2019.9.27.〉

1. 화재나 그 밖의 긴급한 상황에 대처하기 위하여 필요한 시설
2. 방충, 쥐막기, 세균오염 방지에 관한 시설
3. 채광·환기에 관한 시설

4. 전기·가스 등의 위해 방지에 관한 시설
5. 방사선 위해 방지에 관한 시설
6. 그 밖에 진료과목별로 안전관리를 위하여 필수적으로 갖추어야 할 시설

제35조의2(의료기관의 운영 기준) 의료기관을 개설하는 자는 법 제36조 제3호에 따라 다음 각 호의 운영 기준을 지켜야 한다.

1. 입원실의 정원을 초과하여 환자를 입원시키지 말 것
2. 입원실은 남·여별로 구별하여 운영할 것
3. 입원실이 아닌 장소에 환자를 입원시키지 말 것
4. 외래진료실에는 진료 중인 환자 외에 다른 환자를 대기시키지 말 것

[본조신설 2017.3.7.]

제36조(요양병원의 운영) ① 법 제36조 제3호에 따른 요양병원의 입원 대상은 다음 각 호의 어느 하나에 해당하는 자로서 주로 요양이 필요한 자로 한다.〈개정 2010.1.29.〉

1. 노인성 질환자
2. 만성질환자
3. 외과적 수술 후 또는 상해 후 회복기간에 있는 자

② 제1항에도 불구하고 「감염병의 예방 및 관리에 관한 법률」 제41조 제1항에 따라 질병관리청장이 고시한 감염병에 걸린 같은 법 제2조 제13호부터 제15호까지에 따른 감염병환자, 감염병의사환자 또는 병원체보유자(이하 "감염병환자등"이라 한다) 및 같은 법 제42조 제1항 각 호의 어느 하나에 해당하는 감염병환자등은 요양병원의 입원 대상으로 하지 아니한다.〈개정 2015.12.23., 2020.9.11.〉

③ 제1항에도 불구하고 「정신건강증진 및 정신질환자 복지서비스 지원에 관한 법률」 제3조 제1호에 따른 정신질환자(노인성 치매환자는 제외한다)는 같은 법 제3조 제5호에 따른 정신의료기관 외의 요양병원의 입원 대상으로 하지 아니한다.〈신설 2015.12.23., 2017.5.30.〉

④ 각급 의료기관은 제1항에 따른 환자를 요양병원으로 옮긴 경우에는 환자 이송과 동시에 진료기록 사본 등을 그 요양병원에 송부하여야 한다.〈개정 2010.1.29., 2015.12.23.〉

⑤ 요양병원 개설자는 요양환자의 상태가 악화되는 경우에 적절한 조치를 할 수 있도록 환자 후송 등에 관하여 다른 의료기관과 협약을 맺거나 자체 시설 및 인력 등을 확보하여야 한다.〈개정 2010.1.29., 2015.12.23.〉

⑥ 삭제 〈2020.2.28.〉

⑦ 요양병원 개설자는 휴일이나 야간에 입원환자의 안전 및 적절한 진료 등을 위하여 소속 의료인 및 직원에 대한 비상연락체계를 구축·유지하여야 한다.〈신설 2017.6.21.〉

제37조 삭제〈2015.1.2.〉

제38조(의료인 등의 정원) ① 법 제36조 제5호에 따른 의료기관의 종류에 따른 의료인의 정원 기준에 관한 사항은 별표 5와 같다.

② 의료기관은 제1항의 의료인 외에 다음의 기준에 따라 필요한 인원을 두어야 한다.〈개정 2008.9.5., 2010.1.29., 2010. 3.19., 2015.5.29., 2018.12.20.〉

1. 병원급 의료기관에는 별표 5의2에 따른 약사 또는 한약사(법률 제8365호 약사법 전부개정법률 부칙 제9조에 따라 한약을 조제할 수 있는 약사를 포함한다. 이하 같다)를 두어야 한다.
2. 입원시설을 갖춘 종합병원·병원·치과병원·한방병원 또는 요양병원에는 1명 이상의 영양사를 둔다.
3. 의료기관에는 보건복지부장관이 정하는 바에 따라 각 진료과목별로 필요한 수의 의료기사를 둔다.
4. 종합병원에는 보건복지부장관이 정하는 바에 따라 필요한 수의 보건의료정보관리사를 둔다.
5. 의료기관에는 보건복지부장관이 정하는 바에 따라 필요한 수의 간호조무사를 둔다.
6. 종합병원에는 「사회복지사업법」에 따른 사회복지사 자격을 가진 자 중에서 환자의 갱생·재활과 사회복귀를 위한 상담 및 지도 업무를 담당하는 요원을 1명 이상 둔다.
7. 요양병원에는 시설 안전관리를 담당하는 당직근무자를 1명 이상 둔다.

③ 보건복지부장관은 간호사나 치과위생사의 인력 수급상 필요하다고 인정할 때에는 제1항에 따른 간호사 또는 치과위생사 정원의 일부를 간호조무사로 충당하게 할 수 있다.〈개정 2010.3.19.〉

제39조(급식관리) 입원시설을 갖춘 종합병원·병원·치과병원·한방병원·요양병원 또는 정신병원을 개설하는 자는 법

제36조제6호에 따라 별표 6에서 정하는 바에 따라 환자의 식사를 위생적으로 관리·제공해야 한다.〈개정 2017.3.7., 2021.6.30.〉

제39조의2(의료기관의 위생관리 기준) 의료기관을 개설하는 자는 법 제36조 제7호에 따라 다음 각 호의 위생관리 기준을 지켜야 한다.

1. 환자의 처치에 사용되는 기구 및 물품(1회용 기구 및 물품은 제외한다)은 보건복지부장관이 정하여 고시하는 방법에 따라 소독하여 사용할 것
2. 감염의 우려가 있는 환자가 입원하였던 입원실 및 그 옷·침구·식기 등은 완전히 소독하여 사용할 것
3. 의료기관에서 업무를 수행하는 보건의료인에 대하여 손 위생에 대한 교육을 실시할 것

[본조신설 2017.3.7.]

제39조의3(의약품 및 일회용 의료기기의 사용 기준) 의료기관을 개설하는 자는 법 제36조 제8호에 따라 의약품 및 일회용 의료기기의 사용에 관한 다음 각 호의 기준을 지켜야 한다.〈개정 2020.9.4.〉

1. 변질·오염·손상되었거나 유효기한·사용기한이 지난 의약품을 진열하거나 사용하지 말 것
2. 「의약품 등의 안전에 관한 규칙」 제62조 제5호에 따라 규격품으로 판매하도록 지정·고시된 한약을 조제하는 경우에는 같은 조 제8호에 따른 품질관리에 관한 사항을 준수할 것(한의원 또는 한방병원만 해당한다)
3. 포장이 개봉되거나 손상된 일회용 주사 의료용품은 사용하지 말고 폐기할 것
4. 일회용 주사기에 주입된 주사제는 지체 없이 환자에게 사용할
5. 제3조의2에 따른 일회용 의료기기는 한 번 사용한 경우 다시 사용하지 말고 폐기할 것

[본조신설 2017.3.7.]

[제목개정 2020.9.4.]

제39조의4(감염병환자등의 진료 기준) 의료기관을 개설하는 자는 법 제36조 제9호에 따라 「감염병의 예방 및 관리에 관한 법률 시행령」 별표 2 제1호에 따른 입원치료의 방법 및 절차를 지켜야 한다.〈개정 2020.9.4.〉

[본조신설 2017.3.7.]

제39조의5(감염관리가 필요한 시설의 출입 기준) ① 의료기관을 개설하는 자는 법 제36조 제10호에 따라 수술실, 분만실, 중환자실(이하 이 조에서 "수술실등"이라 한다)에서 의료행위가 이루어지는 동안 다음 각 호에 해당하는 사람 외에는 수술실등에 출입하는 사람이 없도록 관리해야 한다.

1. 환자
2. 의료행위를 하는 의료인·간호조무사·의료기사
3. 환자의 보호자 등 의료기관의 장이 출입이 필요하다고 인정하여 승인한 사람으로서 감염관리 등 출입에 필요한 안내를 받은 사람

② 의료기관을 개설하는 자는 수술실등에 출입하는 사람의 이름, 출입 목적, 입실·퇴실 일시, 연락처 및 출입 승인 사실(제1항 제3호의 사람만 해당한다) 등을 기록(전자기록을 포함한다)하여 관리하고 1년 동안 보존해야 한다. 다만, 환자의 경우 진료기록부, 조산기록부 및 간호기록부 등으로 해당 사실을 확인할 수 있으면 기록, 관리 및 보존을 생략할 수 있다.

③ 의료기관을 개설하는 자는 수술실등의 입구 등 눈에 띄기 쉬운 곳에 출입에 관한 구체적인 사항을 게시해야 한다.

[본조신설 2019.10.24.]

[종전 제39조의5는 제39조의6으로 이동 〈2019.10.24.〉]

제39조의6(보안장비 설치 및 보안인력 배치 기준 등) 100개 이상의 병상을 갖춘 병원·정신병원 또는 종합병원을 개설하는 자는 법 제36조 제11호에 따라 보안장비 설치 및 보안인력 배치 등에 관한 다음 각 호의 기준을 지켜야 한다.

1. 의료인 및 환자에 대한 폭력행위를 관할 경찰관서에 신고할 수 있는 비상경보장치를 설치할 것
2. 보안 전담인력을 1명 이상 배치할 것
3. 의료인 및 환자에 대한 폭력행위 예방·대응 매뉴얼을 마련하여 의료인 및 의료기관 종사자 등을 대상으로 교육을 실시할 것
4. 의료인 및 환자에 대한 폭력행위 예방을 위한 게시물을 제작하여 의료기관의 입구 등 눈에 띄기 쉬운 곳에 게시할 것

[본조신설 2020.4.24.]

[종전 제39조의6은 제39조의7로 이동 〈2020.4.24.〉]

제39조의7(의료기관의 신체보호대 사용 기준) 의료기관을 개설하는 자는 법 제36조 제12호에 따라 의료기관에 입원한

환자의 안전을 위하여 별표 7에 따른 의료기관의 신체보호대 사용 기준을 지켜야 한다.
[본조신설 2020.2.28.]
[제39조의6에서 이동, 종전 제39조의7은 제39조의8로 이동 〈2020.4.24.〉]

제39조의8(의료기관의 의료관련감염 예방을 위한 운영기준) 의료기관을 개설하는 자는 법 제36조 제13호에 따라 의료관련감염 예방을 위하여 다음 각 호의 기준을 지켜야 한다.
1. 의료관련감염 예방을 위한 자체 규정을 마련하고, 해당 규정의 이행 여부를 관리할 것
2. 의료기관 내 의료관련감염의 전파를 차단하기 위하여 환자격리 등 적절한 조치를 취할 것
3. 의료기관 이용자에게 의료관련감염에 대한 예방방법 및 주의사항을 안내할 것
4. 약물투여, 혈액채취 등 침습적(侵襲的) 시술은 무균 상태에서 할 것

[본조신설 2020.9.4.]
[종전 제39조의8은 제39조의9로 이동 〈2020.9.4.〉]

제36조의2(공중보건의사 등의 고용금지) ① 의료기관 개설자는 「농어촌 등 보건의료를 위한 특별조치법」 제5조의2에 따른 배치기관 및 배치시설이나 같은 법 제6조의2에 따른 파견근무기관 및 시설이 아니면 같은 법 제2조 제1호의 공중보건의사에게 의료행위를 하게 하거나, 제41조 제1항에 따른 당직의료인으로 두어서는 아니 된다. 〈개정 2016.12.20., 2018.3.27.〉

② 의료기관 개설자는 「병역법」 제34조의2 제2항에 따라 군병원 또는 병무청장이 지정하는 병원에서 직무와 관련된 수련을 실시하는 경우가 아니면 같은 법 제2조 제14호의 병역판정검사전담의사에게 의료행위를 하게 하거나 제41조 제1항에 따른 당직의료인으로 두어서는 아니 된다. 〈신설 2018.3.27.〉

[본조신설 2015.12.29.] [제목개정 2018.3.27.]

제37조(진단용방사선 발생장치) ① 진단용 방사선 발생장치를 설치·운영하려는 의료기관은 보건복지부령으로 정하는 바에 따라 시장·군수·구청장에게 신고하여야 하며, 보건복지부령으로 정하는 안전관리기준에 맞도록 설치·운영하여야 한다. 〈개정 2008.2.29., 2010.1.18.〉

② 의료기관 개설자나 관리자는 진단용 방사선 발생장치를 설치한 경우에는 보건복지부령으로 정하는 바에 따라 안전관리책임자를 선임하고, 정기적으로 검사와 측정을 받아야 하며, 방사선 관계 종사자에 대한 피폭관리(被曝管理)를 하여야 한다. 〈개정 2008.2.29., 2010.1.18.〉

③ 제2항에 따라 안전관리책임자로 선임된 사람은 선임된 날부터 1년 이내에 질병관리청장이 지정하는 방사선 분야 관련 단체(이하 이 조에서 "안전관리책임자 교육기관"이라 한다)가 실시하는 안전관리책임자 교육을 받아야 하며, 주기적으로 보수교육을 받아야 한다. 〈신설 2020.12.29.〉

④ 제1항과 제2항에 따른 진단용 방사선 발생장치의 범위·신고·검사·설치 및 측정기준 등에 필요한 사항은 보건복지부령으로 정하고, 제3항에 따른 안전관리책임자 교육 및 안전관리책임자 교육기관의 지정에 필요한 사항은 질병관리청장이 정하여 고시한다. 〈개정 2008.2.29., 2010.1.18., 2020.12.29.〉

제38조(특수의료장비의 설치·운영) ① 의료기관은 보건의료 시책상 적정한 설치와 활용이 필요하여 보건복지부장관이 정하여 고시하는 의료장비(이하 "특수의료장비"라 한다)를 설치·운영하려면 보건복지부령으로 정하는 바에 따라 시장·군수·구청장에게 등록하여야 하며, 보건복지부령으로 정하는 설치인정기준에 맞게 설치·운영하여야 한다. 〈개정 2008.2.29., 2010.1.18., 2012.2.1.〉

② 의료기관의 개설자나 관리자는 제1항에 따라 특수의료장비를 설치하면 보건복지부령으로 정하는 바에 따라 보건복지부장관에게 정기적인 품질관리검사를 받아야 한다. 〈개정 2008.2.29., 2010.1.18.〉

③ 의료기관의 개설자나 관리자는 제2항에 따른 품질관리검사에서 부적합하다고 판정받은 특수의료장비를 사용하여서는 아니 된다.

④ 보건복지부장관은 제2항에 따른 품질관리검사업무의 전부 또는 일부를 보건복지부령으로 정하는 바에 따라 관계 전문기관에 위탁할 수 있다. 〈개정 2008.2.29., 2010.1.18.〉

제39조(시설 등의 공동이용) ① 의료인은 다른 의료기관의 장의 동의를 받아 그 의료기관의 시설·장비 및 인력 등을 이용하여 진료할 수 있다.

② 의료기관의 장은 그 의료기관의 환자를 진료하는 데에 필요하면 해당 의료기관에 소속되지 아니한 의료인에게 진료하도록 할 수 있다.

③ 의료인이 다른 의료기관의 시설·장비 및 인력 등을 이용하여 진료하는 과정에서 발생한 의료사고에 대하여는 진료를 한 의료인의 과실 때문이면 그 의료인에게, 의료기관의 시설·장비 및 인력 등의 결함 때문이면 그것을 제공한 의료기관 개설자에게 각각 책임이 있는 것으로 본다.

제40조(폐업·휴업의 신고) ① 의료기관 개설자는 의료업을 폐업하거나 1개월 이상 휴업(입원환자가 있는 경우에는 1개월 미만의 휴업도 포함한다. 이하 이 조에서 이와 같다)하려면 보건복지부령으로 정하는 바에 따라 관할 시장·군수·구청장에게 신고하여야 한다.〈개정 2008.2.29., 2010.1.18., 2016.12.20.〉

② 삭제 〈2020.3.4.〉

③ 시장·군수·구청장은 제1항에 따른 신고에도 불구하고 「감염병의 예방 및 관리에 관한 법률」 제18조 및 제29조에 따라 질병관리청장, 시·도지사 또는 시장·군수·구청장이 감염병의 역학조사 및 예방접종에 관한 역학조사를 실시하거나 같은 법 제18조의2에 따라 의료인 또는 의료기관의 장이 질병관리청장 또는 시·도지사에게 역학조사 실시를 요청한 경우로서 그 역학조사를 위하여 필요하다고 판단하는 때에는 의료기관 폐업 신고를 수리하지 아니할 수 있다.〈신설 2016.5.29., 2020.8.11.〉

④ 의료기관 개설자는 의료업을 폐업 또는 휴업하는 경우 보건복지부령으로 정하는 바에 따라 해당 의료기관에 입원 중인 환자를 다른 의료기관으로 옮길 수 있도록 하는 등 환자의 권익을 보호하기 위한 조치를 하여야 한다.〈신설 2016.12.20.〉

⑤ 시장·군수·구청장은 제1항에 따른 폐업 또는 휴업 신고를 받은 경우 의료기관 개설자가 제4항에 따른 환자의 권익을 보호하기 위한 조치를 취하였는지 여부를 확인하는 등 대통령령으로 정하는 조치를 하여야 한다.〈신설 2016.12.20.〉

[제목개정 2020.3.4.]

시행령

제17조의2(폐업·휴업 시 조치사항) 시장·군수·구청장(자치구의 구청장을 말한다. 이하 같다)은 법 제40조 제1항에 따라 의료업의 폐업 또는 휴업 신고를 받은 경우에는 같은 조 제5항에 따라 다음 각 호의 사항에 대한 확인 조치를 해야 한다.〈개정 2020.2.25.〉

1. 법 제16조 제1항에 따라 의료기관에서 나온 세탁물의 적정한 처리를 완료하였는지 여부
2. 법 제40조 제2항에 따라 법 제22조 제1항에 따른 진료기록부등(전자의무기록을 포함한다. 이하 "진료기록부등"이라 한다)을 적정하게 넘겼거나 직접 보관하고 있는지 여부
3. 법 제40조 제4항에 따라 환자의 권익 보호를 위한 조치를 하였는지 여부
4. 그 밖에 제1호부터 제3호까지의 규정에 준하는 사항으로서 의료업의 폐업 또는 휴업의 적정한 관리를 위하여 보건복지부장관이 특히 필요하다고 인정하는 사항

[본조신설 2017.6.20.]

시행규칙

제30조(폐업·휴업의 신고) ① 법 제40조에 따라 의료기관의 개설자가 의료업을 폐업하거나 휴업하려면 별지 제18호서식의 의료기관 휴업(폐업) 신고서에 다음 각 호의 서류를 첨부하여 관할 시장·군수·구청장에게 제출하여야 한다.〈개정 2017.6.21.〉

1. 의료업의 폐업 또는 휴업에 대한 결의서(법인만 해당한다) 1부

2. 영 제17조의2 각 호의 조치에 관한 서류

② 시장·군수·구청장은 매월의 의료기관 폐업신고의 수리 상황을 그 다음달 15일까지 보건복지부장관에게 보고하여야 한다.〈개정 2010.3.19.〉

③ 법 제33조 제2항 및 제8항에 따라 의원·치과의원·한의원 또는 조산원을 개설한 의료인이 부득이한 사유로 6개월을 초과하여 그 의료기관을 관리할 수 없는 경우 그 개설자는 폐업 또는 휴업 신고를 하여야 한다.〈개정 2009.4.29., 2015.12.23.〉

④ 법 제40조 제2항 단서에 따라 폐업 또는 휴업의 신고를 하는 의료기관 개설자가 진료기록부등을 직접 보관하려면 별지 제19호서식의 진료기록 보관계획서에 다음 각 호의 서류를 첨부하여 폐업 또는 휴업 예정일 전까지 관할 보건소장의 허가를 받아야 한다.〈개정 2008.9.5.〉

1. 진료기록부등의 종류별 수량 및 목록
2. 진료기록부등에 대한 체계적이고 안전한 보관계획에 관한 서류

제30조의2(보건의료자원 통합신고포털을 통한 신고 등) ① 시·도지사 및 시장·군수·구청장은 「국민건강보험법 시행규칙」 제12조의2 제1항에 따른 전자민원창구(이하 "보건의료자원 통합신고포털"이라 한다)를 통하여 제25조부터 제28조까지의 규정, 제30조 및 제32조에 따른 의료기관 개설(변경)신고·개설(변경)허가 및 폐업·휴업의 신고 등에 관한 사무를 처리할 수 있다.

② 시·도지사 및 시장·군수·구청장은 제1항에 따라 처리한 사항(서면으로 신고 받거나 허가 신청 받아 처리한 사항을 포함한다)을 「국민건강보험법」 제62조에 따른 건강보험심사평가원(이하 "심사평가원"이라 한다)에 「국민건강보험법 시행규칙」 제12조의2 제3항에 따른 방법으로 통보해야 한다. 이 경우 시·도지사 또는 시장·군수·구청장은 제25조 제4항, 제27조 제5항, 제30조 제2항 및 제32조 제2항에 따라 보건복지부장관에게 보고한 것으로 본다.〈개정 2017.6.21., 2021.6.30.〉

③ 시·도지사 및 시장·군수·구청장은 심사평가원으로부터 「국민건강보험법 시행규칙」 제12조 제4항 제1호 또는 제2호에 따른 통보를 받은 경우에는 해당 의료기관의 개설자가 제26조 제1항에 따른 의료기관 개설신고사항의 변경신고한 것으로 본다.

④ 시·도지사 및 시장·군수·구청장은 심사평가원으로부터 「국민건강보험법 시행규칙」 제12조 제4항 제3호에 따른 통보를 받은 경우에는 해당 의료기관의 개설허가를 받은 자가 제28조 제1항에 따른 개설허가사항 변경신청서를 제출한 것으로 본다.

⑤ 의료기관의 개설자 또는 개설허가를 받은 자가 보건의료자원 통합신고포털을 통하여 변경신고를 하거나 변경허가를 신청하는 경우에는 제26조 제1항 및 제28조 제1항에도 불구하고 다음 각 호의 구분에 따라 서류의 제출을 생략할 수 있다.

1. 제26조 제1항에 따른 개설신고사항의 변경신고(제32조 제2항 전단에 따라 준용하는 경우를 포함한다)를 하는 경우: 의료기관 개설신고증명서
2. 제28조 제1항에 따른 허가사항 변경신청(제32조 제2항 전단에 따라 준용하는 경우를 포함한다)을 하는 경우: 의료기관 개설허가증

⑥ 시·도지사, 시장·군수·구청장 및 심사평가원은 제1항부터 제5항까지의 규정에 따른 업무를 위하여 불가피한 경우 「개인정보 보호법 시행령」 제19조 제1호 또는 제4호에 따른 주민등록번호 또는 외국인등록번호가 포함된 자료를 처리할 수 있다.

[본조신설 2015.7.24.]

제30조의3(폐업·휴업 시 조치사항) 법 제40조 제4항에 따라 의료기관 개설자는 의료업을 폐업 또는 휴업하려는 때에는 폐업 또는 휴업 신고예정일 14일 전까지 환자 및 환자 보호자가 쉽게 볼 수 있는 장소 및 인터넷 홈페이지(인터넷 홈페이지를 운영하고 있는 자만 해당한다)에 다음 각 호의 사항을 기재한 안내문을 각각 게시하여야 한다. 다만, 입원 환자에 대해서는 폐업 또는 휴업 신고예정일 30일 전까지 환자 또는 그 보호자에게 직접 안내문의 내용을 알려야 한다.

1. 폐업 또는 휴업 개시 예정일자
2. 법 제22조 제1항에 따른 진료기록부등(전자의무기록을 포함한다)의 이관·보관 또는 사본 발급 등에 관한 사항
3. 진료비 등의 정산 및 반환 등에 관한 사항
4. 입원 중인 환자의 다른 의료기관으로의 전원(轉院)에 관한 사항

5. 그 밖에 제1호부터 제4호까지에 준하는 사항으로서 환자의 권익 보호를 위하여 보건복지부장관이 특히 필요하다 고 인정하여 고시하는 사항

[본조신설 2017.6.21.]

제40조의2(진료기록부등의 이관) ① 의료기관 개설자는 제40조 제1항에 따라 폐업 또는 휴업 신고를 할 때 제22조나 제23조에 따라 기록·보존하고 있는 진료기록부등의 수량 및 목록을 확인하고 진료기록부등을 관할 보건소장에게 넘겨야 한다. 다만, 의료기관 개설자가 보건복지부령으로 정하는 바에 따라 진료기록부등의 보관계획서를 제출하여 관할 보건소장의 허가를 받은 경우에는 직접 보관할 수 있다.

② 제1항에 따라 관할 보건소장의 허가를 받아 진료기록부등을 직접 보관하는 의료기관 개설자는 보관계획서에 기재된 사항 중 보건복지부령으로 정하는 사항이 변경된 경우 관할 보건소장에게 이를 신고하여야 하며, 직접 보관 중 질병, 국외 이주 등 보건복지부령으로 정하는 사유로 보존 및 관리가 어려운 경우 이를 대행할 책임자를 지정하여 보관하게 하거나 진료기록부등을 관할 보건소장에게 넘겨야 한다.

③ 제1항에 따라 관할 보건소장의 허가를 받아 진료기록부등을 직접 보관하는 의료기관 개설자는 보관 기간, 방법 등 보건복지부령으로 정하는 사항을 준수하여야 한다.

④ 제1항에 따라 관할 보건소장의 허가를 받아 진료기록부등을 직접 보관하는 의료기관 개설자(제2항에 따라 지정된 책임자를 포함한다)의 기록 열람 및 보존에 관하여는 제21조 및 제22조 제2항을 준용한다.

⑤ 그 밖에 진료기록부등의 이관 방법, 절차 등에 필요한 사항은 보건복지부령으로 정한다.

[본조신설 2020.3.4.]

제40조의3(진료기록보관시스템의 구축·운영) ① 보건복지부장관은 제40조의2에 따라 폐업 또는 휴업한 의료기관의 진료기록부등을 보관하는 관할 보건소장 및 의료기관 개설자가 안전하고 효과적으로 진료기록부등을 보존·관리할 수 있도록 지원하기 위한 시스템(이하 "진료기록보관시스템"이라 한다)을 구축·운영할 수 있다.

② 제40조의2에 따라 폐업 또는 휴업한 의료기관의 진료기록부등을 보관하는 관할 보건소장 및 의료기관 개설자는 진료기록보관시스템에 진료기록부등을 보관할 수 있다.

③ 제2항에 따라 진료기록부등을 진료기록보관시스템에 보관한 관할 보건소장 및 의료기관 개설자(해당 보건소 및 의료기관 소속 의료인 및 그 종사자를 포함한다)는 직접 보관한 진료기록부등 외에는 진료기록보관시스템에 보관된 정보를 열람하는 등 그 내용을 확인하여서는 아니 된다.

④ 보건복지부장관은 제1항에 따른 진료기록보관시스템의 구축·운영 업무를 관계 전문기관 또는 단체에 위탁할 수 있다. 이 경우 보건복지부장관은 진료기록보관시스템의 구축·운영 업무에 소요되는 비용의 전부 또는 일부를 지원할 수 있다.

⑤ 제4항 전단에 따라 진료기록보관시스템의 구축·운영 업무를 위탁받은 전문기관 또는 단체는 보건복지부령으로 정하는 바에 따라 진료기록부등을 안전하게 관리·보존하는 데에 필요한 시설과 장비를 갖추어야 한다.

⑥ 보건복지부장관은 진료기록보관시스템의 효율적 운영을 위하여 원본에 기재된 정보가 변경되지 않는 범위에서 진료기록부등의 형태를 변경하여 보존·관리할 수 있으며, 변경된 형태로 진료기록부등의 사본을 발급할 수 있다.

⑦ 누구든지 정당한 접근 권한 없이 또는 허용된 접근 권한을 넘어 진료기록보관시스템에 보관된 정보를 훼손·멸실·변경·위조·유출하거나 검색·복제하여서는 아니 된다.

⑧ 진료기록보관시스템의 구축 범위 및 운영 절차 등에 필요한 사항은 보건복지부령으로 정한다.

[본조신설 2020.3.4.]

제41조(당직의료인) ① 각종 병원에는 응급환자와 입원환자의 진료 등에 필요한 당직의료인을 두어야 한다.〈개정 2016.12.20.〉

② 제1항에 따른 당직의료인의 수와 배치 기준은 병원의 종류, 입원환자의 수 등을 고려하여 보건복지부령으로 정한다.〈신설 2016.12.20.〉

시행규칙

제39조의9(당직의료인) ① 법 제41조 제2항에 따라 각종 병원에 두어야 하는 당직의료인의 수는 입원환자 200명까지는 의사·치과의사 또는 한의사의 경우에는 1명, 간호사의 경우에는 2명을 두되, 입원환자 200명을 초과하는 200명마다 의사·치과의사 또는 한의사의 경우에는 1명, 간호사의 경우에는 2명을 추가한 인원 수로 한다.

② 제1항에도 불구하고 법 제3조 제2항 제3호 라목에 따른 요양병원에 두어야 하는 당직의료인의 수는 다음 각 호의 기준에 따른다.

1. 의사·치과의사 또는 한의사의 경우에는 입원환자 300명까지는 1명, 입원환자 300명을 초과하는 300명마다 1명을 추가한 인원 수
2. 간호사의 경우에는 입원환자 80명까지는 1명, 입원환자 80명을 초과하는 80명마다 1명을 추가한 인원 수

③ 제1항 및 제2항에도 불구하고 다음 각 호의 어느 하나에 해당하는 의료기관은 입원환자를 진료하는 데에 지장이 없도록 해당 병원의 자체 기준에 따라 당직의료인을 배치할 수 있다.

1. 「정신건강증진 및 정신질환자 복지서비스 지원에 관한 법률」 제3조 제5호가목에 따른 정신병원
2. 「장애인복지법」 제58조 제1항 제4호에 따른 의료재활시설로서 법 제3조의2에 따른 요건을 갖춘 의료기관
3. 국립정신건강센터, 국립정신병원, 국립소록도병원, 국립결핵병원 및 국립재활원
4. 그 밖에 제1호부터 제3호까지에 준하는 의료기관으로서 보건복지부장관이 당직의료인의 배치 기준을 자체적으로 정할 필요가 있다고 인정하여 고시하는 의료기관

[본조신설 2017.6.21.] [제39조의8에서 이동 〈2020.9.4.〉]

제42조(의료기관의 명칭) ① 의료기관은 제3조 제2항에 따른 의료기관의 종류에 따르는 명칭 외의 명칭을 사용하지 못한다. 다만, 다음 각 호의 어느 하나에 해당하는 경우에는 그러하지 아니하다.〈개정 2008.2.29., 2009.1.30., 2010.1.18., 2020.3.4.〉

1. 종합병원 또는 정신병원이 그 명칭을 병원으로 표시하는 경우
2. 제3조의4 제1항에 따라 상급종합병원으로 지정받거나 제3조의5 제1항에 따라 전문병원으로 지정받은 의료기관이 지정받은 기간 동안 그 명칭을 사용하는 경우
3. 제33조 제8항 단서에 따라 개설한 의원급 의료기관이 면허 종별에 따른 종별명칭을 함께 사용하는 경우
4. 국가나 지방자치단체에서 개설하는 의료기관이 보건복지부장관이나 시·도지사와 협의하여 정한 명칭을 사용하는 경우
5. 다른 법령으로 따로 정한 명칭을 사용하는 경우

② 의료기관의 명칭 표시에 관한 사항은 보건복지부령으로 정한다.〈개정 2008.2.29., 2010.1.18.〉

시행규칙

제40조(의료기관의 명칭 표시) 법 제42조 제2항에 따라 의료기관의 명칭 표시는 다음 각 호에 정하는 바에 따른다.〈개정 2010.1.29., 2011.2.10., 2012.4.27., 2017.3.7., 2017.6.21., 2019.10.24., 2021.6.30.〉

1. 의료기관이 명칭을 표시하는 경우에는 법 제3조 제2항에 따른 의료기관의 종류에 따르는 명칭(종합병원·정신병원의 경우에는 병원을 포함한다) 앞에 고유명칭을 붙인다. 이 경우 그 고유명칭은 의료기관의 종류 명칭과 동일한 크기로 하되, 의료기관의 종류 명칭과 혼동할 우려가 있거나 특정 진료과목 또는 질환명과 비슷한 명칭을 사용하지 못한다.
2. 제1호에도 불구하고 법 제3조의4 제1항에 따라 상급종합병원으로 지정받은 종합병원은 의료기관의 종류에 따른 명칭 대신 상급종합병원의 명칭을 표시할 수 있다.
3. 제1호에도 불구하고 법 제3조의5 제1항에 따라 전문병원으로 지정받은 병원은 지정받은 특정 진료과목 또는 질환명을 표시할 수 있으며, 의료기관의 종류에 따른 명칭 대신 전문병원의 명칭을 표시할 수 있다.

4. 병원·한방병원·치과병원·의원·한의원 또는 치과의원의 개설자가 전문의인 경우에는 그 의료기관의 고유명칭과 의료기관의 종류 명칭 사이에 인정받은 전문과목을 삽입하여 표시할 수 있다. 이 경우 의료기관의 고유명칭 앞에 전문과목 및 전문의를 함께 표시할 수 있다.
5. 제32조에 따른 부속 의료기관이 명칭을 표시하는 경우에는 의료기관의 종류에 따르는 명칭 앞에 그 개설기관의 명칭과 "부속"이라는 문자를 붙여야 한다.
6. 의료기관의 명칭표시판에는 다음 각 목의 사항만을 표시할 수 있다. 다만, 장소가 좁거나 그 밖에 부득이한 사유가 있는 경우에는 제41조 제4항에도 불구하고 같은 조 제1항에 따른 진료과목을 명칭표시판에 함께 표시할 수 있다.
   가. 의료기관의 명칭
   나. 전화번호
   다. 진료에 종사하는 의료인의 면허 종류 및 성명
   라. 상급종합병원으로 지정받은 사실(법 제3조의4 제1항에 따라 상급종합병원으로 지정받은 종합병원만 해당한다)
   마. 전문병원으로 지정받은 사실(법 제3조의5 제1항에 따라 전문병원으로 지정받은 병원만 해당한다)
   바. 병원·한방병원·치과병원·의원·한의원 또는 치과의원의 개설자가 전문의인 경우에는 해당 개설자의 전문의 자격 및 전문과목
   사. 법 제58조 제1항에 따라 의료기관 인증을 받은 사실
7. 제6호 가목에 따른 의료기관의 명칭은 한글로 표시하되, 외국어를 함께 표시할 수 있다.

제42조(의료기관의 명칭과 진료과목의 병행 표시 방법) 제40조 제6호 각 목 외의 부분 단서에 따라 의료기관의 명칭 표시판에 진료과목을 함께 표시하는 경우에는 진료과목을 표시하는 글자의 크기를 의료기관의 명칭을 표시하는 글자 크기의 2분의 1 이내로 하여야 한다.〈개정 2011.2.10.〉

③ 의료기관이 아니면 의료기관의 명칭이나 이와 비슷한 명칭을 사용하지 못한다.

제43조(진료과목 등) ① 병원·치과병원 또는 종합병원은 한의사를 두어 한의과 진료과목을 추가로 설치·운영할 수 있다.

② 한방병원 또는 치과병원은 의사를 두어 의과 진료과목을 추가로 설치·운영할 수 있다.

③ 병원·한방병원·요양병원 또는 정신병원은 치과의사를 두어 치과 진료과목을 추가로 설치·운영할 수 있다.〈개정 2020.3.4.〉

④ 제1항부터 제3항까지의 규정에 따라 추가로 진료과목을 설치·운영하는 경우에는 보건복지부령으로 정하는 바에 따라 진료에 필요한 시설·장비를 갖추어야 한다.〈개정 2010.1.18.〉

⑤ 제1항부터 제3항까지의 규정에 따라 추가로 설치한 진료과목을 포함한 의료기관의 진료과목은 보건복지부령으로 정하는 바에 따라 표시하여야 한다. 다만, 치과의 진료과목은 종합병원과 제77조 제2항에 따라 보건복지부령으로 정하는 치과병원에 한하여 표시할 수 있다.〈개정 2010.1.18.〉

[전문개정 2009.1.30.] [법률 제9386호(2009.1.30) 부칙 제2조의 규정에 의하여 이 조 제5항 단서의 개정규정 중 치과의사에 대한 부분은 2013년 12월 31일까지 유효함]

시행규칙

제41조(진료과목의 표시) ① 법 제43조에 따라 의료기관이 표시할 수 있는 진료과목은 다음 각 호와 같다.〈개정 2011.12.7., 2015.5.29., 2017.6.21., 2017.11.28., 2019.10.24., 2021.6.30.,2022.11.22.〉
1. 종합병원 : 제2호 및 제3호의 진료과목
2. 병원·정신병원이나 의원 : 내과, 신경과, 정신건강의학과, 외과, 정형외과, 신경외과, 심장혈관흉부외과, 성형외과, 마취통증의학과, 산부인과, 소아청소년과, 안과, 이비인후과, 피부과, 비뇨의학과, 영상의학과, 방사선종양학과, 병리과, 진단검사의학과, 재활의학과, 결핵과, 예방의학과, 가정의학과, 핵의학과, 직업환경의학과 및 응급의학과
3. 치과병원이나 치과의원 : 구강악안면외과, 치과보철과, 치과교정과, 소아치과, 치주과, 치과보존과, 구강내과, 영상치의학과, 구강병리과, 예방치과 및 통합치의학과

4. 한방병원이나 한의원 : 한방내과, 한방부인과, 한방소아과, 한방안·이비인후·피부과, 한방신경정신과, 한방재활의학과, 사상체질과 및 침구과
5. 요양병원 : 제2호 및 제4호의 진료과목

② 법 제43조 제1항부터 제3항까지의 규정에 따라 추가로 진료과목을 설치한 의료기관이 표시할 수 있는 진료과목과 법 제43조 제4항에 따라 추가로 설치한 진료과목의 진료에 필요한 시설·장비는 별표 8과 같다.〈신설 2010.1.29.〉

③ 의료기관이 진료과목을 표시하는 경우에는 제1항 및 제2항의 진료과목 중 그 의료기관이 확보하고 있는 시설·장비 및 의료관계인에 해당하는 과목만을 표시할 수 있다.〈개정 2010.1.29〉

④ 의료기관의 진료과목 표시판에는 "진료과목"이라는 글자와 진료과목의 명칭을 표시하여야 한다.〈개정 2010.1.29.〉

제44조 삭제〈2009.1.30.〉

제45조(비급여 진료비용 등의 고지) ① 의료기관 개설자는 「국민건강보험법」 제41조 제4항에 따라 요양급여의 대상에서 제외되는 사항 또는 「의료급여법」 제7조 제3항에 따라 의료급여의 대상에서 제외되는 사항의 비용(이하 "비급여 진료비용"이라 한다)을 환자 또는 환자의 보호자가 쉽게 알 수 있도록 보건복지부령으로 정하는 바에 따라 고지하여야 한다.〈개정 2010.1.18., 2011.12.31., 2016.3.22.〉

관련 법률

국민건강보험법 [시행 2022.12.27.] [법률 제19123호, 2022.12.27., 일부개정]

제41조(요양급여) ① 가입자와 피부양자의 질병, 부상, 출산 등에 대하여 다음 각 호의 요양급여를 실시한다.

1. 진찰·검사
2. 약제(藥劑)·치료재료의 지급
3. 처치·수술 및 그 밖의 치료
4. 예방·재활
5. 입원
6. 간호
7. 이송(移送)

② 제1항에 따른 요양급여(이하 "요양급여"라 한다)의 범위(이하 "요양급여대상"이라 한다)는 다음 각 호와 같다.〈신설 2016.2.3.〉

1. 제1항 각 호의 요양급여(제1항 제2호의 약제는 제외한다): 제4항에 따라 보건복지부장관이 비급여대상으로 정한 것을 제외한 일체의 것
2. 제1항 제2호의 약제: 제41조의3에 따라 요양급여대상으로 보건복지부장관이 결정하여 고시한 것

③ 요양급여의 방법·절차·범위·상한 등의 기준은 보건복지부령으로 정한다.〈개정 2016.2.3.〉

④ 보건복지부장관은 제3항에 따라 요양급여의 기준을 정할 때 업무나 일상생활에 지장이 없는 질환에 대한 치료 등 보건복지부령으로 정하는 사항은 요양급여대상에서 제외되는 사항(이하 "비급여대상"이라 한다)으로 정할 수 있다.〈개정 2016.2.3.〉

의료급여법 [시행 2019.10.24.] [법률 제16374호, 2019.4.23., 일부개정]

제7조(의료급여의 내용 등) ① 이 법에 따른 수급권자의 질병·부상·출산 등에 대한 의료급여의 내용은 다음 각 호와 같다.

1. 진찰·검사
2. 약제·치료재료의 지급
3. 처치·수술과 그 밖의 치료
4. 예방·재활
5. 입원
6. 간호
7. 이송과 그 밖의 의료목적의 달성을 위한 조치

② 제1항에 따른 의료급여의 방법·절차·범위·한도 등 의료급여의 기준에 관하여는 보건복지부령으로 정하고, 의료수가기준과 그 계산방법 등에 관하여는 보건복지부장관이 정한다.

③ 보건복지부장관은 제2항에 따라 의료급여의 기준을 정할 때에는 업무 또는 일상생활에 지장이 없는 질환 등 보건복지부령으로 정하는 사항은 의료급여의 대상에서 제외할 수 있다.

[전문개정 2013.6.12.]

시행규칙

제42조의2(비급여 진료비용 등의 고지) ① 법 제45조 제1항에 따라 의료기관 개설자는 「국민건강보험법」 제41조 제4항에 따라 요양급여의 대상에서 제외되는 사항 또는 「의료급여법」 제7조 제3항에 따라 의료급여의 대상에서 제외되는 사항(이하 이 조에서 "비급여 대상"이라 한다)의 항목과 그 가격을 적은 책자 등을 접수창구 등 환자 또는 환자의 보호자가 쉽게 볼 수 있는 장소에 갖추어 두어야 한다. 이 경우 비급여 대상의 항목을 묶어 1회 비용으로 정하여 총액을 표기할 수 있다.〈개정 2016.10.6., 2020.9.4.〉

② 법 제45조 제1항에 따라 의료기관 개설자는 비급여 대상 중 보건복지부장관이 정하여 고시하는 비급여 대상을 제공하려는 경우 환자 또는 환자의 보호자에게 진료 전 해당 비급여 대상의 항목과 그 가격을 직접 설명해야 한다. 다만, 수술, 수혈, 전신마취 등이 지체되면 환자의 생명이 위험해지거나 심신상의 중대한 장애를 가져오는 경우에는 그렇지 않다.〈신설 2020.9.4.〉

③ 법 제45조 제2항에 따라 의료기관 개설자는 진료기록부 사본・진단서 등 제증명수수료의 비용을 접수창구 등 환자 및 환자의 보호자가 쉽게 볼 수 있는 장소에 게시하여야 한다.〈개정 2020.9.4.〉

④ 인터넷 홈페이지를 운영하는 의료기관은 제1항 및 제3항의 사항을 제1항 및 제3항의 방법 외에 이용자가 알아보기 쉽도록 인터넷 홈페이지에 따로 표시해야 한다.〈개정 2015.5.29., 2020.9.4.〉

⑤ 제1항부터 제4항까지에서 규정한 사항 외에 비급여 진료비용 등의 고지방법의 세부적인 사항은 보건복지부장관이 정하여 고시한다.〈신설 2015.5.29., 2020.9.4.〉

[본조신설 2010.1.29.]

② 의료기관 개설자는 보건복지부령으로 정하는 바에 따라 의료기관이 환자로부터 징수하는 제증명수수료의 비용을 게시하여야 한다.〈개정 2010.1.18.〉

③ 의료기관 개설자는 제1항 및 제2항에서 고지・게시한 금액을 초과하여 징수할 수 없다.

[전문개정 2009.1.30.]

제45조의2(비급여 진료비용 등의 보고 및 현황조사 등) ① 의료기관의 장은 보건복지부령으로 정하는 바에 따라 비급여 진료비용 및 제45조 제2항에 따른 제증명수수료(이하 이 조에서 "비급여진료비용등"이라 한다)의 항목, 기준, 금액 및 진료내역 등에 관한 사항을 보건복지부장관에게 보고하여야 한다.〈신설 2020.12.29.〉

② 보건복지부장관은 제1항에 따라 보고받은 내용을 바탕으로 모든 의료기관에 대한 비급여진료비용 등의 항목, 기준, 금액 및 진료내역 등에 관한 현황을 조사・분석하여 그 결과를 공개할 수 있다. 다만, 병원급 의료기관에 대하여는 그 결과를 공개하여야 한다.〈개정 2016.12.20., 2020.12.29.〉

시행규칙

제42조의3(비급여 진료비용 등의 보고 및 현황 조사 등) ① 의료기관의 장은 법 제45조의2제1항에 따른 비급여진료비용등(이하 이 조에서 "비급여진료비용등"이라 한다)에 관한 다음 각 호의 구분에 따른 사항을 보건복지부장관에게 반기마다 보고해야 한다. 다만, 의료기관의 행정부담, 보고 내용의 활용 목적 등을 고려하여 보건복지부장관이 정하여 고시하는 바에 따라 의료기관별 또는 항목별로 보고 횟수를 달리 정할 수 있다.〈개정 2021.6.30.〉

1. 법 제45조 제1항에 따른 비급여 진료비용: 「국민건강보험 요양급여의 기준에 관한 규칙」 별표 2에 따라 비급여 대상이 되는 행위・약제 및 치료재료 중 다음 각 목의 사항을 고려하여 보건복지부장관이 정하여 고시하는 사항
   가. 의료기관에서 실시・사용・조제하는 빈도
   나. 의료기관의 징수비용
   다. 환자의 수요
   라. 환자가 「국민건강보험법 시행령」 별표 2 제3호라목에 따른 희귀난치성질환자등이거나 같은 영 제21조제3항에 해당하는 경우, 법 제38조에 따른 특수의료장비를 사용하는 경우 등 구체적인 진료 상황
2. 법 제45조 제2항에 따른 제증명수수료: 의료기관에서 발급하는 진단서・증명서 또는 검안서 등의 제증명서류 중 발급 빈도, 발급 비용 및 환자의 수요 등을 고려하여 보건복지부장관이 정하여 고시하는 상황

② 법 제45조의2제2항에 따라 보건복지부장관이 비급여진료비용등에 대한 현황을 조사・분석하고 그 결과를 공개

하는 의료기관은 보건복지부장관이 정하여 고시하는 의료기관으로 한다.〈개정 2021.6.30.〉
③ 삭제 〈2021.6.30.〉
④ 보건복지부장관은 비급여진료비용등에 대한 심층적 조사·분석을 위하여 필요하다고 인정하는 경우에는 관계 전문기관이나 전문가 등에게 필요한 자료 또는 의견의 제출을 요청할 수 있다.〈개정 2021.6.30.〉
⑤ 보건복지부장관은 법 제45조의2제2항에 따라 비급여진료비용등의 현황에 대한 조사·분석 결과를 공개하는 경우에는 보건복지부장관이 지정하는 정보시스템에 게시하는 방법으로 한다.〈개정 2021.6.30.〉
⑥ 제1항부터 제5항까지의 규정에 따른 비급여진료비용등의 보고와 비급여진료비용등의 현황에 대한 조사·분석 및 공개의 범위, 방법 및 절차 등에 관하여 필요한 세부 사항은 보건복지부장관이 정하여 고시한다.〈개정 2021.6.30.〉
[본조신설 2016.10.6.]
[제목개정 2021.6.30.]

③ 보건복지부장관은 제2항에 따른 비급여진료비용등의 현황에 대한 조사·분석을 위하여 필요하다고 인정하는 경우에는 의료기관의 장에게 관련 자료의 제출을 명할 수 있다. 이 경우 해당 의료기관의 장은 특별한 사유가 없으면 그 명령에 따라야 한다.〈신설 2016.12.20., 2020.12.29.〉
④ 제2항에 따른 현황조사·분석 및 결과 공개의 범위·방법·절차 등에 필요한 사항은 보건복지부령으로 정한다.〈개정 2016.12.20., 2020.12.29.〉
[본조신설 2015.12.29.] [제목개정 2020.12.29.]

제45조의3(제증명수수료의 기준 고시) 보건복지부장관은 제45조의2 제2항에 따른 현황조사·분석의 결과를 고려하여 제증명수수료의 항목 및 금액에 관한 기준을 정하여 고시하여야 한다.〈개정 2020.12.29.〉
[본조신설 2016.12.20.]

제46조(환자의 진료의사 선택 등) ① 환자나 환자의 보호자는 종합병원·병원·치과병원·한방병원·요양병원 또는 정신병원의 특정한 의사·치과의사 또는 한의사를 선택하여 진료를 요청할 수 있다. 이 경우 의료기관의 장은 특별한 사유가 없으면 환자나 환자의 보호자가 요청한 의사·치과의사 또는 한의사가 진료하도록 하여야 한다.〈개정 2008.2.29., 2010.1.18., 2018.3.27., 2020.3.4.〉
② 제1항에 따라 진료의사를 선택하여 진료를 받는 환자나 환자의 보호자는 진료의사의 변경을 요청할 수 있다. 이 경우 의료기관의 장은 정당한 사유가 없으면 이에 응하여야 한다.〈개정 2018.3.27.〉
③ 의료기관의 장은 환자 또는 환자의 보호자에게 진료의사 선택을 위한 정보를 제공하여야 한다.〈개정 2008.2.29., 2010.1.18., 2018.3.27.〉
④ 의료기관의 장은 제1항에 따라 선택진료를 하게 한 경우에도 환자나 환자의 보호자로부터 추가비용을 받을 수 없다.〈개정 2018.3.27.〉
⑤ 삭제 〈2018.3.27.〉
⑥ 삭제 〈2018.3.27.〉

제47조(의료관련감염 예방) ① 보건복지부령으로 정하는 일정 규모 이상의 병원급 의료기관의 장은 의료관련감염 예방을 위하여 감염관리위원회와 감염관리실을 설치·운영하고 보건복지부령으로 정하는 바에 따라 감염관리 업무를 수행하는 전담 인력을 두는 등 필요한 조치를 하여야 한다.〈개정 2008.2.29, 2010.1.18., 2011.8.4., 2020.3.4.〉

시행규칙

제43조(감염관리위원회 및 감염관리실의 설치 등) ① 법 제47조제1항에서 "보건복지부령으로 정하는 일정 규모 이상의 병원급 의료기관"이란 100개 이상의 병상을 갖춘 병원급 의료기관을 말한다.〈개정 2021.6.30.〉
② 법 제47조 제1항에 따른 감염관리위원회(이하 "위원회"라 한다)는 다음 각 호의 업무를 심의한다.〈개정 2009.4.29, 2010.12.30., 2015.12.23., 2016.10.6.,2022.9.14.〉
1. 의료관련감염에 대한 대책, 연간 감염예방계획의 수립 및 시행에 관한 사항

2. 감염관리요원의 선정 및 배치에 관한 사항
3. 감염병환자등의 처리에 관한 사항
4. 병원의 전반적인 위생관리에 관한 사항
5. 의료관련감염 관리에 관한 자체 규정의 제정 및 개정에 관한 사항
6. 삭제 〈2012.8.2.〉
7. 삭제 〈2012.8.2.〉
8. 삭제 〈2012.8.2.〉
9. 그 밖에 의료관련감염 관리에 관한 중요한 사항

③ 법 제47조 제1항에 따른 감염관리실(이하 "감염관리실"이라 한다)은 다음 각 호의 업무를 수행한다.〈신설 2012.8.2.,2022.9.14.〉

1. 의료관련감염의 발생 감시
2. 의료관련감염 관리 실적의 분석 및 평가
3. 직원의 감염관리교육 및 감염과 관련된 직원의 건강관리에 관한 사항
4. 그 밖에 감염 관리에 필요한 사항

[제목개정 2012.8.2.]

제44조(위원회의 구성) ① 위원회는 위원장 1명을 포함한 7명 이상 15명 이하의 위원으로 구성한다.

② 위원장은 해당 의료기관의 장으로 하고, 부위원장은 위원 중에서 위원장이 지명한다.〈개정 2012.8.2.〉

③ 위원은 다음 각 호의 어느 하나에 해당하는 사람과 해당 의료기관의 장이 위촉하는 외부 전문가로 한다.〈개정 2012.8.2.〉

1. 감염관리실장
2. 진료부서의 장
3. 간호부서의 장
4. 진단검사부서의 장
5. 감염 관련 의사 및 해당 의료기관의 장이 필요하다고 인정하는 사람

④ 제3항 각 호에 해당하는 자는 당연직 위원으로 하되 그 임기는 해당 부서의 재직기간으로 하고, 위촉하는 위원의 임기는 2년으로 한다.

제45조(위원회의 운영) ① 위원회는 정기회의와 임시회의로 운영한다.

② 정기회의는 연 2회 개최하고, 임시회의는 위원장이 필요하다고 인정하는 때 또는 위원 과반수가 소집을 요구할 때에 개최할 수 있다.

③ 회의는 재적위원 과반수의 출석과 출석위원 과반수의 찬성으로 의결한다.

④ 위원장은 위원회를 대표하며 업무를 총괄한다.

⑤ 위원회는 회의록을 작성하여 참석자의 확인을 받은 후 비치하여야 한다.

⑥ 그 밖에 위원회의 운영에 필요한 사항은 위원장이 정한다.

제46조(감염관리실의 운영 등) ① 법 제47조 제1항에 따라 감염관리실에서 감염관리 업무를 수행하는 사람의 인력기준 및 배치기준은 별표 8의2와 같다.〈개정 2016.10.6.〉

② 제1항에 따라 감염관리실(종합병원, 150개 이상의 병상을 갖춘 병원, 치과병원 또는 한방병원만 해당한다)에 두는 인력 중 1명 이상은 감염관리실에서 전담 근무해야 한다.〈개정 2021.6.30.,2022.9.14.〉

③ 제1항에 따라 감염관리실에서 근무하는 사람은 별표 8의3에서 정한 교육기준에 따라 교육을 받아야 한다.〈개정 2016.10.6.〉 [전문개정 2012.8.2.]

② 의료기관의 장은 「감염병의 예방 및 관리에 관한 법률」 제2조 제1호에 따른 감염병의 예방을 위하여 해당 의료기관에 소속된 의료인, 의료기관 종사자 및 「보건의료인력지원법」 제2조 제3호의 보건의료인력을 양성하는 학교 및 기관의 학생으로서 해당 의료기관에서 실습하는 자에게 보건복지부령으로 정하는 바에 따라 정기적으로 교육을 실시하여야 한다.〈신설 2019.4.23., 2020.12.29.〉

시행규칙

제46조의2(감염병 예방을 위한 정보 제공 등) ① 의료기관의 장은 법 제47조 제2항에 따라 「감염병의 예방 및 관리에 관한 법률」 제2조 제1호에 따른 감염병(이하 이 조에서 "감염병"이라 한다) 예방을 위하여 다음 각 호의 사항에 관한 교육을 실시해야 한다.〈개정 2019.10.24., 2020.9.11.〉

1. 감염병의 감염 원인, 감염 경로 및 감염 증상 등 감염병의 내용 및 성격에 관한 사항
2. 감염병에 대한 대응조치, 진료방법 및 예방방법 등 감염병의 예방 및 진료에 관한 사항
3. 감염병 환자의 관리, 감염 물건의 처리, 감염 장소의 소독 및 감염병 보호장비 사용 등 감염병의 관리에 관한 사항
4. 「감염병의 예방 및 관리에 관한 법률」에 따른 의료기관, 보건의료인 또는 의료기관 종사자의 보고·신고 및 협조 등에 관한 사항
5. 그 밖에 감염병 예방 및 관리 등을 위하여 질병관리청장이 특히 필요하다고 인정하는 사항

② 의료기관의 장은 법 제47조 제3항에 따라 감염병이 유행하는 경우 해당 의료기관 내에서 업무를 수행하는 사람에게 제1항의 교육을 2회 이상 실시해야 한다.〈개정 2019.10.24.〉

③ 의료기관의 장은 법 제47조 제3항에 따라 감염병의 확산 및 방지에 필요한 정보를 다음 각 호의 방법으로 제공해야 한다.〈개정 2019.10.24., 2020.9.11.〉

1. 의료기관의 인터넷 홈페이지 게시
2. 매뉴얼·게시물 또는 안내문 등의 작성·비치
3. 그 밖에 질병관리청장이 신속하고 정확한 정보 제공을 위하여 적합하다고 인정하여 고시하는 방법

④ 의료기관의 장은 법 제47조 제2항 및 제3항에 따라 교육 및 정보 제공을 위하여 필요하다고 인정하는 경우에는 질병관리청 또는 관할 보건소에 필요한 협조를 요청할 수 있다.〈개정 2019.10.24., 2020.9.11.〉

⑤ 제1항부터 제4항까지의 규정에 따른 감염병 예방 정보 교육 및 정보 제공의 내용·방법 및 절차 등에 필요한 세부 사항은 질병관리청장이 정하여 고시한다.〈개정 2019.10.24., 2020.9.11.〉

[본조신설 2016.10.6.]

③ 의료기관의 장은 「감염병의 예방 및 관리에 관한 법률」 제2조 제1호에 따른 감염병이 유행하는 경우 환자, 환자의 보호자, 의료인, 의료기관 종사자 및 「경비업법」 제2조 제3호에 따른 경비원 등 해당 의료기관 내에서 업무를 수행하는 사람에게 감염병의 확산 방지를 위하여 필요한 정보를 제공하여야 한다.〈신설 2015.12.29, 2019.4.23.〉

④ 질병관리청장은 의료관련감염의 발생·원인 등에 대한 의과학적인 감시를 위하여 의료관련감염 감시 시스템을 구축·운영할 수 있다.〈신설 2020.3.4., 2020.8.11.〉

⑤ 의료기관은 제4항에 따른 시스템을 통하여 매월 의료관련감염 발생 사실을 등록할 수 있다.〈신설 2020.3.4.〉

시행규칙

제46조의3(의료관련감염 감시 시스템의 등록 절차·방법) ① 법 제47조 제5항에 따라 의료기관이 같은 조 제4항에 따른 의료관련감염 감시 시스템(이하 "의료관련감염 감시 시스템"이라 한다)을 통하여 등록할 수 있는 의료관련감염의 종류는 다음 각 호와 같다.

1. 중환자실에서 발생한 감염
2. 수술한 부위의 감염
3. 그 밖에 질병관리청장이 정하여 고시하는 감염

② 제1항에서 규정한 사항 외에 의료관련감염 감시 시스템의 등록 절차·방법 등에 관한 세부적인 사항은 질병관리청장이 정하여 고시한다.

[본조신설 2020.9.4.]

⑥ 질병관리청장은 제4항에 따른 시스템의 구축·운영 업무를 대통령령으로 정하는 바에 따라 관계 전문기관에 위탁할 수 있다.〈신설 2020.3.4., 2020.8.11.〉

시행령

제18조(의료관련감염 감시 시스템 구축 · 운영 업무의 위탁) ① 질병관리청장은 법 제47조 제6항에 따라 같은 조 제4항에 따른 의료관련감염 감시 시스템(이하 "의료관련감염 감시 시스템"이라 한다)의 구축 · 운영 업무를 다음 각 호의 어느 하나에 해당하는 기관에 위탁할 수 있다. 〈개정 2020.9.11.〉

1. 「정부출연연구기관 등의 설립 · 운영 및 육성에 관한 법률」에 따른 정부출연연구기관
2. 「고등교육법」 제2조에 따른 학교
3. 의료관련감염의 예방 · 관리 업무를 수행하는 「민법」 제32조 또는 다른 법률에 따라 설립된 비영리법인
4. 그 밖에 의료관련감염의 예방 · 관리 업무에 전문성이 있다고 질병관리청장이 인정하는 기관

② 질병관리청장은 법 제47조 제6항에 따라 의료관련감염 감시 시스템의 구축 · 운영 업무를 위탁하려는 경우 그 위탁 기준 · 절차 및 방법 등에 관한 사항을 미리 공고해야 한다. 〈개정 2020.9.11.〉

③ 질병관리청장은 법 제47조 제6항에 따라 의료관련감염 감시 시스템의 구축 · 운영 업무를 위탁한 경우 그 위탁 내용 및 수탁자 등에 관한 사항을 관보에 고시하고, 질병관리청의 인터넷 홈페이지에 게시해야 한다. 〈개정 2020.9.11.〉

④ 제2항 및 제3항에 따른 위탁 기준 등의 공고 및 위탁 내용 등의 고시 등에 필요한 세부사항은 질병관리청장이 정하여 고시한다. 〈개정 2020.9.11.〉

[본조신설 2020.9.4.]

⑦ 질병관리청장은 제6항에 따라 업무를 위탁한 전문기관에 대하여 그 업무에 관한 보고 또는 자료의 제출을 명할 수 있다. 〈신설 2020.3.4., 2020.8.11.〉

⑧ 의료관련감염이 발생한 사실을 알게 된 의료기관의 장, 의료인, 의료기관 종사자 또는 환자 등은 보건복지부령으로 정하는 바에 따라 질병관리청장에게 그 사실을 보고(이하 이 조에서 "자율보고"라 한다)할 수 있다. 이 경우 질병관리청장은 자율보고한 사람의 의사에 반하여 그 신분을 공개하여서는 아니 된다. 〈신설 2020.3.4., 2020.8.11.〉

시행규칙

제46조의4(의료관련감염 자율보고의 절차 등) ① 법 제47조 제8항에 따른 자율보고(이하 "자율보고"라 한다)를 하려는 사람은 다음 각 호의 구분에 따른 보고서를 질병관리청장에게 제출해야 한다.

1. 의료기관의 장, 의료인 또는 의료기관 종사자: 별지 제21호서식의 의료관련감염 발생 보고서
2. 환자 또는 환자의 보호자: 별지 제21호의2서식의 의료관련감염 발생 보고서

② 법 제47조 제10항에서 "보건복지부령으로 정하는 검증"이란 의료관련감염의 사실관계에 대한 확인을 말한다.

③ 제1항 및 제2항에서 규정한 사항 외에 자율보고의 접수 · 분석 등에 필요한 세부적인 사항은 질병관리청장이 정하여 고시한다.

[본조신설 2020.9.4.]

⑨ 자율보고한 사람이 해당 의료관련감염과 관련하여 관계 법령을 위반한 사실이 있는 경우에는 그에 따른 행정처분을 감경하거나 면제할 수 있다. 〈신설 2020.3.4.〉

⑩ 자율보고가 된 의료관련감염에 관한 정보는 보건복지부령으로 정하는 검증을 한 후에는 개인식별이 가능한 부분을 삭제하여야 한다. 〈신설 2020.3.4.〉

⑪ 자율보고의 접수 및 분석 등의 업무에 종사하거나 종사하였던 사람은 직무상 알게 된 비밀을 다른 사람에게 누설하거나 직무 외의 목적으로 사용하여서는 아니 된다. 〈신설 2020.3.4.〉

⑫ 의료기관의 장은 해당 의료기관에 속한 자율보고를 한 보고자에게 그 보고를 이유로 해고 또는 전보나 그 밖에 신분 또는 처우와 관련하여 불리한 조치를 할 수 없다. 〈신설 2020.3.4.〉

⑬ 질병관리청장은 제4항 또는 제8항에 따라 수집한 의료관련감염 관련 정보를 감염 예방 · 관리에 필요한 조치, 계획 수립, 조사 · 연구, 교육 등에 활용할 수 있다. 〈신설 2020.3.4., 2020.8.11.〉

⑭ 제1항에 따른 감염관리위원회의 구성과 운영, 감염관리실 운영, 제2항에 따른 교육, 제3항에 따른 정보 제공, 제5항에 따라 등록하는 의료관련감염의 종류와 그 등록의 절차 · 방법 등에 필요한 사항은 보건복지부령으로 정

한다. 〈개정 2020.3.4.〉

[제목개정 2020.3.4.]

제47조의2(입원환자의 전원) 의료기관의 장은 천재지변, 감염병 의심 상황, 집단 사망사고의 발생 등 입원환자를 긴급히 전원(轉院)시키지 않으면 입원환자의 생명·건강에 중대한 위험이 발생할 수 있음에도 환자나 보호자의 동의를 받을 수 없는 등 보건복지부령으로 정하는 불가피한 사유가 있는 경우에는 보건복지부령으로 정하는 바에 따라 시장·군수·구청장의 승인을 받아 입원환자를 다른 의료기관으로 전원시킬 수 있다.

[본조신설 2019.1.15.]

시행규칙

제47조(입원환자의 전원) ① 법 제47조의2에서 "환자나 보호자의 동의를 받을 수 없는 등 보건복지부령으로 정하는 불가피한 사유"란 환자가 의사표시를 할 수 없는 상태에 있거나 보호자와 연락이 되지 않아 환자나 보호자의 동의를 받을 수 없는 경우를 말한다.

② 의료기관의 장은 법 제47조의2에 따라 환자를 다른 의료기관으로 전원(轉院)시키려면 시장·군수·구청장에게 다음 각 호의 사항을 알리고 승인을 요청해야 한다.

1. 환자가 현재 입원 중인 의료기관과 전원시키려는 의료기관의 명칭·주소·전화번호
2. 환자 또는 보호자의 성명·주민등록번호·주소·전화번호
3. 전원일자
4. 전원사유

③ 제2항에 따라 승인을 요청받은 시장·군수·구청장은 지체 없이 승인 여부를 의료기관의 장에게 통보해야 한다.

④ 제3항에 따라 통보를 받은 의료기관의 장은 환자를 전원시키고 구두, 유선 또는 서면 등으로 제2항 각 호의 사항을 환자의 보호자에게 지체 없이 알려야 한다.

[본조신설 2019.7.16.]

제2절 의료법인

제48조(설립 허가 등) ① 제33조 제2항에 따른 의료법인을 설립하려는 자는 대통령령으로 정하는 바에 따라 정관과 그 밖의 서류를 갖추어 그 법인의 주된 사무소의 소재지를 관할하는 시·도지사의 허가를 받아야 한다.

② 의료법인은 그 법인이 개설하는 의료기관에 필요한 시설이나 시설을 갖추는 데에 필요한 자금을 보유하여야 한다.

③ 의료법인이 재산을 처분하거나 정관을 변경하려면 시·도지사의 허가를 받아야 한다.

④ 이 법에 따른 의료법인이 아니면 의료법인이나 이와 비슷한 명칭을 사용할 수 없다.

시행령

제19조(의료법인의 설립허가신청) 법 제48조 제1항에 따라 의료법인을 설립하려는 자는 보건복지부령으로 정하는 의료법인설립허가신청서 및 관계 서류를 그 법인의 주된 사무소의 소재지를 관할하는 특별시장·광역시장·특별자치시장·도지사 또는 특별자치도지사(이하 "시·도지사"라 한다)에게 제출해야 한다. 〈개정 2008.2.29., 2010.3.15., 2018.9.28., 2020.9.4.〉

제21조(재산 처분 또는 정관 변경의 허가신청) 법 제48조 제3항에 따라 의료법인이 재산 처분이나 정관 변경에 대한 허가를 받으려면 보건복지부령으로 정하는 허가신청서 및 관계 서류를 그 법인의 주된 사무소의 소재지를 관할하는 시·도지사에게 제출하여야 한다. 다만, 법률 제4732호 의료법중개정법률 부칙 제11조에 해당하는 국가로부터 공공차관을 지원받은 의료법인의 경우에는 이를 시·도지사를 거쳐 보건복지부장관에게 제출하여야 한다. 〈개정 2008.2.29., 2010.3.15., 2018.9.28.〉

시행규칙

제48조(설립허가신청서의 첨부서류) 영 제19조에서 "보건복지부령으로 정하는 의료법인설립허가신청서 및 관계 서류"란 별지 제29호서식의 의료법인 설립허가신청서 및 다음 각 호의 서류를 말한다. 이 경우 시·도지사는 「전자정부법」 제36조 제1항에 따른 행정정보의 공동이용을 통하여 건물 등기사항증명서와 토지 등기사항증명서를 확인하여야 한다.〈개정 2009.4.29., 2010.9.1., 2018.9.27., 2019.10.24.〉

1. 의료법인을 설립하려는 자(이하 "설립발기인"이라 한다)의 성명·주소·약력(설립발기인이 법인 또는 조합인 경우에는 그 명칭·소재지, 대표자의 성명·주소와 정관 또는 조합 규약 및 최근의 사업활동)을 적은 서류
2. 설립취지서
3. 정관
4. 재산의 종류·수량·금액 및 권리관계를 적은 재산목록(기본재산과 보통재산으로 구분하여 기재) 및 기부신청서(기부자의 재산을 확인할 수 있는 서류를 첨부하되, 시·도지사가 「전자정부법」 제36조 제1항에 따른 행정정보의 공동이용을 통하여 첨부서류에 대한 정보를 확인할 수 있는 경우에는 그 확인으로 이를 갈음한다)
5. 부동산·예금·유가증권 등 주된 재산에 관한 등기소·금융기관 등의 증명서
6. 사업 시작 예정 연월일과 해당 사업연도 분(分)의 사업계획서 및 수지예산서
7. 임원 취임 예정자의 이력서(가로 3.5센티미터, 세로 4.5센티미터의 사진을 첨부한다)·취임승낙서 및 「가족관계의 등록 등에 관한 법률」 제15조 제1항 제2호에 따른 기본증명서
8. 설립 발기인이 둘 이상인 경우 그 대표자가 신청하는 경우에는 나머지 설립 발기인의 위임장

제49조(신청 서류의 보정 등) ① 시·도지사는 별지 제29호서식의 의료법인 설립허가신청서에 첨부된 서류를 심사하면서 필요하다고 인정될 때에는 신청인에게 기간을 정하여 필요한 자료를 제출하게 하거나 설명을 요구할 수 있다.〈개정 2018.9.27.〉

② 시·도지사는 법 제48조 제1항에 따른 의료법인 설립허가를 한 때에는 별지 제30호서식의 의료법인 설립허가증을 발급하여야 한다.〈신설 2018.9.27.〉

[제목개정 2018.9.27.]

제50조(설립등기 등의 보고) 의료법인은 「민법」 제49조부터 제52조까지의 규정에 따라 법인 설립 등기 등의 등기를 한 때에는 각 등기를 한 날부터 7일 이내에 해당 등기보고서를 시·도지사에게 제출하여야 한다. 이 경우 시·도지사는 「전자정부법」 제36조 제1항에 따른 행정정보의 공동이용을 통하여 법인 등기사항증명서를 확인하여야 한다.〈개정 2009.4.29., 2010.9.1.〉

제51조(정관변경허가신청) 영 제21조에서 "보건복지부령으로 정하는 허가신청서 및 관계 서류"란 별지 제31호서식의 의료법인 정관변경 허가신청서 및 다음 각 호의 서류를 말한다.〈개정 2018.9.27.〉

1. 정관 변경 이유서
2. 정관개정안(신·구 정관의 조문대비표를 첨부하여야 한다.)
3. 정관 변경에 관한 이사회의 회의록
4. 정관 변경에 따라 사업계획 및 수지예산에 변동이 있는 경우에는 그 변동된 사업계획서 및 수지예산서(신·구 대비표를 첨부하여야 한다)

제52조(임원 선임의 보고 등) ① 의료법인은 임원을 선임(選任)한 경우에는 선임한 날부터 7일 이내에 임원선임보고서(전자문서로 된 보고서를 포함한다)에 선임된 자에 관한 다음 각 호의 서류(전자문서를 포함한다)를 첨부하여 시·도지사에게 제출하여야 한다. 다만, 재임(再任)된 경우에는 제1호와 제3호의 서류만을 첨부하여 제출할 수 있다.〈개정 2008.9.5., 2009.4.29., 2018.9.27.〉

1. 임원 선임을 의결한 이사회의 회의록
2. 이력서(가로 3.5센티미터, 세로 4.5센티미터의 사진을 첨부한다)
3. 취임승낙서

② 삭제 〈2008.9.5.〉

제53조(재산의 증가 보고) 의료법인은 매수(買受)·기부수령이나 그 밖의 방법으로 재산을 취득한 경우에는 재산을 취득한 날부터 7일 이내에 그 법인의 재산에 편입시키고 재산증가보고서에 다음 각 호의 서류를 첨부하여 시·도지사에게 제출하여야 한다. 이 경우 시·도지사는 「전자정부법」 제36조 제1항에 따른 행정정보의 공동이용을 통하여 건물 등기사항증명서와 토지 등기사항증명서를 확인(부동산 재산 증가의 경우에만 해당한다)하여야 한다.〈개정 2009.

4.29., 2010.9.1., 2018.9.27., 2019.9.27.〉
1. 취득사유서
2. 취득한 재산의 종류・수량 및 금액을 적은 서류
3. 재산 취득을 확인할 수 있는 서류(건물 등기사항증명서와 토지 등기사항증명서로 확인할 수 있는 경우에는 그 확인으로 첨부서류를 갈음한다) 또는 금융기관의 증명서

제54조(기본재산의 처분허가신청) ① 영 제21조에 따라 의료법인이 기본재산을 매도・증여・임대 또는 교환하거나 담보로 제공(이하 "처분"이라 한다)하려는 경우에는 별지 제32호서식의 기본재산 처분허가신청서에 다음 각 호의 서류를 첨부하여 처분 1개월 전에 보건복지부장관 또는 시・도지사에게 제출하여야 한다. 이 경우 보건복지부장관 또는 시・도지사는 「전자정부법」 제36조 제1항에 따른 행정정보의 공동이용을 통하여 건물 등기사항증명서와 토지 등기사항증명서를 확인하여야 한다.〈개정 2018.9.27.〉
② 제1항에도 불구하고 의료법인이 기본재산을 담보로 제공하려는 경우에는 제1항 각 호의 서류 외에 다음 각 호의 서류를 추가로 첨부하여 보건복지부장관 또는 시・도지사에게 제출하여야 한다.〈신설 2018.9.27.〉
1. 상환방법 및 상환계획
2. 피담보채권액 및 담보권자
3. 법인 부채현황 및 부채잔액증명원
③ 보건복지부장관 또는 시・도지사는 제1항의 신청에 따라 허가를 할 때에는 필요한 조건을 붙일 수 있다.〈개정 2018. 9.27.〉

제55조(서류 및 장부의 비치) ① 의료법인은 「민법」 제55조에 규정된 것 외에 다음 각 호의 서류와 장부를 갖추어 두어야 한다.
1. 정관
2. 임직원의 명부와 이력서
3. 이사회 회의록
4. 재산대장 및 부채대장
5. 보조금을 받은 경우에는 보조금관리대장
6. 수입・지출에 관한 장부 및 증명서류
7. 업무일지
8. 주무관청 및 관계 기관과 주고받은 서류
② 재산목록과 제1항 제1호부터 제5호까지의 서류는 영구 보존하고, 제6호의 서류는 10년 보존하며, 그 밖의 서류는 3년 이상 보존하여야 한다.

제56조(법인사무의 검사・감독) ① 시・도지사는 의료법인을 감독하는 데에 필요하다고 인정될 때에는 의료법인에 관계되는 서류, 장부, 참고자료를 제출할 것을 명하거나, 소속 공무원에게 의료법인의 사무 및 재산 상황을 검사하게 할 수 있다.
② 제1항에 따라 의료법인의 사무 및 재산 상황을 검사하는 공무원은 그 권한을 증명하는 증표를 지니고 관계인에게 제시하여야 한다.

제48조의2(임원) ① 의료법인에는 5명 이상 15명 이하의 이사와 2명의 감사를 두되, 보건복지부장관의 승인을 받아 그 수를 증감할 수 있다.
② 이사와 감사의 임기는 정관으로 정하되, 이사는 4년, 감사는 2년을 초과할 수 없다. 다만, 이사와 감사는 각각 연임할 수 있다.
③ 이사회의 구성에 있어서 각 이사 상호 간에 「민법」 제777조에 규정된 친족관계에 있는 사람이 그 정수의 4분의 1을 초과해서는 아니 된다.
④ 다음 각 호의 어느 하나에 해당하는 사람은 의료법인의 임원이 될 수 없다.
1. 미성년자
2. 피성년후견인 또는 피한정후견인
3. 파산선고를 받은 사람으로서 복권되지 아니한 사람

8. 의료인, 의료기관, 의료서비스 및 의료 관련 각종 사항에 대하여 객관적인 사실을 과장하는 내용으로 광고하는 것
9. 법적 근거가 없는 자격이나 명칭을 표방하는 내용을 광고하는 것
10. 특정 의료기관·의료인의 기능 또는 진료 방법에 관한 기사나 전문가의 의견을 「신문 등의 진흥에 관한 법률」 제2조에 따른 신문·인터넷신문 또는 「잡지 등 정기간행물의 진흥에 관한 법률」에 따른 정기간행물이나 「방송법」 제2조 제1호에 따른 방송에 싣거나 방송하면서 특정 의료기관·의료인의 연락처나 약도 등의 정보도 함께 싣거나 방송하여 광고하는 것
11. 법 제57조 제1항에 따라 심의 대상이 되는 의료광고를 심의를 받지 아니하고 광고하거나 심의 받은 내용과 다르게 광고하는 것
12. 외국인환자를 유치할 목적으로 법 제27조 제3항에 따른 행위를 하기 위하여 국내광고 하는 것
13. 법 제45조에 따른 비급여 진료비용의 할인·면제 금액, 대상, 기간이나 범위 또는 할인·면제 이전의 비급여 진료비용에 대하여 허위 또는 불명확한 내용이나 정보 등을 게재하여 광고하는 것
14. 각종 상장·감사장 등을 이용하여 광고하는 것 또는 인증·보증·추천을 받았다는 내용을 사용하거나 이와 유사한 내용을 표현하여 광고하는 것. 다만, 법 제56조 제2항 제14호 각 목의 어느 하나에 해당하는 경우는 제외한다.

② 법 제56조 제2항 제14호 라목에서 "세계보건기구와 협력을 맺은 국제평가기구로부터 받은 인증을 표시한 광고 등 대통령령으로 정하는 광고"란 다음 각 호의 어느 하나에 해당하는 광고를 말한다.〈신설 2018.9.28.〉
1. 세계보건기구와 협력을 맺은 국제평가기구로부터 받은 인증을 표시한 광고
2. 국제의료질관리학회(The International Society for Quality in Health Care)로부터 인증을 받은 각국의 인증기구의 인증을 표시한 광고

③ 보건복지부장관은 의료인등 자신이 운영하는 인터넷 홈페이지에 의료광고를 하는 경우에 제1항에 따라 금지되는 의료광고의 세부적인 기준을 정하여 고시할 수 있다.〈개정 2008.2.29., 2010.3.15., 2018.9.28.〉

제57조(의료광고의 심의) ① 의료인등이 다음 각 호의 어느 하나에 해당하는 매체를 이용하여 의료광고를 하려는 경우 미리 의료광고가 제56조 제1항부터 제3항까지의 규정에 위반되는지 여부에 관하여 제2항에 따른 기관 또는 단체의 심의를 받아야 한다.〈개정 2008.2.29., 2010.1.18., 2011.8.4., 2016.1.6., 2018.3.27.〉
1. 「신문 등의 진흥에 관한 법률」 제2조에 따른 신문·인터넷신문 또는 「잡지 등 정기간행물의 진흥에 관한 법률」 제2조에 따른 정기간행물
2. 「옥외광고물 등의 관리와 옥외광고산업 진흥에 관한 법률」 제2조 제1호에 따른 옥외광고물 중 현수막(懸垂幕), 벽보, 전단(傳單) 및 교통시설·교통수단에 표시(교통수단 내부에 표시되거나 영상·음성·음향 및 이들의 조합으로 이루어지는 광고를 포함한다)되는 것
3. 전광판
4. 대통령령으로 정하는 인터넷 매체[이동통신단말장치에서 사용되는 애플리케이션(Application)을 포함한다]
5. 그 밖에 매체의 성질, 영향력 등을 고려하여 대통령령으로 정하는 광고매체

② 다음 각 호의 기관 또는 단체는 대통령령으로 정하는 바에 따라 자율심의를 위한 조직 등을 갖추어 보건복지부장관에게 신고한 후 의료광고 심의 업무를 수행할 수 있다.〈개정 2018.3.27.〉
1. 제28조 제1항에 따른 의사회·치과의사회·한의사회
2. 「소비자기본법」 제29조에 따라 등록한 소비자단체로서 대통령령으로 정하는 기준을 충족하는 단체

③ 의료인등은 제1항에도 불구하고 다음 각 호의 사항으로만 구성된 의료광고에 대해서는 제2항에 따라 보건복지부장관에게 신고한 기관 또는 단체(이하 "자율심의기구"라 한다)의 심의를 받지 아니할 수 있다.〈개정 2018.3.27.〉
1. 의료기관의 명칭·소재지·전화번호
2. 의료기관이 설치·운영하는 진료과목(제43조 제5항에 따른 진료과목을 말한다)
3. 의료기관에 소속된 의료인의 성명·성별 및 면허의 종류
4. 그 밖에 대통령령으로 정하는 사항

④ 자율심의기구는 제1항에 따른 심의를 할 때 적용하는 심의 기준을 상호 협의하여 마련하여야 한다.〈개정 2018.3.27.〉

⑤ 의료광고 심의를 받으려는 자는 자율심의기구가 정하는 수수료를 내야 한다.〈신설 2018.3.27.〉

⑥ 제2항 제1호에 따른 자율심의기구가 수행하는 의료광고 심의 업무 및 이와 관련된 업무의 수행에 관하여는 제29조 제3항, 제30조 제1항, 제32조, 제83조 제1항 및 「민법」 제37조를 적용하지 아니하며, 제2항 제2호에 따른 자율심의기구가 수행하는 의료광고 심의 업무 및 이와 관련된 업무의 수행에 관하여는 「민법」 제37조를 적용하지 아니한다.〈신설 2018.3.27.〉

⑦ 자율심의기구는 의료광고 제도 및 법령의 개선에 관하여 보건복지부장관에게 의견을 제시할 수 있다.〈신설 2018.3.27.〉

⑧ 제1항에 따른 심의의 유효기간은 심의를 신청하여 승인을 받은 날부터 3년으로 한다.〈신설 2018.3.27.〉

⑨ 의료인등이 제8항에 따른 유효기간의 만료 후 계속하여 의료광고를 하려는 경우에는 유효기간 만료 6개월 전에 자율심의기구에 의료광고 심의를 신청하여야 한다.〈신설 2018.3.27.〉

⑩ 제1항부터 제9항까지의 규정에서 정한 것 외에 자율심의기구의 구성·운영 및 심의에 필요한 사항은 자율심의기구가 정한다.〈신설 2018.3.27.〉

⑪ 자율심의기구는 제1항 및 제4항에 따른 심의 관련 업무를 수행할 때에는 제56조 제1항부터 제3항까지의 규정에 따라 공정하고 투명하게 하여야 한다.〈신설 2018.3.27.〉

[제목개정 2018.3.27.]

[2018.3.27. 법률 제15540호에 의하여 2005.12.23. 헌법재판소에서 위헌 결정된 이 조를 개정함]

시행령

제24조(의료광고의 심의) ① 법 제57조 제1항 제4호에서 "대통령령으로 정하는 인터넷 매체"란 다음 각 호의 매체를 말한다.〈개정 2012.4.27〉

1. 「신문 등의 진흥에 관한 법률」 제2조 제5호에 따른 인터넷뉴스서비스
2. 「방송법」 제2조 제3호에 따른 방송사업자가 운영하는 인터넷 홈페이지
3. 「방송법」 제2조 제3호에 따른 방송사업자의 방송프로그램을 주된 서비스로 하여 '방송', 'TV' 또는 '라디오' 등의 명칭을 사용하면서 인터넷을 통하여 제공하는 인터넷 매체
4. 「정보통신망 이용촉진 및 정보보호 등에 관한 법률」 제2조 제1항 제3호에 따른 정보통신서비스 제공자 중 전년도 말 기준 직전 3개월 간 일일 평균 이용자 수가 10만명 이상인 자가 운영하는 인터넷 매체

② 법 제57조 제1항 제5호에서 "대통령령으로 정하는 광고매체"란 전년도 말 기준 직전 3개월 간 일일 평균 이용자 수가 10만명 이상인 사회 관계망 서비스(Social Network Service)를 제공하는 광고매체를 말한다.〈개정 2018.9.28.〉

③ 법 제57조 제2항 각 호에 따른 기관 또는 단체는 자율심의를 위하여 다음 각 호의 조직 등을 모두 갖추어야 한다.〈개정 2018.9.28.〉

1. 법 제57조 및 제57조의3에 따른 의료광고의 심의 및 모니터링에 관한 업무를 처리할 수 있는 1개 이상의 전담부서와 3명 이상의 상근인력(의료 또는 광고 관련 학식과 경험이 풍부한 사람이 포함되어야 한다)
2. 법 제57조 및 제57조의3에 따른 의료광고의 심의 및 모니터링에 관한 업무를 처리할 수 있는 전산장비와 사무실

④ 법 제57조 제2항 제2호에서 "대통령령으로 정하는 기준을 충족하는 단체"란 다음 각 호의 기준을 모두 갖춘 소비자단체를 말한다.〈신설 2018.9.28.〉

1. 「소비자기본법」 제29조에 따라 공정거래위원회에 등록할 것
2. 단체의 설립 목적 및 업무범위에 의료 또는 광고 관련 내용을 포함할 것

⑤ 법 제57조 제2항에 따라 신고하려는 기관 또는 단체는 보건복지부령으로 정하는 신고서 및 관계 서류를 보건복지부장관에게 제출하여야 한다.〈신설 2018.9.28.〉

⑥ 보건복지부장관은 제5항에 따라 제출받은 신고 현황을 보건복지부 인터넷 홈페이지에 공개하여야 한다.〈신설 2018.9.28.〉

⑦ 법 제57조 제3항 제4호에서 "대통령령으로 정하는 사항"이란 다음 각 호의 사항을 말한다.〈신설 2018.9.28.〉

1. 의료기관 개설자 및 개설연도
2. 의료기관의 인터넷 홈페이지 주소
3. 의료기관의 진료일 및 진료시간
4. 의료기관이 법 제3조의5 제1항에 따라 전문병원으로 지정받은 사실
5. 의료기관이 법 제58조 제1항에 따라 의료기관 인증을 받은 사실
6. 의료기관 개설자 또는 소속 의료인이 법 제77조 제1항에 따라 전문의 자격을 인정받은 사실 및 그 전문과목

[제목개정 2018.9.28.]

제25조 삭제 〈2018.9.28.〉

제26조 삭제 〈2018.9.28.〉

제27조 삭제 〈2018.9.28.〉

제27조의2 삭제 〈2018.9.28.〉

제28조의2 삭제 〈2018.9.28.〉

제57조의2(의료광고에 관한 심의위원회) ① 자율심의기구는 의료광고를 심의하기 위하여 제2항 각 호의 구분에 따른 심의위원회(이하 이 조에서 "심의위원회"라 한다)를 설치·운영하여야 한다.

② 심의위원회의 종류와 심의 대상은 다음 각 호와 같다.〈개정 2020.3.4.〉

1. 의료광고심의위원회: 의사, 의원, 의원의 개설자, 병원, 병원의 개설자, 요양병원(한의사가 개설한 경우는 제외한다), 요양병원의 개설자, 정신병원, 정신병원의 개설자, 종합병원(치과는 제외한다. 이하 이 호에서 같다), 종합병원의 개설자, 조산사, 조산원, 조산원의 개설자가 하는 의료광고의 심의
2. 치과의료광고심의위원회: 치과의사, 치과의원, 치과의원의 개설자, 치과병원, 치과병원의 개설자, 종합병원(치과만 해당한다. 이하 이 호에서 같다), 종합병원의 개설자가 하는 의료광고의 심의
3. 한방의료광고심의위원회: 한의사, 한의원, 한의원의 개설자, 한방병원, 한방병원의 개설자, 요양병원(한의사가 개설한 경우만 해당한다. 이하 이 호에서 같다), 요양병원의 개설자가 하는 의료광고의 심의

시행규칙

제61조의2(자율심의기구 신고) ① 법 제57조 제2항 제1호에 따른 의사회·치과의사회·한의사회가 법 제57조 제2항 및 영 제24조 제5항에 따라 신고하려는 경우에는 별지 제23호의2서식의 의료광고 자율심의기구 신고서에 다음 각 호의 서류를 첨부하여 보건복지부장관에게 제출하여야 한다.

1. 영 제24조 제3항 제1호에 따른 전담부서와 상근인력 현황
2. 영 제24조 제3항 제2호에 따른 전산장비와 사무실 현황

② 법 제57조 제2항 제2호의 단체가 법 제57조 제2항 및 영 제24조 제5항에 따라 신고하려는 경우에는 별지 제23호의2서식의 의료광고 자율심의기구 신고서에 다음 각 호의 서류를 첨부하여 보건복지부장관에게 제출하여야 한다.

1. 제1항 각 호의 서류
2. 「소비자기본법」 제29조에 따라 공정거래위원회에 등록한 소비자단체의 등록증 사본
3. 소비자단체의 정관 사본

[본조신설 2018.9.27.]

③ 제57조 제2항 제1호에 따른 자율심의기구 중 의사회는 제2항 제1호에 따른 심의위원회만, 치과의사회는 같은 항 제2호에 따른 심의위원회만, 한의사회는 같은 항 제3호에 따른 심의위원회만 설치·운영하고, 제57조 제2항 제2호에 따른 자율심의기구는 제2항 각 호의 어느 하나에 해당하는 심의위원회만 설치·운영할 수 있다.

④ 심의위원회는 위원장 1명과 부위원장 1명을 포함하여 15명 이상 25명 이하의 위원으로 구성한다. 이 경우 제2항 각 호의 심의위원회 종류별로 다음 각 호의 구분에 따라 구성하여야 한다.

1. 의료광고심의위원회: 제5항 제2호부터 제9호까지의 사람을 각각 1명 이상 포함하되, 같은 항 제4호부터 제9

호까지의 사람이 전체 위원의 3분의 1 이상이 되도록 구성하여야 한다.

2. 치과의료광고심의위원회: 제5항 제1호 및 제3호부터 제9호까지의 사람을 각각 1명 이상 포함하되, 같은 항 제4호부터 제9호까지의 사람이 전체 위원의 3분의 1 이상이 되도록 구성하여야 한다.
3. 한방의료광고심의위원회: 제5항 제1호·제2호 및 제4호부터 제9호까지의 사람을 각각 1명 이상 포함하되, 같은 항 제4호부터 제9호까지의 사람이 전체 위원의 3분의 1 이상이 되도록 구성하여야 한다.

⑤ 심의위원회 위원은 다음 각 호의 어느 하나에 해당하는 사람 중에서 자율심의기구의 장이 위촉한다.

1. 의사
2. 치과의사
3. 한의사
4. 「약사법」 제2조 제2호에 따른 약사
5. 「소비자기본법」 제2조 제3호에 따른 소비자단체의 장이 추천하는 사람
6. 「변호사법」 제7조 제1항에 따라 같은 법 제78조에 따른 대한변호사협회에 등록한 변호사로서 대한변호사협회의 장이 추천하는 사람
7. 「민법」 제32조에 따라 설립된 법인 중 여성의 사회참여 확대 및 복지 증진을 주된 목적으로 설립된 법인의 장이 추천하는 사람
8. 「비영리민간단체 지원법」 제4조에 따라 등록된 단체로서 환자의 권익 보호를 주된 목적으로 하는 단체의 장이 추천하는 사람
9. 그 밖에 보건의료 또는 의료광고에 관한 학식과 경험이 풍부한 사람

⑥ 제1항부터 제5항까지의 규정에서 정한 것 외에 심의위원회의 구성 및 운영에 필요한 사항은 자율심의기구가 정한다.

[본조신설 2018.3.27.]

제57조의3(의료광고 모니터링) 자율심의기구는 의료광고가 제56조 제1항부터 제3항까지의 규정을 준수하는지 여부에 관하여 모니터링하고, 보건복지부령으로 정하는 바에 따라 모니터링 결과를 보건복지부장관에게 제출하여야 한다. [본조신설 2018.3.27.]

시행규칙

제61조의3(의료광고 모니터링) 자율심의기구(법 제57조 제2항에 따라 보건복지부장관에게 신고한 기관 또는 단체를 말한다)는 법 제57조의3에 따라 의료광고가 법 제56조 제1항부터 제3항까지의 규정을 준수하는지 여부에 관한 모니터링 결과를 매 분기별로 분기가 끝난 후 30일 이내에 보건복지부장관에게 제출하여야 한다.
[본조신설 2018.9.27.]

제6장 감독

제58조(의료기관 인증) ① 보건복지부장관은 의료의 질과 환자 안전의 수준을 높이기 위하여 병원급 의료기관 및 대통령령으로 정하는 의료기관에 대한 인증(이하 "의료기관 인증"이라 한다)을 할 수 있다. 〈개정 2020.3.4.〉

② 보건복지부장관은 대통령령으로 정하는 바에 따라 의료기관 인증에 관한 업무를 제58조의11에 따른 의료기관평가인증원에 위탁할 수 있다. 〈개정 2020.3.4.〉

③ 보건복지부장관은 다른 법률에 따라 의료기관을 대상으로 실시하는 평가를 통합하여 제58조의11에 따른 의료

기관평가인증원으로 하여금 시행하도록 할 수 있다.〈개정 2020.3.4.〉
[전문개정 2010.7.23.]

시행령

제28조(의료기관 인증의 대상) 법 제58조 제1항에서 "대통령령으로 정하는 의료기관"이란 다음 각 호의 어느 하나에 해당하는 의료기관을 말한다.
1. 「의료 해외진출 및 외국인환자 유치 지원에 관한 법률」 제6조 제1항에 따라 등록한 의료기관
2. 「호스피스·완화의료 및 임종과정에 있는 환자의 연명의료결정에 관한 법률」 제25조 제1항에 따른 호스피스전문기관
[본조신설 2020.9.4.]

제29조(의료기관 인증업무의 위탁) ① 법 제58조 제2항에 따라 보건복지부장관은 법 제58조의11에 따른 의료기관평가인증원(이하 이 조에서 "인증원"이라 한다)에 다음 각 호의 업무를 위탁한다.〈개정 2018.9.28., 2020.9.4.〉
1. 법 제58조의3 제1항에 따른 인증기준 개발
2. 법 제58조의3 제4항에 따른 조건부인증을 받은 의료기관에 대한 재인증
3. 법 제58조의4 제1항부터 제3항까지의 규정에 따른 인증신청의 접수
4. 법 제58조의4 제4항 전단에 따른 인증기준의 적합 여부 평가
5. 법 제58조의4 제5항에 따른 평가 결과와 인증등급의 통보
6. 법 제58조의5에 따른 이의신청의 접수 및 처리 결과의 통보
7. 법 제58조의6 제1항에 따른 인증서 교부
8. 법 제58조의7 제1항에 따른 인증을 받은 의료기관의 인증기준, 인증 유효기간 및 법 제58조의4 제4항에 따라 평가한 결과 등의 인터넷 홈페이지 등에의 공표
9. 법 제58조의7 제2항 제3호에 따른 교육 및 컨설팅 지원
10. 법 제58조의9에 따른 의료기관 인증의 사후관리

② 인증원의 장은 위탁받은 업무의 처리 내용을 보건복지부령으로 정하는 바에 따라 보건복지부장관에게 보고해야 한다.〈개정 2020.9.4.〉
[전문개정 2011.1.24.]

시행규칙

제62조(수탁사업 실적 보고) ① 법 제58조 제2항 및 영 제29조 제1항에 따라 업무를 위탁받은 법 제58조의11에 따른 의료기관평가인증원(이하 "인증원"이라 한다)의 장은 영 제29조 제2항에 따라 인증신청 접수·평가결과 등 인증업무의 처리 내용을 별지 제23호의3서식에 따라, 이의신청 처리결과에 관한 내용을 별지 제23호의4서식에 따라 매 분기마다 보건복지부장관에게 보고해야 한다.〈개정 2018.9.27., 2020.9.4.〉
② 영 제29조 제2항에 따라 인증원의 장은 법 제58조의4 제4항에 따른 의료기관별 인증기준의 적합 여부에 대한 평가 결과와 법 제58조의3 제2항에 따른 인증등급을 지체없이 보건복지부장관에게 보고해야 한다.〈개정 2020.9.4.〉
[전문개정 2011.2.10.]

제58조의2(의료기관인증위원회) ① 보건복지부장관은 의료기관 인증에 관한 주요 정책을 심의하기 위하여 보건복지부장관 소속으로 의료기관인증위원회(이하 이 조에서 "위원회"라 한다)를 둔다.
② 위원회는 위원장 1명을 포함한 15인 이내의 위원으로 구성한다.
③ 위원회의 위원장은 보건복지부차관으로 하고, 위원회의 위원은 다음 각 호의 사람 중에서 보건복지부장관이 임명 또는 위촉한다.〈개정 2016.5.29.〉
1. 제28조에 따른 의료인 단체 및 제52조에 따른 의료기관단체에서 추천하는 자
2. 노동계, 시민단체(「비영리민간단체지원법」 제2조에 따른 비영리민간단체를 말한다), 소비자단체(「소비자기본법」 제29조에 따른 소비자단체를 말한다)에서 추천하는 자
3. 보건의료에 관한 학식과 경험이 풍부한 자
4. 시설물 안전진단에 관한 학식과 경험이 풍부한 자

5. 보건복지부 소속 3급 이상 공무원 또는 고위공무원단에 속하는 공무원

④ 위원회는 다음 각 호의 사항을 심의한다.

1. 인증기준 및 인증의 공표를 포함한 의료기관 인증과 관련된 주요 정책에 관한 사항
2. 제58조 제3항에 따른 의료기관 대상 평가제도 통합에 관한 사항
3. 제58조의7 제2항에 따른 의료기관 인증 활용에 관한 사항
4. 그 밖에 위원장이 심의에 부치는 사항

⑤ 위원회의 구성 및 운영, 그 밖에 필요한 사항은 대통령령으로 정한다.

[본조신설 2010.7.23.]

시행령

제30조(의료기관인증위원회의 구성) 법 제58조의2 제1항에 따른 의료기관인증위원회(이하 "인증위원회"라 한다)의 위원은 다음 각 호의 구분에 따라 보건복지부장관이 임명하거나 위촉한다.〈개정 2018.9.28.〉

1. 법 제28조에 따른 의료인 단체 및 법 제52조에 따른 의료기관단체에서 추천하는 사람 5명
2. 노동계, 시민단체(「비영리민간단체지원법」 제2조에 따른 비영리민간단체를 말한다), 소비자단체(「소비자기본법」 제29조에 따른 소비자단체를 말한다)에서 추천하는 사람 5명
3. 보건의료 또는 의료기관 시설물 안전진단에 관한 학식과 경험이 풍부한 사람 3명
4. 보건복지부 소속 3급 이상 공무원 또는 고위공무원단에 속하는 공무원 1명

[전문개정 2011.1.24.]

제31조(위원의 임기) ① 제30조 제1호부터 제3호까지의 위원의 임기는 2년으로 한다.

② 위원의 사임 등으로 새로 위촉된 위원의 임기는 전임 위원 임기의 남은 기간으로 한다.

[전문개정 2011.1.24.]

제31조의2(인증위원회 위원의 해임 및 해촉) 보건복지부장관은 인증위원회 위원이 다음 각 호의 어느 하나에 해당하는 경우에는 해당 위원을 해임하거나 해촉할 수 있다.

1. 심신장애로 인하여 직무를 수행할 수 없게 된 경우
2. 직무와 관련된 비위사실이 있는 경우
3. 직무태만, 품위손상, 그 밖의 사유로 인하여 위원으로 적합하지 아니하다고 인정되는 경우
4. 위원 스스로 직무를 수행하는 것이 곤란하다고 의사를 밝히는 경우

[본조신설 2016.9.29.] [종전 제31조의2는 제31조의3으로 이동 〈2016.9.29.〉]

제31조의3(인증위원회의 운영) ① 위원장은 인증위원회를 대표하고 인증위원회의 업무를 총괄한다.

② 인증위원회의 회의는 재적위원 3분의 1 이상의 요구가 있는 때 또는 위원장이 필요하다고 인정하는 때에 소집하고, 위원장이 그 의장이 된다.

③ 인증위원회의 회의는 재적위원 과반수의 출석으로 개의(開議)하고 출석위원 과반수의 찬성으로 의결한다.

④ 위원장이 부득이한 사유로 직무를 수행할 수 없을 때에는 위원장이 미리 지명한 위원이 그 직무를 대행한다.

⑤ 제1항부터 제4항까지에서 규정한 사항 외에 인증위원회의 운영 등에 필요한 사항은 인증위원회의 의결을 거쳐 위원장이 정한다.

[본조신설 2011.1.24.] [제31조의2에서 이동, 종전 제31조의3은 제31조의4로 이동 〈2016.9.29.〉]

제31조의4(간사) ① 인증위원회에 인증위원회의 사무를 처리하기 위하여 간사 1명을 둔다.

② 간사는 보건복지부 소속 공무원 중에서 보건복지부장관이 지명한다.

[본조신설 2011.1.24.] [제31조의3에서 이동, 종전 제31조의4는 제31조의5로 이동 〈2016.9.29.〉]

제31조의5(수당 등) 인증위원회의 회의에 출석한 공무원이 아닌 위원에게는 예산의 범위에서 수당 및 여비를 지급할 수 있다.

[본조신설 2011.1.24.] [제31조의4에서 이동 〈2016.9.29.〉]

제58조의3(의료기관 인증기준 및 방법 등) ① 의료기관 인증기준은 다음 각 호의 사항을 포함하여야 한다.

1. 환자의 권리와 안전
2. 의료기관의 의료서비스 질 향상 활동

3. 의료서비스의 제공과정 및 성과
4. 의료기관의 조직·인력관리 및 운영
5. 환자 만족도

② 인증등급은 인증, 조건부인증 및 불인증으로 구분한다.〈개정 2020.3.4.〉

③ 인증의 유효기간은 4년으로 한다. 다만, 조건부인증의 경우에는 유효기간을 1년으로 한다.〈개정 2020.3.4.〉

④ 조건부인증을 받은 의료기관의 장은 유효기간 내에 보건복지부령으로 정하는 바에 따라 재인증을 받아야 한다.〈개정 2020.3.4.〉

⑤ 제1항에 따른 인증기준의 세부 내용은 보건복지부장관이 정한다.〈개정 2020.3.4.〉

[본조신설 2010.7.23.]

시행규칙

제63조(의료기관의 재인증) ① 법 제58조의3 제4항에 따라 재인증을 받으려는 의료기관의 장은 별지 제23호의5서식의 인증신청서와 별지 제23호의6서식의 의료기관 운영현황을 인증원의 장에게 제출해야 한다.〈개정 2018.9.27., 2020.9.4.〉

② 의료기관의 재인증 절차는 다음 각 호와 같으며, 재인증 절차의 세부적인 사항은 보건복지부장관의 승인을 받아 인증원의 장이 정한다.〈개정 2020.9.4.〉

1. 인증신청
2. 조사계획 수립
3. 서면 및 현지조사 실시
4. 평가결과 분석 및 인증등급 결정
5. 이의신청 심의 및 처리결과 통보
6. 평가결과 및 인증등급 확정 및 공표

[전문개정 2011.2.10.]

제58조의4(의료기관 인증의 신청 및 평가) ① 의료기관 인증을 받고자 하는 의료기관의 장은 보건복지부령으로 정하는 바에 따라 보건복지부장관에게 신청할 수 있다.

② 제1항에도 불구하고 제3조 제2항 제3호에 따른 요양병원(「장애인복지법」 제58조 제1항 제4호에 따른 의료재활시설로서 제3조의2에 따른 요건을 갖춘 의료기관은 제외한다)의 장은 보건복지부령으로 정하는 바에 따라 보건복지부장관에게 인증을 신청하여야 한다.〈개정 2020.3.4.〉

③ 제2항에 따라 인증을 신청하여야 하는 요양병원이 조건부인증 또는 불인증을 받거나 제58조의10 제1항 제4호 및 제5호에 따라 인증 또는 조건부인증이 취소된 경우 해당 요양병원의 장은 보건복지부령으로 정하는 기간 내에 다시 인증을 신청하여야 한다.〈개정 2020.3.4.〉

④ 보건복지부장관은 인증을 신청한 의료기관에 대하여 제58조의3 제1항에 따른 인증기준 적합여부를 평가하여야 한다. 이 경우 보건복지부장관은 보건복지부령으로 정하는 바에 따라 필요한 조사를 할 수 있고, 인증을 신청한 의료기관은 정당한 사유가 없으면 조사에 협조하여야 한다.〈개정 2020.3.4.〉

⑤ 보건복지부장관은 제4항에 따른 평가 결과와 인증등급을 지체 없이 해당 의료기관의 장에게 통보하여야 한다.〈신설 2020.3.4.〉

[본조신설 2010.7.23.] [제목개정 2020.3.4.]

시행규칙

제64조(의료기관 인증의 신청 등) ① 법 제58조의4 제1항에 따라 인증을 받으려는 의료기관의 장은 별지 제23호의5서식의 인증신청서와 별지 제23호의6서식의 의료기관 운영현황을 인증원의 장에게 제출해야 한다.〈개정 2018.9.27., 2020.9.4.〉

② 제1항에 따른 인증 절차는 제62조의2 제2항을 준용한다.
③ 보건복지부장관은 법 제58조의4 제2항에 따른 요양병원의 장에게 인증신청기간 1개월 전에 인증신청 대상 및 기간 등 조사계획을 수립·통보하여야 한다.
④ 제3항에 따라 조사계획을 통보받은 요양병원의 장은 신청기간 내에 별지 제23호의5서식의 인증신청서와 별지 제23호의6서식의 의료기관 운영현황을 인증원의 장에게 제출해야 한다.〈개정 2018.9.27., 2020.9.4.〉
⑤ 법 제58조의4 제3항에 따라 다시 인증을 신청하려는 요양병원의 장은 조건부인증·불인증을 받은 날 또는 인증·조건부인증이 취소된 날부터 90일 이내에 별지 제23호의5서식의 인증신청서와 별지 제23호의6서식의 의료기관 운영현황을 인증원의 장에게 제출해야 한다.〈신설 2020.9.4.〉
⑥ 보건복지부장관은 법 제58조의4 제4항 후단에 따라 인증을 신청한 의료기관에 대하여 인증등급을 결정하기 전에 현지조사를 실시할 수 있다.〈신설 2020.9.4.〉
⑦ 인증원의 장은 별지 제23호의7서식의 인증신청 접수대장과 별지 제23호의8서식의 인증서 발급대장을 작성하여 최종 기재일로부터 5년간 보관해야 한다. 이 경우 해당 기록은 전자문서로 작성·보관할 수 있다.〈개정 2018. 9.27., 2020.9.4.〉
[전문개정 2011.2.10.]

제64조의2(조사일정 통보) 인증원의 장은 제64조 제1항에 따른 의료기관 인증 신청을 접수한 날부터 30일 내에 해당 의료기관의 장과 협의하여 조사일정을 정하고 이를 통보해야 한다.〈개정 2020.9.4.〉
[본조신설 2011.2.10.]

제64조의4(이의신청의 방법 및 처리 결과 통보) ① 의료기관의 장은 법 제58조의4 제5항에 따라 통보받은 평가 결과 및 인증등급에 대하여 이의가 있는 경우에는 그 통보받은 날부터 30일 내에 이의신청의 내용 및 사유가 포함된 별지 제23호의9서식의 이의신청서에 주장하는 사실을 증명할 수 있는 서류를 첨부하여 인증원의 장에게 제출해야 한다.〈개정 2018.9.27., 2020.9.4.〉
② 인증원의 장은 제1항에 따른 이의신청을 받은 경우 그 이의신청 내용을 조사한 후 처리 결과를 이의신청을 받은 날부터 30일 내에 해당 의료기관의 장에게 통보해야 한다.〈개정 2020.9.4.〉
[본조신설 2011.2.10.]

제58조의5(이의신청) ① 의료기관 인증을 신청한 의료기관의 장은 평가결과 또는 인증등급에 관하여 보건복지부장관에게 이의신청을 할 수 있다.
② 제1항에 따른 이의신청은 평가결과 또는 인증등급을 통보받은 날부터 30일 이내에 하여야 한다. 다만, 책임질 수 없는 사유로 그 기간을 지킬 수 없었던 경우에는 그 사유가 없어진 날부터 기산한다.
③ 제1항에 따른 이의신청의 방법 및 처리 결과의 통보 등에 필요한 사항은 보건복지부령으로 정한다.
[본조신설 2010.7.23.]

제58조의6(인증서와 인증마크) ① 보건복지부장관은 인증을 받은 의료기관에 인증서를 교부하고 인증을 나타내는 표시(이하 "인증마크"라 한다)를 제작하여 인증을 받은 의료기관이 사용하도록 할 수 있다.
② 누구든지 제58조 제1항에 따른 인증을 받지 아니하고 인증서나 인증마크를 제작·사용하거나 그 밖의 방법으로 인증을 사칭하여서는 아니 된다.
③ 인증마크의 도안 및 표시방법 등에 필요한 사항은 보건복지부령으로 정한다. [본조신설 2010.7.23.]

시행규칙

제64조의5(인증서 발급 및 재발급) ① 인증원의 장은 법 제58조의6 제1항에 따라 의료기관 인증을 받은 의료기관에 별지 제23호의10서식의 의료기관 인증서를 발급해야 한다.〈개정 2018.9.27., 2020.9.4.〉
② 제1항에 따른 의료기관 인증서를 발급받은 자가 다음 각 호의 어느 하나에 해당하여 의료기관 인증서를 재발급 받으려는 경우에는 별지 제23호의11서식의 의료기관 인증서 재발급 신청서에 의료기관 인증서(의료기관 인증서를 잃어버린 경우는 제외한다)와 증명서류(제2호의 경우만 해당한다)를 첨부하여 인증원의 장에게 제출해야 한다.〈개정 2015.5.29., 2018.9.27., 2020.9.4.〉
1. 인증서를 잃어버리거나 인증서가 헐어 사용하지 못하게 된 경우

2. 의료기관의 개설자가 변경된 경우

③ 제2항에 따른 의료기관 인증서 재발급 신청을 받은 인증원의 장이 의료기관 인증서를 재발급한 때에는 별지 제23호의8서식의 인증서 발급대장에 그 내용을 적어야 한다.〈개정 2018.9.27., 2020.9.4.〉

[본조신설 2011.2.10.]

[제목개정 2020.9.4.]

제64조의6(인증마크의 도안 및 표시방법) ① 제58조의6 제3항에 따른 인증을 나타내는 표시(이하 "인증마크"라 한다)의 도안 및 표시방법은 **별표 9**와 같다.

② 인증마크의 사용기간은 법 제58조의3 제3항에 따른 의료기관 인증의 유효기간으로 한다.〈개정 2020.9.4.〉

[본조신설 2011.2.10.]

제58조의7(인증의 공표 및 활용) ① 보건복지부장관은 인증을 받은 의료기관에 관하여 인증기준, 인증 유효기간 및 제58조의4 제4항에 따라 평가한 결과 등 보건복지부령으로 정하는 사항을 인터넷 홈페이지 등에 공표하여야 한다.〈개정 2020.3.4.〉

② 보건복지부장관은 제58조의4 제4항에 따른 평가 결과와 인증등급을 활용하여 의료기관에 대하여 다음 각 호에 해당하는 행정적·재정적 지원 등 필요한 조치를 할 수 있다.〈개정 2020.3.4.〉

1. 제3조의4에 따른 상급종합병원 지정
2. 제3조의5에 따른 전문병원 지정
3. 의료의 질 및 환자 안전 수준 향상을 위한 교육, 컨설팅 지원
4. 그 밖에 다른 법률에서 정하거나 보건복지부장관이 필요하다고 인정한 사항

③ 제1항에 따른 공표 등에 필요한 사항은 보건복지부령으로 정한다. [본조신설 2010.7.23.]

시행규칙

제64조의7(의료기관 인증의 공표) 인증원의 장은 법 제58조의7 제1항에 따라 다음 각 호의 사항을 인터넷 홈페이지 등에 공표해야 한다.〈개정 2020.9.4.〉

1. 해당 의료기관의 명칭, 종별, 진료과목 등 일반현황
2. 인증등급 및 인증의 유효기간
3. 인증기준에 따른 평가 결과
4. 그 밖에 의료의 질과 환자 안전의 수준을 높이기 위하여 보건복지부장관이 정하는 사항

[본조신설 2011.2.10.]

제58조의8(자료의 제공요청) ① 보건복지부장관은 인증과 관련하여 필요한 경우에는 관계 행정기관, 의료기관, 그 밖의 공공단체 등에 대하여 자료의 제공 및 협조를 요청할 수 있다.

② 제1항에 따른 자료의 제공과 협조를 요청받은 자는 정당한 사유가 없는 한 요청에 따라야 한다.

[본조신설 2010.7.23.]

제58조의9(의료기관 인증의 사후관리) 보건복지부장관은 인증의 실효성을 유지하기 위하여 보건복지부령으로 정하는 바에 따라 인증을 받은 의료기관에 대하여 제58조의3제1항에 따른 인증기준의 충족 여부를 조사할 수 있다.

[본조신설 2020.3.4.]

[종전 제58조의9는 제58조의10으로 이동 〈2020.3.4.〉]

시행규칙

제64조의8(의료기관 인증의 사후관리 방법) ① 보건복지부장관은 법 제58조의9에 따라 인증을 받은 의료기관에 대하여 법 제58조의3 제3항에 따른 의료기관 인증의 유효기간 내에 1회 이상 인증기준의 충족 여부를 조사할 수 있다.

② 제1항에 따른 조사는 서면조사 또는 현지조사의 방법으로 실시할 수 있다.

③ 제1항 및 제2항에서 규정한 사항 외에 의료기관 인증의 사후관리에 관한 세부적인 사항은 보건복지부장관의 승

인을 받아 인증원의 장이 정한다.
[본조신설 2020.9.4.]
[종전 제64조의8은 제64조의9로 이동 〈2020.9.4.〉]

제58조의10(의료기관 인증의 취소 등) ① 보건복지부장관은 인증을 받은 의료기관이 인증 유효기간 중 다음 각 호의 어느 하나에 해당하는 경우에는 의료기관 인증 또는 조건부인증을 취소하거나 인증마크의 사용정지 또는 시정을 명할 수 있다. 다만, 제1호 및 제2호에 해당하는 경우에는 인증 또는 조건부인증을 취소하여야 한다.〈개정 2020.3.4.〉

1. 거짓이나 그 밖의 부정한 방법으로 인증 또는 조건부인증을 받은 경우
2. 제64조 제1항에 따라 의료기관 개설 허가가 취소되거나 폐쇄명령을 받은 경우
3. 의료기관의 종별 변경 등 인증 또는 조건부인증의 전제나 근거가 되는 중대한 사실이 변경된 경우
4. 제58조의3 제1항에 따른 인증기준을 충족하지 못하게 된 경우
5. 인증마크의 사용정지 또는 시정명령을 위반한 경우

② 제1항 제1호에 따라 인증이 취소된 의료기관은 인증 또는 조건부인증이 취소된 날부터 1년 이내에 인증 신청을 할 수 없다.

③ 제1항에 따른 의료기관 인증 또는 조건부인증의 취소 및 인증마크의 사용정지 등에 필요한 절차와 처분의 기준 등은 보건복지부령으로 정한다.〈신설 2020.3.4.〉

[본조신설 2010.7.23.] [제목개정 2020.3.4.]
[제58조의9에서 이동 〈2020.3.4.〉]

시행규칙

제64조의9(의료기관 인증의 취소 등) ① 법 제58조의10 제1항에 따라 의료기관 인증 또는 조건부인증이 취소된 의료기관의 장은 지체없이 인증서를 인증원의 장에게 반납하고, 인증마크의 사용을 정지해야 한다.〈개정 2020.9.4.〉

② 법 제58조의10 제1항에 따른 의료기관의 인증 또는 조건부인증의 취소 및 인증마크의 사용정지 등에 관한 세부기준은 별표 10과 같다.〈신설 2020.9.4.〉

[본조신설 2011.2.10.] [제목개정 2020.9.4.]
[제64조의8에서 이동, 종전 64조의9는 64조의11로 이동 〈2020.9.4.〉]

제58조의11(의료기관평가인증원의 설립 등) ① 의료기관 인증에 관한 업무와 의료기관을 대상으로 실시하는 각종 평가 업무를 효율적으로 수행하기 위하여 의료기관평가인증원(이하 "인증원"이라 한다)을 설립한다.

② 인증원은 다음 각 호의 업무를 수행한다.

1. 의료기관 인증에 관한 업무로서 제58조 제2항에 따라 위탁받은 업무
2. 다른 법률에 따라 의료기관을 대상으로 실시하는 평가 업무로서 보건복지부장관으로부터 위탁받은 업무
3. 그 밖에 이 법 또는 다른 법률에 따라 보건복지부장관으로부터 위탁받은 업무

③ 인증원은 법인으로 하고, 주된 사무소의 소재지에 설립등기를 함으로써 성립한다.

④ 인증원에는 정관으로 정하는 바에 따라 임원과 필요한 직원을 둔다.

⑤ 보건복지부장관은 인증원의 운영 및 사업에 필요한 경비를 예산의 범위에서 지원할 수 있다.

⑥ 인증원은 보건복지부장관의 승인을 받아 의료기관 인증을 신청한 의료기관의 장으로부터 인증에 소요되는 비용을 징수할 수 있다.

⑦ 인증원은 제2항에 따른 업무 수행에 지장이 없는 범위에서 보건복지부령으로 정하는 바에 따라 교육, 컨설팅 등 수익사업을 할 수 있다.

⑧ 인증원에 관하여 이 법 및 「공공기관의 운영에 관한 법률」에서 정하는 사항 외에는 「민법」 중 재단법인에 관

한 규정을 준용한다.
[본조신설 2020.3.4.]

시행규칙

제64조의10(인증비용의 승인) 법 제58조의11 제6항에 따라 인증원의 장은 의료기관의 종류 및 규모별로 인증에 소요되는 비용을 다음 각 호에 따라 산정하여 보건복지부장관의 승인을 받아야 한다.〈개정 2020.9.4.〉
1. 조사수당, 여비 등 현지조사에 드는 직접비용
2. 인건비, 기관운영비 등 인증원 운영에 드는 간접비용
3. 그 밖에 의료기관 인증기준을 충족하도록 지원하는 전문가의 진단 및 기술 지원 등에 드는 컨설팅 비용

[본조신설 2011.2.10.]
[제64조의3에서 이동 〈2020.9.4.〉]

제59조(지도와 명령) ① 보건복지부장관 또는 시・도지사는 보건의료정책을 위하여 필요하거나 국민보건에 중대한 위해(危害)가 발생하거나 발생할 우려가 있으면 의료기관이나 의료인에게 필요한 지도와 명령을 할 수 있다.〈개정 2008.2.29., 2010.1.18.〉

② 보건복지부장관, 시・도지사 또는 시장・군수・구청장은 의료인이 정당한 사유 없이 진료를 중단하거나 의료기관 개설자가 집단으로 휴업하거나 폐업하여 환자 진료에 막대한 지장을 초래하거나 초래할 우려가 있다고 인정할 만한 상당한 이유가 있으면 그 의료인이나 의료기관 개설자에게 업무개시 명령을 할 수 있다.〈개정 2008.2.29., 2010.1.18.〉

③ 의료인과 의료기관 개설자는 정당한 사유 없이 제2항의 명령을 거부할 수 없다.

제60조(병상 수급계획의 수립 등) ① 보건복지부장관은 병상의 합리적인 공급과 배치에 관한 기본시책을 5년마다 수립하여야 한다.〈개정 2008.2.29, 2010.1.18., 2019.8.27.〉

② 시・도지사는 제1항에 따른 기본시책에 따라 지역 실정을 고려하여 특별시・광역시 또는 도 단위의 지역별・기능별・종별 의료기관 병상 수급 및 관리계획을 수립한 후 보건복지부장관에게 제출하여야 한다.〈개정 2008.2.29., 2010.1.18., 2019.8.27.〉

③ 보건복지부장관은 제2항에 따라 제출된 병상 수급 및 관리계획이 제1항에 따른 기본시책에 맞지 아니하는 등 보건복지부령으로 정하는 사유가 있으면 시・도지사와 협의하여 보건복지부령으로 정하는 바에 따라 이를 조정하여야 한다.〈개정 2008.2.29., 2010.1.18., 2019.8.27.〉

제60조의2(의료인 수급계획 등) ① 보건복지부장관은 우수한 의료인의 확보와 적절한 공급을 위한 기본시책을 수립하여야 한다.

② 제1항에 따른 기본시책은 「보건의료기본법」 제15조에 따른 보건의료발전계획과 연계하여 수립한다.

[본조신설 2015.12.29.]

제60조의3(간호인력 취업교육센터 설치 및 운영) ① 보건복지부장관은 간호・간병통합서비스 제공・확대 및 간호인력의 원활한 수급을 위하여 다음 각 호의 업무를 수행하는 간호인력 취업교육센터를 지역별로 설치・운영할 수 있다.
1. 지역별, 의료기관별 간호인력 확보에 관한 현황 조사
2. 제7조 제1항 제1호에 따른 간호학을 전공하는 대학이나 전문대학[구제(舊制) 전문학교와 간호학교를 포함한다] 졸업예정자와 신규 간호인력에 대한 취업교육 지원
3. 간호인력의 지속적인 근무를 위한 경력개발 지원
4. 유휴 및 이직 간호인력의 취업교육 지원
5. 그 밖에 간호인력의 취업교육 지원을 위하여 보건복지부령으로 정하는 사항

② 보건복지부장관은 간호인력 취업교육센터를 효율적으로 운영하기 위하여 그 운영에 관한 업무를 대통령령으로 정하는 절차·방식에 따라 관계 전문기관 또는 단체에 위탁할 수 있다.

③ 국가 및 지방자치단체는 제2항에 따라 간호인력 취업교육센터의 운영에 관한 업무를 위탁한 경우에는 그 운영에 드는 비용을 지원할 수 있다.

④ 그 밖에 간호인력 취업교육센터의 운영 등에 필요한 사항은 보건복지부령으로 정한다.

[본조신설 2015.12.29.]

시행령

제31조의6(간호인력 취업교육센터 운영의 위탁) ① 보건복지부장관은 법 제60조의3 제2항에 따라 같은 조 제1항에 따른 간호인력 취업교육센터(이하 "간호인력 취업교육센터"라 한다)의 운영을 다음 각 호의 전문기관 또는 단체에 위탁할 수 있다.

1. 법 제28조 제1항 또는 제5항에 따른 간호사회 또는 간호사회의 지부
2. 「공공기관의 운영에 관한 법률」 제4조에 따른 공공기관 중 그 설립 목적이 보건의료와 관련되는 공공기관
3. 그 밖에 위탁 업무 수행에 필요한 조직·인력 및 전문성 등을 고려하여 보건복지부장관이 고시하는 전문기관 또는 단체

② 보건복지부장관은 법 제60조의3 제2항에 따라 간호인력 취업교육센터의 운영을 위탁하려는 경우에는 그 위탁 기준·절차 및 방법 등에 관한 사항을 미리 공고하여야 한다.

③ 보건복지부장관은 법 제60조의3 제2항에 따라 간호인력 취업교육센터의 운영을 위탁한 경우에는 그 위탁 내용 및 수탁자 등에 관한 사항을 관보에 고시하고, 보건복지부 인터넷 홈페이지에 게시하여야 한다.

④ 법 제60조의3 제2항에 따라 간호인력 취업교육센터의 운영을 위탁받은 전문기관 또는 단체는 보건복지부장관이 정하는 바에 따라 사업운영계획, 사업집행현황, 자금운용계획 및 자금집행내역 등에 관한 사항을 보건복지부장관에게 보고하여야 한다.

⑤ 제2항부터 제4항까지의 규정에 따른 위탁 기준 등의 공고, 위탁 내용 등의 고시 또는 위탁 업무의 보고 등에 필요한 세부사항은 보건복지부장관이 정하여 고시한다.

[본조신설 2016.9.29.]

시행규칙

제64조의11(간호인력 취업교육센터 운영 등) ① 법 제60조의3 제1항 제5호에서 "보건복지부령으로 정하는 사항"이란 다음 각 호의 사항을 말한다.

1. 간호인력에 대한 취업 상담 및 관련 정보 제공
2. 간호인력의 고용 및 처우에 관한 조사·분석 및 연구
3. 간호인력 취업교육 프로그램의 개발·운영 및 홍보
4. 의료기관 및 간호대학 등 관련 기관 간 협력체계 구축·운영
5. 그 밖에 간호인력의 취업교육 지원을 위하여 보건복지부장관이 특히 필요하다고 인정하는 사항

② 법 제60조의3 제4항에 따른 간호인력 취업교육센터의 사업연도는 정부의 회계연도에 따른다.

[본조신설 2016.10.6.]
[제64조의9에서 이동 〈2020.9.4.〉]

제61조(보고와 업무 검사 등) ① 보건복지부장관, 시·도지사 또는 시장·군수·구청장은 의료기관 개설자 또는 의료인에게 필요한 사항을 보고하도록 명할 수 있고, 관계 공무원을 시켜 그 업무 상황, 시설 또는 진료기록부·조산기록부·간호기록부 등 관계 서류를 검사하게 하거나 관계인에게서 진술을 들어 사실을 확인받게 할 수 있다. 이 경우 의료기관 개설자 또는 의료인은 정당한 사유 없이 이를 거부하지 못한다.〈개정 2008.2.29., 2010.1.18., 2011.8.4., 2016.12.20., 2018.3.27., 2019.8.27.〉

② 제1항의 경우에 관계 공무원은 권한을 증명하는 증표 및 조사기간, 조사범위, 조사담당자, 관계 법령 등이 기재된 조사명령서를 지니고 이를 관계인에게 내보여야 한다.〈개정 2011.8.4.〉

③ 제1항의 보고 및 제2항의 조사명령서에 관한 사항은 보건복지부령으로 정한다.〈개정 2008.2.29., 2010.1.18., 2011.8.4.〉

제61조의2(자료제공의 요청) ① 보건복지부장관은 이 법의 위반 사실을 확인하기 위한 경우 등 소관 업무를 수행하기 위하여 필요한 경우에는 의료인, 의료기관의 장, 「국민건강보험법」에 따른 국민건강보험공단 및 건강보험심사평가원, 그 밖의 관계 행정기관 및 단체 등에 대하여 필요한 자료의 제출이나 의견의 진술 등을 요청할 수 있다.

② 제1항에 따른 자료의 제공 또는 협조를 요청받은 자는 특별한 사유가 없으면 이에 따라야 한다.

[본조신설 2019.8.27.]

제62조(의료기관 회계기준) ① 의료기관 개설자는 의료기관 회계를 투명하게 하도록 노력하여야 한다.

② 100병상 이상의 병원급 의료기관으로서 보건복지부령으로 정하는 일정 규모 이상의 병원급 의료기관 개설자는 회계를 투명하게 하기 위하여 의료기관 회계기준을 지켜야 한다.〈개정 2008.2.29., 2010.1.18., 2020.3.4.〉

③ 제2항에 따른 의료기관 회계기준은 보건복지부령으로 정한다.〈개정 2008.2.29., 2010.1.18.〉

제63조(시정 명령 등) ① 보건복지부장관 또는 시장·군수·구청장은 의료기관이 제15조 제1항, 제16조 제2항, 제21조 제1항 후단 및 같은 조 제2항·제3항, 제23조 제2항, 제34조 제2항, 제35조 제2항, 제36조, 제36조의2, 제37조 제1항·제2항, 제38조 제1항·제2항, 제41조부터 제43조까지, 제45조, 제46조, 제47조 제1항, 제58조의4 제2항 및 제3항, 제62조 제2항을 위반한 때, 종합병원·상급종합병원·전문병원이 각각 제3조의3 제1항·제3조의4 제1항·제3조의5 제2항에 따른 요건에 해당하지 아니하게 된 때, 의료기관의 장이 제4조 제5항을 위반한 때 또는 자율심의기구가 제57조 제11항을 위반한 때에는 일정한 기간을 정하여 그 시설·장비 등의 전부 또는 일부의 사용을 제한 또는 금지하거나 위반한 사항을 시정하도록 명할 수 있다.〈개정 2008.2.29., 2009.1.30., 2010.1.18., 2010.7.23., 2011.4.28., 2015.12.22., 2015.12.29., 2016.5.29., 2016.12.20., 2018.3.27., 2020.3.4.〉

② 보건복지부장관 또는 시장·군수·구청장은 의료인등이 제56조 제2항·제3항을 위반한 때에는 다음 각 호의 조치를 명할 수 있다.〈신설 2018.3.27.〉

1. 위반행위의 중지
2. 위반사실의 공표
3. 정정광고

③ 제2항 제2호·제3호에 따른 조치에 필요한 사항은 대통령령으로 정한다.〈신설 2018.3.27.〉

시행령

제31조의7(위반사실의 공표 및 정정광고) ① 보건복지부장관 또는 시장·군수·구청장은 법 제63조 제2항 제2호 또는 제3호에 따라 의료인등에 대하여 위반사실의 공표 또는 정정광고를 명할 때에는 다음 각 호의 사항을 고려하여 공표 또는 정정광고의 내용과 횟수·크기·매체 등을 정하여 명하여야 한다.

1. 위반행위의 내용 및 정도
2. 위반행위의 기간 및 횟수

② 보건복지부장관 또는 시장·군수·구청장은 제1항에 따라 위반사실의 공표 또는 정정광고를 명할 때에는 법 제57조의2 제2항 각 호에 따른 심의위원회와 협의하여 공표 또는 정정광고의 내용과 횟수·크기·매체 등을 정할 수 있다.

[본조신설 2018.9.28.]

제64조(개설 허가 취소 등) ① 보건복지부장관 또는 시장·군수·구청장은 의료기관이 다음 각 호의 어느 하나에 해당하면 그 의료업을 1년의 범위에서 정지시키거나 개설 허가의 취소 또는 의료기관 폐쇄를 명할 수 있다. 다만, 제8호에 해당하는 경우에는 의료기관 개설 허가의 취소 또는 의료기관 폐쇄를 명하여야 하며, 의료기관 폐쇄는 제33조 제3항과 제35조 제1항 본문에 따라 신고한 의료기관에만 명할 수 있다.〈개정 2007.7.27., 2008.2.29., 2009.1.30., 2010.1.18., 2011.8.4., 2013.8.13., 2015.12.22., 2015.12.29., 2016.5.29., 2016.12.20., 2018.8.14., 2019.4.23.,

2019.8.27., 2020.3.4., 2020.12.29.>

1. 개설 신고나 개설 허가를 한 날부터 3개월 이내에 정당한 사유 없이 업무를 시작하지 아니한 때

1의2. 제4조 제2항을 위반하여 의료인이 다른 의료인 또는 의료법인 등의 명의로 의료기관을 개설하거나 운영한 때

2. 제27조 제5항을 위반하여 무자격자에게 의료행위를 하게 하거나 의료인에게 면허 사항 외의 의료행위를 하게 한 때

3. 제61조에 따른 관계 공무원의 직무 수행을 기피 또는 방해하거나 제59조 또는 제63조에 따른 명령을 위반한 때

4. 제33조 제2항 제3호부터 제5호까지의 규정에 따른 의료법인·비영리법인, 준정부기관·지방의료원 또는 한국보훈복지의료공단의 설립허가가 취소되거나 해산된 때

4의2. 제33조 제2항을 위반하여 의료기관을 개설한 때

4의3. 제33조 제8항을 위반하여 둘 이상의 의료기관을 개설·운영한 때

5. 제33조 제5항·제7항·제9항·제10항, 제40조, 제40조의2 또는 제56조를 위반한 때. 다만, 의료기관 개설자 본인에게 책임이 없는 사유로 제33조 제7항 제4호를 위반한 때에는 그러하지 아니하다.

5의2. 정당한 사유 없이 제40조 제1항에 따른 폐업·휴업 신고를 하지 아니하고 6개월 이상 의료업을 하지 아니한 때

6. 제63조에 따른 시정명령(제4조 제5항 위반에 따른 시정명령을 제외한다)을 이행하지 아니한 때

7. 「약사법」 제24조 제2항을 위반하여 담합행위를 한 때

8. 의료기관 개설자가 거짓으로 진료비를 청구하여 금고 이상의 형을 선고받고 그 형이 확정된 때

9. 제36조에 따른 준수사항을 위반하여 사람의 생명 또는 신체에 중대한 위해를 발생하게 한 때

② 제1항에 따라 개설 허가를 취소당하거나 폐쇄 명령을 받은 자는 그 취소된 날이나 폐쇄 명령을 받은 날부터 6개월 이내에, 의료업 정지처분을 받은 자는 그 업무 정지기간 중에 각각 의료기관을 개설·운영하지 못한다. 다만, 제1항 제8호에 따라 의료기관 개설 허가를 취소당하거나 폐쇄 명령을 받은 자는 취소당한 날이나 폐쇄 명령을 받은 날부터 3년 안에는 의료기관을 개설·운영하지 못한다.

③ 보건복지부장관 또는 시장·군수·구청장은 의료기관이 제1항에 따라 그 의료업이 정지되거나 개설 허가의 취소 또는 폐쇄 명령을 받은 경우 해당 의료기관에 입원 중인 환자를 다른 의료기관으로 옮기도록 하는 등 환자의 권익을 보호하기 위하여 필요한 조치를 하여야 한다. <신설 2016.12.20.>

제65조(면허 취소와 재교부) ① 보건복지부장관은 의료인이 다음 각 호의 어느 하나에 해당할 경우에는 그 면허를 취소할 수 있다. 다만, 제1호의 경우에는 면허를 취소하여야 한다. <개정 2008.2.29, 2009.1.30, 2009.12.31., 2010.1.18., 2015.12.29., 2016.05.29., 2020.3.4., 2020.12.29.>

1. 제8조 각 호의 어느 하나에 해당하게 된 경우

2. 제66조에 따른 자격 정지 처분 기간 중에 의료행위를 하거나 3회 이상 자격 정지 처분을 받은 경우

3. 제11조 제1항에 따른 면허 조건을 이행하지 아니한 경우

4. 제4조의3 제1항을 위반하여 면허를 대여한 경우

5. 삭제 <2016.12.20.>

6. 제4조 제6항을 위반하여 사람의 생명 또는 신체에 중대한 위해를 발생하게 한 경우

7. 제27조 제5항을 위반하여 사람의 생명 또는 신체에 중대한 위해를 발생하게 할 우려가 있는 수술, 수혈, 전신마취를 의료인 아닌 자에게 하게 하거나 의료인에게 면허 사항 외로 하게 한 경우

② 보건복지부장관은 제1항에 따라 면허가 취소된 자라도 취소의 원인이 된 사유가 없어지거나 개전(改悛)의 정이 뚜렷하다고 인정되면 면허를 재교부할 수 있다. 다만, 제1항 제3호에 따라 면허가 취소된 경우에는 취소된 날부터 1년 이내, 제1항 제2호에 따라 면허가 취소된 경우에는 취소된 날부터 2년 이내, 제1항 제4호·제6호·

제7호 또는 제8조 제4호에 따른 사유로 면허가 취소된 경우에는 취소된 날부터 3년 이내에는 재교부하지 못한다.〈개정 2007.7.27., 2008.2.29., 2010.1.18., 2016.05.29., 2016.12.20., 2019.8.27., 2020.12.29.〉

시행규칙

제8조 삭제 〈2015.1.2.〉

제66조(자격정지 등) ① 보건복지부장관은 의료인이 다음 각 호의 어느 하나에 해당하면 1년의 범위에서 면허자격을 정지시킬 수 있다. 이 경우 의료기술과 관련한 판단이 필요한 사항에 관하여는 관계 전문가의 의견을 들어 결정할 수 있다.〈개정 2010.1.18., 2010.5.27., 2011.4.7., 2011.8.4., 2016.5.29., 2016.12.20., 2019.4.23., 2019.8.27.〉

1. 의료인의 품위를 심하게 손상시키는 행위를 한 때
2. 의료기관 개설자가 될 수 없는 자에게 고용되어 의료행위를 한 때

2의2. 제4조 제6항을 위반한 때

3. 제17조 제1항 및 제2항에 따른 진단서·검안서 또는 증명서를 거짓으로 작성하여 내주거나 제22조 제1항에 따른 진료기록부등을 거짓으로 작성하거나 고의로 사실과 다르게 추가기재·수정한 때
4. 제20조를 위반한 경우
5. 삭제 〈2020.12.29.〉
6. 의료기사가 아닌 자에게 의료기사의 업무를 하게 하거나 의료기사에게 그 업무 범위를 벗어나게 한 때
7. 관련 서류를 위조·변조하거나 속임수 등 부정한 방법으로 진료비를 거짓 청구한 때
8. 삭제 〈2011.8.4.〉
9. 제23조의5를 위반하여 경제적 이익등을 제공받은 때
10. 그 밖에 이 법 또는 이 법에 따른 명령을 위반한 때

② 제1항 제1호에 따른 행위의 범위는 대통령령으로 정한다.

③ 의료기관은 그 의료기관 개설자가 제1항 제7호에 따라 자격정지 처분을 받은 경우에는 그 자격정지 기간 중 의료업을 할 수 없다.〈개정 2010.7.23.〉

④ 보건복지부장관은 의료인이 제25조에 따른 신고를 하지 아니한 때에는 신고할 때까지 면허의 효력을 정지할 수 있다.〈신설 2011.4.28.〉

⑤ 제1항 제2호를 위반한 의료인이 자진하여 그 사실을 신고한 경우에는 제1항에도 불구하고 보건복지부령으로 정하는 바에 따라 그 처분을 감경하거나 면제할 수 있다.〈신설 2012.2.1.〉

⑥ 제1항에 따른 자격정지처분은 그 사유가 발생한 날부터 5년(제1항 제5호·제7호에 따른 자격정지처분의 경우에는 7년으로 한다)이 지나면 하지 못한다. 다만, 그 사유에 대하여 「형사소송법」 제246조에 따른 공소가 제기된 경우에는 공소가 제기된 날부터 해당 사건의 재판이 확정된 날까지의 기간은 시효 기간에 산입하지 아니 한다.〈신설 2016.5.29.〉

제66조의2(중앙회의 자격정지 처분 요구 등) 각 중앙회의 장은 의료인이 제66조 제1항 제1호에 해당하는 경우에는 각 중앙회의 윤리위원회의 심의·의결을 거쳐 보건복지부장관에게 자격정지 처분을 요구할 수 있다.

[본조신설 2011.4.28.]

시행령

제32조(의료인의 품위 손상 행위의 범위) ① 법 제66조 제2항에 따른 의료인의 품위 손상 행위의 범위는 다음 각 호와 같다.〈개정 2015.9.15.,2021.6.15〉

1. 학문적으로 인정되지 아니하는 진료행위(조산 업무와 간호 업무를 포함한다. 이하 같다)
2. 비도덕적 진료행위

3. 거짓 또는 과대 광고행위

3의2. 「방송법」 제2조 제1호에 따른 방송, 「신문 등의 진흥에 관한 법률」 제2조 제1호·제2호에 따른 신문·인터넷 신문, 「잡지 등 정기간행물의 진흥에 관한 법률」 제2조 제1호에 따른 정기간행물 또는 제24조제1항 각 호의 인터넷 매체[이동통신단말장치에서 사용되는 애플리케이션(Application)을 포함한다]에서의 다음 각 목의 건강·의학정보(의학, 치의학, 한의학, 조산학 및 간호학의 정보를 말한다. 이하 같다)에 대하여 거짓 또는 과장하여 제공하는 행위

가. 「식품위생법」 제2조 제1호에 따른 식품에 대한 건강·의학정보

나. 「건강기능식품에 관한 법률」 제3조 제1호에 따른 건강기능식품에 대한 건강·의학정보

다. 「약사법」 제2조 제4호부터 제7호까지의 규정에 따른 의약품, 한약, 한약제제 또는 의약외품에 대한 건강·의학정보

라. 「의료기기법」 제2조 제1항에 따른 의료기기에 대한 건강·의학정보

마. 「화장품법」 제2조 제1호부터 제3호까지의 규정에 따른 화장품, 기능성화장품 또는 유기농화장품에 대한 건강·의학정보

4. 불필요한 검사·투약(投藥)·수술 등 지나친 진료행위를 하거나 부당하게 많은 진료비를 요구하는 행위

5. 전공의(專攻醫)의 선발 등 직무와 관련하여 부당하게 금품을 수수하는 행위

6. 다른 의료기관을 이용하려는 환자를 영리를 목적으로 자신이 종사하거나 개설한 의료기관으로 유인하거나 유인하게 하는 행위

7. 자신이 처방전을 발급하여 준 환자를 영리를 목적으로 특정 약국에 유치하기 위하여 약국개설자나 약국에 종사하는 자와 담합하는 행위

② 삭제 〈2012.4.27.〉

제33조(중앙회의 자격정지 처분 요구) 법 제66조의2에 따른 자격정지 처분 요구는 윤리위원회의 회의 개최 일시 및 장소와 자격정지 처분 요구의 이유 및 근거 등을 기재한 서류를 보건복지부장관에게 제출하는 방식으로 한다.

[전문개정 2012.4.27.]

제34조 삭제 〈2012.4.27.〉

제35조 삭제 〈2012.4.27.〉

제36조 삭제 〈2012.4.27.〉

제37조 삭제 〈2012.4.27.〉

제38조 삭제 〈2012.4.27.〉

제39조 삭제 〈2012.4.27.〉

제67조(과징금 처분) ① 보건복지부장관이나 시장·군수·구청장은 의료기관이 제64조 제1항 각 호의 어느 하나에 해당할 때에는 대통령령으로 정하는 바에 따라 의료업 정지 처분을 갈음하여 10억원 이하의 과징금을 부과할 수 있으며, 이 경우 과징금은 3회까지만 부과할 수 있다. 다만, 동일한 위반행위에 대하여 「표시·광고의 공정화에 관한 법률」 제9조에 따른 과징금 부과처분이 이루어진 경우에는 과징금(의료업 정지 처분을 포함한다)을 감경하여 부과하거나 부과하지 아니할 수 있다. 〈개정 2008.2.29., 2010.1.18., 2016.5.29., 2019.8.27.〉

② 제1항에 따른 과징금을 부과하는 위반 행위의 종류와 정도 등에 따른 과징금의 액수와 그 밖에 필요한 사항은 대통령령으로 정한다.

③ 보건복지부장관이나 시장·군수·구청장은 제1항에 따른 과징금을 기한 안에 내지 아니한 때에는 지방세 체납처분의 예에 따라 징수한다. 〈개정 2008.2.29., 2010.1.18.〉

시행령

제43조(과징금의 산정 기준) 법 제67조에 따른 과징금의 금액은 위반행위의 종류와 위반 정도 등을 고려하여 보건복지부령으로 정하는 의료업 정지처분 기준에 따라 **별표1**의2 과징금 산정 기준을 적용하여 산정한다. 〈개정 2008.2.29., 2009.4.20., 2010.3.15., 2017.6.20.〉

제44조(과징금의 부과·징수 절차) ① 보건복지부장관, 시·도지사 또는 시장·군수·구청장은 법 제67조에 따라 과

징금을 부과하려면 그 위반행위의 종류와 과징금의 금액을 서면으로 명시하여 이를 낼 것을 통지하여야 한다.〈개정 2008.2.29., 2010.3.15.〉

② 과징금의 징수 절차는 보건복지부령으로 정한다.〈개정 2008.2.29., 2010.3.15.〉

시행규칙

제79조(과징금의 징수 절차) 영 제44조 제2항에 따른 과징금의 징수 절차에 관하여는 「국고금관리법 시행규칙」을 준용한다. 이 경우 납입고지서에는 이의 제기 방법 및 이의 제기 기간을 함께 적어 넣어야 한다.〈개정 2008.9.5.〉
[제목개정 2008.9.5.]

제68조(행정처분의 기준) 제63조, 제64조 제1항, 제65조 제1항, 제66조 제1항에 따른 행정처분의 세부적인 기준은 보건복지부령으로 정한다.〈개정 2008.2.29., 2010.1.18.〉

제69조(의료지도원) ① 제61조에 따른 관계 공무원의 직무를 행하게 하기 위하여 보건복지부, 시・도 및 시・군・구에 의료지도원을 둔다.〈개정 2008.2.29., 2010.1.18.〉

② 의료지도원은 보건복지부장관, 시・도지사 또는 시장・군수・구청장이 그 소속 공무원 중에서 임명하되, 자격과 임명 등에 필요한 사항은 보건복지부령으로 정한다.〈개정 2008.2.29., 2010.1.18.〉

③ 의료지도원 및 그 밖의 공무원은 직무를 통하여 알게 된 의료기관, 의료인, 환자의 비밀을 누설하지 못한다.

시행규칙

제65조(의료지도원의 자격) 법 제69조 제2항에 따라 보건복지부장관, 시・도지사 또는 시장・군수・구청장이 의료지도원을 임명하려는 경우에는 다음 각 호의 어느 하나에 해당하는 자 중에서 하여야 한다.〈개정 2010.3.19.〉

1. 의료인 면허를 가진 자
2. 의료 관계 업무에 관한 지식과 경험이 풍부한 자

제66조(의료지도원의 담당 구역)

① 보건복지부 소속 의료지도원의 담당 구역은 전국으로 한다.〈개정 2010.3.19.〉

② 시・도 또는 시・군・구(자치구를 말한다) 소속 의료지도원의 담당 구역은 해당 행정구역으로 한다.〈개정 2020.9.4.〉

제67조(의료지도기록부 비치) 의료지도원은 의료지도기록부를 갖추어 두고 그 직무집행 상황을 기록하여야 한다.

제68조(의료지도에 관한 보고) 의료지도원이 의료지도를 한 결과 법령에 위반된 사실을 발견한 경우에는 지체 없이 이를 그 소속 기관의 장에게 보고하여야 한다.

제69조(의료지도원의 증표) 의료지도원임을 증명하는 증표는 별지 제24호서식에 따른다.

제7장 삭제 〈2011.4.7.〉

제70조 삭제 〈2011.4.7.〉

제71조 삭제 〈2011.4.7.〉

제72조 삭제 〈2011.4.7.〉

제73조 삭제 〈2011.4.7.〉

제74조 삭제 〈2011.4.7.〉

제75조 삭제 〈2011.4.7.〉

제76조 삭제 〈2011.4.7.〉

시행규칙

제70조 삭제 〈2012.4.27.〉
제71조 삭제 〈2012.4.27.〉
제72조 삭제 〈2012.4.27.〉
제73조 삭제 〈2015.1.2.〉

제8장 보칙

제77조(전문의) ① 의사·치과의사 또는 한의사로서 전문의가 되려는 자는 대통령령으로 정하는 수련을 거쳐 보건복지부장관에게 자격 인정을 받아야 한다.〈개정 2008.2.29., 2010.1.18.〉

② 제1항에 따라 전문의 자격을 인정받은 자가 아니면 전문과목을 표시하지 못한다. 다만, 보건복지부장관은 의료체계를 효율적으로 운영하기 위하여 전문의 자격을 인정받은 치과의사와 한의사에 대하여 종합병원·치과병원·한방병원 중 보건복지부령으로 정하는 의료기관에 한하여 전문과목을 표시하도록 할 수 있다.〈개정 2008.2.29., 2009. 1.30., 2010.1.18.〉

시행규칙

제74조(치과의사 및 한의사 전문과목 표시) 법 제77조 제2항 단서에 따라 치과의사전문의 또는 한의사전문의 자격을 인정받은 자에 대하여 전문과목을 표시할 수 있는 의료기관은 다음 각 호와 같다.
1. 병상이 300개 이상인 종합병원
2. 「치과의사전문의의 수련 및 자격인정 등에 관한 규정」에 따른 수련치과병원
3. 「한의사전문의의 수련 및 자격인정 등에 관한 규정」에 따른 수련한방병원

③ 삭제 〈2016.12.20.〉

④ 전문의 자격 인정과 전문과목에 관한 사항은 대통령령으로 정한다.〈개정 2011.4.28.〉

[법률 제9386호(2009.1.30.) 부칙 제2조의 규정에 의하여 이 조 제2항 단서의 개정규정 중 치과의사에 대한 부분은 2013년 12월 31일까지, 한의사에 대한 부분은 2009년 12월 31일까지 유효함]

[2016.12.20. 법률 제14438호에 의하여 2015.5.28. 헌법재판소에서 위헌 결정된 이 조 제3항을 삭제함]

제78조(전문간호사) ① 보건복지부장관은 간호사에게 간호사 면허 외에 전문간호사 자격을 인정할 수 있다.〈개정 2008.2.29., 2010.1.18.〉

② 전문간호사가 되려는 사람은 다음 각 호의 어느 하나에 해당하는 사람으로서 보건복지부장관이 실시하는 전문간호사 자격시험에 합격한 후 보건복지부장관의 자격인정을 받아야 한다.〈개정 2018.3.27.〉

1. 보건복지부령으로 정하는 전문간호사 교육과정을 이수한 자
2. 보건복지부장관이 인정하는 외국의 해당 분야 전문간호사 자격이 있는 자

③ 전문간호사는 제2항에 따라 자격을 인정받은 해당 분야에서 간호 업무를 수행하여야 한다.〈신설 2018.3.27.〉

④ 전문간호사의 자격 구분, 자격 기준, 자격 시험, 자격증, 업무 범위, 그 밖에 필요한 사항은 보건복지부령으로 정한다.〈신설 2018.3.27.〉

제79조(한지 의료인) ① 이 법이 시행되기 전의 규정에 따라 면허를 받은 한지 의사(限地 醫師), 한지 치과의사 및 한지 한의사는 허가받은 지역에서 의료업무에 종사하는 경우 의료인으로 본다.

② 보건복지부장관은 제1항에 따른 의료인이 허가받은 지역 밖에서 의료행위를 하는 경우에는 그 면허를 취소할

수 있다.〈개정 2008.2.29., 2010.1.18.〉

③ 제1항에 따른 의료인의 허가지역 변경, 그 밖에 필요한 사항은 보건복지부령으로 정한다.〈개정 2008.2.29., 2010.1.18.〉

④ 한지 의사, 한지 치과의사, 한지 한의사로서 허가받은 지역에서 10년 이상 의료업무에 종사한 경력이 있는 자 또는 이 법 시행 당시 의료업무에 종사하고 있는 자 중 경력이 5년 이상인 자에게는 제5조에도 불구하고 보건복지부령으로 정하는 바에 따라 의사, 치과의사 또는 한의사의 면허를 줄 수 있다.〈개정 2008.2.29., 2010.1.18.〉

시행규칙

제75조(한지 의료인의 허가지역 변경) ① 법 제79조 제3항에 따라 한지(限地) 의료인이 그 허가지역을 변경하려는 경우에는 그 소재지를 관할하는 시・도지사의 허가를 받아야 한다. 다만, 다른 시・도로 변경하거나 2개 시・도 이상에 걸쳐있는 지역으로 변경하려는 경우에는 보건복지부장관의 허가를 받아야 한다.〈개정 2010.3.19.〉

② 제1항에 따른 한지 의료인의 허가지역 변경에 관한 허가를 할 때에는 다음 각 호에서 정하는 바에 따라야 한다.〈개정 2010.3.19., 2019.9.27.〉

1. 의료취약지인 읍・면으로 한정하여 허가하되, 인구・교통, 그 밖의 지리적 여건에 따라 그 진료구역을 제한할 수 있다.
2. 허가 대상은 변경 전의 허가지역에서 3년 이상 계속하여 의료기관을 개설하고 의료행위를 한 자로 한정한다. 다만, 허가지역에 같은 업종에 해당하는 다른 의료인이 있거나 벽지(僻地), 오지(奧地) 또는 섬 등 보건복지부장관이 정하는 지역으로 변경하려는 경우에는 그 기간의 제한을 받지 아니한다.

③ 제1항에 따라 허가지역 변경허가를 받으려는 자는 변경 희망지와 그 사유를 적은 신청서에 면허증을 첨부하여 허가관청에 제출하여야 한다.

제76조(한지 의료인의 허가지역 변경 보고 등) ① 시・도지사가 한지의료인에 대하여 그 허가지역의 변경허가를 한 경우에는 그 사실을 해당 면허증에 적어 신청인에게 발급하고, 허가한 날부터 5일 이내에 변경허가사항을 보건복지부장관에게 보고하여야 한다.〈개정 2010.3.19.〉

② 시・도지사는 한지 의료인별 허가지역 일람표를 작성하여 갖추어 두어야 한다.

제77조(한지 의료인의 의사면허 등의 신청) ① 법 제79조 제4항에 따라 한지 의료인이 의사, 치과의사 또는 한의사 면허를 받으려는 경우에는 별지 제28호서식의 신청서(전자문서로 된 신청서를 포함한다)에 다음 각 호의 서류(전자문서를 포함한다)를 첨부하여 현재의 근무지 또는 최종 근무지의 관할 시・도지사를 거쳐 보건복지부장관에게 제출하여야 한다.〈개정 2008.9.5., 2010.3.19., 2016.12.30.〉

1. 한지 의료인 면허증
2. 법 제79조 제4항에 따른 경력을 증명하는 서류 각 1부
3. 법 제8조 제1호 본문에 해당하는 자가 아님을 증명하는 의사의 진단서 또는 법 제8조 제1호 단서에 해당하는 자임을 증명하는 전문의의 진단서
4. 법 제8조 제2호에 해당하는 자가 아님을 증명하는 의사의 진단서
5. 사진(신청 전 6개월 이내에 모자 등을 쓰지 않고 촬영한 천연색 상반신 정면사진으로 가로 3.5센티미터, 세로 4.5센티미터의 사진을 말한다) 5장

② 삭제 〈2008.9.5.〉

③ 제1항의 신청서를 받은 시・도지사는 신청인에게 별지 제28호서식의 접수증을 발급하여야 한다.

④ 제1항에 따라 면허증 발급신청을 한 자는 그 신청일부터 면허증을 받는 날까지 제3항의 접수증을 한지 의료인 면허증을 갈음하여 사용할 수 있다.

제78조(면허증 등의 갱신신청) ① 법률 제2533호 의료법중개정법률 부칙 제2조 단서 및 같은 법률 부칙 제7조에 따른 갱신기간이 지난 후에 의사, 치과의사, 한의사, 조산사, 간호사, 전문의 또는 한지 의료인의 면허증 또는 자격증을 갱신하려는 자는 별지 제28호서식의 신청서(전자문서로 된 신청서를 포함한다)에 다음 각 호의 서류를 첨부하여 소속 중앙회의 확인을 받아 해당 면허증 또는 자격증을 발급한 기관(보건복지부장관 또는 시・도지사)에 제출하여야 한다. 이 경우, 보건복지부장관에게 제출하는 신청서는 관할 시・도지사를 거쳐야 한다.〈개정 2010.3.19., 2016.12.30.〉

1. 구 면허증 또는 자격증(분실 시 분실사유서)
2. 건강진단서
3. 사진(신청 전 6개월 이내에 모자 등을 쓰지 않고 촬영한 천연색 상반신 정면사진으로 가로 3.5센티미터, 세로 4.5센티미터의 사진을 말한다) 2장
4. 갱신 지연사유서
5. 시민확인서 및 여권사본(외국인만 첨부한다)

② 제1항의 신청서를 받은 시·도지사는 신청인에게 별지 제28호서식의 접수증을 발급하여야 한다.

제80조(간호조무사 자격) ① 간호조무사가 되려는 사람은 다음 각 호의 어느 하나에 해당하는 사람으로서 보건복지부령으로 정하는 교육과정을 이수하고 간호조무사 국가시험에 합격한 후 보건복지부장관의 자격인정을 받아야 한다. 이 경우 자격시험의 제한에 관하여는 제10조를 준용한다.〈개정 2019.8.27.〉

1. 초·중등교육법령에 따른 특성화고등학교의 간호 관련 학과를 졸업한 사람(간호조무사 국가시험 응시일로부터 6개월 이내에 졸업이 예정된 사람을 포함한다)
2. 「초·중등교육법」 제2조에 따른 고등학교 졸업자(간호조무사 국가시험 응시일로부터 6개월 이내에 졸업이 예정된 사람을 포함한다) 또는 초·중등교육법령에 따라 같은 수준의 학력이 있다고 인정되는 사람(이하 이 조에서 "고등학교 졸업학력 인정자"라 한다)으로서 보건복지부령으로 정하는 국·공립 간호조무사양성소의 교육을 이수한 사람
3. 고등학교 졸업학력 인정자로서 평생교육법령에 따른 평생교육시설에서 고등학교 교과 과정에 상응하는 교육과정 중 간호 관련 학과를 졸업한 사람(간호조무사 국가시험 응시일로부터 6개월 이내에 졸업이 예정된 사람을 포함한다)
4. 고등학교 졸업학력 인정자로서 「학원의 설립·운영 및 과외교습에 관한 법률」 제2조의2 제2항에 따른 학원의 간호조무사 교습과정을 이수한 사람
5. 고등학교 졸업학력 인정자로서 외국의 간호조무사 교육과정(보건복지부장관이 정하여 고시하는 인정기준에 해당하는 교육과정을 말한다)을 이수하고 해당 국가의 간호조무사 자격을 취득한 사람
6. 제7조 제1항 제1호 또는 제2호에 해당하는 사람

② 제1항 제1호부터 제4호까지에 따른 간호조무사 교육훈련기관은 보건복지부장관의 지정·평가를 받아야 한다. 이 경우 보건복지부장관은 간호조무사 교육훈련기관의 지정을 위한 평가업무를 대통령령으로 정하는 절차·방식에 따라 관계 전문기관에 위탁할 수 있다.

③ 보건복지부장관은 제2항에 따른 간호조무사 교육훈련기관이 거짓이나 그 밖의 부정한 방법으로 지정받는 등 대통령령으로 정하는 사유에 해당하는 경우에는 그 지정을 취소할 수 있다.〈개정 2008.2. 29, 2010.1.18., 2015.1.28〉

④ 간호조무사는 최초로 자격을 받은 후부터 3년마다 그 실태와 취업상황 등을 보건복지부장관에게 신고하여야 한다.

⑤ 제1항에 따른 간호조무사의 국가시험·자격인정, 제2항에 따른 간호조무사 교육훈련기관의 지정·평가, 제4항에 따른 자격신고 및 간호조무사의 보수교육 등에 관하여 필요한 사항은 보건복지부령으로 정한다.

[전문개정 2015.12.29.]

시행령

제40조(간호조무사 교육훈련기관 지정을 위한 평가업무 위탁) ① 보건복지부장관은 법 제80조 제2항 후단에 따라 간호조무사 교육훈련기관의 지정을 위한 평가업무를 다음 각 호의 기관에 위탁할 수 있다.

1. 「공공기관의 운영에 관한 법률」 제4조에 따른 공공기관 중 그 설립 목적이 보건의료 또는 인력개발과 관련되는 공공기관

2. 위탁업무 수행에 필요한 조직·인력 및 전문성 등을 갖춘 전문기관으로서 보건복지부장관이 정하여 고시하는 기관

② 보건복지부장관은 법 제80조 제2항 후단에 따라 간호조무사 교육훈련기관 지정을 위한 평가업무를 위탁하는 경우 위탁 기준 등의 공고, 위탁 내용 등의 고시 또는 위탁 업무의 보고 등에 관하여는 제31조의6 제2항부터 제5항까지의 규정을 준용한다.

[본조신설 2016.12.27.]

제41조(간호조무사 교육훈련기관 지정 취소사유) 법 제80조 제3항에서 "거짓이나 그 밖의 부정한 방법으로 지정받는 등 대통령령으로 정하는 사유"란 다음 각 호의 사유를 말한다.

1. 거짓이나 그 밖의 부정한 방법으로 지정받는 경우
2. 간호조무사 교육훈련기관의 지정 기준에 미달하는 경우
3. 정당한 사유 없이 교육훈련 업무를 거부하거나 3개월 이상 교육훈련을 실시하지 아니한 경우
4. 거짓이나 그 밖의 부정한 방법으로 교육훈련 졸업증명서 또는 이수증명서를 발급한 경우
5. 교육과정 및 교육내용이 법령에 위반되거나 교육훈련기관의 지정 목적을 달성하기 어렵다고 인정되는 경우

[본조신설 2016.12.27.]

제80조의2(간호조무사 업무) ① 간호조무사는 제27조에도 불구하고 간호사를 보조하여 제2조 제2항 제5호 가목부터 다목까지의 업무를 수행할 수 있다.

② 제1항에도 불구하고 간호조무사는 제3조 제2항에 따른 의원급 의료기관에 한하여 의사, 치과의사, 한의사의 지도하에 환자의 요양을 위한 간호 및 진료의 보조를 수행할 수 있다.

③ 제1항 및 제2항에 따른 구체적인 업무의 범위와 한계에 대하여 필요한 사항은 보건복지부령으로 정한다.

[본조신설 2015.12.29.]

제80조의3(준용규정) 간호조무사에 대하여는 제8조, 제9조, 제12조, 제16조, 제19조, 제20조, 제22조, 제23조, 제59조 제1항, 제61조, 제65조, 제66조, 제68조, 제83조 제1항, 제84조, 제85조, 제87조, 제87조의2, 제88조, 제88조의2 및 제91조를 준용하며, 이 경우 "면허"는 "자격"으로, "면허증"은 "자격증"으로 본다. 〈개정 2016.12.20., 2019.8.27.〉

[본조신설 2015.12.29.]

제81조(의료유사업자) ① 이 법이 시행되기 전의 규정에 따라 자격을 받은 접골사(接骨士), 침사(鍼士), 구사(灸士)(이하 "의료유사업자"라 한다)는 제27조에도 불구하고 각 해당 시술소에서 시술(施術)을 업(業)으로 할 수 있다.

② 의료유사업자에 대하여는 이 법 중 의료인과 의료기관에 관한 규정을 준용한다. 이 경우 "의료인"은 "의료유사업자"로, "면허"는 "자격"으로, "면허증"은 "자격증"으로, "의료기관"은 "시술소"로 한다.

③ 의료유사업자의 시술행위, 시술업무의 한계 및 시술소의 기준 등에 관한 사항은 보건복지부령으로 정한다. 〈개정 2008.2.29., 2010.1.18.〉

제82조(안마사) ① 안마사는 「장애인복지법」에 따른 시각장애인 중 다음 각 호의 어느 하나에 해당하는 자로서 시·도지사에게 자격인정을 받아야 한다. 〈개정 2008.2.29., 2010.1.18.〉

1. 「초·중등교육법」 제2조 제5호에 따른 특수학교 중 고등학교에 준한 교육을 하는 학교에서 제4항에 따른 안마사의 업무한계에 따라 물리적 시술에 관한 교육과정을 마친 자
2. 중학교 과정 이상의 교육을 받고 보건복지부장관이 지정하는 안마수련기관에서 2년 이상의 안마수련과정을 마친 자

② 제1항의 안마사는 제27조에도 불구하고 안마업무를 할 수 있다.

③ 안마사에 대하여는 이 법 중 제8조, 제25조, 제28조부터 제32조까지, 제33조 제2항 제1호·제3항·제5항·제8항 본문, 제36조, 제40조, 제59조 제1항, 제61조, 제63조(제36조를 위반한 경우만을 말한다), 제64조부터 제66조까지, 제68조, 제83조, 제84조를 준용한다. 이 경우 "의료인"은 "안마사"로, "면허"는 "자격"으로, "면허증"은 "자격증"으로, "의료기관"은 "안마시술소 또는 안마원"으로, "해당 의료관계단체의 장"은 "안마사회장"으로 한다. 〈개정 2009.1.30.〉

④ 안마사의 업무한계, 안마시술소나 안마원의 시설 기준 등에 관한 사항은 보건복지부령으로 정한다.〈개정 2008.2.29., 2010.1.18.〉

제83조(경비 보조 등) ① 보건복지부장관 또는 시·도지사는 국민보건 향상을 위하여 필요하다고 인정될 때에는 의료인·의료기관·중앙회 또는 의료 관련 단체에 대하여 시설, 운영 경비, 조사·연구 비용의 전부 또는 일부를 보조할 수 있다.〈개정 2008.2.29., 2010.1.18., 2010.7.23.〉

② 보건복지부장관은 다음 각 호의 의료기관이 인증을 신청할 때 예산의 범위에서 인증에 소요되는 비용의 전부 또는 일부를 보조할 수 있다.〈신설 2010.7.23., 2020.3.4.〉

1. 제58조의4 제2항 및 제3항에 따라 인증을 신청하여야 하는 의료기관
2. 300병상 미만인 의료기관(종합병원은 제외한다) 중 보건복지부장관이 정하는 기준에 해당하는 의료기관

제84조(청문) 보건복지부장관, 시·도지사 또는 시장·군수·구청장은 다음 각 호의 어느 하나에 해당하는 처분을 하려면 청문을 실시하여야 한다.〈개정 2008.2.29., 2010.1.18., 2010.7.23., 2016.12.20., 2020.3.4.〉

1. 제23조의2 제4항에 따른 인증의 취소
2. 제51조에 따른 설립 허가의 취소
3. 제58조의10에 따른 의료기관 인증 또는 조건부인증의 취소
4. 제63조에 따른 시설·장비 등의 사용금지 명령
5. 제64조 제1항에 따른 개설허가 취소나 의료기관 폐쇄 명령
6. 제65조 제1항에 따른 면허의 취소

제85조(수수료) ① 이 법에 따른 의료인의 면허나 면허증을 재교부 받으려는 자, 국가시험등에 응시하려는 자, 진단용 방사선 발생 장치의 검사를 받으려는 자, 진단용 방사선 발생장치 안전관리책임자 교육을 받으려는 자는 보건복지부령으로 정하는 바에 따라 수수료를 내야 한다.〈개정 2008.2.29., 2010.1.18., 2020.12.29.〉

② 제9조 제2항에 따른 한국보건의료인국가시험원은 제1항에 따라 납부받은 국가시험등의 응시수수료를 보건복지부장관의 승인을 받아 시험 관리에 필요한 경비에 직접 충당할 수 있다.〈개정 2008.2.29., 2010.1.18., 2015.6.22.〉

제86조(권한의 위임 및 위탁) ① 이 법에 따른 보건복지부장관 또는 시·도지사의 권한은 그 일부를 대통령령으로 정하는 바에 따라 질병관리청장, 시·도지사 또는 시장·군수·구청장이나 보건소장에게 위임할 수 있다.〈개정 2008.2.29., 2010.1.18., 2020.8.11.〉

② 보건복지부장관은 이 법에 따른 업무의 일부를 대통령령으로 정하는 바에 따라 관계 전문기관에 위탁할 수 있다.〈개정 2008.2.29., 2010.1.18.〉

시행령

제42조(업무의 위탁) ① 보건복지부장관은 법 제86조 제2항에 따라 법 제4조의2제7항에 따른 간호·간병통합서비스의 제공·확대 등을 위한 지원에 관한 업무의 일부를 다음 각 호의 기관에 위탁할 수 있다.〈신설 2022.8.2.〉

1. 「공공기관의 운영에 관한 법률」 제4조에 따른 공공기관 중 그 설립 목적이 보건의료와 관련되는 공공기관
2. 위탁업무 수행에 필요한 조직·인력 및 전문성 등을 갖춘 전문기관으로서 보건복지부장관이 정하여 고시하는 기관

② 보건복지부장관은 법 제86조 제2항에 따라 법 제22조제4항에 따른 의학용어와 진료기록부등의 서식 및 세부내용에 관한 표준 마련에 관한 업무를 다음 각 호의 기관에 위탁할 수 있다.〈신설 2020.2.25., 2022.8.2.〉

1. 「공공기관의 운영에 관한 법률」 제4조에 따른 공공기관 중 그 설립 목적이 보건의료 또는 보건산업과 관련되는 공공기관
2. 위탁업무 수행에 필요한 조직·인력 및 전문성 등을 갖춘 전문기관으로서 보건복지부장관이 정하여 고시하는 기관

③ 보건복지부장관은 법 제86조 제2항에 따라 법 제23조의2제2항에 따른 전자의무기록시스템의 인증 신청 접수, 인증 기준 적합 여부에 관한 검토·확인, 인증 결과 통보 및 인증서 발급에 관한 업무와 같은 조 제5항에 따른 전자의무기록시스템의 기술 개발 및 활용 촉진에 관한 업무를 다음 각 호의 기관에 위탁할 수 있다.〈신설 2017.6.20.,

2020.2.25., 2021.6.15.,2022.8.2.〉

1. 「공공기관의 운영에 관한 법률」 제4조에 따른 공공기관 중 그 설립목적이 보건의료 또는 사회보장과 관련되는 공공기관
2. 위탁 업무 수행에 필요한 조직·인력 및 전문성 등을 고려하여 보건복지부장관이 정하여 고시하는 기관
3. 그 밖에 위탁 업무 수행에 필요한 조직·인력 및 전문성 등을 고려하여 보건복지부장관이 고시하는 기관

④ 보건복지부장관은 법 제86조 제2항에 따라 법 제45조의2제1항에 따른 비급여진료비용등과 관련된 보고의 접수와 같은 조 제2항에 따른 비급여진료비용등의 현황에 대한 조사·분석 및 그 결과 공개에 관한 업무를 다음 각 호의 전문기관에 위탁할 수 있다. 〈개정 2017.6.20., 2020.2.25., 2021.6.15., 2022.8.2.〉

1. 법 제28조에 따른 의사회, 치과의사회 또는 한의사회
2. 「공공기관의 운영에 관한 법률」 제4조에 따른 공공기관 중 그 설립 목적이 보건의료와 관련되는 공공기관
3. 그 밖에 위탁 업무 수행에 필요한 조직·인력 및 전문성 등을 고려하여 보건복지부장관이 고시하는 기관

⑤ 보건복지부장관은 법 제86조 제2항에 따라 법 제62조제2항에 따른 의료기관 회계기준의 운영에 관한 업무를 다음 각 호의 기관에 위탁할 수 있다.〈신설 2016.12.27., 2017.6.20., 2018.9.28., 2020.2.25., 2022.8.2.〉

1. 「공공기관의 운영에 관한 법률」 제4조에 따른 공공기관 중 그 설립 목적이 보건의료 또는 보건산업과 관련되는 공공기관
2. 위탁업무 수행에 필요한 조직·인력 및 전문성 등을 갖춘 전문기관으로서 보건복지부장관이 정하여 고시하는 기관

⑥ 보건복지부장관은 법 제86조 제2항에 따라 법 제80조제2항에 따른 간호조무사 교육훈련기관의 지정 신청 접수 및 지정서 발급에 관한 업무를 다음 각 호의 기관에 위탁할 수 있다.〈신설 2016.12.27., 2017.6.20., 2018.9.28., 2020.2.25.,2022.8.2.〉

1. 「공공기관의 운영에 관한 법률」 제4조에 따른 공공기관 중 그 설립 목적이 보건의료 또는 인력개발과 관련되는 공공기관
2. 위탁업무 수행에 필요한 조직·인력 및 전문성 등을 갖춘 전문기관으로서 보건복지부장관이 정하여 고시하는 기관

⑦ 보건복지부장관이 법 제86조 제2항에 따라 법 제80조제4항에 따른 간호조무사 실태·취업상황 등에 관한 신고 및 법 제80조제5항에 따른 간호조무사 보수교육에 관한 업무를 다음 각 호의 기관에 위탁할 수 있다.〈신설 2016.12.27., 2017.6.20., 2018.9.28., 2020.2.25.,2022.8.2〉

1. 「공공기관의 운영에 관한 법률」 제4조에 따른 공공기관 중 그 설립 목적이 보건의료 또는 인력개발과 관련되는 공공기관
2. 간호조무사를 구성원으로 하여 설립된 기관으로서 전국적 조직을 갖추고 있는 기관
3. 위탁 업무 수행에 필요한 조직·인력 및 전문성 등을 갖춘 전문기관으로서 보건복지부장관이 정하여 고시하는 기관(법 제80조제5항에 따른 간호조무사 보수교육만 해당한다)

⑧ 보건복지부장관이 법 제86조제2항에 따라 제1항부터 제7항까지의 규정에 따른 업무를 위탁하는 경우에 그 위탁기준 등의 공고, 위탁 내용 등의 고시 또는 위탁 업무의 보고 등에 관하여는 제31조의6제2항부터 제5항까지의 규정을 준용한다.〈개정 2016.12.27., 2017.6.20., 2018.9.28., 2020.2.25., 2022.8.2.〉[본조신설 2016.9.29.]

제42조의2(민감정보 및 고유식별정보의 처리) 보건복지부장관(제10조의4 제1항, 제11조 제2항, 제31조의6 제1항 및 제42조 제3항·제4항에 따라 보건복지부장관의 업무를 위탁받은 자를 포함한다), 질병관리청장, 시·도지사 및 시장·군수·구청장(해당 권한이 위임·위탁된 경우에는 그 권한을 위임·위탁받은 자를 포함한다), 의료인, 의료기관의 장, 의료기관 종사자, 법 제37조에 따른 의료기관 개설자·관리자 또는 국가시험등관리기관은 다음 각 호의 사무를 수행하기 위하여 불가피한 경우 「개인정보 보호법」 제23조에 따른 건강에 관한 정보, 같은 법 시행령 제18조 제2호에 따른 범죄경력자료에 해당하는 정보, 같은 영 제19조 제1호 또는 제4호에 따른 주민등록번호 또는 외국인등록번호가 포함된 자료를 처리할 수 있다.〈개정 2022.8.2.〉

1. 법 제9조(법 제80조의3에서 준용하는 경우를 포함한다)에 따른 국가시험등의 관리에 관한 사무
2. 법 제10조(법 제80조의3에서 준용하는 경우를 포함한다)에 따른 국가시험등의 응시자격의 확인에 관한 사무
3. 법 제11조에 따른 면허증 발급에 관한 사무

3의2. 법 제17조 및 제18조에 따른 진단서·검안서·증명서 또는 처방전의 작성, 교부 또는 발송(전자처방전만 해당한다)에 관한 사무

3의3. 법 제21조에 따른 환자에 관한 기록의 내용 확인에 관한 사무

3의4. 법 제21조의2 제1항에 따른 진료기록의 내용 확인이나 진료기록의 사본 및 환자의 진료경과에 대한 소견 등의 송부 또는 전송에 관한 사무
3의5. 법 제21조의2 제2항에 따른 진료기록의 사본 등의 이송에 관한 사무
3의6. 법 제22조에 따른 진료기록부등의 기록에 관한 사무
3의7. 법 제23조의2제2항에 따른 전자의무기록시스템의 인증에 관한 사무
4. 법 제25조에 따른 의료인의 실태와 취업상황 등의 신고에 관한 사무
4의2. 법 제33조 및 제35조에 따른 의료기관의 개설 등에 관한 사무
5. 법 제37조에 따른 진단용 방사선 발생장치의 방사선 관계 종사자에 대한 피폭관리(被曝管理)에 관한 사무
5의2. 법 제45조의2제2항에 따른 비급여진료비용등의 현황에 대한 조사·분석 및 결과 공개에 관한 사무
5의3. 법 제60조의3 제1항 제1호부터 제5호까지의 규정에 따른 간호인력 확보에 관한 현황 조사와 간호인력에 대한 취업교육 및 경력개발 지원에 관한 사무
6. 법 제63조부터 제66조까지의 규정에 따른 행정처분에 관한 사무
7. 법 제67조에 따른 과징금의 부과·징수에 관한 사무
8. 법 제77조에 따른 전문의의 자격 인정에 관한 사무
9. 법 제78조에 따른 전문간호사의 자격 인정에 관한 사무
10. 법 제80조 제1항에 따른 간호조무사의 자격 인정에 관한 사무
11. 삭제〈2022.8.2.〉
[본조신설 2012.1.6.]

제86조의2(벌칙 적용에서 공무원 의제) 제57조의2 제4항에 따른 심의위원회 위원은 「형법」 제129조부터 제132조까지의 규정을 적용할 때에는 공무원으로 본다.

[본조신설 2018.3.27.]

제86조의3(기록의 보존·보관 의무에 대한 면책) 제22조 제2항, 제23조 제1항 또는 제40조의2 제1항에 따라 보존·보관하여야 하는 기록이 천재지변이나 그 밖의 불가항력으로 멸실된 경우에는 해당 기록의 보존·보관의무자는 제64조, 제66조 또는 제90조에 따른 책임을 면한다.〈개정 2020.3.4.〉

[본조신설 2019.4.23.]

제9장 벌칙

제87조(벌칙) 제33조 제2항을 위반하여 의료기관을 개설하거나 운영하는 자는 10년 이하의 징역이나 1억원 이하의 벌금에 처한다.

[본조신설 2019.8.27.]

[종전 제87조는 제87조의2로 이동 〈2019.8.27.〉]

제87조의2(벌칙) ① 제12조 제3항을 위반한 죄를 범하여 사람을 상해에 이르게 한 경우에는 7년 이하의 징역 또는 1천만원 이상 7천만원 이하의 벌금에 처하고, 중상해에 이르게 한 경우에는 3년 이상 10년 이하의 징역에 처하며, 사망에 이르게 한 경우에는 무기 또는 5년 이상의 징역에 처한다.〈신설 2019.4.23.〉

② 다음 각 호의 어느 하나에 해당하는 자는 5년 이하의 징역이나 5천만원 이하의 벌금에 처한다.〈개정 2009.1.30., 2015.12.29., 2016.5.29., 2016.12.20., 2019.4.23., 2019.8.27., 2020.3.4., 2020.12.29.〉

1. 제4조의3 제1항을 위반하여 면허를 대여한 사람
1의2. 제4조의3 제2항을 위반하여 면허를 대여받거나 면허 대여를 알선한 사람
2. 제12조 제2항 및 제3항, 제18조 제3항, 제21조의2 제5항·제8항, 제23조 제3항, 제27조 제1항, 제33조 제2

항(제82조 제3항에서 준용하는 경우만을 말한다)・제8항(제82조 제3항에서 준용하는 경우를 포함한다)・제10항을 위반한 자. 다만, 제12조 제3항의 죄는 피해자의 명시한 의사에 반하여 공소를 제기할 수 없다.

3. 제27조 제5항을 위반하여 의료인이 아닌 자에게 의료행위를 하게 하거나 의료인에게 면허 사항 외의 의료행위를 하게 한 자
4. 제40조의3 제3항을 위반하여 직접 보관한 진료기록부등 외 진료기록보관시스템에 보관된 정보를 열람하는 등 그 내용을 확인한 사람
5. 제40조의3 제7항을 위반하여 정당한 접근 권한 없이 또는 허용된 접근 권한을 넘어 진료기록보관시스템에 보관된 정보를 훼손・멸실・변경・위조・유출하거나 검색・복제한 사람

[제87조에서 이동 〈2019.8.27.〉]

제88조(벌칙) 다음 각 호의 어느 하나에 해당하는 자는 3년 이하의 징역이나 3천만원 이하의 벌금에 처한다.〈개정 2019.8.27., 2020.3.4.〉

1. 제19조, 제21조 제2항(제40조의2 제4항에서 준용하는 경우를 포함한다), 제22조 제3항, 제27조 제3항・제4항, 제33조 제4항, 제35조 제1항 단서, 제38조 제3항, 제47조 제11항, 제59조 제3항, 제64조 제2항(제82조 제3항에서 준용하는 경우를 포함한다), 제69조 제3항을 위반한 자. 다만, 제19조, 제21조 제2항(제40조의2 제4항에서 준용하는 경우를 포함한다) 또는 제69조 제3항을 위반한 자에 대한 공소는 고소가 있어야 한다.
2. 제23조의5를 위반한 자. 이 경우 취득한 경제적 이익등은 몰수하고, 몰수할 수 없을 때에는 그 가액을 추징한다.
3. 제82조 제1항에 따른 안마사의 자격인정을 받지 아니하고 영리를 목적으로 안마를 한 자

[전문개정 2016.12.20.]

제88조의2(벌칙) 다음 각 호의 어느 하나에 해당하는 자는 2년 이하의 징역이나 2천만원 이하의 벌금에 처한다.〈개정 2016.12.20., 2020.3.4.〉

1. 제20조를 위반한 자
2. 제47조 제12항을 위반하여 자율보고를 한 사람에게 불리한 조치를 한 자

[본조신설 2010.5.27.]
[제88조의3에서 이동, 종전 제88조의2는 삭제 〈2016.12.20.〉]

제88조의3 [제88조의2로 이동 〈2016.12.20.〉]

제89조(벌칙) 다음 각 호의 어느 하나에 해당하는 자는 1년 이하의 징역이나 1천만원 이하의 벌금에 처한다.〈개정 2018.3.27., 2019.8.27.〉

1. 제15조 제1항, 제17조 제1항・제2항(제1항 단서 후단과 제2항 단서는 제외한다), 제17조의2 제1항・제2항(처방전을 교부하거나 발송한 경우만을 말한다), 제23조의2 제3항 후단, 제33조 제9항, 제56조 제1항부터 제3항까지 또는 제58조의6 제2항을 위반한 자
2. 정당한 사유 없이 제40조 제4항에 따른 권익보호조치를 하지 아니한 자
3. 제51조의2를 위반하여 의료법인의 임원 선임과 관련하여 금품 등을 주고받거나 주고받을 것을 약속한 자
4. 제61조 제1항에 따른 검사를 거부・방해 또는 기피한 자(제33조 제2항・제10항 위반 여부에 관한 조사임을 명시한 경우에 한정한다)

[전문개정 2016.12.20.]

제90조(벌칙) 제16조 제1항・제2항, 제17조 제3항・제4항, 제17조의2 제1항・제2항(처방전을 수령한 경우만을 말한다), 제18조 제4항, 제21조 제1항 후단(제40조의2 제4항에서 준용하는 경우를 포함한다), 제21조의2 제1항・제2항, 제22조 제1항・제2항(제40조의2 제4항에서 준용하는 경우를 포함한다), 제23조 제4항, 제26조, 제27조

제2항, 제33조 제1항·제3항(제82조 제3항에서 준용하는 경우를 포함한다)·제5항(허가의 경우만을 말한다), 제35조 제1항 본문, 제41조, 제42조 제1항, 제48조 제3항·제4항, 제77조 제2항을 위반한 자나 제63조에 따른 시정명령을 위반한 자와 의료기관 개설자가 될 수 없는 자에게 고용되어 의료행위를 한 자는 500만원 이하의 벌금에 처한다. 〈개정 2007.7.27., 2009.1.30., 2011.4.7., 2016.12.20., 2018.3.27., 2019.8.27., 2020.3.4.〉

제90조의2(「형법」상 감경규정에 관한 특례) 음주로 인한 심신장애 상태에서 제12조 제3항을 위반하는 죄를 범한 때에는 「형법」 제10조 제1항을 적용하지 아니할 수 있다.

[본조신설 2019.4.23.]

제91조(양벌규정) 법인의 대표자나 법인 또는 개인의 대리인, 사용인, 그 밖의 종업원이 그 법인 또는 개인의 업무에 관하여 제87조, 제87조의2, 제88조, 제88조의2, 제89조 또는 제90조의 위반행위를 하면 그 행위자를 벌하는 외에 그 법인 또는 개인에게도 해당 조문의 벌금형을 과(科)한다. 다만, 법인 또는 개인이 그 위반행위를 방지하기 위하여 해당 업무에 관하여 상당한 주의와 감독을 게을리하지 아니한 경우에는 그러하지 아니하다. 〈개정 2010.5.27., 2016.12.20., 2019.8.27.〉

[전문개정 2009.12.31.]

제92조(과태료) ① 다음 각 호의 어느 하나에 해당하는 자에게는 300만원 이하의 과태료를 부과한다. 〈개정 2015.1.28., 2016.12.20., 2019.8.27.〉

1. 제16조 제3항에 따른 교육을 실시하지 아니한 자

1의2. 제23조의3제1항을 위반하여 진료정보 침해사고를 통지하지 아니한 자

1의3. 제24조의2 제1항을 위반하여 환자에게 설명을 하지 아니하거나 서면 동의를 받지 아니한 자

1의4. 제24조의2 제4항을 위반하여 환자에게 변경 사유와 내용을 서면으로 알리지 아니한 자

2. 제37조 제1항에 따른 신고를 하지 아니하고 진단용 방사선 발생장치를 설치·운영한 자

3. 제37조 제2항에 따른 안전관리책임자를 선임하지 아니하거나 정기검사와 측정 또는 방사선 관계 종사자에 대한 피폭관리를 실시하지 아니한 자

4. 삭제 〈개정 2018.3.27.〉

5. 제49조 제3항을 위반하여 신고하지 아니한 자

② 다음 각 호의 어느 하나에 해당하는 자에게는 200만원 이하의 과태료를 부과한다. 〈개정 2016.12.20., 2019.8.27., 2020.12.29.〉

1. 제21조의2 제6항 후단을 위반하여 자료를 제출하지 아니하거나 거짓 자료를 제출한 자

2. 제45조의2 제1항을 위반하여 보고를 하지 아니하거나 거짓으로 보고한 자

3. 제45조의2 제3항을 위반하여 자료를 제출하지 아니하거나 거짓으로 제출한 자

4. 제61조 제1항에 따른 보고를 하지 아니하거나 검사를 거부·방해 또는 기피한 자(제89조 제4호에 해당하는 경우는 제외한다)

③ 다음 각 호의 어느 하나에 해당하는 자에게는 100만원 이하의 과태료를 부과한다. 〈개정 2009.1.30, 2012.2.1, 2015.1.28., 2015.12.29., 2016.5.29., 2020.3.4., 2020.12.29.〉

1. 제16조 제3항에 따른 기록 및 유지를 하지 아니한 자

1의2. 제16조 제4항에 따른 변경이나 휴업·폐업 또는 재개업을 신고하지 아니한 자

2. 제33조 제5항(제82조 제3항에서 준용하는 경우를 포함한다)에 따른 변경신고를 하지 아니한 자

2의2. 제37조 제3항에 따른 안전관리책임자 교육을 받지 아니한 사람

3. 제40조 제1항(제82조 제3항에서 준용하는 경우를 포함한다)에 따른 휴업 또는 폐업 신고를 하지 아니한 자

3의2. 제40조의2 제1항을 위반하여 진료기록부등을 관할 보건소장에게 넘기지 아니하거나 수량 및 목록 등을

거짓으로 보고한 자

3의3. 제40조의2 제2항을 위반하여 변경신고를 하지 아니하거나 거짓으로 변경신고를 한 자

3의4. 제40조의2 제2항을 위반하여 진료기록부등의 보존 및 열람을 대행할 책임자를 지정하지 아니하거나 진료기록부등을 관할 보건소장에게 넘기지 아니한 자

3의5. 제40조의2 제3항에 따른 준수사항을 위반한 자

4. 제42조 제3항을 위반하여 의료기관의 명칭 또는 이와 비슷한 명칭을 사용한 자

5. 제43조 제5항에 따른 진료과목 표시를 위반한 자

6. 제4조 제3항에 따라 환자의 권리 등을 게시하지 아니한 자

7. 제52조의2 제6항을 위반하여 대한민국의학한림원 또는 이와 유사한 명칭을 사용한 자

8. 제4조 제5항을 위반하여 그 위반행위에 대하여 내려진 제63조에 따른 시정명령을 따르지 아니한 사람

④ 제1항부터 제3항까지의 과태료는 대통령령으로 정하는 바에 따라 보건복지부장관 또는 시장·군수·구청장이 부과·징수한다.〈신설 2009.1.30., 2010.1.18〉

시행령

제45조(과태료의 부과기준) 법 제92조제1항부터 제3항까지의 규정에 따른 과태료의 부과기준은 별표 2와 같다.〈개정 2021.6.15.〉

[전문개정 2015.9.15.]

제93조 삭제〈2009.1.30.〉

시행령

제44조의2(규제의 재검토) ① 보건복지부장관은 다음 각 호의 사항에 대하여 다음 각 호의 기준일을 기준으로 3년마다(매 3년이 되는 해의 기준일과 같은 날 전까지를 말한다) 그 타당성을 검토하여 개선 등의 조치를 하여야 한다.〈개정 2014.12.9., 2015.9.15., 2017.6.20.〉

1. 제43조 및 별표 1의2에 따른 과징금 산정 기준: 2014년 1월 1일
2. 제45조 및 별표 2에 따른 과태료의 부과기준: 2014년 1월 1일

② 보건복지부장관은 제23조에 따른 의료광고 금지기준에 대하여 2015년 1월 1일을 기준으로 2년마다(매 2년이 되는 해의 1월 1일 전까지를 말한다) 그 타당성을 검토하여 개선 등의 조치를 하여야 한다.〈신설 2014.12.9.〉

[본조신설 2013.12.30.]

시행규칙

제79조의2(규제의 재검토) ① 보건복지부장관은 다음 각 호의 사항에 대하여 다음 각 호의 기준일을 기준으로 3년마다(매 3년이 되는 해의 기준일과 같은 날 전까지를 말한다) 그 타당성을 검토하여 개선 등의 조치를 해야 한다.〈개정 2015.1.5., 2015.5.29., 2017.6.21., 2021.12.31.〉

1. 삭제〈2021.12.31.〉

1의2. 제16조의3 및 별표 2의3에 따른 허용되는 경제적 이익등의 범위: 2014년 1월 1일

2. 삭제〈2017.6.21.〉
3. 삭제〈2017.6.21.〉
4. 제29조에 따른 원격의료의 시설 및 장비: 2014년 1월 1일
5. 제32조에 따른 부속 의료기관의 개설 특례: 2014년 1월 1일
6. 제39조의6에 따른 보안장비 설치 및 보안인력 배치 기준 등: 2022년 1월 1일
7. 제60조에 따른 부대사업: 2014년 1월 1일
8. 제75조에 따른 한지 의료인의 허가지역 변경: 2014년 1월 1일

② 보건복지부장관은 다음 각 호의 사항에 대하여 다음 각 호의 기준일을 기준으로 2년마다(매 2년이 되는 해의 기

준일과 같은 날 전까지를 말한다) 그 타당성을 검토하여 개선 등의 조치를 하여야 한다.〈신설 2015.1.5., 2016.12.29., 2018.12.28.〉

1. 제13조의3에 따른 기록 열람 등의 요건: 2015년 1월 1일
2. 제17조에 따른 의료인의 실태 등의 신고 및 보고: 2015년 1월 1일
3. 제18조에 따라 외국면허 소지자에게 허용되는 의료행위: 2015년 1월 1일
4. 제34조, 별표 3 및 별표 4에 따른 의료기관의 시설기준 및 규격: 2015년 1월 1일
5. 제38조, 별표 5 및 별표 5의2에 따른 의료인 등의 정원: 2015년 1월 1일
6. 삭제 〈2022.9.14.〉

[본조신설 2013.12.31.]

제80조(과태료의 부과기준) 영 별표 2 제2호 가목에서 "보건복지부령으로 정하는 사항"이란 제26조 제1항 제1호·제2호 또는 제4호에 해당하는 변경사항을 말한다.〈개정 2010.3.19.〉

[전문개정 2009.4.29.]

부 칙 〈제17787호, 2020.12.29.〉

제1조(시행일) 이 법은 공포 후 6개월이 경과한 날부터 시행한다. 다만, 제27조 제5항, 제65조 제1항 제7호, 제66조 제1항 제5호 및 제87조의2 제2항 제3호의 개정규정은 공포 후 3개월이 경과한 날부터 시행하고, 제47조 제2항의 개정규정은 공포 후 1년이 경과한 날부터 시행하며, 법률 제17069호 의료법 일부개정법률 제87조의2 제2항의 개정규정은 2023년 3월 5일부터 시행한다.

제2조(적용례) ① 제64조 제1항 제1호의2·제4호의3의 개정규정은 같은 개정규정 시행 이후 제4조 제2항 또는 제33조 제8항을 위반하여 의료기관을 개설하거나 운영 중인 경우부터 적용한다.

② 제65조 제1항 제7호, 제87조의2 제2항 제3호 및 법률 제17069호 의료법 일부개정법률 제87조의2 제2항 제3호의 개정규정은 같은 개정규정 시행 이후의 위반행위부터 적용한다.

의료법 시행령

일부개정 2022.8.2. 대통령령 제32842호 시행일 2022.8.2.

[별표 1] 〈신설 2017.6.20.〉

국가시험등 응시제한 기준(제9조의2 관련)

위반행위	응시제한 횟수
1. 시험 중에 대화·손동작 또는 소리 등으로 서로 의사소통을 하는 행위 2. 시험 중에 허용되지 않는 자료를 가지고 있거나 해당 자료를 이용하는 행위 3. 제7조제1항에 따른 응시원서를 허위로 작성하여 제출하는 행위	1회
4. 시험 중에 다른 사람의 답안지 또는 문제지를 엿보고 본인의 답안지를 작성하는 행위 5. 시험 중에 다른 사람을 위해 시험 답안 등을 알려주거나 엿보게 하는 행위 6. 다른 사람의 도움을 받아 답안지를 작성하거나 다른 사람의 답안지 작성에 도움을 주는 행위 7. 본인이 작성한 답안지를 다른 사람과 교환하는 행위 8. 시험 중에 허용되지 아니한 전자장비·통신기기 또는 전자계산기기 등을 사용하여 시험답안을 전송하거나 작성하는 행위 9. 시험 중에 시험문제 내용과 관련된 물건(시험 관련 교재 및 요약자료를 포함한다)을 다른 사람과 주고 받는 행위 10. 법 제8조 각 호의 어느 하나에 해당하는 사람이 시험에 응시하는 행위 11. 제8조제1항에 따른 서류를 허위로 작성하여 제출하는 행위	2회
12. 본인이 직접 대리시험을 치르거나 다른 사람으로 하여금 시험을 치르게 하는 행위 13. 사전에 시험문제 또는 시험답안을 다른 사람에게 알려주는 행위 14. 사전에 시험문제 또는 시험답안을 알고 시험을 치르는 행위	3회

비고 : 위 표의 위반행위에 대한 세부 기준 및 유형 등에 대해서는 보건복지부장관이 정하여 고시할 수 있다.

[별표 1의2] 〈개정 2020.2.25.〉

과징금 산정 기준(제43조 관련)

1. 일반기준

가. 의료업 정지 1개월은 30일을 기준으로 한다.

나. 위반행위 종별에 따른 과징금의 금액은 의료업 정지기간에 라목에 따라 산정한 1일당 과징금 금액을 곱한 금액으로 한다.

다. 나목의 의료업 정지기간은 법 제68조에 따라 산정된 기간(가중 또는 감경을 한 경우에는 그에 따라 가중 또는 감경된 기간을 말한다)을 말한다.

라. 1일당 과징금의 금액은 위반행위를 한 의료기관의 연간 총수입액을 기준으로 제2호의 표에 따라 산정한다.

마. 과징금 부과의 기준이 되는 총수입액은 의료기관 개설자에 따라 다음과 같이 구분하여 산정한 금액을 기준으로 한다. 다만, 신규 개설, 휴업 또는 재개업 등으로 1년간의 총수입액을 산출할 수 없거나 1년간의 총수입

액을 기준으로 하는 것이 불합리하다고 인정되는 경우에는 분기별, 월별 또는 일별 수입금액을 기준으로 산출 또는 조정한다.

1) 의료인인 경우에는 「소득세법」 제24조에 따른 처분일이 속하는 연도의 전년도의 의료업에서 생기는 총수입금액
2) 의료법인, 「민법」이나 다른 법률에 따라 설립된 비영리법인인 경우에는 「법인세법 시행령」 제11조 제1호에 따른 처분일이 속하는 연도의 전년도의 의료업에서 생기는 총수입금액
3) 법 제35조에 따른 부속 의료기관인 경우에는 처분일이 속하는 연도의 전년도의 의료기관 개설자의 의료업에서 생기는 총수입금액

바. 나목에도 불구하고 과징금 산정금액이 10억원을 넘는 경우에는 10억원으로 한다.

2. 과징금 부과 기준

등급	연간 총수입액 (단위 : 100만원)			1일당 과징금 금액 (단위 : 원)
1	50 이하			18,000
2	50 초과	~	100 이하	55,000
3	100 초과	~	200 이하	164,000
4	200 초과	~	300 이하	273,000
5	300 초과	~	400 이하	383,000
6	400 초과	~	500 이하	493,000
7	500 초과	~	600 이하	892,000
8	600 초과	~	700 이하	1,054,000
9	700 초과	~	800 이하	1,216,000
10	800 초과	~	900 이하	1,378,000
11	900 초과	~	1,000 이하	1,540,000
12	1,000 초과	~	2,000 이하	2,042,000
13	2,000 초과	~	3,000 이하	3,404,000
14	3,000 초과	~	4,000 이하	4,765,000
15	4,000 초과	~	5,000 이하	6,127,000
16	5,000 초과	~	6,000 이하	6,151,000
17	6,000 초과	~	7,000 이하	7,141,000
18	7,000 초과	~	8,000 이하	8,239,000
19	8,000 초과	~	9,000 이하	9,338,000
20	9,000 초과		10,000 이하	9,887,000
21	10,000 초과		20,000 이하	10,027,000
22	20,000 초과		30,000 이하	19,068,000
23	30,000 초과			23,836,000

[별표 2] 〈개정 2022.8.2.〉

과태료의 부과기준(제45조 관련)

1. 일반기준

가. 위반행위의 횟수에 따른 과태료의 가중된 부과기준은 최근 1년간 같은 위반행위로 과태료 부과처분을 받은 경우에 적용한다. 이 경우 기간의 계산은 위반행위에 대하여 과태료 부과처분을 받은 날과 그 처분 후 다시 같은 위반행위를 하여적발된 날을 기준으로 한다.

나. 부과권자는 다음의 어느 하나에 해당하는 경우에는 제2호의 개별기준에 따른 과태료 금액의 2분의 1 범위에서 그 금액을 줄여 부과할 수 있다. 다만, 과태료를 체납하고 있는 위반행위자에 대해서는 그렇지 않다.
  1) 위반행위자가 「질서위반행위규제법 시행령」 제2조의2 제1항 각 호의 어느 하나에 해당하는 경우
  2) 위반행위가 사소한 부주의나 오류로 인한 것으로 인정되는 경우
  3) 위반의 내용·정도가 경미하다고 인정되는 경우
  4) 위반행위자가 법 위반상태를 시정하거나 해소하기 위하여 노력한 것이 인정되는 경우
  5) 그 밖에 위반행위의 정도, 위반행위의 동기와 그 결과 등을 고려하여 감경할 필요가 있다고 인정되는 경우

다. 부과권자는 위반행위의 정도, 위반행위의 동기와 그 결과 등을 고려하여 제2호의 개별기준에 따른 과태료 금액의 2분의 1 범위에서 그 금액을 늘려 부과할 수 있다. 다만, 늘려 부과하는 경우에도 법 제92조 제1항부터 제3항까지에 따른 과태료 금액의 상한을 넘을 수 없다.

2. 개별기준

위반행위	근거 법조문	과태료 금액 (단위: 만원)		
		1차 위반	2차 위반	3차 이상 위반
가. 법 제4조제3항에 따라 환자의 권리 등을 게시하지 않은 경우	법 제92조제3항제6호	30	45	70
나. 법 제16조제3항에 따른 교육을 실시하지 않은 경우	법 제92조제1항제1호	100	150	300
다. 법 제16조제3항에 따른 기록 및 유지를 하지 않은 경우	법 제92조제3항제1호	15	30	60
라. 법 제16조제4항에 따른 변경이나 휴업·폐업 또는 재개업을 신고하지 않은 경우	법 제92조제3항제1호의2			
1) 변경·휴업 또는 재개업 신고를 하지 않은 경우		30	40	50
2) 폐업 신고를 하지 않은 경우		50	75	100
마. 법 제21조의2제6항 후단을 위반하여 자료를 제출하지 않거나 거짓 자료를 제출한 경우	법 제92조제2항제1호			
1) 자료를 제출하지 않은 경우		100	150	200
2) 거짓 자료를 제출한 경우		200	200	200
바. 법 제24조의2제1항을 위반하여 환자에게 설명을 하지 않거나 서면 동의를 받지 않은 경우	법 제92조제1항제1호의2	300	300	300
사. 법 제24조의2제4항을 위반하여 환자에게 변경 사유와 내용을 서면으로 알리지 않은 경우	법 제92조제1항제1호의3	300	300	300
아. 법 제33조제5항(법 제82조제3항에서 준용하는 경우를 포함한다)에 따른 변경신고를 하지 않은 경우	법 제92조제3항제2호	50	75	100
자. 법 제37조제1항에 따른 신고를 하지 않고 진단용 방사선 발생장치를 설치·운영한 경우	법 제92조제1항제2호			
1) 진단용 방사선 발생장치의 안전관리기준에 적합하지 않게 설치·운영한 경우		300	300	300
2) 진단용 방사선 발생장치의 안전관리기준에 적합하게 설치·운영한 경우		50	75	100
차. 법 제37조제2항에 따른 안전관리책임자를 선임하지 않거나 정기검사와 측정 또는 방사선 관계 종사자에 대한 피폭관리를 실시하지 않은 경우	법 제92조제1항제3호			

위반행위	근거 법조문	과태료 금액 (단위: 만원)		
		1차 위반	2차 위반	3차 이상 위반
1) 안전관리책임자를 선임하지 않은 경우		50	75	100
2) 진단용 방사선 발생장치에 대한 검사를 검사기간 이내에 실시하지 않은 경우		100	150	200
3) 방사선 방어시설에 대한 검사를 하지 않은 경우		100	150	200
4) 방사선 관계 종사자에 대한 피폭선량을 측정하지 않은 경우		100	150	200
5) 방사선 관계 종사자에 대한 피폭선량 측정에 있어 선량한도를 넘은 사람에 대한 안전조치를 하지 않은 경우		100	150	200
6) 방사선 관계 종사자의 피폭선량 측정에 영향을 미치는 피폭선량계의 파손·분실 등 피폭선량계를 2회 이상 적정하게 관리하지 않은 경우		50	75	100
카. 법 제37조제3항에 따른 안전관리책임자 교육을 받지 않은 경우	법 제92조제3항제2호의2	50	75	100
타. 법 제40조제1항(법 제82조제3항에서 준용하는 경우를 포함한다)에 따른 휴업 또는 폐업 신고를 하지 않거나, 법 제40조제2항을 위반하여 진료기록부등을 이관하지 않은 경우	법 제92조제3항제3호			
1) 휴업 신고를 하지 않은 경우		50	75	100
2) 폐업 신고를 하지 않은 경우		80	90	100
3) 진료기록부등을 이관하지 않은 경우		80	90	100
파. 법 제42조제3항을 위반하여 의료기관의 명칭 또는 이와 비슷한 명칭을 사용한 경우	법 제92조제3항제4호	80	90	100
하. 법 제43조제5항에 따른 진료과목 표시를 위반한 경우	법 제92조제3항제5호	80	90	100
거. 법 제45조의2제1항을 위반하여 보고를 하지 않거나 거짓으로 보고한 경우	법 제92조제2항제2호			
1) 보고를 하지 않은 경우		100	150	200
2) 거짓으로 보고한 경우		200	200	200
너. 법 제45조의2제3항을 위반하여 자료를 제출하지 않거나 거짓으로 제출한 경우	법 제92조제2항제3호			
1) 자료를 제출하지 않은 경우		100	150	200
2) 거짓으로 제출한 경우		200	200	200
더. 법 제49조제3항을 위반하여 신고하지 않은 경우	법 제92조제1항제5호	100	150	300
러. 법 제52조의2제6항을 위반하여 대한민국의학한림원 또는 이와 유사한 명칭을 사용한 경우	법 제92조제3항제7호	80	90	100
머. 법 제61조제1항에 따른 보고를 하지 않거나 검사를 거부·방해 또는 기피한 경우(법 제89조제4호에 해당하는 경우는 제외한다)	법 제92조제2항제4호			
1) 보고를 하지 않은 경우		100	150	200
2) 검사를 거부·방해 또는 기피한 경우		200	200	200
버. 법 제63조에 따른 시정명령(법 제4조제5항의 위반행위에 대한 시정명령만 해당한다)을 따르지 않은 경우	법 제92조제3항제8호	30	45	70

의료법 시행규칙

타법개정 2022.11.22. 보건복지부령 제918호 시행일 2022.11.22.

[별표 1] 〈개정 2016.10.6〉

환자의 권리와 의무(제1조의3 제1항 관련)

1. 환자의 권리
   가. 진료받을 권리
   환자는 자신의 건강보호와 증진을 위하여 적절한 보건의료서비스를 받을 권리를 갖고, 성별·나이·종교·신분 및 경제적 사정 등을 이유로 건강에 관한 권리를 침해받지 아니하며, 의료인은 정당한 사유 없이 진료를 거부하지 못한다.
   나. 알권리 및 자기결정권
   환자는 담당 의사·간호사 등으로부터 질병 상태, 치료 방법, 의학적 연구 대상 여부, 장기이식 여부, 부작용 등 예상 결과 및 진료 비용에 관하여 충분한 설명을 듣고 자세히 물어볼 수 있으며, 이에 관한 동의 여부를 결정할 권리를 가진다.
   다. 비밀을 보호받을 권리
   환자는 진료와 관련된 신체상·건강상의 비밀과 사생활의 비밀을 침해받지 아니하며, 의료인과 의료기관은 환자의 동의를 받거나 범죄 수사 등 법률에서 정한 경우 외에는 비밀을 누설·발표하지 못한다.
   라. 상담·조정을 신청할 권리
   환자는 의료서비스 관련 분쟁이 발생한 경우, 한국의료분쟁조정중재원 등에 상담 및 조정 신청을 할 수 있다.

2. 환자의 의무
   가. 의료인에 대한 신뢰·존중 의무
   환자는 자신의 건강 관련 정보를 의료인에게 정확히 알리고, 의료인의 치료계획을 신뢰하고 존중하여야 한다.
   나. 부정한 방법으로 진료를 받지 않을 의무
   환자는 진료 전에 본인의 신분을 밝혀야 하고, 다른 사람의 명의로 진료를 받는 등 거짓이나 부정한 방법으로 진료를 받지 아니한다.

[별표 1의2] 〈개정 2022.9.14.〉

간호·간병통합서비스 제공기관의 인력, 시설, 운영 등 기준(제1조의4제3항 관련)

1. 인력기준: 간호·간병통합서비스 제공 병동에 다음 각 목의 구분에 따른 인력을 배치한다.
   가. 간호사: 다음의 구분에 따라 배치할 것
      1) 상급종합병원: 간호·간병통합서비스 제공 병동의 입원환자 7명당 간호사 1명 이상. 다만, 입원환자 7명당 간호사 수를 계산한 후 남은 입원환자가 7명 미만인 경우에는 1명을 배치한다.

2) 종합병원 : 간호·간병통합서비스 제공 병동의 입원환자 12명당 간호사 1명 이상. 다만 입원환자 12명당 간호사 수를 계산한 후 남은 입원환자가 12명 미만인 경우에는 1명을 배치한다.
3) 병원 : 간호·간병통합서비스 제공 병동의 입원환자 16명당 간호사 1명 이상. 다만 입원환자 16명당 간호사 수를 계산한 후 남은 입원환자가 16명 미만인 경우에는 1명을 배치한다.

나. 간호조무사 : 간호·간병통합서비스 제공 병동의 입원환자 40명당 1명 이상. 다만 입원환자 40명당 간호조무사 수를 계산한 후 남은 입원환자가 40명 미만인 경우에는 1명을 배치한다.

다. 간병지원인력 : 1명 이상. 다만, 2명 이상인 경우에는 진료과목 또는 업무 성격 등에 따라 병동지원인력, 재활지원인력으로 구분하여 배치할 수 있다.

2. 시설기준 : 다음 각 목의 기준에 따라 설치한다.
가. 간호·간병통합서비스를 제공하는 병동은 다른 병동과 구별되도록 설치할 것
나. 간호·간병통합서비스 병동 내 시설 및 장비는 다음의 기준에 따를 것

구분	설치 기준
간호사실	• 병동의 각 층마다 1개 이상 설치할 것
입원실 및 복도	• 입원실 및 복도에는 문턱이 없을 것. 다만, 불가피한 사유로 문턱을 두는 경우에는 환자가 쉽게 이동할 수 있도록 경사로를 설치한다.
목욕실	• 목욕실에는 문턱이 없을 것. 다만, 불가피한 사유로 문턱을 두는 경우에는 환자가 쉽게 이동할 수 있도록 경사로를 설치한다. • 목욕실 바닥은 미끄럼 방지 처리를 할 것.
화장실	• 입원실 내에 설치할 것. 다만, 부득이한 사유로 입원실 내 설치가 곤란한 경우에는 해당 병동의 각 층에 별도로 설치한다. • 화장실 바닥은 미끄럼 방지 처리를 할 것. • 화장실에는 문턱이 없을 것. 다만, 불가피한 사유로 문턱을 두는 경우에는 환자가 쉽게 이동할 수 있도록 경사로를 설치한다.
비상연락장치	• 병상, 목욕실, 화장실 및 휴게실 등에 각각 설치할 것
안전손잡이	• 복도, 계단, 화장실, 목욕실 및 휴게실 등에 각각 설치할 것
욕창방지용품	• 운영 병상의 100분의5 이상(소수점 이하의 수는 올려 계산한다) 구비할 것

3. 운영기준 : 다음 각 목의 기준에 따라 운영한다.
가. 간호·간병통합서비스 병동에 배치된 인력은 해당 서비스를 제공하는 업무에만 종사할 것
나. 간호·간병통합서비스 제공 병동의 운영기준을 작성·비치할 것
다. 안전사고 관리지침을 작성·비치할 것
라. 제2호나목에 따른 비상연락장치는 매일 정상 가동 여부를 점검할 것

비 고

위 표 제1호부터 제3호까지의 규정에 따른 인력기준, 시설기준 또는 운영기준에 필요한 세부 사항은 보건복지부장관이 정하여 고시한다.

[별표 1의 3] 〈개정 2019.7.16.〉

국가시험의 시험과목, 시험방법 및 합격자 결정방법(제2조 관련)

1. 시험과목

구 분	시 험 과 목	
의사 국가시험	필기시험	실기시험
	가. 의학총론(몸의 정상구조와 기능, 정상발생·성장 및 노화, 질병의 발생과 죽음, 주요 증상과 병태생리, 진찰 및 진단, 검사, 치료와 합병증, 건강증진·질병예방 및 보건의료관리를 말한다) 나. 의학각론(영양, 소화기 질환, 손상·중독, 신생물, 혈액·조혈기관 질환, 심혈관 질환, 근골격계·결합조직 질환, 신경계 질환, 알레르기 및 면역질환, 호흡기 질환, 감염 및 기생충 질환, 내분비·대사성 질환, 신장·요로 및 남성생식기 질환, 유전 질환과 선천성기형, 주산기 및 신생아 질환, 눈 및 눈부속기 질환, 귀 및 유양돌기 질환, 피부질환, 여성생식기 질환, 임신·출산 및 산욕기 질환, 정신 질환을 말한다) 다. 보건의약관계 법규(「감염병의 예방 및 관리에 관한 법률」·「검역법」·「국민건강보험법」·「국민건강증진법」·「마약류 관리에 관한 법률」·「보건의료기본법」·「응급의료에 관한 법률」·「의료법」·「지역보건법」·「혈액관리법」·「호스피스·완화의료 및 임종과정에 있는 환자의 연명의료결정에 관한 법률」·「후천성면역결핍증 예방법」과 그 시행령 및 시행규칙을 말한다. 이하 같다)	병력청취, 신체진찰, 환자와의 의사소통, 진료태도, 기본 기술적 수기
치과의사 국가시험	구강악안면외과학, 치과보존학, 치과보철학, 소아치과학, 영상치의학, 치주과학, 구강내과학, 치과재료학, 치과교정학, 구강병리학, 구강보건학, 구강생물학(구강해부학, 구강생리학, 구강생화학, 치과약리학, 구강미생물학, 구강조직학을 포함한다) 및 보건의약관계 법규	
한의사 국가시험	내과학, 침구학, 부인과학, 소아과학, 외과학, 신경정신과학, 안이비인후과학, 본초학, 한방생리학, 예방의학 및 보건의약관계 법규	
조산사 국가시험	조산학(마취학을 포함한다), 신생아간호학, 모자보건학(가족계획을 포함한다) 및 「모자보건법」	
간호사 국가시험	기본간호학, 성인간호학, 모성간호학, 아동간호학, 지역사회간호학, 정신간호학, 간호관리학 및 보건의약관계 법규	

2. 시험방법

가. 의사 국가시험의 시험방법은 필기시험과 실기시험으로 구분하여 실시하고, 필기시험 또는 실기시험 중 어느 한 시험에 합격한 자에 대하여는 다음 회의 시험에 한하여 그 시험을 면제한다.

나. 치과의사·한의사·조산사·간호사 국가시험의 시험방법은 필기시험으로 한다.

3. 합격자 결정방법

가. 의사 국가시험의 필기시험 합격자 결정은 전과목 총점의 60퍼센트 이상, 매 과목 40퍼센트 이상을 득점한 자로 하고, 실기시험의 합격자 결정은 의과대학 교수로 구성된 합격선 심의 위원회에서 결정된 합격점수 이상을 득점한 자로 하되, 합격점수의 산출방법에 관한 세부 사항은 보건복지부장관이 정하여 고시하며, 필기시험과 실기시험에 모두 합격한 자를 최종 합격자로 한다.

나. 치과의사·한의사·조산사·간호사 국가시험의 합격자 결정은 전과목 총점의 60퍼센트 이상, 매 과목 40퍼센트 이상을 득점한 자를 합격자로 한다. 이 경우 치과의사 국가시험에서 매 과목 40퍼센트 이상 득점 여부는 소아치과학 및 치과교정학을 1개 과목으로, 영상치의학·구강내과학 및 구강병리학을 1개 과목으로, 치주과학 및 구강보건학을 1개 과목으로, 치과재료학 및 구강생물학을 1개 과목으로 하여 결정하고, 한의사국가시험에서 매 과목 40퍼센트 이상 득점여부는 부인과학 및 소아과학을 1개 과목으로, 외과학·안이비인후과학 및 신경정신과학을 1개 과목으로, 본초학·한방생리학 및 예방의학을 1개 과목으로 하여 결정한다.

[별표 2]

예비시험의 시험과목, 시험방법 및 합격자 결정방법(제2조 관련)

1. 시험과목

시험 절차 및 형태 / 내용 / 직종	1차 시험(필기시험)	2차 시험(실기시험)
	시험과목	평가내용
의사	가. 의학의 기초(몸의 정상구조와 기능, 정상발생·성장 및 노화, 병리, 주요 증상 및 소견, 진찰과 검사, 건강증진·질병예방, 보건의료관리) 나. 한국어	병력청취, 신체질환, 환자와의 의사소통, 진료태도, 기본 기술적 수기(手技)(basic technical skill)
치과의사	가. 치의학의 기초(구강악안면의 구조와 발생, 성장, 기능 및 대사, 병력청취 및 진찰, 구강악안면 부위의 영상, 기능, 병리검사, 구강악안면질환, 형태이상의 진단과 치료, 치과 생체재료의 이해, 공중구강보건과 구강질환의 예방과 교육, 한국치과의료의 이해) 나. 한국어	병력청취, 신체질환, 환자와의 의사소통, 진료태도, 기본 기술적 수기(basic technical skill)
한의사	가. 한의학의 기초(인체의 구조, 기능 및 대사, 질병의 발생과 변화, 진찰, 검사 및 변증, 치료기법 및 재료, 한국한의학의 이해) 나. 한국어	병력청취, 신체질환, 환자와의 의사소통, 진료태도, 한약재관리, 기본 기술적 수기(basic technical skill)

2. 시험방법 등

가. 예비시험의 시험방법은 1차 시험은 필기시험, 2차 시험은 실기시험으로 하되, 2차 시험은 1차 시험 합격자에 대하여만 실시한다. 이 경우 1차 시험에 합격한 자에 대하여는 다음 회의 시험에서만 1차 시험을 면제한다.

나. 1차 시험 중 한국어 과목의 시험은 국가시험등관리기관의 장이 지정하는 한국어능력평가 전문기관(이하 "한국어시험기관"이라 한다)이 시행한다. 다만, 국내에서 한국어로 수업하는 「초·중등교육법」에 따른 중학교와 고등학교 과정을 모두 마친 자는 한국어 과목의 시험을 면제한다.

다. 예비시험에 응시하는 자는 한국어시험기관이 발행한 한국어 과목 인증서를 제출하여야 하고, 한국어 과목의 면제 대상이 되는 자는 출신 학교의 장이 발행한 졸업증명서를 제출하여야 한다.

3. 합격자 결정방법

가. 예비시험의 1차 시험 합격자는 한국어 과목에서 국가시험등관리기관의 장이 정하는 기준 이상의 성적을 취득하거나 한국어 과목 시험을 면제받은 자로서 한국어 과목을 제외한 과목 총점의 60퍼센트 이상을 득점한 자로 한다.

나. 예비시험의 2차 시험 합격자는 국가시험등관리기관의 장이 정하는 실기시험 합격 기준에 따라 적격 판정을 받은 자로 한다.

간호사(치과 의료 기관의 경우에는 치과 위생사 또는 간호사)	연평균 1일 입원환자를 2.5명으로 나눈 수(이 경우 소수점은 올림). 외래환자 12명은 입원환자 1명으로 환산함	종합병원과 같음	종합병원과 같음	연평균 1일 입원환자를 5명으로 나눈 수(이 경우 소수점은 올림). 외래환자 12명은 입원환자 1명으로 환산함	연평균 1일 입원환자 6명마다 1명을 기준으로 함(다만 간호조무사는 간호사 정원의 3분의 2 범위 내에서 둘 수 있음). 외래환자 12명은 입원환자 1명으로 환산함	종합병원과 같음	종합병원과 같음	한방병원과 같음

[별표 5의2] 〈신설 2010.1.29〉

의료기관에 두는 약사 및 한약사의 정원(제38조 관련)

의료기관 종류		약사 정원
상급종합병원		연평균 1일 입원환자를 30명으로 나눈 수와 외래환자 원내조제 처방전을 75매로 나눈 수를 합한 수 이상의 약사
종합병원	500병상 이상	연평균 1일 입원환자를 50명으로 나눈 수와 외래환자 원내조제 처방전을 75매로 나눈 수를 합한 수 이상의 약사
	300병상 이상 500병상 미만	연평균 1일 입원환자를 80명으로 나눈 수와 외래환자 원내조제 처방전을 75매로 나눈 수를 합한 수 이상의 약사
	300병상 미만	1인 이상의 약사
병 원		1인 이상의 약사. 다만, 100병상 이하의 경우에는 주당 16시간 이상의 시간제 근무 약사를 둘 수 있다.
치과병원(30병상 이상에 한정한다)		1인 이상의 약사. 다만, 100병상 이하의 경우에는 주당 16시간 이상의 시간제 근무 약사를 둘 수 있다.
한방병원		1인 이상의 한약사. 다만, 100병상 이하의 경우에는 주당 16시간 이상의 시간제 근무 한약사를 둘 수 있다.
요양병원		1인 이상의 약사 또는 한약사. 다만, 200병상 이하의 경우에는 주당 16시간 이상의 시간제 근무 약사 또는 한약사를 둘 수 있다.

비고 : 약사 수의 산정 시 그 수가 1 미만인 경우에는 1로 하고, 1 이상인 경우 소수점은 반올림한다.

[별표 6]

의료기관의 급식관리 기준(제39조 관련)

1. 환자의 영양관리에 관한 사항을 심의하기 위하여 병원장이나 부원장을 위원장으로 하는 영양관리위원회를 둔다.
2. 환자의 식사는 일반식과 치료식으로 구분하여 제공한다.
3. 환자급식을 위한 식단은 영양사가 작성하고 환자의 필요 영양량을 충족시킬 수 있어야 한다.
4. 환자음식은 뚜껑이 있는 식기나 밀폐된 배식차에 넣어 적당한 온도를 유지한 상태에서 공급하여야 한다.
5. 영양사는 완성된 식사를 평가하기 위하여 매 끼 검식(檢食)을 실시하며, 이에 대한 평가 결과를 검식부(檢食簿)에 기록하여야 한다.
6. 영양사는 의사가 영양지도를 의뢰한 환자에 대하여 영양 상태를 평가하고, 영양 상담 및 지도를 하며, 그 내용

을 기록하여야 한다.

7. 식기와 급식용구는 매 식사 후 깨끗이 세척·소독하여야 하며, 전염성 환자의 식기는 일반 환자의 식기와 구분하여 취급하고, 매 식사 후 완전 멸균소독하여야 한다.
8. 수인성 전염병환자가 남긴 음식은 소독 후 폐기하여야 한다.
9. 병원장은 급식 관련 종사자에 대하여 연 1회 이상 정기건강진단을 실시하여야 하며, 종사자가 전염성 질병에 감염되었을 경우에는 필요한 조치를 취하여야 한다.
10. 병원장은 급식 관련 종사자에게 위생교육을 실시하여야 한다.

[별표 7] 〈개정 2020.4.24.〉

의료기관의 신체보호대 사용 기준(제39조의7 관련)

1. "신체보호대"란 전신 혹은 신체 일부분의 움직임을 제한할 때 사용되는 물리적 장치 및 기구를 말한다.
2. 신체보호대는 입원 환자가 생명유지 장치를 스스로 제거하는 등 환자 안전에 위해가 발생할 수 있어 그 환자의 움직임을 제한하거나 신체를 묶을 필요가 있는 경우에 제3호에서 정하는 바에 따라 최소한의 시간 동안 사용한다.
3. 신체보호대 사용 사유 및 절차는 다음 각 목과 같다.
   가. 주된 증상, 과거력(過去歷), 투약력(投藥歷), 신체 및 인지 기능, 심리 상태, 환경적 요인 등 환자의 상태를 충분히 파악한 후 신체보호대를 대신할 다른 방법이 없는 경우에만 신체보호대를 사용한다.
   나. 의사는 신체보호대 사용 사유·방법·신체 부위, 종류 등을 적어 환자에 대한 신체보호대 사용을 처방해야 한다.
   다. 의료인은 의사의 처방에 따라 환자에게 신체보호대 사용에 대하여 충분히 설명하고 환자의 동의를 얻어야 한다. 다만, 환자가 의식이 없는 등 환자의 동의를 얻을 수 없는 경우에는 환자 보호자의 동의를 얻을 수 있다.
   라. 다목에 따른 동의를 얻으려는 경우에는 신체보호대 사용 사유·방법·신체 부위 및 종류, 신체보호대를 처방한 의사와 설명한 의료인의 이름 및 처방·설명 날짜를 적은 문서로 해야 한다. 이 경우 다목 단서에 따라 환자의 보호자가 동의하는 경우에는 그 사유를 함께 적어야 한다.
4. 신체보호대를 사용하는 경우에는 다음 각 목의 내용을 준수해야 한다.
   가. 신체보호대는 응급상황에서 쉽게 풀 수 있거나 즉시 자를 수 있어야 한다.
   나. 의료인은 신체보호대를 사용하고 있는 환자의 상태를 주기적으로 관찰·기록하여 부작용 발생을 예방하고 환자의 기본 욕구를 확인하여 충족시켜야 한다.
   다. 의료인은 신체보호대의 제거 또는 사용 신체 부위를 줄이기 위하여 환자의 상태를 주기적으로 평가해야 한다.
5. 의사는 다음 각 목의 어느 하나에 해당하는 사유가 발생한 경우에는 신체보호대 사용을 중단해야 한다.
   가. 신체보호대의 사용 사유가 없어진 경우
   나. 신체보호대를 대신하여 사용할 수 있는 다른 효과적인 방법이 있는 경우
   다. 신체보호대의 사용으로 인하여 환자에게 부작용이 발생한 경우
6. 요양병원 개설자는 신체보호대 사용을 줄이기 위하여 연 1회 이상 의료인을 포함한 요양병원 종사자에게 다음 각 목의 내용을 포함하여 신체보호대 사용에 관한 교육을 실시해야 한다.
   가. 신체보호대의 정의, 사용 방법 및 준수 사항
   나. 신체보호대를 사용할 경우 발생할 수 있는 부작용
   다. 신체보호대 외의 대체수단 및 환자의 권리

[별표 8] 〈개정 2021.6.30.〉

추가로 진료과목을 설치한 의료기관이 표시할 수 있는 진료과목 및 진료에 필요한 시설 · 장비 기준(제41조 제2항 관련)

1. 표시할 수 있는 진료과목

의료기관 종류	표시할 수 있는 진료과목
종합병원	한의과 진료과목을 추가로 설치하는 경우 : 한방내과, 한방부인과, 한방소아과, 한방안·이비인후·피부과, 한방신경정신과, 한방재활의학과, 사상체질과 및 침구과
병원	가. 한의과 진료과목을 추가로 설치하는 경우 1) 모든 병원 : 한방내과, 사상체질과 및 침구과 2) 신경과, 정신건강의학과, 신경외과 또는 재활의학과를 설치·운영하고 있는 병원 : 한방신경정신과 및 한방재활의학과 3) 내과, 산부인과, 성형외과, 소아청소년과, 안과, 이비인후과 또는 피부과를 설치·운영하고 있는 병원 : 한방부인과, 한방소아과 및 한방안·이비인후·피부과 나. 치과 진료과목을 추가로 설치하는 경우 1) 모든 병원 : 구강내과 및 통합치의학과 2) 외과, 성형외과 또는 응급의학과를 설치·운영하고 있는 병원 : 구강악안면외과, 치과보철과, 치과교정과, 치주과 및 치과보존과 3) 소아청소년과를 설치·운영하고 있는 병원 : 소아치과
한방병원	가. 의과 진료과목을 추가로 설치하는 경우 1) 모든 한방병원 : 내과, 가정의학과, 마취통증의학과 2) 한방내과, 한방신경정신과, 한방재활의학과 또는 침구과를 설치·운영하고 있는 한방병원 : 신경과, 정신건강의학과, 신경외과, 정형외과, 비뇨의학과 및 재활의학과 3) 한방부인과, 한방소아과 또는 한방안·이비인후·피부과를 설치·운영하고 있는 한방병원 : 산부인과, 소아청소년과, 안과, 이비인후과 및 피부과 4) 1)에서 3)까지의 의과과목을 1개 이상 설치·운영하고 있는 한방병원 : 영상의학과 및 진단검사의학과 나. 치과 진료과목을 추가로 설치하는 경우 1) 모든 한방병원 : 구강내과 및 통합치의학과 2) 한방소아과를 설치·운영하고 있는 한방병원 : 소아치과
치과병원	가. 의과 진료과목을 추가로 설치하는 경우 1) 모든 치과병원 : 내과, 가정의학과, 마취통증의학과 2) 구강악안면외과, 치과보철과, 치과교정과, 치주과 또는 치과보존과를 설치·운영하고 있는 치과병원 : 성형외과 및 정신건강의학과 3) 구강내과 또는 소아치과를 설치·운영하고 있는 치과병원 : 이비인후과, 정신건강의학과, 신경과 및 소아청소년과 나. 한의과 진료과목을 추가로 설치하는 경우 1) 모든 치과병원 : 한방내과, 침구과 2) 소아치과를 설치·운영하고 있는 치과병원 : 한방소아과
요양병원·정신병원	치과 진료과목을 추가로 설치하는 경우 : 구강악안면외과, 치과보철과, 치주과, 치과보존과, 구강내과 및 통합치의학과

비고 : 치과 진료과목을 추가로 설치하는 의료기관은 2013년 12월 31일까지 진료과목을 "치과"로 표시한다.

2. 진료에 필요한 시설·장비 등

가. 종합병원·병원·치과병원에 추가로 한의과 진료과목을 설치하는 경우

1) 관련된 시설·장비 및 의료관계인을 확보하고 있는 경우에는 한방요법실을 갖출 수 있다.

2) 탕전을 하는 경우에는 관련된 시설·장비 및 의료관계인을 확보하고 탕전실을 갖추어야 한다.

나. 한방병원·치과병원에 추가로 의과 진료과목을 설치하는 경우

1) 외과계 진료과목을 설치하는 경우에는 관련된 시설·장비 및 의료관계인을 확보하고 수술실을 갖추어야 한다.

2) 관련된 시설·장비 및 의료관계인을 확보하고 있는 경우에는 임상검사실을 갖출 수 있다.

3) 관련된 시설·장비 및 의료관계인을 확보하고 있는 경우에는 방사선장치를 갖출 수 있다.

4) 수술실이 설치되어 있는 경우에는 회복실을 갖추어야 한다.

다. 요양병원·정신병원에 추가로 치과 진료과목을 설치하는 경우

1) 관련된 시설·장비 및 의료관계인을 확보하고 있는 경우에는 임상검사실을 갖출 수 있다.

2) 관련된 시설·장비 및 의료관계인을 확보하고 있는 경우에는 방사선장치를 갖출 수 있다.

라. 가목부터 다목까지의 규정에 따라 추가로 진료과목을 설치한 의료기관은 진료절차, 의료인 간 업무분장, 응급환자 대응방법, 관련 시설·장비의 활용방안, 환자의 선택권 등이 포함된 진료지침을 비치하여야 한다.

[별표 8의2] 〈개정 2021.6.30.〉

감염관리 업무를 수행하는 사람의 인력기준 및 배치기준(제46조 제1항 관련)

1. 인력기준 : 감염관리실에서 감염관리 업무를 수행하는 사람은 감염관리에 관한 경험 및 지식이 있는 사람으로서 다음 각 목의 어느 하나에 해당하는 사람으로 한다.

가. 의사

나. 간호사

다. 해당 의료기관의 장이 인정하는 사람

2. 배치기준 : 다음 각 목의 구분에 따라 배치한다.

가. 상급종합병원

1) 의사

구분	100~ 300병상	301~ 600병상	601~ 900병상	901~ 1,200병상	1,201~ 1,500병상	1,501~ 1,800병상	1,801~ 2,100병상	2,101~ 2,400병상	2,401 병상 이상
의사	1명이상	2명이상	3명이상	4명이상	5명이상	6명이상	7명이상	8명이상	9명이상

2) 간호사 및 해당 의료기관의 장이 인정하는 사람

구분	100~ 200병상	201~ 400병상	401~ 600병상	601~ 800병상	801~ 1,000병상	1,000~ 1,200병상	1,201~ 1,400병상	1,401~ 1,600병상	1,601~ 1,800병상	1,801~ 2,000병상	2,001~ 2,200병상	2,201~ 2,400병상	2,401 병상이상
간호사	1명이상	2명이상	2명이상	3명이상	3명이상	4명이상	4명이상	5명이상	5명이상	6명이상	6명이상	7명이상	7명이상
의료기관의 장이 인정하는 사람	1명이상	1명이상	2명이상	2명이상	3명이상	3명이상	4명이상	4명이상	5명이상	5명이상	6명이상	6명이상	7명이상

나. 종합병원

구분	100~ 300병상	301~ 600병상	601~ 900병상	901~ 1,200병상	1,201~ 1,500병상	1,501~ 1,800병상	1,801~ 2,100병상	2,101 병상 이상
의사	1명이상	2명이상	3명이상	4명이상	5명이상	6명이상	7명이상	8명이상
간호사	1명이상	2명이상	2명이상	3명이상	3명이상	4명이상	4명이상	5명이상
의료기관의 장이 인정하는 사람	1명이상	1명이상	2명이상	2명이상	3명이상	3명이상	4명이상	4명이상

다. 병원 · 치과병원 · 한방병원 · 요양병원 · 정신병원

인력	150~300병상	301~600병상	601~900병상	901~1,200병상	1,201병상 이상
의사	1명 이상	2명 이상	3명 이상	4명 이상	5명 이상
간호사	1명 이상	1명 이상	1명 이상	1명 이상	1명 이상
의료기관의 장이 인정하는 사람	1명 이상	1명 이상	1명 이상	1명 이상	1명 이상

※ 비 고

1. 위 표 제2호 가목 2)의 기준에도 불구하고 401병상 이상인 경우에는 해당 배치기준상의 최소인력을 기준으로 간호사를 1명씩 늘려 배치하면서 의료기관의 장이 인정하는 사람은 1명씩 줄여 배치할 수 있다. 다만, 의료기관의 장이 인정하는 사람이 최소 1명 이상 배치되어야 한다.
2. 위 표 제2호 나목의 기준에도 불구하고 601병상 이상인 경우에는 해당 배치기준상의 최소인력을 기준으로 간호사를 1명씩 늘려 배치하면서 의료기관의 장이 인정하는 사람을 1명씩 줄여 배치할 수 있다. 다만, 의료기관의 장이 인정하는 사람은 최소 1명 이상 배치되어야 한다.

[별표 8의3] 〈개정 2016.10.6〉

감염관리실 근무 인력의 교육기준(제46조 제3항 관련)

1. **교육 내용**: 감염관리업무 개요 및 담당 인력의 역할, 감염관리 지침, 감시자료 수집 및 분석, 의료관련감염진단, 미생물학, 소독 및 멸균, 환경관리, 병원체별 감염관리, 분야별 감염관리, 역학통계, 임상미생물학, 유행조사, 감염감소 중재전략, 격리, 감염관리사업 기획 · 평가 등 감염관리와 관련된 내용

2. **교육 이수 시간**: 매년 16시간 이상

3. **교육 기관**: 다음 각 목의 어느 하나에 해당하는 기관
   가. 국가나 지방자치단체
   나. 「의료법」 제28조에 따른 의사회 또는 간호사회
   다. 「한국보건복지인력개발원법」에 따른 한국보건복지인력개발원
   라. 그 밖에 감염관리 관련 전문 학회 또는 단체

※ 비고: 감염관리실 근무 인력(감염관리 경력 3년 이상인 사람으로 한정한다)이 감염관리 관련 전문 학회에서 주관하는 학술대회 또는 워크숍에 매년 16시간 이상 참석한 경우에는 제1호부터 제3호까지의 규정에 따라 교육을 받은 것으로 본다.

[별표 9] 〈개정 2020.9.4.〉

의료기관 인증마크의 도안 및 표시방법(제64조의6 제1항 관련)

1. 의료기관 인증마크의 도안 및 표시 예

〈도안〉

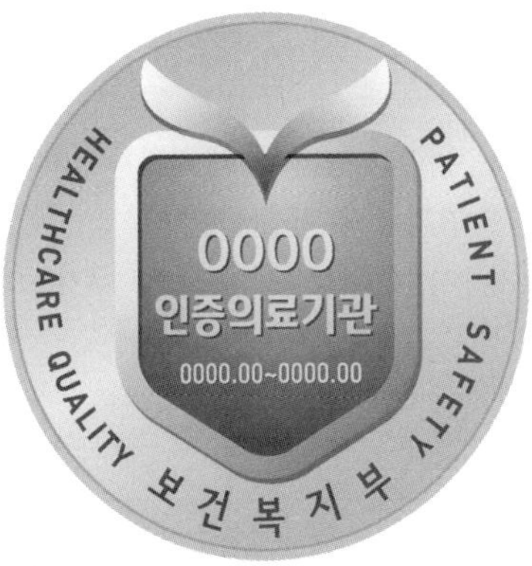

〈표시 예〉

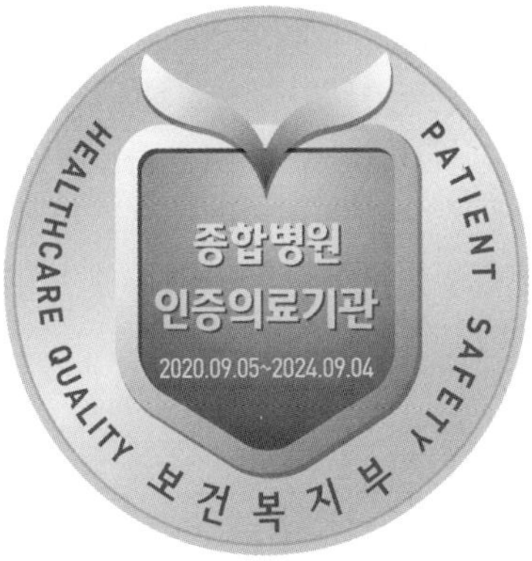

2. 의료기관 인증마크의 표시방법

가. 인증마크에는 인증받은 인증의 종류와 유효기간을 명시해야 한다.

나. 인증마크의 가로 및 세로 비율은 아래의 격자눈금에 따르고, 특별히 크게 확대할 경우에는 가로·세로를 같은 비율로 하여 크기를 조정해야 한다.

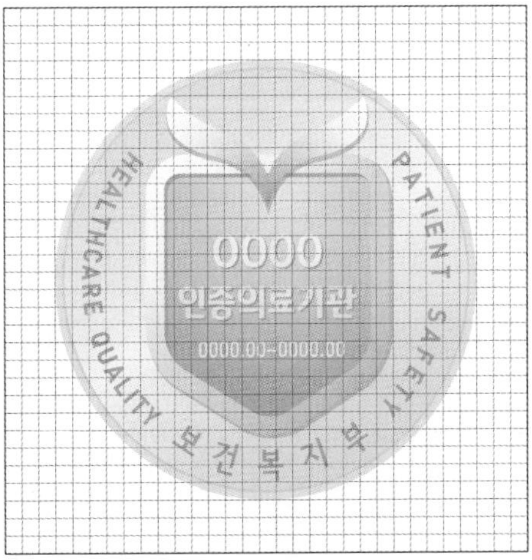

다. 인증마크는 황금색을 기본 색상으로 하여 무광 금박으로 처리하고, 신문·잡지 등 적용매체의 특성에 따라 다른 색상으로 표현할 수 있다.

라. 인증마크는 원칙적으로 사진제판 방식 또는 슬라이드 필름에 의한 투사 방식으로 복제되어야 하고, 벡터 방식(Vector Type)의 컴퓨터 그래픽 파일을 사용하여 재생하도록 한다.

[별표 10] 〈신설 2020.9.4.〉

의료기관의 인증 또는 조건부인증의 취소 및 인증마크의 사용정지 등에 관한 세부기준(제64조의9 제2항 관련)

1. 일반기준

가. 위반행위의 횟수에 따른 행정처분의 가중된 처분기준은 최근 1년간 같은 위반행위로 행정처분을 받은 경우에 적용한다. 이 경우 기간의 계산은 위반행위에 대하여 행정처분을 받은 날과 그 처분 후 다시 같은 위반행위를 하여 적발된 날을 기준으로 한다.

나. 가목에 따라 가중된 행정처분을 하는 경우 가중처분의 적용 차수는 그 위반행위 전 부과차수(가목에 따른 기간 내에 행정처분이 둘 이상 있었던 경우에는 높은 차수를 말한다)의 다음 차수로 한다.

다. 위반행위가 둘 이상인 경우로서 그에 해당하는 각각의 처분기준이 다른 경우에는 그 중 무거운 처분기준에 따른다.

2. 개별기준

위반내용	근거법령	처분기준		
		1차 위반	2차 위반	3차 위반
가. 거짓이나 그 밖의 부정한 방법으로 인증 또는 조건부인증을 받은 경우	법 제58조의10 제1항제1호	인증 또는 조건부인증 취소		
나. 법 제64조제1항에 따라 의료기관 개설 허가가 취소되거나 폐쇄명령을 받은 경우	법 제58조의10 제1항제2호	인증 또는 조건부인증 취소		
다. 의료기관의 종별 변경 등 인증 또는 조건부인증의 전제나 근거가 되는 중대한 사실이 변경된 경우	법 제58조의10 제1항제3호	시정명령	시정명령 및 인증마크 사용정지	인증 또는 조건부인증 취소
라. 법 제58조의3제1항에 따른 인증기준을 충족하지 못하게 된 경우	법 제58조의10 제1항제4호	시정명령	시정명령 및 인증마크 사용정지	인증 또는 조건부인증 취소
마. 인증마크의 사용정지 또는 시정명령을 위반한 경우	법 제58조의10 제1항제5호			
1) 인증마크의 사용정지명령을 위반한 경우		인증 또는 조건부인증 취소		
2) 시정명령을 위반한 경우		시정명령 및 인증마크 사용정지	인증 또는 조건부인증 취소	

비고: 시정명령에 따른 시정기간 및 인증마크 사용정지의 기간은 3개월로 한다.

감염병의 예방 및 관리에 관한 법률

일부개정 2022.6.10. 법률 제18893호 시행일 2022.12.11.

제1장 총칙

제1조(목적) 이 법은 국민 건강에 위해(危害)가 되는 감염병의 발생과 유행을 방지하고, 그 예방 및 관리를 위하여 필요한 사항을 규정함으로써 국민 건강의 증진 및 유지에 이바지함을 목적으로 한다.

시행령

제1조(목적) 이 영은 「감염병의 예방 및 관리에 관한 법률」에서 위임된 사항과 그 시행에 필요한 사항을 규정함을 목적으로 한다.

제2조(정의) 이 법에서 사용하는 용어의 뜻은 다음과 같다.〈개정 2010.1.18., 2013.3.22., 2014.3.18., 2015.7.6., 2016.12.2., 2018.3.27., 2019.12.3., 2020.3.4., 2020.8.11., 2020.12.15.〉

1. "감염병"이란 제1급감염병, 제2급감염병, 제3급감염병, 제4급감염병, 기생충감염병, 세계보건기구 감시대상 감염병, 생물테러감염병, 성매개감염병, 인수(人獸)공통감염병 및 의료관련감염병을 말한다.
2. "제1급감염병"이란 생물테러감염병 또는 치명률이 높거나 집단 발생의 우려가 커서 발생 또는 유행 즉시 신고하여야 하고, 음압격리와 같은 높은 수준의 격리가 필요한 감염병으로서 다음 각 목의 감염병을 말한다. 다만, 갑작스러운 국내 유입 또는 유행이 예견되어 긴급한 예방·관리가 필요하여 질병관리청장이 보건복지부장관과 협의하여 지정하는 감염병을 포함한다.
   가. 에볼라바이러스병
   나. 마버그열
   다. 라싸열
   라. 크리미안콩고출혈열
   마. 남아메리카출혈열
   바. 리프트밸리열
   사. 두창
   아. 페스트
   자. 탄저
   차. 보툴리눔독소증
   카. 야토병
   타. 신종감염병증후군
   파. 중증급성호흡기증후군(SARS)
   하. 중동호흡기증후군(MERS)
   거. 동물인플루엔자 인체감염증
   너. 신종인플루엔자
   더. 디프테리아
3. "제2급감염병"이란 전파가능성을 고려하여 발생 또는 유행 시 24시간 이내에 신고하여야 하고, 격리가 필요한 다음 각 목의 감염병을 말한다. 다만, 갑작스러운 국내 유입 또는 유행이 예견되어 긴급한 예방·관리가 필요하여 질병관리청장이 보건복지부장관과 협의하여 지정하는 감염병을 포함한다.
   가. 결핵(結核)
   나. 수두(水痘)
   다. 홍역(紅疫)
   라. 콜레라
   마. 장티푸스
   바. 파라티푸스

사. 세균성이질
아. 장출혈성대장균감염증
자. A형간염
차. 백일해(百日咳)
카. 유행성이하선염(流行性耳下腺炎)
타. 풍진(風疹)
파. 폴리오
하. 수막구균 감염증
거. b형헤모필루스인플루엔자
너. 폐렴구균 감염증
더. 한센병
러. 성홍열
머. 반코마이신내성황색포도알균(VRSA) 감염증
버. 카바페넴내성장내세균속균종(CRE) 감염증
서. E형간염

4. "제3급감염병"이란 그 발생을 계속 감시할 필요가 있어 발생 또는 유행 시 24시간 이내에 신고하여야 하는 다음 각 목의 감염병을 말한다. 다만, 갑작스러운 국내 유입 또는 유행이 예견되어 긴급한 예방·관리가 필요하여 질병관리청장이 보건복지부장관과 협의하여 지정하는 감염병을 포함한다.
가. 파상풍(破傷風)
나. B형간염
다. 일본뇌염
라. C형간염
마. 말라리아
바. 레지오넬라증
사. 비브리오패혈증
아. 발진티푸스
자. 발진열(發疹熱)
차. 쯔쯔가무시증
카. 렙토스피라증
타. 브루셀라증
파. 공수병(恐水病)
하. 신증후군출혈열(腎症侯群出血熱)
거. 후천성면역결핍증(AIDS)
너. 크로이츠펠트-야콥병(CJD) 및 변종크로이츠펠트-야콥병(vCJD)
더. 황열
러. 뎅기열
머. 큐열(Q熱)
버. 웨스트나일열
서. 라임병
어. 진드기매개뇌염
저. 유비저(類鼻疽)
처. 치쿤구니야열
커. 중증열성혈소판감소증후군(SFTS)
터. 지카바이러스 감염증

5. "제4급감염병"이란 제1급감염병부터 제3급감염병까지의 감염병 외에 유행 여부를 조사하기 위하여 표본감시 활동이 필요한 다음 각 목의 감염병을 말한다.
가. 인플루엔자
나. 매독(梅毒)
다. 회충증
라. 편충증
마. 요충증
바. 간흡충증
사. 폐흡충증
아. 장흡충증
자. 수족구병
차. 임질
카. 클라미디아감염증
타. 연성하감
파. 성기단순포진
하. 첨규콘딜롬
거. 반코마이신내성장알균(VRE) 감염증
너. 메티실린내성황색포도알균(MRSA) 감염증
더. 다제내성녹농균(MRPA) 감염증
러. 다제내성아시네토박터바우마니균(MRAB) 감염증
머. 장관감염증
버. 급성호흡기감염증
서. 해외유입기생충감염증
어. 엔테로바이러스감염증
저. 사람유두종바이러스 감염증

6. “기생충감염병”이란 기생충에 감염되어 발생하는 감염병 중 질병관리청장이 고시하는 감염병을 말한다.

시행규칙

제2조 삭제 〈2016.1.7.〉
제3조 삭제 〈2019.11.22.〉

7. 삭제 〈2018.3.27.〉
8. “세계보건기구 감시대상 감염병”이란 세계보건기구가 국제공중보건의 비상사태에 대비하기 위하여 감시대상으로 정한 질환으로서 질병관리청장이 고시하는 감염병을 말한다.
9. “생물테러감염병”이란 고의 또는 테러 등을 목적으로 이용된 병원체에 의하여 발생된 감염병 중 질병관리청장이 고시하는 감염병을 말한다.
10. “성매개감염병”이란 성 접촉을 통하여 전파되는 감염병 중 질병관리청장이 고시하는 감염병을 말한다.
11. “인수공통감염병”이란 동물과 사람 간에 서로 전파되는 병원체에 의하여 발생되는 감염병 중 질병관리청장이 고시하는 감염병을 말한다.
12. “의료관련감염병”이란 환자나 임산부 등이 의료행위를 적용받는 과정에서 발생한 감염병으로서 감시활동이 필요하여 질병관리청장이 고시하는 감염병을 말한다.
13. “감염병환자”란 감염병의 병원체가 인체에 침입하여 증상을 나타내는 사람으로서 제11조 제6항의 진단 기준에 따른 의사, 치과의사 또는 한의사의 진단이나 제16조의2에 따른 감염병원체 확인기관의 실험실 검사를 통하여 확인된 사람을 말한다.

시행규칙

제4조 삭제 〈2020.3.4.〉

14. “감염병의사환자”란 감염병병원체가 인체에 침입한 것으로 의심이 되나 감염병환자로 확인되기 전 단계에 있는 사람을 말한다.
15. “병원체보유자”란 임상적인 증상은 없으나 감염병병원체를 보유하고 있는 사람을 말한다.

15의2. “감염병의심자”란 다음 각 목의 어느 하나에 해당하는 사람을 말한다.
   가. 감염병환자, 감염병의사환자 및 병원체보유자(이하 “감염병환자등”이라 한다)와 접촉하거나 접촉이 의심되는 사람(이하 “접촉자”라 한다)
   나. 「검역법」 제2조 제7호 및 제8호에 따른 검역관리지역 또는 중점검역관리지역에 체류하거나 그 지역을 경유한 사람으로서 감염이 우려되는 사람
   다. 감염병병원체 등 위험요인에 노출되어 감염이 우려되는 사람

16. “감시”란 감염병 발생과 관련된 자료, 감염병병원체・매개체에 대한 자료를 체계적이고 지속적으로 수집, 분석 및 해석하고 그 결과를 제때에 필요한 사람에게 배포하여 감염병 예방 및 관리에 사용하도록 하는 일체의 과정을 말한다.

16의2. “표본감시”란 감염병 중 감염병환자의 발생빈도가 높아 전수조사가 어렵고 중증도가 비교적 낮은 감염병의 발생에 대하여 감시기관을 지정하여 정기적이고 지속적인 의과학적 감시를 실시하는 것을 말한다.

17. “역학조사”란 감염병환자등이 발생한 경우 감염병의 차단과 확산 방지 등을 위하여 감염병환자등의 발생 규모를 파악하고 감염원을 추적하는 등의 활동과 감염병 예방접종 후 이상반응 사례가 발생한 경우나 감염병 여부가 불분명하나 그 발병원인을 조사할 필요가 있는 사례가 발생한 경우 그 원인을 규명하기 위하여 하는 활동을 말한다.

⑤ 제4항에 따라 요청받은 관계 행정기관 또는 단체는 특별한 사유가 없으면 이에 따라야 한다.

제8조(감염병관리사업지원기구의 운영) ① 질병관리청장 및 시·도지사는 제7조에 따른 기본계획 및 시행계획의 시행과 국제협력 등의 업무를 지원하기 위하여 민간전문가로 구성된 감염병관리사업지원기구를 둘 수 있다.〈개정 2010.1.18., 2020.8.11.〉

② 국가 및 지방자치단체는 감염병관리사업지원기구의 운영 등에 필요한 예산을 지원할 수 있다.

③ 제1항 및 제2항에 따른 감염병관리사업지원기구의 설치·운영 및 지원 등에 필요한 사항은 대통령령으로 정한다.

시행령

제1조의2(감염병관리사업지원기구의 설치·운영 등) ①「감염병의 예방 및 관리에 관한 법률」(이하 "법"이라 한다) 제8조 제1항에 따라 질병관리청에 중앙감염병사업지원기구를, 특별시·광역시·도·특별자치도(이하 "시·도"라 한다)에 질병관리청장이 정하는 바에 따라 시·도감염병사업지원기구를 둔다.〈개정 2020.9.11.〉

② 중앙감염병사업지원기구의 구성원은 다음 각 호의 어느 하나에 해당하는 사람 중에서 질병관리청장이 위촉한다.〈개정 2020.9.11.〉

1. 「의료법」 제2조 제1호에 따른 의료인으로서 감염병 관련 분야에서 근무한 사람
2. 「고등교육법」에 따른 대학 또는 「공공기관의 운영에 관한 법률」에 따른 공공기관의 감염병 관련 분야에서 근무한 사람
3. 감염병 예방 및 관리에 관한 전문지식과 경험이 풍부한 사람
4. 역학조사 및 방역 분야 등에 관한 전문지식과 경험이 풍부한 사람
5. 그 밖에 질병관리청장이 감염병관리사업의 지원에 필요하다고 인정하는 사람

③ 중앙감염병사업지원기구는 그 업무수행에 필요한 경우에는 관계 기관·단체 및 전문가 등에게 자료 또는 의견의 제출 등을 요청할 수 있다.

④ 중앙감염병사업지원기구는 매 반기별로 질병관리청장이 정하는 바에 따라 그 활동현황 등을 질병관리청장에게 보고하여야 한다.〈개정 2020.9.11.〉

⑤ 질병관리청장은 중앙감염병사업지원기구에 예산의 범위에서 다음 각 호의 비용을 지원을 할 수 있다.〈개정 2020.9.11.〉

1. 자료수집, 조사, 분석 및 자문 등에 소요되는 비용
2. 국내외 협력사업의 추진에 따른 여비 및 수당 등의 경비
3. 그 밖에 질병관리청장이 업무수행을 위하여 특히 필요하다고 인정하는 경비

⑥ 제2항부터 제5항까지에서 규정한 사항 외에 중앙감염병사업지원기구의 설치·운영 및 지원 등에 필요한 세부사항은 질병관리청장이 정한다.〈개정 2020.9.11.〉

⑦ 시·도감염병사업지원기구의 구성원 위촉, 자료제출 요청, 활동현황 보고 및 비용지원 등에 관하여는 제2항부터 제6항까지의 규정을 준용한다. 이 경우 "질병관리청장"은 "특별시장·광역시장·도지사·특별자치도지사(이하 "시·도지사"라 한다)"로, "중앙감염병사업지원기구"는 "시·도감염병사업지원기구"로 본다.〈개정 2020.9.11.〉

[본조신설 2016.6.28.]

제8조의2(감염병병원) ① 국가는 감염병의 연구·예방, 전문가 양성 및 교육, 환자의 진료 및 치료 등을 위한 시설, 인력 및 연구능력을 갖춘 감염병전문병원 또는 감염병연구병원을 설립하거나 지정하여 운영한다.

② 국가는 감염병환자의 진료 및 치료 등을 위하여 권역별로 보건복지부령으로 정하는 일정규모 이상의 병상(음압병상 및 격리병상을 포함한다)을 갖춘 감염병전문병원을 설립하거나 지정하여 운영한다. 이 경우 인구 규모, 지리적 접근성 등을 고려하여 권역을 설정하여야 한다.〈개정 2021.10.19.〉

③ 국가는 예산의 범위에서 제1항 및 제2항에 따른 감염병전문병원 또는 감염병연구병원을 설립하거나 지정하여 운영하는 데 필요한 예산을 지원할 수 있다.

④ 제1항 및 제2항에 따른 감염병전문병원 또는 감염병연구병원을 설립하거나 지정하여 운영하는 데 필요한 절차, 방법, 지원내용 등의 사항은 대통령령으로 정한다.

[본조신설 2015.12.29.]

시행령

제1조의3(감염병전문병원의 지정 등) ① 법 제8조의2제1항에 따른 감염병전문병원(이하 "중앙감염병병원"이라 한다)으로 지정받을 수 있는 의료기관(「의료법」 제3조에 따른 의료기관을 말한다. 이하 "의료기관"이라 한다)은 「의료법」 제3조의3 또는 제3조의4에 따른 종합병원 또는 상급종합병원으로서 보건복지부장관이 정하여 고시하는 의료기관으로 한다.

② 중앙감염병병원의 지정기준은 별표 1과 같다.

③ 보건복지부장관은 중앙감염병병원을 지정하는 경우에는 그 지정기준 또는 업무수행 등에 필요한 조건을 붙일 수 있다.

④ 보건복지부장관은 중앙감염병병원을 지정한 경우에는 지정서를 교부하고, 보건복지부 인터넷 홈페이지에 그 지정내용을 게시하여야 한다.

⑤ 중앙감염병병원은 매 분기별로 보건복지부장관이 정하는 바에 따라 그 업무추진 현황 등을 보건복지부장관에게 보고하여야 한다.

⑥ 보건복지부장관은 법 제8조의2 제3항에 따라 중앙감염병병원에 대해서는 기획재정부장관과 협의하여 건축비용, 운영비용 및 설비비용 등을 지원할 수 있다.

⑦ 제3항부터 제6항까지에서 규정한 사항 외에 중앙감염병병원의 지정절차 및 경비지원 등에 필요한 세부사항은 보건복지부장관이 정하여 고시한다.

[본조신설 2016.6.28.]

제1조의4(권역별 감염병전문병원의 지정) ① 법 제8조의2 제2항에 따른 권역별 감염병전문병원(이하 "권역별 감염병병원"이라 한다)으로 지정받을 수 있는 의료기관은 「의료법」 제3조의3 또는 제3조의4에 따른 종합병원 또는 상급종합병원으로서 질병관리청장이 정하여 고시하는 의료기관으로 한다.〈개정 2020.9.11.〉

② 권역별 감염병병원의 지정기준은 별표 1의2와 같다

③ 질병관리청장은 법 제8조의2 제2항에 따라 권역별 감염병병원을 지정하는 경우에는 다음 각 호의 사항을 종합적으로 고려하여야 한다.〈개정 2020.9.11.〉

1. 해당 권역에서의 의료자원의 분포 수준
2. 해당 권역에서의 주민의 인구와 생활권의 범위
3. 해당 권역에서의 감염병의 발생 빈도 및 관리 수준
4. 해당 권역에서의 항만 및 공항 등의 인접도
5. 그 밖에 질병관리청장이 권역별 감염병 관리와 관련하여 특히 필요하다고 인정하는 사항

④ 질병관리청장은 권역별 감염병병원을 지정하기 위하여 필요한 경우에는 지방자치단체의 장, 관계 공공기관 또는 관계 단체 등의 의견을 듣거나 자료의 제출을 요청할 수 있다.〈개정 2020.9.11.〉

⑤ 권역별 감염병병원에 대한 지정조건의 부과, 지정서의 교부, 지정사실의 공표, 업무추진 현황 보고, 경비 지원, 지정절차 등에 필요한 세부사항의 고시 등에 관하여는 제1조의3 제3항부터 제7항까지의 규정을 준용한다. 이 경우 "보건복지부장관"은 "질병관리청장"으로, "중앙감염병병원"은 "권역별 감염병병원"으로, "보건복지부"는 "질병관리청"으로 본다.〈개정 2020.9.11.〉

[본조신설 2016.6.28.]

시행규칙

제5조의2(감염병전문병원 지정서) ① 법 제8조의2 제1항에 따른 감염병전문병원 지정서는 별지 제1호서식과 같다.

② 법 제8조의2 제2항에 따른 권역별 감염병전문병원 지정서는 별지 제1호의2서식과 같다.

[본조신설 2016.6.30.]

제5조의3(권역별 감염병전문병원의 병상규모) 법 제8조의2 제2항에서 "보건복지부령으로 정하는 일정규모 이상의 병상"이란 36병상 이상의 병상을 말한다. [본조신설 2016.6.30.]

제8조의3(내성균 관리대책) ① 보건복지부장관은 내성균 발생 예방 및 확산 방지 등을 위하여 제9조에 따른 감염병관리위원회의 심의를 거쳐 내성균 관리대책을 5년마다 수립·추진하여야 한다.

② 내성균 관리대책에는 정책목표 및 방향, 진료환경 개선 등 내성균 확산 방지를 위한 사항 및 감시체계 강화

에 관한 사항, 그 밖에 내성균 관리대책에 필요하다고 인정되는 사항이 포함되어야 한다.

③ 내성균 관리대책의 수립 절차 등에 관하여 필요한 사항은 대통령령으로 정한다.

[본조신설 2016.12.2.]

시행령

제1조의5(내성균 관리대책의 수립) ① 보건복지부장관은 법 제8조의3 제1항에 따른 내성균 관리대책(이하 "내성균 관리대책"이라 한다)에 포함된 사항 중 보건복지부장관이 정하는 중요 사항을 변경하려는 경우에는 법 제9조 제1항에 따른 감염병관리위원회의 심의를 거쳐야 한다.

② 보건복지부장관은 내성균 관리대책을 수립하거나 변경한 경우에는 보건복지부의 인터넷 홈페이지에 게재하고, 관계 중앙행정기관의 장, 「국민건강보험법」에 따른 건강보험심사평가원의 원장, 그 밖에 내성균 관련 기관·법인·단체의 장에게 그 내용을 알려야 한다.

③ 제1항 및 제2항에서 규정한 사항 외에 내성균 관리대책의 수립 및 변경에 필요한 세부 사항은 보건복지부장관이 정한다.

[본조신설 2017.5.29.]

제8조의4(업무의 협조) ① 보건복지부장관은 내성균 관리대책의 수립·시행을 위하여 관계 공무원 또는 관계 전문가의 의견을 듣거나 관계 기관 및 단체 등에 필요한 자료제출 등 협조를 요청할 수 있다.

② 보건복지부장관은 내성균 관리대책의 작성을 위하여 관계 중앙행정기관의 장에게 내성균 관리대책의 정책목표 및 방향과 관련한 자료 또는 의견의 제출 등 필요한 협조를 요청할 수 있다.

③ 제1항 및 제2항에 따른 협조 요청을 받은 자는 정당한 사유가 없으면 이에 따라야 한다.

[본조신설 2016.12.2.]

제8조의5(긴급상황실) ① 질병관리청장은 감염병 정보의 수집·전파, 상황관리, 감염병이 유입되거나 유행하는 긴급한 경우의 초동조치 및 지휘 등의 업무를 수행하기 위하여 상시 긴급상황실을 설치·운영하여야 한다.〈개정 2020.8.11.〉

② 제1항에 따른 긴급상황실의 설치·운영에 필요한 사항은 대통령령으로 정한다.

[본조신설 2018.3.27.]

시행령

제1조의6(긴급상황실의 설치·운영) ① 법 제8조의5에 따라 설치하는 긴급상황실(이하 "긴급상황실"이라 한다)은 다음 각 호의 설치·운영 요건을 모두 갖추어야 한다.

1. 신속한 감염병 정보의 수집·전파와 감염병 위기상황의 종합관리 등을 위한 정보통신체계를 갖출 것
2. 감염병 위기상황의 효율적 대처를 위한 시설·장비 및 그 운영·관리체계를 갖출 것
3. 긴급상황실의 24시간 운영에 필요한 전담인력을 확보할 것
4. 긴급상황실의 업무를 원활하게 수행하기 위한 운영규정 및 업무매뉴얼을 마련할 것

② 긴급상황실의 설치·운영에 관한 세부사항은 질병관리청장이 정한다.〈개정 2020.9.11.〉

[본조신설 2018.6.12.]

제8조의6(감염병 연구개발 지원 등) ① 질병관리청장은 감염병에 관한 조사·연구를 위하여 감염병 연구개발 기획 및 치료제·백신 등의 연구개발에 관한 사업을 추진할 수 있다. 이 경우 질병관리청장은 연구개발사업을 추진하기 위하여 예산의 범위에서 연구개발사업을 하는 기관이나 단체에 출연금을 지급할 수 있다.

② 질병관리청장은 제1항에 따른 조사·연구를 위하여 「국가연구개발혁신법」 제2조제4호에 따른 전문기관을 지정 또는 해제할 수 있다. 이 경우 전문기관의 지정·운영·해제 등에 관하여 필요한 사항은 대통령령으로 정한다.

③ 제1항에 따른 출연금의 지급·사용·관리에 관하여 필요한 사항은 「보건의료기술 진흥법」 제5조를 준용한다.

④ 질병관리청장은 감염병 치료제·백신 개발 관련 연구기관·대학 및 기업 등의 의뢰를 받아 보건복지부령으로

정하는 바에 따라 감염병 치료제·백신 개발에 관한 시험·분석을 할 수 있다.

⑤ 제4항에 따라 시험·분석을 의뢰하는 자는 보건복지부령으로 정하는 바에 따라 수수료를 내야 한다.

[본조신설 2021.12.21.]

시행령

제1조의7(감염병 연구개발사업 전문기관의 지정 등) ① 질병관리청장은 법 제8조의6 제2항에 따라 「국가연구개발혁신법」 제22조 제2항 각 호의 기관 중 감염병 관련 분야의 업무를 전문적으로 수행하는 기관을 감염병 연구개발사업 전문기관으로 지정할 수 있다.

② 질병관리청장은 제1항에 따라 지정된 전문기관(이하 "감염병연구전문기관"이라 한다)이 수행하는 감염병 연구개발 업무에 관하여 그 감염병연구전문기관을 지휘·감독한다.

③ 질병관리청장은 감염병연구전문기관의 감염병 연구개발 업무 수행에 관하여 평가를 실시할 수 있으며, 평가 결과 그 업무가 종료되거나 중대한 협약 위반 등으로 감염병연구전문기관의 업무 수행이 불가능한 것으로 인정되는 경우에는 감염병연구전문기관 지정을 해제할 수 있다.

④ 질병관리청장은 제1항에 따라 감염병연구전문기관을 지정하거나 제3항에 따라 감염병연구전문기관 지정을 해제한 때에는 과학기술정보통신부장관에게 그 사실을 통보해야 한다.

⑤ 제1항부터 제4항까지에서 규정한 사항 외에 감염병연구전문기관의 지정·운영·해제 등에 관하여 필요한 사항은 질병관리청장이 정하여 고시한다.

[본조신설 2022.3.22.]

시행규칙

제5조의4(감염병 치료제·백신 개발에 관한 시험·분석) ① 법 제8조의6 제4항에 따라 감염병 치료제·백신 개발에 관한 시험·분석을 의뢰하려는 자는 의뢰신청서에 연구계획서 등 시험 또는 분석에 필요한 자료를 첨부하여 질병관리청장에게 제출해야 한다.

② 제1항에 따라 감염병 치료제·백신 개발에 관한 시험 또는 분석을 의뢰받은 질병관리청장은 치료제·백신 후보물질의 특성을 고려하여 미생물학적 분석법, 혈청학적 분석법, 면역학적 분석법, 동물시험 관련 분석법 등으로 시험·분석을 할 수 있다.

③ 질병관리청장은 제2항에 따른 시험·분석을 위하여 필요하다고 인정하는 경우에는 전문가의 의견을 들을 수 있다.

④ 시험·분석을 의뢰하려는 자는 법 제8조의6 제5항에 따라 시험·분석의 대상 및 방법 등을 고려하여 질병관리청장이 정하여 고시하는 수수료를 수입인지로 내거나 정보통신망을 이용하여 전자화폐·전자결제 등의 방법으로 내야 한다.

⑤ 제1항부터 제4항까지에서 규정한 사항 외에 시험·분석 및 수수료에 관하여 필요한 사항은 질병관리청장이 정하여 고시한다.

[본조신설 2022.3.22.]

제9조(감염병관리위원회) ① 감염병의 예방 및 관리에 관한 주요 시책을 심의하기 위하여 질병관리청에 감염병관리위원회(이하 "위원회"라 한다)를 둔다. 〈개정 2010.1.18., 2019.12.3., 2020.8.11.〉

② 위원회는 다음 각 호의 사항을 심의한다. 〈개정 2014.3.18., 2016.12.2., 2019.12.3., 2020.12.15., 2021.3.9., 2022.6.10.〉

1. 기본계획의 수립
2. 감염병 관련 의료 제공
3. 감염병에 관한 조사 및 연구
4. 감염병의 예방·관리 등에 관한 지식 보급 및 감염병환자등의 인권 증진
5. 제20조에 따른 해부명령에 관한 사항
6. 제32조 제3항에 따른 예방접종의 실시기준과 방법에 관한 사항

6의2. 제33조의2 제1항에 따라 제24조의 필수예방접종 및 제25조의 임시예방접종에 사용되는 의약품(이하 "필수예방접종약품등"이라 한다)의 사전 비축 및 장기 구매에 관한 사항

6의3. 제33조의2 제2항에 따른 필수예방접종약품등의 공급의 우선순위 등 분배기준, 그 밖에 필요한 사항의 결정
7. 제34조에 따른 감염병 위기관리대책의 수립 및 시행
8. 제40조 제1항 및 제2항에 따른 예방·치료 의료·방역 물품의 사전 비축, 장기 구매 및 생산에 관한 사항
8의2. 제40조의2에 따른 의료·방역 물품(「약사법」에 따른 의약품 및 「의료기기법」에 따른 의료기기로 한정한다) 공급의 우선순위 등 분배기준, 그 밖에 필요한 사항의 결정
8의3. 제40조의6에 따른 개발 중인 백신 또는 의약품의 구매 및 공급에 필요한 계약에 관한 사항
9. 제71조에 따른 예방접종 등으로 인한 피해에 대한 국가보상에 관한 사항
10. 내성균 관리대책에 관한 사항
11. 그 밖에 감염병의 예방 및 관리에 관한 사항으로서 위원장이 위원회의 회의에 부치는 사항

시행령

제2조(감염병관리위원회 위원의 임무 및 임기) ① 제9조 제1항에 따른 감염병관리위원회(이하 "위원회"라 한다) 위원장은 위원회를 대표하고 위원회의 사무를 총괄한다.〈개정 2016.6.28.〉
② 위원회 부위원장은 위원장을 보좌하며 위원장이 부득이한 사유로 직무를 수행할 수 없을 때에는 그 직무를 대행한다.
③ 위원회 위원 중 위촉위원의 임기는 2년으로 한다.
④ 위원회 위원의 자리가 빈 경우 그 보궐위원의 임기는 전임위원 임기의 남은 기간으로 한다.

제3조(회의) ① 위원회의 회의는 질병관리청장 또는 위원 과반수가 요구하거나 위원장이 필요하다고 인정할 때에 소집한다.〈개정 2020.9.11.〉
② 위원회의 회의는 재적위원 과반수의 출석으로 개의(開議)하고 출석위원 과반수의 찬성으로 의결한다.
③ 삭제 〈2020.9.11.〉
④ 위원회는 그 업무 수행에 필요하다고 인정할 때에는 관계 공무원 또는 관계 전문가를 위원회에 출석하게 하여 그 의견을 들을 수 있다.

제4조(간사) 위원회의 사무 처리를 위하여 위원회에 간사 1명을 두며, 간사는 질병관리청 소속 공무원 중에서 위원장이 임명한다.〈개정 2020.9.11.〉

제5조(수당의 지급 등) 위원회의 회의에 출석한 위원에게 예산의 범위에서 수당과 여비를 지급할 수 있다. 다만, 공무원인 위원이 그 소관 업무와 직접 관련하여 출석하는 경우에는 그러하지 아니하다.

제6조(운영세칙) 이 영에서 규정한 사항 외에 위원회의 운영에 필요한 사항은 위원회의 의결을 거쳐 위원장이 정한다.

제10조(위원회의 구성) ① 위원회는 위원장 1명과 부위원장 1명을 포함하여 30명 이내의 위원으로 구성한다.〈개정 2018.3.27.〉
② 위원장은 질병관리청장이 되고, 부위원장은 위원 중에서 위원장이 지명하며, 위원은 다음 각 호의 어느 하나에 해당하는 사람 중에서 위원장이 임명하거나 위촉하는 사람으로 한다. 이 경우 공무원이 아닌 위원이 전체 위원의 과반수가 되도록 하여야 한다.〈개정 2010.1.18., 2015.12.29., 2018.3.27., 2019.12.3., 2020.8.11., 2021.1.12.〉
1. 감염병의 예방 또는 관리 업무를 담당하는 공무원
2. 감염병 또는 감염관리를 전공한 의료인
3. 감염병과 관련된 전문지식을 소유한 사람
4. 「지방자치법」 제182조에 따른 시·도지사협의체가 추천하는 사람
5. 「비영리민간단체 지원법」 제2조에 따른 비영리민간단체가 추천하는 사람
6. 그 밖에 감염병에 관한 지식과 경험이 풍부한 사람
③ 위원회의 업무를 효율적으로 수행하기 위하여 위원회의 위원과 외부 전문가로 구성되는 분야별 전문위원회를 둘 수 있다.
④ 제1항부터 제3항까지에서 규정한 사항 외에 위원회 및 전문위원회의 구성·운영 등에 관하여 필요한 사항은

대통령령으로 정한다.

시행령

제7조(전문위원회의 구성) ① 법 제10조 제3항에 따라 위원회에 다음 각 호의 분야별 전문위원회를 둔다.〈개정 2015.1.6., 2017.5.29., 2020.4.2., 2021.6.8.,2022.10.4.〉

1. 예방접종 전문위원회
2. 예방접종피해보상 전문위원회
3. 후천성면역결핍증 전문위원회
4. 결핵 전문위원회
5. 역학조사 전문위원회
6. 인수(人獸)공통감염 전문위원회

6의2. 의료관련감염 전문위원회

7. 감염병 위기관리 전문위원회

7의2. 감염병 진단분석 전문위원회

8. 감염병 연구기획 전문위원회
9. 항생제 내성(耐性) 전문위원회
10. 검역 전문위원회

② 전문위원회는 각각 위원장 1명을 포함한 25명 이내의 위원으로 구성한다.〈개정 2020.4.2.〉

③ 전문위원회 위원장은 위원회 위원 중에서 위원회의 위원장이 임명한다.

④ 전문위원회 위원은 위원회 위원 중에서 위원회 위원장이 임명하거나 관련 학회와 단체 또는 위원회 위원의 추천을 받아 위원회의 위원장이 위촉한다.

제8조(전문위원회의 회의 및 운영) ① 전문위원회의 회의는 위원회 위원장 또는 전문위원회 위원 과반수가 요구하거나 전문위원회 위원장이 필요하다고 인정할 때에 소집한다.

② 전문위원회의 회의는 재적위원 과반수의 출석으로 개의하고 출석위원 과반수의 찬성으로 의결한다.

③ 전문위원회 위원장은 전문위원회에서 심의·의결한 사항을 위원회 위원장에게 보고하여야 한다.〈개정 2015.1.6.〉

④ 이 영에서 규정한 사항 외에 전문위원회의 운영에 필요한 사항은 전문위원회의 의결을 거쳐 전문위원회 위원장이 정한다.

제3장 신고 및 보고

제11조(의사 등의 신고) ① 의사, 치과의사 또는 한의사는 다음 각 호의 어느 하나에 해당하는 사실(제16조 제6항에 따라 표본감시 대상이 되는 제4급감염병으로 인한 경우는 제외한다)이 있으면 소속 의료기관의 장에게 보고하여야 하고, 해당 환자와 그 동거인에게 질병관리청장이 정하는 감염 방지 방법 등을 지도하여야 한다. 다만, 의료기관에 소속되지 아니한 의사, 치과의사 또는 한의사는 그 사실을 관할 보건소장에게 신고하여야 한다.〈개정 2010.1.18., 2015.12.29., 2018.3.27., 2020.3.4., 2020.8.11.〉

1. 감염병환자등을 진단하거나 그 사체를 검안(檢案)한 경우
2. 예방접종 후 이상반응자를 진단하거나 그 사체를 검안한 경우
3. 감염병환자등이 제1급감염병부터 제3급감염병까지에 해당하는 감염병으로 사망한 경우
4. 감염병환자로 의심되는 사람이 감염병병원체 검사를 거부하는 경우

② 제16조의2에 따른 감염병병원체 확인기관의 소속 직원은 실험실 검사 등을 통하여 보건복지부령으로 정하는 감염병환자등을 발견한 경우 그 사실을 그 기관의 장에게 보고하여야 한다.〈개정 2015.7.6., 2018.3.27., 2020.3.4.〉

③ 제1항 및 제2항에 따라 보고를 받은 의료기관의 장 및 제16조의2에 따른 감염병병원체 확인기관의 장은 제1급감염병의 경우에는 즉시, 제2급감염병 및 제3급감염병의 경우에는 24시간 이내에, 제4급감염병 경우에는 7일 이내에 질병관리청장 또는 관할 보건소장에게 신고하여야 한다.〈신설 2015.7.6., 2018.3.27., 2020.3.4., 2020.8.11.〉

④ 육군, 해군, 공군 또는 국방부 직할 부대에 소속된 군의관은 제1항 각 호의 어느 하나에 해당하는 사실(제16조 제6항에 따라 표본감시 대상이 되는 제4급감염병으로 인한 경우는 제외한다)이 있으면 소속 부대장에게 보고

하여야 하고, 보고를 받은 소속 부대장은 제1급감염병의 경우에는 즉시, 제2급감염병 및 제3급감염병의 경우에는 24시간 이내에 관할 보건소장에게 신고하여야 한다.〈개정 2015.7.6., 2015.12.29., 2018.3.27.〉

⑤ 제16조 제1항에 따른 감염병 표본감시기관은 제16조 제6항에 따라 표본감시 대상이 되는 제4급감염병으로 인하여 제1항 제1호 또는 제3호에 해당하는 사실이 있으면 보건복지부령으로 정하는 바에 따라 질병관리청장 또는 관할 보건소장에게 신고하여야 한다.〈개정 2010.1.18., 2015.7.6., 2015.12.29., 2018.3.27., 2020.8.11.〉

⑥ 제1항부터 제5항까지의 규정에 따른 감염병환자등의 진단 기준, 신고의 방법 및 절차 등에 관하여 필요한 사항은 보건복지부령으로 정한다.〈개정 2010.1.18., 2015.7.6.〉

시행규칙

제6조(의사 등의 감염병 발생신고) ① 법 제11조 제1항 각 호 외의 부분 단서, 제3항 및 제4항에 따라 같은 조 제1항 제1호 및 제3호에 해당하는 사실을 신고하려는 의사, 치과의사, 한의사, 의료기관의 장 또는 소속 부대장은 다음 각 호의 구분에 따른 신고서(전자문서로 된 신고서를 포함한다)를 질병관리청장에게 정보시스템을 이용하여 제출하거나 감염병환자, 감염병의사환자 또는 병원체보유자(이하 "감염병환자등"이라 한다) 또는 신고인의 소재지를 관할하는 보건소장에게 정보시스템 또는 팩스를 이용하여 제출해야 한다. 다만, 제1급감염병의 경우에는 신고서를 제출하기 전에 질병관리청장 또는 관할 보건소장에게 구두, 전화 등의 방법으로 알려야 한다.〈개정 2016.1.7., 2016.6.30., 2019.11.22., 2020.6.4., 2020.9.11.〉

1. 법 제11조 제1항 제1호에 따른 감염병환자등을 진단한 경우와 같은 항 제4호에 따른 감염병환자로 의심되는 사람이 감염병병원체 검사를 거부하는 경우 : 별지 제1호의3서식의 감염병 발생 신고서
2. 법 제11조 제1항 제1호에 따른 사체를 검안한 경우와 같은 항 제3호에 해당하는 사실을 신고하는 경우: 별지 제1호의4서식의 감염병환자등 사망(검안) 신고서

② 법 제11조 제3항에 따라 신고를 하려는 감염병병원체확인기관의 장은 별지 제1호의5서식의 병원체 검사결과 신고서(전자문서로 된 신고서를 포함한다)를 질병관리청장에게 정보시스템을 이용하여 제출하거나 해당 감염병병원체 확인을 의뢰한 기관의 소재지를 관할하는 보건소장에게 정보시스템 또는 팩스를 이용하여 제출해야 한다. 다만, 제1급감염병의 경우에는 신고서를 제출하기 전에 질병관리청장 또는 관할 보건소장에게 구두, 전화 등의 방법으로 알려야 한다.〈신설 2016.1.7., 2016.6.30., 2019.11.22., 2020.9.11.〉

③ 법 제11조 제2항 및 제3항에 따라 보고 및 신고를 해야 하는 감염병은 제1급감염병부터 제3급감염병까지로 한다.〈개정 2016.1.7., 2019.11.22.〉

④ 법 제11조 제5항에 따라 같은 조 제1항 제1호 및 제3호에 해당하는 사실을 신고하려는 감염병 표본감시기관은 질병관리청장이 정하는 표본감시기관용 신고서(전자문서로 된 신고서를 포함한다)를 질병관리청장이나 감염병환자등 또는 표본감시기관의 소재지를 관할하는 보건소장에게 정보시스템 또는 팩스를 이용하여 제출해야 한다.〈개정 2016.1.7., 2019.11.22., 2020.9.11.〉

⑤ 법 제11조 제6항에 따른 감염병환자등의 진단 기준은 별표 2와 같으며, 그 밖의 세부 사항은 질병관리청장이 정하여 고시한다.〈개정 2015.7.7., 2016.1.7., 2019.11.22., 2020.9.11.〉

제7조(의사 등의 예방접종 후 이상반응 신고) ① 법 제11조 제1항 각 호 외의 부분 단서, 제3항 및 제4항에 따라 같은 조 제1항 제2호에 해당하는 사실을 신고하려는 의사, 치과의사, 한의사, 의료기관의 장 또는 소속 부대장은 별지 제2호서식의 예방접종 후 이상반응 발생신고서(전자문서로 된 신고서를 포함한다)를 질병관리청장에게 정보시스템을 이용하여 제출하거나 이상반응자의 소재지를 관할하는 보건소장에게 정보시스템 또는 팩스를 이용하여 제출해야 한다.〈개정 2016.1.7., 2016.6.30., 2019.11.22., 2020.9.11.〉

② 법 제11조 제1항부터 제5항까지의 규정에 따라 신고하여야 하는 예방접종 후 이상반응자의 범위는 별표 3과 같다.〈개정 2016.1.7.〉

제12조(그 밖의 신고의무자) ① 다음 각 호의 어느 하나에 해당하는 사람은 제1급감염병부터 제3급감염병까지에 해당하는 감염병 중 보건복지부령으로 정하는 감염병이 발생한 경우에는 의사, 치과의사 또는 한의사의 진단이나 검안을 요구하거나 해당 주소지를 관할하는 보건소장에게 신고하여야 한다.〈개정 2010.1.18., 2015.7.6., 2018.3.27., 2020.12.15.〉

1. 일반가정에서는 세대를 같이하는 세대주. 다만, 세대주가 부재 중인 경우에는 그 세대원
2. 학교, 사회복지시설, 병원, 관공서, 회사, 공연장, 예배장소, 선박·항공기·열차 등 운송수단, 각종 사무소·사업소, 음식점, 숙박업소 또는 그 밖에 여러 사람이 모이는 장소로서 보건복지부령으로 정하는 장소의 관리인, 경영자 또는 대표자
3. 「약사법」에 따른 약사·한약사 및 약국개설자

② 제1항에 따른 신고의무자가 아니더라도 감염병환자등 또는 감염병으로 인한 사망자로 의심되는 사람을 발견하면 보건소장에게 알려야 한다.

③ 제1항에 따른 신고의 방법과 기간 및 제2항에 따른 통보의 방법과 절차 등에 관하여 필요한 사항은 보건복지부령으로 정한다. 〈개정 2010.1.18., 2015.7.6.〉

시행규칙

제8조(그 밖의 신고대상 감염병) ① 법 제12조 제1항 각 호 외의 부분 중에서 "보건복지부령으로 정하는 감염병"이란 다음 각 호의 감염병을 말한다. 〈개정 2016.1.7., 2019.11.22.〉

1. 결핵
2. 홍역
3. 콜레라
4. 장티푸스
5. 파라티푸스
6. 세균성이질
7. 장출혈성대장균감염증
8. A형간염

② 법 제12조 제1항 제2호에서 "보건복지부령으로 정하는 장소"란 다음 각 호의 장소를 말한다. 〈신설 2016.1.7., 2019.11.22., 2021.5.24.〉

1. 「모자보건법」 제2조 제10호에 따른 산후조리원
2. 「공중위생관리법」 제2조에 따른 목욕장업소, 이용업소, 미용업소

제9조(그 밖의 신고의무자의 신고) 법 제12조 제1항 및 제2항에 따라 그 밖의 신고의무자는 다음 각 호의 사항을 서면, 구두(口頭), 전보, 전화 또는 컴퓨터통신의 방법으로 보건소장에게 지체 없이 신고하거나 알려야 한다. 〈개정 2016.1.7.〉

1. 신고인의 성명, 주소와 감염병환자등 또는 사망자와의 관계
2. 감염병환자등 또는 사망자의 성명, 주소 및 직업
3. 감염병환자등 또는 사망자의 주요 증상 및 발병일

제13조(보건소장 등의 보고 등) ① 제11조 및 제12조에 따라 신고를 받은 보건소장은 그 내용을 관할 특별자치도지사 또는 시장·군수·구청장에게 보고하여야 하며, 보고를 받은 특별자치도지사 또는 시장·군수·구청장은 이를 질병관리청장 및 시·도지사에게 각각 보고하여야 한다. 〈개정 2010.1.18., 2020.8.11.〉

시행규칙

제10조(보건소장 등의 보고) 법 제13조 제1항에 따라 보고하려는 보건소장은 다음 각 호의 구분에 따른 시기에 별지 제1호의3서식의 감염병 발생 신고서, 별지 제1호의4서식의 감염병환자등 사망(검안) 신고서, 별지 제1호의5서식의 병원체 검사결과 신고서(전자문서로 된 신고서를 포함한다) 또는 별지 제2호서식의 예방접종 후 이상반응 발생보고서(전자문서로 된 보고서를 포함한다)를 특별자치도지사 또는 시장·군수·구청장(자치구의 구청장을 말한다. 이하 같다)에게 정보시스템을 이용하여 제출해야 하고, 보고를 받은 특별자치도지사 또는 시장·군수·구청장은 해당 신고서 또는 발생보고서를 질병관리청장 및 특별시장·광역시장·도지사에게 정보시스템을 이용하여 각각 제출해야 한다. 〈개정 2016.1.7., 2016.6.30., 2019.11.22., 2020.9.11., 2020.12.30.〉

1. 제1급감염병의 발생, 사망, 병원체 검사결과의 보고 : 법 제11조 및 제12조에 따라 신고를 받은 후 즉시
2. 제2급감염병 및 제3급감염병의 발생, 사망 및 병원체 검사결과의 보고 : 법 제11조 및 제12조에 따라 신고를 받은 후 24시간 이내
3. 제4급감염병의 발생 및 사망의 보고 : 법 제11조 및 제12조에 따라 신고를 받은 후 7일 이내
4. 예방접종 후 이상반응의 보고 : 법 제11조에 따라 신고를 받은 후 즉시

② 제1항에 따라 보고를 받은 질병관리청장, 시·도지사 또는 시장·군수·구청장은 제11조 제1항 제4호에 해당하는 사람(제1급감염병 환자로 의심되는 경우에 한정한다)에 대하여 감염병병원체 검사를 하게 할 수 있다.〈신설 2020.3.4., 2020.8.11.〉

③ 제1항에 따른 보고의 방법 및 절차 등에 관하여 필요한 사항은 보건복지부령으로 정한다.〈개정 2010.1.18., 2020.3.4.〉

[제목개정 2020.3.4.]

제14조(인수공통감염병의 통보) ①「가축전염병예방법」 제11조 제1항 제2호에 따라 신고를 받은 국립가축방역기관장, 신고대상 가축의 소재지를 관할하는 시장·군수·구청장 또는 시·도 가축방역기관의 장은 같은 법에 따른 가축전염병 중 다음 각 호의 어느 하나에 해당하는 감염병의 경우에는 즉시 질병관리청장에게 통보하여야 한다.〈개정 2019.12.3., 2020.8.11.〉

1. 탄저
2. 고병원성조류인플루엔자
3. 광견병
4. 그 밖에 대통령령으로 정하는 인수공통감염병

② 제1항에 따른 통보를 받은 질병관리청장은 감염병의 예방 및 확산 방지를 위하여 이 법에 따른 적절한 조치를 취하여야 한다.〈신설 2015.7.6., 2020.8.11.〉

③ 제1항에 따른 신고 또는 통보를 받은 행정기관의 장은 신고자의 요청이 있는 때에는 신고자의 신원을 외부에 공개하여서는 아니 된다.〈개정 2015.7.6.〉

④ 제1항에 따른 통보의 방법 및 절차 등에 관하여 필요한 사항은 보건복지부령으로 정한다.〈개정 2010.1.18., 2015.7.6.〉

시행령

제9조(그 밖의 인수공통감염병) 법 제14조 제1항 제4호에서 "대통령령으로 정하는 인수공통감염병"이란 동물인플루엔자를 말한다.〈개정 2016.1.6.〉

시행규칙

제11조(인수공통감염병 발생 시 통보 절차) 법 제14조 제1항에 따라 인수공통감염병을 통보하려는 국립가축방역기관장, 신고대상 가축의 소재지를 관할하는 시장·군수·구청장 또는 시·도 가축방역기관의 장은 별지 제3호서식의 인수공통감염병 의사환축(擬似患畜: 임상검사, 정밀검사 또는 역학조사 결과 가축전염병에 걸렸다고 믿을 만한 상당한 이유가 있는 가축) 발생신고서를 질병관리청장에게 제출하여야 한다.〈개정 2019.9.27., 2020.6.4., 2020.9.11.〉

제15조(감염병환자등의 파악 및 관리) 보건소장은 관할구역에 거주하는 감염병환자등에 관하여 제11조 및 제12조에 따른 신고를 받았을 때에는 보건복지부령으로 정하는 바에 따라 기록하고 그 명부(전자문서를 포함한다)를 관리하여야 한다.〈개정 2010.1.18.〉

시행규칙

제12조(감염병환자등의 명부 작성 및 관리) ① 보건소장은 법 제15조에 따라 별지 제4호서식의 감염병환자등의 명부를 작성하고 이를 3년간 보관하여야 한다.

② 보건소장은 법 제15조에 따라 별지 제5호서식의 예방접종 후 이상반응자의 명부를 작성하고 이를 10년간 보관하여야 한다.

제4장 감염병감시 및 역학조사 등

제16조(감염병 표본감시 등) ① 질병관리청장은 감염병의 표본감시를 위하여 질병의 특성과 지역을 고려하여 「보건의료기본법」에 따른 보건의료기관이나 그 밖의 기관 또는 단체를 감염병 표본감시기관으로 지정할 수 있다.〈개정 2010.1.18., 2019.12.3., 2020.8.11.〉

② 질병관리청장, 시·도지사 또는 시장·군수·구청장은 제1항에 따라 지정받은 감염병 표본감시기관(이하 "표본감시기관"이라 한다)의 장에게 감염병의 표본감시와 관련하여 필요한 자료의 제출을 요구하거나 감염병의 예방·관리에 필요한 협조를 요청할 수 있다. 이 경우 표본감시기관은 특별한 사유가 없으면 이에 따라야 한다.〈개정 2010.1.18., 2020.8.11.〉

③ 질병관리청장, 시·도지사 또는 시장·군수·구청장은 제2항에 따라 수집한 정보 중 국민 건강에 관한 중요한 정보를 관련 기관·단체·시설 또는 국민들에게 제공하여야 한다.〈개정 2010.1.18., 2020.8.11.〉

④ 질병관리청장, 시·도지사 또는 시장·군수·구청장은 표본감시활동에 필요한 경비를 표본감시기관에 지원할 수 있다.〈개정 2010.1.18., 2020.8.11.〉

⑤ 질병관리청장은 표본감시기관이 다음 각 호의 어느 하나에 해당하는 경우에는 그 지정을 취소할 수 있다.〈개정 2015.7.6., 2019.12.3., 2020.8.11.〉

1. 제2항에 따른 자료 제출 요구 또는 협조 요청에 따르지 아니하는 경우
2. 폐업 등으로 감염병 표본감시 업무를 수행할 수 없는 경우
3. 그 밖에 감염병 표본감시 업무를 게을리하는 등 보건복지부령으로 정하는 경우

⑥ 제1항에 따른 표본감시의 대상이 되는 감염병은 제4급감염병으로 하고, 표본감시기관의 지정 및 지정취소의 사유 등에 관하여 필요한 사항은 보건복지부령으로 정한다.〈신설 2015.7.6., 2018.3.27.〉

⑦ 질병관리청장은 감염병이 발생하거나 유행할 가능성이 있어 관련 정보를 확보할 긴급한 필요가 있다고 인정하는 경우 「공공기관의 운영에 관한 법률」에 따른 공공기관 중 대통령령으로 정하는 공공기관의 장에게 정보 제공을 요구할 수 있다. 이 경우 정보 제공을 요구받은 기관의 장은 정당한 사유가 없는 한 이에 따라야 한다.〈개정 2015.7.6., 2020.8.11.〉

⑧ 제7항에 따라 제공되는 정보의 내용, 절차 및 정보의 취급에 필요한 사항은 대통령령으로 정한다.〈개정 2015.7.6.〉

시행령

제10조(공공기관) 법 제16조 제7항 전단에서 "대통령령으로 정하는 공공기관"이란 「국민건강보험법」에 따른 건강보험심사평가원 및 국민건강보험공단을 말한다.〈개정 2016.1.6.〉

제11조(제공 정보의 내용) 법 제16조 제7항에 따라 요구할 수 있는 정보의 내용에는 다음 각 호의 사항이 포함될 수 있다.〈개정 2016.1.6.〉

1. 감염병환자, 감염병의사환자 또는 병원체보유자(이하 "감염병환자등"이라 한다)의 성명·주민등록번호·성별·주소·전화번호·직업·감염병명·발병일 및 진단일
2. 감염병환자등을 진단한 의료기관의 명칭·주소지·전화번호 및 의사 이름

시행규칙

제13조 삭제〈2019.11.22.〉

제14조(감염병 표본감시기관의 지정 등) ① 법 제16조 제1항에 따라 질병관리청장은 표본감시 대상 감염병별로 다음

각 호의 구분에 따른 기관·시설·단체 또는 법인 중에서 특별시장·광역시장·도지사·특별자치도지사(이하 "시·도지사"라 한다)의 추천을 받아 감염병 표본감시기관(이하 "표본감시기관"이라 한다)을 지정할 수 있다.〈개정 2015.11.18., 2016.1.7., 2016.6.30., 2019.11.22.., 2020.6.4., 2020.9.11., 2020.12.30.〉

1. 인플루엔자: 다음 각 목의 기관·시설·단체 또는 법인
   가. 「지역보건법」 제10조에 따른 보건소 중 보건의료원
   나. 법 제16조의2 제1항 제3호·제5호 및 제9호에 따른 기관
   다. 의료기관 중 소아과·내과·가정의학과·이비인후과 진료과목이 있는 의료기관
2. 제4급감염병 중 기생충감염병에 해당하는 감염병: 다음 각 목의 기관·시설·단체 또는 법인
   가. 「지역보건법」 제10조에 따른 보건소
   나. 법 제16조의2 제1항 제3호·제5호 및 제9호에 따른 기관
   다. 의료기관 중 의원·병원 및 종합병원
   라. 기생충감염병에 관한 연구 및 학술발표 등을 목적으로 결성된 학회
   마. 기생충감염병의 예방 및 관리를 목적으로 설립된 비영리법인
3. 제4급감염병(인플루엔자 및 기생충감염병은 제외한다. 이하 이 호에서 같다): 다음 각 목의 기관·시설·단체 또는 법인
   가. 「지역보건법」 제10조에 따른 보건소
   나. 법 제16조의2 제1항 제3호·제5호 및 제9호에 따른 기관
   다. 의료기관 중 의원·병원 및 종합병원
   라. 제4급감염병에 관한 연구 및 학술발표 등을 목적으로 결성된 학회

② 질병관리청장은 법 제16조 제5항에 따라 표본감시기관이 다음 각 호의 어느 하나에 해당하는 경우에는 그 지정을 취소할 수 있다.〈개정 2016.1.7., 2020.6.4., 2020.9.11.〉

1. 표본감시 업무를 게을리하는 경우
2. 그 밖에 법 제11조 제5항에 따른 신고 실적이 없는 등 질병관리청장이 표본감시기관으로서 표본감시 업무를 계속하여 수행할 수 없다고 인정하는 경우
3. 삭제〈2020.6.4.〉

제16조의2(감염병병원체 확인기관) ① 다음 각 호의 기관(이하 "감염병병원체 확인기관"이라 한다)은 실험실 검사 등을 통하여 감염병병원체를 확인할 수 있다.〈개정 2020.8.11.〉

1. 질병관리청
2. 국립검역소
3. 「보건환경연구원법」 제2조에 따른 보건환경연구원
4. 「지역보건법」 제10조에 따른 보건소
5. 「의료법」 제3조에 따른 의료기관 중 진단검사의학과 전문의가 상근(常勤)하는 기관
6. 「고등교육법」 제4조에 따라 설립된 의과대학 중 진단검사의학과가 개설된 의과대학
7. 「결핵예방법」 제21조에 따라 설립된 대한결핵협회(결핵환자의 병원체를 확인하는 경우만 해당한다)
8. 「민법」 제32조에 따라 한센병환자 등의 치료·재활을 지원할 목적으로 설립된 기관(한센병환자의 병원체를 확인하는 경우만 해당한다)
9. 인체에서 채취한 검사물에 대한 검사를 국가, 지방자치단체, 의료기관 등으로부터 위탁받아 처리하는 기관 중 진단검사의학과 전문의가 상근하는 기관

② 질병관리청장은 감염병병원체 확인의 정확성·신뢰성을 확보하기 위하여 감염병병원체 확인기관의 실험실 검사능력을 평가하고 관리할 수 있다.〈개정 2020.8.11.〉

③ 제2항에 따른 감염병병원체 확인기관의 실험실 검사능력 평가 및 관리에 관한 방법, 절차 등에 관하여 필요한 사항은 보건복지부령으로 정한다.

[본조신설 2020.3.4.]

시행규칙

제14조의2(감염병병원체 확인기관의 실험실 검사능력 평가 및 관리) ① 법 제16조의2 제2항에 따라 질병관리청장이 같은 조 제1항에 따른 감염병병원체 확인기관(이하 "감염병병원체 확인기관"이라 한다)의 실험실 검사능력을 평가할 때에는 다음 각 호의 사항을 평가한다. 〈개정 2020.9.11.〉

1. 실험실 검사 숙련도
2. 실험실 검사 운영체계

② 질병관리청장은 감염병병원체 확인기관의 실험실 검사능력을 평가하기 위한 계획을 매년 수립하여 공고한다. 〈개정 2020.9.11.〉

③ 질병관리청장은 제1항에 따라 평가한 결과 실험실 검사능력이 미흡하다고 판단되는 감염병병원체 확인기관의 장에게 그 원인을 분석하여 시정하도록 할 수 있고, 해당 기관에 대하여 현장 지도 또는 교육을 하거나 평가를 다시 할 수 있다. 〈개정 2020.9.11.〉

④ 질병관리청장은 감염병병원체 확인기관의 실험실 검사능력을 관리하기 위하여 필요한 경우에는 감염병병원체 확인기관의 장에게 시설·장비 및 인력 등의 현황 자료를 요청할 수 있다. 〈개정 2020.9.11.〉

⑤ 제1항부터 제4항까지의 규정에서 정한 사항 외에 감염병병원체 확인기관의 실험실 검사능력 평가 및 관리에 필요한 사항은 질병관리청장이 정하여 고시한다. 〈개정 2020.9.11., 2020.10.7.〉

[본조신설 2020.6.4.]

제17조(실태조사) ① 질병관리청장 및 시·도지사는 감염병의 관리 및 감염 실태와 내성균 실태를 파악하기 위하여 실시하고, 그 결과를 공표하여야 한다. 〈개정 2010.1.18., 2015.7.6., 2016.12.2., 2020.3.4., 2020.8.11.〉

시행규칙

제15조(실태조사의 방법 및 절차 등) ① 법 제17조 제1항에 따른 실태조사(이하 "실태조사"라 한다)에 포함되어야 할 사항은 다음 각 호와 같다. 〈개정 2017.6.2., 2018.9.27., 2020.6.4., 2020.9.11.〉

1. 의료기관 감염관리 실태조사
   가. 「의료법」 제47조에 따라 의료기관에 두는 감염관리위원회와 감염관리실의 설치·운영 등에 관한 사항
   나. 의료기관의 감염관리 인력·장비 및 시설 등에 관한 사항
   다. 의료기관의 감염관리체계에 관한 사항
   라. 의료기관의 감염관리 교육 및 감염예방에 관한 사항
   마. 그 밖에 의료기관의 감염관리에 관하여 질병관리청장이 특히 필요하다고 인정하는 사항
2. 감염병 실태조사
   가. 감염병환자등의 연령별·성별·지역별 분포 등에 관한 사항
   나. 감염병환자등의 임상적 증상 및 경과 등에 관한 사항
   다. 감염병환자등의 진단·검사·처방 등 진료정보에 관한 사항
   라. 감염병의 진료 및 연구와 관련된 인력·시설 및 장비 등에 관한 사항
   마. 감염병에 대한 각종 문헌 및 자료 등의 조사에 관한 사항
   바. 그 밖에 감염병의 관리를 위하여 질병관리청장이 특히 필요하다고 인정하는 사항
3. 내성균 실태조사
   가. 항생제 사용 실태에 관한 사항
   나. 내성균의 유형 및 발생경로 등에 관한 사항
   다. 내성균의 연구와 관련된 인력·시설 및 장비 등에 관한 사항
   라. 내성균에 대한 각종 문헌 및 자료 등의 조사에 관한 사항
   마. 그 밖에 내성균의 관리를 위하여 질병관리청장이 특히 필요하다고 인정하는 사항

② 실태조사의 실시 주기는 다음 각 호의 구분에 따른다. 다만, 질병관리청장 또는 시·도지사가 필요하다고 인정하는 경우에는 제1호 및 제2호에 해당하는 실태조사를 수시로 실시할 수 있다. 〈신설 2020.6.4., 2020.9.11.〉

1. 의료기관의 감염관리 실태조사: 3년
2. 감염병 실태조사: 3년

3. 내성균 실태조사: 매년
③ 실태조사의 방법은 다음 각 호와 같다.〈개정 2017.6.2., 2020.6.4.〉
1. 감염병환자등 또는 내성균과 관련된 환자에 대한 설문조사 및 검체(檢體) 검사
2. 의료기관의 진료기록부 등에 대한 자료조사
3. 국민건강보험 및 의료급여 청구 명세 등에 대한 자료조사
4. 일반 국민에 대한 표본 설문조사 및 검체 검사
④ 질병관리청장 또는 시·도지사는 실태조사를 전문연구기관·단체나 관계 전문가에게 의뢰하여 실시할 수 있다.〈개정 2017.6.2., 2020.6.4., 2020.9.11.〉
⑤ 질병관리청장 또는 시·도지사는 법 제17조 제1항에 따라 실태조사의 결과를 질병관리청 또는 시·도의 인터넷 홈페이지 등에 공표해야 한다.〈신설 2020.6.4., 2020.9.11.〉
⑥ 제1항부터 제5항까지의 규정에서 정한 사항 외에 실태조사에 필요한 사항은 질병관리청장이 정한다.〈개정 2017.6.2., 2020.6.4., 2020.9.11.〉

② 질병관리청장 및 시·도지사는 제1항에 따른 조사를 위하여 의료기관 등 관계 기관·법인 및 단체의 장에게 필요한 자료의 제출 또는 의견의 진술을 요청할 수 있다. 이 경우 요청을 받은 자는 정당한 사유가 없으면 이에 협조하여야 한다.〈신설 2020.3.4., 2020.8.11.〉

③ 제1항에 따른 실태조사에 포함되어야 할 사항과 실태조사의 시기, 방법과, 절차 및 공표 등에 관하여 필요한 사항은 보건복지부령으로 정한다.〈개정 2010.1.18., 2020.3.4.〉

제18조(역학조사) ① 질병관리청장, 시·도지사 또는 시장·군수·구청장은 감염병이 발생하여 유행할 우려가 있거나, 감염병 여부가 불분명하나 발병원인을 조사할 필요가 있다고 인정하면 지체 없이 역학조사를 하여야 하고, 그 결과에 관한 정보를 필요한 범위에서 해당 의료기관에 제공하여야 한다. 다만, 지역확산 방지 등을 위하여 필요한 경우 다른 의료기관에 제공하여야 한다.〈개정 2015.7.6., 2019.12.3., 2020.8.11.〉

② 질병관리청장, 시·도지사 또는 시장·군수·구청장은 역학조사를 하기 위하여 역학조사반을 각각 설치하여야 한다.〈개정 2020.8.11.〉

③ 누구든지 질병관리청장, 시·도지사 또는 시장·군수·구청장이 실시하는 역학조사에서 다음 각 호의 행위를 하여서는 아니 된다.〈개정 2015.7.6., 2020.8.11.〉

1. 정당한 사유 없이 역학조사를 거부·방해 또는 회피하는 행위
2. 거짓으로 진술하거나 거짓 자료를 제출하는 행위
3. 고의적으로 사실을 누락·은폐하는 행위

④ 제1항에 따른 역학조사의 내용과 시기·방법 및 제2항에 따른 역학조사반의 구성·임무 등에 관하여 필요한 사항은 대통령령으로 정한다.

시행령

제12조(역학조사의 내용) ① 법 제18조 제1항에 따른 역학조사에 포함되어야 하는 내용은 다음 각 호와 같다.〈개정 2021.12.14.〉
1. 감염병환자등 및 감염병의심자의 인적 사항
2. 감염병환자등의 발병일 및 발병 장소
3. 감염병의 감염원인 및 감염경로
4. 감염병환자등 및 감염병의심자에 관한 진료기록
5. 그 밖에 감염병의 원인 규명과 관련된 사항
② 법 제29조에 따른 역학조사에 포함되어야 하는 내용은 다음 각 호와 같다.
1. 예방접종 후 이상반응자의 인적 사항
2. 예방접종기관, 접종일시 및 접종내용

3. 예방접종 후 이상반응에 관한 진료기록
4. 예방접종약에 관한 사항
5. 그 밖에 예방접종 후 이상반응의 원인 규명과 관련된 사항

제13조(역학조사의 시기) 법 제18조 제1항 및 제29조에 따른 역학조사는 다음 각 호의 구분에 따라 해당 사유가 발생하면 실시한다. 〈개정 2016.6.28., 2020.9.11.〉

1. 질병관리청장이 역학조사를 하여야 하는 경우
   가. 둘 이상의 시·도에서 역학조사가 동시에 필요한 경우
   나. 감염병 발생 및 유행 여부 또는 예방접종 후 이상반응에 관한 조사가 긴급히 필요한 경우
   다. 시·도지사의 역학조사가 불충분하였거나 불가능하다고 판단되는 경우
2. 시·도지사 또는 시장·군수·구청장(자치구의 구청장을 말한다. 이하 같다)이 역학조사를 하여야 하는 경우
   가. 관할 지역에서 감염병이 발생하여 유행할 우려가 있는 경우
   나. 관할 지역 밖에서 감염병이 발생하여 유행할 우려가 있는 경우로서 그 감염병이 관할구역과 역학적 연관
   다. 관할 지역에서 예방접종 후 이상반응 사례가 발생하여 그 원인 규명을 위한 조사가 필요한 경우

제14조(역학조사의 방법) 법 제18조 제1항 및 제29조에 따른 역학조사의 방법은 별표 1의3과 같다. 〈개정 2016.6.28.〉

제15조(역학조사반의 구성) ① 법 제18조 제1항 및 제29조에 따른 역학조사를 하기 위하여 질병관리청에 중앙역학조사반을 두고, 시·도에 시·도역학조사반을 두며, 시·군·구(자치구를 말한다. 이하 같다)에 시·군·구역학조사반을 둔다. 〈개정 2020.9.11.〉

② 중앙역학조사반은 30명 이상, 시·도역학조사반 및 시·군·구역학조사반은 각각 10명 이상의 반원으로 구성한다. 〈개정 2016.1.6., 2021.12.14.〉

③ 역학조사반의 반장은 법 제60조에 따른 방역관 또는 법 제60조의2에 따른 역학조사관으로 한다. 〈신설 2021.12.14.〉

④ 역학조사반원은 다음 각 호의 어느 하나에 해당하는 사람 중에서 질병관리청장, 시·도지사 및 시장·군수·구청장이 각각 임명하거나 위촉한다. 〈개정 2016.1.6., 2020.9.11., 2021.12.14.〉

1. 방역, 역학조사 또는 예방접종 업무를 담당하는 공무원
2. 법 제60조의2에 따른 역학조사관
3. 「농어촌 등 보건의료를 위한 특별조치법」에 따라 채용된 공중보건의사
4. 「의료법」 제2조 제1항에 따른 의료인
5. 그 밖에 감염병 등과 관련된 분야의 전문가 등으로서 질병관리청장, 시·도지사 및 시장·군수·구청장이 역학조사를 위해 필요하다고 인정하는 사람

⑤ 역학조사반은 감염병 분야와 예방접종 후 이상반응 분야로 구분하여 운영하되, 분야별 운영에 필요한 사항은 질병관리청장이 정한다. 〈개정 2020.9.11., 2021.12.14.〉

제16조(역학조사반의 임무 등) ① 역학조사반의 임무는 다음 각 호와 같다.

1. 중앙역학조사반
   가. 역학조사 계획의 수립, 시행 및 평가
   나. 역학조사의 실시 기준 및 방법의 개발
   다. 시·도역학조사반 및 시·군·구역학조사반에 대한 교육·훈련
   라. 감염병에 대한 역학적인 연구
   마. 감염병의 발생·유행 사례 및 예방접종 후 이상반응의 발생 사례 수집, 분석 및 제공
   바. 시·도역학조사반에 대한 기술지도 및 평가
2. 시·도 역학조사반
   가. 관할 지역 역학조사 계획의 수립, 시행 및 평가
   나. 관할 지역 역학조사의 세부 실시 기준 및 방법의 개발
   다. 중앙역학조사반에 관할 지역 역학조사 결과 보고
   라. 관할 지역 감염병의 발생·유행 사례 및 예방접종 후 이상반응의 발생 사례 수집, 분석 및 제공
   마. 시·군·구역학조사반에 대한 기술지도 및 평가
3. 시·군·구 역학조사반

가. 관할 지역 역학조사 계획의 수립 및 시행
나. 시·도역학조사반에 관할 지역 역학조사 결과 보고
다. 관할 지역 감염병의 발생·유행 사례 및 예방접종 후 이상반응의 발생 사례 수집, 분석 및 제공
② 역학조사를 하는 역학조사반원은 보건복지부령으로 정하는 역학조사반원증을 지니고 관계인에게 보여 주어야 한다.
③ 질병관리청장, 시·도지사 또는 시장·군수·구청장은 역학조사반원에게 예산의 범위에서 역학조사 활동에 필요한 수당과 여비를 지급할 수 있다.〈개정 2020.9.11.〉

시행규칙

제16조(역학조사반원증) 「감염병의 예방 및 관리에 관한 법률 시행령」(이하 "영"이라 한다) 제16조 제2항에 따른 역학조사반원증은 별지 제6호서식과 같다.

제18조의2(역학조사의 요청) ① 「의료법」에 따른 의료인 또는 의료기관의 장은 감염병 또는 알 수 없는 원인으로 인한 질병이 발생하였거나 발생할 것이 우려되는 경우 질병관리청장 또는 시·도지사에게 제18조에 따른 역학조사를 실시할 것을 요청할 수 있다.〈개정 2020.8.11.〉
② 제1항에 따른 요청을 받은 질병관리청장 또는 시·도지사는 역학조사의 실시 여부 및 그 사유 등을 지체 없이 해당 의료인 또는 의료기관 개설자에게 통지하여야 한다.〈개정 2020.8.11.〉
③ 제1항에 따른 역학조사 실시 요청 및 제2항에 따른 통지의 방법·절차 등 필요한 사항은 보건복지부령으로 정한다.
[본조신설 2015.7.6.]

시행규칙

제16조의2(역학조사의 요청 등) ① 법 제18조의2 제1항에 따라 역학조사의 실시를 요청하려는 의료인 또는 의료기관의 장은 별지 제6호의2서식을 작성하여 질병관리청장 또는 시·도지사에게 제출하여야 한다.〈개정 2020.9.11.〉
② 질병관리청장 또는 시·도지사는 제1항에 따른 요청을 접수하면, 역학조사를 실시하는 경우에는 역학조사 계획을 수립하여 요청자에게 서면으로 통보하고, 역학조사를 실시하지 아니하는 경우에는 그 사유를 명시하여 서면으로 통보하여야 한다.〈개정 2020.9.11.〉
[본조신설 2016.1.7.]

제18조의3(역학조사인력의 양성) ① 질병관리청장은 제60조의2 제3항 각 호에 해당하는 사람에 대하여 정기적으로 역학조사에 관한 교육·훈련을 실시할 수 있다.〈개정 2020.3.4., 2020.8.11.〉
② 제1항에 따른 교육·훈련 과정 및 그 밖에 필요한 사항은 보건복지부령으로 정한다.
[본조신설 2015.7.6.]

시행규칙

제16조의3(역학조사인력 교육과정) 법 제18조의3 제1항에 따른 교육·훈련 과정의 세부기준은 별표 3의2와 같다.〈개정 2016.6.30.〉 [본조신설 2016.1.7.]

제18조의4(자료제출 요구 등) ① 질병관리청장은 제18조에 따른 역학조사 등을 효율적으로 시행하기 위하여 관계 중앙행정기관의 장, 대통령령으로 정하는 기관·단체 등에 대하여 역학조사에 필요한 자료제출을 요구할 수 있다.〈개정 2020.8.11.〉
② 질병관리청장은 제18조에 따른 역학조사를 실시하는 경우 필요에 따라 관계 중앙행정기관의 장에게 인력 파견 등 필요한 지원을 요청할 수 있다.〈개정 2020.8.11.〉
③ 제1항에 따른 자료제출 요구 및 제2항에 따른 지원 요청 등을 받은 자는 특별한 사정이 없으면 이에 따라야 한다.
④ 제1항에 따른 자료제출 요구 및 제2항에 따른 지원 요청 등의 범위와 방법 등에 관하여 필요한 사항은 대통

령령으로 정한다.

[본조신설 2015.7.6.]

시행령

제16조의2(자료제출 요구 대상 기관·단체) 법 제18조의4 제1항에서 "대통령령으로 정하는 기관·단체"란 다음 각 호의 기관·단체를 말한다.〈개정 2016.6.28.〉

1. 의료기관
2. 「국민건강보험법」 제13조에 따른 국민건강보험공단
3. 「국민건강보험법」 제62조에 따른 건강보험심사평가원

[본조신설 2016.1.6.]

제16조의3(지원 요청 등의 범위) 법 제18조의4 제2항에 따라 질병관리청장은 관계 중앙행정기관의 장에게 역학조사를 실시하는 데 필요한 인력 파견 및 물자 지원, 역학조사 대상자 및 대상 기관에 대한 관리, 감염원 및 감염경로 조사를 위한 검사·정보 분석 등의 지원을 요청할 수 있다.〈개정 2020.9.11.〉

[본조신설 2016.1.6.]

제19조(건강진단) 성매개감염병의 예방을 위하여 종사자의 건강진단이 필요한 직업으로 보건복지부령으로 정하는 직업에 종사하는 자와 성매개감염병에 감염되어 그 전염을 매개할 상당한 우려가 있다고 시장·군수·구청장이 인정한 자는 보건복지부령으로 정하는 바에 따라 성매개감염병에 관한 건강진단을 받아야 한다.〈개정 2010.1.18.〉

제20조(해부명령) ① 질병관리청장은 국민 건강에 중대한 위협을 미칠 우려가 있는 감염병으로 사망한 것으로 의심이 되어 시체를 해부(解剖)하지 아니하고는 감염병 여부의 진단과 사망의 원인규명을 할 수 없다고 인정하면 그 시체의 해부를 명할 수 있다.〈개정 2020.8.11.〉

② 제1항에 따라 해부를 하려면 미리 「장사 등에 관한 법률」 제2조 제16호에 따른 연고자(같은 호 각 목에 규정된 선순위자가 없는 경우에는 그 다음 순위자를 말한다. 이하 "연고자"라 한다)의 동의를 받아야 한다. 다만, 소재불명 및 연락두절 등 미리 연고자의 동의를 받기 어려운 특별한 사정이 있고 해부가 늦어질 경우 감염병 예방과 국민 건강의 보호라는 목적을 달성하기 어렵다고 판단되는 경우에는 연고자의 동의를 받지 아니하고 해부를 명할 수 있다.

③ 질병관리청장은 감염병 전문의, 해부학, 병리학 또는 법의학을 전공한 사람을 해부를 담당하는 의사로 지정하여 해부를 하여야 한다.〈개정 2020.8.11.〉

④ 제3항에 따른 해부는 사망자가 걸린 것으로 의심되는 감염병의 종류별로 질병관리청장이 정하여 고시한 생물학적 안전 등급을 갖춘 시설에서 실시하여야 한다.〈개정 2010.1.18., 2020.8.11.〉

⑤ 제3항에 따른 해부를 담당하는 의사의 지정, 감염병 종류별로 갖추어야 할 시설의 기준, 해당 시체의 관리 등에 관하여 필요한 사항은 보건복지부령으로 정한다.〈개정 2010.1.18.〉

시행규칙

제17조(해부시설 기준 등) ① 법 제20조 제5항에 따라 감염병 종류별로 갖추어야 할 시설의 기준이란 크로이츠펠트-야콥병(CJD) 및 변종크로이츠펠트-야콥병(vCJD)의 경우 「유전자변형생물체의 국가간 이동 등에 관한 법률 시행령」 제23조 제1항에 따른 안전관리등급 2등급에 해당하는 연구시설을 말한다.

② 법 제20조 제5항에 따른 시체의 관리 방법은 다음 각 호와 같으며, 그 밖의 세부 사항은 질병관리청장이 정한다.〈개정 2020.9.11.〉

1. 시체의 이동이나 보관 시 시체 및 시체의 일부가 외부에 노출되지 않도록 밀봉할 것
2. 해부를 통해 외부로 배출된 시체의 체액으로 인한 오염에 주의할 것
3. 시체 취급 시 일회용 마스크, 가운, 장갑 등 개인보호장구를 착용할 것
4. 크로이츠펠트-야콥병(CJD) 및 변종크로이츠펠트-야콥병(vCJD)으로 사망한 시체의 장례 시 작업장과 관계자의

안전을 확보할 것

제20조의2(시신의 장사방법 등) ① 질병관리청장은 감염병환자등이 사망한 경우(사망 후 감염병병원체를 보유하였던 것으로 확인된 사람을 포함한다) 감염병의 차단과 확산 방지 등을 위하여 필요한 범위에서 그 시신의 장사방법 등을 제한할 수 있다.〈개정 2020.8.11.〉

② 질병관리청장은 제1항에 따른 제한을 하려는 경우 연고자에게 해당 조치의 필요성 및 구체적인 방법·절차 등을 미리 설명하여야 한다.〈개정 2020.8.11.〉

③ 질병관리청장은 화장시설의 설치·관리자에게 제1항에 따른 조치에 협조하여 줄 것을 요청할 수 있으며, 요청을 받은 화장시설의 설치·관리자는 이에 적극 협조하여야 한다.〈개정 2020.8.11.〉

④ 제1항에 따른 제한의 대상·방법·절차 등 필요한 사항은 보건복지부령으로 정한다.

[본조신설 2015.12.29.]

시행규칙

제17조의2(시신의 장사방법 제한 대상 등) ① 법 제20조의2 제1항에 따라 장사방법이 제한되는 시신은 질병관리청장이 정하여 공고하는 감염병과 관련된 감염병환자등(감염병병원체를 보유하였던 것으로 확인된 사람을 포함한다. 이하 이 조에서 같다)의 시신으로 한다. 이 경우 질병관리청장은 해당 감염병의 공고를 하기 전에 관계 기관·단체 및 전문가 등의 의견 또는 자료의 제출을 요청할 수 있다.〈개정 2020.9.11.〉

② 제1항에 따른 감염병환자등의 시신에 대한 장사방법은 「장사 등에 관한 법률」 제2조 제2호에 따른 화장의 방법으로 한다. 다만, 질병관리청장이 해당 감염병환자등의 시신을 화장의 방법으로 장사하는 것이 현저히 곤란하다고 인정하는 경우에는 질병관리청장이 지정하는 다른 방법으로 처리할 수 있다.〈개정 2020.9.11.〉

③ 법 제20조의2 제2항에 따른 장사방법 제한 및 절차 등에 대한 설명은 구술로 한다. 이 경우 장사의 제한방법 및 절차 등을 설명하는 관계 공무원은 그 권한을 표시하는 증표를 제시하여야 한다.

④ 제2항 및 제3항에서 정한 사항 외에 감염병환자등의 시신에 대한 장사방법 및 장사절차 등에 필요한 사항은 질병관리청장이 정하여 고시한다.〈개정 2020.9.11.〉

[본조신설 2016.6.30.]

제5장 고위험병원체

제21조(고위험병원체의 분리, 분양·이동 및 이동신고) ① 감염병환자, 식품, 동식물, 그 밖의 환경 등으로부터 고위험병원체를 분리한 자는 지체 없이 고위험병원체의 명칭, 분리된 검체명, 분리 일자 등을 질병관리청장에게 신고하여야 한다.〈개정 2010.1.18., 2019.12.3., 2020.8.11.〉

② 고위험병원체를 분양·이동받으려는 자는 사전에 고위험병원체의 명칭, 분양 및 이동계획 등을 질병관리청장에게 신고하여야 한다.〈신설 2019.12.3., 2020.8.11.〉

③ 고위험병원체를 이동하려는 자는 사전에 고위험병원체의 명칭과 이동계획 등을 질병관리청장에게 신고하여야 한다.〈신설 2019.12.3., 2020.8.11.〉

④ 질병관리청장은 제1항부터 제3항까지의 신고를 받은 경우 그 내용을 검토하여 이 법에 적합하면 신고를 수리하여야 한다.〈신설 2020.3.4., 2020.8.11.〉

⑤ 질병관리청장은 제1항에 따라 고위험병원체의 분리신고를 받은 경우 현장조사를 실시할 수 있다.〈신설 2019.12.3., 2020.3.4., 2020.8.11.〉

⑥ 고위험병원체를 보유·관리하는 자는 매년 고위험병원체 보유현황에 대한 기록을 작성하여 질병관리청장에게

제출하여야 한다.〈신설 2018.3.27., 2019.12.3., 2020.3.4., 2020.8.11.〉

⑦ 제1항부터 제3항까지에 따른 신고 및 제5항에 따른 기록 작성·제출의 방법 및 절차 등에 관하여 필요한 사항은 보건복지부령으로 정한다.〈개정 2010.1.18., 2018.3.27., 2019.12.3., 2020.3.4.〉

[제목개정 2018.3.27., 2019.12.3.]

시행규칙

제18조(고위험병원체 분리, 분양·이동 및 이동 신고 등) ① 법 제21조 제1항에 따라 고위험병원체의 분리신고를 하려는 자는 별지 제7호서식의 고위험병원체 분리신고서(전자문서로 된 신고서를 포함한다)에 별지 제7호의2서식의 고위험병원체 분리경위서를 첨부하여 질병관리청장에게 제출하여야 한다.〈개정 2018.9.27., 2020.9.11.〉

② 제1항에 따라 신고를 받은 질병관리청장은 신고서를 제출받은 날부터 10일 이내에 신고수리 여부를 통지해야 한다. 이 경우 신고를 수리하는 EO에는 별지 제7호의3서식의 고위험병원체 분리신고 확인서를 신고자에게 발급해야 한다.〈개정 2020.6.4., 2020.9.11.〉

③ 법 제21조 제2항에 따라 고위험병원체를 분양·이동받으려는 자는 별지 제7호의4서식의 고위험병원체 분양·이동신고서(전자문서로 된 신고서를 포함한다)에 다음 각 호의 서류(전자문서를 포함한다)를 첨부하여 질병관리청장에게 제출해야 한다.〈신설 2020.6.4., 2020.9.11., 2022.4.20.〉

1. 고위험병원체 분양계약서 또는 주문서
2. 분양·이동받으려는 고위험병원체의 사용계획서
3. 법 제23조 제1항에 따른 고위험병원체 취급시설의 허가서·신고확인서 또는 사용계약서
4. 분양·이동받으려는 고위험병원체의 운반계획서(운반경로, 운반수단 및 운반자에 관한 사항이 포함되어야 한다)
5. 이동대행계약서(대행기관이 고위험병원체의 이동을 대행하는 경우만 해당한다)
6. 고위험병원체를 취급하는 사람의 성명·학력 및 경력이 기재된 서류

④ 제3항에 따라 신고를 받은 질병관리청장은 신고서를 제출받은 날부터 10일 이내에 신고수리 여부를 통지해야 한다. 이 경우 신고를 수리하는 때에는 별지 제7호의5서식의 고위험병원체 분양·이동신고 확인서를 신고자에게 발급해야 한다.〈신설 2020.6.4., 2020.9.11.〉

⑤ 법 제21조 제3항에 따라 고위험병원체의 이동신고를 하려는 자는 별지 제8호서식의 고위험병원체 이동신고서(전자문서로 된 신고서를 포함한다)에 다음 각 호의 서류를 첨부하여 질병관리청장에게 제출해야 한다.〈개정 2018.9.27., 2020.6.4., 2020.9.11.〉

1. 이동하는 고위험병원체의 사용계획서
2. 이동하는 고위험병원체의 운반계획서(운반경로, 운반수단 및 운반자에 관한 사항을 포함하여야 한다)
3. 이동대행계약서(대행기관이 고위험병원체의 이동을 대행하는 경우만 해당한다)

⑥ 제5항에 따라 신고를 받은 질병관리청장은 신고서를 제출받은 날부터 10일 이내에 신고수리 여부를 통지해야 한다. 이 경우 신고를 수리하는 때에는 별지 제8호의2서식의 고위험병원체 이동신고 확인서를 신고자에게 발급해야 한다.〈신설 2020.6.4., 2020.9.11.〉

⑦ 법 제21조 제6항에 따라 고위험병원체를 보존·관리하는 자는 별지 제8호의3서식의 고위험병원체 보유현황보고서(전자문서로 된 보고서를 포함한다)를 작성하여 매년 1월 31일까지 질병관리청장에게 제출해야 한다.〈신설 2018.9.27., 2020.6.4., 2020.9.11.〉

[제목개정 2020.6.4.]

제22조(고위험병원체의 반입 허가 등) ① 감염병의 진단 및 학술 연구 등을 목적으로 고위험병원체를 국내로 반입하려는 자는 다음 각 호의 요건을 갖추어 질병관리청장의 허가를 받아야 한다.〈개정 2010.1.18., 2019.12.3., 2020.8.11., 2021.10.19.〉

1. 제23조제1항에 따른 고위험병원체 취급시설을 설치·운영하거나 고위험병원체 취급시설을 설치·운영하고 있는 자와 고위험병원체 취급시설을 사용하는 계약을 체결할 것
2. 고위험병원체의 안전한 수송 및 비상조치 계획을 수립할 것
3. 보건복지부령으로 정하는 요건을 갖춘 고위험병원체 전담관리자를 둘 것

② 제1항에 따라 허가받은 사항을 변경하려는 자는 질병관리청장의 허가를 받아야 한다. 다만, 대통령령으로 정하는 경미한 사항을 변경하려는 경우에는 질병관리청장에게 신고하여야 한다.〈개정 2010.1.18., 2020.8.11.〉
③ 제1항에 따라 고위험병원체의 반입 허가를 받은 자가 해당 고위험병원체를 인수하여 이동하려면 대통령령으로 정하는 바에 따라 그 인수 장소를 지정하고 제21조 제1항에 따라 이동계획을 질병관리청장에게 미리 신고하여야 한다. 이 경우 질병관리청장은 그 내용을 검토하여 이 법에 적합하면 신고를 수리하여야 한다.〈개정 2010.1.18., 2020.3.4., 2020.8.11.〉
④ 질병관리청장은 제1항에 따라 허가를 받은 자가 다음 각 호의 어느 하나에 해당하는 경우에는 그 허가를 취소할 수 있다. 다만, 제1호 또는 제2호에 해당하는 경우에는 그 허가를 취소하여야 한다. 〈신설 2021.10.19.〉
1. 속임수나 그 밖의 부정한 방법으로 허가를 받은 경우
2. 허가를 받은 날부터 1년 이내에 제3항에 따른 인수 신고를 하지 않은 경우
3. 제1항의 요건을 충족하지 못하는 경우
⑤ 제1항부터 제4항까지의 규정에 따른 허가, 신고 또는 허가 취소의 방법과 절차 등에 관하여 필요한 사항은 보건복지부령으로 정한다.〈개정 2010.1.18., 2021.10.19.〉

시행령

제17조 삭제 〈2020.6.2.〉
제18조(고위험병원체의 반입 허가 변경신고 사항) 법 제22조 제2항 단서에서 "대통령령으로 정하는 경미한 사항"이란 다음 각 호의 사항을 말한다.〈개정 2020.6.2.〉
1. 고위험병원체의 반입 허가를 받은 자(자연인인 경우로 한정한다)의 성명·주소 및 연락처
2. 고위험병원체의 반입 허가를 받은 자(법인인 경우로 한정한다)의 명칭·주소 및 연락처와 그 대표자의 성명 및 연락처
3. 고위험병원체 전담관리자의 성명·직위 및 연락처
제19조(고위험병원체 인수 장소 지정) 법 제22조 제3항에 따라 고위험병원체를 인수하여 이동하려는 자는 질병관리청장이 정하는 장소 중에서 인수 장소를 지정하여야 한다.〈개정 2020.9.11.〉

시행규칙

제19조(고위험병원체 반입 허가 신청 등) ① 법 제22조 제1항에 따라 고위험병원체의 반입 허가를 받으려는 자는 별지 제9호서식의 고위험병원체 반입허가신청서(전자문서로 된 신청서를 포함한다)에 다음 각 호의 서류를 첨부하여 질병관리청장에게 제출해야 한다.〈개정 2018.6.12., 2020.6.4., 2020.9.11., 2022.4.20.〉
1. 반입계약서(반입을 대행하는 경우에는 반입대행계약서를 말한다) 또는 주문서
2. 반입하려는 고위험병원체 사용계획서
3. 운반경로·운반수단 및 운반업자가 기록된 운반계약서 또는 자가 운반계획서
4. 법 제23조 제1항에 따른 고위험병원체 취급시설 허가서·신고확인서 또는 사용계약서
5. 고위험병원체를 취급하는 사람의 성명·학력 및 경력이 기재된 서류
② 제1항에 따라 신청을 받은 질병관리청장이 그 허가를 하는 경우에는 별지 제10호서식의 고위험병원체 반입허가서를 해당 신청자에게 발급하여야 한다.〈개정 2020.9.11.〉
③ 법 제22조 제2항 본문에 따라 변경 허가를 받으려는 자는 별지 제11호서식의 고위험병원체 반입허가 변경신청서(전자문서로 된 신청서를 포함한다)에 다음 각 호의 서류를 첨부하여 질병관리청장에게 제출해야 한다.〈개정 2020.9.11.〉
1. 반입허가서 또는 조건부 반입허가서 사본
2. 변경 내용을 증명하는 서류
④ 제3항에 따라 신청을 받은 질병관리청장이 그 변경 허가를 하는 경우에는 변경 허가 사항을 반영한 고위험병원체 반입허가서를 해당 신청자에게 재발급하여야 한다.〈개정 2020.9.11.〉
⑤ 법 제22조 제2항 단서에 따라 변경신고를 하려는 자는 별지 제11호서식의 고위험병원체 반입허가 변경신청서에

제3항 각 호의 서류를 첨부하여 질병관리청장에게 제출하여야 한다.〈개정 2020.9.11.〉

제19조의2(고위험병원체 전담관리자의 요건) 법 제22조 제1항 제3호에서 "보건복지부령으로 정하는 요건을 갖춘 고위험병원체 전담관리자"란 다음 각 호의 요건을 모두 갖춘 사람을 말한다.〈개정 2022.4.20.〉

1. 법 제23조의4 제1항 각 호의 오느 하나에 해당할 것
2. 제20조의10 제2항에 따른 교육을 이수했을 것

[본조신설 2020.6.4.]

제20조(고위험병원체 인수신고) ① 법 제22조 제3항 전단에 따라 고위험병원체를 인수하여 이동하려는 자는 별지 제12호서식의 고위험병원체 인수신고서(전자문서로 된 신고서를 포함한다)에 다음 각 호의 서류를 첨부하여 질병관리청장에게 제출해야 한다.〈개정 2020.3.4., 2020.9.11.〉

1. 인수하려는 병원체별 상세 정보 및 사용 목적
2. 대행기관이 고위험병원체의 인수를 대행하는 경우 다음 각 목의 서류
   가. 인수대행계약서
   나. 운반경로·운반수단·운반업자 및 보관정보가 기록된 운반계약서 또는 운반계획서

② 제1항에 따라 신고를 받은 질병관리청장은 신고서를 제출받은 날부터 10일 이내에 신고수리 여부를 통지해야 한다. 이 경우 신고를 수리하는 때에는 별지 제13호서식의 고위험병원체 인수신고 확인서를 신고자에게 발급해야 한다.〈개정 2020.6.4., 2020.9.11.〉

제23조(고위험병원체의 안전관리 등) ① 고위험병원체를 검사, 보유, 관리 및 이동하려는 자는 그 검사, 보유, 관리 및 이동에 필요한 시설(이하 "고위험병원체 취급시설"이라 한다)을 설치·운영하거나 고위험병원체 취급시설을 설치·운영하고 있는 자와 고위험병원체 취급시설을 사용하는 계약을 체결하여야 한다.〈개정 2021.10.19.〉

② 고위험병원체 취급시설을 설치·운영하려는 자는 고위험병원체 취급시설의 안전관리 등급별로 질병관리청장의 허가를 받거나 질병관리청장에게 신고하여야 한다. 이 경우 고위험병원체 취급시설을 설치·운영하려는 자가 둘 이상인 경우에는 공동으로 허가를 받거나 신고하여야 한다.〈개정 2020.8.11., 2021.10.19.〉

③ 제2항에 따라 허가를 받은 자는 허가받은 사항을 변경하려면 변경허가를 받아야 한다. 다만, 대통령령으로 정하는 경미한 사항을 변경하려면 변경신고를 하여야 한다.

④ 제2항에 따라 신고한 자는 신고한 사항을 변경하려면 변경신고를 하여야 한다.

⑤ 제2항에 따라 허가를 받거나 신고한 자는 고위험병원체 취급시설을 폐쇄하는 경우 그 내용을 질병관리청장에게 신고하여야 한다.〈개정 2020.8.11.〉

⑥ 질병관리청장은 제2항, 제4항 및 제5항에 따른 신고를 받은 경우 그 내용을 검토하여 이 법에 적합하면 신고를 수리하여야 한다.〈개정 2020.8.11.〉

⑦ 제2항에 따라 허가를 받거나 신고한 자는 고위험병원체 취급시설의 안전관리 등급에 따라 대통령령으로 정하는 안전관리 준수사항을 지켜야 한다.

⑧ 질병관리청장은 고위험병원체를 검사, 보유, 관리 및 이동하는 자가 제7항에 따른 안전관리 준수사항 및 제9항에 따른 허가 및 신고 기준을 지키고 있는지 여부 등을 점검할 수 있다.〈개정 2020.8.11.〉

⑨ 제1항부터 제5항까지의 규정에 따른 고위험병원체 취급시설의 안전관리 등급, 설치·운영 허가 및 신고의 기준과 절차, 폐쇄 신고의 기준과 절차 등에 필요한 사항은 대통령령으로 정한다.

[전문개정 2020.3.4.]

시행령

제19조의2(고위험병원체 취급시설의 설치·운영 허가 및 신고) ① 법 제23조 제1항에 따른 고위험병원체 취급시설(이하 "고위험병원체 취급시설"이라 한다)의 안전관리 등급의 분류와 허가 또는 신고의 대상이 되는 고위험병원체 취급시설은 별표 1의4와 같다.〈개정 2020.6.2.〉

② 질병관리청장은 고위험병원체 취급시설의 안전관리 등급별로 다음 각 호의 사항에 대한 설치·운영의 허가 및

신고수리 기준을 정하여 고시하여야 한다.〈개정 2020.6.2., 2020.9.11.〉

1. 고위험병원체 취급시설의 종류
2. 고위험병원체의 검사·보유·관리 및 이동에 필요한 설비·인력 및 안전관리
3. 고위험병원체의 검사·보유·관리 및 이동의 과정에서 인체에 대한 위해(危害)가 발생하는 것을 방지할 수 있는 시설(이하 "인체 위해방지시설"이라 한다)의 설비·인력 및 안전관리

③ 법 제23조 제2항 및 별표 1의4에 따라 허가대상이 되는 고위험병원체 취급시설을 설치·운영하려는 자는 보건복지부령으로 정하는 허가신청서에 다음 각 호의 서류를 첨부하여 질병관리청장에게 제출하여야 한다.〈개정 2020.9.11.〉

1. 고위험병원체 취급시설의 설계도서 또는 그 사본
2. 고위험병원체 취급시설의 범위와 그 소유 또는 사용에 관한 권리를 증명하는 서류
3. 인체 위해방지시설의 기본설계도서 또는 그 사본
4. 제2항에 따른 허가기준을 갖추었음을 증명하는 서류

④ 질병관리청장은 제3항에 따른 허가신청서를 제출받은 날부터 60일 이내에 허가 여부를 신청인에게 통지하여야 한다. 이 경우 허가를 하는 때에는 보건복지부령으로 정하는 고위험병원체 취급시설 설치·운영허가서를 발급하여야 한다.〈개정 2020.9.11.〉

⑤ 법 제23조 제2항 및 별표 1의4에 따라 신고대상이 되는 고위험병원체 취급시설을 설치·운영하려는 자는 보건복지부령으로 정하는 신고서에 다음 각 호의 서류를 첨부하여 질병관리청장에게 제출하여야 한다.〈개정 2020.9.11.〉

1. 제2항에 따른 신고수리 기준을 갖추었음을 증명하는 서류
2. 제3항 제1호부터 제3호까지의 서류

⑥ 질병관리청장은 제5항에 따른 신고서를 제출받은 날부터 60일 이내에 신고수리 여부를 신고인에게 통지하여야 한다. 이 경우 신고수리를 하는 때에는 보건복지부령으로 정하는 고위험병원체 취급시설 설치·운영 신고확인서를 발급하여야 한다.〈개정 2020.9.11.〉

[본조신설 2018.6.12.]

제19조의3(고위험병원체 취급시설 변경허가 등) ① 법 제23조 제3항 본문에 따라 변경허가를 받으려는 자는 보건복지부령으로 정하는 변경허가신청서에 허가사항의 변경사유와 변경내용을 증명하는 서류를 첨부하여 질병관리청장에게 제출하여야 한다.〈개정 2020.9.11.〉

② 질병관리청장은 제1항에 따른 변경허가신청서를 제출받은 날부터 60일 이내에 변경허가 여부를 신청인에게 통지하여야 한다. 이 경우 변경허가를 하는 때에는 보건복지부령으로 정하는 변경허가서를 발급하여야 한다.〈개정 2020.9.11.〉

③ 법 제23조 제3항 단서에서 "대통령령으로 정하는 경미한 사항"이란 다음 각 호의 어느 하나에 해당하는 사항을 말한다.

1. 고위험병원체 취급시설을 설치·운영하는 자(자연인인 경우로 한정한다)의 성명·주소 및 연락처
2. 고위험병원체 취급시설을 설치·운영하는 자(법인인 경우로 한정한다)의 명칭·주소 및 연락처와 그 대표자의 성명·연락처
3. 제19조의6 제1항 제1호에 따른 고위험병원체 취급시설의 설치·운영 책임자, 고위험병원체의 전담관리자 및 생물안전관리책임자의 성명·연락처

④ 법 제23조 제3항 단서에 따라 변경신고를 하려는 자는 보건복지부령으로 정하는 허가사항 변경신고서를 질병관리청장에게 제출하여야 한다.〈개정 2020.9.11.〉

⑤ 질병관리청장은 제4항에 따른 허가사항 변경신고서를 제출받은 때에는 보건복지부령으로 정하는 변경신고확인서를 발급하여야 한다.〈개정 2020.9.11.〉

[본조신설 2018.6.12.]

제19조의4(고위험병원체 취급시설 변경신고) ① 법 제23조 제4항에 따라 변경신고를 하려는 자는 보건복지부령으로 정하는 변경신고서를 질병관리청장에게 제출하여야 한다.〈개정 2020.9.11.〉

② 질병관리청장은 제1항에 따른 변경신고서를 제출받은 날부터 60일 이내에 신고수리 여부를 신고인에게 통지해야 한다. 이 경우 신고를 수리하는 때에는 보건복지부령으로 정하는 변경신고확인서를 발급해야 한다.〈개정 2020.6.2., 2020.9.11.〉

[본조신설 2018.6.12.]

제19조의5(고위험병원체 취급시설의 폐쇄신고 등) ① 법 제23조 제5항에 따라 고위험병원체 취급시설의 폐쇄신고를 하려는 자는 보건복지부령으로 정하는 폐쇄신고서에 고위험병원체의 폐기처리를 증명하는 서류를 첨부하여 질병관리청장에게 제출하여야 한다.〈개정 2020.9.11.〉

② 질병관리청장은 제1항에 따른 폐쇄신고서를 제출받은 날부터 10일 이내에 신고수리 여부를 신고인에게 통지하여야 한다. 이 경우 신고를 수리하는 때에는 보건복지부령으로 정하는 폐쇄신고확인서를 발급하여야 한다.〈개정 2020.9.11.〉

③ 법 제23조 제5항에 따라 고위험병원체 취급시설을 폐쇄하는 경우 고위험병원체 취급시설의 소독과 고위험병원체에 대한 폐기처리 등 고위험병원체 취급시설의 폐쇄방법과 절차 등은 질병관리청장이 정하여 고시한다.〈개정 2020.9.11.〉

[본조신설 2018.6.12.]

제19조의6(고위험병원체 취급시설 설치·운영의 안전관리 준수사항) ① 법 제23조 제7항에서 "대통령령으로 정하는 안전관리 준수사항"이란 다음 각 호의 사항을 말한다.〈개정 2020.4.2., 2020.6.2.〉

1. 고위험병원체 취급시설의 설치·운영 책임자, 고위험병원체의 전담관리자 및 생물안전관리책임자를 둘 것
2. 고위험병원체의 검사·보유·관리 및 이동과 관련된 안전관리에 대한 사항을 심의하기 위하여 고위험병원체 취급시설에 외부전문가, 생물안전관리책임자 등으로 구성되는 심의기구를 설치·운영할 것
3. 고위험병원체는 보존 단위용기에 고위험병원체의 이름, 관리번호 등 식별번호, 제조일 등 관련 정보를 표기하여 보안 잠금장치가 있는 별도의 보존상자 또는 보존장비에 보존할 것
4. 고위험병원체의 취급구역 및 보존구역에 대한 출입제한 및 고위험병원체의 취급을 확인할 수 있는 보안시스템을 운영할 것
5. 고위험병원체를 불활성화(폐기하지 아니하면서 영구적으로 생존하지 못하게 하는 처리를 말한다)하여 이용하려는 경우에는 제2호에 따른 심의기구의 심의를 거칠 것
6. 제19조의2 제2항에 따른 허가 및 신고수리 기준을 준수할 것

② 제1항에서 규정한 사항 외에 안전관리 세부사항 및 제1항 제2호에 따른 심의기구의 구성·운영 등의 사항은 질병관리청장이 정하여 고시한다.〈개정 2020.9.11.〉

[본조신설 2018.6.12.]

제19조의7(고위험병원체 취급시설 허가 및 신고사항의 자료보완) 질병관리청장은 제19조의2에 따른 고위험병원체 취급시설 설치·운영 허가 또는 신고, 제19조의3에 따른 고위험병원체 취급시설 설치·운영 허가사항의 변경허가 및 변경신고, 제19조의4에 따른 고위험병원체 취급시설의 변경신고 및 제19조의5에 따른 고위험병원체 취급시설의 폐쇄신고를 위하여 제출된 자료의 보완이 필요하다고 판단하는 경우 30일 이내의 기간을 정하여 필요한 자료를 제출하게 할 수 있다. 이 경우 보완에 걸리는 기간은 제19조의2 제4항·제6항, 제19조의3 제2항 및 제19조의5 제2항에 따른 결정기간에 산입하지 아니한다.〈개정 2020.9.11.〉

[본조신설 2018.6.12.]

시행규칙

제20조의2(고위험병원체 취급시설의 설치·운영 허가 및 신고 등의 서식) ① 영 제19조의2제3항 각 호 외의 부분에 따른 허가신청서는 별지 제14호서식과 같다.

② 영 제19조의2제4항 후단에 따른 고위험병원체 취급시설 설치·운영허가서는 별지 제15호서식과 같다.

③ 영 제19조의2제5항 각 호 외의 부분에 따른 신고서는 별지 제14호서식과 같다.

④ 영 제19조의2제6항 후단에 따른 고위험병원체 취급시설 설치·운영 신고확인서는 별지 제15호서식과 같다.

[본조신설 2018.6.12.]

제20조의3(고위험병원체 취급시설 허가사항의 변경 등의 서식) ① 영 제19조의3제1항에 따른 변경허가신청서는 별지 제15호의2서식과 같다.

② 영 제19조의3제2항 후단에 따른 변경허가서는 별지 제15호서식과 같다.

③ 영 제19조의3제4항에 따른 허가사항 변경신고서는 별지 제15호의2서식과 같다.

④ 영 제19조의3제5항에 따른 변경신고확인서는 별지 제15호서식과 같다.

[본조신설 2018.6.12.]

제20조의4(고위험병원체 취급시설 신고사항의 변경 등의 서식) ① 영 제19조의4 제1항에 따른 변경신고서는 별지

제15호의2서식과 같다.

② 영 제19조의4제2항에 따른 변경신고확인서는 별지 제15호서식과 같다.

[본조신설 2018.6.12.]

제20조의5(고위험병원체 취급시설의 폐쇄신고 등의 서식) ① 영 제19조의5 제1항에 따른 폐쇄신고서는 별지 제15호의3서식과 같다.

② 영 제19조의5 제2항 후단에 따른 폐쇄신고확인서는 별지 제15호의4서식과 같다.

[본조신설 2018.6.12.]

제23조의2(고위험병원체 취급시설의 허가취소 등) ① 질병관리청장은 제23조제2항에 따라 고위험병원체 취급시설 설치·운영의 허가를 받거나 신고를 한 자가 다음 각 호의 어느 하나에 해당하는 경우에는 그 허가를 취소하거나 고위험병원체 취급시설의 폐쇄를 명하거나 1년 이내의 기간을 정하여 그 시설의 운영을 정지하도록 명할 수 있다. 다만, 제1호에 해당하는 경우에는 허가를 취소하거나 고위험병원체 취급시설의 폐쇄를 명하여야 한다.〈개정 2020.3.4., 2020.8.11., 2021.10.19.〉

1. 속임수나 그 밖의 부정한 방법으로 허가를 받거나 신고한 경우
2. 제23조제3항 또는 제4항에 따른 변경허가를 받지 아니하거나 변경신고를 하지 아니하고 허가 내용 또는 신고 내용을 변경한 경우
3. 제23조제7항에 따른 안전관리 준수사항을 지키지 아니한 경우
4. 제23조제9항에 따른 허가 또는 신고의 기준에 미달한 경우

② 제1항에 따라 허가가 취소되거나 고위험병원체 취급시설의 폐쇄명령을 받은 자는 보유하고 있는 고위험병원체를 90일 이내에 폐기하고 그 결과를 질병관리청장에게 보고하여야 한다. 다만, 질병관리청장은 본문에 따라 고위험병원체를 폐기 및 보고하여야 하는 자가 천재지변 등 부득이한 사유로 기한 내에 처리할 수 없어 기한의 연장을 요청하는 경우에는 90일의 범위에서 그 기한을 연장할 수 있다.〈신설 2021.10.19.〉

③ 제1항에 따라 허가가 취소되거나 고위험병원체 취급시설의 폐쇄명령을 받은 자가 보유하고 있는 고위험병원체를 제2항의 기한 이내에 폐기 및 보고하지 아니하는 경우에는 질병관리청장은 해당 고위험병원체를 폐기할 수 있다.〈신설 2021.10.19.〉

④ 제2항 및 제3항에 따른 고위험병원체의 폐기 방법 및 절차 등에 필요한 사항은 보건복지부령으로 정한다.〈신설 2021.10.19.〉

[본조신설 2017.12.12.]

시행규칙

제20조의6(고위험병원체의 폐기) ① 법 제23조의2제2항에 따라 고위험병원체 취급시설 설치·운영 허가가 취소되거나 고위험병원체 취급시설의 폐쇄명령을 받은 자는 질병관리청 소속 공무원의 참관 하에 보유하고 있는 고위험병원체를 폐기해야 한다.

② 제1항에 따라 고위험병원체를 폐기한 경우에는 다음 각 호의 사항이 포함된 폐기 결과를 폐기한 날부터 10일 이내에 질병관리청장에게 보고해야 한다.

1. 고위험병원체 정보
2. 고위험병원체 폐기 과정
3. 고위험병원체 폐기 결과[생물학적 표지자 테스트(Biological Indicator test, BI test: 모든 미생물의 생존 여부를 확인함으로써 멸균을 확인하는 실험) 또는 배양실험 결과를 말한다]

③ 법 제23조의2제3항에 따라 질병관리청장이 고위험병원체를 직접 폐기하는 경우에는 폐기한 날부터 10일 이내에 해당 고위험병원체 취급시설 설치·운영 허가가 취소되거나 고위험병원체 취급시설의 폐쇄명령을 받은 자에게 고위험병원체 폐기 사실을 통보해야 한다.

[본조신설 2022.4.20.]
[종전 제20조의6은 제20조의7로 이동〈2022.4.20.〉]

제23조의3(생물테러감염병병원체의 보유허가 등) ① 감염병의 진단 및 학술연구 등을 목적으로 생물테러감염병을 일으키는 병원체 중 보건복지부령으로 정하는 병원체(이하 "생물테러감염병병원체"라 한다)를 보유하고자 하는 자는 사전에 질병관리청장의 허가를 받아야 한다. 다만, 감염병의사환자로부터 생물테러감염병병원체를 분리한 후 보유하는 경우 등 대통령령으로 정하는 부득이한 사정으로 사전에 허가를 받을 수 없는 경우에는 보유 즉시 허가를 받아야 한다.〈개정 2020.8.11.〉
② 제22조제1항에 따라 국내반입허가를 받은 경우에는 제1항에 따른 허가를 받은 것으로 본다.
③ 제1항에 따라 허가받은 사항을 변경하고자 하는 경우에는 질병관리청장의 변경허가를 받아야 한다. 다만, 고위험병원체를 취급하는 사람의 변경 등 대통령령으로 정하는 경미한 사항을 변경하려는 경우에는 질병관리청장에게 변경신고를 하여야 한다.〈개정 2020.8.11.〉
④ 질병관리청장은 제1항에 따라 생물테러감염병병원체의 보유허가를 받은 자가 속임수나 그 밖의 부정한 방법으로 허가를 받은 경우에는 그 허가를 취소하여야 한다.〈신설 2021.10.19.〉
⑤ 제1항부터 제4항까지의 규정에 따른 허가, 변경허가, 변경신고 또는 허가취소의 방법 및 절차 등에 관하여 필요한 사항은 보건복지부령으로 정한다.〈개정 2021.10.19.〉
[본조신설 2019.12.3.]

시행령

제19조의8(생물테러감염병병원체의 보유에 대한 사후 허가 사항) 법 제23조의3 제1항 단서에서 "대통령령으로 정하는 부득이한 사정"이란 같은 항 본문에 따른 생물테러감염병병원체(이하 "생물테러감염병병원체"라 한다)를 분리할 의도가 없는 경우로서 다음 각 호의 어느 하나에 해당하는 경우를 말한다.
1. 감염병환자등의 질병진단과정에서 생물테러감염병병원체가 분리되어 보유하는 경우
2. 동물 또는 식물의 질병진단과정에서 생물테러감염병병원체가 분리되어 보유하는 경우
3. 식품 또는 토양 등 환경검체로부터 생물테러감염병병원체가 분리되어 보유하는 경우

[본조신설 2020.6.2.]

제19조의9(생물테러감염병병원체 보유허가의 변경신고 사항) 법 제23조의3 제3항 단서에서 "대통령령으로 정하는 경미한 사항"이란 다음 각 호의 사항을 말한다.
1. 생물테러감염병병원체의 보유허가를 받은 자(자연인인 경우로 한정한다)의 성명·주소 및 연락처
2. 생물테러감염병병원체의 보유허가를 받은 자(법인인 경우로 한정한다)의 명칭·주소 및 연락처와 그 대표자의 성명 및 연락처
3. 고위험병원체 전담관리자의 성명·직위 및 연락처

[본조신설 2020.6.2.]

시행규칙

제20조의7(생물테러감염병병원체의 종류) 법 제23조의3 제1항 본문에서 "보건복지부령으로 정하는 병원체"(이하 "생물테러감염병병원체"라 한다)란 별표 4에 따른 병원체를 말한다.
[본조신설 2020.6.4.]
[제20조의6에서 이동, 종전 제20조의7은 제20조의8로 이동 〈2022.4.20.〉]

제20조의8(생물테러감염병병원체의 보유허가 신청 등) ① 법 제23조의3 제1항에 따라 생물테러감염병병원체의 보유허가(이하 "보유허가"라 한다)를 받으려는 자는 별지 제13호의2서식의 생물테러감염병병원체 보유허가 신청서(전자문서로 된 신청서를 포함한다)에 다음 각 호의 서류(전자문서를 포함한다)를 첨부하여 질병관리청장에게 제출해야 한다. 〈개정 2020.9.11., 2022.4.20.〉
1. 생물테러감염병병원체의 보유 및 안전관리 계획서

2. 법 제23조 제1항에 따른 고위험병원체 취급시설의 허가서·신고확인서 또는 사용계약서
3. 생물테러감염병병원체를 취급하는 사람의 성명·학력 및 경력이 기재된 서류

② 제1항에 따라 신청을 받은 질병관리청장은 보유허가를 하는 경우에는 별지 제13호의3서식의 생물테러감염병병원체 보유허가서를 신청자에게 발급해야 한다.〈개정 2020.9.11.〉

③ 법 제23조의3 제3항 본문에 따라 변경허가를 받거나 같은 항 단서에 따라 변경신고를 하려는 자는 별지 제13호의4서식의 생물테러감염병병원체 보유허가 변경신청서(전자문서로 된 신청서를 포함한다)에 다음 각 호의 서류(전자문서를 포함한다)를 첨부하여 질병관리청장에게 제출해야 한다.〈개정 2020.9.11.〉

1. 생물테러감염병병원체 보유허가서
2. 변경 내용을 증명하는 서류

④ 제3항에 따라 신청을 받은 질병관리청장은 보유허가 사항의 변경허가를 하거나 변경신고를 수리하는 경우에는 변경허가 또는 변경신고 사항이 반영된 생물테러감염병병원체 보유허가서를 신청자에게 재발급해야 한다.〈개정 2020.9.11.〉

⑤ 법 제23조의3 제4항에 따라 생물테러감염병병원체 보유허가가 취소된 자는 그 허가가 취소된 날부터 90일 이내에 질병관리청 소속 공무원의 참관 하에 보유하고 있는 생물테러감염병병원체를 폐기해야 한다. 이 경우 생물테러감염병병원체의 폐기 방법에 관하여는 제20조의6 제2항을 적용하되, "고위험병원체"는 "생물테러감염병병원체"로 본다.〈개정 2022.4.20.〉

⑥ 질병관리청장은 제1항·제3항 또는 법 제23조의3 제4항에 따라 생물테러감염병병원체 보유허가, 변경허가 또는 허가취소 여부를 결정하기 위하여 필요한 경우 전문가의 의견을 들을 수 있다.〈신설 2022.4.20.〉

[본조신설 2020.6.4.]

[제20조의7에서 이동, 종전 제20조의8은 제20조의9로 이동 〈2022.4.20.〉]

제23조의4(고위험병원체의 취급 기준) ① 고위험병원체는 다음 각 호의 어느 하나에 해당하는 사람만 취급할 수 있다.

1. 「고등교육법」 제2조 제4호에 따른 전문대학 이상의 대학에서 보건의료 또는 생물 관련 분야를 전공하고 졸업한 사람 또는 이와 동등한 학력을 가진 사람
2. 「고등교육법」 제2조 제4호에 따른 전문대학 이상의 대학을 졸업한 사람 또는 이와 동등 이상의 학력을 가진 사람으로서 보건의료 또는 생물 관련 분야 외의 분야를 전공하고 2년 이상의 보건의료 또는 생물 관련 분야의 경력이 있는 사람
3. 「초·중등교육법」 제2조 제3호에 따른 고등학교·고등기술학교를 졸업한 사람 또는 이와 동등 이상의 학력을 가진 사람으로서 4년 이상의 보건의료 또는 생물 관련 분야의 경력이 있는 사람

② 누구든지 제1항 각 호의 어느 하나에 해당하지 아니하는 사람에게 고위험병원체를 취급하도록 하여서는 아니 된다.

③ 제1항 각 호의 학력 및 경력에 관한 구체적인 사항은 보건복지부령으로 정한다.

[본조신설 2019.12.3.]

시행규칙

제20조의9(고위험병원체 취급하는 사람의 학력 및 경력 기준) ① 법 제23조의4 제1항 제1호에 따른 보건의료 또는 생물 관련 분야는 다음 각 호와 같다.〈개정 2020.9.11.〉

1. 감염학, 미생물학 또는 병리학
2. 의학, 치의학, 한의학, 약학, 간호학 및 수의학
3. 생물학, 미생물학, 생명과학, 생명공학, 생화학, 분자생물학 및 유전공학
4. 그 밖에 질병관리청장이 제1호부터 제3호까지의 학과와 동일하거나 유사하다고 인정하는 보건의료 또는 생물 관련 학과

② 법 제23조의4 제1항 제2호 및 제3호에서 "보건의료 또는 생물 관련 분야의 경력이 있는 사람"이란 각각 다음 각 호의 어느 하나에 해당하는 경력이 있는 사람을 말한다.〈개정 2020.9.11.〉

1. 질병 진단관리 및 연구 경력
2. 병원체 관리 및 연구 경력
3. 미생물 시험·검사 및 연구 경력
4. 그 밖에 질병관리청장이 제1호부터 제3호까지의 분야와 동일하거나 유사하다고 인정하는 보건의료 또는 생물 관련 분야의 경력

[본조신설 2020.6.4.]

[제20조의8에서 이동, 종전 제20조의9는 제20조의10으로 이동 〈2022.4.20.〉]

제23조의5(고위험병원체 취급 교육) ① 고위험병원체를 취급하는 사람은 고위험병원체의 안전한 취급을 위하여 매년 필요한 교육을 받아야 한다.

② 질병관리청장은 제1항에 따른 교육을 보건복지부령으로 정하는 전문 기관 또는 단체에 위탁할 수 있다.〈개정 2020.8.11.〉

③ 제1항 및 제2항에 따른 교육 및 교육의 위탁 등에 필요한 사항은 보건복지부령으로 정한다.

[본조신설 2019.12.3.]

시행규칙

제20조의10(고위험병원체 취급 교육의 대상 및 내용) ① 법 제23조의5제1항에 따라 고위험병원체의 안전한 취급을 위하여 매년 필요한 교육을 받아야 하는 사람은 다음 각 호의 어느 하나에 해당하는 사람으로 한다.

1. 법 제22조제1항제3호에 따른 고위험병원체 전담관리자
2. 영 제19조의6제1항제1호에 따른 고위험병원체 취급시설의 설치·운영 책임자, 고위험병원체의 전담관리자 및 생물안전관리책임자
3. 그 밖에 고위험병원체를 취급하는 사람

② 법 제23조의5제1항에 따른 고위험병원체의 안전한 취급을 위한 교육(이하 "고위험병원체 취급 교육"이라 한다)에는 다음 각 호의 내용이 포함되어야 한다.

1. 고위험병원체의 안전한 취급 기술
2. 물리적 밀폐 및 생물학적 밀폐에 관한 사항
3. 고위험병원체 취급 실험의 위해성 평가에 관한 사항
4. 고위험병원체 사고 발생 시 비상조치에 관한 사항
5. 고위험병원체 취급시설의 안전관리 등급별 준수사항 등 생물안전관리에 관한 규정의 내용

③ 제1항 및 제2항에서 정한 사항 외에 고위험병원체 취급 교육의 세부내용 및 이수시간 등 고위험병원체 취급 교육에 필요한 세부 사항은 질병관리청장이 정하여 고시한다.〈개정 2020.9.11.〉

[본조신설 2020.6.4.]

[제20조의9에서 이동, 종전 제20조의10은 제20조의11로 이동 〈2022.4.20.〉]

제20조의11(고위험병원체 취급 교육의 위탁) ① 법 제23조의5제2항에서 "보건복지부령으로 정하는 전문 기관 또는 단체"란 다음 각 호의 어느 하나에 해당하는 전문 기관 또는 단체를 말한다.

1. 「고등교육법」 제2조제1호 및 제4호에 따른 대학 및 전문대학
2. 「공공기관의 운영에 관한 법률」 제4조에 따른 공공기관
3. 「과학기술분야 정부출연연구기관 등의 설립·운영 및 육성에 관한 법률」에 따른 과학기술분야 정부출연연구기관
4. 「민법」 제32조에 따라 보건복지부장관의 허가를 받아 설립된 비영리법인
5. 「정부출연연구기관 등의 설립·운영 및 육성에 관한 법률」에 따른 정부출연연구기관

② 고위험병원체 취급 교육의 위탁기간·방법·절차 및 위탁받은 기관에 대한 평가 등에 관한 세부 사항은 질병관리청장이 정하여 고시한다.〈개정 2020.9.11.〉

[본조신설 2020.6.4.]

[제20조의10에서 이동 〈2022.4.20.〉]

제21조 삭제 〈2018.6.12.〉

제6장 예방접종

제24조(필수예방접종) ① 특별자치도지사 또는 시장·군수·구청장은 다음 각 호의 질병에 대하여 관할 보건소를 통하여 필수예방접종(이하 "필수예방접종"이라 한다)을 실시하여야 한다.〈개정 2010.1.18., 2013.3.22., 2014.3.18., 2016.12.2., 2018.3.27., 2020.8.11.〉

1. 디프테리아
2. 폴리오
3. 백일해
4. 홍역
5. 파상풍
6. 결핵
7. B형간염
8. 유행성이하선염
9. 풍진
10. 수두
11. 일본뇌염
12. b형헤모필루스인플루엔자
13. 폐렴구균
14. 인플루엔자
15. A형간염
16. 사람유두종바이러스 감염증
17. 그 밖에 질병관리청장이 감염병의 예방을 위하여 필요하다고 인정하여 지정하는 감염병

② 특별자치도지사 또는 시장·군수·구청장은 제1항에 따른 필수예방접종업무를 대통령령으로 정하는 바에 따라 관할구역 안에 있는 「의료법」에 따른 의료기관에 위탁할 수 있다.〈개정 2018.3.27.〉

③ 특별자치도지사 또는 시장·군수·구청장은 필수예방접종 대상 아동 부모에게 보건복지부령으로 정하는 바에 따라 필수예방접종을 사전에 알려야 한다. 이 경우 「개인정보 보호법」 제24조에 따른 고유식별정보를 처리할 수 있다.〈신설 2012.5.23., 2018.3.27.〉

[제목개정 2018.3.27.]

시행령

제20조(예방접종업무의 위탁) ① 특별자치도지사 또는 시장·군수·구청장은 법 제24조 제2항 및 제25조 제2항에 따라 보건소에서 시행하기 어렵거나 보건소를 이용하기 불편한 주민 등에 대한 예방접종업무를 다음 각 호에 해당하는 의료기관 중에서 특별자치도지사 또는 시장·군수·구청장이 지정하는 의료기관에 위탁할 수 있다. 이 경우 특별자치도지사 또는 시장·군수·구청장은 위탁한 기관을 공고해야 한다.〈개정 2021.8.3.〉

1. 「의료법」 제3조제2항제1호가목에 따른 의원
2. 「의료법」 제3조제2항제3호에 따른 병원급 의료기관(치과병원 및 한방병원은 같은 법 제43조 제2항에 따라 의사를 두어 의과 진료과목을 추가로 설치·운영하는 경우로 한정한다)

② 특별자치도지사 또는 시장·군수·구청장은 제1항에 따라 예방접종업무를 위탁할 때에는 다음 각 호의 사항이 포함된 위탁계약서를 작성하여야 한다.〈신설 2015.1.6.〉

1. 예방접종업무의 위탁범위에 관한 사항
2. 위탁계약 기간에 관한 사항
3. 위탁계약 조건에 관한 사항
4. 위탁계약 해지에 관한 사항

③ 제1항에 따라 예방접종업무를 위탁한 경우의 예방접종 비용 산정 및 비용 상환 절차 등에 관하여 필요한 사항은 질병관리청장이 정하여 고시한다.〈개정 2015.1.6., 2020.9.11.〉

제20조의2(예방접종 내역의 사전확인) 법 제24조 제1항 및 제25조 제1항에 따라 예방접종을 하는 보건소장과 법 제24조 제2항(법 제25조 제2항에서 준용하는 경우를 포함한다)에 따라 예방접종을 위탁받은 의료기관의 장(이하 "보건소장등"이라 한다)은 법 제26조의2 제1항 본문에 따라 예방접종을 받으려는 사람 또는 법정대리인에게 다음 각

호의 사항에 대하여 서면으로 동의를 받아야 한다.
1. 예방접종 내역을 확인한다는 사실
2. 예방접종 내역에 대한 확인 방법
[본조신설 2016.6.28.]

시행규칙

제21조의2(필수예방접종의 사전 알림) ① 특별자치도지사 또는 시장·군수·구청장은 법 제24조 제3항에 따라 필수예방접종을 사전에 알리는 경우 휴대전화에 의한 문자전송, 전자메일, 전화, 우편 또는 이에 상당하는 방법으로 알려야 한다. 다만, 사전 알림에 동의한 사람에만 해당한다.〈개정 2018.9.27.〉
② 제1항에 따른 사전 알림에 동의하지 않거나 필요한 개인 정보가 없는 경우에는 해당 지방자치단체의 인터넷 홈페이지에 공고함으로써 필수예방접종을 사전에 알려야 한다.〈개정 2018.9.27.〉
[본조신설 2012.11.23.] [제목개정 2018.9.27.]

제25조(임시예방접종) ① 특별자치도지사 또는 시장·군수·구청장은 다음 각 호의 어느 하나에 해당하면 관할 보건소를 통하여 임시예방접종(이하 "임시예방접종"이라 한다)을 하여야 한다.〈개정 2010.1.18., 2020.8.11.〉
1. 질병관리청장이 감염병 예방을 위하여 특별자치도지사 또는 시장·군수·구청장에게 예방접종을 실시할 것을 요청한 경우
2. 특별자치도지사 또는 시장·군수·구청장이 감염병 예방을 위하여 예방접종이 필요하다고 인정하는 경우
② 제1항에 따른 임시예방접종업무의 위탁에 관하여는 제24조 제2항을 준용한다.

제26조(예방접종의 공고) 특별자치도지사 또는 시장·군수·구청장은 임시예방접종을 할 경우에는 예방접종의 일시 및 장소, 예방접종의 종류, 예방접종을 받을 사람의 범위를 정하여 미리 공고하여야 한다. 다만, 제32조제3항에 따른 예방접종의 실시기준 등이 변경될 경우에는 그 변경 사항을 미리 공고하여야 한다.〈개정 2021.3.9.〉

제26조의2(예방접종 내역의 사전확인) ① 보건소장 및 제24조 제2항(제25조 제2항에서 준용하는 경우를 포함한다)에 따라 예방접종업무를 위탁받은 의료기관의 장은 예방접종을 하기 전에 대통령령으로 정하는 바에 따라 예방접종을 받으려는 사람 본인 또는 법정대리인의 동의를 받아 해당 예방접종을 받으려는 사람의 예방접종 내역을 확인하여야 한다. 다만, 예방접종을 받으려는 사람 또는 법정대리인의 동의를 받지 못한 경우에는 그러하지 아니하다.
② 제1항 본문에 따라 예방접종을 확인하는 경우 제33조의4에 따른 예방접종통합관리시스템을 활용하여 그 내역을 확인할 수 있다.〈개정 2019.12.3.〉
[본조신설 2015.12.29.]

제27조(예방접종증명서) ① 질병관리청장, 특별자치도지사 또는 시장·군수·구청장은 필수예방접종 또는 임시예방접종을 받은 사람 본인 또는 법정대리인에게 보건복지부령으로 정하는 바에 따라 예방접종증명서를 발급하여야 한다.〈개정 2010.1.18., 2015.12.29., 2018.3.27., 2020.8.11.〉
② 특별자치도지사나 시장·군수·구청장이 아닌 자가 이 법에 따른 예방접종을 한 때에는 질병관리청장, 특별자치도지사 또는 시장·군수·구청장은 보건복지부령으로 정하는 바에 따라 해당 예방접종을 한 자로 하여금 예방접종증명서를 발급하게 할 수 있다.〈개정 2010.1.18., 2015.12.29., 2020.8.11.〉
③ 제1항 및 제2항에 따른 예방접종증명서는 전자문서를 이용하여 발급할 수 있다.

시행규칙

제22조(예방접종증명서) 법 제27조 및 제33조의4 제4항에 따른 예방접종증명서는 별지 제16호서식과 같다.〈개정 2016.6.30., 2020.6.4.〉

[본조신설 2020.3.4.]

시행규칙

제31조의4(수출금지 등) 법 제40조의3 제1항에서 "의료·방역 물품 중 보건복지부령으로 정하는 물품"이란 다음 각 호의 어느 하나에 해당하는 물품을 말한다.〈개정 2021.5.24.〉

1. 「약사법」 제2조 제7호에 따른 의약외품에 해당하는 마스크
2. 「약사법」 제2조 제7호에 따른 의약외품에 해당하는 손 소독용 외용 소독제
3. 감염병 예방을 위하여 착용하는 보호장비
4. 그 밖에 제1급감염병의 예방·방역 및 치료에 필요한 물품으로서 보건복지부장관이 정하여 고시하는 물품

[본조신설 2020.3.4.]

[종전 제31조의4는 제31조의5로 이동 〈2020.3.4.〉]

제40조의4(지방자치단체의 감염병 대비 의료·방역 물품의 비축) 시·도지사 또는 시장·군수·구청장은 감염병의 확산 또는 해외 신종감염병의 국내 유입으로 인한 재난상황에 대처하기 위하여 감염병 대비 의료·방역 물품을 비축·관리하고, 재난상황 발생 시 이를 지급하는 등 필요한 조치를 취할 수 있다.〈개정 2020.12.15.〉

[본조신설 2020.9.29.] [제목개정 2020.12.15.]

제40조의5(감염병관리통합정보시스템) ① 질병관리청장은 감염병의 예방·관리·치료 업무에 필요한 각종 자료 또는 정보의 효율적 처리와 기록·관리 업무의 전산화를 위하여 감염병환자등, 「의료법」에 따른 의료인, 의약품 및 장비 등을 관리하는 감염병관리통합정보시스템(이하 "감염병정보시스템"이라 한다)을 구축·운영할 수 있다.

② 질병관리청장은 감염병정보시스템을 구축·운영하기 위하여 다음 각 호의 자료를 수집·관리·보유 및 처리할 수 있으며, 관련 기관 및 단체에 필요한 자료의 입력 또는 제출을 요청할 수 있다. 이 경우 자료의 입력 또는 제출을 요청받은 기관 및 단체는 정당한 사유가 없으면 이에 따라야 한다.

1. 감염병환자등의 인적사항(「개인정보 보호법」 제24조에 따른 고유식별정보 등 대통령령으로 정하는 개인정보를 포함한다)
2. 감염병 치료내용, 그 밖에 감염병환자등에 대한 예방·관리·치료 업무에 필요한 자료로서 대통령령으로 정하는 자료

③ 감염병정보시스템은 다음 각 호의 정보시스템과 전자적으로 연계하여 활용할 수 있다. 이 경우 연계를 통하여 수집할 수 있는 자료 또는 정보는 감염병환자등에 대한 예방·관리·치료 업무를 위한 것으로 한정한다.

1. 「주민등록법」 제28조 제1항에 따른 주민등록전산정보를 처리하는 정보시스템
2. 「지역보건법」 제5조 제1항에 따른 지역보건의료정보시스템
3. 「식품안전기본법」 제24조의2에 따른 통합식품안전정보망
4. 「가축전염병 예방법」 제3조의3에 따른 국가가축방역통합정보시스템
5. 「재난 및 안전관리 기본법」 제34조에 따른 재난관리자원공동활용시스템
6. 그 밖에 대통령령으로 정하는 정보시스템

④ 제1항에서 제3항까지의 규정에 따른 정보의 보호 및 관리에 관한 사항은 이 법에서 규정된 것을 제외하고는 「개인정보 보호법」 및 「공공기관의 정보공개에 관한 법률」을 따른다.

⑤ 감염병정보시스템의 구축·운영 및 감염병 관련 정보의 요청 방법 등에 관하여 필요한 사항은 보건복지부령으로 정한다.

[본조신설 2020.9.29.]

제40조의6(생물테러감염병 등에 대비한 개발 중인 백신 및 치료제 구매 특례) ① 질병관리청장은 생물테러감염병 및 그 밖의 감염병의 대유행에 대하여 기존의 백신이나 의약품으로 대처하기 어렵다고 판단되는 경우 「국가를 당사자로 하는 계약에 관한 법률」에도 불구하고 위원회의 심의를 거쳐 개발 중인 백신이나 의약품의 구매 및

공급에 필요한 계약을 할 수 있다.

② 공무원이 제1항에 따른 계약 및 계약 이행과 관련된 업무를 적극적으로 처리한 결과에 대하여 그의 행위에 고의나 중대한 과실이 없는 경우에는 「국가공무원법」 등 관계법령에 따른 징계 또는 문책 등 책임을 묻지 아니한다.

③ 제1항에 따른 계약의 대상 및 절차, 그 밖에 필요한 사항은 질병관리청장이 기획재정부장관과 협의하여 정한다.
[본조신설 2021.3.9.]

시행령

제22조의3(감염병관리통합정보시스템) ① 법 제40조의5 제2항 제1호에서 "「개인정보 보호법」 제24조에 따른 고유식별정보 등 대통령령으로 정하는 개인정보"란 다음 각 호의 구분에 따른 정보를 말한다.
1. 감염병환자등이 대한민국 국민인 경우: 성명, 주민등록번호, 주소, 직업 및 연락처
2. 감염병환자등이 외국인인 경우: 「출입국관리법」 제32조 각 호에 따른 외국인등록사항 및 연락처
3. 감염병환자등이 외국국적동포인 경우: 「재외동포의 출입국과 법적 지위에 관한 법률 시행령」 제7조 제1항 각 호에 따른 국내거소 신고사항 및 연락처

② 법 제40조의5 제2항 제2호에서 "대통령령으로 정하는 자료"란 다음 각 호의 자료를 말한다.
1. 법 제11조부터 제14조까지의 규정에 따른 신고, 보고 및 통보를 통하여 수집된 자료
2. 법 제16조 제2항 전단에 따른 감염병의 표본감시 관련 자료
3. 법 제18조 제1항 본문에 따른 역학조사의 결과에 관한 정보
4. 법 제76조의2 제1항 및 제2항에 따라 수집된 감염병환자등 및 감염병의심자에 관한 정보
5. 의료기관별 다음 각 목의 의료자원 현황에 관한 자료
   가. 「의료법」 제2조 제1항에 따른 의료인
   나. 「약사법」 제2조 제4호에 따른 의약품
   다. 의료 시설·장비 및 물품
6. 그 밖에 감염병환자등에 대한 예방·관리·치료 업무에 필요한 자료로서 질병관리청장이 정하여 고시하는 자료

③ 법 제40조의5 제3항 제6호에서 "대통령령으로 정하는 정보시스템"이란 다음 각 호의 정보시스템을 말한다.
1. 「119구조·구급에 관한 법률」 제10조의2 제2항 제4호에 따른 119구급이송 관련 정보망
2. 「국민건강보험법」 제13조에 따른 국민건강보험공단의 정보시스템
3. 「국민건강보험법」 제62조에 따른 건강보험심사평가원의 정보시스템
4. 「야생생물 보호 및 관리에 관한 법률」 제34조의7 제1항에 따른 야생동물의 질병진단 관련 정보를 처리하는 정보시스템
5. 「여권법」 제8조 제2항에 따른 여권정보통합관리시스템
6. 「응급의료에 관한 법률」 제15조 제1항에 따른 응급의료정보통신망
7. 「초·중등교육법」 제30조의4 제1항에 따른 교육정보시스템
8. 「출입국관리법」에 따른 출입국관리정보를 처리하는 정보시스템
9. 그 밖에 질병관리청장이 감염병환자등에 대한 예방·관리·치료 업무를 위해 필요하다고 인정하는 정보시스템

[본조신설 2020.12.29.]

시행규칙

제31조의5(감염병관리통합정보시스템의 구축·운영) ① 법 제40조의5 제2항 전단에 따라 자료의 입력 또는 제출을 요청받은 기관 및 단체는 해당 자료를 같은 조 제1항에 따른 감염병관리통합정보시스템(이하 "감염병정보시스템"이라 한다)에 입력하거나 이를 통해 제출해야 한다.

② 법 제40조의5 제2항 전단에 따라 자료의 입력 또는 제출을 요청받은 기관 및 단체는 제1항에 따라 입력 또는 제출한 자료의 내용이 변경된 경우에는 지체 없이 그 변경된 내용을 감염병정보시스템에 반영해야 한다.

③ 제1항 및 제2항에서 규정한 사항 외에 감염병정보시스템의 구축·운영에 필요한 사항은 질병관리청장이 정한다.
[본조신설 2020.12.30.]
[종전 제31조의5는 제31조의6으로 이동 〈2020.12.30.〉]

제41조(감염병환자등의 관리) ① 감염병 중 특히 전파 위험이 높은 감염병으로서 제1급감염병 및 질병관리청장이 고시한 감염병에 걸린 감염병환자등은 감염병관리기관, 감염병전문병원 및 감염병관리시설을 갖춘 의료기관(이하 "감염병관리기관등"이라 한다)에서 입원치료를 받아야 한다. 〈개정 2010.1.18., 2018.3.27., 2020.8.11., 2020.8.12.〉

② 질병관리청장, 시・도지사 또는 시장・군수・구청장은 다음 각 호의 어느 하나에 해당하는 사람에게 자가(自家)치료, 제37조 제1항 제2호에 따라 설치・운영하는 시설에서의 치료(이하 "시설치료"라 한다) 또는 의료기관 입원치료를 하게 할 수 있다. 〈개정 2010.1.18., 2020.8.11., 2020.8.12.〉

1. 제1항에도 불구하고 의사가 자가치료 또는 시설치료가 가능하다고 판단하는 사람
2. 제1항에 따른 입원치료 대상자가 아닌 사람
3. 감염병의심자

③ 보건복지부장관, 질병관리청장, 시・도지사 또는 시장・군수・구청장은 다음 각 호의 어느 하나에 해당하는 경우 제1항 또는 제2항에 따라 치료 중인 사람을 다른 감염병관리기관등이나 감염병관리기관등이 아닌 의료기관으로 전원(轉院)하거나, 자가 또는 제37조 제1항 제2호에 따라 설치・운영하는 시설로 이송(이하 "전원등"이라 한다)하여 치료받게 할 수 있다. 〈신설 2020.8.12., 2020.9.29.〉

1. 중증도의 변경이 있는 경우
2. 의사가 입원치료의 필요성이 없다고 판단하는 경우
3. 격리병상이 부족한 경우 등 질병관리청장이 전원등의 조치가 필요하다고 인정하는 경우

④ 감염병환자등은 제3항에 따른 조치를 따라야 하며, 정당한 사유 없이 이를 거부할 경우 치료에 드는 비용은 본인이 부담한다. 〈신설 2020.8.12.〉

⑤ 제1항 및 제2항에 따른 입원치료, 자가치료, 시설치료의 방법 및 절차, 제3항에 따른 전원등의 방법 및 절차 등에 관하여 필요한 사항은 대통령령으로 정한다. 〈개정 2020.8.12.〉

시행령

제23조(치료 및 격리의 방법 및 절차 등) 법 제41조 제1항 및 제2항에 따른 입원치료, 자가(自家)치료 및 시설치료, 법 제42조 제2항에 따른 자가격리 및 시설격리의 방법 및 절차 등은 별표 2와 같다. 〈개정 2020.6.2., 2020.10.13.〉
[제목개정 2020.6.2.]

제23조의2(전원등의 방법 및 절차) ① 법 제41조 제1항에 따른 감염병관리기관등(이하 "감염병관리기관등"이라 한다)의 장, 감염병관리기관등이 아닌 의료기관의 장 또는 법 제37조 제1항 제2호에 따라 설치・운영하는 시설(이하 이 조에서 "시설"이라 한다)의 장은 법 제41조 제3항 각 호의 어느 하나에 해당하는 경우 관할 특별자치도지사・시장・군수・구청장에게 같은 조 제1항 또는 제2항에 따라 해당 기관에서 치료 중인 사람에 대한 같은 조 제3항에 따른 전원(轉院) 또는 이송(이하 "전원등"이라 한다)의 조치를 요청할 수 있다.

② 특별자치도지사・시장・군수・구청장은 다음 각 호의 어느 하나에 해당하는 경우 관할구역 내에서 전원등의 조치를 할 수 있다.

1. 제1항에 따라 전원등의 조치를 요청받은 경우
2. 법 제41조 제3항 각 호의 어느 하나에 해당하는 경우로서 관할구역 내에서 자가치료 중인 사람에 대해 전원등의 조치가 필요하다고 인정되는 경우

③ 시장・군수・구청장은 관할구역 내의 격리병상 및 시설이 부족하여 제2항에 따른 전원등의 조치를 하기 어려울 때에는 해당 시・군・구를 관할하는 시・도지사에게 전원등의 조치를 요청할 수 있다.

④ 시・도지사는 제3항에 따라 전원등의 조치를 요청받은 경우 관할구역 내에서 시・군・구 간 전원등의 조치를 할 수 있다.

⑤ 감염병관리기관등의 장, 감염병관리기관등이 아닌 의료기관의 장, 시설의 장 또는 시・도지사는 다음 각 호의 구분에 따라 보건복지부장관 또는 질병관리청장에게 전원등의 조치를 요청할 수 있다. 〈개정 2020.12.29.〉

1. 감염병관리기관등의 장, 감염병관리기관등이 아닌 의료기관의 장 또는 시설의 장: 제1항에도 불구하고 시・도 간 전원등의 조치가 긴급히 필요한 경우

2. 시·도지사: 관할구역 내의 격리병상 및 시설이 부족하여 제4항에 따른 전원등의 조치를 하기 어려운 경우
⑥ 보건복지부장관 또는 질병관리청장은 제5항에 따라 전원등의 조치를 요청받은 경우 시·도 간 전원등의 조치를 할 수 있다.〈개정 2020.12.29.〉
⑦ 특별자치도지사·시장·군수·구청장은 관할구역에 주소를 둔 사람에 대해 제2항, 제4항 또는 제6항에 따라 전원등의 조치가 결정된 때에는 전원등 대상자와 그 보호자에게 입원·격리 장소의 변경 사항을 명시한 입원·격리통지서를 보내야 한다.
⑧ 감염병관리기관등의 장, 감염병관리기관등이 아닌 의료기관의 장 또는 시설의 장은 해당 기관에서 치료 중인 사람이 다른 의료기관 또는 시설로 전원되거나 이송되는 경우에는 해당 의료기관 또는 시설에 의무기록 등 치료에 필요한 정보를 제공해야 한다.
⑨ 제1항부터 제8항까지에서 규정한 사항 외에 전원등에 필요한 사항은 질병관리청장이 정하여 고시한다.
[본조신설 2020.10.13.]
[종전 제23조의2는 제23조의3으로 이동 〈2020.10.13.〉]

제41조의2(사업주의 협조의무) ① 사업주는 근로자가 이 법에 따라 입원 또는 격리되는 경우 「근로기준법」 제60조 외에 그 입원 또는 격리기간 동안 유급휴가를 줄 수 있다. 이 경우 사업주가 국가로부터 유급휴가를 위한 비용을 지원 받을 때에는 유급휴가를 주어야 한다.
② 사업주는 제1항에 따른 유급휴가를 이유로 해고나 그 밖의 불리한 처우를 하여서는 아니 되며, 유급휴가 기간에는 그 근로자를 해고하지 못한다. 다만, 사업을 계속할 수 없는 경우에는 그러하지 아니하다.
③ 국가는 제1항에 따른 유급휴가를 위한 비용을 지원할 수 있다.
④ 제3항에 따른 비용의 지원 범위 및 신청·지원 절차 등 필요한 사항은 대통령령으로 정한다.
[본조신설 2015.12.29.]

시행령

제23조의3(유급휴가 비용 지원 등) ① 법 제41조의2 제3항에 따라 사업주에게 주는 유급휴가 지원비용은 질병관리청장이 기획재정부장관과 협의하여 고시하는 금액에 근로자가 법에 따라 입원 또는 격리된 기간을 곱한 금액으로 한다.〈개정 2020.9.11.〉
② 법 제41조의2 제3항에 따라 비용을 지원받으려는 사업주는 보건복지부령으로 정하는 신청서(전자문서로 된 신청서를 포함한다)에 다음 각 호의 서류(전자문서로 된 서류를 포함한다)를 첨부하여 질병관리청장에게 제출하여야 한다.〈개정 2020.9.11.〉
1. 근로자가 입원 또는 격리된 사실과 기간을 확인할 수 있는 서류
2. 재직증명서 등 근로자가 계속 재직하고 있는 사실을 증명하는 서류
3. 보수명세서 등 근로자에게 유급휴가를 준 사실을 증명하는 서류
4. 그 밖에 질병관리청장이 유급휴가 비용지원을 위하여 특히 필요하다고 인정하는 서류
③ 질병관리청장은 제2항에 따른 신청서를 제출받은 경우에는 「전자정부법」 제36조 제1항에 따라 행정정보의 공동이용을 통하여 사업자등록증을 확인하여야 한다. 다만, 사업주가 확인에 동의하지 아니하는 경우에는 그 서류를 첨부하도록 하여야 한다.〈개정 2020.9.11.〉
④ 질병관리청장은 제2항에 따른 신청서를 제출받은 경우에는 유급휴가 비용지원 여부와 지원금액을 결정한 후 해당 사업주에게 서면으로 알려야 한다.〈개정 2020.9.11.〉
⑤ 제2항부터 제4항까지에서 규정한 사항 외에 유급휴가 비용지원의 신청절차 및 결과통보 등에 필요한 사항은 보건복지부령으로 정한다.
[본조신설 2016.6.28.]
[제23조의2에서 이동, 종전 제23조의3은 제23조의4로 이동 〈2020.10.13.〉]

시행규칙

제31조의6(유급휴가 비용지원 신청서) 영 제23조의3 제2항 각 호 외의 부분에 따른 신청서(전자문서로 된 신청서를

포함한다)는 별지 제21호의2서식과 같다. 〈개정 2020.10.7.〉
[본조신설 2016.6.30.] [제31조의5에서 이동 〈2020.12.30.〉]

제42조(감염병에 관한 강제처분) ① 질병관리청장, 시·도지사 또는 시장·군수·구청장은 해당 공무원으로 하여금 다음 각 호의 어느 하나에 해당하는 감염병환자등이 있다고 인정되는 주거시설, 선박·항공기·열차 등 운송수단 또는 그 밖의 장소에 들어가 필요한 조사나 진찰을 하게 할 수 있으며, 그 진찰 결과 감염병환자등으로 인정될 때에는 동행하여 치료받게 하거나 입원시킬 수 있다. 〈개정 2010.1.18., 2018.3.27., 2020.8.11.〉

1. 제1급감염병
2. 제2급감염병 중 결핵, 홍역, 콜레라, 장티푸스, 파라티푸스, 세균성이질, 장출혈성대장균감염증, A형간염, 수막구균 감염증, 폴리오, 성홍열 또는 질병관리청장이 정하는 감염병
3. 삭제 〈2018.3.27.〉
4. 제3급감염병 중 질병관리청장이 정하는 감염병
5. 세계보건기구 감시대상 감염병
6. 삭제〈2018.3.27.〉

② 질병관리청장, 시·도지사 또는 시장·군수·구청장은 제1급감염병이 발생한 경우 해당 공무원으로 하여금 감염병의심자에게 다음 각 호의 조치를 하게 할 수 있다. 이 경우 해당 공무원은 감염병 증상 유무를 확인하기 위하여 필요한 조사나 진찰을 할 수 있다. 〈신설 2020.3.4., 2020.8.11., 2020.9.29.〉

1. 자가(自家) 또는 시설에 격리

1의2. 제1호에 따른 격리에 필요한 이동수단의 제한

2. 유선·무선 통신, 정보통신기술을 활용한 기기 등을 이용한 감염병의 증상 유무 확인이나 위치정보의 수집. 이 경우 위치정보의 수집은 제1호에 따라 격리된 사람으로 한정한다.
3. 감염 여부 검사

③ 질병관리청장, 시·도지사 또는 시장·군수·구청장은 제2항에 따른 조사나 진찰 결과 감염병환자등으로 인정된 사람에 대해서는 해당 공무원과 동행하여 치료받게 하거나 입원시킬 수 있다. 〈신설 2020.3.4., 2020.8.11.〉

④ 질병관리청장, 시·도지사 또는 시장·군수·구청장은 제1항·제2항에 따른 조사·진찰이나 제13조 제2항에 따른 검사를 거부하는 사람(이하 이 조에서 "조사거부자"라 한다)에 대해서는 해당 공무원으로 하여금 감염병관리기관에 동행하여 필요한 조사나 진찰을 받게 하여야 한다. 〈개정 2015.12.29., 2020.3.4., 2020.8.11.〉

⑤ 제1항부터 제4항까지에 따라 조사·진찰·격리·치료 또는 입원 조치를 하거나 동행하는 공무원은 그 권한을 증명하는 증표를 지니고 이를 관계인에게 보여주어야 한다. 〈신설 2015.12.29., 2020.3.4.〉

⑥ 질병관리청장, 시·도지사 또는 시장·군수·구청장은 제2항부터 제4항까지 및 제7항에 따른 조사·진찰·격리·치료 또는 입원 조치를 위하여 필요한 경우에는 관할 경찰서장에게 협조를 요청할 수 있다. 이 경우 요청을 받은 관할 경찰서장은 정당한 사유가 없으면 이에 따라야 한다. 〈신설 2015.12.29., 2020.3.4., 2020.8.11.〉

⑦ 질병관리청장, 시·도지사 또는 시장·군수·구청장은 조사거부자를 자가 또는 감염병관리시설에 격리할 수 있으며, 제4항에 따른 조사·진찰 결과 감염병환자등으로 인정될 때에는 감염병관리시설에서 치료받게 하거나 입원시켜야 한다. 〈신설 2015.12.29., 2020.3.4., 2020.8.11.〉

⑧ 질병관리청장, 시·도지사 또는 시장·군수·구청장은 감염병의심자 또는 조사거부자가 감염병환자등이 아닌 것으로 인정되면 제2항 또는 제7항에 따른 격리조치를 즉시 해제하여야 한다. 〈신설 2015.12.29., 2020.3.4., 2020.8.11.〉

⑨ 질병관리청장, 시·도지사 또는 시장·군수·구청장은 제7항에 따라 조사거부자를 치료·입원시킨 경우 그 사실을 조사거부자의 보호자에게 통지하여야 한다. 이 경우 통지의 방법·절차 등에 관하여 필요한 사항은 제43

조를 준용한다. 〈신설 2015.12.29., 2020.3.4., 2020.8.11.〉

⑩ 제8항에도 불구하고 정당한 사유 없이 격리조치가 해제되지 아니하는 경우 감염병의심자 및 조사거부자는 구제청구를 할 수 있으며, 그 절차 및 방법 등에 대해서는 「인신보호법」을 준용한다. 이 경우 "감염병의심자 및 조사거부자"는 "피수용자"로, 격리조치를 명한 "질병관리청장, 시·도지사 또는 시장·군수·구청장"은 "수용자"로 본다(다만, 「인신보호법」 제6조 제1항 제3호는 적용을 제외한다). 〈신설 2015.12.29., 2020.3.4., 2020.8.11.〉

⑪ 제1항부터 제4항까지 및 제7항에 따라 조사·진찰·격리·치료를 하는 기관의 지정 기준, 제2항에 따른 감염병의심자에 대한 격리나 증상여부 확인 방법 등 필요한 사항은 대통령령으로 정한다. 〈신설 2015.12.29., 2020.3.4.〉

⑫ 제2항 제2호에 따라 수집된 위치정보의 저장·보호·이용 및 파기 등에 관한 사항은 「위치정보의 보호 및 이용 등에 관한 법률」을 따른다. 〈신설 2020.9.29.〉

시행령

제23조의4(감염병환자등의 격리 등을 위한 감염병관리기관의 지정) ① 법 제42조 제4항 및 제7항에 따라 감염병환자등에 대한 조사·진찰을 하거나 격리·치료 등을 하는 감염병관리기관으로 지정받을 수 있는 기관은 법 제36조 제1항 및 제2항에 따라 지정받은 감염병관리기관(이하 "감염병관리기관"이라 한다)으로서 감염병환자등을 위한 1인 병실[전실(前室) 및 음압시설(陰壓施設)을 갖춘 병실을 말한다]을 설치한 감염병관리기관으로 한다. 〈개정 2020.4.2., 2020.6.2.〉

② 질병관리청장, 시·도지사 또는 시장·군수·구청장은 법 제42조 제11항에 따라 조사·진찰·격리·치료를 하는 감염병관리기관을 지정하는 경우에는 법 제39조의2에 따른 감염병관리시설에 대한 평가 결과를 고려하여야 한다. 〈개정 2020.4.2., 2020.9.11.〉

③ 질병관리청장, 시·도지사 또는 시장·군수·구청장은 법 제42조 제11항에 따라 조사·진찰·격리·치료를 하는 감염병관리기관을 지정한 경우에는 질병관리청장이 정하는 바에 따라 지정서를 발급하여야 한다. 〈개정 2020.4.2., 2020.9.11.〉

[본조신설 2016.6.28.]

[제23조의3에서 이동 〈2020.10.13.〉]

제43조(감염병환자등의 입원 통지) ① 질병관리청장, 시·도지사 또는 시장·군수·구청장은 감염병환자등이 제41조에 따른 입원치료가 필요한 경우에는 그 사실을 입원치료 대상자와 그 보호자에게 통지하여야 한다. 〈개정 2010.1.18., 2020.8.11.〉

② 제1항에 따른 통지의 방법·절차 등에 관하여 필요한 사항은 보건복지부령으로 정한다. 〈개정 2010.1.18.〉

제43조의2(격리자에 대한 격리 통지) ① 질병관리청장, 시·도지사 또는 시장·군수·구청장은 제42조제2항·제3항 및 제7항, 제47조제3호 또는 제49조제1항제14호에 따른 입원 또는 격리 조치를 할 때에는 그 사실을 입원 또는 격리 대상자와 그 보호자에게 통지하여야 한다. 〈개정 2020.8. 11.〉

② 제1항에 따른 통지의 방법·절차 등에 관하여 필요한 사항은 보건복지부령으로 정한다.

[본조신설 2020.3.4.]

시행규칙

제32조(감염병환자등의 입원 통지 및 격리 통지) 질병관리청장, 시·도지사 또는 시장·군수·구청장은 법 제43조 및 제43조의2에 따라 입원 통지 및 격리 통지를 하는 경우에는 별지 제22호서식의 입원·격리 통지서를 발급해야 한다. 〈개정 2020.9.11.〉

[전문개정 2020.6.4.]

제44조(수감 중인 환자의 관리) 교도소장은 수감자로서 감염병에 감염된 자에게 감염병의 전파를 차단하기 위한 조치와 적절한 의료를 제공하여야 한다.

제45조(업무 종사의 일시 제한) ① 감염병환자등은 보건복지부령으로 정하는 바에 따라 업무의 성질상 일반인과

접촉하는 일이 많은 직업에 종사할 수 없고, 누구든지 감염병환자등을 그러한 직업에 고용할 수 없다.〈개정 2010. 1.18.〉

시행규칙

제33조(업무 종사의 일시 제한) ① 법 제45조 제1항에 따라 일시적으로 업무 종사의 제한을 받는 감염병환자등은 다음 각 호의 감염병에 해당하는 감염병환자등으로 하고, 그 제한 기간은 감염력이 소멸되는 날까지로 한다.〈개정 2019. 11.22.〉

1. 콜레라
2. 장티푸스
3. 파라티푸스
4. 세균성이질
5. 장출혈성대장균감염증
6. A형간염

② 법 제45조 제1항에 따라 업무 종사의 제한을 받는 업종은 다음 각 호와 같다.

1. 「식품위생법」 제2조 제12호에 따른 집단급식소
2. 「식품위생법」 제36조 제1항 제3호 따른 식품접객업

② 제19조에 따른 성매개감염병에 관한 건강진단을 받아야 할 자가 건강진단을 받지 아니한 때에는 같은 조에 따른 직업에 종사할 수 없으며 해당 영업을 영위하는 자는 건강진단을 받지 아니한 자를 그 영업에 종사하게 하여서는 아니 된다.

제46조(건강진단 및 예방접종 등의 조치) 질병관리청장, 시・도지사 또는 시장・군수・구청장은 보건복지부령으로 정하는 바에 따라 다음 각 호의 어느 하나에 해당하는 사람에게 건강진단을 받거나 감염병 예방에 필요한 예방접종을 받게 하는 등의 조치를 할 수 있다.〈개정 2010.1.18., 2015.7.6., 2020.8.11.〉

1. 감염병환자등의 가족 또는 그 동거인
2. 감염병 발생지역에 거주하는 사람 또는 그 지역에 출입하는 사람으로서 감염병에 감염되었을 것으로 의심되는 사람
3. 감염병환자등과 접촉하여 감염병에 감염되었을 것으로 의심되는 사람

시행규칙

제34조(건강진단 등의 조치) 법 제46조에 따라 질병관리청장, 시・도지사 또는 시장・군수・구청장이 건강진단을 받거나 감염병 예방에 필요한 예방접종을 받게 하는 등의 조치를 할 때에는 별지 제23호서식의 건강진단(예방접종) 명령서를 발급하여야 한다.〈개정 2016.1.7., 2016.6.30., 2020.9.11.〉

제47조(감염병 유행에 대한 방역 조치) 질병관리청장, 시・도지사 또는 시장・군수・구청장은 감염병이 유행하면 감염병 전파를 막기 위하여 다음 각 호에 해당하는 모든 조치를 하거나 그에 필요한 일부 조치를 하여야 한다. 〈개정 2015.7.6., 2020.3.4., 2020.8.11.〉

1. 감염병환자등이 있는 장소나 감염병병원체에 오염되었다고 인정되는 장소에 대한 다음 각 목의 조치
   가. 일시적 폐쇄
   나. 일반 공중의 출입금지
   다. 해당 장소 내 이동제한
   라. 그 밖에 통행차단을 위하여 필요한 조치
2. 의료기관에 대한 업무 정지
3. 감염병의심자를 적당한 장소에 일정한 기간 입원 또는 격리시키는 것
4. 감염병병원체에 오염되었거나 오염되었다고 의심되는 물건을 사용・접수・이동하거나 버리는 행위 또는 해당 물건의 세척을 금지하거나 태우거나 폐기처분하는 것
5. 감염병병원체에 오염된 장소에 대한 소독이나 그 밖에 필요한 조치를 명하는 것

② 법 제49조의2 제1항에 따른 감염취약계층은 다음 각 호와 같다.〈개정 2021.5.24.〉
1. 「국민기초생활 보장법」 제2조제2호에 따른 수급자
2. 「국민기초생활 보장법」 제2조제10호에 따른 차상위계층으로서 다음 각 목의 어느 하나에 해당하는 사람
 가. 「국민기초생활 보장법」 제7조제1항제7호에 따른 자활급여의 수급자
 나. 「국민건강보험법 시행령」 별표 2 제3호라목에 따라 요양급여비용 중 본인부담액을 경감받는 사람
 다. 「장애인복지법」 제49조제1항에 따른 장애수당 또는 같은 법 제50조제1항에 따른 장애아동수당을 지급받는 사람
 라. 「장애인연금법」 제2조제4호에 따른 수급자
3. 「의료급여법」 제2조제1호에 따른 수급권자
4. 사회복지시설 이용자로서 다음 각 목의 어느 하나에 해당하는 사람
 가. 만 12세 이하의 어린이 및 만 65세 이상의 노인
 나. 임산부 및 기저질환자
 다. 「장애인복지법」 제2조제1항에 따른 장애인

③ 보건복지부장관, 시·도지사 또는 시장·군수·구청장은 법 제49조의2 제1항에 따라 의료·방역 물품 등을 관할 보건소를 통해 사회복지시설의 장에게 지급할 수 있다.〈개정 2020.9.11., 2021.5.24.〉
[본조신설 2020.6.4.]

제49조의3(의료인, 환자 및 의료기관 보호를 위한 한시적 비대면 진료) ① 의료업에 종사하는 의료인(「의료법」 제2조에 따른 의료인 중 의사·치과의사·한의사만 해당한다. 이하 이 조에서 같다)은 감염병과 관련하여 「재난 및 안전관리 기본법」 제38조 제2항에 따른 심각 단계 이상의 위기경보가 발령된 때에는 환자, 의료인 및 의료기관 등을 감염의 위험에서 보호하기 위하여 필요하다고 인정하는 경우 「의료법」 제33조 제1항에도 불구하고 보건복지부장관이 정하는 범위에서 유선·무선·화상통신, 컴퓨터 등 정보통신기술을 활용하여 의료기관 외부에 있는 환자에게 건강 또는 질병의 지속적 관찰, 진단, 상담 및 처방을 할 수 있다.

② 보건복지부장관은 위원회의 심의를 거쳐 제1항에 따른 한시적 비대면 진료의 지역, 기간 등 범위를 결정한다.
[본조신설 2020.12.15.]

시행규칙

제42조(행정처분의 기준) ① 법 제49조 제3항에 따른 행정처분의 세부 기준은 별표 10과 같다.〈신설 2020.12.30.〉
② 법 제59조 제3항에 따른 행정처분의 세부 기준은 **별표 11**과 같다.〈개정 2020.12.30.〉

제50조(그 밖의 감염병 예방 조치) ① 육군·해군·공군 소속 부대의 장, 국방부직할부대의 장 및 제12조 제1항 제2호에 해당하는 사람은 감염병환자등이 발생하였거나 발생할 우려가 있으면 소독이나 그 밖에 필요한 조치를 하여야 하고, 특별자치도지사 또는 시장·군수·구청장과 협의하여 감염병 예방에 필요한 추가 조치를 하여야 한다.〈개정 2015.7.6.〉

② 교육부장관 또는 교육감은 감염병 발생 등을 이유로 「학교보건법」 제2조 제2호의 학교에 대하여 「초·중등교육법」 제64조에 따른 휴업 또는 휴교를 명령하거나 「유아교육법」 제31조에 따른 휴업 또는 휴원을 명령할 경우 질병관리청장과 협의하여야 한다.〈신설 2015.7.6., 2020.8.11.〉

제51조(소독 의무) ① 특별자치도지사 또는 시장·군수·구청장은 감염병을 예방하기 위하여 청소나 소독을 실시하거나 쥐, 위생해충 등의 구제조치(이하 "소독"이라 한다)를 하여야 한다. 이 경우 소독은 사람의 건강과 자연에 유해한 영향을 최소화하여 안전하게 실시하여야 한다.〈개정 2010.1.18., 2020.3.4.〉

② 제1항에 따른 소독의 기준과 방법은 보건복지부령으로 정한다.〈신설 2020.3.4.〉

③ 공동주택, 숙박업소 등 여러 사람이 거주하거나 이용하는 시설 중 대통령령으로 정하는 시설을 관리·운영하는 자는 보건복지부령으로 정하는 바에 따라 감염병 예방에 필요한 소독을 하여야 한다.〈개정 2010.1.18., 2020.3.4.〉

④ 제3항에 따라 소독을 하여야 하는 시설의 관리·운영자는 제52조 제1항에 따라 소독업의 신고를 한 자에게

소독하게 하여야 한다. 다만, 「공동주택관리법」 제2조 제1항 제15호에 따른 주택관리업자가 제52조 제1항에 따른 소독장비를 갖추었을 때에는 그가 관리하는 공동주택은 직접 소독할 수 있다.〈개정 2015.8.11., 2020.3.4.〉

시행령

제24조(소독을 해야 하는 시설) 법 제51조 제3항에 따라 감염병 예방에 필요한 소독을 해야 하는 시설은 다음 각 호와 같다.〈개정 2011.12.8., 2014.7.7., 2015.1.6., 2016.1.19., 2016.6.28., 2016.8.11., 2017.3.29., 2020.6.2., 2021.6.8., 2022.11.29.〉

1. 「공중위생관리법」에 따른 숙박업소(객실 수 20실 이상인 경우만 해당한다), 「관광진흥법」에 따른 관광숙박업소
2. 「식품위생법 시행령」 제21조 제8호(마목은 제외한다)에 따른 식품접객업 업소(이하 "식품접객업소"라 한다) 중 연면적 300제곱미터 이상의 업소
3. 「여객자동차 운수사업법」에 따른 시내버스・마을버스・시외버스・전세버스・장의자동차, 「항공안전법」에 따른 항공기 및 「공항시설법」에 따른 공항시설, 「해운법」에 따른 여객선, 「항만법」에 따른 연면적 300제곱미터 이상의 대합실, 「철도사업법」 및 「도시철도법」에 따른 여객운송 철도차량과 역사(驛舍) 및 역 시설
4. 「유통산업발전법」에 따른 대형마트, 전문점, 백화점, 쇼핑센터, 복합쇼핑몰, 그 밖의 대규모 점포와 「전통시장 및 상점가 육성을 위한 특별법」에 따른 전통시장
5. 「의료법」 제3조 제2항 제3호에 따른 병원급 의료기관
6. 「식품위생법」 제2조 제12호에 따른 집단급식소(한 번에 100명 이상에게 계속적으로 식사를 공급하는 경우만 해당한다)

6의2. 「식품위생법 시행령」 제21조 제8호 마목에 따른 위탁급식영업을 하는 식품접객업소 중 연면적 300제곱미터 이상의 업소

7. 「건축법 시행령」 별표 1 제2호 라목에 따른 기숙사

7의2. 「소방시설 설치 및 관리에 관한 법률 시행령」 별표 2 제8호 가목에 따른 합숙소(50명 이상을 수용할 수 있는 경우만 해당한다)

8. 「공연법」에 따른 공연장(객석 수 300석 이상인 경우만 해당한다)
9. 「초・중등교육법」 제2조 및 「고등교육법」 제2조에 따른 학교
10. 「학원의 설립・운영 및 과외교습에 관한 법률」에 따른 연면적 1천제곱미터 이상의 학원
11. 연면적 2천제곱미터 이상의 사무실용 건축물 및 복합용도의 건축물
12. 「영유아보육법」에 따른 어린이집 및 「유아교육법」에 따른 유치원(50명 이상을 수용하는 어린이집 및 유치원만 해당한다)
13. 「공동주택관리법」에 따른 공동주택(300세대 이상인 경우만 해당한다)

[제목개정 2020.6.2.]

시행규칙

제36조(방역기동반의 운영 및 소독의 기준 등) ① 법 제51조 제1항에 따라 특별자치도지사 또는 시장・군수・구청장은 청소나 소독을 실시하거나 쥐, 위생해충 등의 구제조치(이하 "소독"이라 한다)를 실시하기 위하여 관할 보건소마다 방역기동반을 편성・운영할 수 있다.

② 법 제51조 제1항 및 제4항 단서에 따른 소독의 기준은 **별표 5**와 같다.〈개정 2014.12.31., 2020.6.4.〉

③ 법 제51조 제1항 및 제4항 단서에 따른 소독의 방법은 **별표 6**과 같다.〈개정 2020.6.4.〉

④ 법 제51조 제3항에 따라 소독을 하여야 하는 시설을 관리・운영하는 자는 **별표 7**의 소독횟수 기준에 따라 소독을 하여야 한다.〈개정 2020.6.4.〉

[제목개정 2014.12.31.]

제52조(소독업의 신고 등) ① 소독을 업으로 하려는 자(제51조 제4항 단서에 따른 주택관리업자는 제외한다)는 보건복지부령으로 정하는 시설・장비 및 인력을 갖추어 특별자치도지사 또는 시장・군수・구청장에게 신고하여야 한다. 신고한 사항을 변경하려는 경우에도 또한 같다.〈개정 2010.1.18., 2020.3.4.〉

② 특별자치도지사 또는 시장・군수・구청장은 제1항에 따른 신고를 받은 경우 그 내용을 검토하여 이 법에 적

합하면 신고를 수리하여야 한다.〈신설 2020.3.4.〉

③ 특별자치도지사 또는 시장·군수·구청장은 제1항에 따라 소독업의 신고를 한 자(이하 "소독업자"라 한다)가 다음 각 호의 어느 하나에 해당하면 소독업 신고가 취소된 것으로 본다.〈개정 2017.12.12., 2018.12.31., 2020.3.4., 2020.12.22.〉

1. 「부가가치세법」 제8조 제8항에 따라 관할 세무서장에게 폐업 신고를 한 경우
2. 「부가가치세법」 제8조 제9항에 따라 관할 세무서장이 사업자등록을 말소한 경우
3. 제53조 제1항에 따른 휴업이나 폐업 신고를 하지 아니하고 소독업에 필요한 시설 등이 없어진 상태가 6개월 이상 계속된 경우

④ 특별자치도지사 또는 시장·군수·구청장은 제3항에 따른 소독업 신고가 취소된 것으로 보기 위하여 필요한 경우 관할 세무서장에게 소독업자의 폐업여부에 대한 정보 제공을 요청할 수 있다. 이 경우 요청을 받은 관할 세무서장은 「전자정부법」 제36조 제1항에 따라 소독업자의 폐업여부에 대한 정보를 제공하여야 한다.〈신설 2017.12.12., 2020.3.4.〉

시행규칙

제37조(소독업의 신고) ① 법 제52조 제1항 전단에 따라 소독을 업(業)으로 하려는 자가 갖추어야 하는 시설·장비 및 인력 기준은 **별표** 8과 같다.

② 법 제52조 제1항에 따라 소독을 업으로 하려는 자는 별지 제24호서식의 소독업 신고서에 시설·장비 및 인력 명세서를 첨부하여 특별자치도지사 또는 시장·군수·구청장에게 제출하여야 한다.

③ 특별자치도지사 또는 시장·군수·구청장은 제1항에 따라 신고를 수리(受理)하였을 때에는 별지 제25호서식의 소독업 신고증을 신고자에게 발급하여야 한다.

제38조(신고사항의 변경) ① 법 제52조 제1항 후단에 따라 소독업자가 신고사항을 변경하려는 경우에는 별지 제26호서식의 소독업 신고사항 변경신고서에 소독업 신고증과 변경사항을 증명할 수 있는 서류를 첨부하여 특별자치도지사 또는 시장·군수·구청장에게 제출하여야 한다.

② 제1항에 따른 변경신고를 받은 특별자치도지사 또는 시장·군수·구청장은 신고사항을 소독업 신고증 뒷면에 적어 이를 신고자에게 발급하여야 한다.

제53조(소독업의 휴업 등의 신고) 소독업자가 그 영업을 30일 이상 휴업하거나 폐업하려면 보건복지부령으로 정하는 바에 따라 특별자치도지사 또는 시장·군수·구청장에게 신고하여야 한다.〈개정 2010.1.18., 2020.3.4.〉

② 소독업자가 휴업한 후 재개업을 하려면 보건복지부령으로 정하는 바에 따라 특별자치도지사 또는 시장·군수·구청장에게 신고하여야 한다. 이 경우 특별자치도지사 또는 시장·군수·구청장은 그 내용을 검토하여 이 법에 적합하면 신고를 수리하여야 한다.〈신설 2020.3.4.〉

시행규칙

제39조(소독업의 휴업 등의 신고) ① 법 제53조에 따라 휴업·폐업 또는 재개업을 신고하려는 소독업자는 별지 제27호서식의 신고서(전자문서로 된 신고서를 포함한다)에 소독업 신고증을 첨부하여 특별자치도지사 또는 시장·군수·구청장에게 제출해야 한다. 다만, 폐업을 신고하려는 소독업자가 소독업 신고증을 분실한 경우에는 별지 제27호서식의 신고서에 분실 사유를 적으면 소독업 신고증을 첨부하지 않을 수 있다.〈개정 2020.6.4.〉

② 제1항에도 불구하고 「부가가치세법 시행령」 제13조 제5항에 따라 관할 세무서장이 송부한 제1항의 신고서를 관할 특별자치도지사 또는 시장·군수·구청장이 접수한 경우에는 제1항에 따라 신고서를 제출한 것으로 본다.〈신설 2013.9.23.〉

③ 제1항 또는 제2항에 따른 신고서를 접수한 특별자치도지사 또는 시장·군수·구청장은 신고사항을 소독업 신고증 뒷면에 적어 이를 신고자에게 발급하여야 한다. 다만, 폐업신고인 경우에는 발급하지 아니한다.〈개정 2013.9.23.〉

제54조(소독의 실시 등) ① 소독업자는 보건복지부령으로 정하는 기준과 방법에 따라 소독하여야 한다.〈개정 2010.1.18.〉

② 소독업자가 소독하였을 때에는 보건복지부령으로 정하는 바에 따라 그 소독에 관한 사항을 기록·보존하여야 한다.〈개정 2010.1.18.〉

시행규칙

제40조(소독의 기준 및 소독에 관한 사항의 기록 등) ① 법 제54조 제1항에 따른 소독의 기준과 방법은 각각 **별표 5** 및 **별표 6**과 같다.〈개정 2014.12.31.〉

② 법 제54조 제1항에 따라 소독을 실시한 소독업자는 별지 제28호서식의 소독증명서를 소독을 실시한 시설의 관리·운영자에게 발급하여야 한다.

③ 소독업자는 법 제54조 제2항에 따라 별지 제29호서식의 소독실시대장에 소독에 관한 사항을 기록하고, 이를 2년간 보존하여야 한다.

[제목개정 2014.12.31.]

제55조(소독업자 등에 대한 교육) ① 소독업자(법인인 경우에는 그 대표자를 말한다. 이하 이 조에서 같다)는 소독에 관한 교육을 받아야 한다.

② 소독업자는 소독업무 종사자에게 소독에 관한 교육을 받게 하여야 한다.

③ 제1항 및 제2항에 따른 교육의 내용과 방법, 교육시간, 교육비 부담 등에 관하여 필요한 사항은 보건복지부령으로 정한다.〈개정 2010.1.18.〉

시행규칙

제41조(소독업자 등에 대한 교육) ① 법 제55조 제1항에 따라 소독업자는 소독업의 신고를 한 날부터 6개월 이내에 별표 9의 교육과정에 따른 소독에 관한 교육을 받아야 한다. 다만, 신고를 한 날이 본문에 따른 교육을 받은 날(해당 교육이 종료된 날을 말한다)부터 3년이 지나지 아니한 경우에는 그러하지 아니하다.〈개정 2013.9.23.〉

② 법 제55조 제2항에 따라 소독업자는 소독업무 종사자에게 소독업무에 종사한 날부터 6개월 이내에 **별표 9**의 교육과정에 따른 소독에 관한 교육을 받게 해야 하고, 그 후에는 직전의 교육이 종료된 날부터 3년이 되는 날이 속하는 달의 말일까지 1회 이상 보수교육을 받게 해야 한다.〈개정 2013.9.23., 2018.9.27., 2020.6.4.〉

③ 제1항과 제2항에 따른 소독업자 등에 대한 교육은 질병관리청장이 지정하는 기관이 실시하며, 질병관리청장이 교육기관을 지정하는 경우에는 별지 제30호서식의 교육기관 지정서를 교육기관에 발급해야 한다.〈개정 2020.6.4., 2020.9.11.〉

④ 제1항과 제2항에 따른 교육에 필요한 경비는 교육을 받는 자가 부담한다.

제56조(소독업무의 대행) 특별자치도지사 또는 시장·군수·구청장은 제47조 제5호, 제48조 제1항, 제49조 제1항 제8호·제9호·제13호, 제50조 및 제51조 제1항·제3항에 따라 소독을 실시하여야 할 경우에는 그 소독업무를 소독업자가 대행하게 할 수 있다.〈개정 2015.7.6., 2020.3.4.〉

제57조(서류제출 및 검사 등) ① 특별자치도지사 또는 시장·군수·구청장은 소속 공무원으로 하여금 소독업자에게 소독의 실시에 관한 관계 서류의 제출을 요구하게 하거나 검사 또는 질문을 하게 할 수 있다.

② 제1항에 따라 서류제출을 요구하거나 검사 또는 질문을 하려는 소속 공무원은 그 권한을 표시하는 증표를 지니고 이를 관계인에게 보여주어야 한다.

제58조(시정명령) 특별자치도지사 또는 시장·군수·구청장은 소독업자가 다음 각 호의 어느 하나에 해당하면 1개월 이상의 기간을 정하여 그 위반 사항을 시정하도록 명하여야 한다.

1. 제52조 제1항에 따른 시설·장비 및 인력 기준을 갖추지 못한 경우
2. 제55조 제1항에 따른 교육을 받지 아니하거나 소독업무 종사자에게 같은 조 제2항에 따른 교육을 받게 하지 아니한 경우

제59조(영업정지 등) ① 특별자치도지사 또는 시장·군수·구청장은 소독업자가 다음 각 호의 어느 하나에 해당하면 영업소의 폐쇄를 명하거나 6개월 이내의 기간을 정하여 영업의 정지를 명할 수 있다. 다만, 제5호에 해당하

는 경우에는 영업소의 폐쇄를 명하여야 한다.〈개정 2020.3.4.〉

1. 제52조 제1항 후단에 따른 변경 신고를 하지 아니하거나 제53조 제1항 및 제2항에 따른 휴업, 폐업 또는 재개업 신고를 하지 아니한 경우
2. 제54조 제1항에 따른 소독의 기준과 방법에 따르지 아니하고 소독을 실시하거나 같은 조 제2항을 위반하여 소독실시 사항을 기록·보존하지 아니한 경우
3. 제57조에 따른 관계 서류의 제출 요구에 따르지 아니하거나 소속 공무원의 검사 및 질문을 거부·방해 또는 기피한 경우
4. 제58조에 따른 시정명령에 따르지 아니한 경우
5. 영업정지기간 중에 소독업을 한 경우

② 특별자치도지사·시장·군수·구청장은 제1항에 따른 영업소의 폐쇄명령을 받고도 계속하여 영업을 하거나 제52조 제1항에 따른 신고를 하지 아니하고 소독업을 하는 경우에는 관계 공무원에게 해당 영업소를 폐쇄하기 위한 다음 각 호의 조치를 하게 할 수 있다.

1. 해당 영업소의 간판이나 그 밖의 영업표지 등의 제거·삭제
2. 해당 영업소가 적법한 영업소가 아님을 알리는 게시물 등의 부착

③ 제1항에 따른 행정처분의 기준은 그 위반행위의 종류와 위반 정도 등을 고려하여 보건복지부령으로 정한다. 〈개정 2010.1.18.〉

제9장 방역관, 역학조사관, 검역위원 및 예방위원 등 〈개정 2015.7.6.〉

제60조(방역관) ① 질병관리청장 및 시·도지사는 감염병 예방 및 방역에 관한 업무를 담당하는 방역관을 소속 공무원 중에서 임명한다. 다만, 감염병 예방 및 방역에 관한 업무를 처리하기 위하여 필요한 경우 시장·군수·구청장이 방역관을 소속 공무원 중에서 임명할 수 있다.〈개정 2020.3.4., 2020.8.11.〉

② 방역관은 제4조 제2항 제1호부터 제7호까지의 업무를 담당한다. 다만, 질병관리청 소속 방역관은 같은 항 제8호의 업무도 담당한다.〈개정 2020.8.11.〉

③ 방역관은 감염병의 국내 유입 또는 유행이 예견되어 긴급한 대처가 필요한 경우 제4조 제2항 제1호 및 제2호에 따른 업무를 수행하기 위하여 통행의 제한 및 주민의 대피, 감염병의 매개가 되는 음식물·물건 등의 폐기·소각, 의료인 등 감염병 관리인력에 대한 임무부여 및 방역물자의 배치 등 감염병 발생지역의 현장에 대한 조치권한을 가진다.

④ 감염병 발생지역을 관할하는 「국가경찰과 자치경찰의 조직 및 운영에 관한법률」 제12조 및 제13조에 따른 경찰관서 및 「소방기본법」 제3조에 따른 소방관서의 장, 「지역보건법」 제10조에 따른 보건소의 장 등 관계 공무원 및 그 지역 내의 법인·단체·개인은 정당한 사유가 없으면 제3항에 따른 방역관의 조치에 협조하여야 한다.〈개정 2020.12.22.〉

⑤ 제1항부터 제4항까지 규정한 사항 외에 방역관의 자격·직무·조치권한의 범위 등에 관하여 필요한 사항은 대통령령으로 정한다.

[전문개정 2015.7.6]

시행령

제25조(방역관의 자격 및 직무 등) ① 법 제60조 제1항에 따른 방역관은 감염병 관련 분야의 경험이 풍부한 4급 이

상 공무원 중에서 임명한다. 다만, 시・군・구 소속 방역관은 감염병 관련 분야의 경험이 풍부한 5급 이상 공무원 중에서 임명할 수 있다.〈개정 2016.1.6.〉

② 법 제60조 제3항에 따른 조치권한 외에 방역관이 가지는 감염병 발생지역의 현장에 대한 조치권한은 다음 각 호와 같다.〈개정 2016.1.6., 2020.6.2.〉

1. 감염병의심자를 적당한 장소에 일정한 기간 입원조치 또는 격리조치
2. 감염병병원체에 오염된 장소 또는 건물에 대한 소독이나 그 밖에 필요한 조치
3. 일정한 장소에서 세탁하는 것을 막거나 오물을 일정한 장소에서 처리하도록 명하는 조치
4. 인수공통감염병 예방을 위하여 살처분에 참여한 사람 또는 인수공통감염병에 노출된 사람 등에 대한 예방조치

③ 삭제 〈2016.1.6.〉

제60조의2(역학조사관) ① 감염병 역학조사에 관한 사무를 처리하기 위하여 질병관리청 소속 공무원으로 100명 이상, 시・도 소속 공무원으로 각각 2명 이상의 역학조사관을 두어야 한다. 이 경우 시・도 역학조사관 중 1명 이상은 「의료법」 제2조 제1항에 따른 의료인 중 의사로 임명하여야 한다.〈개정 2018.3.27., 2020.3.4., 2020.8.11.〉

② 시장・군수・구청장은 역학조사에 관한 사무를 처리하기 위하여 필요한 경우 소속 공무원으로 역학조사관을 둘 수 있다. 다만, 인구수 등을 고려하여 보건복지부령으로 정하는 기준을 충족하는 시・군・구의 장은 소속 공무원으로 1명 이상의 역학조사관을 두어야 한다.〈신설 2020.3.4.〉

③ 역학조사관은 다음 각 호의 어느 하나에 해당하는 사람으로서 제18조의3에 따른 역학조사 교육・훈련 과정을 이수한 사람 중에서 임명한다.〈개정 2020.3.4.〉

1. 방역, 역학조사 또는 예방접종 업무를 담당하는 공무원
2. 「의료법」 제2조 제1항에 따른 의료인
3. 그 밖에 「약사법」 제2조 제2호에 따른 약사, 「수의사법」 제2조 제1호에 따른 수의사 등 감염병・역학 관련 분야의 전문가

④ 역학조사관은 감염병의 확산이 예견되는 긴급한 상황으로서 즉시 조치를 취하지 아니하면 감염병이 확산되어 공중위생에 심각한 위해를 가할 것으로 우려되는 경우 일시적으로 제47조 제1호 각 목의 조치를 할 수 있다.〈개정 2020.3.4.〉

⑤ 「국가경찰과 자치경찰의 조직 및 운영에 관한 법률」 제12조 및 제13조에 따른 경찰관서 및 「소방기본법」 제3조에 따른 소방관서의 장, 「지역보건법」 제10조에 따른 보건소의 장 등 관계 공무원은 정당한 사유가 없으면 제4항에 따른 역학조사관의 조치에 협조하여야 한다.〈개정 2020.3.4., 2020.12.22.〉

⑥ 역학조사관은 제4항에 따른 조치를 한 경우 즉시 질병관리청장, 시・도지사 또는 시장・군수・구청장에게 보고하여야 한다.〈개정 2020.3.4., 2020.8.11.〉

⑦ 질병관리청장, 시・도지사 또는 시장・군수・구청장은 제3항에 따라 임명된 역학조사관에게 예산의 범위에서 직무 수행에 필요한 비용 등을 지원할 수 있다.〈개정 2020.3.4., 2020.8.11.〉

⑧ 제1항부터 제7항까지 규정한 사항 외에 역학조사관의 자격・직무・권한・비용지원 등에 관하여 필요한 사항은 대통령령으로 정한다.〈개정 2020.3.4.〉

[본조신설 2015.7.6.]

시행령

제26조(역학조사관의 자격 및 직무 등) ① 삭제 〈2016.1.6.〉

② 역학조사관은 다음 각 호의 업무를 담당한다.

1. 역학조사 계획 수립
2. 역학조사 수행 및 결과 분석
3. 역학조사 실시 기준 및 방법의 개발

4. 역학조사 기술지도
5. 역학조사 교육훈련
6. 감염병에 대한 역학적인 연구
③ 삭제〈2016.1.6.〉
④ 질병관리청장, 시·도지사 및 시장·군수·구청장은 역학조사관에게 예산의 범위에서 연구비와 여비를 지급할 수 있다.〈개정 2020.9.11., 2020.10.13.〉

시행규칙

제42조의2(역학조사관을 두어야 하는 시·군·구) 법 제60조의2 제2항 단서에서 "보건복지부령으로 정하는 기준을 충족하는 시·군·구"란 인구 10만명 이상인 시·군·구를 말한다.
[본조신설 2020.6.4.]
[종전 제42조의2는 제42조의3으로 이동 〈2020.6.4.〉]

제60조의3(한시적 종사명령) ① 질병관리청장 또는 시·도지사는 감염병의 유입 또는 유행이 우려되거나 이미 발생한 경우 기간을 정하여 「의료법」 제2조 제1항의 의료인에게 제36조 및 제37조에 따라 감염병관리기관으로 지정된 의료기관 또는 제8조의2에 따라 설립되거나 지정된 감염병전문병원 또는 감염병연구병원에서 방역업무에 종사하도록 명할 수 있다.〈개정 2020.8.11.〉
② 질병관리청장, 시·도지사 또는 시장·군수·구청장은 감염병이 유입되거나 유행하는 긴급한 경우 제60조의2 제3항 제2호 또는 제3호에 해당하는 자를 기간을 정하여 방역관으로 임명하여 방역업무를 수행하게 할 수 있다.〈개정 2020.3.4., 2020.8.11., 2020.9.29.〉
③ 질병관리청장, 시·도지사 또는 시장·군수·구청장은 감염병의 유입 또는 유행으로 역학조사인력이 부족한 경우 제60조의2 제3항 제2호 또는 제3호에 해당하는 자를 기간을 정하여 역학조사관으로 임명하여 역학조사에 관한 직무를 수행하게 할 수 있다.〈개정 2020.3.4., 2020.8.11.〉
④ 제2항 또는 제3항에 따라 질병관리청장, 시·도지사 또는 시장·군수·구청장이 임명한 방역관 또는 역학조사관은 「국가공무원법」 제26조의5에 따른 임기제공무원으로 임용된 것으로 본다.〈개정 2020.3.4., 2020.8.11.〉
⑤ 제1항에 따른 종사명령 및 제2항·제3항에 따른 임명의 기간·절차 등 필요한 사항은 대통령령으로 정한다.
[본조신설 2015.12.29.]

시행령

제26조의2(의료인에 대한 방역업무 종사명령) ① 질병관리청장 또는 시·도지사는 법 제60조의3 제1항에 따라 방역업무 종사명령을 하는 경우에는 방역업무 종사명령서를 발급하여야 한다. 이 경우 해당 명령서에는 방역업무 종사기관, 종사기간 및 종사업무 등이 포함되어야 한다.〈개정 2020.9.11.〉
② 법 제60조의3 제1항에 따른 방역업무 종사기간은 30일 이내로 한다. 다만, 본인이 사전에 서면으로 동의하는 경우에는 그 기간을 달리 정할 수 있다.
③ 질병관리청장 또는 시·도지사는 제2항에 따른 방역업무 종사기간을 연장하는 경우에는 해당 종사기간이 만료되기 전에 본인의 동의를 받아야 한다. 이 경우 그 연장기간은 30일을 초과할 수 없되, 본인이 동의하는 경우에는 그 연장기간을 달리 정할 수 있다.〈개정 2020.9.11.〉
④ 질병관리청장 또는 시·도지사는 제3항에 따라 방역업무 종사기간을 연장하는 경우에는 방역업무 종사명령서를 새로 발급하여야 한다.〈개정 2020.9.11.〉
[본조신설 2016.6.28.]

제26조의3(방역관 등의 임명) ① 질병관리청장, 시·도지사 또는 시장·군수·구청장은 법 제60조의3 제2항에 따라 방역관을 임명하는 경우에는 임명장을 발급해야 한다. 이 경우 해당 임명장에는 직무수행기간이 포함되어야 한다.
〈개정 2020.6.2., 2020.9.11., 2020.12.29.〉

② 질병관리청장, 시·도지사 또는 시장·군수·구청장은 법 제60조의3 제3항에 따라 역학조사관을 임명하는 때에는 임명장을 발급해야 한다. 이 경우 해당 임명장에는 직무수행기간이 포함되어야 한다.〈신설 2020.6.2., 2020.9.11.〉

③ 방역관 또는 역학조사관의 직무수행기간, 직무수행기간 연장 및 직무수행기간 연장에 따른 임명장의 발급 등에 관하여는 제26조의2 제2항부터 제4항까지의 규정을 준용한다.〈개정 2020.6.2.〉

[본조신설 2016.6.28.]

시행규칙

제42조의3(방역업무 종사명령서 및 임명장) ① 영 제26조의2 제1항 전단에 따른 방역업무 종사명령서는 별지 제30호의2서식과 같다.

② 영 제26조의3 제1항 전단에 따른 방역관 또는 같은 조 제2항 전단에 따른 역학조사관에 대한 임명장은 다음 각 호의 구분에 따른다.〈개정 2020.10.7.〉

1. 방역관: 별지 제30호의3서식
2. 역학조사관: 별지 제30호의4서식

[본조신설 2016. 6. 30.]

[제42조의2에서 이동 〈2020.6.4.〉]

제61조(검역위원) ① 시·도지사는 감염병을 예방하기 위하여 필요하면 검역위원을 두고 검역에 관한 사무를 담당하게 하며, 특별히 필요하면 운송수단 등을 검역하게 할 수 있다.

② 검역위원은 제1항에 따른 사무나 검역을 수행하기 위하여 운송수단 등에 무상으로 승선하거나 승차할 수 있다.

③ 제1항에 따른 검역위원의 임명 및 직무 등에 관하여 필요한 사항은 보건복지부령으로 정한다.〈개정 2010.1.18.〉

시행규칙

제43조(검역위원의 임명 및 직무) ① 법 제61조 제1항에 따라 시·도지사는 보건·위생 분야에 종사하는 소속 공무원 중에서 검역위원을 임명할 수 있다.

② 검역위원의 직무는 다음 각 호와 같다.

1. 역학조사에 관한 사항
2. 감염병병원체에 오염된 장소의 소독에 관한 사항
3. 감염병환자등의 추적, 입원치료 및 감시에 관한 사항
4. 감염병병원체에 오염되거나 오염이 의심되는 물 및 장소에 대한 수거, 파기, 매몰 또는 폐쇄에 관한 사항
5. 검역의 공고에 관한 사항

제62조(예방위원) ① 특별자치도지사 또는 시장·군수·구청장은 감염병이 유행하거나 유행할 우려가 있으면 특별자치도 또는 시·군·구(자치구를 말한다. 이하 같다)에 감염병 예방 사무를 담당하는 예방위원을 둘 수 있다.

② 제1항에 따른 예방위원은 무보수로 한다. 다만, 특별자치도 또는 시·군·구의 인구 2만명당 1명의 비율로 유급위원을 둘 수 있다.

③ 제1항에 따른 예방위원의 임명 및 직무 등에 관하여 필요한 사항은 보건복지부령으로 정한다.〈개정 2010.1.18.〉

시행규칙

제44조(예방위원의 임명 및 직무) ① 법 제62조 제1항에 따라 특별자치도지사 또는 시장·군수·구청장은 다음 각 호의 어느 하나에 해당하는 사람 중에서 예방위원을 임명 또는 위촉할 수 있다.

1. 의사, 한의사, 수의사, 약사 또는 간호사
2. 「고등교육법」 제2조에 따른 학교에서 공중보건 분야 학과를 졸업한 사람
3. 공중보건 분야에 근무하고 있는 소속 공무원
4. 그 밖에 공중보건 분야에 관한 학식과 경험이 풍부하다고 인정하는 사람

② 예방위원의 직무는 다음 각 호와 같다.

1. 역학조사에 관한 사항
2. 감염병 발생의 정보 수집 및 판단에 관한 사항
3. 위생교육에 관한 사항
4. 감염병환자등의 관리 및 치료에 관한 기술자문에 관한 사항
5. 그 밖에 감염병 예방을 위하여 필요한 사항

第63조(한국건강관리협회) ① 제2조 제6호에 따른 기생충감염병에 관한 조사·연구 등 예방사업을 수행하기 위하여 한국건강관리협회(이하 "협회"라 한다)를 둔다.〈개정 2018.3.27.〉

② 협회는 법인으로 한다.

③ 협회에 관하여는 이 법에서 정한 사항 외에는 「민법」 중 사단법인에 관한 규정을 준용한다.

제10장 경비

第64조(특별자치도·시·군·구가 부담할 경비) 다음 각 호의 경비는 특별자치도와 시·군·구가 부담한다.〈개정 2015.7.6., 2015.12.29., 2020.8.12., 2020.9.29.〉

1. 제4조 제2항 제13호에 따른 한센병의 예방 및 진료 업무를 수행하는 법인 또는 단체에 대한 지원 경비의 일부
2. 제24조 제1항 및 제25조 제1항에 따른 예방접종에 드는 경비
3. 제24조 제2항 및 제25조 제2항에 따라 의료기관이 예방접종을 하는 데 드는 경비의 전부 또는 일부
4. 제36조에 따라 특별자치도지사 또는 시장·군수·구청장이 지정한 감염병관리기관의 감염병관리시설의 설치·운영에 드는 경비
5. 제37조에 따라 특별자치도지사 또는 시장·군수·구청장이 설치한 격리소·요양소 또는 진료소 및 같은 조에 따라 지정된 감염병관리기관의 감염병관리시설 설치·운영에 드는 경비
6. 제47조 제1호 및 제3호에 따른 교통 차단 또는 입원으로 인하여 생업이 어려운 사람에 대한 「국민기초생활 보장법」 제2조 제6호에 따른 최저보장수준 지원
7. 제47조, 제48조, 제49조 제1항 제8호·제9호·제13호 및 제51조 제1항에 따라 특별자치도·시·군·구에서 실시하는 소독이나 그 밖의 조치에 드는 경비
8. 제49조 제1항 제7호 및 제12호에 따라 특별자치도지사 또는 시장·군수·구청장이 의사를 배치하거나 의료인·의료업자·의료관계요원 등을 동원하는 데 드는 수당·치료비 또는 조제료

8의2. 제49조 제1항 제12호의2에 따라 특별자치도지사 또는 시장·군수·구청장이 동원한 의료기관 병상, 연수원·숙박시설 등 시설의 운영비 등 경비

9. 제49조 제2항에 따른 식수 공급에 드는 경비
10. 제62조에 따른 예방위원의 배치에 드는 경비

10의2. 제70조의6 제1항에 따라 특별자치도지사 또는 시장·군수·구청장이 실시하는 심리지원에 드는 경비

10의3. 제70조의6 제2항에 따라 특별자치도지사 또는 시장·군수·구청장이 위탁하여 관계 전문기관이 심리지원을 실시하는 데 드는 경비

11. 그 밖에 이 법에 따라 특별자치도·시·군·구가 실시하는 감염병 예방 사무에 필요한 경비

第65조(시·도가 부담할 경비) 다음 각 호의 경비는 시·도가 부담한다.〈개정 2015.12.29., 2018.3.27., 2020.8.12., 2020.9.29., 2020.12.15.〉

1. 제4조 제2항 제13호에 따른 한센병의 예방 및 진료 업무를 수행하는 법인 또는 단체에 대한 지원 경비의 일부

2. 제36조에 따라 시·도지사가 지정한 감염병관리기관의 감염병관리시설의 설치·운영에 드는 경비
3. 제37조에 따른 시·도지사가 설치한 격리소·요양소 또는 진료소 및 같은 조에 따라 지정된 감염병관리기관의 감염병관리시설 설치·운영에 드는 경비
3의2. 제39조의3에 따라 시·도지사가 지정한 감염병의심자 격리시설의 설치·운영에 드는 경비
4. 제41조 및 제42조에 따라 내국인 감염병환자등의 입원치료, 조사, 진찰 등에 드는 경비
5. 제46조에 따른 건강진단, 예방접종 등에 드는 경비
6. 제49조 제1항 제1호에 따른 교통 차단으로 생업이 어려운 자에 대한 「국민기초생활 보장법」 제2조 제6호에 따른 최저보장수준 지원
6의2. 제49조 제1항 제12호에 따라 시·도지사가 의료인·의료업자·의료관계요원 등을 동원하는 데 드는 수당·치료비 또는 조제료
6의3. 제49조 제1항 제12호의2에 따라 시·도지사가 동원한 의료기관 병상, 연수원·숙박시설 등 시설의 운영비 등 경비
7. 제49조 제2항에 따른 식수 공급에 드는 경비
7의2. 제60조의3 제1항 및 제3항에 따라 시·도지사가 의료인 등을 방역업무에 종사하게 하는 데 드는 수당 등 경비
8. 제61조에 따른 검역위원의 배치에 드는 경비
8의2. 제70조의6 제1항에 따라 시·도지사가 실시하는 심리지원에 드는 경비
8의3. 제70조의6 제2항에 따라 시·도지사가 위탁하여 관계 전문기관이 심리지원을 실시하는 데 드는 경비
9. 그 밖에 이 법에 따라 시·도가 실시하는 감염병 예방 사무에 필요한 경비

제66조(시·도가 보조할 경비) 시·도(특별자치도는 제외한다)는 제64조에 따라 시·군·구가 부담할 경비에 관하여 대통령령으로 정하는 바에 따라 보조하여야 한다.

시행령

제27조(시·도의 보조 비율) 법 제66조에 따른 시·도(특별자치도는 제외한다)의 경비 보조액은 시·군·구가 부담하는 금액의 3분의 2로 한다.

제67조(국고 부담 경비) 다음 각 호의 경비는 국가가 부담한다.〈개정 2010.1.18., 2015.7.6., 2015.12.29., 2018.3.27., 2019.12.3., 2020.3.4., 2020.8.11., 2020.8.12., 2020.9.29., 2020.12.15.〉

1. 제4조 제2항 제2호에 따른 감염병환자등의 진료 및 보호에 드는 경비
2. 제4조 제2항 제4호에 따른 감염병 교육 및 홍보를 위한 경비
3. 제4조 제2항 제8호에 따른 감염병 예방을 위한 전문인력의 양성에 드는 경비
4. 제16조 제4항에 따른 표본감시활동에 드는 경비
4의2. 제18조의3에 따른 교육·훈련에 드는 경비
5. 제20조에 따른 해부에 필요한 시체의 운송과 해부 후 처리에 드는 경비
5의2. 제20조의2에 따라 시신의 장사를 치르는 데 드는 경비
6. 제33조에 따른 예방접종약품의 생산 및 연구 등에 드는 경비
6의2. 제33조의2 제1항에 따른 필수예방접종약품등의 비축에 드는 경비
6의3. 제36조 제1항에 따라 보건복지부장관 또는 질병관리청장이 지정한 감염병관리기관의 감염병관리시설의 설치·운영에 드는 경비
7. 제37조에 따라 보건복지부장관 및 질병관리청장이 설치한 격리소·요양소 또는 진료소 및 같은 조에 따라 지정된 감염병관리기관의감염병관리시설 설치·운영에 드는 경비

7의2. 제39조의3에 따라 질병관리청장이 지정한 감염병의심자 격리시설의 설치·운영에 드는 경비
8. 제40조 제1항에 따라 위원회의 심의를 거친 품목의 비축 또는 장기구매를 위한 계약에 드는 경비
9. 삭제 〈2020.8.12.〉
9의2. 제49조 제1항 제12호에 따라 국가가 의료인·의료업자·의료관계요원 등을 동원하는 데 드는 수당·치료비 또는 조제료
9의3. 제49조 제1항 제12호의2에 따라 국가가 동원한 의료기관 병상, 연수원·숙박시설 등 시설의 운영비 등 경비
9의4. 제60조의3 제1항부터 제3항까지에 따라 국가가 의료인 등을 방역업무에 종사하게 하는 데 드는 수당 등 경비
9의5. 제70조의6 제1항에 따라 국가가 실시하는 심리지원에 드는 경비
9의6. 제70조의6 제2항에 따라 국가가 위탁하여 관계 전문기관이 심리지원을 실시하는 데 드는 경비
10. 제71조에 따른 예방접종 등으로 인한 피해보상을 위한 경비

제68조(국가가 보조할 경비) 국가는 다음 각 호의 경비를 보조하여야 한다.
1. 제4조 제2항 제13호에 따른 한센병의 예방 및 진료 업무를 수행하는 법인 또는 단체에 대한 지원 경비의 일부
2. 제65조 및 제66조에 따라 시·도가 부담할 경비의 2분의 1 이상

제69조(본인으로부터 징수할 수 있는 경비) 특별자치도지사 또는 시장·군수·구청장은 보건복지부령으로 정하는 바에 따라 제41조 및 제42조에 따른 입원치료비 외에 본인의 지병이나 본인에게 새로 발병한 질환 등으로 입원, 진찰, 검사 및 치료 등에 드는 경비를 본인이나 그 보호자로부터 징수할 수 있다.〈개정 2010.1.18.〉

시행규칙

제45조(본인으로부터 징수할 수 있는 경비) 법 제69조에 따라 본인이나 그 보호자로부터 징수할 수 있는 경비는 다음 각 호와 같다.
1. 진찰비, 치료비, 검사료
2. 수술비
3. 입원료
4. 그 밖에 진료에 든 경비

제69조의2(외국인의 비용 부담) 질병관리청장은 국제관례 또는 상호주의 원칙 등을 고려하여 외국인인 감염병환자등 및 감염병의심자에 대한 다음 각 호의 경비를 본인에게 전부 또는 일부 부담하게 할 수 있다. 다만, 국내에서 감염병에 감염된 것으로 확인된 외국인에 대해서는 그러하지 아니하다.
1. 제41조에 따른 치료비
2. 제42조에 따른 조사·진찰·치료·입원 및 격리에 드는 경비

[본조신설 2020.8.12.]

제70조(손실보상) ① 보건복지부장관, 시·도지사 및 시장·군수·구청장은 다음 각 호의 어느 하나에 해당하는 손실을 입은 자에게 제70조의2의 손실보상심의위원회의 심의·의결에 따라 그 손실을 보상하여야 한다.〈개정 2015.12.29., 2018.3.27., 2020.8.11., 2020.8.12., 2020.12.15.〉
1. 제36조 및 제37조에 따른 감염병관리기관의 지정 또는 격리소 등의 설치·운영으로 발생한 손실
1의2. 제39조의3에 따른 감염병의심자 격리시설의 설치·운영으로 발생한 손실
2. 이 법에 따른 조치에 따라 감염병환자, 감염병의사환자 등을 진료한 의료기관의 손실
3. 이 법에 따른 의료기관의 폐쇄 또는 업무 정지 등으로 의료기관에 발생한 손실
4. 제47조 제1호, 제4호 및 제5호, 제48조 제1항, 제49조 제1항 제4호, 제6호부터 제10호까지, 제12호, 제12호의2 및 제13호에 따른 조치로 인하여 발생한 손실
5. 감염병환자등이 발생·경유하거나 질병관리청장, 시·도지사 또는 시장·군수·구청장이 그 사실을 공개하여

발생한 「국민건강보험법」 제42조에 따른 요양기관의 손실로서 제1호부터 제4호까지의 손실에 준하고, 제70조의2에 따른 손실보상심의위원회가 심의·의결하는 손실

② 제1항에 따른 손실보상금을 받으려는 자는 보건복지부령으로 정하는 바에 따라 손실보상 청구서에 관련 서류를 첨부하여 보건복지부장관, 시·도지사 또는 시장·군수·구청장에게 청구하여야 한다. 〈개정 2015.12.29.〉

③ 제1항에 따른 보상액을 산정함에 있어 손실을 입은 자가 이 법 또는 관련 법령에 따른 조치의무를 위반하여 그 손실을 발생시켰거나 확대시킨 경우에는 보상금을 지급하지 아니하거나 보상금을 감액하여 지급할 수 있다. 〈신설 2015.12.29.〉

④ 제1항에 따른 보상의 대상·범위와 보상액의 산정, 제3항에 따른 지급 제외 및 감액의 기준 등에 관하여 필요한 사항은 대통령령으로 정한다. 〈신설 2015.12.29.〉

시행령

제28조(손실보상의 대상 및 범위 등) ① 법 제70조 제1항에 따른 손실보상의 대상 및 범위는 별표 2의2와 같다.

② 법 제70조의2 제1항에 따른 손실보상심의위원회(이하 "심의위원회"라 한다)는 법 제70조 제1항에 따라 손실보상액을 산정하기 위하여 필요한 경우에는 관계 분야의 전문기관이나 전문가로 하여금 손실 항목에 대한 감정, 평가 또는 조사 등을 하게 할 수 있다.

③ 심의위원회는 법 제70조 제1항 제1호부터 제3호까지의 손실에 대하여 보상금을 산정하는 경우에는 해당 의료기관의 연평균수입 및 영업이익 등을 고려하여야 한다.

[전문개정 2016.6.28.]

제28조의2(손실보상금의 지급제외 및 감액기준) ① 법 제70조 제3항에 따라 법 또는 관련 법령에 따른 조치의무를 위반하여 손실보상금을 지급하지 않거나 손실보상금을 감액하여 지급할 수 있는 위반행위의 종류는 다음 각 호와 같다. 〈개정 2020.12.29.〉

1. 법 제11조에 따른 보고·신고를 게을리하거나 방해한 경우 또는 거짓으로 보고·신고한 경우
2. 법 제12조에 따른 신고의무를 게을리하거나 같은 조 제1항 각 호에 따른 신고의무자의 신고를 방해한 경우
3. 법 제18조 제3항에 따른 역학조사 시 금지행위를 한 경우
4. 법 제36조 제3항 또는 제37조 제2항에 따른 감염병관리시설을 설치하지 않은 경우
5. 법 제60조 제4항에 따른 협조의무를 위반한 경우
6. 「의료법」 제59조 제1항에 따른 지도와 명령을 위반한 경우
7. 그 밖에 법령상의 조치의무로서 보건복지부장관이 특히 중요하다고 인정하여 고시하는 조치의무를 위반한 경우

② 법 제70조 제3항에 따라 손실보상금을 지급하지 아니하거나 감액을 하는 경우에는 제1항 각 호의 위반행위가 그 손실의 발생 또는 확대에 직접적으로 관련되는지 여부와 중대한 원인인지의 여부를 기준으로 한다.

③ 심의위원회는 제2항에 따라 제1항 각 호의 위반행위와 손실 발생 또는 손실 확대와의 인과관계를 인정하는 경우에는 해당 위반행위의 동기, 경위, 성격 및 유형 등을 종합적으로 고려하여야 한다.

④ 제2항 및 제3항에 따른 손실보상금 지급제외 및 감액기준 등에 필요한 세부사항은 보건복지부장관이 정하여 고시한다.

[본조신설 2016.6.28.]

시행규칙

제46조(손실보상 청구) ① 법 제70조 제2항에 따라 손실보상을 청구하려는 자는 별지 제31호서식의 손실보상청구서(전자문서로 된 청구서를 포함한다)에 손실을 증명하는 서류(전자문서로 된 서류를 포함한다)를 첨부하여 보건복지부장관, 시·도지사 또는 시장·군수·구청장에게 제출하여야 한다.

② 제1항에 따른 청구서를 받은 보건복지부장관, 시·도지사 또는 시장·군수·구청장은 제출 서류에 흠결이 있거나 사실 확인 등이 필요한 경우에는 추가 자료의 제출을 요청할 수 있다.

③ 제1항 및 제2항에서 정한 사항 외에 손실보상 청구방법 및 청구절차에 필요한 세부사항은 보건복지부장관이 정하여 고시한다.

[전문개정 2016.6.30.]

제70조의2(손실보상심의위원회) ① 제70조에 따른 손실보상에 관한 사항을 심의·의결하기 위하여 보건복지부 및 시·도에 손실보상심의위원회(이하 "심의위원회"라 한다)를 둔다.

② 위원회는 위원장 2인을 포함한 20인 이내의 위원으로 구성하되, 보건복지부에 설치된 심의위원회의 위원장은 보건복지부차관과 민간위원이 공동으로 되며, 시·도에 설치된 심의위원회의 위원장은 부시장 또는 부지사와 민간위원이 공동으로 된다.

③ 심의위원회 위원은 관련 분야에 대한 학식과 경험이 풍부한 사람과 관계 공무원 중에서 대통령령으로 정하는 바에 따라 보건복지부장관 또는 시·도지사가 임명하거나 위촉한다.

④ 심의위원회는 제1항에 따른 심의·의결을 위하여 필요한 경우 관계자에게 출석 또는 자료의 제출 등을 요구할 수 있다.

⑤ 그 밖의 심의위원회의 구성과 운영 등에 관하여 필요한 사항은 대통령령으로 정한다.

[본조신설 2015.12.29.]

시행령

제28조의3(손실보상심의위원회의 구성 및 운영) ① 보건복지부에 두는 심의위원회의 위원은 보건복지부장관이 성별을 고려하여 다음 각 호의 사람 중에서 임명하거나 위촉한다.

1. 「의료법」에 따라 설립된 의료인 단체 및 의료기관 단체와 「약사법」에 따라 설립된 대한약사회 및 대한한약사회에서 추천하는 사람
2. 「비영리민간단체 지원법」에 따른 비영리민간단체로서 보건의료분야와 밀접한 관련이 있다고 보건복지부장관이 인정하는 단체에서 추천하는 사람
3. 「국민건강보험법」에 따른 국민건강보험공단의 이사장 또는 건강보험심사평가원의 원장이 추천하는 사람
4. 「고등교육법」에 따른 대학의 보건의료 관련 학과에서 부교수 이상 또는 이에 상당하는 직위에 재직 중이거나 재직하였던 사람
5. 감염병 예방 및 관리에 관한 전문지식과 경험이 풍부한 사람
6. 손실보상에 관한 전문지식과 경험이 풍부한 사람
7. 보건의료 정책을 담당하는 고위공무원단에 속하는 공무원

② 제1항 제1호부터 제6호까지의 규정에 따른 위촉위원의 임기는 3년으로 한다. 다만, 위원의 해촉(解囑) 등으로 인하여 새로 위촉된 위원의 임기는 전임 위원 임기의 남은 기간으로 한다.

③ 보건복지부장관은 제1항에 따른 심의위원회의 위촉위원이 다음 각 호의 어느 하나에 해당하는 경우에는 해당 위촉위원을 해촉할 수 있다.

1. 심신장애로 인하여 직무를 수행할 수 없게 된 경우
2. 직무와 관련된 비위사실이 있는 경우
3. 직무태만, 품위손상이나 그 밖의 사유로 인하여 위원으로 적합하지 아니하다고 인정되는 경우
4. 위원 스스로 직무를 수행하는 것이 곤란하다고 의사를 밝히는 경우

④ 제1항에 따른 심의위원회의 위원장은 심의위원회를 대표하고, 심의위원회의 업무를 총괄한다.

⑤ 제1항에 따른 심의위원회의 회의는 재적위원 과반수의 요구가 있거나 심의위원회의 위원장이 필요하다고 인정할 때에 소집하고, 심의위원회의 위원장이 그 의장이 된다.

⑥ 제1항에 따른 심의위원회의 회의는 재적위원 과반수의 출석으로 개의(開議)하고, 출석위원 과반수의 찬성으로 의결한다.

⑦ 제1항에 따른 심의위원회는 업무를 효율적으로 수행하기 위하여 심의위원회에 관계 분야의 전문가로 구성되는 전문위원회를 둘 수 있다.

⑧ 제1항부터 제7항까지에서 규정한 사항 외에 제1항에 따른 심의위원회 및 전문위원회의 구성·운영 등에 필요한 사항은 심의위원회의 의결을 거쳐 심의위원회의 위원장이 정한다.

⑨ 법 제70조의2제1항에 따라 시·도에 두는 심의위원회의 구성·운영 등에 관하여는 제1항부터 제8항까지를 준용한다. 이 경우 "보건복지부장관"은 "시·도지사"로 본다.
[본조신설 2016.6.28.]

제70조의3(보건의료인력 등에 대한 재정적 지원) ① 질병관리청장, 시·도지사 및 시장·군수·구청장은 이 법에 따른 감염병의 발생 감시, 예방·관리 및 역학조사업무에 조력한 의료인, 의료기관 개설자 또는 약사에 대하여 예산의 범위에서 재정적 지원을 할 수 있다.〈개정 2020.8.11., 2020.12.15.〉

② 질병관리청장, 시·도지사 및 시장·군수·구청장은 감염병 확산으로 인하여 「재난 및 안전관리 기본법」 제38조제2항에 따른 심각 단계 이상의 위기경보가 발령되는 경우 이 법에 따른 감염병의 발생 감시, 예방·방역·검사·치료·관리 및 역학조사 업무에 조력한 보건의료인력 및 보건의료기관 종사자(「보건의료인력지원법」 제2조제3호에 따른 보건의료인력 및 같은 조 제4호에 따른 보건의료기관 종사자를 말한다)에 대하여 예산의 범위에서 재정적 지원을 할 수 있다.〈신설 2021.12.21.〉

③ 제1항 및 제2항에 따른 지원 내용, 절차, 방법 등 지원에 필요한 사항은 대통령령으로 정한다.〈개정 2021.12.21.〉
[본조신설 2015.12.29.]
[제목개정 2020.12.15., 2021.12.21.]

시행령

제28조의4(보건의료인력 등에 대한 지원 등) ① 질병관리청장, 시·도지사 또는 시장·군수·구청장은 법 제70조의3 제1항에 따라 감염병의 발생 감시, 예방·관리 또는 역학조사업무에 조력한 의료인, 의료기관 개설자 또는 약사에게 수당 및 여비 등의 비용을 지원할 수 있다.〈개정 2020.9.11., 2021.6.8.〉

② 질병관리청장, 시·도지사 및 시장·군수·구청장은 법 제70조의3제2항에 따라 감염병의 발생 감시, 예방·방역·검사·치료·관리 및 역학조사 업무에 조력한 보건의료인력 및 보건의료기관 종사자에게 수당 및 여비 등의 비용을 지원할 수 있다.〈신설 2022.3.22〉

③ 제1항 또는 제2항에 따른 지원을 받으려는 자는 감염병의 발생 감시, 예방·방역·검사·치료·관리 및 역학조사업무에 조력한 사실을 증명하는 자료를 첨부하여 질병관리청장, 시·도지사 또는 시장·군수·구청장에게 신청하여야 한다.〈개정 2020.9.11.,2022.3.22〉

④ 제3항에 따른 지원 신청을 받은 질병관리청장, 시·도지사 또는 시장·군수·구청장은 지원여부, 지원항목 및 지원금액 등을 결정하고, 그 사실을 신청인에게 알려야 한다〈개정 2022.9.11., 2022.3.22.〉
[본조신설 2016.6.28.] [제목개정 2022.3.22.]

제70조의4(감염병환자등에 대한 생활지원) ① 질병관리청장, 시·도지사 및 시장·군수·구청장은 이 법에 따라 입원 또는 격리된 사람에 대하여 예산의 범위에서 치료비, 생활지원 및 그 밖의 재정적 지원을 할 수 있다.〈개정 2020.8.11.〉

② 시·도지사 및 시장·군수·구청장은 제1항에 따른 사람 및 제70조의3 제1항에 따른 의료인이 입원 또는 격리조치, 감염병의 발생 감시, 예방·관리 및 역학조사업무에 조력 등으로 자녀에 대한 돌봄 공백이 발생한 경우 「아이돌봄 지원법」에 따른 아이돌봄서비스를 제공하는 등 필요한 조치를 하여야 한다.

③ 제1항 및 제2항에 따른 지원·제공을 위하여 필요한 사항은 대통령령으로 정한다.
[본조신설 2015.12.29.] [제목개정 2021.6.8.]

시행령

제28조의5(감염병환자등에 대한 생활지원 등) 질병관리청장, 시·도지사 또는 시장·군수·구청장은 법 제70조의4 제1항에 따라 다음 각 호의 지원을 할 수 있다. 다만, 법 제41조의2 제1항에 따라 유급휴가를 받은 경우에는 제2호에 따른 지원을 하지 아니한다.〈개정 2020.9.11.〉

1. 치료비 및 입원비: 본인이 부담하는 치료비 및 입원비. 다만, 「국민건강보험법」에 따른 요양급여의 대상에서 제외되는 비용 등 질병관리청장이 정하는 비용은 제외한다.
2. 생활지원비: 질병관리청장이 기획재정부장관과 협의하여 고시하는 금액

[본조신설 2016.6.28.]

제70조의5(손실보상금의 긴급지원) 보건복지부장관, 시·도지사 및 시장·군수·구청장은 심의위원회의 심의·의결에 따라 제70조 제1항 각 호의 어느 하나에 해당하는 손실을 입은 자로서 경제적 어려움으로 자금의 긴급한 지원이 필요한 자에게 제70조 제1항에 따른 손실보상금의 일부를 우선 지급할 수 있다.

[본조신설 2020.9.29.]

제70조의6(심리지원) ① 보건복지부장관, 시·도지사 또는 시장·군수·구청장은 감염병환자등과 그 가족, 감염병의심자, 감염병 대응 의료인, 그 밖의 현장대응인력에 대하여 「정신건강증진 및 정신질환자 복지서비스 지원에 관한 법률」 제15조의2에 따른 심리지원(이하 "심리지원"이라 한다)을 할 수 있다.

② 보건복지부장관, 시·도지사 또는 시장·군수·구청장은 심리지원을 「정신건강증진 및 정신질환자 복지서비스 지원에 관한 법률」 제15조의2에 따른 국가트라우마센터 또는 대통령령으로 정하는 관계 전문기관에 위임 또는 위탁할 수 있다.

③ 제1항에 따른 현장대응인력의 범위와 제1항 및 제2항에 따른 심리지원에 관하여 필요한 사항은 대통령령으로 정한다.

[본조신설 2020.9.29.]

시행령

제28조의6(심리지원의 대상 등) ① 법 제70조의6 제1항에 따라 「정신건강증진 및 정신질환자 복지서비스 지원에 관한 법률」 제15조의2 제1항에 따른 심리지원(이하 "심리지원"이라 한다)을 받을 수 있는 현장대응인력의 범위는 다음 각 호와 같다.

1. 법 제49조 제1항 제12호에 따라 감염병 유행기간 중 동원된 의료업자 및 의료관계요원
2. 법 제60조 제1항 및 제60조의3 제2항에 따른 방역관
3. 법 제60조의2 제1항·제2항 및 제60조의3 제3항에 따른 역학조사관
4. 그 밖에 감염병의 예방 또는 관리 업무를 담당하는 사람으로서 심리지원을 받을 필요가 있다고 보건복지부장관이 인정하는 사람

② 보건복지부장관, 시·도지사 또는 시장·군수·구청장은 법 제70조의6 제2항에 따라 심리지원에 관한 권한 또는 업무를 다음 각 호의 기관에 위임하거나 위탁할 수 있다.

1. 「정신건강증진 및 정신질환자 복지서비스 지원에 관한 법률」 제3조 제3호에 따른 정신건강복지센터
2. 「정신건강증진 및 정신질환자 복지서비스 지원에 관한 법률」 제3조 제5호에 따른 정신의료기관
3. 「정신건강증진 및 정신질환자 복지서비스 지원에 관한 법률」 제15조의2에 따른 국가트라우마센터
4. 그 밖에 보건복지부장관이 심리지원에 관한 전문성이 있다고 인정하는 기관

③ 보건복지부장관, 시·도지사 또는 시장·군수·구청장은 제2항에 따라 심리지원에 관한 권한 또는 업무를 위임하거나 위탁한 경우에는 다음 각 호의 사항을 고시해야 한다.

1. 위임받거나 위탁받은 기관
2. 위임 또는 위탁한 내용

[본조신설 2020.12.29.]

제71조(예방접종 등에 따른 피해의 국가보상) ① 국가는 제24조 및 제25조에 따라 예방접종을 받은 사람 또는 제40조 제2항에 따라 생산된 예방·치료 의약품을 투여받은 사람이 그 예방접종 또는 예방·치료 의약품으로 인하여 질병에 걸리거나 장애인이 되거나 사망하였을 때에는 대통령령으로 정하는 기준과 절차에 따라 다음 각 호의 구분에 따른 보상을 하여야 한다.

1. 질병으로 진료를 받은 사람 : 진료비 전액 및 정액 간병비
2. 장애인이 된 사람 : 일시보상금
3. 사망한 사람 : 대통령령으로 정하는 유족에 대한 일시보상금 및 장제비

② 제1항에 따라 보상받을 수 있는 질병, 장애 또는 사망은 예방접종약품의 이상이나 예방접종 행위자 및 예방·치료 의약품 투여자 등의 과실 유무에 관계없이 해당 예방접종 또는 예방·치료 의약품을 투여받은 것으로 인하여 발생한 피해로서 질병관리청장이 인정하는 경우로 한다.〈개정 2010.1.18., 2020.8.11.〉

③ 질병관리청장은 제1항에 따른 보상청구가 있은 날부터 120일 이내에 제2항에 따른 질병, 장애 또는 사망에 해당하는지를 결정하여야 한다. 이 경우 미리 위원회의 의견을 들어야 한다.〈개정 2010.1.18., 2020.8.11.〉

④ 제1항에 따른 보상의 청구, 제3항에 따른 결정의 방법과 절차 등에 관하여 필요한 사항은 대통령령으로 정한다.

시행령

제29조(예방접종 등에 따른 피해의 보상 기준) 법 제71조 제1항에 따라 보상하는 보상금의 지급 기준 및 신청기한은 다음 각 호의 구분과 같다.〈개정 2015.1.6., 2017.5.29., 2018.9.18., 2019.7.9., 2020.6.2., 2020.9.11.〉

1. 진료비
   가. 지급 기준: 예방접종피해로 발생한 질병의 진료비 중 「국민건강보험법」에 따라 보험자가 부담하거나 지급한 금액을 제외한 잔액 또는 「의료급여법」에 따라 의료급여기금이 부담한 금액을 제외한 잔액. 다만, 제3호에 따른 일시보상금을 지급받은 경우에는 진료비를 지급하지 않는다.
   나. 신청기한: 해당 예방접종피해가 발생한 날부터 5년 이내
2. 간병비: 입원진료의 경우에 한정하여 1일당 5만원
3. 장애인이 된 사람에 대한 일시보상금
   가. 지급 기준
      1) 「장애인복지법」에 따른 장애인 중 장애의 정도가 심한 장애인: 사망한 사람에 대한 일시보상금의 100분의 100
      2) 「장애인복지법」에 따른 장애인 중 장애의 정도가 심하지 않은 장애인: 사망한 사람에 대한 일시보상금의 100분의 55
      3) 1) 및 2) 외의 장애인으로서 「국민연금법」, 「공무원연금법」, 「공무원 재해보상법」 및 「산업재해보상보험법」 등 질병관리청장이 정하여 고시하는 법률에서 정한 장애 등급이나 장해 등급에 해당하는 장애인: 사망한 사람에 대한 일시보상금의 100분의 20 범위에서 해당 장애 등급이나 장해 등급의 기준별로 질병관리청장이 정하여 고시하는 금액
   나. 신청기한: 장애진단을 받은 날부터 5년 이내
4. 사망한 사람에 대한 일시보상금
   가. 지급기준: 사망 당시의 「최저임금법」에 따른 월 최저임금액에 240을 곱한 금액에 상당하는 금액
   나. 신청기한: 사망한 날부터 5년 이내
5. 장제비: 30만원

제30조(예방접종 등에 따른 피해의 보상대상자) ① 법 제71조 제1항에 따라 보상을 받을 수 있는 사람은 다음 각 호의 구분에 따른다.

1. 법 제71조 제1항 제1호 및 제2호의 경우: 본인
2. 법 제71조 제1항 제3호의 경우: 유족 중 우선순위자

② 법 제71조 제1항 제3호에서 "대통령령으로 정하는 유족"이란 배우자(사실상 혼인관계에 있는 사람을 포함한다), 자녀, 부모, 손자·손녀, 조부모, 형제자매를 말한다.

③ 유족의 순위는 제2항에 열거한 순위에 따르되, 행방불명 등으로 지급이 어려운 사람은 제외하며, 우선순위의 유족이 2명 이상일 때에는 사망한 사람에 대한 일시보상금을 균등하게 배분한다.

제31조(예방접종 등에 따른 피해의 보상 절차) ① 법 제71조 제1항에 따라 보상을 받으려는 사람은 보건복지부령으로 정하는 바에 따라 보상청구서에 피해에 관한 증명서류를 첨부하여 관할 특별자치도지사 또는 시장·군수·구청장에게 제출하여야 한다.

② 시장·군수·구청장은 제1항에 따라 받은 서류(이하 "피해보상청구서류"라 한다)를 시·도지사에게 제출하고, 피해보상청구서류를 받은 시·도지사와 제1항에 따라 피해보상청구서류를 받은 특별자치도지사는 지체 없이 예방접종으로 인한 피해에 관한 기초조사를 한 후 피해보상청구서류에 기초조사 결과 및 의견서를 첨부하여 질병관리청장에게 제출하여야 한다.〈개정 2020.9.11.〉

③ 질병관리청장은 예방접종피해보상 전문위원회의 의견을 들어 보상 여부를 결정한 후 그 사실을 시·도지사에게 통보하고, 시·도지사(특별자치도지사는 제외한다)는 시장·군수·구청장에게 통보하여야 한다. 이 경우 통보를 받은 특별자치도지사 또는 시장·군수·구청장은 제1항에 따라 보상을 받으려는 사람에게 결정 내용을 통보하여야 한다.〈개정 2015.1.6., 2020.9.11.〉

④ 질병관리청장은 제3항에 따라 보상을 하기로 결정한 사람에 대하여 제29조의 보상 기준에 따른 보상금을 지급한다.〈개정 2020.9.11.〉

⑤ 이 영에서 규정한 사항 외에 예방접종으로 인한 피해보상 심의의 절차 및 방법에 관하여 필요한 사항은 질병관리청장이 정한다.〈개정 2020.9.11.〉

시행규칙

제47조(보상의 신청 등) ① 법 제71조 제1항 및 영 제31조 제1항에 따라 진료비 및 간병비를 신청하려는 사람은 별지 제32호서식의 진료비 및 간병비 신청서에 다음 각 호의 서류를 첨부하여 관할 특별자치도지사 또는 시장·군수·구청장에게 제출하여야 한다. 이 경우 특별자치도지사 또는 시장·군수·구청장은 「전자정부법」 제36조 제1항에 따른 행정정보의 공동이용을 통하여 주민등록표 등본 또는 가족관계증명서를 확인하여야 하며, 신청인이 확인에 동의하지 않는 경우에는 이를 첨부하도록 하여야 한다.〈개정 2016.6.30.〉

1. 별지 제33호서식의 진료확인서 1부
2. 신청인과 본인과의 관계를 증명하는 서류 1부(주민등록표 등본 또는 가족관계증명서로 신청인과 본인의 관계를 증명할 수 없는 경우만 해당한다)

② 법 제71조 제1항 및 영 제31조 제1항에 따라 일시보상금 및 장제비를 신청하려는 사람은 별지 제34호서식의 일시보상금 및 장제비 신청서에 다음 각 호의 서류를 첨부하여 관할 특별자치도지사 또는 시장·군수·구청장에게 제출하여야 한다. 이 경우 특별자치도지사 또는 시장·군수·구청장은 「전자정부법」 제36조 제1항에 따른 행정정보의 공동이용을 통하여 주민등록표 등본 또는 가족관계증명서를 확인하여야 하며, 신청인이 확인에 동의하지 않는 경우에는 이를 첨부하도록 하여야 한다.〈개정 2016.6.30., 2021.8.13.,2022.2.9〉

1. 사망 일시보상금 및 장제비의 경우
   가. 사망진단서
   나. 부검소견서. 다만, 다음의 어느 하나에 해당하는 경우는 제외한다.
      1) 시신 화장 등으로 인하여 부검을 실시할 수 없는 경우
      2) 질병관리청장이 역학조사 등을 실시하여 예방접종으로 인한 사망임을 인정한 경우로서 특별자치도지사, 시장·군수·구청장 또는 신청인이 이에 관한 통지를 받은 경우
   다. 보상금 신청인이 유족임을 증명하는 서류(주민등록표 등본 또는 가족관계증명서로 유족임을 증명할 수 없는 경우만 해당한다)
2. 장애인 일시보상금의 경우
   가. 의료기관이 발행한 진단서
   나. 보상금 신청인과 본인의 관계를 증명하는 서류(주민등록표 등본 또는 가족관계증명서로 신청인과 본인의 관계를 증명할 수 없는 경우만 해당한다)

제72조(손해배상청구권과의 관계 등) ① 국가는 예방접종약품의 이상이나 예방접종 행위자, 예방·치료 의약품의 투여자 등 제3자의 고의 또는 과실로 인하여 제71조에 따른 피해보상을 하였을 때에는 보상액의 범위에서 보상을 받은 사람이 제3자에 대하여 가지는 손해배상청구권을 대위한다.

② 예방접종을 받은 자, 예방·치료 의약품을 투여받은 자 또는 제71조 제1항 제3호에 따른 유족이 제3자로부터 손해배상을 받았을 때에는 국가는 그 배상액의 범위에서 제71조에 따른 보상금을 지급하지 아니하며, 보상금을

잘못 지급하였을 때에는 해당 금액을 국세 징수의 예에 따라 징수할 수 있다.

제72조의2(손해배상청구권) 보건복지부장관, 질병관리청장, 시・도지사 및 시장・군수・구청장은 이 법을 위반하여 감염병을 확산시키거나 확산 위험성을 증대시킨 자에 대하여 입원치료비, 격리비, 진단검사비, 손실보상금 등 이 법에 따른 예방 및 관리 등을 위하여 지출된 비용에 대해 손해배상을 청구할 권리를 갖는다.

[본조신설 2021.3.9.]

제73조(국가보상을 받을 권리의 양도 등 금지) 제70조 및 제71조에 따라 보상받을 권리는 양도하거나 압류할 수 없다.

제11장 보칙

제74조(비밀누설의 금지) 이 법에 따라 건강진단, 입원치료, 진단 등 감염병 관련 업무에 종사하는 자 또는 종사하였던 자는 그 업무상 알게 된 비밀을 다른 사람에게 누설하거나 업무목적 외의 용도로 사용하여서는 아니 된다.〈개정 2020.9.29.〉

제74조의2(자료의 제공 요청 및 검사) ① 질병관리청장, 시・도지사 또는 시장・군수・구청장은 감염병관리기관의 장 등에게 감염병관리시설, 제37조에 따른 격리소・요양소 또는 진료소, 제39조의3에 따른 감염병의심자 격리시설의 설치 및 운영에 관한 자료의 제공을 요청할 수 있으며, 소속 공무원으로 하여금 해당 시설에 출입하여 관계 서류나 시설・장비 등을 검사하게 하거나 관계인에게 질문을 하게 할 수 있다.〈개정 2018.3.27., 2020.8.11., 2020.12.15.〉

② 제1항에 따라 출입・검사를 행하는 공무원은 그 권한을 표시하는 증표를 지니고 이를 관계인에게 제시하여야 한다.

[본조신설 2015.7.6.]

제75조(청문) 시・도지사 또는 시장・군수・구청장은 다음 각 호의 어느 하나에 해당하는 처분을 하려면 청문을 실시하여야 한다.

1. 제49조제3항에 따른 장소나 시설의 폐쇄 명령
2. 제59조제1항에 따른 영업소의 폐쇄 명령

[전문개정 2021.3.9.]

제76조(위임 및 위탁) ① 이 법에 따른 보건복지부장관의 권한 또는 업무는 대통령령으로 정하는 바에 따라 그 일부를 질병관리청장 또는 시・도지사에게 위임하거나 관련 기관 또는 관련 단체에 위탁할 수 있다.

② 이 법에 따른 질병관리청장의 권한 또는 업무는 대통령령으로 정하는 바에 따라 그 일부를 시・도지사에게 위임하거나 관련 기관 또는 관련 단체에 위탁할 수 있다.

[전문개정 2020.8.11.]

시행령

제32조(권한의 위임 및 업무의 위탁) ① 보건복지부장관은 법 제76조 제1항에 따라 다음 각 호의 권한을 질병관리청장에게 위임한다.〈개정 2020.9.11., 2022.7.26.〉

1. 법 제8조의2 제1항・제3항 및 이 영 제1조의3에 따른 중앙감염병병원의 운영 및 지원
2. 법 제8조의3 및 이 영 제1조의5에 따른 내성균 관리대책의 수립・추진
3. 법 제8조의4에 따른 의견 청취 및 자료 제출 요청 등 협조 요청

② 보건복지부장관은 법 제76조 제1항에 따라 법 제70조에 따른 업무를 다음 각 호의 어느 하나에 해당하는 자에게

위탁할 수 있다.〈신설 2015.1.6., 2016.1.6., 2020.6.2., 2020.9.11., 2020.10.13.〉
1. 「고등교육법」 제2조에 따른 학교
2. 「공공기관의 운영에 관한 법률」 제4조에 따른 공공기관
3. 「민법」 또는 다른 법률에 따라 설립된 비영리법인으로서 감염병의 예방 및 관리와 관련된 업무를 수행하는 법인
4. 「정부출연연구기관 등의 설립·운영 및 육성에 관한 법률」에 따른 정부출연연구기관
5. 그 밖에 감염병의 예방 및 관리 업무에 전문성이 있다고 보건복지부장관이 인정하는 기관 또는 단체

③ 질병관리청장은 법 제76조 제2항에 따라 법 제71조 제2항·제3항 및 이 영 제31조 제3항·제4항에 따른 보상(법 제71조 제1항 제1호 및 이 영 제29조 제1호 가목에 따라 보상금으로 지급받을 수 있는 진료비가 30만원 미만인 보상으로 한정한다)의 결정 및 지급 권한을 시·도지사에게 위임한다.〈신설 2022.1.25.〉

④ 질병관리청장은 법 제76조 제2항에 따라 법 제4조 제2항 제4호부터 제9호까지·제14호부터 제17호까지, 제16조의2 제2항, 제29조 제1호, 제41조 제3항, 제41조의2 제3항, 제70조의3 제1항·제2항, 제70조의4 제1항 및 제71조 제2항·제3항에 따른 업무의 전부 또는 일부를 다음 각 호의 어느 하나에 해당하는 자에게 위탁할 수 있다.〈신설 2020.10.13., 2021.8.3., 2022.1.25., 2022.3.22., 2022.10.4.〉
1. 「고등교육법」 제2조에 따른 학교
2. 「공공기관의 운영에 관한 법률」 제4조에 따른 공공기관
3. 「민법」 또는 다른 법률에 따라 설립된 비영리법인으로서 감염병의 예방 및 관리와 관련된 업무를 수행하는 법인
4. 「정부출연연구기관 등의 설립·운영 및 육성에 관한 법률」에 따른 정부출연연구기관
5. 그 밖에 질병관리청장이 감염병의 예방 및 관리 업무에 전문성이 있다고 인정하는 기관 또는 단체

⑤ 보건복지부장관 및 질병관리청장은 제2항 및 제4항에 따라 업무를 위탁하는 경우 위탁받는 기관 및 위탁업무의 내용을 고시해야 한다.〈신설 2015.1.6., 2020.9.11., 2020.10.13., 2022.1.25.〉
[제목개정 2015.1.6.]

제76조의2(정보 제공 요청 및 정보 확인 등) ① 질병관리청장 또는 시·도지사는 감염병 예방 및 감염 전파의 차단을 위하여 필요한 경우 관계 중앙행정기관(그 소속기관 및 책임운영기관을 포함한다)의 장, 지방자치단체의 장(「지방교육자치에 관한 법률」 제18조에 따른 교육감을 포함한다), 「공공기관의 운영에 관한 법률」 제4조에 따른 공공기관, 의료기관 및 약국, 법인·단체·개인에 대하여 감염병환자등 및 감염병의심자에 관한 다음 각 호의 정보 제공을 요청할 수 있으며, 요청을 받은 자는 이에 따라야 한다.〈개정 2016.12.2., 2020.3.4., 2020.8.11., 2020.9.29.〉
1. 성명, 「주민등록법」 제7조의2 제1항에 따른 주민등록번호, 주소 및 전화번호(휴대전화번호를 포함한다) 등 인적사항
2. 「의료법」 제17조에 따른 처방전 및 같은 법 제22조에 따른 진료기록부등
3. 질병관리청장이 정하는 기간의 출입국관리기록
4. 그 밖에 이동경로를 파악하기 위하여 대통령령으로 정하는 정보

② 질병관리청장, 시·도지사 또는 시장·군수·구청장은 감염병 예방 및 감염 전파의 차단을 위하여 필요한 경우 감염병환자등 및 감염병의심자의 위치정보를 「국가경찰과 자치경찰의 조직 및 운영에 관한 법률」에 따른 경찰청, 시·도경찰청 및 경찰서(이하 이 조에서 "경찰관서"라 한다)의 장에게 요청할 수 있다. 이 경우 질병관리청장, 시·도지사 또는 시장·군수·구청장의 요청을 받은 경찰관서의 장은 「위치정보의 보호 및 이용 등에 관한 법률」 제15조 및 「통신비밀보호법」 제3조에도 불구하고 「위치정보의 보호 및 이용 등에 관한 법률」 제5조 제7항에 따른 개인위치정보사업자, 「전기통신사업법」 제2조 제8호에 따른 전기통신사업자에게 감염병환자등 및 감염병의심자의 위치정보를 요청할 수 있고, 요청을 받은 위치정보사업자와 전기통신사업자는 정당한 사유가 없으면 이에 따라야 한다.〈개정 2015.12.29., 2018.4.17., 2020.3.4., 2020.8.11., 2020.12.22.〉

③ 질병관리청장은 제1항 및 제2항에 따라 수집한 정보를 관련 중앙행정기관의 장, 지방자치단체의 장, 국민건강보험공단 이사장, 건강보험심사평가원 원장, 「보건의료기본법」 제3조 제4호의 보건의료기관(이하 "보건의료기관"이라 한다) 및 그 밖의 단체 등에게 제공할 수 있다. 이 경우 보건의료기관 등에 제공하는 정보는 감염병 예

방 및 감염 전파의 차단을 위하여 해당 기관의 업무에 관련된 정보로 한정한다.〈개정 2020.3.4., 2020.8.11.〉

④ 질병관리청장은 감염병 예방 및 감염 전파의 차단을 위하여 필요한 경우 제3항 전단에도 불구하고 다음 각 호의 정보시스템을 활용하여 보건의료기관에 제1항 제3호에 따른 정보 및 같은 항 제4호에 따른 이동경로 정보를 제공하여야 한다. 이 경우 보건의료기관에 제공하는 정보는 해당 기관의 업무에 관련된 정보로 한정한다.〈신설 2020.3.4., 2020.8.11.〉

1. 국민건강보험공단의 정보시스템
2. 건강보험심사평가원의 정보시스템
3. 감염병의 국내 유입 및 확산 방지를 위하여 질병관리청장이 필요하다고 인정하여 지정하는 기관의 정보시스템

⑤ 의료인, 약사 및 보건의료기관의 장은 의료행위를 하거나 의약품을 처방·조제하는 경우 제4항 각 호의 어느 하나에 해당하는 정보시스템을 통하여 같은 항에 따라 제공된 정보를 확인하여야 한다.〈신설 2020.3.4.〉

⑥ 제3항 및 제4항에 따라 정보를 제공받은 자는 이 법에 따른 감염병 관련 업무 이외의 목적으로 정보를 사용할 수 없으며, 업무 종료 시 지체 없이 파기하고 질병관리청장에게 통보하여야 한다.〈개정 2020.3.4., 2020.8.11.〉

⑦ 질병관리청장, 시·도지사 또는 시장·군수·구청장은 제1항 및 제2항에 따라 수집된 정보의 주체에게 다음 각 호의 사실을 통지하여야 한다.〈개정 2020.3.4., 2020.8.11.〉

1. 감염병 예방 및 감염 전파의 차단을 위하여 필요한 정보가 수집되었다는 사실
2. 제1호의 정보가 다른 기관에 제공되었을 경우 그 사실
3. 제2호의 경우에도 이 법에 따른 감염병 관련 업무 이외의 목적으로 정보를 사용할 수 없으며, 업무 종료 시 지체 없이 파기된다는 사실

⑧ 제3항 및 제4항에 따라 정보를 제공받은 자가 이 법의 규정을 위반하여 해당 정보를 처리한 경우에는 「개인정보 보호법」에 따른다.〈개정 2020.3.4.〉

⑨ 제3항에 따른 정보 제공의 대상·범위 및 제7항에 따른 통지의 방법 등에 관하여 필요한 사항은 보건복지부령으로 정한다.〈개정 2020.3.4.〉

[본조신설 2015.7.6.] [제목개정 2020.3.4.]

시행령

제32조의2(제공 요청할 수 있는 정보) 법 제76조의2 제1항 제4호에서 "대통령령으로 정하는 정보"란 다음 각 호의 정보를 말한다.

1. 「여신전문금융업법」 제2조 제3호·제6호 및 제8호에 따른 신용카드·직불카드·선불카드 사용명세
2. 「대중교통의 육성 및 이용촉진에 관한 법률」 제10조의2 제1항에 따른 교통카드 사용명세
3. 「개인정보 보호법」 제2조 제7호에 따른 영상정보처리기기를 통하여 수집된 영상정보

[본조신설 2016.1.6.] [종전 제32조의2는 제32조의3으로 이동 〈2016.1.6.〉]

제32조의3(민감정보 및 고유식별정보의 처리) ① 국가 및 지방자치단체(해당 업무가 위탁된 경우에는 해당 업무를 위탁받은 자를 포함한다)는 다음 각 호의 사무를 수행하기 위하여 불가피한 경우 「개인정보 보호법」 제23조에 따른 건강에 관한 정보, 같은 법 시행령 제19조 제1호, 제2호 또는 제4호에 따른 주민등록번호, 여권번호 또는 외국인등록번호가 포함된 자료를 처리할 수 있다.〈개정 2020.6.2., 2021.6.8., 2021.8.3.〉

1. 법 제4조 제2항 제2호에 따른 감염병환자등의 진료 및 보호 사업에 관한 사무
2. 법 제4조 제2항 제8호에 따른 감염병 예방 및 관리 등을 위한 전문인력 양성 사업에 관한 사무
3. 법 제4조 제2항 제9호에 따른 감염병 관리정보 교류 등을 위한 국제협력 사업에 관한 사무

② 보건복지부장관, 질병관리청장, 시·도지사, 시장·군수·구청장(해당 업무가 위탁된 경우에는 해당 업무를 위탁받은 자를 포함한다), 보건소장 또는 법 제16조 제1항에 따라 지정받은 감염병 표본감시기관은 다음 각 호의 사무를 수행하기 위하여 불가피한 경우 제1항 각 호 외의 부분에 따른 개인정보가 포함된 자료를 처리할 수 있다.〈개정 2016.6.28., 2020.6.2., 2020.9.11., 2020.12.29., 2021.8.3.〉

1. 법 제11조부터 제13조까지 및 제15조에 따른 감염병환자등의 신고・보고・파악 및 관리에 관한 사무
2. 법 제16조에 따른 감염병 표본감시 등에 관한 사무
3. 법 제17조에 따른 실태조사에 관한 사무
4. 법 제18조에 따른 역학조사에 관한 사무
5. 법 제19조에 따른 건강진단에 관한 사무
6. 법 제20조에 따른 해부명령에 관한 사무
7. 법 제21조부터 제23조까지의 규정에 따른 고위험병원체에 관한 사무
8. 법 제24조, 제25조, 제26조의2, 제27조부터 제32조까지 및 제33조의4에 따른 예방접종에 관한 사무
9. 법 제36조 및 제37조에 따른 감염병관리기관 지정, 감염병관리시설, 격리소, 요양소 및 진료소의 설치・운영에 관한 사무

9의2. 법 제40조의5에 따른 감염병관리통합정보시스템의 구축・운영에 관한 사무

10. 법 제41조, 제41조의2, 제42조, 제43조, 제45조부터 제47조까지, 제49조, 제50조 및 제76조의2에 따른 감염병환자등・감염병의심자의 관리 및 감염병의 방역・예방 조치에 관한 사무
11. 법 제52조 및 제53조에 따른 소독업의 신고에 관한 사무
12. 법 제55조에 따른 소독업자 등에 관한 교육에 관한 사무
13. 법 제70조부터 제72조까지의 규정에 따른 손실보상 및 예방접종 등에 따른 피해의 국가보상에 관한 사무

[본조신설 2014.8.6.] [제32조의2에서 이동 〈2016.1.6.〉]

시행규칙

제47조의2(감염병 차단을 위한 정보 제공 대상 등) ① 질병관리청장은 법 제76조의2 제3항에 따라 다음 각 호의 대상에게 법 제76조의2 제1항 및 제2항에 따라 수집한 정보를 제공할 수 있다.〈개정 2018.9.27., 2020.6.4., 2020.9.11.〉

1. 중앙행정기관의 장
2. 지방자치단체의 장
3. 국민건강보험공단 이사장
4. 건강보험심사평가원 원장
5. 「보건의료기본법」 제3조 제4호에 따른 보건의료기관
6. 「의료법」 제28조에 따른 의료인 단체 및 「약사법」 제11조에 따른 약사회
7. 「의료법」 제52조에 따른 의료기관 단체

② 질병관리청장은 제1항에 따라 정보를 제공하는 경우에 다음 각 호의 정보시스템을 활용할 수 있다.〈신설 2018.9.27., 2020.9.11.〉

1. 국민건강보험공단의 정보시스템
2. 건강보험심사평가원의 정보시스템
3. 그 밖에 감염병 예방 및 감염 전파의 차단을 위하여 질병관리청장이 필요하다고 인정하여 지정하는 기관의 정보시스템

③ 법 제76조의2 제6항에 따른 정보의 파기 결과 통보는 서면으로 해야 한다.〈개정 2018.9.27., 2020.3.4.〉

④ 법 제76조의2 제7항에 따른 통지는 전자우편・서면・팩스・전화 또는 이와 유사한 방법 중 어느 하나의 방법으로 해야 한다.〈개정 2018.9.27., 2019.9.27., 2020.3.4.〉

[본조신설 2016.1.7.]

제48조(규제의 재검토) ① 질병관리청장은 다음 각 호의 사항에 대하여 다음 각 호의 기준일을 기준으로 3년마다(매 3년이 되는 해의 기준일과 같은 날 전까지를 말한다) 그 타당성을 검토하여 개선 등의 조치를 하여야 한다.〈개정 2015.1.5., 2020.9.11., 2021.12.30.〉

1. 제6조제3항에 따른 보고 및 신고 대상 감염병: 2022년 3월 1일
2. 제8조에 따른 신고 대상 감염병 및 장소: 2022년 3월 1일
3. 제14조에 따른 표본감시기관 지정 기준 및 지정 취소: 2022년 3월 1일
4. 제17조의2에 따른 장사방법 제한 시신 및 장사방법: 2022년 3월 1일
5. 제19조의2에 따른 고위험병원체 전담관리자 요건: 2022년 3월 1일

6. 제35조제1항, 제36조제2항, 제40조제1항 및 별표 5에 따른 소독의 대상: 2014년 1월 1일
7. 제35조제2항, 제36조제3항, 제40조제1항 및 별표 6에 따른 소독의 방법: 2014년 1월 1일
8. 삭제 〈2022.4.20.〉
9. 제42조, 별표 10 및 별표 11에 따른 행정처분 기준: 2022년 3월 1일

② 질병관리청장은 제37조제1항 및 별표 8에 따른 소독업의 시설·장비 및 인력 기준에 대하여 2019년 1월 1일을 기준으로 2년마다(매 2년이 되는 해의 1월 1일 전까지를 말한다) 그 타당성을 검토하여 개선 등의 조치를 해야 한다.〈개정 2018.12.28., 2020.9.11., 2022.4.20.〉

[본조신설 2013.12.31.]

76조의3(준용규정) 제42조 제6항은 제41조 제1항, 제47조 제3호, 제49조 제1항 제14호에 따른 입원 또는 격리에 관하여도 준용한다.〈개정 2020.8.12.〉

[본조신설 2020.3.4.]

76조의4(벌칙 적용에서 공무원 의제) 심의위원회 위원 중 공무원이 아닌 사람은 「형법」 제127조 및 제129조부터 제132조까지의 규정을 적용할 때에는 공무원으로 본다.

[본조신설 2020.3.4.]

제12장 벌칙

제77조(벌칙) 다음 각 호의 어느 하나에 해당하는 자는 5년 이하의 징역 또는 5천만원 이하의 벌금에 처한다.〈개정 2020.12.15.〉

1. 제22조 제1항 또는 제2항을 위반하여 고위험병원체의 반입 허가를 받지 아니하고 반입한 자
2. 제23조의3 제1항을 위반하여 보유허가를 받지 아니하고 생물테러감염병병원체를 보유한 자
3. 제40조의3 제1항을 위반하여 의료·방역 물품을 수출하거나 국외로 반출한 자

[전문개정 2020.3.4.]

제78조(벌칙) 다음 각 호의 어느 하나에 해당하는 자는 3년 이하의 징역 또는 3천만원 이하의 벌금에 처한다.〈개정 2017.12.12., 2019.12.3., 2020.9.29.〉

1. 제23조 제2항에 따른 허가를 받지 아니하거나 같은 조 제3항 본문에 따른 변경허가를 받지 아니하고 고위험병원체 취급시설을 설치·운영한 자
2. 제23조의3 제3항에 따른 변경허가를 받지 아니한 자
3. 제74조를 위반하여 업무상 알게 된 비밀을 누설하거나 업무목적 외의 용도로 사용한 자

제79조(벌칙) 다음 각 호의 어느 하나에 해당하는 자는 2년 이하의 징역 또는 2천만원 이하의 벌금에 처한다.〈개정 2015.7.6., 2017.12.12., 2019.12.3., 2020.3.4., 2021.3.9.〉

1. 제18조 제3항을 위반한 자
2. 제21조 제1항부터 제3항까지 또는 제22조 제3항에 따른 신고를 하지 아니하거나 거짓으로 신고한 자

2의2. 제21조 제5항에 따른 현장조사를 정당한 사유 없이 거부·방해 또는 기피한 자

2의3. 제23조 제2항에 따른 신고를 하지 아니하고 고위험병원체 취급시설을 설치·운영한 자

3. 제23조 제8항에 따른 안전관리 점검을 거부·방해 또는 기피한 자

3의2. 제23조의2에 따른 고위험병원체 취급시설의 폐쇄명령 또는 운영정지명령을 위반한 자

3의3. 제49조 제4항을 위반하여 정당한 사유 없이 폐쇄 명령에 따르지 아니한 자

4. 제60조 제4항을 위반한 자(다만, 공무원은 제외한다)

5. 제76조의2 제6항을 위반한 자

제79조의2(벌칙) 다음 각 호의 어느 하나에 해당하는 자는 1년 이하의 징역 또는 2천만원 이하의 벌금에 처한다. 〈개정 2019.12.3., 2020.9.29.〉

1. 제23조의4 제1항을 위반하여 고위험병원체를 취급한 자
2. 제23조의4 제2항을 위반하여 고위험병원체를 취급하게 한 자
3. 제76조의2 제1항을 위반하여 질병관리청장 또는 시·도지사의 요청을 거부하거나 거짓자료를 제공한 의료기관 및 약국, 법인·단체·개인
4. 제76조의2 제2항 후단을 위반하여 경찰관서의 장의 요청을 거부하거나 거짓자료를 제공한 자

[본조신설 2015.12.29.]

제79조의3(벌칙) 다음 각 호의 어느 하나에 해당하는 자는 1년 이하의 징역 또는 1천만원 이하의 벌금에 처한다. 〈개정 2020.8.12.〉

1. 제41조 제1항을 위반하여 입원치료를 받지 아니한 자
2. 삭제〈2020.8.12.〉
3. 제41조 제2항을 위반하여 자가치료 또는 시설치료 및 의료기관 입원치료를 거부한 자
4. 제42조 제1항·제2항 제1호·제3항 또는 제7항에 따른 입원 또는 격리 조치를 거부한 자
5. 제47조 제3호 또는 제49조 제1항 제14호에 따른 입원 또는 격리 조치를 위반한 자

[본조신설 2020.3.4.]

[종전 제79조의3은 제79조의4로 이동 〈2020.3.4.〉]

제79조의4(벌칙) 다음 각 호의 어느 하나에 해당하는 자는 500만원 이하의 벌금에 처한다.

1. 제1급감염병 및 제2급감염병에 대하여 제11조에 따른 보고 또는 신고 의무를 위반하거나 거짓으로 보고 또는 신고한 의사, 치과의사, 한의사, 군의관, 의료기관의 장 또는 감염병병원체 확인기관의 장
2. 제1급감염병 및 제2급감염병에 대하여 제11조에 따른 의사, 치과의사, 한의사, 군의관, 의료기관의 장 또는 감염병병원체 확인기관의 장의 보고 또는 신고를 방해한 자

[본조신설 2018.3.27.]

[제79조의3에서 이동 〈2020.3.4.〉]

제80조(벌칙) 다음 각 호의 어느 하나에 해당하는 자는 300만원 이하의 벌금에 처한다.〈개정 2018.3.27., 2020.3.4., 2020.8.12.〉

1. 제3급감염병 및 제4급감염병에 대하여 제11조에 따른 보고 또는 신고 의무를 위반하거나 거짓으로 보고 또는 신고한 의사, 치과의사, 한의사, 군의관, 의료기관의 장, 감염병병원체 확인기관의 장 또는 감염병 표본감시기관
2. 제3급감염병 및 제4급감염병에 대하여 제11조에 따른 의사, 치과의사, 한의사, 군의관, 의료기관의 장, 감염병병원체 확인기관의 장 또는 감염병 표본감시기관의 보고 또는 신고를 방해한 자

2의2. 제13조 제2항에 따른 감염병병원체 검사를 거부한 자

3. 제37조 제4항을 위반하여 감염병관리시설을 설치하지 아니한 자
4. 삭제 〈2020.3.4.〉
5. 제42조에 따른 강제처분에 따르지 아니한 자(제42조 제1항·제2항 제1호·제3항 및 제7항에 따른 입원 또는 격리 조치를 거부한 자는 제외한다)
6. 제45조를 위반하여 일반인과 접촉하는 일이 많은 직업에 종사한 자 또는 감염병환자등을 그러한 직업에 고용한 자
7. 제47조(같은 조 제3호는 제외한다) 또는 제49조 제1항(같은 항 제2호의2부터 제2호의4까지 및 제3호 중 건

강진단에 관한 사항과 같은 항 제14호는 제외한다)에 따른 조치에 위반한 자

8. 제52조 제1항에 따른 소독업 신고를 하지 아니하거나 거짓이나 그 밖의 부정한 방법으로 신고하고 소독업을 영위한 자
9. 제54조 제1항에 따른 기준과 방법에 따라 소독하지 아니한 자

제81조(벌칙) 다음 각 호의 어느 하나에 해당하는 자는 200만원 이하의 벌금에 처한다.〈개정 2015.7.6., 2019.12.3., 2021.3.9.〉

1. 삭제 〈2018.3.27.〉
2. 삭제 〈2018.3.27.〉
3. 제12조 제1항에 따른 신고를 게을리한 자
4. 세대주, 관리인 등으로 하여금 제12조 제1항에 따른 신고를 하지 아니하도록 한 자
5. 삭제 〈2015.7.6.〉
6. 제20조에 따른 해부명령을 거부한 자
7. 제27조에 따른 예방접종증명서를 거짓으로 발급한 자
8. 제29조를 위반하여 역학조사를 거부・방해 또는 기피한 자

8의2. 제32조 제2항을 위반하여 거짓이나 그 밖의 부정한 방법으로 예방접종을 받은 사람

9. 제45조 제2항을 위반하여 성매개감염병에 관한 건강진단을 받지 아니한 자를 영업에 종사하게 한 자
10. 제46조 또는 제49조 제1항 제3호에 따른 건강진단을 거부하거나 기피한 자
11. 정당한 사유 없이 제74조의2 제1항에 따른 자료 제공 요청에 따르지 아니하거나 거짓 자료를 제공한 자, 검사나 질문을 거부・방해 또는 기피한 자

제81조의2(형의 가중처벌) ① 단체나 다중(多衆)의 위력(威力)을 통하여 조직적・계획적으로 제79조제1호의 죄를 범한 경우 그 죄에서 정한 형의 2분의 1까지 가중한다.

② 제79조의3 각 호의 죄를 범하여 고의 또는 중과실로 타인에게 감염병을 전파시킨 경우 그 죄에서 정한 형의 2분의 1까지 가중한다.

[본조신설 2021.3.9.]

제82조(양벌규정) 법인의 대표자나 법인 또는 개인의 대리인, 사용인, 그 밖의 종업원이 그 법인 또는 개인의 업무에 관하여 제77조부터 제81조까지의 어느 하나에 해당하는 위반행위를 하면 그 행위자를 벌하는 외에 그 법인 또는 개인에게도 해당 조문의 벌금형을 과(科)한다. 다만, 법인 또는 개인이 그 위반행위를 방지하기 위하여 해당 업무에 관하여 상당한 주의와 감독을 게을리하지 아니한 경우에는 그러하지 아니하다.

제83조(과태료) ① 다음 각 호의 어느 하나에 해당하는 자에게는 1천만원 이하의 과태료를 부과한다.〈신설 2015.7.6., 2017.12.12., 2019.12.3.〉

1. 제23조 제3항 단서 또는 같은 조 제4항에 따른 변경신고를 하지 아니한 자
2. 제23조 제5항에 따른 신고를 하지 아니한 자
3. 제23조의3 제3항 단서에 따른 변경신고를 하지 아니한 자
4. 제35조의2를 위반하여 거짓 진술, 거짓 자료를 제출하거나 고의적으로 사실을 누락・은폐한 자

② 제49조 제1항 제2호의2의 조치를 따르지 아니한 관리자・운영자에게는 300만원 이하의 과태료를 부과한다. 〈신설 2020.8.12.〉

③ 다음 각 호의 어느 하나에 해당하는 자에게는 100만원 이하의 과태료를 부과한다.〈개정 2015.7.6., 2019.12.3., 2020.3.4., 2020.8.12.〉

1. 제28조 제2항에 따른 보고를 하지 아니하거나 거짓으로 보고한 자

2. 제33조의3에 따른 보고를 하지 아니하거나 거짓으로 보고한 자
2의2. 제41조 제3항에 따른 전원등의 조치를 거부한 자
3. 제51조 제3항에 따른 소독을 하지 아니한 자
4. 제53조 제1항 및 제2항에 따른 휴업·폐업 또는 재개업 신고를 하지 아니한 자
5. 제54조 제2항에 따른 소독에 관한 사항을 기록·보존하지 아니하거나 거짓으로 기록한 자

④ 다음 각 호의 어느 하나에 해당하는 자에게는 10만원 이하의 과태료를 부과한다.〈신설 2020.8.12.〉
1. 제49조 제1항 제2호의2 또는 제2호의3의 조치를 따르지 아니한 이용자
2. 제49조 제1항 제2호의4의 조치를 따르지 아니한 자

⑤ 제1항부터 제4항까지에 따른 과태료는 대통령령으로 정하는 바에 따라 질병관리청장, 관할 시·도지사 또는 시장·군수·구청장이 부과·징수한다.〈개정 2015.7.6., 2020.8.11., 2020.8.12.〉

시행령

제33조(과태료의 부과) 법 제83조 제1항부터 제4항까지의 규정에 따른 과태료의 부과기준은 별표 3과 같다.〈개정 2018.6.12., 2020.10.13.〉
[전문개정 2016.1.6.]

부 칙 〈제18893호, 2022.6.10.〉

이 법은 공포 후 6개월이 경과한 날부터 시행한다.

감염병의 예방 및 관리에 관한 법률 시행령

타법개정 2022.11.29. 대통령령 제33004호 시행일 2022.12.1.

[별표 1] 〈개정 2020.9.11.〉

중앙감염병병원 지정기준(제1조의3 제2항 관련)

1. 시설기준
   가. 음압격리병동
      1) 음압격리병동은 병원 내 다른 구역과 물리적으로 구분하여 설치한다.
      2) 음압격리병동에서는 감염병환자등, 오염사체, 오염폐기물 등이 이동하는 오염동선을 일반동선과 분리하여 설치한다.
      3) 음압격리병동에서 공기나 배수 등을 통하여 병원 내 다른 구역 및 건물외부로 감염병이 전파되지 않도록 적절한 설비를 설치한다.
      4) 음압격리병동에는 다음의 구분에 따라 음압격리병상을 설치한다.
         가) 일반음압격리병상은 감염병환자등의 진료 및 치료를 목적으로 80개 이상 설치한다.
         나) 중환자음압격리병상은 중한 감염병환자등의 진료 및 치료를 목적으로 일반음압격리병상 개수의 100분의 20 이상 설치한다.
         다) 고도음압격리병상은 원인불명, 신종감염병 등 감염위험도가 높은 감염병환자등의 진료 및 치료를 목적으로 4개 이상 설치한다.
   나. 음압격리병상
      1) 일반음압격리병상은 병상 당 18제곱미터 이상의 면적을 확보한다.
      2) 중환자음압격리병상은 병상 당 20제곱미터 이상의 면적을 확보한다.
      3) 고도음압격리병상은 일반음압격리병상 및 중환자음압격리병상이 있는 구역과 구분하여 독립적으로 설치하고 병상 당 25제곱미터 이상의 면적을 확보한다.
   다. 그 밖의 시설
      1) 음압설비를 갖춘 수술실을 2개 이상 설치한다.
      2) 고도음압격리병상과 같은 구역에 생물안전 3등급(Bio-Safety Level, BSL 3) 이상의 검사실을 설치한다.
2. 인력기준
   가. 의사
      다음의 전문의를 각각 포함하여 10명 이상의 전문의를 둔다.
      1) 감염병 관련 분야 전문의 6명 이상
      2) 체외막산소공급기를 다룰 수 있는 전문의 2명 이상
   나. 간호사
      21명 이상의 간호사를 둔다.
3. 장비기준 : 다음 각 목의 장비를 각각 1개 이상 갖추어야 한다.
   가. 체외순환장치

나. 인공호흡기
다. 체외막산소공급기(Extra Corporeal Membrane Oxygenation)
라. 이동용 영상촬영장치
마. 컴퓨터 단층촬영(Computed Tomography)
바. 미생물 및 바이러스 등 검사장비

4. 운영기준

가. 원인불명, 신종감염병, 감염병환자등 또는 감염병병원체 등의 오염원 등으로부터 다른 환자, 보호자 및 근무자 등에게 전파되지 않도록 관련 시설·인력·장비 등을 설치·운영한다.
나. 전체 음압격리병상 중 보건복지부장관이 정하여 고시하는 병상 수 이상을 감염병 대비를 위한 준비병상으로 운영하여, 감염병환자등이 발생한 경우 지체 없이 진료·치료가 가능하도록 한다.
다. 감염병 위기 시 위기대응 매뉴얼에 따라 병상 및 대응인력을 신속히 확충하되, 보건복지부 및 질병관리청과 긴밀히 협력하여 대응한다.
라. 전문의 2명으로 구성된 당직체계를 24시간 운영한다.
마. 그 밖에 보건복지부장관이 감염병의 예방 및 관리 등을 위하여 특히 필요하다고 인정하여 고시하는 절차 및 방법에 따라 운영한다.

비 고

1. 위 표 제1호부터 제4호까지의 규정에 따른 시설기준, 인력기준, 장비기준 및 운영기준에 필요한 세부사항은 보건복지부장관이 정하여 고시한다.
2. 보건복지부장관이 법 제8조의2제1항에 따라 중앙감염병병원을 설립하는 경우그 설립기준은 위 표의 기준에 따른다.

[별표 1의2] 〈개정 2020.9.11.〉

권역별 감염병병원의 지정기준(제1조의4 제2항 관련)

1. 시설기준

가. 음압격리병동

1) 음압격리병동은 병원 내 다른 구역과 물리적으로 구분하여 설치한다.
2) 음압격리병동에서는 감염병환자등, 오염사체, 오염폐기물 등이 이동하는 오염 동선을 일반동선과 분리하여 설치한다.
3) 음압격리병동에서 공기나 배수 등을 통해 병원 내 다른 구역 및 건물외부로 감염병이 전파되지 않도록 적절한 설비를 설치한다.
4) 음압격리병동은 다음의 구분에 따라 음압격리병상을 설치한다.

가) 일반음압격리병상은 감염병환자등의 진료 및 치료를 목적으로 30개 이상 설치한다. 다만, 감염병 전문인력의 수, 주민의 생활권, 주민의 수, 감염병환자 수 등을 고려하여 보건복지부장관이 인정하는 경우 이를 조정할 수 있다.
나) 중환자음압격리병상은 중한 감염병환자등의 진료 및 치료를 목적으로 일반 음압격리병상 개수의 100분의 20 이상 설치한다.

나. 음압격리병상
   1) 일반음압격리병상은 병상 당 18제곱미터 이상의 면적을 확보한다.
   2) 중환자음압격리병상은 병상 당 20제곱미터 이상의 면적을 확보한다.

다. 그 밖의 시설
   음압설비를 갖춘 수술실을 2개 이상 설치한다.

2. 인력기준

가. 의사
   다음의 전문의를 각각 포함하여 4명 이상의 전문의를 둔다.
   1) 감염병 관련 분야 전문의 2명 이상
   2) 체외막산소공급기를 다룰 수 있는 전문의 또는 중환자 관련 분야 전문의 1명 이상

나. 간호사
   8명 이상의 간호사를 둔다.

3. 장비기준: 다음 각 목의 장비를 각각 1개 이상 갖추어야 한다.

가. 체외순환장치
나. 인공호흡기
다. 체외막산소공급기(Extra Corporeal Membrane Oxygenation)
라. 이동용 영상촬영장치
마. 컴퓨터 단층촬영(Computed Tomography)
바. 미생물 및 바이러스 등 검사장비

4. 운영기준

가. 원인불명, 신종감염병, 감염병환자등 또는 감염병병원체 등의 오염원 등으로부터 다른 환자, 보호자 및 근무자 등에게 전파되지 않도록 관련 시설·인력·장비 등을 설치·운영한다.
나. 전체 음압격리병상 중 질병관리청장이 정하여 고시하는 병상 수 이상을 감염병 대비를 위한 준비병상으로 운영하여, 감염병환자등이 발생한 경우 지체 없이 진료·치료가 가능하도록 한다.
다. 감염병 위기 시 위기대응 매뉴얼에 따라 병상 및 관련 대응인력을 신속히 확충하되, 보건복지부 및 질병관리청과 긴밀히 협력하여 대응한다.
라. 전문의 1명으로 구성된 당직체계를 24시간 운영한다.
마. 그 밖에 질병관리청장이 감염병의 예방 및 관리 등을 위하여 특히 필요하다고 인정하여 고시하는 절차 및 방법에 따라 운영한다.

비 고

1. 위 표 제1호부터 제4호까지의 규정에 따른 시설기준, 인력기준, 장비기준 및 운영기준에 필요한 세부사항은 질병관리청장이 정하여 고시한다.
2. 질병관리청장이 법 제8조의2 제2항에 따라 권역별 감염병병원을 설립하는 경우 그 설립기준은 위 표의 기준에 따른다.

[별표 1의3] 〈개정 2021.12.14..〉

역학조사의 방법(제14조 관련)

1. 법 제18조제1항에 따른 역학조사의 방법
   가. 설문조사 및 면접조사
      1) 설문조사
         가) 설문조사는 감염병환자등 및 감염병의심자를 대상으로 실시한다.
         나) 설문조사지는 질병관리청장이 정하는 역학조사서로 하며, 유행의 양상에 따라 역학조사반에서 수정하여 사용할 수 있다.
         다) 역학조사서는 해당 감염병의 감염경로 및 감염원을 규명하기 위한 항목으로 구성한다.
         라) 설문조사지는 역학조사반원이 설문조사 대상자를 직접 면접하여 작성한다. 다만, 설문조사 대상자의 상태나 감염병 발생 장소의 특성 등을 고려하여 부득이한 경우에는 전화나 우편, 전자우편 등을 이용하여 실시할 수 있다.
      2) 면접조사
         가) 면접조사는 감염병이 발생한 시설 또는 기관의 보건·위생·환경 관리자를 대상으로 실시한다.
         나) 면접은 감염병 발생과 관련된 보건·위생·환경 관리에 관한 사항을 그 내용으로 한다.
         다) 면접조사는 역학조사반원이 면접조사 대상자와 대면하여 실시해야 한다. 다만, 면접조사 대상자의 상태나 감염병 발생 장소의 특성 등을 고려하여 부득이한 경우에는 전화나 우편, 전자우편 등을 이용하여 실시할 수 있다.
   나. 인체검체(人體檢體) 채취 및 시험
      1) 인체검체의 채취 및 시험은 감염병환자등 및 감염병의심자를 대상으로 실시한다.
      2) 인체검체의 채취 및 시험방법 등은 보건복지부령으로 정하는 감염병 진단기준에 따라 실시해야 한다.
      3) 인체검체의 시험기관은 감염병환자 및 감염병의사환자를 확인할 수 있는 기관으로서 보건복지부령으로 정하는 기관으로 한다.
      4) 역학조사반은 시험기관에 검사의뢰서와 검체를 제출하여 시험을 의뢰한다.
      5) 삭제 〈2020.12.29.〉
   다. 환경검체(環境檢體) 채취 및 시험
      1) 환경검체는 병원체에 오염되었거나 오염되었다고 추정되는 토양, 물(상수도, 지하수, 냉각탑·수영장·온천·목욕탕 등의 공중시설의 물을 말한다), 식품, 도구(조리도구 등 병원체를 전파할 수 있는 물건을 말한다), 장비 등에서 채취한다.
      2) 환경검체에 대해서는 해당 감염병의 원인 병원체 검출시험 또는 감염을 유발할 수 있는 오염을 간접적으로 확인할 수 있는 시험을 하며, 검체 대상에 따른 시험 종류는 다음과 같다.

시험 종류	검체 대상
레지오넬라균 검출 시험	상수도, 지하수, 공중시설의 물
장출혈성대장균 검출 시험	수영장, 냉·온수기의 물
노로바이러스 검출 시험	상수도, 지하수, 보존식(保存食)
「먹는 물 관리법」에 따른 먹는물 검사	상수도, 지하수, 냉·온수기의 물
식품공전(食品公典)에 따른 식품 규격 시험	장관감염증 집단발생 시 보존식
식품공전에 따른 조리기구 규격 시험	장관감염증 집단발생 시 조리도구(도마, 칼, 행주, 식기, 수족관 물 등을 말한다)
수인성(水因性) 원충 검출 시험	상수도, 지하수, 수영장

3) 역학조사반은 시험기관에 검사의뢰서와 검체를 제출하여 시험을 의뢰한다.
4) 환경검체의 시험기관은 감염병환자 및 감염병의사환자를 확인할 수 있는 기관으로서 보건복지부령으로 정하는 기관으로 한다. 다만, 상수도나 지하수의 노로바이러스 검출 시험 기관은 국립환경과학원 또는 식품의약품안전처으로 한다.

라. 감염병 매개 곤충 및 동물의 검체 채취 및 시험
1) 감염병환자등 또는 감염병의심자와 역학적 연관성이 있다고 판단되는 감염병 매개 곤충(모기, 진드기, 이, 벼룩 등을 말한다) 또는 동물(소, 돼지, 닭, 사슴, 멧돼지, 야생고양이, 들쥐 등을 말한다)에서 해당 감염병의 병원체를 검출하기 위한 시험을 한다.
2) 역학조사반은 시험기관에 검사의뢰서와 검체를 제출하여 시험을 의뢰한다.
3) 감염병 매개 곤충 및 동물의 검체에 대한 시험기관은 감염병환자 및 감염병의사환자를 확인할 수 있는 기관으로서 보건복지부령으로 정하는 기관 또는 「가축전염병예방법」 제12조 제1항에 따른 가축의 질병진단 등 병성(病性)감정을 하는 국립수의과학검역원이나 시·도 가축방역기관으로 한다.

마. 진료기록부 등의 조사 및 의사 면접
역학조사반은 감염병환자등이 또는 감염병의심자가 병원·의원 치료를 받은 경우, 해당 감염병의 감염경로, 임상양상, 치료결과, 타인으로의 확산 여부 등을 파악하기 위하여 감염병환자등 또는 감염병의심자의 「의료법」 제22조에 따른 진료기록부등(이하 "진료기록부등"이라 한다)을 열람하거나 담당 의사와 면접할 수 있다.

2. 법 제29조에 따른 역학조사의 방법
가. 예방접종 후 이상반응 의심자에 대한 조사
1) 역학조사반이 예방접종 후 이상반응 의심자에 대하여 조사할 수 있는 사항은 다음과 같다.
가) 인적 사항 : 성명, 나이, 주민등록번호, 보호자 성명, 가족사항, 주소, 연락처
나) 과거력 : 출생력, 발달력, 과거 병력, 이전 예방접종력
2) 역학조사반이 예방접종 후 이상반응 발생 및 임상 경과 파악을 위하여 조사할 수 있는 사항은 다음과 같다.
가) 진단 및 치료 기관의 진료기록부등 확인과 담당 의사의 면접
나) 보호자 면접을 통한 환자 경과 파악
다) 예진 여부 및 예진 당시 환자 상태 확인을 위한 예진 의사 면접 및 관련 진료기록부등 확인
라) 주요 임상검사 및 실험실 검사 내용 및 결과

나. 기록 및 자료수집
1) 역학조사반이 원인규명과 관련하여 수집할 수 있는 기록 및 자료는 다음과 같다.
가) 접종 백신 관련 사항
① 접종 여부 및 접종일
② 접종 백신의 이름, 제조번호, 제조회사, 유효기간
나) 백신 보관 상태
① 장기 보관 냉장(동)고와 임시 보관 냉장고의 운영 여부 및 적정온도 유지 여부
② 온도 측정 방법(외부에서 온도 확인 가능 여부)과 측정 기록 확인
③ 백신 외의 다른 물건과 공동 사용 여부
④ 냉장(동)고 고장 혹은 정전 유무 및 정전 시 대책
⑤ 냉장(동)고 주위에 혼란을 일으킬 수 있는 물건 혹은 장비 여부
다) 접종 과정 파악

① 접종자, 접종장소, 접종부위, 접종방법
② 접종과정의 재현
라) 동일 제조번호 백신 접종자 조사
① 동일 제조번호 접종자에 대해서 이상반응 유무 확인과 분석
② 동일 제조번호 접종자에 대한 이상반응 사례 유무 및 발현 빈도 조사
마) 접종기록 등 관련 기록의 관리 상태
① 백신 출납 대장
② 백신 국가검정성적서
③ 백신 생물학적제제출하증명서
④ 예방접종약품보관냉장고점검표
⑤ 예방접종 사전 예진표 작성 여부 및 결과 확인
⑥ 예방접종 후 이상반응 명부 확인
⑦ 예방접종 실시대장 및 실적보고 확인
2) 역학조사관은 필요시 접종 백신에 대한 재검정을 식품의약품안전처에 요청하여 백신 관련 자료를 수집할 수 있다.

[별표 1의4] 〈신설 2018.6.12.〉

고위험병원체 취급시설의 안전관리 등급의 분류 및 허가 또는 신고 대상(제19조의2 제1항 관련)

등급	고위험병원체 취급시설의 내용	허가 또는 신고여부
1등급	건강한 성인에게는 감염되더라도 질병을 일으키지 않는 것으로 알려진 고위험병원체를 취급하거나 이를 이용하는 실험을 실시하는 시설	신고
2등급	사람에게 감염되어 발병하더라도 치료가 용이한 질병을 일으킬 수 있는 고위험병원체를 취급하거나 이를 이용하는 실험을 실시하는 시설	신고
3등급	사람에게 감염되어 발병하였을 경우 증세가 심각할 수 있으나 치료가 가능한 질병을 일으킬 수 있는 고위험병원체를 취급하거나 이를 이용하는 실험을 실시하는 시설	허가
4등급	사람에게 감염되어 발병하였을 경우 증세가 치명적이며 치료가 어려운 질병을 일으킬 수 있는 고위험병원체를 취급하거나 이를 이용하는 실험을 실시하는 시설	허가

[별표 2] 〈개정 2022.2.24.〉

치료 및 격리의 방법 및 절차 등(제23조 관련)

1. 입원치료

가. 입원치료의 방법

1) 호흡기를 통한 감염의 우려가 있는 감염병(이하 "호흡기 감염병"이라 한다) 및 제1급감염병의 경우에는 입원치료 기간 동안 감염병관리기관등 또는 감염병관리기관등이 아닌 의료기관(이하 "의료기관등"이라 한다)의 1인 병실(세면대와 화장실을 갖춘 것을 말한다. 이하 같다)에 입원시키되, 그 1인 병실은 전실(前室) 및 음압시설(音壓施設)을 갖춘 병실(이하 "음압병실"이라 한다)이어야 한다. 다만, 음압시설이 갖

추어지지 않은 경우 또는 방역관이 음압격리가 필수적이지 않다고 판단하는 경우에는 음압병실이 아닌 1인 병실에 입원시켜야 하고, 음압병실이 아닌 1인 병실에도 입원시키기 곤란할 경우에는 옆 병상의 환자에게 감염병이 전파되지 않도록 차단 조치를 한 상태에서 공동 격리한다.

2) 호흡기 감염병 및 제1급감염병을 제외한 감염병의 경우에는 입원치료 기간 동안 의료기관등의 1인 병실에 입원시켜야 한다. 다만, 1인 병실에 입원시키기 곤란할 경우에는 같은 질환을 앓는 사람이나 재감염의 우려가 적은 환자와 공동 격리한다.

3) 입원치료 중인 사람에 대하여 입원치료 기간 동안 치료를 위한 감염관리가 가능한 병원 내 구역을 제외하고는 병실 이탈 및 이동을 제한해야 한다.

4) 입원치료 중인 사람의 분비물 및 배설물 등은 위생적으로 철저히 관리해야 하고, 화장실 및 오염된 물품은 소독해야 한다.

5) 의료진, 관계 공무원 등으로 출입자를 최소화하고, 출입자에 대해서는 1회용 장갑, 마스크 등의 개인보호구를 착용하게 해야 하며, 손 씻기 등 감염병 전파를 차단하기 위한 적절한 조치를 하게 해야 한다.

6) 환자의 진료 시에는 1회용 의료기구를 사용한 후 폐기처분해야 하고, 1회용으로 사용하는 것이 적합하지 않은 체온계 등의 물품은 환자 전용으로 사용한 후 소독해야 한다.

나. 입원치료의 절차 등

1) 입원치료 대상 감염병환자등을 진찰 또는 진단한 의료인이나 의료기관등의 장은 그 감염병환자등을 입원시키고, 지체 없이 관할 보건소장에게 신고해야 한다.

2) 신고를 받은 관할 보건소장은 입원치료 여부를 지체 없이 확인하고, 대상자와 그 보호자에게 통지해야 한다.

3) 입원치료 기간은 감염병환자등으로 밝혀진 시점부터 감염력이 소멸된 시점까지로 한다.

4) 의료기관등의 장 및 해당 의료기관등에 종사하는 의료인은 치료가 끝나 입원치료의 해제가 가능하다고 판단되는 사람에 대해 입원치료를 해제하고, 그 내용을 관할 보건소장에게 지체 없이 신고해야 하며, 관할 보건소장은 지체 없이 입원치료의 해제 여부를 확인해야 한다.

2. 자가치료

가. 자가치료의 방법

1) 자가치료 기간 동안 샤워실과 화장실이 구비된 독립된 공간에 격리되어 치료받는 것을 원칙으로 하되, 대상자가 장애인·영유아의 경우 등 불가피한 경우에는 함께 거주하는 사람 등과 공동 격리할 수 있다.

2) 자가치료 중인 사람은 자가치료 장소를 이탈하거나 이동하지 않아야 한다. 다만, 조사나 진찰 등 외출이 불가피한 경우에는 미리 관할 보건소에 연락하고 그 지시에 따라야 한다.

3) 자가치료 중인 사람은 가능하면 다른 사람과 별도의 화장실을 사용해야 하고, 분비물 및 배설물 등은 위생적으로 철저히 관리해야 하며, 화장실 및 오염된 물품은 소독해야 한다.

4) 의료진, 관계 공무원 등으로 출입자를 최소화하고, 출입자에 대해서는 일회용 장갑, 마스크 등의 개인보호구를 착용하게 해야 하며, 손 씻기 등 감염병 전파를 차단하기 위한 적절한 조치를 하게 해야 한다.

5) 자가치료 중인 사람이 사용한 일회용 물품은 폐기물 용기에 넣어 용기 외부 전체를 소독하여 폐기처분하고, 체온계 등의 물품은 자가치료 중인 사람 전용으로 사용한 후 소독해야 한다.

나. 자가치료 절차 등

1) 관할 보건소장은 자가치료가 가능한 감염병환자등을 결정한 경우에는 대상자와 그 보호자에게 통지하고, 자가치료 중인 사람의 상태를 정기적으로 확인해야 한다.

2) 자가치료 기간은 감염병환자등으로 밝혀진 시점부터 감염력이 소멸된 시점까지로 한다.
3) 관할 보건소장은 자가치료 기간이 끝난 사람 중 자가치료의 해제가 가능하다고 판단되는 사람에 대하여 자가치료를 해제해야 한다.

3. 시설치료

가. 시설치료의 방법

1) 시설치료 기간 동안 독립된 건물 내 샤워실과 화장실이 구비된 독립된 공간에 격리되어 치료받는 것을 원칙으로 하되, 불가피한 경우에는 공동 격리할 수 있다.
2) 시설치료 중인 사람은 시설치료 장소를 이탈하거나 지정된 공간 밖으로 이동하지 않아야 한다. 다만, 조사나 진찰 등 외출이 불가피한 경우에는 미리 관할 보건소에 연락하고, 그 지시에 따라야 한다.
3) 의료진, 관계 공무원 등으로 출입자를 최소화하고, 출입자에 대해서는 일회용 장갑, 마스크 등의 개인 보호구를 착용하게 해야 하며, 손씻기 등 감염병 전파를 차단하기 위한 적절한 조치를 하게 해야 한다.
4) 격리치료 중인 사람이 사용한 일회용 물품은 폐기물 용기에 넣어 용기 외부 전체를 소독하여 폐기처분하고, 체온계 등의 물품은 시설치료 중인 사람 전용으로 사용한 후 소독해야 한다.

나. 시설치료의 절차 등

1) 관할 보건소장은 시설치료가 필요한 사람을 결정한 경우 대상자와 그 보호자에게 통지한 후 시설로 이송하고, 시설치료 중인 사람의 상태를 정기적으로 확인해야 한다.
2) 시설치료 기간은 감염병환자등으로 밝혀진 시점부터 감염력이 소멸된 시점까지로 한다.
3) 관할 보건소장은 시설치료의 해제가 가능하다고 판단되는 사람에 대하여 시설치료를 해제해야 한다.

4. 자가격리

가. 자가격리의 방법

1) 자가격리 기간 동안 샤워실과 화장실이 구비된 독립된 공간에 격리하는 것을 원칙으로 하되, 대상자가 장애인·영유아인 경우 등 불가피한 경우에는 함께 거주하는 사람 등과 공동 격리할 수 있다.
2) 자가격리 중인 사람은 자가격리 장소를 이탈하거나 이동하지 않아야 한다. 다만, 조사나 진찰 등 외출이 불가피한 경우에는 미리 관할 보건소에 연락하고, 그 지시에 따라야 한다.
3) 자가격리 중인 사람은 가능하면 다른 사람과 별도의 화장실을 사용해야 하고, 분비물 및 배설물 등은 위생적으로 철저히 관리해야 하며, 화장실 및 오염된 물품은 소독해야 한다.
4) 의료진, 관계 공무원 등으로 출입자를 최소화하고, 출입자에 대해서는 일회용 장갑, 마스크 등의 개인보호구를 착용하게 해야 하며, 손 씻기 등 감염병 전파를 차단하기 위한 적절한 조치를 하게 해야 한다.
5) 자가격리 중인 사람이 사용한 일회용 물품은 폐기물 용기에 넣어 용기 외부 전체를 소독하여 폐기처분하고, 체온계 등의 물품은 자가격리 중인 사람 전용으로 사용한 후 소독해야 한다.

나. 자가격리의 절차 등

1) 관할 보건소장은 자가격리가 필요한 감염병의심자를 결정한 경우 대상자와 그 보호자에게 통지하고, 자가격리 중인 사람의 상태를 정기적으로 확인해야 한다.
2) 자가격리 기간은 감염병환자등과 마지막으로 접촉한 날, 「검역법」 제2조제7호 및 제8호에 따른 검역관리지역 및 중점검역관리지역에서 입국한 날 또는 감염병병원체등 위험요인에 마지막으로 노출된 날부터 해당 감염병의 최대잠복기가 끝나는 날까지로 한다. 다만, 자가격리 기간이 끝나는 날은 질병관리청장이 예방접종 상황 등을 고려하여 최대잠복기 내에서 달리 정할 수 있다.

3) 관할 보건소장은 자가격리의 기간이 끝난 사람 중 자가격리의 해제가 가능하다고 판단되는 사람에 대하여 자가격리를 해제해야 한다.

5. 시설격리

가. 시설격리의 방법

1) 시설격리 기간 동안 샤워실과 화장실이 구비된 독립된 공간에 격리하는 것을 원칙으로 하되, 불가피한 경우에는 공동 격리할 수 있다.

2) 시설격리 중인 사람은 시설격리 장소를 이탈하거나 이동하지 않아야 한다. 다만, 조사나 진찰 등 외출이 불가피한 경우에는 미리 관할 보건소에 연락하고 그 지시에 따라야 한다.

3) 시설격리 중인 사람은 가능하면 다른 사람과 별도의 화장실을 사용해야 하고, 분비물 및 배설물 등은 위생적으로 철저히 관리해야 하며, 화장실 및 오염된 물품은 소독해야 한다.

4) 의료진, 관계 공무원 등으로 출입자를 최소화하고, 출입자에 대해서는 1회용 장갑, 마스크 등의 개인보호구를 착용하게 해야 하며, 손 씻기 등 감염병 전파를 차단하기 위한 적절한 조치를 하게 해야 한다.

5) 시설격리 중인 사람이 사용한 1회용 물품은 폐기물 용기에 넣어 용기 외부 전체를 소독하여 폐기처분하고, 체온계 등의 물품은 시설격리 중인 사람 전용으로 사용한 후 소독해야 한다.

나. 시설격리의 절차 등

1) 관할 보건소장은 감염병의심자 중 시설격리가 필요한 사람을 결정한 경우에는 대상자와 그 보호자에게 통지한 후 시설에 격리시킬 수 있으며, 시설격리 중인 사람의 상태를 정기적으로 확인해야 한다.

2) 시설격리 기간은 감염병환자등과 마지막으로 접촉한 날, 「검역법」 제2조제7호 및 제8호에 따른 검역관리지역 및 중점검역관리지역에서 입국한 날 또는 감염병병원체등 위험요인에 마지막으로 노출된 날부터 해당 감염병의 최대잠복기가 끝나는 날까지로 한다. 다만, 시설격리 기간이 끝나는 날은 질병관리청장이 예방접종 상황 등을 고려하여 최대잠복기 내에서 달리 정할 수 있다.

3) 관할 보건소장은 시설격리 기간이 끝난 사람 중 시설격리의 해제가 가능하다고 판단되는 사람에 대하여 시설격리를 해제해야 한다.

비고: 관할 보건소장은 제1호부터 제5호까지의 규정에도 불구하고 입원치료·자가치료·시설치료 중이거나 자가격리·시설격리 중인 감염병환자등 및 감염병의심자가 선거권 행사 등 질병관리청장이 정하는 외출 사유에 해당하는 경우에는 그 감염병환자등 및 감염병의심자의 외출을 허용해야 한다. 이 경우 관할 보건소장은 외출이 허용되는 사람에게 전화, 우편, 전자우편, 휴대전화 문자전송이나 그 밖에 전자적인 방법 등을 통하여 외출 시 주의사항 등을 통지해야 한다.

[별표 2의2] 〈개정 2021.6.8.〉

손실보상의 대상 및 범위(제28조 제1항 관련)

1. 법 제36조 및 제37조에 따른 감염병관리기관의 지정 또는 격리소 등의 설치·운영으로 발생한 다음 각 목의 어느 하나에 해당하는 손실

가. 감염병관리시설의 설치·운영으로 발생하는 비용(법 제36조제4항에 따라 감염병관리시설을 설치·운영하는 경우는 제외한다)

나. 감염병환자, 감염병의사환자 등의 치료·진료·격리로 시설·장비·인력 등을 원래의 목적대로 사용하지 못

하게 되는 경우 발생하는 비용

1의2. 법 제39조의3에 따른 감염병의심자 격리시설(이하 "감염병의심자격리시설"이라 한다)의 설치・운영으로 발생한 다음 각 목의 어느 하나에 해당하는 손실

가. 감염병의심자격리시설의 설치・운영으로 발생하는 비용

나. 감염병의심자격리시설을 설치・운영함에 따라 해당 시설 및 장비, 인력 등을 원래의 목적대로 사용하지 못하게 되는 경우 발생하는 비용

2. 법에 따른 조치에 따라 감염병환자, 감염병의사환자 등을 진료한 의료기관의 손실: 해당 의료기관(감염병관리기관인 의료기관은 제외한다)이 감염병환자, 감염병의사환자 등을 진료・치료・격리함에 따라 발생하는 다음 각 목의 어느 하나에 해당하는 비용

가. 치료・진료・격리로 시설・장비・인력 등을 사용하게 되는 경우 그 소요비용

나. 치료・진료・격리로 인해 시설・장비・인력 등을 원래의 목적대로 사용하지 못하게 되는 경우 발생하는 비용

3. 법에 따른 의료기관의 폐쇄 또는 업무 정지 등으로 의료기관에 발생한 손실: 해당 의료기관이 폐쇄 또는 업무 정지로 시설・장비・인력 등을 원래의 목적대로 사용하지 못하게 되는 경우 발생하는 비용

4. 법 제47조제 1호에 따른 조치로 인하여 발생한 손실: 폐쇄・출입금지・이동제한 또는 통행차단으로 활용하지 못하게 되는 시설・장비・인력 비용

5. 법 제47조 제4호에 따른 조치로 인하여 발생한 손실: 감염병병원체에 오염되었거나 오염되었다고 의심되는 물건을 버리는 행위 또는 태우거나 폐기처분 당시 그 물건의 평가액

6. 법 제47조 제5호에 따른 조치로 인하여 발생한 손실: 감염병병원체에 오염된 장소에 대한 소독이나 그 밖에 필요한 조치에 드는 비용

7. 법 제48조 제1항에 따른 조치로 인하여 발생한 손실: 감염병환자등이 발생한 장소나 감염병병원체에 오염되었다고 의심되는 장소에 대한 소독이나 그 밖에 필요한 조치에 드는 비용

8. 법 제49조 제1항 제4호에 따른 조치로 인하여 발생한 손실: 감염병 전파의 위험성이 있어 판매・수령이 금지된 음식물, 폐기된 음식물 또는 그 밖에 필요한 처분의 대상이 된 음식물의 평가액

9. 법 제49조 제1항 제6호에 따른 조치로 인하여 발생한 손실: 물건의 소지・이동이 제한・금지됨에 따라 발생한 비용 또는 폐기, 소각 또는 그 밖에 필요한 처분의 대상이 된 물건의 평가액

10. 법 제49조 제1항 제7호에 따른 조치로 인하여 발생한 손실: 배치된 의사의 인건비 및 감염병 예방에 필요한 시설의 설치에 드는 비용

11. 법 제49조 제1항 제8호에 따른 조치로 인하여 발생한 손실: 공중위생에 관계있는 시설 또는 장소에 대한 소독이나 그 밖에 필요한 조치에 드는 비용

12. 법 제49조 제1항 제9호에 따른 조치로 인하여 발생한 손실: 쥐, 위생해충 또는 그 밖의 감염병 매개동물의 구제(驅除)에 드는 비용 또는 구제시설의 설치에 드는 비용

13. 법 제49조 제1항 제10호에 따른 조치로 인하여 발생한 비용: 어로(漁撈)의 사용을 제한하거나 금지하는 경우 제한기간 또는 금지기간 동안 해당 어로를 통하여 얻을 수 있는 매출액

14. 법 제49조 제1항 제12호에 따른 조치로 인하여 발생한 비용: 동원된 의료인・의료업자 및 그 밖에 필요한 의료관계요원에 대한 인건비

14의2. 법 제49조 제1항 제12호의2에 따른 조치로 인하여 발생한 비용: 동원된 의료기관 병상, 연수원・숙박시설 등 시설을 원래의 목적대로 사용하지 못하게 되는 경우 발생하는 비용

15. 법 제49조 제1항 제13호에 따른 조치로 인하여 발생한 비용: 오염된 건물에 대한 소독이나 그 밖에 필요한 조치에 드는 비용

비 고

1. 위 표에 따른 손실보상의 대상 및 범위에 관한 세부사항은 보건복지부장관이 정하여 고시한다.
2. 보건복지부장관은 감염병의 특성에 따라 위 표에 따른 손실보상의 대상 및 범위를 적용하는 것이 곤란하다고 판단하는 경우에는 위 표에도 불구하고 손실보상의 대상 및 범위를 별도로 정하여 고시할 수 있다.

[별표 3] 〈개정 2022.2.9.〉

과태료의 부과기준(제33조 관련)

1. 일반기준

가. 위반행위의 횟수에 따른 과태료의 가중된 부과기준은 최근 1년간 같은 위반행위로 과태료 부과처분을 받은 경우에 적용한다. 이 경우 기간의 계산은 위반행위에 대하여 과태료 부과처분을 받은 날과 그 처분 후 다시 같은 위반행위를 하여 적발된 날을 기준으로 한다.

나. 가목에 따라 가중된 부과처분을 하는 경우 가중처분의 적용차수는 그 위반행위 전 부과처분 차수(가목에 따른 기간 내에 과태료 부과처분이 둘 이상 있었던 경우에는 높은 차수를 말한다)의 다음 차수로 한다.

다. 질병관리청장, 시·도지사 또는 시장·군수·구청장(이하 “부과권자”라 한다)은 위반행위자가 다음의 어느 하나에 해당하는 경우에는 제2호의 개별기준에 따른 과태료 금액의 2분의 1 범위에서 그 금액을 감경할 수 있다. 다만, 과태료를 체납하고 있는 위반행위자에 대해서는 그렇지 않다.

1) 위반행위자가 자연재해·화재 등으로 재산에 현저한 손실이 발생하거나 사업 여건의 악화로 사업이 중대한 위기에 처하는 등의 사정이 있는 경우
2) 위반행위가 사소한 부주의나 오류 등 과실로 인한 것으로 인정되는 경우
3) 위반행위자가 해당 위반행위로 이 법에 따른 제재 처분을 받거나 다른 법률에 따른 과태료·벌금 등의 처분을 받은 경우
4) 그 밖에 위반행위의 정도, 위반행위의 동기와 그 결과 등을 고려하여 감경할 필요가 있다고 인정되는 경우

라. 부과권자는 위반행위의 정도, 위반행위의 동기와 그 결과 등을 고려하여 제2호의 개별기준에 따른 과태료 금액의 2분의 1 범위에서 그 금액을 늘려 부과할 수 있다. 다만, 늘려 부과하는 경우에도 법 제83조 제1항부터 제4항까지의 규정에 따른 과태료 금액의 상한을 넘을 수 없다.

1) 위반행위가 고의나 중대한 과실에 의한 것으로 인정되는 경우
2) 위반의 내용 및 정도가 중대하여 소비자 등에게 미치는 피해가 크다고 인정되는 경우
3) 법 위반상태의 기간이 3개월 이상인 경우
4) 그 밖에 위반행위의 정도, 위반행위의 동기와 그 결과 등을 고려하여 과태료를 가중할 필요가 있다고 인정되는 경우

2. 개별기준

위반행위	근거 법조문	과태료 금액(단위: 만원)		
		1차 위반	2차 위반	3차 이상 위반
가. 법 제23조 제3항 단서 또는 같은 조 제4항에 따른 변경신고를 하지 않은 경우	법 제83조 제1항 제1호	100	200	

<table>
<tr><td>나. 법 제23조 제5항에 따른 신고를 하지 않은 경우</td><td>법 제83조 제1항 제2호</td><td>100</td><td colspan="2">200</td></tr>
<tr><td>다. 법 제23조의3 제3항 단서에 따른 변경신고를 하지 않은 경우</td><td>법 제83조 제1항 제3호</td><td>100</td><td colspan="2">200</td></tr>
<tr><td>라. 법 제28조 제2항에 따른 보고를 하지 않거나 거짓으로 보고한 경우</td><td>법 제83조 제3항 제1호</td><td>50</td><td colspan="2">100</td></tr>
<tr><td>마. 법 제33조의3에 따른 보고를 하지 않거나 거짓으로 보고한 경우</td><td>법 제83조 제3항 제2호</td><td>50</td><td colspan="2">100</td></tr>
<tr><td>바. 법 제35조의2를 위반하여 거짓 진술, 거짓 자료를 제출하거나 고의적으로 사실을 누락·은폐한 경우</td><td>법 제83조 제1항 제4호</td><td>500</td><td colspan="2">1,000</td></tr>
<tr><td>사. 법 제41조 제3항에 따른 전원등의 조치를 거부한 경우</td><td>법 제83조 제3항 제2호의2</td><td>50</td><td colspan="2">100</td></tr>
<tr><td>아. 감염병 전파의 위험성이 있는 장소 또는 시설의 관리자·운영자가 법 제49조 제1항 제2호의2의 조치를 따르지 않은 경우</td><td>법 제83조 제2항</td><td>50</td><td>100</td><td>200</td></tr>
<tr><td>자. 감염병 전파의 위험성이 있는 장소 또는 시설의 이용자나 감염병 전파가 우려되는 운송수단의 이용자가 법 제49조 제1항 제2호의2 또는 제2호의3의 조치를 따르지 않은 경우</td><td>법 제83조 제4항 제1호</td><td>10</td><td colspan="2">10</td></tr>
<tr><td>차. 법 제49조 제1항 제2호의4의 조치를 따르지 않은 경우</td><td>법 제83조 제4항 제2호</td><td>10</td><td colspan="2">10</td></tr>
<tr><td>카. 법 제51조 제3항에 따른 소독을 하지 않은 경우</td><td>법 제83조 제3항 제3호</td><td>50</td><td colspan="2">100</td></tr>
<tr><td>타. 법 제53조제1항 및 제2항에 따른 휴업·폐업 또는 재개업 신고를 하지 않은 경우</td><td>법 제83조 제3항 제4호</td><td>25</td><td colspan="2">50</td></tr>
<tr><td>파. 법 제54조 제2항에 따른 소독에 관한 사항을 기록·보존하지 않거나 거짓으로 기록한 경우</td><td>법 제83조 제3항 제5호</td><td>15</td><td colspan="2">30</td></tr>
</table>

감염병의 예방 및 관리에 관한 법률 시행규칙

일부개정 2022.5.4. 보건복지부령 제885호 시행일 2022.5.4.

[별표 1] 〈개정 2020.9.11.〉

고위험병원체의 종류(제5조 관련)

1. 세균 및 진균
   가. 페스트균(Yersinia pestis)
   나. 탄저균(Bacillus anthracis). 다만, 탄저균 중 탄저균 스턴(Bacillus anthracis Sterne)은 제외한다.
   다. 브루셀라균(Brucella melitensis, Brucella suis)
   라. 비저균(Burkholderia mallei)
   마. 멜리오이도시스균(Burkholderia pseudomallei)
   바. 보툴리눔균(Clostridium botulinum)
   사. 이질균(Shigella dysenteriae type 1)
   아. 클라미디아 시타시(Chlamydia psittaci)
   자. 큐열균(Coxiella burnetii)
   차. 야토균(Francisella tularensis)
   카. 발진티푸스균(Rickettsia prowazekii)
   타. 홍반열 리케치아균(Rickettsia rickettsii)
   파. 콕시디오이데스균(Coccidioides immitis, Coccidioides posadasii)
   하. 콜레라균(Vibrio cholerae O1 · O139)

2. 바이러스 및 프리온
   가. 헤르페스 B 바이러스(Cercopithecine herpesvirus 1, Herpes B virus)
   나. 크리미안 콩고 출혈열 바이러스(Crimean-Congo haemorrhagic fever virus)
   다. 이스턴 이콰인 뇌염 바이러스(Eastern equine encephalitis virus)
   라. 에볼라 바이러스(Ebola virus)
   마. 헨드라 바이러스(Hendra virus)
   바. 라싸 바이러스(Lassa virus)
   사. 마버그 바이러스(Marbug virus)
   아. 원숭이폭스 바이러스(Monkeypox virus)
   자. 니파 바이러스(Nipah virus)
   차. 리프트 벨리열 바이러스(Rift Valley fever virus)
   카. 남아메리카 출혈열 바이러스(South American haemorrhagic fever; Flexal, Guanarito, Junin, Machupo, Sabia)

타. 황열 바이러스(Yellow fever virus)

파. 서부 마 뇌염 바이러스(Western equine encephalitis virus)

하. 진드기 매개뇌염 바이러스(Tick-borne encephalitis complex virus; Central European tick-borne encephalitis virus, Far Eastern tick-borne encephalitis virus, Siberian tick-borne encephalitis virus, Kyasanur Forest disease virus, Omsk haemorrhagic fever virus)

거. 두창 바이러스(Variola virus)

너. 소두창 바이러스(Variola minor virus, Alastrim)

더. 베네주엘라 이콰인 뇌염 바이러스(Venezuelan equine encephalitis virus)

러. 중증 급성호흡기 증후군 코로나 바이러스(SARS-CoV)

머. 조류 인플루엔자 인체감염증 바이러스(인체 유래 H5N1, H7N7, H7N9). 다만, 해당 바이러스 중 세계보건기구가 백신 후보로 인정하는 바이러스(백신 후보주) 제외한다.

버. 고위험 인플루엔자 바이러스(1918 influenza virus의 8개 병원성 유전자중 하나 이상의 유전자를 포함하는 influenza virus)

서. 전염성 해면상 뇌병증 병원체(Transmission of spongiform encephalopathy agent; Bovine spongiform encephalopathy prion, variant Creutzfeldt-Jakob disease prion)

어. 중동 호흡기 증후군 코로나 바이러스(MERS-CoV)

3. 그 밖에 질병관리청장이 외부에 유출될 경우 공중보건상 위해 우려가 큰 세균, 진균, 바이러스 또는 프리온으로서 긴급한 관리가 필요하다고 인정하여 지정·공고하는 병원체

[별표 2] 〈개정 2019.11.22.〉

감염병환자등의 진단 기준(제6조 제5항 관련)

1. 제1급감염병의 경우

가. 감염병환자 : 해당 감염병에 부합되는 임상적 특징을 나타내면서 혈액, 대변, 인두도말 등 검체에서 배양검사, 유전자 검출검사 등의 검사방법으로 감염병병원체가 확인된 사람

나. 의사환자 : 임상적 특징 및 역학적 연관성을 고려할 때 해당 감염병이 의심되나 감염병병원체가 확인되지 않은 사람

다. 병원체보유자 : 임상증상을 나타내지 않으나 감염병병원체가 확인된 사람

2. 제2급감염병의 경우

가. 감염병환자 : 해당 감염병에 부합되는 임상적 특징을 나타내면서 혈액, 대변, 인두도말, 뇌척수액, 가래 등 검체에서 배양검사, 유전자 검출검사, 항체 검출검사 등의 검사방법으로 감염병병원체가 확인된 사람

나. 의사환자 : 임상적 특징 및 역학적 연관성을 고려할 때 해당 감염병이 의심되나 감염병병원체가 확인되지 않은 사람

다. 병원체보유자 : 임상증상을 나타내지 않으나 감염병병원체가 확인된 사람

3. 제3급감염병의 경우
   가. 감염병환자 : 해당 감염병에 부합되는 임상적 특징을 나타내면서 혈액, 대변, 소변, 뇌척수액, 가래, 기관지 세척액 등 검체에서 배양검사, 유전자 검출검사, 항체 검출검사, 항원 검출검사, 현미경검사 등의 검사방법으로 감염병병원체가 확인된 사람. 다만, 파상풍의 경우에는 임상적 특징을 나타내는 것만으로도 감염병환자로 진단한다.
   나. 의사환자 : 임상적 특징 및 역학적 연관성을 감안할 때 해당 감염병이 의심되나 감염병병원체가 확인되지 않은 사람
   다. 병원체보유자 : 임상증상을 나타내지 않으나 감염병병원체가 확인된 사람

4. 제4급감염병의 경우
   가. 감염병환자 : 해당 감염병에 부합되는 임상적 특징을 나타내면서 혈액, 대변, 소변, 인두도말, 궤양부위도말, 병변조직, 피하조직 등 검체에서 배양검사, 유전자 검출검사, 항체 검출검사, 항원 검출검사, 현미경검사 등의 검사방법으로 감염병병원체가 확인된 사람
   나. 의사환자 : 임상적 특징 및 역학적 연관성을 고려할 때 해당 감염병이 의심되나, 감염병병원체가 확인되지 아니하는 사람
   다. 병원체보유자 : 임상증상을 나타내지 아니하나, 감염병병원체가 확인된 사람

[별표 3] 〈개정 2021.5.24.〉

신고하여야 하는 예방접종 후 이상반응자의 범위(제7조 제2항 관련)

신고하여야 하는 예방접종 후 이상반응자의 범위는 다음 표의 분류에 따라 이상반응이 발생한 자를 말한다.

예방접종 종류	이상반응의 범위	예방접종 후 이상반응이 나타날 때까지의 시간
디프테리아, 파상풍, 백일해 (DTaP, Tdap) 디프테리아, 파상풍 (Td) 디프테리아, 파상풍, 백일해, 폴리오 (DTaP-IPV) 디프테리아, 파상풍, 백일해, 폴리오, b형 헤모필루스 인플루엔자 (DTaP-IPV/Hib)	1. 아나필락시스	24시간 이내
	2. 뇌염, 뇌증	7일 이내
	3. 위팔신경총 말초신경병증	28일 이내
	4. 국소 이상반응	7일 이내
	5. 그 밖에 접종과 연관성이 있는 것으로 의심되는 이상반응	기한 없음
	6. 제1호부터 제5호까지의 이상반응으로 인한 후유증	기한 없음
폴리오 (IPV)	1. 아나필락시스	24시간 이내
	2. 국소 이상반응	7일 이내
	3. 그 밖에 접종과 연관성이 있는 것으로 의심되는 이상반응	기한 없음
	4. 제1호부터 제3호까지의 이상반응으로 인한 후유증	기한 없음

홍역, 유행성이하선염, 풍진 (MMR)	1. 아나필락시스	24시간 이내
	2. 뇌염, 뇌증	21일 이내
	3. 혈소판 감소성 자반증	7-30일
	4. 만성 관절염	42일 이내
	5. 국소 이상반응	7일 이내
	6. 그 밖에 접종과 연관성이 있는 것으로 의심되는 이상반응	기한 없음
	7. 제1호부터 제6호까지의 이상반응으로 인한 후유증	기한 없음
결핵 (BCG)	1. 림프절 부기(지름 1.5cm 이상)	1년 이내
	2. 골염, 골수염	6개월 이내
	3. 전신 파종성 비씨지 감염증	6개월 이내
	4. 국소 이상반응	6개월 이내
	5. 그 밖에 접종과 연관성이 있는 것으로 의심되는 이상반응	기한 없음
	6. 제1호부터 제5호까지의 이상반응으로 인한 후유증	기한 없음
B형간염 (HepB)	1. 아나필락시스	24시간 이내
	2. 국소 이상반응	7일 이내
	3. 그 밖에 접종과 연관성이 있는 것으로 의심되는 이상반응	기한 없음
	4. 제1호부터 제3호까지의 이상반응으로 인한 후유증	기한 없음
수두 (VAR)	1. 아나필락시스	24시간 이내
	2. 뇌염, 뇌증	7일 이내
	3. 국소 이상반응	7일 이내
	4. 그 밖에 접종과 연관성이 있는 것으로 의심되는 이상반응	기한 없음
	5. 제1호부터 제4호까지의 이상반응으로 인한 후유증	기한 없음
일본뇌염 (IJEV, LJEV)	1. 아나필락시스	24시간 이내
	2. 뇌염, 뇌증	7일 이내
	3. 국소 이상반응	7일 이내
	4. 그 밖에 접종과 연관성이 있는 것으로 의심되는 이상반응	기한 없음
	5. 제1호부터 제4호까지의 이상반응으로 인한 후유증	기한 없음
b형 헤모필루스 인플루엔자 (Hib)	1. 아나필락시스	24시간 이내
	2. 국소 이상반응	7일 이내
	3. 그 밖에 접종과 연관성이 있는 것으로 의심되는 이상반응	기한 없음
	4. 제1호부터 제3호까지의 이상반응으로 인한 후유증	기한 없음
폐렴구균 (PCV, PPSV)	1. 아나필락시스	24시간 이내
	2. 국소 이상반응	7일 이내
	3. 그 밖에 접종과 연관성이 있는 것으로 의심되는 이상반응	기한 없음
	4. 제1호부터 제3호까지의 이상반응으로 인한 후유증	기한 없음
인플루엔자 (Flu)	1. 아나필락시스	24시간 이내
	2. 위팔신경총 말초신경병증	28일 이내
	3. 국소 이상반응	7일 이내
	4. 그 밖에 접종과 연관성이 있는 것으로 의심되는 이상반응	기한 없음
	5. 제1호부터 제4호로 인한 후유증	기한 없음

A형간염 (HepA)	1. 아나필락시스	24시간 이내
	2. 국소 이상반응	7일 이내
	3. 그 밖에 접종과 연관성이 있는 것으로 의심되는 이상반응	기한없음
	4. 제1호부터 제3호로 인한 후유증	기한없음
사람유두종 바이러스감염증 (HPV)	1. 아나필락시스	24시간 이내
	2. 국소 이상반응	7일 이내
	3. 그 밖에 접종과 연관성이 있는 것으로 의심되는 이상반응	기한없음
	4. 제1호부터 제3호로 인한 후유증	기한없음
법 제24조 제1항 제17호에 따라 질병관리청장이 지정한 감염병	감염병의 특성에 따라 질병관리청장이 고시한 이상반응	감염병의 특성에 따라 질병관리청장이 고시한 시간
법 제25조 제1항에 따라 임시예방접종을 하는 감염병	감염병의 특성에 따라 질병관리청장이 고시한 이상반응	감염병의 특성에 따라 질병관리청장이 고시한 시간

[별표 3의2] 〈개정 2021.12.30.〉

역학조사인력(역학조사관) 교육·훈련 과정의 세부기준(제16조의3 관련)

1. 교육·훈련 과정의 교육내용

구분	교육내용
기본교육	역학조사관의 권한 및 책임, 감염병별 역학적 특성, 감염병 감시체계 등 역학조사 관련 기본과정
지속교육	역학조사 통계 산출 및 자료 분석, 역학조사 보고서 작성, 역학조사 방법론 등 역학조사 관련 심화과정
보수교육	감염병 관련 국내·외 현안, 최신 역학조사 사례 검토 등 역학조사 역량 유지 및 함양 교육
그 밖의 교육	역학조사 실무역량 습득을 위해 필요하다고 인정되는 교육 및 훈련 등

2. 그 밖에 교육·훈련 기간, 교육횟수, 교육 세부내용 등 역학조사관의 교육·훈련 과정에 필요한 세부기준은 질병관리청장이 정하여 고시한다.

[별표 4] 〈신설 2022.4.20.〉

생물테러감염병병원체의 종류(제20조의7 관련)

1. 세균
   가. 페스트균(Yersinia pestis)
   나. 탄저균(Bacillus anthracis) 다만, 탄저균 중 탄저균 스턴(Bacillus anthracis Sterne)은 제외한다.
   다. 보툴리눔균(Clostridium botulinum)
   라. 야토균(Francisella tularensis)

2. 바이러스
   가. 에볼라 바이러스(Ebola virus)

5. 일본뇌염, 말라리아의 경우
   가. 하수구, 고인 물, 잡초, 농수로 등
   나. 모기가 발생하고 서식하기 쉬운 장소
   다. 옥내 및 옥외에 대한 청소
   라. 고인 물이나 습기가 찬 장소에 대한 매몰 또는 배수
   마. 실내의 충분한 채광 및 환기

[별표 6] 〈개정 2019.11.22.〉

소독의 방법(제35조 제2항, 제36조 제3항 및 제40조 제1항 관련)

1. 청 소
   오물 또는 오염되었거나 오염이 의심되는 물건을 수집하여 「폐기물관리법」에 따라 위생적인 방법으로 안전하게 처리해야 한다.

2. 소 독
   가. 소각
      오염되었거나 오염이 의심되는 소독대상 물건 중 소각해야 할 물건을 불에 완전히 태워야 한다.
   나. 증기소독
      유통증기(流通蒸氣)를 사용하여 소독기 안의 공기를 빼고 1시간 이상 섭씨 100도 이상의 증기소독을 해야 한다. 다만, 증기소독을 할 경우 더럽혀지고 손상될 우려가 있는 물건은 다른 방법으로 소독을 해야 한다.
   다. 끓는 물 소독
      소독할 물건을 30분 이상 섭씨 100도 이상의 물속에 넣어 살균해야 한다.
   라. 약물소독
      다음의 약품을 소독대상 물건에 뿌려야 한다.
      1) 석탄산수(석탄산 3% 수용액)
      2) 크레졸수(크레졸액 3% 수용액)
      3) 승홍수(승홍 0.1%, 식염수 0.1%, 물 99.8% 혼합액)
      4) 생석회(대한약전 규격품)
      5) 크롤칼키수(크롤칼키 5% 수용액)
      6) 포르마린(대한약전 규격품)
      7) 그 밖의 소독약을 사용하려는 경우에는 석탄산 3% 수용액에 해당하는 소독력이 있는 약제를 사용해야 한다.
   마. 일광소독
      의류, 침구, 용구, 도서, 서류나 그 밖의 물건으로서 가목부터 라목까지의 규정에 따른 소독방법을 따를 수 없는 경우에는 일광소독을 해야 한다.

3. 질병매개곤충 방제(防除)
   가. 물리적·환경적 방법
      1) 서식 장소를 완전히 제거하여 질병매개곤충이 서식하지 못하게 한다.
      2) 질병매개곤충의 발생이나 유입을 막기 위한 시설을 설치해야 한다.
      3) 질병매개곤충의 종류에 따른 적절한 덫을 사용하여 밀도를 낮추어야 한다.

나. 화학적 방법

1) 질병매개곤충에 맞는 곤충 성장 억제제 또는 살충제를 사용하여 유충과 성충을 제거해야 한다.

2) 잔류성 살충제를 사용하여 추가적인 유입을 막아야 한다.

3) 살충제 처리가 된 창문스크린이나 모기장을 사용해야 하다.

다. 생물학적 방법

1) 모기 방제를 위하여 유충을 잡아먹는 천적(미꾸라지, 송사리, 잠자리 유충 등)을 이용한다.

2) 모기유충 서식처에 미생물 살충제를 사용한다.

4. 쥐의 방제

가. 위생적 처리

1) 음식 찌꺼기통이나 쓰레기통의 용기는 밀폐하거나 뚜껑을 덮어 먹이 제공을 방지해야 한다.

2) 쓰레기 더미, 퇴비장, 풀이 우거진 담장 등의 쥐가 숨어있는 곳을 사전에 제거함으로써 서식처를 제거한다.

나. 건물의 출입문, 환기통, 배관, 외벽, 외벽과 창문 및 전선 등을 통하여 쥐가 침입하지 못하도록 처리해야 한다.

다. 쥐약을 적당량 사용하여 쥐를 방제한다.

5. 소독약품의 사용

살균·살충·쥐잡기 등의 소독에 사용하는 상품화된 약품은 「생활화학제품 및 살생물제의 안전관리에 관한 법률」 제3조 제4호에 따른 안전확인대상생활화학제품(살균제품 및 구제제품으로 한정한다) 또는 같은 조 제8호에 따른 살생물제품(살균제류 및 구제제류로 한정한다)으로서 환경부장관의 승인을 받은 제품을 용법·용량에 따라 안전하게 사용해야 한다.

[별표 7] 〈개정 2021.5.24.〉

소독횟수 기준(제36조 제4항 관련)

소독을 해야 하는 시설의 종류	소독횟수	
	4월부터 9월까지	10월부터 3월까지
1. 「공중위생관리법」에 따른 숙박업소(객실 수 20실 이상인 경우만 해당한다), 「관광진흥법」에 따른 관광숙박업소 2. 「식품위생법 시행령」 제21조제8호(마목은 제외한다)에 따른 식품접객업 업소(이하 "식품접객업소"라 한다) 중 연면적 300제곱미터 이상의 업소 3. 「여객자동차 운수사업법」에 따른 시내버스·농어촌버스·마을버스·시외버스·전세버스·장의자동차, 「항공법」에 따른 항공기와 공항시설, 「해운법」에 따른 여객선, 「항만법」에 따른 연면적 300제곱미터 이상의 대합실, 「철도사업법」 및 「도시철도법」에 따른 여객운송 철도차량과 역사(驛舍) 및 역 시설 4. 「유통산업발전법」에 따른 대형마트, 전문점, 백화점, 쇼핑센터, 복합쇼핑몰, 그 밖의 대규모 점포와 「전통시장 및 상점가 육성을 위한 특별법」에 따른 전통시장 5. 「의료법」 제3조제2항제3호에 따른 병원급 의료기관	1회 이상/1개월	1회 이상/2개월
6. 「식품위생법」 제2조제12호에 따른 집단급식소(한 번에 100명 이상에게 계속적으로 식사를 공급하는 경우만 해당한다) 6의2. 「식품위생법 시행령」 제21조제8호마목에 따른 위탁급식영업을 하는 식품접객업소 중 연면적 300제곱미터 이상의 업소 7. 「건축법 시행령」 별표 1 제2호라목에 따른 기숙사	1회 이상/2개월	1회 이상/3개월

소독을 해야 하는 시설의 종류	소독횟수	
	4월부터 9월까지	10월부터 3월까지
7의2. 「소방시설 설치·유지 및 안전관리에 관한 법률 시행령」 별표 2 제8호가목에 따른 합숙소(50명 이상을 수용할 수 있는 경우만 해당한다) 8. 「공연법」에 따른 공연장(객석 수 300석 이상인 경우만 해당한다) 9. 「초·중등교육법」 제2조 및 「고등교육법」 제2조에 따른 학교 10. 「학원의 설립·운영 및 과외교습에 관한 법률」에 따른 연면적 1천제곱미터 이상의 학원 11. 연면적 2천제곱미터 이상의 사무실용 건축물 및 복합용도의 건축물 12. 「영유아보육법」에 따른 어린이집 및 「유아교육법」에 따른 유치원(50명 이상을 수용하는 어린이집 및 유치원만 해당한다)		
13. 「주택법」에 따른 공동주택(300세대 이상인 경우만 해당한다)	1회 이상/3개월	1회 이상/6개월

[별표 8] 〈개정 2014.12.31.〉

소독업의 시설 · 장비 및 인력 기준(제37조 제1항 관련)

1. 시설 : 사무실 및 사무실과 구획된 창고를 갖추되, 창고시설은 다음 각 목의 기준에 따른다.
   가. 사람이 생활하는 장소와 구획되어야 한다.
   나. 환기 및 잠금 설비가 있어야 한다.

2. 장비
   가. 휴대용 초미립자살충제 살포기 1대 이상
   나. 휴대용 연막소독기 2대 이상
   다. 삭제〈2014.12.31.〉
   라. 수동식 분무기 3대 이상
   마. 방독면 및 보호용 안경 각각 5개 이상
   바. 보호용 의복(상·하) 5벌 이상
   사. 진공청소기 등 청소 및 소독에 필요한 기계·기구

3. 인력 : 대표자 외에 소독업무 종사자 1명 이상

[별표 9]

교육과정(제41조 제1항 및 제2항 관련)

교육대상	교육내용	교육시간
소독업자 및 소독업무 종사자	「감염병의 예방 및 관리에 관한 법률」, 감염병관리정책, 공중보건, 환경위생, 소독 장비 및 약품의 종류와 사용법, 소독대상 미생물과 소독방법, 쥐·벌레 등의 생태와 이를 없애는 방법, 소독작업의 안전수칙 및 해독방법. 다만, 공중보건 및 환경위생은 소독업자에만 해당한다.	16시간
〈보수교육〉 소독업무 종사자	「감염병의 예방 및 관리에 관한 법률」, 감염병관리정책, 소독 장비 및 약품의 종류와 사용법, 소독 실무 및 안전관리	8시간

[별표 10] 〈개정 2022.2.9.〉

행정처분의 기준(제42조 제1항 관련)

1. 공통기준

가. 동시에 둘 이상의 위반행위가 있는 경우에는 그 중 무거운 행정처분 기준에 나머지 행정처분 기준의 2분의 1을 각각 더하여 처분한다. 이 경우 운영중단기간은 3개월을 초과할 수 없다.

나. 위반행위에 대한 행정처분을 하기 위한 절차가 진행되는 기간 중에 추가로 다른 위반행위를 한 경우에는 가목에 따라 처분한다.

다. 위반행위에 대한 행정처분을 하기 위한 절차가 진행되는 기간 중에 반복하여 같은 위반행위를 한 경우에는 위반횟수마다 행정처분 기준의 2분의 1씩 더하여 처분한다. 이 경우 운영중단기간은 3개월을 초과할 수 없다.

라. 같은 날 같은 위반사항이 적발된 경우에는 같은 위반행위로 본다.

마. 위반행위의 횟수에 따른 행정처분(가중처분) 기준은 최근 1년간 같은 위반행위로 행정처분을 받은 경우에 적용한다. 이 경우 기간의 계산은 위반행위에 대하여 행정처분의 효력이 발생한 날(업무정지처분에 갈음하여 과징금을 부과하는 경우에는 과징금 부과처분을 한 날을 말한다)과 그 처분 후 다시 같은 위반행위를 적발된 날을 기준으로 한다.

바. 마목에 따라 가중된 처분을 하는 경우 가중처분의 적용 차수는 그 위반행위 전 처분 차수(마목에 따른 기간 내에 처분이 둘 이상 있었던 경우에는 높은 차수를 말한다)의 다음 차수로 한다.

사. 위반사항의 내용으로 보아 그 위반의 정도가 경미하거나 위반 행위가 고의·과실이 아닌 사소한 부주의나 오류로 인한 것인 경우 또는 관리자·운영자가 그 위반행위를 방지하기 위해 해당 업무에 관하여 상당한 주의와 감독을 게을리하지 않은 것으로 인정되는 경우에는 그 행정처분 기준의 2분의 1의 범위에서 감경하여 처분할 수 있다.

아. 운영중단기간 1개월은 30일을 기준으로 하고, 감경 또는 가중 처분하려는 경우에는 그 처분기간을 산정할 때 1일 미만은 처분기간에서 제외한다.

자. 운영중단 명령을 받은 자가 그 운영중단기간 중에 운영을 계속한 경우에는 해당 장소나 시설의 폐쇄를 명해야 한다.

2. 개별기준

위반사항	근거 법조문	행정처분 기준				
		1차 위반	2차 위반	3차 위반	4차 이상 위반	5차 이상 위반
법 제49조 제1항 제2호의2의 조치를 따르지 않은 경우	법 제49조 제3항					
가. 출입자 명단 작성, 마스크 착용, 예방접종증명 확인 등의 방역지침을 따르지 않은 경우		경고	운영중단 10일	운영중단 20일	운영중단 3개월	폐쇄명령
나. 소독, 환기 등 시설 관리에 관한 방역지침을 따르지 않은 경우		경고	운영중단 10일	운영중단 20일	운영중단 3개월	폐쇄명령

[별표 11] 〈개정 2020.12.30.〉

행정처분기준(제42조 제2항 관련)

Ⅰ. 일반기준

1. 위반사항이 2개 이상인 경우에는 그 중 가장 무거운 처분을 한다.
2. 영업정지처분을 받은 자가 영업정지기간에 영업행위를 한 사실이 적발되었거나, 영업정지처분을 받은 후 6개월 이내에 다시 같은 위반행위를 한 경우에는 최초 영업정지 처분기간의 2분의 1까지 가중하여 처분한다.
3. 1년 이내에 3회 이상 영업정지처분을 받은 경우에는 그 영업소를 폐쇄한다.
4. 위반행위의 횟수에 따른 행정처분기준은 해당 위반행위가 있는 날 이전 최근 1년간 같은 위반행위로 행정처분을 받은 경우에 적용한다.

Ⅱ. 개별기준

위반사항	근거 법령	행정처분		
		1차	2차	3차
1. 법 제52조 제1항에 따른 소독업의 신고를 하지 않은 경우	법 제59조 제1항 및 제2항			
가. 영업신고를 하지 않은 경우		영업소 폐쇄	영업정지 1개월	영업정지 3개월
나. 변경신고를 하지 않은 경우		시정명령		
2. 법 제52조 제1항에 따른 시설·장비 및 인력 기준을 갖추지 못한 경우	법 제59조 제1항	시정명령	영업정지 1개월	영업정지 3개월
3. 법 제53조에 따른 휴업, 폐업 또는 재개업 신고를 하지 않은 경우	법 제59조 제1항	시정명령	영업정지 1개월	영업정지 3개월
4. 법 제54조에 따른 소독의 기준 및 방법 등을 위반한 경우	법 제59조 제1항			
가. 소독의 기준 및 방법에 따르지 않고 소독을 실시한 경우		영업정지 1월	영업정지 3개월	영업소 폐쇄
나. 소독실시 사항을 기록·보존하지 않은 경우		시정명령	영업정지 1개월	영업정지 3개월
5. 법 제55조에 따른 소독교육에 관한 의무를 위반한 경우	법 제59조 제1항			
가. 소독업자가 교육을 받지 않은 경우		시정명령	영업정지 3개월	
나. 소독업자가 소독업무 종사자에게 교육을 받게 하지 않은 경우		시정명령	영업정지 1개월	
6. 법 제57조 제1항에 따른 관계 서류의 제출 요구에 따르지 않거나 소속 공무원의 검사 및 질문을 거부·방해 또는 기피한 경우	법 제59조 제1항	시정명령	영업정지 1개월	영업정지 3개월

검 역 법

일부개정 2021.12.21. 법률 제18604호 시행일 2022.6.22.

제1장 총칙

제1조(목적) 이 법은 우리나라로 들어오거나 외국으로 나가는 사람, 운송수단 및 화물을 검역(檢疫)하는 절차와 감염병을 예방하기 위한 조치에 관한 사항을 규정하여 국내외로 감염병이 번지는 것을 방지함으로써 국민의 건강을 유지·보호하는 것을 목적으로 한다.〈개정 2020.3.4.〉

시행령

제1조(목적) 이 영은 「검역법」에서 위임된 사항과 그 시행에 필요한 사항을 규정함을 목적으로 한다.

시행규칙

제1조(목적) 이 규칙은 「검역법」 및 같은 법 시행령에서 위임된 사항과 그 시행에 필요한 사항을 규정함을 목적으로 한다.

제2조(정의) 이 법에서 사용하는 용어의 뜻은 다음과 같다.〈개정 2010.1.18, 2016.2.3., 2017.12.19., 2020.3.4., 2020.8.11.〉

1. "검역감염병"이란 다음 각 목의 어느 하나에 해당하는 것을 말한다.
   가. 콜레라
   나. 페스트
   다. 황열
   라. 중증 급성호흡기 증후군(SARS)
   마. 동물인플루엔자 인체감염증
   바. 신종인플루엔자
   사. 중동 호흡기 증후군(MERS)
   아. 에볼라바이러스병
   자. 가목에서 아목까지의 것 외의 감염병으로서 외국에서 발생하여 국내로 들어올 우려가 있거나 우리나라에서 발생하여 외국으로 번질 우려가 있어 질병관리청장이 긴급 검역조치가 필요하다고 인정하여 고시하는 감염병
2. "운송수단"이란 선박, 항공기, 열차 또는 자동차를 말한다.

2의2. "운송수단의 장"이란 운송수단을 운행·조종하는 사람이나 운행·조종의 책임자 또는 운송수단의 소유자를 말한다.

3. "검역감염병 환자"란 검역감염병 병원체가 인체에 침입하여 증상을 나타내는 사람으로서 의사, 치과의사 또는 한의사의 진단 및 검사를 통하여 확인된 사람을 말한다.
4. "검역감염병 의사환자"란 검역감염병 병원체가 인체에 침입한 것으로 의심되나 검역감염병 환자로 확인되기 전 단계에 있는 사람을 말한다.

5. “검역감염병 접촉자”란 검역감염병 환자, 검역감염병 의사환자 및 병원체 보유자(이하 “검역감염병 환자등”이라 한다)와 접촉하거나 접촉이 의심되는 사람을 말한다.
6. “감염병 매개체”란 공중보건에 위해한 감염성 병원체를 전파할 수 있는 설치류나 해충으로서 보건복지부령으로 정하는 것을 말한다.
7. “검역관리지역”이란 검역감염병이 유행하거나 유행할 우려가 있어 국내로 유입될 가능성이 있는 지역으로서 제5조에 따라 지정된 지역을 말한다.
8. “중점검역관리지역”이란 검역관리지역 중 유행하거나 유행할 우려가 있는 검역감염병이 치명적이고 감염력이 높아 집중적인 검역이 필요한 지역으로서 제5조에 따라 지정된 지역을 말한다.

시행규칙

제1조의2(감염병 매개체의 범위) 「검역법」(이하 “법”이라 한다) 제2조제6호에서 “보건복지부령으로 정하는 것”이란 쥐, 모기, 그 밖에 공중보건에 위해한 감염성 병원체를 전파할 수 있는 설치류나 해충으로서 질병관리청장이 정하여 고시하는 것을 말한다.
[본조신설 2021.3.5.]

제3조(국가의 책무) ① 국가는 검역 업무를 수행할 때에 검역 대상자의 인권을 보호하여야 한다.
② 국가는 검역감염병이 국내외로 번지는 것에 신속하게 대처하기 위한 대응 방안을 수립하여야 한다.
③ 삭제 〈2020.3.4.〉
[제목개정 2020.3.4.]

제3조의2(국민의 권리와 의무) ① 국민은 검역감염병 발생상황, 예방 및 관리 등에 대한 정보와 대응 방법을 알 권리가 있다.
② 국민은 검역감염병으로 격리 등을 받은 경우 이로 인한 피해를 보상받을 수 있다.
③ 국민은 검역감염병이 국내외로 번지는 것을 막기 위한 국가와 지방자치단체의 시책에 적극 협력하여야 한다.
[본조신설 2020.3.4.]

제4조(다른 법률과의 관계) 검역 관련 업무에 관하여는 다른 법률에 특별한 규정이 있는 경우 외에는 이 법에 따른다.

제4조의2(검역관리 기본계획의 수립 · 시행 등) ① 질병관리청장은 검역전문위원회(「감염병의 예방 및 관리에 관한 법률」 제9조 및 제10조 제3항에 따라 감염병관리위원회에 설치한 검역 분야 전문위원회를 말한다. 이하 같다)의 심의를 거쳐 검역관리 기본계획(이하 “기본계획”이라 한다)을 5년마다 수립 · 시행하여야 한다. 〈개정 2020.8.11.〉
② 기본계획은 다음 각 호의 사항을 포함하여야 한다.
1. 검역 기본목표와 추진방향
2. 검역 사업계획과 추진방법
3. 검역 통계 및 정보의 관리 방안
4. 제30조에 따른 검역공무원의 교육과 역량강화 방안
5. 그 밖에 검역관리에 필요한 사항

③ 검역소장은 제1항의 기본계획에 따라 소관별로 연도별 시행계획을 수립 · 시행하여야 한다.
④ 질병관리청장과 검역소장은 기본계획이나 시행계획의 수립 · 시행에 필요한 자료의 제공을 관계 행정기관 또는 단체에 요청할 수 있다. 〈개정 2020.8.11.〉
⑤ 제4항에 따라 요청받은 관계 행정기관 또는 단체는 특별한 사유가 없으면 이에 따라야 한다.
[본조신설 2020.3.4.]

제5조(검역관리지역등의 지정 및 해제) ① 질병관리청장은 검역전문위원회의 심의를 거쳐 검역관리지역 및 중점검역관리지역(이하 “검역관리지역등”이라 한다)을 지정 또는 해제할 수 있다. 〈개정 2010.1.18., 2020.3.4., 2020.8.11.〉

② 제1항에 따른 검역관리지역등의 지정·해제 기준 및 절차 등에 관하여 필요한 사항은 보건복지부령으로 정한다.〈개정 2010.1.18., 2020.3.4.〉
[제목개정 2020.3.4.]

시행규칙

제2조(검역관리지역등의 지정 절차 등) ① 질병관리청장은 법 제5조에 따라 다음 각 호의 어느 하나에 해당하는 지역을 검역관리지역 및 중점검역관리지역(이하 "검역관리지역등"이라 한다)으로 지정할 수 있다.〈개정 2020.9.11., 2021.3.5.〉

1. 세계보건기구(WHO)가 「국제보건규칙(IHR)」에 따라 검역감염병 발생 정보를 제공한 국가 또는 지역
2. 검역감염병이 유행하거나 유행할 우려가 있어 국내로 검역감염병을 유입·확산시킬 가능성이 있는 국가 또는 지역
3. 치명적이고 감염력이 높은 검역감염병이 발생하거나 발생할 우려가 있어 집중적인 검역이 필요한 국가 또는 지역

② 질병관리청장은 제1항에 따라 지정한 검역관리지역등 지정 사유가 소멸되었을 때에는 그 지정을 해제해야 한다.〈개정 2020.9.11., 2021.3.5.〉
③ 질병관리청장은 제1항 또는 제2항에 따라 검역관리지역등을 지정하거나 지정 해제한 경우에는 질병관리청 인터넷 홈페이지에 그 사실을 게시해야 한다.〈신설 2016.8.4., 2020.9.11., 2021.3.5.〉
[제목개정 2021.3.5.]

제2조의2(검역조사 대상 화물의 범위) 법 제6조제1항제1호에서 "보건복지부령으로 정하는 화물"이란 다음 각 호의 화물을 말한다. 다만, 운송수단의 탱크에 실린 기체류 및 액체류 화물은 제외한다.

1. 감염병 매개체의 서식이 확인되거나 의심되는 운송수단 내 화물
2. 검역감염병 환자, 검역감염병 의사환자 및 병원체 보유자(이하 "검역감염병 환자등"이라 한다)로 확인되거나 의심되는 사람이 소지한 물품
3. 그 밖에 검역소장이 검역조사를 할 필요가 있다고 인정하는 화물

[전문개정 2021.3.5.]

제5조의2 삭제 〈2020.3.4.〉

제2장 검역조사

제6조(검역조사의 대상 등) ① 다음 각 호의 어느 하나에 해당하는 사람과 운송수단 및 화물(운송수단 내의 컨테이너, 운송수단 내 비치용품, 소모용품 및 개인 소지 물품을 포함한다. 이하 같다)은 제12조에 따른 검역조사를 받아야 한다.〈개정 2010.1.18., 2020.3.4., 2020.8.11.〉

1. 우리나라로 들어오거나 외국으로 나가는 승객, 승무원 등 모든 사람(이하 "출입국자"라 한다), 운송수단 및 보건복지부령으로 정하는 화물
2. 범죄의 예방, 수사 업무나 피의자 체포 업무 수행 등 대통령령으로 정하는 사유로 제1호에 해당하는 운송수단과 접촉한 사람과 운송수단 및 화물

② 제1항에 따른 검역조사를 받지 아니한 운송수단과 사람 및 화물은 검역 절차가 끝나기 전에는 우리나라로 들어오거나 외국으로 나갈 수 없다.
③ 제1항과 제2항에도 불구하고 검역감염병 환자등과 사망자가 없는 운송수단으로서 다음 각 호의 어느 하나에 해당하는 운송수단은 대통령령으로 정하는 바에 따라 검역조사의 전부 또는 일부를 생략할 수 있다.〈개정 2010.1.18., 2020.3.4., 2020.8.11.〉

1. 외국으로 나가는 운송수단으로서 질병관리청장이 우리나라에서 검역감염병이 발생하여 국외로 번질 우려가 없다고 인정하는 운송수단(출입국자 및 화물을 포함한다)

2. 연료나 자재 및 생활필수품 등을 공급받을 목적으로 우리나라에 일시 머무르는 운송수단 중 보건복지부령으로 정하는 운송수단
3. 군용(軍用) 운송수단으로서 해당 운송수단의 장이 운송수단 안에 검역감염병 환자등과 감염병 매개체가 없다는 사실을 통보한 군용 운송수단
4. 「남북교류협력에 관한 법률」 제23조 제2항에 따른 통일부장관이 요청하는 운송수단(이 경우 검역조사 또는 그 절차의 일부를 생략할 수 있다)
5. 관계 중앙행정기관의 장이 검역조사의 생략을 요청하는 운송수단으로서 질병관리청장이 인정하는 운송수단

[제목개정 2020.3.4.]

시행령

제2조(검역조사의 대상) 「검역법」(이하 "법"이라 한다) 제6조제1항제2호에서 "범죄의 예방, 수사 업무나 피의자 체포 업무 수행 등 대통령령으로 정하는 사유"란 다음 각 호의 경우를 말한다.
1. 범죄의 예방, 수사 업무나 피의자 체포 업무 수행을 위한 경우
2. 긴급 위난(危難) 시의 구조를 위한 경우

제3조(검역조사의 생략) ① 법 제6조제3항에 따라 검역감염병 환자, 검역감염병 의사환자 및 병원체 보유자(이하 "검역감염병 환자등"이라 한다)와 사망자가 없는 운송수단으로서 다음 각 호의 운송수단에 대해서는 법 제12조제1항에 따른 검역조사를 전부 생략할 수 있다.
1. 법 제6조제3항제1호, 제3호 및 제5호의 운송수단
2. 법 제6조제3항제2호의 운송수단 중 화물과 사람을 내리지 않는 운송수단

② 법 제6조제3항에 따라 검역감염병 환자등과 사망자가 없는 운송수단으로서 다음 각 호의 운송수단에 대해서는 법 제12조제1항제1호, 제3호 및 제4호의 사항에 대한 검역조사를 생략할 수 있다.
1. 법 제6조제3항제2호의 운송수단 중 화물은 내리지 않으나 사람을 내리는 운송수단
2. 법 제6조제3항제4호의 운송수단

③ 법 제6조제3항에 따라 검역조사의 전부 또는 일부를 생략받으려는 운송수단의 장은 같은 항 제1호에 해당하는 경우를 제외하고는 보건복지부령으로 정하는 검역조사 생략 신청서를 국립검역소장(이하 "검역소장"이라 한다)에게 제출해야 한다.

시행규칙

제3조(검역조사의 생략 등) ① 법 제6조제3항제2호에서 "보건복지부령으로 정하는 운송수단"이란 다음 각 호의 어느 하나의 사유로 우리나라에 일시 머무르는 운송수단을 말한다.〈개정 2019.9.24., 2021.3.5.〉
1. 급유 또는 급수를 위한 경우
2. 운행에 필요한 물품을 공급받기 위한 경우
3. 도착 또는 출발 증명서를 받기 위한 경우
4. 운송수단을 수리하기 위한 경우
5. 태풍 등 기상악화의 경우

② 「검역법 시행령」 제3조제3항에 따른 검역조사 생략 신청서는 별지 제1호서식과 같다. 다만, 선박의 경우에는 별지 제2호서식의 외항선 입항·출항 통보서로 갈음할 수 있다.〈개정 2021.3.5.〉

③ 삭제 〈2021.3.5.〉

제4조(검역 통보) 운송수단의 장은 법 제9조제1항에 따라 검역소장에게 검역 통보를 할 때에는 다음 각 호의 구분에 따른 서류를 제출해야 한다.
1. 선박: 별지 제2호서식의 외항선 입항·출항 통보서
2. 항공기: 별지 제3호서식의 항공기 도착(출발) 통보서
3. 열차·자동차: 별지 제4호서식의 열차·자동차 도착(출발) 통보서

[전문개정 2021.3.5.]

제9조(검역 통보) ① 제6조에 따른 검역조사의 대상이 되는 운송수단의 장은 해당 운송수단이 검역 장소에 접근하였을 때에는 해당 검역 장소를 관할하는 검역소장에게 검역감염병 환자등의 유무와 위생 상태 등 보건복지부령으로 정하는 사항을 보건복지부령으로 정하는 바에 따라 통보하여야 한다. 다만, 운송수단이 긴급한 위난을 피하기 위하여 부득이하게 검역 장소가 아닌 곳에 도착한 경우에는 그 도착장소와 가장 가까운 검역구역을 관할하는 검역소장에게 통보하여야 한다.〈개정 2010.1.18., 2020.3.4.〉

② 제1항 단서에 따른 통보를 받은 검역소장은 운송수단의 장에게 검역감염병 환자등에 대한 조치 등 필요한 조치를 하도록 지시할 수 있으며, 지시를 받은 운송수단의 장은 그 지시에 따라야 한다.〈신설 2020.3.4.〉

③ 제1항에도 불구하고 나포(拿捕), 귀순 및 조난 등으로 들어오는 경우에는 조사 관련 기관의 장이 통보할 수 있다.〈신설 2020.3.4.〉

④ 운송수단의 장 또는 조사 관련 기관의 장은 제1항 및 제3항에 따른 통보 이후 변경사항이 발생하면 즉시 그 내용을 검역소장에게 알려야 한다.〈신설 2020.3.4.〉

⑤ 제1항부터 제4항까지의 통보 방법 및 절차 등에 관하여 필요한 사항은 보건복지부령으로 정한다.〈신설 2020.3.4.〉

제10조(검역 장소) ① 질병관리청장은 관계 중앙행정기관의 장과 협의하여 검역 장소를 정한다.〈개정 2010.1.18., 2020.8.11.〉

② 검역을 받으려는 출입국자 및 운송수단은 검역 장소에 도착하여 검역조사를 받아야 한다. 다만, 검역 장소에서 검역조사를 받기 어렵거나 검역조사가 완료되기 어려운 경우 보건복지부령으로 정하는 검역구역에서 검역조사를 받을 수 있다.〈개정 2020.3.4.〉

③ 제2항에도 불구하고 다음 각 호의 어느 하나에 해당하는 경우는 검역소장이 정하는 장소에서 검역조사를 받을 수 있다.〈개정 2020.3.4.〉

1. 나포, 귀순, 조난 및 응급환자 발생 등 부득이한 경우
2. 날씨나 그 밖의 부득이한 사유로 보건복지부령으로 정하는 경우

④ 삭제 〈2020.3.4.〉

시행규칙

제5조(검역 장소 등) ① 법 제10조 제1항에 따른 검역 장소는 별표 1과 같다.

② 법 제10조제2항 단서에서 "보건복지부령으로 정하는 검역구역"이란 「질병관리청과 그 소속기관 직제 시행규칙」 제23조제5항에 따른 검역구역을 말한다.〈신설 2021.3.5.〉

> **질병관리청과 그 소속기관 직제 시행규칙 제24조(국립검역소 지소)** ① 국립검역소 소속으로 두는 지소의 명칭·위치 및 검역구역은 별표 3과 같다.
> ② 지소에는 지소장 1명을 두되, 지소장은 행정사무관·사회복지사무관·보건사무관·의료기술사무관·약무사무관·전산사무관·통계사무관·공업사무관·시설사무관 또는 보건연구관으로 보한다.
> ③ 지소장은 검역소장의 명을 받아 소관 사무를 총괄하고, 소속공무원을 지휘·감독한다.

③ 법 제10조제3항제2호에서 "보건복지부령으로 정하는 경우"란 다음 각 호의 경우를 말한다.〈개정 2013.10.24., 2021.3.5.〉

1. 날씨가 나빠 검역 장소에서 검역을 하기 어려운 경우
2. 조수(潮水) 간만(干滿)의 차 또는 파고(波高)로 검역 장소에서 검역을 하기 어려운 경우
3. 운송수단이 고장 등으로 검역 장소에 정박·착륙 또는 도착할 수 없는 경우
4. 검역관이 검역 장소로 이동할 수단이 없어 검역 장소에서 검역을 하기 어려운 경우
5. 삭제 〈2021.3.5.〉
6. 삭제 〈2021.3.5.〉
7. 화물의 긴급 하역(荷役) 등 선박이 도착하는 즉시 신속한 검역이 필요한 경우
8. 그 밖에 제1호부터 제7호까지의 경우에 준하는 부득이한 사유가 있다고 검역소장이 인정하는 경우

④ 법 제12조 제2항에 따라 검역조사를 받아야 하는 장소는 「남북교류협력에 관한 법률」 제2조 제1호에 따른 출입장

소로 한다.〈개정 2013.10.24.〉

> **남북교류협력에 관한 법률 제2조 제1호**〈개정 2020.12.8.〉
> 1. "출입장소"란 군사분계선 이북지역(이하 "북한"이라 한다)으로 가거나 북한으로부터 들어올 수 있는 군사분계선 이남지역(이하 "남한"이라 한다)의 항구, 비행장, 그 밖의 장소로서 대통령령으로 정하는 곳을 말한다.

제11조(검역 시각) ① 삭제 〈2020.3.4.〉

② 검역소장은 제6조에 따른 검역조사의 대상이 검역 장소에 도착하는 즉시 검역조사를 하여야 한다. 다만, 즉시 검역조사를 하지 못하는 보건복지부령으로 정하는 부득이한 사유가 있는 경우에는 검역 장소에 대기하거나 격리할 것을 조건으로 승객, 승무원 및 화물을 내리게 할 수 있다.〈개정 2020.3.4.〉

③ 외국으로 나가는 운송수단의 장은 검역소장에게 출발 예정 시각을 통보하여야 한다.

④ 검역소장은 제3항에 따라 통보받은 출발 예정 시각 전에 검역조사를 마쳐야 한다.

시행규칙

제5조의2(즉시 검역조사의 예외) 법 제11조제2항 단서에서 "보건복지부령으로 정하는 부득이한 사유"란 다음 각 호의 사유를 말한다.
1. 기상악화, 천재지변 등으로 정상적인 검역조사의 수행이 불가능한 경우
2. 운송수단의 장이 운송수단 및 승객의 안전상 이유 등으로 검역조사의 연기를 요청한 경우
3. 그 밖에 검역소장이 검역공무원의 안전상 이유 등으로 즉시 검역조사를 하기 어렵다고 인정하는 경우

[본조신설 2021.3.5.]

제12조(검역조사) ① 검역소장은 다음 각 호의 사항에 대하여 검역조사를 한다. 다만, 자동차의 경우에는 제2호 외의 사항을 생략할 수 있다.〈개정 2020.3.4.〉
1. 운송수단 및 화물의 보건·위생 상태에 대한 경과(經過)와 현황
2. 출입국자의 검역감염병 감염·위험요인 여부 및 예방관리에 관한 사항
3. 운송수단의 식품 보관 상태
4. 감염병 매개체의 서식 유무와 번식 상태

② 육로를 통하여 들어오는 출입국자는 출입하기 전에 검역구역이나 보건복지부령으로 정하는 장소에서 검역조사를 받아야 한다.〈개정 2010.1.18., 2013.7.30., 2020.3.4.〉

③ 검역소장은 제1항에 따른 검역조사를 하기 위하여 출입국자와 운송수단의 장에게 필요한 서류를 제출하거나 제시하도록 요구할 수 있으며, 필요한 사항을 질문하거나 검사·조사할 수 있다.〈개정 2020.3.4.〉

④ 검역소장은 검역업무를 신속하고 정확하게 수행하기 위하여 정보화기기, 영상정보처리기기, 전자감지기 등 장비를 활용할 수 있다.〈신설 2020.3.4.〉

⑤ 제1항부터 제4항까지의 규정에 따른 검역조사의 방법과 절차 등에 관하여 필요한 사항은 보건복지부령으로 정한다.〈개정 2010.1.18., 2020.3.4.〉

시행규칙

제6조(검역조사 등) ① 검역소장은 법 제12조제3항에 따라 검역조사를 하기 위해 출입국자에게 정보통신기기를 활용하여 필요한 서류를 제출하도록 할 수 있다.〈개정 2021.3.5.〉

② 검역소장은 법 제12조제3항에 따라 검역조사를 하기 위해 출입국자와 운송수단의 장에게 다음 각 호의 서류를 제시하도록 요구할 수 있다.〈개정 2021.3.5., 2022.11.1.〉
1. 항해일지·항공일지 또는 운행일지

2. 「국제보건규칙」에 따라 작성된 선박위생관리 증명서 또는 선박위생관리 면제증명서
3. 그 밖에 여권 등 검역소장이 검역조사를 하기 위해 제시하도록 요구하는 서류

③ 검역소장은 운송수단에 탑승하여 법 제12조제1항에 따른 검역조사를 완료한 경우에는 질병관리청장이 정하는 바에 따라 검역조사서를 작성·보관해야 한다. 〈신설 2016.8.4., 2020.9.11., 2021.3.5.〉

④ 삭제 〈2021.3.5.〉

⑤ 삭제 〈2021.3.5.〉

제12조의2(신고의무 및 조치 등) ① 다음 각 호의 어느 하나에 해당하는 사람은 해당 검역관리지역 또는 중점검역관리지역을 출발한 후 제17조 제3항에 따른 검역감염병의 최대 잠복기간이 경과하지 아니한 경우 그 사실을 보건복지부령으로 정하는 바에 따라 검역소장에게 건강 상태 등을 신고하여야 한다.

1. 검역관리지역에 체류하거나 그 지역을 경유하여 국내에 입국하는 사람 중 검역감염병을 의심할 수 있는 증상이 있는 사람
2. 중점검역관리지역에 체류하거나 그 지역을 경유하여 국내에 입국하는 사람

② 질병관리청장은 제1항 각 호의 어느 하나에 해당하는 사람이 건강 상태 등을 신고할 수 있도록 공항, 항만 및 육로의 입국장 등 보건복지부령으로 정하는 장소에 해외감염병신고센터를 설치하여야 한다. 〈개정 2020.8.11., 2021.12.21.〉

③ 검역소장은 검역감염병의 전파가 우려될 경우에는 제1항에 따라 신고하는 사람에게 다음 각 호의 조치를 할 수 있다.

1. 여행지역과 시기에 관한 정보의 요구
2. 검역감염병 관련 건강 상태에 관한 정보의 요구
3. 예방접종을 증명할 수 있는 서류의 요구
4. 검역감염병의 감염 여부를 파악하기 위한 검사 또는 검진
5. 그 밖에 검역감염병의 전파를 방지하기 위하여 필요한 조치로서 보건복지부령으로 정하는 조치

④ 검역감염병이 국내에서 발생하여 외국으로 전파될 위험이 있는 경우, 외국으로 나가는 사람 중 검역감염병을 의심할 수 있는 증상이 있는 사람은 제2항에 따른 해외감염병신고센터에 건강 상태 등을 신고하여야 한다. 이 경우, 검역소장은 건강 상태 등을 신고한 자에 대하여 제3항 각 호의 조치를 실시할 수 있다.

⑤ 제1항 및 제4항에 따른 신고 절차·방법 및 제2항에 따른 해외감염병신고센터 설치·운영 등에 필요한 사항은 보건복지부령으로 정한다.

[본조신설 2020.3.4.]

시행규칙

제6조의2(신고의무 및 조치 등) ① 법 제12조의2 제1항에 따라 검역관리지역등에 체류하거나 그 지역을 경유한 사실 및 건강 상태 등을 신고하려는 사람은 별지 제4호의2서식의 검역관리지역등 체류·경유 신고서를 검역소장에게 제출해야 한다.

② 제1항에도 불구하고 다음 각 호의 어느 하나에 해당하는 경우에는 제1항에 따른 신고서를 제출한 것으로 본다.

1. 제6조의4제1항제3호, 제6조의5제1항제2호에 따라 별지 제7호서식 또는 별지 제7호의2서식의 건강상태 질문서를 검역소장에게 제출한 경우
2. 선박에 의사를 승무시킨 경우로서 선장이 제6조의5제1항제1호에 따라 별지 제6호서식의 승무원 및 승객 명부를 검역소장에게 제출한 경우

[본조신설 2021.3.5.]

제6조의3(해외감염병신고센터의 설치·운영 등) ① 검역소장은 법 제12조의2제2항에 따라 해당 검역소의 규모, 검역장소, 검역 대상 등을 고려하여 다음 각 호의 어느 하나에 해당하는 장소에 해외감염병신고센터를 설치해야 한다.

〈개정 2022.6.15.〉
1. 공항, 항만 및 육로의 입국장 또는 출국장
2. 그 밖에 관할 검역구역의 특성 및 출입국자의 접근성 등을 고려하여 검역소장이 적절하다고 인정하는 장소

② 법 제12조의2제2항에 따른 해외감염병신고센터는 해외 감염병 발생정보 및 감염병 예방정보 제공 등의 업무를 수행할 수 있다.

③ 제1항 및 제2항에서 규정한 사항 외에 법 제12조의2제2항에 따른 해외감염병신고센터의 설치 및 운영에 필요한 사항은 질병관리청장이 정한다.

④ 법 제12조의2제3항제5호에서 "보건복지부령으로 정하는 조치"란 검역관리지역등에서 접촉한 사람 및 동물・식물에 대한 정보의 요구를 말한다.

[본조신설 2021.3.5.]

제12조의3(항공기 검역조사) ① 항공기 검역조사를 받으려는 운송수단의 장은 보건복지부령으로 정하는 바에 따라 검역조사에 필요한 서류를 검역소장에게 제출하여야 한다.

② 검역소장은 제1항에 따라 제출한 서류를 심사하여 검역감염병이 국내에 전파될 우려가 없다고 판단한 경우에는 서류 심사로 검역조사를 할 수 있다. 다만, 검역감염병의 전파 위험이 큰 경우 등 보건복지부령으로 정하는 경우에는 탑승하여 검역조사를 하여야 한다.

③ 제1항에 따른 서류 제출 및 제2항 본문에 따른 서류 심사에 의한 검역조사는 전산시스템을 이용하여 처리할 수 있다.

④ 제1항에 따라 제출한 서류 정보가 사실과 다른 것으로 확인된 경우에는 보건복지부령으로 정하는 바에 따라 재검역 등 필요한 조치를 하여야 한다.

[본조신설 2020.3.4.]

시행규칙

제6조의4(항공기 검역조사) ① 법 제12조의3제1항에 따라 항공기 검역조사를 받으려는 운송수단의 장은 다음 각 호의 서류를 검역소장에게 제출해야 한다.
1. 별지 제5호서식의 항공기 보건상태 신고서
2. 별지 제6호서식의 승무원 및 승객 명부
3. 별지 제7호서식 또는 별지 제7호의2서식의 건강상태 질문서(출입국자가 직접 작성하여 제출하되, 직접 작성할 수 없는 부득이한 사유가 있는 경우에는 해당 출입국자의 법정대리인 또는 운송수단의 장이 대신 작성하여 제출할 수 있다)
4. 그 밖에 검역소장이 검역조사를 하기 위해 요구하는 서류

② 법 제12조의3제2항 단서에서 "검역감염병의 전파 위험이 큰 경우 등 보건복지부령으로 정하는 경우"란 다음 각 호의 경우를 말한다. 〈개정 2022.11.1.〉
1. 다음 각 목의 내용으로 제4조제2호 또는 이 조 제1항에 따라 검역소장에게 통보하거나 서류를 제출한 경우
   가. 항공기 내 검역감염병 환자등이 발생했거나 발생이 의심되는 경우
   나. 항공기 내 사망자가 발생한 경우
   다. 항공기 내 감염병 매개체가 서식하거나 서식한 흔적을 발견한 경우
2. 그 밖에 검역감염병의 전파 위험이 큰 경우로서 탑승하여 검역조사를 할 필요가 있다고 검역소장이 인정하는 경우

③ 법 제12조의3제4항에 따른 재검역은 법 제12조제1항 각 호의 사항에 대하여 실시한다.

[본조신설 2021.3.5.]

제12조의4(선박 검역조사) ① 선박 검역조사를 받으려는 운송수단의 장은 보건복지부령으로 정하는 바에 따라 검역조사에 필요한 서류를 검역소장에게 제출하여야 한다. 이 경우 운송수단의 장은 검역 장소에 도착하여 선박에 노란색 기(旗)를 달거나 노란색 전조등을 켜는 등 검역 표시를 하여야 한다.

② 검역소장은 제12조 제3항에 따라 운송수단의 장에게 서류의 제출을 요구할 때에는 「해운법」 제33조에 따라

등록한 해운대리점의 대표자로 하여금 운송수단이 도착하기 전까지 관련 서류를 제출하거나 제시하도록 요구할 수 있다.

③ 검역소장은 제1항에 따라 제출한 서류를 심사하여 검역감염병이 국내에 전파될 우려가 없다고 판단한 경우에는 서류 심사로 검역조사를 할 수 있다. 다만, 검역감염병의 전파 위험이 큰 경우 등 보건복지부령으로 정하는 경우에는 승선하여 검역조사를 하여야 한다.

④ 제1항에 따른 서류 제출 및 제3항 본문에 따른 서류 심사에 의한 검역조사는 전산시스템을 이용하여 처리할 수 있다.

⑤ 검역소장은 제1항에 따라 제출한 서류의 사실 확인 및 보건위생관리를 위하여 보건복지부령으로 정하는 바에 따라 대상 선박을 선정하여 검역조사 이후에 보건위생조사를 실시할 수 있다.

⑥ 제1항에 따라 제출한 서류정보가 사실과 다른 것으로 확인된 경우에는 보건복지부령으로 정하는 바에 따라 재검역 등 필요한 조치를 하여야 한다.

[본조신설 2020.3.4.]

시행규칙

제6조의5(선박 검역조사) ① 법 제12조의4제1항에 따라 선박 검역조사를 받으려는 운송수단의 장은 다음 각 호의 서류를 검역소장에게 제출해야 한다.

1. 별지 제6호서식의 승무원 및 승객 명부
2. 별지 제7호서식 또는 별지 제7호의2서식의 건강상태 질문서(출입국자가 직접 작성하여 제출하되, 직접 작성할 수 없는 부득이한 사유가 있는 경우에는 해당 출입국자의 법정대리인 또는 운송수단의 장이 대신 작성하여 제출할 수 있다)
3. 별지 제8호서식의 선박 보건상태 신고서
4. 그 밖에 검역소장이 검역조사를 하기 위해 요구하는 서류

② 법 제12조의4제3항 단서에서 "검역감염병의 전파 위험이 큰 경우 등 보건복지부령으로 정하는 경우"란 다음 각 호의 경우를 말한다. 〈개정 2022.11.1.〉

1. 다음 각 목의 내용으로 제4조제1호 또는 이 조 제1항에 따라 검역소장에게 통보하거나 서류를 제출한 경우
   가. 선박 내 검역감염병 환자등이 발생했거나 발생이 의심되는 경우
   나. 선박 내 사망자가 발생한 경우
   다. 선박 내 감염병 매개체가 서식하거나 서식한 흔적을 발견한 경우
2. 중점검역관리지역에서 출항한 후 제14조의3에 따른 검역감염병의 최대 잠복기간이 경과하지 않은 경우
3. 입항 전 검역관리지역에서 검역감염병의 최대 잠복기간 이내에 선원 교대가 있었던 경우
4. 「국제보건규칙」에 따라 작성된 선박위생관리 증명서나 선박위생관리 면제증명서를 소지하지 않거나 그 유효기간이 지난 후 입항한 경우 또는 이전 출항지의 검역소장의 조치사항을 이행하지 않은 경우
5. 그 밖에 검역감염병의 전파 위험이 큰 경우로서 승선하여 검역조사를 할 필요가 있다고 검역소장이 인정하는 경우

③ 검역소장은 검역 조사를 완료한 선박 중 검역관리지역등의 경유 여부 등 질병관리청장이 정하는 기준에 해당하는 선박에 대해 법 제12조의4제5항에 따라 보건위생조사를 실시할 수 있다.

④ 법 제12조의4제6항에 따른 재검역은 법 제12조제1항 각 호의 사항에 대하여 실시한다.

[본조신설 2021.3.5.]

제12조의5(육로 검역조사) ① 육로를 통하여 들어오는 출입국자 및 운송수단은 보건복지부령으로 정하는 바에 따라 검역조사를 받아야 한다.

② 질병관리청장은 육로를 통하여 들어오는 출입국자 및 운송수단에 대하여 통일부장관이 「남북교류협력에 관한 법률」 제23조 제2항 단서에 따른 협의를 요청할 때에는 보건복지부령으로 정하는 바에 따라 제9조 제1항에 따른 검역통보 절차의 일부를 생략할 수 있다. 〈개정 2020.8.11.〉

[본조신설 2020.3.4.]

시행규칙

제6조의6(육로 검역조사) ① 육로를 통해 들어오는 출입국자 또는 운송수단의 장은 법 제12조의5제1항에 따라 다음 각 호에 따른 서류를 제출해야 한다.
1. 별지 제6호서식의 승무원 및 승객 명부
2. 별지 제9호서식의 열차·자동차 보건상태 신고서
3. 별지 제10호서식의 개인검역신고서
4. 그 밖에 검역소장이 검역조사를 하기 위해 요구하는 서류

② 질병관리청장은 법 제12조의5제2항에 따른 검역통보 절차의 일부 생략 대상에 대하여 제4조제3호에 따른 열차·자동차 도착(출발) 통보서의 제출을 생략하도록 할 수 있다.
[본조신설 2021.3.5.]

제13조(검역 전의 승선·탑승) ① 검역조사를 받아야 할 운송수단에 검역조사가 완료되어 검역증이 발급되기 전에는 제30조에 따른 검역공무원이 아닌 사람은 승선하거나 탑승할 수 없다. 다만, 미리 보건복지부령으로 정하는 바에 따라 검역소장의 허가를 받은 경우에는 그러하지 아니한다.〈개정 2010.1.18., 2020.3.4.〉

② 검역소장의 허가를 받지 아니하고 승선하거나 탑승한 사람은 검역조사를 받아야 하며, 제1항 단서에 따라 검역소장의 허가를 받아 승선하거나 탑승한 사람이 검역감염병 증상이 있거나 검역감염병 환자등과 접촉한 경우 즉시 검역소장에게 신고를 하여야 한다.〈개정 2020.3.4.〉

③ 검역소장은 제2항에 따른 신고를 받은 경우 신고한 자에 대해 즉시 검역조사를 실시하여야 한다.〈신설 2020.3.4.〉

④ 제3항에 따른 검역조사의 방법은 보건복지부령으로 정한다.〈신설 2020.3.4.〉

시행규칙

제7조(검역 전 승선·탑승의 허가 등) ① 법 제13조 제1항 단서에 따라 검역증이 발급되기 전에 도선(導船) 등 부득이한 사유로 승선·탑승하기 위하여 검역소장의 허가를 받으려는 사람은 별지 제11호서식에 따른 검역 전 승선·탑승 허가 신청서를 검역소장에게 제출하여야 한다.

② 제1항에도 불구하고 다음 각 호의 경우에는 검역소장의 허가를 받은 것으로 본다.
1. 긴급한 위기·위난으로부터 구조하기 위한 경우
2. 범죄의 예방·수사 또는 피의자의 체포에 관한 업무를 수행하는 경우

③ 검역소장은 법 제13조제3항에 따라 같은 조 제2항에 따른 신고를 받은 경우 신고한 자에 대해 즉시 법 제12조제1항제2호의 사항에 대한 검역조사를 실시해야 한다.
[제목개정 2021.3.5.]

제14조 삭제〈2020.3.4.〉

시행규칙

제9조 삭제〈2021.3.5.〉

제15조(검역조치) ① 질병관리청장은 검역감염병 유입과 전파를 차단하기 위하여 검역감염병에 감염되었거나 감염된 것으로 의심되는 사람, 검역감염병 병원체에 오염되었거나 오염된 것으로 의심되거나 감염병 매개체가 서식하는 것으로 의심되는 운송수단이나 화물에 대하여 다음 각 호의 전부 또는 일부의 조치를 할 수 있다.〈개정 2016.2.3., 2020.3.4., 2020.8.11.〉
1. 검역감염병 환자등을 감시하거나 격리시키는 것
2. 검역감염병 접촉자 또는 보건복지부령으로 정하는 검역감염병 위험요인에 노출된 사람(이하 "검역감염병 위험요인에 노출된 사람"이라 한다)을 감시하거나 격리시키는 것

3. 검역감염병 병원체에 오염되었거나 오염된 것으로 의심되는 화물을 소독 또는 폐기하거나 옮기지 못하게 하는 것
4. 검역감염병 병원체에 오염되었거나 오염된 것으로 의심되는 곳을 소독하거나 사용을 금지 또는 제한하는 것
4의2. 검역감염병 병원체 오염 여부를 확인할 필요가 있다고 인정되는 운송수단 및 화물을 검사하는 것
5. 삭제 〈2020.3.4.〉
6. 감염병 매개체가 서식하거나 서식하는 것으로 의심되는 운송수단과 화물을 소독하고 감염병 매개체를 없애도록 운송수단의 장이나 화물의 소유자 또는 관리자에게 명하는 것
7. 검역감염병의 감염 여부를 확인할 필요가 있다고 인정되는 사람을 진찰하거나 검사하는 것
8. 검역감염병의 예방이 필요한 사람에게 예방접종을 하는 것

② 삭제 〈2020.3.4.〉

③ 제1항 제6호에 따른 명령을 받은 운송수단의 장이나 화물의 소유자 또는 관리자는 보건복지부령으로 정하는 자격이 있는 자에게 소독 등의 업무를 대신하게 하고 그 결과를 검역소장에게 제출하여 검역소장의 확인을 받아야 한다. 〈개정 2010.1.18., 2020.3.4.〉

④ 질병관리청장이 제1항에 따른 적절한 조치를 시행할 수 없는 경우에는 운송수단의 장에게 그 이유를 알리고 회항 또는 지정하는 장소로 이동할 것을 지시할 수 있다. 이 경우 해당 운송수단의 장은 그 지시에 따라야 한다. 〈개정 2020.3.4., 2021.12.21.〉

⑤ 질병관리청장은 제1항에 따른 검역조치를 할 때에 필요한 경우 대통령령으로 정하는 바에 따라 관계 기관에 협조를 요청할 수 있으며, 그 요청을 받은 관계 기관의 장은 부득이한 사유가 없으면 협조하여야 한다. 〈개정 2020.3.4., 2020.8.11.〉

시행령

제4조(검역조치 시 협조의 요청) 질병관리청장은 법 제15조제5항에 따라 관계 기관에 다음 각 호의 사항에 대한 협조를 요청할 수 있다.
1. 법 제15조제1항에 따른 검역조치 시 선박에 승선하기 위한 감시정(監視艇)의 사용
2. 법 제15조제1항제1호 및 제2호에 따른 감시 또는 격리 대상자를 이송하기 위한 구급차 등 이송수단의 사용
3. 법 제16조제2항에 따른 임시 격리시설을 설치하기 위한 장소의 확보
4. 「의료법」 제2조에 따른 의료인 및 그 밖에 검역조치를 위해 필요한 인력의 지원
5. 그 밖에 질병관리청장이 법 제15조제1항에 따른 검역조치를 위해 관계 기관의 협조가 필요하다고 인정하는 사항

시행규칙

제10조(검역감염병 위험요인에 노출된 사람의 범위) 법 제15조제1항제2호에서 "보건복지부령으로 정하는 검역감염병 위험요인에 노출된 사람"이란 다음 각 호의 사람을 말한다.
1. 검역감염병 환자등과 같은 운송수단에 탑승한 사람
2. 검역감염병 환자등과 같은 공간에 감염우려가 있는 시간에 있었던 사람

[전문개정 2021.3.5.]

제11조(소독 명령) ① 검역소장은 법 제15조 제1항 제3호, 제4호 및 제6호에 따라 운송수단의 장이나 화물의 소유자 또는 관리자에게 운송수단 및 화물을 소독하고 감염병 매개체를 없애도록 명령할 때에는 별지 제13호서식에 따른 소독시행명령서를 발급해야 한다. 〈개정 2021.3.5.〉

② 제1항에 따라 운송수단의 장이나 화물의 소유자 또는 관리자가 소독 등의 조치를 할 때에는 **별표 2**의 소독기준에 따라야 한다.

제11조의2(예방접종) ① 검역소장은 법 제15조 제1항 제8호에 따라 검역감염병의 예방이 필요한 사람에게 예방접종을 할 때에는 다음 각 호의 사항을 준수해야 한다. 〈개정 2020.9.11.〉

1. 예방접종에 필요한 의약품을 안전하게 보관할 수 있는 장비로서 질병관리청장이 정하는 장비를 갖출 것
2. 예방접종 이상반응에 대비하기 위한 의약품 및 장비로서 질병관리청장이 정하는 의약품 및 장비를 갖출 것

[본조신설 2019.9.24.]

제12조(소독업무대행자의 자격 등) ① 법 제15조 제3항, 제27조 제2항 또는 제28조 제5항에 따라 소독 등의 업무를 할 수 있는 자(이하 "소독업무대행자"라 한다)는 「감염병의 예방 및 관리에 관한 법률」 제52조에 따라 소독업의 신고를 한 자로서 다음 각 호의 인력과 장비를 모두 갖추어야 한다.〈개정 2014.12.24., 2021.3.5.〉

1. 「화학물질관리법」 제32조, 같은 법 시행령 제12조 및 같은 법 시행규칙 제34조에 따른 유해화학물질관리자의 자격이 있는 사람 1명
2. 가스측정기 및 가스방독면 등 가스소독에 필요한 장비

② 소독업무대행자는 소독을 하기 전에 별지 제14호서식에 따른 소독 실시 계획서를 검역소장에게 제출하여야 한다. 다만, 항공기 및 열차·자동차의 경우에는 검역소장의 판단에 따라 그 계획서의 제출을 생략할 수 있다.

③ 검역소장은 소독업무대행자의 자격기준 유지 및 소독 등의 업무 수행에 관하여 지도·감독을 하여야 한다.

④ 소독업무대행자는 소독을 완료하면 별지 제15호서식에 따른 소독결과 보고서를 검역소장에게 제출하여야 한다.

제16조(검역감염병 환자등의 격리) ① 질병관리청장은 제15조 제1항 제1호에 따라 검역감염병 환자등을 다음 각 호의 어느 하나에 해당하는 시설에 격리한다. 다만, 사람 간 전파가능성이 낮은 경우 등 질병관리청장이 정하는 경우는 격리 대상에서 제외할 수 있다.〈개정 2010.1.18., 2017.12.19., 2020.3.4., 2020.8.11., 2021.12.21.〉

1. 검역소에서 관리하는 격리시설로서 질병관리청장이 지정한 시설
2. 「감염병의 예방 및 관리에 관한 법률」 제36조 또는 제37조에 따른 감염병관리기관, 격리소·요양소 또는 진료소
3. 자가(自家)
4. 「감염병의 예방 및 관리에 관한 법률」 제8조의2에 따른 감염병전문병원
5. 국내에 거주지가 없는 경우 질병관리청장이 지정하는 시설 또는 장소

② 질병관리청장은 검역감염병 환자등이 많이 발생하여 제1항에 따른 격리시설이나 감염병관리기관 등이 부족한 경우에는 보건복지부령으로 정하는 바에 따라 임시 격리시설을 설치·운영할 수 있다.〈개정 2010.1.18., 2020.3.4., 2020.8.11.〉

③ 질병관리청장은 제1항에 따른 격리조치(이송을 포함한다)를 할 때에 필요하면 특별시장·광역시장·특별자치시장·도지사·특별자치도지사(이하 "시·도지사"라 한다) 또는 시장·군수·구청장(자치구의 구청장을 말한다. 이하 같다)에게 협조를 요청할 수 있다. 이 경우 시·도지사 또는 시장·군수·구청장은 특별한 사유가 없으면 협조하여야 한다.〈개정 2020.3.4., 2020.8.11.〉

④ 검역감염병 환자등의 격리 기간은 검역감염병 환자등의 감염력이 없어질 때까지로 하고, 격리기간이 지나면 즉시 해제하여야 한다.〈개정 2020.3.4.〉

⑤ 제4항에 따른 격리 기간 동안 격리된 사람은 검역소장의 허가를 받지 아니하고는 다른 사람과 접촉할 수 없다.

⑥ 검역소장은 검역감염병 환자등을 격리 수용하였을 때에는 보건복지부령으로 정하는 바에 따라 격리 사실을 격리 대상자 및 격리 대상자의 가족, 보호자 또는 격리 대상자가 지정한 사람에게 알려야 한다.〈개정 2010.1.18., 2020.3.4.〉

시행규칙

제13조(검역감염병 환자등의 격리 통지) 검역소장은 법 제16조제1항에 따라 검역감염병 환자등을 격리했을 때에는 같은 조 제6항에 따라 격리 대상자 및 격리 대상자의 가족, 보호자 또는 격리 대상자가 지정한 사람에게 별지 제16호서식의 격리통지서를 보내야 한다. 이 경우 격리통지서는 정보통신기기를 활용하여 보낼 수 있다.

[전문개정 2021.3.5.]

제14조(임시 격리시설의 설치 · 운영) 법 제16조 제2항에 따라 질병대응센터장은 다음 각 호의 시설에 임시 격리시설을 설치 · 운영할 수 있다. 〈개정 2021.3.5.〉

1. 검역소 내의 별도로 구획된 시설
2. 검역감염병 환자등이 발생한 운송수단
3. 국제공항 및 국제여객터미널 등 검역구역 내에 관계 행정기관의 장과 협의하여 지정하는 시설
4. 간이 진료시설 설치와 격리가 가능한 숙박시설로서 관계 행정기관의 장 및 특별시장 · 광역시장 · 특별자치시장 · 도지사 · 특별자치도지사 또는 시장 · 군수 · 구청장(자치구의 구청장을 말한다) 등과 협의하여 지정하는 시설

제14조의2(격리 기간 동안 다른 사람과의 접촉) ① 법 제16조 제5항에 따라 격리된 사람이 다른 사람을 접촉하려는 경우나 다른 사람이 격리된 사람을 접촉하려는 경우에는 별지 제16호의2서식에 따른 접촉 허가 신청서를 검역소장에게 제출하여야 한다.

② 제1항에 따른 허가 신청을 받은 검역소장은 해당 검역감염병의 특성과 허가 신청인의 상태 등을 고려하여 지체 없이 허가 여부를 결정하고 이를 허가 신청인에게 통지하여야 한다.

[본조신설 2013.10.24.]

제17조(검역감염병 접촉자에 대한 감시 등) ① 질병관리청장은 제15조 제1항 제2호에 따라 검역감염병 접촉자 또는 검역감염병 위험요인에 노출된 사람이 입국 후 거주하거나 체류하는 지역의 특별자치도지사 · 시장 · 군수 · 구청장에게 건강 상태를 감시하거나 「감염병의 예방 및 관리에 관한 법률」 제49조 제1항에 따라 격리시킬 것을 요청할 수 있다. 〈개정 2020.3.4., 2020.8.11.〉

② 특별자치도지사 · 시장 · 군수 · 구청장은 제1항에 따라 감시하는 동안 검역감염병 접촉자 또는 검역감염병 위험요인에 노출된 사람이 검역감염병 환자등으로 확인된 경우에는 지체 없이 격리 등 필요한 조치를 하고 즉시 그 사실을 해당 질병관리청장에게 보고하여야 한다. 〈개정 2020.3.4., 2020.8.11.〉

③ 제1항에 따른 감시 또는 격리 기간은 보건복지부령으로 정하는 해당 검역감염병의 최대 잠복기간을 초과할 수 없다. 〈개정 2016.2.3., 2017.12.19., 2020.3.4.〉

1. 삭제 〈2020.3.4.〉
2. 삭제 〈2020.3.4.〉
3. 삭제 〈2020.3.4.〉
4. 삭제 〈2020.3.4.〉
5. 삭제 〈2020.3.4.〉
6. 삭제 〈2020.3.4.〉

[제목개정 2020.3.4.]

시행규칙

제14조의3(검역감염병의 최대 잠복기간) 법 제17조제3항에 따른 검역감염병의 최대 잠복기간은 다음 각 호의 구분에 따른다.

1. 콜레라: 5일
2. 페스트: 6일
3. 황열: 6일
4. 중증 급성호흡기 증후군(SARS): 10일
5. 동물인플루엔자 인체감염증: 10일
6. 중동 호흡기 증후군(MERS): 14일
7. 에볼라바이러스병: 21일
8. 법 제2조제1호바목 및 자목에 해당하는 검역감염병: 법 제4조의2제1항에 따른 검역전문위원회에서 정하는 최대 잠복기간

[본조신설 2021.3.5.]

제18조(격리시설 등에서 물품 반출의 금지) 제16조에 따른 격리시설과 임시 격리시설에서 사용하거나 보관 중인 물품은 검역소장의 허락을 받지 아니하고 반출하여서는 아니 된다.〈개정 2020.3.4.〉

[제목개정 2020.3.4.]

제19조(오염운송수단 등의 이동금지 등의 조치) ① 질병관리청장은 검역감염병에 감염되었거나 감염이 의심되는 승객, 승무원 및 도보출입자, 검역감염병 병원체에 오염되었거나 오염이 의심되는 운송수단 및 화물(이하 이 조에서 "오염운송수단등"이라 한다)에 대하여는 검역소장이 지정하는 장소에서 검역감염병 유무에 관한 검사, 소독 및 물건의 폐기 등의 조치가 끝날 때까지 보건복지부령으로 정하는 바에 따라 이동금지 등의 조치를 할 수 있다. 이 경우 검역소장의 허가를 받지 아니하고는 오염운송수단등에 접촉하거나 탑승할 수 없다.〈개정 2010.1.18., 2020.3.4., 2020.8.11.〉

② 검역소장은 오염운송수단등에 대한 조치를 하여 검역감염병이 국내로 번질 우려가 없다고 인정되면 그 이동금지 등의 조치를 해제하여야 한다. 이 경우 이동금지 등의 조치를 해제하기 위한 인정 기준은 보건복지부령으로 정한다.〈개정 2010.1.18.〉

시행규칙

제15조(오염운송수단 등의 이동금지 등의 조치) ① 법 제19조 제1항에 따라 검역소장이 이동금지 등의 조치를 할 때에는 운송수단의 장 또는 그 소유자에게 별지 제17호서식에 따른 오염운송수단 등의 이동금지 등의 통보서로 알려야 한다.

② 검역소장은 검역감염병이 국내로 번질 우려가 없다고 인정되는 다음 각 호의 경우에는 제1항에 따른 조치를 지체 없이 해제하고 이를 운송수단의 장 또는 그 소유자에게 알려야 한다.

1. 검역감염병 검사 결과 이상이 없다고 판명된 경우
2. 제12조 제4항에 따라 소독 결과 보고서를 제출한 경우
3. 「폐기물관리법」 제13조에 따라 물건의 폐기를 완료한 경우
4. 그 밖에 법 제19조 제1항의 조치사항을 이행하였다고 검역소장이 인정한 경우

제20조(검역감염병 외의 감염병에 대한 예방조치) 검역소장은 검역조사에서 다음 각 호를 발견한 경우에는 보건복지부령으로 정하는 바에 따라 진찰, 검사, 소독 및 그 밖에 필요한 예방조치를 할 수 있다.〈개정 2010.1.18., 2020.3.4.〉

1. 검역감염병 외의 감염병 환자
2. 검역감염병 외의 감염병 의사환자
3. 검역감염병 외의 감염병으로 죽은 사람의 시체
4. 검역감염병 외의 감염병 병원체에 오염되었거나 오염되었을 가능성이 있는 운송수단

시행규칙

제16조(검역감염병 외의 감염병에 대한 예방조치) 법 제20조에 따라 검역소장은 해당 검역감염병 외의 감염병 환자 및 감염병 의사환자의 거주지 관할 특별시·광역시·특별자치시·도·특별자치도에 통보하여 진찰, 검사, 소독 및 그 밖에 필요한 예방조치를 하도록 하고, 해당 운송수단의 장에게는 감염 방지 방법 등을 지도할 수 있다.〈개정 2021.3.5.〉

[제목개정 2021.3.5.]

제21조(소독이 필요한 화물의 보관) 검역소장은 운송수단의 화물선적 목록에 적힌 화물 중 소독할 필요가 있다고 인정되는 화물은 다른 화물과 접촉되지 아니하게 따로 보관할 것을 해당 세관장에게 요구할 수 있다.

제22조(검역증) 검역소장은 검역조사 결과 출입국자, 운송수단 또는 화물에 의하여 검역감염병이 국내외로 번질 우

려가 없는 등 이상이 없는 것으로 인정되면 출입국자 또는 운송수단의 장이 요구하는 경우 보건복지부령으로 정하는 바에 따라 검역증을 내주어야 한다.〈개정 2010.1.18., 2020.3.4.〉

제23조(조건부 검역증) ① 검역소장은 검역조사 결과 검역소독 등을 실시할 것을 조건으로 운송수단의 장에게 조건부 검역증을 내줄 수 있다.〈개정 2020.3.4.〉

② 검역소장은 조건부 검역증을 받은 운송수단의 장이 해당 조건을 이행하였을 때에는 그 운송수단의 장에게 검역증을 내주어야 한다. 이 경우 운송수단의 장은 종전에 발급받은 조건부 검역증을 폐기하여야 한다.〈개정 2020.3.4.〉

③ 검역소장은 운송수단의 장이 제1항에 따른 조건부 검역증에 제시된 조건을 이행하지 아니하면 이동금지 등의 조치를 할 수 있다.

④ 검역소장은 제1항에 따른 조건부 검역증을 받은 운송수단의 장이 운송수단에 대한 조건을 이행하는 것이 곤란하다고 판단될 경우에는 운송수단의 장에게 그 이유를 밝히고 보건복지부령으로 정하는 바에 따라 검역소장이 지정하는 장소로 이동할 것을 지시할 수 있다. 이 경우 해당 운송수단의 장은 그 지시에 따라야 한다.〈개정 2010.1.18., 2020.3.4.〉

시행규칙

제17조(검역증 등) ① 법 제22조에 따른 검역증은 별지 제18호서식에 따른다.

② 법 제23조 제1항에 따른 조건부 검역증은 별지 제19호서식에 따른다.

제18조(이동의 지시) 법 제23조 제4항에 따라 검역소장이 운송수단의 장에게 이동하도록 지시하는 경우에는 별지 제20호서식에 따른 이동 지시서로 한다.〈개정 2021.3.5.〉

[제목개정 2021.3.5.]

제24조(출입국의 금지 또는 정지 요청) 질병관리청장은 공중보건상 큰 위해를 끼칠 염려가 있다고 인정되는 다음 각 호에 해당하는 사람에 대하여는 법무부장관에게 출국 또는 입국의 금지 또는 정지를 요청할 수 있다. 다만, 입국의 금지 또는 정지의 요청은 외국인의 경우에만 해당한다.〈개정 2010.1.18., 2016.2.3., 2020.3.4., 2020.8.11.〉

1. 검역감염병 환자등
2. 검역감염병 접촉자
3. 검역감염병 위험요인에 노출된 사람
4. 검역관리지역등에서 입국하거나 이 지역을 경유하여 입국하는 사람

제25조(시체 등의 반입 및 조사) ① 국내로 시체를 반입하려는 자는 검역감염병으로 인한 사망 여부를 확인하기 위하여 보건복지부령으로 정하는 바에 따라 필요한 서류를 제출하거나 제시하여야 한다.〈개정 2010.1.18.〉

② 검역소장은 검역감염병으로 죽은 사람의 시체, 유골 및 유물로서, 방부처리(防腐處理) 후 불침투성(부침투성) 관(棺)에 밀봉되어 있지 아니하거나 화장조치(火葬措置)가 되어 있지 아니한 것에 대하여는 국내 반입을 허용하지 아니한다.

③ 운송수단의 운행 중 발생한 시체는 보건복지부령으로 정하는 바에 따라 검역조사를 받아야 한다.〈개정 2010.1.18., 2020.3.4.〉

④ 검역소장은 제1항 또는 제3항에 따른 조사 결과 해당 시체의 사인을 확인할 수 없거나 검역감염병에 감염된 것으로 의심되는 시체의 경우에는 검사를 위해 해부를 명할 수 있으며, 필요한 경우 관계기관에 협조를 요청할 수 있다. 이 경우 해부의 방법 및 절차 등에 관하여는 「감염병의 예방 및 관리에 관한 법률」 제20조를 준용하며, "질병관리청장"은 "검역소장"으로 본다.〈신설 2020.3.4., 2020.8.11.〉

⑤ 검역소장은 검역감염병 환자등이 사망한 경우나 사망 후 사망한 사람이 검역감염병병원체를 보유하였던 것으로 확인된 경우 검역감염병의 차단과 확산 방지 등을 위하여 필요한 범위에서 그 시신의 장사방법 등을 제한할

수 있다. 이 경우 그 방법 및 절차 등에 관하여는 「감염병의 예방 및 관리에 관한 법률」 제20조의2를 준용하며, "질병관리청장"은 "검역소장"으로 본다. 〈신설 2020.3.4., 2020.8.11.〉

시행규칙

제19조(시체 반입에 필요한 서류) 법 제25조 제1항에 따라 시체를 반입하려는 자는 다음 각 호의 서류를 검역소장에게 제출하여야 한다. 〈개정 2019.9.27., 2021.3.5.〉

1. 사망진단서 또는 시체검안서
2. 방부처리 증명서류(검역감염병으로 사망한 경우만 해당한다)
3. 항공화물운송장 사본 또는 선하증권(船荷證券) 사본
4. 그 밖에 검역소장이 검역감염병으로 인한 사망 여부를 확인하기 위하여 제출을 요구하는 서류

[제목개정 2021.3.5.]

제20조(운행 중 발생한 시체에 대한 검역조사) ① 법 제25조 제3항에 따라 운송수단의 장은 운행 중 발생한 시체에 대하여 별지 제21호서식에 따른 사망경위서를 검역소장에게 제출해야 한다. 〈개정 2021.3.5.〉

② 검역소장은 운송수단의 운행 중 발생한 시체가 검역감염병에 감염된 것으로 의심되는 경우에는 법 제15조에 따른 검역조치를 할 수 있다.

[제목개정 2021.3.5.]

제26조 삭제 〈2020.3.4.〉

제27조(선박위생 증명서의 발급 등) ① 검역소장은 선장 또는 선박의 소유자가 선박위생 증명서 발급을 신청하면 그 선박에 대하여 검역감염병 병원체의 오염 여부와 감염병 매개체 유무에 관한 조사를 하고, 그 결과 해당 선박에 검역감염병 병원체의 오염 의심이 없고 감염병 매개체가 서식하지 아니한 경우에는 6개월간 유효한 선박위생관리 면제증명서를 내준다. 〈개정 2010.1.18., 2020.3.4.〉

② 검역소장은 제1항에 따른 조사 결과 해당 선박에 검역감염병 병원체의 오염이 의심되거나 감염병 매개체의 서식이 의심되면 보건복지부령으로 정하는 자격이 있는 자에게 소독을 하게 하거나 감염병 매개체를 없애도록 한 후 6개월간 유효한 선박위생관리 면제증명서를 내준다. 〈개정 2020.3.4.〉

③ 검역소장은 제15조 제1항 제6호에 따른 조치명령을 받아 같은 조 제3항에 따라 소독하거나 감염병 매개체를 없앤 선장 또는 선박의 소유자가 명령 이행에 대한 증명서 발급을 신청하면 6개월간 유효한 선박위생관리 증명서를 내준다.

④ 검역소장은 선박이 선적지(船籍地)로 돌아가거나 제12조와 제15조에 따른 검역조사 및 검역조치를 이행할 수 없는 특별한 사유가 있는 경우에는 제1항에 따른 선박위생관리 면제증명서 및 제2항·제3항에 따른 선박위생관리 증명서의 유효기간을 1개월의 범위에서 연장할 수 있다. 〈개정 2020.3.4., 2021.12.21.〉

⑤ 검역소장은 제1항부터 제3항까지의 규정에 따라 발급된 증명서의 유효기간이 지난 선박이나 그 증명서를 지니지 아니하고 도착한 선박 또는 그 증명서에 재검사가 필요한 것으로 기재되어 있는 선박에 대하여는 제12조에 따른 검역조사를 하여야 한다.

⑥ 제1항에 따른 조사의 내용 및 선박위생관리 증명서와 선박위생관리 면제증명서의 신청 절차와 발급 방법 등에 관하여 필요한 사항은 보건복지부령으로 정한다. 〈개정 2010.1.18., 2020.3.4.〉

[제목개정 2020.3.4.]

시행규칙

제21조(선박위생 증명서의 발급) ① 법 제27조 제1항에 따라 선장 또는 선박의 소유자가 선박위생 증명서 발급을 신청할 때에는 검역소장에게 별지 제22호서식에 따른 신청서와 별지 제23호서식에 따른 신청서 부표를 제출해야 한다. 〈개정 2021.3.5.〉

② 검역소장은 제1항에 따른 증명서 발급 신청 선박에 대하여 검역감염병 병원체의 오염 여부와 감염병 매개체 유

무 등에 관한 검사를 별지 제24호서식에 따른 선박위생관리 점검표에 따라 실시하고, 그 결과에 따라 별지 제25호서식에 따른 선박위생관리 면제증명서 또는 선박위생관리 증명서를 발급한다.
[제목개정 2021.3.5.]

제28조(그 밖의 증명서 발급) ① 검역소장은 운송수단의 장이 감염병 매개체 구제증명서(驅除證明書) 발급을 신청하면 해당 운송수단에 대하여 보건복지부령으로 정하는 바에 따라 해당 운송수단의 감염병 매개체 구제 여부를 확인하고 그 증명서를 내주어야 한다.〈개정 2010.1.18., 2020.3.4.〉

② 검역소장은 물품을 수출하려는 사람이 다음 각 호에 해당하는 증명서의 발급을 신청하면 그에 해당하는 검역감염병에 대한 예방조치를 하거나 하였는지 확인하고 보건복지부령으로 정하는 바에 따라 해당 증명서를 내주어야 한다.〈개정 2010.1.18., 2020.3.4.〉

1. 물품에 대한 소독증명확인서: 검역감염병의 유무에 관한 검사, 소독 및 감염병 매개체를 없애는 일
2. 물품에 대한 병원체 검사증명서: 검역감염병 병원체의 유무에 관한 세균·바이러스 검사 실시

③ 검역소장은 승객 및 승무원 등 외국으로 나가는 사람이 병원체 검사증명서의 발급을 신청하면 검역감염병 감염 여부와 검역감염병 병원체의 유무에 관한 검사를 실시하고 보건복지부령으로 정하는 바에 따라 해당 증명서를 내주어야 한다.〈개정 2010.1.18., 2020.3.4.〉

1. 삭제 〈2020.3.4.〉
2. 삭제 〈2020.3.4.〉

④ 제1항부터 제3항까지의 규정에 따른 증명서 외의 증명서의 발급 신청 및 그에 따른 예방조치 내용과 증명서 발급 절차에 관하여 필요한 사항은 보건복지부령으로 정한다.〈개정 2010.1.18.〉

⑤ 제1항과 제2항에 따른 소독 및 감염병 매개체를 없애는 일은 보건복지부령으로 정하는 자격이 있는 자가 하여야 한다.〈개정 2010.1.18.〉

시행규칙

제22조(그 밖의 증명서 발급) ① 법 제28조에 따른 증명서의 발급을 신청하려는 자는 별지 제22호서식에 따른 신청서를 검역소장에게 제출해야 한다. 다만, 선박의 경우에는 별지 제23호서식에 따른 신청서 부표도 함께 제출해야 한다.〈개정 2021.3.5.〉

② 제1항에 따른 증명서는 다음 각 호의 서식을 따른다.〈개정 2021.3.5.〉

1. 법 제28조 제1항에 따른 감염병 매개체 구제증명서 : 별지 제26호서식
2. 법 제28조 제2항 제1호에 따른 물품에 대한 소독증명확인서 : 별지 제27호서식
3. 법 제28조 제2항 제2호에 따른 물품에 대한 병원체 검사증명서 : 별지 제28호서식
4. 법 제28조 제3항에 따른 병원체 검사증명서 : 별지 제29호서식
5. 법 제28조 제4항에 따른 운송수단별 소독증명서 : 별지 제30호서식

제23조(국제공인예방접종증명서의 발급 등) ① 법 제28조의2 제1항에 따라 국제공인예방접종증명서의 발급을 요청하려는 사람은 별지 제31호서식에 따른 국제공인예방접종증명서 발급신청서를 검역소장에게 제출해야 한다.〈개정 2021.3.5.〉

② 제1항에 따라 발급 요청을 받은 검역소장은 예방접종을 한 후 별지 제32호서식에 따른 국제공인예방접종증명서를 발급한다. 다만, 요청인이 「감염병의 예방 및 관리에 관한 법률」에 따른 예방접종을 받았거나 제24조 제1항에 따른 국제공인예방접종지정기관에서 예방접종을 받고 「감염병의 예방 및 관리에 관한 법률 시행규칙」 제22조에 따른 예방접종증명서나 국제공인 예방접종지정기관의 장으로부터 발급받은 별지 제33호서식에 따른 예방접종증명서를 제출한 경우에는 그 사실을 확인한 후 증명서를 발급한다.〈개정 2021.3.5.〉

③ 제2항에 따라 국제공인예방접종증명서를 발급한 검역소장은 별지 제34호서식에 따른 국제공인예방접종증명서 발급 처리부에 접종 상황을 기록하고 준영구로 보관해야 한다.〈개정 2019.9.24., 2021.3.5.〉

④ 제1항부터 제3항까지에서 규정한 사항 외에 법 제28조의2 제1항 및 제3항에 따른 국제공인예방접종증명서의 발

급에 필요한 사항은 질병관리청장이 정한다.〈신설 2021.3.5.〉

⑤ 검역소장은 법 제28조의2 제2항에 따른 응급처치 비상품의 유효기간 및 작동 여부를 정기적으로 점검해야 한다.〈신설 2021.3.5.〉

⑥ 제5항에서 규정한 사항 외에 응급처치 비상품의 종류, 응급처치의 방법 등 검역감염병의 예방접종 후 이상반응의 관리에 필요한 사항은 질병관리청장이 정한다.〈신설 2021.3.5.〉

[제목개정 2021.3.5.]

제25조(증인 날인) ① 검역소장은 이 규칙에 따라 발급하는 증명서(국제공인 예방접종증명서는 제외한다)에는 별지 제36호서식에 따른 증인(證印)을 찍어야 한다.〈개정 2019.9.24.〉

② 검역소장은 제23조 제2항에 따라 발급하는 국제공인 예방접종증명서에는 별지 제37호서식에 따른 국제공인 예방접종확인 증인을 찍어야 한다.〈개정 2019.9.24.〉

[제목개정 2019.9.24.]

제28조의2(국제공인예방접종) ① 질병관리청장은 외국으로 나가는 사람의 요청이 있을 경우에는 검역감염병의 예방접종을 실시하고 국제공인예방접종증명서를 내주어야 한다.〈개정 2020.8.11.〉

② 질병관리청장은 검역감염병의 예방접종 후 이상반응에 대비하여 관련 응급처치 비상품을 구비하여야 한다.〈개정 2020.8.11.〉

③ 제28조의3의 국제공인예방접종기관의 장은 검역감염병의 예방접종을 수행한 경우 예방접종증명서를 발급하여야 하며, 검역소장은 예방접종증명서의 사실을 확인한 후 국제공인예방접종증명서를 발급한다.

④ 제1항 및 제3항에 따른 국제공인예방접종증명서의 발급 절차와 제2항에 따른 이상반응 관리 등에 필요한 사항은 보건복지부령으로 정한다.

[본조신설 2020.3.4.]

[종전 제28조의2는 제28조의3으로 이동 〈2020.3.4.〉]

제28조의3(국제공인예방접종지정기관의 지정 등) ① 질병관리청장은 다음 각 호의 어느 하나에 해당하는 기관 중에서 국제공인예방접종을 실시할 수 있는 기관(이하 "국제공인예방접종지정기관"이라 한다)을 지정할 수 있다. 이 경우 질병관리청장은 이를 공고하여야 한다.〈개정 2020.3.4., 2020.8.11.〉

1. 「의료법」 제3조에 따른 의료기관
2. 의무실이 설치되어 있고 의사가 항상 근무하는 국가 및 지방자치단체의 기관, 「공공기관의 운영에 관한 법률」에 따른 공공기관

② 질병관리청장은 국제공인예방접종지정기관이 다음 각 호의 어느 하나에 해당하는 경우에는 그 지정을 취소할 수 있다.〈개정 2020.8.11.〉

1. 최근 3년간 검역감염병에 대한 예방접종 실적이 없는 경우
2. 검역감염병 예방접종과 관련하여 이 법이나 의료 관계 법령을 위반한 경우

③ 제1항 및 제2항에서 규정한 사항 외에 국제공인예방접종지정기관의 지정 및 지정취소의 기준・절차 등에 필요한 사항은 보건복지부령으로 정한다.

[본조신설 2014.3.18.]

[제28조의2에서 이동 〈2020.3.4.〉]

시행규칙

제24조(국제공인예방접종지정기관의 지정 및 지정취소) ① 법 제28조의3 제1항에 따라 국제공인예방접종을 실시할 수 있는 기관(이하 "국제공인예방접종지정기관"이라 한다)으로 지정받으려는 자(이하 이 조에서 "신청인"이라 한다)는 별지 제35호서식의 국제공인예방접종지정기관 지정신청서에 예방접종을 담당할 의사의 이력서를 첨부하여 질병관리청장에게 제출해야 한다.〈개정 2019.9.24., 2020.9.11., 2021.3.5.〉

② 법 제28조의3 제3항에 따른 국제공인예방접종지정기관의 지정기준은 다음 각 호와 같다.〈개정 2019.9.24., 2020.9.11., 2021.3.5.〉

1. 예방접종에 필요한 의약품을 안전하게 보관할 수 있는 장비로서 질병관리청장이 정하는 장비를 갖출 것
2. 예방접종 이상반응에 대비하기 위한 의약품 및 장비로서 질병관리청장이 정하는 의약품 및 장비를 갖출 것
3. 국제공인예방접종지정기관의 지정이 취소된 기관의 경우에는 그 지정이 취소된 날부터 1년이 경과될 것

③ 질병관리청장은 신청인이 제2항에 따른 지정기준에 맞는지를 검토한 후 지정 여부를 신청인에게 문서로 통지하여야 한다.〈개정 2020.9.11.〉

④ 질병관리청장이 법 제34조의2에 따른 청문 절차를 거쳐 국제공인예방접종지정기관의 지정을 취소하는 경우에는 그 사유를 명시하여 해당 국제공인예방접종지정기관에 문서로 통지하여야 한다.〈개정 2020.9.11.〉

⑤ 제1항부터 제4항까지에서 규정한 사항 외에 국제공인예방접종지정기관의 지정에 필요한 세부적인 사항은 질병관리청장이 정한다.〈개정 2020.8.11.〉

[전문개정 2014.9.19.]

제29조(검역구역의 보건위생관리) ① 질병관리청장은 검역감염병이나 검역감염병 외의 감염병이 유행하거나 유행할 우려가 있다고 인정하면 보건복지부령으로 정하는 바에 따라 검역구역 내 운송수단, 시설, 건물, 물품 및 그 밖의 장소와 그 관계인에 대하여 보건위생관리에 필요한 다음 각 호의 조치를 하거나 필요한 지시를 할 수 있다.〈개정 2010.1.18., 2016.2.3., 2020.3.4., 2020.8.11.〉

1. 검역감염병 및 검역감염병 외의 감염병에 관한 역학조사(疫學調査)
2. 살충·살균을 위한 소독과 감염병 매개체를 없애는 일
3. 검역감염병 보균자 및 검역감염병 외의 감염병 보균자 색출 검사와 예방접종
4. 운송수단에 실리는 식재료, 식품 및 식수검사
5. 어패류와 식품을 다루는 사람에 대한 위생지도와 교육·홍보
6. 검역구역 안의 감염병 매개체의 서식 분포 등에 대한 조사
7. 선박의 균형을 유지하기 위하여 선박에 실은 물에 대한 조사
8. 그 밖에 질병관리청장이 검역감염병 및 검역감염병 외의 감염병을 예방하기 위하여 필요하다고 인정하는 사항

② 질병관리청장은 제1항에 따른 조치와 지시를 할 때에 필요하면 관계 기관이나 관계인에게 협조를 요청할 수 있으며, 그 요청을 받은 관계 기관의 장이나 관계인은 부득이한 사유가 없으면 협조하여야 한다.〈개정 2020.3.4., 2021.12.21.〉

시행규칙

제25조의2(검역구역의 보건위생관리) ① 검역소장은 법 제29조 제1항 제4호, 제5호 및 제7호의 조치를 하려는 경우에는 조치 대상자에게 미리 그 조치의 내용 및 일시를 알려야 한다.

② 제1항에서 정한 사항 외에 법 제29조 제1항 각 호의 조치의 방법 및 절차에 관한 사항은 질병관리청장이 정한다.

[본조신설 2021.3.5.]

[종전 제25조의2는 제25조의3으로 이동 〈2021.3.5.〉]

제29조의2(검역정보시스템의 구축·운영) ① 질병관리청장은 검역감염병에 감염되었거나 감염되었을 것으로 우려되는 사람과 오염 우려가 있는 운송수단을 신속히 확인하는 등 효율적 검역업무의 수행을 위하여 검역대상자 등의 정보를 전자적으로 처리할 수 있는 검역정보시스템을 구축·운영할 수 있다.〈개정 2020.3.4., 2020.8.11.〉

② 질병관리청장은 검역 업무를 위하여 다음 각 호의 정보시스템을 통하여 검역과 관련된 정보를 관계 기관의 장에게 요청할 수 있다. 이 경우 관계 기관의 장은 정당한 사유가 없으면 이에 따라야 한다.〈신설 2020.3.4., 2020.8.11.〉

1. 「약사법」 제23조의3 제1항에 따른 의약품안전사용정보시스템

2. 「여권법」 제8조 제2항에 따른 여권정보통합관리시스템
3. 「출입국관리법」에 따른 출입국관리정보를 처리하는 정보시스템
4. 「관세법」 제327조에 따른 국가관세종합정보망
5. 그 밖에 보건복지부령으로 정하는 정보시스템

③ 질병관리청장은 제1항에 따른 시스템을 통하여 운영하는 정보를 효율적인 검역 업무의 수행 이외의 목적에는 활용할 수 없으며, 사생활의 비밀을 침해하지 아니하도록 관리하여야 한다.〈개정 2020.3.4., 2020.8.11.〉

④ 제1항 및 제2항의 정보의 보호 및 관리에 관한 사항은 이 법에서 규정된 것을 제외하고는 「개인정보 보호법」의 규정을 따른다.〈신설 2020.3.4.〉

⑤ 제1항 및 제2항에 따른 시스템의 구축·운영 등에 필요한 사항은 보건복지부령으로 정한다.〈개정 2020.3.4.〉

[본조신설 2016.2.3.]

시행규칙

제25조의3(검역정보시스템의 구축·운영) ① 질병관리청장은 법 제29조의2에 따른 검역정보시스템(이하 "검역정보시스템"이라 한다)을 운영하기 위하여 필요한 경우에는 표준화된 서식과 표준전자문서를 개발하여야 한다. 이 경우 표준화된 서식과 표준전자문서는 그 규격을 기존 종이문서의 서식과 달리하거나 서명 및 기명날인을 생략할 수 있다. 〈개정 2016.8.4., 2020.9.11.〉

② 질병관리청장은 다음 각 호의 업무에 대해서는 검역정보시스템을 통하여 처리할 수 있도록 필요한 조치를 할 수 있다.〈개정 2016.8.4., 2019.9.24., 2020.9.11., 2021.3.5., 2022.11.1.〉

1. 제3조에 따른 검역조사 생략 신청 및 심사 결과 통보
2. 제4조에 따른 검역 통보
3. 제6조의4제1항제1호·제2호, 제6조의5제1항제1호·제3호 및 제6조의6제1항제1호·제2호에 따른 승무원 및 승객 명부와 보건상태 신고서 제출
4. 제17조에 따른 검역증 발급
5. 제21조제1항에 따른 신청서 및 신청서 부표 제출
6. 제22조제1항에 따른 신청서 및 신청서 부표 제출
7. 제23조제3항에 따른 국제공인 예방접종증명서의 발급 기록 보관 및 열람
8. 법 제12조의4제3항에 따른 서류 심사 및 그 결과의 통보
9. 법 제29조의4제1항에 따른 승객예약자료의 열람 및 제출
10. 법 제29조의5에 따른 자료·정보의 제출

③ 검역소장은 운송수단의 소유회사 또는 「해운법」 제33조에 따라 등록한 해운대리점으로 하여금 제2항 각 호(제7호 및 제10호는 제외한다)의 사항에 관하여 운송수단의 장을 대행하게 할 수 있다. 이 경우 검역소장은 대행한 자를 거쳐 결과를 통보할 수 있다.〈개정 2016.8.4., 2021.3.5.〉

④ 법 제29조의2제2항제5호에서 "보건복지부령으로 정하는 정보시스템"이란 다음 각 호의 정보시스템을 말한다.〈신설 2021.3.5.〉

1. 「선박의 입항 및 출항 등에 관한 법률」 제50조제1항에 따른 항만운영정보시스템
2. 「전기통신사업법」 제2조제8호에 따른 전기통신사업자가 전기통신역무를 제공하기 위해 사용하는 시스템
3. 그 밖에 질병관리청장이 검역 업무의 효율적 운영을 위해 필요하다고 인정하는 정보시스템

[제목개정 2016.8.4.]

[제25조의2에서 이동, 종전 제25조의3은 삭제 〈2021.3.5.〉]

제2장의2 자료제출 요청 등 〈신설 2016.2.3〉

제29조의3 삭제 〈2020.3.4.〉

제29조의4(승객예약자료의 요청) ① 질병관리청장은 다음 각 호의 업무를 수행하기 위하여 필요한 경우에는 운송수단의 장에게 운송수단의 장이 보유하고 있는 승객예약자료를 정보통신망을 통하여 열람할 수 있도록 하거나 지체 없이 문서(전자문서를 포함한다)로 제출할 것을 요청할 수 있다.〈개정 2020.3.4., 2020.8.11.〉

1. 검역감염병 발생국가에서 입국하거나 검역감염병 발생국가를 경유하여 입국한 것으로 의심되는 사람에 대한 검역업무
2. 검역감염병에 감염되었거나 감염되었을 것으로 우려되는 사람이 출국 또는 입국하는 경우의 검역업무
3. 제12조에 따른 검역조사 업무
4. 제12조의2 제3항에 따른 조치 업무

② 제1항에 따른 요청을 받은 운송수단의 장은 정당한 사유가 없으면 이에 따라야 한다.〈개정 2020.3.4.〉

③ 제1항에 따라 열람하거나 제출받을 수 있는 자료의 범위는 다음 각 호로 한정한다.

1. 성명, 국적, 생년월일, 여권번호 및 예약번호
2. 주소 및 전화번호
3. 운송수단의 편명, 입항일시
4. 예약 및 탑승수속 시점
5. 탑승권 번호·좌석번호·발권일·발권장소
6. 여행경로 및 여행사
7. 가족, 단체여행객 등 동반탑승자 및 동반탑승자의 좌석번호
8. 수하물에 관한 자료

④ 제1항에 따라 제공받은 승객예약자료의 보관방법, 보존기한, 파기 등에 관하여 필요한 사항은 대통령령으로 정한다.

[본조신설 2016.2.3.]

시행령

제5조(승객예약자료의 관리) ① 질병관리청장은 법 제29조의4 제1항에 따라 승객예약자료를 제출받은 경우에는 다음 각 호의 조치를 하여야 한다.

1. 승객예약자료에 접근할 수 있는 사람 및 그 권한을 분명히 할 것
2. 승객예약자료에 대해서는 물리적 잠금장치(전자문서의 경우에는 보안프로그램을 말한다)를 설치할 것

② 질병관리청장은 법 제29조의4 제1항에 따라 제출받은 승객자료를 그 제출받은 날부터 2개월 동안 보관해야 한다.

③ 질병관리청장은 제2항에 따른 승객예약자료의 보존기한이 지났을 때에는 보존기한이 지난 날부터 7일 이내에 다음 각 호의 구분에 따라 해당 승객예약자료를 삭제하거나 파기해야 한다.

1. 전자문서로 되어 있는 승객예약자료: 복구 또는 재생이 불가능한 방법으로 영구 삭제할 것
2. 제1호를 제외한 승객예약자료: 파쇄 또는 소각의 방법으로 파기할 것

제29조의5(관계 기관의 협조) 질병관리청장은 검역감염병의 예방·관리를 위하여 검역감염병에 감염되었거나 감염되었을 것으로 우려되는 사람의 주민등록번호, 출입국관리기록, 여행자 휴대품 신고내용 및 금융정보, 그 밖의 긴급하게 필요한 자료·정보로서 대통령령으로 정하는 자료·정보를 다음 각 호의 어느 하나에 해당하는 관계

중앙행정기관의 장(그 소속기관 및 책임운영기관의 장을 포함한다. 이하 이 조에서 같다)에게 요청할 수 있다. 이 경우 요청을 받은 관계 중앙행정기관의 장은 정당한 사유가 없으면 이에 따라야 한다.〈개정 2017.7.26., 2020.3.4., 2020.8.11.〉

1. 외교부장관
2. 법무부장관
3. 행정안전부장관
4. 국토교통부장관
5. 금융위원회위원장
6. 관세청장
7. 그 밖에 대통령령으로 정하는 중앙행정기관의 장

[본조신설 2016.2.3.]

시행령

제6조(관계 기관의 협조) ① 법 제29조의5 각 호 외의 부분 전단에서 "대통령령으로 정하는 자료·정보"란 다음 각 호의 자료·정보를 말한다.

1. 「관세법」 제241조제2항제1호에 따른 휴대품 또는 별송품에 관한 신고 정보
2. 「여권법」 제7조제1항에 따른 여권 수록 정보
3. 「재외동포의 출입국과 법적 지위에 관한 법률」 제6조에 따른 외국국적동포의 국내거소신고 정보
4. 「주민등록법」 제7조의2제1항에 따른 주민등록번호와 같은 법 제10조제1항 또는 제10조의2제1항에 따라 신고한 주소 정보
5. 「출입국관리법」 제12조제1항에 따른 외국인 입국심사 정보 및 같은 법 제32조에 따른 외국인등록 정보

② 법 제29조의5제7호에서 "대통령령으로 정하는 중앙행정기관의 장"이란 해양수산부장관을 말한다.

제29조의6(안내·교육) ① 「공항시설법」 제2조 제3호에 따른 공항 또는 「항만법」 제2조 제1호에 따른 항만 등의 시설관리자는 보건복지부령으로 정하는 바에 따라 검역관리지역 등의 위치, 그 지역에서 발생하고 있는 검역감염병의 종류 및 예방방법, 검염감염병에 감염되었거나 감염이 의심되는 경우 조치방법 등에 관하여 시설을 이용하는 자에게 안내하여야 한다.〈개정 2017.12.19., 2020.3.4.〉

② 검역소장은 검역관리지역 등에 대한 안내와 검역감염병의 예방에 관한 교육 등이 필요한 경우 운송수단의 장에게 출입국자를 대상으로 다음 각 호의 사항에 관하여 안내 및 교육을 실시하도록 요청하여야 한다. 이 경우 검역소장은 운송수단의 장에게 실시할 안내 및 교육의 구체적인 내용을 영상물 등 시각적인 매체의 형태를 포함하여 제공하여야 하고, 요청을 받은 운송수단의 장은 정당한 사유가 없으면 이에 따라야 한다.〈개정 2017.12.19., 2020.3.4.〉

1. 검역관리지역등의 위치
2. 검역관리지역등에서 발생하고 있는 검역감염병의 종류, 그 위험성 및 예방방법
3. 검역감염병에 감염되었거나 감염이 의심되는 경우 조치방법
4. 건강 상태 신고 및 발열여부 검사에 관한 사항
5. 제12조의2에 따른 신고의 절차·방법 등에 관한 사항
6. 그 밖에 검역소장이 필요하다고 인정하여 안내 및 교육을 요청하는 사항

[본조신설 2016.2.3]

시행규칙

제25조의4(검역관리지역등의 안내) ① 「공항시설법」 제2조 제3호에 따른 공항 또는 「항만법」 제2조 제1호에 따른 항

만 등의 시설관리자(이하 "시설관리자"라 한다)가 법 제29조의6 제1항에 따라 검역관리지역등에 대한 검역 관련 정보를 안내하는 경우에는 다음 각 호의 방법에 따른다.〈개정 2019.9.24., 2021.3.5.〉

1. 해당 시설의 이용자가 알아보기 쉬운 형태(영상물을 포함한다)로 눈에 잘 띄는 장소에 게시할 것
2. 해당 시설의 이용자가 알아듣기 용이한 방법으로 방송할 것

② 검역소장은 법 제29조의6 제1항에 따른 시설관리자의 안내 업무를 위하여 필요하다고 인정하는 경우에는 해당 시설관리자에게 구체적인 검역 관련 정보를 제공할 수 있다.

[본조신설 2016.8.4.] [제목개정 2021.3.5.]

제29조의7(검역소의 설치) ① 검역감염병이 국내외로 전파되는 것을 방지하고 국민의 건강을 안전하게 보호하기 위하여 공항, 항만, 철도역 및 국경에 국립검역소(이하 "검역소"라 한다)를 설치하여 운영한다.

② 질병관리청장은 대통령령으로 정하는 기준에 따라 권역별 거점검역소를 운영할 수 있다.〈개정 2020.8.11.〉

[본조신설 2020.3.4.]

제29조의8(검역소의 기능 및 업무) 검역소는 다음 각 호의 기능 및 업무를 수행한다.

1. 검역감염병의 국내유입 및 국외전파를 방지하기 위한 검역
2. 입국자 중 감염병 증상이 있는 자의 역학조사
3. 검역감염병 환자등 및 검역감염병 접촉자의 격리, 진단검사
4. 검역구역의 보건위생관리
5. 검역감염병의 예방교육 및 홍보
6. 그 밖에 검역과 관련하여 보건복지부령으로 정하는 업무

[본조신설 2020.3.4.]

시행규칙

제25조의5(검역소의 업무) 법 제29조의8제6호에서 "보건복지부령으로 정하는 업무"란 다음 각 호의 업무를 말한다.

1. 검역 통계 및 검역 정보의 관리
2. 검역소 내 격리에 필요한 시설의 운영
3. 검역 업무 관계 기관과의 대내외 협력

[본조신설 2021.3.5.]

제29조의9(검역소 시설 · 장비 등) 검역소는 보건복지부령으로 정하는 기준에 적합한 시설 · 장비 등을 갖추어야 한다. [본조신설 2020.3.4.]

시행규칙

제25조의6(검역소의 시설 · 장비) 검역소는 법 제29조의9에 따라 다음 각 호의 시설 · 장비를 갖추어야 한다.

1. 법 제15조제1항제1호 및 제2호에 따른 감시 및 격리에 필요한 시설
2. 영상정보처리기기, 전자감지기 등 검역 업무의 수행에 필요한 장비

[본조신설 2021.3.5.]

제3장 검역공무원

제30조(검역공무원) ① 이 법에 규정한 직무를 수행하기 위하여 검역소에 검역소장, 검역관 및 그 밖의 공무원(이하 "검역공무원"이라 한다)을 둔다.〈개정 2020.3.4.〉

② 질병관리청장은 검역공무원에 대하여 정기적으로 업무수행에 관한 교육·훈련을 실시하여야 한다.〈신설 2020.3.4., 2020.8.11.〉

③ 검역공무원의 자격 등에 관하여 필요한 사항은 보건복지부령으로 정한다.〈개정 2010.1.18., 2020.3.4.〉

시행규칙

제26조(검역공무원의 자격 등) ① 법 제30조 제1항에 따른 검역관은 의무직·보건직·약무직·간호직 또는 의료기술직 공무원으로서 질병관리청장이 정한 검역 관련 전문교육을 이수한 사람이어야 한다.〈개정 2020.9.11., 2021.3 5.〉

② 법 제30조 제1항에 따른 그 밖의 공무원 중 검역관의 업무를 지원 또는 보조하는 공무원은 검역소장이 실시하는 검역 관련 기본교육을 이수한 사람이어야 한다.〈개정 2021.3.5.〉

제31조(검역공무원의 권한) ① 검역공무원은 이 법에 규정된 직무를 수행하기 위하여 검역 대상이 되는 운송수단과 그 밖에 필요한 장소에 출입할 수 있으며, 운송수단의 운행과 관련된 서류나 시설·장비 등을 검사·조사할 수 있다.〈개정 2020.3.4.〉

② 검역공무원은 출입국자와 운송수단의 장에게 검역조사를 위한 질문이나 그 밖에 필요한 자료를 제출하거나 제시하도록 요구할 수 있다.〈신설 2020.3.4.〉

제32조(검역선 등의 운용) ① 검역소장은 검역 사무를 수행하기 위하여 검역선(檢疫船), 검역차량 등을 운용할 수 있으며, 이에 필요한 세부 사항은 보건복지부령으로 정한다.〈개정 2010.1.18.〉

② 검역소장은 환자가 발생한 경우 등 긴급한 검역조치가 필요한 경우에는 관계 기관의 장에게 검역 업무의 수행에 필요한 검역선 등을 제공하도록 요청할 수 있으며, 그 요청을 받은 관계 기관의 장은 부득이한 사유가 없으면 요청에 따라야 한다.

시행규칙

제27조(검역차량의 운용) 법 제32조 제1항에 따른 검역차량 중 환자 후송 등 긴급한 검역조치를 대비하여 운용하는 차량의 경우에는 「구급차의 기준 및 응급환자 이송업의 시설 등 기준에 관한 규칙」 제2조 및 제6조에 따른 구급자동차의 형태 및 내부장치에 관한 기준을 준수해야 한다.〈개정 2019.9.24.〉

② 제1항에서 규정한 사항 외에 검역차량의 운용에 필요한 세부사항은 질병관리청장이 정한다.〈신설 2019.9.24., 2020.9.11.〉

[제목개정 2019.9.24.]

제33조(검역공무원의 제복 등) ① 검역공무원은 이 법에 규정된 직무를 수행할 때에는 제복을 입어야 하며, 권한을 표시하는 증표를 지니고 관계인이 요구하면 보여주어야 한다.

② 제1항에 따른 검역공무원의 복제(服制) 및 증표에 관한 사항은 보건복지부령으로 정한다.〈개정 2010.1.18., 2020.3.4.〉

시행규칙

제28조(검역공무원의 증표) 법 제33조 제1항에 따른 검역공무원의 증표는 별지 제38호서식을 따른다.

제4장 보칙

제34조(수수료의 징수) 질병관리청장은 다음 각 호의 조치를 한 경우에는 운송수단의 장, 화물의 소유자 또는 관리자 및 승객·승무원 등으로부터 보건복지부령으로 정하는 바에 따라 수수료를 받을 수 있다.〈개정 2010.1.18.,

③ 제2항에 따른 피부양자 자격의 인정 기준, 취득·상실시기 및 그 밖에 필요한 사항은 보건복지부령으로 정한다.

시행규칙

제2조(피부양자 자격의 인정기준 등) ①「국민건강보험법」(이하 "법"이라 한다) 제5조 제2항에 따른 피부양자 자격의 인정기준은 다음 각 호의 요건을 모두 충족하는 것으로 한다.〈개정 2013.6.28., 2018.3.6.〉

1. 별표 1에 따른 부양요건에 해당할 것
2. 별표 1의2에 따른 소득 및 재산요건에 해당할 것

② 피부양자는 다음 각 호의 어느 하나에 해당하는 날에 그 자격을 취득한다.

1. 신생아의 경우: 출생한 날
2. 직장가입자의 자격 취득일 또는 가입자의 자격 변동일부터 90일 이내에 피부양자의 자격취득 신고를 한 경우: 직장가입자의 자격 취득일 또는 해당 가입자의 자격 변동일
3. 직장가입자의 자격 취득일 또는 가입자의 자격 변동일부터 90일을 넘겨 피부양자 자격취득 신고를 한 경우: 법 제13조에 따른 국민건강보험공단(이하 "공단"이라 한다)에 별지 제1호서식의 피부양자 자격(취득·상실) 신고서를 제출한 날. 다만, 천재지변, 질병·사고 등 공단이 정하는 본인의 책임이 없는 부득이한 사유로 90일을 넘겨 피부양자 자격취득 신고를 한 경우에는 직장가입자의 자격 취득일 또는 가입자의 자격 변동일로 한다.

③ 피부양자는 다음 각 호의 어느 하나에 해당하게 된 날에 그 자격을 상실한다.

1. 사망한 날의 다음 날
2. 대한민국의 국적을 잃은 날의 다음 날
3. 국내에 거주하지 아니하게 된 날의 다음 날
4. 직장가입자가 자격을 상실한 날
5. 법 제5조 제1항 제1호에 따른 수급권자가 된 날
6. 법 제5조 제1항 제2호에 따른 유공자등 의료보호대상자인 피부양자가 공단에 건강보험의 적용배제 신청을 한 날의 다음 날
7. 직장가입자 또는 다른 직장가입자의 피부양자 자격을 취득한 경우에는 그 자격을 취득한 날
8. 피부양자 자격을 취득한 사람이 본인의 신고에 따라 피부양자 자격 상실 신고를 한 경우에는 신고한 날의 다음 날
9. 제1항에 따른 요건을 충족하지 아니하는 경우에는 공단이 그 요건을 충족하지 아니한다고 확인한 날의 다음 날

④ 직장가입자가 피부양자 자격 취득 또는 상실 신고를 하거나 피부양자가 제3항 제8호에 따른 자격 상실 신고를 하려면 별지 제1호서식의 피부양자 자격(취득·상실) 신고서에 다음 각 호의 서류(자격 취득 신고의 경우만 해당한다)를 첨부하여 공단에 제출하여야 한다. 다만, 공단이 법 제96조에 따라 국가 등으로부터 제공받은 자료로 피부양자 자격 취득 또는 상실 대상자를 확인할 수 있는 경우에는 신고서를 제출하지 아니한다.〈개정 2013.6.28., 2018.3.6., 2018.6.29.〉

1. 가족관계등록부의 증명서 1부(주민등록표 등본으로 제1항 각 호의 요건 충족 여부를 확인할 수 없는 경우만 해당한다)
2. 「장애인복지법」 제32조에 따라 등록된 장애인, 「국가유공자 등 예우 및 지원에 관한 법률」 제4조·제73조 및 제74조에 따른 국가유공자 등(법률 제11041호로 개정되기 전의 「국가유공자 등 예우 및 지원에 관한 법률」 제73조의2에 따른 국가유공자 등을 포함한다)으로서 같은 법 제6조의4에 따른 상이등급 판정을 받은 사람과 「보훈보상대상자 지원에 관한 법률」 제2조에 따른 보훈보상대상자로서 같은 법 제6조에 따른 상이등급 판정을 받은 사람임을 증명할 수 있는 서류 1부(장애인, 국가유공자 등 또는 보훈보상대상자의 경우만 해당한다)
3. 폐업 사실을 입증할 수 있는 서류, 「도시 및 주거환경정비법」에 따른 주택재건축사업의 사업자등록증 사본 등 별표 1의2 제1호 다목에 해당하는 사실을 확인하기 위하여 공단이 요구하는 서류(피부양자가 별표 1의2 제1호 다목에 따른 인정을 받으려는 경우만 해당한다)

⑤ 삭제〈2013.6.28.〉

제66조(규제의 재검토) ① 보건복지부장관은 제2조에 따른 피부양자 자격의 인정기준 등에 대하여 2014년 1월 1일을 기준으로 3년마다(매 3년이 되는 해의 1월 1일 전까지를 말한다) 그 타당성을 검토하여 개선 등의 조치를 하여야 한다.〈개정 2015.1.5.〉

② 보건복지부장관은 제5조에 따른 건강보험증 발급(기재사항 변경) 신청서의 내용에 대하여 2015년 1월 1일을 기준으로 2년마다(매 2년이 되는 해의 기준일과 같은 날 전까지를 말한다) 그 타당성을 검토하여 개선 등의 조치를

하여야 한다.〈개정 2019.6.12.〉
[본조신설 2013.12.31.]

제6조(가입자의 종류) ① 가입자는 직장가입자와 지역가입자로 구분한다.

② 모든 사업장의 근로자 및 사용자와 공무원 및 교직원은 직장가입자가 된다. 다만, 다음 각 호의 어느 하나에 해당하는 사람은 제외한다.〈개정 2016.5.29.〉

1. 고용 기간이 1개월 미만인 일용근로자
2. 「병역법」에 따른 현역병(지원에 의하지 아니하고 임용된 하사를 포함한다), 전환복무된 사람 및 군간부후보생
3. 선거에 당선되어 취임하는 공무원으로서 매월 보수 또는 보수에 준하는 급료를 받지 아니하는 사람
4. 그 밖에 사업장의 특성, 고용 형태 및 사업의 종류 등을 고려하여 대통령령으로 정하는 사업장의 근로자 및 사용자와 공무원 및 교직원

③ 지역가입자는 직장가입자와 그 피부양자를 제외한 가입자를 말한다.

④ 삭제〈2018.12.11.〉

시행령

제9조(직장가입자에서 제외되는 사람) 법 제6조 제2항 제4호에서 "대통령령으로 정하는 사업장의 근로자 및 사용자와 공무원 및 교직원"이란 다음 각 호의 어느 하나에 해당하는 사람을 말한다.

1. 비상근 근로자 또는 1개월 동안의 소정(所定)근로시간이 60시간 미만인 단시간근로자
2. 비상근 교직원 또는 1개월 동안의 소정근로시간이 60시간 미만인 시간제공무원 및 교직원
3. 소재지가 일정하지 아니한 사업장의 근로자 및 사용자
4. 근로자가 없거나 제1호에 해당하는 근로자만을 고용하고 있는 사업장의 사업주

시행규칙

제3조(사업장의 적용·변경·탈퇴 신고) ① 사용자는 해당 사업장이 법 제6조 제2항에 따라 직장가입자가 되는 근로자·공무원 및 교직원을 사용하는 사업장이 된 경우에는 그 때부터 14일 이내에 별지 제2호서식의 사업장(기관) 적용신고서에 통장 사본 1부(자동이체를 신청하는 경우만 해당한다)를 첨부하여 공단에 제출하여야 한다. 이 경우 공단은 「전자정부법」 제36조 제2항에 따른 행정정보의 공동이용을 통하여 사업자등록증 및 법인 등기사항증명서를 확인하여야 하며, 신고인이 사업자등록증을 확인하는 것에 동의하지 아니하는 경우에는 그 사본을 첨부하도록 하여야 한다.

② 사용자는 제1항에 따라 공단에 신고한 내용이 변경된 경우에는 변경된 날부터 14일 이내에 별지 제3호서식의 사업장(기관)변경신고서를 공단에 제출하여야 한다. 이 경우 공단은 「전자정부법」 제36조 제2항에 따른 행정정보의 공동이용을 통하여 사업자등록증 및 법인 등기사항증명서를 확인하여야 하며, 신고인이 사업자등록증을 확인하는 것에 동의하지 아니하는 경우에는 그 사본을 첨부하도록 하여야 한다.

③ 사용자는 사업장이 다음 각 호의 어느 하나에 해당하게 된 경우에는 그 날부터 14일 이내에 별지 제4호서식의 사업장 탈퇴신고서에 사업장 탈퇴 사실을 증명할 수 있는 서류를 첨부하여 공단에 제출하여야 한다. 이 경우 공단은 「전자정부법」 제36조 제2항에 따른 행정정보의 공동이용을 통하여 휴업·폐업 사실 증명원(사업장이 휴업·폐업한 경우만 해당한다) 및 법인 등기사항증명서를 확인하여야 하며, 신고인이 휴업·폐업 사실 증명원을 확인하는 것에 동의하지 아니하는 경우에는 이를 첨부하도록 하여야 한다.

1. 사업장이 휴업·폐업되는 경우
2. 사업장이 합병되는 경우
3. 사업장이 폐쇄되는 경우
4. 사업장에 근로자가 없게 되거나 「국민건강보험법 시행령」(이하 "영"이라 한다) 제9조 제1호에 따른 근로자만을 고용하게 되는 경우

제7조(사업장의 신고) 사업장의 사용자는 다음 각 호의 어느 하나에 해당하게 되면 그 때부터 14일 이내에 보건복지부령으로 정하는 바에 따라 보험자에게 신고하여야 한다. 제1호에 해당되어 보험자에게 신고한 내용이 변경된

경우에도 또한 같다.

1. 제6조 제2항에 따라 직장가입자가 되는 근로자·공무원 및 교직원을 사용하는 사업장(이하 "적용대상사업장"이라 한다)이 된 경우
2. 휴업·폐업 등 보건복지부령으로 정하는 사유가 발생한 경우

제8조(자격의 취득 시기 등) ① 가입자는 국내에 거주하게 된 날에 직장가입자 또는 지역가입자의 자격을 얻는다. 다만, 다음 각 호의 어느 하나에 해당하는 사람은 그 해당되는 날에 각각 자격을 얻는다.

1. 수급권자이었던 사람은 그 대상자에서 제외된 날
2. 직장가입자의 피부양자이었던 사람은 그 자격을 잃은 날
3. 유공자등 의료보호대상자이었던 사람은 그 대상자에서 제외된 날
4. 제5조 제1항 제2호 가목에 따라 보험자에게 건강보험의 적용을 신청한 유공자등 의료보호대상자는 그 신청한 날

② 제1항에 따라 자격을 얻은 경우 그 직장가입자의 사용자 및 지역가입자의 세대주는 그 명세를 보건복지부령으로 정하는 바에 따라 자격을 취득한 날부터 14일 이내에 보험자에게 신고하여야 한다.

제9조(자격의 변동 시기 등) ① 가입자는 다음 각 호의 어느 하나에 해당하게 된 날에 그 자격이 변동된다.

1. 지역가입자가 적용대상사업장의 사용자로 되거나, 근로자·공무원 또는 교직원(이하 "근로자등"이라 한다)으로 사용된 날
2. 직장가입자가 다른 적용대상사업장의 사용자로 되거나 근로자등으로 사용된 날
3. 직장가입자인 근로자등이 그 사용관계가 끝난 날의 다음 날
4. 적용대상사업장에 제7조 제2호에 따른 사유가 발생한 날의 다음 날
5. 지역가입자가 다른 세대로 전입한 날

② 제1항에 따라 자격이 변동된 경우 직장가입자의 사용자와 지역가입자의 세대주는 다음 각 호의 구분에 따라 그 명세를 보건복지부령으로 정하는 바에 따라 자격이 변동된 날부터 14일 이내에 보험자에게 신고하여야 한다.

1. 제1항 제1호 및 제2호에 따라 자격이 변동된 경우 : 직장가입자의 사용자
2. 제1항 제3호부터 제5호까지의 규정에 따라 자격이 변동된 경우 : 지역가입자의 세대주

③ 법무부장관 및 국방부장관은 직장가입자나 지역가입자가 제54조 제3호 또는 제4호에 해당하면 보건복지부령으로 정하는 바에 따라 그 사유에 해당된 날부터 1개월 이내에 보험자에게 알려야 한다.

시행규칙

제4조(가입자 자격의 취득·변동·상실의 신고) ① 세대주는 그 세대의 구성원이 법 제6조 제3항·제8조 제1항 및 제9조 제1항에 따라 지역가입자의 자격을 취득한 경우 또는 지역가입자로 자격이 변동된 경우에는 별지 제5호서식의 지역가입자 자격 취득·변동 신고서에 보험료 감면 증명자료를 첨부(법 제74조 및 제75조에 따라 보험료가 면제되거나 일부를 경감받는 사람만 해당하며, 공단이 법 제96조에 따라 국가 등으로부터 제공받은 자료로 보험료 감면 대상자임을 확인할 수 있는 경우에는 첨부하지 않는다)해 공단에 제출해야 한다. 다만, 제4항 제2호에 따라 사용자가 별지 제8호서식의 직장가입자 자격상실 신고서를 공단에 제출한 경우에는 별지 제5호서식의 지역가입자자격 취득·변동신고서를 제출한 것으로 본다.〈개정 2018.12.18.〉

② 사용자는 법 제6조 제2항·제4항, 제8조 제1항 및 제9조 제1항에 따라 근로자·공무원 및 교직원이 다음 각 호의 어느 하나에 해당하는 경우에는 별지 제6호서식의 직장가입자 자격취득 신고서를 공단에 제출해야 한다. 이 경우 제2조 제1항 각 호의 요건을 갖추었는지 여부를 주민등록표 등본으로 확인할 수 없을 때에는 가족관계등록부의 증명서 1부를 첨부해야 한다.〈개정 2018.12.18.〉

1. 직장가입자가 아닌 사람이 직장가입자인 근로자·사용자·공무원 및 교직원이 된 경우
2. 직장가입자인 근로자·사용자가 다른 사업장의 직장가입자가 되거나 직장가입자인 공무원·교직원이 된 경우
3. 직장가입자인 공무원·교직원이 직장가입자인 근로자·사용자가 되거나 소속 기관장을 달리하는 기관으로 전출

된 경우

③ 법 제9조 제3항에 따라 국방부장관 또는 법무부장관이 공단에 통지해야 할 사항은 다음 각 호와 같다.〈개정 2018. 12.18.〉

1. 국방부장관 : 법 제54조 제3호에 해당하는 사람의 성명 · 주민등록번호 · 입대일 · 전역일 및 전환복무일
2. 법무부장관 : 법 제54조 제4호에 해당하는 사람의 성명 · 주민등록번호 · 입소일 · 출소일 · 수용기관명칭 · 코드 및 신분 구분

④ 법 제10조 제2항에 따른 자격상실의 신고는 다음 각 호의 구분에 따라 해야 한다.〈개정 2018.12.18.〉

1. 지역가입자 : 세대주가 별지 제7호서식의 지역가입자 자격상실 신고서를 공단에 제출
2. 직장가입자 : 사용자가 별지 제8호서식의 직장가입자 자격상실 신고서를 공단에 제출

⑤ 사용자는 제2항에 따라 공단에 신고한 직장가입자의 내용이 변경된 경우에는 변경된 날부터 14일 이내에 별지 제9호서식의 직장가입자 내용변경 신고서를 공단에 제출해야 한다.〈개정 2018.12.18.〉

제9조의2(자격 취득 · 변동 사항의 고지) 공단은 제96조 제1항에 따라 제공받은 자료를 통하여 가입자 자격의 취득 또는 변동 여부를 확인하는 경우에는 자격 취득 또는 변동 후 최초로 제79조에 따른 납부의무자에게 보험료 납입 고지를 할 때 보건복지부령으로 정하는 바에 따라 자격 취득 또는 변동에 관한 사항을 알려야 한다.
[본조신설 2019.1.15.]

시행규칙

제4조의2(가입자 자격의 취득 · 변동의 고지사항) 공단은 법 제9조의2에 따라 자격 취득 또는 변동에 관한 사항을 알리는 경우에는 제48조에 따른 납입고지서에 다음 각 호의 사항을 명시해야 한다.

1. 가입자 자격의 취득 또는 변동이 발생한 가입자의 성명
2. 취득 또는 변동이 발생한 자격

[본조신설 2019.6.12.]

제10조(자격의 상실 시기 등) ① 가입자는 다음 각 호의 어느 하나에 해당하게 된 날에 그 자격을 잃는다.

1. 사망한 날의 다음 날
2. 국적을 잃은 날의 다음 날
3. 국내에 거주하지 아니하게 된 날의 다음 날
4. 직장가입자의 피부양자가 된 날
5. 수급권자가 된 날
6. 건강보험을 적용받고 있던 사람이 유공자등 의료보호대상자가 되어 건강보험의 적용배제신청을 한 날

② 제1항에 따라 자격을 잃은 경우 직장가입자의 사용자와 지역가입자의 세대주는 그 명세를 보건복지부령으로 정하는 바에 따라 자격을 잃은 날부터 14일 이내에 보험자에게 신고하여야 한다.

제11조(자격취득 등의 확인) ① 가입자 자격의 취득 · 변동 및 상실은 제8조부터 제10조까지의 규정에 따른 자격의 취득 · 변동 및 상실의 시기로 소급하여 효력을 발생한다. 이 경우 보험자는 그 사실을 확인할 수 있다.

② 가입자나 가입자이었던 사람 또는 피부양자나 피부양자이었던 사람은 제1항에 따른 확인을 청구할 수 있다.

제12조(건강보험증) ① 국민건강보험공단은 가입자 또는 피부양자가 신청하는 경우 건강보험증을 발급하여야 한다. 〈개정 2018.12.11.〉

② 가입자 또는 피부양자가 요양급여를 받을 때에는 제1항의 건강보험증을 제42조 제1항에 따른 요양기관(이하 "요양기관"이라 한다)에 제출하여야 한다. 다만, 천재지변이나 그 밖의 부득이한 사유가 있으면 그러하지 아니하다.

③ 가입자 또는 피부양자는 제2항 본문에도 불구하고 주민등록증, 운전면허증, 여권, 그 밖에 보건복지부령으로 정하는 본인 여부를 확인할 수 있는 신분증명서(이하 "신분증명서"라 한다)로 요양기관이 그 자격을 확인할 수 있으면 건강보험증을 제출하지 아니할 수 있다.

④ 가입자·피부양자는 제10조 제1항에 따라 자격을 잃은 후 자격을 증명하던 서류를 사용하여 보험급여를 받아서는 아니 된다.〈신설 2013.5.22.〉

⑤ 누구든지 건강보험증이나 신분증명서를 다른 사람에게 양도(讓渡)하거나 대여하여 보험급여를 받게 하여서는 아니 된다.〈신설 2013.5.22.〉

⑥ 누구든지 건강보험증이나 신분증명서를 양도 또는 대여를 받거나 그 밖에 이를 부정하게 사용하여 보험급여를 받아서는 아니 된다.〈개정 2013.5.22.〉

⑦ 제1항에 따른 건강보험증의 신청 절차와 방법, 서식과 그 교부 및 사용 등에 필요한 사항은 보건복지부령으로 정한다.〈개정 2013.5.22., 2018.12.11.〉

시행규칙

제5조(건강보험증의 발급 신청 등) ① 가입자 또는 피부양자는 법 제12조 제1항에 따른 건강보험증을 발급받으려면 별지 제10호서식의 건강보험증 발급 신청서를 공단에 제출해야 한다. 이 경우 「정보통신망 이용촉진 및 정보보호 등에 관한 법률」 제2조 제1항 제1호에 따른 정보통신망(이하 "정보통신망"이라 한다)을 통하여 해당 서류를 제출할 수 있다.

② 공단은 제1항에 따른 신청을 받으면 지체 없이 별지 제11호서식 또는 별지 제11호의2서식의 건강보험증을 신청인에게 발급해야 한다.〈개정 2020.10.30.〉

③ 공단은 법 제96조에 따라 제공받은 자료를 이용하여 가입자 또는 피부양자의 자격 취득·변동 사실을 확인한 경우에는 제2항에도 불구하고 가입자 또는 피부양자의 신청 없이 별지 제11호서식의 건강보험증을 발급할 수 있다.

④ 제2항 또는 제3항에 따라 건강보험증을 발급받은 가입자 또는 피부양자는 건강보험증에 기재된 내용이 변경된 경우에는 변경된 날부터 30일 이내에 별지 제10호서식의 건강보험증 기재사항 변경 신청서를 공단에 제출해야 한다.

[전문개정 2019.6.12.]

제6조 삭제 〈2019.6.12.〉

제7조(건강보험증을 대체하는 신분증명서) 법 제12조 제3항에서 "보건복지부령으로 정하는 본인 여부를 확인할 수 있는 신분증명서"란 다음 각 호의 증명서 또는 서류를 말한다. 이 경우 그 증명서 또는 서류에 유효기간이 적혀 있는 경우에는 그 유효기간이 지나지 않아야 한다.〈개정 2020.10.30.〉

1. 행정기관이나 공공기관이 발행한 증명서로서 사진이 붙어 있고, 주민등록번호 또는 외국인등록번호가 포함되어 본인임을 확인할 수 있는 국가유공자증, 장애인 등록증, 외국인 등록증, 그 밖에 신분을 확인할 수 있는 증명서
2. 행정기관이나 공공기관이 기록·관리하는 것으로서 사진이 붙어 있고, 주민등록번호 또는 외국인등록번호가 포함되어 본인을 확인할 수 있는 서류

제3장 국민건강보험공단

제13조(보험자) 건강보험의 보험자는 국민건강보험공단(이하 "공단"이라 한다)으로 한다.

제14조(업무 등) ① 공단은 다음 각 호의 업무를 관장한다.〈개정 2017.2.8.〉

1. 가입자 및 피부양자의 자격 관리
2. 보험료와 그 밖에 이 법에 따른 징수금의 부과·징수
3. 보험급여의 관리
4. 가입자 및 피부양자의 질병의 조기발견·예방 및 건강관리를 위하여 요양급여 실시 현황과 건강검진 결과 등을 활용하여 실시하는 예방사업으로서 대통령령으로 정하는 사업
5. 보험급여 비용의 지급

6. 자산의 관리·운영 및 증식사업
7. 의료시설의 운영
8. 건강보험에 관한 교육훈련 및 홍보
9. 건강보험에 관한 조사연구 및 국제협력
10. 이 법에서 공단의 업무로 정하고 있는 사항
11. 「국민연금법」, 「고용보험 및 산업재해보상보험의 보험료징수 등에 관한 법률」, 「임금채권보장법」 및 「석면피해구제법」(이하 "징수위탁근거법"이라 한다)에 따라 위탁받은 업무
12. 그 밖에 이 법 또는 다른 법령에 따라 위탁받은 업무
13. 그 밖에 건강보험과 관련하여 보건복지부장관이 필요하다고 인정한 업무

② 제1항 제6호에 따른 자산의 관리·운영 및 증식사업은 안정성과 수익성을 고려하여 다음 각 호의 방법에 따라야 한다.

1. 체신관서 또는 「은행법」에 따른 은행에의 예입 또는 신탁
2. 국가·지방자치단체 또는 「은행법」에 따른 은행이 직접 발행하거나 채무이행을 보증하는 유가증권의 매입
3. 특별법에 따라 설립된 법인이 발행하는 유가증권의 매입
4. 「자본시장과 금융투자업에 관한 법률」에 따른 신탁업자가 발행하거나 같은 법에 따른 집합투자업자가 발행하는 수익증권의 매입
5. 공단의 업무에 사용되는 부동산의 취득 및 일부 임대
6. 그 밖에 공단 자산의 증식을 위하여 대통령령으로 정하는 사업

③ 공단은 특정인을 위하여 업무를 제공하거나 공단 시설을 이용하게 할 경우 공단의 정관으로 정하는 바에 따라 그 업무의 제공 또는 시설의 이용에 대한 수수료와 사용료를 징수할 수 있다.

④ 공단은 「공공기관의 정보공개에 관한 법률」에 따라 건강보험과 관련하여 보유·관리하고 있는 정보를 공개한다.

시행령

제9조의2(공단의 업무) 법 제14조 제1항 제4호에서 "대통령령으로 정하는 사업"이란 다음 각 호의 사업을 말한다.

1. 가입자 및 피부양자의 건강관리를 위한 전자적 건강정보시스템의 구축·운영
2. 생애주기별·사업장별·직능별 건강관리 프로그램 또는 서비스의 개발 및 제공
3. 연령별·성별·직업별 주요 질환에 대한 정보 수집, 분석·연구 및 관리방안 제공
4. 고혈압·당뇨 등 주요 만성질환에 대한 정보 제공 및 건강관리 지원
5. 「지역보건법」 제2조 제1호에 따른 지역보건의료기관과의 연계·협력을 통한 지역별 건강관리 사업 지원
6. 그 밖에 제1호부터 제5호까지에 준하는 사업으로서 가입자 및 피부양자의 건강관리를 위하여 보건복지부장관이 특히 필요하다고 인정하는 사업

[본조신설 2017.8.1.]

제15조(법인격 등) ① 공단은 법인으로 한다.

② 공단은 주된 사무소의 소재지에서 설립등기를 함으로써 성립한다.

제16조(사무소) ① 공단의 주된 사무소의 소재지는 정관으로 정한다.

② 공단은 필요하면 정관으로 정하는 바에 따라 분사무소를 둘 수 있다.

제17조(정관) ① 공단의 정관에는 다음 각 호의 사항을 적어야 한다.

1. 목적
2. 명칭
3. 사무소의 소재지

4. 임직원에 관한 사항
5. 이사회의 운영
6. 재정운영위원회에 관한 사항
7. 보험료 및 보험급여에 관한 사항
8. 예산 및 결산에 관한 사항
9. 자산 및 회계에 관한 사항
10. 업무와 그 집행
11. 정관의 변경에 관한 사항
12. 공고에 관한 사항

② 공단은 정관을 변경하려면 보건복지부장관의 인가를 받아야 한다.

제18조(등기) 공단의 설립등기에는 다음 각 호의 사항을 포함하여야 한다.

1. 목적
2. 명칭
3. 주된 사무소 및 분사무소의 소재지
4. 이사장의 성명·주소 및 주민등록번호

제19조(해산) 공단의 해산에 관하여는 법률로 정한다.

제20조(임원) ① 공단은 임원으로서 이사장 1명, 이사 14명 및 감사 1명을 둔다. 이 경우 이사장, 이사 중 5명 및 감사는 상임으로 한다.

② 이사장은 「공공기관의 운영에 관한 법률」 제29조에 따른 임원추천위원회(이하 "임원추천위원회"라 한다)가 복수로 추천한 사람 중에서 보건복지부장관의 제청으로 대통령이 임명한다.

③ 상임이사는 보건복지부령으로 정하는 추천 절차를 거쳐 이사장이 임명한다.

④ 비상임이사는 다음 각 호의 사람을 보건복지부장관이 임명한다.

1. 노동조합·사용자단체·시민단체·소비자단체·농어업인단체 및 노인단체가 추천하는 각 1명
2. 대통령령으로 정하는 바에 따라 추천하는 관계 공무원 3명

시행령

제10조(공무원인 임원) 법 제20조 제4항 제2호에 따라 기획재정부장관, 보건복지부장관 및 인사혁신처장은 해당 기관 소속의 3급 공무원 또는 고위공무원단에 속하는 일반직공무원 중에서 각 1명씩을 지명하는 방법으로 공단의 비상임이사를 추천한다. 〈개정 2013.3.23., 2014.11.19., 2015.6.30.〉

⑤ 감사는 임원추천위원회가 복수로 추천한 사람 중에서 기획재정부장관의 제청으로 대통령이 임명한다.

⑥ 제4항에 따른 비상임이사는 정관으로 정하는 바에 따라 실비변상(實費辨償)을 받을 수 있다.

⑦ 이사장의 임기는 3년, 이사(공무원인 이사는 제외한다)와 감사의 임기는 각각 2년으로 한다.

시행규칙

제8조(상임이사 후보 추천 절차 등) ① 법 제20조 제3항에 따른 상임이사 후보를 추천하기 위하여 공단에 상임이사추천위원회(이하 "상임이사추천위원회"라 한다)를 둔다.

② 상임이사추천위원회는 위원장을 포함한 5명의 위원으로 구성한다. 이 경우 위원장은 공단의 인사업무를 담당하는 상임이사(인사업무를 담당하는 상임이사 후보를 추천하는 경우에는 이사장이 지명하는 이사)로 하고, 위원은 이사장이 위촉하는 다음 각 호의 사람으로 한다.

1. 공단의 비상임이사 2명

2. 공단의 업무에 관한 전문지식과 경험이 풍부한 사람으로서 공단의 임직원이 아닌 사람 2명
③ 제1항과 제2항에서 규정한 사항 외에 후보자 심사 및 추천 방법, 위원의 제척(除斥)·기피·회피 등 상임이사추천위원회 운영 등에 필요한 사항은 공단의 정관 또는 내규(內規)로 정한다.

제21조(징수이사) ① 상임이사 중 제14조 제1항 제2호 및 제11호의 업무를 담당하는 이사(이하 "징수이사"라 한다)는 경영, 경제 및 사회보험에 관한 학식과 경험이 풍부한 사람으로서 보건복지부령으로 정하는 자격을 갖춘 사람 중에서 선임한다.

② 징수이사 후보를 추천하기 위하여 공단에 이사를 위원으로 하는 징수이사추천위원회(이하 "추천위원회"라 한다)를 둔다. 이 경우 추천위원회의 위원장은 이사장이 지명하는 이사로 한다.

③ 추천위원회는 주요 일간신문에 징수이사 후보의 모집 공고를 하여야 하며, 이와 별도로 적임자로 판단되는 징수이사 후보를 조사하거나 전문단체에 조사를 의뢰할 수 있다.

④ 추천위원회는 제3항에 따라 모집한 사람을 보건복지부령으로 정하는 징수이사 후보 심사기준에 따라 심사하여야 하며, 징수이사 후보로 추천될 사람과 계약 조건에 관하여 협의하여야 한다.

⑤ 이사장은 제4항에 따른 심사와 협의 결과에 따라 징수이사 후보와 계약을 체결하여야 하며, 이 경우 제20조 제3항에 따른 상임이사의 임명으로 본다.

⑥ 제4항에 따른 계약 조건에 관한 협의, 제5항에 따른 계약 체결 등에 필요한 사항은 보건복지부령으로 정한다.

시행규칙

제9조(징수이사 후보의 자격기준 및 심사기준 등) ① 법 제21조 제1항에서 "보건복지부령으로 정하는 자격을 갖춘 사람"이란 법 제21조 제2항에 따른 징수이사추천위원회(이하 "징수이사추천위원회"라 한다)가 정하는 단위 부서장 이상의 경력이 있는 사람으로서 법 제14조 제1항 제2호 및 제11호에 따른 업무에 관한 전문지식 및 경험을 갖추고 경영혁신을 추진할 수 있는 사람을 말한다.
② 법 제21조 제4항에 따른 심사는 징수이사추천위원회가 징수이사 후보가 다음 각 호의 요소를 갖추고 있는지를 평가하여 이를 점수로 환산하는 방법으로 한다. 이 경우 각 호의 요소별 배점이나 그 밖에 심사에 필요한 사항은 징수이사추천위원회가 정한다.
1. 경영, 경제 및 사회보험에 관한 학식
2. 문제에 대한 예측 및 예방조치 능력
3. 조직관리 능력
4. 그 밖에 징수이사로서의 자질과 능력을 평가할 수 있는 것으로서 징수이사추천위원회가 정하는 요소
③ 징수이사추천위원회는 법 제21조 제4항에 따라 징수이사 후보로 추천될 사람과 다음 각 호의 계약 조건에 대하여 협의하여야 한다.
1. 법에 따라 징수하는 보험료, 「국민연금법」, 「고용보험 및 산업재해보상보험의 보험료징수 등에 관한 법률」, 「임금채권보장법」, 「석면피해구제법」의 위탁에 따라 징수하는 연금보험료, 고용보험료, 산업재해보상보험료, 부담금 및 분담금 등의 징수 목표 및 민원관리에 관한 사항
2. 보수와 상벌 등 근로 조건에 관한 사항
3. 해임 사유에 관한 사항
4. 그 밖에 고용관계의 성립·소멸 등에 필요한 사항
④ 징수이사추천위원회의 회의는 재적위원 과반수의 출석으로 개의(開議)하고, 출석위원 과반수의 찬성으로 의결한다.

제22조(임원의 직무) ① 이사장은 공단을 대표하고 업무를 총괄하며, 임기 중 공단의 경영성과에 대하여 책임을 진다.

② 상임이사는 이사장의 명을 받아 공단의 업무를 집행한다.

③ 이사장이 부득이한 사유로 그 직무를 수행할 수 없을 때에는 정관으로 정하는 바에 따라 상임이사 중 1명이 그 직무를 대행하고, 상임이사가 없거나 그 직무를 대행할 수 없을 때에는 정관으로 정하는 임원이 그 직무를

대행한다.

④ 감사는 공단의 업무, 회계 및 재산 상황을 감사한다.

제23조(임원 결격사유) 다음 각 호의 어느 하나에 해당하는 사람은 공단의 임원이 될 수 없다.

1. 대한민국 국민이 아닌 사람
2. 「공공기관의 운영에 관한 법률」 제34조 제1항 각 호의 어느 하나에 해당하는 사람

제24조(임원의 당연퇴임 및 해임) ① 임원이 제23조 각 호의 어느 하나에 해당하게 되거나 임명 당시 그에 해당하는 사람으로 확인되면 그 임원은 당연 퇴임한다.

② 임명권자는 임원이 다음 각 호의 어느 하나에 해당하면 그 임원을 해임할 수 있다.

1. 신체장애나 정신장애로 직무를 수행할 수 없다고 인정되는 경우
2. 직무상 의무를 위반한 경우
3. 고의나 중대한 과실로 공단에 손실이 생기게 한 경우
4. 직무 여부와 관계없이 품위를 손상하는 행위를 한 경우
5. 이 법에 따른 보건복지부장관의 명령을 위반한 경우

제25조(임원의 겸직 금지 등) ① 공단의 상임임원과 직원은 그 직무 외에 영리를 목적으로 하는 사업에 종사하지 못한다.

② 공단의 상임임원이 임명권자 또는 제청권자의 허가를 받거나 공단의 직원이 이사장의 허가를 받은 경우에는 비영리 목적의 업무를 겸할 수 있다.

제26조(이사회) ① 공단의 주요 사항(「공공기관의 운영에 관한 법률」 제17조 제1항 각 호의 사항을 말한다)을 심의·의결하기 위하여 공단에 이사회를 둔다.

② 이사회는 이사장과 이사로 구성한다.

③ 감사는 이사회에 출석하여 발언할 수 있다.

④ 이사회의 의결 사항 및 운영 등에 필요한 사항은 대통령령으로 정한다.

시행령

제11조(이사회의 심의·의결사항) 법 제26조 제4항에 따라 다음 각 호의 사항은 공단의 이사회(이하 "이사회"라 한다)의 심의·의결을 거쳐야 한다. 다만, 법 제4조 제1항에 따른 심의위원회의 심의·의결사항 및 법 제33조에 따른 재정운영위원회(이하 "재정운영위원회"라 한다)의 심의·의결사항은 제외한다.

1. 사업운영계획 등 공단 운영의 기본방침에 관한 사항
2. 예산 및 결산에 관한 사항
3. 정관 변경에 관한 사항
4. 규정의 제정·개정 및 폐지에 관한 사항
5. 보험료와 그 밖의 법에 따른 징수금(이하 "보험료등"이라 한다) 및 보험급여에 관한 사항
6. 법 제37조에 따른 차입금에 관한 사항
7. 법 제38조에 따른 준비금, 그 밖에 중요재산의 취득·관리 및 처분에 관한 사항
8. 그 밖에 공단 운영에 관한 중요 사항

제12조(이사회의 회의) ① 이사회의 회의는 정기회의와 임시회의로 구분한다.

② 정기회의는 매년 2회 정관으로 정하는 시기에 이사회의 의장이 소집한다.

③ 임시회의는 재적이사(이사장을 포함한다. 이하 같다) 3분의 1 이상이 요구할 때 또는 이사장이 필요하다고 인정할 때에 이사회의 의장이 소집한다.

④ 이사회의 회의는 재적이사 과반수의 출석으로 개의하고, 재적이사 과반수의 찬성으로 의결한다.

⑤ 이사회의 의장은 이사장이 된다.

⑥ 이사회의 회의 소집 절차 등 이사회 운영에 필요한 그 밖의 사항은 공단의 정관으로 정한다.

제27조(직원의 임면) 이사장은 정관으로 정하는 바에 따라 직원을 임면(任免)한다.

제28조(벌칙 적용 시 공무원 의제) 공단의 임직원은 「형법」 제129조부터 제132조까지의 규정을 적용할 때 공무원으로 본다.

제29조(규정 등) 공단의 조직・인사・보수 및 회계에 관한 규정은 이사회의 의결을 거쳐 보건복지부장관의 승인을 받아 정한다.

제30조(대리인의 선임) 이사장은 공단 업무에 관한 모든 재판상의 행위 또는 재판 외의 행위를 대행하게 하기 위하여 공단의 이사 또는 직원 중에서 대리인을 선임할 수 있다.

제31조(대표권의 제한) ① 이사장은 공단의 이익과 자기의 이익이 상반되는 사항에 대하여는 공단을 대표하지 못한다. 이 경우 감사가 공단을 대표한다.

② 공단과 이사장 사이의 소송은 제1항을 준용한다.

제32조(이사장 권한의 위임) 이 법에 규정된 이사장의 권한 중 급여의 제한, 보험료의 납입고지 등 대통령령으로 정하는 사항은 정관으로 정하는 바에 따라 분사무소의 장에게 위임할 수 있다.

시행령

제13조(이사장 권한의 위임) 법 제32조에서 "대통령령으로 정하는 사항"이란 다음 각 호의 권한을 말한다.

1. 법 제5조 및 제8조부터 제10조까지의 규정에 따른 자격 관리에 관한 권한
2. 법 제7조에 따른 사업장 관리에 관한 권한
3. 법 제53조에 따른 보험급여의 제한에 관한 권한
4. 법 제57조・제69조・제79조 및 제81조에 따른 보험료 등의 부과・징수, 납입 고지, 독촉 및 국세체납 처분의 예에 따른 징수에 관한 권한
5. 법 제58조에 따른 손해배상을 청구할 권리의 행사에 관한 권한
6. 법 제75조에 따른 보험료의 경감에 관한 권한
7. 법 제82조에 따른 분할납부 승인 및 승인취소에 관한 권한
8. 법 제109조 및 제110조에 따른 가입자 및 피부양자의 자격관리, 보험급여 제한 및 보험료의 부과・징수에 관한 권한
9. 「국민연금법」, 「고용보험 및 산업재해보상보험의 보험료징수 등에 관한 법률」, 「임금채권보장법」 및 「석면피해구제법」(이하 "징수위탁근거법"이라 한다)에 따라 위탁받은 연금보험료, 고용보험료, 산업재해보상보험료, 부담금 및 분담금 등(이하 "징수위탁보험료등"이라 한다)의 납입 고지 및 독촉・체납처분 등 징수에 관한 권한
10. 그 밖에 법에 따른 공단 업무의 효율적인 수행을 위하여 공단의 정관으로 정하는 권한

제33조(재정운영위원회) ① 제45조 제1항에 따른 요양급여비용의 계약 및 제84조에 따른 결손처분 등 보험재정에 관련된 사항을 심의・의결하기 위하여 공단에 재정운영위원회를 둔다.

② 재정운영위원회의 위원장은 제34조 제1항 제3호에 따른 위원 중에서 호선(互選)한다.

제34조(재정운영위원회의 구성 등) ① 재정운영위원회는 다음 각 호의 위원으로 구성한다.

1. 직장가입자를 대표하는 위원 10명
2. 지역가입자를 대표하는 위원 10명
3. 공익을 대표하는 위원 10명

② 제1항에 따른 위원은 다음 각 호의 사람을 보건복지부장관이 임명하거나 위촉한다.

1. 제1항 제1호의 위원은 노동조합과 사용자단체에서 추천하는 각 5명
2. 제1항 제2호의 위원은 대통령령으로 정하는 바에 따라 농어업인 단체・도시자영업자단체 및 시민단체에서 추천하는 사람
3. 제1항 제3호의 위원은 대통령령으로 정하는 관계 공무원 및 건강보험에 관한 학식과 경험이 풍부한 사람

③ 재정운영위원회 위원(공무원인 위원은 제외한다)의 임기는 2년으로 한다. 다만, 위원의 사임 등으로 새로 위촉된 위원의 임기는 전임위원 임기의 남은 기간으로 한다.

④ 재정운영위원회의 운영 등에 필요한 사항은 대통령령으로 정한다.

시행령

제14조(재정운영위원회의 구성) ① 법 제34조 제2항 제2호에 따라 농어업인 단체, 도시자영업자단체 및 시민단체는 다음 각 호의 구분에 따라 같은 조 제1항 제2호에 따른 위원을 추천한다.

1. 농어업인 단체 및 도시자영업자단체 : 각각 3명씩 추천
2. 시민단체 : 4명 추천

② 법 제34조 제2항 제3호에서 "대통령령으로 정하는 관계 공무원"이란 기획재정부장관 및 보건복지부장관이 해당 기관 소속의 4급 이상 공무원 또는 고위공무원단에 속하는 일반직공무원 중에서 각각 1명씩 지명하는 사람을 말한다.

제15조(재정운영위원회의 운영) ① 재정운영위원회의 회의는 정기회의와 임시회의로 구분한다.

② 정기회의는 매년 1회 정관으로 정하는 시기에 재정운영위원회의 위원장이 소집한다.

③ 임시회의는 공단 이사장 또는 재적위원 3분의 1 이상이 요구할 때 또는 재정운영위원회의 위원장이 필요하다고 인정할 때에 위원장이 소집한다.

④ 재정운영위원회의 위원장은 재정운영위원회 회의의 의장이 되며, 회의는 재적위원 과반수의 출석으로 개의하고, 출석위원 과반수의 찬성으로 의결한다.

⑤ 재정운영위원회의 회의 소집 절차 등 재정운영위원회 운영에 필요한 그 밖의 사항은 공단의 정관으로 정한다.

제16조(재정운영위원회의 간사) ① 재정운영위원회의 사무를 처리하기 위하여 재정운영위원회에 간사 1명을 둔다.

② 간사는 공단 소속 직원 중에서 위원장이 지명한다.

제17조(재정운영위원회의 회의록) ① 위원장은 재정운영위원회의 회의록을 작성하여 보관하여야 한다.

② 제1항에 따른 회의록에는 회의 경과, 심의사항 및 의결사항을 기록하고 위원장과 출석한 위원이 서명하거나 날인하여야 한다.

제17조의2(재난적의료비 지원사업에 대한 출연 금액의 상한) 법 제39조의2에 따라 공단이 「재난적의료비 지원에 관한 법률」에 따른 재난적의료비 지원사업에 출연하는 금액의 상한은 전전년도 보험료 수입액의 1천분의 1로 한다.

[본조신설 2021.10.14.]

제35조(회계) ① 공단의 회계연도는 정부의 회계연도에 따른다.

② 공단은 직장가입자와 지역가입자의 재정을 통합하여 운영한다.

③ 공단은 건강보험사업 및 징수위탁근거법의 위탁에 따른 국민연금사업 · 고용보험사업 · 산업재해보상보험사업 · 임금채권보장사업에 관한 회계를 공단의 다른 회계와 구분하여 각각 회계처리하여야 한다. 〈개정 2018.1.16.〉

제36조(예산) 공단은 회계연도마다 예산안을 편성하여 이사회의 의결을 거친 후 보건복지부장관의 승인을 받아야 한다. 예산을 변경할 때에도 또한 같다. 〈개정 2016.3.22.〉

제37조(차입금) 공단은 지출할 현금이 부족한 경우에는 차입할 수 있다. 다만, 1년 이상 장기로 차입하려면 보건복지부장관의 승인을 받아야 한다.

제38조(준비금) ① 공단은 회계연도마다 결산상의 잉여금 중에서 그 연도의 보험급여에 든 비용의 100분의 5 이상에 상당하는 금액을 그 연도에 든 비용의 100분의 50에 이를 때까지 준비금으로 적립하여야 한다.

② 제1항에 따른 준비금은 부족한 보험급여 비용에 충당하거나 지출할 현금이 부족할 때 외에는 사용할 수 없으며, 현금 지출에 준비금을 사용한 경우에는 해당 회계연도 중에 이를 보전(補塡)하여야 한다.

③ 제1항에 따른 준비금의 관리 및 운영 방법 등에 필요한 사항은 보건복지부장관이 정한다.

제39조(결산) ① 공단은 회계연도마다 결산보고서와 사업보고서를 작성하여 다음해 2월 말일까지 보건복지부장관에게 보고하여야 한다.

② 공단은 제1항에 따라 결산보고서와 사업보고서를 보건복지부장관에게 보고하였을 때에는 보건복지부령으로

정하는 바에 따라 그 내용을 공고하여야 한다.

시행규칙

제10조(결산보고서 등의 공고) 공단은 법 제39조 제2항에 따라 결산보고서 및 사업보고서를 작성하여 보건복지부장관에게 보고한 경우에는 그 개요를 「신문 등의 진흥에 관한 법률」 제9조 제1항에 따라 전국을 보급지역으로 등록한 일반일간신문, 인터넷 홈페이지나 그 밖의 효과적인 방법으로 공고해야 한다.〈개정 2021.1.7.〉

제39조의2(재난적의료비 지원사업에 대한 출연) 공단은 「재난적의료비 지원에 관한 법률」에 따른 재난적의료비 지원사업에 사용되는 비용에 충당하기 위하여 매년 예산의 범위에서 출연할 수 있다. 이 경우 출연 금액의 상한 등에 필요한 사항은 대통령령으로 정한다.

[본조신설 2018.1.16.]

시행령

제17조의2(재난적의료비 지원사업에 대한 출연 금액의 상한) 법 제39조의2에 따라 공단이 「재난적의료비 지원에 관한 법률」에 따른 재난적의료비 지원사업에 출연하는 금액의 상한은 전전년도 보험료 수입액의 1천분의 1로 한다.

[본조신설 2021.10.14.]

제40조(「민법」의 준용) 공단에 관하여 이 법과 「공공기관의 운영에 관한 법률」에서 정한 사항 외에는 「민법」 중 재단법인에 관한 규정을 준용한다.

제4장 보험급여

제41조(요양급여) ① 가입자와 피부양자의 질병, 부상, 출산 등에 대하여 다음 각 호의 요양급여를 실시한다.

1. 진찰·검사
2. 약제(藥劑)·치료재료의 지급
3. 처치·수술 및 그 밖의 치료
4. 예방·재활
5. 입원
6. 간호
7. 이송(移送)

② 제1항에 따른 요양급여(이하 "요양급여"라 한다)의 범위(이하 "요양급여대상"이라 한다)는 다음 각 호와 같다.〈신설 2016.2.3.〉

1. 제1항 각 호의 요양급여(제1항 제2호의 약제는 제외한다): 제4항에 따라 보건복지부장관이 비급여대상으로 정한 것을 제외한 일체의 것
2. 제1항 제2호의 약제: 제41조의3에 따라 요양급여대상으로 보건복지부장관이 결정하여 고시한 것

③ 요양급여의 방법·절차·범위·상한 등의 기준은 보건복지부령으로 정한다.〈개정 2016.2.3.〉

④ 보건복지부장관은 제3항에 따라 요양급여의 기준을 정할 때 업무나 일상생활에 지장이 없는 질환에 대한 치료 등 보건복지부령으로 정하는 사항은 요양급여대상에서 제외되는 사항(이하 "비급여대상"이라 한다)으로 정할 수 있다.〈개정 2016.2.3.〉

제41조의2(약제에 대한 요양급여비용 상한금액의 감액 등) ① 보건복지부장관은 「약사법」 제47조 제2항의 위반과 관련된 제41조 제1항 제2호의 약제에 대하여는 요양급여비용 상한금액(제41조 제3항에 따라 약제별 요양급여비

용의 상한으로 정한 금액을 말한다. 이하 같다)의 100분의 20을 넘지 아니하는 범위에서 그 금액의 일부를 감액할 수 있다. 〈신설 2018.3.27.〉

② 보건복지부장관은 제1항에 따라 요양급여비용의 상한금액이 감액된 약제가 감액된 날부터 5년의 범위에서 대통령령으로 정하는 기간 내에 다시 제1항에 따른 감액의 대상이 된 경우에는 요양급여비용 상한금액의 100분의 40을 넘지 아니하는 범위에서 요양급여비용 상한금액의 일부를 감액할 수 있다. 〈신설 2018.3.27.〉

③ 보건복지부장관은 제2항에 따라 요양급여비용의 상한금액이 감액된 약제가 감액된 날부터 5년의 범위에서 대통령령으로 정하는 기간 내에 다시 「약사법」 제47조 제2항의 위반과 관련된 경우에는 해당 약제에 대하여 1년의 범위에서 기간을 정하여 요양급여의 적용을 정지할 수 있다. 〈개정 2018.3.27.〉

④ 제1항부터 제3항까지의 규정에 따른 요양급여비용 상한금액의 감액 및 요양급여 적용 정지의 기준, 절차, 그 밖에 필요한 사항은 대통령령으로 정한다. 〈개정 2018.3.27.〉

[본조신설 2014.1.1.] [제목개정 2018.3.27.]

시행령

제18조의2(약제에 대한 요양급여비용 상한금액의 감액 및 요양급여의 적용 정지 기준 등) ① 보건복지부장관은 법 제41조의2에 따라 약제에 대한 요양급여비용의 상한금액(법 제41조 제3항에 따라 약제별 요양급여비용의 상한으로 정한 금액을 말한다. 이하 "상한금액"이라 한다)을 감액하거나 요양급여의 적용을 정지한 경우에는 그 사실을 공단과 심사평가원에 통보하여 상한금액 감액 및 요양급여의 적용 정지 내역을 기록·관리하도록 하여야 한다.

② 법 제41조의2 제2항 및 제3항에서 "대통령령으로 정하는 기간"이란 각각 5년을 말한다. 〈개정 2019.6.11.〉

③ 보건복지부장관은 법 제41조의2 제1항 또는 제2항에 따른 상한금액 감액의 대상이 되는 약제 중 다음 각 호의 어느 하나에 해당하는 약제에 대해서는 상한금액을 감액하지 아니할 수 있다.

1. 퇴장방지의약품(환자의 진료에 반드시 필요하나 경제성이 없어 「약사법」에 따른 제조업자·위탁제조판매업자·수입자가 생산 또는 수입을 기피하는 약제로서 보건복지부장관이 지정·고시하는 의약품을 말한다. 이하 같다)
2. 희귀의약품(적절한 대체의약품이 없어 긴급히 생산 또는 수입하여야 하는 약제로서 식품의약품안전처장이 정하는 의약품을 말한다. 이하 같다)
3. 저가의약품(상한금액이 보건복지부장관이 정하여 고시하는 기준금액 이하인 약제로서 보건복지부장관이 정하여 고시하는 의약품을 말한다)

④ 법 제41조의2 제1항부터 제3항까지의 규정에 따른 약제에 대한 상한금액의 감액 및 요양급여의 적용 정지 기준은 별표 4의2와 같다.

[전문개정 2018.9.28.]

제41조의3(행위·치료재료 및 약제에 대한 요양급여대상 여부의 결정) ① 제42조에 따른 요양기관, 치료재료의 제조업자·수입업자 등 보건복지부령으로 정하는 자는 요양급여대상 또는 비급여대상으로 결정되지 아니한 제41조 제1항 제1호·제3호·제4호의 요양급여에 관한 행위 및 제41조 제1항 제2호의 치료재료(이하 "행위·치료재료"라 한다)에 대하여 요양급여대상 여부의 결정을 보건복지부장관에게 신청하여야 한다.

② 「약사법」에 따른 약제의 제조업자·수입업자 등 보건복지부령으로 정하는 자는 요양급여대상에 포함되지 아니한 제41조 제1항 제2호의 약제(이하 이 조에서 "약제"라 한다)에 대하여 보건복지부장관에게 요양급여대상 여부의 결정을 신청할 수 있다.

③ 제1항 및 제2항에 따른 신청을 받은 보건복지부장관은 정당한 사유가 없으면 보건복지부령으로 정하는 기간 이내에 요양급여대상 또는 비급여대상의 여부를 결정하여 신청인에게 통보하여야 한다.

④ 보건복지부장관은 제1항 및 제2항에 따른 신청이 없는 경우에도 환자의 진료상 반드시 필요하다고 보건복지부령으로 정하는 경우에는 직권으로 행위·치료재료 및 약제의 요양급여대상의 여부를 결정할 수 있다.

⑤ 제1항 및 제2항에 따른 요양급여대상 여부의 결정 신청의 시기, 절차, 방법 및 업무의 위탁 등에 필요한 사항과 제3항과 제4항에 따른 요양급여대상 여부의 결정 절차 및 방법 등에 관한 사항은 보건복지부령으로 정한다.

[본조신설 2016.2.3.]

제41조의4(선별급여) ① 요양급여를 결정함에 있어 경제성 또는 치료효과성 등이 불확실하여 그 검증을 위하여 추가적인 근거가 필요하거나, 경제성이 낮아도 가입자와 피부양자의 건강회복에 잠재적 이득이 있는 등 대통령령으로 정하는 경우에는 예비적인 요양급여인 선별급여로 지정하여 실시할 수 있다.

② 보건복지부장관은 대통령령으로 정하는 절차와 방법에 따라 제1항에 따른 선별급여(이하 "선별급여"라 한다)에 대하여 주기적으로 요양급여의 적합성을 평가하여 요양급여 여부를 다시 결정하고, 제41조 제3항에 따른 요양급여의 기준을 조정하여야 한다.

[본조신설 2016.3.22.]

시행령

제18조의3 삭제 〈2018.9.28.〉

제18조의4(선별급여) ① 법 제41조의4 제1항에 따른 선별급여(이하 "선별급여"라 한다)를 실시할 수 있는 경우는 다음 각 호와 같다.

1. 경제성 또는 치료효과성 등이 불확실하여 그 검증을 위하여 추가적인 근거가 필요한 경우
2. 경제성이 낮아도 가입자와 피부양자의 건강회복에 잠재적 이득이 있는 경우
3. 제1호 또는 제2호에 준하는 경우로서 요양급여에 대한 사회적 요구가 있거나 국민건강 증진의 강화를 위하여 보건복지부장관이 특히 필요하다고 인정하는 경우

② 법 제41조의4 제2항에 따른 선별급여의 적합성평가(이하 "적합성평가"라 한다)는 다음 각 호의 구분에 따른다.

1. 평가주기 : 선별급여를 실시한 날부터 5년마다 평가할 것. 다만, 보건복지부장관은 해당 선별급여의 내용·성격 또는 효과 등을 고려하여 신속한 평가가 필요하다고 인정하는 경우에는 그 평가주기를 달리 정할 수 있다.
2. 평가항목 : 다음 각 목의 사항을 평가할 것
   가. 치료 효과 및 치료 과정의 개선에 관한 사항
   나. 비용 효과에 관한 사항
   다. 다른 요양급여와의 대체가능성에 관한 사항
   라. 국민건강에 대한 잠재적 이득에 관한 사항
   마. 그 밖에 가목부터 라목까지의 규정에 준하는 사항으로서 보건복지부장관이 적합성평가를 위하여 특히 필요하다고 인정하는 사항
3. 평가방법 : 서면평가의 방법으로 실시할 것. 다만, 보건복지부장관이 필요하다고 인정하는 경우에는 현장조사·문헌조사 또는 설문조사 등의 방법을 추가하여 실시할 수 있다.

③ 보건복지부장관은 적합성평가와 관련하여 전문적·심층적 검토가 필요하다고 인정하는 경우에는 보건의료 관련 연구기관·단체 또는 전문가 등에게 그 평가를 의뢰하여 실시할 수 있다.

④ 보건복지부장관은 적합성평가를 위하여 필요하다고 인정하는 경우에는 관계 중앙행정기관, 지방자치단체, 「공공기관의 운영에 관한 법률」에 따른 공공기관 또는 보건의료 관련 법인·단체·전문가 등에게 필요한 자료 또는 의견의 제출을 요청할 수 있다.

⑤ 제2항부터 제4항까지에서 규정한 사항 외에 적합성평가의 절차 및 방법 등에 필요한 사항은 보건복지부장관이 정하여 고시한다.

[본조신설 2017.3.20.]

제41조의5(방문요양급여) 가입자 또는 피부양자가 질병이나 부상으로 거동이 불편한 경우 등 보건복지부령으로 정하는 사유에 해당하는 경우에는 가입자 또는 피부양자를 직접 방문하여 제41조에 따른 요양급여를 실시할 수 있다. [본조신설 2018.12.11.]

제42조(요양기관) ① 요양급여(간호와 이송은 제외한다)는 다음 각 호의 요양기관에서 실시한다. 이 경우 보건복지부장관은 공익이나 국가정책에 비추어 요양기관으로 적합하지 아니한 대통령령으로 정하는 의료기관 등은 요양기관에서 제외할 수 있다. 〈개정 2018.3.27.〉

1. 「의료법」에 따라 개설된 의료기관

2. 「약사법」에 따라 등록된 약국
3. 「약사법」 제91조에 따라 설립된 한국희귀·필수의약품센터
4. 「지역보건법」에 따른 보건소·보건의료원 및 보건지소
5. 「농어촌 등 보건의료를 위한 특별조치법」에 따라 설치된 보건진료소

② 보건복지부장관은 효율적인 요양급여를 위하여 필요하면 보건복지부령으로 정하는 바에 따라 시설·장비·인력 및 진료과목 등 보건복지부령으로 정하는 기준에 해당하는 요양기관을 전문요양기관으로 인정할 수 있다. 이 경우 해당 전문요양기관에 인정서를 발급하여야 한다.

③ 보건복지부장관은 제2항에 따라 인정받은 요양기관이 다음 각 호의 어느 하나에 해당하는 경우에는 그 인정을 취소한다.

1. 제2항 전단에 따른 인정기준에 미달하게 된 경우
2. 제2항 후단에 따라 발급받은 인정서를 반납한 경우

④ 제2항에 따라 전문요양기관으로 인정된 요양기관 또는 「의료법」 제3조의4에 따른 상급종합병원에 대하여는 제41조 제3항에 따른 요양급여의 절차 및 제45조에 따른 요양급여비용을 다른 요양기관과 달리 할 수 있다. 〈개정 2016.2.3.〉

⑤ 제1항·제2항 및 제4항에 따른 요양기관은 정당한 이유 없이 요양급여를 거부하지 못한다.

시행령

제18조(요양기관에서 제외되는 의료기관 등) ① 법 제42조 제1항 각 호 외의 부분 후단에서 "대통령령으로 정하는 의료기관 등"이란 다음 각 호의 의료기관 또는 약국을 말한다. 〈개정 2017.3.20.〉

1. 「의료법」 제35조에 따라 개설된 부속 의료기관
2. 「사회복지사업법」 제34조에 따른 사회복지시설에 수용된 사람의 진료를 주된 목적으로 개설된 의료기관
3. 제19조 제1항에 따른 본인일부부담금을 받지 아니하거나 경감하여 받는 등의 방법으로 가입자나 피부양자를 유인(誘引)하는 행위 또는 이와 관련하여 과잉 진료행위를 하거나 부당하게 많은 진료비를 요구하는 행위를 하여 다음 각 목의 어느 하나에 해당하는 업무정지 처분 등을 받은 의료기관
   가. 법 제98조에 따른 업무정지 또는 법 제99조에 따른 과징금 처분을 5년 동안 2회 이상 받은 의료기관
   나. 「의료법」 제66조에 따른 면허자격정지 처분을 5년 동안 2회 이상 받은 의료인이 개설·운영하는 의료기관
4. 법 제98조에 따른 업무정지 처분 절차가 진행 중이거나 업무정지 처분을 받은 요양기관의 개설자가 개설한 의료기관 또는 약국

② 제1항 제1호 및 제2호에 따른 의료기관은 요양기관에서 제외되려면 보건복지부장관이 정하는 바에 따라 요양기관 제외신청을 하여야 한다.

③ 의료기관 등이 요양기관에서 제외되는 기간은 제1항 제3호의 경우에는 1년 이하로 하고, 제1항 제4호의 경우에는 해당 업무정지기간이 끝나는 날까지로 한다.

시행규칙

제11조(요양기관의 인정 등) ① 법 제42조 제2항에 따른 전문요양기관의 인정기준은 별표 2와 같다.

② 법 제42조 제2항에 따라 전문요양기관으로 인정받으려는 요양기관은 별지 제12호서식의 전문요양기관 인정신청서에 다음 각 호의 서류를 첨부하여 보건복지부장관에게 제출하여야 한다.

1. 시설, 장비 및 진료과목별 인력 현황 1부
2. 최근 6개월 동안의 입원환자 진료실적 1부

③ 보건복지부장관은 요양기관을 전문요양기관으로 인정한 경우에는 별지 제13호서식의 전문요양기관 인정서를 발급하여야 한다.

④ 제1항부터 제3항까지의 규정에 따른 인정기준의 세부 내용, 그 밖에 전문요양기관의 인정에 필요한 사항은 보건복지부장관이 정하여 고시한다.

제30조(요양비의 심사 대상) 영 제28조 제1항 제2호에서 "보건복지부령으로 정하는 기관"이란 법 제98조 제1항에 따라 업무정지 중인 요양기관 및 영 제18조 제1항에 따라 요양기관에서 제외된 의료기관을 말한다.

제42조의2(요양기관의 선별급여 실시에 대한 관리) ① 제42조 제1항에도 불구하고, 선별급여 중 자료의 축적 또는 의료 이용의 관리가 필요한 경우에는 보건복지부장관이 해당 선별급여의 실시 조건을 사전에 정하여 이를 충족하는 요양기관만이 해당 선별급여를 실시할 수 있다.

② 제1항에 따라 선별급여를 실시하는 요양기관은 제41조의4 제2항에 따른 해당 선별급여의 평가를 위하여 필요한 자료를 제출하여야 한다.

③ 보건복지부장관은 요양기관이 제1항에 따른 선별급여의 실시 조건을 충족하지 못하거나 제2항에 따른 자료를 제출하지 아니할 경우에는 해당 선별급여의 실시를 제한할 수 있다.

④ 제1항에 따른 선별급여의 실시 조건, 제2항에 따른 자료의 제출, 제3항에 따른 선별급여의 실시 제한 등에 필요한 사항은 보건복지부령으로 정한다.

[본조신설 2016.3.22.]

제43조(요양기관 현황에 대한 신고) ① 요양기관은 제47조에 따라 요양급여비용을 최초로 청구하는 때에 요양기관의 시설·장비 및 인력 등에 대한 현황을 제62조에 따른 건강보험심사평가원(이하 "심사평가원"이라 한다)에 신고하여야 한다.

② 요양기관은 제1항에 따라 신고한 내용(제45조에 따른 요양급여비용의 증감에 관련된 사항만 해당한다)이 변경된 경우에는 그 변경된 날부터 15일 이내에 보건복지부령으로 정하는 바에 따라 심사평가원에 신고하여야 한다.

③ 제1항 및 제2항에 따른 신고의 범위, 대상, 방법 및 절차 등에 필요한 사항은 보건복지부령으로 정한다.

시행규칙

제12조(요양기관 현황 신고 등) ① 요양기관은 법 제43조 제1항에 따라 시설·장비 및 인력 등에 대한 현황을 신고하려면 별지 제14호서식의 요양기관 현황신고서[약국 및 「약사법」 제91조 제1항에 따라 설립된 한국희귀·필수의약품센터(이하 "한국희귀·필수의약품센터"라 한다)의 경우에는 별지 제15호서식의 요양기관 현황 신고서(약국 및 한국희귀·필수의약품센터용)를 말한다] 및 별지 제16호서식의 의료장비 현황(변경) 신고서에 다음 각 호의 구분에 따른 서류를 첨부하여 건강보험심사평가원(이하 "심사평가원"이라 한다)에 제출하여야 한다. 다만, 법 제42조 제1항 제4호 및 제5호에 따른 요양기관은 다음 각 호의 구분에 따른 서류를 첨부하지 아니한다.〈개정 2018.6.29.〉

1. 요양기관 현황 신고서의 경우에는 다음 각 목의 서류
   가. 의료기관 개설신고증, 의료기관 개설허가증, 약국 개설등록증 또는 한국희귀의약품센터 설립허가증 사본 1부
   나. 삭제 〈2018.9.28.〉
   다. 요양기관의 인력에 관한 면허나 자격을 확인할 수 있는 서류
   라. 통장 사본 1부
2. 의료장비 현황 신고서의 경우에는 다음 각 목의 서류
   가. 장비의 허가·신고·등록을 확인할 수 있는 서류
   나. 장비의 검사나 검사면제에 관한 사항을 확인할 수 있는 서류
   다. 장비를 구입하였거나 임차한 사실을 확인할 수 있는 서류

② 요양기관은 법 제43조 제2항에 따라 요양기관의 인력·시설·장비 등의 내용이 변경된 경우에는 별지 16호서식의 의료장비 현황(변경) 신고서 및 별지 제17호서식의 요양기관 현황 변경신고서에 변경된 사항을 증명하는 서류를 첨부하여 심사평가원에 제출하여야 한다. 다만, 요양급여비용 수령 계좌를 변경하려는 경우에는 개설자나 대표자의 인감증명서(법인인 경우에는 법인 인감증명서를 말한다) 또는 「본인서명사실 확인 등에 관한 법률」 제2조 제3호에 따른 본인서명사실확인서를 첨부하여야 하며, 별지 제17호서식의 요양기관 현황 변경신고서에 그 등록된 인감을 날인하거나 본인서명사실확인서와 동일한 서명을 하여야 한다.〈개정 2018.6.29.〉

③ 제1항 및 제2항에 따른 신고서를 제출받은 심사평가원은 「전자정부법」 제36조 제2항에 따른 행정정보의 공동이

용을 통하여 사업자등록증(신고인이 법 제42조 제1항 제4호 및 제5호에 따른 요양기관인 경우는 제외한다) 및 법인등기사항증명서(법인인 경우만 해당한다)를 확인하여야 하며, 신고인이 사업자등록증을 확인하는 것에 동의하지 아니하는 경우에는 그 사본을 첨부하도록 하여야 한다.〈신설 2018.9.28.〉

④ 제1항 및 제2항에도 불구하고 심사평가원은 특별시장·광역시장·특별자치시장·도지사·특별자치도지사(이하 "시·도지사"라 한다) 또는 시장·군수·구청장(자치구의 구청장을 말한다. 이하 같다)으로부터 다음 각 호의 사항을 통보받은 경우에는 요양기관이 별표 2의2 각 호의 구분에 따라 요양기관 현황(변경) 신고서 또는 의료장비 현황(변경) 신고서 및 첨부 서류를 심사평가원에 제출한 것으로 본다.〈신설 2015.7.24., 2018.6.29., 2018.9.28., 2020.10.30.〉

1. 「의료법 시행규칙」 제30조의2 제2항에 따라 처리한 사항
2. 「약사법 시행규칙」 제9조의2 제2항에 따라 처리한 사항
3. 「진단용 방사선 발생장치의 안전관리에 관한 규칙」 제3조의2 제2항에 따라 처리한 사항
4. 「특수의료장비의 설치 및 운영에 관한 규칙」 제4조의2 제2항에 따라 처리한 사항
5. 「약사법」 제23조 제5항에 따라 보건복지부장관이 정하는 의료기관이 없는 지역 또는 약국이 없는 지역에 해당한다는 사실

⑤ 심사평가원은 제2항에 따라 제출받은 요양기관 현황 변경 신고사항 중 다음 각 호의 사항을 소관 시·도지사 또는 시장·군수·구청장에게 통보하여야 한다.〈신설 2015.7.24., 2018.9.28.〉

1. 「의료법」 제33조 제5항 및 같은 법 시행규칙 제26조 제1항 제2호에 따른 의료기관 개설자가 입원, 해외 출장 등으로 다른 의사·치과의사·한의사 또는 조산사에게 진료하게 할 경우 그 기간 및 해당 의사 등의 인적 사항
2. 「의료법」 제33조 제5항 및 같은 법 시행규칙 제26조 제1항 제6호에 따른 의료기관의 의료인 수
3. 「의료법」 제33조 제5항 및 같은 법 시행규칙 제28조 제1항 제5호에 따른 의료기관의 의료인 수

⑥ 심사평가원은 제1항과 제2항에 따라 신고받은 사항 중 요양급여비용 지급을 위하여 필요한 다음 각 호의 사항을 공단에 통보하여야 한다.〈개정 2015.7.24., 2018.9.28.〉

1. 요양기관의 명칭, 기호 및 소재지
2. 대표자의 성명 및 주민등록번호
3. 개설 신고(허가·등록)일, 폐업일
4. 사업자등록번호
5. 금융기관의 계좌명세 등

⑦ 요양기관이 제1항 및 제2항에 따라 심사평가원에 신고하여야 하는 장비 등 요양기관의 현황을 관리하는 데에 필요한 사항은 보건복지부장관이 정하여 고시한다.〈개정 2015.7.24., 2018.9.28.〉

제12조의2(보건의료자원 통합신고포털의 설치·운영) ① 심사평가원은 제12조에 따른 요양기관 현황신고 등과 관련된 업무를 처리하기 위하여 「전자정부법」 제9조 제2항에 따른 전자민원창구(이하 "보건의료자원 통합신고포털"이라 한다)를 설치하여 운영할 수 있다.

② 요양기관은 보건의료자원 통합신고포털을 통하여 제12조 제1항부터 제4항까지의 규정에 따른 요양기관 현황 등에 대하여 신고하거나 그 내역 등을 확인할 수 있다.〈개정 2020.9.8.〉

③ 보건복지부장관, 시·도지사, 시장·군수·구청장 및 심사평가원은 보건의료자원 통합신고포털과 보건복지부장관 및 각 지방자치단체가 운영하는 정보시스템을 연계하여 다음 각 호의 업무를 처리할 수 있다.〈개정 2020.9.8.〉

1. 시·도지사 및 시장·군수·구청장이 제12조 제4항에 따라 심사평가원에 하는 통보
2. 심사평가원이 제12조 제5항에 따라 시·도지사 및 시장·군수·구청장에 하는 통보
3. 심사평가원이 법 제96조 제2항 및 영 제69조의2에 따라 요청하는 영 별표 4의3 제2호 마목·카목 및 타목에 해당하는 자료의 제공
4. 그 밖에 요양기관의 시설·장비 및 인력 등 보건의료자원의 통합신고를 위하여 필요하다고 심사평가원이 보건복지부장관의 승인을 받아 정한 사항

④ 보건복지부장관, 시·도지사, 시장·군수·구청장 및 심사평가원은 제3항 각 호의 업무를 위하여 불가피한 경우 「개인정보 보호법 시행령」 제19조 제1호 또는 제4호에 따른 주민등록번호 또는 외국인등록번호가 포함된 자료를 처리할 수 있다.

⑤ 보건의료자원 통합신고포털의 설치·운영 방법, 정보시스템의 연계 운영 방법, 그 밖에 보건의료자원 통합신고포털을 관리하는 데에 필요한 사항은 보건복지부장관이 정하여 고시한다.

[본조신설 2015.7.24.]

제44조(비용의 일부부담) ① 요양급여를 받는 자는 대통령령으로 정하는 바에 따라 비용의 일부(이하 "본인일부부담금"이라 한다)를 본인이 부담한다. 이 경우 선별급여에 대해서는 다른 요양급여에 비하여 본인일부부담금을 상향 조정할 수 있다.〈개정 2016.3.22.〉

② 제1항에 따라 본인이 연간 부담하는 본인일부부담금의 총액이 대통령령으로 정하는 금액(이하 이 조에서 "본인부담상한액"이라 한다)을 초과한 경우에는 공단이 그 초과 금액을 부담하여야 한다.〈신설 2016.3.22.〉

③ 제2항에 따른 본인부담상한액은 가입자의 소득수준 등에 따라 정한다.〈신설 2016.3.22.〉

④ 제2항에 따른 본인일부부담금 총액 산정 방법, 본인부담상한액을 넘는 금액의 지급 방법 및 제3항에 따른 가입자의 소득수준 등에 따른 본인부담상한액 설정 등에 필요한 사항은 대통령령으로 정한다.〈신설 2016.3.22.〉

시행령

제19조(비용의 본인부담) ① 법 제44조 제1항에 따른 본인일부부담금(이하 "본인일부부담금"이라 한다)의 부담률 및 부담액은 별표 2와 같다.

② 본인일부부담금은 요양기관의 청구에 따라 요양급여를 받는 사람이요양기관에 납부한다. 이 경우 요양기관은 법 제41조 제3항 및 제4항에 따라 보건복지부령으로 정하는 요양급여사항 또는 비급여사항 외에 입원보증금 등 다른 명목으로 비용을 청구해서는 아니 된다.

③ 법 제44조 제2항에 따른 본인일부부담금의 총액은 요양급여를 받는 사람이 연간 부담하는 본인일부부담금을 모두 더한 금액으로 한다. 다만, 다음 각 호의 어느 하나에 해당하는 본인일부부담금은 더하지 않는다.〈개정 2018.6.26., 2019.4.2., 2019.6.11., 2019.10.22., 2020.10.7.,2021.6.29.〉

1. 별표 2 제1호 가목1)에 따라 상급종합병원·종합병원·병원·한방병원·요양병원(「장애인복지법」 제58조제1항제4호에 따른 장애인 의료재활시설로서 「의료법」 제3조의2의 요건을 갖춘 의료기관인 요양병원으로 한정한다)·정신병원 일반입원실의 2인실·3인실 및 정신과 입원실의 2인실·3인실을 이용한 경우 그 입원료로 부담한 금액
2. 별표 2 제3호 라목 5)·6)·9) 및 10)에 따라 부담한 금액
3. 별표 2 제3호 사목, 거목 및 너목에 따라 부담한 금액
4. 별표 2 제4호에 따라 부담한 금액
5. 별표 2 제6호에 따라 부담한 금액

④ 법 제44조 제2항에 따른 본인부담상한액(이하 "본인부담상한액"이라 한다)은 별표 3의 산정방법에 따라 산정된 금액을 말한다.

⑤ 법 제44조 제2항에 따라 공단이 본인부담상한액을 넘는 금액을 지급하는 경우에는 요양급여를 받은 사람이 지정하는 예금계좌(「우체국 예금·보험에 관한 법률」에 따른 체신관서 및 「은행법」에 따른 은행에서 개설된 예금계좌 등 보건복지부장관이 정하는 예금계좌를 말한다)로 지급해야 한다. 다만, 해당 예금계좌로 입금할 수 없는 불가피한 사유가 있는 경우에는 보건복지부장관이 정하는 방법으로 지급할 수 있다.〈개정 2019.6.11.〉

⑥ 제2항 및 제5항에서 정한 사항 외에 본인일부부담금의 납부방법이나 본인부담상한액을 넘는 금액의 지급방법 등에 필요한 사항은 보건복지부장관이 정하여 고시한다.

[전문개정 2017.3.20.]

시행규칙

제13조(외래진료 등의 경우 요양급여비용 총액에 관한 조건 등) ① 외래진료 및 고가(高價)의 특수 의료장비를 이용한 진료의 경우에 영 별표 2 제1호 나목 및 제3호 파목에 따른 요양급여비용 총액에 관한 조건 및 본인부담액은 별표 3과 같다.〈개정 2018.6.29.〉

② 약국 또는 한국희귀·필수의약품센터를 이용한 경우에 영 별표 2 제1호 다목에 따른 요양급여비용 총액에 관한 조건 및 본인부담액은 별표 4와 같다.〈개정 2018.6.29.〉

제14조(본인부담액 경감 인정) ① 영 별표 2 제3호 라목에 따라 본인부담액을 경감받을 수 있는 요건을 갖춘 희귀난

치성질환자등은 본인부담액 경감 인정을 받으려면 경감 인정 신청서(전자문서를 포함한다)에 다음 각 호의 서류(전자문서를 포함한다)를 첨부하여 특별자치도지사·시장·군수·구청장에게 제출하여야 한다. 〈개정 2013.9.30., 2015.7.24., 2015.12.31.〉

1. 영 별표 2 제3호 라목에 따른 부양의무자(이하 "부양의무자"라 한다)와의 관계를 확인할 수 있는 가족관계등록부의 증명서(세대별 주민등록표 등본으로 부양의무자와의 관계를 확인할 수 없는 경우만 해당한다)
2. 임대차계약서(주택을 임대하거나 임차하고 있는 사람만 해당한다)
3. 요양기관이 발급한 진단서 1부(6개월 이상 치료를 받고 있거나 6개월 이상 치료가 필요한 사람만 해당한다)

② 제1항에 따른 신청인의 가족, 친족, 이해관계인 또는 「사회복지사업법」 제14조에 따른 사회복지 전담공무원은 신청인이 신체적·정신적인 이유로 신청을 할 수 없는 경우에는 신청인을 대신하여 제1항에 따른 신청을 할 수 있다. 이 경우 다음 각 호의 구분에 따른 서류를 제시하거나 제출하여야 한다.

1. 신청인의 가족·친족 또는 이해관계인: 신청인과의 관계를 증명하는 서류
2. 사회복지 전담공무원: 공무원임을 증명하는 신분증

③ 제1항과 제2항에 따른 신청을 받은 특별자치도지사·시장·군수·구청장은 신청인이 제15조에 따른 기준에 해당하는지를 확인하여 부득이한 사유가 없으면 그 결과를 신청일부터 30일 이내에 공단에 통보하여야 한다. 다만, 다음 각 호의 어느 하나에 해당하는 경우에는 신청일부터 60일 이내에 통보할 수 있다. 〈개정 2015.12.31.〉

1. 부양의무자의 소득 조사에 시간이 걸리는 특별한 사유가 있는 경우
2. 제1항에 따른 경감 인정 신청서를 제출한 희귀난치성질환자등 또는 부양의무자가 같은 항 또는 관계 법령에 따른 조사나 자료제출 요구를 거부·방해 또는 기피하는 경우

④ 공단은 제3항에 따른 확인 결과를 통보받았을 때에는 부득이한 사유가 없으면 통보를 받은 날부터 7일 이내에 영 별표 2 제3호 라목에 따른 인정 여부를 결정하여 그 결과를 신청인에게 통보하여야 한다. 〈개정 2015.12.31.〉

⑤ 제1항부터 제4항까지에서 규정한 사항 외에 본인부담액의 경감 인정 절차 등에 관하여 필요한 사항은 보건복지부장관이 정한다.

제15조(본인부담액 경감 대상자의 기준) 영 별표 2 제3호 라목에 따른 소득인정액 산정의 기준이 되는 세대의 범위, 소득 및 재산의 범위, 소득인정액 산정방법 및 부양의무자가 부양능력이 없거나 부양을 받을 수 없는 경우의 구체적인 기준은 별표 5와 같다.

제16조(요양급여비용의 본인부담) 영 별표 2 제6호에 따라 본인이 요양급여비용을 부담하는 항목 및 부담률은 별표 6과 같다. 〈개정 2013.12.18., 2016.12.30.〉

제17조(본인부담액 경감 적용 시기) 공단은 제14조 제4항에 따라 본인부담액 경감 인정 결정을 한 사람에 대해서는 경감 인정 결정을 한 날부터 발생하는 본인부담액부터 경감한다.

제45조(요양급여비용의 산정 등) ① 요양급여비용은 공단의 이사장과 대통령령으로 정하는 의약계를 대표하는 사람들의 계약으로 정한다. 이 경우 계약기간은 1년으로 한다.

② 제1항에 따라 계약이 체결되면 그 계약은 공단과 각 요양기관 사이에 체결된 것으로 본다.

③ 제1항에 따른 계약은 그 직전 계약기간 만료일이 속하는 연도의 5월 31일까지 체결하여야 하며, 그 기한까지 계약이 체결되지 아니하는 경우 보건복지부장관이 그 직전 계약기간 만료일이 속하는 연도의 6월 30일까지 심의위원회의 의결을 거쳐 요양급여비용을 정한다. 이 경우 보건복지부장관이 정하는 요양급여비용은 제1항 및 제2항에 따라 계약으로 정한 요양급여비용으로 본다. 〈개정 2013.5.22.〉

④ 제1항 또는 제3항에 따라 요양급여비용이 정해지면 보건복지부장관은 그 요양급여비용의 명세를 지체 없이 고시하여야 한다.

⑤ 공단의 이사장은 제33조에 따른 재정운영위원회의 심의·의결을 거쳐 제1항에 따른 계약을 체결하여야 한다.

⑥ 심사평가원은 공단의 이사장이 제1항에 따른 계약을 체결하기 위하여 필요한 자료를 요청하면 그 요청에 성실히 따라야 한다.

⑦ 제1항에 따른 계약의 내용과 그 밖에 필요한 사항은 대통령령으로 정한다.

시행령

제20조(요양급여비용계약의 당사자) 법 제45조 제1항에 따른 요양급여비용의 계약 당사자인 의약계를 대표하는 사람은 다음 각 호와 같다.〈개정 2018.6.26.,2021.6.29.〉

1. 「의료법」 제3조 제2항 제1호 가목에 따른 의원에 대한 요양급여비용: 같은 법 제28조 제1항에 따른 의사회의 장
2. 「의료법」 제3조 제2항 제1호 나목 및 제3호 나목에 따른 치과의원 및 치과병원에 대한 요양급여비용: 같은 법 제28조 제1항에 따른 치과의사회의 장
3. 「의료법」 제3조 제2항 제1호 다목 및 제3호 다목에 따른 한의원 및 한방병원에 대한 요양급여비용: 같은 법 제28조 제1항에 따른 한의사회의 장
4. 「의료법」 제3조 제2항 제2호에 따른 조산원에 대한 요양급여비용: 같은 법 제28조 제1항에 따른 조산사회 또는 간호사회의 장 중 1명
5. 「의료법」 제3조 제2항 제3호 가목 및 라목부터 바목까지의 규정에 따른 병원·요양병원·정신병원 및 종합병원에 대한 요양급여비용: 같은 법 제52조에 따른 단체의 장
6. 「약사법」 제2조 제3호에 따른 약국 및 같은 법 제91조에 따른 한국희귀·필수의약품센터에 대한 요양급여비용: 같은 법 제11조 제1항에 따른 대한약사회의 장
7. 「지역보건법」에 따른 보건소·보건의료원 및 보건지소와 「농어촌 등 보건의료를 위한 특별조치법」에 따라 설치된 보건진료소에 대한 요양급여비용: 보건복지부장관이 지정하는 사람

제21조(계약의 내용 등) ① 법 제45조 제1항에 따른 계약은 공단의 이사장과 제20조 각 호에 따른 사람이 유형별 요양기관을 대표하여 체결하며, 계약의 내용은 요양급여의 각 항목에 대한 상대가치점수의 점수당 단가를 정하는 것으로 한다.

② 제1항에 따른 요양급여 각 항목에 대한 상대가치점수는 요양급여에 드는 시간·노력 등 업무량, 인력·시설·장비 등 자원의 양, 요양급여의 위험도 및 요양급여에 따른 사회적 편익 등을 고려하여 산정한 요양급여의 가치를 각 항목 사이에 상대적인 점수로 나타낸 것으로 하며, 보건복지부장관이 심의위원회의 심의·의결을 거쳐 보건복지부령으로 정하는 바에 따라 고시한다.〈개정 2017.3.20.〉

③ 제2항에도 불구하고 다음 각 호의 경우에는 다음 각 호의 구분에 따른 방법으로 요양급여의 상대가치점수를 산정할 수 있다.〈개정 2015.6.30., 2015.11.18., 2017.7.24., 2019.7.2.,2021.6.29.〉

1. 「의료법」 제3조 제2항 제3호 라목에 따른 요양병원(「장애인복지법」 제58조제1항제4호에 따른 장애인 의료재활시설로서 「의료법」 제3조의2의 요건을 갖춘 의료기관인 요양병원은 제외한다)에서 입원진료를 받는 경우 : 해당 진료에 필요한 요양급여 각 항목의 점수와 약제·치료재료의 비용을 합산하여 증세의 경중도(輕重度)의 구분에 따른 1일당 상대가치점수로 산정
2. 「의료법」 제3조 제2항 제1호 가목에 따른 의원, 같은 항 제3호 가목 및 라목부터 바목까지의 규정에 따른 병원·요양병원·정신병원·종합병원, 같은 법 제3조의4에 따른 상급종합병원 또는 「지역보건법」 제12조에 따른 보건의료원에서 보건복지부장관이 정하여 고시하는 질병군[진단명, 시술명, 중증도(重症度), 나이 등을 기준으로 분류한 환자집단을 말한다]에 대하여 입원진료를 받는 경우 : 해당 진료에 필요한 요양급여 각 항목의 점수와 약제·치료재료의 비용을 포괄하여 입원 건당 하나의 상대가치점수로 산정
3. 「호스피스·완화의료 및 임종과정에 있는 환자의 연명의료결정에 관한 법률」 제28조에 따라 호스피스·완화의료를 받는 경우 : 해당 진료에 필요한 요양급여 각 항목의 점수와 약제·치료재료의 비용을 합산하여 1일당 상대가치점수로 산정

④ 제1항에 따라 계약을 체결할 때 상대가치점수가 고시되지 아니한 새로운 요양급여 항목의 비용에 대한 계약은 제2항에 따라 보건복지부장관이 같은 항목의 상대가치점수를 고시하는 날에 체결된 것으로 본다. 이 경우 그 계약은 그 고시일 이후 최초로 실시된 해당 항목의 요양급여부터 적용한다.

제46조(약제·치료재료에 대한 요양급여비용의 산정) 제41조 제1항 제2호의 약제·치료재료(이하 "약제·치료재료"라 한다)에 대한 요양급여비용은 제45조에도 불구하고 요양기관의 약제·치료재료 구입금액 등을 고려하여 대통령령으로 정하는 바에 따라 달리 산정할 수 있다.

시행령

제22조(약제 · 치료재료의 요양급여비용) ① 법 제46조에 따라 법 제41조 제1항 제2호의 약제 · 치료재료(제21조 제2항 및 제3항에 따른 상대가치점수가 적용되는 약제 · 치료재료는 제외한다. 이하 이 조에서 같다)에 대한 요양급여비용은 다음 각 호의 구분에 따라 결정한다. 이 경우 구입금액(요양기관이 해당 약제 및 치료재료를 구입한 금액을 말한다. 이하 이 조에서 같다)이 상한금액(보건복지부장관이 심의위원회의 심의를 거쳐 해당 약제 및 치료재료별 요양급여비용의 상한으로 고시하는 금액을 말한다. 이하 이 조에서 같다)보다 많을 때에는 구입금액은 상한금액과 같은 금액으로 한다.〈개정 2013.1.28., 2013.3.23., 2014.8.29.〉

1. 한약제 : 상한금액
2. 한약제 외의 약제 : 구입금액
3. 삭제 〈2014.8.29.〉
4. 치료재료 : 구입금액

② 제1항에 따른 약제 및 치료재료에 대한 요양급여비용의 결정 기준 · 절차, 그 밖에 필요한 사항은 보건복지부장관이 정하여 고시한다.

제47조(요양급여비용의 청구와 지급 등) ① 요양기관은 공단에 요양급여비용의 지급을 청구할 수 있다. 이 경우 제2항에 따른 요양급여비용에 대한 심사청구는 공단에 대한 요양급여비용의 청구로 본다.

② 제1항에 따라 요양급여비용을 청구하려는 요양기관은 심사평가원에 요양급여비용의 심사청구를 하여야 하며, 심사청구를 받은 심사평가원은 이를 심사한 후 지체 없이 그 내용을 공단과 요양기관에 알려야 한다.

③ 제2항에 따라 심사 내용을 통보받은 공단은 지체 없이 그 내용에 따라 요양급여비용을 요양기관에 지급한다. 이 경우 이미 낸 본인일부부담금이 제2항에 따라 통보된 금액보다 더 많으면 요양기관에 지급할 금액에서 더 많이 낸 금액을 공제하여 해당 가입자에게 지급하여야 한다.

④ 공단은 제3항 전단에 따라 요양급여비용을 요양기관에 지급하는 경우 해당 요양기관이 제77조 제1항 제1호에 따라 공단에 납부하여야 하는 보험료 또는 그 밖에 이 법에 따른 징수금을 체납한 때에는 요양급여비용에서 이를 공제하고 지급할 수 있다.〈신설 2022.12.27.〉

⑤ 공단은 제3항 후단에 따라 가입자에게 지급하여야 하는 금액을 그 가입자가 내야 하는 보험료와 그 밖에 이 법에 따른 징수금(이하 "보험료등"이라 한다)과 상계(相計)할 수 있다.〈개정 2022.12.27.〉

⑥ 공단은 심사평가원이 제47조의4에 따라 요양급여의 적정성을 평가하여 공단에 통보하면 그 평가 결과에 따라 요양급여비용을 가산하거나 감액 조정하여 지급한다. 이 경우 평가 결과에 따라 요양급여비용을 가산하거나 감액하여 지급하는 기준은 보건복지부령으로 정한다.〈개정 2022.6.10., 2022.12.27.〉

⑦ 요양기관은 제2항에 따른 심사청구를 다음 각 호의 단체가 대행하게 할 수 있다.〈개정 2022.12.27.〉

1. 「의료법」 제28조 제1항에 따른 의사회 · 치과의사회 · 한의사회 · 조산사회 또는 같은 조 제6항에 따라 신고한 각각의 지부 및 분회
2. 「의료법」 제52조에 따른 의료기관 단체
3. 「약사법」 제11조에 따른 약사회 또는 같은 법 제14조에 따라 신고한 지부 및 분회

⑧ 제1항부터 제7항까지의 규정에 따른 요양급여비용의 청구 · 심사 · 지급 등의 방법과 절차에 필요한 사항은 보건복지부령으로 정한다.〈개정 2022.12.27.〉

시행규칙

제18조(요양급여비용의 가감지급 기준) 법 제47조 제5항 후단에 따라 요양급여의 적정성 평가 결과에 따라 요양급여비용을 가산하거나 감액하여 지급하는 금액은 평가대상 요양기관의 평가대상기간에 대한 심사결정 공단부담액의 100분의 10 범위에서 보건복지부장관이 정하여 고시한 기준에 따라 산정한 금액으로 한다.〈개정 2016.9.23., 2022.12.9.〉

제19조(요양급여비용의 청구) ① 법 제47조 제1항에 따라 요양기관 또는 같은 조 제6항에 따른 대행청구단체가 요양급여비용을 청구하려면 요양급여비용 심사청구서에 급여를 받은 사람에 대한 요양급여비용 명세서를 첨부하여 심사평가원에 제출하여야 한다.

② 요양기관 또는 대행청구단체는 제1항에 따른 요양급여비용 명세서에 다음 각 호의 사항을 적어야 한다.

1. 가입자(지역가입자의 경우에는 세대주를 말한다)의 성명 및 건강보험증 번호
2. 요양급여를 받은 사람의 성명 및 주민등록번호
3. 질병명 또는 부상명
4. 요양 개시 연월일 및 요양 일수
5. 요양급여비용의 내용
6. 본인부담금 및 비용청구액
7. 처방전 내용 등

③ 요양급여비용의 청구방법, 요양급여비용 심사청구서 및 요양급여비용 명세서의 서식·작성요령, 그 밖에 요양급여비용의 청구에 필요한 사항은 보건복지부장관이 정하여 고시한다.

제20조(요양급여비용의 심사·지급) ① 심사평가원은 요양급여비용에 대한 심사청구를 받으면 그 심사청구 내용이 법 제41조 제2항부터 제4항까지에 따른 요양급여의 기준 및 법 제45조 제4항에 따라 보건복지부장관이 고시한 요양급여비용의 명세에 적합한지를 보건복지부장관이 정하여 고시한 바에 따라 심사한다. 이 경우 심사평가원의 원장은 제12조, 제19조 및 법 제96조에 따라 제공받은 자료의 사실 여부를 확인할 필요가 있으면 소속 직원으로 하여금 현장 조사를 통하여 해당 사항을 확인하게 할 수 있다.〈개정 2016.7.27., 2019.10.24.〉

② 심사평가원의 원장은 제1항에 따라 심사를 하는 경우에는 요양급여비용에 대한 심사청구를 받은 날부터 40일(정보통신망을 통하여 통보하는 경우에는 15일) 이내에 심사하여 그 내용이 기재된 요양급여비용 심사결과통보서를 공단 및 해당 요양기관에 각각 송부해야 하며, 요양급여비용 심사결과통보서를 받은 공단은 지체 없이 요양급여비용 지급명세가 기재된 요양급여비용 지급통보서에 따른 요양급여비용을 해당 요양기관에 지급해야 한다. 이 경우 심사기간을 산정할 때 심사평가원의 원장이 요양급여비용에 대한 심사를 청구한 요양기관에 심사에 필요한 자료를 요청한 경우 등 특별한 사유가 있는 경우에는 그에 걸리는 기간은 제외한다.〈개정 2019.6.12.〉

③ 공단은 법 제47조 제3항에 따라 요양기관에 지급할 요양급여비용에서 과다하게 납부된 본인부담액을 공제한 경우에는 그 공제 내용을 요양기관에 통보하여야 한다.

④ 요양급여비용 심사결과통보서 및 요양급여비용 지급통보서의 서식과 요양급여비용의 심사·지급에 필요한 사항은 보건복지부장관이 정하여 고시한다.

제21조(요양급여비용 지급 등의 특례) ① 보건복지부장관은 제19조 제1항에 따른 요양기관 또는 대행청구단체의 요양급여비용 청구가 있음에도 불구하고 천재지변·파업 등 특별한 사유로 심사평가원이 제20조 제2항에 따른 기간 내에 요양급여비용 심사를 하는 것이 불가능하거나 현저히 곤란하다고 판단하는 경우에는 공단으로 하여금 요양급여비용의 전부 또는 일부를 요양기관에 우선 지급하게 할 수 있다.

② 심사평가원은 공단이 제1항에 따라 요양급여비용을 요양기관에 우선 지급한 후 그 요양급여비용에 대하여 심사한 경우에는 요양급여비용 심사결과통보서를 공단 및 해당 요양기관에 각각 송부하여야 한다. 이 경우 공단은 심사평가원의 심사결과에 따라 제1항에 따라 요양기관에 지급한 요양급여비용을 정산하여야 한다.

③ 제1항과 제2항에 따른 요양급여비용의 청구, 지급 및 정산의 방법·절차 등에 관하여 필요한 사항은 보건복지부장관이 정하여 고시한다.

제22조(정보통신망 등에 의한 통보) ① 요양기관은 요양급여비용 심사청구서 및 명세서 등의 서류를 전산매체 또는 정보통신망을 통하여 공단 또는 심사평가원에 제출할 수 있다. 이 경우 영 제28조 제2항에 따라 전산 관리에 관하여 보건복지부장관이 고시한 기준에 따라 적정하다고 결정된 소프트웨어를 사용해야 한다.〈개정 2017.9.7., 2019.6.12.〉

② 심사평가원은 요양급여비용 심사결과통보서 등을, 공단은 요양급여비용 지급통보서 등을 전산매체 또는 정보통신망을 이용하여 요양기관에 송부할 수 있다.

제47조의2(요양급여비용의 지급 보류) ① 제47조 제3항에도 불구하고 공단은 요양급여비용의 지급을 청구한 요양기관이 「의료법」 제4조 제2항, 제33조 제2항·제8항 또는 「약사법」 제20조 제1항, 제21조 제1항을 위반하였다는 사실을 수사기관의 수사 결과로 확인한 경우에는 해당 요양기관이 청구한 요양급여비용의 지급을 보류할 수 있

다. 이 경우 요양급여비용 지급 보류 처분의 효력은 해당 요양기관이 그 처분 이후 청구하는 요양급여비용에 대해서도 미친다.〈개정 2020.12.29.〉

② 공단은 제1항에 따라 요양급여비용의 지급을 보류하기 전에 해당 요양기관에 의견 제출의 기회를 주어야 한다.

③ 법원의 무죄 판결이 확정되는 등 대통령령으로 정하는 사유로 제1항에 따른 요양기관이 「의료법」 제4조 제2항, 33조 제2항·제8항 또는 「약사법」 제20조 제1항, 제21조 제1항을 위반한 혐의가 입증되지 아니한 경우에는 공단은 지급 보류된 요양급여비용에 지급 보류된 기간 동안의 이자를 가산하여 해당 요양기관에 지급하여야 한다.〈개정 2020.12.29.〉

④ 제1항 및 제2항에 따른 지급 보류 절차 및 의견 제출의 절차 등에 필요한 사항, 제3항에 따른 지급 보류된 요양급여비용 및 이자의 지급 절차와 이자의 산정 등에 필요한 사항은 대통령령으로 정한다.

[본조신설 2014.5.20.]

시행령

제22조의2(요양급여비용의 지급 보류 등) ① 공단은 법 제47조의2 제1항 전단에 따라 요양급여비용의 지급을 보류하려는 경우에는 해당 요양기관에 미리 다음 각 호의 사항을 적은 문서로 통지해야 한다.〈개정 2021.6.29.〉

1. 해당 요양기관의 명칭, 대표자 및 주소
2. 지급 보류의 원인이 되는 사실과 지급 보류의 대상이 되는 요양급여비용 및 법적 근거
3. 제2호의 사항에 대하여 의견을 제출할 수 있다는 뜻과 의견을 제출하지 아니하는 경우의 처리방법

② 제1항에 따라 통지를 받은 요양기관은 지급 보류에 이의가 있는 경우에는 통지를 받은 날부터 7일 이내에 요양급여비용의 지급 보류에 대한 의견서에 이의 신청의 취지와 이유를 적고 필요한 자료를 첨부하여 공단에 제출하여야 한다.

③ 공단은 제2항에 따라 요양기관이 제출한 의견서를 검토한 후 그 결과를 문서로 통보하여야 한다.

④ 법 제47조의2 제3항에서 "법원의 무죄 판결이 확정되는 등 대통령령으로 정하는 사유"란 다음 각 호의 어느 하나에 해당하는 사유를 말한다. 다만, 제2호 또는 제3호의 경우 불송치 또는 불기소를 받은 이후 해당 사건이 다시 수사 및 기소되어 법원의 판결에 따라 유죄가 확정된 경우는 제외한다.〈개정 2020.12.29.〉

1. 무죄 판결의 확정
2. 불송치(혐의없음 또는 죄가안됨으로 한정한다. 이하 같다)
3. 불기소(혐의없음 또는 죄가안됨으로 한정한다. 이하 같다)

⑤ 법 제47조의2 제1항 전단에 따라 요양급여비용의 지급 보류 결정을 받은 요양기관은 무죄 판결이나 불송치 또는 불기소를 받은 경우 그 사실을 공단에 통지해야 한다.〈개정 2020.12.29., 2021.6.29.〉

⑥ 제5항에 따라 통지를 받은 공단은 지체 없이 지급 보류된 요양급여비용과 지급 보류된 기간 동안의 이자를 지급하여야 한다. 이 경우 이자는 지급 보류된 요양급여비용에 지급 보류한 날부터 지급하는 날까지의 기간에 대한 「국세기본법 시행령」 제43조의3 제2항에 따른 국세환급가산금의 이자율을 곱하여 산정한 금액으로 한다.

⑦ 제1항부터 제6항까지에서 규정한 사항 외에 요양급여비용의 지급 보류 등에 필요한 해당 요양기관에 통지할 의견서 서식과 의견이 제출된 경우의 처리방법 등 세부사항은 공단이 정한다.

[본조신설 2014.11.20.]

제47조의3(요양급여비용의 차등 지급) 지역별 의료자원의 불균형 및 의료서비스 격차의 해소 등을 위하여 지역별로 요양급여비용을 달리 정하여 지급할 수 있다.

[본조신설 2020.12.29.]

제47조의4(요양급여의 적정성 평가) ① 심사평가원은 요양급여에 대한 의료의 질을 향상시키기 위하여 요양급여의 적정성 평가(이하 이 조에서 "평가"라 한다)를 실시할 수 있다.

② 심사평가원은 요양기관의 인력·시설·장비, 환자안전 등 요양급여와 관련된 사항을 포함하여 평가할 수 있다.

③ 심사평가원은 평가 결과를 평가대상 요양기관에 통보하여야 하며, 평가 결과에 따라 요양급여비용을 가산 또는 감산할 경우에는 그 결정사항이 포함된 평가 결과를 가감대상 요양기관 및 공단에 통보하여야 한다.

④ 제1항부터 제3항까지에 따른 평가의 기준·범위·절차·방법 등에 필요한 사항은 보건복지부령으로 정한다.
[본조신설 2022.6.10.]

시행규칙

제22조의2(요양급여의 적정성 평가 기준 등) ① 법 제47조의4에 따른 요양급여의 적정성 평가(이하 "적정성평가"라 한다)는 의료의 안전성·효과성·효율성·환자중심성 등을 기준으로 하며, 세부적인 기준은 의약학적 타당성 및 계량화 가능성 등을 고려하여 심사평가원이 정하여 인터넷 홈페이지에 공개한다.
② 심사평가원은 요양기관별, 진료과목별, 지역별 및 질병·부상별로 구분하여 적정성평가를 실시한다.
③ 심사평가원은 매년 법 제66조제1항에 따른 진료심사평가위원회(이하 "심사위원회"라 한다)의 심의를 거쳐 다음 해의 적정성평가 계획을 수립해야 한다.
④ 제1항부터 제3항까지에서 규정한 사항 외에 적정성평가에 필요한 세부적인 사항은 보건복지부장관이 정하여 고시한다.
[본조신설 2022.12.9.]

제48조(요양급여 대상 여부의 확인 등) ① 가입자나 피부양자는 본인일부부담금 외에 자신이 부담한 비용이 제41조 제4항에 따라 요양급여 대상에서 제외되는 비용인지 여부에 대하여 심사평가원에 확인을 요청할 수 있다.〈개정 2016.2.3.〉
② 제1항에 따른 확인 요청을 받은 심사평가원은 그 결과를 요청한 사람에게 알려야 한다. 이 경우 확인을 요청한 비용이 요양급여 대상에 해당되는 비용으로 확인되면 그 내용을 공단 및 관련 요양기관에 알려야 한다.
③ 제2항 후단에 따라 통보받은 요양기관은 받아야 할 금액보다 더 많이 징수한 금액(이하 "과다본인부담금"이라 한다)을 지체 없이 확인을 요청한 사람에게 지급하여야 한다. 다만, 공단은 해당 요양기관이 과다본인부담금을 지급하지 아니하면 해당 요양기관에 지급할 요양급여비용에서 과다본인부담금을 공제하여 확인을 요청한 사람에게 지급할 수 있다.
④ 제1항부터 제3항까지에 따른 확인 요청의 범위, 방법, 절차, 처리기간 등 필요한 사항은 보건복지부령으로 정한다.〈신설 2022.6.10.〉

시행규칙

제22조의3(요양급여 대상 여부의 확인 방법·절차 등) ① 가입자나 피부양자는 법 제48조제1항에 따라 요양급여 대상에서 제외되는 비용인지 여부에 대한 확인을 요청하려면 별지 제17호의2서식의 요양급여 대상 여부 확인 요청서에 진료비 또는 약제비 계산서·영수증을 첨부하여 심사평가원에 제출해야 한다.
② 제1항에 따라 확인 요청을 받은 심사평가원은 요청을 받은 날부터 15일 이내에 제1항에 따른 확인 요청인(이하 이 조에서 "요청인"이라 한다)에게 그 결과를 알려야 한다.
③ 법 제48조제2항 후단에 따라 과다본인부담금(요양기관이 요청인으로부터 받아야 할 금액보다 더 많이 징수한 금액을 말한다. 이하 이 조에서 같다)이 있다는 통보를 받은 요양기관은 그 과다본인부담금을 요청인에게 지급할지 여부를 지체 없이 심사평가원에 알려야 한다.
④ 심사평가원은 요양기관이 과다본인부담금을 지급하지 않겠다는 사실을 통보하거나 지급 여부에 대한 통보를 하지 않은 경우에는 그 사실을 공단에 알려야 한다.
⑤ 제4항에 따른 통보를 받은 공단은 지체 없이 해당 요양기관에 지급할 요양급여비용에서 과다본인부담금을 공제하여 이를 요청인에게 지급하고, 그 결과를 관련 요양기관에 알려야 한다.
⑥ 제1항부터 제5항까지에서 규정한 사항 외에 요양급여 대상 여부 확인 요청 및 처리에 필요한 세부적인 사항은 보건복지부장관이 정하여 고시한다.
[본조신설 2022.12.9.]

제49조(요양비) ① 공단은 가입자나 피부양자가 보건복지부령으로 정하는 긴급하거나 그 밖의 부득이한 사유로 요양기관과 비슷한 기능을 하는 기관으로서 보건복지부령으로 정하는 기관(제98조 제1항에 따라 업무정지기간 중

인 요양기관을 포함한다. 이하 "준요양기관"이라 한다)에서 질병·부상·출산 등에 대하여 요양을 받거나 요양기관이 아닌 장소에서 출산한 경우에는 그 요양급여에 상당하는 금액을 보건복지부령으로 정하는 바에 따라 가입자나 피부양자에게 요양비로 지급한다.〈개정 2020.12.29.〉

② 준요양기관은 보건복지부장관이 정하는 요양비 명세서나 요양 명세를 적은 영수증을 요양을 받은 사람에게 내주어야 하며, 요양을 받은 사람은 그 명세서나 영수증을 공단에 제출하여야 한다.〈개정 2020.12.29.〉

③ 제1항 및 제2항에도 불구하고 준요양기관은 요양을 받은 가입자나 피부양자의 위임이 있는 경우 공단에 요양비의 지급을 직접 청구할 수 있다. 이 경우 공단은 지급이 청구된 내용의 적정성을 심사하여 준요양기관에 요양비를 지급할 수 있다.〈신설 2020.12.29.〉

④ 제3항에 따른 준요양기관의 요양비 지급 청구, 공단의 적정성 심사 등에 필요한 사항은 보건복지부령으로 정한다.〈신설 2020.12.29.〉

시행규칙

제23조(요양비) ① 법 제49조 제1항에서 "보건복지부령으로 정하는 긴급하거나 그 밖의 부득이한 사유"란 다음 각 호의 어느 하나에 해당하는 경우를 말한다.〈개정 2013.6.26., 2015.11.13., 2016.12.30., 2018.6.29., 2019.12.31., 2022.10.26.〉

1. 요양기관을 이용할 수 없거나 요양기관이 없는 경우
2. 만성신부전증 환자가 의사의 요양비처방전(의사의 소견이나 처방기간 등을 적은 서류로서 보건복지부장관이 정하여 고시하는 서류를 말한다. 이하 같다)에 따라 복막관류액 또는 자동복막투석에 사용되는 소모성 재료를 요양기관 외의 의약품판매업소에서 구입·사용한 경우
3. 산소치료를 필요로 하는 환자가 의사의 산소치료 요양비처방전에 따라 보건복지부장관이 정하여 고시하는 방법으로 산소치료를 받는 경우
4. 당뇨병 환자가 의사의 요양비처방전에 따라 혈당검사 또는 인슐린주사에 사용되는 소모성 재료나 당뇨병 관리기기를 요양기관 외의 의료기기판매업소에서 구입·사용한 경우
5. 신경인성 방광환자가 의사의 요양비처방전에 따라 자가도뇨에 사용되는 소모성 재료를 요양기관 외의 의료기기판매업소에서 구입·사용한 경우
6. 보건복지부장관이 정하여 고시하는 질환이 있는 사람으로서 인공호흡기 또는 기침유발기를 필요로 하는 환자가 의사의 요양비처방전에 따라 인공호흡기 또는 기침유발기를 대여받아 사용하는 경우
7. 수면무호흡증 환자가 의사의 요양비처방전에 따라 양압기(수면 중 좁아진 기도에 지속적으로 공기를 불어 넣어 기도를 확보해 주는 기구를 말한다)를 대여 받아 사용하는 경우

② 법 제49조 제1항에서 "보건복지부령으로 정하는 기관"(이하 "준요양기관"이라 한다)이란 다음 각 호의 어느 하나에 해당하는 기관을 말한다. 〈개정 2013.6.26., 2015.11.13., 2016.12.30., 2018.6.29., 2019.12.31., 2021.6.30〉

1. 법 제42조 제1항 후단에 따라 요양기관에서 제외된 의료기관 등
2. 만성신부전증 환자 중 복막투석으로 요양급여를 받고 있는 사람에게 다음 각 목의 물품을 판매하는 요양기관 외의 의약품판매업소(나목의 경우 공단에 등록한 의약품판매업소만 해당한다)
   가. 복막관류액
   나. 자동복막투석에 사용되는 소모성 재료
3. 산소치료를 필요로 하는 환자에게 의료용 산소발생기 등으로 산소치료 서비스를 제공하는 요양기관 외의 기관으로서 공단에 등록한 기관(해당 환자가 제공받는 경우만 해당한다)
4. 당뇨병 환자에게 혈당검사 또는 인슐린주사에 사용되는 소모성 재료나 당뇨병 관리기기를 판매하는 요양기관 외의 의료기기판매업소로서 공단에 등록한 업소
5. 신경인성 방광환자에게 자가도뇨에 사용되는 소모성 재료를 판매하는 요양기관 외의 의료기기판매업소로서 공단에 등록한 업소
6. 인공호흡기 또는 기침유발기를 필요로 하는 환자에게 이를 대여하는 요양기관 외의 기관으로서 공단에 등록한 기관
7. 양압기를 필요로 하는 환자에게 이를 대여하는 요양기관 외의 기관으로서 공단에 등록한 기관

③ 가입자나 피부양자가 법 제49조 제1항에 따른 요양비를 지급받으려면 다음 각 호의 서류를 공단에 제출해야 한

다. 〈개정 2013.6.26., 2015.11.13., 2016.12.30., 2018.6.29., 2019.6.12., 2019.12.31., 2021.2.26.,2022.10.26.,2022.12.9.〉

1. 제1항 제1호에 해당하는 사유로 질병・부상・출산[사산(死産)의 경우에는 임신 16주 이상인 경우를 말한다]에 대하여 요양을 받은 경우에는 별지 제18호서식의 요양비 지급청구서와 다음 각 목의 서류
   가. 요양비 명세서 또는 세금계산서(약국의 경우에는 요양비처방전과 세금계산서를 말한다) 사본 1부
   나. 요양기관에서 요양을 받을 수 없었던 사유를 증명할 수 있는 서류 1부
2. 제1항 제2호 또는 제5호에 해당하는 경우에는 별지 제18호서식의 요양비 지급청구서와 다음 각 목의 서류
   가. 의사의 요양비처방전 1부
   나. 세금계산서, 현금영수증 등 가입자나 피부양자가 지출한 금액 명세를 확인할 수 있는 서류 각 1부
3. 제1항 제3호에 해당하는 경우에는 별지 제19호서식의 요양비 지급청구서와 다음 각 목의 서류
   가. 의사의 요양비처방전 1부
   나. 산소치료를 하였음을 증명할 수 있는 서류 1부
   다. 세금계산서, 현금영수증 등 가입자나 피부양자가 지출한 금액 명세를 확인할 수 있는 서류 각 1부
4. 제1항 제4호에 해당하는 경우에는 별지 제19호의2서식 또는 별지 제19호의3서식의 요양비 지급청구서와 다음 각 목의 서류
   가. 의사의 요양비처방전 1부
   나. 세금계산서, 현금영수증 등 가입자나 피부양자가 지출한 금액 명세를 확인할 수 있는 서류 각 1부
   다. 연속혈당측정용 전극을 구입한 경우에는 해당 전극의 고유식별번호를 확인할 수 있는 서류 1부
5. 제1항 제6호에 해당하는 경우에는 별지 제19호의4서식의 요양비지급청구서와 다음 각 목의 서류
   가. 의사의 요양비처방전 1부
   나. 인공호흡기 또는 기침유발기를 대여하였음을 증명할 수 있는 서류 1부
   다. 세금계산서, 현금영수증 등 가입자나 피부양자가 지출한 금액 명세를 확인할 수 있는 서류 각 1부
6. 제1항 제7호에 해당하는 경우에는 별지 제19호의5서식의 요양비 지급청구서와 다음 각 목의 서류
   가. 의사의 요양비처방전 1부
   나. 양압기를 대여하였음을 증명할 수 있는 서류 1부
   다. 세금계산서, 현금영수증 등 가입자나 피부양자가 지출한 금액 명세를 확인할 수 있는 서류 각 1부
7. 요양기관 외의 장소에서 출산한 경우에는 별지 제18호서식의 요양비 지급청구서와 출산 사실을 증명할 수 있는 서류 1부

④ 준요양기관이 법 제49조 제3항에 따라 공단에 요양비의 지급을 직접 청구하는 경우에는 다음 각 호의 서류를 공단에 제출해야 한다.〈신설 2021.6.30., 2022.10.26.〉

1. 제3항 각 호의 구분에 따른 서류
2. 별지 제19호의6서식의 요양비 지급청구 위임장 1부
3. 가입자나 피부양자의 신분증 사본 1부
4. 삭제〈2022.10.26.〉

⑤ 제3항 및 제4항에도 불구하고 다음 각 호의 어느 하나에 해당하는 경우에는 요양비처방전의 제출을 생략한다.〈신설 2022.10.26.〉

1. 요양비처방전을 발행한 의사가 그 요양비처방전을 요양비 관련 정보통신망(요양비 지급 청구 업무를 수행하기 위하여 공단이 관리・운영하는 정보통신망을 말한다. 이하 같다)을 통해 전송한 경우. 다만, 제1항제1호 및 제2호에 해당하는 경우는 제외한다.
2. 제1항제3호, 제6호 또는 제7호에 해당하여 요양비를 지급받은 가입자나 피부양자가 같은 종류의 요양비를 지급받으려는 경우로서 이미 제출한 요양비처방전의 처방기간이 지나지 않은 경우

⑥ 공단은 제3항 및 제4항에 따른 요양비의 지급청구를 받은 경우에는 청구를 받은 날부터 40일(요양비 관련 정보통신망을 통하여 제출받은 경우에는 15일) 이내에 그 내용의 적정성을 확인한 후 요양비를 지급해야 한다. 다만, 부득이한 사유가 있는 경우에는 30일의 범위에서 그 기한을 연장할 수 있다.〈개정 2022.10.26.〉

⑦ 제6항에도 불구하고 공단은 제2항제1호에 해당하는 요양기관 등 또는 법 제98조제1항에 따라 업무정지 중인 요양기관에서 요양을 받은 경우의 요양비 지급청구에 대해서는 심사평가원의 심사를 거쳐 요양비를 지급해야 한다.〈신설 2022.10.26.〉

⑧ 요양비의 지급금액은 보건복지부장관이 정하여 고시하는 금액으로 한다. 〈개정 2021.6.30., 2022.10.26.〉
⑨ 제1항부터 제8항까지에서 규정한 사항 외에 요양비의 지급 기준·절차·방법 및 의약품판매업소 등의 등록 기준·절차·취소와 그 밖에 요양비 지급청구 등에 관하여 필요한 사항은 보건복지부장관이 정하여 고시한다. 〈개정 2022.10.26.〉

제50조(부가급여) 공단은 이 법에서 정한 요양급여 외에 대통령령으로 정하는 바에 따라 임신·출산 진료비, 장제비, 상병수당, 그 밖의 급여를 실시할 수 있다. 〈개정 2013.5.22.〉

시행령

제23조(부가급여) ① 법 제50조에 따른 부가급여는 임신·출산(유산 및 사산을 포함한다. 이하 같다) 진료비로 한다. 〈개정 2017.9.19.〉
② 제1항에 따른 임신·출산 진료비 지원 대상은 다음 각 호와 같다. 〈개정 2018.12.24., 2021.6.29.〉
1. 임신·출산한 가입자 또는 피부양자
2. 2세 미만인 가입자 또는 피부양자(이하 "2세 미만 영유아"라 한다)의 법정대리인(출산한 가입자 또는 피부양자가 사망한 경우에 한정한다)
③ 공단은 제2항 각 호의 어느 하나에 해당하는 사람에게 다음 각 호의 구분에 따른 비용을 결제할 수 있는 임신·출산 진료비 이용권(이하 "이용권"이라 한다)을 발급할 수 있다. 〈개정 2018.12.24., 2020.6.2., 2021.6.29.〉
1. 임신·출산한 가입자 또는 피부양자의 진료에 드는 비용
2. 임신·출산한 가입자 또는 피부양자의 약제·치료재료의 구입에 드는 비용
3. 2세 미만 영유아의 진료에 드는 비용
4. 2세 미만 영유아에게 처방된 약제·치료재료의 구입에 드는 비용
④ 이용권을 발급받으려는 사람(이하 이 조에서 "신청인"이라 한다)은 보건복지부령으로 정하는 발급 신청서에 제2항 각 호의 어느 하나에 해당한다는 사실을 확인할 수 있는 증명서를 첨부해 공단에 제출해야 한다. 〈개정 2018.12.24.〉
⑤ 제4항에 따라 이용권 발급 신청을 받은 공단은 신청인이 제2항 각 호의 어느 하나에 해당하는지를 확인한 후 신청인에게 이용권을 발급해야 한다. 〈개정 2018.12.24.〉
⑥ 이용권을 사용할 수 있는 기간은 제5항에 따라 이용권을 발급받은 날부터 다음 각 호의 구분에 따른 날까지로 한다. 〈개정 2018.12.24., 2021.6.29.〉
1. 임신·출산한 가입자 또는 피부양자 : 출산일(유산 및 사산의 경우 그 해당일)부터 2년이 되는 날
2. 2세 미만 영유아의 법정대리인 : 2세 미만 영유아의 출생일부터 2년이 되는 날
⑦ 이용권으로 결제할 수 있는 금액의 상한은 다음 각 호의 구분에 따른다. 다만, 보건복지부장관이 필요하다고 인정하여 고시하는 경우에는 다음 각 호의 상한을 초과하여 결제할 수 있다. 〈개정 2018.12.24., 2021.6.29.〉
1. 하나의 태아를 임신·출산한 경우 : 100만원
2. 둘 이상의 태아를 임신·출산한 경우 : 140만원
⑧ 제2항부터 제7항까지에서 규정한 사항 외에 임신·출산 진료비의 지급 절차와 방법, 이용권의 발급과 사용 등에 필요한 사항은 보건복지부령으로 정한다. 〈개정 2016.6.30.〉

제24조 삭제 〈2018.12.24.〉

시행규칙

제24조(임신·출산 진료비 이용권의 신청 및 발급 등) ① 영 제23조 제4항에 따라 임신·출산 진료비 이용권(이하 "이용권"이라 한다)의 발급을 신청하려는 사람은 산부인과전문의 또는 「의료법」 제6조에 따른 조산사가 임신·출산 사실을 확인한 신청서를 공단에 제출해야 한다. 이 경우 임신 사실은 산부인과전문의만 확인할 수 있다.
② 영 제23조 제5항에 따라 이용권을 발급받은 사람은 영 제23조 제3항 각 호의 비용을 결제하려는 경우 요양기관에 이용권을 제시해야 한다.
③ 공단은 임신·출산과 관련된 진료 등의 사실을 확인한 후 지체 없이 요양기관에게 제2항에 따라 결제된 비용을 지급해야 한다.
④ 제1항부터 제3항까지에서 규정한 사항 외에 이용권의 신청 및 발급 등에 필요한 세부적인 사항은 보건복지부장

관이 정하여 고시한다.
[전문개정 2018.12.31.]
제25조 삭제 〈2019.6.12.〉

제51조(장애인에 대한 특례) ① 공단은 「장애인복지법」에 따라 등록한 장애인인 가입자 및 피부양자에게는 「장애인·노인 등을 위한 보조기기 지원 및 활용촉진에 관한 법률」 제3조 제2호에 따른 보조기기(이하 이 조에서 "보조기기"라 한다)에 대하여 보험급여를 할 수 있다.〈개정 2019.4.23.〉
② 장애인인 가입자 또는 피부양자에게 보조기기를 판매한 자는 가입자나 피부양자의 위임이 있는 경우 공단에 보험급여를 직접 청구할 수 있다. 이 경우 공단은 지급이 청구된 내용의 적정성을 심사하여 보조기기를 판매한 자에게 보조기기에 대한 보험급여를 지급할 수 있다.〈신설 2020.12.29.〉
③ 제1항에 따른 보조기기에 대한 보험급여의 범위·방법·절차, 제2항에 따른 보조기기 판매업자의 보험급여 청구, 공단의 적정성 심사 및 그 밖에 필요한 사항은 보건복지부령으로 정한다.〈개정 2019.4.23., 2020.12.29.〉

시행규칙

제26조(장애인 보조기기에 대한 보험급여기준 등) ① 법 제51조 제2항에 따른 보조기기(소모품을 포함하며, 이하 "보조기기"라 한다)에 대한 보험급여의 범위 및 공단의 부담금액 등은 별표 7과 같다.〈개정 2019.10.24.〉
② 보조기기[제3항에 따른 활동형 수동휠체어, 틸팅형 수동휠체어(등받이 및 좌석 경사 조절형 수동휠체어를 말한다), 리클라이닝형 수동휠체어(등받이 경사 조절형 수동휠체어를 말한다), 전동휠체어, 전동스쿠터, 자세보조용구 및 이동식전동리프트는 제외한다]에 대한 보험급여를 받으려는 사람은 별지 제21호서식의 보조기기 급여 지급청구서에 다음 각 호의 서류를 첨부하여 공단에 제출해야 한다.〈개정 2013.9.30., 2015.11.13., 2018.6.29., 2018.12.31., 2019.10.24., 2021.2.26., 2021.6.30.〉
1. 「의료법」 제77조 제4항 및 「전문의의 수련 및 자격 인정 등에 관한 규정」 제3조에 따른 전문과목 중 보조기기 유형별로 보건복지부장관이 정하여 고시하는 과목의 전문의가 발행한 별지 제22호서식 및 별지 제22호의2서식부터 별제 제22호의4서식까지에 따른 보조기기 처방전과 해당 검사 결과 관련 서류 1부. 다만, 지팡이·목발·흰지팡이 또는 보조기기의 소모품[전동휠체어 및 전동스쿠터용 전지(電池)로 한정한다]에 대한 보험급여를 받으려는 경우에는 제외한다.
1의2. 별지 제23호서식의 보조기기 검수확인서 1부. 다만, 지팡이·목발·흰지팡이 또는 보조기기의 소모품(전동휠체어 및 전동스쿠터용 전지로 한정한다), 일반형 수동휠체어, 욕창예방방석, 욕창예방매트리스, 전·후방보행차, 돋보기 또는 망원경에 대한 보험급여를 받으려는 경우에는 제외한다.
2. 요양기관 또는 보조기기 제조·판매자가 발행한 세금계산서, 현금영수증 등 가입자나 피부양자가 지출한 금액 명세를 확인할 수 있는 서류 각 1부
3. 별표 7 제1호 나목 전단에 따른 보조기기에 대한 보험급여를 받으려는 경우에는 표준코드와 바코드를 확인할 수 있는 보조기기 사진 1장

③ 보조기기 중 활동형 수동휠체어, 틸팅형 수동휠체어, 리클라이닝형 수동휠체어, 전동휠체어, 전동스쿠터, 자세보조용구 및 이동식전동리프트에 대한 보험급여를 받으려는 사람은 별지 제24호서식의 보조기기 급여 사전 승인 신청서에 별지 제22호서식 및 별지 제22호의2서식부터 별지 제22호의4서식까지에 따른 보조기기 처방전과 해당 검사 결과 관련 서류를 첨부하여 공단에 보조기기 급여 사전 승인을 신청해야 한다.〈신설 2013.9.30., 2015.11.13., 2018.6.29., 2019.10.24., 2021.6.30.〉
④ 공단은 제3항에 따른 신청을 받으면 해당 처방전에 적힌 장애상태 등을 확인하여 신청인이 급여 대상에 해당하는지를 결정·통보해야 하고, 급여 대상으로 통보받은 신청인은 별지 제21호서식의 보조기기 급여비 지급청구서에 다음 각 호의 서류를 첨부하여 공단에 제출해야 한다.〈신설 2013.9.30., 2018.12.31., 2019.10.24., 2021.2.26.〉
1. 별지 제23호서식의 보조기기 검수확인서(자세보조용구만 해당한다)
2. 별표 7 제1호 나목 전단에 따른 보조기기에 대한 보험급여를 받으려는 경우에는 표준코드와 바코드를 확인할 수 있는 보조기기 사진 1장
3. 별표 7 제1호 다목에 따라 공단에 등록한 보조기기 업소에서 발행한 세금계산서, 현금영수증 등 가입자나 피부

양자가 지출한 금액 명세를 확인할 수 있는 서류 각 1부

⑤ 보조기기 판매업자가 법 제51조 제2항 전단에 따라 공단에 보조기기 보험급여의 지급을 직접 청구하는 경우에는 다음 각 호의 서류를 공단에 제출해야 한다.〈개정 2021.6.30.〉

1. 제2항 각 호의 서류 또는 제4항 각 호의 서류 1부
2. 별지 제21호의2서식의 보조기기 급여 지급청구 위임장 1부
3. 가입자나 피부양자의 신분증 사본 1부
4. 삭제 〈2022.12.9.〉
5. 「장애인복지법」에 따라 개설된 의지(義肢)·보조기 제조·수리업자이거나 「의료기기법」에 따라 허가받은 수입·제조·판매업자(보조기기 소모품 중 전동휠체어 및 전동스쿠터용 전지의 경우는 「의료기기법」에 따라 신고한 수리업자를 말한다)임을 증명하는 서류 1부. 다만, 다음 각 목의 어느 하나에 해당하는 경우에는 제외한다.
   가. 별표 7 제1호다목에 따라 공단에 등록한 보조기기 판매업자
   나. 지팡이, 목발 또는 흰지팡이를 판매한 경우
   다. 보조기기를 제조·수입한 자로서 해당 보조기기의 소모품 중 전동휠체어 및 전동스쿠터용 전지를 판매한 경우

⑥ 공단은 제2항, 제4항 및 제5항에 따른 지급청구를 받으면 청구된 내용의 적정성을 지체 없이 확인한 후 지급청구를 한 사람 또는 보조기기 판매업자에게 제1항에 따른 공단의 부담금액을 지급해야 한다.〈개정 2013.9.30., 2019.10.24., 2021.6.30.〉

⑦ 제1항부터 제6항까지에서 규정한 사항 외에 보조기기의 급여 기준 및 방법에 관한 세부적인 사항은 보건복지부장관이 정하여 고시한다.〈개정 2013.9.30., 2019.10.24.〉

[제목개정 2019.10.24.]

제52조(건강검진) ① 공단은 가입자와 피부양자에 대하여 질병의 조기 발견과 그에 따른 요양급여를 하기 위하여 건강검진을 실시한다.

② 제1항에 따른 건강검진의 종류 및 대상은 다음 각 호와 같다.〈신설 2018.12.11.〉

1. 일반건강검진 : 직장가입자, 세대주인 지역가입자, 20세 이상인 지역가입자 및 20세 이상인 피부양자
2. 암검진 : 「암관리법」 제11조 제2항에 따른 암의 종류별 검진주기와 연령 기준 등에 해당하는 사람
3. 영유아건강검진 : 6세 미만의 가입자 및 피부양자

③ 제1항에 따른 건강검진의 검진항목은 성별, 연령 등의 특성 및 생애 주기에 맞게 설계되어야 한다.〈신설 2018.12.11.〉

④ 제1항에 따른 건강검진의 횟수·절차와 그 밖에 필요한 사항은 대통령령으로 정한다.〈개정 2018.12.11.〉

시행령

제25조(건강검진) ① 법 제52조에 따른 건강검진(이하 "건강검진"이라 한다)은 2년마다 1회 이상 실시하되, 사무직에 종사하지 않는 직장가입자에 대해서는 1년에 1회 실시한다. 다만, 암검진은 「암관리법 시행령」에서 정한 바에 따르며, 영유아건강검진은 영유아의 나이 등을 고려하여 보건복지부장관이 정하여 고시하는 바에 따라 검진주기와 검진횟수를 다르게 할 수 있다.

② 건강검진은 「건강검진기본법」 제14조에 따라 지정된 건강검진기관(이하 "검진기관"이라 한다)에서 실시해야 한다.

③ 공단은 건강검진을 실시하려면 건강검진의 실시에 관한 사항을 다음 각 호의 구분에 따라 통보해야 한다.

1. 일반건강검진 및 암검진 : 직장가입자에게 실시하는 건강검진의 경우에는 해당 사용자에게, 직장가입자의 피부양자 및 지역가입자에게 실시하는 건강검진의 경우에는 검진을 받는 사람에게 통보
2. 영유아건강검진 : 직장가입자의 피부양자인 영유아에게 실시하는 건강검진의 경우에는 그 직장가입자에게, 지역가입자인 영유아에게 실시하는 건강검진의 경우에는 해당 세대주에게 통보

④ 건강검진을 실시한 검진기관은 공단에 건강검진의 결과를 통보해야 하며, 공단은 이를 건강검진을 받은 사람에게 통보해야 한다. 다만, 검진기관이 건강검진을 받은 사람에게 직접 통보한 경우에는 공단은 그 통보를 생략할 수 있다.

⑤ 건강검진의 검사항목, 방법, 그에 드는 비용, 건강검진 결과 등의 통보 절차, 그 밖에 건강검진을 실시하는 데 필

요한 사항은 보건복지부장관이 정하여 고시한다.
[전문개정 2018.12.24.]

제53조(급여의 제한) ① 공단은 보험급여를 받을 수 있는 사람이 다음 각 호의 어느 하나에 해당하면 보험급여를 하지 아니한다.

1. 고의 또는 중대한 과실로 인한 범죄행위에 그 원인이 있거나 고의로 사고를 일으킨 경우
2. 고의 또는 중대한 과실로 공단이나 요양기관의 요양에 관한 지시에 따르지 아니한 경우
3. 고의 또는 중대한 과실로 제55조에 따른 문서와 그 밖의 물건의 제출을 거부하거나 질문 또는 진단을 기피한 경우
4. 업무 또는 공무로 생긴 질병·부상·재해로 다른 법령에 따른 보험급여나 보상(報償) 또는 보상(補償)을 받게 되는 경우

② 공단은 보험급여를 받을 수 있는 사람이 다른 법령에 따라 국가나 지방자치단체로부터 보험급여에 상당하는 급여를 받거나 보험급여에 상당하는 비용을 지급받게 되는 경우에는 그 한도에서 보험급여를 하지 아니한다.

③ 공단은 가입자가 대통령령으로 정하는 기간 이상 다음 각 호의 보험료를 체납한 경우 그 체납한 보험료를 완납할 때까지 그 가입자 및 피부양자에 대하여 보험급여를 실시하지 아니할 수 있다. 다만, 월별 보험료의 총체납횟수(이미 납부된 체납보험료는 총체납횟수에서 제외하며, 보험료의 체납기간은 고려하지 아니한다)가 대통령령으로 정하는 횟수 미만이거나 가입자 및 피부양자의 소득·재산 등이 대통령령으로 정하는 기준 미만인 경우에는 그러하지 아니하다.〈개정 2018.12.11.〉

1. 제69조 제4항 제2호에 따른 소득월액보험료
2. 제69조 제5항에 따른 세대단위의 보험료

④ 공단은 제77조 제1항 제1호에 따라 납부의무를 부담하는 사용자가 제69조 제4항 제1호에 따른 보수월액보험료를 체납한 경우에는 그 체납에 대하여 직장가입자 본인에게 귀책사유가 있는 경우에 한하여 제3항의 규정을 적용한다. 이 경우 해당 직장가입자의 피부양자에게도 제3항의 규정을 적용한다.〈개정 2019.4.23.〉

⑤ 제3항 및 제4항에도 불구하고 제82조에 따라 공단으로부터 분할납부 승인을 받고 그 승인된 보험료를 1회 이상 낸 경우에는 보험급여를 할 수 있다. 다만, 제82조에 따른 분할납부 승인을 받은 사람이 정당한 사유 없이 5회(같은 조 제1항에 따라 승인받은 분할납부 횟수가 5회 미만인 경우에는 해당 분할납부 횟수를 말한다. 이하 이 조에서 같다) 이상 그 승인된 보험료를 내지 아니한 경우에는 그러하지 아니하다.〈개정 2019.4.23.〉

⑥ 제3항 및 제4항에 따라 보험급여를 하지 아니하는 기간(이하 이 항에서 "급여제한기간"이라 한다)에 받은 보험급여는 다음 각 호의 어느 하나에 해당하는 경우에만 보험급여로 인정한다.〈개정 2019.4.23.〉

1. 공단이 급여제한기간에 보험급여를 받은 사실이 있음을 가입자에게 통지한 날부터 2개월이 지난 날이 속한 달의 납부기한 이내에 체납된 보험료를 완납한 경우
2. 공단이 급여제한기간에 보험급여를 받은 사실이 있음을 가입자에게 통지한 날부터 2개월이 지난 날이 속한 달의 납부기한 이내에 제82조에 따라 분할납부 승인을 받은 체납보험료를 1회 이상 낸 경우. 다만, 제82조에 따른 분할납부 승인을 받은 사람이 정당한 사유 없이 5회 이상 그 승인된 보험료를 내지 아니한 경우에는 그러하지 아니하다.

시행령

제26조(급여의 제한) ① 법 제53조 제3항 각 호 외의 부분 본문에서 "대통령령으로 정하는 기간"이란 1개월을 말한다.
② 법 제53조 제3항 각 호 외의 부분 단서에서 "대통령령으로 정하는 횟수"란 6회를 말한다.
③ 법 제53조 제3항 각 호 외의 부분 단서에서 "대통령령으로 정하는 기준 미만인 경우"란 다음 각 호의 요건을 모

두 충족한 경우를 말한다. 이 경우 소득은 제41조제1항에 따른 소득을 말하고, 재산은 제42조제3항제1호에 따른 재산을 말한다.〈신설 2019.6.11., 2021.12.31.〉

1. 법 제53조 제3항 제2호의 보험료를 체납한 가입자가 속한 세대의 소득이 100만원 미만이고, 그 세대의 재산에 대한 「지방세법」 제10조의2부터 제10조의6까지의 규정에 따른 과세표준(이하 "과세표준"이라 한다)이 100만원 미만일 것. 다만, 가입자가 미성년자, 65세 이상인 사람 또는 「장애인복지법」에 따라 등록한 장애인인 경우에는 그 소득 및 재산에 대한 과세표준이 각각 공단이 정하는 금액 미만일 것
2. 법 제53조 제3항 제2호의 보험료를 체납한 가입자가 「소득세법」 제168조제1항에 따른 사업자등록을 한 사업에서 발생하는 소득이 없을 것

④ 제3항에 따른 소득 및 재산의 확인 절차, 방법 및 시기 등에 관한 구체적인 사항은 공단이 정한다.〈신설 2019.6.11.〉

[제목개정 2019.6.11.]

시행규칙

제27조(급여 제한에 관한 통지) ① 공단은 법 제53조에 따라 보험급여를 제한하는 경우에는 문서로 그 내용과 사유를 가입자에게 알려야 한다.

② 공단은 법 제79조에 따라 보험료의 납입고지를 할 때에는 법 제53조 제3항에 따른 급여 제한의 내용을 안내하여야 한다.

제54조(급여의 정지) 보험급여를 받을 수 있는 사람이 다음 각 호의 어느 하나에 해당하면 그 기간에는 보험급여를 하지 아니한다. 다만, 제3호 및 제4호의 경우에는 제60조에 따른 요양급여를 실시한다.〈개정 2020.4.7.〉

1. 삭제 〈2020.4.7.〉
2. 국외에 체류하는 경우
3. 제6조 제2항 제2호에 해당하게 된 경우
4. 교도소, 그 밖에 이에 준하는 시설에 수용되어 있는 경우

제55조(급여의 확인) 공단은 보험급여를 할 때 필요하다고 인정되면 보험급여를 받는 사람에게 문서와 그 밖의 물건을 제출하도록 요구하거나 관계인을 시켜 질문 또는 진단하게 할 수 있다.

제56조(요양비 등의 지급) 공단은 이 법에 따라 지급의무가 있는 요양비 또는 부가급여의 청구를 받으면 지체 없이 이를 지급하여야 한다.

제56조의2(요양비등수급계좌) ① 공단은 이 법에 따른 보험급여로 지급되는 현금(이하 "요양비등"이라 한다)을 받는 수급자의 신청이 있는 경우에는 요양비등을 수급자 명의의 지정된 계좌(이하 "요양비등수급계좌"라 한다)로 입금하여야 한다. 다만, 정보통신장애나 그 밖에 대통령령으로 정하는 불가피한 사유로 요양비등수급계좌로 이체할 수 없을 때에는 직접 현금으로 지급하는 등 대통령령으로 정하는 바에 따라 요양비등을 지급할 수 있다.

② 요양비등수급계좌가 개설된 금융기관은 요양비등수급계좌에 요양비등만이 입금되도록 하고, 이를 관리하여야 한다.

③ 제1항 및 제2항에 따른 요양비등수급계좌의 신청 방법·절차와 관리에 필요한 사항은 대통령령으로 정한다.

[본조신설 2014.5.20.]

시행령

제26조의2(요양비등수급계좌의 신청 방법 및 절차 등) ① 법 제56조의2 제1항 본문에 따라 요양비등을 수급자 명의의 지정된 계좌(이하 "요양비등수급계좌"라 한다)로 받으려는 사람은 요양비 지급청구서와 보조기기 급여 지급청구서 등에 요양비등수급계좌의 계좌번호를 기재하고, 예금통장(계좌번호가 기록되어 있는 면을 말한다) 사본을 첨부하여 공단에 제출해야 한다. 요양비등수급계좌를 변경하는 경우에도 또한 같다.〈개정 2019.6.11., 2022.8.31.〉

② 공단은 법 제56조의2 제1항 단서에 따라 수급자가 요양비등수급계좌를 개설한 금융기관이 폐업 또는 업무정지나

서 대통령령으로 정하는 치료 등(이하 이 조에서 "요양급여"라 한다)을 받은 경우 그에 따라 공단이 부담하는 비용(이하 이 조에서 "요양급여비용"이라 한다)과 제49조에 따른 요양비를 법무부장관 · 국방부장관 · 경찰청장 · 소방청장 또는 해양경찰청장으로부터 예탁 받아 지급할 수 있다. 이 경우 법무부장관 · 국방부장관 · 경찰청장 · 소방청장 또는 해양경찰청장은 예산상 불가피한 경우 외에는 연간(年間) 들어갈 것으로 예상되는 요양급여비용과 요양비를 대통령령으로 정하는 바에 따라 미리 공단에 예탁하여야 한다.〈개정 2014.11.19., 2017.7.26., 2018.12.11.〉

② 요양급여, 요양급여비용 및 요양비 등에 관한 사항은 제41조, 제41조의4, 제42조, 제42조의2, 제44조부터 제47조까지, 제47조의2, 제48조, 제49조, 제55조, 제56조, 제56조의2 및 제59조 제2항을 준용한다.〈개정 2016.3.22., 2018.12.11.〉

[제목개정 2018.12.11.]

시행령

제27조(현역병 등에 대한 요양급여비용 등의 지급) ① 법 제60조 제1항 전단에서 "대통령령으로 정하는 치료 등"이란 법 제41조 제1항 제1호부터 제3호까지 및 제5호에 따른 요양급여를 말한다.

② 법 제60조 제1항 후단에 따라 법무부장관 · 국방부장관 · 경찰청장 · 소방청장 또는 해양경찰청장(이하 이 조에서 "기관장"이라 한다)은 해당 기관에서 연간 들어갈 것으로 예상되는 요양급여비용과 법 제49조에 따른 요양비(이하 "요양비"라 한다)를 공단이 지정한 계좌에 예탁해야 한다.〈개정 2014.11.19., 2017.7.26., 2019.6.11.〉

③ 공단은 예탁금 집행 현황을 분기별로 보건복지부장관 및 해당 기관장에게 통보하여야 한다.

④ 공단은 제2항에 따라 기관장이 예탁한 요양급여비용과 요양비가 공단이 부담해야 할 요양급여비용과 요양비에 미치지 못할 때에는 기관장에게 이를 즉시 청구하고, 기관장은 공단의 청구에 따라 요양급여비용과 요양비를 공단에 지급해야 한다.〈개정 2019.6.11.〉

⑤ 공단은 제2항에 따라 기관장이 예탁한 요양급여비용과 요양비에서 발생한 이자를 공단이 부담해야 할 요양급여비용에 사용할 수 있다.〈개정 2019.6.11.〉

[제목개정 2019.6.11.]

제61조(요양급여비용의 정산) 공단은 「산업재해보상보험법」 제10조에 따른 근로복지공단이 이 법에 따라 요양급여를 받을 수 있는 사람에게 「산업재해보상보험법」 제40조에 따른 요양급여를 지급한 후 그 지급결정이 취소되어 해당 요양급여의 비용을 청구하는 경우에는 그 요양급여가 이 법에 따라 실시할 수 있는 요양급여에 상당한 것으로 인정되면 그 요양급여에 해당하는 금액을 지급할 수 있다.

제5장 건강보험심사평가원

제62조(설립) 요양급여비용을 심사하고 요양급여의 적정성을 평가하기 위하여 건강보험심사평가원을 설립한다.

제63조(업무 등) ① 심사평가원은 다음 각 호의 업무를 관장한다.〈개정 2022.6.10.〉

1. 요양급여비용의 심사
2. 요양급여의 적정성 평가
3. 심사기준 및 평가기준의 개발
4. 제1호부터 제3호까지의 규정에 따른 업무와 관련된 조사연구 및 국제협력
5. 다른 법률에 따라 지급되는 급여비용의 심사 또는 의료의 적정성 평가에 관하여 위탁받은 업무
6. 그 밖에 이 법 또는 다른 법령에 따라 위탁받은 업무
7. 건강보험과 관련하여 보건복지부장관이 필요하다고 인정한 업무
8. 그 밖에 보험급여 비용의 심사와 보험급여의 적정성 평가와 관련하여 대통령령으로 정하는 업무

② 제1항제8호에 따른 보험급여의 적정성 평가의 기준·절차·방법 등에 필요한 사항은 보건복지부장관이 정하여 고시한다.〈개정 2022.6.10.〉

시행령

제28조(업무) ① 법 제63조제1항제8호에서 "대통령령으로 정하는 업무"란 다음 각 호의 업무를 말한다.〈개정 2013.1.28., 2022.12.27.〉

1. 법 제47조에 따른 요양급여비용의 심사청구와 관련된 소프트웨어의 개발·공급·검사 등 전산 관리
2. 법 제47조의4에 따른 요양급여의 적정성 평가 결과의 공개
3. 법 제49조제1항에 따라 지급되는 요양비 중 보건복지부령으로 정하는 기관에서 받은 요양비에 대한 심사
4. 법 제63조제1항제1호부터 제7호까지 및 이 항 제1호부터 제3호까지의 업무를 수행하기 위한 환자 분류체계 및 요양급여 관련 질병·부상 분류체계의 개발·관리
5. 법 제63조제1항제1호부터 제7호까지 및 이 항 제1호부터 제4호까지의 업무와 관련된 교육·홍보

② 제1항제1호·제2호·제4호에 따른 전산 관리, 적정성 평가 결과의 공개, 환자 분류체계 및 요양급여 관련 질병·부상 분류체계의 개발·관리의 절차·기준·방법과 그 밖에 필요한 사항은 보건복지부장관이 정하여 고시한다.〈개정 2013.1.28., 2022.12.27.〉

시행규칙

제29조 삭제〈2022.12.9.〉

제30조(요양비의 심사 대상) 영 제28조 제1항 제2호에서 "보건복지부령으로 정하는 기관"이란 법 제98조 제1항에 따라 업무정지 중인 요양기관 및 영 제18조 제1항에 따라 요양기관에서 제외된 의료기관을 말한다.

제64조(법인격 등) ① 심사평가원은 법인으로 한다.

② 심사평가원은 주된 사무소의 소재지에서 설립등기를 함으로써 성립한다.

제65조(임원) ① 심사평가원에 임원으로서 원장, 이사 15명 및 감사 1명을 둔다. 이 경우 원장, 이사 중 4명 및 감사는 상임으로 한다.〈개정 2016.2.3.〉

② 원장은 임원추천위원회가 복수로 추천한 사람 중에서 보건복지부장관의 제청으로 대통령이 임명한다.

③ 상임이사는 보건복지부령으로 정하는 추천 절차를 거쳐 원장이 임명한다.

④ 비상임이사는 다음 각 호의 사람 중에서 10명과 대통령령으로 정하는 바에 따라 추천한 관계 공무원 1명을 보건복지부장관이 임명한다.

1. 공단이 추천하는 1명
2. 의약관계단체가 추천하는 5명
3. 노동조합·사용자단체·소비자단체 및 농어업인단체가 추천하는 각 1명

⑤ 감사는 임원추천위원회가 복수로 추천한 사람 중에서 기획재정부장관의 제청으로 대통령이 임명한다.

⑥ 제4항에 따른 비상임이사는 정관으로 정하는 바에 따라 실비변상을 받을 수 있다.

⑦ 원장의 임기는 3년, 이사(공무원인 이사는 제외한다)와 감사의 임기는 각각 2년으로 한다.

시행령

제29조(공무원인 임원) 법 제65조 제4항에 따라 보건복지부장관은 보건복지부의 3급 공무원 또는 고위공무원단에 속하는 공무원 중에서 1명을 지명하는 방법으로 심사평가원의 비상임이사를 추천한다.〈개정 2016.8.2.〉

시행규칙

제31조(상임이사 후보의 추천 절차 등) 법 제65조 제3항에 따른 심사평가원의 상임이사 추천 등에 관하여는 제8조를 준용한다. 이 경우 "공단"은 "심사평가원"으로, "이사장"은 "원장"으로 본다.

第66조(진료심사평가위원회) ① 심사평가원의 업무를 효율적으로 수행하기 위하여 심사평가원에 진료심사평가위원회(이하 "심사위원회"라 한다)를 둔다.

② 심사위원회는 위원장을 포함하여 90명 이내의 상근 심사위원과 1천명 이내의 비상근 심사위원으로 구성하며, 진료과목별 분과위원회를 둘 수 있다.〈개정 2016.2.3.〉

③ 제2항에 따른 상근 심사위원은 심사평가원의 원장이 보건복지부령으로 정하는 사람 중에서 임명한다.

④ 제2항에 따른 비상근 심사위원은 심사평가원의 원장이 보건복지부령으로 정하는 사람 중에서 위촉한다.

⑤ 심사평가원의 원장은 심사위원이 다음 각 호의 어느 하나에 해당하면 그 심사위원을 해임 또는 해촉할 수 있다.

1. 신체장애나 정신장애로 직무를 수행할 수 없다고 인정되는 경우
2. 직무상 의무를 위반하거나 직무를 게을리한 경우
3. 고의나 중대한 과실로 심사평가원에 손실이 생기게 한 경우
4. 직무 여부와 관계없이 품위를 손상하는 행위를 한 경우

⑥ 제1항부터 제5항까지에서 규정한 사항 외에 심사위원회 위원의 자격·임기 및 심사위원회의 구성·운영 등에 필요한 사항은 보건복지부령으로 정한다.

시행규칙

제32조(심사위원회 위원의 자격) 심사위원회의 위원은 다음 각 호의 어느 하나에 해당하는 사람이어야 한다. 다만, 법 제23조에 따른 결격사유에 해당하는 사람은 제외한다.〈개정 2018.6.29., 2022.12.9.〉

1. 의사 면허를 취득한 후 10년이 지난 사람으로서 의과대학 또는 의료기관에서 종사한 사람
2. 치과의사 면허를 취득한 후 10년이 지난 사람으로서 치과대학 또는 의료기관에서 종사한 사람
3. 한의사 면허를 취득한 후 10년이 지난 사람으로서 한의과대학 또는 의료기관에서 종사한 사람
4. 약사 면허를 취득한 후 10년이 지난 사람으로서 약학대학·의료기관·약국 또는 한국희귀·필수의약품센터에서 종사한 사람
5. 「고등교육법」 제2조 제1호부터 제3호까지의 학교에서 전임강사 이상의 경력을 가진 사람으로서 보건의약관련 분야에 10년 이상 종사한 사람
6. 보건의약 또는 건강보험과 관련된 분야에 10년 이상 종사한 사람 중 보건복지부장관이 심사위원 자격이 있다고 인정하는 사람

제33조(심사위원의 임명 및 위촉) ① 법 제66조 제3항에서 "보건복지부령으로 정하는 사람"이란 다음 각 호의 사람을 말한다.

1. 심사평가원 원장이 공개경쟁의 방법으로 선발한 사람
2. 공단 또는 의약계단체가 추천한 사람

② 법 제66조 제4항에서 "보건복지부령으로 정하는 사람"이란 관련 의약분야별 전문학회 또는 의약계단체, 공단, 소비자단체 및 심사평가원 이사회가 추천하는 사람을 말한다.

③ 제1항 제1호에 따라 공개경쟁의 방법으로 상근 심사위원을 임명하는 절차·방법 등은 심사평가원의 정관으로 정한다.

제34조(심사위원의 임기) 법 제66조 제6항에 따라 심사위원의 임기는 2년으로 한다.

제35조(심사위원회의 위원장) ① 심사위원회에는 위원장 1명을 둔다.

② 심사위원회의 위원장은 심사평가원의 원장이 임명한다.

③ 심사위원회의 위원장이 부득이한 사유로 그 직무를 수행할 수 없을 때에는 심사평가원의 원장이 지명하는 위원이 그 직무를 대행한다.

④ 심사위원회 위원장의 임기는 2년으로 한다.〈신설 2017.4.10.〉

제36조(심사위원회의 회의 등) ① 심사위원회와 법 제66조 제2항에 따른 진료과목별 분과위원회의 회의는 재적위원 3분의 1 이상이 요구할 때 또는 심사평가원 원장이나 심사위원회 위원장이 요구할 때에 소집한다.

② 위원장 및 분과위원회의 위원장은 제1항에 따른 각 회의의 의장이 되며, 각 회의는 재적위원 과반수의 출석으로 개의하고, 출석위원 과반수의 찬성으로 의결한다.

③ 제1항과 제2항에서 규정한 사항 외에 심사위원회와 분과위원회의 구성·운영 등에 필요한 사항은 심사평가원의 정관으로 정한다.

제37조(심사위원의 보수 등) 심사위원에게는 예산의 범위에서 보수·수당·여비, 그 밖에 필요한 경비를 지급할 수 있다.

제67조(자금의 조달 등) ① 심사평가원은 제63조 제1항에 따른 업무(같은 항 제5호에 따른 업무는 제외한다)를 하기 위하여 공단으로부터 부담금을 징수할 수 있다.

② 심사평가원은 제63조 제1항 제5호에 따라 급여비용의 심사 또는 의료의 적정성 평가에 관한 업무를 위탁받은 경우에는 위탁자로부터 수수료를 받을 수 있다.

③ 제1항과 제2항에 따른 부담금 및 수수료의 금액·징수 방법 등에 필요한 사항은 보건복지부령으로 정한다.

시행규칙

제38조(부담금 등) ① 법 제67조 제1항에 따른 부담금(이하 이 조에서 "부담금"이라 한다)은 법 제36조 및 제68조에 따라 보건복지부장관이 승인한 심사평가원의 예산에 계상(計上)된 금액으로 하되, 공단의 전전년도 보험료 수입의 1천분의 30을 넘을 수 없다.

② 법 제67조 제2항에 따른 수수료는 심사평가원 원장이 업무를 위탁한 자와 계약으로 정하는 금액으로 하되, 의료급여비용 심사에 관한 비용은 보건복지부장관이 정하는 바에 따른다.

③ 심사평가원은 부담금이 회계연도가 시작되기 전까지 확정되지 아니한 경우에는 전년도 부담금에 준하여 해당 연도 부담금을 징수하고 부담금 확정 후 정산한다.

④ 심사평가원은 부담금을 분기별로 징수하고, 제2항에 따른 수수료는 월별로 징수한다.

⑤ 부담금 및 수수료의 징수·납부 절차 및 방법 등에 관하여 필요한 사항은 보건복지부장관이 정하는 바에 따른다.

제68조(준용 규정) 심사평가원에 관하여 제14조 제3항·제4항, 제16조, 제17조(같은 조 제1항 제6호 및 제7호는 제외한다), 제18조, 제19조, 제22조부터 제32조까지, 제35조 제1항, 제36조, 제37조, 제39조 및 제40조를 준용한다. 이 경우 "공단"은 "심사평가원"으로, "이사장"은 "원장"으로 본다. 〈개정 2013.5.22〉

시행령

제30조(원장 권한의 위임) 법 제68조에 따라 준용되는 법 제32조에 따라 심사평가원의 원장이 분사무소의 장에게 위임할 수 있는 사항은 다음 각 호의 요양기관을 제외한 요양기관의 법 제47조 제2항에 따른 요양급여비용에 대한 심사 권한과 법 제87조 제2항에 따른 이의신청에 대한 결정 권한으로 한다.

1. 「의료법」 제3조의4에 따른 상급종합병원
2. 그 밖에 심사평가원의 정관으로 정하는 요양기관

제31조(준용 규정) 심사평가원 이사회의 심의·의결사항 및 회의에 관하여는 제11조(제5호는 제외한다) 및 제12조를 준용한다. 이 경우 "공단"은 "심사평가원"으로, "이사장"은 "원장"으로 본다.

시행규칙

제39조(준용 규정) 심사평가원의 결산보고서 등의 공고에 관하여는 제10조를 준용한다. 이 경우 "공단"은 "심사평가원"으로 본다.

제6장 보험료

제69조(보험료) ① 공단은 건강보험사업에 드는 비용에 충당하기 위하여 제77조에 따른 보험료의 납부의무자로부

터 보험료를 징수한다.

② 제1항에 따른 보험료는 가입자의 자격을 취득한 날이 속하는 달의 다음 달부터 가입자의 자격을 잃은 날의 전날이 속하는 달까지 징수한다. 다만, 가입자의 자격을 매월 1일에 취득한 경우 또는 제5조 제1항 제2호 가목에 따른 건강보험 적용 신청으로 가입자의 자격을 취득하는 경우에는 그 달부터 징수한다.〈개정 2019.12.3.〉

③ 제1항 및 제2항에 따라 보험료를 징수할 때 가입자의 자격이 변동된 경우에는 변동된 날이 속하는 달의 보험료는 변동되기 전의 자격을 기준으로 징수한다. 다만, 가입자의 자격이 매월 1일에 변동된 경우에는 변동된 자격을 기준으로 징수한다.

④ 직장가입자의 월별 보험료액은 다음 각 호에 따라 산정한 금액으로 한다.〈개정 2017.4.18.〉

1. 보수월액보험료 : 제70조에 따라 산정한 보수월액에 제73조 제1항 또는 제2항에 따른 보험료율을 곱하여 얻은 금액
2. 소득월액보험료 : 제71조에 따라 산정한 소득월액에 제73조 제1항 또는 제2항에 따른 보험료율을 곱하여 얻은 금액

⑤ 지역가입자의 월별 보험료액은 세대 단위로 산정하되, 지역가입자가 속한 세대의 월별 보험료액은 제72조에 따라 산정한 보험료부과점수에 제73조 제3항에 따른 보험료부과점수당 금액을 곱한 금액으로 한다.

⑥ 제4항 및 제5항에 따른 월별 보험료액은 가입자의 보험료 평균액의 일정비율에 해당하는 금액을 고려하여 대통령령으로 정하는 기준에 따라 상한 및 하한을 정한다.〈신설 2017.4.18.〉

시행령

제32조(월별 보험료액의 상한과 하한) 법 제69조 제6항에 따른 월별 보험료액의 상한 및 하한은 다음 각 호의 구분에 따른다.〈개정 2022.8.31., 2022.12.27.〉

1. 월별 보험료액의 상한은 다음 각 목과 같다.
   가. 직장가입자의 보수월액보험료 : 보험료가 부과되는 연도의 전전년도 직장가입자 평균 보수월액보험료(이하 이 조에서 "전전년도 평균 보수월액보험료"라 한다)의 30배에 해당하는 금액을 고려하여 보건복지부장관이 정하여 고시하는 금액
   나. 직장가입자의 소득월액보험료 및 지역가입자의 월별 보험료액 : 보험료가 부과되는 연도의 전전년도 평균 보수월액보험료의 15배에 해당하는 금액을 고려하여 보건복지부장관이 정하여 고시하는 금액
2. 월별 보험료액의 하한은 다음 각 목과 같다.
   가. 직장가입자의 보수월액보험료 : 보험료가 부과되는 연도의 전전년도 평균 보수월액보험료의 1천분의 75 이상 1천분의 85 미만의 범위에서 보건복지부장관이 정하여 고시하는 금액
   나. 지역가입자의 월별 보험료액 : 가목에 따른 보수월액보험료의 100분의 90 이상 100분의 100 이하의 범위에서 보건복지부장관이 정하여 고시하는 금액

[전문개정 2018.3.6.]

제70조(보수월액) ① 제69조 제4항 제1호에 따른 직장가입자의 보수월액은 직장가입자가 지급받는 보수를 기준으로 하여 산정한다.〈개정 2017.4.18.〉

② 휴직이나 그 밖의 사유로 보수의 전부 또는 일부가 지급되지 아니하는 가입자(이하 "휴직자등"이라 한다)의 보수월액보험료는 해당 사유가 생기기 전 달의 보수월액을 기준으로 산정한다.

③ 제1항에 따른 보수는 근로자등이 근로를 제공하고 사용자·국가 또는 지방자치단체로부터 지급받는 금품(실비변상적인 성격을 갖는 금품은 제외한다)으로서 대통령령으로 정하는 것을 말한다. 이 경우 보수 관련 자료가 없거나 불명확한 경우 등 대통령령으로 정하는 사유에 해당하면 보건복지부장관이 정하여 고시하는 금액을 보수로 본다.

④ 제1항에 따른 보수월액의 산정 및 보수가 지급되지 아니하는 사용자의 보수월액의 산정 등에 필요한 사항은

대통령령으로 정한다.

시행령

제33조(보수에 포함되는 금품 등) ① 법 제70조 제3항 전단에서 "대통령령으로 정하는 것"이란 근로의 대가로 받은 봉급, 급료, 보수, 세비(歲費), 임금, 상여, 수당, 그 밖에 이와 유사한 성질의 금품으로서 다음 각 호의 것을 제외한 것을 말한다.〈개정 2015.6.30.〉

1. 퇴직금
2. 현상금, 번역료 및 원고료
3. 「소득세법」에 따른 비과세근로소득. 다만, 「소득세법」 제12조 제3호 차목·파목 및 거목에 따라 비과세되는 소득은 제외한다.

② 법 제70조 제3항 후단에서 "보수 관련 자료가 없거나 불명확한 경우 등 대통령령으로 정하는 사유"란 다음 각 호의 어느 하나에 해당하는 경우를 말한다.

1. 보수 관련 자료가 없거나 불명확한 경우
2. 「최저임금법」 제5조에 따른 최저임금액 등을 고려할 때 보수 관련 자료의 신뢰성이 없다고 공단이 인정하는 경우

③ 보수의 전부 또는 일부가 현물(現物)로 지급되는 경우에는 그 지역의 시가(時價)를 기준으로 공단이 정하는 가액(價額)을 그에 해당하는 보수로 본다.

④ 법 제70조 제3항 후단에 따라 보건복지부장관이 고시하는 금액이 적용되는 기간 중에 사업장 근로자의 보수가 확인되는 경우에는 공단이 확인한 날이 속하는 달의 다음 달부터 그 고시 금액을 적용하지 아니한다.

제34조(직장가입자에 대한 보수월액보험료 부과의 원칙) ① 법 제70조 제1항에 따라 직장가입자에 대한 보수월액보험료는 매년 다음 각 호의 구분에 따라 산정된 보수월액을 기준으로 하여 부과하고, 다음 해에 확정되는 해당 연도의 보수 총액을 기준으로 제39조에 따라 보수월액을 다시 산정하여 정산한다. 다만, 법 제70조 제3항 후단에 따라 보건복지부장관이 고시하는 금액이 적용되는 직장가입자에 대해서는 그 고시하는 금액이 적용되는 기간 동안 부과한 보수월액보험료의 정산을 생략할 수 있다.

1. 직장가입자의 자격을 취득하거나, 다른 직장가입자로 자격이 변동되거나, 지역가입자에서 직장가입자로 자격이 변동된 사람 : 제37조에 따른 자격 취득 또는 변동 시의 보수월액
2. 제1호에 해당하지 아니하는 직장가입자 : 전년도에 받은 보수의 총액을 기준으로 제36조에 따라 산정한 보수월액

② 제1항 각 호에 따른 보수월액의 적용기간은 다음 각 호와 같다.〈개정 2013.9.26.〉

1. 제1항 제1호의 가입자 : 자격 취득 또는 변동일이 속하는 달(매월 2일 이후에 자격이 변동된 경우에는 그 자격 변동일이 속한 달의 다음 달을 말한다)부터 다음 해 3월까지
2. 제1항 제2호의 가입자 : 매년 4월부터 다음 해 3월까지

제35조(보수월액 산정을 위한 보수 등의 통보) ① 사용자는 법 제70조 제1항에 따른 보수월액의 산정을 위하여 매년 3월 10일까지 전년도 직장가입자에게 지급한 보수의 총액(법 제70조 및 이 영 제33조에 따라 산정된 금액으로서 가입자별로 1월부터 12월까지 지급한 보수의 총액을 말한다. 이하 같다)과 직장가입자가 해당 사업장·국가·지방자치단체·사립학교 또는 그 학교경영기관(이하 "사업장등"이라 한다)에 종사한 기간 등 보수월액 산정에 필요한 사항을 공단에 통보하여야 한다. 이 경우 법 제70조 제3항 후단의 적용을 받는 직장가입자에 대해서는 통보를 생략할 수 있다.〈개정 2013.9.26.〉

② 사용자는 법 제70조 제1항에 따른 보수월액 산정을 위하여 그 사업장이 다음 각 호의 어느 하나에 해당하면 그 때까지 사용·임용 또는 채용한 모든 직장가입자(제3호의 경우에는 해당 직장가입자를 말한다)에게 지급한 보수의 총액 등 보수월액 산정에 필요한 사항을 공단에 통보하여야 한다.

1. 사업장이 폐업·도산하거나 이에 준하는 사유가 발생한 경우
2. 사립학교가 폐교된 경우
3. 일부 직장가입자가 퇴직한 경우

제36조(보수월액의 결정 등) ① 공단은 제35조에 따라 통보받은 보수의 총액을 전년도 중 직장가입자가 그 사업장등에 종사한 기간의 개월수로 나눈 금액을 매년 보수월액으로 결정한다. 다만, 사용자가 그 사업장등의 해당 연도 보수의 평균 인상률 또는 인하율을 공단에 통보한 경우에는 본문에 따라 계산한 금액에 그 평균 인상률 또는 인하율을 반영하여 산정한 금액을 매년 보수월액으로 결정한다.

② 사용자는 해당 직장가입자의 보수가 인상되거나 인하되었을 때에는 공단에 보수월액의 변경을 신청할 수 있다. 다만, 상시 100명 이상의 근로자가 소속되어 있는 사업장의 사용자는 다음 각 호에 따라 공단에 그 보수월액의 변경을 신청하여야 한다.〈개정 2015.12.22.〉

1. 해당 월의 보수가 14일 이전에 변경된 경우: 해당 월의 15일까지
2. 해당 월의 보수가 15일 이후에 변경된 경우: 해당 월의 다음 달 15일까지

③ 공단은 사용자가 제35조에 따른 통보를 하지 아니하거나 통보 내용이 사실과 다른 경우에는 법 제94조에 따라 그 사실을 조사하여 보수월액을 산정·변경할 수 있으며, 제2항에 따른 보수월액의 변경신청을 받은 경우에는 보수가 인상된 달 또는 인하된 달부터 보수월액을 변경할 수 있다.

④ 직장가입자가 둘 이상의 건강보험 적용 사업장에서 보수를 받고 있는 경우에는 각 사업장에서 받고 있는 보수를 기준으로 각각 보수월액을 결정한다.

⑤ 직장가입자의 보수월액을 제33조부터 제38조까지의 규정에 따라 산정하기 곤란하거나 보수를 확인할 수 있는 자료가 없는 경우 보수월액의 산정방법과 보수의 인상·인하 시 보수월액의 변경신청 등 필요한 사항은 재정운영위원회의 의결을 거쳐 공단의 정관으로 정한다.

제37조(직장가입자의 자격 취득·변동 시 보수월액의 결정) 공단은 직장가입자의 자격을 취득하거나, 다른 직장가입자로 자격이 변동되거나, 지역가입자에서 직장가입자로 자격이 변동된 사람이 있을 때에는 다음 각 호의 구분에 따른 금액을 해당 직장가입자의 보수월액으로 결정한다.

1. 연·분기·월·주 또는 그 밖의 일정기간으로 보수가 정해지는 경우: 그 보수액을 그 기간의 총 일수로 나눈 금액의 30배에 상당하는 금액
2. 일(日)·시간·생산량 또는 도급(都給)으로 보수가 정해지는 경우: 직장가입자의 자격을 취득하거나 자격이 변동된 달의 전 1개월 동안에 그 사업장에서 해당 직장가입자와 같은 업무에 종사하고 같은 보수를 받는 사람의 보수액을 평균한 금액
3. 제1호 및 제2호에 따라 보수월액을 산정하기 곤란한 경우: 직장가입자의 자격을 취득하거나 자격이 변동된 달의 전 1개월 동안 같은 업무에 종사하고 있는 사람이 받는 보수액을 평균한 금액

제38조(보수가 지급되지 않는 사용자의 보수월액 결정) ① 법 제70조 제4항에 따른 보수가 지급되지 아니하는 사용자의 보수월액은 다음 각 호의 방법으로 산정한다. 이 경우 사용자는 매년 5월 31일까지[「소득세법」 제70조의2에 따라 세무서장에게 성실신고확인서를 제출한 사용자(이하 이 항에서 "성실신고사용자"라 한다)인 경우에는 6월 30일까지] 수입을 증명할 수 있는 자료를 제출하거나 수입금액을 공단에 통보하여야 하며, 산정된 보수월액은 매년 6월부터 다음 해 5월까지(성실신고사용자의 경우에는 매년 7월부터 다음 해 6월까지) 적용한다.〈개정 2013.9.26.〉

1. 해당 연도 중 해당 사업장에서 발생한 보건복지부령으로 정하는 수입으로서 객관적인 자료를 통하여 확인된 금액
2. 수입을 확인할 수 있는 객관적인 자료가 없는 경우에는 사용자의 신고금액

② 보수가 지급되지 아니하는 사용자의 보수월액을 결정하거나 변경하는 절차 등에 관하여는 제34조 제1항, 제35조 제2항 및 제36조를 준용한다.〈신설 2013.9.26.〉

③ 제1항 및 제2항에도 불구하고 다음 각 호의 어느 하나에 해당하는 경우 사용자의 보수월액은 그 각 호에서 정하는 금액으로 한다.〈개정 2020.12.29.〉

1. 제1항 제1호 및 제2호에 따른 확인금액 또는 신고금액을 기준으로 산정한 보수월액이 해당 사업장에서 가장 높은 보수월액을 적용받는 근로자의 보수월액보다 낮은 경우(제2호 나목에 해당하는 경우는 제외한다): 해당 사업장에서 가장 높은 보수월액을 적용받는 근로자의 보수월액
2. 다음 각 목의 어느 하나에 해당하는 경우: 해당 사업장 근로자의 보수월액을 평균한 금액
   가. 사용자가 제1항 각 호 외의 부분 후단에 따른 자료 제출과 수입금액 통보를 하지 않고, 같은 항 제1호에 따른 수입을 확인할 수 있는 객관적인 자료도 없는 경우
   나. 제1항 제1호에 따른 확인금액이 0원 이하인 경우

[제목개정 2020.12.29.]

제39조(보수월액보험료의 정산 및 분할납부) ① 공단은 원래 산정·징수한 보수월액보험료의 금액이 제34조부터 제38조까지의 규정에 따라 다시 산정한 보수월액보험료의 금액을 초과하는 경우에는 그 초과액을 사용자에게 반환하여야 하며, 부족한 경우에는 그 부족액을 사용자로부터 추가로 징수하여야 한다.

② 사용자는 직장가입자의 사용·임용·채용 관계가 끝난 경우에는 해당 직장가입자가 납부한 보수월액보험료를 다

시 산정하여 근로자와 정산한 후 공단과 정산 절차를 거쳐야 한다. 다만, 법 제70조 제3항 후단에 따라 보건복지부장관이 고시하는 금액이 적용되는 직장가입자에 대해서는 그 고시하는 금액이 적용되는 기간에 부과한 보수월액보험료의 정산을 생략할 수 있다.

③ 사용자는 제1항에 따라 반환받은 금액 또는 추가 납부한 금액 중 직장가입자가 반환받을 금액 및 부담하여야 할 금액에 대해서는 해당 직장가입자와 정산하여야 한다.

④ 공단은 제1항에 따라 추가로 징수해야 할 금액(이하 "추가징수금액"이라 한다) 중 직장가입자가 부담하는 금액이 해당 직장가입자가 부담하는 보수월액보험료(추가징수금액을 고지하는 날이 속하는 달의 보수월액보험료를 말한다) 이상인 경우에는 다음 각 호의 구분에 따라 납부하게 할 수 있다. 다만, 「재난 및 안전관리 기본법」 제38조 제2항에 따른 주의 이상의 위기경보가 발령된 경우 등 보건복지부장관이 정하여 고시하는 경우에는 추가징수금액을 10회로 분할하여 납부하게 할 수 있다.〈개정 2018.3.20., 2021.10.14.〉

1. 제34조 제1항 본문에 따라 다음 해에 확정되는 해당 연도의 보수 총액을 기준으로 한 정산(이하 "연말정산"이라 한다)에 따른 추가징수금액 : 5회로 분할하여 납부. 다만, 사용자의 신청에 따라 1회에 전액 납부하거나 10회 이내의 범위에서 분할하여 납부할 수 있다.
2. 연말정산을 제외한 정산에 따른 추가징수금액 : 1회에 전액 납부. 다만, 사용자의 신청에 따라 10회 이내의 범위에서 분할하여 납부할 수 있다.

⑤ 제1항부터 제4항까지에서 규정한 사항 외에 보수월액보험료의 정산 및 분할납부에 필요한 세부 사항은 공단의 정관으로 정한다.〈신설 2018.3.20.〉

제40조(공무원의 전출 시의 보수월액보험료 납부) 공무원인 직장가입자가 다른 기관으로 전출된 경우 전출된 날이 속하는 달의 보수월액보험료는 전출 전 기관의 장이 전출된 공무원에게 지급할 보수에서 이를 공제하여 납부한다. 다만, 전출한 기관의 장이 전출한 날이 속하는 달의 보수를 지급하지 아니한 경우에는 전입받은 기관의 장이 보수에서 공제하여 납부한다.

시행규칙

제40조(보수 총액 등의 통보) 사용자는 영 제35조에 따라 직장가입자의 보수 총액 및 종사기간 등을 공단에 통보할 때에는 다음 각 호의 구분에 따른 서류를 공단에 제출하여야 한다.

1. 사용관계가 계속되는 경우 : 별지 제26호서식의 직장가입자 보수 총액 통보서
2. 연도 중 영 제35조 제2항 각 호의 어느 하나에 해당하게 된 경우 : 별지 제8호서식의 직장가입자 자격상실 신고서

제41조(보수월액의 변경신청) 사용자는 영 제36조에 따라 직장가입자의 보수월액 변경을 신청하려면 별지 제27호서식의 직장가입자 보수월액 변경신청서를 공단에 제출하여야 한다.

제42조(보수월액의 결정·변경 등의 통지) 공단은 영 제36조부터 제40조까지의 규정에 따라 가입자의 보수월액을 결정·변경한 경우 또는 보수월액보험료의 초과액을 반환하거나 보수월액보험료의 부족액을 추가 징수하는 경우에는 지체 없이 그 사실을 문서로 사용자에게 알려야 하며, 통지를 받은 사용자는 지체 없이 직장가입자에게 알려야 한다.

제43조(보수가 지급되지 아니하는 사용자의 소득) 영 제38조 제1항 제1호에서 "보건복지부령으로 정하는 수입"이란 「소득세법」 제19조에 따른 사업소득을 말한다.

제71조(소득월액) ① 소득월액은 제70조에 따른 보수월액의 산정에 포함된 보수를 제외한 직장가입자의 소득(이하 "보수외소득"이라 한다)이 대통령령으로 정하는 금액을 초과하는 경우 다음의 계산식에 따라 산정한다.〈개정 2017.4.18.〉

(연간 보수외소득 − 대통령령으로 정하는 금액) × 1/12

② 소득월액을 산정하는 기준, 방법 등 소득월액의 산정에 필요한 사항은 대통령령으로 정한다.

시행령

제41조(소득월액) ① 법 제71조 제1항에 따른 소득월액(이하 "소득월액"이라 한다) 산정에 포함되는 소득은 다음 각 호와 같다. 이 경우 「소득세법」에 따른 비과세소득은 제외한다.〈개정 2020.10.7., 2022.6.30.〉

1. 이자소득: 「소득세법」 제16조에 따른 소득
2. 배당소득: 「소득세법」 제17조에 따른 소득
3. 사업소득: 「소득세법」 제19조에 따른 소득
4. 근로소득: 「소득세법」 제20조에 따른 소득
5. 연금소득: 「소득세법」 제20조의3에 따른 소득. 다만, 같은 조 제1항 제1호의 공적연금소득의 경우에는 같은 조 제2항을 적용하지 않고 해당 과세기간에 발생한 연금소득 전부를 연금소득으로 한다.
6. 기타소득: 「소득세법」 제21조에 따른 소득

② 제1항 각 호의 소득의 구체적인 산정방법은 보건복지부령으로 정한다.〈신설 2020.10.7.〉

③ 제1항 각 호의 소득 자료의 반영시기는 다음 각 호의 구분에 따른다. 다만, 천재지변 등 부득이한 사유가 발생한 경우에는 공단의 정관으로 정하는 바에 따라 반영시기를 조정할 수 있다.〈신설 2022.8.31.〉

1. 매년 1월부터 10월까지의 소득월액 산정 시: 소득월액보험료가 부과되는 연도의 전전년도 자료. 다만, 제1항 제5호의 연금소득 자료는 소득월액보험료가 부과되는 연도의 전년도 자료로 한다.
2. 매년 11월 및 12월의 소득월액 산정 시: 소득월액보험료가 부과되는 연도의 전년도 자료

④ 법 제71조 제1항 계산식 외의 부분 및 같은 항의 계산식에서 "대통령령으로 정하는 금액"이란 각각 연간 2천만원을 말한다.〈개정 2018.3.6., 2020.10.7., 2022.8.31.〉

⑤ 소득월액은 법 제71조 제1항의 계산식을 적용하여 산출한 금액을 보건복지부령으로 정하는 방법에 따라 평가하여 산정한다.〈개정 2018.3.6., 2020.10.7., 2022.8.31.〉

⑥ 제1항부터 제5항까지에서 규정한 사항 외에 소득 자료의 구체적인 종류 등 소득월액의 산정에 필요한 세부 사항은 공단의 정관으로 정한다.〈신설 2022.8.31.〉

제41조의2(소득월액의 조정 등) ① 직장가입자는 폐업 등 공단의 정관으로 정하는 사유로 제41조 제1항 제3호 및 제4호의 소득(이하 이 조에서 "사업소득등"이라 한다)이 감소한 경우 그 사유에 해당함을 증명하는 서류를 첨부하여 소득월액보험료가 부과되는 시점의 사업소득등 자료를 소득월액 산정에 반영하여 조정해 줄 것을 공단에 신청할 수 있다.

② 제1항의 조정 신청을 받은 공단은 제41조 제3항에도 불구하고 소득월액보험료 부과 시점의 사업소득등 자료를 소득월액 산정에 반영하여 소득월액을 조정할 수 있으며, 이후 부과하는 해당 연도의 소득월액보험료는 조정된 소득월액을 기준으로 산정한다.

③ 공단은 제2항에 따라 소득월액을 조정한 이후에 해당 연도의 사업소득등이 확인된 경우에는 그 확인된 사업소득등을 기준으로 해당 연도의 소득월액을 다시 산정하여 소득월액보험료를 정산할 수 있다.

④ 공단은 제2항에 따라 소득월액을 조정하여 산정한 소득월액보험료의 금액이 제3항에 따라 다시 정산한 소득월액보험료의 금액보다 적은 경우에는 그 부족액을 직장가입자로부터 추가로 징수해야 한다.

⑤ 공단은 제4항에 따라 추가로 징수하는 소득월액보험료를 10회 이내의 범위에서 분할하여 납부하게 할 수 있다.

⑥ 제1항부터 제5항까지에서 규정한 사항 외에 소득월액의 조정 신청 절차, 소득월액보험료의 산정·정산 및 분할납부 등에 필요한 세부 사항은 공단의 정관으로 정한다.

[본조신설 2022.8.31.]

시행규칙

제44조(소득 산정방법 및 평가기준) ① 영 제41조 제2항에 따라 법 제71조 제1항에 따른 소득월액(이하 "소득월액"이라 한다) 산정에 포함되는 소득은 다음 각 호의 구분에 따른 금액을 합산한 금액으로 한다. 다만, 제1호 및 제2호에도 불구하고 「소득세법」 제14조 제3항 제6호에 따른 소득이 1천만원 이하인 경우에는 해당 이자소득과 배당소득은 합산하지 않는다.〈신설 2020.10.30., 2022.7.1.〉

1. 영 제41조 제1항 제1호의 이자소득: 「소득세법」 제16조 제2항에 따라 산정한 이자소득금액
2. 영 제41조제1항 제2호의 배당소득: 「소득세법」 제17조 제3항에 따라 산정한 배당소득금액
3. 영 제41조 제1항 제3호의 사업소득: 「소득세법」 제19조 제2항에 따라 산정한 사업소득금액. 다만, 「소득세법」 제64조의2 제1항 제2호의 세액이 적용되는 같은 법 제14조 제3항 제7호에 따른 분리과세 주택임대소득에 대한 사업소득금액은 같은 법 제64조의2 제2항에 따라 산정한다.

4. 영 제41조 제1항 제4호의 근로소득: 「소득세법」 제20조 제1항 각 호에 따른 소득의 금액의 합계액
5. 영 제41조 제1항 제5호의 연금소득: 「소득세법」 제20조의3 제1항 각 호에 따른 소득의 금액의 합계액
6. 영 제41조 제1항 제6호의 기타소득: 「소득세법」 제21조 제3항에 따라 산정한 기타소득금액

② 영 제41조 제4항에 따라 소득월액은 다음 각 호의 구분에 따라 평가한 금액을 합산한 금액으로 한다. 이 경우 각 호의 구분에 따른 소득은 법 제71조 제1항의 계산식을 적용하여 산출한 금액에 법 제71조 제1항에 따른 연간 보수외소득에서 각 호의 구분에 따른 소득이 차지하는 비율을 곱하여 산출한 금액으로 한다.〈개정 2018.3.6., 2020.10.30., 2022.9.1〉

1. 영 제41조 제1항 제1호부터 제3호까지 및 제6호의 소득: 해당 소득 전액
2. 영 제41조 제1항 제4호 및 제5호의 소득: 해당 소득의 100분의 50

③ 영 별표 4 제1호 가목에 따라 영 제42조 제2항에 따른 소득을 평가하는 방법에 관하여는 제2항 전단을 준용한다.〈개정 2018.3.6., 2020.10.30.〉

[제목개정 2020.10.30.]

제45조(보증금 및 월세금액의 평가방법) 영 별표 4 제1호 나목2)에서 "보건복지부령으로 정하는 기준"이란 별표 8에 따른 보증금 및 월세금액의 평가방법을 말한다.

제72조(보험료부과점수) ① 제69조제5항에 따른 보험료부과점수는 지역가입자의 소득 및 재산을 기준으로 산정한다. 다만, 대통령령으로 정하는 지역가입자가 실제 거주를 목적으로 대통령령으로 정하는 기준 이하의 주택을 구입 또는 임차하기 위하여 「금융실명거래 및 비밀보장에 관한 법률」 제2조제1호에 따른 금융회사등(이하 "금융회사등"이라 한다)으로부터 대출을 받고 그 사실을 공단에 통보하는 경우에는 해당 대출금액을 대통령령으로 정하는 바에 따라 평가하여 보험료부과점수 산정 시 제외한다.〈개정 2017.4.18., 2019.12.3.〉

② 제1항에 따라 보험료부과점수의 산정방법과 산정기준을 정할 때 법령에 따라 재산권의 행사가 제한되는 재산에 대하여는 다른 재산과 달리 정할 수 있다.

③ 지역가입자는 제1항 단서에 따라 공단에 통보할 때 「신용정보의 이용 및 보호에 관한 법률」 제2조제1호에 따른 신용정보, 「금융실명거래 및 비밀보장에 관한 법률」 제2조제2호에 따른 금융자산, 같은 조 제3호에 따른 금융거래의 내용에 대한 자료·정보 중 대출금액 등 대통령령으로 정하는 자료·정보(이하 "금융정보등"이라 한다)를 공단에 제출하여야 하며, 제1항 단서에 따른 보험료부과점수 산정을 위하여 필요한 금융정보등을 공단에 제공하는 것에 대하여 동의한다는 서면을 함께 제출하여야 한다.〈신설 2019.12.3., 2022.6.10.〉

④ 제1항 및 제2항에 따른 보험료부과점수의 산정방법·산정기준 등에 필요한 사항은 대통령령으로 정한다.〈개정 2019.12.3.〉

시행령

제42조(보험료부과점수의 산정기준) ① 법 제72조 제1항에 따른 보험료부과점수는 다음 각 호의 사항을 고려하여 산정하되, 구체적인 산정방법은 별표 4와 같다.

1. 소득
2. 재산
3. 삭제〈2018.3.6.〉

② 제1항 제1호에 따른 소득의 구체적인 종류·범위·산정방법·반영시기 및 소득 조정 등에 관하여는 제41조 제1항부터 제3항까지 및 제41조의2를 준용한다. 이 경우 "소득월액"은 "보험료부과점수"로, "소득월액보험료"는 "월별 보험료액"으로, "직장가입자"는 "지역가입자"로 본다.〈개정 2022.8.31.〉

③ 제1항 제2호에 따른 재산은 다음 각 호와 같다.〈개정 2018.3.6., 2019.6.11., 2022.8.31.〉

1. 「지방세법」 제105조에 따른 재산세의 과세대상이 되는 토지, 건축물, 주택, 선박 및 항공기. 다만, 종중재산(宗中財産), 마을 공동재산, 그 밖에 이에 준하는 공동의 목적으로 사용하는 건축물 및 토지는 제외한다.
2. 주택을 소유하지 아니한 지역가입자의 경우에는 임차주택에 대한 보증금 및 월세금액
3. 「지방세법 시행령」 제123조 제1호에 따른 승용자동차 및 같은 조 제2호에 따른 그 밖의 승용자동차. 다만, 다음

각 목의 어느 하나에 해당하는 경우에는 제외한다.

가. 사용연수가 9년 이상인 경우

나. 과세표준에 「지방세법 시행령」 제4조 제1항 제3호에 따른 차량의 경과연수별 잔존가치율을 고려하여 보건복지부장관이 고시하는 비율을 적용하여 산정된 차량의 가액이 4천만원 미만인 경우

다. 「국가유공자 등 예우 및 지원에 관한 법률」 제4조·제73조 및 제74조에 따른 국가유공자 등(법률 제11041호로 개정되기 전의 「국가유공자 등 예우 및 지원에 관한 법률」 제73조의2에 따른 국가유공자 등을 포함한다)으로서 같은 법 제6조의4에 따른 상이등급 판정을 받은 사람과 「보훈보상대상자 지원에 관한 법률」 제2조에 따른 보훈보상대상자로서 같은 법 제6조에 따른 상이등급 판정을 받은 사람이 소유한 자동차

라. 「장애인복지법」에 따라 등록한 장애인이 소유한 자동차

마. 「지방세특례제한법」 제4조에 따라 과세하지 아니하는 자동차

바. 「지방세법 시행령」 제122조에 따른 영업용 자동차

④ 제1항부터 제3항까지에서 규정한 사항 외에 소득 자료의 구체적인 종류 등 보험료부과점수의 산정에 필요한 세부 사항은 공단의 정관으로 정한다.〈개정 2018.3.6., 2022.8.31.〉

제72조의2(부험료부과제도개선위원회) ① 보험료부과와 관련된 제도 개선을 위하여 보건복지부장관 소속으로 관계 중앙행정기관 소속 공무원 및 민간전문가로 구성된 보험료부과제도개선위원회(이하 "제도개선위원회"라 한다)를 둔다.

② 제도개선위원회는 다음 각 호의 사항을 심의한다.

1. 가입자의 소득 파악 실태에 관한 조사 및 연구에 관한 사항
2. 가입자의 소득 파악 및 소득에 대한 보험료 부과 강화를 위한 개선 방안에 관한 사항
3. 그 밖에 보험료부과와 관련된 제도 개선 사항으로서 위원장이 회의에 부치는 사항

③ 보건복지부장관은 제1항에 따른 제도개선위원회 운영 결과를 국회에 보고하여야 한다.

④ 제도개선위원회의 구성·운영 등에 관하여 필요한 사항은 대통령령으로 정한다.

[본조신설 2017.4.18.]

시행령

제42조의2(주택 관련 대출금액의 보험료부과점수 제외) ① 법 제72조 제1항 단서에서 "대통령령으로 정하는 지역가입자"란 다음 각 호의 어느 하나에 해당하는 지역가입자를 말한다.〈개정 2022.12.27.〉

1. 보건복지부장관이 정하여 고시하는 1세대 1주택 세대에 속하는 지역가입자로서 다음 각 목의 요건을 모두 갖춘 지역가입자(이하 "1세대1주택자"라 한다)

   가. 해당 세대가 소유한 주택에 거주하기 위하여 소유자(소유자와 주민등록상 동일 세대를 구성하는 배우자나 직계존비속을 포함한다)가 「금융실명거래 및 비밀보장에 관한 법률」에 따른 금융회사등(이하 "금융회사등"이라 한다)으로부터 주택을 담보로 하는 대출 등 보건복지부장관이 정하여 고시하는 대출[대출 이자율을 낮추거나 대출 기간을 연장하기 위하여 해당 주택을 담보로 새로 대출을 받아 대출일과 같은 날 종전의 대출을 상환한 경우 새로 받은 대출(이하 이 조에서 "주택담보전환대출"이라 한다)을 포함한다. 이하 이 조에서 "주택담보대출등"이라 한다]을 받을 것

   나. 해당 세대가 주택에 대하여 최초로 주택담보대출등(주택담보전환대출은 제외한다)을 받은 날이 주택 소유권을 취득한 날과 주민등록표 등본의 전입일(외국인의 경우에는 「출입국관리법」에 따른 외국인등록표의 체류지 등록일 또는 변경신고일, 「재외동포의 출입국과 법적 지위에 관한 법률」에 따른 국내거소신고일 또는 이전신고일을 말하며, 이하 "전입일등"이라 한다) 중 빠른 날부터 전후 3개월(해당 세대가 임차하여 거주 중인 주택의 소유권을 취득하고 계속 그 주택에 거주하는 경우에는 그 소유권을 취득한 날부터 전후 3개월) 이내일 것

2. 보건복지부장관이 정하여 고시하는 1세대 무주택 세대에 속하는 지역가입자로서 다음 각 목의 요건을 모두 갖춘 지역가입자(이하 "1세대무주택자"라 한다)

   가. 해당 세대가 임차한 주택에 거주하기 위하여 임차인(임차인과 주민등록상 동일 세대를 구성하는 배우자나 직계존비속을 포함한다)이 금융회사등으로부터 임차주택의 보증금을 담보로 하는 대출 등 보건복지부장관이 정

하여 고시하는 대출[대출 이자율을 낮추거나 대출 기간을 연장하기 위하여 해당 임차주택의 보증금을 담보로 새로 대출을 받아 대출일과 같은 날 종전의 대출을 상환한 경우 새로 받은 대출(이하 이 조에서 "보증금담보전환대출"이라 한다)을 포함한다. 이하 이 조에서 "보증금담보대출등"이라 한다]을 받을 것

나. 해당 세대가 주택에 대하여 최초로 보증금담보대출등(보증금담보전환대출은 제외한다)을 받은 날이 「주택임대차보호법」 제3조의2 제2항에 따른 임대차계약증서의 입주일과 전입일등 중 빠른 날부터 전후 3개월(임대차계약을 변경·연장 또는 갱신하면서 대출받는 경우에는 임대차계약 변경일, 연장일 또는 갱신일부터 전후 3개월을 말한다) 이내일 것

② 법 제72조 제1항 단서에서 "대통령령으로 정하는 기준 이하의 주택"이란 다음 각 호의 구분에 따른 요건을 충족하는 주택을 말한다.〈개정 2022.8.31.〉

1. 1세대1주택자의 경우: 주택담보대출등을 받아 구입한 주택의 재산세 과세표준금액이 「소득세법」 제52조 제5항 본문에 따른 주택 기준시가에 「지방세법 시행령」 제109조의 공정시장가액비율을 곱한 금액 이하일 것
2. 1세대무주택자의 경우: 보증금담보대출등을 받아 임차한 임차주택의 보증금 및 월세금액을 보건복지부령으로 정하는 기준에 따라 평가한 금액이 「소득세법」 제52조 제5항 본문에 따른 주택 기준시가의 30퍼센트 이하인 주택일 것

③ 법 제72조 제1항 단서에 따라 대출금액을 평가한 금액은 다음 각 호의 구분에 따른 금액으로 한다. 이 경우 주택담보전환대출 금액이나 보증금담보전환대출 금액이 종전의 대출금액보다 큰 경우에는 그 차액을 제외한 대출금액을 기준으로 평가한다.〈개정 2022.8.31., 2022.12.27.〉

1. 1세대1주택자의 경우: 주택담보대출등 금액의 합산액(상환한 금액은 제외한다)에 「지방세법 시행령」 제109조의 공정시장가액비율을 곱한 금액. 이 경우 그 금액이 해당 주택의 재산세 과세표준금액보다 큰 경우에는 재산세 과세표준금액으로 하며, 그 금액이 5천만원을 넘는 경우에는 5천만원으로 한다.
2. 1세대무주택자의 경우: 보증금담보대출등 금액의 합산액(상환한 금액은 제외한다)의 30퍼센트. 이 경우 그 금액이 보증금의 30퍼센트에 해당하는 금액보다 큰 경우에는 보증금의 30퍼센트로 한다.

④ 법 제72조 제3항에서 "대출금액 등 대통령령으로 정하는 자료·정보"란 다음 각 호의 자료·정보를 말한다.

1. 주택담보대출등 또는 보증금담보대출등을 받은 사람의 성명과 주민등록번호
2. 주택담보대출등 또는 보증금담보대출등의 종류, 기간, 금액, 담보 등 현황에 관한 정보
3. 그 밖에 보험료부과점수 산정에 필요한 자료·정보로서 보건복지부장관이 정하여 고시하는 자료·정보

⑤ 제1항부터 제4항까지에서 규정한 사항 외에 법 제72조 제1항 단서에 따른 대출금액 평가에 필요한 세부 사항은 보건복지부장관이 정하여 고시한다.

[본조신설 2022.6.30.]

[종전 제42조의2는 제42조의3으로 이동 〈2022.6.30.〉]

제42조의3(보험료부과제도개선위원회의 구성 등) ① 법 제72조의2에 따른 보험료부과제도개선위원회(이하 "제도개선위원회"라 한다)는 성별을 고려하여 위원장 1명과 부위원장 1명을 포함하여 19명 이내의 위원으로 구성한다.

② 제도개선위원회 위원장은 보건복지부차관이 되고, 부위원장은 위원 중에서 위원장이 지명하는 사람이 된다.

③ 제도개선위원회 위원장은 제도개선위원회를 대표하며, 그 업무를 총괄한다.

④ 제도개선위원회 부위원장은 위원장을 보좌하며, 위원장이 부득이한 사유로 직무를 수행할 수 없을 때에는 그 직무를 대행한다.

⑤ 제도개선위원회 위원은 다음 각 호의 구분에 따라 보건복지부장관이 임명 또는 위촉한다.

1. 기획재정부, 보건복지부, 고용노동부, 국토교통부, 국무조정실, 인사혁신처, 금융위원회 및 국세청 소속의 3급 공무원 또는 고위공무원단에 속하는 일반직공무원 중에서 그 소속 기관의 장이 1명씩 지명하는 사람
2. 보험료 부과체계, 조세, 주택, 금융 또는 연금제도 등에 관한 학식과 경험이 풍부한 사람 9명 이내
3. 공단의 이사장이 추천하는 사람 1명

⑥ 제도개선위원회 위원(제5항제1호에 따른 위원은 제외한다)의 임기는 2년으로 하며, 두 차례만 연임할 수 있다.

⑦ 제도개선위원회 위원(제5항제1호에 따른 위원은 제외한다)의 사임 등으로 새로 위촉된 제도개선위원회 위원의 임기는 전임위원 임기의 남은 기간으로 한다.

[본조신설 2018.3.6.]

[제42조의2에서 이동, 종전 제42조의3은 제42조의4로 이동 〈2022.6.30.〉]

제42조의4(제도개선위원회 위원의 해임 및 해촉) 보건복지부장관은 제도개선위원회 위원이 다음 각 호의 어느 하나에 해당하는 경우에는 해당 위원을 해임하거나 해촉할 수 있다.

1. 심신장애로 인하여 직무를 수행할 수 없게 된 경우
2. 직무와 관련된 비위사실이 있는 경우
3. 직무태만, 품위손상이나 그 밖의 사유로 인하여 위원으로 적합하지 아니하다고 인정되는 경우
4. 위원 스스로 직무를 수행하는 것이 곤란하다고 의사를 밝히는 경우

[본조신설 2018.3.6.]

[제42조의3에서 이동, 종전 제42조의4는 제42조의5로 이동 〈2022.6.30.〉]

제42조의5(제도개선위원회의 회의) ① 제도개선위원회 위원장은 제도개선위원회의 회의를 소집하고, 그 의장이 된다.

② 제도개선위원회의 회의는 재적위원 3분의 1 이상이 요구할 때 또는 위원장이 필요하다고 인정할 때에 소집한다.

③ 제도개선위원회의 회의는 재적위원 과반수의 출석으로 개의(開議)하고 출석위원 과반수의 찬성으로 의결한다.

④ 제도개선위원회의 효율적인 심의를 위하여 필요한 경우에는 전문위원회를 구성·운영할 수 있다.

⑤ 제1항부터 제4항까지에서 규정한 사항 외에 제도개선위원회와 전문위원회의 구성·운영 등에 필요한 사항은 제도개선위원회의 의결을 거쳐 위원장이 정한다.

[본조신설 2018.3.6.]

[제42조의4에서 이동, 종전 제42조의5는 제42조의6으로 이동 〈2022.6.30.〉]

제42조의6(간사) ① 제도개선위원회의 사무를 처리하기 위하여 제도개선위원회에 간사 1명을 둔다.

② 간사는 보건복지부 소속 3급 또는 4급 공무원 중에서 보건복지부장관이 임명한다.

[본조신설 2018.3.6.]

[제42조의5에서 이동, 종전 제42조의6은 제42조의7로 이동 〈2022.6.30.〉]

제72조의3(보험료 부과제도에 대한 적정성 평가) ① 보건복지부장관은 제5조에 따른 피부양자 인정기준(이하 이 조에서 "인정기준"이라 한다)과 제69조부터 제72조까지의 규정에 따른 보험료, 보수월액, 소득월액 및 보험료부과점수의 산정 기준 및 방법 등(이하 이 조에서 "산정기준"이라 한다)에 대하여 적정성을 평가하고, 이 법 시행일로부터 4년이 경과한 때 이를 조정하여야 한다.

② 보건복지부장관은 제1항에 따른 적정성 평가를 하는 경우에는 다음 각 호를 종합적으로 고려하여야 한다.

1. 제72조의2 제2항 제2호에 따라 제도개선위원회가 심의한 가입자의 소득 파악 현황 및 개선방안
2. 공단의 소득 관련 자료 보유 현황
3. 「소득세법」 제4조에 따른 종합소득(종합과세되는 종합소득과 분리과세되는 종합소득을 포함한다) 과세 현황
4. 직장가입자에게 부과되는 보험료와 지역가입자에게 부과되는 보험료 간 형평성
5. 제1항에 따른 인정기준 및 산정기준의 조정으로 인한 보험료 변동
6. 그 밖에 적정성 평가 대상이 될 수 있는 사항으로서 보건복지부장관이 정하는 사항

③ 제1항에 따른 적정성 평가의 절차, 방법 및 그 밖에 적정성 평가를 위하여 필요한 사항은 대통령령으로 정한다.

[본조신설 2017.4.18.]

시행령

제42조의7(보험료 부과제도에 대한 적정성 평가) ① 보건복지부장관은 법 제72조의3제1항에 따른 적정성 평가(이하 "적정성 평가"라 한다)를 위한 조사 및 연구를 실시할 수 있다.

② 보건복지부장관은 제1항에 따라 실시하는 조사 및 연구를 보험료 부과제도에 관한 전문성을 갖춘 연구기관, 대학, 비영리법인 또는 단체 등에 의뢰하여 실시할 수 있다.

③ 보건복지부장관은 관계 중앙행정기관, 지방자치단체 및 「공공기관의 운영에 관한 법률」에 따른 공공기관 등에 대하여 적정성 평가에 관한 의견 또는 자료의 제출을 요청할 수 있다.

④ 보건복지부장관은 제1항에 따른 적정성 평가를 실시한 경우 그 결과를 제도개선위원회에 알려야 한다.

[본조신설 2018.3.6.]

[제42조의6에서 이동 〈2022.6.30.〉]

제73조(보험료율 등) ① 직장가입자의 보험료율은 1천분의 80의 범위에서 심의위원회의 의결을 거쳐 대통령령으로 정한다.

② 국외에서 업무에 종사하고 있는 직장가입자에 대한 보험료율은 제1항에 따라 정해진 보험료율의 100분의 50으로 한다.

③ 지역가입자의 보험료부과점수당 금액은 심의위원회의 의결을 거쳐 대통령령으로 정한다.

시행령

제43조(지역가입자의 세대 분리) 공단은 지역가입자가 다음 각 호의 어느 하나의 사람에 해당하는 경우에는 그 가입자를 해당 세대에서 분리하여 별도 세대로 구성할 수 있다.〈개정 2013.9.26., 2017.3.20., 2020.6.30., 2020.10.7.〉

1. 해당 세대와 가계단위 및 생계를 달리하여 공단에 세대 분리를 신청한 사람
2. 별표 2 제3호 라목에 따른 희귀난치성질환자등으로서 본인부담액을 경감받는 사람
3. 「병역법」 제21조 또는 제26조에 따라 소집되어 상근예비역 또는 사회복무요원으로 복무하는 사람
4. 「대체역의 편입 및 복무 등에 관한 법률」 제17조에 따라 소집되어 대체복무요원으로 복무하는 사람

제44조(보험료율 및 보험료부과점수당 금액) ① 법 제73조 제1항에 따른 직장가입자의 보험료율은 1만분의 709로 한다.〈개정 2020.12.29., 2021.12.7., 2022.12.27.〉

② 법 제73조 제3항에 따른 지역가입자의 보험료부과점수당 금액은 208.4원으로 한다.〈개정 2020.12.29., 2021.12.7., 2022.12.27.〉

제74조(보험료의 면제) ① 공단은 직장가입자가 제54조 제2호부터 제4호까지의 어느 하나에 해당하는 경우(같은 조 제2호에 해당하는 경우에는 1개월 이상의 기간으로서 대통령령으로 정하는 기간 이상 국외에 체류하는 경우에 한정한다. 이하 이 조에서 같다) 그 가입자의 보험료를 면제한다. 다만, 제54조 제2호에 해당하는 직장가입자의 경우에는 국내에 거주하는 피부양자가 없을 때에만 보험료를 면제한다.〈개정 2020.4.7.〉

② 지역가입자가 제54조 제2호부터 제4호까지의 어느 하나에 해당하면 그 가입자가 속한 세대의 보험료를 산정할 때 그 가입자의 제72조에 따른 보험료부과점수를 제외한다.

③ 제1항에 따른 보험료의 면제나 제2항에 따라 보험료의 산정에서 제외되는 보험료부과점수에 대하여는 제54조 제2호부터 제4호까지의 어느 하나에 해당하는 급여정지 사유가 생긴 날이 속하는 달의 다음 달부터 사유가 없어진 날이 속하는 달까지 적용한다. 다만, 다음 각 호의 어느 하나에 해당하는 경우에는 그 달의 보험료를 면제하지 아니하거나 보험료의 산정에서 보험료부과점수를 제외하지 아니한다.〈개정 2020.4.7.〉

1. 급여정지 사유가 매월 1일에 없어진 경우
2. 제54조 제2호에 해당하는 가입자 또는 그 피부양자가 국내에 입국하여 입국일이 속하는 달에 보험급여를 받고 그 달에 출국하는 경우

시행령

제44조의2(보험료가 면제되는 국외 체류기간) 법 제74조 제1항 본문에서 "대통령령으로 정하는 기간"이란 3개월을 말한다. 다만, 업무에 종사하기 위해 국외에 체류하는 경우라고 공단이 인정하는 경우에는 1개월을 말한다.〈개정 2021.10.14.〉

[본조신설 2020.7.7.]

제75조(보험료의 경감 등) ① 다음 각 호의 어느 하나에 해당하는 가입자 중 보건복지부령으로 정하는 가입자에 대하여는 그 가입자 또는 그 가입자가 속한 세대의 보험료의 일부를 경감할 수 있다.

1. 섬·벽지(僻地)·농어촌 등 대통령령으로 정하는 지역에 거주하는 사람
2. 65세 이상인 사람

3. 「장애인복지법」에 따라 등록한 장애인
4. 「국가유공자 등 예우 및 지원에 관한 법률」 제4조 제1항 제4호, 제6호, 제12호, 제15호 및 제17호에 따른 국가유공자
5. 휴직자
6. 그 밖에 생활이 어렵거나 천재지변 등의 사유로 보험료를 경감할 필요가 있다고 보건복지부장관이 정하여 고시하는 사람

② 제77조에 따른 보험료 납부의무자가 다음 각 호의 어느 하나에 해당하는 경우에는 대통령령으로 정하는 바에 따라 보험료를 감액하는 등 재산상의 이익을 제공할 수 있다.〈신설 2013.5.22., 2019.4.23.〉

1. 제79조 제2항에 따라 보험료의 납입 고지를 전자문서로 받는 경우
2. 보험료를 계좌 또는 신용카드 자동이체의 방법으로 내는 경우

③ 제1항에 따른 보험료 경감의 방법·절차 등에 필요한 사항은 보건복지부장관이 정하여 고시한다.〈개정 2013.5.22〉

[제목개정 2013.5.22]

시행령

제45조(보험료 경감 대상지역) 법 제75조 제1항 제1호에서 "섬·벽지(僻地)·농어촌 등 대통령령으로 정하는 지역"이란 다음 각 호의 어느 하나에 해당하는 지역을 말한다.〈개정 2015.6.30.〉

1. 요양기관까지의 거리가 멀거나 대중교통으로 이동하는 시간이 오래 걸리는 지역으로서 보건복지부장관이 정하여 고시하는 섬·벽지 지역
2. 다음 각 목의 어느 하나에 해당하는 농어촌지역
   가. 군 및 도농복합 형태 시의 읍·면 지역
   나. 「지방자치법」 제2조 제1항 제2호에 따른 시와 군의 지역 중 동(洞) 지역으로서 「국토의 계획 및 이용에 관한 법률」 제36조 제1항 제1호에 따라 지정된 주거지역·상업지역 및 공업지역을 제외한 지역
   다. 「농어촌주민의 보건복지 증진을 위한 특별법」 제33조에 해당하는 지역
3. 요양기관의 이용이 제한되는 근무지의 특성을 고려하여 보건복지부장관이 인정하는 지역

제45조의2(계좌이체자 등에 대한 보험료 감액 등) 공단은 법 제75조 제2항에 따라 전자문서로 납입 고지를 받거나 계좌 또는 신용카드 자동이체의 방법으로 보험료를 내는 납부의무자에 대해서는 그에 따라 절감되는 우편요금 등 행정비용의 범위에서 공단의 정관으로 정하는 바에 따라 보험료를 감액하거나 감액하는 금액에 상당하는 금품을 제공할 수 있다.〈개정 2013.9.26., 2019.10.22.〉

[제47조에서 이동 〈2013.9.26.〉]

시행규칙

제46조(보험료 경감 대상자) 법 제75조 제1항 각 호 외의 부분에서 "보건복지부령으로 정하는 가입자"란 다음 각 호의 어느 하나에 해당하는 사람을 말한다.〈개정 2015.6.30〉

1. 영 제45조 제1호에 해당하는 지역에 거주하는 가입자
2. 영 제45조 제2호에 해당하는 지역에 거주하는 지역가입자로서 다음 각 목의 어느 하나에 해당하는 사람. 다만, 영 제45조 제2호 나목 및 다목에 해당하는 지역의 경우 라목에 해당하는 사람은 제외한다.
   가. 「농어업·농어촌 및 식품산업 기본법」 제3조 제2호에 따른 농어업인
   나. 「수산업법」 제2조 제12호에 따른 어업인
   다. 「광업법」 제3조 제2호에 따른 광업에 종사하는 사람
   라. 「소득세법」 제19조에 따른 사업소득이 연간 500만원 이하인 사람
3. 영 제45조 제3호에 해당하는 지역에 거주하는 직장가입자로서 보건복지부장관이 정하여 고시하는 사람
4. 법 제75조 제1항 제2호부터 제4호까지에 해당하는 지역가입자
5. 법 제75조 제1항 제5호에 해당하는 직장가입자 중 휴직기간이 1개월 이상인 사람

6. 법 제75조 제1항 제6호에 해당하는 가입자

제76조(보험료의 부담) ① 직장가입자의 보수월액보험료는 직장가입자와 다음 각 호의 구분에 따른 자가 각각 보험료액의 100분의 50씩 부담한다. 다만, 직장가입자가 교직원으로서 사립학교에 근무하는 교원이면 보험료액은 그 직장가입자가 100분의 50을, 제3조 제2호 다목에 해당하는 사용자가 100분의 30을, 국가가 100분의 20을 각각 부담한다.〈개정 2014.1.1.〉

1. 직장가입자가 근로자인 경우에는 제3조 제2호 가목에 해당하는 사업주
2. 직장가입자가 공무원인 경우에는 그 공무원이 소속되어 있는 국가 또는 지방자치단체
3. 직장가입자가 교직원(사립학교에 근무하는 교원은 제외한다)인 경우에는 제3조 제2호 다목에 해당하는 사용자

② 직장가입자의 소득월액보험료는 직장가입자가 부담한다.

③ 지역가입자의 보험료는 그 가입자가 속한 세대의 지역가입자 전원이 연대하여 부담한다.

④ 직장가입자가 교직원인 경우 제3조 제2호 다목에 해당하는 사용자가 부담액 전부를 부담할 수 없으면 그 부족액을 학교에 속하는 회계에서 부담하게 할 수 있다.〈신설 2014.1.1.〉

제77조(보험료 납부의무) ① 직장가입자의 보험료는 다음 각 호의 구분에 따라 그 각 호에서 정한 자가 납부한다.

1. 보수월액보험료: 사용자. 이 경우 사업장의 사용자가 2명 이상인 때에는 그 사업장의 사용자는 해당 직장가입자의 보험료를 연대하여 납부한다.
2. 소득월액보험료: 직장가입자

② 지역가입자의 보험료는 그 가입자가 속한 세대의 지역가입자 전원이 연대하여 납부한다. 다만, 소득 및 재산이 없는 미성년자와 소득 및 재산 등을 고려하여 대통령령으로 정하는 기준에 해당하는 미성년자는 납부의무를 부담하지 아니한다.〈개정 2017.4.18.〉

③ 사용자는 보수월액보험료 중 직장가입자가 부담하여야 하는 그 달의 보험료액을 그 보수에서 공제하여 납부하여야 한다. 이 경우 직장가입자에게 공제액을 알려야 한다.

시행령

제46조(지역가입자의 보험료 연대납부의무 면제 대상 미성년자) 법 제77조 제2항 단서에서 "대통령령으로 정하는 기준에 해당하는 미성년자"란 다음 각 호의 어느 하나에 해당하는 미성년자를 말한다. 다만, 제41조 제1항 제2호의 배당소득 또는 같은 항 제3호의 사업소득으로서 「소득세법」 제168조 제1항에 따른 사업자등록을 한 사업에서 발생하는 소득이 있는 미성년자는 제외한다.〈개정 2015.12.22., 2018.12.24.〉

1. 다음 각 목의 요건을 모두 갖춘 미성년자
   가. 제42조 제1항 제1호에 따른 소득의 합이 연간 100만원 이하일 것
   나. 제42조 제1항 제2호에 따른 재산 중 같은 조 제3항 제1호 및 제3호에 해당하는 재산이 없을 것
2. 부모가 모두 사망한 미성년자로서 제1호가목의 요건을 갖춘 미성년자

제77조의2(제2차 납부의무) ① 법인의 재산으로 그 법인이 납부하여야 하는 보험료, 연체금 및 체납처분비를 충당하여도 부족한 경우에는 해당 법인에게 보험료의 납부의무가 부과된 날 현재의 무한책임사원 또는 과점주주(「국세기본법」 제39조 각 호의 어느 하나에 해당하는 자를 말한다)가 그 부족한 금액에 대하여 제2차 납부의무를 진다. 다만, 과점주주의 경우에는 그 부족한 금액을 그 법인의 발행주식 총수(의결권이 없는 주식은 제외한다) 또는 출자총액으로 나눈 금액에 해당 과점주주가 실질적으로 권리를 행사하는 주식 수(의결권이 없는 주식은 제외한다) 또는 출자액을 곱하여 산출한 금액을 한도로 한다.

② 사업이 양도·양수된 경우에 양도일 이전에 양도인에게 납부의무가 부과된 보험료, 연체금 및 체납처분비를 양도인의 재산으로 충당하여도 부족한 경우에는 사업의 양수인이 그 부족한 금액에 대하여 양수한 재산의 가액을 한도로 제2차 납부의무를 진다. 이 경우 양수인의 범위 및 양수한 재산의 가액은 대통령령으로 정한다.

[본조신설 2016.2.3.]

시행령

제46조의2(사업의 양도ㆍ양수에 따른 제2차 납부의무) ① 법 제77조의2 제2항 후단에 따라 제2차 납부의무를 지는 사업의 양수인은 사업장별로 그 사업에 관한 모든 권리(미수금에 관한 것은 제외한다)와 모든 의무(미지급금에 관한 것은 제외한다)를 포괄적으로 승계한 자로 한다.

② 법 제77조의2 제2항 후단에 따라 제2차 납부의무의 한도가 되는 사업양수 재산의 가액은 다음 각 호의 금액으로 한다. 다만, 제2호에 따른 금액은 제1호에 따른 금액이 없거나 불분명한 경우에 한정하여 적용한다.

1. 양수인이 양도인에게 지급하였거나 지급하여야 할 금액이 있는 경우에는 그 금액
2. 양수한 자산 및 부채를 공단이 「상속세 및 증여세법」 제60조부터 제66조까지의 규정을 준용하여 평가한 후 그 자산총액에서 부채총액을 뺀 가액

③ 제2항에도 불구하고 다음 각 호의 어느 하나에 해당하는 경우에 사업양수 재산의 가액은 같은 항 제1호의 방법에 따라 산정한 금액과 제2호의 방법에 따라 산정한 금액 중 큰 금액으로 한다.

1. 제2항 제1호에 따른 금액과 「상속세 및 증여세법」 제60조에 따른 시가의 차액이 3억원 이상인 경우
2. 제2항 제1호에 따른 금액과 「상속세 및 증여세법」 제60조에 따른 시가의 차액이 그 시가의 100분의 30에 상당하는 금액 이상인 경우

[본조신설 2016.8.2.] [종전 제46조의2는 제46조의3으로 이동 〈2016.8.2.〉]

제78조(보험료의 납부기한) ① 제77조 제1항 및 제2항에 따라 보험료 납부의무가 있는 자는 가입자에 대한 그 달의 보험료를 그 다음 달 10일까지 납부하여야 한다. 다만, 직장가입자의 소득월액보험료 및 지역가입자의 보험료는 보건복지부령으로 정하는 바에 따라 분기별로 납부할 수 있다.〈개정 2013.5.22.〉

② 공단은 제1항에도 불구하고 납입 고지의 송달 지연 등 보건복지부령으로 정하는 사유가 있는 경우 납부의무자의 신청에 따라 제1항에 따른 납부기한부터 1개월의 범위에서 납부기한을 연장할 수 있다. 이 경우 납부기한 연장을 신청하는 방법, 절차 등에 필요한 사항은 보건복지부령으로 정한다.〈신설 2013.5.22.〉

시행규칙

제47조(보험료의 분기별 납부) ① 법 제78조 제1항 단서에 따라 보험료(직장가입자의 경우에는 소득월액보험료를 말한다. 이하 이 조에서 같다)를 분기별로 납부하려는 직장가입자 및 지역가입자는 분기가 시작되는 달의 전달 말일까지 별지 제28호서식의 건강보험료 분기납부 신청서를 공단에 제출하여야 한다.〈개정 2013.9.30.〉

② 법 제78조 제1항 단서에 따라 분기별로 납부하는 보험료의 납부기한은 해당 분기가 끝나는 달의 다음 달 10일로 한다.〈개정 2013.9.30.〉

③ 공단은 분기별로 납부하는 보험료의 납부의무자가 제2항에 따른 납부기한까지 보험료를 내지 아니하면 공단의 정관으로 정하는 절차에 따라 납부 의사를 확인한 후 분기별 납부를 제한할 수 있다.

제48조의2(납부기한의 연장) ① 법 제78조 제2항 전단에서 "납입 고지의 송달 지연 등 보건복지부령으로 정하는 사유가 있는 경우"란 다음 각 호의 어느 하나에 해당하는 경우를 말한다.

1. 납부의무자의 책임 없는 사유로 납입고지서가 납부기한이 지나서 송달된 경우
2. 자동 계좌이체의 방법으로 보험료를 내는 경우로서 정보통신망의 장애 등 납부의무자의 책임 없는 사유로 납부기한까지 이체되지 아니한 경우
3. 그 밖에 보건복지부장관이 인정하는 부득이한 사유가 있는 경우

② 제1항 각 호의 사유로 납부기한의 연장을 신청하려는 사람은 해당 보험료의 납부기한으로부터 1개월 이내에 별지 제28호의2서식의 보험료 납부기한 연장신청서를 공단에 제출하여야 한다.

③ 공단은 제2항에 따른 납부기한 연장 신청을 받으면 그 연장 여부를 결정하여 지체 없이 납부의무자에게 문서 등으로 통지하여야 한다.

[본조신설 2013.9.30.]

제78조의2(가산금) ① 사업장의 사용자가 대통령령으로 정하는 사유에 해당되어 직장가입자가 될 수 없는 자를 제

8조 제2항 또는 제9조 제2항을 위반하여 거짓으로 보험자에게 직장가입자로 신고한 경우 공단은 제1호의 금액에서 제2호의 금액을 뺀 금액의 100분의 10에 상당하는 가산금을 그 사용자에게 부과하여 징수한다.

1. 사용자가 직장가입자로 신고한 사람이 직장가입자로 처리된 기간 동안 그 가입자가 제69조 제5항에 따라 부담하여야 하는 보험료의 총액
2. 제1호의 기간 동안 공단이 해당 가입자에 대하여 제69조 제4항에 따라 산정하여 부과한 보험료의 총액

② 제1항에도 불구하고, 공단은 가산금이 소액이거나 그 밖에 가산금을 징수하는 것이 적절하지 아니하다고 인정되는 등 대통령령으로 정하는 경우에는 징수하지 아니할 수 있다.

[본조신설 2016.3.22.]

시행령

제46조의3(가산금) ① 법 제78조의2 제1항 각 호 외의 부분에서 "대통령령으로 정하는 사유"란 다음 각 호의 어느 하나에 해당하는 경우를 말한다.

1. 근로자, 공무원 또는 교직원이 아닌 경우
2. 법 제6조 제2항 각 호의 어느 하나에 해당하는 경우

② 법 제78조의2 제2항에서 "가산금이 소액이거나 그 밖에 가산금을 징수하는 것이 적절하지 아니하다고 인정되는 등 대통령령으로 정하는 경우"란 다음 각 호의 어느 하나에 해당하는 경우를 말한다.

1. 가산금(법 제78조의2 제1항에 따른 가산금을 말한다. 이하 같다)이 3천원 미만인 경우
2. 가산금을 징수하는 것이 적절하지 아니하다고 공단이 인정하는 부득이한 사유가 있는 경우

[본조신설 2016.9.22.] [종전 제46조의3은 제46조의4로 이동 〈2016.9.22.〉]

제79조(보험료등의 납입 고지) ① 공단은 보험료등을 징수하려면 그 금액을 결정하여 납부의무자에게 다음 각 호의 사항을 적은 문서로 납입 고지를 하여야 한다.

1. 징수하려는 보험료등의 종류
2. 납부해야 하는 금액
3. 납부기한 및 장소

② 공단은 제1항에 따른 납입 고지를 할 때 납부의무자의 신청이 있으면 전자문서교환방식 등에 의하여 전자문서로 고지할 수 있다. 이 경우 전자문서 고지에 대한 신청 방법·절차 등에 필요한 사항은 보건복지부령으로 정한다. 〈개정 2016.2.3.〉

③ 공단이 제2항에 따라 전자문서로 고지하는 경우에는 전자문서가 보건복지부령으로 정하는 정보통신망에 저장되거나 납부의무자가 지정한 전자우편주소에 입력된 때에 납입 고지가 그 납부의무자에게 도달된 것으로 본다.

④ 직장가입자의 사용자가 2명 이상인 경우 또는 지역가입자의 세대가 2명 이상으로 구성된 경우 그 중 1명에게 한 고지는 해당 사업장의 다른 사용자 또는 세대 구성원인 다른 지역가입자 모두에게 효력이 있는 것으로 본다.

⑤ 휴직자등의 보험료는 휴직 등의 사유가 끝날 때까지 보건복지부령으로 정하는 바에 따라 납입 고지를 유예할 수 있다.

⑥ 공단은 제77조의2에 따른 제2차 납부의무자에게 납입의 고지를 한 경우에는 해당 법인인 사용자 및 사업 양도인에게 그 사실을 통지하여야 한다. 〈개정 2016.2.3.〉

시행규칙

제48조(보험료등의 납입고지 기한) 공단은 법 제79조에 따라 보험료와 그 밖에 법에 따른 징수금(이하 "보험료등"이라 한다)의 납입고지를 할 때에는 납부의무자에게 보험료등의 납부기한 10일 전까지 납입고지서를 발급하여야 한다.

제49조(납입고지서의 전자고지 등) ① 법 제79조 제2항에 따른 전자문서를 통한 납입고지(이하 "전자고지"라 한다)를 신청·변경·해지하려는 사람은 별지 제29호서식의 전자고지 서비스 신규·변경·해지 신청서를 공단에 제출하여

야 한다. 다만, 제3조 제1항에 따라 사업장 적용신고를 하거나 제4조 제1항에 따라 지역가입자의 자격 취득 또는 변동 신고를 할 때에 전자고지를 신청한 경우에는 신청서를 제출한 것으로 본다.

② 공단은 제1항에 따른 전자고지의 신청을 접수한 경우에는 그 신청에 따라 전자우편, 휴대전화, 공단이 관리하는 전자문서교환시스템 또는 건강보험 업무를 수행하기 위하여 공단이 관리·운영하는 정보통신망을 통해 전자고지를 해야 한다. 다만, 공단은 정보통신망의 장애 등으로 전자고지가 불가능한 경우에는 문서로 보험료 등에 대한 납입고지를 할 수 있다.〈개정 2015. 12.31.,2022.10.26.〉

③ 전자고지의 개시 및 해지는 제1항에 따른 신청서를 접수한 날의 다음 날부터 적용한다.

④ 전자고지의 신청을 해지한 사람은 해지한 날부터 30일이 지난 날 이후에 전자고지를 다시 신청할 수 있다.

⑤ 법 제79조 제3항에서 "보건복지부령으로 정하는 정보통신망"이란 「공단이 관리하는 전자문서교환시스템 또는 건강보험 업무를 수행하기 위하여 공단이 관리·운영하는 정보통신망을 말한다.〈개정 2022.10.26.〉

제50조(보수월액보험료 납입고지 유예와 그 해지 신청 등) ① 사용자는 법 제79조 제5항에 따라 휴직이나 그 밖의 사유로 보수의 전부 또는 일부가 지급되지 아니하는 직장가입자(이하 "휴직자등"이라 한다)의 보수월액보험료에 대한 납입고지를 유예받으려면 휴직 등의 사유가 발생한 날부터 14일 이내에 별지 제30호서식의 휴직자등 직장가입자 보험료 납입고지 유예(유예 해지) 신청서를 공단에 제출하여야 한다.

② 사용자는 제1항에 따른 신청서가 제출된 후 납입 고지 유예 사유가 없어진 경우에는 그 사유가 없어진 날부터 14일 이내에 별지 제30호서식의 휴직자등 직장가입자 보험료 납입고지 유예(유예 해지) 신청서를 공단에 제출하여야 한다.

③ 제1항의 신청에 따라 납입고지가 유예되는 보수월액보험료는 그 사유가 발생한 날이 속하는 달의 다음 달(사유가 발생한 날이 매월 1일인 경우에는 그 사유가 발생한 날이 속하는 달을 말한다)부터 그 사유가 없어진 날이 속하는 달(사유가 없어진 날이 매월 1일인 경우에는 그 사유가 없어진 날이 속하는 달의 직전 달을 말한다)까지에 해당하는 보수월액보험료 및 그 기간 중 영 제39조 제1항에 따른 추가 징수 보수월액보험료로 한다.

④ 공단은 제3항에 따라 납입고지가 유예된 보수월액보험료를 법 제70조 제2항에 따른 보수월액과 납입고지 유예기간 중의 보험료율을 적용하여 산정한다.

⑤ 사용자는 제3항에 따라 납입고지가 유예된 보수월액보험료를 그 사유가 없어진 후 보수가 지급되는 최초의 달의 보수에서 공제하여 납부하여야 한다. 다만, 납입고지가 유예된 보수월액보험료가 해당 직장가입자의 월 보수월액보험료의 3배 이상이고 해당 직장가입자가 원하는 경우에는 제2항에 따른 납입 고지 유예 해지 신청을 할 때에 해당 보수월액보험료의 분할납부를 함께 신청하여야 한다.

⑥ 사용자가 제5항 단서에 따라 분할납부를 신청한 경우에는 10회의 범위에서 해당 보수월액보험료를 균등하게 분할하여 납부할 수 있다. 이 경우 매월 분할납부하는 금액은 해당 직장가입자의 월 보수월액보험료 이상이어야 한다.

제79조의2(신용카드등으로 하는 보험료등의 납부) ① 공단이 납입 고지한 보험료등을 납부하는 자는 보험료등의 납부를 대행할 수 있도록 대통령령으로 정하는 기관 등(이하 이 조에서 "보험료등납부대행기관"이라 한다)을 통하여 신용카드, 직불카드 등(이하 이 조에서 "신용카드등"이라 한다)으로 납부할 수 있다.〈개정 2017.2.8.〉

② 제1항에 따라 신용카드등으로 보험료등을 납부하는 경우에는 보험료등납부대행기관의 승인일을 납부일로 본다.

③ 보험료등납부대행기관은 보험료등의 납부자로부터 보험료등의 납부를 대행하는 대가로 수수료를 받을 수 있다.

④ 보험료등납부대행기관의 지정 및 운영, 수수료 등에 필요한 사항은 대통령령으로 정한다.

[본조신설 2014.5.20.]

시행령

제46조의4(신용카드등에 의한 보험료등의 납부) ① 삭제 〈2017.3.20.〉

② 법 제79조의2 제1항에서 "대통령령으로 정하는 기관 등"이란 다음 각 호의 기관을 말한다.

1. 「민법」 제32조에 따라 금융위원회의 허가를 받아 설립된 금융결제원
2. 정보통신망을 이용하여 신용카드, 직불카드 등(이하 이 조에서 "신용카드등"이라 한다)에 의한 결제를 수행하는 기관 중 시설, 업무수행능력 및 자본금 규모 등을 고려하여 공단이 지정하는 기관

③ 법 제79조의2 제3항에 따른 납부대행 수수료는 공단이 납부대행기관의 운영경비 등을 종합적으로 고려하여 승

인한다. 이 경우 납부대행 수수료는 해당 보험료등 납부금액의 1천분의 10을 초과할 수 없다.
④ 공단은 신용카드등에 의한 보험료등의 납부에 필요한 사항을 정할 수 있다.
[본조신설 2014.8.29.] [제46조의3에서 이동 〈2016.9.22.〉]

제80조(연체금) ① 공단은 보험료등의 납부의무자가 납부기한까지 보험료등을 내지 아니하면 그 납부기한이 지난 날부터 매 1일이 경과할 때마다 다음 각 호에 해당하는 연체금을 징수한다.〈개정 2016.2.3., 2019.1.15.〉

1. 제69조에 따른 보험료 또는 제53조 제3항에 따른 보험급여 제한 기간 중 받은 보험급여에 대한 징수금을 체납한 경우: 해당 체납금액의 1천500분의 1에 해당하는 금액. 이 경우 연체금은 해당 체납금액의 1천분의 20을 넘지 못한다.
2. 제1호 외에 이 법에 따른 징수금을 체납한 경우: 해당 체납금액의 1천분의 1에 해당하는 금액. 이 경우 연체금은 해당 체납금액의 1천분의 30을 넘지 못한다.

② 공단은 보험료등의 납부의무자가 체납된 보험료등을 내지 아니하면 납부기한 후 30일이 지난 날부터 매 1일이 경과할 때마다 다음 각 호에 해당하는 연체금을 제1항에 따른 연체금에 더하여 징수한다.〈개정 2016.2.3., 2019.1.15.〉

1. 제69조에 따른 보험료 또는 제53조 제3항에 따른 보험급여 제한 기간 중 받은 보험급여에 대한 징수금을 체납한 경우: 해당 체납금액의 6천분의 1에 해당하는 금액. 이 경우 연체금은 해당 체납금액의 1천분의 50을 넘지 못한다.
2. 제1호 외에 이 법에 따른 징수금을 체납한 경우: 해당 체납금액의 3천분의 1에 해당하는 금액. 이 경우 연체금은 해당 체납금액의 1천분의 90을 넘지 못한다.

③ 공단은 제1항 및 제2항에도 불구하고 천재지변이나 그 밖에 보건복지부령으로 정하는 부득이한 사유가 있으면 제1항 및 제2항에 따른 연체금을 징수하지 아니할 수 있다.

시행규칙

제51조(연체금 징수의 예외) 법 제80조 제3항에서 "보건복지부령으로 정하는 부득이한 사유"란 다음 각 호의 어느 하나에 해당하는 경우를 말한다.〈개정 2018.12.18.〉

1. 전쟁 또는 사변으로 인하여 체납한 경우
2. 연체금의 금액이 공단의 정관으로 정하는 금액 이하인 경우
3. 사업장 또는 사립학교의 폐업·폐쇄 또는 폐교로 체납액을 징수할 수 없는 경우
4. 화재로 피해가 발생해 체납한 경우
5. 그 밖에 보건복지부장관이 연체금을 징수하기 곤란한 부득이한 사유가 있다고 인정하는 경우

제81조(보험료등의 독촉 및 체납처분) ① 공단은 제57조, 제77조, 제77조의2, 제78조의2 및 제101조에 따라 보험료등을 내야 하는 자가 보험료등을 내지 아니하면 기한을 정하여 독촉할 수 있다. 이 경우 직장가입자의 사용자가 2명 이상인 경우 또는 지역가입자의 세대가 2명 이상으로 구성된 경우에는 그 중 1명에게 한 독촉은 해당 사업장의 다른 사용자 또는 세대 구성원인 다른 지역가입자 모두에게 효력이 있는 것으로 본다.〈개정 2016.2.3., 2016.3.22.〉

② 제1항에 따라 독촉할 때에는 10일 이상 15일 이내의 납부기한을 정하여 독촉장을 발부하여야 한다.

③ 공단은 제1항에 따른 독촉을 받은 자가 그 납부기한까지 보험료등을 내지 아니하면 보건복지부장관의 승인을 받아 국세 체납처분의 예에 따라 이를 징수할 수 있다.

④ 공단은 제3항에 따라 체납처분을 하기 전에 보험료등의 체납 내역, 압류 가능한 재산의 종류, 압류 예정 사실 및 「국세징수법」 제41조 제18호에 따른 소액금융재산에 대한 압류금지 사실 등이 포함된 통보서를 발송하여야 한다. 다만, 법인 해산 등 긴급히 체납처분을 할 필요가 있는 경우로서 대통령령으로 정하는 경우에는 그러

하지 아니하다.〈신설 2018.3.27., 2020.12.29.〉

⑤ 공단은 제3항에 따른 국세 체납처분의 예에 따라 압류한 재산의 공매에 대하여 전문지식이 필요하거나 그 밖에 특수한 사정으로 직접 공매하는 것이 적당하지 아니하다고 인정하는 경우에는 「한국자산관리공사의 설립 등에 관한 법률」에 따라 설립된 한국자산관리공사(이하 "한국자산관리공사"라 한다)에 공매를 대행하게 할 수 있다. 이 경우 공매는 공단이 한 것으로 본다.〈개정 2018.3.27., 2019.11.26.〉

⑥ 공단은 제5항에 따라 한국자산관리공사가 공매를 대행하면 보건복지부령으로 정하는 바에 따라 수수료를 지급할 수 있다.〈개정 2018.3.27.〉

시행령

제46조의5(보험료등의 체납처분 전 통보 예외) 법 제81조 제4항 단서에서 "대통령령으로 정하는 경우"란 보험료등을 체납한 자가 다음 각 호의 어느 하나에 해당하는 경우를 말한다.

1. 국세의 체납으로 체납처분을 받는 경우
2. 지방세 또는 공과금의 체납으로 체납처분을 받는 경우
3. 강제집행을 받는 경우
4. 「어음법」 및 「수표법」에 따른 어음교환소에서 거래정지처분을 받는 경우
5. 경매가 시작된 경우
6. 법인이 해산한 경우
7. 재산의 은닉·탈루, 거짓 계약이나 그 밖의 부정한 방법으로 체납처분의 집행을 면하려는 행위가 있다고 인정되는 경우

[본조신설 2018.9.28.]

시행규칙

제52조(체납자에 대한 공매대행의 통지 등) ① 공단은 법 제81조 제5항에 따라 압류재산의 공매를 대행하게 하는 경우에는 다음 각 호의 사항을 적어 「금융회사부실자산 등의 효율적 처리 및 한국자산관리공사의 설립에 관한 법률」에 따라 설립된 한국자산관리공사(이하 "한국자산관리공사"라 한다)에 공매대행을 의뢰하여야 한다.〈개정 2018.9.28.〉

1. 체납자의 성명, 주소 또는 거소
2. 공매할 재산의 종류·수량·품질 및 소재지
3. 압류에 관계되는 보험료등의 납부 연도·금액 및 납부기한
4. 그 밖에 공매대행에 필요한 사항

② 공단은 제1항에 따라 공매대행을 의뢰한 경우에는 그 사실을 체납자, 담보물 소유자 및 그 재산에 전세권·질권·저당권 또는 그 밖의 권리를 가진 자와 압류한 재산을 보관하고 있는 자에게 알려야 한다.

③ 공단이 점유하고 있거나 제3자로 하여금 보관하게 한 압류재산은 한국자산관리공사에 인도할 수 있으며, 이를 인수한 한국자산관리공사는 인계·인수서를 작성하여야 한다. 다만, 제3자로 하여금 보관하게 한 재산에 대해서는 그 제3자가 발행하는 그 재산의 보관증을 인도함으로써 압류재산의 인도를 갈음할 수 있다.

제53조(공매대행 수수료) 법 제81조 제6항에 따른 수수료 산정에 관하여는 「국세징수법 시행규칙」 제41조의5를 준용한다.〈개정 2018.9.28.〉

제54조(공매대행의 세부 사항) 이 규칙에서 규정한 사항 외에 한국자산관리공사가 공매를 대행하는 데에 필요한 사항은 공단이 한국자산관리공사와 협의하여 정한다.

제81조의2(체납 또는 결손처분 자료의 제공) ① 공단은 보험료 징수 또는 공익목적을 위하여 필요한 경우에 「신용정보의 이용 및 보호에 관한 법률」 제25조 제2항 제1호의 종합신용정보집중기관이 다음 각 호의 어느 하나에 해당하는 체납자 또는 결손처분자의 인적사항·체납액 또는 결손처분액에 관한 자료(이하 이 조에서 "체납등 자료"라 한다)를 요구할 때에는 그 자료를 제공할 수 있다. 다만, 체납된 보험료나 이 법에 따른 그 밖의 징수금과 관련하여 행정심판 또는 행정소송이 계류 중인 경우, 그 밖에 대통령령으로 정하는 사유가 있을 때에는 그러하지 아니하다.

1. 이 법에 따른 납부기한의 다음 날부터 1년이 지난 보험료, 이 법에 따른 그 밖의 징수금과 체납처분비의 총액이 500만원 이상인 자
2. 제84조에 따라 결손처분한 금액의 총액이 500만원 이상인 자

② 체납등 자료의 제공절차에 필요한 사항은 대통령령으로 정한다.

③ 제1항에 따라 체납등 자료를 제공받은 자는 이를 업무 외의 목적으로 누설하거나 이용하여서는 아니 된다.

[본조신설 2013.5.22.]

시행령

제47조(체납 또는 결손처분 자료 제공의 제외 사유) 법 제81조의2 제1항 각 호 외의 부분 단서에서 "대통령령으로 정하는 사유가 있을 때"란 다음 각 호의 어느 하나에 해당하는 때를 말한다.

1. 체납자가 「채무자 회생 및 파산에 관한 법률」 제243조에 따른 회생계획인가의 결정에 따라 체납액의 징수를 유예받고 그 유예기간 중에 있거나 체납액을 회생계획의 납부일정에 따라 내고 있는 때
2. 체납자가 다음 각 목의 어느 하나에 해당하는 사유로 체납액을 낼 수 없다고 공단이 인정하는 때
   가. 재해 또는 도난으로 재산이 심하게 손실되었을 때
   나. 사업이 현저하게 손실을 입거나 중대한 위기에 처하였을 때

[본조신설 2013.9.26.] [종전 제47조는 제45조의2로 이동 〈2013.9.26.〉]

제47조의2(체납 또는 결손처분 자료의 제공절차) ① 「신용정보의 이용 및 보호에 관한 법률」 제25조 제2항 제1호의 종합신용정보집중기관(이하 "신용정보집중기관"이라 한다)은 법 제81조의2 제1항에 따라 보험료등의 체납자 또는 결손처분자의 인적사항·체납액 또는 결손처분액에 관한 자료(이하 "체납등 자료"라 한다)를 공단에 요구하려면 다음 각 호의 사항을 적은 문서로 하여야 한다.

1. 신용정보집중기관의 명칭 및 주소
2. 요구하는 체납등 자료의 내용 및 용도

② 공단은 제1항의 요구에 따라 신용정보집중기관에 체납등 자료를 제공할 때에는 문서로 제공하거나 정보통신망을 이용하여 전자적인 형태의 파일(자기테이프, 자기디스크, 그 밖에 이와 유사한 매체에 체납등 자료가 기록·보관된 것을 말한다)로 제공할 수 있다.

③ 공단은 제2항에 따라 체납등 자료를 제공한 후 체납액의 납부, 결손처분의 취소 등의 사유가 발생한 경우에는 해당 사실을 그 사유가 발생한 날부터 15일 이내에 해당 체납등 자료를 제공한 신용정보집중기관에 알려야 한다.

④ 제1항부터 제3항까지에서 규정한 사항 외에 체납등 자료의 제공에 필요한 사항은 공단이 정한다.

[본조신설 2013.9.26.]

제81조의3(보험료의 납부증명) ① 제77조에 따른 보험료의 납부의무자(이하 이 조에서 "납부의무자"라 한다)는 국가, 지방자치단체 또는 「공공기관의 운영에 관한 법률」 제4조에 따른 공공기관(이하 이 조에서 "공공기관"이라 한다)으로부터 공사·제조·구매·용역 등 대통령령으로 정하는 계약의 대가를 지급받는 경우에는 보험료와 그에 따른 연체금 및 체납처분비의 납부사실을 증명하여야 한다. 다만, 납부의무자가 계약대금의 전부 또는 일부를 체납한 보험료로 납부하려는 경우 등 대통령령으로 정하는 경우에는 그러하지 아니하다.

② 납부의무자가 제1항에 따라 납부사실을 증명하여야 할 경우 제1항의 계약을 담당하는 주무관서 또는 공공기관은 납부의무자의 동의를 받아 공단에 조회하여 보험료와 그에 따른 연체금 및 체납처분비의 납부여부를 확인하는 것으로 제1항에 따른 납부증명을 갈음할 수 있다.

[본조신설 2016.2.3.]

시행령

제47조의3(보험료의 납부증명 등) ① 법 제81조의3 제1항 본문에서 "공사·제조·구매·용역 등 대통령령으로 정하는 계약"이란 다음 각 호의 어느 하나에 해당하는 계약을 말한다. 〈개정 2016.11.29.〉

1. 「국가를 당사자로 하는 계약에 관한 법률」 제2조에 따른 계약. 다만, 「국고금 관리법 시행령」 제31조에 따른 관

3. 재해 등으로 재산에 심한 손실을 입었거나 사업이 중대한 위기에 처한 경우 등으로서 법 제83조 제2항에 따른 보험료정보공개심의위원회(이하 "보험료정보공개심의위원회"라 한다)가 체납자의 인적사항·체납액 등(이하 "인적사항등"이라 한다)을 공개할 실익이 없다고 인정하는 경우

② 공단과 보험료정보공개심의위원회는 법 제83조 제3항에 따른 인적사항등의 공개대상자를 선정할 때에는 체납자의 재산상태, 소득수준, 미성년자 여부, 그 밖의 사정을 종합적으로 고려하여 납부능력이 있는지를 판단하여야 한다.

③ 공단은 법 제83조 제3항에 따라 인적사항등 공개대상자임을 통지할 때에는 체납액의 납부를 촉구하고, 같은 조 제1항 단서에 따른 인적사항등의 공개 제외 사유에 해당하면 그에 관한 소명자료를 제출하도록 안내하여야 한다.

④ 공단은 법 제83조 제4항에 따라 인적사항등을 공개할 때에는 체납자의 성명, 상호(법인의 명칭을 포함한다), 나이, 주소, 체납액의 종류·납부기한·금액, 체납요지 등을 공개하여야 하고, 체납자가 법인인 경우에는 법인의 대표자를 함께 공개하여야 한다.

제49조(보험료정보공개심의위원회의 구성 및 운영) ① 위원회는 위원장 1명을 포함한 11명의 위원으로 구성한다.

② 보험료정보공개심의위원회의 위원장은 공단의 임원 중 해당 업무를 담당하는 상임이사가 되고, 위원은 공단의 이사장이 임명하거나 위촉하는 다음 각 호의 사람으로 한다.

1. 공단 소속 직원 4명
2. 보험료 징수에 관한 사무를 담당하는 보건복지부 소속 3급 또는 4급 공무원 1명
3. 국세청의 3급 또는 4급 공무원 1명
4. 법률, 회계 또는 사회보험에 관한 학식과 경험이 풍부한 사람 4명

③ 제2항 제4호에 따른 위원의 임기는 2년으로 한다.

④ 보험료정보공개심의위원회의 회의는 재적위원 과반수의 출석으로 개의하고, 출석위원 과반수의 찬성으로 의결한다.

⑤ 제1항부터 제4항까지에서 규정한 사항 외에 보험료정보공개심의위원회의 구성 및 운영에 필요한 사항은 공단이 정한다.

제84조(결손처분) ① 공단은 다음 각 호의 어느 하나에 해당하는 사유가 있으면 재정운영위원회의 의결을 받아 보험료등을 결손처분할 수 있다.

1. 체납처분이 끝나고 체납액에 충당될 배분금액이 그 체납액에 미치지 못하는 경우
2. 해당 권리에 대한 소멸시효가 완성된 경우
3. 그 밖에 징수할 가능성이 없다고 인정되는 경우로서 대통령령으로 정하는 경우

② 공단은 제1항 제3호에 따라 결손처분을 한 후 압류할 수 있는 다른 재산이 있는 것을 발견한 때에는 지체 없이 그 처분을 취소하고 체납처분을 하여야 한다.

시행령

제50조(결손처분) 법 제84조 제1항 제3호에서 "대통령령으로 정하는 경우"란 다음 각 호의 경우를 말한다.

1. 체납자의 재산이 없거나 체납처분의 목적물인 총재산의 견적가격이 체납처분비에 충당하고 나면 남을 여지가 없음이 확인된 경우
2. 체납처분의 목적물인 총재산이 보험료등보다 우선하는 국세, 지방세, 전세권·질권·저당권 또는 「동산·채권 등의 담보에 관한 법률」에 따른 담보권에 따라 담보된 채권 등의 변제에 충당하고 나면 남을 여지가 없음이 확인된 경우
3. 그 밖에 징수할 가능성이 없다고 재정운영위원회에서 의결한 경우

제85조(보험료등의 징수 순위) 보험료등은 국세와 지방세를 제외한 다른 채권에 우선하여 징수한다. 다만, 보험료등의 납부기한 전에 전세권·질권·저당권 또는 「동산·채권 등의 담보에 관한 법률」에 따른 담보권의 설정을 등기 또는 등록한 사실이 증명되는 재산을 매각할 때에 그 매각대금 중에서 보험료등을 징수하는 경우 그 전세권·질권·저당권 또는 「동산·채권 등의 담보에 관한 법률」에 따른 담보권으로 담보된 채권에 대하여는 그러하지 아니하다.

제86조(보험료등의 충당과 환급) ① 공단은 납부의무자가 보험료등·연체금 또는 체납처분비로 낸 금액 중 과오납

부(過誤納付)한 금액이 있으면 대통령령으로 정하는 바에 따라 그 과오납금을 보험료등·연체금 또는 체납처분비에 우선 충당하여야 한다.〈개정 2019.12.3.〉

② 공단은 제1항에 따라 충당하고 남은 금액이 있는 경우 대통령령으로 정하는 바에 따라 납부의무자에게 환급하여야 한다.〈개정 2019.12.3.〉

③ 제1항 및 제2항의 경우 과오납금에 대통령령으로 정하는 이자를 가산하여야 한다.〈신설 2019.12.3.〉

시행령

제51조(과오납금의 충당 순서) ① 공단은 법 제86조 제1항에 따라 같은 항에 따른 과오납금(이하 "과오납금"이라 한다)을 다음 각 호의 구분에 따라 각 목의 순서대로 충당해야 한다.〈개정 2016.9.22., 2020.6.2.〉

1. 보험료와 그에 따른 연체금을 과오납부(過誤納付)한 경우
   가. 체납처분비
   나. 체납된 보험료와 그에 따른 연체금
   다. 앞으로 내야 할 1개월분의 보험료(납부의무자가 동의한 경우만 해당한다)
2. 법 제57조에 따른 징수금(이하 이 호에서 "징수금"이라 한다)과 그에 따른 연체금을 과오납부한 경우
   가. 체납처분비
   나. 체납된 징수금과 그에 따른 연체금
3. 가산금과 그에 따른 연체금을 과오납부한 경우
   가. 체납처분비
   나. 체납된 가산금과 그에 따른 연체금

② 공단은 제1항 제1호부터 제3호까지의 규정에 따라 충당한 후 남은 금액이 있는 경우에는 다음 각 호의 구분에 따라 충당할 수 있다.〈개정 2016.9.22.〉

1. 제1항 제1호에 따라 충당하고 남은 금액이 있는 경우: 같은 항 제2호 각 목의 순서에 따라 충당하고, 그 다음에 같은 항 제3호 각 목의 순서에 따라 충당할 것
2. 제1항 제2호에 따라 충당하고 남은 금액이 있는 경우: 같은 항 제1호 각 목의 순서에 따라 충당하고, 그 다음에 같은 항 제3호 각 목의 순서에 따라 충당할 것
3. 제1항 제3호에 따라 충당하고 남은 금액이 있는 경우: 같은 항 제1호 각 목의 순서에 따라 충당하고, 그 다음에 같은 항 제2호 각 목의 순서에 따라 충당할 것

[제목개정 2020.6.2.]

제52조(과오납금의 충당·지급 시 가산 이자 등) ① 공단은 법 제86조 제1항에 따라 과오납금을 보험료등·연체금 또는 체납처분비에 충당하거나 같은 조 제2항에 따라 충당하고 남은 금액을 환급하려는 경우에는 그 사실을 문서로 납부의무자에게 알려야 한다.〈신설 2020.6.2.〉

② 법 제86조 제3항에서 "대통령령으로 정하는 이자"란 다음 각 호의 구분에 따른 날부터 과오납금을 보험료등·연체금 또는 체납처분비에 충당하는 날(환급의 경우에는 환급통지서를 발송한 날을 말한다)까지의 기간에 대하여 과오납금에 「국세기본법 시행령」 제43조의3 제2항에 따른 국세환급가산금의 이자율을 곱하여 산정한 금액을 말한다.〈개정 2013.9.26., 2020.6.2.〉

1. 보험료등, 연체금 또는 체납처분비가 2회 이상 분할 납부된 경우에는 다음 각 목의 구분에 따른 분할납부일의 다음 날
   가. 해당 환급금이 최종 분할납부된 금액보다 적거나 같은 경우: 최종 분할납부일
   나. 해당 환급금이 최종 분할납부된 금액보다 많은 경우: 해당 환급금이 가목의 경우에 해당될 때까지 최근 분할납부일의 순서로 소급하여 산정한 각 분할납부일
2. 공단이 제39조 제1항에 따라 그 초과액을 사용자에게 반환하는 경우에는 다음 각 목의 구분에 따른 날
   가. 사용자가 제35조 및 제38조에 따라 직장가입자에게 지급한 보수의 총액 등을 그 통보기한까지 공단에 통보한 경우 그 통보기한일부터 7일이 지난 날. 다만, 그 통보기한을 지나서 통보한 경우에는 통보일부터 7일이 지난 날
   나. 사용자가 제36조 제2항(제38조 제2항에서 준용하는 경우를 포함한다)에 따라 공단에 보수월액 변경을 신청

한 경우 그 신청일부터 7일이 지난 날
3. 제38조 제2항에서 준용하는 제35조 제2항 각 호의 사유로 사용자의 보수월액보험료를 정산하는 경우나 직장가입자의 사용・임용・채용 관계가 끝나 공단이 제39조 제2항에 따라 사용자와 보수월액보험료를 다시 정산하여 반환하는 경우에는 다음 각 목의 구분에 따른 날
가. 법 제9조 제1항에 따른 자격 변동이 있는 경우: 자격 변동 신고를 한 날부터 7일이 지난 날
나. 법 제10조 제1항에 따른 자격 상실이 있는 경우: 자격 상실 신고를 한 날부터 7일이 지난 날
4. 제1호부터 제3호까지의 규정 외의 경우에는 과오납부한 날의 다음 날
[제목개정 2020.6.2.]

제7장 이의신청 및 심판청구 등

제87조(이의신청) ① 가입자 및 피부양자의 자격, 보험료등, 보험급여, 보험급여 비용에 관한 공단의 처분에 이의가 있는 자는 공단에 이의신청을 할 수 있다.

② 요양급여비용 및 요양급여의 적정성 평가 등에 관한 심사평가원의 처분에 이의가 있는 공단, 요양기관 또는 그 밖의 자는 심사평가원에 이의신청을 할 수 있다.

③ 제1항 및 제2항에 따른 이의신청(이하 "이의신청"이라 한다)은 처분이 있음을 안 날부터 90일 이내에 문서(전자문서를 포함한다)로 하여야 하며 처분이 있은 날부터 180일을 지나면 제기하지 못한다. 다만, 정당한 사유로 그 기간에 이의신청을 할 수 없었음을 소명한 경우에는 그러하지 아니하다.

④ 제3항 본문에도 불구하고 요양기관이 제48조에 따른 심사평가원의 확인에 대하여 이의신청을 하려면 같은 조 제2항에 따라 통보받은 날부터 30일 이내에 하여야 한다.

⑤ 제1항부터 제4항까지에서 규정한 사항 외에 이의신청의 방법・결정 및 그 결정의 통지 등에 필요한 사항은 대통령령으로 정한다.

시행령

제53조(이의신청위원회) 법 제87조 제1항 및 제2항에 따른 이의신청을 효율적으로 처리하기 위하여 공단 및 심사평가원에 각각 이의신청위원회를 설치한다.

제54조(이의신청위원회의 구성 등) ① 제53조에 따른 이의신청위원회(이하 "이의신청위원회"라 한다)는 각각 위원장 1명을 포함한 25명의 위원으로 구성한다.

② 공단에 설치하는 이의신청위원회의 위원장은 공단의 이사장이 지명하는 공단의 상임이사가 되고, 위원은 공단의 이사장이 임명하거나 위촉하는 다음 각 호의 사람으로 한다.
1. 공단의 임직원 1명
2. 사용자단체 및 근로자단체가 각각 4명씩 추천하는 8명
3. 시민단체, 소비자단체, 농어업인단체 및 자영업자단체가 각각 2명씩 추천하는 8명
4. 변호사, 사회보험 및 의료에 관한 학식과 경험이 풍부한 사람 7명

③ 심사평가원에 설치하는 이의신청위원회의 위원장은 심사평가원의 원장이 지명하는 심사평가원의 상임이사가 되고, 위원은 심사평가원의 원장이 임명하거나 위촉하는 다음 각 호의 사람으로 한다.
1. 심사평가원의 임직원 1명
2. 가입자를 대표하는 단체(시민단체를 포함한다)가 추천하는 사람 5명
3. 변호사, 사회보험에 관한 학식과 경험이 풍부한 사람 4명
4. 의약 관련 단체가 추천하는 사람 14명

④ 제2항과 제3항에 따라 위촉된 위원의 임기는 3년으로 한다.

제55조(이의신청위원회의 운영) ① 이의신청위원회의 위원장은 이의신청위원회 회의를 소집하고, 그 의장이 된다. 이 경우 위원장이 부득이한 사유로 직무를 수행할 수 없을 때에는 위원장이 지명하는 위원이 그 직무를 대행한다.

② 이의신청위원회의 회의는 위원장과 위원장이 회의마다 지명하는 6명의 위원으로 구성한다.

③ 이의신청위원회의 회의는 제2항에 따른 구성원 과반수의 출석으로 개의하고, 출석위원 과반수의 찬성으로 의결한다.

④ 이의신청위원회의 회의에 출석한 위원장 및 소속 임직원을 제외한 나머지 위원에게는 예산의 범위에서 수당과 여비, 그 밖에 필요한 경비를 지급할 수 있다.

⑤ 이의신청위원회의 회의에 부치는 안건의 범위, 그 밖에 이의신청위원회의 운영에 필요한 사항은 이의신청위원회의 의결을 거쳐 위원장이 정한다.

제56조(이의신청 등의 방식) 법 제87조 제1항 및 제2항에 따른 이의신청 및 그에 대한 결정은 보건복지부령으로 정하는 서식에 따른다.

제57조(이의신청 결정의 통지) 공단과 심사평가원은 이의신청에 대한 결정을 하였을 때에는 지체 없이 신청인에게 결정서의 정본(正本)을 보내고, 이해관계인에게는 그 사본을 보내야 한다.

제58조(이의신청 결정기간) ① 공단과 심사평가원은 이의신청을 받은 날부터 60일 이내에 결정을 하여야 한다. 다만, 부득이한 사정이 있는 경우에는 30일의 범위에서 그 기간을 연장할 수 있다.

② 공단과 심사평가원은 제1항 단서에 따라 결정기간을 연장하려면 결정기간이 끝나기 7일 전까지 이의신청을 한 자에게 그 사실을 알려야 한다.

시행규칙

제56조(이의신청의 서식 등) 법 제87조 제1항·제2항 및 영 제56조에 따라 공단의 처분에 대한 이의신청과 그 결정은 별지 제32호서식 및 별지 제33호서식에 따르고, 심사평가원의 처분 중 요양급여비용의 심사에 대한 이의신청과 그 결정은 별지 제34호서식 및 별지 제35호서식, 적정성평가에 대한 이의신청과 그 결정은 별지 제36호서식 및 별지 제37호서식에 따른다.〈개정 2022.12.9.〉

제88조(심판청구) ① 이의신청에 대한 결정에 불복하는 자는 제89조에 따른 건강보험분쟁조정위원회에 심판청구를 할 수 있다. 이 경우 심판청구의 제기기간 및 제기방법에 관하여는 제87조 제3항을 준용한다.

② 제1항에 따라 심판청구를 하려는 자는 대통령령으로 정하는 심판청구서를 제87조 제1항 또는 제2항에 따른 처분을 한 공단 또는 심사평가원에 제출하거나 제89조에 따른 건강보험분쟁조정위원회에 제출하여야 한다.

③ 제1항 및 제2항에서 규정한 사항 외에 심판청구의 절차·방법·결정 및 그 결정의 통지 등에 필요한 사항은 대통령령으로 정한다.

시행령

제59조(심판청구서의 제출 등) ① 법 제88조 제1항에 따라 심판청구를 하려는 자는 다음 각 호의 사항을 적은 심판청구서를 공단, 심사평가원 또는 법 제89조에 따른 건강보험분쟁조정위원회(이하 "분쟁조정위원회"라 한다)에 제출하여야 한다. 이 경우 정당한 권한이 없는 자에게 심판청구서가 제출되었을 때에는 심판청구서를 받은 자는 그 심판청구서를 정당한 권한이 있는 자에게 보내야 한다.

1. 청구인과 처분을 받은 자의 성명·주민등록번호 및 주소(법인인 경우에는 법인의 명칭, 법인등록번호 및 주사무소의 소재지를 말한다. 이하 제60조 제1호에서 같다)
2. 처분을 한 자(공단 이사장 또는 심사평가원 원장의 위임을 받아 분사무소의 장이 처분을 한 경우에는 그 분사무소의 장을 말한다. 이하 같다)
3. 처분의 요지 및 처분이 있음을 안 날
4. 심판청구의 취지 및 이유
5. 청구인이 처분을 받은 자가 아닌 경우에는 처분을 받은 자와의 관계
6. 첨부서류의 표시
7. 심판청구에 관한 고지의 유무 및 그 내용

② 공단과 심사평가원은 제1항에 따라 심판청구서를 받으면 그 심판청구서를 받은 날부터 10일 이내에 그 심판청구서에 처분을 한 자의 답변서 및 이의신청 결정서 사본을 첨부하여 분쟁조정위원회에 제출하여야 한다.
③ 분쟁조정위원회는 제1항에 따라 심판청구서를 받으면 지체 없이 그 사본 또는 부본(副本)을 공단 또는 심사평가원 및 이해관계인에게 보내고, 공단 또는 심사평가원은 그 사본 또는 부본을 받은 날부터 10일 이내에 처분을 한 자의 답변서 및 이의신청 결정서 사본을 분쟁조정위원회에 제출하여야 한다.
④ 제1항 후단에 따라 심판청구서를 정당한 권한이 있는 자에게 보냈을 때에는 지체 없이 그 사실을 청구인에게 알려야 한다.
⑤ 법 제88조 제1항 후단에 따른 심판청구 제기기간을 계산할 때에는 제1항에 따라 공단, 심사평가원, 분쟁조정위원회 또는 정당한 권한이 없는 자에게 심판청구서가 제출된 때에 심판청구가 제기된 것으로 본다.

제60조(심판청구 결정의 통지) 분쟁조정위원회의 위원장은 심판청구에 대하여 결정을 하였을 때에는 다음 각 호의 사항을 적은 결정서에 서명 또는 기명날인하여 지체 없이 청구인에게는 결정서의 정본을 보내고, 처분을 한 자 및 이해관계인에게는 그 사본을 보내야 한다.
1. 청구인의 성명·주민등록번호 및 주소
2. 처분을 한 자
3. 결정의 주문(主文)
4. 심판청구의 취지
5. 결정 이유
6. 결정 연월일

제61조(심판청구 결정기간) ① 분쟁조정위원회는 제59조 제1항에 따라 심판청구서가 제출된 날부터 60일 이내에 결정을 하여야 한다. 다만, 부득이한 사정이 있는 경우에는 30일의 범위에서 그 기간을 연장할 수 있다.
② 제1항 단서에 따라 결정기간을 연장하려면 결정기간이 끝나기 7일 전까지 청구인에게 그 사실을 알려야 한다.

제89조(건강보험분쟁조정위원회) ① 제88조에 따른 심판청구를 심리·의결하기 위하여 보건복지부에 건강보험분쟁조정위원회(이하 "분쟁조정위원회"라 한다)를 둔다.
② 분쟁조정위원회는 위원장을 포함하여 60명 이내의 위원으로 구성하고, 위원장을 제외한 위원 중 1명은 당연직위원으로 한다. 이 경우 공무원이 아닌 위원이 전체 위원의 과반수가 되도록 하여야 한다.〈개정 2014.1.1., 2018.12.11.〉
③ 분쟁조정위원회의 회의는 위원장, 당연직위원 및 위원장이 매 회의마다 지정하는 7명의 위원을 포함하여 총 9명으로 구성하되, 공무원이 아닌 위원이 과반수가 되도록 하여야 한다.〈개정 2018.12.11.〉
④ 분쟁조정위원회는 제3항에 따른 구성원 과반수의 출석과 출석위원 과반수의 찬성으로 의결한다.
⑤ 분쟁조정위원회를 실무적으로 지원하기 위하여 분쟁조정위원회에 사무국을 둔다.〈신설 2014.1.1.〉
⑥ 제1항부터 제5항까지에서 규정한 사항 외에 분쟁조정위원회 및 사무국의 구성 및 운영 등에 필요한 사항은 대통령령으로 정한다.〈개정 2014.1.1.〉
⑦ 분쟁조정위원회의 위원 중 공무원이 아닌 사람은 「형법」 제129조부터 제132조까지의 규정을 적용할 때 공무원으로 본다.〈신설 2016.2.3.〉

시행령

제62조(분쟁조정위원회의 구성 등) ① 분쟁조정위원회의 위원장은 보건복지부장관의 제청으로 대통령이 임명하고, 위원은 다음 각 호의 사람 중에서 보건복지부장관이 임명하거나 위촉한다.〈개정 2014.6.30.〉
1. 4급 이상 공무원 또는 고위공무원단에 속하는 일반직공무원으로 재직 중이거나 재직하였던 사람
2. 판사·검사 또는 변호사 자격이 있는 사람
3. 「고등교육법」 제2조 제1호부터 제3호까지의 규정에 따른 학교에서 사회보험 또는 의료와 관련된 분야에 부교수 이상으로 재직하고 있는 사람
4. 사회보험 또는 의료에 관한 학식과 경험이 풍부한 사람

② 법 제89조 제2항에 따른 당연직위원은 제1항 제1호의 위원 중 법 제88조에 따른 심판청구에 관한 업무를 담당하는 공무원으로 한다.

제62조의2(분쟁조정위원회 위원의 해임 및 해촉) 보건복지부장관은 제62조 제1항 각 호에 따른 분쟁조정위원회 위원이 다음 각 호의 어느 하나에 해당하는 경우에는 해당 분쟁조정위원회 위원을 해임하거나 해촉할 수 있다.

1. 심신장애로 인하여 직무를 수행할 수 없게 된 경우
2. 직무와 관련된 비위사실이 있는 경우
3. 직무태만, 품위손상이나 그 밖의 사유로 인하여 위원으로 적합하지 아니하다고 인정되는 경우
4. 제65조의2 제1항 각 호의 어느 하나에 해당하는 데에도 불구하고 회피하지 아니한 경우
5. 위원 스스로 직무를 수행하는 것이 곤란하다고 의사를 밝히는 경우

[본조신설 2015.12.31.]

제63조(분쟁조정위원회 위원장의 직무) ① 분쟁조정위원회의 위원장은 분쟁조정위원회를 대표하고, 분쟁조정위원회의 사무를 총괄한다.

② 분쟁조정위원회의 위원장이 부득이한 사유로 직무를 수행할 수 없을 때에는 위원장이 지명하는 위원이 그 직무를 대행한다.

제64조(분쟁조정위원회 위원의 임기) 분쟁조정위원회 위원의 임기는 3년으로 한다. 다만, 제62조 제1항 제1호에 따른 위원 중 공무원인 위원의 임기는 그 직위에 재임하는 기간으로 한다.

제65조(분쟁조정위원회의 회의) ① 분쟁조정위원회의 위원장은 분쟁조정위원회의 회의를 소집하고, 그 의장이 된다.

② 이 영에서 규정한 사항 외에 분쟁조정위원회 운영에 필요한 사항은 분쟁조정위원회의 의결을 거쳐 위원장이 정한다.

제65조의2(분쟁조정위원회 위원의 제척 · 기피 · 회피) ① 분쟁조정위원회의 위원(이하 이 조에서 "위원"이라 한다)이 다음 각 호의 어느 하나에 해당하는 경우에는 분쟁조정위원회의 심리 · 의결에서 제척(除斥)된다.

1. 위원 또는 그 배우자나 배우자였던 사람이 해당 안건의 당사자가 되거나 그 안건의 당사자와 공동권리자 또는 공동의무자인 경우
2. 위원이 해당 안건의 당사자와 친족이거나 친족이었던 경우
3. 위원이 해당 안건에 대하여 증언 · 진술 · 자문 · 연구 또는 용역을 한 경우
4. 위원이나 위원이 속한 법인이 해당 안건의 당사자의 대리인이거나 대리인이었던 경우
5. 위원이 해당 안건의 원인이 된 처분이나 부작위에 관여하거나 관여하였던 경우

② 당사자는 위원에게 공정한 심리 · 의결을 기대하기 어려운 사정이 있는 경우에는 분쟁조정위원회에 기피(忌避) 신청을 할 수 있고, 분쟁조정위원회는 의결로 이를 결정한다. 이 경우 기피 신청의 대상인 위원은 그 의결에 참여하지 못한다.

③ 위원은 제1항 각 호에 따른 제척 사유에 해당하는 경우에는 스스로 해당 안건의 심리 · 의결에서 회피(回避)하여야 한다.

[본조신설 2014.6.30.]

제66조(분쟁조정위원회의 간사) ① 분쟁조정위원회의 사무를 처리하기 위하여 분쟁조정위원회에 간사 1명을 둔다.

② 간사는 보건복지부 소속 공무원 중에서 보건복지부장관이 지명한다.

제67조(분쟁조정위원회 위원의 수당) 분쟁조정위원회에 출석한 위원에게 예산의 범위안에서 수당 · 여비 기타 필요한 경비를 지급할 수 있다. 다만, 공무원인 위원이 그 소관업무와 직접적으로 관련되어 출석하는 경우에는 그러하지 아니하다.

제90조(행정소송) 공단 또는 심사평가원의 처분에 이의가 있는 자와 제87조에 따른 이의신청 또는 제88조에 따른 심판청구에 대한 결정에 불복하는 자는 「행정소송법」에서 정하는 바에 따라 행정소송을 제기할 수 있다.

제8장 보칙

제91조(시효) ① 다음 각 호의 권리는 3년 동안 행사하지 아니하면 소멸시효가 완성된다.〈개정 2016.3.22.〉

1. 보험료, 연체금 및 가산금을 징수할 권리
2. 보험료, 연체금 및 가산금으로 과오납부한 금액을 환급받을 권리
3. 보험급여를 받을 권리
4. 보험급여 비용을 받을 권리
5. 제47조 제3항 후단에 따라 과다납부된 본인일부부담금을 돌려받을 권리
6. 제61조에 따른 근로복지공단의 권리

② 제1항에 따른 시효는 다음 각 호의 어느 하나의 사유로 중단된다.

1. 보험료의 고지 또는 독촉
2. 보험급여 또는 보험급여 비용의 청구

③ 휴직자등의 보수월액보험료를 징수할 권리의 소멸시효는 제79조 제5항에 따라 고지가 유예된 경우 휴직 등의 사유가 끝날 때까지 진행하지 아니한다.

④ 제1항에 따른 소멸시효기간, 제2항에 따른 시효 중단 및 제3항에 따른 시효 정지에 관하여 이 법에서 정한 사항 외에는 「민법」에 따른다.

제92조(기간 계산) 이 법이나 이 법에 따른 명령에 규정된 기간의 계산에 관하여 이 법에서 정한 사항 외에는 「민법」의 기간에 관한 규정을 준용한다.

제93조(근로자의 권익 보호) 제6조 제2항 각 호의 어느 하나에 해당하지 아니하는 모든 사업장의 근로자를 고용하는 사용자는 그가 고용한 근로자가 이 법에 따른 직장가입자가 되는 것을 방해하거나 자신이 부담하는 부담금이 증가되는 것을 피할 목적으로 정당한 사유 없이 근로자의 승급 또는 임금 인상을 하지 아니하거나 해고나 그 밖의 불리한 조치를 할 수 없다.

제94조(신고 등) ① 공단은 사용자, 직장가입자 및 세대주에게 다음 각 호의 사항을 신고하게 하거나 관계 서류(전자적 방법으로 기록된 것을 포함한다. 이하 같다)를 제출하게 할 수 있다.〈개정 2013.5.22.〉

1. 가입자의 거주지 변경
2. 가입자의 보수·소득
3. 그 밖에 건강보험사업을 위하여 필요한 사항

② 공단은 제1항에 따라 신고한 사항이나 제출받은 자료에 대하여 사실 여부를 확인할 필요가 있으면 소속 직원이 해당 사항에 관하여 조사하게 할 수 있다.

③ 제2항에 따라 조사를 하는 소속 직원은 그 권한을 표시하는 증표를 지니고 관계인에게 보여주어야 한다.

제95조(소득 축소·탈루 자료의 송부 등) ① 공단은 제94조 제1항에 따라 신고한 보수 또는 소득 등에 축소 또는 탈루(脫漏)가 있다고 인정하는 경우에는 보건복지부장관을 거쳐 소득의 축소 또는 탈루에 관한 사항을 문서로 국세청장에게 송부할 수 있다.

② 국세청장은 제1항에 따라 송부받은 사항에 대하여 「국세기본법」 등 관련 법률에 따른 세무조사를 하면 그 조사 결과 중 보수·소득에 관한 사항을 공단에 송부하여야 한다.

③ 제1항 및 제2항에 따른 송부 절차 등에 필요한 사항은 대통령령으로 정한다.

시행령

제68조(소득 축소·탈루 자료의 송부 절차) ① 공단은 법 제95조 제1항에 따라 다음 각 호의 어느 하나에 해당하는 경우에는 제2항에 따른 소득축소탈루심사위원회의 심사를 거쳐 관련 자료를 보건복지부장관에게 제출하고 국세청장에게 송부하여야 한다.

1. 법 제94조 제1항에 따라 사용자, 직장가입자 및 세대주가 신고한 보수 또는 소득 등(이하 "소득등"이라 한다)이 다음 각 목의 어느 하나에 해당하는 경우
   가. 국세청에 신고한 소득등과 차이가 있는 경우
   나. 해당 업종·직종별 평균 소득등보다 낮은 경우
   다. 임금대장이나 그 밖의 소득 관련 서류 또는 장부 등의 내용과 다른 경우
2. 다음 각 목의 어느 하나에 해당하는 경우로서 소득등의 축소 또는 탈루가 있다고 인정되는 경우
   가. 법 제94조 제1항에 따른 자료 제출을 하지 아니하거나 3개월 이상 늦게 제출한 경우
   나. 법 제94조 제2항에 따른 조사를 3회 이상 거부·방해·기피한 경우

② 법 제95조 제1항에 따른 소득등의 축소 또는 탈루 여부에 관한 사항을 심사하기 위하여 공단에 소득축소탈루심사위원회(이하 "소득축소탈루심사위원회"라 한다)를 둔다.

③ 소득축소탈루심사위원회는 위원장 1명을 포함한 5명의 위원으로 구성한다.

④ 소득축소탈루심사위원회의 위원장은 공단 소속 임직원 중에서 공단의 이사장이 임명한다.

⑤ 소득축소탈루심사위원회의 위원은 공단의 이사장이 임명하거나 위촉하는 다음 각 호의 사람으로 한다.

1. 공단의 직원 1명
2. 보건복지부 및 국세청 소속의 5급 이상 공무원 또는 고위공무원단에 속하는 일반직공무원 중에서 소속 기관의 장이 각각 1명씩 지명하는 사람 2명
3. 세무사 또는 공인회계사 1명

⑥ 제3항부터 제5항까지에서 규정한 사항 외에 소득축소탈루심사위원회 운영에 필요한 사항은 공단의 이사장이 정한다.

제69조(국세청 회신자료의 반영) 법 제95조 제2항에 따라 국세청장으로부터 보수·소득에 관한 사항을 송부받은 공단은 그 결과를 해당 가입자의 보수 또는 소득에 반영하여야 한다.

시행규칙

제57조(소득 축소·탈루 자료 송부의 서식 등) 공단이 법 제95조 제1항에 따라 국세청장에게 소득 축소·탈루 자료를 송부할 때에는 별지 제38호서식의 소득 축소·탈루 혐의자료 통보서에 따른다. 이 경우 사용자나 세대주가 공단에 신고하거나 제출한 보수 또는 소득에 관한 자료와 공단이 조사한 증명자료를 첨부하여야 한다.

제96조(자료의 제공) ① 공단은 국가, 지방자치단체, 요양기관, 「보험업법」에 따른 보험회사 및 보험료율 산출 기관, 「공공기관의 운영에 관한 법률」에 따른 공공기관, 그 밖의 공공단체 등에 대하여 다음 각 호의 업무를 수행하기 위하여 주민등록·가족관계등록·국세·지방세·토지·건물·출입국관리 등의 자료로서 대통령령으로 정하는 자료를 제공하도록 요청할 수 있다.〈개정 2014.5.20.〉

1. 가입자 및 피부양자의 자격 관리, 보험료의 부과·징수, 보험급여의 관리 등 건강보험사업의 수행
2. 제14조 제1항 제11호에 따른 업무의 수행

② 심사평가원은 국가, 지방자치단체, 요양기관, 「보험업법」에 따른 보험회사 및 보험료율 산출 기관, 「공공기관의 운영에 관한 법률」에 따른 공공기관, 그 밖의 공공단체 등에 대하여 요양급여비용을 심사하고 요양급여의 적정성을 평가하기 위하여 주민등록·출입국관리·진료기록·의약품공급 등의 자료로서 대통령령으로 정하는 자료를 제공하도록 요청할 수 있다.〈개정 2014.5.20.〉

③ 보건복지부장관은 관계 행정기관의 장에게 제41조의2에 따른 약제에 대한 요양급여비용 상한금액의 감액 및 요양급여의 적용 정지를 위하여 필요한 자료를 제공하도록 요청할 수 있다.〈신설 2018.3.27.〉

④ 제1항부터 제3항까지의 규정에 따라 자료 제공을 요청받은 자는 성실히 이에 따라야 한다.〈개정 2018.3.27.〉

⑤ 공단 또는 심사평가원은 요양기관, 「보험업법」에 따른 보험회사 및 보험료율 산출 기관에 제1항 또는 제2항에 따른 자료의 제공을 요청하는 경우 자료 제공 요청 근거 및 사유, 자료 제공 대상자, 대상기간, 자료 제공 기한, 제출 자료 등이 기재된 자료제공요청서를 발송하여야 한다.〈신설 2016.3.22., 2018.3.27.〉

⑥ 제1항 및 제2항에 따른 국가, 지방자치단체, 요양기관, 「보험업법」에 따른 보험료율 산출 기관 그 밖의 공공기관 및 공공단체가 공단 또는 심사평가원에 제공하는 자료에 대하여는 사용료와 수수료 등을 면제한다.〈개정 2016.3.22., 2018.3.27.〉

시행령

제69조의2(제공 요청 자료 등) ① 법 제96조 제1항에서 "대통령령으로 정하는 자료"란 별표 4의3 제1호에 따른 자료를 말한다.

② 법 제96조 제2항에서 "대통령령으로 정하는 자료"란 별표 4의3 제2호에 따른 자료를 말한다.

③ 법 제96조 제1항 또는 제2항에 따라 자료의 제공을 요청받은 국가, 지방자치단체, 요양기관, 「보험업법」에 따른 보험회사 및 보험료율 산출 기관, 「공공기관의 운영에 관한 법률」에 따른 공공기관, 그 밖의 공공단체 등은 제1항 또는 제2항의 자료가 디스켓, 자기테이프, 마이크로필름, 광디스크 등 전산기록장치 또는 전산프로그램을 이용하여 저장되어 있는 경우에는 해당 형태로 자료를 제공할 수 있다.

[본조신설 2014.11.20.]

제96조의2(금융정보등의 제공 등) ① 공단은 제72조제1항 단서에 따른 지역가입자의 보험료부과점수 산정을 위하여 필요한 경우 「신용정보의 이용 및 보호에 관한 법률」 제32조 및 「금융실명거래 및 비밀보장에 관한 법률」 제4조제1항에도 불구하고 지역가입자가 제72조제3항에 따라 제출한 동의 서면을 전자적 형태로 바꾼 문서에 의하여 「신용정보의 이용 및 보호에 관한 법률」 제2조제6호에 따른 신용정보집중기관 또는 금융회사등(이하 이 조에서 "금융기관등"이라 한다)의 장에게 금융정보등을 제공하도록 요청할 수 있다.〈개정 2022.6.10.〉

② 제1항에 따라 금융정보등의 제공을 요청받은 금융기관등의 장은 「신용정보의 이용 및 보호에 관한 법률」 제32조 및 「금융실명거래 및 비밀보장에 관한 법률」 제4조에도 불구하고 명의인의 금융정보등을 제공하여야 한다.〈개정 2022.6.10.〉

③ 제2항에 따라 금융정보등을 제공한 금융기관등의 장은 금융정보등의 제공 사실을 명의인에게 통보하여야 한다. 다만, 명의인이 동의한 경우에는 「신용정보의 이용 및 보호에 관한 법률」 제32조제7항, 제35조제2항 및 「금융실명거래 및 비밀보장에 관한 법률」 제4조의2제1항에도 불구하고 통보하지 아니할 수 있다.〈개정 2022.6.10.〉

④ 제1항부터 제3항까지에서 규정한 사항 외에 금융정보등의 제공 요청 및 제공 절차 등에 필요한 사항은 대통령령으로 정한다.〈개정 2022.6.10.〉

[본조신설 2019.12.3.] [제목개정 2022.6.10.]

[종전 제96조의2는 제96조의3으로 이동 〈2020.12.29.〉]

제96조의3(가족관계등록 전산정보의 공동이용) ① 공단은 제96조제1항 각 호의 업무를 수행하기 위하여 「전자정부법」에 따라 「가족관계의 등록 등에 관한 법률」 제9조에 따른 전산정보자료를 공동이용(「개인정보 보호법」 제2조제2호에 따른 처리를 포함한다)할 수 있다.

② 법원행정처장은 제1항에 따라 공단이 전산정보자료의 공동이용을 요청하는 경우 그 공동이용을 위하여 필요한 조치를 취하여야 한다.

③ 누구든지 제1항에 따라 공동이용하는 전산정보자료를 그 목적 외의 용도로 이용하거나 활용하여서는 아니 된다.

[본조신설 2020.12.29.]

[종전 제96조의3은 제96조의4로 이동 〈2020.12.29.〉]

제96조의4(서류의 보존) ① 요양기관은 요양급여가 끝난 날부터 5년간 보건복지부령으로 정하는 바에 따라 제47조에 따른 요양급여비용의 청구에 관한 서류를 보존하여야 한다. 다만, 약국 등 보건복지부령으로 정하는 요양기

관은 처방전을 요양급여비용을 청구한 날부터 3년간 보존하여야 한다.

② 사용자는 3년간 보건복지부령으로 정하는 바에 따라 자격 관리 및 보험료 산정 등 건강보험에 관한 서류를 보존하여야 한다.

③ 제49조제3항에 따라 요양비를 청구한 준요양기관은 요양비를 지급받은 날부터 3년간 보건복지부령으로 정하는 바에 따라 요양비 청구에 관한 서류를 보존하여야 한다.〈신설 2020.12.29.〉

④ 제51조제2항에 따라 보조기기에 대한 보험급여를 청구한 자는 보험급여를 지급받은 날부터 3년간 보건복지부령으로 정하는 바에 따라 보험급여 청구에 관한 서류를 보존하여야 한다.〈신설 2020.12.29.〉

[본조신설 2013.5.22.]

[제96조의3에서 이동 〈2020.12.29.〉]

시행규칙

제58조(서류의 보존) ① 요양기관이 법 제96조의4 제1항에 따라 보존해야 하는 서류는 다음 각 호와 같다.〈개정 2013.9.30., 2018.6.29., 2021.6.30.,2022.10.26.〉

1. 요양급여비용 심사청구서 및 요양급여비용 명세서
2. 약제·치료재료, 그 밖의 요양급여의 구성 요소의 구입에 관한 서류
3. 개인별 투약기록 및 처방전(약국 및 한국희귀·필수의약품센터의 경우만 해당한다)
4. 그 밖에 간호관리 등급료의 산정자료 등 요양급여비용 산정에 필요한 서류 및 이를 증명하는 서류
5. 제1호부터 제4호까지의 서류 등을 디스켓, 마그네틱테이프 등 전산기록장치를 이용하여 자기매체에 저장하고 있는 경우에는 해당 자료

② 법 제96조의4 제1항 단서에서 "약국 등 보건복지부령으로 정하는 요양기관"이란 약국 및 한국희귀·필수의약품센터를 말한다.〈개정 2013.9.30., 2018.6.29., 2021.6.30., 2022.10.26.〉

③ 사용자가 법 제96조의4 제2항에 따라 보존해야 하는 서류는 다음 각 호와 같다.〈신설 2013.9.30., 2021.6.30., 2022.10.26.〉

1. 사업장의 현황, 직장가입자의 자격 취득·변동·상실 및 보험료 산정과 관련하여 관련 규정에 따라 공단에 신고 또는 통보한 내용을 입증할 수 있는 서류
2. 제1호의 서류를 디스켓, 마그네틱테이프 등 전산기록장치를 이용하여 자기매체에 저장하고 있는 경우에는 그 자료

④ 준요양기관(법 제49조 제3항에 따라 요양비의 지급을 직접 청구한 경우만 해당한다)이 법 제96조의3 제3항에 따라 보존해야 하는 서류는 다음 각 호와 같다.〈신설 2021.6.30., 2022.10.26.〉

1. 가입자나 피부양자에 대한 의사의 요양비처방전(제23조 제5항 제1호에 따라 제출을 생략한 경우는 제외한다), 요양을 실시하였음을 증명하는 서류, 세금계산서, 현금영수증 등 요양비 청구에 관한 서류
2. 제1호의 서류를 디스켓, 마그네틱테이프 등 전산기록장치를 이용하여 자기매체에 저장하고 있는 경우에는 해당 자료

⑤ 보조기기 판매업자(법 제51조 제2항에 따라 보조기기 보험급여의 지급을 직접 청구한 경우만 해당한다)가 법 제96조의4 제4항에 따라 보존해야 하는 서류는 다음 각 호와 같다.〈신설 2021.6.30., 2022.10.26.〉

1. 가입자나 피부양자에 대한 보조기기 처방전, 보조기기 검수확인서, 세금계산서, 현금영수증 등 보조기기에 대한 보험급여 청구에 관한 서류
2. 제1호의 서류를 디스켓, 마그네틱테이프 등 전산기록장치를 이용하여 자기매체에 저장하고 있는 경우에는 해당 자료

제97조(보고와 검사) ① 보건복지부장관은 사용자, 직장가입자 또는 세대주에게 가입자의 이동·보수·소득이나 그 밖에 필요한 사항에 관한 보고 또는 서류 제출을 명하거나, 소속 공무원이 관계인에게 질문하게 하거나 관계 서류를 검사하게 할 수 있다.

② 보건복지부장관은 요양기관(제49조에 따라 요양을 실시한 기관을 포함한다)에 대하여 요양·약제의 지급 등 보험급여에 관한 보고 또는 서류 제출을 명하거나, 소속 공무원이 관계인에게 질문하게 하거나 관계 서류를 검사하게 할 수 있다.

③ 보건복지부장관은 보험급여를 받은 자에게 해당 보험급여의 내용에 관하여 보고하게 하거나, 소속 공무원이 질문하게 할 수 있다.

④ 보건복지부장관은 제47조 제7항에 따라 요양급여비용의 심사청구를 대행하는 단체(이하 "대행청구단체"라 한다)에 필요한 자료의 제출을 명하거나, 소속 공무원이 대행청구에 관한 자료 등을 조사·확인하게 할 수 있다. 〈개정 2022.12.27.〉

⑤ 보건복지부장관은 제41조의2에 따른 약제에 대한 요양급여비용 상한금액의 감액 및 요양급여의 적용 정지를 위하여 필요한 경우에는 「약사법」 제47조 제2항에 따른 의약품공급자에 대하여 금전, 물품, 편익, 노무, 향응, 그 밖의 경제적 이익등 제공으로 인한 의약품 판매 질서 위반 행위에 관한 보고 또는 서류 제출을 명하거나, 소속 공무원이 관계인에게 질문하게 하거나 관계 서류를 검사하게 할 수 있다. 〈신설 2018.3.27.〉

⑥ 제1항부터 제5항까지의 규정에 따라 질문·검사·조사 또는 확인을 하는 소속 공무원은 그 권한을 표시하는 증표를 지니고 관계인에게 보여주어야 한다. 〈개정 2018.3.27.〉

제98조(업무정지) ① 보건복지부장관은 요양기관이 다음 각 호의 어느 하나에 해당하면 그 요양기관에 대하여 1년의 범위에서 기간을 정하여 업무정지를 명할 수 있다. 〈개정 2016.2.3〉

1. 속임수나 그 밖의 부당한 방법으로 보험자·가입자 및 피부양자에게 요양급여비용을 부담하게 한 경우
2. 제97조 제2항에 따른 명령에 위반하거나 거짓 보고를 하거나 거짓 서류를 제출하거나, 소속 공무원의 검사 또는 질문을 거부·방해 또는 기피한 경우
3. 정당한 사유 없이 요양기관이 제41조의3제1항에 따른 결정을 신청하지 아니하고 속임수나 그 밖의 부당한 방법으로 행위·치료재료를 가입자 또는 피부양자에게 실시 또는 사용하고 비용을 부담시킨 경우

② 제1항에 따라 업무정지 처분을 받은 자는 해당 업무정지기간 중에는 요양급여를 하지 못한다. 〈시행일 2011.12.31〉

③ 제1항에 따른 업무정지 처분의 효과는 그 처분이 확정된 요양기관을 양수한 자 또는 합병 후 존속하는 법인이나 합병으로 설립되는 법인에 승계되고, 업무정지 처분의 절차가 진행 중인 때에는 양수인 또는 합병 후 존속하는 법인이나 합병으로 설립되는 법인에 대하여 그 절차를 계속 진행할 수 있다. 다만, 양수인 또는 합병 후 존속하는 법인이나 합병으로 설립되는 법인이 그 처분 또는 위반사실을 알지 못하였음을 증명하는 경우에는 그러하지 아니하다.

④ 제1항에 따른 업무정지 처분을 받았거나 업무정지 처분의 절차가 진행 중인 자는 행정처분을 받은 사실 또는 행정처분절차가 진행 중인 사실을 보건복지부령으로 정하는 바에 따라 양수인 또는 합병 후 존속하는 법인이나 합병으로 설립되는 법인에 지체 없이 알려야 한다.

⑤ 제1항에 따른 업무정지를 부과하는 위반행위의 종류, 위반 정도 등에 따른 행정처분기준이나 그 밖에 필요한 사항은 대통령령으로 정한다.

시행령

제70조(행정처분기준) ① 법 제98조 제1항 및 제99조 제1항에 따른 요양기관에 대한 업무정지 처분 및 과징금 부과의 기준은 별표 5와 같다.

② 제1항에 따른 과징금의 징수 절차는 보건복지부령으로 정한다.

시행규칙

제59조(과징금의 징수 절차) 영 제70조 제2항에 따른 과징금의 징수 절차에 관하여는 「국고금 관리법 시행규칙」을 준용한다.

제60조(행정처분 사실 등의 통지) 법 제98조 제4항에 따라 업무정지 처분을 받았거나 업무정지 처분의 절차가 진행

중인 자는 행정처분을 받은 사실 또는 행정처분절차가 진행 중인 사실을 「우편법 시행규칙」 제25조 제1항 제4호 가목에 따른 내용증명으로 양수인 또는 합병 후 존속하는 법인이나 합병으로 설립되는 법인에 지체 없이 알려야 한다.

제99조(과징금) ① 보건복지부장관은 요양기관이 제98조 제1항 제1호 또는 제3호에 해당하여 업무정지 처분을 하여야 하는 경우로서 그 업무정지 처분이 해당 요양기관을 이용하는 사람에게 심한 불편을 주거나 보건복지부장관이 정하는 특별한 사유가 있다고 인정되면 업무정지 처분을 갈음하여 속임수나 그 밖의 부당한 방법으로 부담하게 한 금액의 5배 이하의 금액을 과징금으로 부과·징수할 수 있다. 이 경우 보건복지부장관은 12개월의 범위에서 분할납부를 하게 할 수 있다.〈개정 2016.2.3.〉

② 보건복지부장관은 제41조의2 제3항에 따라 약제를 요양급여에서 적용 정지하는 경우 다음 각 호의 어느 하나에 해당하는 때에는 요양급여의 적용 정지에 갈음하여 대통령령으로 정하는 바에 따라 다음 각 호의 구분에 따른 범위에서 과징금을 부과·징수할 수 있다. 이 경우 보건복지부장관은 12개월의 범위에서 분할납부를 하게 할 수 있다.〈신설 2014. 1.1., 2018.3.27., 2021.6.8.〉

1. 환자 진료에 불편을 초래하는 등 공공복리에 지장을 줄 것으로 예상되는 때: 해당 약제에 대한 요양급여비용 총액의 100분의 200을 넘지 아니하는 범위
2. 국민 건강에 심각한 위험을 초래할 것이 예상되는 등 특별한 사유가 있다고 인정되는 때: 해당 약제에 대한 요양급여비용 총액의 100분의 60을 넘지 아니하는 범위

③ 보건복지부장관은 제2항 전단에 따라 과징금 부과 대상이 된 약제가 과징금이 부과된 날부터 5년의 범위에서 대통령령으로 정하는 기간 내에 다시 제2항 전단에 따른 과징금 부과 대상이 되는 경우에는 대통령령으로 정하는 바에 따라 다음 각 호의 구분에 따른 범위에서 과징금을 부과·징수할 수 있다.〈신설 2018.3.27., 2021.6.8.〉

④ 제2항 및 제3항에 따라 대통령령으로 해당 약제에 대한 요양급여비용 총액을 정할 때에는 그 약제의 과거 요양급여 실적 등을 고려하여 1년간의 요양급여 총액을 넘지 않는 범위에서 정하여야 한다.〈신설 2014.1.1., 2018.3.27.〉

1. 제2항제1호에서 정하는 사유로 과징금 부과대상이 되는 경우: 해당 약제에 대한 요양급여비용 총액의 100분의 350을 넘지 아니하는 범위
2. 제2항제2호에서 정하는 사유로 과징금 부과대상이 되는 경우: 해당 약제에 대한 요양급여비용 총액의 100분의 100을 넘지 아니하는 범위

⑤ 보건복지부장관은 제1항에 따른 과징금을 납부하여야 할 자가 납부기한까지 이를 내지 아니하면 대통령령으로 정하는 절차에 따라 그 과징금 부과 처분을 취소하고 제98조 제1항에 따른 업무정지 처분을 하거나 국세 체납처분의 예에 따라 이를 징수한다. 다만, 요양기관의 폐업 등으로 제98조 제1항에 따른 업무정지 처분을 할 수 없으면 국세 체납처분의 예에 따라 징수한다.〈개정 2016.3.22., 2018.3.27.〉

⑥ 보건복지부장관은 제2항 또는 제3항에 따른 과징금을 납부하여야 할 자가 납부기한까지 이를 내지 아니하면 국세 체납처분의 예에 따라 징수한다.〈신설 2016.3.22., 2018.3.27.〉

⑦ 보건복지부장관은 과징금을 징수하기 위하여 필요하면 다음 각 호의 사항을 적은 문서로 관할 세무관서의 장 또는 지방자치단체의 장에게 과세정보의 제공을 요청할 수 있다.〈개정 2014.1.1., 2016.3.22., 2018.3.27.〉

1. 납세자의 인적사항
2. 사용 목적
3. 과징금 부과 사유 및 부과 기준

⑧ 제1항부터 제3항까지의 규정에 따라 징수한 과징금은 다음 각 호 외의 용도로는 사용할 수 없다. 이 경우 제2항제1호 및 제3항제1호에 따라 징수한 과징금은 제3호의 용도로 사용하여야 한다.〈개정 2014.1.1., 2016.3.22., 2018.1.16., 2018.3.27., 2021.6.8〉

1. 제47조 제3항에 따라 공단이 요양급여비용으로 지급하는 자금
2. 「응급의료에 관한 법률」에 따른 응급의료기금의 지원
3. 「재난적의료비 지원에 관한 법률」에 따른 재난적의료비 지원사업에 대한 지원

⑨ 제1항부터 제3항까지의 규정에 따른 과징금의 금액과 그 납부에 필요한 사항 및 제8항에 따른 과징금의 용도별 지원 규모, 사용 절차 등에 필요한 사항은 대통령령으로 정한다.〈개정 2014.1.1., 2016.3.22., 2018.3.27.〉

시행령

제70조의2(과징금의 부과기준) ① 보건복지부장관은 법 제41조의2 제3항에 따른 요양급여의 적용 정지 대상인 약제가 요양급여의 적용 정지 처분을 한 날이 속한 연도 또는 그 전년도에 요양기관으로부터 요양급여비용이 청구된 약제(제2항 각 호에 해당하는 약제는 제외한다)인 경우에는 법 제99조 제2항 제1호 또는 같은 조 제3항 제1호에 따라 요양급여의 적용 정지를 갈음하여 과징금을 부과할 수 있다.〈신설 2021.12.7.〉

② 보건복지부장관은 법 제41조의2제3항에 따른 요양급여의 적용 정지 대상인 약제가 다음 각 호의 어느 하나에 해당하는 경우에는 법 제99조제2항제2호 또는 같은 조 제3항제2호에 따라 요양급여의 적용 정지를 갈음하여 과징금을 부과할 수 있다.〈개정 2014.8.29., 2016.8.2., 2018.9.28., 2021.12.7.〉

1. 퇴장방지의약품
2. 희귀의약품
3. 법 제41조제3항에 따라 요양급여의 대상으로 고시한 약제가 단일 품목으로서 동일제제(투여경로·성분·함량 및 제형이 동일한 제품을 말한다)가 없는 의약품
4. 그 밖에 보건복지부장관이 특별한 사유가 있다고 인정한 약제

③ 법 제99조제3항에서 "대통령령으로 정하는 기간"이란 5년을 말한다.〈신설 2018.9.28., 2021.12.7.〉

④ 제1항 및 제2항에 따른 과징금의 부과기준은 별표 4의2와 같다.〈개정 2018.9.28., 2021.12.7.〉

[본조신설 2014.6.30.]

제70조의3(과징금의 부과 및 납부) ① 보건복지부장관은 법 제99조제1항부터 제3항까지의 규정에 따라 과징금을 부과하려는 때에는 과징금 부과대상이 되는 위반행위, 과징금의 금액, 납부기한 및 수납기관 등을 명시하여 이를 납부할 것을 서면으로 통지하여야 한다.〈개정 2018.9.28.〉

② 제1항에 따라 통지를 받은 자는 과징금 납입고지서에 기재된 납부기한까지 과징금을 수납기관에 납부하여야 한다. 다만, 천재지변이나 그 밖에 부득이한 사유로 인하여 그 기간 내에 과징금을 납부할 수 없는 경우에는 그 사유가 해소된 날부터 7일 이내에 납부하여야 한다.

③ 제2항에 따른 수납기관은 과징금을 받은 경우 납부자에게 영수증을 내어주고, 지체 없이 납부사실을 보건복지부장관에게 통보하여야 한다.

[본조신설 2014.6.30.]

제70조의4(과징금 미납자에 대한 처분) ① 보건복지부장관은 법 제99조 제1항에 따라 과징금을 납부하여야 할 자가 납부기한까지 과징금을 내지 아니하면 같은 조 제5항 본문에 따라 납부기한이 지난 후 15일 이내에 독촉장을 발급하여야 한다. 이 경우 납부기한은 독촉장을 발급하는 날부터 10일 이내로 하여야 한다.〈개정 2018.9.28.〉

② 보건복지부장관은 과징금을 납부하여야 할 자가 제1항에 따른 독촉장을 받고도 그 납부기한까지 과징금을 내지 아니하면 법 제99조 제5항 본문에 따라 과징금 부과처분을 취소하고 법 제98조 제1항에 따른 업무정지 처분을 하거나 국세 체납처분의 예에 따라 징수하여야 한다.〈개정 2018.9.28.〉

③ 보건복지부장관은 법 제99조 제5항 본문에 따라 과징금 부과처분을 취소하고 법 제98조 제1항에 따른 업무정지 처분을 하는 경우에는 처분대상자에게 서면으로 그 내용을 통지하여야 한다. 이 경우 그 서면에는 처분의 변경사유와 업무정지 처분의 기간 등 업무정지 처분에 필요한 사항이 포함되어야 한다.〈개정 2018.9.28.〉

[본조신설 2016.9.22.]

제71조(과징금의 지원 규모 등) ① 법 제99조 제1항, 같은 조 제2항 제2호 또는 같은 조 제3항 제2호에 따라 징수한 과징금의 용도별 지원 규모는 다음 각 호와 같다.〈개정 2014.6.30., 2016.9.22., 2018.5.1., 2018.9.28., 2021.12.7.〉

1. 법 제47조제3항에 따라 공단이 요양급여비용으로 지급하는 자금 지원: 과징금 수입의 100분의 50
2. 「응급의료에 관한 법률」에 따른 응급의료기금 지원: 과징금 수입의 100분의 35

3. 「재난적의료비 지원에 관한 법률」에 따른 재난적의료비 지원사업에 대한 지원: 과징금 수입의 100분의 15

② 공단의 이사장과 「응급의료에 관한 법률」 제19조 제2항에 따라 응급의료기금의 관리·운용을 위탁받은 자는 제1항에 따라 지원받은 과징금의 다음 해 운용계획서와 전년도 사용실적을 매년 4월 30일까지 보건복지부장관에게 제출하여야 한다.

③ 보건복지부장관은 제2항에 따라 제출받은 과징금 운용계획서와 과징금 사용실적을 고려하여 다음 해 과징금 지원액을 정한 후 이를 국가재정법령에서 정하는 바에 따라 예산에 반영하여야 한다.

제100조(위반사실의 공표) ① 보건복지부장관은 관련 서류의 위조·변조로 요양급여비용을 거짓으로 청구하여 제98조 또는 제99조에 따른 행정처분을 받은 요양기관이 다음 각 호의 어느 하나에 해당하면 그 위반 행위, 처분 내용, 해당 요양기관의 명칭·주소 및 대표자 성명, 그 밖에 다른 요양기관과의 구별에 필요한 사항으로서 대통령령으로 정하는 사항을 공표할 수 있다. 이 경우 공표 여부를 결정할 때에는 그 위반행위의 동기, 정도, 횟수 및 결과 등을 고려하여야 한다.

1. 거짓으로 청구한 금액이 1천 500만원 이상인 경우
2. 요양급여비용 총액 중 거짓으로 청구한 금액의 비율이 100분의 20 이상인 경우

② 보건복지부장관은 제1항에 따른 공표 여부 등을 심의하기 위하여 건강보험공표심의위원회(이하 이 조에서 "공표심의위원회"라 한다)를 설치·운영한다.

③ 보건복지부장관은 공표심의위원회의 심의를 거친 공표대상자에게 공표대상자인 사실을 알려 소명자료를 제출하거나 출석하여 의견을 진술할 기회를 주어야 한다.

④ 보건복지부장관은 공표심의위원회가 제3항에 따라 제출된 소명자료 또는 진술된 의견을 고려하여 공표대상자를 재심의한 후 공표대상자를 선정한다.

⑤ 제1항부터 제4항까지에서 규정한 사항 외에 공표의 절차·방법, 공표심의위원회의 구성·운영 등에 필요한 사항은 대통령령으로 정한다.

시행령

제72조(공표 사항) 법 제100조 제1항 각 호 외의 부분 전단에서 "대통령령으로 정하는 사항"이란 다음 각 호의 사항을 말한다.

1. 해당 요양기관의 종류와 그 요양기관 대표자의 면허번호·성별
2. 의료기관의 개설자가 법인인 경우에는 의료기관의 장의 성명
3. 그 밖에 다른 요양기관과의 구별을 위하여 법 제100조 제2항에 따른 건강보험공표심의위원회(이하 "공표심의위원회"라 한다)가 필요하다고 인정하는 사항

제73조(공표심의위원회의 구성·운영 등) ① 공표심의위원회는 위원장 1명을 포함한 9명의 위원으로 구성한다.

② 공표심의위원회의 위원장은 제1호부터 제4호까지의 위원 중에서 호선(互選)하고, 위원은 보건복지부장관이 임명하거나 위촉하는 다음 각 호의 사람으로 한다.

1. 소비자단체가 추천하는 사람 1명
2. 언론인 1명
3. 변호사 등 법률 전문가 1명
4. 건강보험에 관한 학식과 경험이 풍부한 사람으로서 의약계를 대표하는 단체가 추천하는 사람 3명
5. 보건복지부의 고위공무원단에 속하는 일반직공무원 1명
6. 공단의 이사장 및 심사평가원의 원장이 각각 1명씩 추천하는 사람 2명

③ 공표심의위원회 위원(제2항 제5호의 위원은 제외한다)의 임기는 2년으로 한다.

④ 공표심의위원회의 위원장은 공표심의위원회를 대표하고, 공표심의위원회의 업무를 총괄한다.

⑤ 공표심의위원회의 위원장이 부득이한 사유로 직무를 수행할 수 없을 때에는 위원장이 지명하는 위원이 그 직무를 대행한다.

⑥ 공표심의위원회의 회의는 재적위원 과반수의 출석으로 개의하고, 출석위원 과반수의 찬성으로 의결한다.
⑦ 제1항부터 제6항까지에서 규정한 사항 외에 공표심의위원회의 구성·운영 등에 필요한 사항은 공표심의위원회의 의결을 거쳐 위원장이 정한다.

제73조의2(공표심의위원회 위원의 해임 및 해촉) 보건복지부장관은 제73조 제2항 각 호에 따른 공표심의위원회 위원이 다음 각 호의 어느 하나에 해당하는 경우에는 해당 공표심의위원회 위원을 해임하거나 해촉할 수 있다.
1. 심신장애로 인하여 직무를 수행할 수 없게 된 경우
2. 직무와 관련된 비위사실이 있는 경우
3. 직무태만, 품위손상이나 그 밖의 사유로 인하여 위원으로 적합하지 아니하다고 인정되는 경우
4. 위원 스스로 직무를 수행하는 것이 곤란하다고 의사를 밝히는 경우

[본조신설 2015.12.31.]

제74조(공표 절차 및 방법 등) ① 보건복지부장관은 법 제100조 제3항에 따라 공표대상자인 사실을 통지받은 요양기관에 대하여 그 통지를 받은 날부터 20일 동안 소명자료를 제출하거나 출석하여 의견을 진술할 기회를 주어야 한다.
② 보건복지부장관은 법 제100조 제4항에 따라 공표대상자로 선정된 요양기관에 대하여 보건복지부, 공단, 심사평가원, 관할 특별시·광역시·특별자치시·도·특별자치도와 시·군·자치구 및 보건소의 홈페이지에 6개월 동안 같은 조 제1항에 따른 공표 사항을 공고해야 하며, 추가로 게시판 등에도 공고할 수 있다.〈개정 2020.6.2.〉
③ 보건복지부장관은 법 제100조 제4항에 따라 공표대상자로 선정된 요양기관이 같은 조 제1항 각 호에 해당하는 거짓 청구를 반복적으로 하거나 그 거짓 청구가 중대한 위반행위에 해당하는 경우 등 추가 공표가 필요하다고 인정하는 경우에는 제2항에 따른 공고 외에 「신문 등의 진흥에 관한 법률」에 따른 신문 또는 「방송법」에 따른 방송에 추가로 공표할 수 있다.
④ 제2항에 따른 공고 대상인 요양기관을 관할하는 특별시장·광역시장·특별자치시장·도지사·특별자치도지사, 시장·군수·구청장 또는 보건소의 장은 「의료법」 제33조 제5항에 따른 변경허가·변경신고 등으로 제2항에 따른 공고기간 중 법 제100조 제1항에 따른 공표 사항이 변경된 사실이 확인되었을 때에는 지체 없이 보건복지부장관에게 그 사실을 알려야 한다. 이 경우 보건복지부장관은 그 변경 사항이 제2항에 따른 공고 내용에 즉시 반영되도록 필요한 조치를 해야 한다.〈개정 2020.6.2.〉
⑤ 제1항부터 제4항까지에서 규정한 사항 외에 공표 절차 및 방법, 공표 사항의 변경 등에 필요한 사항은 보건복지부장관이 정한다.

제101조(제조업자 등의 금지행위 등) ① 「약사법」에 따른 의약품의 제조업자·위탁제조판매업자·수입자·판매업자 및 「의료기기법」에 따른 의료기기 제조업자·수입업자·수리업자·판매업자·임대업자(이하 "제조업자등"이라 한다)는 약제·치료재료와 관련하여 제41조의3에 따라 요양급여대상 여부를 결정하거나 제46조에 따라 요양급여비용을 산정할 때에 다음 각 호의 행위를 하여 보험자·가입자 및 피부양자에게 손실을 주어서는 아니 된다.〈개정 2016.2.3〉
1. 제98조 제1항 제1호에 해당하는 요양기관의 행위에 개입
2. 보건복지부, 공단 또는 심사평가원에 거짓 자료의 제출
3. 그 밖에 속임수나 보건복지부령으로 정하는 부당한 방법으로 요양급여대상 여부의 결정과 요양급여비용의 산정에 영향을 미치는 행위

② 보건복지부장관은 제조업자등이 제1항에 위반한 사실이 있는지 여부를 확인하기 위하여 그 제조업자등에게 관련 서류의 제출을 명하거나, 소속 공무원이 관계인에게 질문을 하게 하거나 관계 서류를 검사하게 하는 등 필요한 조사를 할 수 있다. 이 경우 소속 공무원은 그 권한을 표시하는 증표를 지니고 이를 관계인에게 보여주어야 한다.
③ 공단은 제1항을 위반하여 보험자·가입자 및 피부양자에게 손실을 주는 행위를 한 제조업자등에 대하여 손실에 상당하는 금액(이하 이 조에서 "손실 상당액"이라 한다)을 징수한다.〈신설 2016.2.3〉
④ 공단은 제3항에 따라 징수한 손실 상당액 중 가입자 및 피부양자의 손실에 해당되는 금액을 그 가입자나 피부양자에게 지급하여야 한다. 이 경우 공단은 가입자나 피부양자에게 지급하여야 하는 금액을 그 가입자 및 피

부양자가 내야하는 보험료등과 상계할 수 있다.〈신설 2016.2.3〉

⑤ 제3항에 따른 손실 상당액의 산정, 부과·징수절차 및 납부방법 등에 관하여 필요한 사항은 대통령령으로 정한다.〈신설 2016.2.3.〉

시행령

제74조의2(손실 상당액 산정기준 등) ① 법 제101조 제3항에 따라 공단이 「약사법」에 따른 의약품의 제조업자·위탁제조판매업자·수입자·판매업자 및 「의료기기법」에 따른 의료기기 제조업자·수입업자·수리업자·판매업자·임대업자(이하 "제조업자등"이라 한다)에 대하여 징수하는 손실에 상당하는 금액(이하 이 조에서 "손실 상당액"이라 한다)은 같은 조 제1항 제1호부터 제3호까지의 위반행위로 보험자·가입자 및 피부양자가 부당하게 부담하게 된 요양급여비용 전액으로 한다.

② 공단은 제조업자등이 동일한 약제·치료재료에 대하여 법 제101조 제1항 제1호부터 제3호까지의 위반행위 중 둘 이상의 위반행위를 한 경우에는 각 위반행위에 따른 손실 상당액 중 가장 큰 금액을 손실 상당액으로 징수한다.

③ 공단은 법 제101조 제3항에 따라 손실 상당액을 징수하려는 경우에는 다음 각 호의 사항을 포함한 문서로 약제·치료재료의 제조업자등에게 알려야 한다.

1. 위반행위의 내용 및 법적근거에 관한 사항
2. 징수금액 및 산정내역 등에 관한 사항
3. 납부기한, 납부방법 및 납부장소 등 납부에 필요한 사항

[본조신설 2016.8.2.]

제102조(정보의 유지 등) 공단, 심사평가원 및 대행청구단체에 종사하였던 사람 또는 종사하는 사람은 다음 각 호의 행위를 하여서는 아니 된다.〈개정 2016.3.22., 2019.4.23.〉

1. 가입자 및 피부양자의 개인정보(「개인정보 보호법」 제2조 제1호의 개인정보를 말한다. 이하 "개인정보"라 한다)를 누설하거나 직무상 목적 외의 용도로 이용 또는 정당한 사유 없이 제3자에게 제공하는 행위
2. 업무를 수행하면서 알게 된 정보(제1호의 개인정보는 제외한다)를 누설하거나 직무상 목적 외의 용도로 이용 또는 제3자에게 제공하는 행위

[제목개정 2016.3.22.]

제103조(공단 등에 대한 감독 등) ① 보건복지부장관은 공단과 심사평가원의 경영목표를 달성하기 위하여 다음 각 호의 사업이나 업무에 대하여 보고를 명하거나 그 사업이나 업무 또는 재산상황을 검사하는 등 감독을 할 수 있다.〈개정 2022.6.10.〉

1. 제14조 제1항 제1호부터 제13호까지의 규정에 따른 공단의 업무 및 제63조 제1항 제1호부터 제8호까지의 규정에 따른 심사평가원의 업무
2. 「공공기관의 운영에 관한 법률」 제50조에 따른 경영지침의 이행과 관련된 사업
3. 이 법 또는 다른 법령에서 공단과 심사평가원이 위탁받은 업무
4. 그 밖에 관계 법령에서 정하는 사항과 관련된 사업

② 보건복지부장관은 제1항에 따른 감독상 필요한 경우에는 정관이나 규정의 변경 또는 그 밖에 필요한 처분을 명할 수 있다.

제104조(포상금 등의 지급) ① 공단은 다음 각 호의 어느 하나에 해당하는 자를 신고한 사람에 대하여 포상금을 지급할 수 있다.〈개정 2020.12.29.〉

1. 속임수나 그 밖의 부당한 방법으로 보험급여를 받은 사람
2. 속임수나 그 밖의 부당한 방법으로 다른 사람이 보험급여를 받도록 한 자
3. 속임수나 그 밖의 부당한 방법으로 보험급여 비용을 받은 요양기관 또는 보험급여를 받은 준요양기관 및 보조기기 판매업자

② 공단은 건강보험 재정을 효율적으로 운영하는 데에 이바지한 요양기관에 대하여 장려금을 지급할 수 있다.

〈신설 2013.5.22.〉

③ 제1항 및 제2항에 따른 포상금 및 장려금의 지급 기준과 범위, 절차 및 방법 등에 필요한 사항은 대통령령으로 정한다.〈개정 2013.5.22.〉

[제목개정 2013.5.22.]

시행령

제75조(포상금의 지급 기준 등) ① 법 제104조 제1항에 따라 다음 각 호의 어느 하나에 해당하는 자를 신고하려는 사람은 공단이 정하는 바에 따라 공단에 신고해야 한다. 이 경우 2명 이상이 공동명의로 신고할 때에는 대표자를 지정해야 한다.〈개정 2019.6.11., 2021.6.29.〉

1. 속임수나 그 밖의 부당한 방법으로 보험급여를 받은 사람
2. 속임수나 그 밖의 부당한 방법으로 다른 사람이 보험급여를 받도록 한 자
3. 속임수나 그 밖의 부당한 방법으로 보험급여 비용을 받은 요양기관
4. 속임수나 그 밖의 부당한 방법으로 보험급여를 받은 법 제49조 제1항에 따른 준요양기관(이하 "준요양기관"이라 한다) 및 법 제51조 제2항에 따른 보조기기를 판매한 자(이하 "보조기기 판매업자"라 한다)

② 공단은 제1항에 따라 신고를 받으면 그 내용을 확인한 후 포상금 지급 여부를 결정하여 신고인(2명 이상이 공동명의로 신고한 경우에는 제1항 후단에 따른 대표자를 말한다. 이하 이조에서 같다)에게 통보하여야 한다.

③ 제2항에 따라 포상금 지급 결정을 통보받은 신고인은 공단이 정하는 바에 따라 공단에 포상금 지급을 신청하여야 한다.

④ 공단은 제3항에 따라 포상금 지급 신청을 받은 날부터 1개월 이내에 신고인에게 **별표 6**의 포상금 지급 기준에 따른 포상금을 지급하여야 한다.

⑤ 제1항에 따른 신고를 받은 후에 신고된 내용과 같은 내용의 신고를 한 사람에게는 포상금을 지급하지 아니한다.

⑥ 제1항부터 제5항까지에서 규정한 사항 외에 포상금의 지급 기준과 방법·절차 등에 관하여 필요한 사항은 공단이 정한다.

제75조의2(장려금의 지급 등) ① 공단은 법 제104조 제2항에 따라 다음 각 호의 어느 하나에 해당하는 방법으로 건강보험 재정 지출을 절감하는 데에 이바지한 요양기관에 장려금을 지급한다.〈개정 2014.8.29., 2021.12.7.〉

1. 성분 또는 효능이 같아 대체사용이 가능한 약제 중 요양급여비용이 보다 저렴한 약제를 처방하거나 조제하였을 것
2. 제70조의2 제2항 제1호에 따라 퇴장방지의약품으로 지정·고시된 약제 중에서 다른 약제에 비하여 저가이면서 약제의 특성상 다른 약제를 대체하는 효과가 있는 약제를 처방하거나 조제하였을 것
3. 보건복지부장관이 정하여 고시하는 기간 동안 의약품을 상한금액보다 저렴하게 구입하거나 전년도 약제 사용량보다 사용량을 줄였을 것

② 장려금은 제1항에 따른 처방 또는 조제로 인하여 건강보험 재정 지출에서 절감된 금액의 100분의 70을 넘지 아니하는 금액으로 한다.

③ 제1항 제1호 및 제2호에 따라 장려금을 지급받으려는 요양기관은 법 제47조 제2항에 따라 심사평가원에 요양급여비용의 심사청구를 할 때 함께 장려금 지급을 청구하여야 한다.〈신설 2014.8.29.〉

④ 제1항 제3호에 따라 지급하는 장려금은 심사평가원이 그 금액을 산출하여 보건복지부장관의 승인을 받아 공단에 통보한다.〈신설 2014.8.29.〉

⑤ 제1항부터 제4항까지에서 규정한 사항 외에 장려금의 지급 기준과 방법·절차 등에 관하여 필요한 사항은 보건복지부장관이 정하여 고시한다.〈개정 2014.8.29.〉

[본조신설 2013.9.26.]

제105조(유사명칭의 사용금지) ① 공단이나 심사평가원이 아닌 자는 국민건강보험공단, 건강보험심사평가원 또는 이와 유사한 명칭을 사용하지 못한다.

② 이 법으로 정하는 건강보험사업을 수행하는 자가 아닌 자는 보험계약 또는 보험계약의 명칭에 국민건강보험이라는 용어를 사용하지 못한다.

제106조(소액 처리) 공단은 징수하여야 할 금액이나 반환하여야 할 금액이 1건당 2천원 미만인 경우(제47조 제5항, 제57조 제5항 후단 및 제101조 제4항 후단에 따라 각각 상계 처리할 수 있는 본인일부부담금 환급금 및 가

입자나 피부양자에게 지급하여야 하는 금액은 제외한다)에는 징수 또는 반환하지 아니한다.〈개정 2013.5.22., 2016.2.3., 2022.12.27.〉

제107조(끝수 처리) 보험료등과 보험급여에 관한 비용을 계산할 때「국고금관리법」제47조에 따른 끝수는 계산하지 아니한다.

제108조(보험재정에 대한 정부지원) ① 국가는 매년 예산의 범위에서 해당 연도 보험료 예상 수입액의 100분의 14에 상당하는 금액을 국고에서 공단에 지원한다.

② 공단은「국민건강증진법」에서 정하는 바에 따라 같은 법에 따른 국민건강증진기금에서 자금을 지원받을 수 있다.

③ 공단은 제1항에 따라 지원된 재원을 다음 각 호의 사업에 사용한다.〈개정 2013.5.22.〉

1. 가입자 및 피부양자에 대한 보험급여
2. 건강보험사업에 대한 운영비
3. 제75조 및 제110조 제4항에 따른 보험료 경감에 대한 지원

④ 공단은 제2항에 따라 지원된 재원을 다음 각 호의 사업에 사용한다.

1. 건강검진 등 건강증진에 관한 사업
2. 가입자와 피부양자의 흡연으로 인한 질병에 대한 보험급여
3. 가입자와 피부양자 중 65세 이상 노인에 대한 보험급여

[법률 제11141호(2011.12.31) 부칙 제2조의 규정에 의하여 이 조는 2022년 12월 31일까지 유효함]

제109조(외국인 등에 대한 특례) ① 정부는 외국 정부가 사용자인 사업장의 근로자의 건강보험에 관하여는 외국 정부와 한 합의에 따라 이를 따로 정할 수 있다.

② 국내에 체류하는 재외국민 또는 외국인(이하 "국내체류 외국인등"이라 한다)이 적용대상사업장의 근로자, 공무원 또는 교직원이고 제6조 제2항 각 호의 어느 하나에 해당하지 아니하면서 다음 각 호의 어느 하나에 해당하는 경우에는 제5조에도 불구하고 직장가입자가 된다.〈개정 2016.3.22.〉

1. 「주민등록법」제6조 제1항 제3호에 따라 등록한 사람
2. 「재외동포의 출입국과 법적 지위에 관한 법률」제6조에 따라 국내거소신고를 한 사람
3. 「출입국관리법」제31조에 따라 외국인등록을 한 사람

③ 제2항에 따른 직장가입자에 해당하지 아니하는 국내체류 외국인등이 다음 각 호의 요건을 모두 갖춘 경우에는 제5조에도 불구하고 지역가입자가 된다.〈신설 2016.3.22., 2019.1.15.〉

1. 보건복지부령으로 정하는 기간 동안 국내에 거주하였거나 해당 기간 동안 국내에 지속적으로 거주할 것으로 예상할 수 있는 사유로서 보건복지부령으로 정하는 사유에 해당될 것
2. 다음 각 목의 어느 하나에 해당할 것
   가. 제2항 제1호 또는 제2호에 해당하는 사람
   나. 「출입국관리법」제31조에 따라 외국인등록을 한 사람으로서 보건복지부령으로 정하는 체류자격이 있는 사람

④ 제2항 각 호의 어느 하나에 해당하는 국내체류 외국인등이 다음 각 호의 요건을 모두 갖춘 경우에는 제5조에도 불구하고 공단에 신청하면 피부양자가 될 수 있다.〈신설 2016.3.22.〉

1. 직장가입자와의 관계가 제5조 제2항 각 호의 어느 하나에 해당할 것
2. 제5조 제3항에 따른 피부양자 자격의 인정 기준에 해당할 것

⑤ 제2항부터 제4항까지의 규정에도 불구하고 다음 각 호에 해당되는 경우에는 가입자 및 피부양자가 될 수 없다.〈신설 2016.3.22., 2019.1.15.〉

1. 국내체류가 법률에 위반되는 경우로서 대통령령으로 정하는 사유가 있는 경우
2. 국내체류 외국인등이 외국의 법령, 외국의 보험 또는 사용자와의 계약 등에 따라 제41조에 따른 요양급여에

상당하는 의료보장을 받을 수 있어 사용자 또는 가입자가 보건복지부령으로 정하는 바에 따라 가입 제외를 신청한 경우

⑥ 제2항부터 제5항까지의 규정에서 정한 사항 외에 국내체류 외국인등의 가입자 또는 피부양자 자격의 취득 및 상실에 관한 시기·절차 등에 필요한 사항은 제5조부터 제11조까지의 규정을 준용한다. 다만, 국내체류 외국인등의 특성을 고려하여 특별히 규정해야 할 사항은 대통령령으로 다르게 정할 수 있다.〈신설 2016.3.22.〉

⑦ 가입자인 국내체류 외국인등이 매월 2일 이후 지역가입자의 자격을 취득하고 그 자격을 취득한 날이 속하는 달에 보건복지부장관이 고시하는 사유로 해당 자격을 상실한 경우에는 제69조 제2항 본문에도 불구하고 그 자격을 취득한 날이 속하는 달의 보험료를 부과하여 징수한다.〈신설 2016.3.22.〉

⑧ 국내체류 외국인등(제9항 단서의 적용을 받는 사람에 한정한다)에 해당하는 지역가입자의 보험료는 제78조 제1항 본문에도 불구하고 그 직전 월 25일까지 납부하여야 한다. 다만, 다음 각 호에 해당되는 경우에는 공단이 정하는 바에 따라 납부하여야 한다.〈신설 2016.3.22., 2019.1.15.〉

1. 자격을 취득한 날이 속하는 달의 보험료를 징수하는 경우
2. 매월 26일 이후부터 말일까지의 기간에 자격을 취득한 경우

⑨ 제7항과 제8항에서 정한 사항 외에 가입자인 국내체류 외국인등의 보험료 부과·징수에 관한 사항은 제69조부터 제86조까지의 규정을 준용한다. 다만, 대통령령으로 정하는 국내체류 외국인등의 보험료 부과·징수에 관한 사항은 그 특성을 고려하여 보건복지부장관이 다르게 정하여 고시할 수 있다.〈신설 2016.3.22.〉

⑩ 공단은 지역가입자인 국내체류 외국인등(제9항 단서의 적용을 받는 사람에 한정한다)이 보험료를 체납한 경우에는 제53조 제3항에도 불구하고 체납일부터 체납한 보험료를 완납할 때까지 보험급여를 하지 아니한다. 이 경우 제53조 제3항 각 호 외의 부분 단서 및 같은 조 제5항·제6항은 적용하지 아니한다.〈신설 2019.1.15.〉

시행령

제76조(외국인 등의 가입자 및 피부양자 자격취득 제한) 법 제109조 제5항 제1호에서 "대통령령으로 정하는 사유"란 다음 각 호의 어느 하나에 해당하는 경우를 말한다.

1. 「출입국관리법」 제25조 및 「재외동포의 출입국과 법적 지위에 관한 법률」 제10조 제2항에 따라 체류기간 연장허가를 받지 아니하고 체류하는 경우
2. 「출입국관리법」 제59조 제3항에 따라 강제퇴거명령서를 발급받은 경우

[전문개정 2016.9.22.]

제76조의2(외국인 등의 가입자 자격취득 시기 등) ① 국내에 체류하는 재외국민 또는 외국인(이하 "국내체류 외국인등"이라 한다)은 법6제109조 제6항 단서에 따라 다음 각 호의 구분에 따른 날에 가입자의 자격을 얻는다.〈개정 2019.7.16.〉

1. 법 제109조 제3항 제2호에 해당하는 사람으로서 같은 항 제1호에 따른 기간 동안 국내에 거주한 경우: 해당 기간이 경과한 날
2. 법 제109조 제3항 제2호에 해당하는 사람으로서 같은 항 제1호에 따라 국내에 지속적으로 거주할 것으로 예상할 수 있는 사유에 해당하는 경우: 국내에 입국한 날
3. 그 밖에 보건복지부장관이 체류자격, 체류기간 및 체류경위 등을 고려하여 그 자격취득 시기를 국내거주 국민과 다르게 정할 필요가 있다고 인정하여 고시하는 경우: 해당 고시에서 정하는 날

② 국내체류 외국인등은 법 제109조 제6항 본문에서 준용하는 법 제10조에 따라 같은 조 제1항 제1호·제4호 및 제5호에 따른 날에 가입자의 자격을 잃는다. 다만, 법 제109조 제6항 단서에 따라 다음 각 호의 구분에 따른 날에도 그 자격을 잃는다.〈개정 2019.6.11., 2019.7.16.〉

1. 직장가입자: 다음 각 목의 어느 하나에 해당하는 날
   가. 「출입국관리법」 제10조의2 제1항 제2호 및 「재외동포의 출입국과 법적 지위에 관한 법률」 제10조 제1항에 따른 체류기간이 종료된 날의 다음 날
   나. 「출입국관리법」 제59조 제3항에 따른 강제퇴거명령서를 발급받은 날의 다음 날

다. 법 제109조 제5항 제2호에 따라 사용자가 직장가입자의 가입 제외를 신청한 날. 다만, 법 제8조 제2항에 따라 직장가입자 자격취득 신고를 한 날부터 14일 이내에 가입 제외를 신청한 경우에는 그 자격취득일로 한다.
라. 그 밖에 보건복지부장관이 체류자격, 체류기간 및 체류경위 등을 고려하여 그 자격상실 시기를 국내거주 국민과 다르게 정할 필요가 있다고 인정하여 고시하는 경우: 해당 고시에서 정하는 날
2. 지역가입자: 다음 각 목의 어느 하나에 해당하는 날
가. 제1호가목 및 나목에 따른 날
나. 재외국민 또는 체류기간이 종료되지 아니한 외국인이 출국 후 1개월이 지난 경우: 그 출국한 날의 다음 날
다. 법 제109조 제5항 제2호에 따라 지역가입자가 가입 제외를 신청한 날. 다만, 보험료를 납부하지 않은 지역가입자 또는 최초로 보험료를 납부한 날부터 14일이 지나지 않은 지역가입자가 보건복지부장관이 정하여 고시하는 요건을 갖추고 가입 제외를 신청하는 경우에는 그 자격을 취득한 날로 한다.
라. 그 밖에 보건복지부장관이 체류자격, 체류기간 및 체류경위 등을 고려하여 그 자격상실 시기를 국내 거주 국민과 다르게 정할 필요가 있다고 인정하여 고시하는 경우: 해당 고시에서 정하는 날

[본조신설 2016.9.22.]

제76조의3(외국인 등의 피부양자 자격취득 시기 등) ① 국내체류 외국인등은 법 제109조 제6항 단서에 따라 다음 각 호의 구분에 따른 날에 피부양자의 자격을 얻는다.
1. 신생아의 경우 : 출생한 날
2. 법 제109조 제2항 각 호에 따른 주민등록, 국내거소신고 또는 외국인등록(이하 이 조에서 "주민등록등"이라 한다)을 한 날부터 90일 이내에 피부양자 자격취득을 신청한 경우 : 해당 주민등록등을 한 날. 다만, 주민등록등을 한 이후에 직장가입이 된 경우에는 해당 직장가입이 된 날로 한다.
3. 주민등록등을 한 날부터 90일이 경과하여 피부양자 자격취득을 신청한 경우 : 그 자격취득을 신청한 날. 다만, 주민등록등을 한 이후에 직장가입이 된 경우로서 해당 직장가입이 된 날부터 90일 이내에 신청이 있는 때에는 그 직장가입이 된 날로 한다.
4. 그 밖에 보건복지부장관이 체류자격, 체류기간 및 체류경위 등을 고려하여 그 자격취득 시기를 국내거주 국민과 다르게 정할 필요가 있다고 인정하여 고시하는 경우 : 해당 고시에서 정하는 날

② 국내체류 외국인등은 법 제109조 제6항 본문에서 준용하는 법 제5조에 따라 같은 조 제3항에서 정한 날(사망, 부양자의 직장가입자 자격상실 또는 의료급여를 받는 경우만 해당한다)에 피부양자의 자격을 잃는다. 다만, 법 제109조 제6항 단서에 따라 다음 각 호의 어느 하나에 해당하는 날에도 그 자격을 잃는다. 〈개정 2019.6.11.〉
1. 「출입국관리법」 제10조의2 제1항 제2호 및 「재외동포의 출입국과 법적 지위에 관한 법률」 제10조 제1항에 따른 체류기간이 종료된 날의 다음 날
2. 「출입국관리법」 제59조 제3항에 따른 강제퇴거명령서를 발급받은 날의 다음 날
3. 그 밖에 보건복지부장관이 체류자격, 체류기간 및 체류경위 등을 고려하여 그 자격상실 시기를 국내거주 국민과 다르게 정할 필요가 있다고 인정하여 고시하는 경우 : 해당 고시에서 정하는 날

[본조신설 2016.9.22.]

제76조의4(보험료 부과·징수 특례 대상 외국인) 법 제109조 제9항 단서에서 "대통령령으로 정하는 국내체류 외국인등"이란 지역가입자인 국내체류 외국인등 중에서 다음 각 호의 어느 하나에 해당하지 않는 사람을 말한다.
1. 「출입국관리법 시행령」 별표 1의2에 따른 결혼이민(F-6)의 체류자격이 있는 사람
2. 「출입국관리법 시행령」 별표 1의3에 따른 영주(F-5)의 체류자격이 있는 사람
3. 그 밖에 보건복지부장관이 체류경위, 체류목적 및 체류기간 등을 고려하여 국내거주 국민과 같은 보험료 부과·징수 기준을 적용할 필요가 있다고 인정하여 고시하는 체류자격이 있는 사람

[전문개정 2018.12.24.]

시행규칙

제61조(외국인 등의 직장가입자 자격취득 신고 등) ① 사용자는 법 제109조 제2항에 따라 국내에 체류하는 재외국민 또는 외국인(이하 "국내체류 외국인등"이라 한다)이 직장가입자가 되는 경우에는 그 직장가입자가 된 날부터 14일 이내에 별지 제6호서식의 건강보험 직장가입자 자격취득 신고서에 다음 각 호의 구분에 따른 서류를 첨부하여 공단에 제출하여야 한다. 다만, 공단이 법 제96조에 따라 국가 등으로부터 제공받은 자료로 주민등록, 국내거소신고 및

외국인등록 사실을 확인할 수 있는 경우에는 해당 서류를 첨부하지 아니한다.

1. 재외국민 : 주민등록표 등본 1부
2. 외국인 : 다음 각 목의 구분에 따른 서류
   가. 「재외동포의 출입국과 법적지위에 관한 법률」 제2조 제2호에 따른 외국국적동포 : 국내거소신고증 사본 또는 국내거소신고 사실증명 1부
   나. 그 밖의 외국인 : 외국인등록증 사본 또는 외국인등록 사실증명 1부

② 사용자는 법 제109조 제2항에 따라 직장가입자가 된 국내체류 외국인등이 직장가입자의 자격을 잃은 경우에는 그 자격을 잃은 날부터 14일 이내에 별지 제8호서식의 건강보험 직장가입자 자격상실 신고서를 공단에 제출하여야 한다.

③ 제1항 및 제2항에 따른 국내체류 외국인등의 직장가입자 자격 취득 및 상실 신고의 절차 및 방법 등에 필요한 세부 사항은 보건복지부장관이 정하여 고시한다.

[전문개정 2016.9.23.]

제61조의2(외국인 등의 지역가입자 자격취득 신고 등) ① 법 제109조 제3항 제1호에서 "보건복지부령으로 정하는 기간"이란 6개월 이상의 기간을 말하고, "보건복지부령으로 정하는 사유"란 「출입국관리법 시행령」 별표 1의2 제27호에 따른 결혼이민의 체류자격을 받은 경우를 말한다.〈개정 2018.12.18., 2019.7.16., 2021.2.26., 2021.10.14.〉

1. 「출입국관리법」 제10조 제2호에 따른 영주자격을 받은 경우
2. 「출입국관리법 시행령」 별표 1의2 제21호에 따른 비전문취업(E-9)의 체류자격을 받은 경우
3. 「출입국관리법 시행령」 별표 1의2 제27호에 따른 결혼이민의 체류자격을 받은 경우
4. 보건복지부장관이 정하여 고시하는 유학 또는 일반연수의 체류자격을 받은 경우

② 법 제109조 제3항 제2호 나목에서 "보건복지부령으로 정하는 체류자격"이란 별표 9에 따른 체류자격을 말한다.

③ 법 제109조 제3항에 따라 국내체류 외국인등이 지역가입자가 된 경우에는 별지 제5호서식의 건강보험 지역가입자 자격취득신고서에 다음 각 호의 구분에 따른 서류를 첨부하여 공단에 제출해야 한다. 다만, 공단이 법 제96조에 따라 국가 등으로부터 제공받은 자료로 주민등록, 국내거소신고, 외국인등록 사실 및 보험료 부과에 필요한 사항을 확인할 수 있는 경우에는 그 확인으로 제출을 갈음한다.〈개정 2018.12.31., 2019.10.24.〉

1. 재외국민 : 다음 각 목의 서류
   가. 주민등록표 등본 1부
   나. 소득명세서 등 보험료 부과에 필요한 서류로서 보건복지부장관이 정하여 고시하는 서류 각 1부
2. 외국인 : 다음 각 목의 서류
   가. 제61조 제1항 제2호의 서류 1부
   나. 소득명세서 등 보험료 부과에 필요한 서류로서 보건복지부장관이 정하여 고시하는 서류 각 1부

④ 법 제109조 제3항에 따라 지역가입자가 된 국내 체류 외국인등이 지역가입자의 자격을 잃은 경우에는 그 자격을 잃은 날부터 14일 이내에 별지 제7호서식의 건강보험 지역가입자 자격상실 신고서를 공단에 제출해야 한다.〈개정 2019.7.16.〉

⑤ 제1항부터 제4항까지에서 규정한 사항 외에 외국인등의 지역가입자 자격 취득 및 상실의 신청에 필요한 세부적인 사항은 보건복지부장관이 정해 고시한다.〈개정 2018.12.18.〉

[본조신설 2016.9.23.]

[보건복지부령 제657호(2019.7.16.) 부칙 제2조의 규정에 의하여 이 조 제1항은 2021년 2월 28일까지 유효함]

제61조의3(외국인 등의 피부양자 자격취득 신고 등) ① 법 제109조 제4항에 따라 국내체류 외국인등이 피부양자의 자격을 얻으려는 경우에는별지 제1호서식의 건강보험 피부양자 자격(취득·상실)신고서에 다음 각 호의 서류를 첨부하여 공단에 제출하여야 한다. 다만, 공단이 법 제96조에 따라 국가 등으로부터 제공받은 자료로 주민등록, 국내거소신고 및 외국인등록 사실을 확인할 수 있는 경우에는 해당 서류를 첨부하지 아니한다.

1. 제61조 제1항 각 호의 구분에 따른 서류 1부
2. 직장가입자와의 관계를 확인할 수 있는 서류로서 보건복지부장관이 정하여 고시하는 서류 1부

② 법 제109조 제4항에 따라 피부양자의 자격을 얻은 국내체류 외국인등이 그 자격을 잃은 경우에는 별지 제1호서식의 건강보험 피부양자 자격(취득·상실)신고서에 그 상실 사유를 입증하는 서류를 첨부하여 공단에 제출하여야 한다.

③ 제1항 및 제2항에 따른 국내체류 외국인등의 피부양자 자격취득 및 상실의 신고 절차 및 방법 등에 필요한 세부 사항은 보건복지부장관이 정하여 고시한다.
[본조신설 2016.9.23.]

제61조의4(외국인등의 직장가입자 제외 신청 등) ① 법 제109조 제5항 제2호에 해당되는 지역가입자가 가입 제외를 신청하려면 지역가입자가 별지 제7호서식의 지역가입자 자격상실 신고서에 제3항 각 호의 구분에 따른 서류를 첨부하여 공단에 제출해야 한다.
② 법 제109조 제5항 제2호에 해당되는 직장가입자가 가입 제외를 신청하려면 사용자가 별지 제8호서식의 직장가입자 자격상실 신고서에 제3항 각 호의 구분에 따른 서류를 첨부하여 공단에 제출해야 한다.
③ 제1항 또는 제2항에 따라 지역가입자 또는 사용자가 공단에 제출해야 하는 서류는 다음 각 호의 구분에 따른다.
1. 외국의 법령에 따라 의료보장을 받는 경우: 다음 각 목의 서류
가. 외국 법령의 적용 대상 여부에 대한 확인서 등 의료보장을 받을 수 있음을 증명하는 서류
나. 국내체류 외국인등이 건강보험에 가입하지 않겠다는 취지를 적은 서류
2. 외국의 보험(법 제109조 제2항 각 호에 따른 등록 또는 신고를 하기 전에 가입한 보험으로 한정한다)에 따라 의료보장을 받는 경우: 다음 각 목의 서류
가. 보험계약서 등 의료보장을 받을 수 있음을 증명하는 서류
나. 국내체류 외국인등이 건강보험에 가입하지 않겠다는 취지를 적은 서류
3. 사용자와의 계약 등에 따라 의료보장을 받는 경우: 다음 각 목의 서류
가. 근로계약서 등 의료보장을 받을 수 있음을 증명하는 서류
나. 사용자가 의료비를 지급한 사실을 증명하는 서류
다. 국내체류 외국인등이 건강보험에 가입하지 않겠다는 취지를 적은 서류
④ 제1항 또는 제2항에 따라 가입 제외를 신청한 사람은 보건복지부장관이 정하여 고시하는 기간 동안 가입이 제외되며, 그 기간이 경과한 후 다시 법 제109조 제5항 제2호에 해당되는 경우에는 제1항 또는 제2항에 따른 가입 제외 신청을 다시 할 수 있다.
⑤ 제1항부터 제4항까지에서 규정한 사항 외에 국내체류 외국인등의 가입 제외 신청의 절차 및 방법 등에 필요한 세부 사항은 보건복지부장관이 정하여 고시한다.
[전문개정 2019.7.16.]

제110조(실업자에 대한 특례) ① 사용관계가 끝난 사람 중 직장가입자로서의 자격을 유지한 기간이 보건복지부령으로 정하는 기간 동안 통산 1년 이상인 사람은 지역가입자가 된 이후 최초로 제79조에 따라 지역가입자 보험료를 고지받은 날부터 그 납부기한에서 2개월이 지나기 이전까지 공단에 직장가입자로서의 자격을 유지할 것을 신청할 수 있다. 〈개정 2013.5.22., 2018.1.16.〉
② 제1항에 따라 공단에 신청한 가입자(이하 "임의계속가입자"라 한다)는 제9조에도 불구하고 대통령령으로 정하는 기간 동안 직장가입자의 자격을 유지한다. 다만, 제1항에 따른 신청 후 최초로 내야 할 직장가입자 보험료를 그 납부기한부터 2개월이 지난 날까지 내지 아니한 경우에는 그 자격을 유지할 수 없다. 〈신설 2013.5.22.〉
③ 임의계속가입자의 보수월액은 보수월액보험료가 산정된 최근 12개월간의 보수월액을 평균한 금액으로 한다. 〈개정 2013.5.22., 2018.1.16.〉
④ 임의계속가입자의 보험료는 보건복지부장관이 정하여 고시하는 바에 따라 그 일부를 경감할 수 있다. 〈개정 2013.5.22.〉
⑤ 임의계속가입자의 보수월액보험료는 제76조 제1항 및 제77조 제1항 제1호에도 불구하고 그 임의계속가입자가 전액을 부담하고 납부한다. 〈개정 2013.5.22.〉
⑥ 임의계속가입자가 보험료를 납부기한까지 내지 아니하는 경우 그 급여제한에 관하여는 제53조 제3항·제5항 및 제6항을 준용한다. 이 경우 "제69조 제5항에 따른 세대단위의 보험료"는 "제110조 제5항에 따른 보험료"로 본다. 〈개정 2013.5.22.〉
⑦ 임의계속가입자의 신청 방법·절차 등에 필요한 사항은 보건복지부령으로 정한다. 〈개정 2013.5.22.〉

시행령

제77조(임의계속가입자 적용기간) ① 법 제110조 제2항 본문에서 "대통령령으로 정하는 기간"이란 사용관계가 끝난 날의 다음 날부터 기산(起算)하여 36개월이 되는 날을 넘지 아니하는 범위에서 다음 각 호의 구분에 따른 기간을 말한다.

1. 법 제110조 제1항에 따라 공단에 신청한 가입자(이하 "임의계속가입자"라 한다)가 법 제9조 제1항 제2호에 따라 자격이 변동되기 전날까지의 기간
2. 임의계속가입자가 법 제10조 제1항에 따라 그 자격을 잃기 전날까지의 기간

② 「의료급여법」 제3조 제1항 제2호에 따른 수급권자가 되어 법 제10조 제1항 제5호에 따라 가입자의 자격이 상실된 임의계속가입자가 법 제8조 제1항 제1호에 따라 가입자의 자격을 다시 취득한 경우로서 다시 취득한 날이 제1항에 따른 사용관계가 끝난 날의 다음 날부터 36개월 이내이면 공단이 정하는 기간 안에 임의계속가입의 재적용을 신청할 수 있다. 이 경우 신청자는 가입자의 자격을 다시 취득한 날부터 제1항에 따른 기간 동안 임의계속가입자로서의 자격을 유지한다.

③ 제2항에서 규정한 사항 외에 임의계속가입의 재적용 신청에 필요한 신청기간, 절차, 방법 등은 공단이 정하는 바에 따른다.

[전문개정 2018.6.26.]

시행규칙

제62조(임의계속가입을 위한 직장가입자 자격 유지 기간) 법 제110조 제1항에서 "보건복지부령으로 정하는 기간"이란 사용관계가 끝난 날 이전 18개월간을 말한다.

[전문개정 2018.6.29.]

제63조(임의계속가입·탈퇴 및 자격 변동 시기 등) ① 법 제110조 제2항에 따른 임의계속가입자(이하 "임의계속가입자"라 한다)가 되려는 사람은 별지 제39호서식의 임의계속가입 신청서에 다음 각 호의 서류를 첨부하여 공단에 제출하여야 한다. 〈개정 2013.6.28., 2013.9.30., 2018.3.6.〉

1. 제2조 제4항 제1호에 따른 서류(주민등록표 등본으로 피부양자와 해당 임의계속가입자의 관계를 확인할 수 없는 경우만 해당한다)
2. 제2조 제4항 제2호에 따른 서류(피부양자가 장애인, 국가유공자 등 또는 보훈보상대상자의 경우만 해당한다)
3. 제2조 제4항 제3호에 따른 서류(피부양자가 별표 1의2 제1호다목에 따른 인정을 받으려는 경우만 해당한다)
4. 제61조 제1항 제1호 또는 제2호에 따른 서류 1부(재외국민 또는 외국인인 경우만 해당한다)

② 임의계속가입자로서의 자격을 더 이상 유지하지 않으려는 사람은 별지 제39호서식의 임의계속탈퇴 신청서를 공단에 제출하여야 한다. 〈신설 2013.9.30.〉

③ 임의계속가입자는 다음 각 호의 어느 하나에 해당하는 날에 지역가입자 또는 직장가입자로 그 자격이 변동된다. 〈개정 2013.9.30.〉

1. 영 제77조에 따른 기간이 끝나는 날의 다음 날
2. 제2항에 따른 임의계속탈퇴 신청서가 접수된 날의 다음 날
3. 직장가입자인 사용자, 근로자, 공무원 또는 교직원이 된 날

[제목개정 2013.9.30.]

제111조(권한의 위임 및 위탁) ① 이 법에 따른 보건복지부장관의 권한은 대통령령으로 정하는 바에 따라 그 일부를 특별시장·광역시장·도지사 또는 특별자치도지사에게 위임할 수 있다.

② 제97조 제2항에 따른 보건복지부장관의 권한은 대통령령으로 정하는 바에 따라 공단이나 심사평가원에 위탁할 수 있다.

제112조(업무의 위탁) ① 공단은 대통령령으로 정하는 바에 따라 다음 각 호의 업무를 체신관서, 금융기관 또는 그 밖의 자에게 위탁할 수 있다.

1. 보험료의 수납 또는 보험료납부의 확인에 관한 업무
2. 보험급여비용의 지급에 관한 업무

3. 징수위탁근거법의 위탁에 따라 징수하는 연금보험료, 고용보험료, 산업재해보상보험료, 부담금 및 분담금 등(이하 "징수위탁보험료등"이라 한다)의 수납 또는 그 납부의 확인에 관한 업무

② 공단은 그 업무의 일부를 국가기관, 지방자치단체 또는 다른 법령에 따른 사회보험 업무를 수행하는 법인이나 그 밖의 자에게 위탁할 수 있다. 다만, 보험료와 징수위탁보험료등의 징수 업무는 그러하지 아니하다.〈개정 2016.2.3.〉

③ 제2항에 따라 공단이 위탁할 수 있는 업무 및 위탁받을 수 있는 자의 범위는 보건복지부령으로 정한다.

시행령

제78조(업무의 위탁) 공단은 법 제112조 제1항에 따라 같은 항 각 호의 업무를 체신관서, 금융기관 또는 그 밖의 자에게 위탁하려면 위탁받을 기관의 선정 및 위탁계약의 내용에 관하여 공단 이사회의 의결을 거쳐야 한다.

제81조(민감정보 및 고유식별정보의 처리) ① 공단(법 제112조에 따라 공단의 업무를 위탁받은 자를 포함한다)은 다음 각 호의 사무를 수행하기 위하여 불가피한 경우 「개인정보 보호법」 제23조에 따른 건강에 관한 정보, 같은 법 시행령 제18조 제2호에 따른 범죄경력자료에 해당하는 정보, 같은 영 제19조 각 호에 따른 주민등록번호, 여권번호, 운전면허의 면허번호 또는 외국인등록번호가 포함된 자료를 처리할 수 있다.〈개정 2013.9.26., 2014.11.20., 2022.6.30.〉

1. 법 제7조에 따른 사업장의 신고에 관한 사무
2. 법 제14조 제1항에 따른 업무에 관한 사무
3. 법 제60조에 따른 현역병 등에 대한 요양급여비용 지급에 관한 사무
4. 법 제61조에 따른 요양급여비용의 정산에 관한 사무

4의2. 법 제72조 및 제96조의2에 따른 금융정보등의 제공 요청에 관한 사무

4의3. 법 제81조의2에 따른 자료의 제공에 관한 사무

5. 법 제83조에 따른 체납자 인적사항등의 공개에 관한 사무
6. 법 제87조 및 제90조에 따른 이의신청 및 행정소송에 관한 사무
7. 법 제94조에 따른 신고 등에 관한 사무
8. 법 제95조에 따른 소득 축소·탈루 자료의 송부에 관한 사무

8의2. 법 제96조에 따른 자료의 제공 요청에 관한 사무

9. 법 제104조에 따른 포상금 지급에 관한 사무
10. 법 제112조에 따른 업무의 위탁에 관한 사무

② 심사평가원은 다음 각 호의 사무를 수행하기 위하여 불가피한 경우 「개인정보 보호법」 제23조에 따른 건강에 관한 정보, 같은 법 시행령 제19조에 따른 주민등록번호, 여권번호, 운전면허의 면허번호 또는 외국인등록번호가 포함된 자료를 처리할 수 있다.〈개정 2013.9.26., 2014.11.20., 2017.3.27.〉

1. 법 제43조에 따른 요양기관의 시설·장비 및 인력 등의 현황 신고에 관한 사무

1의2. 법 제48조에 따른 요양급여 대상 여부의 확인 등에 관한 사무

2. 법 제63조 제1항에 따른 업무에 관한 사무
3. 법 제87조 및 제90조에 따른 이의신청 및 행정소송에 관한 사무
4. 법 제96조에 따른 자료의 제공 요청에 관한 사무

③ 요양기관(제2호의 경우에는 법 제47조 제6항에 따라 요양기관을 대행하는 단체를 포함한다)은 다음 각 호의 사무를 수행하기 위하여 불가피한 경우 「개인정보 보호법」 제23조에 따른 건강에 관한 정보나 같은 법 시행령 제19조에 따른 주민등록번호, 여권번호, 운전면허의 면허번호 또는 외국인등록번호가 포함된 자료를 처리할 수 있다.〈신설 2017.3.27.〉

1. 법 제41조 제1항에 따른 요양급여의 실시에 관한 사무
2. 법 제47조 제1항 또는 제2항에 따른 요양급여비용의 청구에 관한 사무

④ 준요양기관은 법 제49조 제3항에 따른 요양비 지급 청구에 관한 사무를 수행하기 위하여 불가피한 경우에는 「개인정보 보호법」 제23조에 따른 건강에 관한 정보나 같은 법 시행령 제19조에 따른 주민등록번호, 여권번호, 운전면허의 면허번호 또는 외국인등록번호가 포함된 자료를 처리할 수 있다.〈신설 2021.6.29.〉

⑤ 보조기기 판매업자는 법 제51조 제2항 전단에 따른 보험급여 지급 청구에 관한 사무를 수행하기 위하여 불가피한 경우에는 「개인정보 보호법」 제23조에 따른 건강에 관한 정보나 같은 법 시행령 제19조에 따른 주민등록번호, 여권번호, 운전면허의 면허번호 또는 외국인등록번호가 포함된 자료를 처리할 수 있다. 〈신설 2021.6.29.〉

⑥ 보건복지부장관(법 제111조에 따라 보건복지부장관의 권한을 위임받거나 위탁받은 자를 포함한다)은 다음 각 호의 사무를 수행하기 위하여 불가피한 경우 제1항에 따른 자료를 처리할 수 있다. 〈개정 2017.3.27., 2021.6.29.〉

1. 법 제81조 제3항에 따른 체납처분 승인에 관한 사무
2. 법 제88조에 따른 심판청구에 관한 사무
3. 법 제97조에 따른 보고와 검사 등에 관한 사무
4. 법 제98조에 따른 업무정지 처분에 관한 사무
5. 법 제99조에 따른 과징금 부과·징수에 관한 사무
6. 법 제100조에 따른 위반사실 공표에 관한 사무

제81조의2(규제의 재검토) ① 보건복지부장관은 제18조의2제4항 및 별표 4의2 제2호에 따른 약제의 상한금액 감액 및 요양급여의 적용 정지 기준에 대하여 2019년 7월 1일을 기준으로 5년마다(매 5년이 되는 해의 기준일과 같은 날 전까지를 말한다) 그 타당성을 검토하여 개선 등의 조치를 해야 한다.

② 보건복지부장관은 제19조제1항 및 별표 2에 따른 본인일부부담금의 부담률 및 부담액에 대하여 2022년 1월 1일을 기준으로 3년마다(매 3년이 되는 해의 1월 1일 전까지를 말한다) 그 타당성을 검토하여 개선 등의 조치를 해야 한다.

[전문개정 2022.3.8.]

시행규칙

제64조(업무의 위탁) ① 공단은 법 제112조 제2항에 따라 국가기관·지방자치단체·심사평가원 및 「국민연금법」에 따른 국민연금공단에 다음 각 호의 업무를 위탁할 수 있다. 〈개정 2016.7.27., 2018.12.18.〉

1. 가입자의 자격 취득·변경 및 상실 신고의 접수 및 처리
2. 건강보험증의 발급 및 가입자의 민원접수 및 처리
3. 요양급여비용의 지급에 관한 업무
4. 체납된 보험료등, 연체금 및 체납처분비의 조회 및 납부 사실 확인에 관한 업무

② 공단은 제1항에 따라 업무를 위탁하려면 수탁 기관 및 위탁 업무에 대하여 보건복지부장관의 승인을 받아야 한다.

③ 공단은 법 제112조 제2항에 따라 임신·출산 진료비의 신청과 지급에 관한 업무를 다음 각 호의 구분에 따라 위탁한다. 〈개정 2015.6.30., 2017.9.19., 2018.12.31.〉

1. 영 제23조 제4항 및 제5항에 따른 이용권의 발급 신청 접수 및 발급에 관한 업무 : 「금융산업의 구조개선에 관한 법률」 제2조 제1호에 따른 금융기관 또는 「우체국예금·보험에 관한 법률」에 따른 체신관서
2. 제24조 제3항에 따른 비용의 지급 및 정산에 관한 업무 : 「사회보장급여의 이용·제공 및 수급권자 발굴에 관한 법률」 제29조에 따른 사회보장정보원 및 보건복지부장관이 정하여 고시하는 기관 또는 단체

④ 공단은 부득이한 경우를 제외하고는 매년 임신·출산 진료비의 지급에 들어갈 것으로 예상되는 비용을 제3항 제2호에 따른 기관 또는 단체에 미리 예탁(預託)하여야 한다.

제65조(전자문서를 이용한 업무 처리 등) ① 공단 및 심사평가원은 법·영 및 이 규칙에 따른 청구·신청·신고 등을 전자문서로 하도록 할 수 있고, 통지 등의 업무를 전산매체 또는 정보통신망을 이용하여 전자문서로 처리할 수 있다.

② 제1항에 따라 전자문서로 처리하는 경우에는 「전자정부법」 제2조 제7호 및 제7조를 준용한다.

제113조(징수위탁보험료등의 배분 및 납입 등) ① 공단은 자신이 징수한 보험료와 그에 따른 징수금 또는 징수위탁보험료등의 금액이 징수하여야 할 총액에 부족한 경우에는 대통령령으로 정하는 기준, 방법에 따라 이를 배분하여 납부 처리하여야 한다. 다만, 납부의무자가 다른 의사를 표시한 때에는 그에 따른다.

② 공단은 징수위탁보험료등을 징수한 때에는 이를 지체 없이 해당 보험별 기금에 납입하여야 한다.

시행령

제79조(보험료 및 징수위탁보험료등의 배분 등) 공단이 납부의무자의 신청에 따라 보험료 및 징수위탁보험료등을 1개의 납입고지서로 통합하여 징수한 경우(법 제81조 및 징수위탁근거법에 따라 체납처분의 방법으로 징수한 경우는 제외한다)에 징수한 보험료와 그에 따른 징수금 또는 징수위탁보험료등의 금액이 징수하여야 할 총액에 미치지 못하는 경우로서 납부의무자가 이를 납부하는 날까지 특별한 의사를 표시하지 아니한 경우에는 법 제113조 제1항 본문에 따라 공단이 징수하려는 각 보험별 금액(법 및 징수위탁근거법에 따른 연체금 및 가산금을 제외한 금액을 말한다)의 비율로 배분하여 납부 처리하여야 한다.

제114조(출연금의 용도 등) ① 공단은 「국민연금법」, 「산업재해보상보험법」, 「고용보험법」 및 「임금채권보장법」에 따라 국민연금기금, 산업재해보상보험 및 예방기금, 고용보험기금 및 임금채권보장기금으로부터 각각 지급받은 출연금을 제14조 제1항 제11호에 따른 업무에 소요되는 비용에 사용하여야 한다.

② 제1항에 따라 지급받은 출연금의 관리 및 운용 등에 필요한 사항은 대통령령으로 정한다.

시행령

제80조(출연금의 관리) 공단은 법 제114조 제1항에 따른 출연금을 각각 별도의 계정을 설정하여 관리하여야 한다.

제114조의2(벌칙 적용에서 공무원 의제) 제4조 제1항에 따른 심의위원회 및 제100조 제2항에 따른 건강보험공표심의위원회 위원 중 공무원이 아닌 사람은 「형법」 제127조 및 제129조부터 제132조까지의 규정을 적용할 때에는 공무원으로 본다.

[본조신설 2019.1.15.]

제9장 벌칙

제115조(벌칙) ① 제102조 제1호를 위반하여 가입자 및 피부양자의 개인정보를 누설하거나 직무상 목적 외의 용도로 이용 또는 정당한 사유 없이 제3자에게 제공한 자는 5년 이하의 징역 또는 5천만원 이하의 벌금에 처한다. 〈신설 2016.3.22., 2019.4.23.〉

② 다음 각 호의 어느 하나에 해당하는 자는 3년 이하의 징역 또는 3천만원 이하의 벌금에 처한다. 〈개정 2016.3.22., 2019.4.23.〉

1. 대행청구단체의 종사자로서 거짓이나 그 밖의 부정한 방법으로 요양급여비용을 청구한 자
2. 제102조 제2호를 위반하여 업무를 수행하면서 알게 된 정보를 직무상 목적 외의 용도로 이용 또는 제3자에게 제공한 자

③ 제96조의3 제3항을 위반하여 공동이용하는 전산정보자료를 같은 조 제1항에 따른 목적 외의 용도로 이용하거나 활용한 자는 3년 이하의 징역 또는 1천만원 이하의 벌금에 처한다. 〈신설 2020.12.29.〉

④ 거짓이나 그 밖의 부정한 방법으로 보험급여를 받거나 타인으로 하여금 보험급여를 받게 한 사람은 2년 이하의 징역 또는 2천만원 이하의 벌금에 처한다. 〈신설 2019.4.23., 2020.12.29.〉

⑤ 다음 각 호의 어느 하나에 해당하는 자는 1년 이하의 징역 또는 1천만원 이하의 벌금에 처한다. 〈개정 2013.5.22., 2016.3.22., 2019.4.23., 2020.12.29., 2022.12.27.〉

1. 제42조의2 제1항 및 제3항을 위반하여 선별급여를 제공한 요양기관의 개설자
2. 제47조 제7항을 위반하여 대행청구단체가 아닌 자로 하여금 대행하게 한 자
3. 제93조를 위반한 사용자

4. 제98조 제2항을 위반한 요양기관의 개설자
5. 삭제 〈2019.4.23.〉

제116조(벌칙) 제97조 제2항을 위반하여 보고 또는 서류 제출을 하지 아니한 자, 거짓으로 보고하거나 거짓 서류를 제출한 자, 검사나 질문을 거부·방해 또는 기피한 자는 1천만원 이하의 벌금에 처한다.

제117조(벌칙) 제42조 제5항을 위반한 자 또는 제49조 제2항을 위반하여 요양비 명세서나 요양 명세를 적은 영수증을 내주지 아니한 자는 500만원 이하의 벌금에 처한다.

제118조(양벌 규정) ① 법인의 대표자나 법인 또는 개인의 대리인, 사용인, 그 밖의 종사자가 그 법인 또는 개인의 업무에 관하여 제115조부터 제117조까지의 규정 중 어느 하나에 해당하는 위반행위를 하면 그 행위자를 벌하는 외에 그 법인 또는 개인에게도 해당 조문의 벌금형을 과(科)한다. 다만, 법인 또는 개인이 그 위반행위를 방지하기 위하여 해당 업무에 관하여 상당한 주의와 감독을 게을리하지 아니한 경우에는 그러하지 아니하다.

제119조(과태료) ① 삭제 〈2013.5.22.〉

② 삭제 〈2013.5.22.〉

③ 다음 각 호의 어느 하나에 해당하는 자에게는 500만원 이하의 과태료를 부과한다.〈개정 2016.3.22., 2018.3.27.〉

1. 제7조를 위반하여 신고를 하지 아니하거나 거짓으로 신고한 사용자
2. 정당한 사유 없이 제94조 제1항을 위반하여 신고·서류제출을 하지 아니하거나 거짓으로 신고·서류제출을 한 자
3. 정당한 사유 없이 제97조 제1항, 제3항, 제4항, 제5항을 위반하여 보고·서류제출을 하지 아니하거나 거짓으로 보고·서류제출을 한 자
4. 제98조 제4항을 위반하여 행정처분을 받은 사실 또는 행정처분절차가 진행 중인 사실을 지체 없이 알리지 아니한 자
5. 정당한 사유 없이 제101조 제2항을 위반하여 서류를 제출하지 아니하거나 거짓으로 제출한 자

④ 다음 각 호의 어느 하나에 해당하는 자에게는 100만원 이하의 과태료를 부과한다.〈개정 2013.5.22., 2020.12.29.〉

1. 삭제 〈2016.3.22.〉
2. 삭제 〈2018.12.11.〉
3. 삭제 〈2016.3.22.〉
4. 제96조의4를 위반하여 서류를 보존하지 아니한 자
5. 제103조에 따른 명령을 위반한 자
6. 제105조를 위반한 자

⑤ 제3항 및 제4항에 따른 과태료는 대통령령으로 정하는 바에 따라 보건복지부장관이 부과·징수한다.〈개정 2013.5.22.〉

시행령

제82조(과태료의 부과기준) 법 제119조에 따른 과태료의 부과기준은 **별표** 7과 같다.

부 칙 〈제18895호, 2022.6.10.〉

이 법은 공포 후 6개월이 경과한 날부터 시행한다. 다만, 제63조제1항제6호 및 제103조제1항제1호의 개정규정은 공포한 날부터 시행하고, 법률 제16728호 국민건강보험법 일부개정법률 제72조제3항, 제96조의2, 부칙 제4조 및 제5조의 개정규정은 2022년 7월 1일부터 시행한다.

부 칙 〈제19123호, 2022.12.27.〉

제1조(시행일) 이 법은 공포 후 6개월이 경과한 날부터 시행한다. 다만, 제47조 · 제97조제4항 · 제106조 및 제115조제5항제2호의 개정규정은 공포한 날부터 시행한다.

제2조(요양급여비용 공제에 관한 적용례) 제47조제4항의 개정규정은 이 법 시행 이후 실시하는 요양급여에 대한 비용을 지급하는 경우부터 적용한다.

제3조(부당이득 징수금의 압류에 관한 적용례) 제81조의2의 개정규정은 이 법 시행 이후 요양기관이 「의료법」 제33조제2항 또는 「약사법」 제20조제1항을 위반하였다는 사실로 기소된 경우부터 적용한다.

국민건강보험법 시행령

일부개정 2022.12.27. 대통령령 제33128호 시행일 2023.1.1.

[별표 1] 〈개정 2013.3.23.〉

사용자인 기관장(제2조 관련)

구 분	기 관 장
1. 입법부	국회사무총장 · 국회도서관장
2. 행정부	가. 감사원장, 대통령비서실장, 국가정보원장, 방송통신위원회 위원장 나. 국무조정실장, 공정거래위원회 위원장, 금융위원회 위원장, 국민권익위원회 위원장 다. 중앙행정기관의 장 라. 특별시장 · 광역시장 · 도지사 · 특별자치도지사 · 시장 · 군수 · 구청장(자치구의 구청장을 말한다) 마. 대학교 및 대학의 장, 전문대학의 장 바. 교육감 · 교육장
3. 사법부	법원행정처장, 각급 법원 및 법원지원(支院)의 장
4. 헌법재판소	사무처장
5. 선거관리위원회	중앙선거관리위원회 사무총장, 특별시 · 광역시 · 도선거관리위원회, 선거관리위원회 사무처장

[별표 2] 〈개정 2021.11.1.〉

본인일부부담금의 부담률 및 부담액(제19조 제1항 관련)

1. 가입자 또는 피부양자는 요양급여비용 중 다음 각 목의 어느 하나에 해당하는 금액(100원 미만은 제외한다)을 부담한다. 다만, 입원진료의 경우에는 100원 미만의 금액도 부담한다.
   가. 입원진료(나목의 표 중 보건복지부장관이 정하는 의료장비를 이용한 진료의 경우는 제외한다) 및 보건복지부장관이 정하는 요양급여를 받은 경우(약국 또는 한국희귀 · 필수의약품센터인 요양기관에서 처방전에 따라 의약품을 조제받는 경우를 포함한다)는 다음의 구분에 따라 계산한 금액
      1) 요양급여비용 총액(보건복지부장관이 정하여 고시하는 식대와 장애인 치과진료에 대한 가산금액은 제외한다)의 100분의 20에 입원기간 중 식대[입원환자의 식사의 질과 서비스에 영향을 미치는 부가적 요소에 드는 비용에 해당하는 가산금액(이하 "식대가산금액"이라 한다)을 포함한다. 이하 이 호, 제2호 및 제3호 가목 · 나목 · 아목에서 같다]의 100분의 50을 더한 금액. 다만, 상급종합병원에서 법 제43조에 따라 신고한 입원병실 중 일반입원실의 2인실 · 3인실 · 4인실 및 정신과 입원실의 2인실 · 3인실 · 4인실을 이용한 경우에는 그 입원료에 한정하여 각각 100분의 50 · 100분의 40 · 100분의 30으로 하고, 종합병원 · 병원 · 한방병원 · 요양병원(「장애인복지법」 제58조 제1항 제4호에 따른 장애인 의료재활시설로서 「의료법」 제3조의2의 요건을 갖춘 의료기관인 요양병원으로 한정한다) · 정신병원에서 법 제43조에 따라 신고한 입원병실 중 일반입원실의 2인실 · 3인실 및 정신과 폐쇄병실의 2인실 · 3인실을 이용한 경우에는 그 입원료에 한정하여 각각 100분의 40 · 100분의 30으로 하며, 보건복지부장관이 정하여 고시하는 격리 입

원에 대해서는 그 입원료에 한정하여 100분의 10으로 한다.

2) 「의료법」 제3조 제2항 제3호 라목에 따른 요양병원(「장애인복지법」 제58조제1항제4호에 따른 장애인 의료재활시설로서 「의료법」 제3조의2의 요건을 갖춘 의료기관인 요양병원은 제외한다)에서 입원진료를 받는 사람 중 입원치료보다는 요양시설이나 외래진료를 받는 것이 적합한 환자로서 보건복지부장관이 정하여 고시하는 환자군에 해당하는 경우에는 요양급여비용 총액의 100분의 40에 입원기간 중 식대의 100분의 50을 더한 금액

나. 외래진료의 경우 및 보건복지부장관이 정하는 의료장비·치료재료를 이용한 진료의 경우에는 다음 표의 구분에 따라 계산한 금액

기관 종류	소재지	환자 구분	본인일부부담금
상급종합병원	모든 지역	일반환자	진찰료 총액 + (요양급여비용 총액 – 진찰료총액) × 60/100. 다만, 임신부 외래진료의 경우에는 요양급여비용 총액의 40/100, 1세 미만 영유아 외래진료의 경우에는 요양급여비용 총액의 20/100으로 한다.
		의약분업 예외환자	진찰료 총액 + (요양급여비용 총액 – 약값 총액 – 진찰료 총액) × 60/100 + 약값 총액 × 30/100. 다만, 임신부 외래진료의 경우에는 (요양급여비용 총액 – 약값 총액) × 40/100 + 약값 총액 × 30/100, 1세 미만 영유아 외래진료의 경우에는 (요양급여비용 총액 – 약값 총액) × 20/100 + 약값 총액 × 21/100로 한다.
종합병원	동 지역	일반환자	요양급여비용 총액 × 50/100(임신부 외래진료의 경우에는 30/100, 1세 미만 영유아 외래진료의 경우에는 15/100)
		의약분업 예외환자	(요양급여비용 총액 – 약값 총액) × 50/100(임신부 외래진료의 경우에는 30/100, 1세 미만 영유아 외래진료의 경우에는 15/100) + 약값 총액 × 30/100(1세 미만 영유아의 경우에는 21/100)
	읍·면 지역	일반환자	요양급여비용 총액 × 45/100(임신부 외래진료의 경우에는 30/100, 1세 미만 영유아 외래진료의 경우에는 15/100)
		의약분업 예외환자	(요양급여비용 총액 – 약값 총액) × 45/100(임신부 외래진료의 경우에는 30/100, 1세 미만 영유아 외래진료의 경우에는 15/100) + 약값 총액 × 30/100(1세 미만 영유아의 경우에는 21/100)
병원, 치과병원, 한방병원, 요양병원, 정신병원	동 지역	일반환자	요양급여비용 총액 × 40/100(임신부 외래진료의 경우에는 20/100, 1세 미만 영유아 외래진료의 경우에는 10/100)
		의약분업 예외환자	(요양급여비용 총액 – 약값 총액) × 40/100(임신부 외래진료의 경우에는 20/100, 1세 미만 영유아 외래진료의 경우에는 10/100) + 약값 총액 × 30/100(1세 미만 영유아의 경우에는 21/100)
	읍·면 지역	일반환자	요양급여비용 총액 × 35/100(임신부 외래진료의 경우에는 20/100, 1세 미만 영유아 외래진료의 경우에는 10/100)
		의약분업 예외환자	(요양급여비용 총액 – 약값 총액) × 35/100(임신부 외래진료의 경우에는 20/100, 1세 미만 영유아 외래진료의 경우에는 10/100) + 약값 총액 × 30/100(1세 미만 영유아의 경우에는 21/100)
의원, 치과의원, 한의원, 보건의료원	모든 지역	일반환자	요양급여비용 총액 × 30/100(임신부 외래진료의 경우에는 10/100, 1세 미만 영유아 외래진료의 경우에는 5/100). 다만, 요양급여를 받는 사람이 65세 이상이면서 해당 요양급여비용 총액이 보건복지부령으로 정하는 금액을 넘지 않으면 보건복지부령으로 정하는 금액을 본인일부부담금으로 한다.
		의약분업 예외환자	(요양급여비용 총액 – 약값 총액) × 30/100(임신부 외래진료의 경우에는 10/100, 1세 미만 영유아 외래진료의 경우에는 5/100) + 약값 총액 × 30/100(1세 미만 영

			유아의 경우에는 21/100). 다만, 요양급여를 받는 사람이 65세 이상이면서 해당 요양급여비용 총액이 보건복지부령으로 정하는 금액을 넘지 않으면 보건복지부령으로 정하는 금액을 본인일부부담금으로 한다.
보건소, 보건지소, 보건진료소	모든 지역		요양급여비용 총액 × 30/100. 다만, 요양급여비용 총액이 보건복지부령으로 정하는 금액을 넘지 않으면 보건복지부령으로 정하는 금액을 본인일부부담금으로 한다.

비고

1. 위 표에서 "의약분업 예외환자"란 「약사법」 제23조 제4항 제3호 중 조현병(調絃病) 또는 조울증 등으로 자신 또는 타인을 해칠 우려가 있는 정신질환자, 같은 항 제4호 중 「감염병의 예방 및 관리에 관한 법률」에 따른 제1군감염병환자 및 같은 항 제8호·제9호에 해당하는 환자를 말한다. 다만, 제1호가목에 따라 요양급여비용 총액의 100분의 20을 적용받는 사람은 제외한다.
2. 위 표에서 "약값 총액"이란 요양기관이 해당 약제를 구입한 금액의 총액을 말한다.
3. 보건복지부장관이 정하는 의료장비를 이용한 입원진료인 경우의 요양급여비용 총액은 의료장비를 이용한 비용의 총액으로 한정한다.
4. 요양기관의 외래진료를 통하여 주기적으로 의사의 처방에 따라 구입(사용)하여야 하는 치료재료 중 보건복지부장관이 정하여 고시하는 치료재료의 경우에는 해당 치료재료 비용 및 관련 행위(교체를 위한 직접적 행위에 한정한다. 이하 같다) 비용을 제외한 요양급여비용 총액을 위 표의 요양급여비용 총액으로 하여 위 표에 따라 산정한 금액에 해당 치료재료 비용 및 관련 행위 비용의 100분의 20(1세 미만 영유아의 경우에는 14/100)을 더한 금액을 본인일부부담금으로 한다. 다만, 제3호마목이 적용되는 중증질환자는 제외한다.
5. 보건복지부장관이 정하는 질병의 환자가 요양기관(의원으로 한정한다)에 보건복지부장관이 정하는 절차 또는 방법에 따라 외래진료를 지속적으로 받겠다는 의사를 표시한 경우에는 해당 질병에 대하여 그 다음 진료부터 (진찰료 총액 × 20/100) + [(요양급여비용 총액 − 진찰료 총액) × 30/100]에 해당하는 금액을 본인일부부담금으로 한다. 다만, 요양급여를 받는 사람이 65세 이상인 경우에는 요양급여비용 총액이 보건복지부령으로 정하는 금액을 넘지 않으면 보건복지부령으로 정하는 금액을 본인일부부담금으로 한다.
6. 임신부가 유산 또는 사산을 한 경우 해당 유산 또는 사산에 따른 외래진료는 위 표에 따른 임신부 외래진료에 포함한다.

다. 약국 또는 한국희귀·필수의약품센터의 경우

1) 진료를 담당한 의사 또는 치과의사가 발행한 처방전에 따라 의약품을 조제받은 경우에는 요양급여비용 총액의 100분의 30(요양급여를 받는 사람이 65세 이상인 경우 요양급여비용 총액이 보건복지부령으로 정하는 금액을 넘지 않으면 보건복지부령으로 정하는 금액). 다만, 제1호 가목 중 보건복지부장관이 정하는 요양급여를 받은 경우(약국 또는 한국희귀·필수의약품센터인 요양기관에서 처방전에 따라 의약품을 조제받는 경우를 포함한다)는 제외한다.

2) 「약사법」 제23조 제3항 제1호에 따라 의료기관이 없는 지역에서 조제하는 경우로서 진료를 담당한 의사 또는 치과의사가 발행한 처방전에 따르지 않고 의약품을 조제받은 경우에는 다음의 구분에 따라 산정한 금액

가) 요양급여비용 총액이 보건복지부령으로 정하는 금액을 넘는 경우에는 요양급여비용 총액의 100분의 40

나) 요양급여비용 총액이 보건복지부령으로 정하는 금액을 넘지 않는 경우에는 보건복지부령으로 정하는 금액

3) 1)에도 불구하고 상급종합병원 또는 종합병원의 의사가 발행한 처방전에 따라 질병의 중증도를 고려하여 보건복지부장관이 정하여 고시하는 질병에 대한 의약품을 조제받은 경우[읍·면 지역 소재 종합병원의 의사가 발행한 처방전에 따라 의약품을 조제받거나 「한국보훈복지의료공단법」에 따른 보훈병원의 의사나

「독립유공자예우에 관한 법률」, 「국가유공자 등 예우 및 지원에 관한 법률」, 「보훈보상대상자 지원에 관한 법률」, 「5·18민주유공자예우 및 단체설립에 관한 법률」, 「참전유공자예우 및 단체설립에 관한 법률」, 「고엽제후유의증 등 환자지원 및 단체설립에 관한 법률」, 「특수임무유공자 예우 및 단체설립에 관한 법률」 및 「제대군인지원에 관한 법률」에 따라 국가보훈처장이 진료를 위탁한 상급종합병원 또는 종합병원의 의사가 해당 법률에서 정한 의료지원대상자에게 발행한 처방전에 따라 의약품을 조제받은 경우는 제외한다]에는 다음의 금액

가) 상급종합병원의 의사가 발행한 처방전에 따라 의약품을 조제받은 경우: 요양급여비용 총액의 100분의 50

나) 종합병원의 의사가 발행한 처방전에 따라 의약품을 조제받은 경우: 요양급여비용 총액의 100분의 40

2\. 제1호에도 불구하고 제21조 제3항 제2호에 따라 보건복지부장관이 정하여 고시하는 질병군에 대하여 입원진료를 받는 경우에는 다음 각 목의 구분에 따라 계산한 금액에 입원기간 중 식대의 100분의 50을 더한 금액을 부담한다. 이 경우 질병군 분류번호 결정 요령, 고정비율, 평균 입원 일수, 입원실 이용 비용 등 해당 질병군의 본인일부부담금 산정에 필요한 사항은 보건복지부장관이 정하여 고시한다.

가. 다음 계산식에 따라 계산한 금액과 보건복지부장관이 정하여 고시하는 추가 산정액을 합한 금액의 100분의 20

[질병군별 기준 상대가치점수 + (입원 일수 - 질병군별 평균 입원 일수) × 질병군별 일당 상대가치점수] × 제21조제1항에 따라 정해진 상대가치점수의 점수당 단가

비고

1. 위 표에서 "질병군별 기준 상대가치점수"란 질병군별 평균 입원 일수만큼 입원했을 때 발생하는 입원 건당 상대가치점수를 말한다.
2. 위 표에서 "질병군별 일당 상대가치점수"란 입원 일수가 1일 증가함에 따라 추가되는 질병군별 상대가치점수를 말한다.

나. 가목에도 불구하고 보건복지부장관이 정하여 고시하는 입원실을 이용한 경우에는 가목에 따라 계산한 금액에 보건복지부장관이 정하여 고시하는 입원료 계산식에 따라 계산한 금액을 더한 금액

다. 삭제 〈2021.11.1.〉

라. 가목 및 나목에도 불구하고 제1호 나목에 따라 보건복지부장관이 정하는 의료장비를 이용한 진료의 경우에는 가목 또는 나목에 따라 계산한 금액에 제1호 나목 표의 구분에 따라 계산한 금액을 더한 금액

3\. 제1호와 제2호에도 불구하고 다음 각 목의 어느 하나에 해당하는 경우에는 그 각 목에서 정하는 금액을 부담한다. 다만, 상급종합병원·종합병원·병원·한방병원·요양병원(「장애인복지법」 제58조 제1항 제4호에 따른 장애인 의료재활시설로서 「의료법」 제3조의2의 요건을 갖춘 의료기관인 요양병원으로 한정한다)·정신병원에서 법 제43조에 따라 신고한 입원병실 중 일반입원실의 2인실·3인실 및 정신과 입원실의 2인실·3인실을 이용한 경우는 그 입원료에 한정하여 제1호 가목 1) 단서에서 정하는 금액을 부담한다.

가. 다음의 경우에는 입원기간 중 식대의 100분의 50

1) 자연분만에 대한 요양급여

2) 「모자보건법」 제2조 제4호에 따른 신생아 및 보건복지부장관이 정하는 기준에 해당하는 영유아에 대한 입원진료로서 보건복지부장관이 정하는 요양급여

3) 보건복지부장관이 정하여 고시하는 결핵 질환을 가진 사람에 대하여 보건복지부장관이 정하는 요양급여

4) 「장기등 이식에 관한 법률」 제4조 제2호에 따른 장기등기증자(뇌사자 또는 사망한 사람만 해당한다)의 장기등(같은 법 제4조 제1호에 따른 장기등을 말한다) 적출에 대하여 보건복지부장관이 정하는 요양급여

나. 다음의 경우(라목에 해당하는 사람에 대한 요양급여는 제외한다)에는 요양급여비용 총액의 100분의 10에 입

원기간 중 식대의 100분의 50을 더한 금액

1) 삭제 〈2017.9.29.〉

2) 보건복지부장관이 정하여 고시하는 희귀난치성 질환을 가진 사람에 대하여 보건복지부장관이 정하는 요양급여

3) 보건복지부장관이 정하여 고시하는 고위험 임신부에 대한 입원진료로서 보건복지부장관이 정하는 요양급여

4) 삭제 〈2018.12.24.〉

다. 다음의 경우에는 본인이 부담할 비용의 부담률의 100분의 70에 해당하는 금액

1) 1세 이상 6세 미만인 가입자 또는 피부양자가 상급종합병원, 종합병원, 병원, 치과병원, 한방병원, 요양병원, 정신병원, 의원, 치과의원, 한의원 및 보건의료원에서 외래진료를 받는 경우

2) 6세 미만인 가입자 또는 피부양자가 보건소, 보건지소 및 보건진료소에서 외래진료를 받는 경우로서 요양급여비용 총액이 보건복지부령으로 정하는 금액을 넘는 경우. 다만, 요양급여비용 총액이 보건복지부령으로 정하는 금액을 넘지 않는 경우에는 제1호 나목 표에 따른 금액을 부담한다.

3) 6세 미만인 가입자 또는 피부양자가 약국 또는 한국희귀·필수의약품센터인 요양기관에서 처방전에 따라 의약품을 조제받는 경우

라. 보건복지부장관이 정하여 고시하는 희귀난치성질환 또는 중증질환(이하 "희귀난치성질환등"이라 한다)을 가진 사람, 희귀난치성질환등 외의 질환으로 6개월 이상 치료를 받고 있거나 6개월 이상 치료가 필요한 사람 또는 18세 미만의 아동(이하 "희귀난치성질환자등"이라 한다) 중 희귀난치성질환자등이 속한 세대(배우자를 포함한다)의 소득 및 재산을 더하여 계산한 가액(이하 "소득인정액"이라 한다)이 「국민기초생활 보장법」 제2조 제11호에 따른 기준 중위소득의 100분의 50 이하이고, 희귀난치성질환자등의 1촌의 직계혈족 및 그 배우자(이하 "부양의무자"라 한다)가 없거나 부양의무자가 있어도 부양능력이 없거나 부양을 받을 수 없는 사람으로서 보건복지부령으로 정하는 바에 따라 공단의 본인일부부담금 경감 인정 신청(이하 "경감인정신청"이라 한다)을 하여 그 경감 인정을 받은 사람 또는 희귀난치성질환자등 중 본인일부부담금의 경감이 필요하다고 보건복지부장관이 정하는 사람으로서 경감인정신청을 한 사람에 대한 요양급여의 경우에는 다음의 구분에 따라 계산한 금액. 이 경우 소득인정액 산정의 기준이 되는 세대의 범위, 소득 및 재산의 범위, 소득인정액 산정방법 등 소득인정액의 산정에 필요한 사항 및 부양의무자가 부양능력이 없거나 부양을 받을 수 없는 경우의 구체적인 기준은 보건복지부령으로 정한다.

1) 희귀난치성질환등을 가진 사람인 경우에는 입원기간 중 식대(식대가산금액은 제외한다. 이하 이 목에서 같다)의 100분의 20

2) 희귀난치성질환등 외의 질환으로 6개월 이상 치료를 받고 있거나 6개월 이상 치료가 필요한 사람 또는 18세 미만의 아동인 경우에는 다음 표에 해당하는 금액에 입원기간 중 식대의 100분의 20을 더한 금액. 다만, 가목에 해당하거나 6세 미만 아동의 입원진료 또는 보건복지부장관이 정하여 고시하는 중증질환으로 요양급여를 받는 경우에는 입원기간 중 식대의 100분의 20만을 부담한다.

기관 종류	구분	본인일부부담금
상급종합병원	외래진료 및 입원진료	요양급여비용 총액의 100분의 14에 해당하는 금액. 다만, 다음의 어느 하나에 해당하는 경우에는 그 다음의 구분에 따라 계산한 금액을 부담한다. 가) 정신건강의학과 입원진료 또는 나목2)(치매는 제외한다)에 따라 보건복지부장관이 정하는 요양급여를 받는 경우에는 해당 요양급여비용 총액의 100분의 10

<table>
<tr><td></td><td colspan="2"></td><td>나) 제1호 나목(임신부 외래진료만 해당한다), 이 호 나목2)(치매만 해당한다)·3), 마목, 차목 또는 하목2)·3)에 따라 보건복지부장관이 정하는 요양급여를 받는 경우에는 해당 요양급여비용 총액의 100분의 5
다) 자목(6세 이상 15세 이하 아동의 입원진료만 해당한다)에 따라 보건복지부장관이 정하는 요양급여를 받는 경우에는 해당 요양급여비용 총액의 100분의 3
라) 1세 미만 영유아 외래진료의 경우에는 요양급여비용 총액의 100분의 5</td></tr>
<tr><td rowspan="3">종합병원,
병원,
치과병원,
한방병원,
요양병원,
정신병원</td><td rowspan="2">「의료급여법 시행령」 별표 1 제2호 가목2)가)에 따른 만성질환자에 해당하는 사람이 그 만성질환에 대하여 외래진료를 받거나 해당 만성질환자가 나목2)(치매를 제외한다) 또는 마목에 따른 외래진료에 대하여 보건복지부장관이 정하는 요양급여를 받는 경우</td><td>「약사법」 제23조 제4항에 따라 의사 또는 치과의사가 의약품을 직접 조제하는 경우와 법률 제8365호 약사법 전부개정법률 부칙 제8조에 따라 한의사가 한약 및 한약제제를 직접 조제하는 경우</td><td>1,500원. 다만, 1세 미만 영유아 외래진료의 경우에는 본인일부부담금 없음</td></tr>
<tr><td>그 밖의 외래진료</td><td>1,000원. 다만, 1세 미만 영유아 외래진료의 경우에는 본인일부부담금 없음</td></tr>
<tr><td colspan="2">그 밖의 외래진료 및 입원진료</td><td>요양급여비용 총액의 100분의 14에 해당하는 금액. 다만, 다음의 어느 하나에 해당하는 경우에는 그 다음의 구분에 따라 계산한 금액을 부담한다.
가) 정신건강의학과 입원진료 또는 나목2)(치매는 제외한다)에 따라 보건복지부장관이 정하는 요양급여를 받는 경우에는 해당 요양급여비용 총액의 100분의 10
나) 제1호나목(임신부 외래진료만 해당한다), 이 호 나목2)(치매만 해당한다)·3), 마목, 차목 또는 하목2)·3)에 따라 보건복지부장관이 정하는 요양급여를 받는 경우에는 해당 요양급여비용 총액의 100분의 5
다) 자목(6세 이상 15세 이하 아동의 입원진료만 해당한다)에 따라 보건복지부장관이 정하는 요양급여를 받는 경우에는 해당 요양급여비용 총액의 100분의 3
라) 1세 미만 영유아 외래진료의 경우에는 요양급여비용 총액의 100분의 5</td></tr>
<tr><td rowspan="2">의원,
치과의원,
한의원,
보건의료원</td><td rowspan="2">외래진료</td><td>「약사법」 제23조제4항에 따라 의사 또는 치과의사가 의약품을 직접 조제하는 경우와 법률 제8365호 약사법 전부개정법률 부칙 제8조에 따라 한의사가 한약 및 한약제제를 직접 조제하는 경우</td><td>1,500원. 다만, 1세 미만 영유아 외래진료의 경우에는 본인일부부담금 없음</td></tr>
<tr><td>그 밖의 외래진료</td><td>1,000원. 다만, 1세 미만 영유아 외래진료의 경우에는 본인일부부담금 없음</td></tr>
</table>

<table>
<tr><td></td><td>입원진료</td><td>요양급여비용 총액의 100분의 14에 해당하는 금액. 다만, 다음의 어느 하나에 해당하는 경우에는 그 다음의 구분에 따라 계산한 금액을 부담한다.
가) 정신건강의학과 입원진료 또는 나목2)(치매는 제외한다)에 따라 보건복지부장관이 정하는 요양급여를 받는 경우에는 해당 요양급여비용 총액의 100분의 10
나) 나목2)(치매만 해당한다)·3), 마목 또는 차목(입원진료만 해당한다)에 따라 보건복지부장관이 정하는 요양급여를 받는 경우에는 해당 요양급여비용 총액의 100분의 5
다) 자목(6세 이상 15세 이하 아동의 입원진료만 해당한다)에 따라 보건복지부장관이 정하는 요양급여를 받는 경우에는 해당 요양급여비용 총액의 100분의 3</td></tr>
<tr><td>보건소,
보건지소,
보건진료소</td><td>외래진료 및 입원진료</td><td>없음</td></tr>
<tr><td rowspan="3">약국,
한국희귀·필수의약품센터</td><td>「약사법」 제23조 제3항 단서에 따라 처방전에 따르지 않고 직접 조제한 경우</td><td>900원</td></tr>
<tr><td>보건소, 보건지소 및 보건진료소를 제외한 요양기관에서 발급한 처방전에 따라 조제한 경우</td><td>500원</td></tr>
<tr><td>보건소, 보건지소 및 보건진료소에서 발급한 처방전에 따라 조제한 경우</td><td>없음</td></tr>
</table>

비고

1. 「약사법」 제23조 제4항에 따라 의사 또는 치과의사가 의약품을 직접 조제하거나 법률 제8365호 약사법 전부개정법률 부칙 제8조에 따라 한의사가 한약 및 한약제제를 직접 조제하고 처방전을 함께 발급하는 경우에는 1,000원을 부담한다.
2. 외래진료로서 전산화단층촬영(CT), 자기공명영상진단(MRI) 등 보건복지부장관이 정하여 고시하는 장비를 이용한 진료에 대해서는 그 의료장비를 이용한 비용 총액의 100분의 14[나목 2)(치매는 제외한다)에 따른 환자의 경우에는 100분의 10, 나목 2)(치매만 해당한다), 마목, 하목 또는 제1호 나목(임신부 외래진료만 해당한다)에 따른 환자 및 1세 미만 영유아 외래진료의 경우에는 100분의 5]를 부담한다.
3. 제21조 제3항 제2호에 따른 질병군에 대한 입원 진료의 경우 본인일부부담금은 제2호 가목, 나목 또는 라목에 따라 계산한 금액에 위 표의 해당 기관 종류별 입원진료에 해당하는 본인부담률을 곱한 금액으로 한다.
4. 보건복지부장관이 정하여 고시하는 격리 입원에 대해서는 그 입원료에 한정하여 해당 입원료의 100분의 5를 부담한다.
5. 임신부가 유산 또는 사산을 한 경우 해당 유산 또는 사산에 따른 외래진료는 위 표에 따른 임신부 외래진료에 포함한다.

3) 희귀난치성질환등을 가진 사람 중 65세 이상인 사람이 틀니 요양급여를 받는 경우에는 해당 요양급여비용 총액의 100분의 5
4) 희귀난치성질환등 외의 질환으로 6개월 이상 치료를 받고 있거나 6개월 이상 치료가 필요한 사람 중 65세 이상인 사람이 틀니 요양급여를 받는 경우에는 해당 요양급여비용 총액의 100분의 15
5) 희귀난치성질환등을 가진 사람 중 65세 이상인 사람이 치과임플란트 요양급여를 받는 경우에는 해당 요양급여비용 총액의 100분의 10
6) 희귀난치성질환등 외의 질환으로 6개월 이상 치료를 받고 있거나 6개월 이상 치료가 필요한 사람 중 65세 이상인 사람이 치과임플란트 요양급여를 받는 경우에는 해당 요양급여비용 총액의 100분의 20
7) 2)에도 불구하고 희귀난치성질환등 외의 질환으로 6개월 이상 치료를 받고 있거나 6개월 이상 치료가

필요한 사람 또는 18세 미만의 아동이 상급종합병원 또는 종합병원의 의사가 발행한 처방전에 따라 질병의 중증도를 고려하여 보건복지부장관이 정하여 고시하는 질병에 대한 의약품을 조제받은 경우[읍·면 지역 소재 종합병원의 의사가 발행한 처방전에 따라 의약품을 조제받거나 「한국보훈복지의료공단법」에 따른 보훈병원의 의사나 「독립유공자예우에 관한 법률」, 「국가유공자 등 예우 및 지원에 관한 법률」, 「보훈보상대상자 지원에 관한 법률」, 「5·18민주유공자예우 및 단체설립에 관한 법률」, 「참전유공자예우 및 단체설립에 관한 법률」, 「고엽제후유의증 등 환자지원 및 단체설립에 관한 법률」, 「특수임무유공자 예우 및 단체설립에 관한 법률」 및 「제대군인지원에 관한 법률」에 따라 국가보훈처장이 진료를 위탁한 상급종합병원 또는 종합병원의 의사가 해당 법률에서 정한 의료지원대상자에게 발행한 처방전에 따라 의약품을 조제받은 경우는 제외한다]에는 요양급여비용 총액의 100분의 3. 다만, 본인일부부담금이 500원 미만이 되는 경우에는 500원을 본인일부부담금으로 한다.

8) 2)에도 불구하고 희귀난치성질환등 외의 질환으로 6개월 이상 치료를 받고 있거나 6개월 이상 치료가 필요한 사람 또는 18세 미만 아동의 입원진료로서 제왕절개분만에 대한 요양급여를 받는 경우에는 입원기간 중 식대의 100분의 20

9) 희귀난치성질환등을 가진 사람이 보건복지부장관이 정하여 고시하는 추나요법에 대하여 보건복지부장관이 정하는 요양급여를 받는 경우에는 해당 요양급여비용의 100분의 30. 다만, 보건복지부장관이 따로 정하여 고시하는 추나요법에 대하여 요양급여를 받는 경우에는 해당 요양급여비용의 100분의 80으로 한다.

10) 희귀난치성질환등 외의 질환으로 6개월 이상 치료를 받고 있거나 6개월 이상 치료가 필요한 사람 또는 18세 미만 아동이 보건복지부장관이 정하여 고시하는 추나요법에 대하여 보건복지부장관이 정하는 요양급여를 받는 경우에는 해당 요양급여비용의 100분의 40. 다만, 보건복지부장관이 따로 정하여 고시하는 추나요법에 대하여 요양급여를 받는 경우에는 해당 요양급여비용의 100분의 80으로 한다.

마. 보건복지부장관이 정하여 고시하는 중증질환자에 대하여 보건복지부장관이 정하는 요양급여(라목에 해당하는 사람에 대한 요양급여는 제외한다)의 경우에는 요양급여비용 총액의 100분의 5에 입원기간 중 식대의 100분의 50을 더한 금액

바. 65세 이상인 사람이 틀니 요양급여(라목에 해당하는 사람에 대한 요양급여는 제외한다)를 받는 경우에는 그 요양급여비용 총액의 100분의 30

사. 65세 이상인 사람이 치과임플란트 요양급여(라목에 해당하는 사람에 대한 요양급여는 제외한다)를 받는 경우에는 해당 요양급여비용 총액의 100분의 30

아. 제왕절개분만을 위한 입원진료에 대하여 요양급여[라목 8)에 해당하는 사람에 대한 요양급여는 제외한다]를 받는 경우에는 요양급여비용 총액의 100분의 5에 입원기간 중 식대의 100분의 50을 더한 금액

자. 15세 이하 아동의 입원진료에 대하여 보건복지부장관이 정하는 요양급여[가목 2) 및 라목에 해당하는 사람에 대한 요양급여는 제외한다]를 받는 경우에는 해당 요양급여비용 총액의 100분의 5에 입원기간 중 식대의 100분의 50을 더한 금액

차. 18세 이하 아동의 치아홈메우기 외래진료 또는 16세 이상 18세 이하 아동의 치아홈메우기 입원진료에 대하여 보건복지부장관이 정하는 요양급여(라목에 해당하는 사람에 대한 요양급여는 제외한다)를 받는 경우에는 해당 요양급여비용 총액의 100분의 10

카. 보건복지부장관이 정하여 고시하는 난임진료(인공수정 및 체외수정시술을 포함한다)에 대하여 보건복지부장관이 정하는 요양급여(라목에 해당하는 사람에 대한 요양급여는 제외한다)를 받는 경우에는 해당 요양급여비용 총액의 100분의 30

타. 다음의 경우에는 본인일부부담금은 없는 것으로 한다.

1) 제25조 제3항 제1호에 따른 일반건강검진 결과에 따라 보건복지부장관이 정하여 고시하는 질환이나 질병에 대하여 추가적인 진료 또는 검사의 필요성이 인정되는 사람이 그 질환이나 질병에 대하여 일반건강검진을 받은 날이 속하는 연도의 다음 연도 1월 31일까지 보건복지부장관이 정하여 고시하는 요양급여(의원 및 병원만 해당하되, 결핵에 대한 진료 또는 검사의 경우에는 종합병원 및 상급종합병원도 해당한다)를 받은 경우

2) 「의료법」 제34조에 따른 원격의료에 대하여 보건복지부장관이 정하여 고시하는 요양급여를 받는 경우

3) 요양급여를 의뢰받은 요양기관이 환자의 상태가 호전됨에 따라 요양급여를 의뢰한 요양기관 등으로 환자를 회송(回送)하는 경우로서 해당 환자가 회송과 관련하여 보건복지부장관이 정하여 고시하는 요양급여를 받는 경우

파. 보건복지부장관이 정하여 고시하는 항목에 대해 정신건강의학과 외래진료를 받은 경우(라목에 해당하는 사람에 대한 요양급여는 제외한다)에는 다음 표에 따라 계산한 금액에 제1호 나목에 따라 계산한 금액(다음 표에 따라 보건복지부장관이 정하여 고시하는 항목에 대한 요양급여비용을 계산한 금액은 제외한다)을 더한 금액. 다만, 6세 미만의 경우에는 본인이 부담할 비용의 부담률(제1호나목 및 다음 표에 따른 부담률을 말한다)의 100분의 70에 해당하는 금액으로 하고, 65세 이상인 경우에는 요양급여비용 총액이 보건복지부령으로 정하는 금액을 넘지 않으면 보건복지부령으로 정하는 금액으로 한다.

기관 종류	본인일부부담금
상급종합병원	보건복지부장관이 정하여 고시하는 항목에 대한 요양급여비용 × 40/100
종합병원	보건복지부장관이 정하여 고시하는 항목에 대한 요양급여비용 × 30/100
병원, 치과병원, 한방병원, 요양병원, 정신병원	보건복지부장관이 정하여 고시하는 항목에 대한 요양급여비용 × 20/100
의원, 치과의원, 한의원, 보건의료원	보건복지부장관이 정하여 고시하는 항목에 대한 요양급여비용 × 10/100

하. 보건복지부장관이 정하여 고시하는 조산아(早産兒)와 저체중아의 외래진료(출생일부터 5년이 되는 날까지의 외래진료를 말한다)에 대한 요양급여로서 보건복지부장관이 정하는 요양급여의 경우에는 요양급여비용 총액의 100분의 5

1) 삭제 〈2019.10.22.〉

2) 삭제 〈2019.10.22.〉

3) 삭제 〈2019.10.22.〉

거. 가목1)·2)·3), 나목, 다목1), 마목, 자목 및 하목에도 불구하고 보건복지부장관이 정하여 고시하는 추나요법에 대하여 보건복지부장관이 정하는 요양급여를 받는 경우에는 해당 요양급여비용의 100분의 50. 다만, 보건복지부장관이 따로 정하여 고시하는 추나요법에 대하여 요양급여를 받는 경우에는 해당 요양급여비용의 100분의 80으로 한다.

너. 보건복지부장관이 정하여 고시하는 경증질환자가 상급종합병원에서 외래진료를 받는 경우에는 요양급여비용 총액에 보건복지부장관이 정하여 고시하는 본인부담률을 곱한 금액

4. 제1호부터 제3호까지의 규정에도 불구하고 법 제41조의4 및 이 영 제18조의4에 따른 선별급여 항목의 경우에는 요양급여비용의 100분의 100의 범위에서 보건복지부장관이 정하여 고시하는 금액을 부담한다.

5. 제1호 및 제3호에도 불구하고 「의료법」 제3조 제2항 제3호 라목에 따른 요양병원 및 같은 호 마목에 따른 정신병원외의 요양기관에서 입원진료를 받는 경우로서, 법 제43조에 따라 신고한 입원병실 중 일반입원실에 16일 이상 연속하여 입원하는 환자의 경우에는 요양급여비용 총액 중 입원료에 한정하여 다음 표의 구분에 따라 계산한 금액을 부담한다. 다만, 제21조 제3항 제2호에 따라 보건복지부장관이 정하여 고시하는 질병군에 대하여 입원진료를 받는 경우 및 질병 또는 환자 특성상 16일 이상 장기입원이 불가피한 경우로 보건복지부장관이 정

하여 고시하는 경우는 제외한다.

구분	본인일부부담금	
	입원일수 16일 이상 30일 이하	입원일수 31일 이상
가. 상급종합병원의 5인실 이상, 요양기관의 4인실 이상	16일째 입원일부터 30일째 입원일까지의 입원료 × 25/100	31일째 입원일부터의 입원료 × 30/100
나. 상급종합병원의 4인실, 종합병원·병원·한방병원의 3인실	16일째 입원일부터 30일째 입원일까지의 입원료 × 35/100	31일째 입원일부터의 입원료 × 40/100
다. 상급종합병원의 3인실, 종합병원·병원·한방병원의 2인실	입원일까지의 입원료 × 45/100	31일째 입원일부터의 입원료 × 50/100
라. 상급종합병원의 2인실	16일째 입원일부터 30일째 입원일까지의 입원료 × 55/100	31일째 입원일부터의 입원료 × 60/100

6. 제1호부터 제5호까지의 규정에도 불구하고 다음 각 목의 어느 하나에 해당하는 경우에는 보건복지부령으로 정하는 항목의 요양급여비용의 100분의 100의 범위에서 보건복지부령으로 정하는 금액을 부담한다.
   가. 법 제53조 제3항에 따라 급여가 제한되는 경우
   나. 법 제54조 제3호 및 제4호에 따라 급여가 정지되는 경우
   다. 법 제109조 제10항에 따라 공단이 보험급여를 하지 않는 경우
   라. 「학교폭력 예방 및 대책에 관한 법률」 제2조 제1호에 따른 학교폭력 중 학생 간의 폭행에 의한 경우
   마. 보험재정에 상당한 부담을 준다고 인정되는 경우
   바. 그 밖에 보건복지부령으로 정하는 경우

[별표 3] 〈개정 2021.6.29.〉

본인부담상한액의 산정방법(제19조 제4항 관련)

1. 본인부담상한액은 지역가입자의 세대별 보험료 부담수준 또는 직장가입자의 개인별 보험료 부담수준(이하 "상한액기준보험료"라 한다)에 따라 그 금액을 달리한다. 이 경우 상한액기준보험료의 구체적인 산정 기준·방법 등에 관하여 필요한 사항은 보건복지부장관이 정하여 고시한다.
2. 가입자 또는 피부양자의 본인부담상한액은 나목에 따른 상한액기준보험료의 구간별로 가목의 산정 방법에 따라 산정한다.
   가. 본인부담상한액 산정 방법
      1) 계산식

해당 연도 본인부담상한액 = 전년도 본인부담상한액 × (1 + 전국소비자물가변동률)

      2) 전국소비자물가변동률은 「통계법」 제3조에 따라 통계청장이 매년 고시하는 전전년도와 대비한 전년도 전국소비자물가변동률을 적용하되, 그 전국소비자물가변동률이 100분의 5를 넘는 경우에는 100분의 5를 적용한다.
      3) 1)의 계산식에 따라 해당 연도 본인부담상한액을 산정한 경우에 1만원 미만의 금액은 버린다.
   나. 본인부담상한액 산정 단위 상한액기준보험료의 구간
      1) 지역가입자인 경우. 이 경우 상한액기준보험료가 제32조제2호나목에 따른 월별 보험료액의 하한과 같은 경

우에는 가)에 해당하는 것으로 본다.

가) 상한액기준보험료가 전체 지역가입자의 하위 100분의 10에 상당하는 금액으로서 보건복지부장관이 정하여 고시하는 금액을 넘지 않는 경우

나) 상한액기준보험료가 전체 지역가입자의 하위 100분의 10에 상당하는 금액으로서 보건복지부장관이 정하여 고시하는 금액을 넘고 하위 100분의 30에 상당하는 금액으로서 보건복지부장관이 고시하는 금액을 넘지 않는 경우

다) 상한액기준보험료가 전체 지역가입자의 하위 100분의 30에 상당하는 금액으로서 보건복지부장관이 정하여 고시하는 금액을 넘고 하위 100분의 50에 상당하는 금액으로서 보건복지부장관이 고시하는 금액을 넘지 않는 경우

라) 상한액기준보험료가 전체 지역가입자의 하위 100분의 50에 상당하는 금액으로서 보건복지부장관이 정하여 고시하는 금액을 넘고 하위 100분의 70에 상당하는 금액으로서 보건복지부장관이 고시하는 금액을 넘지 않는 경우

마) 상한액기준보험료가 전체 지역가입자의 하위 100분의 70에 상당하는 금액으로서 보건복지부장관이 정하여 고시하는 금액을 넘고 하위 100분의 80에 상당하는 금액으로서 보건복지부장관이 고시하는 금액을 넘지 않는 경우

바) 상한액기준보험료가 전체 지역가입자의 하위 100분의 80에 상당하는 금액으로서 보건복지부장관이 정하여 고시하는 금액을 넘고 하위 100분의 90에 상당하는 금액으로서 보건복지부장관이 고시하는 금액을 넘지 않는 경우

사) 상한액기준보험료가 전체 지역가입자의 하위 100분의 90에 상당하는 금액으로서 보건복지부장관이 정하여 고시하는 금액을 넘는 경우

2) 직장가입자 또는 피부양자인 경우

가) 상한액기준보험료가 전체 직장가입자의 하위 100분의 10에 상당하는 금액으로서 보건복지부장관이 정하여 고시하는 금액을 넘지 않는 경우

나) 상한액기준보험료가 전체 직장가입자의 하위 100분의 10에 상당하는 금액으로서 보건복지부장관이 정하여 고시하는 금액을 넘고 하위 100분의 30에 상당하는 금액으로서 보건복지부장관이 고시하는 금액을 넘지 않는 경우

다) 상한액기준보험료가 전체 직장가입자의 하위 100분의 30에 상당하는 금액으로서 보건복지부장관이 정하여 고시하는 금액을 넘고 하위 100분의 50에 상당하는 금액으로서 보건복지부장관이 고시하는 금액을 넘지 않는 경우

라) 상한액기준보험료가 전체 직장가입자의 하위 100분의 50에 상당하는 금액으로서 보건복지부장관이 정하여 고시하는 금액을 넘고 하위 100분의 70에 상당하는 금액으로서 보건복지부장관이 고시하는 금액을 넘지 않는 경우

마) 상한액기준보험료가 전체 직장가입자의 하위 100분의 70에 상당하는 금액으로서 보건복지부장관이 정하여 고시하는 금액을 넘고 하위 100분의 80에 상당하는 금액으로서 보건복지부장관이 고시하는 금액을 넘지 않는 경우

바) 상한액기준보험료가 전체 직장가입자의 하위 100분의 80에 상당하는 금액으로서 보건복지부장관이 정하여 고시하는 금액을 넘고 하위 100분의 90에 상당하는 금액으로서 보건복지부장관이 고시하는 금액을 넘지 않는 경우

사) 상한액기준보험료가 전체 직장가입자의 하위 100분의 90에 상당하는 금액으로서 보건복지부장관이

정하여 고시하는 금액을 넘는 경우

3. 본인부담상한액은 「의료법」 제3조제2항제3호라목에 따른 요양병원(「장애인복지법」 제58조제1항제4호에 따른 장애인 의료재활시설로서 「의료법」 제3조의2의 요건을 갖춘 의료기관인 요양병원은 제외한다)에 120일을 초과하여 입원한 경우(이하 "120일 초과 입원"이라 한다)와 그 밖의 경우로 나누어 다음 각 목에 따라 적용한다.

가. 지역가입자인 경우

구분	본인부담상한액	
	120일 초과 입원	그 밖의 경우
1) 제2호나목1)가)의 경우	125만원	81만원
2) 제2호나목1)나)의 경우	157만원	101만원
3) 제2호나목1)다)의 경우	211만원	152만원
4) 제2호나목1)라)의 경우	280만원	
5) 제2호나목1)마)의 경우	350만원	
6) 제2호나목1)바)의 경우	430만원	
7) 제2호나목1)사)의 경우	580만원	

나. 직장가입자 또는 피부양자인 경우

구분	본인부담상한액	
	120일 초과 입원	그 밖의 경우
1) 제2호나목1)가)의 경우	125만원	81만원
2) 제2호나목1)나)의 경우	157만원	101만원
3) 제2호나목1)다)의 경우	211만원	152만원
4) 제2호나목1)라)의 경우	280만원	
5) 제2호나목1)마)의 경우	350만원	
6) 제2호나목1)바)의 경우	430만원	
7) 제2호나목1)사)의 경우	580만원	

[별표 4] 〈개정 2022.12.27.〉

보험료부과점수의 산정방법(제42조 제1항 관련)

1. 제42조 제1항에 따른 보험료부과점수는 지역가입자가 속한 세대의 보험료 부담능력을 표시하는 점수로서, 가목부터 다목까지의 규정에 따른 소득·재산 및 자동차에 부과하는 점수를 합하여 산정한다. 다만, 가목에 따른 소득금액이 연 336만원 이하인 경우에는 가목에 따른 소득에 부과하는 점수가 아닌 제32조 제2호 나목에 따른 지역가입자의 월별 보험료액의 하한액을 제44조 제2항에 따른 보험료부과점수당 금액으로 나누어 얻은 값에 나목 및 다목의 규정에 따른 재산 및 자동차에 부과하는 점수를 합하여 산정한다.

가. 소득에 부과하는 점수는 제42조 제2항에 따른 소득을 보건복지부령으로 정하는 바에 따라 평가하여 합산한 소득금액을 다음 표의구분에 따라 산정한다.

소득금액	점수
336만원 초과~ 6억6,199만원 이하	95.25911708 + (336만원을 초과하는 소득 1만원당 1만분의 2,835.0928)
6억6,199만원 초과	18,768.13

나. 재산(자동차는 제외한다. 이하 이 표에서 같다)에 부과하는 점수는 다음의 금액을 합산한 금액에서 5천만원 및 제42조의2제3항 각 호의 구분에 따른 금액을 뺀 금액을 등급별로 구분하여 산정한다. 이 경우 재산의 등급별 점수는 제3호의 표와 같다.

1) 제42조 제3항 제1호에 따른 토지, 건축물, 주택, 선박 및 항공기의 재산세 과세표준금액

2) 제42조 제3항 제2호에 따른 임차주택에 대한 보증금 및 월세금액을 보건복지부령으로 정하는 기준에 따라 평가한 금액

다. 자동차에 부과하는 점수는 제42조 제3항 제3호에 따른 자동차에 사용연수에 따른 감액률을 반영하여 자동차 종류별 배기량에 따라 등급별로 구분하여 산정한다. 이 경우 자동차의 등급별 점수는 제4호의 표와 같으며, 자동차가 2대 이상인 세대는 각각의 자동차에 대한 등급별 점수를 합산한다.

2. 삭제 〈2022.8.31.〉

3. 재산등급별 점수

등급	재산금액(만원)	점수	등급	재산금액(만원)	점수
1	450 이하	22	31	38,800 초과 ~ 43,200 이하	757
2	450 초과 ~ 900 이하	44	32	43,200 초과 ~ 48,100 이하	785
3	900 초과 ~ 1,350 이하	66	33	48,100 초과 ~ 53,600 이하	812
4	1,350 초과 ~ 1,800 이하	97	34	53,600 초과 ~ 59,700 이하	841
5	1,800 초과 ~ 2,250 이하	122	35	59,700 초과 ~ 66,500 이하	881
6	2,250 초과 ~ 2,700 이하	146	36	66,500 초과 ~ 74,000 이하	921
7	2,700 초과 ~ 3,150 이하	171	37	74,000 초과 ~ 82,400 이하	961
8	3,150 초과 ~ 3,600 이하	195	38	82,400 초과 ~ 91,800 이하	1,001
9	3,600 초과 ~ 4,050 이하	219	39	91,800 초과 ~ 103,000 이하	1,041
10	4,050 초과 ~ 4,500 이하	244	40	103,000 초과 ~ 114,000 이하	1,091
11	4,500 초과 ~ 5,020 이하	268	41	114,000 초과 ~ 127,000 이하	1,141
12	5,020 초과 ~ 5,590 이하	294	42	127,000 초과 ~ 142,000 이하	1,191
13	5,590 초과 ~ 6,220 이하	320	43	142,000 초과 ~ 158,000 이하	1,241
14	6,220 초과 ~ 6,930 이하	344	44	158,000 초과 ~ 176,000 이하	1,291
15	6,930 초과 ~ 7,710 이하	365	45	176,000 초과 ~ 196,000 이하	1,341
16	7,710 초과 ~ 8,590 이하	386	46	196,000 초과 ~ 218,000 이하	1,391
17	8,590 초과 ~ 9,570 이하	412	47	218,000 초과 ~ 242,000 이하	1,451
18	9,570 초과 ~ 10,700 이하	439	48	242,000 초과 ~ 270,000 이하	1,511
19	10,700 초과 ~ 11,900 이하	465	49	270,000 초과 ~ 300,000 이하	1,571
20	11,900 초과 ~ 13,300 이하	490	50	300,000 초과 ~ 330,000 이하	1,641
21	13,300 초과 ~ 14,800 이하	516	51	330,000 초과 ~ 363,000 이하	1,711
22	14,800 초과 ~ 16,400 이하	535	52	363,000 초과 ~ 399,300 이하	1,781
23	16,400 초과 ~ 18,300 이하	559	53	399,300 초과 ~ 439,230 이하	1,851
24	18,300 초과 ~ 20,400 이하	586	54	439,230 초과 ~ 483,153 이하	1,921
25	20,400 초과 ~ 22,700 이하	611	55	483,153 초과 ~ 531,468 이하	1,991
26	22,700 초과 ~ 25,300 이하	637	56	531,468 초과 ~ 584,615 이하	2,061
27	25,300 초과 ~ 28,100 이하	659	57	584,615 초과 ~ 643,077 이하	2,131
28	28,100 초과 ~ 31,300 이하	681	58	643,077 초과 ~ 707,385 이하	2,201
29	31,300 초과 ~ 34,900 이하	706	59	707,385 초과 ~ 778,124 이하	2,271
30	34,900 초과 ~ 38,800 이하	731	60	778,124 초과	2,341

4. 자동차등급별 점수

구분		사용연수별 감액률 및 결정 점수		
등급	배기량	3년 미만	3년 이상 6년 미만	6년 이상 9년 미만
		100%	80%	60%
1	800시시 이하	18	14	11
2	800시시 초과 1,000시시 이하	28	23	17
3	1,000시시 초과 1,600시시 이하	59	47	35
4	1,600시시 초과 2,000시시 이하	113	90	68
5	2,000시시 초과 2,500시시 이하	155	124	93
6	2,500시시 초과 3,000시시 이하	186	149	111
7	3,000시시 초과	217	173	130

비고
1. 위 표에서 "사용연수"란 「자동차관리법」 제8조에 따라 자동차를 신규로 등록한 날이 속하는 달부터 12개월이 되는 달까지를 1년으로 하고, 그 다음 달부터 12개월이 되는 달마다 1년을 추가하여 계산한 연수를 말한다.
2. 「지방세법 시행령」 제123조제1호의 승용자동차 중 전기·태양열 및 알코올을 이용하는 자동차는 위 표에도 불구하고 2등급으로 적용한다.

[별표 4의2] 〈개정 2022.8.31.〉

약제의 상한금액의 감액, 요양급여의 적용 정지 및 과징금 부과 기준 (제18조의2 제4항 및 제70조의2 제4항 관련)

1. 일반기준

가. 「약사법」 제47조 제2항에 따른 의약품공급자가 같은 법 제76조 제1항 제5호의7에 따라 행정처분을 받았거나, 같은 법 제94조 제1항 제 5호의2에 따라 벌금 이상의 형(집행유예를 포함한다)을 선고 받은 경우에 적용한다. 다만, 「약사법」 제45조 제1항에 따라 허가를 받은 의약품 도매상은 같은 법 제31조 제2항에 따라 품목허가를 받은 자 또는 같은 법 제42조 제1항에 따라 허가를 받거나 신고를 한 수입자와 공동으로 같은 법 제47조 제2항을 위반한 경우로 한정한다.

나. 위반행위의 횟수에 따른 약제의 상한금액의 감액 및 요양급여의 적용 정지 기준은 약제의 상한금액이 감액된 날 또는 요양급여의 적용이 정지된 날(과징금이 부과된 날을 포함한다)부터 5년간 동일한 약제에 대한 위반행위로 약제의 상한금액의 감액 또는 요양급여의 적용 정지 처분이나 그에 갈음하는 과징금을 부과(이하 "상한금액 감액처분등"이라 한다)받은 경우에 적용한다. 이 경우 기간의 계산은 상한금액 감액처분등을 한 날(약제의 상한금액의 감액 및 요양급여 적용 정지 처분일 또는 과징금 부과일)과 그 상한금액 감액처분등 후 다시 동일한 약제에 대한 위반행위를 하여 적발된 날을 기준으로 한다.

다. 나목에 따라 상한금액 감액처분등을 하는 경우 적용 차수는 그 위반 행위 전 상한금액 감액처분등 차수(나목에 따른 기간 내에 상한금액 감액처분등이 둘 이상 있었던 경우에는 높은 차수를 말한다)의 다음 차수로 한다.

라. 동일한 약제에 대한 위반행위가 둘 이상인 경우에는 각각의 위반행위에 대한 처분기준에 따른 상한금액의 감액 및 요양급여의 적용 정지기간을 합산하여 처분한다.

2. 약제의 상한금액의 감액 및 요양급여의 적용 정지 기준

부당금액	상한금액의 감액(%)		요양급여의 적용 정지	
	1차 위반	2차 위반	3차 위반	4차 위반 이상
500만원 미만	경고	2	15일	1개월
500만원 이상 1,000만원 미만	1			2개월
1,000만원 이상 2,000만원 미만	2	4	1개월	3개월
2,000만원 이상 3,000만원 미만	4	8	2개월	4개월
3,000만원 이상 4,000만원 미만	6	12	3개월	5개월
4,000만원 이상 5,000만원 미만	8	16	4개월	6개월
5,000만원 이상 6,000만원 미만	10	20	5개월	7개월
6,000만원 이상 7,000만원 미만	12	24	6개월	8개월
7,000만원 이상 8,000만원 미만	14	28	7개월	9개월
8,000만원 이상 9,000만원 미만	16	32	8개월	10개월
9,000만원 이상 1억원 미만	18	36	9개월	11개월
1억원 이상	20	40	10개월	12개월

비고

1. "부당금액"이란 「약사법」 제47조제 2항을 위반하여 해당 품목의 판매촉진을 목적으로 제공된 금전, 물품, 편익, 노무, 향응, 그 밖의 경제적 이익을 보건복지부장관이 정하는 방법에 따라 환산한 금액을 말한다.
2. 「약사법」 제47조 제2항의 위반과 관련된 약제에 대한 부당금액이 약제의 품목별로 구분되지 않고 총부당금액만 확인되는 경우 약제의 품목별 부당금액은 다음 각 목의 구분에 따라 계산한다.
   가. 위반 약제가 모두 요양급여 대상인 경우: 총부당금액을 위반 약제의 품목 수로 나눈 금액
   나. 위반 약제에 비급여대상 약제(법 제41조 제1항 제2호에 따른 요양급여 대상이 아닌 약제를 말한다. 이하 같다)가 포함되어 있는 경우: 총부당금액에서 전체 약제의 품목 수에 대한 비급여대상 약제 품목의 비율에 해당하는 금액을 빼고 요양급여 대상 약제의 품목 수로 나눈 금액
3. 약제의 상한금액의 감액은 처분 당시 상한금액(저가의약품의 기준금액을 포함한다)을 기준으로 감액한다. 다만, 약제별 상한금액이 보건복지부장관이 정하여 고시하는 저가의약품의 기준금액 이하로 감액되는 경우 저가의약품의 기준금액까지만 감액한다.
4. 1차 위반에 대한 약제의 상한금액 감액처분 이후 1차 위반의 경우와 동일한 약제에 대하여 부당금액을 달리하는 위반 행위가 있는 경우에는 해당 약제의 부당금액에 대한 2차 위반으로 본다. 2차 위반 후의 위반행위에 대한 경우에도 같다.
5. 3차 위반에 대한 요양급여의 적용 정지 처분 이후 3차 위반의 경우와 동일한 약제에 대하여 부당금액을 달리하는 위반행위가 있는 경우에는 해당 약제의 부당금액에 대한 4차 위반으로 본다. 4차 위반 후의 위반행위에 대한 경우에도 같다.

3. 과징금 부과기준

과징금은 약제의 요양급여의 적용 정지 처분을 결정한 날의 전년도 1년간 해당 약제로 인해 발생한 요양급여비용의 심사결정 총액에 다음 각 목의 구분에 따른 적용 정지 기간별 과징금 부과 비율을 곱한 금액으로 한다. 이 경우 해당 약제에 대한 요양급여의 적용 기간이 1년 미만인 경우에는 해당 약제를 법 제41조제2항에 따라 요양급여의 대상으로 보건복지부장관이 정하여 고시한 날(고시한 날이 2개 이상인 경우에는 최근 고시한 날을 말한다)부터 약제의 요양급여 적용 정지 처분을 결정한 날까지 요양급여로 제공하여 발생한 요양급여비용의 심사결정액을 연 요양급여비용으로 환산한 금액을 요양급여비용의 심사결정 총액으로 한다.

「공무원연금법」, 「군인연금법」, 「사립학교교직원 연금법」, 「별정우체국법」 등 다른 법령에 의하여 받는 급여나 보상(報償) 또는 보상(補償) 관련 자료

퍼. 「의료급여법」등 다른 법령에 따라 공단이 수탁한 사업 또는 건강보험과 관련하여 보건복지부장관이 필요하다고 인정한 업무 수행에 필요한 자료

허. 「여신전문금융업법」 제64조 제6호에 따라 관리하는 신용카드 가맹점 여부의 확인에 관한 자료

고. 「공익사업을 위한 토지 등의 취득 및 보상에 관한 법률」 제40조에 따라 지급하는 보상금에 관한 자료

노. 「국세징수법」 제25조, 「지방세징수법」 제39조, 「지방행정제재・부과금의 징수 등에 관한 법률」 제18조 또는 「민법」 제406조에 따른 사해행위(詐害行爲) 취소 및 원상회복에 관한 소송에 관한 자료와 「공탁법」 제4조에 따른 법원공탁금 및 이에 관련된 소송에 관한 자료

도. 「산업재해보상보험법」 제125조에 따른 특수형태근로종사자에 관한 자료

로. 「노인장기요양보험법 시행령」 제9조에 따라 수급자의 일상생활・신체활동 지원 및 인지기능의 유지・향상에 필요한 용구로서 보건복지부장관이 정하여 고시하는 것의 제조・수입・판매・도매 업무를 하는 자의 제조・수입・판매・도매 현황 및 관련 서류, 원가 관련 자료 등 보험급여 비용의 결정・조정과 관련한 자료

모. 「주택임대차보호법」 제3조의6에 따른 확정일자 부여에 관한 자료

보. 「민간임대주택에 관한 특별법」에 따른 임대사업자 등록자료 및 임대주택 관련 통계 자료

소. 「외국인근로자의 고용 등에 관한 법률」 제17조에 따른 외국인근로자와의 근로계약 해지 및 그 밖에 고용과 관련된 중요 사항 등에 관한 자료와 「출입국관리법」 제19조에 따른 외국인 해고, 퇴직 및 고용계약의 중요한 변경 내용 등에 관한 자료

오. 「국적법」에 따른 국적 취득 및 국적 상실 등에 관한 자료

조. 「산업안전보건법」 제57조 제3항에 따른 산업재해 발생 보고 여부의 확인 및 해당 산업재해의 발생일에 관한 자료(공단이 요양급여 내역을 근거로 산업재해의 발생 여부를 확인할 필요가 있다고 인정하는 경우로 한정한다), 같은 법 제175조 제3항 제2호에 따른 과태료 부과 관련 자료(같은 법 제57조 제3항에 따른 보고를 하지 않거나 거짓으로 보고한 자에게 부과한 경우로 한정한다), 같은 법 제175조 제6항 제18호에 따른 과태료 부과 관련 자료(같은 법 제164조 제1항 제4호를 위반하여 같은 법 제57조 제2항에 따른 산업재해의 발생 원인 등을 기록한 자료를 보존하지 않은 자에게 부과한 경우로 한정한다)

초. 법 제49조의 요양비 및 제51조의 보조기기 보험급여 지급과 관련된 「소득세법」 제163조 및 「법인세법」 제121조의 전자계산서, 「부가가치세법」 제32조의 전자세금계산서 및 「조세특례제한법」 제126조의3의 현금영수증을 확인할 수 있는 자료

코. 「감염병 예방 및 관리에 관한 법률」 제76조제2항에 따라 위탁받은 업무를 위해 필요한 자료로서 같은 법 제18조, 제28조 및 제29조의 역학조사 및 예방접종 기록에 관한 자료

토. 그 밖에 국가, 지방자치단체, 요양기관, 「보험업법」에 따른 보험회사 및 보험료율 산출 기관, 「공공기관의 운영에 관한 법률」에 따른 공공기관, 그 밖의 공공단체 등이 보유한 자료로서 법 제14조제1항 각 호의 업무를 위해 필요한 자료

2. 법 제96조 제2항에서 "대통령령으로 정하는 자료"란 다음 각 목의 자료를 말한다.

가. 법 제96조의3에 따라 요양기관이 보존하여야 하는 서류

나. 「의료법」 제22조에 따라 보존하여야 하는 진료에 관한 기록

다. 「약사법」 제29조 및 제30조에 따라 보존하여야 하는 처방전 및 조제기록부

라. 가목부터 다목까지에서 규정한 사항 외에 요양급여의 내용에 관한 자료 및 이를 증명하는 서류

마. 법 제43조에 따른 신고사항 등 요양기관의 현황과 관련한 사실을 확인하기 위해 필요한 자료

바. 「약사법」 및 「의료기기법」에 따른 약제·치료재료·의료기기의 제조·수입·판매·도매 업무를 하는 자의 제조·수입·판매·도매 현황 및 관련 서류, 원가 관련 자료 등 요양급여비용의 결정·조정과 관련한 자료
사. 「주민등록법」에 따른 주민등록자료
아. 「출입국관리법」에 따른 출입국자료
자. 「국세기본법」 또는 「지방세기본법」에 따른 과세자료
차. 「국민건강보험법」, 「의료급여법」, 「보훈보상대상자 지원에 관한 법률」, 「산업재해보상보험법」 등에 따른 자격, 급여제공 또는 비용지원, 급여의 제한·정지에 대한 자료
카. 다음 각 목의 자에 대한 면허, 자격 및 행정처분 등에 대한 자료
 1) 「의료법」에 따른 의사, 치과의사, 한의사, 조산사, 간호사 및 간호조무사
 2) 「약사법」에 따른 약사 및 한약사
 3) 「의료기사 등에 관한 법률」에 따른 임상병리사, 방사선사, 물리치료사, 작업치료사, 치과기공사, 치과위생사 및 보건의료정보관리사
 4) 「사회복지사업법」에 따른 사회복지사
 5) 「국민영양관리법」에 따른 영양사
 6) 「식품위생법」에 따른 조리사
 7) 「정신건강증진 및 정신질환자 복지서비스 지원에 관한 법률」에 따른 정신건강전문요원
 8) 「원자력안전법」에 따른 방사성동위원소취급자 및 방사선취급감독자
 9) 그 밖에 다른 법령에 따라 면허를 받거나 자격을 인정받은 자로서 요양급여 관련 업무에 종사하는 자
타. 요양기관, 「의료급여법」에 따른 의료급여기관, 「의료법」에 따른 의료기관, 「약사법」에 따른 의약품도매상, 의약품·의약외품의 제조업자·품목허가를 받은 자·수입자·판매업자, 「의료기기법」에 따른 의료기기취급자, 「식품위생법」에 따른 집단급식소 운영자, 「마약류 관리에 관한 법률」에 따른 마약류취급자 등에 대한 업무정지·허가취소 등 처분에 대한 자료
파. 그 밖에 국가, 지방자치단체, 요양기관, 「보험업법」에 따른 보험회사 및 보험료율 산출 기관, 「공공기관의 운영에 관한 법률」에 따른 공공기관, 그 밖의 공공단체 등이 보유한 자료로서 법 제63조제1항 각 호의 업무를 위해 필요한 자료

[별표 5] 〈개정 2021.12.7.〉

업무정지 처분 및 과징금 부과의 기준(제70조 제1항 관련)

1. 업무정지 처분기준

가. 요양기관이 법 제98조 제1항 제1호 또는 제3호에 해당하는 경우의 업무정지기간은 다음 표와 같다.

(단위 : 일)

월평균 부당금액	부당비율					
	0.1% 이상 0.5% 미만	0.5% 이상 1% 미만	1% 이상 2% 미만	2% 이상 3% 미만	3% 이상 4% 미만	4% 이상 5% 미만
40만원 이상 ~ 80만원 미만	5	10	20	30	40	50
80만원 이상 ~ 160만원 미만	10	15	25	35	45	55
160만원 이상 ~ 320만원 미만	15	20	30	40	50	60
320만원 이상 ~ 640만원 미만	20	25	35	45	55	65
640만원 이상 ~ 1,000만원 미만	25	30	40	50	60	70
1,000만원 이상 ~ 2,000만원 미만	30	35	45	55	65	75

2,000만원 이상 ~ 3,000만원 미만	35	40	50	60	70	80
3,000만원 이상 ~ 4,000만원 미만	40	45	55	65	75	85
4,000만원 이상 ~ 5,000만원 미만	45	50	60	70	80	90
5,000만원 이상 ~ 1억원 미만	50	55	65	75	85	95
1억원 이상	55	60	70	80	90	100

비고
1. 월평균 부당금액은 조사대상 기간(요양기관이 속임수나 그 밖의 부당한 방법으로 요양급여비용을 청구하였는지 확인하기 위하여 6개월부터 36개월까지의 범위에서 보건복지부장관이 정하는 기간을 말한다. 이하 같다) 동안 요양기관이 속임수나 그 밖의 부당한 방법으로 공단에 요양급여비용을 부담하게 한 금액과 가입자 또는 피부양자에게 본인부담액을 부담하게 한 금액을 합산한 금액(이하 "총부당금액"이라 한다)을 조사대상 기간의 개월 수로 나눈 금액으로 한다.
2. 부당비율은 (총부당금액/요양급여비용 총액 + 요양급여비용 총액에 포함되지 않은 부당금액) × 100으로 산출한다.
3. "요양급여비용 총액"이란 조사대상 기간에 해당되는 심사결정된 요양급여비용(법 제47조 제2항에 따라 심사청구된 요양급여비용에 대하여 심사평가원이 심사결정한 요양급여비용을 말한다)을 합산한 금액을 말한다.
4. "요양급여비용 총액에 포함되지 않은 부당금액"이란 조사대상 기간 동안 해당 요양기관의 요양급여비용 총액에는 포함되지 않으나 속임수나 그 밖의 부당한 방법으로 공단에 요양급여비용을 부담하게 한 금액과 가입자 또는 피부양자에게 본인부담액을 부담하게 한 금액을 말한다.
5. 부당비율이 5% 이상인 경우에는 초과 1%마다 업무정지기간을 3일씩 가산하되, 소수점 이하의 부당비율은 올림한다.
6. 위 표에 따라 계산한 업무정지기간이 365일을 초과하는 경우에는 365일로 본다.

나. 요양기관이 법 제97조 제2항에 따른 관계 서류(컴퓨터 등 전산기록장치로 저장·보존하는 경우에는 그 전산기록을 포함한다. 이하 같다)의 제출명령을 위반하거나 거짓 보고를 하거나 거짓 서류를 제출하거나, 관계 공무원의 검사 또는 질문을 거부·방해 또는 기피하였을 때에는 업무정지기간을 1년으로 한다. 다만, 관계 서류 중 진료기록부, 투약기록, 진료비계산서 및 본인부담액 수납대장을 제외한 서류의 전부 또는 일부의 제출명령에 위반한 경우에는 업무정지기간을 180일로 한다.

다. 가목과 나목 모두에 해당되는 요양기관의 업무정지기간은 해당 기간을 합한 기간으로 한다. 다만, 업무정지기간을 합하는 경우에도 법 제98조 제1항에 따른 기간을 넘을 수 없다.

2. 과징금 부과기준

가. 과징금은 업무정지기간이 10일 이하인 경우에는 총부당금액의 2배, 업무정지기간이 10일을 초과하여 30일까지에 해당하는 경우에는 총부당금액의 3배, 30일을 초과하여 50일까지에 해당하는 경우에는 총부당금액의 4배, 업무정지기간이 50일을 초과하는 경우에는 총부당금액의 5배로 한다.

나. 요양기관이 과징금의 분할납부를 신청하는 경우 보건복지부장관은 12개월의 범위에서 과징금의 분할납부를 허용할 수 있다.

3. 가중처분

가. 요양기관이 법 제98조 제1항·제5항 및 제99조 제1항·제9항에 따른 업무정지 또는 과징금 처분을 받은 이후 5년 이내에 법 제98조 제1항 각 호의 위반행위를 하였을 경우에는 해당 위반행위에 대한 업무정지기간 또는 과징금(같은 항 제2호의 위반행위를 한 경우는 제외한다. 이하 이 목에서 같다)의 2배에 해당하는 처분을 할 수 있다. 이 경우 업무정지기간은 1년을 넘을 수 없으며 과징금은 총부당금액의 5배를 넘을 수 없다.

나. 가목에 따른 5년 이내의 기간 산정은 위반사실이 확인된 날부터 그 직전에 업무정지 또는 과징금 처분서를 송달받은 날까지로 한다.

4. 감면처분

다음 각 목의 어느 하나에 해당하는 경우에는 업무정지기간 또는 과징금 금액을 2분의 1의 범위에서 줄이거나 면제할 수 있다. 다만, 속임수를 사용하여 공단·가입자 및 피부양자에게 요양급여비용을 부담하게 하였을 때에는 그러하지 아니하다.

가. 요양급여비용을 부당청구한 요양기관이 그 부당청구 사실이 적발되기 전에 보건복지부장관 등의 감독관청에 부당청구 사실을 자진하여 신고한 경우

나. 요양기관의 대표자가 인지할 수 없었던 불가항력적인 사유로 요양급여비용 부당청구가 발생한 사실이 객관적으로 증명된 경우

다. 그 밖에 위반행위의 동기·목적·정도 및 위반횟수 등을 고려하여 보건복지부장관이 정하여 고시하는 감면기준에 해당하는 경우

[별표 6] 〈개정 2021.6.29.〉

포상금 지급 기준(제75조 제4항 관련)

1. 속임수나 그 밖의 부당한 방법으로 보험급여를 받은 사람을 신고한 경우

징수금	포상금
1만원 이상 1천만원 이하	징수금 × 20/100
1천만원 초과 2천만원 이하	200만원 + [(징수금 - 1천만원) × 15/100]
2천만원 초과	350만원 + [(징수금 - 2천만원) × 10/100]. 다만, 500만원을 넘는 경우에는 500만원으로 한다.

2. 속임수나 그 밖의 부당한 방법으로 다른 사람이 보험급여를 받도록 한 준요양기관·보조기기 판매업자를 신고한 경우

가. 준요양기관·보조기기 판매업자 관련자

1) 준요양기관에 근무하고 있거나 근무했던 사람이 그 준요양기관을 신고한 경우

2) 보조기기 판매업자에게 고용되어 있거나 고용되었던 사람이 그 보조기기 판매업자를 신고한 경우

징수금	포상금
15만원 이상 1천만원 이하	징수금 × 30/100
1천만원 초과 5천만원 이하	300만원 + [(징수금 - 1천만원) × 20/100]
5천만원 초과	1,100만원 + [(징수금 - 5천만원) × 10/100]. 다만, 20억원을 넘는 경우에는 20억원으로 한다.

나. 준요양기관·보조기기 판매업소 이용자

1) 준요양기관에서 요양을 받은 사람, 그 배우자 및 직계존비속이 해당 요양과 관련된 보험급여에 대하여 준요양기관을 신고한 경우

2) 보조기기 판매업자에게 보조기기를 구매한 사람, 그 배우자 및 직계존비속이 해당 보조기기의 구매와 관련된 보험급여에 대하여 보조기기 판매업자를 신고한 경우

징수금	포상금
2천원 이상 2만5천원 이하	1만원
2만5천원 초과	징수금 × 40/100. 다만, 500만원을 넘는 경우에는 500만원으로 한다.

다. 그 밖의 신고인: 가목 및 나목에 해당하지 않는 사람이 준요양기관·보조기기 판매업자를 신고한 경우

징수금	포상금
10만원 이상 1천만원 이하	징수금 × 20/100
1천만원 초과 2천만원 이하	200만원 + [(징수금 - 1천만원) × 15/100]
2천만원 초과	350만원 + [(징수금 - 2천만원) × 10/100)]. 다만, 500만원을 넘는 경우에는 500만원으로 한다.

3. 속임수나 그 밖의 부당한 방법으로 다른 사람이 보험급여를 받도록 한 자(준요양기관·보조기기 판매업자는 제외한다)를 신고한 경우

징수금	포상금
1만원 이상 1천만원 이하	징수금 × 20/100
1천만원 초과 2천만원 이하	200만원 + [(징수금 - 1천만원) × 15/100]
2천만원 초과	350만원 + [(징수금 - 2천만원) × 10/100]. 다만, 500만원을 넘는 경우에는 500만원으로 한다.

4. 속임수나 그 밖의 부당한 방법으로 보험급여 비용을 받은 요양기관 또는 보험급여를 받은 준요양기관·보조기기 판매업자를 신고한 경우

가. 요양기관·준요양기관·보조기기 판매업자 관련자

1) 요양기관·준요양기관에 근무하고 있거나 근무했던 의사, 약사, 간호사, 의료기사 및 그 밖의 직원 등이 그 요양기관·준요양기관을 신고한 경우

2) 약제·치료재료의 제조업자·판매업자에게 고용되어 있거나 고용되었던 사람이 요양기관·준요양기관을 신고한 경우

3) 보조기기 판매업자에게 고용되어 있거나 고용되었던 사람이 그 보조기기 판매업자를 신고한 경우

징수금	포상금
15만원 이상 1천만원 이하	징수금 × 30/100
1천만원 초과 5천만원 이하	300만원 + [(징수금 - 1천만원) × 20/100]
5천만원 초과	1,100만원 + [(징수금 - 5천만원) × 10/100]. 다만, 20억원을 넘는 경우에는 20억원으로 한다.

나. 요양기관·준요양기관·보조기기 판매업소 이용자

1) 요양기관에서 진료를 받은 사람, 그 배우자 및 직계존비속이 해당 진료와 관련된 요양급여비용에 대하여 요양기관을 신고한 경우

2) 준요양기관에서 요양을 받은 사람, 그 배우자 및 직계존비속이 해당 요양과 관련된 보험급여에 대하여 준요양기관을 신고한 경우

3) 보조기기 판매업자에게 보조기기를 구매한 사람, 그 배우자 및 직계존비속이 해당 보조기기의 구매와 관련된 보험급여에 대하여 보조기기 판매업자를 신고한 경우

징수금	포상금
2천원 이상 2만5천원 이하	1만원
2만5천원 초과	징수금 × 40/100. 다만, 500만원을 넘는 경우에는 500만원으로 한다.

다. 그 밖의 신고인: 가목 및 나목에 해당하지 않는 사람이 요양기관·준요양기관·보조기기 판매업자를 신고한 경우

징수금	포상금
10만원 이상 1천만원 이하	징수금 × 20/100
1천만원 초과 2천만원 이하	200만원 + [(징수금 - 1천만원) × 15/100]
2천만원 초과	350만원 + [(징수금 - 2천만원) × 10/100)]. 다만, 500만원을 넘는 경우에는 500만원으로 한다.

비고

1. "징수금"이란 공단이 신고인의 신고 사실과 관련하여 속임수나 그 밖의 부당한 방법으로 보험급여를 받은 사람, 다른 사람이 보험급여를 받도록 한 자, 보험급여 비용을 받은 요양기관 또는 보험급여를 받은 준요양기관 및 보조기기 판매업자에 대하여 징수한 금액을 말한다.
2. 포상금으로 지급할 금액 중 1천원 미만의 금액은 지급하지 않는다.

[별표 7] 〈개정 2021.6.29.〉

과태료의 부과기준(제82조 관련)

1. 일반기준

가. 위반행위의 횟수에 따른 과태료의 부과기준은 최근 1년간 같은 위반행위로 과태료 부과처분을 받은 경우에 적용한다. 이 경우 기간의 계산은 위반행위에 대하여 과태료 부과처분을 받은 날과 그 처분 후 다시 같은 위반행위를 하여 적발된 날을 기준으로 한다.

나. 가목에 따라 가중된 부과처분을 하는 경우 가중처분의 적용 차수는 그 위반행위 전 부과처분 차수(가목에 따른 기간 내에 과태료 부과처분이 둘 이상 있었던 경우에는 높은 차수를 말한다)의 다음 차수로 한다.

다. 보건복지부장관은 다음의 어느 하나에 해당하는 경우에는 제2호의 개별기준에 따른 과태료 금액의 2분의 1 범위에서 그 금액을 줄일 수 있다. 다만, 과태료를 체납하고 있는 위반행위자에 대해서는 그렇지 않다.

1) 위반행위자가 「질서위반행위규제법 시행령」 제2조의2제1항 각 호의 어느 하나에 해당하는 경우
2) 위반행위가 사소한 부주의나 오류로 인한 것으로 인정되는 경우
3) 위반행위자가 스스로 신고하였거나 조사에 협조하였다고 인정되는 경우
4) 그 밖에 위반행위의 정도, 위반행위의 동기와 그 결과 등을 고려하여 과태료 금액을 줄일 필요가 있다고 인정되는 경우

라. 보건복지부장관은 다음의 어느 하나에 해당하는 경우에는 제2호에 따른 과태료 금액의 2분의 1 범위에서 그 금액을 늘릴 수 있다. 다만, 늘리는 경우에도 법 제119조에 따른 과태료 금액의 상한을 넘을 수 없다.

1) 위반행위가 고의나 중대한 과실로 인한 것으로 인정되는 경우
2) 법 위반상태의 기간이 6개월 이상인 경우
3) 그 밖에 위반행위의 정도, 위반행위의 동기와 그 결과 등을 고려하여 과태료를 늘릴 필요가 있다고 인정되는 경우

2. 개별기준

(단위 : 만원)

위반행위	근거 법조문	과태료 금액(단위: 만원)		
		1차 위반	2차 위반	3차 이상 위반
가. 법 제7조를 위반하여 신고를 하지 않거나 거짓으로 신고한 경우	법 제119조제3항제1호	150	300	500
나. 삭제〈2019.6.11.〉				
다. 정당한 사유 없이 법 제94조제1항을 위반하여 신고·서류제출을 하지 않거나 거짓으로 신고·서류제출을 한 경우	법 제119조제3항제2호	150	300	500
라. 법 제96조의3을 위반하여 서류를 보존하지 않은 경우	법 제119조제4항제4호	30	60	100
마. 정당한 사유 없이 법 제97조제1항, 제3항부터 제5항까지의 규정을 위반하여 보고·서류제출을 하지 않거나 거짓으로 보고·서류제출을 한 경우	법 제119조제3항제3호	150	300	500
바. 법 제98조제4항을 위반하여 행정처분을 받은 사실 또는 행정처분절차가 진행 중인 사실을 지체 없이 알리지 않은 경우	법 제119조제3항제4호	500	500	500
사. 정당한 사유 없이 법 제101조제2항을 위반하여 서류를 제출하지 않거나 거짓으로 제출한 경우	법 제119조제3항제5호	150	300	500
아. 법 제103조에 따른 명령을 위반한 경우	법 제119조제4항제5호	30	60	100
자. 법 제105조를 위반한 경우	법 제119조제4항제6호	30	60	100

국민건강보험법 시행규칙

일부개정 2022.12.9. 보건복지부령 제923호 시행일 2023.1.1.

[별표 1] 〈개정 2018.3.6.〉

피부양자 자격의 인정기준 중 부양요건(제2조 제1항 제1호 관련)

가입자와의 관계	부 양 요 건	
	동거 시	비동거 시
1. 배우자	○ 부양 인정	○ 부양 인정
2. 부모인 직계존속		
가. 부모(아버지 또는 어머니와 재혼한 배우자 포함)	○ 부양 인정	○ 부모(아버지 또는 어머니와 재혼한 배우자 포함)와 동거하고 있는 형제자매가 없거나, 있어도 보수 또는 소득이 없는 경우 부양 인정
나. 법률상의 부모가 아닌 친생부모(이하 "친생부모"라 한다)	○ 부양 인정	○ 친생부모의 배우자 또는 동거하고 있는 직계비속이 없거나, 있어도 보수 또는 소득이 없는 경우 부양 인정
3. 자녀(법률상의 자녀가 아닌 친생자녀 포함)인 직계비속	○ 부양 인정	○ 미혼(이혼·사별한 경우 포함)인 경우 부양 인정. 다만, 이혼·사별한 경우 자녀인 직계비속이 없거나, 있어도 보수 또는 소득이 없는 경우 부양 인정
4. 조부모·외조부모 이상인 직계존속	○ 부양 인정	○ 조부모·외조부모 이상인 직계존속과 동거하고 있는 직계비속이 없거나, 있어도 보수 또는 소득이 없는 경우 부양 인정
5. 손·외손 이하인 직계비속	○ 부모가 없거나, 아버지 또는 어머니가 있어도 보수 또는 소득이 없는 경우 부양 인정	○ 미혼(이혼·사별한 경우 포함)으로서 부모가 없는 경우 부양 인정. 다만, 이혼·사별한 경우 자녀인 직계비속이 없거나, 있어도 보수 또는 소득이 없는 경우 부양 인정
6. 직계비속의 배우자	○ 부양 인정	○ 부양 불인정
7. 배우자의 부모인 직계존속(배우자의 아버지 또는 어머니와 재혼한 배우자 포함)	○ 부양 인정	○ 배우자의 부모(아버지 또는 어머니와 재혼한 배우자 포함)와 동거하고 있는 배우자의 형제자매가 없거나, 있어도 보수 또는 소득이 없는 경우 부양 인정
8. 배우자의 조부모·외조부모 이상인 직계존속	○ 부양 인정	○ 배우자의 조부모·외조부모 이상인 직계존속과 동거하고 있는 직계비속이 없거나, 있어도 보수 또는 소득이 없는 경우 부양 인정

9. 배우자의 직계비속	○ 미혼(이혼·사별한 경우 포함)인 경우 부양 인정. 다만, 이혼·사별한 경우 자녀인 직계비속이 없거나, 있어도 보수 또는 소득이 없는 경우 부양 인정	○ 부양 불인정
10. 다음 각 목의 어느 하나에 해당하는 형제·자매 가. 30세 미만 나. 65세 이상 다. 「장애인복지법」 제32조에 따라 등록한 장애인 라. 「국가유공자 등 예우 및 지원에 관한 법률」 제4조·제73조 및 제74조에 따른 국가유공자 등(법률 제11041호로 개정되기 전의 「국가유공자 등 예우 및 지원에 관한 법률」 제73조의2에 따른 국가유공자 등을 포함한다)으로서 같은 법 제6조의4에 따른 상이등급 판정을 받은 사람 마. 「보훈보상대상자 지원에 관한 법률」 제2조에 따른 보훈보상대상자로서 같은 법 제6조에 따른 상이등급 판정을 받은 사람	○ 미혼(이혼·사별한 경우 포함)으로 부모가 없거나, 있어도 부모가 보수 또는 소득이 없는 경우 부양 인정. 다만, 이혼·사별한 경우 자녀인 직계비속이 없거나, 있어도 보수 또는 소득이 없는 경우 부양 인정	○ 미혼(이혼·사별한 경우 포함)으로 부모 및 직장가입자 외의 다른 형제·자매가 없거나, 있어도 부모 및 동거하고 있는 형제·자매가 보수 또는 소득이 없는 경우 부양 인정. 다만, 이혼·사별한 경우 자녀인 직계비속이 없거나, 있어도 보수 또는 소득이 없는 경우 부양 인정

[별표 1의2] 〈개정 2022.9.1.〉

피부양자 자격의 인정기준 중 소득 및 재산요건(제2조 제1항 제2호 관련)

1. 직장가입자의 피부양자가 되려는 사람은 다음 각 목에서 정하는 소득요건을 모두 충족하여야 한다.
   가. 영 제41조 제1항 각 호에 따른 소득의 합계액이 연간 2천만원 이하일 것
   나. 영 제41조 제1항 제3호의 사업소득(이하 이 표에서 "사업소득"이라 한다)이 없을 것. 다만, 피부양자가 되려는 사람이 다음의 어느 하나에 해당하고, 사업소득의 합계액이 연간 500만원 이하인 경우에는 사업소득이 없는 것으로 본다.
      1) 사업자등록이 되어 있지 않은 경우(「소득세법」 제19조 제1항 제12호에 따른 부동산업에서 발생하는 소득 중 이 있는 경우는 제외한다)
      2) 「장애인복지법」 제32조에 따라 장애인으로 등록한 경우
      3) 「국가유공자 등 예우 및 지원에 관한 법률」 제4조·제73조 및 제74조에 따른 국가유공자 등(법률 제11041호로 개정되기 전의 「국가유공자 등 예우 및 지원에 관한 법률」 제73조의2에 따른 국가유공자 등을 포함한다)으로서 같은 법 제6조의4에 따른 상이등급 판정을 받은 경우

4) 「보훈보상대상자 지원에 관한 법률」 제2조에 따른 보훈보상대상자로서 같은 법 제6조에 따른 상이등급 판정을 받은 경우

다. 피부양자가 되려는 사람이 폐업 등에 따른 사업중단 등의 사유로 소득이 발생하지 않게 된 경우, 「도시 및 주거환경정비법」에 따른 주택재건축사업으로 발생한 사업소득을 제외하면 가목 및 나목의 요건을 충족하는 경우 등 관계 자료에 의하여 공단이 인정한 경우에는 가목 및 나목의 요건을 충족하는 것으로 본다.

라. 피부양자가 되려는 사람이 기혼자인 경우에는 부부 모두 가목부터 다목까지의 요건을 충족하여야 한다.

2. 직장가입자의 피부양자가 되려는 사람은 각 목에서 정하는 재산요건 중 어느 하나에 해당하여야 한다.

가. 별표 1의 제1호부터 제9호까지에 해당하는 경우: 다음의 어느 하나에 해당할 것

1) 영 제42조 제3항 제1호에 따른 재산에 대한 「지방세법」 제110조에 따른 재산세 과세표준의 합이 5억 4천만원을 초과하면서 9억원 이하이고, 영 제41조 제1항 각 호에 따른 소득의 합계액이 연간 1천만원 이하일 것

2) 영 제42조 제3항 제1호에 따른 재산에 대한 「지방세법」 제110조에 따른 재산세 과세표준의 합이 5억4천만원 이하일 것

나. 별표 1의 제10호에 해당하는 경우: 영 제42조 제3항 제1호에 따른 재산에 대한 「지방세법」 제110조에 따른 재산세 과세표준의 합이 1억8천만원 이하일 것

[별표 2]

전문요양기관의 인정기준(제11조 제1항 관련)

전문요양기관은 다음 각 호의 어느 하나에 해당하는 요건을 갖추어야 한다.

1. 「의료법」 제3조·제36조에 따른 병원급 이상의 시설·장비·인력 등을 갖추고 결핵, 한센병, 정신질환, 심장질환, 재활치료, 그 밖에 보건복지부장관이 정하는 감염성 질환 및 만성질환 중 1개의 질환을 전문적으로 진료하는 의료기관으로서 해당 특정질환의 진료실적이 총 진료실적의 100분의 80 이상(심장질환을 전문적으로 진료하는 의료기관의 경우에는 심장수술 실적이 연간 300건 이상)이어야 한다.
2. 「전문의의 수련 및 자격 인정 등에 관한 규정 시행규칙」 제7조 제1항·제2항 및 제4항에 따른 인턴 수련병원 지정기준 또는 레지던트 수련병원 지정기준을 충족하는 의료기관으로서 해당 과목의 진료실적이 총 진료실적의 100분의 50 이상이어야 한다.

[별표 2의2] 〈개정 2018.6.29.〉

요양기관 및 의료장비 현황(변경) 신고 관련 신고서 및 서류를 제출한 것으로 보는 기준(제12조 제3항 관련)

1. 요양기관이 제12조 제1항 제1호 가목에 따른 의료기관(또는 부속 의료기관) 개설신고증, 의료기관(또는 부속 의료기관) 개설허가증 또는 약국 개설등록증을 심사평가원에 제출한 것으로 보는 경우는 다음 각 목과 같다.

가. 의료기관 개설신고증을 제출한 것으로 보는 경우: 심사평가원이 시장·군수·구청장으로부터 「의료법」 제33조 제3항 및 같은 법 시행규칙 제25조 제1항에 따른 별지 제14호서식의 의료기관 개설신고서와 같은 조 제3항에 따른 별지 제15호서식의 의료기관 개설신고증명서를 통보받은 경우

나. 의료기관 개설허가증을 제출한 것으로 보는 경우: 심사평가원이 시·도지사로부터 「의료법」 제33조 제4항 및 같은 법 시행규칙 제27조 제1항에 따른 별지 제16호서식의 의료기관 개설허가신청서와 같은 조 제3항에 따른

별지 제17호서식의 의료기관 개설허가증을 통보받은 경우

다. 부속 의료기관 개설신고증을 제출한 것으로 보는 경우: 심사평가원이 시장·군수·구청장으로부터 「의료법」 제35조 제1항 및 같은 법 시행규칙 제32조 제1항에 따른 별지 제20호서식의 부속 의료기관 개설신고서와 같은 조 제2항에 따른 별지 제15호의2서식의 부속 의료기관 개설신고증명서를 통보받은 경우

라. 부속 의료기관 개설허가증을 제출한 것으로 보는 경우: 심사평가원이 시·도지사로부터 「의료법」 제35조 제1항 및 같은 법 시행규칙 제32조 제1항에 따른 별지 제20호서식의 부속 의료기관 개설허가신청서와 같은 조 제2항에 따른 별지 제17호의2서식의 부속 의료기관 개설허가증을 통보받은 경우

마. 약국 개설등록증을 제출한 것으로 보는 경우: 심사평가원이 시장·군수·구청장으로부터 「약사법」 제20조 제2항 및 같은 법 시행규칙 제7조 제1항에 따른 별지 제5호서식의 약국개설등록 신청서(신규등록인 경우에 한정한다)와 「약사법」 제20조 제2항 및 같은 법 시행규칙 제8조에 따른 별지 제6호서식의 약국개설등록증을 통보받은 경우

2. 요양기관이 제12조 제2항에 따른 별지 제17호서식의 요양기관 현황 변경신고서 및 변경된 사항을 증명하는 서류(개설 장소의 이전, 의료기관의 종류 또는 개설자 변경의 경우에는 제12조 제1항에 따른 별지 제14호서식의 요양기관 현황신고서를 포함한다)를 심사평가원에 제출한 것으로 보는 경우는 다음 각 목과 같다.

가. 심사평가원이 시장·군수·구청장으로부터 「의료법」 제33조 제5항 및 같은 법 시행규칙 제26조 제1항에 따른 별지 제14호서식의 신고사항 변경신고서(「의료법 시행규칙」 제26조 제1항 각 호 외의 부분에 따른 개설 장소의 이전 또는 같은 항 제1호·제3호·제4호 및 제5호 중 하나 이상에 해당하는 개설신고사항에 대하여 변경 사항이 있는 경우에 한정한다)와 같은 조 제3항에 따른 별지 제15호서식의 의료기관 개설신고증명서를 통보받은 경우

나. 심사평가원이 시·도지사로부터 「의료법」 제33조 제5항 및 같은 법 시행규칙 제28조 제1항에 따른 별지 제16호서식의 허가사항 변경신청서(「의료법 시행규칙」 제28조 제1항 각 호 외의 부분에 따른 개설 장소의 이전 또는 같은 항 제1호·제2호·제3호 및 제4호 중 하나 이상에 해당하는 개설허가 사항에 대하여 변경 사항이 있는 경우에 한정한다)와 같은 조 제3항에 따른 별지 제17호서식의 의료기관 개설허가증을 통보받은 경우

다. 심사평가원이 시장·군수·구청장으로부터 「의료법」 제35조 제 1항 및 같은 법 시행규칙 제32조 제1항에 따른 별지 제20호서식의 부속 의료기관(「의료법」 제35조 제1항에 따른 부속 의료기관 중 「국민건강보험법 시행령」 제18조 제1항에 따라 요양기관에서 제외되지 아니한 것을 말한다. 이하 같다) 개설 변경신고서와 같은 조 제2항에 따른 별지 제15호의2서식의 부속 의료기관 개설신고증명서를 통보받은 경우. 이 경우 개설신고사항에 대한 변경사항에 대해서는 가목을 준용한다.

라. 심사평가원이 시·도지사로부터 「의료법」 제35조 제1항 및 같은 법 시행규칙 제32조 제1항에 따른 별지 제20호서식의 부속 의료기관 개설 변경허가신청과 같은 조 제2항에 따른 제17호의2서식의 부속 의료기관 개설허가증을 통보받은 경우. 이 경우 개설허가사항에 대한 변경사항에 대해서는 나목을 준용한다.

마. 심사평가원이 시장·군수·구청장으로부터 「약사법」 제20조 제2항 및 같은 법 시행규칙 제7조 제1항에 따른 별지 제5호서식의 약국개설등록 신청서(개설자 변경인 경우에 한정한다)와 「약사법」 제20조 제2항 및 같은 법 시행규칙 제8조에 따른 별지 제6호서식의 약국개설등록증을 통보받은 경우

바. 심사평가원이 시장·군수·구청장으로부터 「약사법」 제20조 제2항 및 같은 법 시행규칙 제9조 제1항에 따른 별지 제7호서식의 약국등록사항 변경신청서(「약사법 시행규칙」 제9조 제1항제1호 또는 제2호의 어느 하나에 해당하는 등록사항을 변경등록 하는 경우에 한정한다)와 같은 조 제3항에 따른 별지 제6호서식의 약국개설등록증을 통보받은 경우

사. 심사평가원이 시장·군수·구청장으로부터 「의료법」 제40조 제1항 및 같은 법 시행규칙 제30조 제1항에 따른 별지 제18호서식의 의료기관 폐업 또는 휴업 신고서를 통보받은 경우

아. 심사평가원이 시장·군수·구청장으로부터「약사법」 제22조 및 같은 법 시행규칙 제12조 제1항에 따른 별지 제8호서식의 약국 폐업, 휴업 또는 업무재개 신고서를 통보받은 경우

자. 심사평가원이 시장·군수·구청장으로부터 「약사법」 제23조 제5항에 따라 보건복지부장관이 정하는 의료기관이 없는 지역 또는 약국이 없는 지역에 해당한다는 사실을 통보받은 경우

3. 요양기관이 제12조 제1항 본문에 따른 별지 제16호서식의 의료장비 현황(변경) 신고서 및 같은 항 제2호 각 목의 서류(「원자력안전법」 제56조 제1항에 따른 검사 결과는 제외한다)를 심사평가원에 제출한 것으로 보는 경우는 다음 각 목과 같다.
   가. 심사평가원이 시장·군수·구청장으로부터 「의료법」 제37조 제1항 및 「진단용 방사선 발생장치의 안전관리에 관한 규칙」 제3조 제1항에 따른 별지 제1호서식의 설치, 사용, 또는 재사용 신고서와 같은 조 제2항에 따른 별지 제3호서식의 신고증명서를 통보받은 경우
   나. 「의료법」 제38조 제1항 및 「특수의료장비의 설치 및 운영에 관한 규칙」 제2조 제2항에 따른 별지 제1호서식의 특수의료장비 등록신청서와 같은 조 제3항에 따른 별지 제3호서식의 특수의료장비 등록증명서를 통보 받은 경우

4. 요양기관이 제12조 제2항 본문에 따른 별지 제16호서식의 의료장비 현황(변경) 신고서 및 변경된 사항을 증명하는 서류를 심사평가원에 제출한 것으로 보는 경우는 다음 각 목과 같다.
   가. 심사평가원이 시장·군수·구청장으로부터 「의료법」 제37조 제1항 및 「진단용 방사선 발생장치의 안전관리에 관한 규칙」 제3조 제1항에 따른 별지 제2호서식의 사용중지, 양도, 이전 또는 폐기 신고서와 같은 조 제2항에 따른 별지 제3호서식의 신고증명서를 통보받은 경우
   나. 심사평가원이 시장·군수·구청장으로부터 「의료법」 제37조 제1항 및 「진단용 방사선 발생장치의 안전관리에 관한 규칙」 제3조 제4항에 따른 별지 제5호서식의 진단용 방사선 발생장치의 신고사항 변경신고서와 같은 조 제5항에 따른 별지 제3호서식의 신고증명서를 통보받은 경우
   다. 심사평가원이 시장·군수·구청장으로부터 「의료법」 제38조 제1항 및 「특수의료장비의 설치 및 운영에 관한 규칙」 제4조 제1항에 따른 별지 제6호서식의 특수의료장비 시설등록사항, 개설자/의료기관명칭 또는 용도/설치장소(주소) 변경통보서, 같은 조 제2항에 따른 별지 제3호서식의 특수의료장비 등록증명서를 통보받은 경우
   라. 심사평가원이 시장·군수·구청장으로부터 「의료법」 제38조 제1항 및 「특수의료장비의 설치 및 운영에 관한 규칙」 제4조 제3항에 따른 별지 제7호서식의 특수의료장비 양도, 폐기 또는 사용중지 통보서를 통보받은 경우

[별표 3] 〈개정 2018.6.29.〉

외래진료 등의 요양급여비용 총액에 관한 조건 및 본인부담액(제13조 제1항 관련)

1. 영 별표 2 제1호 나목 및 제3호 파목에 따라 65세 이상인 가입자 및 피부양자가 의원, 치과의원, 한의원 및 보건의료원에서 요양급여를 받는 경우의 본인부담액은 다음과 같다.

<table>
<tr><th>기관 종류</th><th colspan="2">요양급여비용 총액에 관한 조건</th><th>본인부담액</th></tr>
<tr><td rowspan="3">의원·치과의원(의약분업 예외지역은 제외한다) 및 보건의료원(한방과는 제외한다)</td><td colspan="2">요양급여비용 총액이 15,000원을 넘지 않는 경우</td><td>1,500원</td></tr>
<tr><td colspan="2">요양급여비용 총액이 15,000원을 넘고 20,000원을 넘지 않는 경우</td><td>요양급여비용 총액 × 10/100</td></tr>
<tr><td colspan="2">요양급여비용 총액이 20,000원을 넘고 25,000원을 넘지 않는 경우</td><td>요양급여비용 총액 × 20/100</td></tr>
<tr><td rowspan="3">의원·치과의원(의약분업 예외지역만 해당한다), 보건의료원(한방과만 해당한다) 및 한의원</td><td rowspan="3">투약 처방을 하는 경우</td><td>요양급여비용 총액이 15,000원을 넘지 않는 경우</td><td>1,500원</td></tr>
<tr><td>요양급여비용 총액이 15,000원을 넘고 25,000원을 넘지 않는 경우</td><td>요양급여비용 총액 × 10/100</td></tr>
<tr><td>요양급여비용 총액이 25,000원을 넘고 30,000원을 넘지 않는 경우</td><td>요양급여비용 총액 × 20/100</td></tr>
</table>

	투약 처방을 하지 않는 경우	요양급여비용 총액이 15,000원을 넘지 않는 경우	1,500원
		요양급여비용 총액이 15,000원을 넘고 20,000원을 넘지 않는 경우	요양급여비용 총액 × 10/100
		요양급여비용 총액이 20,000원을 넘고 25,000원을 넘지 않는 경우	요양급여비용 총액 × 20/100

비고: 위 표 중 본인부담액이 "요양급여비용 총액 × 20/100"에 해당하는 경우로서, 영 별표 2 제3호파목에 따라 보건복지부장관이 정하여 고시하는 항목(이하 이 비고에서 "고시항목"이라 한다)에 대해 요양급여를 하는 경우 본인부담액은 (요양급여비용 총액 − 고시항목에 대한 요양급여비용) × 20/100 + 고시항목에 대한 요양급여비용 × 10/100으로 한다.

2. 영 별표 2 제1호 나목에 따라 보건소, 보건지소, 보건진료소에서 요양급여를 받는 경우 해당 요양급여비용 총액이 12,000원을 넘지 않을 때의 본인부담액은 다음과 같다.

기관 종류	진료내용 또는 투약일수		본인부담액
보건소	의과 치과	처방전만을 발급한 경우	500원
		1일분 이상 3일분 이하의 투약을 한 경우	1,100원
		4일분 이상 6일분 이하의 투약을 한 경우	1,300원
		7일분 이상 투약을 한 경우	1,600원
	한방과	침·뜸(灸)·부항 등의 시술만 한 경우	1,100원
		1일분 투약만 한 경우	1,100원
		2일분 투약만 한 경우	1,300원
		3일분 투약만 한 경우	1,600원
		4일분 이상 투약만 한 경우	2,000원
		침·뜸(灸)·부항 등의 시술과 1일분 투약을 한 경우	1,300원
		침·뜸·부항 등의 시술과 2일분 투약을 한 경우	1,600원
		침·뜸·부항 등의 시술과 3일분 투약을 한 경우	1,800원
		침·뜸·부항 등의 시술과 4일분 이상 투약을 한 경우	2,200원
보건지소	의과 치과	처방전만을 발급한 경우	500원
		1일분 이상 3일분 이하 투약을 한 경우	900원
		4일분 이상 6일분 이하 투약을 한 경우	1,100원
		7일분 이상 투약을 한 경우	1,400원
	한방과	침·뜸·부항 등의 시술만 한 경우	1,100원
		1일분 투약만 한 경우	1,100원
		2일분 투약만 한 경우	1,300원
		3일분 투약만 한 경우	1,600원
		4일분 이상 투약만 한 경우	2,000원
		침·뜸·부항 등의 시술과 1일분 투약을 한 경우	1,300원
		침·뜸·부항 등의 시술과 2일분 투약을 한 경우	1,600원
		침·뜸·부항 등의 시술과 3일분 투약을 한 경우	1,800원
		침·뜸·부항 등의 시술과 4일분 이상 투약을 한 경우	2,200원
보건진료소	모든 경우		900원

비고: 보건소 또는 보건지소의 의과 및 치과에서 재활 및 물리치료를 받고 요양급여비용 총액이 12,000원을 넘지 않는 경우의 본인부담액은 위 표의 진료내용 또는 투약일수에 따른 본인부담액에 1일당 500원(재활 및 물리치료 본인부담액)을 더한 금액으로 한다.

[별표 4] 〈개정 2018.6.29.〉

약국 또는 한국희귀·필수의약품센터를 이용한 경우의 요양급여비용 총액에 관한 조건 및 본인부담액(제13조 제2항 관련)

<table>
<tr><th colspan="3">요양급여비용 총액에 관한 조건</th><th>본인부담액</th></tr>
<tr><td rowspan="2">1. 65세 이상인 가입자 또는 피부양자가 처방전에 따라 의약품을 조 제받는 경우로서 요양급여비용 총액이 10,000원을 넘지 않는 경우</td><td colspan="2">요양급여비용 총액이 10,000원을 넘지 않는 경우</td><td>1,000원</td></tr>
<tr><td colspan="2">요양급여비용 총액이 10,000원을 넘고 12,000원을 넘지 않는 경우</td><td>요양급여비용 총액 × 20/100</td></tr>
<tr><td rowspan="4">2. 처방전 없이 의약품을 조제받는 경우</td><td>요양급여비용 총액이 4,000원을 넘는 경우</td><td></td><td>요양급여비용 총액 × 40/100</td></tr>
<tr><td rowspan="3">요양급여비용 총액이 4,000원을 넘지 않는 경우</td><td>투약일수 1일</td><td>1,400원</td></tr>
<tr><td>투약일수 2일</td><td>1,600원</td></tr>
<tr><td>투약일수 3일 이상</td><td>2,000원</td></tr>
</table>

[별표 5] 〈개정 2015.12.31〉

본인부담액 경감 대상자 기준(제15조 관련)

1. 소득인정액 기준

영 별표 2 제3호 라목에 따른 소득인정액은 영 별표 2 제3호 라목에 따른 희귀난치성질환자등이 속한 세대(이하 "소득인정액 산정기준세대"라 한다)의 소득평가액과 재산의 소득환산액을 더하여 산정한다.

가. 소득인정액 산정기준세대의 범위

구 분	구체적 범위
소득인정액 산정기준세대에 포함되는 사람	1) 「주민등록법」 제6조제1항제1호에 따른 거주자 중 같은 법 시행령 제6조제1항에 따른 세대별 주민등록표에 기재된 사람(동거인은 제외한다) 2) 1) 외의 사람으로서 다음 각 항목의 어느 하나에 해당하는 사람 가. 1)에 해당하는 사람의 배우자(사실상 혼인관계에 있는 사람을 포함한다) 나. 1)에 해당하는 사람의 미혼자녀 중 30세 미만인 사람
소득인정액 산정기준세대에서 제외되는 사람	1) 현역군인 등 법률상 의무를 이행하기 위하여 다른 곳에서 거주하면서 의무 이행과 관련하여 생계를 보장받고 있는 사람 2) 외국에 3개월 이상 체류하는 사람 3) 「형의 집행 및 수용자의 처우에 관한 법률」 및 「치료감호법」 등에 따른 교도소·구치소·치료감호시설 등에 수용 중인 사람 4) 「국민기초생활 보장법」 제32조에 따른 보장시설에서 급여를 받고 있는 사람 5) 실종선고의 절차가 진행 중인 사람 6) 가출 또는 행방불명의 사유로 경찰서 등 행정관청에 신고되어 1개월이 지난 사람

나. 소득평가액의 범위 및 산정기준은 「국민기초생활 보장법 시행령」 제5조의2를 준용한다. 이 경우 실제소득의 구체적인 범위는 같은 법 시행령 제5조에서 정하는 바에 따르되, 같은 조 제1항제4호나목에 해당하는 금액은 포함하지 아니한다.

다. 재산의 소득환산액은 지원세대의 재산(일반재산, 금융재산, 자동차) 가액(價額)에 소득환산율을 곱하여 산정하되, 소득환산의 대상이 되는 재산의 구체적인 범위, 소득환산액 산정방법, 재산가액 산정기준 및 소득환산율은 각각 다음 항목과 같다.

1) 소득환산의 대상이 되는 재산의 구체적인 범위는 「국민기초생활 보장법 시행령」 제5조의3 제1항 각 호에서 정하는 바에 따른다. 다만, 「지방세법」 제124조에 따른 자동차 중 배기량 2,000cc 미만인 차령(車齡) 10년 이상의 자동차는 「국민기초생활 보장법 시행령」 제5조의3 제1항 제1호에 따른 일반재산에 포함시키고, 제1호 가목의 소득인정액 산정기준세대에서 제외되는 사람의 재산을 소득인정액 산정기준세대에 포함되는 사람이 사용·수익하는 경우에는 이를 그 소득인정액 산정기준세대의 재산으로 본다.

2) 재산의 종류에 따른 구체적인 소득환산액 산정방법은 「국민기초생활 보장법 시행령」 제5조의4 제1항에서 정하는 바에 따른다. 다만, 일반재산의 소득환산액을 산정하는 경우 같은 항 제1호 가목의 경우에는 그 금액의 100분의 250에 해당하는 금액을 뺀다.

3) 재산가액 산정기준 및 소득환산율은 「국민기초생활 보장법 시행령」 제5조의3 제3항 및 제5조의4 제2항에서 정하는 바에 따른다.

2. 부양의무자 기준

가. 부양의무자가 있어도 부양능력이 없는 경우

1) 부양의무자가 부양해야 하는 본인부담액 경감 대상자가 1명인 경우: 부양의무자의 제1호나목에 따른 실제소득이 「국민기초생활 보장법」 제2조제11호에 따른 기준 중위소득의 100분의 120에 해당하는 금액 미만일 것

2) 부양의무자가 부양해야 하는 본인부담액 경감 대상자가 2명 이상인 경우: 부양의무자의 제1호나목에 따른 실제소득이 「국민기초생활 보장법」 제2조제11호에 따른 기준 중위소득의 100분의 120에 해당하는 금액에 본인부담액 경감 대상자 1명을 초과하는 인원당 기준 중위소득의 100분의 10에 해당하는 금액을 합한 금액 미만일 것

나. 부양의무자가 있어도 부양을 받을 수 없는 경우

1) 「병역법」에 따라 징집되거나 소집된 경우

2) 「해외이주법」 제2조에 따른 해외이주자에 해당하는 경우

3) 제1호 가목의 소득인정액 산정기준세대에서 제외되는 자에 해당하는 경우

[별표 6] 〈개정 2021.6.30.〉

요양급여비용의 본인부담 항목 및 부담률(제16조 관련)

1. 요양급여비용의 본인부담 항목

가. 다음에 해당하는 경우에는 그에 든 비용 총액(나목 및 라목부터 사목까지의 규정에 해당하는 비용이 있는 경우에는 그 비용을 포함한다)

1) 가입자 또는 피부양자가 「국민건강보험 요양급여의 기준에 관한 규칙」 제2조에 따른 요양급여의 절차에 따르지 않고 요양기관을 이용한 경우

2) 「병역법」에 따른 현역병(지원에 의하지 않고 임용된 하사를 포함한다), 전환복무된 사람 또는 무관후보생으로 군에 복무 중인 가입자 또는 피부양자 및 교도소 또는 그 밖에 이에 준하는 시설에 수용되어 있는 가입자 또는 피부양자가 요양기관을 이용한 경우

3) 법 제53조 제3항 및 제4항에 따라 가입자 또는 피부양자가 보험료 체납으로 급여제한을 받은 기간에 요

양기관을 이용한 경우

4) 「학교폭력 예방 및 대책에 관한 법률」 제2조 제1호에 따른 학교폭력 중 학생 간의 폭행에 의한 부상 또는 질병으로 요양기관을 이용한 경우

5) 「의료법」 제3조제2항제3호라목의 요양병원 중 「장애인복지법」 제58조제1항제4호의 장애인 의료재활시설을 제외한 요양병원에서 입원진료를 받는 가입자 또는 피부양자가 「국민건강보험 요양급여의 기준에 관한 규칙」 제6조제1항에 따라 요양급여를 의뢰하지 않고 다른 요양기관에서 진료를 받는 경우

6) 법 제109조제10항에 따라 보험급여를 하지 않는 기간에 요양기관을 이용한 경우

나. 다음에 해당하는 경우에는 보건복지부장관이 정하여 고시하는 공단이 부담하는 요양급여비용의 상한금액을 초과하는 비용

1) 요양급여의 필요성이 의학적으로 인정되는 약제・치료재료로서 해당 약제・치료재료의 상한금액이 대체 가능한 약제・치료재료의 상한금액의 2배 이상인 경우

2) 약제・치료재료에 대한 요양급여비용이 연간 200억원 이상 들어 보험재정에 상당한 부담을 줄 우려가 있는 약제・치료재료의 경우

다. 다음의 어느 하나에 해당하는 보험급여 항목의 경우에는 해당 보험급여 항목의 성격, 유형 및 빈도 등을 고려하여 보건복지부장관이 정하여 고시하는 비용

1) 보건복지부장관이 정하여 고시하는 고가의 의료장비 또는 의료용품 등을 사용하는 보험급여 항목으로서 해당 항목의 요양급여 비용이 보험재정에 상당한 부담을 준다고 인정되는 경우

2) 대체가능한 다른 요양급여 항목에 비하여 상대적으로 보험급여 비용이 높아 보험재정에 상당한 부담을 준다고 인정되는 경우

라. 삭제 〈2018.6.29.〉

마. 혈액성분 채집술을 위한 혈액 제공 적합성 검사에서 부적합으로 판정되어 혈액성분 채집술을 하지 않은 경우 든 검사비용

바. 요양기관의 과실이 없는 상태에서 가입자 또는 피부양자가 기피하여 준비된 혈액을 폐기하였을 경우의 혈액비용과 미리 채혈한 자기혈소판을 수혈하지 못한 경우 이에 든 비용

사. 「응급의료에 관한 법률」에 따라 요양기관의 구급차를 이용하여 이송되었을 경우의 이송처치료 및 응급의료수가(應急醫療酬價) 기준에서 정한 응급의료관리료 산정 대상이 아닌 환자의 응급의료관리료. 다만, 본문에 따른 응급의료관리료 산정 대상이 아닌 환자가 「공공보건의료에 관한 법률」 제12조 제2항에 따라 보건복지부장관이 정하여 고시하는 의료취약지에 위치한 「응급의료에 관한 법률」 제31조에 따라 지정된 지역응급의료기관에 내원하는 경우에는 요양급여비용 중 「국민건강보험법」 제44조에 따른 본인일부부담금을 말한다.

아. 삭제 〈2016.12.30.〉

자. 영 별표 2 제2호에 따라 보건복지부장관이 정하여 고시하는 질병군에 대한 입원진료의 경우에는 가목에 해당하는 비용 및 사목 중 이송처치료에 해당하는 비용

차. 「호스피스・완화의료 및 임종과정에 있는 환자의 연명의료결정에 관한 법률」 제28조에 따라 호스피스전문기관으로 지정된 요양기관에서 호스피스・완화의료의 입원진료를 받는 경우에는 가목에 해당하는 비용 및 사목 중 이송처치료에 해당하는 비용

2. 요양급여비용의 본인부담률: 요양급여비용의 100분의 100. 다만, 제1호다목의 경우에는 100분의 70에서 100분의 100 범위에서 보건복지부장관이 정하여 고시하는 부담률을 적용한다.

[별표 7] 〈개정 2022.12.9.〉

보조기기에 대한 보험급여기준(제26조 제1항 관련)

1. 일반원칙

가. 보조기기 중 의지(義肢)·보조기는 「장애인복지법」에 따라 의지·보조기 기사가 제조·수리한 것(팔보조기는 「의료기사 등에 관한 법률」에 따라 의사의 지도를 받아 작업치료사가 제조한 것을 포함한다)이어야 하고, 의료기기는 「의료기기법」에 따라 신고하거나 허가받은 것이어야 하며, 자세보조용구 및 후방보행차는 공단이 정하는 품질 및 안전에 관한 기준을 충족하는 것이어야 하고, 그 밖의 보조기기는 관련 법령 등에 따라 제조·수입 또는 판매된 것이어야 한다.

나. 수동휠체어, 보청기, 전동휠체어, 전동스쿠터, 자세보조용구, 욕창예방방석, 욕창예방매트리스, 이동식전동리프트 및 전·후방보행차는 공단에 등록된 제품으로서 공단이 부여한 제품을 식별하기 위하여 각 제품마다 부여된 코드로서 표준화된 체계에 따라 표기된 영문자와 숫자(이하 "표준코드"라 한다)와 바코드가 표시된 것이어야 한다. 이 경우 전동휠체어, 전동스쿠터, 자세보조용구, 욕창예방방석, 욕창예방매트리스, 이동식전동리프트 및 전·후방보행차를 등록하려면 보험급여 대상으로서의 적정성, 적정가격 등에 대한 평가(이하 이 표에서 "급여평가"라 한다)를 거쳐야 하며, 품목 등록의 기준·절차, 급여평가, 등록취소 등에 필요한 사항은 보건복지부장관이 정하여 고시한다.

다. 의지·보조기, 맞춤형 교정용 신발, 수동휠체어, 보청기, 전동휠체어, 전동스쿠터, 자세보조용구, 욕창예방방석, 욕창예방매트리스, 이동식전동리프트 및 의안(義眼)에 대해서는 공단에 등록한 보조기기 판매업자에게 구입한 경우에만 보험급여를 한다. 이 경우 보조기기 판매업자의 등록기준, 등록절차 및 등록취소 등에 필요한 사항은 보건복지부장관이 정하여 고시한다.

라. 보조기기는 보조기기의 유형별로 각 보조기기의 기능, 형태 등을 고려하여 보건복지부장관이 정하여 고시하는 내구연한내에 1인당 한 번만 보험급여를 한다. 다만, 다음의 어느 하나에 해당하는 경우에는 각각을 1회로 본다.

1) 같은 유형의 팔 의지, 다리 의지, 팔 보조기, 다리 보조기, 의안 또는 보청기를 양쪽에 장착하는 경우

2) 손가락 의지를 2개 이상 장착하는 경우

3) 몸통 및 골반 지지대를 다음 자세보조용구 중 하나 이상과 동시에 장착한 경우나 몸통 및 골반 지지대를 장착한 후 그 내구연한 내에서 다음 자세보조용구의 하나 이상을 추가로 장착한 경우

가) 머리 및 목 지지대

나) 팔 지지대 및 랩트레이(lap tray)

다) 다리 및 발 지지대

4) 보청기를 구입한 후 판매자로부터 보청기의 청력개선 효과를 높이기 위한 성능 유지·관리 서비스(이하 "적합관리서비스"라 한다)를 받는 경우

마. 내구연한이 지나지 않은 보조기기[보조기기의 소모품(이하 "소모품"이라 한다)은 제외한다]에 대해 진료담당의사가 훼손, 마모 또는 장애인의 성장·신체변형 등으로 계속 장착하기 부적절하거나 그 밖의 부득이한 사유로 교체하여야 할 필요가 있다고 판단하여 별지 제22호서식 및 별지 제22호의2서식부터 별지 제22호의4서식까지에 따른 처방전을 발행한 경우에는 라목에도 불구하고 보험급여를 할 수 있다. 다만, 제2호에 따른 보험급여 대상 소모품은 제외한다.

바. 실리콘형 다리 의지는 절단 후 남아 있는 신체부분(stump)이 불안정하여 실리콘형 소켓이 필요하다는 진료담당의사의 의학적 소견이 있는 경우에만 보험급여를 한다.

사. 뇌병변장애인, 심장 및 호흡기 장애인에 대한 수동휠체어는 보행이 불가능하거나 현저하게 제한된 경우에만 보험급여를 한다.

아. 수동휠체어, 보청기, 전동휠체어, 전동스쿠터, 자세보조용구, 욕창예방방석, 욕창예방매트리스, 이동식전동리프트 및 전·후방보행차의 보험급여 대상자 및 진료과목 등 급여기준에 관한 세부적인 사항은 보건복지부장관이 정하여 고시한다.

자. 소모품에 대한 보험급여는 장애인인 가입자·피부양자 또는 「의료급여법」 제13조제1항에 따른 급여를 받은 사람이 해당 보조기기를 지속적으로 사용하는 경우 다음의 구분에 따라 지급한다.

1) 전동휠체어 및 전동스쿠터용 전지: 전동휠체어 또는 전동스쿠터를 구입한 날부터 1년 6개월이 지난 때부터 지급

2) 다리 의지 소켓 및 실리콘라이너: 다리 의지를 구입한 날부터 1년이 지난 때부터 지급하되, 해당 다리 의지의 내구연한 내에 1회에 한하여 지급

차. 「장애인복지법」에 따라 장애인 등록을 한 가입자 및 피부양자가 그 장애인 등록 전 6개월 이내에 구입한 보조기기(해당 장애와 관련하여 해당 과목 전문의가 발행한 보조기기처방전에 따라 구입한 것으로 한정한다)에 대해서도 보험급여를 한다. 다만, 활동형 수동휠체어, 틸팅형 수동휠체어, 리클라이닝형 수동휠체어, 전동휠체어, 전동스쿠터, 자세보조용구 및 이동식전동리프트는 제외한다.

카. 자세보조용구에 대한 보험급여는 스스로 앉기 어렵고 독립적으로 앉은 자세를 유지하지 못하는 장애인의 앉은 자세를 고정하거나 유지하기 위하여 해당 장애인의 체형에 맞게 제작된 몸통 및 골반 지지대에 대하여 실시한다. 이 경우 앉은 자세를 고정하거나 유지하기 위하여 머리, 팔 또는 다리를 고정할 필요가 있는 경우에는 다음의 자세보조용구에 대하여도 추가로 보험급여를 실시할 수 있다.

1) 머리 및 목 지지대

2) 팔 지지대 및 랩트레이(lap tray)

3) 다리 및 발 지지대

타. 보청기에 대한 급여는 다음의 구분에 따라 실시한다.

1) 제품급여: 보청기 제품에 대하여 다음의 구분에 따른 경우에 실시한다.

가) 2019년 1월 1일부터 12월 31일까지 처방되는 보청기: 보청기 구입 후 1개월이 경과한 날 이후에 그 보청기를 착용한 상태에서 청력개선 효과가 있다고 의사가 검수확인한 경우

나) 2020년 1월 1일부터 처방되는 보청기: 보청기 구입 후 1개월이 경과한 날 이후에 그 보청기를 착용한 상태에서 음장검사한 결과 청력개선 효과가 있다고 의사가 검수확인한 경우

2) 적합관리급여: 적합관리서비스에 대하여 실시한다. 이 경우 적합관리급여의 지급 방법·시기 등 세부적인 사항은 보건복지부장관이 정하여 고시한다.

2. 보조기기의 분류 및 유형 등

분류	유 형	용 도	구분
가. 팔 의지	1) 어깨가슴 의지 (Scapulo-thoracic disarticulation prostheses)	어깨뼈, 빗장뼈 및 어깨관절을 포함한 팔 전체가 상실된 경우 사용	미관형
			기능형
	2) 어깨관절 의지 (Shoulder disarticulation prostheses)	어깨뼈를 제외하고 어깨관절부터 팔 전체가 상실된 경우 또는 어깨관절부터 위팔뼈 길이의 30% 이하를 남기고 팔이 상실된 경우 사용	미관형
			기능형

	3) 위팔 의지 (Trans-humeral prostheses)	어깨관절부터 위팔뼈 길이의 30% ~ 90%를 남기고 팔이 상실된 경우 사용	미관형 기능형
	4) 팔꿈치관절 의지 (Elbow disarticulation prostheses)	어깨관절부터 위팔뼈 길이가 90% 이상 남았거나 또는 팔꿈치관절이 절단된 경우 사용	미관형 기능형
	5) 아래팔 의지 (Trans-radialprostheses)	팔꿈치관절부터 아래팔뼈가 상실되거나 손목관절 바로위 부위를 남기고(손목관절은 상실) 팔이 상실된 경우 사용	미관형 기능형
	6) 손목관절 의지 (Wrist disarticulation prosthesis)	손목관절면을 남기고 손 전체가 상실된 경우 사용	미관형 기능형
	7) 손 의지 (partial hand prostheses)	손목뼈 또는 손바닥뼈 이하의 일부 또는 전부가 상실된 경우 사용	미관형 기능형
	8) 손가락 의지 (Cosmetic thumb or fingers amputation prostheses)	엄지손가락 또는 그 밖의 손가락의 근위지골 이하가 상실된 경우 사용	미관형
나. 다리 의지	1) 골반 의지 (Trans-pelvicprostheses)	골반 한쪽 및 엉덩이관절을 포함하여 다리 전체가 상실된 경우 사용	
	2) 엉덩이관절 의지 (Hip disarticulation prostheses)	골반을 제외하고 엉덩이관절부터 다리 전체가 상실된 경우 또는 엉덩이관절부터 넓적다리뼈 길이의 25% 미만을 남기고 다리가 상실된 경우 사용	
	3) 넓적다리 의지 (Trans-femoralprostheses)	엉덩이관절부터 넓적다리뼈 길이의 25% 이상을 남기고 다리가 상실된 경우 사용	일반형 실리콘형
	4) 무릎관절 의지 (Knee disarticulation prostheses)	무릎관절이 절단된 경우 사용	일반형 실리콘형
	5) 종아리 의지 (Trans-tibial prostheses)	히퇴부에서 절단되어 다리가 상실된 경우 사용	일반형 실리콘형
	6) 발목 의지 (Ankle disarticulation prostheses)	발목관절 직상 근위 정강뼈와 종아리뼈 부위를 남기고(발목관절은 상실) 다리가 상실된 경우 사용	일반형 실리콘형
	7) 발 의지 (Foot prostheses)	발이 상실된 경우 사용	일반형 실리콘형
다. 팔 보조기	1) 어깨 보조기 (Shoulder orthoses)	어깨 부위의 뼈나 근육이 손상되어 어깨관절과 위팔을 받쳐주어 손상 부위를 보호하기 위한 경우 사용	
	2) 팔꿈치 - 손목 - 손 보조기 (Elbow-wrist-hand orthoses)	가) 팔꿈치관절 운동을 제한하거나 고정하는 경우 또는 팔꿈치관절과 손목관절을 동시에 고정하는 경우(팔꿈치 및 손목관절 고정 목적)	일반형
		나) 손목의 관절운동을 제한하거나 고정하는 경우 또는 팔꿈치관절과 손목관절을 동시에 고정하는 경우(팔꿈치관절 조절형) 사용	각도 조절형
	3) 손목 - 손 보조기 (Wrist-hand orthoses)	손목과 손가락관절의 운동을 제한하거나 고정 및 가동하는 경우 사용	
	4) 손가락 보조기 (Finger orthoses)	손가락이 마비, 관절구축, 변형된 경우 기능발휘를 위한 경우 사용	

라. 척추 보조기	1) 목 보조기 (Cervical orthoses)	가) 머리와 목뼈의 회전 또는 굽히는 것을 제한하는 경우에 중등도 환자에게 사용하는 소형 칼라식 보조기	필라델피아 (Philadle-phia)
		나) 목을 굽히고 펼 수 있는 경증 환자에 사용하는 소형 칼라식 보조기	토머스소프트칼라 (Thomas Soft Collar)
		다) 가슴, 목뼈, 상부 등뼈의 운동을 강하게 제한하는 경우 사용하는 플라스틱 또는 금속으로 성형된 보조기	재킷형 (Cervical Jacket)
	2) 등 – 허리 보조기 (Thoraco-lumbar orthoses)	등·허리뼈의 관절운동을 모두 제한하거나 고정하는 경우 사용	나이트-테일러식 (Knight taylor type)
	3) 허리-엉치 보조기 (Lumbo-sacral orthoses)	허리·엉치뼈의 관절운동을 제한하거나 고정하는 경우 사용	윌리엄식 (William type)
	4) 등-허리-엉치 보조기 (Thoraco-lumbo-sacral orthoses)	등·허리 또는 허리·엉치뼈의 관절운동을 모두 제한하거나 고정하는 경우 사용하는 플라스틱으로 성형된 보조기	TLSO식 재킷 (Jacket)
	5) 허리 보조기 (Lumbar orthoses)	천이나 망사로 허리뼈 및 골반부의 관절운동을 제한하거나 고정하는 경우 사용	코르셋 (corset)
마. 골반 보조기	골반 보조기 (Pelvic orthoses)	골반운동, 특히 엉덩뼈·엉치뼈의 관절운동을 제한하거나 고정하는 경우 사용	
바. 다리 보조기	1) 엉덩 - 무릎 - 발목 - 발 보조기 (Hip-knee-ankle-foot orthoses)	엉덩이관절을 포함하여 무릎 및 발목의 관절운동을 제한하거나 고정하는 경우 사용	한쪽
			양쪽
	2) 무릎 - 발목 - 발 보조기 (Knee-ankle-foot orthoses)	엉덩이관절을 제외한 무릎 및 발목의 관절운동을 제한하거나 고정하는 경우 사용	한쪽
	3) 무릎 보조기 (Knee orthoses)	가) 무릎관절 또는 넓적다리 무릎뼈관절의 운동을 견고하게 제한하거나 고정하는 경우 사용	관절운동제한장치 부착형
		나) 무릎인대 손상 시 무릎관절 축 회전운동을 방지하기 위한 경우 사용	레녹스힐 (Lenox-Hill)
		다) 무릎 안쪽 및 바깥쪽 곁인대 손상 및 앞 십자인대 손상 시 무릎관절축의 회전운동을 방지하기 위하여 경증 환자에게 사용하는 보조기	인대 손상용
	4) 발목 - 발 보조기 (Ankle-foot orthoses)	가) 플라스틱형 테두리(brim)를 사용한 체중부하장치가 포함된보조기로 종아리 및 발뼈 또는 발목관절의 안정과 보호를 위한 경우 사용	체중 부하식
		나) 발목관절 없이 전체가 하나로 연결된 보조기로 발목관절의 발등 굽힘 근육과 발바닥 굽힘 근육의 안정 또는 발목의 관절운동 제한을 위한 경우 사용	일체형 (플라스틱)

		다) 발목관절이 있고 전체가 2개의 부분품으로 연결된 보조기로 발목관절의 발등 굽힘 근육과 발바닥 굽힘 근육의 안정 또는 발목의 관절운동 제한을 위한 경우 사용	관절형 (플라스틱)
			관절형 (금속형)
		라)스프링이 들어있는 금속 발목관절인 크렌자크 발목관절 장치를 사용한보조기로 근력이 약한 발목관절을 보조하는 경우 사용	크렌자크식 (플라스틱)
			크렌자크식 (금속형)
사. 교정용 신발류	맞춤형 교정용 신발 (orthopedic shoes)	가) 19세 이상인 사람으로서 발에 기능장애가 있거나(발에 변형이 없는 사람은 제외) 다리 길이의 차이가 있어 맞춤형 교정용 신발이 필요한 경우 사용	
		나) 18세 이하인 사람으로서 발에 기능장애가 있거나(발에 변형이 없는 사람은 제외) 다리 길이의 차이가 있어 맞춤형 교정용 신발이 필요한 경우 사용	
아. 그 밖의 보조기기	1) 수동휠체어	가) 의지, 보조기, 지팡이 등 다른 보조기기를 사용해도 실외 보행이 곤란한 경우 사용	일반형
		나) 양팔 및 자세균형 제어기능이 양호하여 다른 사람의 도움 없이 휠체어를 안전하게 작동할 수 있는 경우 사용	활동형
		다) 스스로 앉기가 어렵고, 독립적으로 앉은 자세를 유지하지 못하여 압박과 자세관리가 필요한 경우 사용	틸팅형, 리클라이닝형
	2) 지팡이	지체장애 및 뇌병변장애에 대한 보행 보조를 위한 보조기구	
	3) 목발(crutches)		
	4) 의안(Ocular prostheses)	실명 시각장애인의 미관 개선을 위한 보조기구	
	5) 저시력 보조안경	시각장애에 대한 시력개선이나 보행 보조를 위한 보조기구	
	6) 콘택트렌즈		
	7) 돋보기		
	8) 망원경		
	9) 흰지팡이		
	10) 보청기(hearing aid)	청각장애에 대한 청력 개선을 위한 보조기구	
	11) 개인용 음성 증폭기	언어장애에 대한 음성기능 개선을 위한 보조기구	
	12) 전동휠체어	보행이 불가능한 사람으로서 팔기능이 약화되거나 완전히 상실되어 수동휠체어를 혼자서 조작할 수 없는 사람이 다른 사람의 도움 없이 전동휠체어를 안전하게 작동할 수 있는 경우 사용	
	13) 전동스쿠터(moped)	보행이 불가능한 사람으로서 팔 기능에 이상이 있거나, 이상이 없는 경우에도 수동휠체어를 완전하게 조작하기 어렵거나 불가능한 사람이 다른 사람의 도움 없이 전동스쿠터를 안전하게 작동할 수 있는 경우 사용	

아. 그 밖의 보조기기	14) 자세보조용구 – 앉기형 (Seating and positioning systems)		가) 앉은 자세를 유지하기 위하여 척추, 골반 또는 고관절을 고정하는 데 사용	몸통 및 골반 지지대
			나) 앉은 자세를 유지하기 위하여 가눌 수 없거나 흔들림이 심한 머리를 고정할 필요가 있는 경우에 사용	머리 및 목 지지대
			다) 앉은 자세를 유지하기 위하여 팔을 일정한 자세로 유지하거나 일정한 위치에 고정할 필요가 있는 경우에 사용	팔 지지대 및 랩트레이 (lap tray)
			라) 앉은 자세를 유지하기 위하여 다리를 일정한 자세로 유지하거나 일정한 위치에 고정할 필요가 있는 경우에 사용	다리 및 발 지지대
	15) 욕창예방방석		휠체어 사용자가 신경손상, 근 약화 등의 사유로 스스로 체위변환을 할 수 없는 경우 욕창을 예방하기 위하여 사용하는 기구	
	16) 욕창예방매트리스		신경손상, 근 약화 등의 사유로 스스로 체위변환을 할 수 없는 경우 욕창을 예방하기 위하여 사용하는 기구	
	17) 이동식전동리프트		신경손상, 근 약화 등의 사유로 스스로 체위변환 및 이동을 할 수 없어 타인에 의하여 이동을 해야 하는 사람에게 사용하는 이동 보조 기구	
	18) 보행차	가) 전방	지체장애인 및 뇌병변장애인 중 하지근력 저하 및 강직이 있으나 상지의 보조로 보행이 가능한 경우에 사용하는 보조기구	
		나) 후방	뇌성마비로 인한 뇌병변장애인 중 상지의 보조로 보행이 가능한 경우에 사용하는 보행 보조기구	
자. 소모품	1) 전동휠체어 및 전동스쿠터용 전지 (2개 1세트)		전동휠체어·전동스쿠터의 전력 공급용 장치	
	2) 넓적다리 의지 소켓		절단부위를 연결하는 부품	일반형
				실리콘형
	3) 무릎관절 의지 소켓		절단부위를 연결하는 부품	일반형
				실리콘형
	4) 종아리 의지 소켓		절단부위를 연결하는 부품	일반형
				실리콘형
	5)발목 의지 소켓		절단부위를 연결하는 부품	실리콘형
	6) 넓적다리 의지 실리콘라이너		절단면의 피부를 감싸는 보호품	
	7) 무릎관절 의지 실리콘라이너		절단면의 피부를 감싸는 보호품	
	8) 종아리 의지 실리콘라이너		절단면의 피부를 감싸는 보호품	
	9) 발목 의지 실리콘라이너		절단면의 피부를 감싸는 보호품	

3. 보조기기에 대한 보험급여는 다음 각 목의 금액 중 가장 낮은 금액(이하 이 호에서 "지급기준금액"이라 한다)의 100분의 90에 해당하는 금액을 가입자·피부양자에게 지급하는 방식으로 실시한다. 다만, 영 별표 2 제3호라목에 해당하는 사람이 구입한 보조기기에 대해서는 지급기준금액의 100분의 100에 해당하는 금액을 지급한다.

가. 보조기기의 유형 및 구분 항목별로 보건복지부장관이 정하여 고시하는 금액
나. 보건복지부장관이 급여평가 결과를 고려하여 제품별로 고시하는 금액(제1호나목 후단에 따라 급여평가를 거쳐야 하는 보조기기에 대하여 보험급여를 실시하는 경우에 한정한다)
다. 가입자·피부양자가 해당 보조기기를 구입한 금액

4. 그 밖의 사항
가. 보조기기의 제작 또는 장착 등을 위하여 요양기관에서 한 진찰·검사·처치 등은 법 제41조 제3항에 따른 요양급여로 본다.
나. 「의료급여법」 제3조에 따른 의료급여 수급권자였던 가입자 또는 피부양자에게 보조기기에 대한 보험급여를 하는 경우 내구연한은 제1호라목에도 불구하고 「의료급여법」 제13조에 따라 지급받은 보조기기의 급여내용과 연계하여 산정한다.

[별표 8] 〈개정 2022.7.1.〉

보증금 및 월세금액의 평가방법(제45조 관련)

1. 영 별표 4 제1호 나목 2)에 따른 임차주택에 대한 보증금 및 월세금액의 평가방법은 다음과 같다.

[보증금 + (월세금액에 40을 곱한 금액)] × 평가 비율

2. 제1호에서 평가 비율은 100분의 30으로 한다.
3. 제1호에서 {보증금+(월세금액에 40을 곱한 금액)}(이하 "기준액"이라 한다)이 임대차계약의 변경 또는 갱신으로 인상된 경우(임대차목적물이 변경되어 기준액이 인상된 경우는 제외한다)로서 인상된 금액이 인상 전 기준액의 100분의 10을 초과한 경우에는 그 변경되거나 갱신된 계약기간 동안의 기준액은 인상 후 기준액에서 그 초과 금액을 뺀 금액으로 한다.

[별표 9] 〈개정 2021.2.26.〉

체류자격(제61조의2 제2항 관련)

외국인의 체류자격(기호)
1. 문화예술(D-1), 유학(D-2), 산업연수(D-3), 일반연수(D-4), 취재(D-5), 종교(D-6), 주재(D-7), 기업투자(D-8), 무역경영(D-9), 구직(D-10) 2. 교수(E-1), 회화지도(E-2), 연구(E-3), 기술지도(E-4), 전문직업(E-5), 예술흥행(E-6), 특정활동(E-7), 비전문취업(E- 9), 선원취업(E-10) 3. 방문동거(F-1), 거주(F-2), 동반(F-3), 재외동포(F-4), 영주(F-5), 결혼이민(F-6) 4. 기타(G-1)(「난민법」에 따라 인도적 체류 허가를 받은 사람과 공단이 정하는 사람으로 한정한다) 5. 관광취업(H-1), 방문취업(H-2)

[별표 10] 삭제〈2019.7.16.〉

국민건강증진법

일부개정 2021.12.21. 법률 제18606호 시행일 2022.6.22.

제1장 총칙

제1조(목적) 이 법은 국민에게 건강에 대한 가치와 책임의식을 함양하도록 건강에 관한 바른 지식을 보급하고 스스로 건강생활을 실천할 수 있는 여건을 조성함으로써 국민의 건강을 증진함을 목적으로 한다.

시행령

제1조(목적) 이 영은 「국민건강증진법」에서 위임된 사항과 그 시행에 관하여 필요한 사항을 규정함을 목적으로 한다. 〈개정 2007.2.8.〉

시행규칙

제1조(목적) 이 규칙은 「국민건강증진법」 및 같은 법 시행령에서 위임된 사항과 그 시행에 관하여 필요한 사항을 규정함을 목적으로 한다. 〈개정 2006.4.25., 2016.9.2.〉

제2조(정의) 이 법에서 사용하는 용어의 정의는 다음과 같다. 〈개정 2016.3.2., 2019.12.3.〉

1. "국민건강증진사업"이라 함은 보건교육, 질병예방, 영양개선, 신체활동장려, 건강관리 및 건강생활의 실천등을 통하여 국민의 건강을 증진시키는 사업을 말한다.
2. "보건교육"이라 함은 개인 또는 집단으로 하여금 건강에 유익한 행위를 자발적으로 수행하도록 하는 교육을 말한다.
3. "영양개선"이라 함은 개인 또는 집단이 균형된 식생활을 통하여 건강을 개선시키는 것을 말한다.
4. "신체활동장려"란 개인 또는 집단이 일상생활 중 신체의 근육을 활용하여 에너지를 소비하는 모든 활동을 자발적으로 적극 수행하도록 장려하는 것을 말한다.
5. "건강관리"란 개인 또는 집단이 건강에 유익한 행위를 지속적으로 수행함으로써 건강한 상태를 유지하는 것을 말한다.
6. "건강친화제도"란 근로자의 건강증진을 위하여 직장 내 문화 및 환경을 건강친화적으로 조성하고, 근로자가 자신의 건강관리를 적극적으로 수행할 수 있도록 교육, 상담 프로그램 등을 지원하는 것을 말한다.

[제목개정 2019.12.3.]

제3조(책임) ① 국가 및 지방자치단체는 건강에 관한 국민의 관심을 높이고 국민건강을 증진할 책임을 진다.

② 모든 국민은 자신 및 가족의 건강을 증진하도록 노력하여야 하며, 타인의 건강에 해를 끼치는 행위를 하여서는 아니된다.

제3조의2(보건의 날) ① 보건에 대한 국민의 이해와 관심을 높이기 위하여 매년 4월 7일을 보건의 날로 정하며, 보건의 날부터 1주간을 건강주간으로 한다.

② 국가와 지방자치단체는 보건의 날의 취지에 맞는 행사 등 사업을 시행하도록 노력하여야 한다.

[본조신설 2014.1.28.]

제4조(국민건강증진종합계획의 수립) ① 보건복지부장관은 제5조의 규정에 따른 국민건강증진정책심의위원회의 심의를 거쳐 국민건강증진종합계획(이하 "종합계획"이라 한다)을 5년마다 수립하여야 한다. 이 경우 미리 관계 중앙행정기관의 장과 협의를 거쳐야 한다.〈개정 2008.2.29., 2010.1.18.〉

② 종합계획에 포함되어야 할 사항은 다음과 같다.〈개정 2014.3.18.〉

1. 국민건강증진의 기본목표 및 추진방향
2. 국민건강증진을 위한 주요 추진과제 및 추진방법
3. 국민건강증진에 관한 인력의 관리 및 소요재원의 조달방안
4. 제22조의 규정에 따른 국민건강증진기금의 운용방안

4의2. 아동·여성·노인·장애인 등 건강취약 집단이나 계층에 대한 건강증진 지원방안

5. 국민건강증진 관련 통계 및 정보의 관리 방안
6. 그 밖에 국민건강증진을 위하여 필요한 사항

[전문개정 2006.9.27.]

제4조의2(실행계획의 수립 등) ① 보건복지부장관, 관계중앙행정기관의 장, 특별시장·광역시장·특별자치시장·도지사·특별자치도지사(이하 "시·도지사"라 한다) 및 시장·군수·구청장(자치구의 구청장에 한한다. 이하 같다)은 종합계획을 기초로 하여 소관 주요시책의 실행계획(이하 "실행계획"이라 한다)을 매년 수립·시행하여야 한다.〈개정 2008.2.29., 2010.1.18., 2017.12.30.〉

② 국가는 실행계획의 시행에 필요한 비용의 전부 또는 일부를 지방자치단체에 보조할 수 있다.

[본조신설 2006.9.27.]

시행령

제2조(국민건강증진종합계획의 수립 등) ① 보건복지부장관은 「국민건강증진법」(이하 "법"이라 한다) 제4조에 따른 국민건강증진종합계획(이하 "종합계획"이라 한다)의 효율적인 수립을 위하여 미리 종합계획안 작성지침을 작성하여 종합계획이 시행되는 해의 전전년도 12월말까지 관계 중앙행정기관의 장에게 통보하여야 한다.〈개정 2008.2.29., 2010.3.15.〉

② 관계 중앙행정기관의 장은 제1항에 따른 종합계획안 작성지침에 따라 소관별 계획안을 작성하여 종합계획이 시행되는 해의 전년도 3월말까지 보건복지부장관에게 제출하고, 보건복지부장관은 이를 종합한 종합계획안을 작성하여 법 제5조에 따른 국민건강증진정책심의위원회의 심의를 거쳐 확정한다.〈개정 2008.2.29., 2010.3.15.〉

③ 보건복지부장관은 확정된 종합계획을 관계 중앙행정기관의 장과 특별시장·광역시장·특별자치시장·도지사·특별자치도지사(이하 "시·도지사"라 한다)에게 통보해야 한다.〈개정 2008.2.29., 2010.3.15., 2018.12.18.〉

[본조신설 2007.2.8.]

제3조(실행계획의 수립) ① 특별시장·광역시장·도지사는 통보된 종합계획에 따라 특별시·광역시·도의 매년도 실행계획을 수립하여 이를 시장·군수·구청장(자치구의 구청장을 말한다. 이하 같다)에게 통보하고, 시장·군수·구청장은 통보된 실행계획에 따라 시·군·구(자치구를 말한다)의 실행계획을 수립·시행해야 한다.〈개정 2018.12.18.〉

② 특별자치시장·특별자치도지사는 통보된 종합계획에 따라 특별자치시·특별자치도의 매년도 실행계획을 수립·시행해야 한다.〈신설 2018.12.18.〉

[본조신설 2007.2.8.]

시행규칙

제2조(실행계획의 보고) ① 시장·군수·구청장(자치구의 구청장에 한한다. 이하 같다)은 「국민건강증진법 시행령」(이하 "영"이라 한다) 제3조에 따라 수립한 당해 시·군·구(자치구에 한한다. 이하 같다)의 실행계획을 매년 1월 31일까지 특별시장·광역시장·특별자치시장·도지사 또는 특별자치도지사(이하 "시·도지사"라 한다)에게 보고하여야 하며, 이를 보고받은 시·도지사는 영 제3조에 따라 수립한 당해 특별시·광역시·특별자치시·도 또는 특별자치도(이하 "시·도"라 한다)의 실행계획과 관할시·군·구의 실행계획을 종합하여 매년 2월 10일까지 보건복지부장관에

게 보고하여야 한다.〈개정 2006.4.25., 2007.2.8., 2008.3.3., 2010.3.19., 2018.6.29.〉
② 시장·군수·구청장은 당해연도의 실행계획추진실적을 다음해 1월 31일까지 시·도지사에게 보고하여야 하며, 이를 보고받은 시·도지사는 당해 시·도의 실행계획추진실적과 관할시·군·구의 실행계획추진실적을 종합하여 다음해 2월 10일까지 보건복지부장관에게 보고하여야 한다.〈개정 2007.2.8., 2008.3.3., 2010.3.19.〉

제4조의3(계획수립의 협조) ① 보건복지부장관, 관계중앙행정기관의 장, 시·도지사 및 시장·군수·구청장은 종합계획과 실행계획의 수립·시행을 위하여 필요한 때에는 관계 기관·단체 등에 대하여 자료 제공 등의 협조를 요청할 수 있다.〈개정 2008.2.29., 2010.1.18.〉
② 제1항의 규정에 따른 협조요청을 받은 관계 기관·단체 등은 특별한 사유가 없는 한 이에 응하여야 한다.
[본조신설 2006.9.27.]

제5조(국민건강증진정책심의위원회) ① 국민건강증진에 관한 주요사항을 심의하기 위하여 보건복지부에 국민건강증진정책심의위원회(이하 "위원회"라 한다)를 둔다.〈개정 2008.2.29., 2010.1.18.〉
② 위원회는 다음 각 호의 사항을 심의한다.〈개정 2010.3.26., 2016.5.29.〉
1. 종합계획
2. 제22조의 규정에 따른 국민건강증진기금의 연도별 운용계획안·결산 및 평가
3. 2 이상의 중앙행정기관이 관련되는 주요 국민건강증진시책에 관한 사항으로서 관계중앙행정기관의 장이 심의를 요청하는 사항
4. 「국민영양관리법」 제9조에 따른 심의사항
5. 다른 법령에서 위원회의 심의를 받도록 한 사항
6. 그 밖에 위원장이 심의에 부치는 사항
[전문개정 2006.9.27.]

시행령

제4조(국민건강증진정책심의위원회 위원의 임기 및 운영 등) ① 법 제5조에 따른 국민건강증진정책심의위원회(이하 "위원회"라 한다) 위원의 임기는 2년으로 하되, 연임할 수 있다. 다만, 공무원인 위원의 임기는 그 재직기간으로 한다.
② 위원회의 위원장은 위원회를 대표하고 위원회의 사무를 총괄한다.
③ 위원회의 회의는 재적위원 과반수의 출석으로 개의하고 출석위원 과반수의 찬성으로 의결한다.
④ 위원회는 심의사항을 전문적으로 연구·검토하기 위하여 분야별로 전문위원회를 둘 수 있다.
⑤ 이 영에서 정한 것 외에 위원회의 운영에 관하여 필요한 사항은 위원회의 의결을 거쳐 위원장이 정한다.
[본조신설 2007.2.8.]

제5조의2(위원회의 구성과 운영) ① 위원회는 위원장 1인 및 부위원장 1인을 포함한 15인 이내의 위원으로 구성한다.
② 위원장은 보건복지부차관이 되고, 부위원장은 위원장이 공무원이 아닌 위원 중에서 지명한 자가 된다.〈개정 2008. 2.29., 2010.1.18.〉
③ 위원은 국민건강증진·질병관리에 관한 학식과 경험이 풍부한 자, 「소비자기본법」에 따른 소비자단체 및 「비영리민간단체 지원법」에 따른 비영리민간단체가 추천하는 자, 관계 공무원 중에서 보건복지부장관이 위촉 또는 지명한다.〈개정 2008.2.29., 2010.1.18〉
④ 그 밖에 위원회의 구성·운영 등에 관하여 필요한 사항은 대통령령으로 정한다.
[본조신설 2006.9.27.]

시행령

제4조의2(위원회 위원의 해촉 등) 보건복지부장관은 법 제5조의2 제3항에 따른 위원이 다음 각 호의 어느 하나에 해당하는 경우에는 해당 위원을 해촉(解囑)하거나 지명을 철회할 수 있다.

1. 심신장애로 인하여 직무를 수행할 수 없게 된 경우
2. 직무와 관련된 비위사실이 있는 경우
3. 직무태만, 품위손상이나 그 밖의 사유로 인하여 위원으로 적합하지 아니하다고 인정되는 경우
4. 위원 스스로 직무를 수행하는 것이 곤란하다고 의사를 밝히는 경우

[본조신설 2015.12.31.]

제5조(수당의 지급 등) 위원회 회의에 출석한 위원에게 예산의 범위 안에서 수당 및 여비를 지급할 수 있다. 다만, 공무원인 위원이 그 소관업무와 직접 관련하여 출석하는 경우에는 그러하지 아니하다.

[본조신설 2007.2.8.]

제6조(간사) 위원회의 사무를 처리하기 위하여 위원회에 간사 1인을 두되, 간사는 보건복지부 소속공무원 중에서 보건복지부장관이 임명한다.〈개정 2008.2.29., 2010.3.15.〉

[본조신설 2007.2.8.]

제7조(건강친화기업 인증의 기준) ① 보건복지부장관은 법 제6조의2 제1항에 따라 건강친화인증(이하 "건강친화인증"이라 한다)을 하려는 경우 다음 각 호의 사항을 심사・평가해야 한다.

1. 건강친화 환경 조성을 위한 경영의 적극성
2. 직원의 건강증진을 위한 근로 환경 조성
3. 건강친화 프로그램의 수립 및 실시
4. 그 밖에 보건복지부장관이 건강친화 환경의 조성을 촉진하는 데 필요하다고 인정하여 고시하는 사항

② 건강친화인증의 기준 등에 관하여 필요한 세부사항은 보건복지부장관이 정하여 고시한다.

[본조신설 2021.11.30.]

제8조(건강친화인증의 절차) ① 법 제6조의2 제2항에 따라 건강친화인증을 신청하려는 자는 보건복지부령으로 정하는 건강친화인증 신청서에 다음 각 호의 서류를 첨부하여 보건복지부장관에게 제출해야 한다.

1. 건강친화 환경 조성을 위한 경영계획 및 실적
2. 직원의 건강증진을 위한 근로 환경 조성 실적
3. 건강친화 프로그램의 수립 및 실시 결과
4. 그 밖에 건강친화 환경 조성에 관한 자료

② 보건복지부장관은 제1항에 따른 신청이 제7조에 따른 건강친화인증의 기준에 적합한 경우 신청자에게 보건복지부령으로 정하는 건강친화기업 인증서를 발급해야 한다.

③ 제1항 및 제2항에서 규정한 사항 외에 건강친화인증 절차에 관하여 필요한 세부사항은 보건복지부령으로 정한다.

[본조신설 2021.11.30.]

제9조(건강친화인증 기업에 대한 지원) 보건복지부장관과 지방자치단체의 장은 건강친화인증을 받은 기업에 법 제6조의2 제5항에 따라 다음 각 호의 사항을 지원할 수 있다.

1. 건강친화기업 홍보
2. 건강친화 관련 시설개선 지원
3. 건강친화 프로그램의 개발 및 보급 지원
4. 건강친화 우수기업 선정 및 포상
5. 그 밖에 보건복지부장관이 건강친화 환경의 조성을 촉진하는 데 필요하다고 인정하는 지원

[본조신설 2021.11.30.]

제9조의2(건강친화인증의 유효기간 연장) 보건복지부장관은 법 제6조의3 제1항에 따라 건강친화인증의 유효기간을 연장하려는 경우 제7조에 따른 건강친화인증의 기준에 따라 재심사하여 3년의 범위에서 연장할 수 있다.

[본조신설 2021.11.30.]

제5조의3(한국건강증진개발원의 설립 및 운영) ① 보건복지부장관은 제22조에 따른 국민건강증진기금의 효율적인 운영과 국민건강증진사업의 원활한 추진을 위하여 필요한 정책 수립의 지원과 사업평가 등의 업무를 수행할 수 있도록 한국건강증진개발원(이하 이 조에서 "개발원"이라 한다)을 설립한다.〈개정 2008.2.29., 2010.1.18., 2014.1.28.〉

② 개발원은 다음 각 호의 업무를 수행한다.〈개정 2014.1.28., 2015.5.18., 2019.12.3.〉

1. 국민건강증진 정책수립을 위한 자료개발 및 정책분석

2. 종합계획 수립의 지원
3. 위원회의 운영지원
4. 제24조에 따른 기금의 관리·운용의 지원 업무
5. 제25조 제1항 제1호부터 제10호까지의 사업에 관한 업무
6. 국민건강증진사업의 관리, 기술 지원 및 평가
7. 「지역보건법」 제7조부터 제9조까지에 따른 지역보건의료계획에 대한 기술 지원
8. 「지역보건법」 제24조에 따른 보건소의 설치와 운영에 필요한 비용의 보조
9. 국민건강증진과 관련된 연구과제의 기획 및 평가
10. 「농어촌 등 보건의료를 위한 특별조치법」 제2조의 공중보건의사의 효율적 활용을 위한 지원
11. 지역보건사업의 원활한 추진을 위한 지원
12. 그 밖에 국민건강증진과 관련하여 보건복지부장관이 필요하다고 인정한 업무

③ 개발원은 법인으로 하고, 주된 사무소의 소재지에 설립등기를 함으로써 성립한다.〈신설 2014.1.28.〉

④ 개발원은 다음 각 호를 재원으로 한다.〈신설 2014.1.28.〉

1. 제22조에 따른 기금
2. 정부출연금
3. 기부금
4. 그 밖의 수입금

⑤ 정부는 개발원의 운영에 필요한 예산을 지급할 수 있다.〈신설 2014.1.28.〉

⑥ 개발원에 관하여 이 법과 「공공기관의 운영에 관한 법률」에서 정한 사항 외에는 「민법」 중 재단법인에 관한 규정을 준용한다.〈신설 2014.1.28.〉

[본조신설 2006.9.27.] [제목개정 2014.1.28.]

제2장 국민건강의 관리

제6조(건강친화 환경 조성 및 건강생활의 지원등) ① 국가 및 지방자치단체는 건강친화 환경을 조성하고, 국민이 건강생활을 실천할 수 있도록 지원하여야 한다.〈개정 2019.12.3.〉

② 국가는 혼인과 가정생활을 보호하기 위하여 혼인 전에 혼인 당사자의 건강을 확인하도록 권장하여야 한다.

③ 제2항의 규정에 의한 건강확인의 내용 및 절차에 관하여 필요한 사항은 보건복지부령으로 정한다.〈개정 1997.12.13., 2008.2.29., 2010.1.18.〉

[제목개정 2019.12.3.]

시행규칙

제3조(건강확인의 내용 및 절차) ① 「국민건강증진법」(이하 "법"이라 한다) 제6조 제3항의 규정에 의한 건강확인의 내용은 다음 각호의 질환으로서 보건복지부장관이 정하는 질환으로 한다.〈개정 2006.4.25., 2008.3.3., 2010.3.19.〉

1. 자녀에게 건강상 현저한 장애를 줄 수 있는 유전성질환
2. 혼인당사자 또는 그 가족에게 건강상 현저한 장애를 줄 수 있는 전염성질환

② 특별자치시장·특별자치도지사·시장·군수·구청장은 혼인하고자 하는 자가 제1항의 규정에 의한 내용을 확인하고자 할 때에는 보건소 또는 특별자치시장·특별자치도지사·시장·군수·구청장이 지정한 의료기관에서 그 내용을 확인받을 수 있도록 하여야 한다.〈개정 2018.6.29.〉

③ 제2항의 규정에 의하여 보건소장 또는 의료기관의 장이 혼인하고자 하는 자의 건강을 확인한 경우에는 「의료법」에 의한 진단서에 그 확인내용을 기재하여 교부하여야 한다.〈개정 2006.4.25.〉

제3조의2(건강친화기업 인증) ① 영 제8조 제1항에 따른 건강친화인증 신청서는 별지 제1호서식에 따른다.

② 영 제8조 제2항에 따른 건강친화기업 인증서(이하 "건강친화기업인증서"라 한다)는 별지 제1호의2서식에 따른다.

③ 건강친화기업인증서를 발급받은 자가 다음 각 호에 해당하는 경우에는 별지 제1호의3서식의 건강친화기업인증서 재발급 신청서에 다음 각 호의 구분에 따른 서류를 첨부하여 건강친화기업인증서의 재발급을 신청할 수 있다.

1. 건강친화기업인증서를 잃어버린 경우: 사유서
2. 건강친화기업인증서가 헐어 못쓰게 된 경우: 그 인증서
3. 건강친화기업인증서의 기재사항이 변경된 경우: 변경 사항을 증명하는 서류

[본조신설 2021.12.3.]

④ 법 제6조의2 제3항에 따른 건강친화기업 인증(이하 "인증"이라 한다)의 표시는 별표 1과 같다.

제3조의3(인증의 유효기간 연장 신청) ① 보건복지부장관은 인증의 유효기간이 끝나기 8개월 전까지 인증을 받은 자에게 연장의 절차에 관한 사항을 알려야 한다.

② 법 제6조의3 제1항 및 영 제9조의2에 따라 인증의 유효기간을 연장하려는 자는 인증의 유효기간이 끝나기 6개월 전까지 별지 제1호서식의 인증 연장 신청서에 영 제8조 제1항 각 호의 서류 및 건강친화기업인증서를 첨부하여 보건복지부장관에게 제출해야 한다.

[본조신설 2021.12.3.]

제3조의4(인증의 취소) ① 보건복지부장관은 법 제6조의4 제1항에 따라 인증을 취소하려는 경우에는 미리 인증을 받은 자에게 취소 사유와 소명자료의 제출기간을 구체적으로 밝혀 취소의 예고통보를 해야 한다.

② 보건복지부장관은 제1항에 따라 취소의 예고통보를 받은 자가 제출기간 내에 소명자료를 제출하지 않은 경우에는 2차로 취소의 예고통보를 해야 한다.

③ 보건복지부장관은 인증을 받은 자가 2차로 예고통보한 소명자료의 제출기간 내에 소명자료를 제출하지 않거나 제출된 소명자료가 이유 없다고 인정되면 인증을 취소한다.

④ 보건복지부장관은 인증을 취소한 때에는 그 사실을 지체 없이 인증을 취소받는 자에게 통보해야 한다.

[본조신설 2021.12.3.]

제6조의2(건강친화기업 인증) ① 보건복지부장관은 건강친화 환경의 조성을 촉진하기 위하여 건강친화제도를 모범적으로 운영하고 있는 기업에 대하여 건강친화인증(이하 "인증"이라 한다)을 할 수 있다.

② 인증을 받고자 하는 자는 대통령령으로 정하는 바에 따라 보건복지부장관에게 신청하여야 한다.

③ 인증을 받은 기업은 보건복지부령으로 정하는 바에 따라 인증의 표시를 할 수 있다.

④ 인증을 받지 아니한 기업은 인증표시 또는 이와 유사한 표시를 하여서는 아니 된다.

⑤ 국가 및 지방자치단체는 인증을 받은 기업에 대하여 대통령령으로 정하는 바에 따라 행정적·재정적 지원을 할 수 있다.

⑥ 인증의 기준 및 절차는 대통령령으로 정한다.

[본조신설 2019.12.3.]

시행령

제7조(건강친화기업 인증의 기준) ① 보건복지부장관은 법 제6조의2제1항에 따라 건강친화인증(이하 "건강친화인증"이라 한다)을 하려는 경우 다음 각 호의 사항을 심사·평가해야 한다.

1. 건강친화 환경 조성을 위한 경영의 적극성
2. 직원의 건강증진을 위한 근로 환경 조성
3. 건강친화 프로그램의 수립 및 실시
4. 그 밖에 보건복지부장관이 건강친화 환경의 조성을 촉진하는 데 필요하다고 인정하여 고시하는 사항

② 건강친화인증의 기준 등에 관하여 필요한 세부사항은 보건복지부장관이 정하여 고시한다.

[본조신설 2021.11.30.]

제8조(건강친화인증의 절차) ① 법 제6조의2제2항에 따라 건강친화인증을 신청하려는 자는 보건복지부령으로 정하는 건강친화인증 신청서에 다음 각 호의 서류를 첨부하여 보건복지부장관에게 제출해야 한다.

1. 건강친화 환경 조성을 위한 경영계획 및 실적
2. 직원의 건강증진을 위한 근로 환경 조성 실적
3. 건강친화 프로그램의 수립 및 실시 결과
4. 그 밖에 건강친화 환경 조성에 관한 자료

② 보건복지부장관은 제1항에 따른 신청이 제7조에 따른 건강친화인증의 기준에 적합한 경우 신청자에게 보건복지부령으로 정하는 건강친화기업 인증서를 발급해야 한다.

③ 제1항 및 제2항에서 규정한 사항 외에 건강친화인증 절차에 관하여 필요한 세부사항은 보건복지부령으로 정한다.

[본조신설 2021.11.30.]

제9조(건강친화인증 기업에 대한 지원) 보건복지부장관과 지방자치단체의 장은 건강친화인증을 받은 기업에 법 제6조의2제5항에 따라 다음 각 호의 사항을 지원할 수 있다.

1. 건강친화기업 홍보
2. 건강친화 관련 시설개선 지원
3. 건강친화 프로그램의 개발 및 보급 지원
4. 건강친화 우수기업 선정 및 포상
5. 그 밖에 보건복지부장관이 건강친화 환경의 조성을 촉진하는 데 필요하다고 인정하는 지원

[본조신설 2021.11.30.]

제6조의3(인증의 유효기간) ① 인증의 유효기간은 인증을 받은 날부터 3년으로 하되, 대통령령으로 정하는 바에 따라 그 기간을 연장할 수 있다.

② 제1항에 따른 인증의 연장신청에 필요한 사항은 보건복지부령으로 정한다.

[본조신설 2019.12.3.]

시행령

제9조의2(건강친화인증의 유효기간 연장) 보건복지부장관은 법 제6조의3제1항에 따라 건강친화인증의 유효기간을 연장하려는 경우 제7조에 따른 건강친화인증의 기준에 따라 재심사하여 3년의 범위에서 연장할 수 있다.

[본조신설 2021.11.30.]

제6조의4(인증의 취소) ① 보건복지부장관은 인증을 받은 기업이 다음 각 호의 어느 하나에 해당하면 보건복지부령으로 정하는 바에 따라 그 인증을 취소할 수 있다. 다만, 제1호에 해당하는 경우에는 인증을 취소하여야 한다.

1. 거짓이나 그 밖의 부정한 방법으로 인증을 받은 경우
2. 제6조의2 제6항에 따른 인증기준에 적합하지 아니하게 된 경우

② 보건복지부장관은 제1항 제1호에 따라 인증이 취소된 기업에 대해서는 그 취소된 날부터 3년이 지나지 아니한 경우에는 인증을 하여서는 아니 된다.

③ 보건복지부장관은 제1항에 따라 인증을 취소하고자 하는 경우에는 청문을 실시하여야 한다.

[본조신설 2019.12.3.]

제6조의5(건강도시의 조성 등) ① 국가와 지방자치단체는 지역사회 구성원들의 건강을 실현하도록 시민의 건강을 증진하고 도시의 물리적·사회적 환경을 지속적으로 조성·개선하는 도시(이하 "건강도시"라 한다)를 이루도록 노력하여야 한다.

② 보건복지부장관은 지방자치단체가 건강도시를 구현할 수 있도록 건강도시지표를 작성하여 보급하여야 한다.

③ 보건복지부장관은 건강도시 조성 활성화를 위하여 지방자치단체에 행정적·재정적 지원을 할 수 있다.

④ 그 밖에 건강도시지표의 작성 및 보급 등에 관하여 필요한 사항은 보건복지부령으로 정한다.

[본조신설 2021.12.21.] [시행일: 2023.12.22.] 제6조의5

제7조(광고의 금지 등) ① 보건복지부장관은 국민건강의식을 잘못 이끄는 광고를 한 자에 대하여 그 내용의 변경 등 시정을 요구하거나 또는 금지를 명할 수 있다.〈개정 1997.12.13., 2008.2.29., 2010.1.18., 2016.12.2.〉

② 제1항의 규정에 따라 보건복지부장관이 광고내용의 변경 또는 광고의 금지를 명할 수 있는 광고는 다음 각 호와 같다.〈신설 2006.9.27., 2008.2.29., 2010.1.18.〉

1. 삭제 〈2020.12.29.〉
2. 의학 또는 과학적으로 검증되지 아니한 건강비법 또는 심령술의 광고

시행령

제10조(주류광고의 기준) 법 제8조의2 제2항 제6호에서 "대통령령으로 정하는 광고의 기준"이란 별표 1에 따른 기준을 말한다.

[전문개정 2021.6.15.]

제11조 삭제 〈2021.6.15.〉

3. 그 밖에 건강에 관한 잘못된 정보를 전하는 광고로서 대통령령이 정하는 광고

③ 삭제 〈2016.12.2.〉

④ 제1항의 규정에 의한 광고내용의 기준, 변경 또는 금지절차 기타 필요한 사항은 대통령령으로 정한다.〈개정 2006.9.27.〉

[제목개정 2016.12.2.]

제8조(금연 및 절주운동등) ① 국가 및 지방자치단체는 국민에게 담배의 직접흡연 또는 간접흡연과 과다한 음주가 국민건강에 해롭다는 것을 교육·홍보하여야 한다.〈개정 2006.9.27.〉

② 국가 및 지방자치단체는 금연 및 절주에 관한 조사·연구를 하는 법인 또는 단체를 지원할 수 있다.

③ 삭제〈2011.6.7.〉

④ 「주류 면허 등에 관한 법률」에 의하여 주류제조의 면허를 받은 자 또는 주류를 수입하여 판매하는 자는 대통령령이 정하는 주류의 판매용 용기에 과다한 음주는 건강에 해롭다는 내용과 임신 중 음주는 태아의 건강을 해칠 수 있다는 내용의 경고문구를 표기하여야 한다.〈개정 2016.3.2.〉

시행령

제12조 삭제〈2012.12.7.〉

제13조(경고문구의 표기대상 주류) 법 제8조 제4항에 따라 그 판매용 용기에 과다한 음주는 건강에 해롭다는 내용의 경고문구를 표기해야 하는 주류는 국내에 판매되는 「주세법」에 따른 주류 중 알코올분 1도이상의 음료를 말한다. 〈개정 2007.2.8., 2018.12.18.〉

시행규칙

제4조(과음에 관한 경고문구의 표시내용 등) ① 법 제8조 제4항에 따른 경고문구 표기는 과다한 음주가 건강에 해롭다는 사실을 명확하게 알릴 수 있도록 하되, 그 구체적인 표시내용은 보건복지부장관이 정하여 고시한다.〈개정 2008.3.3., 2008.10.10., 2010.3.19., 2012.12.7.〉

② 제1항에 따른 과음에 대한 경고문구의 표시방법은 **별표 1의2와** 같다.〈개정 2012.12.7., 2021.12.3.〉

③ 보건복지부장관은 제1항에 따른 경고문구와 제2항에 따른 경고문구의 표시방법을 정하거나 이를 변경하려면 6개월 전에 그 내용을 일간지에 공고하거나 관보에 고시하여야 한다.〈개정 2008.3.3., 2008.10.10., 2010.3.19., 2012.12.7.〉

④ 다음 각 호의 어느 하나에 해당하는 주류는 제3항에 따른 공고 또는 고시를 한 날부터 1년까지는 종전의 경고문구를 표기하여 판매할 수 있다.〈개정 2008.10.10., 2012.12.7.〉

1. 공고 또는 고시 이전에 발주·제조 또는 수입된 주류

2. 공고 또는 고시 이후 6월 이내에 제조되거나 수입된 주류
[전문개정 2003.4.1.] [제목개정 2012.12.7.]

제23조(규제의 재검토) 보건복지부장관은 제4조 제2항 및 별표 1의2에 따른 과음에 대한 경고문구의 표시방법에 대하여 2014년 1월 1일을 기준으로 3년마다(매 3년이 되는 해의 1월 1일 전까지를 말한다)그 타당성을 검토하여 개선 등의 조치를 해야 한다.〈개정 2021.12.3.〉
[본조신설 2013.12.31.]

⑤ 삭제 〈2002.1.19.〉

⑥ 제4항에 따른 경고문구의 표시내용, 방법 등에 관하여 필요한 사항은 보건복지부령으로 정한다.〈개정 2002.1.19., 2007.12.14., 2008.2.29., 2010.1.18., 2011.6.7.〉

제8조의2(주류광고의 제한·금지 특례) ① 「주류 면허 등에 관한 법률」에 따라 주류 제조면허나 주류 판매업면허를 받은 자 및 주류를 수입하는 자를 제외하고는 주류에 관한 광고를 하여서는 아니 된다.

② 제1항에 따른 광고 또는 그에 사용되는 광고물은 다음 각 호의 사항을 준수하여야 한다.

1. 음주자에게 주류의 품명·종류 및 특징을 알리는 것 외에 주류의 판매촉진을 위하여 경품 및 금품을 제공한다는 내용을 표시하지 아니할 것
2. 직접적 또는 간접적으로 음주를 권장 또는 유도하거나 임산부 또는 미성년자의 인물, 목소리 혹은 음주하는 행위를 묘사하지 아니할 것
3. 운전이나 작업 중에 음주하는 행위를 묘사하지 아니할 것
4. 제8조제4항에 따른 경고문구를 광고와 주류의 용기에 표기하여 광고할 것. 다만, 경고문구가 표기되어 있지 아니한 부분을 이용하여 광고를 하고자 할 때에는 경고문구를 주류의 용기하단에 별도로 표기하여야 한다.
5. 음주가 체력 또는 운동 능력을 향상시킨다거나 질병의 치료 또는 정신건강에 도움이 된다는 표현 등 국민의 건강과 관련하여 검증되지 아니한 내용을 주류광고에 표시하지 아니할 것
6. 그 밖에 대통령령으로 정하는 광고의 기준에 관한 사항

③ 보건복지부장관은 「주세법」에 따른 주류의 광고가 제2항 각 호의 기준을 위반한 경우 그 내용의 변경 등 시정을 요구하거나 금지를 명할 수 있다.
[본조신설 2020.12.29.]

제8조의3(절주문화 조성 및 알코올 남용·의존 관리) ① 국가 및 지방자치단체는 절주문화 조성 및 알코올 남용·의존의 예방 및 치료를 위하여 노력하여야 하며, 이를 위한 조사·연구 또는 사업을 추진할 수 있다.

② 다음 각 호의 사항에 대한 자문을 위하여 보건복지부장관 소속으로 음주폐해예방위원회를 두며, 그 구성 및 운영 등에 필요한 사항은 보건복지부령으로 정한다.

1. 절주문화 조성을 위한 정책 수립
2. 주류의 광고기준 마련에 관한 사항
3. 알코올 남용·의존의 예방 및 관리를 위한 사항
4. 그 밖에 음주폐해 감소를 위하여 필요한 사항

③ 보건복지부장관은 5년마다 「정신건강증진 및 정신질환자 복지서비스 지원에 관한 법률」 제10조에 따른 실태조사와 연계하여 알코올 남용·의존 실태조사를 실시하여야 한다.
[본조신설 2020.12.29.]

시행규칙

제4조의2(음주폐해예방위원회의 구성 및 운영) ① 법 제8조의3 제2항에 따른 음주폐해예방위원회(이하 이 조에서 "위원회"라 한다)는 위원장과 부위원장 각 1명을 포함하여 15명 이내의 위원으로 구성한다.

② 위원장은 위원 중에서 호선하고, 부위원장은 위원장이 지명한다.
③ 위원회의 위원은 알코올 남용·의존의 예방 및 치료 관련 분야에 관한 전문 지식과 경험이 풍부한 사람 중에서 성별을 고려하여 보건복지부장관이 위촉한다.
④ 위원회 위원의 임기는 2년으로 한다. 다만, 위원의 해촉 등으로 인하여 새로 위촉된 위원의 임기는 전임 위원 임기의 남은 기간으로 한다.
⑤ 보건복지부장관은 위원회의 위원이 다음 각 호의 어느 하나에 해당하는 경우에는 해당 위원을 해촉할 수 있다.
1. 심신장애로 인하여 직무를 수행할 수 없게 된 경우
2. 직무와 관련된 비위사실이 있는 경우
3. 직무태만, 품위손상이나 그 밖의 사유로 인하여 위원으로 적합하지 않다고 인정되는 경우
4. 위원 스스로 직무를 수행하는 것이 곤란하다고 의사를 밝히는 경우
⑥ 위원회의 회의는 위원 과반수의 출석으로 개의하고, 출석위원 과반수의 찬성으로 의결한다.
⑦ 제1항부터 제6항까지에서 규정한 사항 외에 위원회의 구성 및 운영에 관하여 필요한 사항은 위원회의 의결을 거쳐 위원장이 정한다.
[본조신설 2021. 6. 25.]

제8조의4(금주구역 지정) ① 지방자치단체는 음주폐해 예방과 주민의 건강증진을 위하여 필요하다고 인정하는 경우 조례로 다수인이 모이거나 오고가는 관할구역 안의 일정한 장소를 금주구역으로 지정할 수 있다.
② 제1항에 따라 지정된 금주구역에서는 음주를 하여서는 아니 된다.
③ 특별자치시장·특별자치도지사·시장·군수·구청장은 제1항에 따라 지정된 금주구역을 알리는 안내표지를 설치하여야 한다. 이 경우 금주구역 안내표지의 설치 방법 등에 필요한 사항은 보건복지부령으로 정한다.
[본조신설 2020.12.29.]

시행규칙

제5조(금주구역 안내표지의 설치 방법) 법 제8조의4 제3항 전단에 따른 금주구역을 알리는 안내표지를 설치하는 방법은 별표 1의3과 같다.〈개정 2021.12.3.〉
[본조신설 2021.6.25.]

제9조(금연을 위한 조치) ① 삭제 〈2011.6.7.〉
② 담배사업법에 의한 지정소매인 기타 담배를 판매하는 자는 대통령령이 정하는 장소외에서 담배자동판매기를 설치하여 담배를 판매하여서는 아니된다.

시행령

제14조 삭제 〈2011.12.6.〉
제15조(담배자동판매기의 설치장소) ① 법 제9조 제2항에 따라 담배자동판매기의 설치가 허용되는 장소는 다음 각 호와 같다.〈개정 2012.12.7.〉
1. 미성년자등을 보호하는 법령에서 19세 미만의 자의 출입이 금지되어 있는 장소
2. 지정소매인 기타 담배를 판매하는 자가 운영하는 점포 및 영업장의 내부
3. 법 제9조 제4항 각 호 외의 부분 후단에 따라 공중이 이용하는 시설 중 흡연자를 위해 설치한 흡연실. 다만, 담배자동판매기를 설치하는 자가 19세 미만의 자에게 담배자동판매기를 이용하지 못하게 할 수 있는 흡연실로 한정한다.
② 제1항의 규정에 불구하고 미성년자등을 보호하는 법령에서 담배자동판매기의 설치를 금지하고 있는 장소에 대하여는 담배자동판매기의 설치를 허용하지 아니한다.

③ 제2항의 규정에 따라 대통령령이 정하는 장소에 담배자동판매기를 설치하여 담배를 판매하는 자는 보건복지부령이 정하는 바에 따라 성인인증장치를 부착하여야 한다.〈신설 2003.7.29., 2008.2.29., 2010.1.18.〉

국민영양지도를 담당하는 사람(이하 "영양지도원"이라 한다)을 두어야 하며 그 영양지도원은 영양사의 자격을 가진 사람으로 임명한다. 다만, 영양사의 자격을 가진 사람이 없는 경우에는 의사 또는 간호사의 자격을 가진 사람 중에서 임명할 수 있다.〈개정 2018.12.18.〉

③ 영양조사원 및 영양지도원의 직무에 관하여 필요한 사항은 보건복지부령으로 정한다.〈개정 2008.2.29., 2010.3.15.〉

④ 질병관리청장, 시·도지사 또는 시장·군수·구청장은 영양조사원 또는 영양지도원의 원활한 업무 수행을 위하여 필요하다고 인정하는 경우에는 그 업무 지원을 위한 구체적 조치를 마련·시행할 수 있다.〈신설 2017.11.7., 2020.9.11.〉

제22조의2(신체활동장려사업) 법 제16조의3제1항제3호에서 "대통령령으로 정하는 사업"이란 다음 각 호의 사업을 말한다.

1. 신체활동증진 프로그램의 개발 및 운영 사업
2. 체육시설이나 공원시설 등 신체활동장려를 위한 기반시설 마련 사업
3. 신체활동장려에 관한 홍보사업
4. 그 밖에 보건복지부장관이 신체활동장려를 위해 필요하다고 인정하는 사업

[본조신설 2021.11.30.]

시행규칙

제10조 삭제〈2017.11.29.〉

제11조(조사대상가구의 재선정등) ① 시·도지사는 영 제20조 제1항에 따라 조사대상가구가 선정된 때에는 영 제20조 제3항에 따라 별지 제5호서식의 국민영양조사가구선정통지서를 해당 가구주에게 송부하여야 한다.〈개정 2017.11.29.〉

② 영 제20조에 따라 선정된 조사가구중 전출·전입등의 사유로 선정된 조사가구에 변동이 있는 경우에는 같은 구역안에서 조사가구를 다시 선정하여 조사할 수 있다.〈개정 2008.12.31.〉

③ 질병관리청장은 보건복지부장관과 협의하여 조사지역의 특성이 변경된 때에는 조사지역을 달리하여 조사할 수 있다.〈개정 2008.3.3., 2010.3.19., 2020.9.11.〉

제12조(조사내용) 영 제21조 제5항의 규정에 의한 조사사항의 세부내용은 다음 각호와 같다.〈개정 2008.3.3., 2010.3.19., 2020.9.11.〉

1. 건강상태조사 : 급성 또는 만성질환을 앓거나 앓았는지 여부에 관한 사항, 질병·사고등으로 인한 활동제한의 정도에 관한 사항, 혈압등 신체계측에 관한 사항, 흡연·음주등 건강과 관련된 생활태도에 관한 사항 기타 질병관리청장이 정하여 고시하는 사항
2. 식품섭취조사 : 식품의 섭취횟수 및 섭취량에 관한 사항, 식품의 재료에 관한 사항 기타 질병관리청장이 정하여 고시하는 사항
3. 식생활조사 : 규칙적인 식사여부에 관한 사항, 식품섭취의 과다여부에 관한 사항, 외식의 횟수에 관한 사항, 2세 이하 영유아의 수유기간 및 이유보충식의 종류에 관한 사항 기타 질병관리청장이 정하여 고시하는 사항

[전문개정 1998.11.6.]

제13조(영양조사원) ① 영 제22조 제1항에 따른 영양조사원(이하 "영양조사원"이라 한다)은 건강상태조사원·식품섭취조사원 및 식생활조사원으로 구분하되, 각 조사원의 직무는 다음 각호와 같다. 다만, 질병관리청장 또는 시·도지사는 필요하다고 인정할 때에는 식품섭취조사원으로 하여금 식생활조사원의 직무를 행하게 할 수 있다.〈개정 1998.11.6., 2017.11.29., 2020.9.11.〉

1. 건강상태조사원 : 제12조 제1호의 규정에 의한 건강상태에 관한 조사사항의 조사·기록
2. 식품섭취조사원 : 제12조 제2호의 규정에 의한 식품섭취에 관한 조사사항의 조사·기록
3. 식생활조사원 : 제12조 제3호의 규정에 의한 식생활에 관한 조사사항의 조사·기록

② 삭제 〈2017.11.29.〉

제14조(조사원증) 법 제16조 제3항의 규정에 의한 조사원증은 별지 제9호서식에 의한다.

제15조(조사표 작성등) 질병관리청장은 영양조사가 끝난 때에는 지체없이 조사표를 작성하여 분류·집계등 통계처리를 하고 이를 공표하여야 한다.〈개정 2008.3.3., 2010.3.19., 2020.9.11.〉

제16조(조사자료의 분석과 이용) 보건복지부장관 및 질병관리청장은 영양조사의 시기·대상·세부내용·결과등을 분석하여 이를 국민영양개선을 위한 자료로 활용하여야 한다.〈개정 2008.3.3., 2010.3.19., 2020.9.11.〉

제17조(영양지도원) 영 제22조 제2항에 따른 영양지도원의 업무는 다음 각 호와 같다.
1. 영양지도의 기획·분석 및 평가
2. 지역주민에 대한 영양상담·영양교육 및 영양평가
3. 지역주민의 건강상태 및 식생활 개선을 위한 세부 방안 마련
4. 집단급식시설에 대한 현황 파악 및 급식업무 지도
5. 영양교육자료의 개발·보급 및 홍보
6. 그 밖에 제1호부터 제5호까지의 규정에 준하는 업무로서 지역주민의 영양관리 및 영양개선을 위하여 특히 필요한 업무

[전문개정 2017.11.29.]

제17조의2(신체활동장려사업) ① 법 제16조의3 제1항 제1호에 따른 신체활동장려에 관한 교육사업은 영·유아, 아동, 청소년, 중·장년, 노인 등 생애주기별 특성에 맞는 신체활동이 이루어질 수 있는 내용으로 구성한다.

② 법 제16조의3 제1항 제2호에 따른 신체활동장려에 관한 조사·연구사업은 법 제16조에 따른 국민영양조사와 함께 실시할 수 있다.

③ 영 제22조의2 제1호에 따른 신체활동증진 프로그램의 개발 및 운영 사업은 직장, 학교 등 생활 환경을 고려하여 수립한다.

④ 제1항부터 제3항까지에서 규정한 사항 외에 신체활동장려사업의 구체적 내용·기준 및 방법은 보건복지부장관이 정할 수 있다.

[본조신설 2021.12.3.]

제16조의2(신체활동장려사업의 계획 수립·시행) 국가 및 지방자치단체는 신체활동장려에 관한 사업 계획을 수립·시행하여야 한다.

[본조신설 2019.12.3.]

제16조의3(신체활동장려사업) ① 국가 및 지방자치단체는 국민의 건강증진을 위하여 신체활동을 장려할 수 있도록 다음 각 호의 사업을 한다.
1. 신체활동장려에 관한 교육사업
2. 신체활동장려에 관한 조사·연구사업
3. 그 밖에 신체활동장려를 위하여 대통령령으로 정하는 사업

② 제1항 각 호의 사업 내용·기준 및 방법은 보건복지부령으로 정한다.

[본조신설 2019.12.3.]

시행령

22조의2(신체활동장려사업) 법 제16조의3 제1항 제3호에서 "대통령령으로 정하는 사업"이란 다음 각 호의 사업을 말한다.
1. 신체활동증진 프로그램의 개발 및 운영 사업
2. 체육시설이나 공원시설 등 신체활동장려를 위한 기반시설 마련 사업
3. 신체활동장려에 관한 홍보사업
4. 그 밖에 보건복지부장관이 신체활동장려를 위해 필요하다고 인정하는 사업

[본조신설 2021.11.30.]

제17조(구강건강사업의 계획수립·시행) 국가 및 지방자치단체는 구강건강에 관한 사업의 계획을 수립·시행하여야 한다.

제18조(구강건강사업) ① 국가 및 지방자치단체는 국민의 구강질환의 예방과 구강건강의 증진을 위하여 다음 각호의 사업을 행한다.〈개정 2003.7.29.〉
1. 구강건강에 관한 교육사업
2. 수돗물불소농도조정사업

3. 구강건강에 관한 조사·연구사업
4. 기타 구강건강의 증진을 위하여 대통령령이 정하는 사업

시행령

제23조(구강건강사업) 법 제18조 제1항 제4호에서 "대통령령이 정하는 사업"이란 다음 각 호의 사업을 말한다.〈개정 2008.2.29., 2010.3.15., 2011.12.6.〉
1. 충치예방을 위한 치아홈메우기사업
2. 불소용액양치사업
3. 구강건강의 증진을 위하여 보건복지부령이 정하는 사업

② 제1항 각호의 사업내용·기준 및 방법은 보건복지부령으로 정한다.〈개정 1997.12.13., 2008.2.29., 2010.1.18.〉

시행규칙

제18조(구강건강사업의 내용등) ① 시·도지사 또는 시장·군수·구청장은 법 제18조의 규정에 의하여 구강건강실태를 조사하여 지역주민의 구강건강증진을 위한 사업을 시행하여야 한다.
② 시·도지사 또는 시장·군수·구청장이 수돗물에 대한 불소농도조정사업을 시행하고자 할 때에는 미리 보건복지부장관과 협의하여야 한다.〈개정 2004.2.28., 2008.3.3., 2010.3.19.〉
③ 수돗물에 대한 불소농도조정사업·불소용액양치사업등 구강건강사업의 관리기준 및 운영방법은 보건복지부장관이 정한다.〈개정 2004.2.28., 2008.3.3., 2010.3.19.〉

제19조(건강증진사업 등) ① 국가 및 지방자치단체는 국민건강증진사업에 필요한 요원 및 시설을 확보하고, 그 시설의 이용에 필요한 시책을 강구하여야 한다.
② 특별자치시장·특별자치도지사·시장·군수·구청장은 지역주민의 건강증진을 위하여 보건복지부령이 정하는 바에 의하여 보건소장으로 하여금 다음 각호의 사업을 하게 할 수 있다.〈개정 1997.12.13., 2008.2.29., 2010.1.18., 2017.12.30., 2019.12.3.〉
1. 보건교육 및 건강상담
2. 영양관리
3. 신체활동장려
4. 구강건강의 관리
5. 질병의 조기발견을 위한 검진 및 처방
6. 지역사회의 보건문제에 관한 조사·연구
7. 기타 건강교실의 운영등 건강증진사업에 관한 사항

③ 보건소장이 제2항의 규정에 의하여 제2항 제1호 내지 제5호의 업무를 행한 때에는 이용자의 개인별 건강상태를 기록하여 유지·관리하여야 한다.〈개정 2019.12.3.〉
④ 건강증진사업에 필요한 시설·운영에 관하여는 보건복지부령으로 정한다.〈개정 1997.12.13., 2008.2.29., 2010.1.18.〉
[제목개정 2019.12.3.]

시행규칙

제19조(건강증진사업의 실시 등) ① 법 제19조에 따라 건강증진사업을 행하는 특별자치시장·특별자치도지사·시장·군수·구청장은 보건교육·영양관리·신체활동장려·구강건강관리·건강검진 등에 필요한 인력을 확보해야 한다.〈개정 2018.6.29., 2021.12.3.〉
② 보건복지부장관은 법 제4조에 따른 기본시책과 건강증진사업 실시지역의 생활여건 등을 고려하여 법 제19조 제2항에 따라 보건소장이 행하는 건강증진사업을 단계적으로 실시하게 할 수 있다.〈개정 2008.3.3., 2010.3.19., 2021.7.7.〉
③ 법 제19조 제2항에 따라 건강증진사업을 행하는 보건소장은 다음 각 호의 시설 및 장비를 확보하여 지역주민에 대한 건강증진사업을 수행해야 한다.〈개정 2021.12.3.〉
1. 시청각교육실 및 시청각교육장비

2. 건강검진실 및 건강검진에 필요한 장비
3. 신체활동지도실 및 신체활동지도에 필요한 장비
4. 영양관리・구강건강사업등 건강증진사업에 필요한 시설 및 장비
④ 법 제19조 제3항에 따라 보건소장이 개인별 건강상태를 기록한 때에는 보건복지부장관이 정하는 바에 따라 이를 유지・관리해야 한다.〈개정 2021.12.3.〉

제19조의2(시・도건강증진사업지원단 설치 및 운영 등) ① 시・도지사는 실행계획의 수립 및 제19조에 따른 건강증진사업의 효율적인 업무 수행을 지원하기 위하여 시・도건강증진사업지원단(이하 "지원단"이라 한다)을 설치・운영할 수 있다.
② 시・도지사는 제1항에 따른 지원단 운영을 건강증진사업에 관한 전문성이 있다고 인정하는 법인 또는 단체에 위탁할 수 있다. 이 경우 시・도지사는 그 운영에 필요한 경비의 전부 또는 일부를 지원할 수 있다.
③ 제1항 및 제2항에서 규정한 사항 외에 지원단의 설치・운영 및 위탁 등에 관하여 필요한 사항은 보건복지부령으로 정한다.
[본조신설 2021.12.21.]

시행규칙

제19조의2(시・도건강증진사업지원단의 운영 등) ① 법 제19조의2제1항에 따른 시・도건강증진사업지원단(이하 이 조에서 "지원단"이라 한다)의 업무는 다음 각 호와 같다.
1. 영 제3조에 따른 시・도 및 시・군・구 실행계획의 수립・시행 지원
2. 관할 지역 내 건강증진사업 수행에 대한 기술 지원
3. 관할 지역 내 민・관 건강증진 협력 사업 수행
4. 관할 지역 내 건강증진사업에 대한 성과 관리 지원
5. 그 밖에 관할 지역주민의 건강증진을 위하여 필요한 사항
② 시・도지사는 법 제19조의2제2항에 따라 지원단의 운영을 다음 각 호의 어느 하나에 해당하는 법인 또는 단체에 위탁할 수 있다.
1. 「공공기관의 운영에 관한 법률」 제4조제1항에 따른 공공기관
2. 「비영리민간단체 지원법」 제4조에 따라 등록된 비영리민간단체
3. 「고등교육법」제2조에 따른 학교
4. 「의료법」 제3조제2항제3호에 따른 병원급 의료기관
5. 「민법」 제32조에 따라 설립된 비영리법인
6. 그 밖에 보건복지부장관이 건강증진사업에 관한 전문성이 있다고 인정하는 법인 또는 단체
③ 시・도지사는 지원단의 운영을 위탁하려면 미리 위탁의 절차 및 방법 등을 7일 이상 공고해야 한다.
④ 지원단의 운영을 위탁받으려는 자는 다음 각 호의 서류(전자문서를 포함한다)를 시・도지사에게 제출해야 한다.
1. 사업계획서 및 예산서
2. 건강증진 업무 수행 실적에 관한 자료
3. 고유번호증 사본(사업자등록증이 없는 경우에 한정한다)
⑤ 제4항에 따른 신청을 받은 시・도지사는 「전자정부법」 제36조제1항에 따른 행정정보의 공동이용을 통하여 다음 각 호의 서류를 확인해야 한다. 다만, 제2호의 경우 위탁을 받으려는 자가 그 확인에 동의하지 않는 경우에는 해당 서류의 사본을 첨부하도록 해야 한다.
1. 법인 등기사항증명서(법인인 경우만 해당한다)
2. 사업자등록증
⑥ 제1항부터 제5항까지에서 규정한 사항 외에 지원단의 운영 및 운영의 위탁 등에 필요한 사항은 지방자치단체의 조례로 정한다.
[본조신설 2022.6.22.]

제20조(검진) 국가는 건강증진을 위하여 필요한 경우에 보건복지부령이 정하는 바에 의하여 국민에 대하여 건강검진을 실시할 수 있다.〈개정 1997.12.13., 2008.2.29., 2010.1.18.〉

시행규칙

제20조(건강검진) ① 법 제20조의 규정에 의하여 국가가 건강검진을 실시하는 경우에는 특별자치시장·특별자치도지사·시장·군수·구청장으로 하여금 보건소장이 이를 실시하도록 하여야 한다. 다만, 필요한 경우에는 영 제32조 제2항 제2호 또는 제3호의 기관에 위탁하여 실시하게 할 수 있다.〈개정 2018.6.29.〉

② 제1항의 규정에 의한 건강검진은 연령별·대상별로 검진항목을 정하여 실시하여야 한다.

제21조(검진결과의 공개금지) 제20조의 규정에 의하여 건강검진을 한 자 또는 검진기관에 근무하는 자는 국민의 건강증진사업의 수행을 위하여 불가피한 경우를 제외하고는 정당한 사유없이 검진결과를 공개하여서는 아니된다.

제3장 국민건강증진기금

제22조(기금의 설치 등) ① 보건복지부장관은 국민건강증진사업의 원활한 추진에 필요한 재원을 확보하기 위하여 국민건강증진기금(이하 "기금"이라 한다)을 설치한다.〈개정 1997.12.13., 2008.2.29., 2010.1.18.〉

② 기금은 다음 각호의 재원으로 조성한다.〈신설 2002.1.19.〉

1. 제23조 제1항의 규정에 의한 부담금
2. 기금의 운용 수익금

[제목개정 2002.1.19.]

시행령

제24조 삭제 〈2002.2.25.〉

제25조 삭제 〈2002.2.25.〉

제26조(기금계정) 보건복지부장관은 법 제22조의 규정에 의한 국민건강증진기금(이하 "기금"이라 한다)의 수입과 지출을 명확히 하기 위하여 한국은행에 기금계정을 설치하여야 한다.〈개정 2002.2.25., 2008.2.29., 2010.3.15.〉

제27조(기금의 회계기관) 보건복지부장관은 기금의 수입과 지출에 관한 사무를 수행하게 하기 위하여 소속공무원중에서 기금수입징수관·기금재무관·기금지출관 및 기금출납공무원을 임명하여야 한다.〈개정 2008.2.29., 2010.3.15.〉

[전문개정 2002.12.30.]

제23조(국민건강증진부담금의 부과·징수 등) ① 보건복지부장관은 「지방세법」 제47조 제4호 및 제6호에 따른 제조자 및 수입판매업자가 판매하는 같은 조 제1호에 따른 담배(같은 법 제54조에 따라 담배소비세가 면제되는 것, 같은 법 제63조 제1항 제1호 및 제2호에 따라 담배소비세액이 공제 또는 환급되는 것은 제외한다. 이하 이 조 및 제23조의2에서 같다)에 다음 각 호의 구분에 따른 부담금(이하 "부담금"이라 한다)을 부과·징수한다.〈개정 2011.6.7., 2014.5.20., 2014.12.23., 2017.3.21., 2017.12.30., 2021.7.27.〉

1. 궐련 : 20개비당 841원
2. 전자담배
   가. 니코틴 용액을 사용하는 경우: 1밀리리터당 525원
   나. 연초 및 연초 고형물을 사용하는 경우:
      1) 궐련형 : 20개비당 750원
      2) 기타 유형 : 1그램당 73원
3. 파이프담배 : 1그램당 30.2원

4. 엽궐련(엽권연) : 1그램당 85.8원
5. 각련(각연) : 1그램당 30.2원
6. 씹는 담배 : 1그램당 34.4원
7. 냄새 맡는 담배 : 1그램당 21.4원
8. 물담배 : 1그램당 1050.1원
9. 머금는 담배 : 1그램당 534.5원

시행령

제27조의2(담배의 구분) 법 제23조 제1항에 따른 담배의 구분은 다음 각 호와 같다.〈개정 2017.5.29., 2018.12.18., 2021.11.30.〉

1. 궐련(卷煙) : 연초에 향료 등을 첨가하여 일정한 폭으로 썬 후 궐련제조기를 이용하여 궐련지로 말아서 피우기 쉽게 만들어진 담배와 이와 유사한 형태의 것으로서 흡연용으로 사용될 수 있는 담배
2. 전자담배 : 니코틴 용액이나 연초 및 연초 고형물을 전자장치를 사용해 호흡기를 통해 체내에 흡입함으로써 흡연과 같은 효과를 낼 수 있도록 만든 담배와 이와 유사한 형태의 담배로서 그 구분은 다음 각 목에 따른다.
   가. 니코틴 용액을 사용하는 전자담배
   나. 연초 및 연초 고형물을 사용하는 전자담배
      1) 궐련형
      2) 기타 유형
3. 파이프담배 : 고급 특수 연초를 중가향(重加香) 처리하고 압착・열처리 등 특수가공을 하여 각 폭을 비교적 넓게 썰어서 파이프를 이용하여 피울 수 있도록 만든 담배와 이와 유사한 형태의 담배
4. 엽궐련(葉卷煙) : 흡연 맛의 주체가 되는 전충엽을 체제와 형태를 잡아 주는 중권엽으로 싸고 겉모습을 아름답게 하기 위하여 외권엽으로 만 잎말음 담배와 이와 유사한 형태의 담배
5. 각련(刻煙) : 하급 연초를 경가향(輕加香)하거나 다소 고급인 연초를 가향하여 가늘게 썰어, 담뱃대를 이용하거나 흡연자가 직접 궐련지로 말아 피울 수 있도록 만든 담배와 이와 유사한 형태의 담배
6. 씹는 담배 : 입에 넣고 씹음으로써 흡연과 같은 효과를 낼 수 있도록 가공처리된 담배와 이와 유사한 형태의 담배
7. 냄새 맡는 담배 : 특수 가공된 담배 가루를 코 주위 등에 발라 냄새를 맡음으로써 흡연과 같은 효과를 낼 수 있도록 만든 가루 형태의 담배와 이와 유사한 형태의 담배
8. 물담배 : 장치를 이용하여 담배연기를 물로 거른 후 흡입할 수 있도록 만든 담배와 이와 유사한 형태의 담배
9. 머금는 담배 : 입에 넣고 빨거나 머금으면서 흡연과 같은 효과를 낼 수 있도록 특수가공하여 포장된 담배가루, 니코틴이 포함된 사탕 및 이와 유사한 형태로 만든 담배

[본조신설 2014.7.28.] [종전 제27조의2는 제27조의3으로 이동 〈2014.7.28.〉]

시행규칙

제20조의3(납부담보확인서 등) ① 영 제27조의2 제3항에 따라 수입담배를 통관하려는 담배수입판매업자는 별지 제13호서식의 국민건강증진부담금 납부담보확인신청서에 담보제공사실을 증명할 수 있는 서류를 첨부하여 보건복지부장관에게 제출하여야 한다.〈개정 2008.3.3., 2010.3.19.〉

② 보건복지부장관은 제1항에 따라 국민건강증진부담금 납부담보확인신청서를 접수한 때에는 그 내용을 확인하고 별지 제14호서식의 국민건강증진부담금 납부담보확인서를 발급하여야 한다.〈개정 2008.3.3., 2010.3.19.〉

[본조신설 2007.2.8.]

② 제1항에 따른 제조자 및 수입판매업자는 매월 1일부터 말일까지 제조장 또는 보세구역에서 반출된 담배의 수량과 산출된 부담금의 내역에 관한 자료를 다음 달 15일까지 보건복지부장관에게 제출하여야 한다.〈개정 2008.2.29., 2010.1.18., 2011.6.7., 2014. 5.20., 2021.7.27〉

③ 보건복지부장관은 제2항에 따른 자료를 제출 받은 때에는 그 날부터 5일 이내에 부담금의 금액과 납부기한 등을 명시하여 해당 제조자 및 수입판매업자에게 납부고지를 하여야 한다.〈개정 2008.2.29., 2010.1.18., 2021.7.27〉

시행규칙

제20조의2(부담금 내역에 관한 자료제출의 서식 등) ① 법 제23조 제2항에 따른 부담금의 내역에 관한 자료 제출은 별지 제11호서식(전자문서를 포함한다)에 따른다. 이 경우 다음 각 호의 서류(전자문서를 포함한다)를 첨부하여야 한다.〈개정 2015.12.31.〉

1. 제조담배 출고실적(보세구역 반출실적)을 증명할 수 있는 서류 1부
2. 과오납금을 증명할 수 있는 서류 1부(필요한 경우에 한정한다)

② 법 제23조 제3항의 규정에 의한 부담금의 납부고지는 별지 제12호서식에 의한다.

[본조신설 2002.3.4.]

④ 제1항에 따른 제조자 및 수입판매업자는 제3항에 따른 납부고지를 받은 때에는 납부고지를 받은 달의 말일까지 이를 납부하여야 한다.〈개정 2021.7.27.〉

⑤ 보건복지부장관은 부담금을 납부하여야 할 자가 제4항의 규정에 의한 납부기한 이내에 부담금을 내지 아니하는 경우 납부기한이 지난 후 10일 이내에 30일 이상의 기간을 정하여 독촉장을 발부하여야 하며, 체납된 부담금에 대해서는 「국세기본법」 제47조의4를 준용하여 가산금을 징수한다.〈개정 2008.2.29., 2010.1.18., 2016.3.2., 2019.12.3.〉

⑥ 보건복지부장관은 제5항의 규정에 의하여 독촉을 받은 자가 그 기간 이내에 부담금과 가산금을 납부하지 아니한 때에는 국세체납처분의 예에 의하여 이를 징수한다.〈개정 2008.2.29., 2010.1.18.〉

⑦ 제1항에 따른 담배의 구분에 관하여는 담배의 성질과 모양, 제조과정 등을 기준으로 하여 대통령령으로 정한다.〈신설 2014.5.20.〉

[전문개정 2002.1.19.]

제23조의2(부담금의 납부담보) ① 보건복지부장관은 부담금의 납부 보전을 위하여 대통령령이 정하는 바에 따라 제23조 제1항에 따른 제조자 및 수입판매업자에게 담보의 제공을 요구할 수 있다.〈개정 2008.2.29., 2010.1.18., 2021.7.27.〉

② 보건복지부장관은 제1항에 따라 담보제공의 요구를 받은 제조자 및 수입판매업자가 담보를 제공하지 아니하거나 요구분의 일부만을 제공한 경우 특별시장·광역시장·특별자치시장·특별자치도지사·시장·군수 및 세관장에게 담배의 반출금지를 요구할 수 있다.〈개정 2008.2.29., 2010.1.18., 2021.7.27.〉

③ 제2항에 따라 담배의 반출금지 요구를 받은 특별시장·광역시장·특별자치시장·특별자치도지사·시장·군수 및 세관장은 이에 응하여야 한다.〈개정 2021.7.27.〉

[본조신설 2006.9.27.]

시행령

제27조의3(국민건강증진부담금의 납부담보) ① 법 제23조의2에 따라 담배의 제조자 또는 수입판매업자로부터 제공받을 수 있는 국민건강증진부담금(이하 "부담금"이라 한다)의 담보액은 다음 각 호에서 정한 금액의 100분의 120(현금 또는 납부보증보험증권의 경우에는 100분의 110) 이상으로 한다.

1. 담배제조자의 경우에는 다음 각 목의 금액을 합한 금액
   가. 법 제23조 제3항에 따라 당해 제조자에게 납부고지할 예정인 부담금의 금액
   나. 납부고지한 부담금 중 납부하지 아니한 금액
2. 담배수입판매업자의 경우에는 다음 각 목의 금액을 합한 금액
   가. 법 제23조 제3항에 따라 당해 수입판매업자에게 납부고지할 예정인 부담금의 금액
   나. 납부고지한 부담금 중 납부하지 아니한 금액

② 담보의 종류는 다음 각 호의 어느 하나에 해당하는 것에 한한다.〈개정 2008.2.29., 2010.3.15.〉

1. 금전
2. 국채 또는 지방채

3. 보건복지부장관이 정하여 고시하는 유가증권
4. 납부보증보험증권
5. 토지
6. 보험에 든 등기 또는 등록된 건물・공장재단・광업재단・선박・항공기나 건설기계

③ 담배수입판매업자가 수입한 담배를 통관하려는 때에는 보건복지부장관이 보건복지부령이 정하는 바에 따라 발행한 국민건강증진부담금 납부담보확인서(이하 "납부담보확인서"라 한다)를 통관지 세관장에게 제출하여야 하며, 세관장은 납부담보확인서에 기재된 담보의 범위 내에서 통관을 허용하여야 한다.〈개정 2008.2.29., 2010.3.15.〉

[본조신설 2007.2.8.] [제27조의2에서 이동, 종전 제27조의3은 제27조의4로 이동 〈2014.7.28.〉]

제27조의4(담보의 제공방법 및 평가 등) ① 부담금의 담보제공방법은 다음 각 호와 같다.〈개정 2008.2.29., 2010.3.15.〉

1. 부담금담보를 금전 또는 유가증권으로 제공하려는 자는 이를 공탁하고 그 공탁수령증을 보건복지부장관에게 제출하여야 한다. 다만, 등록된 국채・지방채 또는 사채의 경우에는 담보 제공의 뜻을 등록하고 그 등록필증을 제출하여야 한다.
2. 납부보증보험증권을 부담금담보로 제공하려는 자는 그 보험증권을 보건복지부장관에게 제출하여야 한다.
3. 토지・건물・공장재단・광업재단・선박・항공기 또는 건설기계를 부담금담보로 제공하려는 자는 그 등기필증 또는 등록필증을 보건복지부장관에게 제시하여야 하며, 보건복지부장관은 이에 따라 저당권의 설정을 위한 등기 또는 등록절차를 밟아야 한다.

② 납부담보 가액의 평가에 대하여는「지방세기본법」제66조를 준용한다. 이 경우 "납세보증보험증권"은 "납부보증보험증권"으로 본다.〈개정 2010.9.20., 2017.3.27.〉

[본조신설 2007.2.8.] [제27조의3에서 이동, 종전 제27조의4는 제27조의5로 이동 〈2014.7.28.〉]

제27조의5(담보제공요구의 제외) 보건복지부장관은 담배제조업 또는 수입판매업을 3년 이상 계속해서 영위하고 최근 3년간 부담금을 체납하거나 고의로 회피한 사실이 없는 자와 신용평가기관으로부터 보건복지부장관이 정하는 기준 이상의 평가를 받은 자에게는 부담금담보의 제공을 요구하지 아니할 수 있다.〈개정 2008.2.29., 2010.3.15.〉

[본조신설 2007.2.8.] [제27조의4에서 이동, 종전 제27조의5는 제27조의6으로 이동 〈2014.7.28.〉]

제27조의6(담보에 의한 부담금충당) 제27조의3에 따른 담보를 제공한 자가 기한 내에 부담금을 납부하지 아니하거나 부족하게 납부한 때에는 그 담보물로 부담금・가산금 및 체납처분비에 충당할 수 있다. 이 경우 부족액이 있는 때에는 이를 징수하며, 잔액이 있는 때에는 이를 반환한다.〈개정 2014.7.28., 2019.7.2.〉

[본조신설 2007.2.8.] [제27조의5에서 이동 〈2014.7.28.〉]

제23조의3(부담금 부과・징수의 협조) ① 보건복지부장관은 부담금의 부과・징수와 관련하여 필요한 경우에는 중앙행정기관・지방자치단체 그 밖의 관계 기관・단체 등에 대하여 자료제출 등의 협조를 요청할 수 있다.〈개정 2008.2.29., 2010.1.18.〉

② 제1항의 규정에 따른 협조요청을 받은 중앙행정기관・지방자치단체 그 밖의 관계 기관・단체 등은 특별한 사유가 없는 한 이에 응하여야 한다.

③ 제1항 및 제2항의 규정에 따라 보건복지부장관에게 제출되는 자료에 대하여는 사용료・수수료 등을 면제한다.〈개정 2008.2.29., 2010.1.18.〉

[본조신설 2006.9.27.]

제24조(기금의 관리・운용) ① 기금은 보건복지부장관이 관리・운용한다.〈개정 1997.12.13., 2008.2.29., 2010.1.18.〉

② 보건복지부장관은 기금의 운용성과 및 재정상태를 명확히 하기 위하여 대통령령이 정하는 바에 의하여 회계처리하여야 한다.〈개정 1997.12.13., 2008.2.29., 2010.1.18., 2017.12.30.〉

③ 기금의 관리・운용 기타 필요한 사항은 대통령령으로 정한다.

제25조(기금의 사용 등) ① 기금은 다음 각호의 사업에 사용한다.〈개정 2004.12.30., 2016.3.2., 2019.12.3.〉

1. 금연교육 및 광고, 흡연피해 예방 및 흡연피해자 지원 등 국민건강관리사업
2. 건강생활의 지원사업
3. 보건교육 및 그 자료의 개발

4. 보건통계의 작성·보급과 보건의료관련 조사·연구 및 개발에 관한 사업
5. 질병의 예방·검진·관리 및 암의 치료를 위한 사업
6. 국민영양관리사업
7. 신체활동장려사업
8. 구강건강관리사업
9. 시·도지사 및 시장·군수·구청장이 행하는 건강증진사업
10. 공공보건의료 및 건강증진을 위한 시설·장비의 확충
11. 기금의 관리·운용에 필요한 경비
12. 그 밖에 국민건강증진사업에 소요되는 경비로서 대통령령이 정하는 사업

시행령

제28조 삭제〈2007.2.8.〉
제29조 삭제〈2007.2.8.〉
제30조(기금의 사용) 법 제25조 제1항 제12호에서 "대통령령이 정하는 사업"이란 다음 각 호의 사업을 말한다.〈개정 2011.12.6., 2014.7.28., 2021.11.30〉
1. 만성퇴행성질환의 관리사업
2. 법 제27조의 규정에 의한 지도·훈련사업
3. 건강증진을 위한 신체활동 지원사업
4. 금연지도원 제도 운영 등 지역사회 금연 환경 조성 사업
5. 건강친화인증 기업 지원 사업
6. 절주문화 조성 사업

② 보건복지부장관은 기금을 제1항 각호의 사업에 사용함에 있어서 아동·청소년·여성·노인·장애인 등에 대하여 특별히 배려·지원할 수 있다.〈신설 2004.12.30., 2008.2.29., 2010.1.18., 2011.6.7.〉
③ 보건복지부장관은 기금을 제1항 각호의 사업에 사용함에 있어서 필요한 경우에는 보조금으로 교부할 수 있다.〈개정 1997.12.13., 2008.2.29., 2010.1.18.〉
[제목개정 2019.12.3.]

제4장 보칙

제26조(비용의 보조) 국가 또는 지방자치단체는 매 회계연도마다 예산의 범위안에서 건강증진사업의 수행에 필요한 비용의 일부를 부담하거나 이를 수행하는 법인 또는 단체에 보조할 수 있다.
제27조(지도·훈련) ① 보건복지부장관 또는 질병관리청장은 보건교육을 담당하거나 국민영양조사 및 영양에 관한 지도를 담당하는 공무원 또는 보건복지부령이 정하는 단체 및 공공기관에 종사하는 담당자의 자질향상을 위하여 필요한 지도와 훈련을 할 수 있다.〈개정 1997.12.13., 2008.2.29., 2010.1.18., 2020.8.11.〉
② 제1항의 규정에 의한 훈련에 관하여 필요한 사항은 보건복지부령으로 정한다.〈개정 1997.12.13., 2008.2.29., 2010.1.18.〉

시행규칙

제21조(지도·훈련대상) 법 제27조 제1항에서 "보건복지부령이 정하는 단체 및 공공기관"이라 함은 법 제29조제2항의 규정에 의하여 보건복지부장관의 업무를 위탁받아 건강증진사업을 행하는 단체 및 공공기관을 말한다.〈개정 2008.

3.3., 2010.3.19.〉

제22조(훈련방법등) ① 법 제27조의 규정에 의한 훈련은 보건복지부장관, 질병관리청장 또는 한국보건사회연구원장이 지정한 훈련기관이 행한다.〈개정 2003.12.27., 2008.3.3., 2010.3.19., 2020.9.11.〉

② 제1항의 규정에 의한 훈련기관의 장이 훈련대상자를 선발할 때에는 보건복지부장관 또는 질병관리청장이 정하는 바에 의하여 훈련을 받을 자가 공무원인 경우에는 보건복지부장관, 질병관리청장 또는 시·도지사, 단체 및 공공기관의 종사자인 경우에는 당해소속단체 및 공공기관의 장의 추천을 받아야 한다.〈개정 2008.3.3., 2010.3.19., 2020.9.11.〉

③ 기타 이 규칙에서 정한 것외에 훈련방법·시기등 훈련에 필요한 사항은 훈련기관의 장이 보건복지부장관 또는 질병관리청장의 승인을 얻어 정한다.〈개정 2010.3.19., 2020.9.11.〉

제28조(보고·검사) ① 보건복지부장관, 시·도지사 및 시장·군수·구청장은 필요하다고 인정하는 때에는 제7조 제1항, 제8조 제4항, 제8조의2, 제9조 제2항부터 제4항까지, 제9조의2, 제9조의4 또는 제23조 제1항의 규정에 해당하는 자에 대하여 당해업무에 관한 보고를 명하거나 관계공무원으로 하여금 그의 사업소 또는 사업장에 출입하여 장부·서류 기타의 물건을 검사하게 할 수 있다.〈개정 1997.12.13., 1999.2.8., 2008.2.29., 2010.1.18., 2011.6.7., 2020.12.29.〉

② 제1항의 규정에 의하여 검사를 하는 공무원은 그 권한을 나타내는 증표를 관계인에게 내보여야 한다.

제29조(권한의 위임·위탁) ① 이 법에 의한 보건복지부장관의 권한은 대통령령이 정하는 바에 의하여 그 일부를 시·도지사에게 위임할 수 있다.〈개정 1997.12.13., 2008.2.29., 2010.1.18.〉

시행령

제31조(권한의 위임) ① 법 제29조 제1항에 따라 보건복지부장관은 다음 각 호의 사항을 시·도지사에게 위임한다.〈개정 2007.2.8., 2008.2.29., 2010.1.27., 2010.3.15., 2011.12.6., 2018.12.18.〉

1. 법 제7조에 따른 광고내용의 변경·금지명령 또는 관련 법령에 따른 시정의 요청(신문·잡지의 경우에는 관할지역에 발행소의 소재지가 있는 것에 한정하되 「신문 등의 진흥에 관한 법률」 제9조 제1항 제9호에 따라 주된 보급지역이 전국으로 등록된 것은 제외하며, 광고방송의 경우에는 관할지역의 주민을 주된 대상으로 하여 제작되어 방송되는 것에 한정하며, 그 밖의 광고의 경우에는 관할지역에 설치되거나 주로 배포되는 것에 한정한다)
2. 법 제9조의4에 따른 담배에 관한 광고의 금지 또는 제한(관할지역에서 행해지는 광고에 한정하며, 잡지에 게재하는 광고는 제외한다)

② 삭제 〈2002.2.25.〉

② 보건복지부장관은 이 법에 의한 업무의 일부를 대통령령이 정하는 바에 의하여 건강증진사업을 행하는 법인 또는 단체에 위탁할 수 있다.〈개정 1997.12.13., 2008.2.29., 2010.1.18.〉

시행령

제32조(업무위탁) ① 법 제29조 제2항에 따라 보건복지부장관은 다음 각 호의 업무를 제2항에 따른 법인 또는 단체에 위탁할 수 있다.〈개정 2008.2.29., 2008.12.31., 2010.3.15., 2014.11.20., 2016.6.21., 2018.12.18., 2020.6.2., 2021.11.30.〉

1. 법 제6조 제1항에 따른 건강친화 환경 조성과 건강생활의 지원사업

1의2. 법 제6조의2 및 제6조의3에 따른 건강친화인증과 그 유효기간 연장에 관한 접수·심사·평가

2. 법 제12조 제1항에 따른 보건교육의 실시
3. 법 제12조의2 제1항에 따른 보건교육사 자격증 교부를 위한 업무
4. 건강증진 및 만성퇴행성질환의 예방을 위한 조사·연구
5. 법 제20조에 따른 건강검진
6. 건강증진을 위한 신체활동장려와 절주문화 조성에 관한 사항
7. 제16조의4 제3항에 따른 담배 광고내용의 사실 여부에 대한 검증에 필요한 자료의 조사·확인 업무
8. 법 제34조 제5항에 따른 교육 또는 금연지원 서비스를 받았는지 여부의 확인 및 과태료 감면 대상자의 정보 관

리에 관한 업무

② 보건복지부장관이 법 제29조 제2항에 따라 그 업무의 일부를 위탁할 수 있는 법인 또는 단체는 다음 각 호의 기관으로 한다.〈개정 2002.2.25., 2007.2.8., 2008.2.29., 2008.12.31., 2010.3.15., 2014.11.20.〉

1. 「국민건강보험법」에 의한 국민건강보험공단
2. 「의료법」에 의한 종합병원 및 병원(치과병원 및 한방병원을 포함한다)
3. 보건복지부장관이 정하여 고시하는 보건교육 관련 법인 또는 단체

3의2. 법 제5조의3에 따른 한국건강증진개발원

4. 기타 건강증진사업을 행하는 법인 또는 단체

③ 보건복지부장관은 제1항 각 호에 따른 업무를 위탁한 때에는 수탁기관 및 위탁업무의 내용을 고시하여야 한다.〈신설 2014.11.20.〉

제32조의2(민감정보 및 고유식별정보의 처리) ① 보건복지부장관(제18조의2 및 제32조에 따라 보건복지부장관의 권한을 위탁받은 자를 포함한다)은 다음 각 호의 사무를 수행하기 위하여 불가피한 경우 「개인정보 보호법」 제23조에 따른 건강에 관한 정보, 같은 법 시행령 제18조 제2호에 따른 범죄경력자료에 해당하는 정보, 같은 영 제19조 제1호 또는 제4호에 따른 주민등록번호 또는 외국인등록번호가 포함된 자료를 처리할 수 있다.

1. 법 제12조의2에 따른 보건교육사 자격증 교부 및 결격사유의 확인에 관한 사무
2. 법 제12조의3에 따른 국가시험의 관리 및 합격자 발표에 관한 사무

② 질병관리청장은 법 제16조에 따른 영양조사에 관한 사무를 수행하기 위하여 불가피한 경우 「개인정보 보호법」 제23조에 따른 건강에 관한 정보나 같은 법 시행령 제19조 제1호에 따른 주민등록번호가 포함된 자료를 처리할 수 있다.〈개정 2020.9.11.〉

③ 보건복지부장관(제32조에 따라 보건복지부장관의 업무를 위탁받은 자를 포함한다)은 법 제34조 제5항에 따른 교육 또는 금연지원 서비스를 받았는지 여부의 확인 및 과태료 감면 대상자의 정보 관리에 관한 사무를 수행하기 위하여 불가피한 경우 「개인정보 보호법 시행령」 제19조 제1호에 따른 주민등록번호가 포함된 자료를 처리할 수 있다.〈신설 2020.6.2.〉

[본조신설 2012.1.6.]

제30조(수수료) ① 지방자치단체의 장은 건강증진사업에 소요되는 경비 중 일부에 대하여 그 이용자로부터 조례가 정하는 바에 의하여 수수료를 징수할 수 있다.

② 제1항의 규정에 의하여 수수료를 징수하는 경우 지방자치단체의 장은 노인, 장애인, 생활보호법에 의한 생활보호대상자등에 대하여 수수료를 감면하여야 한다.

제5장 벌칙

제31조(벌칙) 제21조를 위반하여 정당한 사유 없이 건강검진의 결과를 공개한 자는 3년 이하의 징역 또는 3천만원 이하의 벌금에 처한다.

[본조신설 2014.3.18.] [종전 제31조는 제31조의2로 이동 〈2014.3.18.〉]

제31조의2(벌칙) 다음 각 호의 어느 하나에 해당하는 자는 1년 이하의 징역 또는 1천만원 이하의 벌금에 처한다.〈개정 2001.4.7., 2006.9.27., 2007.12.14., 2011.6.7., 2015.6.22., 2020.4.7., 2020.12.29.〉

1. 정당한 사유 없이 제8조의2 제3항에 따른 광고내용의 변경 등 명령이나 광고의 금지 명령을 이행하지 아니한 자
2. 제8조 제4항을 위반하여 경고문구를 표기하지 아니하거나 이와 다른 경고문구를 표기한 자
3. 제9조의2를 위반하여 경고그림·경고문구·발암성물질·금연상담전화번호를 표기하지 아니하거나 이와 다른 경고그림·경고문구·발암성물질·금연상담전화번호를 표기한 자
4. 제9조의4를 위반하여 담배에 관한 광고를 한 자

5. 제12조의2 제6항을 위반하여 다른 사람에게 자격증을 빌려주거나 빌린 자
6. 제12조의2 제7항을 위반하여 자격증을 빌려주거나 빌리는 것을 알선한 자
[제31조에서 이동 〈2014.3.18.〉]

제32조(벌칙) 제7조 제1항의 규정에 위반하여 정당한 사유없이 광고의 내용변경 또는 금지의 명령을 이행하지 아니한 자는 100만원 이하의 벌금에 처한다.
[전문개정 1999.2.8.]

제33조(양벌규정) 법인의 대표자나 법인 또는 개인의 대리인, 사용인 그 밖의 종업원이 그 법인 또는 개인의 업무에 관하여 제31조, 제31조의2 또는 제32조의 위반행위를 하면 그 행위자를 벌하는 외에 그 법인 또는 개인에게도 해당 조문의 벌금형을 과(科)한다. 다만, 법인 또는 개인이 그 위반행위를 방지하기 위하여 해당 업무에 관하여 상당한 주의와 감독을 게을리하지 아니한 경우에는 그러하지 아니하다.〈개정 2014.3.18.〉
[전문개정 2010.5.27]

제34조(과태료) ① 다음 각호의 어느 하나에 해당하는 자는 500만원 이하의 과태료를 부과한다.〈개정 1999.2.8, 2002.1.19., 2011.6.7., 2016.12.2., 2017.12.30., 2019.12.3.〉
1. 거짓이나 그 밖의 부정한 방법으로 제6조의2 제1항에 따른 인증을 받은 자
1의2. 제6조의2 제4항을 위반하여 인증표시 또는 이와 유사한 표시를 한 자
1의3. 제9조 제2항의 규정에 위반하여 담배자동판매기를 설치하여 담배를 판매한 자
2. 제9조 제9항에 따른 시정명령을 따르지 아니한 자
3. 제9조의3을 위반하여 가향물질을 표시하는 문구나 그림·사진을 제품의 포장이나 광고에 사용한 자
4. 제23조 제2항의 규정에 위반하여 자료를 제출하지 아니하거나 허위의 자료를 제출한 자

② 다음 각호의 1에 해당하는 자는 300만원 이하의 과태료에 처한다.〈신설 2002.1.19., 2003.7.29., 2011.6.7.〉
1. 제9조 제3항의 규정에 위반하여 성인인증장치가 부착되지 아니한 담배자동판매기를 설치하여 담배를 판매한 자
2. 삭제 〈2011.6.7.〉
3. 제28조의 규정에 의한 보고를 하지 아니하거나 허위로 보고한 자와 관계공무원의 검사를 거부·방해 또는 기피한 자

③ 다음 각 호의 어느 하나에 해당하는 자에게는 10만원 이하의 과태료를 부과한다.〈신설 2010.5.27., 2016.3.2., 2017.12.30., 2020.12.29.〉
1. 제8조의4 제2항을 위반하여 금주구역에서 음주를 한 사람
2. 제9조 제8항을 위반하여 금연구역에서 흡연을 한 사람

④ 제1항부터 제3항까지의 규정에 따른 과태료는 대통령령으로 정하는 바에 따라 보건복지부장관, 시·도지사 또는 시장·군수·구청장이 부과·징수한다.〈신설 2017.12.30.〉

⑤ 제3항에도 불구하고 과태료 납부 대상자가 대통령령으로 정하는 바에 따라 일정 교육 또는 금연지원 서비스를 받은 경우 시·도지사 또는 시장·군수·구청장은 과태료를 감면할 수 있다.〈신설 2019.12.3.〉
[제목개정 2016.12.2.]

시행령

제32조의3 삭제 〈2018.12.24.〉

제33조(과태료의 부과기준 등) ① 법 제34조에 따른 과태료의 부과기준은 **별표 5**와 같다.
② 법 제34조에 따른 과태료의 부과권자는 다음 각 호의 구분에 따른다.〈개정 2012.12.7., 2017.5.29., 2018.12.18., 2021.6.15., 2021.11.30.〉
1. 법 제34조 제1항 제1호 및 제1호의2의 경우: 보건복지부장관

1의2. 법 제34조 제1항 제1호의3 · 제2호, 같은 조 제2항 제1호 및 같은 조 제3항 제2호(법 제9조 제4항부터 제6항까지의 규정에 따른 금연구역에서 흡연한 경우만 해당한다)의 경우: 특별자치시장 · 특별자치도지사 · 시장 · 군수 · 구청장
2. 법 제34조 제1항 제3호 및 제4호의 경우 : 보건복지부장관
3. 법 제34조 제2항 제3호의 경우 : 보건복지부장관, 시 · 도지사 또는 시장 · 군수 · 구청장
3의2. 법 제34조 제3항 제1호의 경우 : 해당 금주구역을 지정한 시 · 도지사 또는 시장 · 군수 · 구청장
4. 법 제34조 제3항 제2호(법 제9조 제7항에 따른 금연구역에서 흡연한 경우만 해당한다)의 경우: 해당 금연구역을 지정한 시 · 도지사 또는 시장 · 군수 · 구청장
[전문개정 2011.12.6.]

제34조(과태료 감면의 기준 및 절차) ① 법 제34조 제5항에 따라 과태료를 감면받으려는 사람은 보건복지부장관이 정하는 바에 따라 다음 각 호의 어느 하나에 해당하는 교육 또는 금연지원 서비스를 받아야 한다.
1. 법 제12조 제1항 · 제2항에 따른 보건교육(흡연의 폐해, 금연의 필요성 등에 관한 교육으로 한정한다) 또는 법 제25조 제1항제1호에 따른 국민건강관리사업으로 실시하는 금연교육
2. 법 제25조 제1항 제1호에 따른 국민건강관리사업으로 실시하는 금연치료 및 금연상담 등 금연지원 서비스

② 법 제34조 제5항에 따라 과태료를 감면받으려는 사람은 해당 과태료에 대한 의견 제출 기한까지 보건복지부령으로 정하는 교육 및 금연지원 서비스 신청서를 시 · 도지사 또는 시장 · 군수 · 구청장에게 제출해야 한다. 이 경우 교육과 금연지원 서비스를 중복하여 신청할 수 없다.

③ 시 · 도지사 또는 시장 · 군수 · 구청장은 과태료 납부 대상자가 제2항에 따라 교육 및 금연지원 서비스를 신청한 경우에는 다음 각 호의 구분에 따른 기간 동안 과태료의 부과를 유예할 수 있다.
1. 제1항 제1호에 따른 교육을 신청한 경우: 교육을 신청한 날부터 1개월
2. 제1항 제2호에 따른 금연지원 서비스를 신청한 경우: 금연지원 서비스를 신청한 날부터 6개월

④ 법 제34조 제5항에 따라 시 · 도지사 또는 시장 · 군수 · 구청장은 제3항에 따라 과태료의 부과를 유예받은 사람이 그 유예기간 이내에 보건복지부령으로 정하는 과태료 감면 신청서에 제1항에 따른 교육 또는 금연지원 서비스를 받았음을 증명하는 자료를 첨부하여 제출하는 경우에는 다음 각 호의 구분에 따른 기준에 따라 과태료를 감면할 수 있다. 다만, 과태료를 체납하고 있는 사람 또는 최근 2년간 법 제34조 제5항에 따라 과태료를 2회 이상 감면받은 사람에 대해서는 과태료를 감면할 수 없다.
1. 제1항 제1호에 따른 교육을 받은 경우: 100분의 50 감경
2. 제1항 제2호에 따른 금연지원 서비스를 받은 경우: 전액 면제

⑤ 제4항 제1호에 따른 과태료의 감경은 「질서위반행위규제법」 제18조에 따른 자진납부자에 대한 과태료의 감경과 중복하여 적용하지 않는다.

⑥ 시 · 도지사 또는 시장 · 군수 · 구청장은 제3항에 따라 과태료의 부과를 유예받은 사람이 그 유예기간 이내에 제4항에 따른 자료를 제출하지 않은 경우에는 지체 없이 법 제34조제3항에 따라 과태료를 부과해야 한다.

⑦ 시 · 도지사 또는 시장 · 군수 · 구청장은 제3항에 따라 과태료의 부과를 유예받은 사람이 그 유예기간 동안 법 제9조 제8항을 위반하여 금연구역에서 흡연을 한 사실이 적발된 경우에는 지체 없이 법 제34조 제3항에 따라 과태료를 부과해야 한다.
[본조신설 2020.6.2.]

시행규칙

제22조의2(과태료 감면 신청서 등) ① 영 제34조 제2항에 따른 교육 및 금연지원 서비스 신청서는 별지 제15호서식에 따른다.

② 영 제34조 제4항에 따른 과태료 감면 신청서는 별지 제16호서식에 따른다.
[본조신설 2020.6.4.]

제35조 삭제 〈2017.12.30.〉

제36조 삭제 〈1999.2.5.〉

부 칙 〈제18606호, 2021.12.21.〉

이 법은 공포 후 6개월이 경과한 날부터 시행한다. 다만, 제6조의5의 개정규정은 공포 후 2년이 경과한 날부터 시행하고, 제9조제4항제14호의 개정규정은 공포한 날부터 시행한다.

국민건강증진법 시행령

일부개정 2021.11.30. 대통령령 제32160호 시행일 2021.12.4.

[별표 1] 〈개정 2021.6.15.〉

주류광고의 기준(제10조 관련)

1. 음주행위를 지나치게 미화하는 표현을 하지 않을 것
2. 알코올분 17도 이상의 주류를 방송광고하지 않을 것
3. 주류의 판매촉진을 위해 광고노래를 사용하지 않을 것
4. 다음 각 목의 어느 하나에 해당하는 방송광고를 하지 않을 것
   가. 「방송법」에 따른 텔레비전방송, 데이터방송, 이동멀티미디어방송 및 「인터넷 멀티미디어 방송사업법」에 따른 인터넷 멀티미디어 방송을 통한 7시부터 22시까지의 방송광고
   나. 「방송법」에 따른 라디오방송을 통한 17시부터 다음 날 8시까지의 방송광고 및 8시부터 17시까지 미성년자를 대상으로 하는 프로그램 전후의 방송광고
5. 「영화 및 비디오물의 진흥에 관한 법률」에 따른 영화상영관에서 같은 법 제29조제2항제1호부터 제3호까지의 규정에 따른 상영등급으로 분류된 영화의 상영 전후에 광고를 상영하지 않을 것
6. 다음 각목의 시설, 장소나 행사에서광고를하지 않을 것
   가. 「대중교통의 육성 및 이용촉진에 관한 법률」 제2조제2호에 따른 대중교통수단 또는 같은 조 제3호에 따른 대중교통시설
   나. 「택시운송사업의 발전에 관한 법률」 제2조제1호에 따른 택시운송사업에 사용되는 자동차 또는 해당 자동차에 승객을 승차·하차시키거나 승객을 태우기 위해대기하는 장소 또는 구역
   다. 「청소년 보호법」 제2조제1호에 따른 청소년을 대상으로 개최하는 행사
7. 「옥외광고물 등의 관리와 옥외광고산업 진흥에 관한 법률 시행령」 제3조제1호에 따른 벽면 이용 간판 또는 같은 조 제5호에 따른 옥상간판을 이용하여 7시부터 22시까지 동영상 광고를 하지 않을 것. 다만, 「주류 면허 등에 관한 법률」 제3조에 따라 주류 제조면허를 받은 자가 주류제조장 시설의 간판을 이용하여 자사(自社)의 주류를 광고하는 경우는 제외한다.

[별표 1의2] 〈신설 2016.6.21.〉

담배갑포장지에 대한 경고그림등의 표기방법(제16조 제4항 및 제16조의2 제3항 관련)

1. 위치
   가. 담배갑포장지의 앞면·뒷면에 경고그림등을 표기하되, 상단에 표기한다.
   나. 담배갑포장지의 옆면에 경고문구를 표기하되, 옆면 넓이의 100분의 30 이상의 크기로 표기한다.

2. 형태

경고그림등은 사각형의 테두리 안에 표기한다. 다만, 담배 제품의 모양이 원통형으로 되어있는 등 불가피한 사유가 있는 경우에는 적절한 형태의 테두리 안에 표기한다.

3. 글자체

경고그림등에 사용되는 글자는 고딕체로 표기한다.

4. 색상

경고그림등에 사용되는 색상은 그 포장지와 보색 대비로 선명하게 표기한다. 다만, 경고그림의 색상은 보건복지부장관이 정하여 고시하는 경고그림의 색상을 그대로 표기한다.

비 고

1. 위 표의 제2호에 따른 사각형의 테두리는 두께 2 밀리미터의 검정색 선으로 만들어야 한다.
2. 위 표의 제2호에 따른 사각형의 테두리 안에는 경고그림등 외의 다른 그림, 문구 등을 표기해서는 안 된다.

[별표 1의3] 〈신설 2016.6.21.〉

담배광고에 대한 경고문구등의 표기방법(제16조의3 제4항 관련)

1. 위치

담배광고의 하단 중앙에 경고문구등을 표기한다.

2. 형태

경고문구등은 사각형의 테두리 안에 표기하되, 테두리 크기는 다음의 기준에 따른다. 다만, 담배광고의 면적이 다음 표에 해당하지 않는 경우에는 표준광고면적에 대한 테두리의 크기에 비례하여 소비자가 명확히 잘 볼 수 있는 크기로 하여야 한다.

(단위: 밀리미터)

표준광고면적	테두리의 크기
B4 초과(257×364 초과)	112×25 초과
B4(257×364)	112×25
A4(210×297)	94×20
B5(182×257)	80×17.5
A5(148×210)	62×15
A5 미만(148×210 미만)	62×15 미만

3. 글자체

경고문구등에 사용되는 글자체는 고딕체로 표기한다.

4. 색상

경고문구등에 사용되는 색상은 담배광고의 도안 색상과 보색 대비로 선명하게 표기한다.

비 고

1. 위 표의 제2호에 따른 사각형의 테두리는 두께 2 밀리미터의 검정색 선으로 만들어야 한다.
2. 위 표의 제2호에 따른 사각형의 테두리 안에는 경고문구등 외의 다른 그림이나 문구 등을 표기해서는 안 된다.

[별표 1의4] 〈개정 2021.11.30.〉

금연지도원의 직무범위(제16조의5 제3항 관련)

직 무	직 무 범 위
1. 금연구역의 시설기준 이행 상태 점검	법 제9조 제4항에 따른 금연구역의 지정 여부를 점검하기 위한 다음 각 목의 상태 확인 업무 지원 가. 금연구역을 알리는 표지의 설치 위치 및 관리 상태 나. 금연구역의 재떨이 제거 등 금연 환경 조성 상태 다. 흡연실 설치 위치 및 설치 상태 라. 흡연실의 표지 부착 상태 마. 청소년 출입금지 표시 부착 상태
2. 금연구역에서의 흡연행위 감시 및 계도	금연구역에서의 흡연행위를 예방하기 위한 감시 활동 및 금연에 대한 지도·계몽·홍보
3. 금연을 위한 조치를 위반한 경우 관할 행정관청에 신고하거나 그에 관한 자료 제공	법 제9조 제8항을 위반한 사람을 발견한 경우 다음 각 목의 조치 가. 금연구역에서의 흡연행위 촬영 등 증거수집 나. 관할 행정관청에 신고를 하기 위한 위반자의 인적사항 확인 등
4. 금연홍보 및 금연교육 지원	가. 금연을 위한 캠페인 등 홍보 활동 나. 청소년 등을 대상으로 한 금연교육 다. 금연시설 점유자·소유자 및 관리자에 대한 금연구역 지정·관리에 관한 교육 지원
5. 금연 환경 조성을 위한 지도	법 제9조 제2항 및 제3항에 따른 담배자동판매기 설치 위치와 성인인증장치 부착 상태 확인 업무 지원

[별표 2] 〈개정 2010.3.15.〉

보건교육사의 등급별 자격기준(제18조 제1항 관련)

등 급	자 격 기 준
보건교육사 1급	보건교육사 1급 시험에 합격한 자
보건교육사 2급	1. 보건교육사 2급 시험에 합격한 자 2. 보건교육사 3급 자격을 취득한 자로서 보건복지부장관이 정하여 고시하는 보건교육 업무에 3년 이상 종사한 자
보건교육사 3급	보건교육사 3급 시험에 합격한 자

[별표 3] 〈신설 2008.12.31.〉

보건교육사 시험과목(제18조의2 제4항 관련)

구 분	시 험 과 목
보건교육사 1급	보건프로그램 개발 및 평가, 보건교육방법론, 보건사업관리
보건교육사 2급	보건교육학, 보건학, 보건프로그램 개발 및 평가, 보건교육방법론, 조사방법론, 보건사업관리, 보건의사소통, 보건의료법규
보건교육사 3급	보건교육학, 보건학, 보건프로그램 개발 및 평가, 보건의료법규

[별표 4] 〈개정 2012.12.7.〉

보건교육사 국가시험 응시자격(제18조의3 제1항 관련)

등 급	응 시 자 격
보건교육사 1급	1. 보건교육사 2급 자격을 취득한 자로서 시험일 현재 보건복지부장관이 정하여 고시하는 보건교육 업무에 3년 이상 종사한 자 2. 「고등교육법」에 따른 대학원 또는 이와 동등 이상의 교육과정에서 보건복지부령으로 정하는 보건교육 관련 교과목을 이수하고 석사 또는 박사학위를 취득한 자로서 시험일 현재 보건복지부장관이 정하여 고시하는 보건교육 업무에 2년 이상 종사한 자
보건교육사 2급	「고등교육법」 제2조에 따른 학교 또는 이와 동등 이상의 교육과정에서 보건복지부령으로 정하는 보건교육 관련 교과목을 이수하고 전문학사 학위 이상을 취득한 자
보건교육사 3급	1. 시험일 현재 보건복지부장관이 정하여 고시는 보건교육 업무에 3년 이상 종사한 자 2. 2009년 1월 1일 이전에 보건복지부장관이 정하여 고시하는 민간단체의 보건교육사 양성과정을 이수한 자 3. 「고등교육법」 제2조에 따른 학교 또는 이와 동등 이상의 교육과정에서 보건복지부령으로 정하는 보건교육 관련 교과목 중 필수과목 5과목 이상, 선택과목 2과목 이상을 이수하고 전문학사 학위 이상을 취득한 자

[별표 5] 〈개정 2021.11.30.〉

과태료의 부과기준(제33조 제1항 관련)

1. 일반기준

가. 위반행위의 횟수에 따른 과태료의 부과기준은 최근 2년간 같은 위반행위로 과태료 부과처분을 받은 경우에 적용한다. 이 경우 위반행위에 대하여 과태료 부과처분을 한 날과 그 처분 후 다시 같은 위반행위를 한 날을 기준으로 하여 위반횟수를 계산한다.

나. 가목에 따라 가중된 부과처분을 하는 경우 가중처분의 적용 차수는 그 위반행위 전 부과처분 차수(가목에 따른 기간 내에 과태료 부과처분이 둘 이상 있었던 경우에는 높은 차수를 말한다)의 다음 차수로 한다.

다. 부과권자는 위반행위의 정도, 위반행위의 동기와 그 결과 등을 고려하여 과태료 금액을 줄일 필요가 있다고 인정되는 경우에는 제2호에 따른 과태료 금액의 2분의 1의 범위에서 그 금액을 줄일 수 있다. 다만, 과태료를 체납하고 있는 위반행위자에 대해서는 그렇지 않다.

라. 부과권자는 다음의 어느 하나에 해당하는 경우에는 제2호에 따른 과태료 금액의 2분의 1의 범위에서 그 금

액을 늘릴 수 있다. 다만, 늘리는 경우에도 법 제34조에 따른 과태료 금액의 상한을 넘을 수 없다.

1) 법 위반상태의 기간이 3개월 이상인 경우

2) 그 밖에 위반행위의 정도, 위반행위의 동기와 그 결과 등을 고려하여 과태료 금액을 늘릴 필요가 있다고 인정되는 경우

2. 개별기준

(단위 : 만원)

위반행위	근거 법조문	과태료 금액		
		1차 위반	2차 위반	3차 이상 위반
가. 거짓이나 그 밖의 부정한 방법으로 법 제6조의2제1항에 따른 인증을 받은 경우	법 제34조 제1항 제1호	170	330	500
나. 법 제6조의2제4항을 위반하여 인증표시나 이와 유사한 표시를 한 경우	법 제34조 제1항 제1호의2	170	330	500
다. 법 제8조의4제2항을 위반하여 금주구역에서 음주를 한 경우	법 제34조 제3항 제1호	10만원의 범위에서 해당 지방자치단체의 조례로 정하는 금액		
라. 법 제9조제2항을 위반하여 담배자동판매기를 설치하여 담배를 판매한 경우	법 제34조 제1항 제1호의3	170	330	500
마. 법 제9조 제3항을 위반하여 성인인증장치가 부착되지 않은 담배자동판매기를 설치하여 담배를 판매한 경우	법 제34조 제2항 제1호	75	150	300
바. 법 제9조 제8항을 위반하여 금연구역에서 흡연을 한 경우	법 제34조 제3항 제2호			
1) 법 제9조제4항에 따라 공중이 이용하는 시설의 소유자·점유자 또는 관리자가 지정한 금연구역에서 흡연을 한 경우		10	10	10
2) 법 제9조 제5항에 따라 특별자치시장·특별자치도지사·시장·군수·구청장이 지정한 공동주택의 금연구역에서 흡연을 한 경우		5	5	5
3) 법 제9조제6항에 따라 특별자치시장·특별자치도지사·시장·군수·구청장이 지정한 금연구역에서 흡연을 한 경우		10	10	10
4) 법 제9조제7항에 따라 지방자치단체가 지정한 금연구역에서 흡연을 한 경우		10만원의 범위에서 해당 지방자치단체의 조례로 정하는 금액		
사. 법 제9조 제9항에 따른 시정명령을 따르지 않은 경우	법 제34조 제1항 제2호	170	330	500
아. 법 제9조의3을 위반하여 가향물질을 표시하는 문구나 그림·사진을 제품의 포장이나 광고에 사용한 경우	법 제34조 제1항 제3호	170	330	500
자. 법 제23조 제2항을 위반하여 자료를 제출하지 않거나 허위의 자료를 제출한 경우	법 제34조 제1항 제4호	170	330	500
차. 법 제28조에 따른 보고를 하지 않거나 허위로 보고한 경우와 관계공무원의 검사를 거부·방해 또는 기피한 경우	법 제34조 제2항 제3호	75	150	300

국민건강증진법 시행규칙

일부개정 2022.6.22. 보건복지부령 제892호 시행일 2022.6.22.

[별표 1] 〈신설 2021.12.3.〉

건강친화인증의 표시(제3조의2 제4항 관련)

HEALTH FRIENDLY WORKPLACE
건강친화기업

건강친화기업의 영문 표기 Health Friendly의 머리글자 H와 F의 조합

- H(건강)와 F(친화기업)가 만나 모두의 행복한 웃음(Happy)을 만들어 냄
- 전체적인 형태는 노동자의 건강한 웃음을 떠올리며 동시에 두 명의 사람이 어깨동무를 하고 창밖의 파란 하늘(행복한 내일)을 바라보고 있는 모습을 표현함
- 두 개의 직선과 그 직선을 관통하고 포용하는 하나의 곡선은 노동자와 기업 그리고 이 둘을 이어주는 정부의 모습이며 하나가 되어 건강한 대한민국을 만드는 모두의 행복에 대한 의지를 나타냄

[별표 1의2] 〈개정 2021.12.3.〉

과음에 대한 경고문구의 표시방법(제4조 제2항 관련)

1. 표기방법

경고문구는 사각형의 선안에 한글로 "경고 : "라고 표시하고, 보건복지부장관이 정하는 경고문구중 하나를 선택하여 기재하여야 한다.

2. 글자의 크기 등

가. 경고문구는 판매용 용기에 부착되거나 새겨진 상표 또는 경고문구가 표시된 스티커에 상표면적의 10분의 1 이상에 해당하는 면적의 크기로 표기하여야 한다.

나. 글자의 크기는 상표에 사용된 활자의 크기로 하되, 그 최소크기는 다음과 같다.

(1) 용기의 용량이 300밀리리터 미만인 경우 : 7포인트 이상

(2) 용기의 용량이 300밀리리터 이상인 경우 : 9포인트 이상

3. 색상

경고문구의 색상은 상표도안의 색상과 보색관계에 있는 색상으로서 선명하여야 한다.

4. 글자체

고딕체

5. 표시위치

상표에 표기하는 경우에는 상표의 하단에 표기하여야 하며, 스티커를 사용하는 경우에는 상표밑의 잘 보이는 곳에 표기하여야 한다.

[별표 1의3] 〈개정 2021.12.3.〉

금주구역을 알리는 안내표지를 설치하는 방법(제5조 관련)

1. 안내표지 부착 위치

금주구역을 알리는 안내표지는 표지판이나 스티커의 형태로 해당 장소를 이용하는 일반 공중이 잘 볼 수 있도록 건물 담장, 벽면, 보도, 출입구 등에 설치하거나 부착해야 한다.

2. 안내표지 내용

가. 안내표지는 다음의 사항을 포함해야 한다.

1) 금주를 상징하는 그림이나 문자

(예시 1)	(예시 2)	(예시 3)
	금 주 구 역	금　　주

2) 위반시 조치사항

(예시)

이 장소는 금주구역으로서 이 구역에서 음주를 할 수 없습니다. 이를 위반하는 경우에는 「국민건강증진법」 제34조제3항제1호에 따라 10만원 이하의 과태료가 부과됩니다.

나. 지정된 금주구역의 규모나 구조에 따라 안내표지의 크기를 다르게 할 수 있으며, 바탕색 및 글씨 색상 등은

그 내용이 눈에 잘 띄도록 배색하여야 한다.

다. 안내표지의 글자는 한글로 표기하되, 필요한 경우에는 영어나 일본어 또는 중국어 등 외국어를 함께 표기할 수 있다.

라. 필요한 경우 안내표지 하단에 아래 사항을 기재할 수 있다.

: 위반사항을 발견하신 분은 전화번호 ○○○ – ○○○○로 신고해주시기 바랍니다.

[별표 2] 〈개정 2018.6.29.〉

금연구역을 알리는 표지와 흡연실을 설치하는 기준 · 방법(제6조 제4항 관련)

1. 금연구역을 알리는 표지 설치 방법

가. 표지 부착

1) 법 제9조 제4항 각 호의 어느 하나에 해당하는 시설의 소유자·점유자 또는 관리자는 해당 시설 전체가 금연구역임을 나타내는 표지판 또는 스티커를 달거나 부착하여야 한다.

2) 법 제9조제6항에 따라 금연구역을 지정한 특별자치시장·특별자치도지사·시장·군수·구청장은 지정된 장소가 금연구역임을 나타내는 표지판 또는 스티커를 설치하거나 부착하여야 한다.

3) 법 제9조 제4항에 따른 해당 시설의 표지판 또는 스티커는 해당 시설을 이용하는 자가 잘 볼 수 있도록 건물 출입구에 부착하여야 하며, 그 외 계단, 화장실 등 주요 위치에 부착한다.

4) 법 제9조 제6항에 따른 금연구역의 표지판 또는 스티커는 해당 구역을 이용하는 일반 공중이 잘 볼 수 있도록 건물 담장, 벽면, 보도(步道) 등에 설치하거나 부착하여야 한다.

5) 표지판 또는 스티커는 법 제9조 제4항에 따른 해당 시설의 소유자·점유자·관리자 또는 법 제9조 제6항에 따른 특별자치시장·특별자치도지사·시장·군수·구청장이 제작하여 부착하여야 한다. 다만, 보건복지부장관, 시·도지사 또는 시장·군수·구청장이 표지판 또는 스티커를 제공하는 경우에는 이를 부착할 수 있다.

나. 표지 내용

1) 각 목에 따른 표지판 또는 스티커에는 다음 사항이 포함되어야 한다.

가) 금연을 상징하는 그림 또는 문자

(예시)

	금 연 건 물	〈건물〉
	금 연 시 설	〈시설〉
	금 연	〈그 밖의 경우〉

나) 위반시 조치사항

(예시) 이 건물 또는 시설은 전체가 금연구역으로, 지정된 장소 외에서는 담배를 피울 수 없습니다. 이를 위반할 경우, 「국민건강증진법」에 따라 10만원 이하의 과태료가 부과됩니다.

2) 건물 또는 시설의 규모나 구조에 따라 표지판 또는 스티커의 크기를 다르게 할 수 있으며, 바탕색 및 글씨 색상 등은 그 내용이 눈에 잘 띄도록 배색하여야 한다.

3) 표지판 또는 스티커의 글자는 한글로 표기하되, 필요한 경우에는 영어, 일본어, 중국어 등 외국어를 함께 표기할 수 있다.

4) 필요한 경우 표지판 또는 스티커 하단에 아래 사항을 추가로 표시할 수 있다.
: 위반사항을 발견하신 분은 전화번호 ○○○ – ○○○○로 신고해주시기 바랍니다.

2. 흡연실을 설치하는 기준 및 방법

가. 흡연실의 설치 위치

1) 법 제9조 제4항 제6호, 제8호, 제9호, 제10호, 제11호, 제12호 및 제15호에 해당하는 시설의 소유자·점유자 또는 관리자가 흡연실을 설치하는 경우에는 의료기관 등의 이용자 및 어린이·청소년의 간접흡연 피해를 예방하기 위해 실외에 흡연실을 설치하여야 한다. 이 경우 흡연실은 옥상에 설치하거나 각 시설의 출입구로부터 10미터 이상의 거리에 설치하여야 한다.

2) 법 제9조제4항 각 호의 어느 하나에 해당하는 시설 중 1)에 따른 시설 외 시설의 소유자·점유자 또는 관리자는 가급적 실외에 흡연실을 설치하되, 부득이한 경우 건물 내에 흡연실을 설치할 수 있다.

나. 흡연실의 표지 부착

1) 건물 내에 흡연실을 설치한 경우 해당 시설의 소유자·점유자 또는 관리자는 시설 전체가 금연구역이라는 표시와 함께 해당 시설을 이용하는 자가 잘 볼 수 있는 위치에 아래 예시와 같이 흡연실임을 나타내는 표지판을 달거나 부착하여야 한다.

흡 연 실

(예시)

2) 건물 또는 시설의 규모나 구조에 따라 표지판 또는 스티커의 크기를 다르게 할 수 있으며, 바탕색 및 글씨 색상 등은 그 내용이 눈에 잘 띄도록 배색하여야 한다.

3) 표지판 또는 스티커의 글자는 한글로 표기하되, 필요한 경우에는 영어, 일본어, 중국어 등 외국어를 함께 표기할 수 있다.

4) 실외에 흡연실을 설치하는 경우 흡연이 가능한 영역을 명확히 알 수 있도록 그 경계를 표시하거나, 표지판을 달거나 부착하여야 한다.

다. 흡연실의 설치 방법

1) 실외에 흡연실을 설치하는 경우 자연 환기가 가능하도록 하고, 부득이한 경우에는 별도로 환기시설을 설치하여야 한다. 이 경우 해당 흡연실을 덮을 수 있는 지붕 및 바람막이 등을 설치할 수 있다.

2) 건물 내에 흡연실을 설치하는 경우 해당 시설의 규모나 특성 및 이용자 중 흡연자 수 등을 고려하여 담배 연기가 실내로 유입되지 않도록 실내와 완전히 차단된 밀폐 공간으로 하여야 한다. 이 경우 공동으로 이용하는 시설인 사무실, 화장실, 복도, 계단 등의 공간을 흡연실로 사용하여서는 아니 된다.

3) 건물 내 흡연실에는 흡연실의 연기를 실외로 배출할 수 있도록 환풍기 등 환기시설을 설치하여야 한다.

4) 흡연실에 재떨이 등 흡연을 위한 시설 외에 개인용 컴퓨터 또는 탁자 등 영업에 사용되는 시설 또는 설비를 설치하여서는 아니 된다.

[별표 3] 삭제 〈2016.12.23.〉

[별표 4] 〈개정 2010.3.19.〉

보건교육 관련 교과목(제7조의2 관련)

구분	과목명	최소 이수과목 및 학점
필수 과목	보건교육학, 보건학, 보건프로그램 개발 및 평가, 보건교육방법론, 보건교육실습, 조사방법론, 보건사업관리, 보건의사소통, 보건의료법규	총 9과목 및 총 22학점 이수
선택 과목	해부생리, 보건통계, 보건정보, 인간발달론, 사회심리학, 보건윤리, 환경보건, 역학, 질병관리, 안전교육, 생식보건, 재활보건, 식품위생, 정신보건, 보건영양, 건강과 운동, 구강보건, 아동보건, 노인보건, 학교보건, 산업보건, 지역사회보건	총 4과목 및 총 10학점 이수

비고 : 교과목의 명칭이 동일하지 아니하더라도 보건복지부장관 또는 보건복지부장관이 정하여 고시하는 보건교육 관련 법인·단체가 교과의 내용이 동일한지 여부를 심사하여 동일하다고 인정하는 경우에는 동일 교과목으로 본다.

마약류 관리에 관한 법률

일부개정 2022.6.10. 법률 제18964호 시행일 2022.12.11.

제1장 총칙〈개정 2011.6.7〉

제1조(목적) 이 법은 마약·향정신성의약품(向精神性醫藥品)·대마(大麻) 및 원료물질의 취급·관리를 적정하게 함으로써 그 오용 또는 남용으로 인한 보건상의 위해(危害)를 방지하여 국민보건 향상에 이바지함을 목적으로 한다.[전문개정 2011.6.7.]

시행령

제1조(목적) 이 영은 「마약류 관리에 관한 법률」에서 위임된 사항과 그 시행에 필요한 사항을 규정함을 목적으로 한다.
[전문개정 2012.6.7.]

시행규칙

제1조(목적) 이 규칙은 「마약류관리에 관한 법률」과 동법시행령에서 위임된 사항과 그 시행에 관하여 필요한 사항을 규정함을 목적으로 한다.〈개정 2006.5.23.〉

제2조(정의) 이 법에서 사용하는 용어의 뜻은 다음과 같다.〈개정 2013.3.23., 2016.2.3., 2017.4.18.〉

1. “마약류”란 마약·향정신성의약품 및 대마를 말한다.
2. “마약”이란 다음 각 목의 어느 하나에 해당하는 것을 말한다.
   가. 양귀비 : 양귀비과(科)의 파파베르 솜니페룸 엘(Papaver somniferum L.), 파파베르 세티게룸 디시(Papaver setigerum DC.) 또는 파파베르 브락테아툼(Papaver bracteatum)
   나. 아편 : 양귀비의 액즙(液汁)이 응결(凝結)된 것과 이를 가공한 것. 다만, 의약품으로 가공한 것은 제외한다.
   다. 코카 잎[엽] : 코카 관목[(灌木) : 에리드록시론속(屬)의 모든 식물을 말한다]의 잎. 다만, 엑고닌·코카인 및 엑고닌 알칼로이드 성분이 모두 제거된 잎은 제외한다.
   라. 양귀비, 아편 또는 코카 잎에서 추출되는 모든 알카로이드 및 그와 동일한 화학적 합성품으로서 대통령령으로 정하는 것

시행령

제2조(마약 등) ① 「마약류 관리에 관한 법률」(이하 “법”이라 한다) 제2조 제2호 라목에 따른 마약은 **별표** 1과 같다.
② 법 제2조 제2호 마목에 따른 마약은 **별표** 2와 같다.
③ 법 제2조 제3호 가목부터 마목까지의 규정에 따른 향정신성의약품은 각각 **별표** 3부터 **별표** 7까지와 같다.
④ 법 제2조 제4호 다목에 따른 대마는 **별표 7의2**와 같다.〈신설 2016.11.1.〉
⑤ 법 제2조 제6호에 따른 원료물질은 **별표** 8과 같다.〈개정 2016.11.1.〉
[전문개정 2012.6.7.]

   마. 가목부터 라목까지에 규정된 것 외에 그와 동일하게 남용되거나 해독(害毒) 작용을 일으킬 우려가 있는 화학적 합성품으로서 대통령령으로 정하는 것

바. 가목부터 마목까지에 열거된 것을 함유하는 혼합물질 또는 혼합제제. 다만, 다른 약물이나 물질과 혼합되어 가목부터 마목까지에 열거된 것으로 다시 제조하거나 제제(製劑)할 수 없고, 그것에 의하여 신체적 또는 정신적 의존성을 일으키지 아니하는 것으로서 총리령으로 정하는 것[이하 "한외마약"(限外麻藥)이라 한다]은 제외한다.

시행규칙

제2조(한외마약) 「마약류 관리에 관한 법률」(이하 "법"이라 한다) 제2조 제2호 바목 단서에 따른 한외마약은 다음 각호의 1에 해당하는 마약의 제제(주사제의 제제를 제외한다)로 한다.〈개정 2006.5.23., 2012.6.15., 2013.3.23.〉

1. 100그램당 코데인, 디히드로코데인 및 그 염류는 염기로서 1그램 이하(수제인 경우에는 100밀리리터당 100밀리그램 이하)이고, 1회 용량이 코데인 및 그 염류는 염기로서 20밀리그램 이하, 디히드로코데인 및 그 염류는 염기로서 10밀리그램 이하이며, 마약성분외의 유효성분이 3종 이상 배합된 제제
2. 100밀리리터당 또는 100그램당 의료용 아편이 100밀리그램 이하이고, 동일한 양의 토근이 배합된 제제
3. 디펜옥시레이트가 염기로서 1회용량이 2.5밀리그램 이하이고, 당해 디펜옥시레이트 용량의 1퍼센트 이상에 해당하는 양의 아트로핀설페이트를 함유하는 제제
4. 디펜옥신 1회 용량이 0.5밀리그램 이하이고, 당해 디펜옥신 용량의 5퍼센트 이상에 해당하는 양의 아트로핀설페이트를 함유하는 제제
5. 마약류취급학술연구자가 학술연구목적에 사용하는 연구시험용 시약으로서 식품의약품안전처장이 인정한 제제

3. "향정신성의약품"이란 인간의 중추신경계에 작용하는 것으로서 이를 오용하거나 남용할 경우 인체에 심각한 위해가 있다고 인정되는 다음 각 목의 어느 하나에 해당하는 것으로서 대통령령으로 정하는 것을 말한다.
   가. 오용하거나 남용할 우려가 심하고 의료용으로 쓰이지 아니하며 안전성이 결여되어 있는 것으로서 이를 오용하거나 남용할 경우 심한 신체적 또는 정신적 의존성을 일으키는 약물 또는 이를 함유하는 물질
   나. 오용하거나 남용할 우려가 심하고 매우 제한된 의료용으로만 쓰이는 것으로서 이를 오용하거나 남용할 경우 심한 신체적 또는 정신적 의존성을 일으키는 약물 또는 이를 함유하는 물질
   다. 가목과 나목에 규정된 것보다 오용하거나 남용할 우려가 상대적으로 적고 의료용으로 쓰이는 것으로서 이를 오용하거나 남용할 경우 그리 심하지 아니한 신체적 의존성을 일으키거나 심한 정신적 의존성을 일으키는 약물 또는 이를 함유하는 물질
   라. 다목에 규정된 것보다 오용하거나 남용할 우려가 상대적으로 적고 의료용으로 쓰이는 것으로서 이를 오용하거나 남용할 경우 다목에 규정된 것보다 신체적 또는 정신적 의존성을 일으킬 우려가 적은 약물 또는 이를 함유하는 물질
   마. 가목부터 라목까지에 열거된 것을 함유하는 혼합물질 또는 혼합제제. 다만, 다른 약물 또는 물질과 혼합되어 가목부터 라목까지에 열거된 것으로 다시 제조하거나 제제할 수 없고, 그것에 의하여 신체적 또는 정신적 의존성을 일으키지 아니하는 것으로서 총리령으로 정하는 것은 제외한다.

시행규칙

제3조(신체적 또는 정신적 의존성을 야기하지 아니하는 제제) ① 법 제2조 제3호 마목 단서에 따라 신체적 또는 정신적 의존성을 야기하지 아니하는 제제로 인정하는 기준은 다음 각호와 같다. 다만, 법 제2조 제3호 나목에 해당하는 향정신성의약품을 함유한 제제는 제1호 내지 제3호의 요건에 해당하더라도 이를 신체적 또는 정신적의존성을 야기하는 제제로 본다.〈개정 2012.6.15.〉

1. 법 제2조 제3호 다목 또는 라목의 향정신성의약품이 복합제제의 주성분이 아니어야 하며, 향정신성의약품의 성분이 2종 이상 함유한 것이 아닐 것
2. 복합제제에 함유되는 향정신성의약품의 함량은 복합제제의 1일 복용량에 함유된 향정신성의약품의 양이 당해 향정신성의약품 제조품목허가시 허가된 1일 용량(이하 "허가용량"이라 한다)의 2분의 1 이하로 치료효과를 기대할

수 있는 양일 것
3. 향정신성의약품에 신경계 작용약물이 함유된 복합제제는 그 함유된 성분 상호간에 상승작용을 야기하지 아니할 것
4. 피라비탈, 알로피라비탈, 싸이크로피라비탈 등 바르비탈류의 분자화합물의 제제는 이에 함유된 바르비탈류의 용량을 계산하여 그 제제의 1일 복용량에 함유된 당해 성분의 함량이 각각 허가용량의 2분의 1 이하로서 치료효과를 기대할 수 있는 양일 것
5. 학술연구목적의 시약은 연구시험용으로 제조되고 단위당 함량이 1그램 이하일 것
② 제1항의 규정에 적합하여 신체적 또는 정신적 의존성을 야기하지 아니하는 제제로 인정받고자 하는 경우에는 당해 품목마다 별지 제1호서식에 의한 신청서(전자문서로 된 신청서를 포함한다)에 이를 입증하는 근거서류(전자문서를 포함한다)를 첨부하여 식품의약품안전처장에게 제출하여야 한다.〈개정 2006.5.23., 2013.3.23.〉

4. "대마"란 다음 각 목의 어느 하나에 해당하는 것을 말한다. 다만, 대마초[칸나비스 사티바 엘(Cannabis sativa L)을 말한다. 이하 같다]의 종자(種子)·뿌리 및 성숙한 대마초의 줄기와 그 제품은 제외한다.
   가. 대마초와 그 수지(樹脂)
   나. 대마초 또는 그 수지를 원료로 하여 제조된 모든 제품
   다. 가목 또는 나목에 규정된 것과 동일한 화학적 합성품으로서 대통령령으로 정하는 것
   라. 가목부터 다목까지에 규정된 것을 함유하는 혼합물질 또는 혼합제제
5. "마약류취급자"란 다음 가목부터 사목까지의 어느 하나에 해당하는 자로서 이 법에 따라 허가 또는 지정을 받은 자와 아목 및 자목에 해당하는 자를 말한다.
   가. 마약류수출입업자 : 마약 또는 향정신성의약품의 수출입을 업(業)으로 하는 자
   나. 마약류제조업자 : 마약 또는 향정신성의약품의 제조[제제 및 소분(小分)을 포함한다. 이하 같다]를 업으로 하는 자
   다. 마약류원료사용자 : 한외마약 또는 의약품을 제조할 때 마약 또는 향정신성의약품을 원료로 사용하는 자
   라. 대마재배자 : 섬유 또는 종자를 채취할 목적으로 대마초를 재배하는 자
   마. 마약류도매업자 : 마약류소매업자, 마약류취급의료업자, 마약류관리자 또는 마약류취급학술연구자에게 마약 또는 향정신성의약품을 판매하는 것을 업으로 하는 자
   바. 마약류관리자 : 「의료법」에 따른 의료기관(이하 "의료기관"이라 한다)에 종사하는 약사로서 그 의료기관에서 환자에게 투약하거나 투약하기 위하여 제공하는 마약 또는 향정신성의약품을 조제·수수(授受)하고 관리하는 책임을 진 자
   사. 마약류취급학술연구자 : 학술연구를 위하여 마약 또는 향정신성의약품을 사용하거나, 대마초를 재배하거나 대마를 수입하여 사용하는 자
   아. 마약류소매업자 : 「약사법」에 따라 등록한 약국개설자로서 마약류취급의료업자의 처방전에 따라 마약 또는 향정신성의약품을 조제하여 판매하는 것을 업으로 하는 자
   자. 마약류취급의료업자 : 의료기관에서 의료에 종사하는 의사·치과의사·한의사 또는 「수의사법」에 따라 동물 진료에 종사하는 수의사로서 의료나 동물 진료를 목적으로 마약 또는 향정신성의약품을 투약하거나 투약하기 위하여 제공하거나 마약 또는 향정신성의약품을 기재한 처방전을 발급하는 자
6. "원료물질"이란 마약류가 아닌 물질 중 마약 또는 향정신성의약품의 제조에 사용되는 물질로서 대통령령으로 정하는 것을 말한다.
7. "원료물질취급자"란 원료물질의 제조·수출입·매매에 종사하거나 이를 사용하는 자를 말한다.
8. "군수용마약류"란 국방부 및 그 직할 기관과 육군·해군·공군에서 관리하는 마약류를 말한다.
9. "치료보호"란 마약류 중독자의 마약류에 대한 정신적·신체적 의존성을 극복시키고 재발을 예방하여 건강한 사회인으로 복귀시키기 위한 입원 치료와 통원(通院) 치료를 말한다.

[전문개정 2011.6.7.]

제2조의2(국가 등의 책임) ① 국가와 지방자치단체는 국민이 마약류 등을 남용하는 것을 예방하고, 마약류 중독자에 대한 치료보호와 사회복귀 촉진을 위하여 연구·조사 등 필요한 조치를 하여야 한다.

② 국민은 마약류 중독자에 대하여 치료의 대상으로 인식하고 건강한 사회구성원으로 자립할 수 있도록 협조하여야 한다.

[전문개정 2011.6.7.] [제3조의2에서 이동 〈2011.6.7.〉]

제2조의3(마약퇴치의 날) ① 마약류 등의 오남용에 대한 사회적 경각심을 높이고 마약류에 관한 범죄를 예방하기 위하여 매년 6월 26일을 마약퇴치의 날로 정한다.

② 국가와 지방자치단체는 마약퇴치의 날 취지에 적합한 행사와 교육·홍보사업을 실시할 수 있다.

③ 제2항에 따른 마약퇴치의 날 행사 및 교육·홍보사업에 필요한 사항은 대통령령으로 정한다.

[본조신설 2017.4.18.]

시행령

제2조의2(마약퇴치의 날 행사 등) ① 국가와 지방자치단체는 법 제2조의3 제2항에 따른 마약퇴치의 날 기념행사를 주간이나 월간으로 정하여 실시할 수 있다.

② 국가와 지방자치단체는 법 제2조의3 제2항에 따른 마약퇴치의 날 기념행사를 실시할 경우 마약퇴치에 이바지한 공이 매우 큰 개인이나 단체를 마약퇴치유공자로 선정하여 포상할 수 있다.

[본조신설 2017.10.17.]

제3조(일반 행위의 금지) 누구든지 다음 각 호의 어느 하나에 해당하는 행위를 하여서는 아니 된다.〈개정 2013.3.23., 2016.2.3., 2016.12.2., 2018.3.13., 2018.12.11.〉

1. 이 법에 따르지 아니한 마약류의 사용
2. 마약의 원료가 되는 식물을 재배하거나 그 성분을 함유하는 원료·종자·종묘(種苗)를 소지, 소유, 관리, 수출입, 수수, 매매 또는 매매의 알선을 하거나 그 성분을 추출하는 행위. 다만, 대통령령으로 정하는 바에 따라 식품의약품안전처장의 승인을 받은 경우는 제외한다.
3. 헤로인, 그 염류(鹽類) 또는 이를 함유하는 것을 소지, 소유, 관리, 수입, 제조, 매매, 매매의 알선, 수수, 운반, 사용, 투약하거나 투약하기 위하여 제공하는 행위. 다만, 대통령령으로 정하는 바에 따라 식품의약품안전처장의 승인을 받은 경우는 제외한다.
4. 마약 또는 향정신성의약품을 제조할 목적으로 원료물질을 제조, 수출입, 매매, 매매의 알선, 수수, 소지, 소유 또는 사용하는 행위. 다만, 대통령령으로 정하는 바에 따라 식품의약품안전처장의 승인을 받은 경우는 제외한다.
5. 제2조 제3호 가목의 향정신성의약품 또는 이를 함유하는 향정신성의약품을 소지, 소유, 사용, 관리, 수출입, 제조, 매매, 매매의 알선 또는 수수하는 행위. 다만, 대통령령으로 정하는 바에 따라 식품의약품안전처장의 승인을 받은 경우는 제외한다.
6. 제2조 제3호 가목의 향정신성의약품의 원료가 되는 식물 또는 버섯류에서 그 성분을 추출하거나 그 식물 또는 버섯류를 수출입, 매매, 매매의 알선, 수수, 흡연 또는 섭취하거나 흡연 또는 섭취할 목적으로 그 식물 또는 버섯류를 소지·소유하는 행위. 다만, 대통령령으로 정하는 바에 따라 식품의약품안전처장의 승인을 받은 경우는 제외한다.
7. 대마를 수출입·제조·매매하거나 매매를 알선하는 행위. 다만, 공무, 학술연구 또는 의료 목적을 위하여 대통령령으로 정하는 바에 따라 식품의약품안전처장의 승인을 받은 경우는 제외한다.
8. 삭제 〈2016.2.3.〉

9. 삭제 〈2016.2.3.〉
10. 다음 각 목의 어느 하나에 해당하는 행위
  가. 대마 또는 대마초 종자의 껍질을 흡연 또는 섭취하는 행위(제7호 단서에 따라 의료 목적으로 섭취하는 행위는 제외한다)
  나. 가목의 행위를 할 목적으로 대마, 대마초 종자 또는 대마초 종자의 껍질을 소지하는 행위
  다. 가목 또는 나목의 행위를 하려 한다는 정(情)을 알면서 대마초 종자나 대마초 종자의 껍질을 매매하거나 매매를 알선하는 행위
11. 제4조 제1항 또는 제1호부터 제10호까지의 규정에서 금지한 행위를 하기 위한 장소·시설·장비·자금 또는 운반 수단을 타인에게 제공하는 행위
12. 다음 각 목의 어느 하나에 해당하는 규정에서 금지하는 행위에 관한 정보를 「표시·광고의 공정화에 관한 법률」 제2조 제2호에서 정하는 방법으로 타인에게 널리 알리거나 제시하는 행위
  가. 제1호부터 제11호까지의 규정
  나. 제4조 제1항 또는 제3항
  다. 제5조 제1항 또는 제2항
  라. 제5조의2 제5항

[전문개정 2011.6.7.]

시행령

제3조(일반 행위 금지의 예외) ① 법 제3조 제2호 단서, 제3호 단서 또는 제4호 단서에 따라 식품의약품안전처장으로부터 마약 또는 원료물질 등의 취급에 관한 승인을 받을 수 있는 경우는 다음 각 호와 같다.〈개정 2013.3.23., 2014.12.23., 2021.1.5.〉
1. 마약류취급학술연구자가 학술연구를 위하여 필요한 양만 취급하려는 경우
2. 공무상 필요에 따라 취급하려는 경우
3. 마약류제조업자 또는 「약사법」에 따른 의약품제조업자가 향정신성의약품의 품목허가를 받기 위한 시험제품을 제조하기 위하여 원료물질을 취급하려는 경우
4. 「대외무역법」 제2조 제3호에 따른 무역거래자가 물품매도확약서를 발행하여 구매의 알선행위를 하는 경우
5. 제1호부터 제4호까지에 준하는 경우로서 마약 또는 원료물질 등을 취급할 필요가 있다고 식품의약품안전처장이 인정하는 경우

② 법 제3조 제5호 단서 또는 제6호 단서에 따라 식품의약품안전처장으로부터 향정신성의약품 등의 취급에 관한 승인을 받을 수 있는 경우는 다음 각 호와 같다.〈개정 2013.3.23., 2014.12.23.〉
1. 마약류취급학술연구자가 학술연구를 위하여 필요한 양만 취급하려는 경우
2. 공무상 필요에 따라 취급하려는 경우
3. 마약류제조업자가 시험용으로 향정신성의약품을 필요로 하는 경우
4. 「대외무역법」 제2조 제3호에 따른 무역거래자가 물품매도확약서를 발행하여 향정신성의약품 구매의 알선행위를 하는 경우
5. 제1호부터 제4호까지에 준하는 경우로서 향정신성의약품 등을 취급할 필요가 있다고 식품의약품안전처장이 인정하는 경우

③ 법 제3조 제7호 단서에 따라 식품의약품안전처장으로부터 대마를 수출입·제조[제제(製劑) 및 소분(小分)을 포함한다. 이하 같다]·매매하거나 매매를 알선하는 행위를 승인받을 수 있는 경우는 다음 각 호와 같다.〈개정 2016.11.1., 2019.3.12., 2022.12.9.〉
1. 공무상 마약류를 취급하는 공무원이 공무상 필요한 경우
2. 마약류취급학술연구자가 학술연구를 위하여 필요한 경우
3. 「약사법」 제91조에 따른 한국희귀·필수의약품센터(이하 이 조에서 "센터"라 한다)가 다음 각 목의 어느 하나에

해당하는 대마를 수입·매매하는 경우

가. 「약사법」 제91조 제1항 제3호에 따라 국민 보건상 긴급하게 도입할 필요가 있다고 식품의약품안전처장이 인정하는 의약품으로서의 대마

나. 국내에 대체 가능한 의약품이 없어 환자가 센터에 수입하여 판매할 것을 요청하는 의약품으로서의 대마

4. 환자가 질병의 치료를 위하여 제3호에 따라 센터가 수입하는 의약품으로서의 대마가 필요한 경우
5. 환자가 자가치료를 목적으로 의약품으로서의 대마를 휴대하고 출입국하는 경우

④ 제1항부터 제3항까지의 규정에 따른 승인신청에 필요한 사항은 총리령으로 정한다.〈개정 2013.3.23.〉

[전문개정 2012.6.7.]

시행규칙

제4조(취급승인 신청) 「마약류관리에 관한 법률 시행령」(이하 "영"이라 한다) 제3조에 따라 취급승인을 받으려는 자는 별지 제2호 서식의 마약류·원료물질 취급승인 신청서(전자문서로 된 신청서를 포함한다)에 그 자격을 증명하는 서류 사본(전자문서를 포함한다) 및 취급계획서(전자문서를 포함한다)를 첨부하여 식품의약품안전처장에게 제출하여야 한다. 다만, 영 제3조 제3항 제4호에 해당하는 자가 취급승인을 받으려는 경우에는 별지 제2호 서식의 마약류·원료물질 취급승인 신청서에 제5조 제2항 제2호의2의 서류(전자문서를 포함 한다)를 첨부하여 식품의약품안전처장에게 제출해야 한다.〈개정 2006.5.23., 2013.3.23., 2019.3.12.〉

제3조의2 [종전 제3조의2는 제2조의2로 이동 〈2011.6.7.〉]

제4조(마약류취급자가 아닌 자의 마약류취급의 금지) ① 마약류취급자가 아니면 다음 각 호의 어느 하나에 해당하는 행위를 하여서는 아니 된다.

1. 마약 또는 향정신성의약품을 소지, 소유, 사용, 운반, 관리, 수입, 수출, 제조, 조제, 투약, 수수, 매매, 매매의 알선 또는 제공하는 행위
2. 대마를 재배·소지·소유·수수·운반·보관 또는 사용하는 행위
3. 마약 또는 향정신성의약품을 기재한 처방전을 발급하는 행위
4. 한외마약을 제조하는 행위

② 제1항에도 불구하고 다음 각 호의 어느 하나에 해당하는 경우에는 마약류취급자가 아닌 자도 마약류를 취급할 수 있다.〈개정 2013.3.23., 2018.12.11.〉

1. 이 법에 따라 마약 또는 향정신성의약품을 마약류취급의료업자로부터 투약받아 소지하는 경우
2. 이 법에 따라 마약 또는 향정신성의약품을 마약류소매업자로부터 구입하거나 양수(讓受)하여 소지하는 경우
3. 이 법에 따라 마약류취급자를 위하여 마약류를 운반·보관·소지 또는 관리하는 경우
4. 공무상(公務上) 마약류를 압류·수거 또는 몰수하여 관리하는 경우
5. 제13조에 따라 마약류 취급 자격 상실자 등이 마약류취급자에게 그 마약류를 인계하기 전까지 소지하는 경우
6. 제3조 제7호 단서에 따라 의료 목적으로 사용하기 위하여 대마를 운반·보관 또는 소지하는 경우
7. 그 밖에 총리령으로 정하는 바에 따라 식품의약품안전처장의 승인을 받은 경우

③ 마약류취급자는 이 법에 따르지 아니하고는 마약류를 취급하여서는 아니 된다. 다만, 대통령령으로 정하는 바에 따라 식품의약품안전처장의 승인을 받은 경우에는 그러하지 아니하다.〈개정 2013.3.23.〉

④ 제2항 제3호에 따라 대마를 운반·보관 또는 소지하려는 자는 특별자치시장·시장(「제주특별자치도 설치 및 국제자유도시 조성을 위한 특별법」에 따른 행정시장을 포함한다. 이하 같다)·군수 또는 구청장(자치구의 구청장을 말한다. 이하 같다)에게 신고하여야 한다. 이 경우 특별자치시장·시장·군수 또는 구청장은 그 신고 받은 내용을 검토하여 이 법에 적합하면 신고를 수리하여야 한다.〈개정 2013.3.23., 2016.2.3., 2018.12.11.〉

⑤ 제4항 전단에 따른 신고 절차 및 대마의 운반·보관 또는 소지 방법에 관하여 필요한 사항은 총리령으로 정한다.〈신설 2016.2.3., 2018.12.11.〉

[전문개정 2011.6.7.]

시행령

제4조(마약류취급자의 예외적인 마약류 취급) ① 법 제4조 제3항 단서에 따라 마약류취급자가 식품의약품안전처장으로부터 마약류 취급에 관한 승인을 받을 수 있는 경우는 다음 각 호와 같다.〈개정 2013.3.23., 2014.12.23., 2021.1.5.〉

1. 마약류수출입업자 · 마약류제조업자 · 마약류원료사용자 또는 마약류취급학술연구자가 마약류 품질관리를 목적으로 취급하려는 경우
2. 마약류수출입업자 · 마약류제조업자 · 마약류원료사용자 또는 마약류취급학술연구자가 마약 · 향정신성의약품 또는 한외마약(限外痲藥)의 품목허가를 받기 위한 임상연구나 시험제품을 제조하기 위하여 취급하려는 경우
3. 제1호 및 제2호에 준하는 경우로서 마약류를 취급할 필요가 있다고 식품의약품안전처장이 인정하는 경우

② 제1항에 따른 승인신청에 필요한 사항은 총리령으로 정한다.〈개정 2013.3.23.〉

[전문개정 2012.6.7.] [제5조에서 이동 〈2012.6.7.〉]

시행규칙

제5조(마약류취급자가 아닌 자의 마약류 취급) ① 법 제4조 제2항 제7호에 따라 마약류취급자가 아닌 자가 마약류를 취급할 수 있는 경우는 다음 각 호의 어느 하나와 같다.〈개정 2003.11.17., 2006.5.23., 2008.10.31., 2009.10.23., 2012.6.15., 2014.11.4., 2018.2.9., 2018.10.31., 2019.3.12., 2021.9.10.〉

1. 의약품제조업자 등이 마약 · 향정신성의약품 또는 한외마약의 품목허가를 받기 위한 임상연구나 시험제품을 제조하기 위하여 취급하는 경우

1의2. 법 제2조 제3호 마목 단서에 해당하는 제제가 포함된 의약품의 품목허가를 받거나 품목신고를 하기 위한 임상연구나 시험제품을 제조하기 위하여 취급하는 경우

2. 의약품제조업자 등이 품질관리를 목적으로 취급하는 경우

2의2. 의약품을 분류 · 포장하는 기계 · 기구 등을 제작하는 자가 시험제품을 제작하거나 제품의 성능을 시험하기 위하여 향정신성의약품을 취급하는 경우

3. 공무수행 또는 공무수행을 보조하기 위하여 부득이 마약류 취급을 필요로 하는 경우
4. 「대외무역법」에 의한 외국의 수출자의 위임을 받은 무역거래자가 물품매도확약서를 발행하여 마약류의 구매의 알선행위를 하는 경우
5. 도핑(doping) 검사 및 그 검사를 위한 시험을 목적으로 마약류 취급을 필요로 하는 경우
6. 자가치료를 목적으로 마약 또는 향정신성의약품을 휴대하고 출입국하는 경우

6의2. 국내에 대체치료수단이 없어 자가치료를 목적으로 한국희귀 · 필수의약품센터를 통하여 수입된 마약 또는 향정신성의약품을 취급하는 경우

7. 의료봉사 단체 또는 의료기관 등이 해외 의료봉사 · 원조 · 지원을 위하여 취급하는 경우
8. 「항공안전법」에 따른 구급의료용품 탑재 등 식품의약품안전처장이 필요하다고 인정하여 공고하는 경우

② 마약류취급자가 아닌 자가 제1항 각 호의 어느 하나에 해당되어 마약류 취급승인을 받으려는 경우에는 별지 제3호서식에 의한 신청서(전자문서로 된 신청서를 포함한다)에 다음 각 호의 구분에 따른 서류(전자문서를 포함한다)를 첨부하여 식품의약품안전처장에게 제출하여야 한다.〈개정 2009.10.23., 2010.9.1., 2012.6.15., 2013.3.23., 2014.11.4., 2018.10.31.〉

1. 제1항 제1호, 제1호의2, 제2호, 제2호의2, 제3호부터 제5호까지 및 제8호에 해당하는 경우
   가. 해당 자격을 증명하는 서류 사본
   나. 취급계획서
2. 제1항 제6호에 해당하는 경우
   가. 출입국을 증명하는 서류 사본(식품의약품안전처장이 「전자정부법」 제36조 제1항에 따른 행정정보의 공동이용을 통하여 첨부서류에 대한 정보를 확인할 수 있는 경우에는 그 확인으로 첨부서류를 갈음하되, 신청인이 확인에 동의하지 않는 경우에는 이를 제출하여야 한다)
   나. 휴대약품명, 휴대약품의 수량, 체류기간, 출입국의 목적 등을 기재한 서류
   다. 국내외 의료기관의 의사가 발행한 진단서(의약품명, 1회 투약량, 1일 투약횟수, 총 투약일수, 용법 등이 명시

된 것을 말한다. 이하 이 조에서 같다) 또는 입국자의 경우 반출하려는 국가의 정부에서 발행한 자가치료 목적의 마약 또는 향정신성의약품 반출승인서

2의2. 제1항 제6호의2에 해당하는 경우: 국내 의료기관의 해당 질환 전문의가 발행한 다음 각 목의 서류

가. 진단서

나. 진료기록

다. 국내 대체치료수단이 없다고 판단한 의학적 소견서

3. 제1항 제7호에 해당하는 경우: 해외 의료봉사·원조 또는 지원 목적임을 증명하는 서류로서 취급하려는 마약 또는 향정신성의약품의 품명, 수량 등이 기재된 해당 국가의 정부 또는 그 밖에 권한이 있는 기관이 발행한 서류

제6조(마약류취급자의 예외적인 취급승인 신청) 법 제4조 제3항 단서, 제5조의2 제6항 제2호, 같은 법 시행령 제4조 및 제5조의3에 따라 마약류, 예고임시마약류 또는 임시마약류의 취급승인을 받으려는 자는 별지 제3호서식에 의한 신청서(전자문서로 된 신청서를 포함한다)에 그 자격을 증명하는 서류 사본(전자문서를 포함한다) 및 취급계획서(전자문서를 포함한다)를 첨부하여 식품의약품안전처장에게 제출하여야 한다. 〈개정 2006.5.23., 2012.6.15., 2013.3.23., 2016.11.4., 2018.10.31.〉

제7조(대마의 운반·보관 등) ① 법 제4조 제4항 전단에 따라 대마를 운반·보관 또는 소지하는 것을 신고하려는 자는 별지 제4호 서식의 대마 운반·보관·소지 신고서(전자문서로 된 신고서를 포함한다)를 관할 특별자치시장·시장(「제주특별자치도 설치 및 국제자유도시 조성을 위한 특별법」에 따른 행정시장을 포함한다. 이하 같다)·군수 또는 구청장(자치구의 구청장을 말한다. 이하 같다)에게 제출하여야 한다. 〈개정 2006.5.23., 2012.6.15., 2016.11.4., 2019.3.12.〉

② 제1항에 따라 신고를 한 자는 대마를 취급할 수 있는 자격이 있는 자에게 대마를 인계하기까지 신고서를 휴대하여야 하며, 관계공무원의 요구가 있는 때에는 이를 제시하여야 한다. 〈개정 2019.3.12.〉

제5조(마약류 등의 취급 제한) ① 마약류취급자는 그 업무 외의 목적을 위하여 제4조 제1항 각 호에 규정된 행위를 하여서는 아니 된다.

② 이 법에 따라 마약류 또는 임시마약류를 소지·소유·운반 또는 관리하는 자는 다른 목적을 위하여 이를 사용하여서는 아니 된다. 〈개정 2018.3.13.〉

③ 식품의약품안전처장은 공익을 위하여 필요하다고 인정하는 때에는 다음 각 호의 어느 하나에 해당하는 경우 마약류(대마는 제외한다) 또는 임시마약류의 수입·수출·제조·판매 또는 사용을 금지 또는 제한하거나 그 밖의 필요한 조치를 할 수 있다. 〈개정 2013.3.23., 2018.3.13.〉

1. 국내의 수요량 및 보유량을 고려하여 마약 또는 향정신성의약품을 제조·수입 또는 수출할 필요가 없다고 인정하는 경우
2. 이미 제조 또는 수입된 품종 또는 품목의 마약 또는 향정신성의약품과 동일한 품종 또는 품목의 마약 또는 향정신성의약품을 국내의 수급여건 등을 고려하여 다른 제조업자 또는 수입업자가 제조 또는 수입할 필요가 없다고 인정하는 경우
3. 마약류 품목허가증에 기재된 용량 이상의 마약 또는 향정신성의약품을 남용하였다고 인정하는 경우
4. 마약 또는 향정신성의약품에 대한 신체적·정신적 의존성을 야기하게 할 염려가 있을 정도로 마약 또는 향정신성의약품을 장기 또는 계속 투약하거나 투약하기 위하여 제공하는 경우
5. 그 밖에 대통령령으로 정하는 경우

[전문개정 2011.6.7.] [제목개정 2018.3.13.]

시행령

제5조(마약류취급의 금지 및 제한) ① 법 제5조 제3항 제5호에서 "대통령령으로 정하는 경우"란 마약류 품목허가증에 기재된 용법, 효능·효과, 사용상의 주의사항을 벗어나 마약 또는 향정신성의약품을 처방·투약하거나 투약하기 위하여 제공하는 경우를 말한다. 다만, 환자의 치료를 위하여 사용이 필요하거나 의학적 타당성 등이 있다고 확인된

경우는 제외한다.〈신설 2021.12.14.〉
② 식품의약품안전처장은 법 제5조제3항에 따른 금지 등의 조치를 하는 경우에는 그 사실을 서면으로 알려야 한다.〈개정 2013.3.23., 2021.12.14.〉
③ 법 제5조제3항에 따른 조치의 세부기준은 식품의약품안전처장이 정하여 고시한다.〈신설 2021.12.14.〉
[전문개정 2012.6.7.]
[제6조에서 이동, 종전 제5조는 제4조로 이동 〈2012.6.7.〉]

제5조의2(임시마약류 지정 등) ① 식품의약품안전처장은 마약류가 아닌 물질·약물·제제·제품 등(이하 이 조에서 "물질등"이라 한다) 중 오용 또는 남용으로 인한 보건상의 위해가 우려되어 긴급히 마약류에 준하여 취급·관리할 필요가 있다고 인정하는 물질등을 임시마약류로 지정할 수 있다. 이 경우 임시마약류는 다음 각 호에서 정하는 바와 같이 구분하여 지정한다.〈개정 2013.3.23., 2018.3.13.〉
1. 1군 임시마약류: 중추신경계에 작용하거나 마약류와 구조적·효과적 유사성을 지닌 물질로서 의존성을 유발하는 등 신체적·정신적 위해를 끼칠 가능성이 높은 물질
2. 2군 임시마약류: 의존성을 유발하는 등 신체적·정신적 위해를 끼칠 가능성이 있는 물질

② 제1항에도 불구하고 다음 각 호의 어느 하나에 해당하는 의약품은 임시마약류의 지정 대상에서 제외한다.〈신설 2018.3.13.〉
1. 「약사법」 제31조 제2항 및 제3항에 따라 식품의약품안전처장으로부터 의약품 품목허가를 받거나 품목신고를 한 의약품
2. 「약사법」 제34조 제1항에 따라 식품의약품안전처장으로부터 승인을 받은 임상시험용 의약품

③ 식품의약품안전처장이 임시마약류를 지정하려는 때에는 미리 대통령령으로 정하는 관계 기관과의 협의를 거쳐 다음 각 호의 사항을 1개월 이상 관보 및 인터넷 홈페이지에 예고하여야 하고, 임시마약류를 지정한 때에는 다음 제1호부터 제3호까지 및 제5호의 사항을 관보 및 인터넷 홈페이지에 공고하여야 한다.〈개정 2013.3.23., 2014.3.18., 2018.3.13.〉
1. 임시마약류의 지정 사유
2. 임시마약류의 명칭
3. 1군 임시마약류 또는 2군 임시마약류의 구분
4. 임시마약류 지정의 예고 기간 등 임시마약류의 지정 예고에 관한 사항
5. 임시마약류 지정 기간 등 임시마약류의 지정에 관한 사항

④ 제3항에 따라 지정 전에 예고한 임시마약류(이하 "예고임시마약류"라 한다)에 대한 효력은 임시마약류로 예고한 날부터 임시마약류 지정 공고 전날까지로 하며, 예고임시마약류를 임시마약류로 지정하려는 때에는 3년의 범위에서 기간을 정하여 지정하여야 한다. 다만, 마약류 지정을 검토할 필요가 있는 임시마약류에 대하여는 그 지정기간이 끝나기 전에 제3항에 따라 예고하여 임시마약류로 다시 지정할 수 있다.〈개정 2014.3.18., 2018.3.13.〉

⑤ 누구든지 예고임시마약류 또는 임시마약류에 대하여 다음 각 호의 어느 하나에 해당하는 행위를 하여서는 아니 된다.〈개정 2018.3.13.〉
1. 재배·추출·제조·수출입하거나 그러할 목적으로 소지·소유
2. 매매·매매의 알선·수수·제공하거나 그러할 목적으로 소지·소유
3. 소지·소유·사용·운반·관리·투약·보관
4. 1군 또는 2군 임시마약류와 관련된 금지행위를 하기 위한 장소·시설·장비·자금 또는 운반 수단을 타인에게 제공

⑥ 제5항에도 불구하고 다음 각 호의 어느 하나에 해당하는 경우에는 예고임시마약류 또는 임시마약류를 취급할

수 있다.〈신설 2018.3.13.〉

1. 공무상 예고임시마약류 또는 임시마약류를 압류·수거 또는 몰수하여 관리하는 경우
2. 그 밖에 공무상 마약류를 취급하는 공무원 또는 마약류취급학술연구자가 대통령령으로 정하는 바에 따라 식품의약품안전처장의 승인을 받아 예고임시마약류 또는 임시마약류를 취급하는 경우

[본조신설 2011.6.7.]

시행령

제5조의2(임시마약류 지정 시 협의 기관) 법 제5조의2 제3항 각 호 외의 부분에서 "대통령령으로 정하는 관계 기관"이란 교육부, 외교부, 법무부, 행정안전부, 보건복지부, 여성가족부, 국가정보원, 관세청, 검찰청, 경찰청, 해양경찰청, 그 밖에 식품의약품안전처장이 임시마약류 지정과 관련하여 협의할 필요가 있다고 인정하는 관계 기관을 말한다.
〈개정 2013.3.23., 2014.11.19., 2017.7.26., 2018.9.11.〉
[전문개정 2012.6.7.] [제6조의2에서 이동 〈2012.6.7.〉]

제5조의3(예고임시마약류 또는 임시마약류의 취급승인) 법 제5조의2 제6항 제2호에 따라 공무상 마약류를 취급하는 공무원 또는 마약류취급학술연구자가 예고임시마약류 또는 임시마약류를 취급하려는 경우에는 총리령으로 정하는 바에 따라 식품의약품안전처장의 승인을 받아야 한다.〈개정 2018.9.11.〉
[본조신설 2016.11.1.]

제5조의3(마약류안전관리심의위원회) ① 다음 각 호의 사항을 심의하기 위하여 식품의약품안전처에 마약류안전관리심의위원회(이하 "심의위원회"라 한다)를 둔다.

1. 마약류의 오남용 방지를 위한 조치기준에 관한 사항
2. 마약류의 안전사용 기준에 관한 사항
3. 제11조의2 제1항에 따른 마약류 통합정보의 제공 및 활용에 관한 사항
4. 그 밖에 식품의약품안전처장이 필요하다고 인정하는 사항

② 심의위원회는 위원장 1명을 포함하여 30명 이내의 위원으로 구성하며, 위원장은 식품의약품안전처 차장이 된다.

③ 위원은 다음 각 호의 어느 하나에 해당하는 사람 중에서 식품의약품안전처장이 임명하거나 위촉한다.

1. 마약류의 안전관리, 범죄수사 등의 업무를 담당하는 공무원
2. 마약류의 오남용 방지 분야의 전문지식을 가진 사람
3. 「비영리민간단체 지원법」제2조에 따른 비영리민간단체가 추천하는 사람
4. 그 밖에 마약류 안전관리 또는 관련 법률에 관한 학식과 경험이 풍부한 사람

④ 그 밖에 심의위원회의 운영 등에 필요한 사항은 대통령령으로 정한다.

[본조신설 2019.12.3.]

시행령

제5조의4(마약류안전관리심의위원회의 위원 임기) 법 제5조의3 제1항에 따른 마약류안전관리심의위원회(이하 "심의위원회"라 한다)의 위원 임기는 다음 각 호의 구분에 따른다.

1. 법 제5조의3 제3항 제1호에 따라 임명되거나 위촉된 공무원위원: 같은 호에 따른 마약류의 안전관리 등의 업무를 담당하는 직위에 재직하는 기간
2. 법 제5조의3 제3항 제2호부터 제4호까지의 규정에 따라 위촉된 위원: 2년. 다만, 위원의 사임 등으로 새로 위촉된 위원의 임기는 전임위원 임기의 남은 기간으로 한다.

[본조신설 2020.6.2.]

제5조의5(위원의 제척·기피·회피) ① 심의위원회의 위원이 다음 각 호의 어느 하나에 해당하는 경우에는 해당 심의위원회의 심의에서 제척(除斥)된다.

1. 위원 또는 그 배우자나 배우자였던 사람이 해당 안건의 당사자(당사자가 법인·단체 등인 경우에는 그 임원 또는 직원을 포함한다. 이하 이 호 및 제2호에서 같다)이거나 그 안건의 당사자와 공동권리자 또는 공동의무자인

경우
2. 위원이 해당 안건의 당사자와 친족이거나 친족이었던 경우
3. 위원 또는 위원이 속한 법인·단체 등이 해당 안건에 대해 증언, 진술, 자문, 연구, 용역 또는 감정을 한 경우
4. 위원이나 위원이 속한 법인·단체 등이 해당 안건의 당사자의 대리인이거나 대리인이었던 경우
5. 위원이 해당 안건의 당사자인 법인·단체 등에서 최근 3년 이내에 임원 또는 직원으로 재직한 경우
6. 그 밖에 위원이 해당 안건과 직접적인 이해관계가 있는 등 심의위원회의 공정한 심의를 저해할 중대한 사유가 있다고 심의위원회의 위원장(이하 "위원장"이라 한다)이 인정하는 경우

② 당사자는 심의위원회의 위원에게 공정한 심의를 기대하기 어려운 사정이 있는 때에는 심의위원회에 서면으로 기피(忌避) 신청을 할 수 있고, 심의위원회는 의결로 기피 여부를 결정한다. 이 경우 기피 신청의 대상인 위원은 그 의결에 참여하지 못한다.

③ 심의위원회의 위원이 제1항 각 호에 따른 제척사유에 해당하거나 본인에게 공정한 심의를 기대하기 어려운 사정이 있는 때에는 스스로 해당 안건의 심의에서 회피(回避)해야 한다.

[본조신설 2020.6.2.]

제5조의6(위원의 해임 또는 해촉) 식품의약품안전처장은 심의위원회의 위원이 다음 각 호의 어느 하나에 해당하는 경우에는 해당 위원을 해임하거나 해촉(解囑)할 수 있다.
1. 심신장애로 직무를 수행할 수 없게 된 경우
2. 직무와 관련된 비위사실이 있는 경우
3. 직무태만, 품위손상이나 그 밖의 사유로 위원으로 적합하지 않다고 인정되는 경우
4. 위원 스스로 직무를 수행하는 것이 곤란하다고 의사를 밝히는 경우
5. 제5조의5 제1항 각 호에 따른 제척사유에 해당함에도 불구하고 같은 조 제3항에 따라 회피하지 않은 경우

[본조신설 2020.6.2.]

제5조의7(심의위원회의 운영) ① 위원장은 심의위원회를 대표하고, 심의위원회의 사무를 총괄한다.

② 위원장이 부득이한 사유로 직무를 수행할 수 없는 때에는 위원장이 미리 지명한 위원이 그 직무를 대행한다.

③ 심의위원회의 회의는 재적위원 과반수의 출석으로 개의(開議)하고, 출석위원 3분의 2 이상의 찬성으로 의결한다.

④ 심의위원회의 사무를 처리하기 위해 심의위원회에 간사 1명을 두며, 간사는 식품의약품안전처 소속 공무원 중에서 식품의약품안전처장이 지명한다.

⑤ 심의위원회는 심의위원회의 심의를 위해 필요하다고 인정하는 경우에는 관계 행정기관, 공공기관, 법인·단체 또는 전문가 등에게 심의위원회의 회의 출석이나 의견 또는 자료의 제출 등을 요청할 수 있다.

[본조신설 2020.6.2.]

제5조의8(심의위원회의 운영세칙) 제5조의4부터 제5조의7까지에서 규정한 사항 외에 심의위원회의 운영 등에 필요한 세부 사항은 식품의약품안전처장이 정한다.

[본조신설 2020.6.2.]

제2장 허가 등 〈개정 2011.6.7.〉

제6조(마약류취급자의 허가 등) ① 마약류취급자가 되려는 다음 각 호의 어느 하나에 해당하는 자로서 총리령으로 정하는 바에 따라 제1호·제2호 및 제4호에 해당하는 자는 식품의약품안전처장의 허가를 받아야 하고, 제3호에 해당하는 자는 특별시장·광역시장·특별자치시장·도지사 또는 특별자치도지사(이하 "시·도지사"라 한다)의 허가를 받아야 하며, 제5호에 해당하는 자는 특별자치시장·시장·군수 또는 구청장(자치구의 구청장을 말한다. 이하 같다)의 허가를 받아야 한다. 허가받은 사항을 변경할 때에도 또한 같다. 〈개정 2013.3.23., 2015.6.22., 2016.2.3.〉
1. 마약류수출입업자 : 「약사법」에 따른 수입자로서 식품의약품안전처장에게 의약품 품목허가를 받거나 품목신고를 한 자

2. 마약류제조업자 및 마약류원료사용자 : 「약사법」에 따라 의약품제조업의 허가를 받은 자
3. 마약류도매업자 : 「약사법」에 따라 등록된 약국개설자 또는 의약품 도매상의 허가를 받은 자
4. 마약류취급학술연구자 : 연구기관 및 학술기관 등에서 학술연구를 위하여 마약류의 사용을 필요로 하는 자
5. 대마재배자 : 「농업·농촌 및 식품산업 기본법」 제3조 제2호에 따른 농업인으로서 섬유나 종자를 채취할 목적으로 대마초를 재배하려는 자

② 마약류관리자가 되려면 마약류취급의료업자가 있는 의료기관에 종사하는 약사로서 총리령으로 정하는 바에 따라 시·도지사의 지정을 받아야 한다. 지정받은 사항을 변경할 때에도 또한 같다.〈개정 2013.3.23.〉

③ 다음 각 호의 어느 하나에 해당하는 사람은 마약류수출입업자, 마약류취급학술연구자 또는 대마재배자로 허가를 받을 수 없다.〈개정 2014.3.18., 2018.12.11.〉

1. 피성년후견인, 피한정후견인 또는 미성년자
2. 「정신건강증진 및 정신질환자 복지서비스 지원에 관한 법률」 제3조제1호에 따른 정신질환자(정신건강의학과 전문의가 마약류에 관한 업무를 담당하는 것이 적합하다고 인정한 사람은 제외한다) 또는 마약류 중독자
3. 「약사법」·「의료법」·「보건범죄 단속에 관한 특별조치법」 또는 그 밖에 마약류 관련 법률을 위반하거나 이 법을 위반하여 금고 이상의 형을 선고받고 그 집행이 끝나거나 받지 아니하기로 확정된 후 3년이 지나지 아니한 사람

④ 제44조에 따라 마약류취급자의 허가 취소처분을 받고 2년이 지나지 아니한 자 또는 지정 취소처분을 받고 1년이 지나지 아니한 자에 대하여는 제1항이나 제2항에 따른 허가 또는 지정을 할 수 없다. 다만, 제3항 제1호에 해당하여 허가 또는 지정이 취소된 경우는 제외한다.〈개정 2018.12.11.〉

[전문개정 2011.6.7.]

시행규칙

제8조(허가의 신청) ① 법 제6조 제1항 제1호 및 제2호에 따라 마약류수출입업자·마약류제조업자 또는 마약류원료사용자가 되려는 자는 별지 제5호서식의 허가신청서(전자문서로 된 신청서를 포함한다)를 식품의약품안전처장에게 제출하여야 한다. 이 경우 마약류수출입업자가 되려는 자는 법 제6조 제3항 제2호에 해당되지 아니함을 증명하는 의사의 진단서를 첨부하여야 한다.〈개정 2013.3.23.〉

② 제1항의 규정에 의하여 마약류수출입업자·마약류제조업자 또는 마약류원료사용자가 되고자 하는 자는 그 업종에 속하는 1개 이상의 품목별 허가나 신체적 또는 정신적 의존성을 야기하지 아니하는 제제로 인정받기 위한 신청을 제3조 제2항, 제32조 제1항·제2항에 따라 동시에 하여야 한다. 다만, 한국희귀·필수의약품센터가 환자의 자가치료를 목적으로 마약 또는 향정신성의약품을 수입하려는 경우에는 그러하지 아니하다.〈개정 2006.7.3., 2013.3.23., 2014.11.4., 2018.10.31.〉

③ 법 제6조 제1항 제3호에 따라 마약류도매업자가 되고자 하는 자는 별지 제5호서식에 따른 허가신청서(전자문서로 된 신청서를 포함한다)에 약국개설등록증 사본 또는 의약품도매상허가증사본을 첨부하여 특별시장·광역시장·특별자치시장·도지사·특별자치도지사(이하 "시·도지사"라 한다)에게 제출해야 한다. 다만, 「약사법」에 따른 약국개설등록신청 또는 의약품도매상허가신청과 동시에 해당 신청서에 마약류도매업자가 되고자 하는 뜻을 분명히 기록한 경우에는 마약류도매업자허가신청서를 제출한 것으로 본다.〈개정 2006.5.23., 2006.7.3., 2012.6.15., 2013.3.23., 2018.2.9., 2021.9.10.〉

④ 법 제6조 제1항 제4호에 따라 마약류취급학술연구자가 되려는 자나 법 제6조의2 제1항 전단에 따라 원료물질수출입업자 또는 원료물질제조업자(이하 "원료물질수출입업자등"이라 한다)가 되려는 자는 별지 제5호서식의 허가신청서(전자문서로 된 신청서를 포함한다)에 다음 각 호의 서류(전자문서를 포함한다)를 첨부하여 지방식품의약품안전청장에게 제출하여야 한다.〈개정 2013.3.23.〉

1. 법 제6조 제3항 제2호에 해당되지 아니함을 증명하는 의사의 진단서
2. 마약류의 사용을 필요로 하는 학술연구계획서(마약류취급학술연구자가 되려는 자만 해당한다)
3. 학술연구자의 자격에 관한 서류(마약류취급학술연구자가 되려는 자만 해당한다)

4. 취급하는 원료물질의 종류를 기재한 서류(원료물질수출입업자등이 되려는 자만 해당한다)

⑤ 법 제6조 제1항 제5호에 따라 대마재배자가 되려는 자는 별지 제6호서식에 따른 허가신청서(전자문서로 된 신청서를 포함한다)에 법 제6조 제3항 제2호에 해당되지 아니함을 증명하는 의사의 진단서를 첨부하여 특별자치시장·시장·군수 또는 구청장에게 제출하여야 한다.〈개정 2006.5.23., 2006.7.3., 2008.10.31., 2013.3.23., 2018.2.9.〉

⑥ 제1항 및 제4항에 따라 신청서를 제출받은 식품의약품안전처장 또는 지방식품의약품안전청장은 다음 각 호의 구분에 따라 해당하는 서류를 확인하여야 한다.〈신설 2013.3.23.〉

1. 법인인 경우 : 「전자정부법」 제36조 제1항에 따른 행정정보의 공동이용을 통한 법인 등기사항증명서
2. 마약류수출입업자가 되려는 자 : 「의약품 등의 안전에 관한 규칙」 제59조에 따른 허가대장 또는 신고수리대장을 통한 수입품목허가(신고)증
3. 마약류제조업자 또는 마약류원료사용자가 되려는 자 : 「의약품 등의 안전에 관한 규칙」 제13조 제1항에 따른 허가대장을 통한 의약품제조업허가증

⑦ 법 제6조 제1항 각 호 외의 부분 후단에 따른 마약류취급자중 대마재배자의 허가사항의 변경허가는 재배지·재배면적·재배목적 또는 허가조건의 변경에 한한다.〈개정 2006.7.3., 2012.6.15.〉

⑧ 삭제 〈2008.10.31.〉

⑨ 제1항 또는 제4항에 따른 신청인이 외국인인 경우에는 법 제6조제3항 각 호에 해당하지 아니함을 확인할 수 있는 다음 각 호의 어느 하나에 해당하는 서류를 함께 제출하여야 한다.〈신설 2014.11.4.〉

1. 해당 국가의 정부 또는 그 밖에 권한이 있는 기관이 발행한 서류
2. 공증인이 공증한 신청인의 진술서로서 「재외공관 공증법」에 따라 해당 국가에 주재하는 대한민국 재외공관의 영사관이 확인한 서류. 다만, 「외국공문서에 대한 인증의 요구를 폐지하는 협약」을 체결한 국가의 경우에는 아포스티유(apostille)로 영사관의 확인을 대신할 수 있다.

제9조(허가증 교부) 제8조의 규정에 의하여 식품의약품안전처장, 시·도지사, 지방식품의약품안전청장 또는 시장·군수·구청장이 마약류취급자 또는 원료물질수출입업자등의 허가를 한 때에는 별지 제7호서식 또는 별지 제8호서식에 따른 허가증을 당해 신청인에게 교부하여야 한다.〈개정 2003.11.17., 2012.6.15., 2013.3.23.〉

제10조(지정의 신청) ① 법 제6조 제2항의 규정에 의하여 마약류관리자의 지정을 받고자 하는 자는 별지 제5호서식에 의한 신청서(전자문서로 된 신청서를 포함한다)를 시·도지사에게 제출하여야 한다.〈개정 2006.5.23., 2021.4.12.〉

② 제1항에 따라 신청서를 제출받은 시·도지사는 「전자정부법」 제36조 제1항에 따른 행정정보의 공동이용을 통해 약사면허증을 확인해야 한다. 다만, 신청인이 확인에 동의하지 않는 경우에는 그 사본을 첨부하게 해야 한다.〈신설 2021.4.12.〉

제11조(지정서 교부) 제10조의 규정에 의하여 시·도지사는 마약류관리자의 지정을 한 때에는 별지 제9호서식에 따른 지정서를 당해 신청인에게 교부하여야한다.〈개정 2012.6.15.〉

제12조(허가사항 또는 지정사항의 변경) ① 법 제6조 제1항 각 호 외의 부분 후단, 같은 조 제2항 후단 또는 제6조의2 제1항 후단에 따라 허가사항 또는 지정사항의 변경허가(지정)를 받고자 하는 자는 별지 제10호서식에 따른 신청서(전자문서로 된 신청서를 포함한다)에 그 변경을 증명하는 서류(전자문서를 포함한다)와 허가증 또는 지정서를 첨부하여 변경이 있는 날부터 20일 이내에 당해 식품의약품안전처장, 시·도지사, 지방식품의약품안전청장 또는 시장·군수·구청장(이하 "허가관청"이라 한다)에게 제출하여야 한다.〈개정 2003.11.17., 2006.5.23., 2008.10.31., 2012.6.15., 2013.3.23.〉

② 삭제 〈2008.10.31.〉

제52조(규제의 재검토) 식품의약품안전처장은 제8조 제9항에 따른 허가 요건확인 서류에 대하여 2014년 7월 1일을 기준으로 3년마다(매 3년이 되는 해의 7월 1일 전까지를 말한다) 그 타당성을 검토하여 개선 등의 조치를 하여야 한다.

[본조신설 2014.11.4.]

제6조의2(원료물질의 수출입업 또는 제조업의 허가) ① 대통령령으로 정하는 원료물질의 수출입 또는 제조를 업으로 하려는 자는 총리령으로 정하는 바에 따라 식품의약품안전처장의 허가를 받아야 한다. 허가받은 사항을 변경할 때에도 또한 같다.〈개정 2013.3.23., 2018.12.11.〉

② 제6조 제3항 각 호의 어느 하나에 해당하는 사람은 원료물질의 수출입업자 또는 제조업자로 허가받을 수 없

다.〈개정 2018.12.11.〉

③ 원료물질의 수출입 또는 제조를 업으로 하려는 자의 허가 제한에 관하여는 제6조 제4항을 준용한다.〈개정 2018. 12.11.〉

[본조신설 2011.6.7.] [제목개정 2018.12.11.]

시행령

제6조(원료물질의 수출입업 또는 제조업의 허가) 법 제6조의2 제1항 전단에서 "대통령령으로 정하는 원료물질"이란 별표 8 중 1군에 해당하는 원료물질을 말한다.

[본조신설 2012.6.7.] [제목개정 2019.3.12.]

[종전 제6조는 제5조로 이동 〈2012.6.7.〉]

제6조의2 [종전 제6조의2는 제5조의2로 이동 〈2012.6.7.〉]

제7조 삭제 〈2016.11.1.〉

제27조(허가의 경합) 동일인이 두 종류 이상의 법 제6조 제1항에 따른 마약류취급자의 허가 또는 법 제6조의2 제1항에 따른 원료물질의 수출입업 또는 제조업의 허가를 받은 경우에는 마약류취급자 또는 법 제7조 제1항 전단에 따른 원료물질수출입업자등(이하 "원료물질수출입업자등"이라 한다)에 관한 규정을 적용할 때 각 허가별로 별개의 마약류취급자 또는 원료물질수출입업자등으로 본다.〈개정 2019.3.12.〉

[전문개정 2012.6.7.]

제7조(허가증 등의 발급과 등재) ① 제6조 제1항·제2항이나 제6조의2 제1항에 따라 허가 또는 지정을 하는 식품의약품안전처장, 시·도지사, 시장·군수 또는 구청장(이하 "허가관청"이라 한다)은 총리령으로 정하는 바에 따라 마약류취급자나 원료물질의 수출입업 또는 제조업 허가를 받은 자(이하 "원료물질수출입업자등"이라 한다) 명부(名簿)에 그 내용을 기록하고 허가증 또는 지정서를 발급하여야 한다. 허가 또는 지정한 사항을 변경할 때에도 또한 같다.〈개정 2013.3.23., 2018.12.11.〉

시행규칙

제13조(허가증 또는 지정서의 게시) 허가관청은 마약류취급자 및 원료물질수출입업자등으로 하여금 그 허가증 또는 지정서를 당해 업소안의 다른 사람이 보기 쉬운 곳에 게시하도록 할 수 있다.〈개정 2012.6.15.〉

제14조(명부등재사항) 법 제7조 제1항의 규정에 의하여 마약류취급자 또는 원료물질수출입업자등 명부에 등재하여야 하는 사항은 다음 각 호와 같다.〈개정 2006.5.23., 2012.6.15.〉

1. 허가의 경우
   가. 허가업소의 명칭 및 소재지
   나. 마약류취급자 또는 원료물질수출입업자등의 성명 및 주민등록번호(법인인 경우에는 그 대표자의 성명 및 주민등록번호)
   다. 허가종별 및 허가조건
   라. 허가번호 및 등재연월일
   마. 재배장소(대마재배자에 한한다)
2. 지정의 경우
   가. 의료기관의 명칭 및 소재지
   나. 의료기관개설자의 성명 및 주민등록번호(법인인 경우에는 그 대표자의 성명 및 주민등록번호)
   다. 마약류관리자의 성명 및 약사면허번호
   라. 지정조건
   마. 지정번호 및 등재연월일

② 제6조 제1항·제2항이나 제6조의2 제1항에 따라 허가 또는 지정받은 자가 그 허가증 또는 지정서를 잃어버렸거나 못쓰게 된 경우에는 총리령으로 정하는 바에 따라 재발급받아야 한다.〈개정 2013.3.23.〉

[전문개정 2011.6.7.]

시행규칙

제15조(허가증 또는 지정서의 재교부 신청) ① 법 제7조 제2항의 규정에 의하여 허가증 또는 지정서를 재교부 받고자 하는 자는 그 사유가 발생한 날부터 20일 이내에 별지 제11호서식에 따른 신청서(전자문서로 된 신청서를 포함한다)에 허가증 또는 지정서를 첨부(허가증 또는 지정서를 못쓰게 된 경우로 한정한다)하여 당해 허가관청에 제출하여야 한다.〈개정 2009.10.23., 2012.6.15.〉

② 제1항의 규정에 의하여 허가증 또는 지정서의 재교부를 받은 후 잃어버린 허가증 또는 지정서를 발견한 때에는 지체 없이 이를 당해 허가관청에 반납하여야 한다.

③ 삭제〈2008.10.31.〉

제8조(허가증 등의 양도 금지와 폐업 등의 신고 등) ① 마약류취급자는 그 허가증 또는 지정서를 타인에게 빌려주거나 양도(讓渡)하여서는 아니 된다.

② 마약류취급자나 원료물질수출입업자등이 마약류의 취급 또는 원료물질의 수출입·제조에 관한 업무를 폐업 또는 휴업하거나 그 휴업한 업무를 다시 시작(이하 "폐업등"이라 한다)하려는 경우에는 총리령으로 정하는 바에 따라 해당 허가관청에 그 사실을 신고하여야 한다. 다만, 다음 각 호에 따라 폐업등을 신고한 경우에는 본문에 따라 폐업등을 신고한 것으로 본다.〈개정 2013.3.23., 2018.12.11.〉

1. 의료기관 개설자인 마약류취급의료업자가 「의료법」 제40조에 따라 의료업의 폐업등을 신고한 경우
2. 마약류소매업자가 「약사법」 제22조에 따라 약국의 폐업등을 신고한 경우

시행규칙

제16조(폐업 등의 신고) ① 법 제8조 제2항의 규정에 따라 마약류취급자 또는 원료물질수출입업자등은 마약류 또는 원료물질의 취급에 관한 업무를 폐업 또는 휴업하거나 휴업한 업무를 재개한 때에는 그 사실이 발생한 날부터 20일 이내에 별지 제12호서식의 신고서(전자문서로 된 신고서를 포함한다)에 다음 각 호의 구분에 따른 서류를 첨부하여 허가관청에 제출하여야 한다.〈개정 2006.5.23., 2012.6.15.〉

1. 휴업 또는 업무 재개의 경우 : 제9조에 따른 마약류취급자 또는 원료물질수출입업자등 허가증
2. 폐업의 경우
   가. 제9조에 따른 마약류취급자 또는 원료물질수출입업자등 허가증
   나. 제34조에 따른 수출입·제조 품목 허가증

② 법 제8조 제3항의 규정에 따라 마약류취급자 또는 원료물질수출입업자등의 상속인(상속인이 분명하지 아니한 경우에는 그 상속재산의 관리인을 말한다), 후견인 또는 청산인은 마약류취급자 또는 원료물질수출입업자등이 사망 또는 제한능력자가 되거나 법인이 해산한 때에, 마약류취급학술연구자는 학술연구를 종료한 때에 그 사실이 발생한 날부터 20일 이내에 별지 제13호서식의 신고서(전자문서로 된 신고서를 포함한다)를 허가관청에 제출하여야 한다.
〈개정 2006.5.23., 2012.6.15., 2018.10.31.〉
[전문개정 2003.11.17.]

③ 마약류취급자나 원료물질수출입업자등이 다음 각 호의 어느 하나에 해당하게 되었을 때에는 각 호의 구분에 따른 자는 총리령으로 정하는 바에 따라 해당 허가관청에 그 사실 및 소지 마약류 또는 원료물질의 품명, 수량 등 총리령으로 정하는 사항을 신고하여야 한다.〈개정 2013.3.23., 2014.3.18., 2018.12.11.〉

1. 사망한 경우: 상속인(상속인이 분명하지 아니한 경우에는 그 상속재산의 관리인을 말한다. 이하 같다)
2. 피성년후견인 또는 피한정후견인이 된 경우: 후견인(後見人)
3. 법인이 해산한 경우: 청산인(清算人)
4. 학술연구를 마친 경우: 마약류취급학술연구자

④ 허가관청의 장은 제2항 각 호 외의 부분 본문 또는 제3항에 따른 신고를 받은 경우에는 그 내용을 검토하여 이 법에 적합하면 신고를 수리하여야 한다.〈신설 2018.12.11.〉

⑤ 제1항을 위반하였거나 제2항에 따른 폐업신고 또는 제3항에 따른 신고를 수리한 경우에는 해당 허가 또는 지정은 그 효력을 상실한다.〈개정 2018.12.11.〉

⑥ 허가관청은 제5항에 따라 마약류취급자 또는 원료물질수출입업자등의 허가 또는 지정의 효력이 상실되었거나 제44조에 따라 마약류취급자 또는 원료물질수출입업자등의 허가 또는 지정의 취소처분을 하거나 업무의 정지처분을 하였을 때에는 총리령으로 정하는 바에 따라 마약류취급자 또는 원료물질수출입업자등 명부에 그 사항을 기록하여야 한다.〈개정 2013.3.23., 2018.12.11.〉

[전문개정 2011.6.7.]

시행규칙

제17조(허가증 등의 반납 등) ① 법 제8조 제5항 및 법 제44조에 따라 마약류취급자 또는 원료물질수출입업자등이 허가 또는 지정의 효력 상실 또는 취소처분을 받았거나, 그 업무의 정지처분을 받은 때에는 그 효력이 상실되거나 그 처분을 받은 날부터 20일 이내에 마약류취급자 또는 원료물질수출입업자등의 허가증 또는 지정서를 해당 허가관청에 반납하여야 한다.〈개정 2012.6.15., 2019.3.12.〉

② 법 제8조 제6항에 따라 해당 허가관청은 마약류취급자 또는 원료물질수출입업자등의 허가 또는 지정의 효력이 상실되었거나 마약류취급자 또는 원료물질수출입업자등의 허가 또는 지정을 취소하거나 그 업무의 정지를 한 때에는 마약류취급자 또는 원료물질수출입업자등 명부에 해당 처분에 관한 사항을 적어 넣어야 한다.〈개정 2012.6.15., 2019.3.12.〉

③ 허가관청은 법 제44조에 따라 취급업무의 정지를 한 때에는 마약류취급자 또는 원료물질수출입업자등의 허가증 또는 지정서의 이면에 처분의 요지와 업무정지기간을 적어 넣고 허가증 또는 지정서를 해당 마약류취급자 또는 원료물질수출입업자등에게 되돌려 주어야 한다.〈개정 2012.6.15., 2019.3.12.〉

제3장 마약류의 관리 〈개정 2011.6.7.〉

제9조(수수 등의 제한) ① 마약류취급자 또는 마약류취급승인자(제3조 제2호부터 제7호까지 또는 제4조 제2항 제7호에 따라 마약류 취급의 승인을 받은 자를 말한다. 이하 같다)는 마약류취급자 또는 마약류취급승인자가 아닌 자로부터 마약류를 양수할 수 없다. 다만, 제13조에 따라 허가관청의 승인을 받은 경우에는 그러하지 아니하다. 〈개정 2016.2.3., 2018.12.11.〉

② 마약류취급자 또는 마약류취급승인자는 이 법에서 정한 경우 외에는 마약류를 양도할 수 없다. 다만, 다음 각 호의 어느 하나에 해당하여 식품의약품안전처장의 승인을 받은 경우에는 그러하지 아니하다.〈개정 2013.3.23., 2015.5.18., 2016.2.3.〉

1. 품목허가가 취소되어 소지·소유 또는 관리하는 마약 및 향정신성의약품을 다른 마약류취급자에게 양도하려는 경우
2. 마약류취급학술연구자, 마약류취급승인자 또는 제4조 제3항 단서에 따라 승인을 받은 마약류취급자에게 마약류를 양도하려는 경우
3. 소유 또는 관리하던 마약 및 향정신성의약품을 사용중단 등의 사유로 원소유자 등인 마약류취급자·마약류취급승인자 또는 외국의 원소유자 등에게 반품하려는 경우

③ 마약류제조업자, 마약류원료사용자 또는 마약류취급학술연구자가 다른 마약류제조업자, 마약류원료사용자 또는 마약류취급학술연구자에게 마약류(제제는 제외한다)를 양도하려면 총리령으로 정하는 바에 따라 식품의약품안전처장의 승인을 받아야 한다.〈개정 2013.3.23.〉

[전문개정 2011.6.7.]

시행규칙

제18조(마약류 양도승인의 신청) 법 제9조 제2항 단서 및 제3항의 규정에 따라 마약류의 양도승인을 얻고자 하는 자는 별지 제14호서식의 신청서(전자문서로 된 신청서를 포함한다)에 양도계약서를 첨부하여 식품의약품안전처장에게 제출하여야 한다.〈개정 2006.5.23, 2012.6.15., 2013.3.23〉

[전문개정 2003.11.17.]

제19조 삭제 〈2003.11.17.〉

제20조 삭제 〈2018.2.9.〉

제21조(마약류 취급의 보고 등) ① 마약류취급자 또는 법 제9조 제1항 본문에 따른 마약류취급승인자(법 제3조 제2호부터 제7호까지 또는 법 제4조 제2항 제7호에 따라 마약류 취급의 승인을 받은 자를 말한다. 이하 같다)는 수출입·제조·판매·양수·양도·구입·사용·폐기·조제·투약하거나 투약하기 위하여 제공 또는 학술연구를 위하여 사용한 마약 또는 향정신성의약품에 관한 사항을 다음 각 호의 구분에 따라 법 제11조의3 제1항에 따른 마약류통합관리시스템(이하 "마약류통합관리시스템"이라 한다)을 통하여 식품의약품안전처장에게 보고하여야 한다. 보고사항을 변경할 때에도 또한 같다.〈개정 2019.3.12., 2021.4.12.〉

1. 마약류취급자(마약류원료사용자·마약류취급학술연구자 및 법 제4조 제3항 단서에 따른 승인을 받은 마약류취급자가 그 승인받은 마약 또는 향정신성의약품을 취급하는 경우는 제외한다)가 다음 각 목의 마약 또는 향정신성의약품을 취급한 경우에는 그 취급한 날부터 7일 이내(취급당일, 공휴일 및 토요일은 산입하지 아니한다. 이하 이 조에서 같다)에 보고할 것. 다만, 전산 장애 등 그 밖의 불가피한 사유가 있는 경우 그 사유가 해소된 날부터 3일 이내에 보고하여야 한다.
   가. 제32조 제1항 제1호에 따라 품목허가를 받은 마약
   나. 제32조 제1항 제1호에 따라 품목허가를 받은 향정신성의약품 중 식품의약품안전처장이 공고한 향정신성 의약품
2. 마약류취급자(마약류원료사용자·마약류취급학술연구자 및 법 제4조 제3항 단서에 따른 승인을 받은 마약류취급자가 그 승인받은 마약 또는 향정신성의약품을 취급하는 경우는 제외한다)가 다음 각 목의 마약 또는 향정신성의약품을 취급한 경우에는 그 취급한 달의 다음 달 10일까지(보고 기일이 토요일 또는 공휴일인 경우에는 다음 날을 기한으로 한다. 이하 같다) 보고할 것. 다만, 제조·수입·수출한 경우 그 취급한 날부터 10일 이내에 보고하여야 한다.
   가. 제32조 제1항 제1호에 따라 품목허가를 받은 향정신성의약품. 다만, 제1호나목에 따라 식품의약품안전처장이 공고한 향정신성의약품은 제외한다.
   나. 제32조 제1항 제2호에 따라 품목허가를 받은 마약 또는 향정신성의약품
   다. 제32조 제1항에 따른 품목허가를 받지 아니한 마약 또는 향정신성의약품
3. 마약류원료사용자, 마약류취급학술연구자, 법 제4조 제3항 단서에 따른 승인을 받은 마약류취급자(그 승인받은 마약 또는 향정신성의약품을 취급하는 경우만 해당한다) 및 마약류취급승인자가 마약 또는 향정신성의약품을 취급한 경우에는 그 취급한 달의 다음 달 10일까지 보고할 것. 다만, 다음 각 목에 따른 목적으로 사용되는 마약류에 대한 보고는 다음 각 목의 구분에 따라 규정된 달의 다음 달 10일까지 한꺼번에 보고할 수 있다.
   가. 해외봉사·원조·지원을 목적으로 마약 또는 향정신성의약품을 사용한 경우: 해당 해외봉사·원조·지원 등을 종료한 달
   나. 품질관리를 목적으로 마약 또는 향정신성의약품을 사용하고 그 상세사용내역을 「의약품 등의 안전에 관한 규칙」 별표 1부터 별표 3까지에 따라 기록·보관한 경우: 그 마약 또는 향정신성의약품의 포장단위별로 사용이 종료된 달
   다. 도핑검사 및 그 검사를 위한 시험을 목적으로 마약 또는 향정신성의약품을 사용한 경우: 포장단위별로 사용이 종료된 달
4. 제1호부터 제3호까지의 규정에도 불구하고 마약류취급의료업자, 마약류관리자, 마약류취급학술연구자, 법 제4조 제3항 단서에 따라 승인을 받은 마약류취급자 및 마약류취급승인자가 「약사법」 제2조 제15호에 따른 임상시험을 목적으로 마약 또는 향정신성의약품을 사용한 경우에는 해당 임상시험을 종료한 달의 다음 달 10일까지 보고할 것

② 법 제35조 제2항 및 제3항에 따라 작성·보존하여야 하는 장부는 별지 제23호 서식과 같다.

③ 영 제12조의2 제2호에 따른 점검부는 별지 제24호 서식과 같다.

④ 마약류취급학술연구자는 제2항에 따른 기록을 「전자서명법」에 따른 전자문서로 작성·보관할 수 있다.

⑤ 제1항에 따른 보고를 하려는 자는 다음 각 호의 구분에 따른 서식을 작성하여 식품의약품안전처장에게 제출해야 한다.〈개정 2019.3.12.〉

1. 마약류수출입업자의 수출입 보고: 별지 제19호 서식
2. 마약류제조업자의 제조 보고: 별지 제19호의2 서식
3. 마약류 제조 위·수탁자 간 입출고 상황 보고: 별지 제19호의3 서식
4. 마약류취급자·마약류취급승인자의 구입·판매·양도·양수 보고: 별지 제19호의4 서식
5. 마약류원료사용자의 원료사용 보고: 별지 제19호의5 서식
6. 마약류취급자(마약류도매업자·마약류소매업자는 제외한다)·마약류취급승인자의 마약류 사용 보고: 별지 제19호의6 서식
7. 마약류소매업자·마약류취급의료업자·마약류관리자의 조제 또는 투약 보고: 별지 제19호의7 서식. 다만, 마약류관리자가 조제 보고를 하고 그 마약류 투약 기록을 확인할 수 있는 때에는 투약 보고를 한 것으로 본다.
8. 마약류취급자·마약류취급승인자의 폐기 보고: 별지 제19호의8 서식

⑥ 제1항에 따라 보고한 사항에 변경이 있을 때에는 제1항 각 호에서 정한 보고기한 종료일부터 14일 이내에 별지 제19호의9 서식에 따라 변경 보고를 하여야 한다.〈개정 2018.10.31., 2022.1.17.〉

⑦ 제1항부터 제6항까지의 마약류 취급관련 정보는 실제로 취급하거나 소지하는 제품정보와 일치하여야 하며, 마약류취급자 및 마약류취급승인자는 일치여부 확인 등 필요한 조치를 하여야 한다.

[전문개정 2018.2.9.]

제22조 삭제 〈2018.2.9.〉

제10조 삭제 〈2015.5.18.〉

제11조(마약류 취급의 보고) ① 마약류취급자 또는 마약류취급승인자는 수출입·제조·판매·양수·양도·구입·사용·폐기·조제·투약하거나 투약하기 위하여 제공 또는 학술연구를 위하여 사용한 마약 또는 향정신성의약품의 품명·수량·취급연월일·구입처·재고량·일련번호와 상대방(마약 또는 향정신성의약품의 조제 또는 투약의 대상이 동물인 경우에는 그 소유자 또는 관리자를 말한다)의 성명 등에 관한 사항을 식품의약품안전처장에게 보고하여야 한다. 이 경우 마약류취급자 또는 마약류취급승인자가 마약류 취급의 상대방일 때에는 취급범위, 허가·승인번호 및 허가·취급승인일을 함께 보고하여야 한다.〈개정 2019.12.3.〉

② 마약류취급의료업자와 마약류소매업자는 제1항에서 정한 사항 외에 다음 각 호의 사항을 식품의약품안전처장에게 보고하여야 한다.〈개정 2019.12.3.〉

1. 마약 또는 향정신성의약품을 조제 또는 투약 받거나 투약하기 위하여 제공받은 환자의 주민등록번호(외국인인 경우에는 여권번호 또는 외국인 등록번호를 말한다. 이하 같다) 및 「통계법」 제22조 제1항 전단에 따라 작성·고시된 한국표준질병·사인분류에 따른 질병분류기호(마약 또는 향정신성의약품의 조제 또는 투약의 대상이 동물인 경우에는 그 종류, 질병명과 소유자 또는 관리자의 주민등록번호를 말한다).
2. 마약 또는 향정신성의약품을 투약하거나 투약하기 위하여 제공하거나 제32조 제2항에 따라 이를 기재한 처방전을 발급한 자의 업소명칭, 성명 및 면허번호

③ 마약류관리자가 있는 의료기관의 경우 그 의료기관에서 마약류취급의료업자 또는 마약류관리자가 투약하거나 투약하기 위하여 제공하는 마약 또는 향정신성의약품에 대하여는 제1항과 제2항에도 불구하고 해당 마약류관리자가 식품의약품안전처장에게 보고하여야 한다.

④ 제2항에도 불구하고 마약류취급의료업자 또는 마약류소매업자가 조제·투약보고를 하는 경우로서 다음 각 호의 어느 하나에 해당하는 경우에는 해당 정보를 식품의약품안전처장에게 보고하지 아니할 수 있다.〈신설 2019.12.3.〉

1. 처방전에 질병분류기호 또는 질병명이 기재되지 아니한 경우: 해당 질병분류기호 또는 질병명(마약류소매업자에 한정한다)
2. 수의사가 동물진료를 목적으로 마약 또는 향정신성의약품의 투약을 동물병원 내에서 완료한 경우: 해당 동물

의 소유자 또는 관리자의 주민등록번호

3. 국가안전보장에 관련된 정보 및 보안을 위하여 처방전을 공개할 수 없는 경우: 해당 환자 또는 처방 의사의 성명이나 환자의 주민등록번호

⑤ 제1항부터 제3항까지의 규정에 따른 보고사항을 변경하고자 하는 때에는 변경보고를 하여야 한다.〈개정 2019.12.3.〉

⑥ 제1항부터 제3항까지의 규정에 따른 보고 대상·절차·시기 등 및 제5항에 따른 변경보고 등에 필요한 사항은 총리령으로 정한다.〈개정 2019.12.3.〉

[전문개정 2015.5.18.]

제11조의2(마약류통합정보관리센터) ① 식품의약품안전처장은 제11조에 따라 보고받거나 제13조 제2항에 따라 통지받은 정보(이하 "마약류 통합정보"라 한다) 등을 효과적으로 관리하기 위하여 대통령령으로 정하는 바에 따라 관계 전문기관을 마약류통합정보관리센터(이하 "통합정보센터"라 한다)로 지정하여 다음 각 호의 업무를 위탁할 수 있다.〈개정 2019.12.3.〉

1. 마약류 통합정보의 수집·조사·이용 및 제공에 관한 사항
2. 마약류 통합정보 관리를 위한 계획의 수립 및 시행에 관한 사항
3. 제11조에 따른 마약류 취급 보고에 관한 교육 및 홍보에 관한 사항
4. 마약류 통합정보의 표준화 및 활용에 관한 연구·조사 및 교육에 관한 사항
5. 제11조의3에 따른 마약류통합관리시스템의 구축 및 운영에 관한 사항
6. 제11조의3에 따른 마약류통합관리시스템과의 연계 사용을 위한 외부 소프트웨어의 기능 검사 및 결과 공개에 관한 사항
7. 그 밖에 마약류의 통합정보 관리에 관하여 총리령으로 정하는 사항

② 통합정보센터의 장은 국가, 지방자치단체, 공공기관, 마약류취급자 및 마약류취급승인자 등을 대상으로 보고받은 정보의 진위 여부를 확인하는 등 제1항에 따른 업무를 수행하거나 마약류 오남용을 분석하는 데 필요한 경우에 한하여 그 업무와 관련성이 있는 「주민등록법」 제30조 제1항에 따른 주민등록전산정보자료, 「가족관계의 등록 등에 관한 법률」 제11조 제4항에 따른 전산정보자료, 출입국관리기록, 진료기록, 의약품공급기록 등의 자료로서 대통령령으로 정하는 자료[개인정보(「개인정보 보호법」 제2조 제1호에 따른 개인정보를 말한다. 이하 같다)를 포함한다]를 제공하도록 요청할 수 있다. 이 경우 요청을 받은 자는 정당한 사유가 없으면 이에 따라야 하며, 통합정보센터의 장에게 제공하는 자료에 대하여는 사용료 또는 수수료 등을 면제한다.〈개정 2019.12.3.〉

③ 식품의약품안전처장과 통합정보센터의 장은 제11조에 따라 보고된 정보나 제2항에 따라 제공받은 자료와 정보를 철저히 관리하여야 한다.〈개정 2019.12.3.〉

④ 식품의약품안전처장은 통합정보센터의 장에게 마약 또는 향정신성의약품의 취급 및 관리 현황 등에 대하여 보고하게 할 수 있다.

⑤ 식품의약품안전처장은 통합정보센터의 운영 등에 사용되는 비용의 전부 또는 일부를 지원할 수 있다.

⑥ 제1항제6호에 따른 외부 소프트웨어의 기능 검사에 필요한 구체적인 방법 및 기준은 식품의약품안전처장이 정하여 고시한다.〈신설 2019.12.3.〉

⑦ 그 밖에 통합정보센터의 운영 등에 필요한 사항은 대통령령으로 정한다.〈개정 2019.12.3.〉

[본조신설 2015.5.18]

시행령

제8조(마약류통합정보관리센터의 지정 등) ① 식품의약품안전처장은 법 제11조의2 제1항에 따라 「약사법」 제68조의3 제1항에 따른 한국의약품안전관리원을 마약류통합정보관리센터(이하 "통합정보센터"라 한다)로 지정하고, 법 제11조

의2 제1항 각 호의 업무를 위탁한다.〈개정 2016.11.1., 2020.6.2.〉

② 통합정보센터의 장은 매 회계연도 시작 전까지 다음 연도의 사업계획서와 다음 각 호의 서류를 첨부한 예산서를 이사회에서 의결한 후 식품의약품안전처장의 승인을 받아야 한다. 사업계획서와 예산서를 변경하는 경우에도 또한 같다.〈신설 2016.11.1., 2020.6.2., 2021.1.5.〉

1. 추정재무상태표
2. 추정손익계산서
3. 자금의 수입·지출 계획서

[본조신설 2015.7.20.]

제8조의2(통합정보센터의 업무수행 등을 위한 요청 자료의 범위) 법 제11조의2 제2항 전단에서 "대통령령으로 정하는 자료"란 다음 각 호의 자료를 말한다.

1. 「주민등록법」 제30조 제1항에 따른 주민등록전산정보자료
2. 「가족관계의 등록 등에 관한 법률」 제11조 제4항에 따른 전산정보자료
3. 「출입국관리법」에 따른 다음 각 목의 자료
   가. 「출입국관리법」 제3조·제6조·제12조 및 제28조에 따른 출입국 기록에 관한 자료
   나. 「출입국관리법」 제31조 및 제32조에 따른 외국인등록사항(외국인등록번호를 포함한다)에 관한 자료
4. 「재외동포의 출입국과 법적 지위에 관한 법률」 제6조에 따른 국내거소신고사항(국내거소신고번호 및 거주국에 관한 사항을 포함한다)에 관한 자료
5. 「의료법」에 따른 다음 각 목의 자료
   가. 「의료법」 제11조 제2항에 따라 의사·치과의사·한의사의 면허에 관한 사항을 등록한 등록대장
   나. 「의료법」 제18조 제1항에 따른 처방전
   다. 「의료법」 제22조 제1항에 따른 진료기록부 또는 같은 법 제23조제1항에 따른 진료기록부에 대한 전자의무기록(진료를 받은 사람의 인적사항, 주된 증상 및 치료 내용에 관한 사항만 해당한다)
   라. 「의료법」 제65조 및 제66조에 따른 의사·치과의사·한의사의 면허취소 및 자격정지 등의 행정처분에 관한 자료
6. 「약사법」에 따른 다음 각 목의 자료
   가. 「약사법」 제6조 제1항에 따라 약사·한약사의 면허에 관한 사항을 등록한 등록대장
   나. 「약사법」 제23조의3 제1항에 따른 의약품안전사용정보시스템을 활용한 의약품정보의 확인에 관한 자료
   다. 「약사법」 제29조에 따라 보존하고 있는 처방전
   라. 「약사법」 제30조 제1항에 따른 조제기록부(환자의 인적사항, 처방 약품명, 처방 일수 및 조제 내용에 관한 사항만 해당한다)
   마. 「약사법」 제47조의3 제2항 본문에 따른 의약품(마약류만 해당한다)의 공급 내역에 관한 자료
   바. 「약사법」 제79조에 따른 약사·한약사의 면허취소 및 자격정지 등의 행정처분에 관한 자료
7. 「수의사법」에 따른 다음 각 목의 자료
   가. 「수의사법」 제6조 제1항에 따라 수의사의 면허에 관한 사항을 등록한 면허대장
   나. 「수의사법」 제12조의2 제1항에 따른 처방전
   다. 「수의사법」 제13조 제1항에 따른 진료부(동물의 소유자·관리인의 성명·주소, 병명, 주요 증상 및 사용한 마약·향정신성의약품의 품명·수량에 관한 사항만 해당한다)
   라. 「수의사법」 제32조에 따른 수의사의 면허취소 및 효력정지 등의 행정처분에 관한 자료
8. 「관세법」 제241조 제1항에 따른 물품(마약류만 해당한다)의 수출·수입 또는 반송의 신고에 관한 자료

[본조신설 2020.6.2.]

시행규칙

제22조의2(마약류통합정보관리센터의 업무) 법 제11조의2 제1항 제7호에서 "총리령으로 정하는 사항"이란 다음 각 호의 업무에 관한 사항을 말한다.

1. 마약류통합관리시스템의 관리
2. 대마의 취급·관리에 관하여 보고된 정보의 수집·조사·이용 및 제공

3. 그 밖에 마약류의 통합정보 관리를 위해 식품의약품안전처장이 필요하다고 인정하는 업무
[전문개정 2021.4.12.]

제11조의3(마약류통합관리시스템의 구축 · 운영) ① 식품의약품안전처장은 마약류 통합정보 등을 효과적으로 관리하기 위하여 마약류통합관리시스템(이하 "마약류통합관리시스템"이라 한다)을 구축·운영하여야 한다.

② 마약류통합관리시스템의 구축 및 운영에 필요한 사항은 대통령령으로 정한다.

[본조신설 2019.12.3.]

시행령

제8조의3(마약류통합관리시스템의 구축 · 운영) ① 식품의약품안전처장은 법 제11조의3에 따른 마약류통합관리시스템(이하 "마약류통합관리시스템"이라 한다)의 구축·운영을 위해 필요하다고 인정하는 경우에는 관계 행정기관, 공공기관, 법인·단체 또는 전문가 등에게 의견이나 자료의 제출 등 필요한 협조를 요청할 수 있다.
② 식품의약품안전처장은 마약류통합관리시스템의 효율적 개선·정비를 위해 필요하다고 인정하는 경우에는 마약류통합관리시스템의 업무 과정, 업무 성과 또는 안전성 확보 조치 등에 관한 평가체계를 마련하여 주기적으로 이를 평가할 수 있다. 다만, 식품의약품안전처장이 중대하거나 긴급한 평가가 필요하다고 인정하는 경우에는 수시로 평가할 수 있다.
③ 식품의약품안전처장은 마약류통합관리시스템에서 관리하는 정보의 유출·위조·변조 또는 훼손 등을 방지하기 위해 다음 각 호의 기술적 또는 물리적 조치 등을 취할 수 있다.
1. 마약류통합관리시스템의 접근 통제를 위한 접근 권한자 등의 지정·관리
2. 마약류통합관리시스템의 불법 접근 방지를 위한 방화벽, 침입탐지시스템 또는 침입차단시스템 등의 설치·운영
3. 마약류통합관리시스템에서 관리하는 정보에 대한 암호화 조치 또는 보안프로그램 등의 설치·갱신
4. 마약류통합관리시스템에 대한 접속기록 및 사용기록 등의 보관·관리
5. 마약류통합관리시스템과 연계되어 운영되는 다른 정보시스템에 대한 보안성 검토 및 점검 실시
④ 식품의약품안전처장은 마약류통합관리시스템을 활용하여 다음 각 호의 업무를 수행할 수 있다.
1. 법 제11조의2 제1항 각 호 외의 부분에 따른 마약류 통합정보(이하 "마약류 통합정보"라 한다)의 수집·조사·이용·제공 및 분석 등의 업무
2. 법 제11조의2 제1항 제6호에 따른 외부 소프트웨어의 기능 검사 및 결과 공개
3. 법 제11조의4 제1항 및 같은 조 제2항 단서에 따른 마약류 통합정보의 제공
4. 법 제11조의5에 따른 마약류 통합정보의 가공 및 활용
5. 그 밖에 제1호부터 제4호까지의 업무와 유사한 것으로서 식품의약품안전처장이 마약류통합관리시스템을 활용하여 처리하는 것이 적정하다고 인정하는 업무
[본조신설 2020.6.2.]

제11조의4(마약류 통합정보의 제공 등) ① 식품의약품안전처장 및 통합정보센터의 장은 마약류의 오남용 방지 및 안전한 취급·관리를 위하여 마약류 통합정보(개인정보는 제외한다)를 대통령령으로 정하는 행정기관 및 공공기관에 제공할 수 있다.

② 식품의약품안전처장 및 통합정보센터의 장은 마약류 통합정보 및 제11조의2제2항에 따라 제공받은 자료를 제3자에게 제공해서는 아니 된다. 다만, 다음 각 호의 어느 하나에 해당하는 경우에는 대통령령으로 정하는 바에 따라 마약류 통합정보를 제공할 수 있다.

1. 시·도지사 또는 시장·군수·구청장이 제41조에 따른 마약류의 취급 감시 등 안전관리 업무 수행을 위하여 필요한 경우
2. 검찰, 경찰, 그 밖의 수사기관이 법원이 발부한 압수·수색영장에 따라 범죄수사에 관련된 자료제공을 요구하는 경우
3. 마약류취급의료업자가 마약 또는 향정신성의약품의 과다·중복 처방 등 오남용을 방지하기 위하여 투약내역(일자, 약품정보, 수량을 말한다. 이하 같다)을 요청(전자적 방법을 통한 요청을 포함한다)하는 경우. 이 경우

마약류취급의료업자는 환자에게 열람요청 사실을 사전에 알려야 한다.
4. 그 밖에 식품의약품안전처장이 공익목적을 위하여 정보제공이 필요하다고 인정하는 경우. 이 경우 심의위원회의 심의를 거쳐야 한다.

③ 제2항에 따라 정보를 제공받은 자는 해당 정보를 요구 또는 요청한 목적이 달성된 때에는 지체 없이 파기하여야 한다.

[본조신설 2019.12.3.]

시행령

제8조의4(마약류 통합정보의 제공) ① 법 제11조의4 제1항에서 "대통령령으로 정하는 행정기관 및 공공기관"이란 다음 각 호의 구분에 따른 기관을 말한다.

1. 다음 각 목의 행정기관
   가. 기획재정부
   나. 교육부
   다. 외교부
   라. 법무부
   마. 행정안전부
   바. 보건복지부
   사. 방송통신위원회
   아. 국가정보원
   자. 관세청
   차. 통계청
   카. 대검찰청
   타. 경찰청
   파. 해양경찰청
   하. 그 밖에 마약류의 취급·관리와 관련이 있는 중앙행정기관 또는 지방자치단체의 행정기관 중 식품의약품안전처장이 마약류 통합정보[「개인정보 보호법」 제2조제1호에 따른 개인정보(이하 "개인정보"라 한다)는 제외한다]의 제공이 필요하다고 인정하는 행정기관
2. 다음 각 목의 공공기관
   가. 「국민건강보험법」 제13조에 따른 국민건강보험공단
   나. 「국민건강보험법」 제62조에 따른 건강보험심사평가원

② 식품의약품안전처장 및 통합정보센터의 장은 법 제11조의4 제2항 각 호 외의 부분 단서에 따라 마약류 통합정보를 제공하는 경우에는 다음 각 호의 기준에 따라야 한다.

1. 마약류통합관리시스템을 통해 제공할 것. 다만, 제공하는 정보의 내용·성격 또는 정보 제공의 목적·방식 등에 비추어 마약류통합관리시스템으로 제공하는 것이 적절하지 않다고 식품의약품안전처장이 인정하는 경우에는 그렇지 않다.
2. 제공되는 마약류 통합정보의 이용 또는 활용 목적을 고려하여 해당 업무 수행에 필요한 최소한의 범위에서 제공할 것
3. 제공되는 마약류 통합정보를 목적 외의 용도로 이용 또는 활용하거나 다른 제3자에게 제공해서는 안 된다는 것을 분명히 밝힐 것
4. 제공되는 마약류 통합정보에 개인정보가 포함된 경우에는 해당 개인정보에 대한 보호 대책을 요청할 것. 다만, 법 제11조의4 제2항 제2호에 따라 제공하거나 마약류통합관리시스템을 통해 열람의 형식으로 제공하는 경우에는 그렇지 않다.

[본조신설 2020.6.2.]

제11조의5(마약류 통합정보의 가공 및 활용) 식품의약품안전처장 및 통합정보센터의 장은 마약류 오남용으로 인한 보건상의 위해를 방지할 목적으로 다음 각 호의 어느 하나에 해당하는 경우에 한정하여 대통령령으로 정하는 바

에 따라 마약류 통합정보(개인정보는 제외한다)를 가공하여 활용할 수 있다.

1. 관련 행정기관 또는 공공기관 등에 마약류 오남용에 관한 통계 자료 등을 제공하여 관련 정책 수립 및 집행에 활용하도록 하는 경우
2. 마약류소매업자 또는 마약류취급의료업자에게 마약류 오남용 사례 및 통계 자료 등을 제공하여 과다 처방을 억제하도록 하기 위한 경우. 이 경우 자료제공의 내용 및 대상 등에 관하여는 심의위원회의 심의를 거쳐야 한다.
3. 마약류 오남용 관련 연구, 조사 및 교육 등을 위하여 마약류 오남용 관련 통계 자료 등을 제공하거나 공개하는 경우
4. 그 밖에 식품의약품안전처장이 공익목적을 위하여 가공 및 활용이 필요하다고 인정하는 경우

[본조신설 2019.12.3.]

시행령

제8조의5(마약류 통합정보의 가공 및 활용) ① 식품의약품안전처장 및 통합정보센터의 장은 법 제11조의5에 따라 마약류 통합정보(개인정보는 제외한다. 이하 이 조에서 같다)의 효율적 가공·활용을 위해 필요하다고 인정하는 경우에는 관계 행정기관, 공공기관, 법인·단체 또는 전문가 등에게 의견이나 자료의 제출 등 필요한 협조를 요청할 수 있다.

② 식품의약품안전처장 및 통합정보센터의 장은 마약류통합관리시스템을 통해 마약류 통합정보를 가공하여 활용할 수 있으며, 해당 마약류 통합정보를 가공하는 경우에도 그 활용 목적 등을 고려하여 해당 통합정보의 안전성에 지장을 초래하지 않는 범위에서 가공해야 한다.

③ 식품의약품안전처장 및 통합정보센터의 장은 법 제11조의5에 따라 마약류 오남용에 관한 통계 자료 등을 제공받은 자에 대해서는 해당 통계 자료 등을 활용하여 달성한 업무 실적이나 그 결과물 등을 제출해 줄 것을 요청할 수 있다.

[본조신설 2020.6.2.]

제11조의6(취급정보의 목적 외 이용·제공 제한) 식품의약품안전처 및 통합정보센터에 종사하는 사람이나 종사하였던 사람, 마약류통합관리시스템을 구축·운영하기 위한 용역·연구·조사를 수행하는 사람이나 수행하였던 사람, 제11조의4 또는 제11조의5에 따라 마약류 통합정보를 제공받은 사람은 업무상 알게 된 마약류 통합정보와 관련하여 다음 각 호의 행위를 하여서는 아니 된다.

1. 개인정보를 업무상 목적 외의 용도로 이용하거나 제3자에게 제공하는 행위
2. 개인정보를 제외한 정보를 업무상 목적 외의 용도로 이용하거나 제3자에게 제공하는 행위

[본조신설 2019.12.3.]

제12조(사고 마약류 등의 처리) ① 마약류취급자 또는 마약류취급승인자는 소지하고 있는 마약류에 대하여 다음 각 호의 어느 하나에 해당하는 사유가 발생하면 총리령으로 정하는 바에 따라 해당 허가관청(마약류취급의료업자의 경우에는 해당 의료기관의 개설허가나 신고관청을 말하며, 마약류소매업자의 경우에는 약국 개설 등록관청을 말한다. 이하 같다)에 지체 없이 그 사유를 보고하여야 한다. 〈개정 2013.3.23., 2016.2.3.〉

1. 재해로 인한 상실(喪失)
2. 분실 또는 도난
3. 변질·부패 또는 파손

② 마약류취급자 또는 마약류취급승인자는 소지하고 있는 마약류를 다음 각 호의 어느 하나에 해당하는 사유로 폐기하려는 경우에는 총리령으로 정하는 바에 따라 폐기하여야 한다. 〈개정 2013.3.23., 2016.2.3.〉

1. 제1항 제3호에 해당하는 사유
2. 유효기한 또는 사용기한의 경과

3. 유효기한 또는 사용기한이 지나지 아니하였으나 재고관리 또는 보관을 하기에 곤란한 사유

[전문개정 2011.6.7.]

시행규칙

제23조(사고마약류 등의 처리) ① 마약류취급자 또는 마약류취급승인자가 법 제12조 제1항에 따라 사고마약류의 보고를 하고자 하는 경우에는 그 사유가 발생한 것을 안 날부터 5일 이내에 별지 제25호서식에 따른 보고서(전자문서로 된 보고서를 포함한다)에 그 사실을 증명하는 서류(전자문서를 포함한다)를 첨부하여 지방식품의약품안전청장, 시·도지사 또는 시장·군수·구청장에게 제출하여야 한다. 다만, 법 제12조 제1항 제3호의 사유가 발생하여 보고하는 경우에는 그 사실을 증명하는 서류를 첨부하지 아니한다.〈개정 2006.5.23., 2008.10.31., 2012.6.15., 2013.10.31.〉

② 제1항의 규정에 의하여 사고마약류의 보고를 받은 지방식품의약품안전청장, 시·도지사 또는 시장·군수·구청장은 이를 식품의약품안전처장에게 보고하여야 한다.〈개정 2012.6.15., 2013.3.23.〉

③ 제1항의 사실을 증명하는 서류(전자문서를 포함한다)는 다음 각 호의 기관에서 발급하는 서류에 한한다.〈개정 2006.5.23., 2008.10.31.〉

1. 법 제12조 제1항 제1호의 사유 : 관할 시·도지사
2. 법 제12조 제1항 제2호의 사유 : 수사기관

④ 마약류취급자 또는 마약류취급승인자는 법 제12조 제2항 각 호에 해당하는 사고마약류 등을 폐기하려는 때에는 별지 제26호서식에 따른 신청서(전자문서로 된 신청서를 포함한다)를 지방식품의약품안전청장, 시·도지사 또는 시장·군수·구청장에게 제출하여야 한다.〈개정 2006.5.23., 2008.10.31., 2012.6.15., 2013.10.31.〉

⑤ 제4항에 따른 폐기신청을 받은 지방식품의약품안전청장, 시·도지사 또는 시장·군수·구청장은 해당 폐기처분 대상 마약류가 법 제12조 제2항 각 호에 해당하는지 여부 등을 관계 공무원 참관하에 확인한 후 이를 영 제21조 각 호의 어느 하나에 해당하는 폐기방법에 따라 폐기처분해야 한다.〈개정 2003.11.17., 2008.10.31., 2012.6.15., 2018.10.31., 2021.9.10〉

⑥ 제5항에 따라 마약류를 폐기처분한 지방식품의약품안전청장, 시·도지사 또는 시장·군수·구청장은 별지 제27호서식에 따른 보고서(전자문서로 된 보고서를 포함한다)를 지체없이 식품의약품안전처장에게 제출하여야 한다.〈개정 2006.5.23., 2012.6.15., 2013.3.23.〉

[제목개정 2008.10.31.]

제13조(자격 상실자의 마약류 처분) ① 마약류취급자(마약류관리자는 제외한다)가 제8조 및 제44조에 따라 마약류취급자 자격을 상실한 경우에는 해당 마약류취급자·상속인·후견인·청산인 및 합병 후 존속하거나 신설된 법인은 보유하고 있는 마약류를 총리령으로 정하는 바에 따라 해당 허가관청의 승인을 받아 마약류취급자에게 양도하여야 한다. 다만, 그 상속인이나 법인이 마약류취급자인 경우에는 해당 허가관청의 승인을 받아 이를 양도하지 아니할 수 있으며, 대마재배자의 상속인이나 그 상속 재산의 관리인·후견인 또는 법인이 대마재배자가 되려고 신고하는 경우에는 해당 연도에 한정하여 제6조 제1항 제5호에 따른 허가를 받은 것으로 본다.〈개정 2013.3.23., 2015.5.18.〉

② 제1항에 따라 마약 또는 향정신성의약품의 양도 등을 승인한 허가관청은 승인에 관한 사항을 총리령으로 정하는 바에 따라 식품의약품안전처장에게 알려야 한다.〈신설 2015.5.18.〉

③ 특별자치시장·시장·군수 또는 구청장은 제1항 단서에 따른 신고를 받은 경우에는 그 내용을 검토하여 이 법에 적합하면 신고를 수리하여야 한다.〈신설 2018.12.11.〉

[전문개정 2011.6.7.]

시행규칙

제24조(자격상실자의 마약류처리) ① 법 제13조 제1항 본문에 따라 마약류취급자(마약류관리자를 제외한다)가 법 제8조 및 법 제44조의 규정에 의하여 마약류취급자의 자격을 상실한 때에 당해 마약류취급자·상속인·후견인·청산인 및 합병후 존속 또는 신설된 법인이 보유하고 있는 마약류의 양도에 관한 승인을 얻고자 하는 경우에는 별지 제14호서식에 따른 신청서(전자문서로 된 신청서를 포함한다)에 계약서를 첨부하여 해당 허가관청에 제출하여야 한다.

〈개정 2006.5.23., 2012.6.15., 2018.2.9.〉

② 법 제8조 및 제44조에 따라 자격을 상실한 마약류취급자(마약류관리자는 제외한다)의 상속인이나 합병 후 존속 또는 신설된 법인이 마약류취급자에 해당하여 법 제13조 제1항 단서에 따라 보유하고 있는 마약류를 양도하지 아니하기 위해서는 별지 제14호의2서식에 따른 마약류 양도 제외 승인 신청서(전자문서를 포함한다)를 작성하여 해당 허가관청에 제출하여야 한다.〈신설 2018.10.31.〉

③ 법 제13조 제1항 단서에 따라 대마재배자의 상속인이나 그 상속재산의 관리인·후견인 또는 법인이 대마재배자가 되고자 하는 때에는 별지 제28호서식에 따른 신고서(전자문서로 된 신고서를 포함한다)를 관할 특별자치시장·시장·군수 또는 구청장에게 제출하여야 한다.〈개정 2006.5.23., 2012.6.15., 2018.2.9., 2018.10.31.〉

④ 제1항부터 제3항까지의 규정에 따른 신청 또는 신고는 마약류취급자의 자격이 상실된 날부터 20일 이내에 하여야 한다.〈개정 2018.10.31.〉

⑤ 법 제13조 제2항에 따라 허가관청이 마약 또는 향정신성의약품의 양도 등의 승인에 관한 사항을 식품의약품안전처장에게 알리려는 경우에는 별지 제28호의2서식에 따른 보고서를 작성하여 식품의약품안전처장에게 제출하여야 한다. 보고 사항을 변경하고자 할 경우에는 별지 제28호의3서식에 따른 보고서를 작성하여 식품의약품안전처장에게 제출하여야 한다.〈신설 2018.2.9., 2018.10.31.〉

제14조(광고) ① 제3조 제12호에도 불구하고 마약류제조업자·마약류수출입업자는 제18조 또는 제21조에 따라 품목허가를 받은 마약 또는 향정신성의약품을 의학·약학·수의학에 관한 전문가 등을 대상으로 하는 매체 또는 수단에 의한 경우에 한정하여 광고할 수 있다.〈개정 2016.12.2., 2020.3.31.〉

② 제1항에 따른 광고의 매체 또는 수단은 다음 각 호과 같다.〈신설 2020.3.31.〉

1. 의학·약학·수의학에 관한 사항을 전문적으로 취급하는 신문 또는 잡지
2. 제품설명회. 이 경우 설명 내용에는 부작용 등 사용 시 주의사항에 관한 정보가 포함되어야 한다.

③ 제1항에 따른 마약 또는 향정신성의약품에 관한 광고의 기준은 총리령으로 정한다.〈개정 2013.3.23., 2016.12.2., 2020.3.31.〉

[전문개정 2011.6.7.]

시행규칙

제25조(마약 및 향정신성의약품의 광고기준) 법 제14조 제3항에 따른 마약 및 향정신성의약품의 광고기준은 다음 각 호와 같다.〈개정 2020.5.22.〉

1. 마약 및 향정신성의약품의 명칭, 제조방법, 효능이나 효과에 관하여 허가를 받은 사항 외의 광고를 하여서는 아니된다.
2. 마약 및 향정신성의약품의 효능이나 효과를 광고하는 때에는 다음 각목의 광고를 하여서는 아니된다.
   가. 우수한 치료효과를 나타낸다는 등으로 그 사용결과를 표시 또는 암시하는 광고
   나. 적응증상을 서술적 또는 위협적인 표현으로 표시 또는 암시하는 광고
   다. 마약 및 향정신성의약품의 사용을 직접 또는 간접적으로 강요하는 광고
3. 마약 및 향정신성의약품의 사용에 있어서 이를 오·남용하게 할 염려가 있는 표현의 광고를 하여서는 아니된다.
4. 마약 및 향정신성의약품에 관하여 의사·치과의사·수의사 또는 약사나 기타의 자가 이를 지정·공인·추천·지도 또는 신용하고 있다는 등의 광고를 하여서는 아니된다.
5. 의사·치과의사·수의사 또는 약사가 마약 및 향정신성의약품의 제조방법, 효능이나 효과 등에 관하여 연구 또는 발견한 사실에 대하여 의학 또는 약학상 공인된 사항 이외의 광고를 하여서는 아니된다.
6. 마약 및 향정신성의약품에 관하여 그 사용자의 감사장이나 체험기를 이용하거나 구입·주문쇄도 기타 이와 유사한 뜻을 표현하는 광고를 하여서는 아니된다.
7. 마약 및 향정신성의약품의 제조방법, 효능이나 효과 등에 관하여 광고에 문헌을 인용하는 경우에는 의학 또는 약학상 인정된 문헌에 한하여 인용하되, 인용문헌의 본뜻을 정확하게 전하여야 하며 연구자의 성명, 문헌명과 발표연월일을 명시하여야 한다.
8. 마약 및 향정신성의약품을 광고할 때에는 다른 의약품·마약 또는 향정신성의약품을 비방하거나 비난한다고 의심

되는 광고 또는 외국제품과 유사하다거나 보다 우수하다는 내용 등의 모호한 표현의 광고를 하여서는 아니된다.

9. 마약 및 향정신성의약품의 부작용을 부정하는 표현 또는 부당하게 안전성을 강조하는 표현의 광고를 하여서는 아니된다.
10. 마약 및 향정신성의약품을 판매하는 때에는 사은품 또는 현상품을 제공하거나 마약 및 향정신성의약품을 상품으로 제공하는 방법에 의한 광고를 하여서는 아니된다.

제15조(마약류의 저장) 마약류취급자, 마약류취급승인자 또는 제4조 제2항 제3호부터 제5호까지 및 제5조의2 제6항 각 호에 따라 마약류나 예고임시마약류 또는 임시마약류를 취급하는 자는 그 보관·소지 또는 관리하는 마약류나 예고임시마약류 또는 임시마약류를 총리령으로 정하는 바에 따라 다른 의약품과 구별하여 저장하여야 한다. 이 경우 마약은 잠금장치가 되어 있는 견고한 장소에 저장하여야 한다.〈개정 2013.3.23., 2014.3.18., 2016.2.3., 2018.3.13.〉 [전문개정 2011.6.7.]

시행규칙

제26조(마약류의 저장) 법 제15조에 따른 마약류, 예고임시마약류 또는 임시마약류의 저장기준은 다음 각 호와 같다. 〈개정 2012.6.15., 2014.11.4., 2018.10.31., 2019.3.12., 2020.5.22.〉

1. 마약류, 예고임시마약류 또는 임시마약류의 저장장소(대마의 저장장소를 제외한다)는 마약류취급자, 마약류취급승인자 또는 법 제4조 제2항 제3호부터 제5호까지 및 법 제5조의2 제6항 각 호에 따라 마약류, 예고임시마약류 또는 임시마약류를 취급하는 자의 업소 또는 사무소(법 제57조 및 「약사법 시행규칙」 제37조 제2항에 따라 마약류의 보관·배송 등의 업무를 위탁받은 마약류도매업자의 업소 또는 사무소를 포함한다)안에 있어야 하고, 마약류, 예고임시마약류 또는 임시마약류저장시설은 일반인이 쉽게 발견할 수 없는 장소에 설치하되 이동할 수 없도록 설치할 것
2. 마약은 이중으로 잠금장치가 설치된 철제금고(철제와 동등 이상의 견고한 재질로 만들어진 금고를 포함한다)에 저장할 것
3. 향정신성의약품, 예고임시마약류 또는 임시마약류는 잠금장치가 설치된 장소에 저장할 것. 다만, 마약류소매업자·마약류취급의료업자 또는 마약류관리자가 원활한 조제를 목적으로 업무시간중 조제대에 비치하는 향정신성의약품은 제외한다.
4. 대마의 저장장소에는 대마를 반출·반입하는 경우를 제외하고는 잠금장치를 설치하고 다른 사람의 출입을 제한하는 조치를 취할 것

[전문개정 2003.11.17.]

제16조(봉함) ① 다음 각 호의 어느 하나에 해당하는 자가 마약류를 판매하거나 수출 또는 양도할 때에는 그 용기나 포장을 봉함(封緘)하여야 한다. 이 경우 봉함은 그 봉함을 뜯지 아니하고서는 용기나 포장을 개봉할 수 없고, 개봉한 후에는 쉽게 원상으로 회복시킬 수 없도록 하여야 한다.〈개정 2013.3.23., 2016.2.3.〉

1. 마약류수출입업자
2. 마약류제조업자
3. 마약류원료사용자
4. 마약류취급학술연구자
5. 마약류취급승인자

② 마약류취급자·마약류취급승인자는 제1항에 따라 봉함을 하지 아니한 마약류를 수수하지 못한다. 다만, 다음 각 호의 어느 하나에 해당하는 경우에는 그러하지 아니하다.〈개정 2013.3.23., 2016.2.3.〉

1. 마약류취급자가 제9조 제2항 제3호에 따라 소유 또는 관리하던 마약 또는 향정신성의약품을 원소유자 등 마약류취급자에게 반품하려는 경우
2. 제13조에 따라 보유하고 있는 마약류를 마약류취급자에게 양도하는 경우 등 대통령령으로 정하는 사유로 식품의약품안전처장의 승인을 받은 경우

[전문개정 2011.6.7.]

시행령

제9조(봉함하지 아니한 마약류의 수수) 법 제16조 제2항 제2호에서 "제13조에 따라 보유하고 있는 마약류를 마약류취급자에게 양도하는 경우 등 대통령령으로 정하는 사유"란 다음 각 호의 사유를 말한다. 〈개정 2013.3.23., 2016.11.1.〉

1. 법 제13조 제1항에 따라 허가관청의 승인을 받아 수수하는 경우
2. 마약류취급학술연구자가 학술연구를 위하여 수수하는 경우
3. 공무상 필요에 따라 연구 및 시험용으로 제품 또는 반제품(半製品)으로 수수하려는 경우

[전문개정 2012.6.7.] [제목개정 2017.10.17.]

시행규칙

제27조 삭제 〈2018.2.9.〉

제28조 삭제 〈2018.2.9.〉

제29조(봉함하지 아니한 마약류의 수수 승인신청) 법 제16조 제2항 제2호 및 영 제9조에 따라 봉함하지 아니한 마약류를 수수하고자 하는 자는 별지 제33호서식에 따른 신청서(전자문서로 된 신청서를 포함한다)에 그 사유서(전자문서를 포함한다)를 첨부하여 식품의약품안전처장에게 제출하여야 한다. 다만, 마약류취급학술연구자가 봉함하지 아니한 마약류를 수수하려는 때에는 지방식품의약품안전청장에게 제출하여야 한다. 〈개정 2006.5.23., 2008.10.31., 2012.6.15., 2013.3.23., 2018.2.9.〉

[제목개정 2018.2.9.]

제17조(용기 등의 기재사항) ① 마약, 향정신성의약품 및 한외마약의 용기·포장 또는 첨부 문서에는 총리령으로 정하는 사항을 기재하여야 한다. 〈개정 2013.3.23., 2016.2.3.〉

② 마약 및 향정신성의약품의 용기·포장 및 첨부 문서에는 총리령으로 정하는 바에 따라 붉은색으로 표시된 "마약" 또는 "향정신성"이라는 문자를 다른 문자·기사·그림 또는 도안보다 쉽게 볼 수 있는 부분에 표시하여야 한다. 〈신설 2016.2.3.〉

[전문개정 2011.6.7.]

시행규칙

제30조(용기 등의 기재사항) 법 제17조 제1항에 따라 마약류수출입업자, 마약류제조업자 또는 마약류원료사용자가 제32조 제1항에 따라 품목허가를 받은 마약·향정신성의약품 또는 한외마약의 용기·포장 또는 첨부문서에 기재하여야 하는 사항은 다음 각 호와 같다. 〈개정 2018.10.31.〉

1. 마약류수출입업자·마약류제조업자 또는 마약류원료사용자의 상호 및 주소(위탁제조한 경우에는 수탁제조소의 명칭과 주소를 포함한다)
2. 제품명
3. 제조번호와 유효기한 또는 사용기한
4. 중량, 용량 또는 개수
5. 대한민국약전에서 용기·포장 및 첨부문서에 기재하도록 정한 사항
6. 붉은색으로 표시된 "마약"·"향정신성" 또는 "한외마약"이라는 문자
7. 저장방법
8. 품목허가증에 기재된 모든 성분의 명칭, 유효성분의 분량(유효성분이 분명하지 아니한 것은 그 본질 및 그 제조방법의 요지를 말한다) 및 보존제의 분량. 다만, 다음 각 목의 성분은 기재를 생략할 수 있다.
   가. 보존제를 제외한 소량 함유 성분
   나. 제34조에 따른 품목허가증에 기재된 성분 중 원료약품·원자재 및 그 분량에 기재된 원료명 이외의 성분으로서 별도 규격 등으로 정하는 성분
9. 성상(性狀)

10. 효능·효과
11. 용법·용량
12. "전문의약품"이라는 문자
13. 그 밖에 사용 또는 취급 시 필요한 주의사항

② 법 제17조 제1항에 따라 마약류수출입업자 또는 마약류제조업자가 제32조 제1항에 따른 품목허가를 받은 마약·향정신성의약품 및 자가치료 목적으로 수입하는 마약·향정신성의약품을 제외한 마약·향정신성의약품의 용기 또는 포장에 기재하여야 하는 사항은 다음 각 호와 같다.〈신설 2018.10.31.〉

1. 영 별표 1부터 별표 7까지에 규정된 품명에 따른 유효성분의 명칭(그 염 및 이성체 또는 이성체의 염을 포함한다) 및 분량
2. 마약류수출입업자 또는 마약류제조업자의 상호
3. 제조번호와 유효기한 또는 사용기한
4. 중량, 용량 또는 개수
5. 저장방법
6. 붉은색으로 표시된 "마약" 또는 "향정신성"이라는 문자
7. 마약류통합관리시스템에서 부여한 품목코드

③ 법 제17조 제2항 및 이 규칙 제30조 제1항에 따라 표시하는 "마약" 또는 "향정신성"이라는 문자의 크기는 한국산업규격 KS A 0201 활자의 기준 치수에서 정하는 활자의 크기를 표시하는 단위(이하 "포인트"라 한다)로 12포인트 이상이어야 하고, 제품명·유효성분명과 중량이나 용량을 제외한 다른 문자보다 크게 기재하여야 한다.〈신설 2018.2.9., 2018.10.31.〉

④ 제3항에도 불구하고 마약 또는 향정신성의약품을 직접 담는 용기또는 직접 포장의 면적이 좁아 그 외부의 용기나 포장에 제3항에 따른 표시를 한 경우에는 직접 담는 용기나 직접 포장에 표시하는 "마약" 또는 "향정신성"이라는 문자의 크기는 12포인트 미만으로 할 수 있다.〈신설 2018.2.9., 2018.10.31.〉

제31조(준용) 제30조에 규정된 사항 외에 제32조 제1항에 따라 품목허가를 받은 마약·향정신성의약품 또는 한외마약의 용기 등 기재사항에 관하여는 「의약품 등의 안전에 관한 규칙」 제69조부터 제71조까지를 준용한다. 이 경우 "의약품"은 "마약"·"향정신성의약품" 또는 "한외마약"으로 본다.〈개정 2006.5.23., 2008.10.31., 2013.3.23., 2018.10.31.〉

제4장 마약류취급자 〈개정 2011.6.7.〉

제18조(마약류 수출입의 허가 등) ① 마약류수출입업자가 아니면 마약 또는 향정신성의약품을 수출입하지 못한다.

② 마약류수출입업자가 마약 또는 향정신성의약품을 수출입하려면 총리령으로 정하는 바에 따라 다음 각 호의 허가 또는 승인을 받아야 한다.〈개정 2013.3.23., 2014.3.18.〉

1. 품목마다 식품의약품안전처장의 허가를 받을 것. 허가받은 사항을 변경할 때에도 같다.
2. 수출입할 때마다 식품의약품안전처장의 승인을 받을 것. 승인받은 사항을 변경할 때에도 같다.

③ 식품의약품안전처장은 제2항에 따른 허가신청에 대하여 심사 결과 적합한 것으로 인정된 경우에는 이를 허가하여야 한다.〈개정 2013.3.23.〉

④ 제2항의 경우 제44조에 따라 품목 허가의 취소처분을 받고 1년이 지나지 아니한 자에 대하여는 해당 품목의 허가를 하지 못한다. 다만, 제6조 제3항 제1호에 해당하여 품목 허가가 취소된 경우는 제외한다.〈개정 2018.12.11.〉

[전문개정 2011.6.7.]

시행규칙

제32조(수출입·제조품목허가신청 등) ① 법 제18조 제2항 제1호, 법 제21조 제2항 또는 법 제24조 제2항에 따라 마

약·향정신성의약품 또는 한외마약의 수입 또는 제조품목허가를 받으려는 자는 별지 제34호서식에 따른 신청서(전자문서로 된 신청서를 포함한다)에 다음 각 호의 구분에 따른 서류(전자문서로 된 서류를 포함한다)를 첨부하여 식품의약품안전처장에게 제출하여야 한다.

1. 사람에게 사용할 것을 목적으로 하는 경우 : 「의약품 등의 안전에 관한 규칙」 제4조 및 제12조에 따른 서류. 다만, 「의약품 등의 안전에 관한 규칙」 제5조 제1항 각 호의 어느 하나에 해당하는 경우에는 같은 규칙 제5조 제2항·제3항 및 제12조에 따른 서류를 제출하여야 한다.
2. 동물용으로만 사용할 것을 목적으로 하는 경우 : 「동물용 의약품등 취급규칙」 제5조 제3항 제1호 및 제16조 제1항 제1호에 따른 서류. 다만, 「동물용 의약품등 취급규칙」 제5조 제2항 및 제16조 제2항에 해당하는 경우에는 같은 규칙 제5조 제4항 제1호 또는 제16조 제2항 제1호에 따른 서류를 제출하여야 한다.

② 법 제18조 제2항 제1호에 따라 마약 또는 향정신성의약품의 수출품목허가를 받으려는 자는 별지 제34호서식에 따른 신청서(전자문서로 된 신청서를 포함한다)를 식품의약품안전처장에게 제출하여야 한다. 이 경우 식품의약품안전처장은 제34조에 따른 제조품목허가증을 확인하여야 한다.

[전문개정 2014.11.4.]

제33조(품목허가사항 변경허가 신청) ① 법 제18조 제2항 제1호 후단, 법 제21조 제2항 후단 또는 법 제24조 제2항 후단에 따라 마약·향정신성의약품 또는 한외마약의 수입 또는 제조품목허가 사항에 대한 변경허가를 받으려는 자는 별지 제34호의2서식에 따른 신청서(전자문서로 된 신청서를 포함한다)에 그 허가증, 변경사유서 및 그 근거서류(제32조 제1항 각 호의 서류를 말하며, 전자문서를 포함한다)를 첨부하여 식품의약품안전처장에게 제출하여야 한다.

② 법 제18조 제2항 제1호 후단에 따라 마약 또는 향정신성의약품의 수출품목허가를 변경하려는 자는 별지 제34호의2서식에 따른 신청서(전자문서로 된 신청서를 포함한다)에 그 허가증 및 변경사유서를 첨부하여 식품의약품안전처장에게 제출하여야 한다. 이 경우 식품의약품안전처장은 제34조에 따른 제조품목허가증 변경사항을 확인하여야 한다.

[전문개정 2014.11.4.]

제34조(품목허가증 등) 제32조 제1항·제2항 및 제33조 제1항·제2항에 따라 식품의약품안전처장은 마약·향정신성의약품 또는 한외마약의 수입·수출 또는 제조품목허가(변경허가를 포함한다)를 하는 때에는 품목허가대장에 다음 사항을 적어 넣고 별지 제34호의3 서식에 따른 품목허가증을 당해 신청인에게 교부하여야 한다.〈개정 2012.6.15., 2013.3.23., 2014.11.4.〉

1. 마약류취급자의 상호·종별 및 허가번호
2. 제품명
3. 품목허가번호 및 허가연월일
4. 품목변경사항 및 변경연월일(변경허가한 경우에 한한다)

제34조의2(마약류 수출입의 승인 등) ① 법 제18조 제2항 제2호에 따라 마약 또는 향정신성의약품의 수출 승인을 받으려는 자 또는 승인을 받은 사항에 대한 변경승인을 받으려는 자는 별지 제34호의4서식의 신청서(전자문서로 된 신청서를 포함한다)에 다음 각 호의 서류(전자문서로 된 서류를 포함한다)를 첨부하여 식품의약품안전처장에게 제출하여야 한다.〈개정 2016.11.4.〉

1. 물품매도확약서 또는 거래를 증명할 수 있는 서류
2. 수입국의 수입 승인을 증명할 수 있는 서류

② 법 제18조 제2항 제2호에 따라 마약 또는 향정신성의약품의 수입 승인을 받으려는 자 또는 승인을 받은 사항에 대한 변경승인을 받으려는 자는 별지 제34호의5서식의 신청서(전자문서로 된 신청서를 포함한다)에 물품매도확약서 또는 거래를 증명할 수 있는 서류(전자문서로 된 서류를 포함한다)를 첨부하여 식품의약품안전처장에게 제출하여야 한다.〈신설 2016.11.4.〉

③ 식품의약품안전처장은 제1항 또는 제2항에 따른 신청이 적합한 경우 별지 제34호의6서식에 따른 승인서를 발급하여야 하며, 변경승인을 하는 경우에는 승인서의 변경 및 처분사항란에 변경사항을 적어야 한다.〈개정 2016.11.4.〉

[본조신설 2014.11.4.]

제34조의3(수입허가공인증명) ① 식품의약품안전처장은 마약류수출입업자 또는 원료물질수출입업자가 마약, 향정신성의약품 또는 원료물질의 수입을 위하여 요청하는 경우 수입허가공인증명서를 발급할 수 있다.

② 제1항에 따라 수입허가공인증명서를 발급받으려는 자는 별지 제35호서식의 신청서(전자문서로 된 신청서를 포함

한다)를 식품의약품안전처장에게 제출하여야 한다. 이 경우 식품의약품안전처장은 제34조의2 제3항 또는 제48조 제3항에 따른 마약, 향정신성의약품 또는 원료물질 수입승인서를 확인하여야 한다.〈개정 2016.11.4.〉
[본조신설 2014.11.4.]

제19조 삭제〈2015.5.18.〉

시행규칙

제35조 삭제〈2018.2.9.〉

제20조(수입한 마약 등의 판매) 마약류수출입업자는 수입한 마약 또는 향정신성의약품을 마약류제조업자, 마약류원료사용자 및 마약류도매업자 외의 자에게 판매하지 못한다. [전문개정 2011.6.7.]

제21조(마약류 제조의 허가 등) ① 마약류제조업자가 아니면 마약 및 향정신성의약품을 제조하지 못한다.

② 마약류제조업자가 마약 또는 향정신성의약품을 제조하려면 총리령으로 정하는 바에 따라 품목마다 식품의약품안전처장의 허가를 받아야 한다. 허가받은 사항을 변경할 때에도 또한 같다.〈개정 2013.3.23.〉

③ 제2항의 경우에는 제18조 제3항 및 제4항을 준용한다.

[전문개정 2011.6.7.]

제22조(제조한 마약 등의 판매) ① 마약류제조업자는 제조한 마약을 마약류도매업자 외의 자에게 판매하여서는 아니 된다.

② 마약류제조업자가 제조한 향정신성의약품은 마약류수출입업자, 마약류도매업자, 마약류소매업자 또는 마약류취급의료업자 외의 자에게 판매하여서는 아니 된다.

[전문개정 2011.6.7.]

제23조 삭제〈2015.5.18.〉

제24조(마약류 원료 사용의 허가 등) ① 마약류원료사용자가 아니면 마약 또는 향정신성의약품을 원료로 사용한 한외마약 또는 의약품을 제조하지 못한다.

② 마약류원료사용자가 한외마약을 제조하려면 총리령으로 정하는 바에 따라 품목마다 식품의약품안전처장의 허가를 받아야 한다. 허가받은 사항을 변경할 때에도 또한 같다.〈개정 2013.3.23.〉

③ 제2항의 경우에는 제18조 제3항 및 제4항을 준용한다.

[전문개정 2011.6.7.]

제25조 삭제〈2015.5.18.〉

시행규칙

제36조 삭제〈2018.2.9.〉

제26조(마약류의 도매) ① 마약류도매업자는 그 영업소가 있는 특별시·광역시·특별자치시·도 또는 특별자치도 내의 마약류소매업자, 마약류취급의료업자, 마약류관리자 또는 마약류취급학술연구자 외의 자에게 마약을 판매하여서는 아니 된다. 다만, 해당 허가관청의 승인을 받아 판매하는 경우에는 그러하지 아니하다.〈개정 2016.2.3.〉

② 마약류도매업자는 마약류취급학술연구자, 마약류도매업자, 마약류소매업자, 마약류취급의료업자 또는 마약류관리자 외의 자에게 향정신성의약품을 판매하여서는 아니 된다. 다만, 해당 허가관청의 승인을 받아 판매하는 경우에는 그러하지 아니하다.

[전문개정 2011.6.7.]

제27조 삭제〈2015.5.18.〉

제28조(마약류의 소매) ① 마약류소매업자가 아니면 마약류취급의료업자가 발급한 마약 또는 향정신성의약품을 기

재한 처방전에 따라 조제한 마약 또는 향정신성의약품을 판매하지 못한다. 다만, 마약류취급의료업자가 「약사법」에 따라 자신이 직접 조제할 수 있는 경우는 제외한다.

② 마약류소매업자는 그 조제한 처방전을 2년간 보존하여야 한다.

③ 마약류소매업자는 「전자문서 및 전자거래 기본법」 제2조 제5호에 따른 전자거래를 통한 마약 또는 향정신성의약품의 판매를 하여서는 아니 된다. 〈개정 2012.6.1〉

[전문개정 2011.6.7.]

시행령

제10조 삭제 〈2019.3.12.〉

제29조 삭제 〈2015.5.18.〉

제30조(마약류 투약 등) ① 마약류취급의료업자가 아니면 의료나 동물 진료를 목적으로 마약 또는 향정신성의약품을 투약하거나 투약하기 위하여 제공하거나 마약 또는 향정신성의약품을 기재한 처방전을 발급하여서는 아니 된다. 〈개정 2019.12.3.〉

② 마약류취급의료업자는 제11조의4 제2항 제3호에 따라 투약내역을 확인한 결과 마약 또는 향정신성의약품의 과다·중복 처방 등 오남용이 우려되는 경우에는 처방 또는 투약을 하지 아니할 수 있다. 〈신설 2019.12.3.〉

[전문개정 2011.6.7.]

시행령

제11조(마약의 투약) 법 제30조에 따라 마약류취급의료업자는 의료나 동물 진료를 목적으로 마약을 투약하기 위하여 제공하려는 경우에는 마약을 조제하여 제공하여야 한다.

[전문개정 2012.6.7.]

제31조 삭제 〈2015.5.18.〉

제32조(처방전의 기재) ① 마약류취급의료업자는 처방전에 따르지 아니하고는 마약 또는 향정신성의약품을 투약하거나 투약하기 위하여 제공하여서는 아니 된다. 다만, 다음 각 호의 어느 하나에 해당하는 경우에는 그러하지 아니하다. 〈개정 2019.12.3.〉

1. 「약사법」에 따라 자신이 직접 조제할 수 있는 마약류취급의료업자가 진료기록부에 그가 사용하려는 마약 또는 향정신성의약품의 품명과 수량을 적고 이를 직접 투약하거나 투약하기 위하여 제공하는 경우
2. 「수의사법」에 따라 수의사가 진료부에 사용하려는 마약 또는 향정신성의약품의 품명과 수량을 적고 이를 동물에게 직접 투약하거나 투약하기 위하여 제공하는 경우

② 마약류취급의료업자가 마약 또는 향정신성의약품을 기재한 처방전을 발급할 때에는 그 처방전에 발급자의 업소 소재지, 상호 또는 명칭, 면허번호와 환자나 동물의 소유자·관리자의 성명 및 주민등록번호를 기입하여 서명 또는 날인하여야 한다. 〈개정 2015.5.18., 2019.12.3.〉

③ 제1항과 제2항에 따른 처방전 또는 진료기록부(「전자서명법」에 따른 전자서명이 기재된 전자문서를 포함한다)는 2년간 보존하여야 한다. 〈개정 2015.5.18.〉

[전문개정 2011.6.7.]

제33조(마약류관리자) ① 4명 이상의 마약류취급의료업자가 의료에 종사하는 의료기관의 대표자는 그 의료기관에 마약류관리자를 두어야 한다. 다만, 향정신성의약품만을 취급하는 의료기관의 경우에는 그러하지 아니하다.

② 제1항의 마약류관리자가 다음 각 호의 어느 하나에 해당하는 경우에는 해당 의료기관의 대표자는 다른 마약류관리자(다른 마약류관리자가 없는 경우에는 후임 마약류관리자가 결정될 때까지 그 의료기관에 종사하는 마약류취급의료업자)에게 관리 중인 마약류를 인계하게 하고 그 이유를 해당 허가관청에 신고하여야 한다. 〈개정 2018.

12.11.〉

1. 제8조 제5항에 따라 마약류관리자 지정의 효력이 상실된 경우
2. 제44조에 따라 마약류취급자의 지정이 취소되거나 업무정지처분을 받은 경우

[전문개정 2011.6.7.]

시행령

제12조(기록의 인계) 법 제33조 제2항에 따라 의료기관의 대표자는 관리 중인 마약류를 인계하는 경우에는 해당 마약류를 취급한 기록을 함께 인계하여야 한다.〈개정 2016.11.1.〉
[전문개정 2012.6.7.]

제34조(마약 등의 관리) 마약류관리자가 있는 의료기관이 마약 및 향정신성의약품을 관리할 때에는 그 마약류관리자가 해당 의료기관에서 투약하거나 투약하기 위하여 제공할 목적으로 구입 또는 관리하는 마약 및 향정신성의약품이 아니면 이를 투약하거나 투약하기 위하여 제공하지 못한다. [전문개정 2011.6.7.]

제35조(마약류취급학술연구자) ① 마약류취급학술연구자가 아니면 마약류를 학술연구의 목적에 사용하지 못한다.

② 마약류취급학술연구자가 대마초를 재배하거나 대마를 수입하여 학술연구에 사용하였을 때에는 총리령으로 정하는 바에 따라 그 사용(대마초 재배 현황을 포함한다) 및 연구에 관한 장부를 작성하고, 그 내용을 식품의약품안전처장에게 보고하여야 한다.〈개정 2013.3.23., 2015.5.18.〉

시행규칙

제37조(마약류취급학술연구자의 보고 의무) 법 제35조 제2항에 따라 대마를 취급하는 마약류취급학술연구자는 매 반기의 대마초의 사용(대마초 재배 현황을 포함한다) 및 연구에 대하여 매 반기가 종료된 다음 달 10일까지 별지 제43호서식에 따른 보고서(전자문서로 된 보고서를 포함한다)를 지방식품의약품안전청장에게 제출하여야 한다.
[전문개정 2018.2.9.]

③ 마약류취급학술연구자가 마약 또는 향정신성의약품을 학술연구에 사용하였을 때에는 총리령으로 정하는 바에 따라 그 연구에 관한 장부를 작성하여야 한다.〈개정 2013.3.23., 2015.5.18.〉

④ 마약류취급학술연구자는 제2항과 제3항에 따라 작성한 장부를 2년간 보존하여야 한다.

[전문개정 2011.6.7.]

제36조(대마재배자의 보고) ① 대마재배자는 총리령으로 정하는 바에 따라 대마초의 재배 면적과 생산 현황 및 수량을 특별자치시장·시장·군수 또는 구청장에게 보고하여야 한다.〈개정 2013.3.23., 2016.2.3.〉

시행규칙

제38조(대마재배자의 보고) 법 제36조 제1항의 규정에 의하여 대마초의 재배면적·생산현황 및 수량을 보고하고자 하는 대마재배자는 매년 2회(전반기에는 5월31일까지, 하반기에는 매년 11월 30일까지) 별지 제44호서식에 따른 보고서(전자문서로 된 보고서를 포함한다)를 특별자치시장·시장·군수 또는 구청장에게 제출하여야 한다.〈개정 2006.5.23., 2012.6.15., 2018.2.9.〉

② 대마재배자는 그가 재배한 대마초 중 그 종자·뿌리 및 성숙한 줄기를 제외하고는 이를 소각(燒却)·매몰하거나 그 밖에 그 유출을 방지할 수 있는 방법으로 폐기하고 그 결과를 총리령으로 정하는 바에 따라 특별자치시장·시장·군수 또는 구청장에게 보고하여야 한다.〈개정 2013.3.23., 2016.2.3.〉

[전문개정 2011.6.7.]

시행규칙

제39조(대마의 폐기보고) 법 제36조 제2항에 따라 대마재배자는 그가 재배한 대마초중 종자·뿌리 및 성숙한 줄기를

제외하고는 이를 특별자치시장·시장·군수 또는 구청장이 지정하는 공무원의 참관하에 폐기해야 하며, 참관자의 확인을 받아 그 폐기한 날부터 10일 이내에 별지 제45호서식에 따른 보고서(전자문서로 된 보고서를 포함한다)를 특별자치시장·시장·군수 또는 구청장에게 제출해야 한다. 〈개정 2006.5.23., 2012.6.15., 2018.2.9., 2021.9.10.〉

제37조(허가 등의 제한) 허가관청은 제6조, 제18조, 제21조 및 제24조에 따른 허가 또는 지정을 할 때에 마약류의 오용이나 남용으로 인하여 국민보건에 위해를 끼칠 우려가 있다고 인정하는 경우에는 특정 지역 또는 특정 품목을 한정하여 허가 또는 지정을 하지 아니할 수 있다. 이 경우 특정 지역 또는 특정 품목에 관한 사항은 미리 공고하여야 한다. [전문개정 2011.6.7]

제38조(마약류취급자의 관리의무) ① 마약류제조업자 또는 마약류원료사용자는 그 업무에 종사하는 종업원의 지도·감독과 품질관리, 그 밖에 마약·향정신성의약품 및 한외마약에 관한 업무에 대하여 총리령으로 정하는 사항을 준수하여야 한다. 〈개정 2013.3.23.〉

시행규칙

제40조(마약류제조업자 또는 마약류원료사용자의 준수사항) 법 제38조 제1항의 규정에 의하여 마약류제조업자 또는 마약류원료사용자가 준수하여야 하는 사항은 다음 각호와 같다. 〈개정 2003.11.17., 2012.6.15.〉

1. 보건위생상의 위해가 없도록 그 제조소 및 제조시설을 위생적으로 관리할 것
2. 종업원에 대한 지도·감독을 철저히 하여 보건위생상의 사고가 발생하지 아니하도록 할 것
3. 보건위생상의 위해가 발생할 염려가 있는 물건은 이를 제조소에 두지 아니할 것
4. 마약 또는 향정신성의약품의 원료와 그 제품에 대한 자가시험을 행하고 그 시험을 행한 기록을 작성·비치하여야 하며 그 기록을 2년간 보존할 것
5. 제조관리기준서·제품표준서 등에 의하여 유효성분의 함량 등을 정확하게 생산할 것
6. 마약 또는 향정신성의약품의 원료와 그 제품이 변질되거나 부패되지 아니하도록 안전하게 일반의약품과 별도로 분리하여 저장·관리할 것
7. 제조소의 제조업무에 관하여 필요한 기록을 작성·비치할 것
8. 삭제 〈2018.2.9.〉

② 마약류취급자는 변질·부패·오염 또는 파손되었거나 사용기간 또는 유효기간이 지난 마약류를 판매하거나 사용하여서는 아니 된다.

③ 마약류취급자가 그 업무에 종사할 때에는 의료용 마약류의 도난 및 유출을 방지하기 위하여 대통령령으로 정하는 사항을 준수하여야 한다.

[전문개정 2011.6.7.]

시행령

제12조의2(마약류취급자의 준수사항) 법 제38조 제3항에 따라 마약류취급자는 다음 각 호의 사항을 준수하여야 한다. 〈개정 2016.11.1.〉

1. 마약류취급자가 보관·소지 또는 관리하는 의료용 마약류의 입고·출고 및 사용에 대한 기록을 작성하고 2년간 보관할 것. 다만, 법 제11조에 따라 마약류취급자가 보관·소지 또는 관리하는 의료용 마약류의 입고·출고 및 사용에 대하여 식품의약품안전처장에게 보고한 경우는 제외한다.
2. 의료용 마약류의 저장시설에는 마약류취급자 또는 마약류취급자가 지정한 종업원 외의 사람을 출입시켜서는 아니 되며, 저장시설을 주 1회 이상 점검하여 점검부를 작성·비치하고 이를 2년간 보존할 것
3. 종업원에 대한 지도·감독을 철저히 하여 의료용 마약류의 도난사고가 발생하지 아니하도록 할 것

[전문개정 2012.6.7.]

제5장 마약류 중독자 등〈개정 2019.12.3.〉

제39조(마약 사용의 금지) 마약류취급의료업자는 마약 중독자에게 그 중독 증상을 완화시키거나 치료하기 위하여 다음 각 호의 어느 하나에 해당하는 행위를 하여서는 아니 된다. 다만, 제40조에 따른 치료보호기관에서 보건복지부장관 또는 시·도지사의 허가를 받은 경우에는 그러하지 아니하다.

1. 마약을 투약하는 행위
2. 마약을 투약하기 위하여 제공하는 행위
3. 마약을 기재한 처방전을 발급하는 행위

[전문개정 2011.6.7.]

시행령

제13조(마약 중독자에 대한 마약 사용) 법 제39조 각 호 외의 부분 단서에 따른 마약의 투약은 법 제40조 제1항에 따른 치료보호기관의 장이 중독자의 증상을 고려하여 특히 필요하다고 인정하는 경우로서 보건복지부령으로 정하는 바에 따라 보건복지부장관 또는 특별시장·광역시장·특별자치시장·도지사 또는 특별자치도지사(이하 "시·도지사"라 한다)의 허가를 받은 경우로 한정한다.〈개정 2016.11.1., 2017.10.17.〉

[전문개정 2012.6.7.]

시행규칙

제41조 삭제〈2013.3.23.〉

제40조(마약류 중독자의 치료보호) ① 보건복지부장관 또는 시·도지사는 마약류 사용자의 마약류 중독 여부를 판별하거나 마약류 중독자로 판명된 사람을 치료보호하기 위하여 치료보호기관을 설치·운영하거나 지정할 수 있다.

② 보건복지부장관 또는 시·도지사는 마약류 사용자에 대하여 제1항에 따른 치료보호기관에서 마약류 중독 여부의 판별검사를 받게 하거나 마약류 중독자로 판명된 사람에 대하여 치료보호를 받게 할 수 있다. 이 경우 판별검사 기간은 1개월 이내로 하고, 치료보호 기간은 12개월 이내로 한다.

③ 보건복지부장관 또는 시·도지사는 제2항에 따른 판별검사 또는 치료보호를 하려면 치료보호심사위원회의 심의를 거쳐야 한다.

④ 제3항에 따른 판별검사 및 치료보호에 관한 사항을 심의하기 위하여 보건복지부, 특별시, 광역시, 특별자치시, 도 및 특별자치도에 치료보호심사위원회를 둔다.〈개정 2016.2.3.〉

⑤ 제1항부터 제4항까지의 규정에 따른 치료보호기관의 설치·운영 및 지정, 판별검사 및 치료보호, 치료보호심사위원회의 구성·운영·직무 등에 관하여 필요한 사항은 대통령령으로 정한다.

[전문개정 2011.6.7.]

관련 법률

마약류중독자 치료보호규정 [시행 2022.4.19.] [대통령령 제32592호, 2022.4.19., 일부개정]

제1조(목적) 이 영은 「마약류 관리에 관한 법률」 제40조에 따른 치료보호기관의 설치·운영 및 지정, 마약류 중독 여부의 판별검사, 마약류중독자의 치료보호 및 치료보호심사위원회의 구성·운영·직무 등에 필요한 사항을 규정함을 목적으로 한다.〈개정 2012.6.7.〉

제4조(치료보호심사위원회의 설치) 법 제40조 제4항에 따라 보건복지부에 중앙치료보호심사위원회(이하 "중앙위원회"라 한다)를 두고, 특별시·광역시·특별자치시·도·특별자치도(이하 "시·도"라 한다)에 지방치료보호심사위

원회(이하 "지방위원회"라 한다)를 둔다. 〈개정 2010.3.15., 2022.4.19.〉

제13조(치료보호명령) 법 제40조 제2항에 따라 보건복지부장관 또는 시·도지사는 제11조 제1항에 따라 실시한 판별검사 결과 마약류중독자로 판명된 사람에 대하여는 지체 없이 해당 위원회의 심의를 거쳐 치료보호기간을 정하여 치료보호를 명해야 하며, 시·도지사는 지체 없이 그 사실을 보건복지부장관에게 통보해야 한다. 〈개정 2010.3.15., 2022.4.19.〉

제40조의2(형벌과 수강명령 등의 병과) ① 법원은 제3조, 제4조 또는 제5조를 위반하여 마약류를 투약, 흡연 또는 섭취한 사람(이하 이 조에서 "마약류사범"이라 한다)에 대하여 형의 선고를 유예하는 경우에는 1년 동안 보호관찰을 받을 것을 명할 수 있다.

② 법원은 마약류사범에 대하여 유죄판결(선고유예는 제외한다)을 선고하거나 약식명령을 고지하는 경우에는 200시간의 범위에서 재범예방에 필요한 교육의 수강명령(이하 "수강명령"이라 한다) 또는 재활교육 프로그램의 이수명령(이하 "이수명령"이라 한다)을 병과(倂科)하여야 한다. 다만, 수강명령 또는 이수명령을 부과할 수 없는 특별한 사정이 있는 경우에는 그러하지 아니하다.

③ 수강명령은 형의 집행을 유예하는 경우에 그 집행유예기간 내에서 병과하고, 이수명령은 벌금 이상의 형을 선고하거나 약식명령을 고지하는 경우에 병과한다.

④ 법원이 마약류사범에 대하여 형의 집행을 유예하는 경우에는 수강명령 외에 그 집행유예기간 내에서 보호관찰 또는 사회봉사 중 하나 이상의 처분을 병과할 수 있다.

⑤ 수강명령 또는 이수명령은 형의 집행을 유예하는 경우에는 그 집행유예기간 내에, 벌금형을 선고하거나 약식명령을 고지하는 경우에는 형 확정일부터 6개월 이내에, 징역형 이상의 실형(實刑)을 선고하는 경우에는 형기 내에 각각 집행한다.

⑥ 수강명령 또는 이수명령이 형의 집행유예 또는 벌금형과 병과된 경우에는 보호관찰소의 장이 집행하고, 징역형 이상의 실형과 병과된 경우에는 교정시설의 장이 집행한다. 다만, 징역형 이상의 실형과 병과된 이수명령을 모두 이행하기 전에 석방 또는 가석방되거나 미결구금일수 산입 등의 사유로 형을 집행할 수 없게 된 경우에는 보호 관찰소의 장이 남은 이수명령을 집행한다.

⑦ 수강명령 또는 이수명령은 다음 각 호의 내용으로 한다.

1. 마약류사범 행동의 진단·상담
2. 마약류 폐해에 대한 이해를 위한 교육
3. 그 밖에 마약류사범의 재범예방을 위하여 필요한 사항

⑧ 보호관찰소의 장 또는 교정시설의 장은 수강명령 또는 이수명령의 집행에 관한 업무를 제51조의2에 따른 한국마약퇴치운동본부에 위탁할 수 있다.

⑨ 형벌과 병과하는 보호관찰, 사회봉사, 수강명령 및 이수명령에 관하여 이 법에서 규정한 사항 외에는 「보호관찰 등에 관한 법률」을 준용한다.

[본조신설 2019.12.3.]

제40조의3(판결 전 조사) ① 법원은 제3조, 제4조 또는 제5조를 위반하여 마약류를 투약, 흡연 또는 섭취한 피고인에 대하여 제40조의2에 따른 보호관찰, 사회봉사, 수강명령 또는 이수명령을 부과하기 위하여 필요하다고 인정하면 그 법원의 소재지 또는 피고인의 주거지를 관할하는 보호관찰소의 장에게 피고인의 신체적·심리적 특성 및 상태, 성장배경, 가정환경, 직업, 생활환경, 교우관계, 범행 동기, 마약류 중독여부, 병력(病歷), 재범위험성 등 피고인에 관한 사항의 조사를 요구할 수 있다.

② 제1항의 요구를 받은 보호관찰소의 장은 지체 없이 이를 조사하여 서면으로 해당 법원에 알려야 한다. 이 경우 필요하다고 인정하면 피고인이나 그 밖의 관계인을 소환하여 심문하거나 소속 보호 관찰관에게 필요한 사항

을 조사하게 할 수 있다.

③ 법원은 제1항의 요구를 받은 보호관찰소의 장에게 조사진행상황에 관한 보고를 요구할 수 있다.

[본조신설 2019.12.3.]

제6장 감독과 단속 〈개정 2011.6.7.〉

제41조(출입 · 검사와 수거) ① 식품의약품안전처장(대통령령으로 정하는 그 소속 기관의 장을 포함한다), 시·도지사 또는 시장·군수·구청장은 마약류, 임시마약류 및 원료물질의 취급을 감시하고 단속할 필요가 있다고 인정하면 관계 공무원으로 하여금 마약류취급자, 마약류취급승인자, 제5조의2 제6항에 따라 임시마약류를 취급하는 자 및 원료물질취급자에 대하여 해당 업소나 공장·창고, 대마초 재배지, 약국, 조제 장소, 그 밖에 마약류, 임시마약류 및 원료물질에 관계 있는 장소에 출입하여 다음 각 호의 업무를 하게 할 수 있다. 〈개정 2013.3.23., 2013.7.30., 2018.3.13., 2020.3.31.〉

1. 해당 업소 등의 구조·설비·업무현황, 기록한 서류와 의약품, 그 밖의 물건에 대한 검사
2. 관계인에 대한 질문
3. 마약류·임시마약류·원료물질 및 이와 관계가 있다고 인정되는 약품과 물건을 총리령으로 정하는 바에 따른 수거. 이 경우 시험용으로 필요한 최소 분량으로 한정한다.

② 식품의약품안전처장은 통합정보센터의 감독에 필요하다고 인정하는 경우에는 통합정보센터의 장에게 그 업무 및 재산에 관한 보고 또는 자료의 제출을 명하거나 소속 공무원으로 하여금 현장 출입 또는 서류검사를 하게 하는 등 필요한 조치를 할 수 있다. 〈신설 2015.5.18.〉

③ 제1항 또는 제2항에 따라 출입·검사 또는 수거하는 공무원은 그 권한을 표시하는 증표를 지니고 이를 관계인에게 보여주어야 한다. 〈개정 2015.5.18.〉

[전문개정 2011.6.7.]

시행령

제13조의2(출입 · 검사와 수거) 법 제41조 제1항 각 호 외의 부분에서 "대통령령으로 정하는 그 소속 기관의 장"이란 지방식품의약품안전청장을 말한다.

[본조신설 2020.9.22.]

시행규칙

제42조(수거증 등) 법 제41조의 규정에 의하여 관계공무원이 마약류·원료물질 및 이와 관계가 있다고 인정되는 약품 및 물건을 수거하거나 법 제47조의 규정에 의하여 부정마약류를 압류하는 때에는 별지 제47호서식에 따른 수거증(압류증)을 피수거인 또는 피압류인에게 교부하여야 한다. 〈개정 2003.11.17., 2012.6.15.〉

제42조(폐기 명령 등) ① 식품의약품안전처장, 시·도지사 또는 시장·군수·구청장은 제12조에 따라 보고된 마약류나 제13조에 따른 승인을 받지 못한 마약류 및 제16조, 제17조, 제18조, 제21조 또는 제24조를 위반하여 제조·판매·저장 또는 수입한 향정신성의약품이나 불량한 향정신성의약품 등을 공중위생상의 위해의 발생을 방지할 수 있는 방법으로 폐기하거나 필요한 조치를 마약류취급자 및 마약류취급승인자에게 명할 수 있다. 〈개정 2013.3.23., 2013.7.30.〉

② 식품의약품안전처장, 시·도지사 또는 시장·군수·구청장은 다음 각 호의 어느 하나에 해당하는 경우에는 관계 공무원으로 하여금 해당 물품을 폐기 또는 압류하거나 그 밖에 필요한 조치를 하게 할 수 있다. 〈개정 2013.

3.23.〉

1. 제1항에 따른 명령을 받은 자가 그 명령을 이행하지 아니한 경우
2. 대마재배자가 제36조 제2항에 따른 폐기를 하지 아니한 경우
3. 제3조 제4호를 위반하여 원료물질이 제조, 수출입, 매매, 매매의 알선, 수수, 소지, 소유 또는 사용되거나 그러한 목적으로 저장된 원료물질이 발견된 경우

[전문개정 2011.6.7.]

시행령

제14조(행정처분 등) 법 제42조 제1항에 따른 폐기 등 필요한 조치의 명령과 법 제44조 제1항에 따른 허가 등의 취소, 업무정지 또는 취급정지 등에 관한 명령은 서면으로 실시하고, 법 제47조에 따라 압류나 그 밖에 필요한 처분을 하는 경우에는 총리령으로 정하는 바에 따라 압류증 등의 서류를 발급하여야 한다.〈개정 2013.3.23., 2017.10.17.〉
[전문개정 2012.6.7]

제43조(업무 보고 등) 식품의약품안전처장, 시·도지사 또는 시장·군수·구청장은 마약류취급자 및 마약류취급승인자 및 원료물질취급자에 대하여 그 업무에 관하여 필요한 사항을 보고하게 하거나, 관계 장부·서류나 그 밖의 물건을 제출할 것을 명할 수 있다.〈개정 2013.3.23., 2013.7.30.〉[전문개정 2011.6.7.]

제44조(허가 등의 취소와 업무정지) ① 마약류취급자, 마약류취급승인자 또는 원료물질수출입업자등이 다음 각 호의 어느 하나에 해당하는 경우에는 해당 허가관청은 이 법에 따른 허가(품목허가를 포함한다), 지정 또는 승인을 취소하거나 1년의 범위에서 그 업무 또는 마약류 및 원료물질 취급의 전부 또는 일부의 정지를 명할 수 있다. 다만, 국민보건에 위해를 끼쳤거나 끼칠 우려가 있는 마약, 향정신성의약품 또는 한외마약의 경우에는 그 취급자에게 책임질 사유가 없고 그 약품의 성분·처방 등을 변경함으로써 그 허가 목적을 달성할 수 있다고 인정되는 경우에는 그 변경만을 명할 수 있다.〈개정 2013.3.23., 2013.7.30., 2014.3.18., 2015.5.18., 2018.12.11., 2019.12.3., 2021.8.17.〉

1. 업무 또는 마약류 및 원료물질 취급의 전부 또는 일부의 정지를 명하는 경우
   가. 제5조 제1항 및 제2항에 따른 마약류 취급 제한 규정을 위반한 경우
   나. 제5조 제3항의 조치를 위반한 때
   다. 제6조 제1항 각 호 외의 부분 후단 및 같은 조 제2항 후단에 따른 변경허가 또는 변경지정을 받지 아니한 경우
   라. 제6조의2 제1항 후단에 따른 변경허가를 받지 아니한 경우
   마. 제7조 제2항에 따른 허가증 또는 지정서를 재발급받지 아니한 경우
   바. 제9조 제2항 및 제3항을 위반하여 마약류를 양도한 경우
   사. 삭제〈2015.5.18.〉
   아. 삭제〈2015.5.18.〉
   자. 제11조를 위반하여 보고하지 아니하거나 거짓으로 보고한 경우
   차. 제12조를 위반하여 보고하지 아니하거나 사고 마약류 등을 폐기한 경우
   카. 제14조를 위반하여 마약류를 광고한 경우
   타. 제15조를 위반하여 마약류를 저장한 경우
   파. 제16조를 위반하여 마약류를 봉함하지 아니하거나 봉함하지 아니한 마약류를 수수한 경우
   하. 제17조를 위반하여 기재를 하지 아니하거나 거짓으로 기재한 경우
   거. 삭제〈2015.5.18.〉
   너. 제20조·제22조 및 제26조를 위반하여 판매한 경우

더. 제32조를 위반하여 처방전에 따르지 아니하고 투약 등을 하거나 처방전을 거짓으로 기재한 경우 및 처방전을 작성·비치·보존하지 아니한 경우
러. 제33조를 위반하여 마약류관리자를 두지 아니한 경우
머. 제35조 제2항부터 제4항까지의 규정을 위반하여 기록·보존을 하지 아니하거나 거짓으로 기록한 경우
버. 대마재배자가 정당한 사유 없이 2년간 계속하여 대마초를 재배하지 아니한 경우
서. 제38조에 따른 마약류취급자의 관리의무를 위반한 경우
어. 제41조에 따른 관계 공무원의 검사·질문·수거를 거부·방해하거나 기피한 경우
저. 제50조를 위반하여 마약류취급자 또는 원료물질수출입업자등이 교육을 받지 아니한 경우
처. 제51조 제1항을 위반하여 원료물질의 수출입 승인을 받지 아니하고 수출입한 경우나 승인받은 내용과 다르게 수출입한 경우
커. 제51조 제2항을 위반하여 원료물질의 제조, 수출입, 수수 또는 매매에 대한 기록을 작성·보존하지 아니하거나 거짓으로 기록한 경우
터. 제51조 제2항에 따른 원료물질의 수출입, 수수 또는 매매에 대한 기록 작성의 의무를 회피할 목적으로 소량으로 나누어 원료물질을 거래한 경우
퍼. 제51조 제3항에 따른 신고를 하지 아니한 경우
허. 제18조 제2항 제2호에 따른 수출입 승인 또는 변경승인을 받지 아니한 경우

2. 허가(품목허가를 포함한다), 지정 또는 승인을 취소하는 경우
가. 제6조 제3항 각 호의 결격사유에 해당한 경우
나. 제18조 제2항 제1호·제21조 제2항 및 제24조 제2항에 따른 허가 또는 변경허가를 받지 아니한 경우
다. 제1호 가목·파목·어목 또는 제9조 제2항을 2회 이상 위반한 경우
라. 제1호 자목·차목·러목·허목 또는 제9조 제3항을 3회 이상 위반한 경우
마. 마약의 유효성분 함량이나 제제할 때 발생하는 마약의 손실률(損失率) 등에 대하여 총리령으로 정하는 기준을 3회 이상 위반한 경우
바. 마약류취급자가 제6조 제1항 또는 제2항에 따른 마약류취급자가 되기 위하여 필요한 약사 등의 자격을 상실하거나 「약사법」에 따른 의약품제조업, 의약품 도매상 등의 허가가 취소 등이 된 경우
사. 원료물질수출입업자등이 「부가가치세법」 제8조에 따라 관할 세무서장에게 폐업신고를 하거나 관할 세무서장이 사업자등록을 말소한 경우
아. 거짓이나 그 밖의 부정한 방법으로 제3조 제2호부터 제7호까지의 규정, 제4조 제2항 제7호 또는 같은 조 제3항에 따른 승인을 받은 경우
자. 거짓이나 그 밖의 부정한 방법으로 제6조 제1항 또는 제6조의2 제1항 또는 제24조 제2항에 따른 허가 또는 변경허가를 받은 경우
차. 거짓이나 그 밖의 부정한 방법으로 제18조 제2항 제1호, 제21조 제2항 또는 제24조 제2항에 따른 허가 또는 변경허가를 받은 경우

② 제1항에 따른 행정처분의 기준은 총리령으로 정한다.〈개정 2013.3.23.〉

③ 식품의약품안전처장은 제1항 제2호 사목의 사유로 허가를 취소하기 위하여 필요한 경우에는 관할 세무서장에게 원료물질수출입업자등의 폐업 여부에 대한 정보의 제공을 요청할 수 있다. 이 경우 요청을 받은 관할 세무서장은 특별한 사유가 없으면「전자정부법」제36조 제1항에 따라 영업자의 폐업 여부에 대한 정보를 제공하여야 한다.〈신설 2018.12.11.〉

[전문개정 2011.6.7.]

시행규칙

제43조(행정처분기준) 법 제44조 제2항의 규정에 의한 행정처분기준은 **별표 2**와 같다.〈개정 2012.6.15.〉

제45조(청문) 허가관청은 제44조 제1항에 따라 마약류취급자 또는 원료물질수출입업자등의 허가 또는 지정을 취소하려면 청문을 하여야 한다. [전문개정 2011.6.7.]

제46조(과징금처분) ① 허가관청은 마약류취급자 또는 원료물질수출입업자등에 대하여 제44조 제1항에 따른 업무정지처분을 하게 되는 경우에는 대통령령으로 정하는 바에 따라 업무정지처분을 갈음하여 2억원 이하의 과징금을 부과할 수 있다. 이 경우 과징금 부과는 업무정지처분으로 인하여 국민보건에 큰 위해를 가져오거나 가져올 우려가 있는 경우로 한정하며, 3회를 초과하여 부과할 수 없다.〈개정 2018.12.11.〉

② 제1항에 따른 과징금을 부과하는 위반행위의 종류, 위반정도 등에 따른 과징금의 금액과 그 밖에 필요한 사항은 대통령령으로 정한다.

③ 허가관청은 제1항에 따른 과징금을 부과하기 위하여 필요한 경우에는 다음 각 호의 사항을 적은 문서로 관할 세무관서의 장에게 과세 정보의 제공을 요청할 수 있다.〈개정 2016.2.3.〉

1. 납세자의 인적사항
2. 과세 정보의 사용 목적
3. 과징금 부과기준이 되는 매출금액

④ 허가관청은 제1항에 따른 과징금을 기한까지 내지 아니하면 대통령령으로 정하는 바에 따라 제1항에 따른 과징금 부과처분을 취소하고 제44조 제1항에 따른 업무정지처분을 하거나 국세 체납처분의 예 또는 「지방행정제재·부과금의 징수 등에 관한 법률」에 따라 징수한다. 다만, 폐업 등으로 제44조 제1항에 따른 업무정지처분을 할 수 없는 경우에는 국세 체납처분의 예 또는 「지방행정제재·부과금의 징수 등에 관한 법률」에 따라 징수한다.〈신설 2016.2.3., 2020.3.24.〉

⑤ 허가관청은 제4항에 따라 체납된 과징금의 징수를 위하여 필요한 경우에는 다음 각 호의 어느 하나에 해당하는 자료의 제공을 해당 각 호의 자에게 각각 요청할 수 있다. 이 경우 요청을 받은 자는 정당한 사유가 없으면 이에 따라야 한다.〈신설 2016.2.3.〉

1. 「건축법」 제38조에 따른 건축물대장 등본 : 국토교통부장관
2. 「공간정보의 구축 및 관리 등에 관한 법률」 제71조에 따른 토지대장 등본 : 국토교통부장관
3. 「자동차관리법」 제7조에 따른 자동차등록원부 등본 : 시·도지사

[전문개정 2011.6.7.]

시행령

제15조(과징금의 산정기준) 법 제46조에 따른 과징금의 금액은 위반행위의 종류, 위반 정도 등을 고려하여 총리령으로 정하는 업무정지처분기준에 따라 별표 9의 기준을 적용하여 산정한다.〈개정 2013.3.23.〉

[전문개정 2012.6.7.]

제16조(과징금의 부과·징수절차) ① 법 제46조에 따라 식품의약품안전처장, 시·도지사 또는 시장·군수·구청장이 과징금을 부과하려는 경우에는 그 위반행위의 종류와 해당 과징금의 금액 등을 구체적으로 적은 서면으로 과징금 부과 대상자에게 알려야 한다.〈개정 2013.3.23., 2016.11.1.〉

② 제1항에 따라 통지를 받은 자는 20일 이내에 해당 과징금을 식품의약품안전처장, 시·도지사 또는 시장·군수·구청장이 정하는 수납기관에 내야 한다. 다만, 천재지변이나 그 밖의 부득이한 사유로 그 기간에 과징금을 낼 수 없는 경우에는 그 사유가 없어진 날부터 7일 이내에 내야 한다.〈개정 2013.3.23., 2016.11.1.〉

③ 제2항에 따라 과징금을 받은 수납기관은 과징금을 낸 자에게 영수증을 발급하여야 한다.

④ 제2항에 따라 과징금을 받은 수납기관은 지체 없이 그 사실을 식품의약품안전처장, 시·도지사 또는 시장·군수

· 구청장에게 통보하여야 한다.〈개정 2013.3.23., 2016.11.1.〉

⑤ 삭제 〈2021.9.24.〉

[전문개정 2012.6.7.]

제16조의2(과징금 미납자에 대한 처분) ① 식품의약품안전처장, 시·도지사 또는 시장·군수·구청장은 법 제46조 제1항에 따라 과징금을 납부하여야 할 자가 납부기한까지 과징금을 내지 아니하면 같은 조 제4항 본문에 따라 납부기한이 지난 후 15일 이내에 독촉장을 발급하여야 한다. 이 경우 납부기한은 독촉장을 발급하는 날부터 10일 이내로 하여야 한다.

② 식품의약품안전처장, 시·도지사 또는 시장·군수·구청장은 과징금을 납부하여야 할 자가 제1항에 따른 독촉장을 받고도 그 납부기한까지 과징금을 내지 아니하면 법 제46조 제4항 본문에 따라 과징금 부과처분을 취소하고 법 제44조 제1항에 따른 업무정지 처분을 하거나 국세 체납처분의 예 또는 「지방행정제재·부과금의 징수 등에 관한 법률」에 따라 징수하여야 한다.〈개정 2020.3.24.〉

③ 식품의약품안전처장, 시·도지사 또는 시장·군수·구청장은 법 제46조 제4항 본문에 따라 과징금 부과처분을 취소하고 법 제44조 제1항에 따른 업무정지 처분을 하는 경우에는 처분대상자에게 서면으로 그 내용을 통지하여야 한다. 이 경우 서면에는 처분의 변경사유와 업무정지 처분의 기간 등 업무정지 처분에 필요한 사항이 포함되어야 한다.

[본조신설 2016.11.1.]

시행규칙

제44조(과징금 징수절차) 영 제16조의 규정에 의한 과징금의 징수절차에 관하여는 「국고금관리법 시행규칙」을 준용한다. 이 경우 납입고지서에는 이의방법 및 이의기간 등을 함께 기재하여야 한다.〈개정 2006.5.23.〉

[전문개정 2003.11.17.]

제47조(부정 마약류의 처분) 식품의약품안전처장은 이 법이나 그 밖의 마약류에 관한 법령을 위반하여 소지, 소유, 사용, 관리, 재배, 수출입, 제조, 매매, 매매의 알선, 수수, 투약 또는 투약하기 위하여 제공하거나 조제 또는 연구에 사용하는 마약류 예고임시마약류 및 임시마약류에 대하여는 압류나 그 밖에 필요한 처분을 할 수 있다.

〈개정 2013.3.23., 2014.3.18., 2018.3.13.〉

[전문개정 2011.6.7.] [제목개정 2014.3.18.]

제48조(마약류 감시원) ① 제41조 제1항 및 제42조 제2항에 따른 관계 공무원의 직무와 그 밖에 마약류와 원료물질에 관한 감시 업무를 하게 하기 위하여 식품의약품안전처와 그 소속 기관, 특별시·광역시·도·특별자치시·도 및 시·군·구(자치구만 해당한다. 이하 같다)에 마약류 감시원을 둔다.〈개정 2013.3.23., 2016.2.3.〉

② 마약류 감시원의 자격, 직무 범위, 그 밖에 필요한 사항은 대통령령으로 정한다.

[전문개정 2011.6.7.]

시행령

제17조(마약류 감시원) ① 법 제48조에 따라 식품의약품안전처장, 시·도지사 또는 시장·군수·구청장(자치구의 구청장을 말한다. 이하 같다)은 다음 각 호의 어느 하나에 해당하는 소속 공무원을 마약류 감시원으로 임명한다.〈개정 2013.3.23.〉

1. 「고등교육법」 제2조에 따른 학교의 약학 관련 학과 또는 법학 관련 학과에서 학사 이상의 학위를 받은 사람이나 다른 법령에 따라 이와 같은 수준 이상의 학력이 있다고 인정되는 사람
2. 1년 이상 약무(藥務)에 관한 업무에 종사한 경력이 있는 사람
3. 보건행정관서에서 1년 이상 보건행정에 관한 업무에 종사한 경력이 있는 사람

② 법 제48조 제2항에 따른 마약류 감시원의 직무 범위는 다음 각 호와 같다. 〈개정 2014.12.23.〉

1. 마약류취급자, 마약류 취급의 승인을 받은 자 및 취급업소에 대한 감시·출입·검사 및 감독
2. 원료물질취급자 및 취급업소에 대한 감시·출입·검사 및 감독
3. 마약·향정신성의약품 또는 한외마약의 품질관리를 위한 마약·향정신성의약품·한외마약 또는 이와 관계있는

의약품의 수거
4. 마약류 중독자 치료보호의 지원
③ 제1항에 따라 식품의약품안전처장, 시·도지사 또는 시장·군수·구청장은 마약류 감시원을 임명하는 경우에는 이에 관한 사항을 임명에 관한 관리대장에 기록하고 마약류 감시원증을 발급하여야 한다.〈개정 2013.3.23.〉
[전문개정 2012.6.7.]

시행규칙

제45조(마약류감시원증 교부) 법 제48조 및 영 제17조의 규정에 의하여 식품의약품안전처장, 시·도지사 또는 시장·군수·구청장은 마약류감시원을 임명한 때에는 별지 제48호서식에 따른 마약류감시원증을 교부하여야 한다.〈개정 2012.6.15., 2013.3.23.〉

제49조(마약류 명예지도원) ① 마약류의 오용·남용을 방지하고 홍보·계몽 등을 하기 위하여 식품의약품안전처, 특별시·광역시·특별자치시·도·특별자치도 및 시·군·구에 마약류 명예지도원을 둘 수 있다.〈개정 2013.3.23., 2016.2.3.〉
② 마약류 명예지도원의 자격, 업무 범위, 그 밖에 필요한 사항은 대통령령으로 정한다.
[전문개정 2011.6.7.]

시행령

제18조(마약류 명예지도원) ① 법 제49조에 따라 식품의약품안전처장, 시·도지사 또는 시장·군수·구청장은 마약류 명예지도원을 두려는 경우에는 다음 각 호의 어느 하나에 해당하는 사람 중에서 위촉하여야 한다.〈개정 2013.3.23.〉
1. 「고등교육법」 제2조에 따른 학교에서 학사 이상의 학위를 받은 사람 또는 다른 법령에 따라 이와 같은 수준 이상의 학력이 있다고 인정되는 사람
2. 소비자 관련 단체, 청소년 관련 단체 또는 의약 관련 협회·단체(이하 이 조에서 "관련 단체"라 한다)의 회원 또는 직원으로서 해당 관련 단체의 장이 추천한 사람
3. 보건행정관서에서 1년 이상 보건행정에 관한 업무에 종사한 경력이 있는 사람
4. 마약류 관련 수사업무에 1년 이상 종사한 경력이 있는 사람
② 법 제49조 제2항에 따른 마약류 명예지도원의 업무 범위는 다음 각 호와 같다.
1. 마약류의 오용·남용 방지를 위한 홍보 및 계몽
2. 법 위반행위에 대한 신고 및 자료 제공
③ 마약류 명예지도원의 임기는 2년으로 하며, 연임할 수 있다. 다만, 제1항 제2호에 따라 위촉된 사람의 연임은 관련 단체의 장의 연임요청이 있어야 한다.
④ 식품의약품안전처장, 시·도지사 또는 시장·군수·구청장은 예산의 범위에서 마약류 명예지도원의 활동에 필요한 경비를 지원할 수 있다.〈개정 2013.3.23.〉
⑤ 식품의약품안전처장, 시·도지사 또는 시장·군수·구청장은 마약류 명예지도원이 다음 각 호의 어느 하나에 해당하는 경우에는 위촉을 해제하여야 한다.〈개정 2013.3.23.〉
1. 법 제3조를 위반한 경우
2. 관련 단체로부터 퇴직 또는 해임되거나 회원자격을 상실한 경우
3. 마약류 명예지도원의 업무와 관련하여 부정한 행위로 물의를 일으킨 경우
4. 질병·부상 등의 사유로 업무 수행이 곤란하게 된 경우
⑥ 이 영에서 규정한 사항 외에 마약류 명예지도원의 운영에 필요한 세부 사항은 식품의약품안전처장, 시·도지사 및 시장·군수·구청장이 따로 정한다.〈개정 2013.3.23.〉
[전문개정 2012.6.7.]

시행규칙

제46조(마약류명예지도원증 교부) 법 제49조 및 영 제18조에 따라 지방식품의약품안전청장, 시·도지사 또는 시장·

군수·구청장은 마약류명예지도원을 위촉한 때에는 별지 제49호서식에 따른 마약류명예지도원증을 교부하여야 한다.〈개정 2008.10.31., 2012.6.15.〉

제50조(마약류취급자와 원료물질수출입업자등의 교육) ① 마약류취급자(대마재배자는 제외한다) 또는 원료물질수출입업자등은 식품의약품안전처장 또는 시·도지사가 하는 마약류 또는 원료물질 관리에 관한 교육을 받아야 한다.〈개정 2013.3.23.〉

② 제1항에 따른 마약류 또는 원료물질 관리에 관한 교육의 방법·횟수 및 내용 등에 필요한 사항은 총리령으로 정한다.〈개정 2013.3.23.〉

[전문개정 2011.6.7.]

시행규칙

제47조(마약류취급자와 원료물질수출입업자등의 교육) ① 법 제50조에 따라 마약류수출입업자·마약류제조업자·마약류원료사용자·마약류취급학술연구자 및 원료물질수출입업자등은 지방식품의약품안전청장이, 마약류도매업자·마약류소매업자·마약류관리자 및 마약류취급의료업자(법 제6조 제2항에 따른 마약류관리자를 둔 의료기관의 마약류취급의료업자를 제외한다. 이하 이 조에서 같다)는 시·도지사가 실시하는 마약류 또는 원료물질 관리에 관한 교육을 받아야 한다.〈개정 2003.11.17., 2008.10.31., 2012.6.15.〉

② 제1항에 따른 교육은 1회 2시간으로 하되, 그 교육을 받을 시기는 법 제2조 제5호에 따른 마약류취급자(대마재배자를 제외한다. 이하 이 조에서 같다) 또는 원료물질수출입업자등으로 허가 또는 지정(교육을 이수한 지 1년이 지나지 아니한 자가 폐업 등의 사유로 다시 허가 또는 지정을 받은 경우는 제외한다)을 받은 후 1년 이내로 한다.〈개정 2008.10.31., 2012.6.15., 2016.11.4.〉

③ 지방식품의약품안전청장 또는 시·도지사는 마약류 또는 원료물질의 계속된 도난·분실로 인하여 주의를 촉구할 필요성이 있거나 마약류관련 법령의 개정 등으로 마약류 또는 원료물질 관리에 관한 교육이 필요하다고 인정되는 때에는 제2항에도 불구하고 1년에 1회에 한하여 추가로 교육을 실시할 수 있다.〈개정 2003.11.17., 2008.10.31., 2012.6.15.〉

④ 제1항에 따라 교육을 실시하는 지방식품의약품안전청장 및 시·도지사는 마약류취급자 또는 원료물질수출입업자등에 대한 교육계획을 전년도 말까지 수립하여 교육을 실시하되, 그 계획에는 교육대상자의 편의를 위하여 매년 2회 이상 교육을 실시하는 내용이 포함되어야 한다.〈개정 2008.10.31., 2012.6.15.〉

⑤ 마약류취급자에 대한 교육내용에 포함되어야 하는 사항은 다음 각호와 같다.〈개정 2013.3.23., 2018.10.31.〉

1. 마약류의 판매 및 봉함에 관한 사항, 사고의 처리 및 보고에 관한 사항, 마약류취급 관련업무의 양도·양수에 관한 사항, 마약류 보관·저장에 관한 사항 및 마약류통합관리시스템을 활용한 보고 방법에 관한 사항
2. 마약 및 향정신성의약품의 원료 및 제품에 대한 자가시험 관련기록의 작성·비치에 관한 사항과 용기 등에의 기재에 관한 사항(마약류취급자 중 마약류수출입업자, 마약류제조업자 및 마약류원료사용자만 해당한다)
3. 마약 및 향정신성의약품의 투약 및 처방전의 기록에 관한 사항(마약류취급자 중 마약류취급의료업자만 해당한다)
4. 마약류 사용·연구기록·기록보관에 관한 사항(마약류취급자 중 마약류취급학술연구자만 해당한다)
5. 기타 마약류 관련법령의 준수에 관한 사항 등 식품의약품안전처장 또는 시·도지사가 따로 정하는 사항

⑥ 원료물질수출입업자등에 대한 교육내용에 포함되어야 하는 사항은 다음 각 호와 같다.〈신설 2012.6.15., 2013.3.23.〉

1. 원료물질의 수출입 승인에 관한 사항
2. 원료물질의 제조·수출입·수수 또는 매매에 대한 기록정비에 관한 사항
3. 그 밖에 마약류 관련 법령의 준수에 관한 사항 등 식품의약품안전처장이나 시·도지사가 따로 정하는 사항

⑦ 지방식품의약품안전청장 및 시·도지사는 마약류취급자 또는 원료물질수출입업자등에 대한 교육을 실시한 때에는 교육을 받은 자에게 수료증을 교부하여야 하며, 그 교부대장을 관리하여야 한다.〈개정 2008.10.31., 2012.6.15.〉

⑧ 시·도지사는 「약사법」 제15조에 따른 연수교육, 「의료법」 제30조 제2항에 따른 보수교육 또는 「수의사법」 제34조 제1항에 따른 연수교육을 실시하는 경우에는 제1항 또는 제3항에 따른 마약류 또는 원료물질 관리에 관한 교육을 공동으로 실시할 수 있다.〈개정 2006.5.23., 2008.10.31., 2012.6.15., 2015.9.21.〉

[제목개정 2012.6.15.]

제51조(원료물질의 관리) ① 원료물질을 수출입하는 자는 수출입할 때마다 식품의약품안전처장의 승인을 받아야 한다.〈개정 2013.3.23.〉

② 원료물질을 제조하거나 수출입·수수 또는 매매하는 자는 제조, 수출입·수수 또는 매매(이하 이 조에서 "거래"라 한다)에 대한 기록을 작성하고 이를 2년간 보존하여야 한다. 다만, 다음 각 호의 어느 하나에 해당하는 경우는 제외한다.〈개정 2013.6.4.〉

1. 「약사법」에 따라 제조·거래에 대한 기록을 작성·보존하고 있는 제조·거래의 경우
2. 「화학물질관리법」에 따라 제조·거래에 대한 기록을 작성·보존하고 있는 제조·거래의 경우
3. 원료물질 복합제를 제조·거래하는 경우
4. 통상적인 사업 수행을 위한 합법적인 거래로서 대통령령으로 정하는 거래의 경우
5. 대통령령으로 정하는 수량 이하로 거래하는 경우

③ 원료물질취급자는 다음 각 호의 어느 하나에 해당하는 경우에는 그 사실을 법무부장관이나 식품의약품안전처장에게 지체 없이 신고하여야 한다.〈개정 2013.3.23.〉

1. 원료물질의 구매 목적이 불확실하거나 마약 및 향정신성의약품의 불법 제조에 사용될 우려가 있는 거래의 경우
2. 대통령령으로 정하는 수량 이상의 원료물질의 도난 또는 소재불명, 그 밖의 사고가 발생한 경우

④ 제3항에 따라 법무부장관이나 식품의약품안전처장에게 신고한 원료물질취급자나 신고를 받은 공무원은 그 사항에 대하여 비밀을 유지하여야 한다.〈개정 2013.3.23.〉

⑤ 제1항의 승인을 받아야 할 원료물질의 종류와 승인절차에 관하여 필요한 사항은 대통령령으로 정한다.

⑥ 제2항과 제3항에 따른 제조·거래 기록의 작성·보존 및 신고에 필요한 사항은 총리령으로 정한다.〈개정 2013. 3.23.〉

⑦ 원료물질수출입업자등은 국제협력에 필요한 경우 등 총리령으로 정하는 사유가 있어 식품의약품안전처장이 요구하는 경우에는 제조·거래에 관한 사항을 지체 없이 보고하여야 한다.〈개정 2013.3.23.〉

[전문개정 2011.6.7.]

시행령

제19조(원료물질 거래기록의 작성 및 보존이 면제되는 거래) ① 법 제51조 제2항 제4호에 따라 원료물질 거래기록의 작성 및 보존이 면제되는 거래는 다음 각 호의 거래로 한다.

1. 수입의 경우 : 생산국 정부가 발행한 제조증명서 또는 판매증명서를 첨부하는 거래
2. 수출의 경우 : 대한민국정부가 발행한 수출증명서를 첨부하는 거래
3. 수수 및 매매의 경우 : 국가 또는 지방자치단체를 상대방으로 하는 거래

② 법 제51조 제2항 제5호에 따라 원료물질 거래기록의 작성 및 보존이 면제되는 원료물질의 최대거래량은 별표 8과 같다.

[전문개정 2012.6.7.]

제19조의2(도난 등 사고 발생 원료물질의 신고) 원료물질취급자는 법 제51조 제3항 제2호에 따라 다음 각 호의 구분에 따른 원료물질의 도난, 소재불명 또는 그 밖의 사고가 발생한 경우에는 법무부장관 또는 식품의약품안전처장에게 지체 없이 신고하여야 한다.〈개정 2013.3.23.〉

1. **별표** 8에서 원료물질의 최대거래량을 정하고 있는 경우 : 최대거래량 이상의 원료물질
2. **별표** 8에서 원료물질의 최대거래량을 정하지 아니한 경우 : 해당 원료물질

[본조신설 2008.9.23.]

제20조(승인을 받아야 할 원료물질의 종류와 승인절차 등) ① 법 제51조 제5항에 따라 원료물질을 수출입하는 자가 수출입할 때마다 식품의약품안전처장의 승인을 받아야 할 원료물질의 종류는 별표 8 중 1군에 해당하는 원료물질로 한다. 다만, 「약사법」, 「식품위생법」, 그 밖의 다른 법률에 따라 수출입에 관한 허가 또는 승인을 받거나 등록 또는 신고 등을 하여야 하는 원료물질은 제외한다.〈개정 2013.3.23.〉

② 제1항 본문에 따른 승인을 받으려는 자는 원료물질 수출입 승인신청서에 총리령으로 정하는 서류를 첨부하여 식품의약품안전처장에게 제출하여야 한다.〈개정 2013.3.23.〉

③ 식품의약품안전처장은 제2항에 따른 신청에 대하여 승인을 한 경우에는 신청인에게 원료물질 수출입 승인서를 발급하여야 한다.〈개정 2013.3.23.〉

④ 제1항 단서에 따른 원료물질의 수출입에 관한 허가 또는 승인을 하였거나 등록 또는 신고 등을 받은 행정기관의 장은 식품의약품안전처장에게 원료물질취급자·수입국·수출국·수량 및 용도 등이 포함된 허가·승인·등록 또는 신고 내용을 통보하여야 한다.〈개정 2013.3.23.〉

[전문개정 2012.6.7.]

시행규칙

제48조(원료물질거래 등의 신고 등) ① 법 제51조 제2항에 따라 원료물질을 제조하는 자는 별지 제50호서식의 원료물질 제조대장을 작성하여야 하고, 원료물질을 영 제19조 제2항에 따른 최대거래량을 초과하여 수출입·수수 또는 매매하는 자는 별지 제51호서식의 원료물질 거래대장을 작성하여야 한다.〈개정 2012.6.15.〉

② 원료물질취급자는 법 제51조 제3항 각 호의 어느 하나에 해당되는 경우 별지 제52호서식에 따른 신고서(전자문서로 된 신고서를 포함한다)에 관련서류(전자문서를 포함한다)를 첨부하여 법무부장관 또는 식품의약품안전처장에게 지체없이 제출하여야 한다.〈개정 2003.11.17., 2006.5.23., 2012.6.15., 2013.3.23.〉

③ 법 제51조 제5항 및 영 제20조 제2항의 규정에 따라 원료물질의 수입 승인을 얻고자 하는 자는 별지 제53호서식의 원료물질 수입승인신청서(전자문서로 된 신청서를 포함한다)에, 원료물질의 수출승인을 얻고자 하는 자는 별지 제54호서식의 원료물질 수출승인신청서(전자문서로 된 신청서를 포함한다)에 물품매도확약서 또는 거래를 증명할 수 있는 서류(전자문서를 포함한다)를 첨부하여 식품의약품안전처장에게 제출하여야 한다.〈신설 2003.11.17., 2006.5.23., 2012.6.15., 2013.3.23.〉

④ 법 제51조 제7항에서 "총리령으로 정하는 사유"란 다음 각 호의 경우를 말한다.〈신설 2012.6.15., 2013.3.23.〉

1. 국제협력을 위하여 필요한 경우
2. 마약류 범죄에 대한 조사를 위하여 필요한 경우
3. 그 밖에 원료물질의 마약류 불법전용 차단을 위하여 필요한 경우

제48조의2 삭제〈2013.3.23.〉

제7장 보칙〈개정 2011.6.7.〉

제51조의2(한국마약퇴치운동본부의 설립) ① 마약류에 대한 다음 각 호의 사업을 수행하기 위하여 한국마약퇴치운동본부를 둔다.〈개정 2013.3.23.〉

1. 마약류의 폐해(弊害)에 대한 대국민 홍보·계몽 및 교육 사업
2. 마약류 중독자의 사회복귀를 위한 사회복지 사업
3. 그 밖에 식품의약품안전처장이 필요하다고 인정하는 불법 마약류 및 약물 오용·남용 퇴치와 관련된 사업

② 한국마약퇴치운동본부는 법인으로 한다.

③ 한국마약퇴치운동본부에 관하여 이 법에서 규정한 것을 제외하고는 「민법」 중 재단법인에 관한 규정을 준용한다.

④ 식품의약품안전처장과 지방자치단체의 장은 예산의 범위에서 한국마약퇴치운동본부에 대하여 운영과 제1항에 따른 사업에 필요한 경비를 지원할 수 있다.〈개정 2014.3.18., 2016.2.3.〉

⑤ 한국마약퇴치운동본부의 운영 등에 필요한 사항은 대통령령으로 정한다.

[전문개정 2011.6.7.]

시행령

제20조의2(한국마약퇴치운동본부의 운영 등) ① 법 제51조의2 제5항에 따라 한국마약퇴치운동본부의 장은 매 사업연도가 시작되기 60일 전까지 사업계획서 및 수입·지출예산서를 식품의약품안전처장에게 제출하여야 한다.〈개정 2013.3.23.〉

② 한국마약퇴치운동본부의 장은 제1항에 따른 사업계획서 및 수입·지출예산서의 내용을 변경하려는 경우에는 그 변경할 내용 및 사유를 구체적으로 적은 서류를 식품의약품안전처장에게 제출하여야 한다.〈개정 2013.3.23.〉

③ 식품의약품안전처장은 제1항에 따라 다음 연도의 사업계획서 및 수입·지출예산서를 받거나 제2항에 따라 변경 내용 및 사유를 적은 서류를 받은 경우 필요하면 한국마약퇴치운동본부의 장에게 다음 각 호의 사항에 관한 자료를 요청할 수 있다.〈개정 2013.3.23.〉

1. 법 제51조의2 제1항 각호의 사업에 관한 사항
2. 법 제51조의2 제4항에 따라 지원된 재정의 사용 명세에 관한 사항

[전문개정 2012.6.7.]

제51조의3(실태조사) ① 보건복지부장관은 이 법의 적절한 시행을 위하여 마약류 중독자에 대한 실태조사를 5년마다 하여야 한다.

② 제1항에 따른 조사의 방법과 내용 등에 관한 사항은 보건복지부령으로 정한다.

[전문개정 2011.6.7.]

관련 법률

마약류 중독자 치료보호 등에 관한 규칙[시행 2013.3.23.] [보건복지부령 제187호, 2013.3.23., 제정]

제1조(목적) 이 규칙은 「마약류 관리에 관한 법률」 제39조 각 호 외의 부분 단서, 같은 법 제51조의3 및 같은 법 시행령 제13조에 따른 마약 중독자에 대한 마약 사용허가 신청 및 마약류 중독자에 대한 실태조사에 필요한 사항을 규정함을 목적으로 한다.

제3조(실태조사의 방법 및 내용 등) ① 보건복지부장관이 법 제51조의3에 따라 마약류 중독자에 대한 실태조사를 하는 경우 그 방법은 다음 각 호와 같다.

1. 법 제40조제1항에 따른 치료보호기관에 대한 방문조사
2. 그 밖에 보건복지부장관이 정하는 방법에 따른 조사

② 법 제51조의3에 따른 실태조사는 다음 각 호의 사항을 포함하여야 한다.

1. 마약류 중독자의 성별, 나이, 학력, 결혼 여부 및 가족관계에 관한 사항
2. 마약류 중독자의 중독 원인·유형 및 정도에 관한 사항
3. 마약류 중독자의 치료보호 이력과 비용, 의료서비스 이용에 관한 사항
4. 마약류 중독자의 취업, 직업훈련, 소득, 주거 등 복지와 경제 수준에 관한 사항
5. 그 밖에 보건복지부장관이 필요하다고 인정하는 사항

③ 보건복지부장관은 제2항에 따른 실태조사를 효율적으로 하기 위하여 필요한 경우에는 제2항 각 호의 사항 일부에 관하여 미리 조사를 할 수 있다. 이 경우 그 조사 사항에 관하여 홈페이지 등에 공고하여야 한다.

제51조의4(벌칙 적용에서 공무원 의제) 제51조의2 제1항에 따른 한국마약퇴치운동본부 임직원 중 공무원이 아닌 사람은「형법」제127조 및 제129조부터 제132조까지의 규정을 적용할 때에는 공무원으로 본다.

[본조신설 2016.12.2.]

제52조(마약류 관계 자료의 수집) 보건복지부장관과 식품의약품안전처장은 정부 각 기관으로부터 이 법이나 그 밖의 마약류 관계 법령의 시행에 관한 사항을 수집하며, 마약류에 대하여 필요한 사항에 관하여 그 자료의 제출을 요구할 수 있다.〈개정 2013.3.23.〉

[전문개정 2011.6.7.]

제52조의2(유해성 평가) 식품의약품안전처장은 마약류의 적정한 지정을 위하여 임시마약류 및 그 밖에 이에 준하는 것으로서 대통령령으로 정하는 물질에 대하여 신체적 또는 정신적 의존성, 독성 등 유해성 평가를 하여야 한

다. [본조신설 2018.12.11.]

시행령

제20조의3(유해성 평가 대상 물질) 법 제52조의2에서 "대통령령으로 정하는 물질"이란 다음 각 호의 어느 하나에 해당하는 물질을 말한다.

1. 마약류 또는 임시마약류와 구조적·효과적 유사성이 있는 물질로서 보건상 위해가 우려되는 물질
2. 오용 또는 남용으로 인한 신체적·정신적 위해를 끼칠 가능성이 있는 물질

[본조신설 2019.3.12.]

제52조의3(국제협력) 식품의약품안전처장은 마약류·원료물질의 안전관리 및 오남용 예방을 위하여 국제기구 및 국외 관계기관 등과 정보교환 등 국제협력에 노력하여야 한다.

[본조신설 2018.12.11.]

제53조(몰수 마약류의 처분방법 등) ① 이 법이나 그 밖의 법령에서 정하는 바에 따라 몰수된 마약류는 시·도지사에게 인계하여야 한다.

② 시·도지사는 제1항의 마약류를 인수하였을 때에는 이를 폐기하거나 그 밖에 필요한 처분을 하여야 한다.

③ 제2항의 처분에 필요한 사항은 대통령령으로 정한다.

[전문개정 2011.6.7.]

시행령

제21조(몰수마약류의 폐기방법) 시·도지사는 법 제53조 제2항에 따라 몰수 마약류를 폐기하는 경우에는 다음 각 호의 방법으로 하여야 한다.

1. 가연성이 있는 마약류는 보건위생상 위해(危害)가 발생할 우려가 없는 장소에서 태워버릴 것
2. 중화·가수분해·산화·환원·희석 또는 그 밖의 방법으로 마약류가 아닌 것으로 변화시킬 것
3. 제1호 또는 제2호의 방법으로 마약류를 폐기할 수 없는 경우에는 지하수를 오염시킬 우려가 없는 지하 1미터 이상의 땅속에 파묻거나, 해수면 위에 떠오를 우려가 없는 방법으로 바닷물 속에 가라앉히거나, 그 밖에 보건위생상 위해가 발생할 우려가 없는 방법으로 처리할 것

[전문개정 2012.6.7.]

제22조(몰수마약류의 처분) ① 법 제53조 제2항에 따른 "필요한 처분"은 다음 각 호의 어느 하나에 해당하는 경우로서 시·도지사가 몰수 마약류를 이에 제공할 필요가 있다고 인정하여 실시하는 처분으로 한다.

1. 마약류취급학술연구자가 연구용으로 필요한 양만 쓰려는 경우
2. 공무상 시험용으로 쓰려는 경우
3. 몰수 마약류를 법에 따라 제조 또는 수입 등이 된 마약류로 재활용하려는 경우

② 제1항 제1호 및 제2호에 따라 마약류를 제공받으려는 자는 총리령으로 정하는 바에 따라 신청서를 시·도지사에게 제출하여야 한다. 〈개정 2013.3.23.〉

③ 제1항 제3호에 따라 마약류를 재활용하려는 시·도지사는 그 양수인을 지정하여야 한다.

④ 제3항에 따라 양수인으로 지정되어 몰수 마약류를 양수하려는 자는 시·도지사가 정하는 가액(價額)을 해당 지방자치단체의 수입증지로 내야 한다. 다만, 시·도지사는 정보통신망을 이용하여 전자화폐·전자결제 등의 방법으로 내게 할 수 있다.

[전문개정 2012.6.7.]

시행규칙

제49조(몰수마약류의 인계) ① 법 제53조 제1항의 규정에 의하여 몰수한 마약류를 시·도지사에게 인계하는 경우에 그 기관의 장은 별지 제55호서식에 따른 마약류인계서를 작성·첨부하여야 한다. 〈개정 2012.6.15.〉

② 제1항의 규정에 의하여 시·도지사는 마약류를 인수한 때에는 별지 제56호서식에 따른 인수증을 인계한 기관의 장에게 교부하여야 하고 별지 제57호서식에 따른 인수대장을 작성·비치하여야 한다. 〈개정 2012.6.15.〉

제50조(몰수마약류 공급신청서) 영 제22조 제2항의 규정에 의한 몰수마약류를 공급받고자 하는 자는 별지 제58호서식에 따른 신청서(전자문서로 된 신청서를 포함한다)를 시·도지사에게 제출하여야한다.〈개정 2006.5.23., 2012.6.15.〉

제53조의2(가정 내 의료용 마약류 수거·폐기 사업 실시 등) ① 식품의약품안전처장 또는 시·도지사는 가정 내 의료용 마약류의 오남용을 예방하기 위하여 가정에서 사용하고 남은 의료용 마약류의 수거·폐기를 위한 사업을 실시할 수 있다.

② 식품의약품안전처장은 제1항에 따른 사업에 참여하는 개인·기관·단체 또는 법인 등에 예산의 범위에서 사업 수행에 필요한 비용을 지원할 수 있다.

③ 제1항에 따른 사업에 참여하는 개인·기관·단체 또는 법인의 선정 기준·절차, 사업 수행 방법, 비용 지원 등에 관하여 필요한 사항은 대통령령으로 정한다.

[본조신설 2018.12.11.]

시행령

제22조의2(의료용 마약류 수거·폐기사업참여자 선정) ① 법 제53조의2에 따라 가정에서 사용하고 남은 의료용 마약류의 수거·폐기 사업(이하 "수거·폐기사업"이라 한다)에 참여하는 개인·기관·단체 또는 법인 등(이하 "수거·폐기사업참여자"라 한다)의 선정 기준은 다음 각 호와 같다.

1. 수거·폐기사업 수행에 필요한 전담 인력과 전담 조직 등을 갖추고 있을 것
2. 수거·폐기사업 수행에 필요한 시설과 장비 등을 갖추고 있을 것
3. 설립목적 또는 활동실적이 보건의료 분야와 관련될 것

② 식품의약품안전처장 또는 시·도지사는 법 제53조의2에 따라 수거·폐기사업참여자를 선정할 때에는 다음 각 호의 사항이 포함된 선정 계획을 30일 이상 공고해야 한다.

1. 수거·폐기사업의 내용 및 기간 등에 관한 사항
2. 수거·폐기사업참여자의 선정 방법 및 절차 등에 관한 사항
3. 수거·폐기사업참여자의 비용 지원에 관한 사항
4. 그 밖에 수거·폐기사업참여자의 선정과 관련하여 식품의약품안전처장 또는 시·도지사가 필요하다고 인정하는 사항

③ 법 제53조의2에 따라 수거·폐기사업참여자로 선정받으려는 자는 수거·폐기사업참여자 선정신청서에 다음 각 호의 서류를 첨부하여 식품의약품안전처장 또는 시·도지사에게 제출해야 한다.

1. 제1항 각 호에 따른 선정 기준에 적합함을 증명하는 서류
2. 수거·폐기사업 수행을 위한 사업계획서
3. 수거·폐기사업 수행을 위한 자금운용계획서
4. 정관 또는 이에 준하는 사업 운영 규정

④ 식품의약품안전처장 또는 시·도지사는 법 제53조의2에 따라 수거·폐기사업참여자를 선정한 경우에는 그 선정 사실을 인터넷 홈페이지에 공고해야 한다.

⑤ 법 제53조의2에 따라 수거·폐기사업참여자로 선정된 자는 매 연도의 사업 실적보고서와 자금운용 결산서를 다음 연도 1월 31일까지 식품의약품안전처장 또는 시·도지사에게 제출해야 한다.

⑥ 제1항부터 제5항까지에서 규정한 사항 외에 수거·폐기사업참여자의 선정 기준, 절차 및 방법 등에 필요한 세부사항은 식품의약품안전처장이 정하여 고시한다.

[본조신설 2019.12.10.]

제22조의3(의료용 마약류 수거·폐기사업참여자 지원) 식품의약품안전처장이 법 제53조의2 제2항에 따라 수거·폐기사업참여자에게 지원할 수 있는 비용은 다음 각 호와 같다.

1. 수거·폐기사업 전담 인력의 운용 또는 관리 등에 드는 비용
2. 수거·폐기사업에 필요한 시설 또는 장비의 설치·운용 등에 드는 비용
3. 마약류의 운반 또는 폐기 등에 드는 비용
4. 그 밖에 제1호부터 제3호까지에 준하는 비용으로서 수거·폐기사업의 효율적 수행에 필요하다고 식품의약품안전

처장이 인정하는 비용
[본조신설 2019.12.10.]

제54조(보상금) 이 법이나 그 밖의 법령에서 규정하는 마약류에 관한 범죄가 발각되기 전에 그 범죄를 수사기관에 신고 또는 고발하거나 검거한 사람에게는 대통령령으로 정하는 바에 따라 보상금을 지급한다. 다만 공무원이 그 직무와 관련하여 신고 또는 고발하거나 검거한 경우에는 보상금을 지급하지 아니한다.〈개정 2022.6.10.〉
[전문개정 2011.6.7.]

시행령

제23조(신고 · 고발) ① 법 제54조에 따른 마약류에 관한 범죄의 신고 또는 고발(이하 이 조에서 "신고 · 고발"이라 한다)은 익명 또는 가명으로 할 수 있다.
② 신고 · 고발이 말로 접수된 경우 이를 접수한 공무원은 신고조서 또는 고발조서를 작성하여야 한다.
③ 신고 · 고발에 관한 사무를 처리하는 사람은 그 신고인 또는 고발인에 대한 사항을 누설해서는 아니 된다.
[전문개정 2012.6.7.]

제24조(보상금의 지급신청) ① 법 제54조에 따른 보상금을 받으려는 사람은 법무부령으로 정하는 바에 따라 보상금 지급신청서를 관할 지방검찰청 검사장(지청장을 포함한다. 이하 이 조에서 같다)을 거쳐 법무부장관에게 제출하여야 한다.
② 제1항에 따른 신청은 「민원 처리에 관한 법률 시행령」 제2조 제1항 제3호에도 불구하고 익명 또는 가명으로 할 수 있다. 이 경우 그 사유에 관한 범죄인지관서의 장의 확인을 받아야 한다.〈개정 2016.2.12.〉
③ 제1항에 따른 신청서를 접수한 관할 지방검찰청 검사장은 그 신청서에 법무부령으로 정하는 서류를 첨부하여 법무부장관에게 제출하여야 한다.
[전문개정 2012.6.7.]

제25조(보상금의 지급) ① 법 제54조에 따른 보상금은 검사가 범인에 대하여 공소를 제기하거나 기소유예처분을 한 경우에 지급한다. 다만, 범인을 검거하지 못하고 마약류만 압수한 경우에는 법무부령으로 정하는 바에 따라 보상금을 지급할 수 있다.
② 법 제54조에 따른 보상금은 법무부령으로 정하는 바에 따라 추징금액과 몰수품의 국내 도매가격을 합산한 금액 또는 추징 예상금액과 압수물의 국내 도매가격을 합산한 금액을 한도로 예산의 범위에서 지급한다.〈개정 2022.12.9.〉
[전문개정 2012.6.7.]

제26조(보상금의 지급조서 및 대장) 법 제54조에 따라 법무부장관이 보상금을 지급하는 경우에는 법무부령으로 정하는 바에 따라 보상금 지급조서 및 보상금 지급대장을 작성 · 비치하여야 한다.
[전문개정 2012.6.7.]

제55조(수수료) 다음 각 호의 어느 하나에 해당하는 자는 총리령으로 정하는 바에 따라 수수료를 내야 한다.〈개정 2013.3.23.〉
1. 이 법에 따른 허가 또는 지정을 받으려는 자
2. 이 법에 따른 허가 또는 지정 사항을 변경하려는 자
3. 이 법에 따른 허가증 또는 지정서를 재발급받으려는 자
[전문개정 2011.6.7.]

시행규칙

제51조(수수료) ① 제8조 제1항 · 제4항부터 제6항까지, 제10조 제1항, 제12조 제1항, 제15조 제1항, 제32조 제2항, 제33조 제2항, 제34조의3에 따라 허가 또는 지정신청 등을 하려는 자, 허가 또는 지정사항을 변경신청하려는 자, 허가증 또는 지정서의 재교부를 받으려는 자는 법 제55조에 따라 별표 3에 따른 수수료를 해당 허가관청에 납부하여야 한다.〈개정 2012.6.15., 2014.11.4.〉
② 제1항의 수수료는 다음 각 호의 구분에 따른 방법으로 납부하여야 한다.〈개정 2013.3.23.〉

1. 식품의약품안전처장 또는 지방식품의약품안전청장의 소관 업무인 경우: 현금, 현금의 납입을 증명하는 증표 또는 정보통신망을 이용한 전자화폐·전자결제 등의 방법
2. 시·도지사 또는 시장·군수·구청장의 소관 업무인 경우: 수입증지 또는 정보통신망을 이용한 전자화폐·전자결제 등의 방법

③ 제32조 제1항 또는 제33조 제1항에 따라 허가 또는 변경허가를 신청하려는 자는 「의약품 등의 안전에 관한 규칙」 제4조 제6항, 제5조 제4항 및 제8조 제7항에 따른 수수료를 해당 허가관청에 납부하여야 한다. 〈신설 2014.11.4.〉

[본조신설 2008.10.31.]

제56조(권한의 위임) 이 법에 따른 식품의약품안전처장의 권한은 대통령령으로 정하는 바에 따라 그 일부를 소속 기관의 장 또는 시·도지사에게 위임할 수 있으며, 이 법에 따른 시·도지사의 권한은 대통령령으로 정하는 바에 따라 그 일부를 시장·군수·구청장에게 위임할 수 있다. 〈개정 2013.3.23.〉

[전문개정 2011.6.7.]

시행령

제28조(권한의 위임) ① 식품의약품안전처장은 법 제56조에 따라 법 제52조의2에 따른 임시마약류 등의 유해성 평가에 관한 권한을 식품의약품안전평가원장에게 위임한다. 〈신설 2019.3.12.〉

② 식품의약품안전처장은 법 제56조에 따라 다음 각 호의 권한을 지방식품의약품안전청장에게 위임한다. 〈개정 2013.3.23., 2016.11.1., 2019.3.12., 2121.12.14.〉

1. 법 제6조 제1항 제4호에 따른 마약류취급학술연구자의 허가 및 변경허가

1의2. 법 제6조의2 제1항에 따른 원료물질의 수출입업 또는 제조업의 허가 및 변경허가

1의3. 법 제7조 제1항 및 제2항에 따른 마약류취급학술연구자 및 원료물질수출입업자등의 명부(名簿) 기록 및 허가증 또는 지정서 발급 및 재발급

2. 법 제8조에 따른 마약류취급학술연구자 또는 원료물질수출입업자등의 마약류 또는 원료물질 취급에 관한 업무의 폐업 등의 신고의 수리(受理)
3. 법 제9조 제2항 및 제3항에 따른 마약류 양도의 승인(제3항에 따라 시·도지사에게 위임된 경우는 제외한다)
4. 법 제12조에 따른 사고 마약류의 처리 및 이에 대한 보고의 접수
5. 법 제13조 제1항에 따른 마약류취급학술연구자의 자격 상실 등에 따른 소지 중인 마약류의 처분 승인
6. 법 제16조 제2항 단서에 따른 마약류취급학술연구자에 대한 무봉함(無封緘) 마약 및 향정신성의약품 수수의 승인
7. 법 제35조 제2항에 따른 마약류취급학술연구자의 대마의 학술연구용 사용 보고와 대마초 재배 보고의 접수
8. 삭제 〈2020.9.22.〉
9. 법 제42조에 따른 마약류의 폐기 명령 및 폐기 처분
10. 법 제43조에 따른 업무 보고 등 명령에 관한 업무
11. 법 제44조 제1항에 따른 마약류취급학술연구자 또는 원료물질수출입업자등에 대한 허가의 취소와 그 업무 또는 마약류 사용의 전부나 일부의 정지명령 및 법 제46조에 따른 마약류취급학술연구자 또는 원료물질수출입업자등에 대한 과징금의 부과·징수
12. 법 제47조에 따른 부정 마약의 처분
13. 법 제49조 및 이 영 제18조에 따른 마약류 명예지도원의 위촉·위촉해제 및 그 운영
14. 법 제50조에 따른 마약류수출입업자·마약류제조업자·마약류원료사용자·마약류취급학술연구자 및 원료물질수출입업자등에 대한 교육 및 수료증 발급

14의2. 법 제51조 제3항에 따른 신고의 접수

15. 법 제69조에 따른 마약류취급학술연구자 또는 원료물질수출입업자등에 대한 과태료의 부과·징수

③ 식품의약품안전처장은 법 제56조에 따라 법 제9조 제2항 제3호에 해당되어 마약류소매업자 또는 마약류취급의료업자가 마약 또는 향정신성의약품을 마약류도매업자에게 반품하려는 경우의 승인 권한을 시·도지사에게 위임한다. 〈개정 2013.3.23, 2019.3.12..〉

④ 시·도지사는 제3항에 따른 승인을 한 경우에는 그 결과를 식품의약품안전처장에게 통보하여야 한다. 〈개정 2013.3.23., 2019.3.12.〉

[전문개정 2012.6.7.]

제28조의2(민감정보 및 고유식별정보의 처리) 보건복지부장관, 식품의약품안전처장(제8조 제1항 또는 제28조에 따라 식품의약품안전처장의 업무를 위탁받거나 권한을 위임받은 자를 포함한다), 지방식품의약품안전청장, 시·도지사 또는 시장·군수·구청장(해당 권한이 위임·위탁된 경우에는 그 권한을 위임·위탁받은 자를 포함한다) 또는 법 제40조 제1항에 따른 치료보호기관(제9호 및 제10호의 사무만 해당한다)은 다음 각 호의 사무를 수행하기 위하여 불가피한 경우「개인정보 보호법」 제23조에 따른 건강에 관한 정보(이하 "건강정보"라 한다), 같은 법 시행령 제18조 제2호에 따른 범죄경력자료에 해당하는 정보(이하 "범죄경력정보"라 한다), 같은 영 제19조 제1호, 제2호 또는 제4호에 따른 주민등록번호, 여권번호 또는 외국인등록번호가 포함된 자료를 처리할 수 있다. 다만, 제4호, 제5호, 제7호 및 제16호의 사무의 경우에는 건강정보와 범죄경력정보는 제외하고, 제6호의2의 사무의 경우에는 범죄경력정보는 제외한다. 〈개정 2013.3.23., 2019.3.12., 2019.12.10., 2020.9.22., 2022.12.20.〉

1. 법 제3조 제7호 단서 및 이 영 제3조 제3항 제4호에 따른 대마 매매의 승인에 관한 사무

1의2. 법 제4조에 따른 마약류취급자가 아닌 자의 마약류 취급 금지 등에 관한 사무

2. 법 제6조에 따른 마약류취급자의 허가 등에 관한 사무
3. 법 제6조의2에 따른 원료물질의 수출입업 또는 제조업의 허가 등에 관한 사무
4. 법 제7조에 따른 허가증 등의 발급과 등재에 관한 사무
5. 법 제8조에 따른 폐업 등의 신고 등에 관한 사무
6. 법 제9조에 따른 마약류 양도·양수의 승인 등에 관한 사무

6의2. 법 제11조에 따른 마약류 취급의 보고에 관한 사무

6의3. 법 제11조의2에 따른 정보의 수집·조사·이용 및 제공에 관한 사무

7. 법 제12조에 따른 사고 마약류 등의 처리에 관한 사무
8. 법 제13조에 따른 자격 상실자의 마약류 처분에 관한 사무
9. 법 제39조 각 호 외의 부분 단서에 따른 마약 중독자에 대한 마약 사용의 허가에 관한 사무
10. 법 제40조에 따른 마약류 중독자의 치료보호에 관한 사무
11. 법 제41조에 따른 출입·검사와 수거 등에 관한 사무
12. 법 제42조에 따른 폐기 명령 등에 관한 사무
13. 법 제43조에 따른 업무 보고 등에 관한 사무
14. 법 제44조에 따른 허가 등의 취소처분 등에 관한 사무
15. 법 제46조에 따른 과징금의 부과·징수에 관한 사무
16. 법 제48조에 따른 마약류 감시원에 관한 사무
17. 법 제49조에 따른 마약류 명예지도원에 관한 사무
18. 법 제51조에 따른 원료물질의 관리에 관한 사무
19. 법 제52조에 따른 마약류 관계 자료의 수집 등에 관한 사무
20. 법 제53조에 따른 몰수 마약류의 처분 등에 관한 사무

20의2. 법 제53조의2에 따른 수거·폐기사업참여자의 선정 및 관리에 관한 사무

21. 법 제54조에 따른 보상금의 지급에 관한 사무

[전문개정 2012.6.7.]

제56조의2(군수용 마약류의 취급에 관한 특례) ① 이 법의 규정에도 불구하고 군수용 마약류의 소지·관리, 조제·투약·수수, 학술연구를 위한 사용 또는 마약류를 기재한 처방전의 발급에 관하여는 이를 국방부장관 소관으로 한다.

② 제1항에 따른 군수용 마약류의 취급에 필요한 사항은 국방부령으로 정한다.

[전문개정 2011.6.7.]

관련 법률

군수용마약류의 취급에 관한 규칙 [시행 2021.10.25.] [국방부령 제1068호, 2021.10.25., 타법개정]

제1조(목적) 이 규칙은 「마약류관리에 관한 법률」 제56조의2에 따른 국방부 및 그 직할기관과 육·해·공군에서 관

리하는 군수용 마약류의 소지·관리·조제·투약·수수, 학술연구를 위한 사용 또는 마약류를 기재한 처방전의 발부 등 군수용 마약류의 취급에 관하여 규정함을 목적으로 한다.

제2조(군수용 마약류 취급자) 군수용 마약류(이하 "마약류"라 한다) 취급자는 제1호 내지 제3호에 해당하는 자로서 이 규칙에 의하여 지정 또는 허가를 받은 자와 제4호에 해당하는 자로 한다.

1. 마약류 관리자: 국군병원, 육·해·공군 병원, 의무근무대, 의무대대, 의무중대, 의무소대, 의무전대, 의무대, 의무실, 해외파병 의무부대, 국군의학연구소 및 군용 동물 진료반(이하 "군의무시설등"이라 한다)에서 환자 또는 군용 동물에게 투약 또는 투약하기 위하여 교부하는 마약류의 조제·수수 및 관리의 책임을 진 자
2. 마약류 취급 학술연구자: 학술연구를 위하여 국방부 및 그 직할기관과 육·해·공군 부대에서 마약류를 사용하는 자
3. 마약류 출납공무원: 군의무시설등 또는 마약류 취급 학술연구자에게 마약류를 조달·보급하는 장교·부사관 또는 군무원
4. 마약류 취급 의료인: 군의무시설등에서 복무하는 군의관·치과군의관 또는 수의장교로서 환자치료나 군용 동물 진료를 목적으로 마약류를 투약 또는 투약하기 위하여 교부하거나 마약류를 기재한 처방전을 발부하는 자

제3조(마약류 취급자의 지정·허가 등) ① 마약류 관리자가 되고자 하는 자는 다음 각 호의 어느 하나에 해당하는 자로서 그가 소속된 부대의 장의 지정을 받아야 한다.

1. 「약사법」에 의한 약사 면허증을 소지한 약제장교 또는 약무군무원
2. 제1호에 해당하는 자가 없는 경우에는 군의무시설등에 소속된 군의관, 치과군의관, 수의장교, 「약사법」에 의한 약사면허증을 소지한 하사 이상의 군인

② 마약류 취급 학술연구자가 되고자 하는 자는 그가 소속된 부대의 장의 허가를 받아야 한다.

③ 마약류 출납공무원이 되고자 하는 자는 그가 소속된 부대의 장의 지정을 받아야 한다.

④ 제1항 내지 제3항에 따라 마약류 관리자, 마약류 취급 학술연구자 또는 마약류 출납공무원을 지정 또는 허가하는 경우에는 그 마약류의 취급기간이 기재된 인사명령에 의하여야 한다.

⑤ 마약류 취급자가 이 규칙 또는 이 규칙에 의한 명령을 위반하거나 그 밖에 국방부장관이 정하는 사유가 발생한 때에는 마약류 취급자가 소속된 부대의 장(이하 "소속 부대장"이라 한다)은 제1항 내지 제3항에 따른 지정 또는 허가를 취소하거나, 그 업무 또는 마약류 사용의 전부 또는 일부의 정지를 명할 수 있다.

제4조(마약류 취급자의 준수사항) ① 마약류 취급자는 보관·소지 또는 관리하는 마약류의 입고·출고 및 사용 등에 대한 기록을 작성하여야 한다.

② 마약류 취급자는 마약류의 도난 및 유출이 발생하지 아니하도록 관리하고, 마약류의 저장시설에는 마약류 취급자 또는 마약류 취급자가 지정하는 자 이외에는 출입시켜서는 아니되며, 마약류의 저장시설을 수시점검하고 이에 관한 기록을 작성한 점검부를 비치하여야 한다.

③ 마약류 취급자는 변질·부패·오염 또는 파손되었거나 사용기간 또는 유효기간이 지난 마약류를 사용하여서는 아니 된다.

제5조(마약류 취급자의 교육) ① 마약류 취급자(제3조제1항에 따른 마약류관리자를 둔 군의무시설등에 소속된 마약류 취급 의료인을 제외한다)는 국방부장관이 실시하는 마약류 관리에 관한 교육을 받아야 한다.

② 제1항에 따른 마약류 관리에 관한 교육을 실시함에 있어 그 교육 대상, 시기, 방법 및 내용 등에 관하여 필요한 사항은 국방부장관이 정한다.

제6조(마약류의 분산저장 및 관리) ① 마약류 취급자(마약류 취급 의료인을 제외한다. 이하 같다)는 마약류를 관리함에 있어 통합 저장·관리를 원칙으로 하고, 그 저장시설은 마약류 취급자 외의 자가 쉽게 발견할 수 없는 장소에 설치하되 이동이 용이하지 아니하도록 설치하여야 한다. 다만, 소속 부대장이 응급처치·교육훈련 등 부득이한 사정을 고려하여 마약류를 분산하여 저장·관리하는 것이 타당하다고 인정하는 경우에는 사용목적에 필요한 최소한의 마약류에 한하여 분산 저장·관리를 할 수 있다.

② 제1항 단서에 따라 분산저장·관리를 하는 경우 마약류 저장의 방법 및 관리에 관하여 필요한 사항은 국방부장관이 정한다.

제7조(처방전의 기재 및 발부) ① 마약류 취급 의료인이 마약류를 기재한 처방전을 발부하는 때에는 당해 처방전에 발부자의 소속 군의무시설등의 명칭, 계급 및 성명을 기입하여 서명 또는 날인하고, 처방전을 받을 환자의 소속·계급·군번·성명·병명(처방전을 받을 대상이 군용 동물일 경우에는 동물의 종류, 동물의 등록번호, 동물 관리

책임자의 소속·계급·군번·성명 및 동물의 병명을 말한다), 처방할 마약류의 품명·투약량·투약일 및 교부 연월일을 기입하여야 한다.

② 제1항에 따라 마약류 취급 의료인이 마약류를 기재한 처방전을 발부하는 때에는 그에 관한 기록을 일반의약품에 관한 기록과 구별하여 작성·비치하고 이를 2년간 보존하여야 한다.

제8조(기록관리 및 재물조사) ① 마약류 관리자는 마약과 향정신성의약품을 구분하여 마약류 사용자의 명부, 마약류 재산대장, 처방전을 유지·관리하여야 한다.

② 마약류 관리자는 마약류 처방전·사용내역 등을 종합하여 일일단위로 마약류 재산을 기록계정하고, 매월 재물조사를 실시하여 이를 2년간 보존하여야 한다.

③ 마약류 취급 학술연구자가 마약류를 학술연구에 사용한 때에는 그 사용 및 연구에 관한 내역을 별지 제1호서식의 마약류 학술연구 사용기록서로 작성하여 2년간 보존하고, 매년 연간 마약류 사용내역을 다음 연도 1월말까지 별지 제2호서식의 학술연구자 마약류 사용보고서로 작성하여 소속 부대장을 거쳐 국방부장관에게 제출하여야 한다.

④ 마약류 출납공무원은 마약과 향정신성의약품을 구분하여 마약류 재산을 기록계정하고, 매월 재물조사를 실시하여 이를 2년간 보존하여야 한다.

⑤ 제2항 및 제4항에 따른 기록계정 및 재물조사의 방법·절차 등에 관하여 필요한 사항은 국방부장관이 정한다.

제9조(사고마약류의 처리) ① 소속 부대장은 관리하는 마약류에 대하여 다음 각 호의 어느 하나에 해당하는 사유가 발생한 때에는 국방부장관에게 이를 보고하여야 한다.

1. 재해로 인한 상실
2. 분실 또는 도난
3. 변질·부패 또는 파손

② 제1항에 따라 사고 마약류의 보고를 하는 경우에는 그 사유가 발생한 것을 안 날부터 5일 이내에 별지 제3호서식의 사고마약류 발생보고서(전자문서로 된 보고서를 포함한다)에 그 사실을 증명하는 서류(전자문서를 포함한다)를 첨부하여 국방부장관에게 제출하여야 한다. 다만, 제1항제3호의 사유가 발생하여 보고하는 경우에는 그 사실을 증명하는 서류를 첨부하지 아니한다.〈개정 2007.6.22.〉

③ 제2항에 따른 사고 사실을 증명하는 서류는 다음 각 호의 기관에서 발급하는 별지 제4호서식의 사고마약류 발생확인서에 따른다.〈개정 2007.6.22.〉

1. 제1항제1호의 사유 : 소속 부대장
2. 제1항제2호의 사유 : 수사기관

제10조(마약류의 폐기처분) ① 마약류 취급자는 변질·부패·오염되었거나 사용기간 또는 유효기간이 지난 마약류, 파손된 후 형체가 남아있는 마약류 및 사용 후 남은 마약류를 다음 각 호의 방법에 따라 소속 부대장이 지명하는 장교의 참관하에 폐기처분해야 한다.〈개정 2020.2.3., 2021.10.25.〉

1. 가연성이 있는 마약류는 보건 위생상 위해가 발생할 염려가 없는 장소에서 소각한다.
2. 중화·가수분해·산화·환원·희석 또는 그 밖의 방법에 의하여 마약류가 아닌 것으로 변화시킨다.
3. 제1호 또는 제2호의 방법으로 마약류를 폐기할 수 없는 경우에는 지하수를 오염할 염려가 없는 지하 1미터 이상의 지중에 묻거나, 해면상에 인양 또는 떠오를 염려가 없는 방법으로 해수 중에 가라앉게 하거나, 그 밖에 보건상 위해가 발생할 염려가 없는 방법으로 처리한다.

② 마약류 취급자가 제1항에 따라 마약류를 폐기처분하고자 하는 때에는 별지 제5호서식의 마약류 폐기신청서를 작성하여 소속 부대장의 승인을 받아야 한다.

③ 마약류 취급자가 마약류를 폐기처분한 때에는 제1항에 따른 참관자의 확인을 받아 그 결과를 별지 제6호서식의 마약류 폐기결과 보고서로 작성하여 이를 소속 부대장에게 보고해야 하고, 소속 부대장은 마약류 폐기처분 관리대장을 유지·관리하고 이를 2년간 보존해야 한다.〈개정 2021.10.25.〉

제11조(마약류의 해외반출 승인) ① 소속 부대장이 해외에 파병되는 부대의 환자치료 또는 동물진료를 위하여 필요한 마약류를 국외로 반출하고자 하는 때에는 국방부장관의 승인을 받아야 한다.

② 소속 부대장이 제1항에 따라 승인을 받고자 하는 경우 반출 부대명, 해외 주둔장소, 마약류의 반출 목적, 반출 일자, 수송수단, 반출 마약류의 현황, 마약류 취급자 및 운반책임자의 인적사항 등을 국방부장관에게 제출하여야 한다.

제57조(다른 법률의 적용) 마약 및 향정신성의약품의 제조·관리 등에 관하여 이 법에 규정된 것을 제외하고는「약사법」을 적용한다.

[전문개정 2011.6.7.]

제57조의2(적용의 일부 제외) 다음 각 호의 어느 하나에 해당하는 마약류취급승인자에 관하여는 제11조, 제15조 및 제44조를 적용하지 아니한다.

1. 자가치료를 목적으로 마약 또는 향정신성의약품을 휴대하고 출입국하기 위하여 승인을 받은 경우
2. 「약사법」 제91조에 따른 한국희귀·필수의약품센터를 통하여 수입된 마약류를 취급하기 위하여 승인받은 경우

[본조신설 2019.12.3.]

제8장 벌칙 〈개정 2011.6.7.〉

제58조(벌칙) ① 다음 각 호의 어느 하나에 해당하는 자는 무기 또는 5년 이상의 징역에 처한다.〈개정 2014.3.18., 2016.2.3., 2018.3.13.〉

1. 제3조 제2호·제3호, 제4조 제1항, 제18조 제1항 또는 제21조 제1항을 위반하여 마약을 수출입·제조·매매하거나 매매를 알선한 자 또는 그러할 목적으로 소지·소유한 자
2. 제3조 제4호를 위반하여 마약 또는 향정신성의약품을 제조할 목적으로 그 원료가 되는 물질을 제조·수출입하거나 그러할 목적으로 소지·소유한 자
3. 제3조 제5호를 위반하여 제2조 제3호 가목에 해당하는 향정신성의약품 또는 그 물질을 함유하는 향정신성의약품을 제조·수출입·매매·매매의 알선 또는 수수하거나 그러할 목적으로 소지·소유한 자
4. 제3조 제6호를 위반하여 제2조 제3호 가목에 해당하는 향정신성의약품의 원료가 되는 식물 또는 버섯류에서 그 성분을 추출한 자 또는 그 식물 또는 버섯류를 수출입하거나 수출입할 목적으로 소지·소유한 자
5. 제3조 제7호를 위반하여 대마를 수입하거나 수출한 자 또는 그러할 목적으로 대마를 소지·소유한 자
6. 제4조 제1항을 위반하여 제2조 제3호 나목에 해당하는 향정신성의약품 또는 그 물질을 함유하는 향정신성의약품을 제조 또는 수출입하거나 그러할 목적으로 소지·소유한 자
7. 제4조 제1항 또는 제5조의2 제5항을 위반하여 미성년자에게 마약을 수수·조제·투약·제공한 자 또는 향정신성의약품이나 임시마약류를 매매·수수·조제·투약·제공한 자
8. 1군 임시마약류에 대하여 제5조의2 제5항 제1호 또는 제2호를 위반한 자

② 영리를 목적으로 하거나 상습적으로 제1항의 행위를 한 자는 사형·무기 또는 10년 이상의 징역에 처한다.

③ 제1항과 제2항에 규정된 죄의 미수범은 처벌한다.

④ 제1항(제7호는 제외한다) 및 제2항에 규정된 죄를 범할 목적으로 예비(豫備) 또는 음모한 자는 10년 이하의 징역에 처한다.

[전문개정 2011.6.7.]

제59조(벌칙) ① 다음 각 호의 어느 하나에 해당하는 자는 1년 이상의 유기징역에 처한다.〈개정 2016.2.3., 2018.3.13.〉

1. 제3조 제2호를 위반하여 수출입·매매 또는 제조할 목적으로 마약의 원료가 되는 식물을 재배하거나 그 성분을 함유하는 원료·종자·종묘를 소지·소유한 자
2. 제3조 제2호를 위반하여 마약의 성분을 함유하는 원료·종자·종묘를 관리·수수하거나 그 성분을 추출하는 행위를 한 자
3. 제3조 제3호를 위반하여 헤로인이나 그 염류 또는 이를 함유하는 것을 소지·소유·관리·수수·운반·사용

또는 투약하거나 투약하기 위하여 제공하는 행위를 한 자
4. 제3조 제4호를 위반하여 마약 또는 향정신성의약품을 제조할 목적으로 그 원료가 되는 물질을 매매하거나 매매를 알선하거나 수수한 자 또는 그러할 목적으로 소지·소유 또는 사용한 자
5. 제3조 제5호를 위반하여 제2조 제3호 가목에 해당하는 향정신성의약품 또는 그 물질을 함유하는 향정신성의약품을 소지·소유·사용·관리한 자
6. 제3조 제6호를 위반하여 제2조 제3호 가목에 해당하는 향정신성의약품의 원료가 되는 식물 또는 버섯류를 매매하거나 매매를 알선하거나 수수한 자 또는 그러할 목적으로 소지·소유한 자
7. 제3조 제7호를 위반하여 대마를 제조하거나 매매·매매의 알선을 한 자 또는 그러할 목적으로 대마를 소지·소유한 자
8. 제3조 제10호 또는 제4조 제1항을 위반하여 미성년자에게 대마를 수수·제공하거나 대마 또는 대마초 종자의 껍질을 흡연 또는 섭취하게 한 자
9. 제4조 제1항을 위반하여 마약을 소지·소유·관리 또는 수수하거나 제24조 제1항을 위반하여 한외마약을 제조한 자
10. 제4조 제1항을 위반하여 제2조 제3호 다목에 해당하는 향정신성의약품 또는 그 물질을 함유하는 향정신성의약품을 제조 또는 수출입하거나 그러할 목적으로 소지·소유한 자
11. 제4조 제1항을 위반하여 대마의 수출·매매 또는 제조할 목적으로 대마초를 재배한 자
12. 제4조 제3항을 위반하여 마약류(대마는 제외한다)를 취급한 자
13. 1군 임시마약류에 대하여 제5조의2 제5항 제3호를 위반한 자
14. 제18조 제1항·제21조 제1항 또는 제24조 제1항을 위반하여 향정신성의약품을 수출입 또는 제조하거나 의약품을 제조한 자

② 상습적으로 제1항의 죄를 범한 자는 3년 이상의 유기징역에 처한다.

③ 제1항(제5호 및 제13호는 제외한다) 및 제2항에 규정된 죄의 미수범은 처벌한다. 〈개정 2018.3.13.〉

④ 제1항 제7호의 죄를 범할 목적으로 예비 또는 음모한 자는 10년 이하의 징역에 처한다.

[전문개정 2011.6.7.]

제60조(벌칙) ① 다음 각 호의 어느 하나에 해당하는 자는 10년 이하의 징역 또는 1억원 이하의 벌금에 처한다. 〈개정 2018.3.13., 2019.12.3.〉

1. 제3조 제1호를 위반하여 마약 또는 제2조 제3호 가목에 해당하는 향정신성의약품을 사용하거나 제3조제11호를 위반하여 마약 또는 제2조 제3호 가목에 해당하는 향정신성의약품과 관련된 금지된 행위를 하기 위한 장소·시설·장비·자금 또는 운반 수단을 타인에게 제공한 자
2. 제4조 제1항을 위반하여 제2조 제3호 나목 및 다목에 해당하는 향정신성의약품 또는 그 물질을 함유하는 향정신성의약품을 매매, 매매의 알선, 수수, 소지, 소유, 사용, 관리, 조제, 투약, 제공한 자 또는 향정신성의약품을 기재한 처방전을 발급한 자
3. 제4조 제1항을 위반하여 제2조 제3호 라목에 해당하는 향정신성의약품 또는 그 물질을 함유하는 향정신성의약품을 제조 또는 수출입하거나 그러할 목적으로 소지·소유한 자
4. 제5조 제1항·제2항, 제9조 제1항, 제28조 제1항, 제30조 제1항, 제35조 제1항 또는 제39조를 위반하여 마약을 취급하거나 그 처방전을 발급한 자
5. 1군 임시마약류에 대하여 제5조의2 제5항 제4호를 위반한 자
6. 2군 임시마약류에 대하여 제5조의2 제5항 제1호를 위반한 자

② 상습적으로 제1항의 죄를 범한 자는 그 죄에 대하여 정하는 형의 2분의 1까지 가중(加重)한다.

③ 제1항과 제2항에 규정된 죄의 미수범은 처벌한다.

[전문개정 2011.6.7.]

제61조(벌칙) 다음 각 호의 어느 하나에 해당하는 자는 5년 이하의 징역 또는 5천만원 이하의 벌금에 처한다.〈개정 2016.2.3., 2018.3.13., 2019.12.3., 2021.8.17.〉

1. 제3조 제1호를 위반하여 향정신성의약품(제2조 제3호 가목에 해당하는 향정신성의약품은 제외한다) 또는 대마를 사용하거나 제3조 제11호를 위반하여 향정신성의약품(제2조 제3호 가목에 해당하는 향정신성의약품은 제외한다) 및 대마와 관련된 금지된 행위를 하기 위한 장소·시설·장비·자금 또는 운반 수단을 타인에게 제공한 자
2. 제3조 제2호를 위반하여 마약의 원료가 되는 식물을 재배하거나 그 성분을 함유하는 원료·종자·종묘를 소지·소유한 자

2의2. 거짓이나 그 밖의 부정한 방법으로 제3조 제2호부터 제7호까지의 규정, 제4조 제2항 제7호 또는 같은 조 제3항에 따른 승인을 받은 자

3. 제3조 제6호를 위반하여 제2조 제3호 가목에 해당하는 향정신성의약품의 원료가 되는 식물 또는 버섯류를 흡연·섭취하거나 그러할 목적으로 소지·소유한 자 또는 다른 사람에게 흡연·섭취하게 할 목적으로 소지·소유한 자
4. 제3조 제10호를 위반하여 다음 각 목의 어느 하나에 해당하는 행위를 한 자
   가. 대마 또는 대마초 종자의 껍질을 흡연하거나 섭취한 자
   나. 가목의 행위를 할 목적으로 대마, 대마초 종자 또는 대마초 종자의 껍질을 소지하고 있는 자
   다. 가목 또는 나목의 행위를 하려 한다는 정을 알면서 대마초 종자나 대마초 종자의 껍질을 매매하거나 매매를 알선한 자
5. 제4조 제1항을 위반하여 제2조 제3호 라목에 해당하는 향정신성의약품 또는 그 물질을 함유하는 향정신성의약품을 매매, 매매의 알선, 수수, 소지, 소유, 사용, 관리, 조제, 투약, 제공한 자 또는 향정신성의약품을 기재한 처방전을 발급한 자
6. 제4조 제1항을 위반하여 대마를 재배·소지·소유·수수·운반·보관하거나 이를 사용한 자
7. 제5조 제1항·제2항, 제9조 제1항 또는 제35조 제1항을 위반하여 향정신성의약품, 대마 또는 임시마약류를 취급한 자
8. 2군 임시마약류에 대하여 제5조의2 제5항 제2호부터 제4호까지의 규정을 위반한 자

8의 2. 거짓이나 그 밖의 부정한 방법으로 제6조 제1항, 제6조의2 제1항, 제18조 제2항 제1호, 제21조 제2항에 따른 허가 또는 변경허가를 받은 자

9. 제6조의2를 위반하여 원료물질을 수출입하거나 제조한 자
10. 제11조의6 제1호를 위반하여 마약류 통합정보에 포함된 개인정보를 업무상 목적 외의 용도로 이용하거나 제3자에게 제공한 자

10의 2. 제18조 제2항 제1호를 위반하여 마약 또는 향정신성의약품을 수출입한 자

10의 3. 제21조 제2항을 위반하여 마약 또는 향정신성의약품을 제조한 자

10의 4. 제24조 제2항을 위반하여 마약을 원료로 사용한 한외마약을 제조한 자

11. 제28조 제1항 또는 제30조를 위반하여 향정신성의약품을 취급하거나 그 처방전을 발급한 자
12. 제28조 제3항을 위반하여 마약 또는 향정신성의약품을 전자거래를 통하여 판매한 자

② 상습적으로 제1항의 죄를 범한 자는 그 죄에 대하여 정하는 형의 2분의 1까지 가중한다.

③ 제1항(제2호·제3호 및 제9호는 제외한다) 및 제2항(제1항 제2호·제3호 및 제9호를 위반한 경우는 제외한

다)에 규정된 죄의 미수범은 처벌한다.〈개정 2018.3.13.〉

[전문개정 2011.6.7.]

제62조(벌칙) ① 다음 각 호의 어느 하나에 해당하는 자는 3년 이하의 징역 또는 3천만원 이하의 벌금에 처한다. 〈개정 2016.12.2., 2018.3.13., 2019.12.3., 2021.8.17〉

1. 제8조 제1항을 위반하여 마약의 취급에 관한 허가증 또는 지정서를 타인에게 빌려주거나 양도한 자 또는 제9조 제2항·제3항, 제18조 제2항 제2호, 제20조, 제22조 제1항, 제26조 제1항을 위반하여 마약을 취급한 자
2. 제9조 제2항, 제20조, 제22조 제1항, 제26조 제1항의 위반행위의 상대방이 되어 마약을 취급한 자
3. 제11조의6 제2호를 위반하여 마약류 통합정보 중 개인정보 이외의 정보를 업무상 목적 외의 용도로 이용하거나 제3자에게 제공한 자
4. 제3조 제12호를 위반하여 금지되는 행위에 관한 정보를 타인에게 널리 알리거나 제시한 자(예고임시마약류에 대해서는 제외한다)

② 상습적으로 제1항의 죄를 범한 자는 그 죄에 대하여 정하는 형의 2분의 1까지 가중한다.

③ 제1항과 제2항에 규정된 죄의 미수범은 처벌한다.

[전문개정 2011.6.7.]

제63조(벌칙) ① 다음 각 호의 어느 하나에 해당하는 자는 2년 이하의 징역 또는 2천만원 이하의 벌금에 처한다. 〈개정 2015.5.18., 2018.3.13., 2019.12.3., 2021.8.17〉

1. 제51조 제1항부터 제4항까지의 규정을 위반한 자
2. 제8조 제1항을 위반하여 향정신성의약품의 취급에 관한 허가증 또는 지정서를 타인에게 빌려주거나 양도한 자 또는 제9조 제2항·제3항, 제20조·제22조 제2항 또는 제28조 제2항을 위반하여 향정신성의약품을 취급한 자
3. 제8조 제1항을 위반하여 대마의 취급에 관한 허가증을 타인에게 빌려주거나 양도한 자 또는 제9조제2항·제3항을 위반하여 대마를 취급한 자
4. 제9조 제2항, 제20조 및 제22조 제2항의 위반행위의 상대방이 되어 향정신성의약품을 취급한 자
5. 제9조 제2항의 위반행위의 상대방이 되어 대마를 취급한 자
6. 제11조 제1항부터 제3항까지 및 제5항, 제16조, 제28조 제2항, 제32조 제1항 및 제2항, 제33조 제1항, 제34조를 위반하여 마약을 취급한 자
7. 제11조 제1항부터 제3항까지 및 제5항의 규정에 따른 보고 또는 변경보고를 거짓으로 하거나 제32조 제2항에 따른 처방전에 거짓으로 기재하여 마약을 취급한 자
8. 제17조를 위반하여 기재하지 아니하거나 거짓으로 기재하여 마약을 취급한 자

8의2. 제43조에 따른 명령을 위반하여 보고하지 아니하거나 거짓된 보고를 하여 마약을 취급한 자

9. 제12조 제1항을 위반하여 거짓으로 보고하여 마약을 취급하거나 제12조 제2항을 위반하여 마약을 폐기한 자
10. 제13조 제1항, 제33조 제2항을 위반하여 마약을 취급한 자(제69조 제1항 제8호에 해당하는 자는 제외한다)
11. 제18조 제2항 제2호를 위반하여 향정신성의약품을 취급한 자
12. 제40조 제1항에 따른 치료보호기관을 정당한 이유 없이 이탈한 자 또는 이탈한 자를 은닉한 자
13. 제40조 제2항에 따른 중독 판별검사 또는 치료보호를 정당한 이유 없이 거부·방해 또는 기피한 자
14. 마약을 취급하는 자로서 정당한 이유 없이 제41조 제1항에 따른 출입, 검사, 수거 등을 거부·방해 또는 기피한 자 또는 제47조에 따른 처분을 거부·방해 또는 기피한 자
15. 제44조에 따른 업무정지기간에 그 업무를 하여 마약을 취급한 자
16. 제51조 제2항에 따른 기록작성의 의무를 회피할 목적으로 소량으로 나누어 원료물질을 거래한 자

② 상습적으로 제1항 제2호부터 제5호까지, 제11호·제12호의 죄를 범한 자는 그 죄에 대하여 정하는 형의 2분의 1까지 가중한다.

③ 제1항 제2호부터 제5호까지, 제11호·제12호와 제2항에 규정된 죄의 미수범은 처벌한다.

[전문개정 2011.6.7.]

제64조(벌칙) 다음 각 호의 어느 하나에 해당하는 자는 1년 이하의 징역 또는 1천만원 이하의 벌금에 처한다.〈개정 2015.5.18., 2018.3.13., 2019.12.3.〉

1. 제8조 제2항·제3항에 따른 신고를 거짓으로 한 자
2. 제11조 제1항부터 제3항까지 및 제5항을 위반하여 보고 또는 변경보고를 하지 아니하거나 거짓으로 보고하여 향정신성의약품을 취급한 자
3. 제12조 제1항을 위반하여 거짓으로 보고하여 향정신성의약품을 취급하거나 또는 제17조에 따른 기재를 하지 아니하거나 거짓으로 기재하여 향정신성의약품을 취급한 자
4. 제36조 또는 제43조에 따른 명령을 위반하거나 보고 또는 신고를 하지 아니한 자 또는 명령을 위반하거나 거짓된 보고 또는 신고를 하여 대마를 취급한 자
5. 제12조 제2항을 위반하여 향정신성의약품을 폐기한 자
6. 제12조 제2항을 위반하여 대마를 폐기한 자
7. 제13조 제1항을 위반하여 대마를 취급한 자
8. 제13조 제1항, 제16조, 제26조 제2항, 제32조 제1항, 제33조 제2항 또는 제34조를 위반하여 향정신성의약품을 취급한 자
9. 제13조 제1항, 제33조 제2항을 위반하여 마약류취급자에게 향정신성의약품을 양도 또는 인계하지 아니한 자
10. 제14조를 위반한 자
11. 제15조를 위반하여 마약류(향정신성의약품은 제외한다)를 저장한 자
12. 제26조 제2항의 위반행위의 상대방이 되어 향정신성의약품을 취급한 자
13. 제35조 제2항 및 제3항을 위반하여 장부를 작성하지 아니하거나 거짓으로 작성하거나 보고한 자
14. 제36조 제2항 또는 제42조 제2항을 위반하여 대마를 폐기하지 아니하거나 처분을 거부·방해 또는 기피한 자
15. 제38조 제2항을 위반하여 마약류를 판매하거나 사용한 자
16. 향정신성의약품, 예고임시마약류, 임시마약류를 취급하는 자 또는 원료물질취급자로서 정당한 이유 없이 제41조 제1항, 제42조, 제43조 또는 제47조에 따른 명령을 위반하거나 거짓된 보고를 하거나 검사·수거·압류 또는 처분을 거부·방해 또는 기피한 자
17. 대마를 취급하는 자로서 정당한 이유 없이 제41조 제1항에 따른 출입·검사 또는 수거를 거부·방해 또는 기피한 자
18. 제44조에 따른 업무정지기간에 그 업무를 하여 향정신성의약품을 취급한 자
19. 제44조에 따른 업무정지기간에 그 업무를 하여 대마를 취급한 자
20. 제51조 제7항에 따른 보고를 거짓으로 한 자

[전문개정 2011.6.7.]

제65조 삭제 〈2002.12.26.〉

제65조의2(벌칙) 제40조의2 제2항에 따라 이수명령을 부과받은 사람이 보호관찰소의 장 또는 교정시설의 장의 이수명령 이행에 관한 지시에 불응하여 「보호관찰 등에 관한 법률」 또는 「형의 집행 및 수용자의 처우에 관한 법률」에 따른 경고를 받은 후 재차 정당한 사유 없이 이수명령 이행에 관한 지시에 불응한 경우에는 다음 각 호에 따른다.

1. 징역형 이상의 실형과 병과된 경우에는 1년 이하의 징역 또는 1천만원 이하의 벌금에 처한다.
2. 벌금형과 병과된 경우에는 1천만원 이하의 벌금에 처한다.

[본조신설 2019.12.3.]

제66조(자격정지 또는 벌금의 병과) ① 제58조 및 제59조에서 정한 죄에 대하여는 10년 이하의 자격정지 또는 1억원 이하의 벌금을 병과(倂科)할 수 있다.

② 제60조부터 제64조까지의 규정에서 정한 죄를 범한 자에 대하여는 5년 이하의 자격정지 또는 각 해당 조문의 벌금(징역에 처하는 경우만 해당한다)을 병과할 수 있다.

[전문개정 2011.6.7.]

제67조(몰수) 이 법에 규정된 죄에 제공한 마약류·임시마약류 및 시설·장비·자금 또는 운반 수단과 그로 인한 수익금은 몰수한다. 다만, 이를 몰수할 수 없는 경우에는 그 가액(價額)을 추징한다.

[전문개정 2011.6.7.]

제68조(양벌규정) 법인의 대표자나 법인 또는 개인의 대리인, 사용인, 그 밖의 종업원이 그 법인 또는 개인의 마약류 업무에 관하여 이 법에 규정된 죄를 범하면 그 행위자를 벌하는 외에 그 법인 또는 개인에게도 1억원(대마의 경우에는 5천만원) 이하의 벌금형을 과(科)하되, 제61조부터 제64조까지의 어느 하나에 해당하는 위반행위를 하면 해당 조문의 벌금형을 과한다. 다만, 법인 또는 개인이 그 위반행위를 방지하기 위하여 해당 업무에 관하여 상당한 주의와 감독을 게을리하지 아니한 경우에는 그러하지 아니하다.

[전문개정 2011.6.7.]

제69조(과태료) ① 다음 각 호의 어느 하나에 해당하는 자에게는 500만원 이하의 과태료를 부과한다.〈개정 2015.5.18., 2018.3.13., 2019.12.3.〉

1. 제8조 제2항 및 제3항에 따른 신고를 하지 아니한 자
2. 삭제〈2015.5.18.〉
3. 제11조 제1항부터 제3항까지 및 제5항을 위반하여 마약류취급의료업자, 마약류관리자, 마약류소매업자가 의료행위 또는 동물 진료나 조제를 목적으로 가지고 있는 향정신성의약품이 보고된 재고량과 차이가 있는 경우
4. 삭제〈2015.5.18.〉
5. 제12조 제1항, 제35조 제2항 또는 제51조 제7항에 따른 보고를 하지 아니한 자
6. 제15조를 위반하여 향정신성의약품을 저장한 자
7. 제32조 제3항을 위반하여 기록을 보존하지 아니한 자
8. 제33조 제2항을 위반하여 마약류 인계 후 그 이유를 해당 관청에 신고하지 아니한 자
9. 제35조 제4항을 위반하여 장부를 보존하지 아니한 자
10. 예고임시마약류에 대하여 제5조의2 제5항을 위반한 자

② 제1항에 따른 과태료는 위반행위의 종류 및 그 정도 등을 고려하여 대통령령으로 정하는 바에 따라 식품의약품안전처장, 시·도지사, 시장·군수·구청장이 부과·징수한다.〈개정 2013.3.23.〉

[전문개정 2011.6.7.]

시행령

제28조의3 삭제〈2020.3.3.〉

제29조(과태료의 부과·징수) 법 제69조 제1항에 따른 과태료의 부과기준은 **별표 10**과 같다.

[전문개정 2012.6.7.]

부 칙 〈법률 제18964호, 2022.6.10.〉

제1조(시행일) 이 법은 공포 후 1년이 경과한 날부터 시행한다. 다만, 제54조의 개정규정은 공포 후 6개월이 경과한 날부터 시행한다.

제2조(권한 이양에 따른 경과조치) ① 이 법 시행 당시 종전의 규정에 따라 시·도지사가 한 허가·지정과 그 밖의 행위는 이 법의 개정규정에 따라 특별자치시장·시장·군수 또는 구청장이 한 것으로 본다.

② 이 법 시행 당시 다음 각 호의 어느 하나에 해당하는 절차가 진행 중인 경우에는 해당 호의 개정규정에도 불구하고 종전의 규정에 따른다.

1. 제6조제1항에 따른 마약류도매업자의 허가 및 변경허가
2. 제6조제2항에 따른 마약류관리자 지정 및 변경지정
3. 제7조제1항에 따른 허가증·지정서 발급 및 명부 작성

마약류 관리에 관한 법률 시행령

타법개정 2022.12.20. 대통령령 제33112호 시행일 2022.12.20.

[별표 1] 〈개정 2021.12.14.〉

법 제2조 제2호 라목에 해당하는 마약(제2조 제1항 관련)

법 제2조제2호라목에 해당하는 마약은 다음의 것과 그 염류로 한다.

구분	품명	화학명 또는 구조식
1	아세토르핀(Acetorphine)	(5α,7α)-7-[(2R)-2-hydroxy-2-pentanyl]-6-methoxy-17-methyl-4,5-epoxy-6,14-ethenomorphinan-3-yl acetate
2	벤질모르핀(Benzylmorphine)	(5α,6α)-3-(benzyloxy)-17-methyl-7,8-didehydro-4,5-epoxymorphinan-6-ol
3	코카인(Cocaine)	methyl-(1R,2R,3S,5S)-3-(benzoyloxy)-8-methyl-8-azabicyclo[3.2.1]octane-2-carboxylate
4	코독심(Codoxime)	({(E)-[(5α,6E)-3-methoxy-17-methyl-4,5-epoxymorphinan-6-ylidene]amino}oxy)acetic acid
5	데소모르핀(Desomorphine)	(5α)-17-methyl-4,5-epoxymorphinan-3-ol
6	디히드로모르핀(Dihydromorphine)	(5α,6α)-17-methyl-4,5-epoxymorphinan-3,6-diol
7	엑고닌(Ecgonine) 및 그 유도체. 다만, 별표 1부터 별표 6까지에서, 별표 7의2 및 별표 8에서 별도로 규정한 엑고닌 유도체는 제외한다.	Ecgonine: (1R,2R,3S,5S)-3-hydroxy-8-methyl-8-azabicyclo [3.2.1]octane-2-carboxylic acid 아래의 기본구조를 가지고, R 위치에 다음의 작용기를 가지는 물질 기본구조: 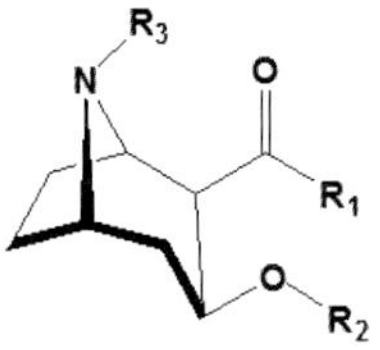 R: ○ R_1: 알킬옥시[a], OH, NH_2, 알킬아민[a] ○ R_2: 수소, 알킬기[a], 아실기[a] ○ R_3: 수소, 알킬기[a] ※ a: R에 규정된 것에 결합 가능한 작용기를 포함
8	에토르핀(Etorphine)	(5α,6β,14β,18R)-18-[(2R)-2-hydroxy-2-pentanyl]-6-methoxy-17-methyl-7,8-didehydro-18,19-dihydro-4,5-epoxy-6,14-ethenomorphinan-3-ol
9	헤로인(Heroin)	(5α,6α)-17-methyl-7,8-didehydro-4,5-epoxymorphinan-3,6-diyl diacetate
10	히드로코돈(Hydrocodone)	(5α)-3-methoxy-17-methyl-4,5-epoxymorphinan-6-one
11	히드로모르피놀(Hydromorphinol)	(5α,6α)-17-methyl-4,5-epoxymorphinan-3,6,14-triol
12	히드로모르폰(Hydromorphone)	(5α)-3-hydroxy-17-methyl-4,5-epoxymorphinan-6-one
13	메틸데소르핀(Methyldesorphine)	(5α)-6,17-dimethyl-6,7-didehydro-4,5-epoxymorphinan-3-ol
14	메틸디히드로모르핀	(5α,6α)-6,17-dimethyl-4,5-epoxymorphinan-3,6-diol

<table>
<tr><th>구분</th><th>품명</th><th>화학명 또는 구조식</th></tr>
<tr><td></td><td>(Methyldihydromorphine)</td><td></td></tr>
<tr><td>15</td><td>메토폰(Metopon)</td><td>3-Hydroxy-5,17-dimethyl-4,5-epoxymorphinan-6-one</td></tr>
<tr><td>16</td><td>모르핀(Morphine)</td><td>(5α,6α)-17-methyl-7,8-didehydro-4,5-epoxymorphinan-3,6-diol</td></tr>
<tr><td>17</td><td>모르핀-엔-옥사이드
(Morphine-N-Oxide)</td><td>(1S,4R,5R,13R,14S,17R)-4-methyl-12-oxa-4-azapentacyclo[9.6.1.01,13.05,17.07,18]octadeca-7(18),8,10,15-tetraene-10,14-diol 4-oxide</td></tr>
<tr><td>18</td><td>미로핀(Myrophine)</td><td>(5α,6α)-3-(benzyloxy)-17-methyl-7,8-didehydro-4,5-epoxymorphinan-6-yl myristate</td></tr>
<tr><td>19</td><td>니코디코딘(Nicodicodine)</td><td>3-methoxy-17-methyl-4,5-epoxymorphinan-6-yl nicotinate</td></tr>
<tr><td>20</td><td>니코모르핀(Nicomorphine)</td><td>(5α,6α)-17-methyl-7,8-didehydro-4,5-epoxymorphinan-3,6-diyl dinicotinate</td></tr>
<tr><td>21</td><td>노르모르핀(Normorphine)</td><td>(5α,6α)-7,8-didehydro-4,5-epoxymorphinan-3,6-diol</td></tr>
<tr><td>22</td><td>옥시코돈(Oxycodone)</td><td>(5α)-14-hydroxy-3-methoxy-17-methyl-4,5-epoxymorphinan-6-one</td></tr>
<tr><td>23</td><td>옥시모르폰(Oxymorphone)</td><td>(5α)-3,14-dihydroxy-17-methyl-4,5-epoxymorphinan-6-one</td></tr>
<tr><td>24</td><td>테바콘(Thebacon)</td><td>(5α)-3-methoxy-17-methyl-6,7-didehydro-4,5-epoxymorphinan-6-yl acetate</td></tr>
<tr><td>25</td><td>테바인(Thebaine)</td><td>(5α)-3,6-dimethoxy-17-methyl-6,7,8,14-tetradehydro-4,5-epoxymorphinan</td></tr>
<tr><td>26</td><td>아세틸디히드로코데인
(Acetyldihydrocodeine)</td><td>(5α,6α)-3-methoxy-17-methyl-4,5-epoxymorphinan-6-yl acetate</td></tr>
<tr><td>27</td><td>코데인(Codeine)</td><td>(5α,6α)-3-methoxy-17-methyl-7,8-didehydro-4,5-epoxymorphinan-6-ol</td></tr>
<tr><td>28</td><td>디히드로코데인
(Dihydrocodeine)</td><td>(5α,6α)-3-methoxy-17-methyl-4,5-epoxymorphinan-6-ol</td></tr>
<tr><td>29</td><td>에틸모르핀(Ethylmorphine)</td><td>(5α,6α)-3-ethoxy-17-methyl-7,8-didehydro-4,5-epoxymorphinan-6-ol</td></tr>
<tr><td>30</td><td>니코코딘(Nicocodine)</td><td>(5α,6α)-3-methoxy-17-methyl-7,8-didehydro-4,5-epoxymorphinan-6-yl nicotinate</td></tr>
<tr><td>31</td><td>노르코데인(Norcodeine)</td><td>(5α,6α)-3-methoxy-7,8-didehydro-4,5-epoxymorphinan-6-ol</td></tr>
<tr><td>32</td><td>폴코딘(Pholcodine)</td><td>(5α,6α)-17-methyl-3-[2-(4-morpholinyl)ethoxy]-7,8-didehydro-4,5-epoxymorphinan-6-ol</td></tr>
<tr><td>33</td><td>엔-옥사이드 또는 4급 암모늄 구조를 가지는 모르핀 유도체. 다만, 별표 1부터 별표 6까지, 별표 7의2 및 별표 8에서 별도로 규정한 것은 제외한다.</td><td>아래의 기본구조를 가지고, R 위치에 다음의 작용기를 가지는 모르핀 유도체
<table>
<tr><th>기본구조</th><th>R</th></tr>
<tr><td>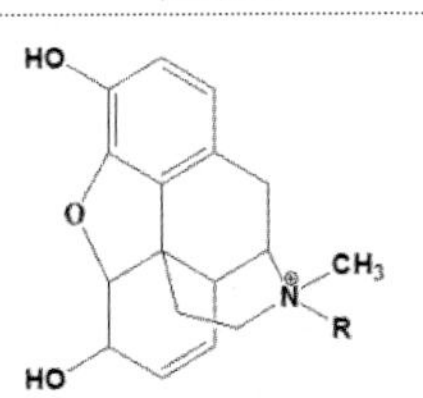</td><td>○ O^-
○ 메틸</td></tr>
</table></td></tr>
<tr><td>34</td><td>디히드로에토르핀
(Dihydroetorphine)</td><td>(5α,6β,14β,18R)-18- [(2R)-2-hydroxy-2-pentanyl]-6-methoxy-17-methyl-18,19-dihydro-4,5-epoxy-6,14-ethenomorphinan-3-ol</td></tr>
<tr><td>35</td><td>오리파빈(Oripavine)</td><td>6,7,8,14-Tetradehydro-4,5α-epoxy-6-methoxy-17-methylmorphinan-3-ol</td></tr>
</table>

[별표 2] 〈개정 2022.12.9.〉

법 제2조 제2호 마목에 해당하는 마약(제2조 제2항 관련)

○ 법 제2조 제2호 마목에 해당하는 마약은 다음의 것과 그 염류로 한다.

구분	품명	화학명
1	아세틸메타돌(Acetylmethadol)	6-(dimethylamino)-4,4-diphenyl-3-heptanyl acetate
2	알릴프로딘(Allylprodine)	3-allyl-1-methyl-4-phenyl-4-piperidinyl propionate
3	알파세틸메타돌(Alphacetylmethadol)	(3R,6R)-6-(dimethylamino)-4,4-diphenyl-3-heptanyl acetate
4	알파메프로딘(Alphameprodine)	(3R,4S)-3-ethyl-1-methyl-4-phenyl-4-piperidinyl propionate
5	알파메타돌(Alphamethadol)	(3R,6R)-6-(dimethylamino)-4,4-diphenyl-3-heptanol
6	알파프로딘(Alphaprodine)	(3R,4S)-1,3-dimethyl-4-phenyl-4-piperidinyl propionate
7	아닐레리딘(Anileridine)	ethyl 1-[2-(4-aminophenyl)ethyl]-4- phenylpiperidine-4-carboxylate
8	벤제티딘(Benzethidine)	ethyl 1-[2-(benzyloxy)ethyl]-4-phenyl -4-piperidinecarboxylate
9	베타세틸메타돌(Betacetylmethadol)	(3S,6R)-6-(dimethylamino)-4,4-diphenyl-3-heptanyl acetate
10	베타메프로딘(Betameprodine)	(3R,4R)-3-ethyl-1-methyl-4-phenyl-4-piperidinyl propionate
11	베타메타돌(Betamethadol)	(3S,6R)-6-(dimethylamino)-4,4-diphenyl-3-heptanol
12	베타프로딘(Betaprodine)	(3R,4R)-1,3-dimethyl-4-phenyl-4-piperidinyl propionate
13	베지트라미드(Bezitramide)	4-[4-(2-oxo-3-propionyl-2,3-dihydro-1H-benzimidazol-1-yl)-1-piperidinyl]-2,2-diphenylbutanenitrile
14	클로니타젠(Clonitazene)	2-[2-(4-chlorobenzyl)-5-nitro-1H-benzimidazol-1-yl]-N,N-diethylethanamine
15	덱스트로모라미드(Dextromoramide)	(3S)-3-methyl-4-(4-morpholinyl)-2,2-diphenyl-1-(1-pyrrolidinyl)-1-butanone
16	디암프로미드(Diampromide)	N-{2-[methyl(2-phenylethyl)amino]propyl}-N-phenylpropanamide
17	디에틸티암부텐(Diethylthiambutene)	N,N-diethyl-4,4-di(2-thienyl)-3-buten-2-amine
18	디메녹사돌(Dimenoxadol)	2-(dimethylamino)ethylethoxy(diphenyl)acetate
19	디메펩타놀(Dimepheptanol)	6-(dimethylamino)-4,4-diphenyl-3-heptanol
20	디메틸티암부텐(Dimethylthiambutene)	N,N-dimethyl-4,4-di(2-thienyl)-3-buten-2-amine
21	디옥사페틸부티레이트(Dioxaphetylbutyrate)	ethyl 4-(4-morpholinyl)-2,2-diphenylbutanoate
22	디페녹실레이트(Diphenoxylate)	ethyl 1-(3-cyano-3,3-diphenylpropyl) -4-phenyl-4-piperidinecarboxylate
23	디피파논(Dipipanone)	4,4-diphenyl-6-(1-piperidinyl)-3-heptanone
24	에틸메틸티암부텐(Ethylmethylthiambutene)	N-ethyl-N-methyl-4,4-di(2-thienyl)-3-buten-2-amine
25	에토니타젠(Etonitazene)	2-[2-(4-ethoxybenzyl)-5-nitro-1H-benzimidazol-1-yl]-N,N-diethylethanamine
26	에톡세리딘(Etoxeridine)	ethyl 1-[2-(2-hydroxyethoxy)ethyl]-4-phenyl-4-piperidinecarboxylate
27	펜타닐(Fentanyl)	N-phenyl-N-[1-(2-phenylethyl)-4-piperidinyl]propanamide
28	푸레티딘(Furethidine)	ethyl 4-phenyl-1-[2-(tetrahydro-2-furanylmethoxy)ethyl]-4-piperidinecarboxylate

구분	품명	화학명
29	히드록시페티딘 (Hydroxypethidine)	ethyl 4-(3-hydroxyphenyl)-1-methyl -4-piperidinecarboxylate
30	이소메타돈(Isomethadone)	6-(dimethylamino)-5-methyl-4,4-diphenyl-3-hexanone
31	케토베미돈(Ketobemidone)	1-[4-(3-hydroxyphenyl)-1-methyl-4-piperidinyl]-1-propanone
32	레보메토르판(Levomethorphan)	3-methoxy-17-methylmorphinan
33	레보모라미드(Levomoramide)	(3R)-3-methyl-4-(4-morpholinyl)-2,2-diphenyl-1-(1-pyrrolidinyl)-1-butanone
34	레보페나실모르판 (Levophenacylmorphan)	2-(3-hydroxymorphinan-17-yl)-1-phenylethanone
35	레보르파놀(Levorphanol)	17-methylmorphinan-3-ol
36	메타조신(Metazocine)	1,10,13-trimethyl-10-azatricyclo[7.3.1.02,7]trideca-2,4,6-trien-4-ol
37	메타돈(Methadone)	6-(dimethylamino)-4,4-diphenyl-3-heptanone
38	메타돈 제조중간체 (Methadone Intermediate)	4-(dimethylamino)-2,2-diphenylpentanenitrile
39	모라미드 제조중간체 (Moramide Intermediate)	3-methyl-4-(4-morpholinyl)-2,2-diphenylbutanoic acid
40	모르페리딘(Morpheridine)	ethyl 1-[2-(4-morpholinyl)ethyl]-4- phenyl-4-piperidinecarboxylate
41	노라시메타돌(Noracymethadol)	6-(methylamino)-4,4-diphenyl-3-heptanyl acetate
42	노르레보르파놀 (Norlevorphanol)	morphinan-3-ol
43	노르메타돈(Normethadone)	6-(dimethylamino)-4,4-diphenyl-3-hexanone
44	노르피파논(Norpipanone)	4,4-diphenyl-6-(1-piperidinyl)-3-hexanone
45	페티딘(Pethidine)	ethyl 1-methyl-4-phenyl-4-piperidine carboxylate
46	페티딘 제조중간체 에이 (Pethidine Intermediate A)	1-methyl-4-phenyl-4-piperidinecarbonitrile
47	페티딘 제조중간체 비 (Pethidine Intermediate B)	ethyl 4-phenyl-4-piperidinecarboxylate
48	페티딘 제조중간체 시 (Pethidine Intermediate C)	1-methyl-4-phenyl-4-piperidinecarboxylic acid
49	페나독손(Phenadoxone)	6-(4-morpholinyl)-4,4-diphenyl-3-heptanone
50	페남프로미드(Phenampromide)	N-phenyl-N-[1-(1-piperidinyl)-2-propanyl]propanamide
51	페나조신(Phenazocine)	(1R,9R,13R)-1,13-dimethyl-10-(2-phenylethyl)-10-azatricyclo[7.3.1.02,7]trideca-2,4,6-trien-4-ol
52	페노모르판(Phenomorphan)	17-(2-phenylethyl)morphinan-3-ol
53	페노페리딘(Phenoperidine)	ethyl 1-(3-hydroxy-3-phenylpropyl)- 4-phenyl-4-piperidinecarboxylate
54	피미노딘(Piminodine)	ethyl 1-(3-anilinopropyl)-4-phenyl-4- piperidinecarboxylate
55	피리트라미드(Piritramide)	1'-(3-cyano-3,3-diphenylpropyl)-1,4'-bipiperidine-4'-carboxamide
56	프로헵타진(Proheptazine)	1,3-dimethyl-4-phenyl-4-azepanyl propionate
57	프로페리딘(Properidine)	isopropyl 1-methyl-4-phenyl-4- piperidinecarboxylate
58	라세메토르판(Racemethorphan)	(9α,13α,14α)-3-methoxy-17-methylmorphinan hydrobromide hydrate

구분	품명	화학명
59	라세모라미드(Racemoramide)	3-methyl-4-(4-morpholinyl)-2,2-diphenyl-1-(1-pyrrolidinyl)-1-butanone
60	라세모르판(Racemorphan)	17-methylmorphinan-3-ol
61	트리메페리딘(Trimeperidine)	1,2,5-trimethyl-4-phenyl-4-piperidinyl propionate
62	프로피람(Propiram)	N-[1-(1-piperidinyl)-2-propanyl]-N-(2-pyridinyl)propanamide
63	드로테바놀(Drotebanol)	3,4-dimethoxy-17-methylmorphinan-6,14-diol
64	디페녹신(Difenoxin)	1-(3-cyano-3,3-diphenylpropyl)-4-phenyl-4-piperidinecarboxylic acid
65	알펜타닐(Alfentanil)	N-{1-[2-(4-ethyl-5-oxo-4,5-dihydro-1H-tetrazol-1-yl)ethyl]-4-(methoxymethyl)-4-piperidinyl}-N-phenylpropanamide
66	틸리딘(Tilidine)	ethyl (1S,2R)-2-(dimethylamino)-1- phenyl-3-cyclohexene-1-carboxylate
67	프로폭시펜(Propoxyphene)	4-(dimethylamino)-3-methyl-1,2-diphenyl-2-butanyl propionate
68	아세틸-알파-메틸펜타닐 (Acetyl-alpha-methyl- fentanyl)	N-phenyl-N-[1-(1-phenyl-2-propanyl)-4-piperidinyl]acetamide
69	알파-메틸펜타닐 (Alpha-methylfentanyl)	N-phenyl-N-[1-(1-phenyl-2-propanyl)-4-piperidinyl]propanamide
70	3-메틸펜타닐 (3-Methylfentanyl)	N-[3-methyl-1-(2-phenylethyl)-4-piperidinyl]-N-phenylpropanamide
71	수펜타닐(Sufentanil)	N-{4-(methoxymethyl)-1-[2-(2-thienyl)ethyl]-4-piperidinyl}-N-phenylpropanamide
72	피이피에이피(PEPAP)	4-phenyl-1-(2-phenylethyl)-4-piperidinyl acetate
73	엠피피피(MPPP)	1-(4-methylphenyl)-2-(1-pyrrolidinyl)-1-propanone
74	레미펜타닐(Remifentanil)	methyl 1-(3-methoxy-3-oxopropyl)- 4-[phenyl(propionyl)amino]-4-piperidinecarboxylate
75	타펜타돌(Tapentadol)	3-[(2R,3R)-1-(dimethylamino)-2-methyl-3-pentanyl]phenol
76	티오펜타닐(Thiofentanyl)	N-phenyl-N-{1-[2-(2-thienyl)ethyl]-4-piperidinyl}propanamide
77	3-메틸티오펜타닐 (3-Methylthiofentanyl)	N-{3-methyl-1-[2-(2-thienyl)ethyl]-4-piperidinyl}-N-phenylpropanamide
78	알파-메틸티오펜타닐 (Alpha-methylthiofentanyl)	N-phenyl-N-{1-[1-(2-thienyl)-2-propanyl]-4-piperidinyl}propanamide
79	베타-히드록시-3메틸펜타닐 (Beta-hydroxy-3-methylfentanyl)	N-[1-(2-hydroxy-2-phenylethyl)-3-methyl-4-piperidinyl]-N-phenylpropanamide
80	베타-히드록시펜타닐 (Beta-hydroxyfentanyl)	N-[1-(2-hydroxy-2-phenylethyl)-4-piperidinyl]-N-phenylpropanamide
81	파라-플루오로펜타닐 (Para-fluorofentanyl)	N-(4-fluorophenyl)-N-[1-(2-phenylethyl)-4-piperidinyl]propanamide
82	아세틸펜타닐(Acetylfentanyl)	(N-(1-Phenethylpiperidin-4-yl)-N-phenylacetamide))
83	에이에이치-7921(AH-7921)	3,4-dichloro-N-((1-dimethylamino)cyclohexylmethyl)benzamide
84	부티르펜타닐(Butyrfentanyl)	N-phenyl-N-[1-(2-phenylethyl)-4-piperidinyl]butanamide
85	카르펜타닐(Carfentanil)	methyl 1-(2-phenylethyl)-4-[phenyl(propanoyl)amino]piperidine-4-carboxylate
86	푸라닐펜타닐(Furanylfentanyl)	N-phenyl-N-[1-(2-phenylethyl)piperidin-4-yl]furan-2-carboxamide

구분	품명	화학명
87	옥펜타닐(Ocfentanil)	N-(2-fluorophenyl)-2-methoxy-N-[1-(2-phenylethyl)piperidin-4-yl]acetamide
88	아크릴펜타닐(Acrylfentanyl)	N-phenyl-N-[1-(2-phenylethyl)piperidin-4-yl]prop-2-enamide
89	4-플루오로이소부티르펜타닐(4-Fluoroisobutyrfentanyl, 4-FIBF)	N-(4-fluorophenyl)-2-methyl-N-[1-(2-phenylethyl)piperidin-4-yl]propanamide
90	테트라히드로푸라닐펜타닐(Tetrahydrofuranylfentanyl, THF-F)	N-phenyl-N-[1-(2-phenylethyl)piperidin-4-yl]oxolane-2-carboxamide
91	유-47700(U-47700)	3,4-dichloro-N-(2-dimethylamino-cyclohexyl)-N-methyl-benzamide
92	파라플루오로부티릴펜타닐(Parafluorobutyrylfentanyl)	N-(4-fluorophenyl)-N-[1-(2-phenylethyl)piperidin-4-yl]butanamide
93	오르토-플루오로펜타닐(Ortho-fluorofentanyl)	N-(2-fluorophenyl)-N-[1-(2-phenylethyl)piperidin-4-yl]propanamide
94	메톡시아세틸펜타닐(Methoxyacetylfentanyl)	2-methoxy-N-phenyl-N-[1-(2-phenylethyl)piperidin-4-yl]acetamide
95	시클로프로필펜타닐(Cyclopropylfentanyl)	N-Phenyl-N-[1-(2-phenylethyl)piperidin-4-yl]cyclopropancarboxamide
96	크로토닐펜타닐(Crotonylfentanyl)	N-phenyl-N-1-(2-phenylethyl)-4-piperidinyl-2-butenamide
97	발레릴펜타닐(Valerylfentanyl)	N-phenyl-N-[1-(2-phenylethyl)piperidin-4-yl]pentanamide
98	펜타닐(Fentanyl)의 유사체. 다만, 별표 1부터 별표 6까지, 별표 7의2 및 별표 8에서 별도로 규정한 펜타닐의 유사체는 제외한다.	아래의 기본구조를 가지고, R 위치에 다음의 작용기를 가지는 물질 기본구조: 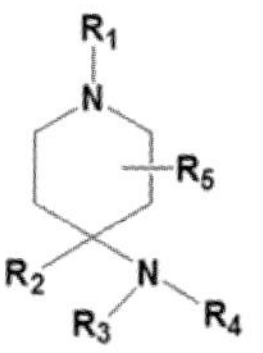 R: o R_1: 수소, 알킬, 치환된 알킬, 아릴알킬, 치환된 아릴알킬 ※ R1 인접 질소의 경우 N-oxide를 포함한다. o R_2: 수소, 알콕시카르보닐, 알콕시알킬, 아릴, 치환된 아릴 o R_3: 아릴, 치환된 아릴 o R_4: 수소, 카르보닐, 치환된 카르보닐 o R_5: 수소, 알킬, 알케닐, 할로겐
99	이소토니타젠(Isotonitazene)	N,N-diethyl-2-[2-[(4-isopropoxyphenyl)methyl]-5-nitro-benzimidazol-1-yl]ethanamine
100	알티아이-111(RTI-111)	methyl (1R,2S,3S,5S)-3-(3,4-dichlorophenyl)-8-methyl-8-azabicyclo[3.2.1]octane-2-carboxylate
101	유-48800(U-48800)	2-(2,4-dichlorophenyl)-N-[(1S,2S)-2-(dimethylamino)cyclohexyl]-N-methylacetamide
102	브로르핀(Brorphine)	3-{1-[1-(4-Bromophenyl)ethyl]piperidin-4-yl}-1H-benzimidazol-2-one
103	메토니타젠(Metonitazene)	N,N-diethyl-2-{2-[(4-methoxyphenyl)methyl]-5-nitrobenzimidazol-1-yl}ethanamine
104	올리세리딘(Oliceridine)	N-[(3-methoxythiophen-2-yl)methyl]-2-[(9R)-9-pyridin-2-yl-6-oxaspiro[4.5]decan-9-yl]ethanamine

[별표 3] 〈개정 2022.12.9.〉

법 제2조 제3호 가목에 해당하는 향정신성의약품(제2조 제3항 관련)

○ 법 제2조 제3호 가목에 해당하는 향정신성의약품은 다음의 것과 그 염 및 이성체(異性體) 또는 이성체의 염으로 한다.

구분	품명	화학명 또는 구조식
1	디메톡시브로모암페타민 (Dimethoxybromoamphetamine)	1-(4-bromo-2,5-dimethoxyphenyl)-2-propanamine
2	2,5-디메톡시암페타민 (2,5-Dimethoxyamphetamine, 2,5-DMA)	1-(2,5-dimethoxyphenyl)-2-propanamine
3	4-메톡시암페타민 (4-Methoxyamphetamine, PMA)	1-(4-methoxyphenyl)-2-propanamine
4	5-메톡시-3,4-메틸렌디옥시암페타민 (5-Methoxy-3,4-methylenedioxyamphetamine, MMDA)	1-(7-methoxy-1,3-benzodioxol-5-yl)-2-propanamine
5	4-메틸-2,5-디메톡시암페타민 (4-Methyl-2,5-dimethoxyamphetamine, STP, DOM)	1-(2,5-dimethoxy-4-methylphenyl)-2-propanamine
6	3,4-메틸렌디옥시암페타민 (3,4-Methylenedioxyamphetamine, MDA)	1-(1,3-benzodioxol-5-yl)-2-propanamine
7	3,4,5-트리메톡시암페타민 (3,4,5-trimethoxyamphetamine, TMA)	1-(3,4,5-trimethoxyphenyl)-2-propanamine
8	부포테닌(Bufotenine)	3-[2-(dimethylamino)ethyl]-1H-indol-5-ol
9	디에틸트립타민(Diethyltryptamine, DET)	N,N-diethyl-2-(1H-indol-3-yl)ethanamine
10	디메틸트립타민(Dimethyltryptamine, DMT)	2-(1H-indol-3-yl)-N,N-dimethylethanamine
11	디메틸헵틸피란(Dimethylheptylpyran, DMHP)	6,6,9-trimethyl-3-(3-methyl-2-octanyl)-7,8,9,10-tetrahydro-6H-benzo[c]chromen-1-ol
12	엔-에틸-3-피페리딜 벤질레이트 (N-ethyl-3-piperidyl benzilate)	1-ethyl-3-piperidinyl hydroxy (diphenyl)acetate
13	이보게인(Ibogaine)	12-methoxyibogamine
14	리서직산 디에틸아마이드(Lisergic acid diethylamide, LSD, LSD-25)	(8β)-N,N-diethyl-6-methyl-9,10-didehydroergoline-8-carboxamide
15	메스칼린(Mescaline)	2-(3,4,5-trimethoxyphenyl)ethanamine
16	엔-메틸-3-피페리딜 벤질레이트 (N-methyl-3-piperidyl benzilate)	1-methyl-3-piperidinyl hydroxy(diphenyl)acetate
17	파라헥실(Parahexyl)	3-hexyl-6,6,9-trimethyl-7,8,9,10-tetrahydro-6H-benzo[c]chromen-1-ol
18	페이오트(Peyote)	Lophophora williamsii
19	사일로시빈(Psilocybin)	3-[2-(dimethylamino)ethyl]-1H-indol-4-yl dihydrogen phosphate
20	사일로신(Psilocyn)	3-[2-(dimethylamino)ethyl]-1H-indol-4-ol

구분	품명	화학명 또는 구조식
21	펜사이클리딘(Phencyclidine)의 유사체. 다만, 별표 1부터 별표 6까지, 별표 7의2 및 별표 8에서 별도로 규정한 펜사이클리딘의 유사체는 제외한다.	아래의 기본구조를 가지고 R 위치에 다음의 작용기를 가지는 물질 **기본구조:** 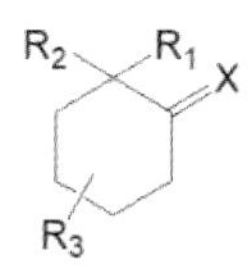 **R:** o R_1: NH2, N-알킬아미노, N-알킬-N'-알킬아미노, 1-피롤리디닐, 1-피페리디닐, 1-아제피닐, 1-모르포리닐(고리형 작용기에는 결합 가능한 작용기가 추가 치환될 수 있다) o R_2: 페닐, 치환된 페닐, 티에닐, 치환된 티에닐 o R_3: 수소, 알킬(각 작용기가 2 곳 이상 도입된 것을 포함한다) o X: 수소, 산소
22	메스케치논(Methcathinone) 및 그 유사체. 다만, 별표 1부터 별표 6까지, 별표 7의2 및 별표 8에서 별도로 규정한 메스케치논 유사체 및 「약사법」 제31조·제42조에 따라 의약품으로 허가받거나 신고한 물질은 제외한다.	Methcathinone: 2-(methylamino)-1-phenyl-1-propanone 아래의 기본구조를 가지고, R 위치에 다음의 작용기를 가지는 물질 **기본구조:** 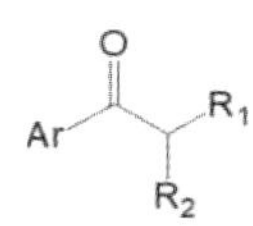 **R:** oR_1: NH2, N-알킬아미노, N-알킬-N'-알킬아미노, 1-피롤리디닐, 1-피페리디닐, 1-모르포리닐, 1-프탈리미도 oR_2: 수소 또는 알킬[a] oAr: 페닐, 치환된* 페닐 또는 고리가 접합된 페닐 * 치환체: 수소, 알킬[a], 히드록시, 알콕시 및 할로겐(각 작용기가 2 곳 이상 도입된 것을 포함한다) ※ R에 규정된 알킬은 고리형을 포함한다. ※ a: R에 규정된 것에 결합 가능한 작용기를 포함한다.
23	에트립타민(Etryptamine)	1-(1H-indol-3-yl)-2-butanamine
24	4-메틸티오암페타민 (4-Methylthioamphetamine, 4-MTA)	1-[4-(methylsulfanyl)phenyl]-2-propanamine
25	크라톰(Kratom)	Mitragyna speciosa
26	5-메톡시-디이소프로필트립타민 (5-Methoxy-diisopropyltryptamine, 5-Meo-DiPT)	N-isopropyl-N-[2-(5-methoxy-1H-indol-3-yl)ethyl]-2-propanamine
27	5-메톡시-메틸이소프로필트립타민 (5-Methoxy-methyliso propyltryptamine, 5-MeO-MiPT)	N-[2-(5-methoxy-1H-indol-3-yl)ethyl]-N-methyl-2-propanamine
28	5-메톡시디메틸트립타민 (5-Methoxydimethyltryptamine, 5-MeO-DMT)	2-(5-methoxy-1H-indol-3-yl)-N,N-dimethylethanamine
29	메틸이소프로필트립타민 (Methylisopropyltryptamine, MiPT)	N-[2-(1H-indol-3-yl)ethyl]-N-methyl-2-propanamine
30	5-메톡시-알파-메틸트립타민 (5-Methoxy-α-methyltryptamine, 5-MeO-AMT)	1-(5-methoxy-1H-indol-3-yl)-2-propanamine
31	디이소프로필트립타민 (Diisopropyltryptamine, DiPT)	N-[2-(1H-indol-3-yl)ethyl]-N-isopropyl-2-propanamine
32	4-아세톡시-디이소프로필트립타민 (4-Acetoxy-diisopropyltryptamine, 4-Acetoxy-DiPT)	3-[2-(diethylamino)ethyl]-1H-indol-4-yl acetate

구분	품명	화학명 또는 구조식
33	제이더블유에이치(JWH)-018 및 그 유사체. 다만, 별표 1부터 별표 6까지, 별표 7의2 및 별표 8에서 별도로 규정한 제이더블유에이치-018 유사체는 제외한다.	JWH-018:1-naphthyl(1-pentyl-1H-indol-3-yl)methanone 아래의 기본구조를 가지고, R 또는 X 위치에 다음의 작용기를 가지는 물질 기본구조: 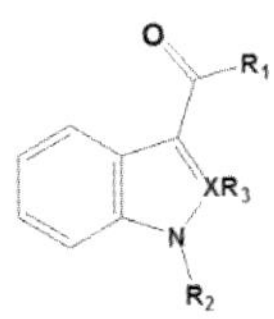 R 또는 X: ○ R_1: (헤테로)방향족 고리[a], 테트라메틸사이클로프로필, 아다만틸, 아다만틸아민, 알킬[a](작용기가 에스테르 또는 아마이드 결합하는 것을 포함한다) ○ R_2: 알킬[a] ○ X: 탄소 또는 질소 ○ R_3: 수소 또는 알킬[a] ※a: R에 규정된 것에 결합 가능한 작용기를 포함
34	제이더블유에이치-030 및 그 유사체. 다만, 별표 1부터 별표 6까지, 별표 7의2 및 별표 8에서 별도로 규정한 제이더블유에이치-030 유사체는 제외한다.	JWH-030: 1-naphthyl(1-pentyl-1H-pyrrol-3-yl)methanone 아래의 기본구조를 가지고, R 또는 X 위치에 다음의 작용기를 가지는 물질 기본구조: 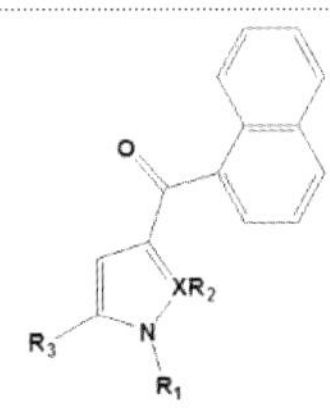 R 또는 X: ○ R_1: 알킬[a] ○ X: 탄소 또는 질소 ○ R_2, R_3: 수소 또는 알킬[a] 및 방향족 고리 ※a: R에 규정된 것에 결합 가능한 작용기를 포함
35	제이더블유에이치-175 및 그 유사체. 다만, 별표 1부터 별표 6까지, 별표 7의2 및 별표 8에서 별도로 규정한 제이더블유에이치-175 유사체는 제외한다.	JWH-175: 3-(1-naphthylmethyl)-1-pentyl-1H-indole 아래의 기본구조를 가지고, R 또는 X 위치에 다음의 작용기를 가지는 물질 기본구조: 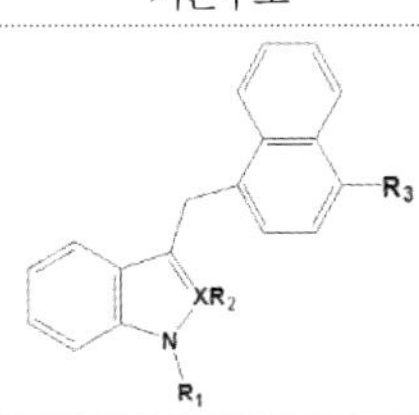 R 또는 X: ○ R_1: 알킬a ○ X: 탄소 또는 질소 ○ R_2: 수소 또는 알킬[a] ○ R_3: 수소 또는 알킬[a] 및 알콕시 ※a: R에 규정된 것에 결합 가능한 작용기를 포함
36	제이더블유에이치-176 및 그 유사체. 다만, 별표 1부터 별표 6까지, 별표 7의2 및 별표 8에서 별도로 규정한 제이더블유에이치-176 유사체는 제외한다.	JWH-176: 1-[(Z)-(3-pentyl-1H-inden-1-ylidene)methyl]naphthalene 아래의 기본구조를 가지고, R 위치에 다음의 작용기를 가지는 물질 기본구조: 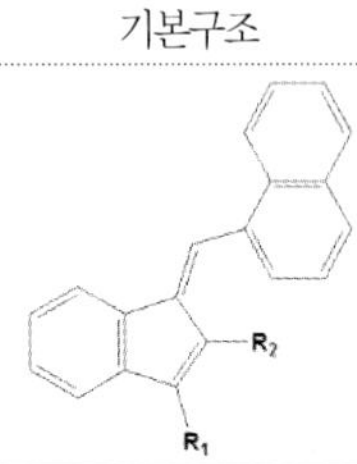 R: ○ R_1: 알킬[a] ○ R_2: 수소 또는 알킬[a] ※a: R에 규정된 것에 결합 가능한 작용기를 포함

구분	품명	화학명 또는 구조식
37	에이치유-210(HU-210)	9-(hydroxymethyl)-6,6-dimethyl-3-(2-methyl-2-octanyl)-6a,7,10,10a-tetrahydro-6H-benzo[c]chromen-1-ol
38	시피(CP)-47497 및 그 유사체. 다만, 별표 1부터 별표 6까지, 별표 7의2 및 별표 8에서 별도로 규정한 시피-47497 유사체는 제외한다.	CP-47497: 2-[(1S,3R)-3-hydroxycyclohexyl]-5-(2-methyl-2-octanyl)phenol 아래의 기본구조를 가지고, R 위치에 다음의작용기를 가지는 물질 기본구조: 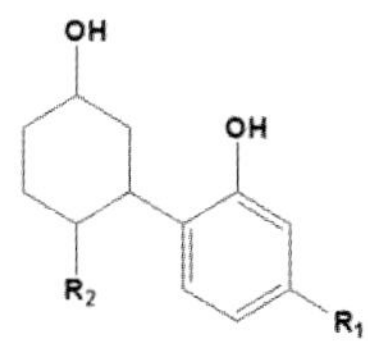 R: ○ R_1: 알킬[a] ○ R_2: 수소 또는 알킬[a] ※ a: R에 규정된 것에 결합 가능한 작용기를 포함
39	메틸렌디옥시피로발레론 (Methylenedioxypyrovalerone, MDPV)	1-(1,3-benzodioxol-5-yl)-2-(1-pyrrolidinyl)-1-pentanone
40	4-플루오로암페타민 (4-Fluoroamphetamine, 4-FA)	1-(4-fluorophenyl)-2-propanamine
41	4-메틸암페타민 (4-Methylamphetamine, 4-MA)	1-(4-methylphenyl)-2-propanamine
42	엔-히드록시 메틸렌디옥시암페타민 (N-hydroxy methylenedioxy amphetamine, N-hydroxy MDA)	1-(1,3-benzodioxol-5-yl)-N-hydroxy-2-propanamine
43	메틸렌디옥시에틸암페타민 (Methylenedioxyethylamphetamine, MDE)	1-(1,3-benzodioxol-5-yl)-N-ethyl-2-propanamine
44	4-메틸아미노렉스(4-Methylaminorex)	4-methyl-5-phenyl-4,5-dihydro-1,3-oxazol-2-amine
45	5-에이피비(5-APB)	5-(2-aminopropyl)benzofuran
46	피엠엠에이(PMMA, para-methoxymethamphetamine)	1-(4-methoxyphenyl)-N-methyl-propan-2-amine
47	엠엠디에이-2(MMDA-2)	1-(6-methoxy-1,3-benzodioxol-5-yl)propan-2-amine
48	메톡세타민(methoxetamine)	(RS)2-(3-methoxyphenyl)-2-(ethylamino)cyclohexanone
49	시비-13(CB-13)	Naphthalen-1-yl-(4-pentyloxynaphthalen-1-yl)methanone
50	5-메오-디에이엘티(5-MeO-DALT)	N-allyl-N-[2-(5-methoxy-1H-indol-3-yl)ethyl]prop-2-en-1-amine
51	메티오프로파민(methiopropamine)	1-(thiophen-2-yl)-2-methylaminopropane
52	5-에이피디비(5-APDB)	5-(2-aminopropyl)-2,3-dihydrobenzofuran
53	파라 -클로로암페타민 (p-chloroamphetamine)	1-(4-chlorophenyl)propan-2-amine
54	알파- 피브이티(α-PVT)	2-(pyrrolidin-1-yl)-1-(thiophen-2-yl)pentan-1-one
55	알파- 메틸트립타민(α-methyltryptamine)	2-(1H-indole-3-yl)-1-methyl-ethylamine
56	4-오에이치-디이티(4-OH-DET)	3-(2-diethylaminoethyl)-1H-indol-4-ol
57	데스옥시-디2피엠(Dexoxy-D2PM)	(RS)-2-(Diphenylmethyl)pyrrolidine
58	5-엠에이피비(5-MAPB)	1-(benzofuran-5-yl)-N-methylpropan-2-amine
59	엠디에이아이(MDAI)	6,7-dihydro-5H-cyclopenta[f][1,3]benzodioxol-6-amine

구분	품명	화학명 또는 구조식
60	25시-엔비오엠이(25C-NBOMe)	2-(4-chloro-2,5-dimethoxyphenyl)-N-[(2-methoxyphenyl)methyl]ethanamine
61	3-플루오로메트암페타민 (3-fluoromethamphetamine, 3-FMA)	1-(3-fluorophenyl)-N-methylpropan-2-amine
62	5-에이피아이(5-API)	2-(1H-indol-5-yl)-1-methyl-ethylamine
63	5-아이에이아이(5-IAI)	5-iodo-2,3-dihydro-1H-inden-2-amine
64	디메톡시-메트암페타민 (Dimethoxy-methamphetamine, DMMA)	2-(3,4-dimethoxyphenyl)-N-methylpropylamine
65	에틸페니데이트 (Ethylphenidate)	ethyl 2-phenyl-2-piperidin-2-ylacetate
66	엠티-45(MT-45)	1-cyclohexyl-4-(1,2-diphenylethyl)piperazine
67	5-엠이오-이피티(5-MeO-EPT)	5-methoxy-N-ethyl-N-propyltryptamine
68	디오시(DOC)	1-(4-chloro-2,5-dimethoxy-phenyl)propan-2-amine
69	25아이-엔비오엠이(25I-NBOMe)	2-(4-iodo-2,5-dimethoxyphenyl)-N-[(2-methoxyphenyl)methyl]ethanamine
70	2-벤즈히드릴피페리딘 (2-Benzhydrylpiperidine, 2-DPMP)	2-benzhydrylpiperidine
71	에이-836,339(A-836,339)	N-[3-(2-methoxyethyl)-4,5-dimethyl-1,3-thiazol-2-ylidene]-2,2,3,3-tetramethylcyclopropane-1-carboxamide
72	파라-클로로메트암페타민 (p-Chloromethamphetamine, PCMA)	1-(4-chlorophenyl)-N-methylpropan-2-amine
73	파라-브로모암페타민 (p-Bromoamphetamine, PBA)	1-(4-bromophenyl)propan-2-amine
74	25디-엔비오엠이(25D-NBOMe)	2-(2,5-dimethoxy-4-methylphenyl)-N-[(2-methoxyphenyl)methyl]ethanamine
75	5-이에이피비(5-EAPB)	1-(benzofuran-5-yl)-N-ethylpropan-2-amine
76	2시-시(2C-C)	2-(4-chloro-2,5-dimethoxyphenyl) ethanamine
77	2시-피(2C-P)	2-(2,5-dimethoxy-4-(n)-propylphenyl) ethanamine
78	엔-메틸-2-에이아이(N-Methyl-2-AI)	N-methyl-2,3-dihydro-1H-inden-2-amine
79	아르에이치-34(RH-34)	3-{2-[(2-methoxyphenyl)methylamino]ethyl}-1H-quinazoline-2,4-dione
80	엔-에틸노르케타민 (N-Ethylnorketamine)	2-(2-chlorophenyl)-2-(ethylamino)cyclohexan-1-one
81	메피라핌(Mepirapim)	(4-methylpiperazin-1-yl)-(1-pentylindol-3-yl)methanone
82	25비-엔비오엠이(25B-NBOMe)	2-(4-bromo-2,5-dimethoxyphenyl)-N-(2-methoxybenzyl)ethanamine
83	4,4'-디엠에이아르(4,4'-DMAR)	para-methyl-4-methylaminorex
84	25비-엔비에프(25B-NBF)	2-(4-bromo-2,5-dimethoxyphenyl)-N-[(2-fluorophenyl)methyl]ethanamine
85	25시-엔비에프(25C-NBF)	2-(4-chloro-2,5-dimethoxyphenyl)-N-[(2-fluorophenyl)methyl]ethanamine

구분	품명	화학명 또는 구조식
86	25아이-엔비에프(25I-NBF)	2-(4-iodo-2,5-dimethoxyphenyl)-N-[(2-fluorophenyl)methyl] ethanamine
87	2-엠이오-디페니딘 (2-MeO-diphenidine)	1-[1-(2-methoxyphenyl)-2-phenylethyl]piperidine
88	비오디(BOD)	2-(2,5-dimethoxy-4-methylphenyl)-2-methoxyethanamine
89	에스칼린(Escaline)	2-(4-ethoxy-3,5-dimethoxyphenyl)ethanamine
90	알릴에스칼린(Allylescaline)	2-[4-(allyloxy)-3,5-dimethoxyphenyl]ethanamine
91	메트알릴에스칼린(Methallylescaline)	2-{3,5-dimethoxy-4-[(2-methyl-2-propan-1-yl)oxy]phenyl}etha namine
92	25이-엔비오엠이(25E-NBOMe)	2-(4-ethyl-2,5-dimethoxyphenyl)-N-[(2-methoxyphenyl)methyl] ethanamine
93	25엔-엔비오엠이(25N-NBOMe)	2-(2,5-dimethoxy-4-nitrophenyl)-N-[(2-methoxyphenyl)methyl] ethanamine
94	25시-엔비오에이치(25C-NBOH)	2-{[2-(4-chloro-2,5-dimethoxyphenyl)ethylamino]methyl}phenol
95	25아이-엔비오에이치(25I-NBOH)	2-{[2-(4-iodo-2,5-dimethoxyphenyl)ethylamino]methyl}phenol
96	라로카인(Larocaine)	[3-(diethylamino)-2,2-dimethylpropyl]-4-aminobenzoate
97	니트라카인(Nitracaine)	[3-(diethylamino)-2,2-dimethylpropyl]-4-nitrobenzoate
98	플루브로마제팜(Flubromazepam)	7-bromo-5-(2-fluorophenyl)-1,3-dihydro-1,4-benzodiazepin-2 -one
99	3시-이 (3C-E)	1-(4-Ethoxy-3,5-dimethoxyphenyl)propan-2-amine
100	메트암네타민 (Methamnetamine)	N-Methyl-1-(2-naphthyl)propan-2-amine
101	티-비오시-3,4-엠디엠에이 (t-BOC-3,4-MDMA)	N-[2-(1,3-Benzodioxol-5-yl)-1-methylethyl]-N-methyl-carbamate
102	더블유아이엔-55,212-2 (WIN-55,212-2)	[(11R)-2-methyl-11-(morpholin-4-ylmethyl)-9-oxa-1-azatricyclo [6.3.1.04,12]dodeca-2,4(12),5,7-tetraen-3-yl]-naphthalen-1-ylm ethanone
103	에이엘-엘에이디 (AL-LAD)	(6aR,9R)-N,N-diethyl-7-prop-2-enyl-6,6a,8,9-tetrahydro-4H-indolo- [4,3-fg]quinoline-9-carboxamide
104	7-히드록시미트라지닌 (7-Hydroxymitragynine)	methyl(E)-2-[(2S,3S,7aS,12bS)-3-ethyl-7a-hydroxy-8-methoxy -2,3,4,6,7,12b-hexahydro-1H-indolo[2,3-a]quinolizin-2-yl]-3-methoxyprop-2-enoate
105	미트라지닌 (Mitragynine)	methyl(E)-2-[(2S,3S,12bS)-3-ethyl-8-methoxy-1,2,3,4,6,7,12,12 b-octahydroindolo[2,3-a]quinolizin-2-yl]-3-methoxyprop-2-eno ate
106	3,4-디클로로메틸페니데이트 (3,4-Dichloromethylphenidate)	methyl 2-(3,4-dichlorophenyl)-2-piperidin-2-ylacetate
107	디페니딘 (Diphenidine)	1-(1,2-diphenylethyl)piperidine
108	브로모-드래곤에프엘와이 (Bromo-DragonFLY)	(2R)-1-(4-bromofuro[2,3-f][1]benzofuran-8-yl)propan-2-amine

구분	품명	화학명 또는 구조식
109	25에이치-엔비오엠이 (25H-NBOMe)	2-(2,5-dimethoxyphenyl)-N-[(2-methoxyphenyl)methyl]ethanamine
110	더블유-15 (W-15)	4-chloro-N-(1-phenethylpiperidin-2-ylidene)benzenesulfonamide
111	더블유-18 (W-18)	4-chloro-N-[1-[2-(4-nitrophenethyl]piperidin-2-ylidene]benzenesulfonamide
112	2시-엔 (2C-N)	2-(2,5-dimethoxy-4-nitrophenyl)ethanamine
113	25비-엔비오에이치 (25B-NBOH)	2-{[(4-bromo-2,5-dimethoxyphenthyl)amino]methyl}phenol
114	2시-티에프엠 (2C-TFM)	2-[2,5=dimethoxy-4-(trifluoromethyl)phenyl]ethan-1-amine
115	4-플루오로메틸페니데이트 (4-Fluoromethylpehnidate)	methyl 2-(4-fluorophenyl)-2-(piperidin-2-yl)acetate
116	3시-피 (3C-P)	1-(3,5-dimethoxy-4-propoxyphenyl)propan-2-amine
117	비피카나 (BiPICANA)	N-naphthalen-1-yl-1-phentyl-N-(1-pentylindole-3-carbonyl)indole-3-carboxamide
118	오알지27569 (Org27569)	5-chloro-3-ethyl-N-[4-(piperidin-1-yl)pehnethyl]-1H-indole-2-carboxamide
119	에이비-시에이치푸피카 (AB-CHFUPYCA)	N-(1-amino-3-methyl-1-oxobutan-2-yl)-2-(cyclohexylmethyl)-5-(4-fluorophenyl)pyrazole-3-carboxamide

[별표 4] 〈개정 2021.1.5.〉

법 제2조 제3호 나목에 해당하는 향정신성의약품(제2조 제3항 관련)

○ 법 제2조 제3호 나목에 해당하는 향정신성의약품은 다음의 것과 그 염 및 이성체 또는 이성체의 염으로 한다.

구분	품명	화학명 또는 구조식
1	암페타민(Amphetamine)	1-phenyl-2-propanamine
2	덱스암페타민 (Dexamphetamine)	(2S)-1-phenyl-2-propanamine
3	레보암페타민 (Levoamphetamine)	(2R)-1-phenyl-2-propanamine
4	메트암페타민 (Methamphetamine)	N-methyl-1-phenyl-2-propanamine
5	히드록시암페타민 (Hydoxyamphetamine)	4-(2-aminopropyl)phenol
6	메틸페니데이트 (Methylphenidate)	methyl phenyl(2-piperidinyl)acetate
7	펜메트라진(Phenmetrazine)	3-methyl-2-phenylmorpholine
8	메클로쿠알론(Mecloqualone)	3-(2-chlorophenyl)-2-methyl-4(3H)-quinazolinone

구분	품명	화학명 또는 구조식
9	메타쿠알론(Methaqualone)	2-methyl-3-(2-methylphenyl)-4(3H)-quinazolinone
10	펜사이클리딘(Phencyclidine)	1-(1-phenylcyclohexyl)piperidine
11	펜프로포렉스(Fenproporex)	3-[(1-phenyl-2-propanyl)amino]propanenitrile
12	2,5-디메톡시-4-에틸-암페타민(2,5-Dimethoxy-4-ethylamphetamine, DOET)	1-(4-ethyl-2,5-dimethoxyphenyl)-2-propanamine
13	3,4-메틸렌디옥시-엔-메틸암페타민(3,4-Methylenedioxy-N-methylamphetamine, MDMA)	1-(1,3-benzodioxol-5-yl)-N-methyl-2-propanamine
14	페네틸린 (Fenetylline)	1,3-dimethyl-7-{2-[(1-phenyl-2-propanyl)amino]ethyl}-3,7-dihydro-1H-purine-2,6-dione
15	엔-에틸-암페타민 (N-ethylamphetamine)	N-ethyl-1-phenyl-2-propanamine
16	펜캄파민(Fencamfamine)	N-ethyl-3-phenylbicyclo[2.2.1]heptan-2-amine
17	벤즈페타민(Benzphetamine)	(2S)-N-benzyl-N-methyl-1-phenyl-2-propanamine
18	세코바르비탈(Secobarbital)	5-allyl-5-(2-pentanyl)-2,4,6(1H,3H,5H)-pyrimidinetrione
19	지페프롤(Zipeprol)	1-methoxy-3-[4-(2-methoxy-2-phenylethyl)-1-piperazinyl]-1-phenyl-2-propanol
20	2시-비(2C-B)	2-(4-bromo-2,5-dimethoxyphenyl)ethanamine
21	아민엡틴(Amineptine)	7-(10,11-dihydro-5H-dibenzo[a,d][7]annulen-5-ylamino)heptanoic acid
22	살비아 디비노럼 (Salvia Divinorum)	Salvia divinorum
23	살비노린 에이(Salvinorin A)	methyl (2S,4aR,6aR,7R,9S,10aS,10bR)-9-acetoxy-2-(3-furyl)-6a,10b-dimethyl-4,10-dioxododecahydro-2H-benzo[f]isochromene-7-carboxylate
24	케타민(Ketamine)	2-(2-chlorophenyl)-2-(methylamino)cyclohexanone
25	디메틸암페타민 (Dimethylamphetamine)	N,N-dimethyl-1-phenyl-2-propanamine
26	2시-아이(2C-I)	2-(4-iodo-2,5-dimethoxyphenyl)ethanamine
27	벤질피페라진 (Benzylpiperazine)	1-benzylpiperazine
28	메타-클로로페닐피페라진 (meta-Chlorophenylpiperazine, mCPP)	1-(3-chlorophenyl)piperazine
29	트리플루오로메틸페닐피페라진 (Trifluoromethylphenylpiperazine, TFMPP)	1-[3-(trifluoromethyl)phenyl]piperazine
30	파라-메톡시페닐피페라진 (para-Methoxyphenylpiperazine, MeOPP)	1-(4-methoxyphenyl)piperazine
31	메틸렌디옥시벤질피페라진 (Methylenedioxybenzylpipera	1-(benzo[1,3]dioxol-5-ylmethyl)piperazine

구분	품명	화학명 또는 구조식
	zine, MDBZP)	
32	2시-디(2C-D)	2-(2,5-dimethoxy-4-methylphenyl)ethanamine
33	2시-이(2C-E)	2-(4-ethyl-2,5-dimethoxyphenyl)ethanamine
34	2시-티-2(2C-T-2)	2-[4-(ethylsulfanyl)-2,5-dimethoxyphenyl]ethanamine
35	2시-티-7(2C-T-7)	2-[2,5-dimethoxy-4-(propylsulfanyl)phenyl]ethanamine
36	1,3-벤조이디옥소일-엔-메틸부탄아민 (1,3-Benzodioxlyl-N-methyl butanamine, MBDB)	1-(1,3-benzodioxol-5-yl)-N-methyl-2-butanamine
37	메틸렌디옥시디메틸암페타민 (Methylenedioxydimethylamphetamine, MDDMA)	(2-benzo[1,3]dioxol-5-yl-1-methyl-ethyl)-dimethylamine
38	부틸론(Butylone, bk-MBDB)	1-(1,3-benzodioxol-5-yl)-2-(methylamino)-1-butanone
39	메틸벤질피페라진 (Methylbenzylpiperazine, MBZP)	1-benzyl-4-methylpiperazine
40	파라플루오로페닐피페라진 (p-fluorophenyl piperazine, pFPP)	1-(4-fluorophenyl)piperazine
41	틸레타민(Tiletamine)	2-(Ethylamino)-2-(2-thienyl)cyclohexanone
42	졸라제팜(Zolazepam)	4-(2-Fluorophenyl)-6,8-dihydro-1,3,8-trimethylpyrazolo[3,4-e][1,4]diazepin-7(1H)-one
43	리스덱스암페타민 (Lisdexamphetamine)	(2S)-2,6-diamino-N-[(2S)-1-phenylpropan-2-yl]hexanamide
44	프로린탄 (Prolintane)	1-(1-Benzylbutyl)pyrrolidine

[별표 5] 〈개정 2021.12.14.〉

법 제2조 제3호 다목에 해당하는 향정신성의약품(제2조 제3항 관련)

○ 법 제2조 제3호 다목에 해당하는 향정신성의약품은 다음의 것과 그 염 및 이성체 또는 이성체의 염으로 한다.

구분	품명	화학명 또는 구조식
1	알로바르비탈(Allobarbital)	5,5-diallyl-2,4,6(1H,3H,5H)-pyrimidinetrione
2	알페날(Alphenal)	5-allyl-4,6-dihydroxy-5-phenyl-2(5H)-pyrimidinone
3	아모바르비탈(Amobarbital)	5-ethyl-5-(3-methylbutyl)-2,4,6(1H,3H,5H)-pyrimidinetrione
4	아프로바르비탈(Aprobarbital)	5-allyl-4,6-dihydroxy-5-isopropyl-2(5H)-pyrimidinone
5	바르비탈(Barbital)	5,5-diethyl-2,4,6(1H,3H,5H)-pyrimidinetrione

구분	품명	화학명 또는 구조식
6	브랄로바르비탈(Brallobarbital)	5-allyl-5-(2-bromo-2-propen-1-yl)-2,4,6(1H,3H,5H)-pyrimidinetrione
7	섹부타바르비탈(Secbutabarbital)	5-sec-butyl-5-ethyl-2,4,6(1H,3H,5H)-pyrimidinetrione
8	부탈비탈(Butalbital)	5-allyl-4,6-dihydroxy-5-isobutyl-2(5H)-pyrimidinone
9	부탈리로날(Butallylonal)	5-(2-bromo-2-propen-1-yl)-5-sec-butyl-2,4,6(1H,3H,5H)-pyrimidinetrione
10	부토바르비탈(Butobarbital)	5-butyl-5-ethyl-4,6-dihydroxy-2(5H)-pyrimidinone
11	시클로바르비탈(Cyclobarbital)	5-(1-cyclohexen-1-yl)-5-ethyl-2,4,6(1H,3H,5H)-pyrimidinetrione
12	시클로펜토바르비탈(Cyclopentobarbital)	5-allyl-5-(2-cyclopenten-1-yl)-2,4,6(1H,3H,5H)-pyrimidinetrione
13	엔알릴프로피말(Enallylpropymal)	5-allyl-5-isopropyl-1-methyl-2,4,6(1H,3H,5H)-pyrimidinetrione
14	에트알로바르비탈(Ethallobarbital)	5-allyl-5-ethyl-2,4,6(1H,3H,5H)-pyrimidinetrione
15	헵타바르비탈(Heptabarbital)	5-(1-cyclohepten-1-yl)-5-ethyl-2,4,6(1H,3H,5H)-pyrimidinetrione
16	헵토바르비탈(Heptobarbital)	4,6-dihydroxy-5-methyl-5-phenyl-2(5H)-pyrimidinone
17	헥세탈(Hexethal)	5-ethyl-5-hexyl-2,4,6(1H,3H,5H)-pyrimidinetrione
18	헥소바르비탈(Hexobarbital)	5-(1-cyclohexen-1-yl)-1,5-dimethyl-2,4,6(1H,3H,5H)-pyrimidinetrione
19	메타아르비탈(Metharbital)	5,5-diethyl-1-methyl-2,4,6(1H,3H,5H)-pyrimidinetrione
20	메토헥시탈(Methohexital)	5-allyl-5-(3-hexyn-2-yl)-1-methyl-2,4,6(1H,3H,5H)-pyrimidinetrione
21	메틸페노바르비탈(Methylphenobarbital)	5-ethyl-1-methyl-5-phenyl-2,4,6(1H,3H,5H)-pyrimidinetrione
22	나르코바르비탈(Narcobarbital)	5-(2-bromo-2-propen-1-yl)-5-isopropyl-1-methyl-2,4,6(1H,3H,5H)-pyrimidinetrione
23	네알바르비탈(Nealbarbital)	5-allyl-5-(2,2-dimethylpropyl)-2,4,6(1H,3H,5H)-pyrimidinetrione
24	펜토바르비탈(Pentobarbital)	5-ethyl-5-(2-pentanyl)-2,4,6(1H,3H,5H)-pyrimidinetrione
25	페노바르비탈(Phenobarbital)	5-ethyl-5-phenyl-2,4,6(1H,3H,5H)-pyrimidinetrione
26	페타르비탈(Phetharbital)	5,5-diethyl-1-phenyl-2,4,6(1H,3H,5H)-pyrimidinetrione
27	프로바르비탈(Probarbital)	5-ethyl-4,6-dihydroxy-5-isopropyl-2(5H)-pyrimidinone
28	프로팔리로날(Propallylonal)	5-(2-bromo-2-propen-1-yl)-5-isopropyl-2,4,6(1H,3H,5H)-pyrimidinetrione
29	프로필바르비탈(Propylbarbital)	5,5-dipropyl-2,4,6(1H,3H,5H)-pyrimidinetrione
30	스피로티오바르비탈(Spirothiobarbital)	1-ethyl-2,4-dimethyl-8-thioxo-7,9-diazaspiro[4.5]decane-6,10-dione
31	테트라바르비탈(Tetrabarbital)	5-ethyl-5-(3-hexanyl)-2,4,6(1H,3H,5H)-pyrimidinetrione
32	티오펜탈(Thiopental)	5-ethyl-5-(2-pentanyl)-2-thioxodihydro-4,6(1H,5H)-pyrimidinedione
33	빈바르비탈(Vinbarbital)	5-ethyl-5-[(2E)-2-penten-2-yl]-2,4,6(1H,3H,5H)-pyrimidinetrione
34	바로탈룸(Barotalum)	5-[(2E)-2-buten-1-yl]-5-ethyl-2,4,6(1H,3H,5H)-pyrimidinetrione
35	디베랄(Diberal)	5-ethyl-5-(4-methyl-2-pentanyl)-2,4,6(1H,3H,5H)-pyrimidinetrione

구분	품명	화학명 또는 구조식
36	도르모비트(Dormovit)	5-(2-furylmethyl)-5-isopropyl-2,4,6(1H,3H,5H)-pyrimidinetrione
37	이도부탈(Idobutal)	5-allyl-5-butyl-2,4,6(1H,3H,5H)-pyrimidinetrione
38	레포살(Reposal)	5-(bicyclo[3.2.1]oct-2-en-3-yl)-5-ethyl-2,4,6(1H,3H,5H)-pyrimidinetrione
39	비닐비탈(Vinylbital)	5-(2-pentanyl)-5-vinyl-2,4,6(1H,3H,5H)-pyrimidinetrione
40	카르부바르비탈(Carbubarbital)	2-(5-butyl-2,4,6-trioxohexahydro-5-pyrimidinyl)ethyl carbamate
41	시그모달(Sigmodal)	5-(2-bromo-2-propen-1-yl)-5-(2-pentanyl)-2,4,6(1H,3H,5H)-pyrimidinetrione
42	엘도랄(Eldoral)	5-ethyl-5-(1-piperidinyl)-2,4,6(1H,3H,5H)-pyrimidinetrione
43	티아미랄(Thiamylal)	5-allyl-5-(2-pentanyl)-2-thioxodihydro-4,6(1H,5H)-pyrimidinedione
44	클로르헥사돌(Chlorhexadol)	2-methyl-4-(2,2,2-trichloro-1-hydroxyethoxy)-2-pentanol
45	글루테티미드(Glutethimide)	3-ethyl-3-phenyl-2,6-piperidinedione
46	리저직산(Lysergic acid)	(8β)-6-methyl-9,10-didehydroergoline-8-carboxylic acid
47	리저직산 아미드 (Lysergic acid amide)	(8β)-6-methyl-9,10-didehydroergoline-8-carboxamide
48	메프로바메이트(Meprobamate)	2-[(carbamoyloxy)methyl]-2-methylpentyl carbamate
49	메티프릴론(Methyprylon)	3,3-diethyl-5-methyl-2,4-piperidinedione
50	설폰디에틸메탄 (Sulfondiethylmethane)	3,3-bis(ethylsulfonyl)pentane
51	설폰에틸메탄(Sulfonethylmethane)	2,2-bis(ethylsulfonyl)butane
52	설폰메탄(Sulfonmethane)	2,2-bis(ethylsulfonyl)propane
53	펜타조신(Pentazocine)	(1R,9R,13R)-1,13-dimethyl-10-(3-methyl-2-buten-1-yl)-10-azatricyclo[7.3.1.02,7]trideca-2,4,6-trien-4-ol
54	알릴이소프로필아세틸우레아 (Allylisopropylacetylurea, apronalide)	N-carbamoyl-2-isopropyl-4-pentenamide
55	브롬디에틸아세틸우레아 (Bromdiethylacetylurea, carbromal)	(1Z)-2-bromo-2-ethyl-N-[hydroxy(imino)methyl]butanimidic acid
56	브롬바레릴우레아 (Bromvalerylurea, bromisoval)	2-bromo-N-carbamoyl-3-methylbutanamide
57	부프레노르핀(Buprenorphine)	(5α,6β,14β,18R)-17-(cyclopropylmethyl)-18-[(2S)-2-hydroxy-3,3-dimethyl-2-butanyl]-6-methoxy-18,19-dihydro-4,5-epoxy-6,14-ethenomorphinan-3-ol
58	에프타조신(Eptazocine)	1,11-dimethyl-11-azatricyclo[7.4.1.02,7]tetradeca-2,4,6-trien-4-ol
59	플루니트라제팜(Flunitrazepam)	5-(2-fluorophenyl)-1-methyl-7-nitro-1,3-dihydro-2H-1,4-benzodiazepin-2-one

구분	품명	화학명 또는 구조식
60	5, 5`- 바르비탈산 유도체. 다만, 별표 1부터 별표 6까지, 별표 7의2 및 별표 8에서 별도로 규정한 것은 제외한다.	Barbituric acid: 2,4,6(1H,3H,5H)-pyrimidinetrione 아래의 기본구조를 가지고, R 위치에 다음의 작용기를 가지는 물질 기본구조: 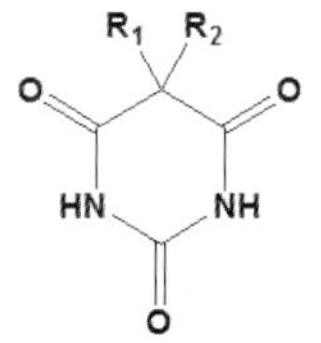 R: ○ R_1, R_2: 결합 가능한 작용기(H 제외)
61	5, 5`- 티오바르비탈산 유도체. 다만, 별표 1부터 별표 6까지, 별표 7의2 및 별표 8에서 별도로 규정한 것은 제외한다.	Thiobarbituric acid: 2-thioxodihydro-4,6(1H,5H)-pyrimidinedione 아래의 기본구조를 가지고, R 위치에 다음의 작용기를 가지는 물질 기본구조: 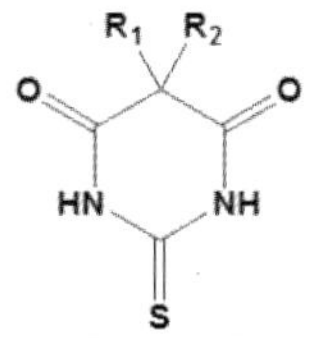 R: ○ R_1, R_2: 결합 가능한 작용기(H 제외)

[별표 6] 〈개정 2022.12.9.〉

법 제2조 제3호 라목에 해당하는 향정신성의약품(제2조 제3항 관련)

법 제2조제3호라목에 해당하는 향정신성의약품은 다음의 것과 그 염 및 이성체 또는 이성체의 염으로 한다.

구분	품명	화학명 또는 구조식
1	알프라졸람(Alprazolam)	8-chloro-1-methyl-6-phenyl-4H-[1,2,4]triazolo[4,3-a][1,4]benzodiazepine
2	암페프라몬(Amfepramone)	2-(diethylamino)-1-phenyl-1-propanone
3	브로마제팜(Bromazepam)	7-bromo-5-(2-pyridinyl)-1,3-dihydro-2H-1,4-benzodiazepin-2-one
4	브로티졸람(Brotizolam)	2-bromo-4-(2-chlorophenyl)-9-methyl-6H-thieno[3,2-f][1,2,4]triazolo[4,3-a][1,4]diazepine
5	부토르파놀(Butorphanol)	17-(cyclobutylmethyl)morphinan-3,14-diol
6	카마제팜(Camazepam)	7-chloro-1-methyl-2-oxo-5-phenyl-2,3-dihydro-1H-1,4-benzodiazepin-3-yl dimethylcarbamate
7	카틴(Cathine)	(1S,2S)-2-amino-1-phenyl-1-propanol
8	클로랄베타인(Chloral betaine)	(trimethylammonio)acetate - 2,2,2-trichloro-1,1-ethanediol (1:1)
9	클로랄히드레이트(Chloral hydrate)	2,2,2-trichloro-1,1-ethanediol
10	클로르디아제폭시드(Chlordiazepoxide)	(2Z)-7-chloro-N-methyl-5-phenyl-1,3-dihydro-2H-1,4-benzodiazepin-2-imine 4-oxide
11	클로바잠(Clobazam)	7-chloro-1-methyl-5-phenyl-1H-1,5-benzodiazepine-2,4(3H,5H)-dione

구분	품명	화학명 또는 구조식
12	클로나제팜(Clonazepam)	5-(2-chlorophenyl)-7-nitro-1,3-dihydro-2H-1,4-benzodiazepin-2-one
13	클로라제페이트(Clorazepate)	7-chloro-2-oxo-5-phenyl-2,3-dihydro-1H-1,4-benzodiazepine-3-car boxylic acid
14	클로티아제팜(Clotiazepam)	5-(2-chlorophenyl)-7-ethyl-1-methyl-1,3-dihydro-2H-thieno[2,3-e][1,4]diazepin-2-one
15	클록사졸람(Cloxazolam)	10-chloro-11b-(2-chlorophenyl)-2,3,7,11b-tetrahydro[1,3]oxazolo[3,2-d][1,4]benzodiazepin-6(5H)-one
16	델로라제팜(Delorazepam)	7-chloro-5-(2-chlorophenyl)-1,3-dihydro-2H-1,4-benzodiazepin-2-one
17	디아제팜(Diazepam)	7-chloro-1-methyl-5-phenyl-1,3-dihydro-2H-1,4-benzodiazepin-2-one
18	에스타졸람(Estazolam)	8-chloro-6-phenyl-4H-[1,2,4]triazolo[4,3-a][1,4]benzodiazepine
19	에트클로르비놀(Ethchlorvinol)	(1E)-1-chloro-3-ethyl-1-penten-4-yn-3-ol
20	에티나메이트(Ethinamate)	1-ethynylcyclohexyl carbamate
21	에틸로플라제페이트 (Ethyl Loflazepate)	ethyl 7-chloro-5-(2-fluorophenyl)-2-oxo-2,3-dihydro-1H-1,4-benzodiazepine-3-carboxylate
22	에티졸람(Etizolam)	4-(2-chlorophenyl)-2-ethyl-9-methyl-6H-thieno[3,2-f][1,2,4]triazolo[4,3-a][1,4]diazepine
23	펜플루라민(Fenfluramine)	N-ethyl-1-[3-(trifluoromethyl)phenyl]-2-propanamine
24	플루디아제팜(Fludiazepam)	7-chloro-5-(2-fluorophenyl)-1-methyl-1,3-dihydro-2H-1,4-benzodiaz epin-2-one
25	플루라제팜(Flurazepam)	7-chloro-1-[2-(diethylamino)ethyl]-5-(2-fluorophenyl)-1,3-dihydro-2 H-1,4-benzodiazepin-2-one
26	할라제팜(Halazepam)	7-chloro-5-phenyl-1-(2,2,2-trifluoroethyl)-1,3-dihydro-2H-1,4-benz odiazepin-2-one
27	할록사졸람(Haloxazolam)	10-bromo-11b-(2-fluorophenyl)-2,3,7,11b-tetrahydro[1,3]oxazolo[3,2-d][1,4]benzodiazepin-6(5H)-one
28	케타졸람(Ketazolam)	11-chloro-2,8-dimethyl-12b-phenyl-8,12b-dihydro-4H-[1,3]oxazino[3,2-d][1,4]benzodiazepine-4,7(6H)-dione
29	레페타민(Lefetamine)	(1R)-N,N-dimethyl-1,2-diphenylethanamine
30	로프라졸람(Loprazolam)	(2Z)-6-(2-chlorophenyl)-2-[(4-methyl-1-piperazinyl)methylene]-8-nit ro-2,4-dihydro-1H-imidazo[1,2-a][1,4]benzodiazepin-1-one
31	로라제팜(Lorazepam)	7-chloro-5-(2-chlorophenyl)-3-hydroxy-1,3-dihydro-2H-1,4-benzodi azepin-2-one
32	로르메타제팜(Lormetazepam)	7-chloro-5-(2-chlorophenyl)-3-hydroxy-1-methyl-1,3-dihydro-2H-1,4-benzodiazepin-2-one
33	마진돌(Mazindol)	5-(4-chlorophenyl)-2,5-dihydro-3H-imidazo[2,1-a]isoindol-5-ol
34	메다제팜(Medazepam)	7-chloro-1-methyl-5-phenyl-2,3-dihydro-1H-1,4-benzodiazepine
35	메페노렉스(Mefenorex)	3-chloro-N-(1-phenyl-2-propanyl)-1-propanamine

구분	품명	화학명 또는 구조식
36	미다졸람(Midazolam)	8-chloro-6-(2-fluorophenyl)-1-methyl-4H-imidazo[1,5-a][1,4]benzodiazepine
37	니메타제팜(Nimetazepam)	1-methyl-7-nitro-5-phenyl-1,3-dihydro-2H-1,4-benzodiazepin-2-one
38	니트라제팜(Nitrazepam)	7-nitro-5-phenyl-1,3-dihydro-2H-1,4-benzodiazepin-2-one
39	노르다제팜(Nordazepam)	7-chloro-5-phenyl-1,3-dihydro-2H-1,4-benzodiazepin-2-one
40	옥사제팜(Oxazepam)	7-chloro-3-hydroxy-5-phenyl-1,3-dihydro-2H-1,4-benzodiazepin-2-one
41	옥사졸람(Oxazolam)	10-chloro-2-methyl-11b-phenyl-2,3,7,11b-tetrahydro[1,3]oxazolo[3,2-d][1,4]benzodiazepin-6(5H)-one
42	옥시페르틴(Oxypertine)	5,6-dimethoxy-2-methyl-3-[2-(4-phenyl-1-piperazinyl)ethyl]-1H-indole
43	파라알데히드(Paraldehyde)	2,4,6-trimethyl-1,3,5-trioxane
44	페몰린(Pemoline)	2-amino-5-phenyl-1,3-oxazol-4(5H)-one
45	페트리클로랄(Petrichloral)	2,2,2-trichloro-1-{3-(2,2,2-trichloro-1-hydroxyethoxy)-2,2-bis[(2,2,2-trichloro-1-hydroxyethoxy)methyl]propoxy}ethanol
46	펜디메트라진(Phendimetrazine)	3,4-dimethyl-2-phenylmorpholine
47	펜터민(Phentermine)	2-methyl-1-phenyl-2-propanamine
48	피나제팜(Pinazepam)	7-chloro-5-phenyl-1-(2-propyn-1-yl)-1,3-dihydro-2H-1,4-benzodiazepin-2-one
49	피프라드롤(알파 또는 감마) [Pipradrol(α,γ)]	diphenyl(2-piperidinyl)methanol
50	프라제팜(Prazepam)	7-chloro-1-(cyclopropylmethyl)-5-phenyl-1,3-dihydro-2H-1,4-benzodiazepin-2-one
51	프로필헥세드린(Propylhexedrine)	1-cyclohexyl-N-methyl-2-propanamine
52	피리틸디온(Pyrithyldione)	3,3-diethyl-2,4(1H,3H)-pyridinedione
53	피로발레론(Pyrovalerone)	1-(4-methylphenyl)-2-(1-pyrrolidinyl)-1-pentanone
54	테마제팜(Temazepam)	7-chloro-3-hydroxy-1-methyl-5-phenyl-1,3-dihydro-2H-1,4-benzodiazepin-2-one
55	테트라제팜(Tetrazepam)	7-chloro-5-(1-cyclohexen-1-yl)-1-methyl-1,3-dihydro-2H-1,4-benzodiazepin-2-one
56	트리아졸람(Triazolam)	8-chloro-6-(2-chlorophenyl)-1-methyl-4H-[1,2,4]triazolo[4,3-a][1,4]benzodiazepine
57	조피클론(Zopiclone)	6-(5-chloro-2-pyridinyl)-7-oxo-6,7-dihydro-5H-pyrrolo[3,4-b]pyrazin-5-yl 4-methyl-1-piperazinecarboxylate
58	플루토프라제팜(Flutoprazepam)	7-chloro-1-(cyclopropylmethyl)-5-(2-fluorophenyl)-1,3-dihydro-2H-1,4-benzodiazepin-2-one
59	멕사졸람(Mexazolam)	10-chloro-11b-(2-chlorophenyl)-3-methyl-2,3,7,11b-tetrahydro[1,3]oxazolo[3,2-d][1,4]benzodiazepin-6(5H)-one

구분	품명	화학명 또는 구조식
60	졸피뎀(Zolpidem)	N,N-dimethyl-2-[6-methyl-2-(4-methylphenyl)imidazo[1,2-a]pyridin-3-yl]acetamide
61	아미노렉스(Aminorex)	5-phenyl-4,5-dihydro-1,3-oxazol-2-amine
62	메소카브(Mesocarb)	5-[(phenylcarbamoyl)imino]-3-(1-phenyl-2-propanyl)-5H-1,2,3-oxadiazol-3-ium-2-ide
63	날부핀(Nalbuphine)	(5α,6α)-17-(cyclobutylmethyl) -4,5-epoxymorphinan-3,6,14-triol
64	지에이치비(GHB)	4-hydroxybutanoic acid
65	덱스트로메토르판(Dextromethorphan)	(9α,13α,14α)-3-methoxy-17 -methylmorphinan
66	카리소프로돌(Carisoprodol)	2-[(carbamoyloxy)methyl]-2-methylpentyl isopropylcarbamate
67	쿠아제팜(Quazepam)	7-chloro-5-(2-fluorophenyl)-1-(2,2,2-trifluoroethyl)-1,3-dihydro-2H-1,4-benzodiazepine-2-thione
68	프로포폴(Propofol)	2,6-diisopropylphenol
69	로카세린(Lorcaserin)	(1R)-8-chloro-1-methyl-2,3,4,5-tetrahydro-1H-3-benzazepine
70	페나제팜(Phenazepam)	7-Bromo-5-(2-chlorophenyl)-1,3-dihydro-2H-1,4-benzodiazepin-2-one
71	레미마졸람(Remimazolam)	Methyl 3-[(4S)-8-bromo-1-methyl-6-pyridin -2-yl-4H-imidazo[1,2-a][1,4]benzodia zepin-4-yl]propanoate
72	페니부트 (Phenibut)	4-amino-3-phenylbutanoic acid
73	디클라제팜 (Diclazepam)	7-chloro-5-(2-chlorophenyl)-1-methyl-1,3-dihydro-2H-1,4-benzodiazepin-2-one
74	잘레플론 (Zaleplon)	N-[3-(3-cyanopyrazolo[1,5-a]pyrimidin-7-yl)phenyl]-N-ethylacetamide
75	수보렉산트 (Suvorexant)	[(7R)-4-(5-chloro-1,3-benzoxazol-2-yl)-7-methyl-1,4-diazepin-1-yl]-[5-methyl-2-(triazol-2-yl)phenyl]methadone
76	디날부핀 세바케이트 (Dinalbuphine sebacate)	bis[(4R,4aS,7S,7aR,12bS)-3-(cyclobutylemthyl)4a,7-dihydroxy-1,2,4,5,6,7,7a,13-octahydro-4,12-methanobenzofuro[3,2-e]isoquinolin-9-yl]decanedioate

[별표 7] 〈개정 2013.3.23〉

법 제2조 제3호 마목에 해당하는 향정신성의약품(제2조 제3항 관련)

별표 3부터 별표 6까지에서 열거한 것을 함유하는 혼합물질 또는 혼합제제. 다만, 법 제2조 제3호 마목 단서에 따라 총리령으로 정하는 것은 제외한다.

[별표 7의2] 〈신설 2016.11.1.〉

법 제2조제4호다목에 해당하는 화학적합성품(제2조제4항 관련)

법 제2조제4호다목에 따른 대마초와 그 수지 또는 이를 원료로 하여 제조된 모든 제품과 동일한 화학적 합성품은 다음의 것과 그 염 및 이성체 또는 이성체의 염으로 한다.

구분	품명	화학명 또는 구조식
1	칸나비놀(Cannabinol)	6,6,9-Trimethyl-3-pentyl-benzo[c]chromen-1-ol
2	테트라히드로칸나비놀 (Δ9-Tetrahydrocannabinol)	(-)-(6aR,10aR)-6,6,9-Trimethyl-3-pentyl-6a,7,8,10a-tetrahy dro-6H-benzo[c]chromen-1-ol
3	칸나비디올(Cannabidiol)	2-[(1R,6R)-6-isopropenyl-3-methylcyclohex-2-en-1-yl]-5-p entylbenzene-1,3-diol

[별표 8] 〈개정 2021.12.14.〉

원료물질 및 최대거래량(제2조 제5항, 제6조, 제19조 제2항 및 제20조 제1항 관련)

1. 원료물질은 다음의 것과 그 염류로 한다.

(1 군)

구분	품명	최대거래량
1	에페드린(Ephedrine)	1킬로그램
2	에르고메트린(Ergometrine)	10킬로그램
3	에르고타민(Ergotamine)	20킬로그램
4	리서직산(Lysergic acid)	
5	1-페닐-2-프로파논(1-phenyl-2-propanone)	
6	슈도에페드린(Pseudoephedrine)	1킬로그램
7	엔-아세틸안트라닐산(N-acetyl-anthranilic acid)	40킬로그램
8	이소사프롤(Isosafrole)	
9	3,4-메틸렌디옥시페닐-2-프로파논 (3,4- Methylenedioxy-phenyl-2-propanone)	20킬로그램
10	피페로날(Piperonal)	
11	사프롤(Safrole)	
12	노르에페드린(Norephedrine)	
13	무수초산(Acetic anhydride)	1,000킬로그램(920리터)
14	아세톤(Acetone)	1,500킬로그램(1893리터)
15	과망간산칼륨(Potassium Permanganate)	500킬로그램(185리터)
16	감마부티롤락톤(gamma-butyrolactone)	
17	1,4-부탄디올(1,4-Butanediol)	
18	디히드로리서직산메틸에스테르(Dihydrolysergic acid methyl ester)	

구분	품명	최대거래량
19	페닐초산(Phenylacetic acid)	1킬로그램
20	벤질시아니드(Benzyl cyanide)	1킬로그램
21	벤즈알데히드(Benzaldehyde)	4킬로그램
22	메틸아민(Methylamine)	1킬로그램
23	에틸아민(Ethylamine)	1킬로그램
24	알파페닐아세토아세토니트릴 (alplha-Phenylacetoacetonitrile, APAAN)	
25	엔-펜에틸-4-피페리돈 (N-Phenethyl-4-piperidone, NPP)	
26	4-아닐리노-엔-펜에틸피페리딘 (4-Anilino-N-phenethylpiperidine, ANPP)	
27	4-메틸렌디옥시페닐-2-프로파논메틸글리시딕엑시드 (3,4-methylenedioxyphenyl-2-propanone methyl glycidic acid, 3,4-MDP-2-P methyl glycidic acid)	
28	3,4-메틸렌디옥시페닐-2-프로파논메틸글리시딕엑시드메틸에스테르 (3,4-methylenedioxyphenyl-2-propanone methyl glycidic acid methyl ester, 3,4-MDP-2-P methyl glycidic acid methyl ester)	
29	알파-페닐아세토아세트아마이드 (alpha-Phenylacetoacetamide, APAA)	
30	메틸-알파-페닐-아세토아세테이트 (Methyl-alpha-phenyl-acetoacetate, MAPA)	

(2 군)

구분	품명	최대거래량
1	안트라닐산(Anthranilic acid)	30킬로그램
2	에틸에테르(Ethyl ether)	1,400킬로그램(1,902리터)
3	피페리딘(Piperidine)	500그램
4	염산(염류 제외)(Hydrochloric acid)	
5	메틸에틸케톤(Methyl ethyl Ketone, 2-Butanone)	1,460킬로그램(1,814리터)
6	황산(염류 제외)(Sulphuric acid)	
7	톨루엔(Toluene)	1,600킬로그램(1,845리터)

2. 제1호의 물질 중 최대거래량이 설정되지 않은 물질은 거래를 할 때마다 거래량에 관한 기록을 작성·보존하여야 한다.

[별표 9] 〈개정 2016.11.1.〉

과징금 산정기준(제15조 관련)

1. 업무정지 1일에 해당하는 과징금의 금액

가. 마약류수출입업자, 마약류제조업자, 마약류원료사용자 및 원료물질수출입업자등의 경우

(단위 : 만원)

업무정지 1일에 해당하는 과징금의 금액	전년도 총생산금액 또는 총수출입금액
1.5	2,000 미만
5.3	2,000 이상 ~ 5,000 미만
9	5,000 이상 ~ 7,000 미만
13	7,000 이상 ~ 10,000 미만
23	10,000 이상 ~ 20,000 미만
36	20,000 이상 ~ 30,000 미만
42	30,000 이상 ~ 40,000 미만
48	40,000 이상 ~ 50,000 미만
54	50,000 이상 ~ 60,000 미만
60	60,000 이상 ~ 70,000 미만
66	70,000 이상 ~ 80,000 미만
72	80,000 이상 ~ 100,000 미만
78	100,000 이상 ~ 150,000 미만
95.5	150,000 이상 ~ 200,000 미만
109	200,000 이상

나. 마약류도매업자의 경우

- 업무정지 1일에 해당하는 과징금의 금액 : 5만원

다. 마약류취급의료업자, 마약류관리자, 마약류소매업자 및 마약류취급학술연구자의 경우

- 업무정지 1일에 해당하는 과징금의 금액 : 3만원

2. 과징금의 산정방법

가. 업무정지 1개월은 30일을 기준으로 한다.

나. 마약류수출입업자·마약류제조업자 및 마약류원료사용자에 대한 과징금의 산정기준은 다음과 같다.

1) 업무정지처분을 갈음하여 과징금처분을 하는 경우에는 해당 업소의 처분에 대한 처분일이 속한 연도의 전년도 전품목의 1년간 총생산금액 또는 총수출입금액을 기준으로 한다.

2) 품목제조업무(품목수입업무)의 정지처분을 갈음하여 과징금처분을 하는 경우에는 해당 업소의 처분에 대한 처분일이 속한 연도의 전년도 해당 품목의 1년간 총생산금액 또는 총수출입금액을 기준으로 한다.

3) 1) 및 2)의 경우 신규로 품목을 제조 또는 수입하거나 휴업 등으로 인하여 1년간의 총생산금액 또는 총수출입금액을 기준으로 과징금을 산정하는 것이 불합리하다고 인정되는 경우에는 분기별 또는 월별 생산금액(수출입금액)을 기준으로 과징금을 산정한다.

다. 원료물질수출입업자등에 대한 과징금 산정기준은 다음과 같다.

1) 업무정지처분을 갈음하여 과징금처분을 하는 경우에는 해당 업소의 처분에 대한 처분일이 속한 연도의 전년도 1년간 총생산금액 또는 총수출입금액을 기준으로 한다.

2) 1)의 경우 휴업 등으로 인하여 1년간의 총생산금액 또는 총수출입금액을 기준으로 과징금을 산정하는 것이 불합리하다고 인정되는 경우에는 분기별 또는 월별 생산금액(수출입금액)을 기준으로 과징금을 산정한다.

[별표 10] 〈개정 2021.12.14.〉

과태료의 부과기준(제29조 관련)

1. 일반기준

가. 위반행위의 횟수에 따른 과태료의 부과기준은 최근 2년간 같은 위반행위로 과태료 부과처분을 받은 경우에 적용한다. 이 경우 위반행위에 대하여 과태료 부과처분을 한 날과 그 처분 후에 다시 같은 위반행위를 적발한 날을 기준으로 하여 위반횟수를 계산한다.

나. 가목에 따라 부과처분을 하는 경우 부과처분의 적용 차수는 그 위반행위 전 부과처분 차수(가목에 따른 기간 내에 과태료 부과처분이 둘 이상 있었던 경우에는 높은 차수를 말한다)의 다음 차수로 한다.

다. 부과권자는 다음의 사항을 고려하여 해당 과태료 금액의 2분의 1의 범위에서 그 금액을 줄일 수 있다. 다만, 과태료를 체납하고 있는 위반행위자의 경우에는 그 금액을 줄일 수 없다.

1) 위반행위가 고의나 중대한 과실이 아닌 사소한 부주의나 오류로 인한 경우

2) 위반의 내용·정도가 경미하다고 인정되는 경우

3) 법 위반상태를 시정하거나 해소하기 위한 노력이 인정되는 경우

라. 부과권자는 다음의 어느 하나에 해당하는 경우에는 제2호에 따른 과태료 금액의 2분의 1의 범위에서 그 금액을 늘일 수 있다. 다만, 과태료의 총액은 법 제69조제1항에 따른 과태료 금액의 상한을 넘을 수 없다.

1) 위반의 내용·정도가 중대하여 이해관계인 등에게 미치는 피해가 크다고 인정되는 경우

2) 그 밖에 법 위반상태의 기간, 위반행위의 정도, 위반행위의 동기와 그 결과 등을 고려하여 가중할 필요가 있다고 인정되는 경우

2. 개별기준

위반행위	근거 법조문	과태료 금액		
		1차 위반	2차 위반	3차 이상 위반
가. 예고임시마약류에 대하여 법 제5조의2 제5항을 위반한 경우	법 제69조제1항제10호	300만원		
나. 법 제8조제2항 및 제3항에 따른 신고를 하지 않은 경우	법 제69조제1항제1호	300만원		
다. 법 제11조 제1항, 제3항 또는 제4항을 위반하여 마약류취급의료업자, 마약류관리자, 마약류소매업자가 의료행위 또는 동물 진료나 조제를 목적으로 가지고 있는 향정신성의약품이 보고된 재고량과 차이가 있는 경우	법 제69조제1항제3호	300만원. 다만, 이 목의 위반행위로 업무정지 또는 허가·지정 취소의 처분을 받지 않게 된 경우에는 과태료를 부과하지 않는다.		
라. 마약에 대하여 법 제12조 제1항에 따른 보고를 하지 않은 경우	법 제69조제1항제5호	500만원		
마. 향정신성의약품과 대마 및 원료물질에 대하여 법 제12조 제1항 또는 제51조 제7항에 따른 보고를 하지 않은 경우	법 제69조제1항제5호	300만원		
바. 법 제15조를 위반하여 향정신성의약품을 저장한 경우	법 제69조제1항제6호	300만원		
사. 법 제32조 제3항을 위반하여 마약에 관한 기록을 보존하지 않은 경우	법 제69조제1항제7호	500만원		

아. 법 제32조 제3항을 위반하여 향정신성의약품에 관한 기록을 보존하지 않은 경우	법 제69조제1항제7호	300만원		
자. 법 제33조 제2항을 위반하여 마약을 인계 후 그 이유를 해당 관청에 신고하지 않은 경우	법 제69조제1항제8호	500만원		
차. 법 제33조 제2항을 위반하여 향정신성의약품과 대마를 인계 후 그 이유를 해당 관청에 신고하지 않은 경우	법 제69조제1항제8호	150만원	225만원	300만원
카. 대마에 대해서 법 제35조 제2항에 따른 보고를 하지 않은 경우	법 제69조제1항제5호	150만원	225만원	300만원
타. 법 제35조 제4항을 위반하여 장부를 보존하지 않은 경우	법 제69조제1항제9호	300만원		

마약류 관리에 관한 법률 시행규칙

일부개정 2022.1.17. 총리령 제1781호 시행일 2022.1.17.

[별표 1] 삭제 〈2018.2.9.〉

[별표 2] 〈개정 2022.1.17.〉

행정처분의 기준(제43조 관련)

Ⅰ. 일반기준

1. 위반행위가 둘 이상이면 그 중 무거운 처분기준에 따르되, 둘 이상의 처분기준이 업무정지인 경우에는 무거운 처분기준에 나머지 각각의 처분기준의 2분의 1까지를 가중하여 처분할 수 있다.
2. 위반행위의 횟수에 따른 행정처분의 기준은 최근 2년간 같은 위반행위로 처분을 받은 경우에 적용한다. 이 경우 위반횟수별 부과기준의 적용일은 위반행위에 대하여 부과처분을 한 날과 그 처분 후 다시 동일한 위반행위를 하여 적발된 날로 한다.

2의2. 제2호에 따라 가중된 부과처분을 하는 경우 가중처분의 적용 차수는 그 위반행위 전 부과처분 차수(제2호에 따른 기간 내에 행정처분 부과처분이 둘 이상 있었던 경우에는 높은 차수를 말한다)의 다음 차수로 한다.

3. 연간 위반행위의 횟수가 3차 이상인 경우에는 과징금의 부과대상에서 제외한다.
4. 1년 이내에 3회 이상 업무정지처분을 받은 경우에는 그 허가·지정 또는 승인을 취소(마약류취급의료업자 및 마약류소매업자에 대해서는 업무정지 12개월로 한다. 이하 제5호부터 제7호까지 같다)한다.
5. 2년 이내에 6회 이상 경고처분을 받은 경우에는 그 허가·지정 또는 승인을 취소한다.
6. 제2호에도 불구하고 3개월 이상 6개월 이하의 업무정지처분을 받은 날부터 1년 이내에 3개월 이상 6개월 이하의 업무정지처분을 받은 경우에는 그 허가·지정 또는 승인을 취소한다.
7. 업무정지처분의 기간 중 정지된 업무를 실시한 경우에는 그 허가·지정 또는 승인을 취소한다.
8. 다음 각 목의 어느 하나에 해당하는 경우에는 그 처분을 감면할 수 있다.
   가. 국민보건, 수요공급 그 밖에 공익상 필요하다고 인정되는 경우
   나. 수입 또는 제제(제조를 포함한다)만 하고 유통시키지 않은 경우
   다. 마약류제조업자, 마약류수출입업자 또는 마약류원료사용자가 법 제57조, 「약사법」제39조, 「의약품 등 안전에 관한 규칙」 제50조, 제89조 및 제90조에 따라 자진 회수 계획을 통보하고 그에 따라 위해마약류를 회수한 후 결과를 보고한 경우
   라. 마약류통합관리시스템과의 연계 사용을 위한 외부 소프트웨어의 오류 등 전산 장애로 인하여 법 제11조에 따른 보고(변경보고를 포함한다) 내용의 일부 또는 전부가 누락되었거나 사실과 다름이 입증된 경우
   마. 마약류취급자 중 마약류도매업자, 마약류소매업자, 마약류취급의료업자, 마약류관리자의 위반행위가 Ⅱ. 개별기준 제9호다목 또는 라목에 해당하는 것으로서 그 건수가 최근 3개월간 월평균 보고 건수의 3퍼센트 미만이고 위반 사실을 인지한 날부터 3일 이내에 사후 조치를 완료한 경우

9. 마약류취급자 중 마약류취급의료업자 및 마약류소매업자에 대하여 Ⅱ. 개별기준 각 호의 처분기준이 "허가·지정·승인 취소"에 해당하는 경우에는 "업무정지 12개월"로 한다.

10. 행정처분의 기준을 따로 정하지 않은 경우에는 「약사법」상의 행정처분 기준에 따른다.

Ⅱ. 개별기준

위반행위	근거 법조문	행정처분			
		1차 위반	2차 위반	3차 위반	4차 이상 위반
1. 거짓이나 그 밖의 부정한 방법으로 법 제3조제2호부터 제7호까지의 규정, 법 제4조제2항제7호 또는 법 제4조제3항에 따른 승인을 받은 경우	법 제44조 제1항 제2호 아목	승인취소			
1의2. 마약류취급자가 다음 각 목에 해당하는 행위를 한 경우					
가. 법 제5조 제1항 및 제2항에 따른 마약류 취급 제한 규정을 위반한 경우	법 제44조 제1항 제1호 가목 및 같은 항 제2호 다목	업무정지 12개월	허가·지정 취소		
나. 법 제5조제3항의 조치를 위반한 경우	법 제44조 제1항 제1호 나목	업무정지 1개월	업무정지 3개월	업무정지 6개월	업무정지 12개월
2. 마약류취급자 또는 원료물질수출입업자등이 법 제6조 제1항 각 호 외의 부분 후단, 같은 조 제2항 후단 및 제6조의2 제1항 후단에 따른 변경허가 또는 변경지정을 받지 않은 경우	법 제44조 제1항 제1호 다목 및 라목	경고	업무정지 1개월	업무정지 2개월	업무정지 3개월
2의2. 마약류취급자가 법 제6조 제1항 또는 제2항에 따른 마약류취급자가 되기 위하여 필요한 약사 등의 자격을 상실하거나 「약사법」에 따른 의약품제조업, 의약품 도매상 등의 허가가 취소 등이 된 경우	법 제44조 제1항 제2호 바목	허가·지정 취소			
2의3. 거짓이나 그 밖의 부정한 방법으로 법 제6조 제1항 또는 법 제6조의2제1항에 따른 허가 또는 변경허가를 받은 경우	법 제44조 제1항 제2호 자목	허가취소			
3. 마약류수출입업자, 마약류취급학술연구자, 대마재배자 또는 원료물질수출입업자등이 법 제6조 제3항 각 호의 결격사유에 해당한 경우	법 제44조 제1항 제2호 가목	허가취소			
4. 마약류취급자 또는 원료물질수출입업자등이 법 제7조 제2항에 따른 허가증 또는 지정서를 재발급받지 않은 경우	법 제44조 제1항 제1호 마목	경고	업무정지 1개월	업무정지 2개월	업무정지 3개월
5. 마약류취급자 또는 마약류취급승인자가 법 제9조 제2항을 위반하여 마약류를 양도한 경우	법 제44조 제1항 제1호 바목 및 같은 항 제2호 다목	업무정지 6개월	허가·지정 취소		
6. 마약류제조업자, 마약류원료사용자 또는 마약류취급학술연구자가 법 제9조 제3항을 위반하여 마약류(제제는 제외한다)를 지방식품의약품안전청장의 승인을 받지 않고 양도한 경우	법 제44조 제1항 제1호 바목 및 같은 항 제2호 라목	업무정지 3개월	업무정지 6개월	허가취소	

위반행위	근거 법조문	행정처분			
		1차 위반	2차 위반	3차 위반	4차 이상 위반
7. 삭제 〈2018.2.9.〉					
8. 삭제 〈2018.2.9.〉					
9. 마약류취급자 또는 마약류취급승인자가 법 제11조를 위반하여 다음 각 목의 어느 하나에 해당하는 행위를 한 경우	법 제44조 제1항 제1호 자목 및 같은 항 제2호 라목				
가. 마약류 취급에 관한 내용을 거짓으로 보고한 경우		업무정지 3개월	업무정지 6개월	허가·지정·승인 취소	
나. 마약류 취급에 관한 내용을 보고하지 않은 경우		업무정지 15일	업무정지 1개월	업무정지 2개월 또는 허가·지정·승인 취소	허가·지정·승인 취소
다. 마약류 취급에 관한 내용 중 일부 항목을 보고하지 않거나 변경보고하지 않은 경우					
1) 품명, 수량, 취급연월일과 상대방(동물인 경우 그 소유자 또는 관리자)의 성명, 주민등록번호를 보고하지 않거나 변경보고하지 않은 경우		업무정지 7일	업무정지 15일	업무정지 1개월 또는 허가·지정·승인 취소	허가·지정·승인 취소
2) 그 밖의 보고항목을 보고하지 않거나 변경보고하지 않은 경우		업무정지 3일	업무정지 7일	업무정지 15일 또는 허가·지정·승인 취소	허가·지정·승인 취소
라. 마약류 취급에 관한 내용을 보고기한 내에 보고하지 않거나 변경보고하지 않은 경우		경고	업무정지 3일	업무정지 7일	업무정지 15일
마. 제21조 제7항에 따라 소지한 마약의 재고량과 보고 또는 확인한 재고량 사이에 차이가 생긴 경우		업무정지 3개월	업무정지 6개월	허가·지정·승인 취소	
바. 제21조 제7항에 따라 소지한 향정신성의약품의 재고량과 보고 또는 확인한 재고량사이에 다음의 차이가 생긴 경우					
1) 품목별 최근 3개월 월평균 사용량의 3퍼센트 미만		경고	업무정지 7일	업무정지 15일 또는 허가·지정·승인 취소	허가·지정·승인 취소
2) 품목별 최근 3개월 월평균 사용량의 3퍼센트 이상		업무정지 1개월	업무정지 2개월	업무정지 3개월 또는 허가·지정·승인 취소	허가·지정·승인 취소
10. 마약류취급자 또는 마약류취급승인자가 법 제12조를 위반하여 보고하지 않거나 사고 마약류 등을 폐기한 경우	법 제44조 제1항 제1호 차목 및 같은 항 제2 호 라목	업무정지 1개월	업무정지 3개월	업무정지 6개월 또는 허가·지정 취소	허가·지정 취소

위반행위	근거 법조문	행정처분			
		1차 위반	2차 위반	3차 위반	4차 이상 위반
11. 마약류취급자가 법 제14조 및 이 규칙 제25조를 위반하여 마약류를 광고한 경우	법 제44조 제1항 제1호 카목	업무정지 1개월	업무정지 3개월	업무정지 6개월	업무정지 12개월
12. 마약류취급자 또는 마약류취급승인자가 법 제15조 및 이 규칙 제26조를 위반하여 다음 각 목에 해당하는 행위를 한 경우	법 제44조 제1항 제1호 타목				
가. 마약을 저장한 경우		업무정지 1개월	업무정지 2개월	업무정지 3개월	업무정지 6개월
나. 다음의 어느 하나에 해당하는 향정신성의약품이나 임시마약류를 저장한 경우					
1) 법 제2조 제3호 가목부터 다목까지의 규정에 따른 향정신성의약품 또는 1군 임시마약류		업무정지 15일	업무정지 1개월	업무정지 2개월	업무정지 3개월
2) 법 제2조 제3호 라목 및 마목에 따른 향정신성의약품 또는 2군 임시마약류		경고	업무정지 15일	업무정지 1개월	업무정지 2개월
13. 법 제16조를 위반하여, 마약류수출입업자, 마약류제조업자, 마약류원료사용자, 마약류취급학술연구자 또는 마약류취급승인자가 마약류를 봉함하지 않거나, 마약류취급자가 봉함하지 않은 마약류를 수수한 경우	법 제44조 제1항 제1호 파목 및 같은 항 제2호 다목	업무정지 6개월	허가취소		
14. 마약류수출입업자, 마약류제조업자 또는 마약류원료사용자가 법 제17조 및 이 규칙 제30조 제1항, 제3항 또는 제4항에 따라 기재하지 않거나 거짓으로 기재한 경우	법 제44조 제1항 제1호 하목	업무정지 1개월	업무정지 3개월	업무정지 6개월	업무정지 12개월
14의2. 마약류수출입업자 또는 마약류제조업자가 법 제17조 및 이 규칙 제30조 제2항에 따라 기재하지 않거나 거짓으로 기재한 경우	법 제44조 제1항 제1호 하목	경고	업무정지 15일	업무정지 1개월	업무정지 2개월
15. 마약류수출입업자, 마약류제조업자 또는 마약류원료사용자가 법 제18조 제2항 제1호, 제21조 제2항 또는 제24조 제2항에 따른 허가 또는 변경허가를 받지 않은 경우	법 제44조 제1항 제2호 나목	허가취소			
15의2. 마약류수출입업자가 법 제18조 제2항 제2호에 따른 수출입 승인 또는 변경승인을 받지 않은 경우	법 제44조 제1항 제1호 허목	업무정지 3개월	업무정지 6개월	허가취소	
16. 거짓이나 그 밖의 부정한 방법으로 법 제18조 제2항제1호, 법 제21조제2항 및 법 제24조제2항에 따른 허가 또는 변경허가를 받은 경우	법 제44조 제1항 제2호 차목	허가취소			
17. 마약류수출입업자, 마약류제조업자 또는 마약류도매업자가 법 제20조, 제22조 또는 제26조를 위반하여 판매한 경우	법 제44조 제1항 제1호 너목	업무정지 1개월	업무정지 3개월	업무정지 6개월	업무정지 12개월

5. 그 밖에 응급환자가 설명을 요구하는 사항

② 제1항의 규정에 의한 설명·동의는 별지 제1호서식의 응급의료에 관한 설명·동의서에 의한다.

③ 응급의료종사자가 의사결정능력이 없는 응급환자의 법정대리인으로부터 제1항에 따른 동의를 얻지 못하였으나 응급환자에게 반드시 응급의료가 필요하다고 판단되는 때에는 의료인 1명 이상의 동의를 얻어 응급의료를 할 수 있다.〈개정 2008.6.13.〉

제10조(응급의료 중단의 금지) 응급의료종사자는 정당한 사유가 없으면 응급환자에 대한 응급의료를 중단하여서는 아니 된다. [전문개정 2011.8.4.]

제11조(응급환자의 이송) ① 의료인은 해당 의료기관의 능력으로는 응급환자에 대하여 적절한 응급의료를 할 수 없다고 판단한 경우에는 지체 없이 그 환자를 적절한 응급의료가 가능한 다른 의료기관으로 이송하여야 한다.

② 의료기관의 장은 제1항에 따라 응급환자를 이송할 때에는 응급환자의 안전한 이송에 필요한 의료기구와 인력을 제공하여야 하며, 응급환자를 이송받는 의료기관에 진료에 필요한 의무기록(醫務記錄)을 제공하여야 한다.

③ 의료기관의 장은 이송에 든 비용을 환자에게 청구할 수 있다.

④ 응급환자의 이송절차, 의무기록의 이송 및 비용의 청구 등에 필요한 사항은 보건복지부령으로 정한다.

[전문개정 2011.8.4.]

시행규칙

제4조(응급환자의 이송절차 및 의무기록의 이송) ① 의료인은 법 제11조에 따라 응급환자를 다른 의료기관으로 이송하는 경우에는 이송받는 의료기관에 연락하고, 적절한 이송수단을 알선하거나 제공하여야 한다.

② 의료인은 제1항에 따라 이송받는 의료기관에 대한 연락이나 준비를 할 수 없는 경우에는 법 제27조제1항에 따른 응급의료지원센터(이하 "응급의료지원센터"라 한다)나 「119구조·구급에 관한 법률」 제10조의2에 따른 119구급상황관리센터를 통하여 이송받을 수 있는 의료기관을 확인하고 적절한 이송수단을 알선하거나 제공하여야 한다.〈개정 2015.8.19.〉

③ 제1항과 제2항에 따라 응급환자를 이송하는 경우에 제공하여야 하는 의무기록은 다음 각 호와 같다.

1. 별지 제2호서식의 응급환자진료의뢰서
2. 검사기록 등 의무기록과 방사선 필름의 사본 그 밖에 응급환자의 진료에 필요하다고 판단되는 자료

[전문개정 2014.5.1.]

제5조(이송비용의 청구) 의료기관의 장이 법 제11조 제3항의 규정에 따라 환자에게 청구할 수 있는 이송에 소요되는 비용은 당해 의료기관의 구급차를 사용한 경우에 그 구급차에 의한 이송처치료를 말한다.

제12조(응급의료 등의 방해 금지) 누구든지 응급의료종사자(「의료기사 등에 관한 법률」 제2조에 따른 의료기사와 「의료법」 제80조에 따른 간호조무사를 포함한다)와 구급차등의 응급환자에 대한 구조·이송·응급처치 또는 진료를 폭행, 협박, 위계(僞計), 위력(威力), 그 밖의 방법으로 방해하거나 의료기관 등의 응급의료를 위한 의료용 시설·기재(機材)·의약품 또는 그 밖의 기물(器物)을 파괴·손상하거나 점거하여서는 아니 된다.〈개정 2012.5.14., 2020.12.29.〉

[전문개정 2011.8.4.]

제4장 국가 및 지방자치단체의 책임

제13조(응급의료의 제공) 국가 및 지방자치단체는 응급환자의 보호, 응급의료기관등의 지원 및 설치·운영, 응급의료종사자의 양성, 응급이송수단의 확보 등 응급의료를 제공하기 위한 시책을 마련하고 시행하여야 한다.

[전문개정 2011.8.4.]

제13조의2(응급의료기본계획 및 연차별 시행계획) ① 보건복지부장관은 제13조에 따른 업무를 수행하기 위하여 제13조의5에 따른 중앙응급의료위원회의 심의를 거쳐 응급의료기본계획(이하 "기본계획"이라 한다)을 5년마다 수립하여야 한다.

② 기본계획은 「공공보건의료에 관한 법률」 제4조에 따른 공공보건의료 기본계획과 연계하여 수립하여야 하며, 다음 각 호의 사항을 포함하여야 한다.〈일부개정 2021.12.21.〉

1. 국민의 안전한 생활환경 조성을 위한 다음 각 목의 사항
   가. 국민에 대한 응급처치 및 응급의료 교육·홍보 계획
   나. 생활환경 속의 응급의료 인프라 확충 계획
   다. 응급의료의 평등한 수혜를 위한 계획
2. 응급의료의 효과적인 제공을 위한 다음 각 목의 사항
   가. 민간 이송자원의 육성 및 이송체계의 개선 계획
   나. 응급의료기관에 대한 평가·지원 및 육성 계획
   다. 응급의료 인력의 공급 및 육성 계획
   라. 응급의료정보통신체계의 구축·운영 계획
   마. 응급의료의 질적 수준 개선을 위한 계획
   바. 재난 등으로 다수의 환자 발생 시 응급의료 대비·대응 계획
3. 기본계획의 효과적 달성을 위한 다음 각 목의 사항
   가. 기본계획의 달성목표 및 그 추진방향
   나. 응급의료제도 및 운영체계에 대한 평가 및 개선방향
   다. 응급의료재정의 조달 및 운용
   라. 기본계획 시행을 위한 중앙행정기관의 협조 사항

③ 보건복지부장관은 기본계획을 확정한 때에는 지체 없이 이를 관계 중앙행정기관의 장과 특별시장·광역시장·특별자치시장·도지사·특별자치도지사(이하 "시·도지사"라 한다)에게 통보하여야 한다.〈개정 2015.1.28.〉

④ 보건복지부장관은 보건의료 시책상 필요한 경우 제13조의5에 따른 중앙응급의료위원회의 심의를 거쳐 기본계획을 변경할 수 있다.

⑤ 보건복지부장관은 대통령령으로 정하는 바에 따라 기본계획에 따른 연차별 시행계획을 수립하여야 한다.

[전문개정 2011.8.4.]

시행령

제3조(연차별 시행계획의 수립) 보건복지부장관은 법 제13조의2 제5항에 따라 응급의료기본계획에 따른 연차별 시행계획을 계획 시행 전년도 10월 31일까지 수립하여야 한다.

[전문개정 2012.8.3.]

제4조 삭제 〈2012.8.3.〉

제13조의3(지역응급의료시행계획) ① 시·도지사는 기본계획에 따라 매년 지역응급의료시행계획을 수립하여 시행하여야 한다.

② 지역응급의료시행계획은 제13조의2에 따른 기본계획의 지역 내 시행을 위하여 각 시·도의 상황에 맞게 수립하되, 다음 각 호의 사항을 포함하여야 한다.〈개정 2021.12.21.〉

1. 응급환자 발생 현황, 응급의료 제공 현황 등 지역응급의료 현황
2. 지역 내 응급의료 자원조사 등을 통한 지역응급의료 이송체계 마련
3. 응급의료의 효과적 제공을 위한 지역응급의료 주요 사업 추진계획 수립 및 실적 관리

4. 응급의료정책 추진을 위한 인력·조직 등의 기반 마련 및 지역 내 응급의료기관 간 협력체계 구축
5. 그 밖에 시·도지사가 기본계획의 시행 및 응급의료 발전을 위하여 필요하다고 인정하는 사항

③ 보건복지부장관은 대통령령으로 정하는 바에 따라 지역응급의료시행계획 및 그 시행결과를 평가할 수 있다. 〈개정 2021.12.21.〉

④ 보건복지부장관은 지역응급의료시행계획 및 그 시행결과에 대하여 평가한 결과를 토대로 시·도지사에게 계획 및 사업의 변경 또는 시정을 요구할 수 있다. 〈개정 2021.12.21.〉

⑤ 그 밖에 지역응급의료시행계획의 수립·시행 및 평가에 관하여는 대통령령으로 정한다. 〈개정 2021.12.21.〉

[전문개정 2011.8.4.]

시행령

제5조(지역응급의료시행계획의 평가 등) ① 법 제13조의3 제3항에 따른 평가를 위하여 특별시장·광역시장·특별자치시장·도지사 및 특별자치도지사(이하 "시·도지사"라 한다)는 법 제13조의3 제1항에 따라 수립한 다음 해의 지역응급의료시행계획을 매년 12월 31일까지 보건복지부장관에게 제출해야 한다. 〈개정 2015.7.24., 2022.12.20.〉

② 법 제13조의3 제3항에 따른 평가를 위하여 시·도지사는 지난해의 지역응급의료시행계획 시행결과를 매년 2월 말일까지 보건복지부장관에게 제출해야 한다. 〈개정 2022.12.20.〉

[전문개정 2012.8.3.]

제13조의4(응급의료계획에 대한 협조) ① 보건복지부장관 및 시·도지사는 기본계획 및 지역응급의료시행계획의 수립·시행을 위하여 필요한 경우에는 국가기관, 지방자치단체, 응급의료에 관련된 기관·단체 및 「공공기관의 운영에 관한 법률」 제4조에 따른 공공기관(이하 "공공기관"이라 한다)의 장에게 자료제공 등의 협조를 요청할 수 있다. 〈개정 2015.1.28.〉

② 제1항에 따라 협조요청을 받은 국가기관, 지방자치단체, 관계 기관·단체, 공공기관의 장 등은 특별한 사유가 없는 한 이에 응하여야 한다. 〈개정 2015.1.28.〉

③ 제1항에 따라 요청할 수 있는 자료의 범위와 그 관리 및 활용 등은 대통령령으로 정한다. 〈신설 2015.1.28.〉

[본조신설 2011.8.4.]

시행령

제5조의2(자료의 범위 등) ① 법 제13조의4 제1항에 따라 보건복지부장관은 법 제13조의2 제1항에 따른 응급의료기본계획의 수립·시행을 위하여 응급환자에 관한 다음 각 호의 자료를 요청할 수 있다. 이 경우 요청일부터 과거 3년간의 자료에 한정한다.

1. 「국민건강보험법」 제5조에 따른 가입자·피부양자에 대한 건강보험 관련 자료 및 같은 법 제47조 제2항에 따른 요양급여비용 심사청구 자료
2. 「의료급여법」 제11조 제2항에 따른 의료급여비용 심사청구 자료
3. 「산업재해보상보험법」 제36조 제2항에 따른 보험급여 청구 및 결정 자료
4. 「자동차손해배상 보장법」 제12조 제2항에 따른 자동차보험진료수가 청구 자료
5. 「119구조·구급에 관한 법률」 제22조 제2항에 따른 구조·구급활동상황일지
6. 「주민등록법」 제7조 제1항에 따른 개인별 및 세대별 주민등록표
7. 「장애인복지법」 제32조 제1항에 따른 장애인 등록 자료
8. 「교통안전법」 제51조에 따른 교통사고조사와 관련된 자료·통계 또는 정보

② 법 제13조의4 제1항에 따라 시·도지사가 제13조의3 제1항에 따른 지역응급의료시행계획의 수립·시행을 위하여 요청할 수 있는 자료의 범위는 다음 각 호와 같다. 〈개정 2022.12.20.〉

1. 법 제25조 제1항에 따라 설치된 중앙응급의료센터가 같은 조 제1항 제1호 및 제5호부터 제9호까지에 따라 수행한 업무에 관한 자료
2. 관할지역 내 소재하는 다음 각 목의 기관의 시설·장비·인력 현황 및 수행한 업무에 관한 통계 자료

가. 법 제26조 제1항에 따라 지정된 권역응급의료센터
나. 법 제29조 제1항에 따라 지정된 전문응급의료센터
다. 법 제30조 제1항에 따라 지정된 지역응급의료센터
라. 법 제31조 제1항에 따라 지정된 지역응급의료기관
3. 법 제27조 제1항에 따라 설치된 지역별 응급의료지원센터(이하 "응급의료지원센터"라 한다)가 같은 조 제2항 제3호, 제7호 및 제8호에 따라 수행한 업무에 관한 자료
③ 보건복지부장관은 제1항에 따라 수집된 자료를 활용하여 다음 각 호의 정보를 산출하고 관리하여야 한다.
1. 지역별, 질환군별, 시간대별 응급환자의 발생 현황
2. 응급의료 자원의 분포
3. 응급환자의 이송 및 「의료법」 제3조에 따른 의료기관 이용 현황
4. 응급환자 진료 경로 및 결과
5. 그 밖에 응급환자의 흐름과 제공된 응급의료를 파악하는 데 필요한 정보
④ 보건복지부장관은 제3항에 따른 정보를 산출한 후 지체 없이 주민등록번호 등 개인을 식별할 수 있는 정보를 삭제하여야 하며, 제1항에 따라 수집된 자료도 「개인정보 보호법」 제21조에 따라 파기하여야 한다.
[본조신설 2015.7.24.]

제13조의5(중앙응급의료위원회) ① 응급의료에 관한 주요 시책을 심의하기 위하여 보건복지부에 중앙응급의료위원회(이하 "중앙위원회"라 한다)를 둔다.
② 중앙위원회는 위원장 1명과 부위원장 1명을 포함한 15명 이내의 위원으로 구성한다.
③ 중앙위원회의 위원장은 보건복지부장관이 되고 부위원장은 위원 중 위원장이 지명하며 위원은 당연직 위원과 위촉 위원으로 한다.
④ 당연직 위원은 다음 각 호의 사람으로 한다. 〈개정 2013.3.23., 2014.11.19., 2017.7.26.〉
1. 기획재정부차관
2. 교육부차관
3. 국토교통부차관
4. 소방청장
5. 제25조에 따른 중앙응급의료센터의 장
⑤ 위촉 위원은 다음 각 호의 사람으로서 위원장이 위촉한다.
1. 「비영리민간단체 지원법」 제2조에 따른 비영리민간단체를 대표하는 사람 3명
2. 응급의료에 관한 학식과 경험이 풍부한 사람 3명
3. 제2조 제5호에 따른 응급의료기관을 대표하는 사람 1명
4. 보건의료 관련 업무를 담당하는 지방공무원으로서 특별시·광역시를 대표하는 사람 1명
5. 보건의료 관련 업무를 담당하는 지방공무원으로서 도(특별자치도를 포함한다)를 대표하는 사람 1명
⑥ 중앙위원회는 다음 각 호의 사항을 심의한다.
1. 제13조의2에 따른 응급의료기본계획 및 연차별 시행계획의 수립 및 변경
2. 「국가재정법」 제74조에 따라 응급의료기금의 기금운용심의회에서 심의하여야 할 사항
3. 응급의료에 관련한 정책 및 사업에 대한 조정
4. 응급의료에 관련한 정책 및 사업의 평가 결과
5. 지역응급의료시행계획 및 특별시·광역시·도·특별자치도(이하 "시·도"라 한다)의 응급의료에 관련한 사업의 평가 결과
6. 응급의료의 중기·장기 발전방향 및 제도 개선에 관한 사항
7. 그 밖에 응급의료에 관하여 보건복지부장관이 부의하는 사항

⑦ 중앙위원회는 매년 2회 이상 개최하여야 한다.
⑧ 그 밖에 중앙위원회의 회의 및 운영에 관한 사항은 대통령령으로 정한다.
[본조신설 2011.8.4.]

시행령

제6조(중앙응급의료위원회) ① 법 제13조의5 제5항에 따른 위촉 위원의 임기는 3년으로 한다.
② 위원장은 위원회의 위촉 위원이 다음 각 호의 어느 하나에 해당하는 경우에는 해당 위원을 해촉(解囑)할 수 있다.〈신설 2016.5.10.〉
1. 심신장애로 인하여 직무를 수행할 수 없게 된 경우
2. 직무와 관련된 비위사실이 있는 경우
3. 직무태만, 품위손상, 그 밖의 사유로 인하여 위원으로 적합하지 아니하다고 인정되는 경우
4. 위원 스스로 직무를 수행하는 것이 곤란하다고 의사를 밝히는 경우
③ 법 제13조의5에 따른 중앙응급의료위원회(이하 "위원회"라 한다)의 위원장은 위원회를 대표하며, 위원회의 업무를 총괄한다.〈개정 2016.5.10.〉
④ 위원회의 회의는 위원회의 위원장이 필요하다고 인정하거나 재적위원 3분의 1 이상이 요구하는 경우에 위원회의 위원장이 소집한다.〈개정 2016.5.10., 2021.12.28.〉
⑤ 위원회의 회의는 재적위원 과반수의 출석으로 개의(開議)하고, 출석위원 과반수의 찬성으로 의결한다.〈개정 2016.5.10.〉
⑥ 위원회에 간사 1명을 두되, 간사는 보건복지부 소속 고위공무원단에 속하는 공무원 중에서 보건복지부장관이 지명한다.〈개정 2016.5.10.〉
⑦ 위원회는 심의 사항을 전문적으로 검토하기 위해 위원회에 분야별로 전문위원회를 둘 수 있다.〈신설 2021.12.28.〉
⑧ 위원회 및 전문위원회의 회의에 출석한 위원, 관계 공무원 또는 관계 전문가에게는 예산의 범위에서 수당, 여비, 그 밖에 필요한 경비를 지급할 수 있다. 다만, 공무원인 위원이나 관계 공무원이 그 소관 업무와 직접 관련하여 출석하는 경우에는 그러하지 아니하다.〈개정 2016.5.10., 2021.12.28.〉
⑨ 제1항부터 제8항까지에서 규정한 사항 외에 위원회 및 전문위원회의 운영에 필요한 사항은 위원회의 의결을 거쳐 위원회의 위원장이 정한다.〈개정 2016.5.10., 2021.12.28.〉
[전문개정 2012.8.3.]

제13조의6(시·도응급의료위원회) ① 응급의료에 관한 중요 사항을 심의하기 위하여 시·도에 시·도응급의료위원회(이하 "시·도위원회"라 한다)를 둔다.
② 시·도위원회는 해당 시·도의 응급의료에 관한 다음 각 호의 사항을 심의한다.〈개정 2021.12.21.〉
1. 제13조의3 제1항에 따른 지역응급의료시행계획의 수립 및 변경
2. 지역응급의료 자원조사
3. 중증응급환자를 위한 지역 이송체계 마련 및 주요 이송곤란 사례 검토 등을 통한 이송체계 개선
4. 응급의료를 위한 지방 재정의 사용
5. 응급의료 시책 및 사업의 조정
6. 응급의료기관등에 대한 평가 결과의 활용
7. 지역응급의료서비스 품질 관리 실태 및 개선 필요 사항
8. 그 밖에 응급의료에 관하여 시·도지사가 부의하는 사항
③ 시·도지사는 제2항의 시·도위원회 심의사항과 관련된 정책 개발 및 실무 지원을 위하여 시·도 응급의료지원단을 설치·운영한다. 다만, 시·도지사는 필요한 경우 「공공보건의료에 관한 법률」 제22조에 따른 공공보건의료 지원단과 통합하여 운영할 수 있다.〈개정 2021.12.21.〉
④ 시·도위원회는 매년 2회 이상 개최하여야 한다.〈개정 2021.12.21.〉
⑤ 시·도위원회 및 시·도 응급의료지원단의 구성·기능 및 운영 등에 관하여 필요한 사항은 대통령령으로 정

하는 기준에 따라 해당 시·도의 조례로 정한다.〈개정 2021.12.21.〉
[본조신설 2011.8.4.]

시행령

제7조(시·도응급의료위원회의 설치 등) ① 법 제13조의6 제1항에 따른 시·도응급의료위원회(이하 "시·도위원회"라 한다)는 위원장 1명과 부위원장 1명을 포함한 10명 이내의 위원으로 구성한다.〈개정 2012.8.3.〉
② 위원장 및 부위원장은 위원중에서 시·도지사가 임명하고, 위원은 다음 각호의 자중에서 시·도지사가 임명 또는 위촉한다.〈개정 2012.8.3., 2015.7.24.〉
1. 응급의료기관을 대표하는 자
2. 응급의료지원센터를 대표하는 자
3. 해당 특별시·광역시·특별자치시·도·특별자치도(이하 "시·도"라 한다) 소방본부의 구급업무를 담당하는 소방공무원
4. 시·도의 응급의료에 관련된 업무를 담당하는 공무원
5. 「비영리민간단체지원법」 제2조에 따른 비영리민간단체를 대표하는 자
6. 응급의료에 관하여 학식과 경험이 풍부한 자
③ 시·도지사는 시·도위원회의 위원이 다음 각 호의 어느 하나에 해당하는 경우에는 해당 위원을 해임하거나 해촉할 수 있다.〈신설 2016.5.10.〉
1. 심신장애로 인하여 직무를 수행할 수 없게 된 경우
2. 직무와 관련된 비위사실이 있는 경우
3. 직무태만, 품위손상, 그 밖의 사유로 인하여 위원으로 적합하지 아니하다고 인정되는 경우
4. 위원 스스로 직무를 수행하는 것이 곤란하다고 의사를 밝히는 경우
[제목개정 2012.8.3.]

제14조(구조 및 응급처치에 관한 교육) ① 보건복지부장관 또는 시·도지사는 응급의료종사자가 아닌 사람 중에서 다음 각 호의 어느 하나에 해당하는 사람에게 구조 및 응급처치에 관한 교육을 받도록 명할 수 있다. 이 경우 교육을 받도록 명받은 사람은 정당한 사유가 없으면 이에 따라야 한다.〈개정 2011. 8.4., 2012.6.1., 2015.7.24., 2016. 3.29., 2017.10.24., 2019.1.15., 2021.12.21.〉
1. 구급차등의 운전자
1의2. 제47조의2 제1항 각 호의 어느 하나에 해당하는 시설 등에서 의료·구호 또는 안전에 관한 업무에 종사하는 사람
2. 「여객자동차 운수사업법」 제3조 제1항에 따른 여객자동차운송사업용 자동차의 운전자
3. 「학교보건법」 제15조에 따른 보건교사
4. 도로교통안전업무에 종사하는 사람으로서 「도로교통법」 제5조에 규정된 경찰공무원등
5. 「산업안전보건법」 제32조 제1항에 따른 안전·보건에 관한 교육의 대상자
6. 「체육시설의 설치·이용에 관한 법률」 제5조 및 제10조에 따른 체육시설에서 의료·구호 또는 안전에 관한 업무에 종사하는 사람
7. 「유선 및 도선 사업법」 제22조에 따른 인명구조요원
8. 「관광진흥법」 제3조 제1항 제2호부터 제6호까지의 규정에 따른 관광사업에 종사하는 사람 중 의료·구호 또는 안전에 관한 업무에 종사하는 사람
9. 「항공안전법」 제2조 제14호 및 제17호에 따른 항공종사자 또는 객실승무원 중 의료·구호 또는 안전에 관한 업무에 종사하는 사람
10. 「철도안전법」 제2조 제10호 가목부터 라목까지의 규정에 따른 철도종사자 중 의료·구호 또는 안전에 관한 업무에 종사하는 사람

6. 재난현장의 응급의료 지원에 대한 교육과 훈련 실시에 필요한 사항
7. 그 밖에 재난현장의 응급의료 지원을 위하여 지방자치단체의 장이 필요하다고 인정하는 사항

[본조신설 2014.9.18.]

제8조의3(비상대응매뉴얼의 교육 등) ① 법 제15조의2 제2항에 따른 비상대응매뉴얼의 교육 대상은 응급의료기관의 응급의료종사자로 하고, 매년 보건복지부장관이 지방자치단체별·직종별로 교육 대상자의 인원수 등을 정하여 고시한다.

② 국가와 지방자치단체의 비상대응매뉴얼 교육은 재난현장에서 응급의료와 그 지원에 필요한 기본 교육과 함께 응급의료 실습과정을 포함하여 실시하고, 교육시간은 매년 12시간 이상으로 한다.

③ 법 제15조의2 제2항에 따라 국가와 지방자치단체는 교육 참가자에게 예산의 범위에서 급식비·교통비 등 실비와 교육참가비를 지급할 수 있다. 이 경우 지급액의 산정방법 및 지급절차 등에 관하여 필요한 사항은 보건복지부장관이 정하여 고시한다.

[본조신설 2014.9.18.]

제16조(재정 지원) ① 국가 및 지방자치단체는 예산의 범위에서 응급의료기관등 및 응급의료시설에 대하여 필요한 재정 지원을 할 수 있다.〈개정 2017.10.24.〉

② 국가 및 지방자치단체는 제47조의2에 따른 자동심장충격기 등 심폐소생을 위한 응급장비를 갖추어야 하는 시설 등에 대하여 필요한 재정 지원을 할 수 있다.〈개정 2016.5.29.〉

[전문개정 2011.8.4]

제17조(응급의료기관등에 대한 평가) ① 보건복지부장관은 응급의료기관등의 시설·장비·인력, 업무의 내용·결과 등에 대하여 평가를 할 수 있다. 이 경우 평가 대상이 되는 응급의료기관등의 장은 특별한 사유가 없으면 평가에 응하여야 한다.〈개정 2015.1.28.〉

② 보건복지부장관은 제1항에 따른 응급의료기관등의 평가를 위하여 해당 응급의료기관등을 대상으로 필요한 자료의 제공을 요청할 수 있다. 이 경우 자료의 제공을 요청받은 응급의료기관등은 정당한 사유가 없으면 이에 따라야 한다.

③ 보건복지부장관은 응급의료기관등에 대한 평가 결과를 공표할 수 있다.

④ 보건복지부장관은 제1항에 따른 응급의료기관등에 대한 평가 결과에 따라 응급의료기관등에 대하여 행정적·재정적 지원을 할 수 있다.

⑤ 제1항 및 제3항에 따른 응급의료기관등의 평가방법, 평가주기, 평가결과 공표 등에 관하여 필요한 사항은 보건복지부령으로 정한다.〈개정 2015.1.28.〉

[전문개정 2011.8.4.]

시행규칙

제8조(응급의료기관등의 평가방법 및 평가주기 등) ① 보건복지부장관이 법 제17조 제1항의 규정에 따라 실시하는 응급의료기관등에 대한 평가는 서면평가와 현지평가로 구분한다.〈개정 2008.3.3., 2010.3.19.〉

② 제1항의 규정에 의한 평가 중 서면평가는 매년 모든 응급의료기관등을 대상으로 실시하고, 현지평가는 서면평가 결과의 확인이 필요하거나 응급의료기관등의 요구 등이 있는 경우에 실시한다.

③ 응급의료기관등에 대한 평가의 기준·방법 및 절차 등에 필요한 세부적인 사항은 보건복지부장관이 정한다.〈개정 2008.3.3., 2010.3.19.〉

④ 보건복지부장관은 필요하다고 인정하는 경우에는 응급의료기관등에 대한 평가를 관계 전문기관에 의뢰하여 실시할 수 있다.〈개정 2008.3.3., 2010.3.19.〉

⑤ 보건복지부장관은 법 제17조 제3항에 따라 응급의료기관등별로 다음 각 호의 내용을 공표할 수 있다.〈신설 2015.8.19.〉

1. 평가 종합 등급

2. 평가영역별 또는 평가지표별 등급 또는 점수
3. 그 밖에 응급의료기관등의 업무 개선을 위하여 공표가 필요하다고 판단되는 내용
[제목개정 2015.8.19.]

제18조(환자가 여러 명 발생한 경우의 조치) ① 보건복지부장관, 시·도지사 또는 시장·군수·구청장(자치구의 구청장을 말한다. 이하 같다)은 재해 등으로 환자가 여러 명 발생한 경우에는 응급의료종사자에게 응급의료업무에 종사할 것을 명하거나, 의료기관의 장 또는 구급차등을 운용하는 자에게 의료시설을 제공하거나 응급환자 이송 등의 업무에 종사할 것을 명할 수 있으며, 중앙행정기관의 장 또는 관계 기관의 장에게 협조를 요청할 수 있다.

② 응급의료종사자, 의료기관의 장 및 구급차등을 운용하는 자는 정당한 사유가 없으면 제1항에 따른 명령을 거부할 수 없다.

③ 환자가 여러 명 발생하였을 때 인명구조 및 응급처치 등에 필요한 사항은 대통령령으로 정한다.

[전문개정 2011.8.4.]

시행령

제9조(다수의 환자발생에 대한 인명구조 및 응급처치) ① 보건복지부장관 또는 시·도지사는 재해 등으로 환자가 여러 명 발생한 경우에는 법 제18조에 따라 응급의료기관 및 관계기관에 대한 지휘체계를 확립하고 그 사상자의 규모, 피해지역의 범위, 사고의 종류 및 추가적인 사고발생의 위험도 등을 고려하여 신속하고 적절한 인명구조 및 응급처치가 될 수 있도록 해야 한다.〈개정 2008.2.29., 2010.3.15., 2021.1.5.〉

② 시·도지사 또는 시장·군수·구청장(자치구 구청장을 말한다. 이하 같다)은 다수의 환자가 발생한 사실을 알게 되거나 보고를 받은 때에는 지체 없이 보건복지부장관에게 이를 보고하여야 한다.〈개정 2008.2.29., 2010.3.15.〉

③ 시·도지사 또는 시장·군수·구청장은 다수의 환자가 발생한 때에는 사고 발생일부터 사고수습 종료일까지 매일 1일 활동상황을 보건복지부장관에게 보고하여야 하며, 사고수습이 종료된 경우에는 지체 없이 종합보고를 하여야 한다.〈개정 2008.2.29., 2010.3.15.〉

제10조(다수의 환자발생에 대한 조치계획의 수립) ① 법 제18조 제3항의 규정에 따라 보건복지부장관 또는 시·도지사는 다수의 환자발생에 대비하여 환자발생의 원인 및 규모에 따른 적정한 조치계획을 미리 수립하여야 한다.〈개정 2008.2.29., 2010.3.15.〉

② 제1항의 조치계획에는 다음 각호의 사항이 포함되어야 한다.
1. 응급의료 인력·장비 및 시설의 편성과 활용
2. 관계기관의 협조체계 구축
3. 응급의료활동훈련

제5장 재정

제19조(응급의료기금의 설치 및 관리·운용) ① 보건복지부장관은 응급의료를 효율적으로 수행하기 위하여 응급의료기금(이하 "기금"이라 한다)을 설치한다.

② 보건복지부장관은 기금의 관리·운용을 대통령령으로 정하는 의료 관련 기관 또는 의료 관련 단체(이하 "기금관리기관의 장"이라 한다)에 위탁할 수 있다. 이 경우 보건복지부장관은 기금의 관리·운용에 관한 사무를 감독하며 이에 필요한 명령을 할 수 있다.

③ 그 밖에 기금의 설치 및 관리·운용에 필요한 사항은 대통령령으로 정한다.

[전문개정 2011.8.4.]

시행령

제11조(기금의 회계기관) 보건복지부장관은 소속공무원중에서 법 제19조 제1항의 규정에 의한 응급의료기금(이하 "기금"이라 한다)의 수입과 지출에 관한 사무를 행하게 하기 위하여 기금수입징수관·기금재무관·기금지출관 및 기금출납공무원을 임명한다.〈개정 2008.2.29., 2010.3.15.〉

제12조(기금업무의 위탁) ① 보건복지부장관은 법 제19조 제2항에 따라 기금의 관리·운용에 관한 사항 중 법 제21조 제1호에 따른 미수금의 대지급(代支給)업무를 「국민건강보험법」 제62조에 따른 건강보험심사평가원(이하 "심사평가원"이라 한다)에 위탁하여 한다.〈개정 2008.2.29., 2008.6.11., 2010.3.15., 2012.8.3., 2012.8.31.〉

② 보건복지부장관은 기금에서 제1항의 규정에 의한 위탁업무에 소요되는 비용(이하 "위탁사업비"라 한다)을 심사평가원에 배정·지급하여야 한다.〈개정 2008.2.29., 2010.3.15.〉

제13조(위탁사업비의 관리·운용계획의 수립) ① 심사평가원의 원장(이하 "심사평가원장"이라 한다)은 위탁사업비의 관리·운용계획을 수립하여 다음 회계연도 개시 2월전까지 보건복지부장관의 승인을 얻어야 한다. 이를 변경하고자 하는 때에는 그 변경하고자 하는 사항에 관하여 보건복지부장관의 승인을 얻어야 한다.〈개정 2008.2.29., 2010.3.15.〉

② 제1항의 규정에 의한 위탁사업비의 관리·운용계획에는 다음 각호의 사항이 포함되어야 한다.

1. 위탁사업비의 수입 및 지출에 관한 사항
2. 사업의 내용 및 위탁사업비의 용도를 설명하는 내역

제14조(위탁사업비의 용도) 위탁사업비를 사용할 수 있는 용도는 다음 각호와 같다.〈개정 2012.8.3.〉

1. 법 제22조 제1항에 따른 미수금 대지급에 드는 비용
2. 미수금 대지급심사와 대지급금의 구상 등에 소요되는 인건비 및 여비
3. 미수금 대지급심사와 대지급금의 구상 등에 소요되는 소모품 등 행정경비
4. 그 밖에 위탁업무의 수행에 필요한 비용

제15조(위탁사업비의 회계) ① 위탁사업비는 심사평가원의 다른 회계와 구분되는 별도의 계정을 설정하여 관리하여야 한다.

② 위탁사업비의 회계절차 및 방법은 심사평가원장이 보건복지부장관의 승인을 얻어 정한다.〈개정 2008.2.29., 2010.3.15.〉

제16조(위탁사업비의 결산) ① 심사평가원장은 당해 연도의 위탁사업비의 결산보고서를 작성하여 당해 회계연도 종료 후 2월 이내에 보건복지부장관에게 보고하여야 한다.〈개정 2008.2.29., 2010.3.15.〉

② 제1항의 규정에 의한 위탁사업비의 결산보고서에는 다음 각호의 사항이 포함되어야 한다.

1. 위탁사업비의 사용에 관한 내역
2. 위탁사업비의 결산내역

③ 심사평가원장은 매회계연도 결산상 잉여금이 발생한 경우에는 이를 다음 연도의 예산에 이월하여 수입으로 계상하여야 한다.

제20조(기금의 조성) ① 기금은 다음 각 호의 재원으로 조성한다.〈개정 2011.8.4.〉

1. 「국민건강보험법」에 따른 요양기관의 업무정지를 갈음하여 보건복지부장관이 요양기관으로부터 과징금으로 징수하는 금액 중 「국민건강보험법」에 따라 지원하는 금액
2. 응급의료와 관련되는 기관 및 단체의 출연금 및 기부금
3. 정부의 출연금
4. 그 밖에 기금을 운용하여 생기는 수익금

② 정부는 제1항 제3호의 정부출연금으로 다음 각 호의 해당 연도 예상수입액의 100분의 20에 해당하는 금액을 매 회계연도의 세출예산에 계상하여야 한다.〈개정 2008.12.31., 2020.12.22.〉

1. 「도로교통법」 제160조 제2항 및 제3항에 따른 과태료(같은 법 제161조 제1항 제1호에 따라 시·도경찰청장이 부과·징수하는 것에 한한다)
2. 「도로교통법」 제162조 제3항에 따른 범칙금

[제목개정 2011.8.4.]

[법률 제9305호(2008.12.31) 부칙 제3항의 규정에 의하여 이 조 제2항 제1호는 2022년 12월 31일까지 유효함]

제21조(기금의 사용) 기금은 다음 각 호의 용도로 사용한다.〈개정 2016.5.29., 2019.8.27.〉

1. 응급환자의 진료비 중 제22조에 따른 미수금의 대지급(代支給)
2. 응급의료기관등의 육성·발전과 의료기관의 응급환자 진료를 위한 시설 등의 설치에 필요한 자금의 융자 또는 지원
3. 응급의료 제공체계의 원활한 운영을 위한 보조사업
4. 대통령령으로 정하는 재해 등이 발생하였을 때의 의료 지원

시행령

제17조(재해시의 의료지원) 법 제21조 제4호의 규정에 의한 의료지원은 재해 발생시 응급의료 활동에 필요한 의료인력의 여비와 그 밖에 이에 준하는 경비의 지원으로 한다.

5. 구조 및 응급처치 요령 등 응급의료에 관한 교육·홍보 사업
6. 응급의료의 원활한 제공을 위한 자동심장충격기 등 응급장비의 구비 지원
7. 응급의료를 위한 조사·연구 사업
8. 기본계획 및 지역응급의료시행계획의 시행 지원
9. 응급의료종사자의 양성 등 지원

[전문개정 2011.8.4.]

제22조(미수금의 대지급) ① 의료기관과 구급차등을 운용하는 자는 응급환자에게 응급의료를 제공하고 그 비용을 받지 못하였을 때에는 그 비용 중 응급환자 본인이 부담하여야 하는 금액(이하 "미수금"이라 한다)에 대하여는 기금관리기관의 장(기금의 관리·운용에 관한 업무가 위탁되지 아니한 경우에는 보건복지부장관을 말한다. 이하 이 조 및 제22조의2에서 같다)에게 대신 지급하여 줄 것을 청구할 수 있다.

② 기금관리기관의 장은 제1항에 따라 의료기관 등이 미수금에 대한 대지급을 청구하면 보건복지부령으로 정하는 기준에 따라 심사하여 그 미수금을 기금에서 대신 지급하여야 한다.

③ 국가나 지방자치단체는 제2항에 따른 대지급에 필요한 비용을 기금관리기관의 장에게 보조할 수 있다.

④ 기금관리기관의 장은 제2항에 따라 미수금을 대신 지급한 경우에는 응급환자 본인과 그 배우자, 응급환자의 1촌의 직계혈족 및 그 배우자 또는 다른 법령에 따른 진료비 부담 의무자에게 그 대지급금(代支給金)을 구상(求償)할 수 있다.

⑤ 제4항에 따른 대지급금의 상환 청구를 받은 자가 해당 대지급금을 정하여진 기간 내에 상환하지 아니하면 기금관리기관의 장은 기한을 정하여 독촉할 수 있다.〈신설 2017.10.24.〉

⑥ 제5항에 따른 독촉을 받은 자가 그 기한 내에 대지급금을 상환하지 아니하면 기금관리기관의 장은 보건복지부장관의 승인을 받아 국세 체납처분의 예에 따라 이를 징수할 수 있다.〈신설 2017.10.24.〉

⑦ 기금관리기관의 장은 제4항에 따라 대지급금을 구상하였으나 상환받기가 불가능하거나 제22조의3에 따른 소멸시효가 완성된 대지급금을 결손으로 처리할 수 있다.〈개정 2017.10.24.〉

⑧ 미수금 대지급의 대상·범위·절차 및 방법, 구상의 절차 및 방법, 상환이 불가능한 대지급금의 범위 및 결손처분 절차 등에 관하여 필요한 사항은 대통령령으로 정한다.〈개정 2017.10.24.〉

[전문개정 2011.8.4.]

시행령

제18조(미수금 대지급의 대상) 법 제22조에 따른 미수금 대지급의 대상은 다음 각 호의 어느 하나에 해당하지 아니하는 응급환자로 한다.〈개정 2012.8.3.〉

1. 다른 법령에 의하여 응급의료행위에 대한 비용(이하 "응급의료비용"이라 한다) 전액을 지급받는 자
2. 다른 법령에 의하여 응급의료비용의 일부를 지급받는 자로서 그 나머지 응급의료비용을 부담할 능력이 있는 자

[제목개정 2012.8.3.]

제19조(미수금 대지급의 범위) 법 제22조에 따른 미수금 대지급의 범위는 다음 각 호의 비용중 응급환자 본인이 부담하여야 하는 비용으로 한다.〈개정 2012.8.3.〉

1. 의료기관의 응급의료비용
2. 구급차등을 운용하는 자의 법 제24조에 따른 이송처치료(의료기관이 구급차등을 운용하는 경우를 제외한다)

[제목개정 2012.8.3.]

제20조(미수금 대지급의 청구 및 심사 절차) ① 의료기관과 구급차등을 운용하는 자가 법 제22조 제1항에 따라 미수금의 대지급을 받으려는 경우에는 보건복지부령으로 정하는 바에 따라 심사평가원장에게 미수금의 대지급 청구를 하여야 한다.〈개정 2008.2.29., 2010.3.15., 2012.8.3.〉

② 제1항에 따른 미수금의 대지급 청구는 진료종료일 또는 이송종료일부터 3년 이내에 하여야 한다.〈개정 2012.8.3.〉

③ 심사평가원장은 제1항에 따른 의료기관등의 미수금 대지급 청구에 대하여 그 내용을 심사한 후 대지급금을 지급하여야 한다.〈개정 2012.8.3.〉

④ 미수금 대지급 청구의 심사에 관하여 필요한 사항은 보건복지부령으로 정한다.〈개정 2008.2.29., 2010.3.15., 2012.8.3.〉

[제목개정 2012.8.3.]

제21조(대지급금의 구상) 심사평가원장은 법 제22조 제2항에 따라 미수금을 대지급한 경우에는 지체 없이 그 대지급금 전액에 대하여 법 제22조 제4항에 따라 응급환자 본인과 그 배우자, 응급환자의 1촌의 직계혈족 및 그 배우자 또는 다른 법령에 의한 진료비부담 의무자(이하 "상환의무자"라 한다)에게 일정한 기간을 정하여 이를 납부하도록 청구해야 한다. 이 경우 상환의무자의 신청에 따라 48개월의 범위에서 분할하여 납부하게 할 수 있다.〈개정 2012.8.3., 2021.12.28.〉

[제목개정 2012.8.3.]

제22조(상환금의 처리) 심사평가원장은 법 제22조 제4항에 따라 상환의무자로부터 대지급금을 구상한 경우에는 그 구상금액을 제15조 제1항에 따른 위탁사업비의 계정에 납입하여야 한다.〈개정 2012.8.3.〉

제23조(상환이 불가능한 대지급금의 처리) ① 법 제22조 제7항 및 제8항에 따라 결손처분을 할 수 있는 상환이 불가능한 대지급금의 범위는 다음 각 호와 같다.〈개정 2012.8.3., 2022.12.20.〉

1. 상환의무자의 행방을 알 수 없거나 상환할 만한 재산이 없다고 판명된 경우
2. 당해권리에 대한 소멸시효가 완성된 경우
3. 그 밖에 징수할 가능성이 없다고 심사평가원장이 인정하는 경우

② 심사평가원장은 법 제22조 제7항에 따라 상환이 불가능한 대지급금을 결손처분하려는 경우에는 지방자치단체, 세무서, 그 밖의 관계기관에 대하여 그 상환의무자의 행방 또는 재산의 유무를 조사·확인해야 한다. 다만, 체납액이 10만원 미만인 경우에는 그렇지 않다.〈개정 2012.8.3., 2022.12.20.〉

[제목개정 2012.8.3.]

시행규칙

제9조(대지급 청구의 심사기준) ① 법 제22조 제2항에 따른 미수금의 대지급 청구에 대한 심사기준은 다음 각호와 같다.〈개정 2012.8.3.〉

1. 의약학적인 측면과 비용효과적인 측면에서 응급의료를 적정하게 행하였는지의 여부
2. 대지급 청구의 대상인 응급진료비 및 이송처치료 산출의 적정성 여부

② 그 밖에 대지급 청구의 심사에 관한 세부적인 기준은 보건복지부장관이 정하여 고시한다.〈개정 2008.3.3, 2010.3.19., 2012.8.3.〉

[제목개정 2012.8.3.]

제10조(미수금 대지급의 청구방법) ① 의료기관과 구급차등을 운용하는 자는 법 제22조 및 「응급의료에 관한 법률 시행령」(이하 "영"이라 한다) 제20조 제1항에 따라 미수금에 대한 대지급을 받으려는 경우에는 별지 제4호서식의 응급환자진료비(이송처치료)미수금 대지급 청구서에 상환의무자의 서명·날인을 받아 다음 각 호의 서류를 첨부하여 건

강보험심사평가원장에게 제출해야 한다.〈개정 2008.6.13., 2012.8.3., 2012.8.31., 2020.12.16.〉

1. 응급진료비 미수금의 대지급을 청구하는 경우
   가. 응급진료에 관한 진료기록부 사본 1부
   나. 「국민건강보험법 시행규칙」 제19조 제3항에 따른 요양급여비용명세서 또는 「의료급여법 시행규칙」 제20조 제2항에 따른 의료급여비용명세서의 서식에 따른 응급진료비 산출내역서 1부
   다. 환자에게 발행한 진료비계산서 사본 1부
   라. 삭제 〈2020.12.16.〉
2. 이송처치료 미수금의 대지급을 청구하는 경우
   가. 별지 제5호서식의 이송처치료 영수증 사본 1부
   나. 별지 제16호서식의 출동 및 처치기록지 1부
   다. 삭제 〈2020.12.16.〉

② 의료기관과 구급차등을 운용하는 기관의 장은 응급환자가 다음 각 호의 어느 하나에 해당하여 제1항에 따른 청구서에 상환의무자의 서명·날인을 받을 수 없는 경우에는 다음 각 호의 어느 하나에 해당한다는 내용의 확인서를 건강보험심사평가원장에게 제출해야 한다.〈신설 2012.8.3., 2020.12.16.〉

1. 응급진료 중 사망한 자로서 무연고자로 확인된 경우
2. 응급진료 중 이탈하여 복귀하지 아니하거나 응급진료 종료 후 도주한 사람으로서 주소지 확인이 불가능함이 객관적으로 입증된 경우
3. 경찰관서 또는 지방자치단체 등을 통하여 조회한 결과 신원이 확인되지 않은 경우
4. 의식이 없는 상태에서 상환의무자 없이 응급진료 중 또는 종료 후 다른 의료기관으로 전원되었거나 이송되었음이 객관적으로 입증된 경우

[제목개정 2012.8.3.]

제22조의2(자료의 제공) ① 기금관리기관의 장은 국가·지방자치단체 및 의료기관 등 관계기관에 미수금 심사, 대지급금 구상 및 결손처분 등을 위하여 국세·지방세, 토지·주택·건축물·자동차·선박·항공기, 국민건강보험·국민연금·고용보험·산업재해보상보험·보훈급여·공무원연금·군인연금·사립학교교직원연금·별정우체국연금·기초연금, 주민등록·가족관계등록 등에 관한 자료의 제공을 요청할 수 있다.〈개정 2011.8.4., 2015.1.28. 2018.3.20.〉

② 제1항 따른 요청을 받은 기관은 특별한 사유가 없으면 이에 따라야 한다.〈개정 2011.8.4.〉

③ 제1항에 따라 관계 기관이 기금관리기관의 장에게 제공하는 자료에 대하여는 사용료와 수수료 등을 면제한다.〈신설 2015.1.28.〉

[본조신설 2002.3.25]

제22조의3(구상권의 시효) ① 제22조 제4항에 따른 대지급금에 대한 구상의 권리는 그 대지급금을 청구할 수 있는 날부터 3년 동안 행사하지 아니하면 소멸시효가 완성된다.

② 시효중단, 그 밖의 소멸시효에 관하여는 「민법」에 따른다.

[본조신설 2011.8.4.]

제23조(응급의료수가의 지급기준) ① 응급의료수가(應急醫療酬價)의 지급기준은 보건복지부장관이 정한다.

② 보건복지부장관은 제1항에 따른 응급의료수가의 지급기준을 정할 때 제17조에 따른 응급의료기관에 대한 평가 결과를 반영하여 응급의료수가에 차등(差等)을 둘 수 있다.

[전문개정 2011.8.4.]

제24조(이송처치료) ① 구급차등을 운용하는 자가 구급차등을 이용하여 응급환자 등을 이송하였을 때에는 보건복지부령으로 정하는 이송처치료를 그 응급환자로부터 받을 수 있다.

② 구급차등을 운용하는 자는 구급차등의 이용자로부터 제1항에 따른 이송처치료 외에 별도의 비용을 받아서는 아니 된다. [전문개정 2011.8.4.]

시행규칙

제11조(이송처치료의 기준) ① 구급차등을 운용하는 자가 법 제24조의 규정에 따라 응급환자로부터 받을 수 있는 이송처치료의 기준은 **별표** 3과 같다.
② 구급차등을 운용하는 자는 응급환자로부터 이송처치료를 받은 경우에는 별지 제5호서식의 이송처치료 영수증을 발급하여야 한다. 다만, 다음 각 호의 사항이 모두 표시된 신용카드의 매출전표(賣出錢票)를 발급한 경우는 제외한다.〈개정 2014.5.1.〉
1. 이송처치료의 기본, 추가 및 할증 요금
2. 부가요금

제6장 응급의료기관등

제25조(중앙응급의료센터) ① 보건복지부장관은 응급의료에 관한 다음 각 호의 업무를 수행하게 하기 위하여 중앙응급의료센터를 설치·운영할 수 있다.〈개정 2015.1.28., 2021.12.21.〉
1. 응급의료기관등에 대한 평가 및 질을 향상시키는 활동에 대한 지원
2. 응급의료종사자에 대한 교육훈련
3. 제26조에 따른 권역응급의료센터 간의 업무조정 및 지원
4. 응급의료 관련 연구
5. 국내외 재난 등의 발생 시 응급의료 관련 업무의 조정 및 그에 대한 지원
6. 응급의료 통신망 및 응급의료 전산망의 관리·운영과 그에 따른 업무
7. 응급처치 관련 교육 및 응급장비 관리에 관한 지원
8. 응급환자 이송체계 운영 및 관리에 관한 지원
9. 응급의료분야 의료취약지 관리 업무
10. 그 밖에 보건복지부장관이 정하는 응급의료 관련 업무
② 보건복지부장관은 제1항에 따른 중앙응급의료센터를 효율적으로 운영하기 위하여 필요하다고 인정하면 그 운영에 관한 업무를 대통령령으로 정하는 바에 따라 의료기관·관계전문기관·법인·단체에 위탁할 수 있다. 이 경우 예산의 범위에서 그 운영에 필요한 경비를 지원할 수 있다.〈개정 2021.12.21.〉
③ 제1항 및 제2항에 따른 중앙응급의료센터의 설치·운영 및 운영의 위탁 등에 관하여 필요한 사항은 보건복지부령으로 정한다.〈개정 2021.12.21.〉
[전문개정 2011.8.4.]

시행령

제23조의2(중앙응급의료센터 운영의 위탁) 보건복지부장관은 법 제25조제2항에 따라 같은 조 제1항에 따른 중앙응급의료센터의 운영에 관한 업무를 「국립중앙의료원의 설립 및 운영에 관한 법률」에 따른 국립중앙의료원에 위탁한다.
[본조신설 2022.12.20.] [종전 제23조의2는 제23조의3으로 이동 〈2022.12.20.〉]

시행규칙

제12조(중앙응급의료센터의 지정기준·방법 및 절차) ① 법 제25조의 규정에 의한 중앙응급의료센터의 지정기준은 **별표** 4와 같다.
② 중앙응급의료센터로 지정을 받고자 하는 종합병원은 별지 제6호서식의 중앙응급의료센터 지정신청서에 다음 각

호의 서류를 첨부하여 보건복지부장관에게 제출하여야 한다.〈개정 2008.3.3., 2010.3.19.〉
1. 응급의료시설의 도면 1부
2. 응급의료 시설·인력 및 장비 등의 현황 및 운영계획서 1부
③ 보건복지부장관은 중앙응급의료센터를 지정한 경우에는 별지 제7호서식의 중앙응급의료센터 지정서를 교부하여야 한다.〈개정 2008.3.3., 2010.3.19.〉
④ 보건복지부장관은 중앙응급의료센터로 지정을 받고자 하는 자가 지정기준의 일부를 충족하지 못한 경우에는 일정기간내에 그 기준을 충족할 것을 조건으로 지정할 수 있다.〈개정 2008.3.3., 2010.3.19.〉

제26조(권역응급의료센터의 지정) ① 보건복지부장관은 응급의료에 관한 다음 각 호의 업무를 수행하게 하기 위하여 「의료법」 제3조의4에 따른 상급종합병원 또는 같은 법 제3조의3에 따른 300병상을 초과하는 종합병원 중에서 권역응급의료센터를 지정할 수 있다.〈개정 2015.1.28., 2016.12.2.〉
1. 중증응급환자 중심의 진료
2. 재난 대비 및 대응 등을 위한 거점병원으로서 보건복지부령으로 정하는 업무
3. 권역(圈域) 내에 있는 응급의료종사자에 대한 교육·훈련
4. 권역 내 다른 의료기관에서 제11조에 따라 이송되는 중증응급환자에 대한 수용
5. 그 밖에 보건복지부장관이 정하는 권역 내 응급의료 관련 업무
② 권역응급의료센터의 지정 기준·방법·절차 및 업무와 중증응급환자의 기준 등은 권역 내 응급의료 수요와 공급 등을 고려하여 보건복지부령으로 정한다.〈개정 2015.1.28.〉
[전문개정 2011.8.4.]

시행규칙

제13조(권역응급의료센터의 지정기준·방법 및 절차) ① 보건복지부장관은 법 제26조에 따라 권역응급의료센터를 지정하고자 하는 경우에는 의료자원의 분포, 주민의 생활권, 주민의 수 등을 고려하여 별표 5의 응급의료권역 및 권역응급의료센터 적정개소 수에 따라 지정한다.〈개정 2008.3.3., 2010.3.19., 2015.12.18., 2021.7.7.〉
② 권역응급의료센터의 지정기준은 **별표 5의2**와 같다.〈개정 2015.12.18.〉
③ 권역응급의료센터로 지정을 받고자 하는 종합병원은 별지 제6호서식의 권역응급의료센터 지정신청서에 다음 각 호의 서류를 첨부하여 관할 시·도지사를 거쳐 보건복지부장관에게 제출하여야 한다.〈개정 2008.3.3., 2010.3.19.〉
1. 응급의료시설의 도면 1부
2. 응급의료 시설·인력 및 장비 등의 현황 및 운영계획서 1부
3. 응급의료서비스 수준의 향상을 위한 계획서 1부
④ 시·도지사는 제3항의 규정에 의한 권역응급의료센터 지정신청서를 제출받은 경우에는 그에 대한 심사의견서를 첨부하여 보건복지부장관에게 제출하여야 한다.〈개정 2008.3.3., 2010.3.19.〉
⑤ 보건복지부장관은 권역응급의료센터를 지정한 경우에는 별지 제7호서식의 권역응급의료센터 지정서를 교부하여야 한다.〈개정 2008.3.3., 2010.3.19.〉
⑥ 보건복지부장관은 권역응급의료센터로 지정받고자 하는 자가 지정기준의 일부를 충족하지 못한 경우에는 일정기간내에 그 기준을 충족할 것을 조건으로 지정할 수 있다.〈개정 2008.3.3., 2010.3.19.〉

제13조의2(권역응급의료센터의 재난 대비 및 대응 업무) 법 제26조 제1항 제2호에 따른 권역응급의료센터의 재난 대비 및 대응 업무는 다음 각 호와 같다.
1. 재난 의료 대응계획의 수립
2. 재난 의료에 필요한 시설·장비 및 물품의 관리
3. 재난 의료 지원조직의 구성 및 출동체계 유지
4. 권역 내 응급의료기관을 대상으로 한 재난 의료 교육 및 훈련
5. 그 밖에 법 제15조의2에 따른 비상대응매뉴얼로 정하는 업무
[본조신설 2017.12.1.]

제27조(응급의료지원센터의 설치 및 운영) ① 보건복지부장관은 응급의료를 효율적으로 제공할 수 있도록 응급의료자원의 분포와 주민의 생활권을 고려하여 지역별로 응급의료지원센터를 설치·운영하여야 한다.〈개정 2015.1.28.〉

② 응급의료지원센터의 업무는 다음 각 호와 같다.〈개정 2015.1.28.〉

1. 삭제 〈2012.3.21.〉
2. 삭제 〈2012.3.21.〉
3. 응급의료에 관한 각종 정보의 관리 및 제공
4. 삭제 〈2015.1.28.〉
5. 지역 내 응급의료종사자에 대한 교육훈련
6. 지역 내 응급의료기관 간 업무조정 및 지원
7. 지역 내 응급의료의 질 향상 활동에 관한 지원
8. 지역 내 재난 등의 발생 시 응급의료 관련 업무의 조정 및 지원
9. 그 밖에 보건복지부령으로 정하는 응급의료 관련 업무

③ 보건복지부장관은 응급의료지원센터를 효율적으로 운영하기 위하여 필요하다고 인정하면 그 운영에 관한 업무를 대통령령으로 정하는 바에 따라 관계 전문기관·법인·단체에 위탁할 수 있다.〈개정 2015.1.28.〉

④ 국가 및 지방자치단체는 제3항에 따라 응급의료지원센터의 운영에 관한 업무를 위탁한 경우에는 그 운영에 드는 비용을 지원할 수 있다.〈신설 2015.1.28.〉

[전문개정 2011.8.4.] [제목개정 2015.1.28.]

시행령

제23조의3(응급의료지원센터 운영의 위탁) ① 법 제27조 제3항에 따라 응급의료지원센터 운영에 관한 업무를 위탁받을 수 있는 관계 전문기관·법인·단체는 다음 각 호와 같다.

1. 법 제25조 제1항에 따라 지정된 중앙응급의료센터
2. 법 제26조 제1항에 따라 지정된 권역응급의료센터
3. 「공공기관의 운영에 관한 법률」 제4조에 따른 공공기관

② 보건복지부장관은 법 제27조 제3항에 따라 업무를 위탁하는 경우에는 그 수탁자 및 위탁업무를 고시하여야 한다.

[본조신설 2015.7.24.] [제23조의2에서 이동 〈2022.12.20.〉]

시행규칙

제14조(응급의료지원센터의 응급의료 관련 업무) 법 제27조 제2항 제9호에 따른 응급의료지원센터의 응급의료 관련 업무는 다음 각 호와 같다.〈개정 2008.3.3., 2010.3.19., 2015.8.19.〉

1. 응급의료기관등에 대한 평가를 위한 자료수집체계의 수립·운영
2. 응급의료기관등에 대한 평가 지원
3. 응급의료에 관한 실태조사 그 밖에 응급의료의 발전을 위하여 보건복지부장관이 부여하는 업무

[제목개정 2015.8.19.]

제15조(응급의료지원센터의 운영실적 보고) ① 응급의료지원센터의 장은 별지 제8호서식의 응급의료지원센터 운영실적보고서에 따라 매 분기의 운영실적을 작성하여 해당 분기 종료 후 다음달 10일까지 보건복지부장관에게 제출하여야 한다.〈개정 2008.3.3., 2010.3.19., 2015.8.19.〉

② 응급의료지원센터의 장은 매년의 연간운영실적을 작성하여 해당 연도의 다음해 1월 20일까지 보건복지부장관에게 보고하여야 한다.〈개정 2008.3.3., 2010.3.19., 2015.8.19.〉

③ 제2항의 규정에 의한 연간운영실적은 분기별·관할지역별로 운영실적·문제점 및 대책 등을 분석하여 작성하여야 한다.〈개정 2015.8.19.〉

[제목개정 2015.8.19.]

제28조(응급의료지원센터에 대한 협조 등) ① 응급의료지원센터의 장은 응급의료 관련 정보를 효과적으로 관리하

기 위하여 응급의료정보관리체계를 구축하여야 하며, 이를 위하여 응급의료기관의 장과 구급차등을 운용하는 자에게 응급의료에 관한 정보제공을 요청할 수 있다.〈개정 2015.1.28.〉

② 응급의료지원센터의 장은 그 업무를 수행할 때 필요하다고 인정하면 의료기관 및 구급차등을 운용하는 자에게 응급의료에 대한 각종 정보를 제공하고, 구급차등의 출동 등 응급의료에 필요한 조치를 요청할 수 있다.〈개정 2015.1.28.〉

③ 제1항과 제2항에 따라 응급의료에 관한 정보 제공이나 필요한 조치를 요청받은 자는 특별한 사유가 없으면 이에 따라야 한다.

④ 응급의료지원센터에 대한 정보제공 등에 필요한 사항은 대통령령으로 정한다.〈개정 2015.1.28.〉

[전문개정 2011.8.4.] [제목개정 2015.1.28.]

시행령

제24조(응급의료지원센터에 대한 응급의료기관등의 정보제공) ① 법 제28조 제1항의 규정에 따라 응급의료지원센터의 장이 응급의료기관의 장과 구급차등을 운용하는 자에게 요청할 수 있는 응급의료에 관한 정보는 다음과 같다. 〈개정 2015.7.24.〉

1. 중환자실 및 응급실의 인력·규모·시설·의료기구 및 장비
2. 구급차등의 편성·장비 및 운영인력
3. 응급실 근무자, 당직응급의료종사자, 응급실의 사용가능 병상수
4. 법 제11조에 따라 의료인이 응급환자의 이송을 결정하기 전에 응급의료지원센터의 장에게 다른 의료기관과의 협의를 요청한 경우 협의를 위하여 다른 의료기관에 제공할 환자의 주요증상, 활력징후, 검사결과 등에 관한 정보
5. 그 밖에 응급의료와 관련된 주요의료시설, 의료장비, 응급수술 가능질환, 응급환자의 수용 및 이송 현황 등에 대하여 응급의료지원센터의 장이 필요하다고 인정하여 요구하는 사항

② 법 제28조 제2항의 규정에 따라 응급의료기관의 장 또는 구급차등을 운용하는 자가 응급의료지원센터의 장으로부터 구급차등의 출동, 응급환자의 수용 및 다른 의료기관과의 협의 등 필요한 조치를 요청받은 경우에는 출동상황, 응급환자의 처리상황 및 그 처리결과를 응급의료지원센터의 장에게 통보하여야 한다.〈개정 2015.7.24.〉

③ 지방자치단체, 경찰관서, 소방관서 및 군부대의 장은 응급의료지원센터의 장으로부터 구급차등의 출동 등 응급의료를 위한 협조를 요청받아 이를 조치한 경우에는 구급차등의 출동상황, 인력 및 장비의 지원상황, 응급환자의 처리상황 및 그 처리결과를 응급의료지원센터의 장에게 통보하여야 한다.〈개정 2015.7.24.〉

④ 응급의료기관의 장과 구급차등을 운용하는 자는 제1항 및 제2항의 규정에 따라 응급의료지원센터에 제공한 정보의 변동사항이 있는 경우에는 즉시 그 사항을 응급의료지원센터에 통보하여야 한다.〈개정 2015.7.24.〉

[제목개정 2015.7.24.]

제29조(전문응급의료센터의 지정) ① 보건복지부장관은 소아환자, 화상환자 및 독극물중독환자 등에 대한 응급의료를 위하여 권역응급의료센터, 지역응급의료센터 중에서 분야별로 전문응급의료센터를 지정할 수 있다.〈개정 2015.1.28., 2021.12.21〉

② 전문응급의료센터 지정의 기준·방법 및 절차 등에 관하여 필요한 사항은 보건복지부령으로 정한다.

[전문개정 2011.8.4.]

시행규칙

제16조(전문응급의료센터의 지정기준·방법 및 절차) ① 법 제29조의 규정에 의한 분야별 전문응급의료센터의 지정기준은 **별표** 6과 같다.

② 전문응급의료센터로 지정을 받고자 하는 종합병원은 별지 제6호서식의 전문응급의료센터 지정신청서에 다음 각 호의 서류를 첨부하여 관할 시·도지사를 거쳐 보건복지부장관에게 제출하여야 한다.〈개정 2008.3.3., 2010.3.19.〉

1. 지정받고자 하는 전문분야의 응급의료시설 도면 1부
2. 지정받고자 하는 전문분야의 응급의료 시설·인력 및 장비 등의 현황 및 운영계획서 1부
3. 지정받고자 하는 전문분야의 응급의료서비스 수준의 향상을 위한 계획서 1부

③ 보건복지부장관은 분야별 전문응급의료센터를 지정한 경우에는 별지 제7호서식의 전문응급의료센터 지정서를 교부하여야 한다.〈개정 2008.3.3., 2010.3.19.〉

④ 보건복지부장관은 분야별 전문응급의료센터로 지정을 받고자 하는 자가 지정기준의 일부를 충족하지 못한 경우에는 일정기간내에 그 기준을 충족할 것을 조건으로 지정할 수 있다.〈개정 2008.3.3., 2010.3.19.〉

제30조(지역응급의료센터의 지정) ① 시・도지사는 응급의료에 관한 다음 각 호의 업무를 수행하게 하기 위하여 「의료법」 제3조의3에 따른 종합병원(이하 "종합병원"이라 한다) 중에서 지역응급의료센터를 지정할 수 있다.〈개정 2015.1.28., 2021.12.21〉

1. 응급환자의 진료
2. 제11조에 따라 응급환자에 대하여 적절한 응급의료를 할 수 없다고 판단한 경우 신속한 이송

② 지역응급의료센터의 지정 기준・방법・절차와 업무 등에 필요한 사항은 시・도의 응급의료 수요와 공급 등을 고려하여 보건복지부령으로 정한다.〈개정 2015.1.28.〉

[전문개정 2011.8.4.]

시행규칙

제17조(지역응급의료센터의 지정기준・방법 및 절차) ① 시・도지사는 법 제30조에 따라 지역응급의료센터를 지정하려는 경우에는 주민의 접근시간을 고려하여 적정한 분포가 이루어지도록 다음 각 호의 기준에 따라 지정해야 한다. 다만, 주민의 생활권, 의료자원의 분포 등 불가피한 사유로 기준을 초과하여 지역응급의료센터를 지정할 필요가 있는 경우에는 법 제13조의6 제1항에 따른 시・도응급의료위원회의 심의를 거쳐 이를 지정할 수 있다.〈개정 2020.12.16.〉

1. 특별시, 광역시 및 특별자치시 : 인구 100만명당 1개소
2. 도 및 특별자치도: 인구 50만명당 1개소

② 지역응급의료센터의 지정기준은 **별표 7**과 같다.

③ 지역응급의료센터로 지정을 받으려는 종합병원은 별지 제6호서식의 지역응급의료센터 지정신청서에 다음 각 호의 서류를 첨부하여 관할 시・도지사에게 제출해야 한다.〈개정 2020.12.16.〉

1. 응급의료시설의 도면 1부
2. 응급의료 시설・인력 및 장비 등의 현황 및 운영계획서 1부

④ 시・도지사는 지역응급의료센터를 지정한 경우에는 별지 제7호서식의 지역응급의료센터 지정서를 교부하여야 한다.

제30조의2(권역외상센터의 지정) ① 보건복지부장관은 외상환자의 응급의료에 관한 다음 각 호의 업무를 수행하게 하기 위하여 권역응급의료센터, 전문응급의료센터 및 지역응급의료센터 중 권역외상센터를 지정할 수 있다.〈개정 2013.6.4., 2015.1.28., 2021.12.21〉

1. 외상환자의 진료
2. 외상의료에 관한 연구 및 외상의료표준의 개발
3. 외상의료를 제공하는 의료인의 교육훈련
4. 대형 재해 등의 발생 시 응급의료 지원
5. 그 밖에 보건복지부장관이 정하는 외상의료 관련 업무

시행규칙

제17조의2(권역외상센터의 요건 및 지정기준 등) ① 보건복지부장관은 법 제30조의2에 따라 권역외상센터를 지정하려는 경우에는 시・도별로 1개소를 지정하는 것을 원칙으로 하되, 주민의 생활권, 외상환자의 발생 수 등을 고려하여 추가로 지정할 수 있다.〈개정 2021.7.7.〉

② 권역외상센터의 요건과 지정기준은 별표 7의2와 같다.

③ 권역외상센터로 지정을 받으려는 중앙응급의료센터, 권역응급의료센터, 전문응급의료센터 또는 지역응급의료센터

는 별지 제6호의2서식의 권역외상센터 지정신청서에 다음 각 호의 서류를 첨부하여 보건복지부장관에게 제출하여야 한다.〈개정 2014.5.1.〉
1. 권역외상센터시설의 도면 1부
2. 권역외상센터 시설·인력·장비 등의 현황 및 운영계획서 1부
3. 보건복지부장관이 정하는 기준에 따른 중증외상환자(이하 "중증외상환자"라 한다)의 이송체계 구축계획서 1부
4. 중증외상환자 진료수준의 향상을 위한 계획서 1부
④ 보건복지부장관은 권역외상센터로 지정을 받으려는 자가 별표 7의2의 요건과 지정기준 일부를 충족하지 못한 경우에는 일정기간 내에 그 요건과 지정기준을 충족할 것을 조건으로 지정할 수 있다.〈신설 2021.8.10.〉
⑤ 보건복지부장관은 권역외상센터를 지정한 경우에는 별지 제7호의2서식의 권역외상센터 지정서를 발급하여야 한다. 〈개정 2021.8.10.〉
[본조신설 2012.11.15.]

② 권역외상센터는 외상환자에 대한 효과적인 응급의료 제공을 위하여 다음 각 호의 요건을 갖추어야 한다. 이 경우 각 호에 따른 구체적인 요건은 보건복지부령으로 정한다.
1. 외상환자 전용 중환자 병상 및 일반 병상
2. 외상환자 전용 수술실 및 치료실
3. 외상환자 전담 전문의
4. 외상환자 전용 영상진단장비 및 치료장비
5. 그 밖에 외상환자 진료에 필요한 인력·시설·장비
③ 그 밖에 권역외상센터 지정의 기준·방법 및 절차 등에 관한 구체적인 사항은 보건복지부령으로 정한다.
[본조신설 2012.5.14.]

제30조의3(지역외상센터의 지정) ① 시·도지사는 관할 지역의 주민에게 적정한 외상의료를 제공하기 위하여 응급의료기관 중 지역외상센터를 지정할 수 있다.〈개정 2013.6.4.〉
② 지역외상센터 지정의 기준·방법 및 절차 등에 관한 구체적인 사항은 보건복지부령으로 정한다.
[본조신설 2012.5.14.]

제30조의4(권역외상센터 및 지역외상센터에 대한 지원) 국가 및 지방자치단체는 중증 외상으로 인한 사망률을 낮추고 효과적인 외상의료체계를 구축하기 위하여 권역외상센터 및 지역외상센터에 대한 행정적·재정적 지원을 실시할 수 있다.
[본조신설 2012.5.14.]

제30조의5(정신질환자응급의료센터의 지정 등) ① 보건복지부장관은 정신질환자(「정신건강증진 및 정신질환자 복지서비스 지원에 관한 법률」 제3조제1호에 따른 정신질환자를 말한다. 이하 같다)에 대한 응급의료를 위하여 응급의료기관 중 정신질환자응급의료센터를 지정할 수 있다.
② 정신질환자응급의료센터의 지정 기준·방법 및 절차 등에 관한 구체적인 사항은 보건복지부령으로 정한다.
[본조신설 2019.8.27.]

시행규칙

제17조의3(정신질환자응급의료센터의 지정 기준·방법 및 절차) ① 법 제30조의5 제1항에 따른 정신질환자응급의료센터(이하 "정신질환자응급의료센터"라 한다)의 지정 기준은 별표 7의3과 같다.
② 정신질환자응급의료센터의 지정을 받으려는 응급의료기관의 장은 별지 제6호서식의 정신질환자응급의료센터 지정신청서에 다음 각 호의 서류를 첨부하여 관할 시·도지사를 거쳐 보건복지부장관에게 제출해야 한다.
1. 응급의료시설의 도면 1부
2. 응급의료 시설·인력 및 장비 등의 현황 및 운영계획서 1부

③ 보건복지부장관은 정신질환자응급의료센터를 지정한 경우에는 별지 제7호서식의 정신질환자응급의료센터 지정서를 발급해야 한다.
[본조신설 2020.2.28.]

제31조(지역응급의료기관의 지정) ① 시장·군수·구청장은 응급의료에 관한 다음 각 호의 업무를 수행하게 하기 위하여 종합병원 중에서 지역응급의료기관을 지정할 수 있다. 다만, 시·군의 경우에는 「의료법」 제3조 제2항 제3호 가목의 병원 중에서 지정할 수 있다.
1. 응급환자의 진료
2. 제11조에 따라 응급환자에 대하여 적절한 응급의료를 할 수 없다고 판단한 경우 신속한 이송
② 지역응급의료기관의 지정 기준·방법·절차와 업무 등에 필요한 사항은 시·군·구의 응급의료 수요와 공급 등을 고려하여 보건복지부령으로 정한다.
[전문개정 2015.1.28.]

시행규칙

제18조(지역응급의료기관의 지정기준·방법 및 절차) ① 법 제31조 제2항에 따른 지역응급의료기관의 지정기준은 **별표 8**과 같다.〈개정 2020.12.16.〉
② 지역응급의료기관으로 지정받으려는 종합병원 또는 병원의 장은 별지 제6호서식의 지역응급의료기관 지정신청서에 다음 각 호의 서류를 첨부하여 관할 시장·군수·구청장(자치구의 구청장을 말한다. 이하 같다)에게 제출해야 한다.〈개정 2020.12.16.〉
1. 응급의료시설의 도면 1부
2. 응급의료 시설·인력 및 장비 등의 현황 및 운영계획서 1부
③ 시장·군수·구청장은 지역응급의료기관을 지정한 경우에는 별지 제7호서식의 지역응급의료기관 지정서를 교부하여야 한다.

제31조의2(응급의료기관의 운영) 응급의료기관은 응급환자를 24시간 진료할 수 있도록 응급의료기관의 지정기준에 따라 시설, 인력 및 장비 등을 유지하여 운영하여야 한다.〈개정 2019.12.3.〉
② 제1항에 따른 인력 및 장비에는 보안인력과 보안장비가 포함되어야 한다.〈신설 2019.12.3.〉
③ 제2항에 따른 보안인력 및 보안장비에 관한 세부적인 사항은 보건복지부령으로 정한다.〈신설 2019.12.3.〉
[전문개정 2011.8.4.]
④ 제1항에도 불구하고 자연재해, 감염병 유행 등 「재난 및 안전관리 기본법」 제3조 제1호에 따른 재난 및 이에 준하는 상황으로 인하여 응급의료기관의 지정기준에 따라 시설, 인력 및 장비 등을 유지하여 운영하기 어려운 경우에는 보건복지부장관이 정하는 절차에 따라 그 예외를 인정할 수 있다.〈신설 2021.3.23.〉

제31조의3(응급의료기관의 재지정) ① 보건복지부장관 및 시·도지사, 시장·군수·구청장은 3년마다 해당 지정권자가 지정한 모든 응급의료기관을 대상으로 다음 각 호의 사항을 반영하여 재지정하거나 지정을 취소할 수 있다. 다만, 제1호를 충족하지 못한 경우에는 지정을 취소하여야 한다.
1. 제31조의2에 따른 지정기준의 준수
2. 제17조에 따른 응급의료기관의 평가 결과
3. 그 밖에 보건복지부령으로 정하는 사항
② 응급의료기관의 재지정 절차 및 방법 등은 보건복지부령으로 정한다.
[본조신설 2015.1.28.]

시행규칙

제18조의2(응급의료기관의 재지정 절차 및 방법 등) ① 보건복지부장관 및 시·도지사, 시장·군수·구청장은 법 제

31조의3 제1항에 따라 응급의료기관을 재지정하려는 경우에는 재지정 예정일 6개월 전에 다음 각 호의 사항을 포함하여 응급의료기관 재지정 계획을 공고하여야 한다.
1. 재지정 대상 응급의료기관
2. 재지정 신청 절차
3. 재지정 심사의 기준 및 절차
4. 그 밖에 재지정에 필요한 사항
② 응급의료기관의 재지정은 3년마다 같은 해에 시행하며, 재지정 이후에 응급의료기관의 종류가 변경되는 사항을 고려하여 모든 응급의료기관의 재지정일은 같은 날로 정한다.
③ 제1항의 응급의료기관 재지정 계획에 따른 심사 및 결정은 중앙응급의료센터 및 권역응급의료센터, 지역응급의료센터, 지역응급의료기관의 순서로 실시한다.
④ 그 밖에 응급의료기관의 재지정 기준·방법 및 절차에 관하여는 제12조, 제13조, 제16조, 제17조, 제17조의3 및 제18조의 응급의료기관의 지정 기준·방법 및 절차에 관한 사항을 준용한다. 이 경우 "지정"은 "재지정"으로 본다. 〈개정 2020.2.28.〉
⑤ 보건복지부장관 및 시·도지사, 시장·군수·구청장은 응급의료기관 재지정 심사에 필요한 자료 수집과 사실 조사 등을 관계 전문기관에 의뢰하여 실시할 수 있다.
⑥ 법 제31조의3 제1항 제3호에서 "보건복지부령으로 정하는 사항"이란 응급의료기관이 거짓이나 그 밖의 부정한 방법으로 법 제17조에 따른 평가를 방해하는 행위를 하였는지에 관한 사항을 말한다.
[본조신설 2015.8.19.]

제31조의4(환자의 중증도 분류 및 감염병 의심환자 등의 선별) ① 응급의료기관의 장 및 구급차등의 운용자는 응급환자 등에 대한 신속하고 적절한 이송·진료와 응급실의 감염예방을 위하여 보건복지부령으로 정하는 바에 따라 응급환자 등의 중증도를 분류하고 감염병 의심환자 등을 선별하여야 한다.
② 응급의료기관의 장은 제1항에 따라 선별된 감염병 의심환자 등을 격리 진료할 수 있도록 시설 등을 확보하여야 한다.
③ 구급차등의 운용자는 환자의 이송 시 응급환자의 중증도와 전반적인 환자의 상태, 제13조의3제2항제2호에 따라 마련된 지역응급의료 이송체계 등을 종합적으로 고려하여 이송하여야 한다. 〈개정 2021.12.21.〉
④ 제26조에 따라 지정된 권역응급의료센터의 장은 중증응급환자 중심의 진료를 위하여 제1항에 따른 응급환자 등의 중증도 분류 결과 경증에 해당하는 응급환자를 다른 응급의료기관에 이송할 수 있다. 이 경우 관련 절차는 제7조제2항을 준용한다. 〈신설 2021.12.21.〉
⑤ 제1항의 분류·선별기준 및 제2항의 격리 시설 기준 등에 관한 사항은 보건복지부령으로 정한다. 〈신설 2021.12.21.〉
[본조신설 2016.12.2.]

시행규칙

제18조의3(응급환자의 중증도 분류 등) ① 응급의료기관의 장은 법 제31조의4 제1항에 따라 응급실의 입구에 환자분류소를 설치하여 보건복지부장관이 정하는 교육을 이수한 의사, 간호사 또는 1급 응급구조사가 응급환자 등의 중증도를 분류하고, 감염병 의심환자 등을 선별하도록 해야 한다. 〈개정 2020.12.16.〉
② 제1항에 따라 응급환자 등의 중증도를 분류하거나 감염병 의심환자 등을 선별할 때에는 환자의 주요증상, 활력징후(호흡, 맥박, 혈압, 체온), 의식 수준, 손상 기전, 통증 등을 고려해야 하며 그 세부적인 기준·방법 및 절차 등은 보건복지부장관이 고시하는 한국 응급환자 중증도 분류기준에 따른다. 〈개정 2020.12.16.〉
[본조신설 2015.12.18.] [제목개정 2020.12.16.]

제31조의5(응급실 출입 제한) ① 응급환자의 신속한 진료와 응급실 감염예방 등을 위하여 다음 각 호의 어느 하나에 해당하는 사람 외에는 응급실에 출입하여서는 아니 된다.
1. 응급실 환자

2. 응급의료종사자(이에 준하는 사람을 포함한다)
3. 응급실 환자의 보호자로서 진료의 보조에 필요한 사람

② 응급의료기관의 장은 제1항에 따라 응급실 출입이 제한된 사람이 응급실에 출입할 수 없도록 관리하여야 하고, 응급실에 출입하는 사람의 성명 등을 기록·관리하여야 한다.

③ 제1항의 응급실 출입기준 및 제2항의 출입자의 명단 기록·관리에 필요한 사항은 보건복지부령으로 정한다.

④ 제1항에도 불구하고 보건복지부장관, 시·도지사 또는 시장·군수·구청장은 제17조에 따른 응급의료기관 평가, 제31조의3에 따른 재지정 심사 등을 위하여 응급의료기관에 대한 지도·감독이 필요하다고 인정하는 경우 소속 공무원 및 관계 전문가로 하여금 응급실을 출입하도록 할 수 있다.〈신설 2021.12.21.〉

⑤ 제4항에 따라 응급실을 출입하는 자는 그 권한을 표시하는 증표를 지니고 이를 관계인에게 보여주어야 한다. 〈신설 2021.12.21.〉

[본조신설 2016.12.2.]

시행규칙

제18조의4(응급실 출입 제한) ① 법 제31조의5 제1항 제3호에 따라 응급의료기관의 장이 응급실 출입을 허용할 수 있는 환자의 보호자는 1명으로 한다. 다만, 다음 각 호의 경우에는 2명으로 할 수 있다.〈개정 2019.9.27.〉
1. 소아, 장애인, 술 취한 사람 또는 정신질환자의 진료 보조를 위하여 필요한 경우
2. 그 밖에 진료 보조를 위하여 응급의료기관의 장이 필요하다고 인정하는 경우

② 응급실 환자의 보호자로서 다음 각 호의 어느 하나에 해당하는 사람은 응급실에 출입하여서는 아니 된다.〈개정 2019.9.27.〉
1. 발열·기침 등 감염병의 의심 증상이 있는 사람
2. 응급의료종사자에게 위해를 끼치거나 끼칠 위험이 있는 사람
3. 술 취한 사람, 폭력행위자 등 다른 환자의 진료에 방해가 될 수 있는 사람
4. 그 밖에 응급의료기관의 장이 응급환자의 신속한 진료와 응급실 감염예방 등을 위하여 출입을 제한할 필요가 있다고 인정하는 사람

③ 응급의료기관의 장은 법 제31조의5 제1항 제3호에 따라 응급실에 출입하는 사람에게 출입증을 교부하여야 한다.

④ 응급의료기관의 장은 제1항에 따라 응급실에 출입하는 사람의 성명, 환자와의 관계, 입실·퇴실 일시, 연락처, 발열·기침 여부 등을 기록(전자문서로 된 기록을 포함한다)·관리하고, 1년간 보존하여야 한다.

⑤ 응급의료기관의 장은 응급실 출입 제한에 관한 세부 사항을 응급실 입구 등에 게시하여야 한다.

[본조신설 2017.12.1.]

제32조(비상진료체계) ① 응급의료기관은 공휴일과 야간에 당직응급의료종사자를 두고 응급환자를 언제든지 진료할 준비체계(이하 "비상진료체계"라 한다)를 갖추어야 한다.

② 응급의료기관의 장으로부터 비상진료체계의 유지를 위한 근무명령을 받은 응급의료종사자는 이를 성실히 이행하여야 한다.

③ 응급의료기관의 장은 제1항에 따른 당직응급의료종사자로서 제31조의2에 따른 인력기준을 유지하는 것과는 별도로 보건복지부령으로 정하는 바에 따라 당직전문의 또는 당직전문의를 갈음할 수 있는 당직의사(이하 "당직전문의등"이라 한다)를 두어야 한다.

④ 응급의료기관의 장은 제31조의2에 따라 응급실에 근무하는 의사가 요청하는 경우 다음 각 호의 어느 하나에 해당하는 자가 응급환자를 직접 진료하게 하여야 한다.
1. 당직전문의등
2. 해당 응급환자의 진료에 적합한 자로서 보건복지부령에 따라 당직전문의등과 동등한 자격을 갖춘 것으로 인정되는 자

⑤ 비상진료체계에 관하여 필요한 사항은 보건복지부령으로 정한다.

[전문개정 2011.8.4.]

시행규칙

제19조(비상진료체계) ① 법 제32조 제3항에 따라 응급의료기관의 장은 다음 각 호의 구분에 따른 당직전문의를 두어야 한다. 다만, 권역응급의료센터가 아닌 응급의료기관이 해당 진료과목을 설치·운영하지 않는 경우에는 그 진료과목의 당직전문의를 두지 않을 수 있다.〈개정 2013.2.28., 2015.12.18., 2022.11.22.〉

1. 권역응급의료센터 : 내과·외과·산부인과·소아청소년과·정형외과·신경외과·심장혈관흉부외과·마취통증의학과·신경과 및 영상의학과 전문의 각 1명 이상
2. 지역응급의료센터 : 내과·외과·산부인과·소아청소년과 및 마취통증의학과 전문의 각 1명 이상
3. 지역응급의료기관 : 내과계열 및 외과계열 전문의 각 1명 이상

② 법 제32조 제4항 제2호에 따른 당직전문의등과 동등한 자격을 갖춘 것으로 인정되는 자는 제1항 각 호의 진료과목별 전문의 중 당직전문의가 아닌 전문의로 한다.〈개정 2013.2.28.〉

③ 응급의료기관의 장은 제1항에 따른 당직전문의의 명단을 환자 및 환자의 보호자가 쉽게 볼 수 있도록 응급실 내부에 게시하여야 하며, 인터넷 홈페이지를 운영하는 경우에는 제1항에 따라 당직전문의를 둔 진료과목을 인터넷 홈페이지에 따로 표시하여야 한다.

[전문개정 2012.8.3.]

제33조(예비병상의 확보) ① 응급의료기관은 응급환자를 위한 예비병상을 확보하여야 하며 예비병상을 응급환자가 아닌 사람이 사용하게 하여서는 아니 된다.

② 예비병상의 확보 및 유지에 필요한 사항은 보건복지부령으로 정한다.

[전문개정 2011.8.4.]

시행규칙

제20조(예비병상의 확보 및 유지) ① 응급의료기관이 법 제33조의 규정에 따라 확보하여야 하는 예비병상의 수는 「의료법」 제33조 제4항에 따라 허가받은 병상 수의 100분의 1 이상(병·의원의 경우에는 1병상 이상)으로 한다.〈개정 2008.4.11.〉

② 응급의료기관은 응급실을 전담하는 의사(이하 "전담의사"라 한다)가 입원을 의뢰한 응급환자에 한하여 제1항에 따른 예비병상을 사용하게 해야 한다. 다만, 최근의 응급환자발생상황과 다음 날의 예비병상 확보가능성 등을 고려하여 매일 오후 10시 이후에는 응급실에 있는 응급환자 중 입원 등의 필요성이 더 많이 요구되는 환자의 순으로 예비병상을 사용하도록 할 수 있다.〈개정 2021.7.7.〉

제33조의2(응급실 체류 제한) ① 응급의료기관의 장은 환자의 응급실 체류시간을 최소화하고 입원진료가 필요한 응급환자는 신속하게 입원되도록 조치하여야 한다.

② 권역응급의료센터 및 지역응급의료센터의 장은 24시간을 초과하여 응급실에 체류하는 환자의 비율을 보건복지부령으로 정하는 기준 미만으로 유지하여야 한다.

[본조신설 2016.12.2.]

시행규칙

제20조의2(응급실 체류 제한) 법 제33조의2 제2항에서 "보건복지부령으로 정하는 기준"이란 연 100분의 5를 말한다.

[본조신설 2017.12.1.]

제34조(당직의료기관의 지정) 보건복지부장관, 시·도지사 또는 시장·군수·구청장은 공휴일 또는 야간이나 그 밖에 응급환자 진료에 지장을 줄 우려가 있다고 인정할 만한 이유가 있는 경우에는 응급환자에 대한 응급의료를 위하여 보건복지부령으로 정하는 바에 따라 의료기관의 종류별·진료과목별 및 진료기간별로 당직의료기관을 지정하고 이들로 하여금 응급의료를 하게 할 수 있다.

[전문개정 2011.8.4.]

시행규칙

제21조(당직의료기관의 지정) ① 법 제34조의 규정에 의한 당직의료기관의 지정대상은 응급의료기관을 제외한 의료기관으로 한다.

② 보건복지부장관, 시·도지사 또는 시장·군수·구청장은 당직의료기관을 지정하고자 하는 경우에는 다음 각호의 구분에 따라 시·군·구(자치구를 말한다. 이하 같다)별로 의료기관의 신청을 받아 지정하여야 한다.〈개정 2008.3.3., 2010.3.19.〉

1. 시장·군수·구청장이 지정하는 경우
   재해 또는 사고 그 밖에 불가피한 사유로 관할 구역에서 응급환자의 진료에 지장을 발생할 우려가 있는 경우
2. 시·도지사가 지정하는 경우
   가. 당직의료기관을 지정하여야 하는 지역이 관할 시·도의 전체 지역이거나 2 이상의 시·군·구에 해당하는 경우
   나. 의료기관의 분포 등을 고려하여 시·군·구별로 지정하여 운영하는 것이 불합리하다고 판단하여 당직의료권역을 정한 경우
   다. 시장·군수·구청장이 지정한 당직의료기관이 충분하지 아니하다고 인정되는 경우
3. 보건복지부장관이 지정하는 경우
   가. 당직의료기관을 지정하여야 하는 범위가 전국 또는 2 이상의 시·도에 해당하는 경우
   나. 의료기관의 분포 등을 고려하여 시·도별로 지정하여 운영하는 것이 불합리하다고 판단하여 당직의료권역을 정한 경우
   다. 시·도지사가 지정한 당직의료기관이 충분하지 아니하다고 인정되는 경우

③ 보건복지부장관, 시·도지사 또는 시장·군수·구청장은 제2항의 규정에 따라 당직의료기관을 지정함에 있어 지정신청을 한 의료기관이 충분하지 아니한 경우에는 지정신청을 한 의료기관외의 의료기관을 당직의료기관으로 직접 지정할 수 있다.〈개정 2008.3.3., 2010.3.19.〉

④ 보건복지부장관, 시·도지사 또는 시장·군수·구청장이 제2항의 규정에 따라 당직의료기관을 지정하는 때에는 당직 근무개시일 전에 미리 해당 의료기관에 지정사실을 통보하여야 한다.〈개정 2008.3.3., 2010.3.19.〉

제35조(응급의료기관의 지정 취소 등) ① 응급의료기관 및 권역외상센터, 지역외상센터가 다음 각 호의 어느 하나에 해당하는 경우에는 보건복지부장관 시·도지사 또는 시장·군수·구청장 중 해당 지정권자가 그 지정을 취소할 수 있다.〈개정 2012.5.14., 2016.12.2.〉

1. 지정기준에 미달한 경우
2. 이 법에 따른 업무를 수행하지 아니한 경우
3. 이 법 또는 이 법에 따른 처분이나 명령을 위반한 경우

② 보건복지부장관, 시·도지사 또는 시장·군수·구청장은 응급의료기관 및 권역외상센터, 지역외상센터가 제1항 각 호의 어느 하나에 해당하는 경우에는 일정한 기간을 정하여 위반한 사항을 시정하도록 명하여야 한다.〈신설 2016.12.2.〉

③ 보건복지부장관, 시·도지사 또는 시장·군수·구청장은 제2항의 시정명령을 한 경우 명령의 성실한 이행을 위하여 명령이 이행될 때까지 제16조 제1항, 제17조 제4항 및 제30조의4에 따른 재정 지원의 전부 또는 일부를 중단할 수 있다.〈신설 2016.12.2.〉

④ 보건복지부장관은 응급의료기관 및 권역외상센터, 지역외상센터가 제2항에 따른 시정명령을 이행하지 아니한 경우 일정한 기간을 정하여 제23조에 따른 응급의료수가를 차감할 수 있다.〈신설 2016.12.2.〉

[전문개정 2011.8.4.] [제목개정 2016.12.2.]

시행규칙

제22조(응급의료기관의 지정취소 등에 따른 조치사항) 법 제31조의3 또는 제35조에 따라 응급의료기관의 재지정을 받지 못하거나 지정취소처분을 받은 의료기관은 응급의료기관임을 나타내는 표시 등을 제거하여야 하며, 교부받은

른 선박국적증서(선박의 경우에 한정한다)를 확인해야 한다. 다만, 통보 또는 신고하려는 자가 확인에 동의하지 않는 경우에는 그 서류를 첨부하도록 해야 한다. 〈신설 2019.12.31.〉

③ 제1항에 따른 통보 또는 신고를 받은 시장·군수·구청장은 구급차등이 법 제46조, 제46조의2, 제46조의3 및 제47조에 따른 기준 등에 적합한 경우에는 통보 또는 신고일부터 7일 이내에 다음 각 호의 구분에 따라 조치하고, 적합하지 않은 경우에는 그 사실을 통보 또는 신고한 자에게 지체 없이 통지해야 한다. 〈개정 2017.12.1., 2019.9.27., 2019.12.31.〉

1. 통보의 경우: 별지 제15호의6서식의 부착용 통보확인증 발급
2. 신고의 경우: 별지 제15호의7서식의 구급차등 운용 신고확인증(이하 "신고확인증"이라 한다) 및 별지 제15호의8서식의 부착용 신고확인증 발급

④ 법 제44조의2 제1항 후단 및 제2항 후단에서 "보건복지부령으로 정하는 중요 사항"이란 다음 각 호의 사항을 말한다. 〈개정 2019.12.31.〉

1. 구급차등의 사용본거지 또는 등록지 변경
2. 구급차등의 소유자 변경
3. 구급차 구분의 변경
4. 삭제 〈2017.12.1.〉

⑤ 구급차등의 운용자는 제3항 각 호의 어느 하나에 해당하는 경우에는 그 사실이 발생한 날부터 10일 이내에 별지 제15호의9서식의 구급차등 운용 변경 통보(신고)서에 다음 각 호의 서류를 첨부하여 시장·군수·구청장에게 변경 통보 또는 신고해야 한다. 다만, 제3항 제1호의 경우에는 변경된 시장·군수·구청장에게 변경 통보 또는 신고해야 하고, 변경 통보 또는 신고를 받은 시장·군수·구청장은 지체 없이 변경 전의 시장·군수·구청장에게 그 사실을 통보해야 한다. 〈개정 2019.9.27., 2019.12.31.〉

1. 신고확인증 1부(변경 신고에 한정한다)
2. 「항공안전법」 제12조에 따른 항공기 등록증명서 1부(항공기의 경우에 한정한다)

⑥ 제5항에 따른 통보 또는 신고를 받은 시장·군수·구청장은 「전자정부법」 제36조제1항에 따른 행정정보의 공동이용을 통하여 「자동차관리법」 제7조에 따른 자동차등록원부(자동차의 경우에 한정한다) 또는 「선박법」 제8조에 따른 선박국적증서(선박의 경우에 한정한다)를 확인해야 한다. 다만, 통보 또는 신고하려는 자가 확인에 동의하지 않는 경우에는 그 서류를 첨부하도록 해야 한다. 〈신설 2019.12.31.〉

⑦ 제5항에 따른 통보 또는 신고를 받은 시장·군수·구청장은 부착용 통보확인증이나 신고확인증 및 부착용 신고확인증에 변경사항을 기재하여 구급차등의 운용자에게 발급해야 한다. 〈개정 2019.9.27., 2019.12.31.〉

⑧ 구급차등의 운용자는 부착용 통보확인증 또는 부착용 신고확인증을 구급차등의 앞면에 부착하여야 한다. 〈개정 2019.9.27., 2019.12.31.〉

⑨ 부착용 통보확인증이나 신고확인증 및 부착용 신고확인증을 재발급 받으려는 자는 별지 제15호의10서식의 재발급 신청서에 다음 각 호의 서류를 첨부하여 시장·군수·구청장에게 제출하여야 한다. 〈개정 2019.9.27., 2019.12.31.〉

1. 헐어 못쓰게 된 경우에는 그 부착용 통보확인증, 신고확인증 또는 부착용 신고확인증
2. 잃어버린 경우에는 그 사유서

⑩ 시장·군수·구청장은 구급차등 운용신고 등에 관한 사항을 별지 제15호의12서식의 구급차등 관리대장에 기록·관리하고, 매년 1월 31까지 시·도지사를 거쳐 보건복지부장관에게 그 관리대장을 제출해야 한다. 〈개정 2019.12.31.〉

[본조신설 2014.5.1.]

제44조의3(구급차등의 말소신고 등) ① 제44조 제1항 제1호의 구급차등 운용자는 구급차등이 다음 각 호의 어느 하나에 해당하는 경우에는 보건복지부령으로 정하는 바에 따라 시장·군수·구청장에게 구급차등의 말소 통보를 하여야 한다.

1. 「자동차관리법」 제13조, 「항공안전법」 제15조 등 관계 법령에 따라 구급차등의 등록이 말소된 경우
2. 제46조의2에 따른 운행연한 또는 운행거리가 초과된 경우

② 제44조 제1항 제2호부터 제5호까지의 구급차등 운용자는 구급차등이 제1항 각 호의 어느 하나에 해당하는 경우에는 보건복지부령으로 정하는 바에 따라 시장·군수·구청장에게 구급차등의 말소 신고를 하여야 한다.

③ 시장·군수·구청장은 제1항 및 제2항에 따라 말소 통보 또는 신고를 하여야 하는 자가 말소 통보 또는 신고를 하지 아니할 경우 직권으로 말소할 수 있다.

[본조신설 2016.12.2.]

제44조의4(구급차등의 운용자의 명의이용 금지) 제44조 제1항 제2호부터 제5호까지의 구급차등 운용자는 자기 명의로 다른 사람에게 구급차등을 운용하게 할 수 없다.[본조신설 2021.3.23.]

시행규칙

제36조의3(구급차등의 말소 통보 또는 신고) ① 구급차등의 운용자는 법 제44조의3 제1항 각 호의 어느 하나에 해당하는 사실이 발생한 날부터 10일 이내에 별지 제15호의11서식의 구급차등의 운용 말소 통보(신고)서에 다음 각 호의 서류를 첨부하여 시장·군수·구청장에게 제출하여야 한다.〈개정 2019.9.27.〉

1. 통보(신고)확인증, 부착용 통보(신고)확인증
2. 「자동차등록규칙」 제4조에 따른 자동차등록증 사본, 「선박법 시행규칙」 제23조에 따른 선박등록 말소확인서 또는 「항공기등록규칙」 제2조에 따른 항공기 등록원부 중 해당하는 서류 1부

② 시장·군수·구청장은 구급차등의 말소 통보 또는 신고에 관한 사항을 별지 제15호의12서식의 구급차등 관리대장에 기록·관리하고, 매년 1월 31일까지 시·도지사를 거쳐 보건복지부장관에게 그 관리대장의 사본을 제출하여야 한다.

[본조신설 2017.12.1.]

제45조(다른 용도에의 사용 금지) ① 구급차등은 다음 각 호의 용도 외에는 사용할 수 없다.

1. 응급환자 이송
2. 응급의료를 위한 혈액, 진단용 검사대상물 및 진료용 장비 등의 운반
3. 응급의료를 위한 응급의료종사자의 운송
4. 사고 등으로 현장에서 사망하거나 진료를 받다가 사망한 사람을 의료기관 등에 이송
5. 그 밖에 보건복지부령으로 정하는 용도

시행규칙

제37조(구급차등의 용도) 법 제45조 제1항 제5호에서 "보건복지부령으로 정하는 용도"란 다음 각호의 용도를 말한다. 〈개정 2008.3.3., 2010.3.19., 2014.5.1., 2019.12.31.〉

1. 「지역보건법」 제2조 제1호에 따른 지역보건의료기관에서 행하는 보건사업의 수행에 필요한 업무
2. 구급차등의 이용이 불가피한 척추장애환자 또는 거동이 불편한 환자의 이송
3. 다수인이 모이는 행사 등에서 발생되는 응급환자 이송을 위한 대기

② 시·도지사 또는 시장·군수·구청장은 제1항 또는 제44조의2 제2항을 위반한 구급차등의 운용자에 대하여는 그 운용의 정지를 명하거나 구급차등의 등록기관의 장에게 해당 구급차등의 말소등록을 요청할 수 있다. 이 경우 말소등록을 요청받은 등록기관의 장은 해당 구급차등에 대한 등록을 말소하여야 한다.〈개정 2013.6.4.〉

③ 시·도지사 또는 시장·군수·구청장은 관할 구역에서 운용되는 구급차의 제1항에 따른 용도 외의 사용 여부를 확인하기 위하여 필요한 경우 시·도경찰청장 또는 경찰서장에게 구급차의 교통법규 위반사항 확인을 요청할 수 있다. 이 경우 요청을 받은 시·도경찰청장 또는 경찰서장은 정당한 사유가 없으면 이에 따라야 한다.〈신설 2017.4.18., 2020.12.22.〉

[전문개정 2011.8.4.]

제46조(구급차등의 기준) ① 구급차등은 환자이송 및 응급의료를 하는 데에 적합하게 설계·제작되어야 한다.

② 구급차의 형태, 표시, 내부장치 등에 관한 기준은 보건복지부와 국토교통부의 공동부령으로 정한다.〈개정 2013.3.23., 2015.1.28., 2016.12.2.〉

[전문개정 2011.8.4.]

시행규칙

제38조(구급차등의 장비 및 관리 등) ① 법 제46조의 규정에 의한 구급자동차는 위급의 정도가 중한 응급환자의 이송에 적합하도록 제작된 구급차(이하 "특수구급차"라 한다)와 위급의 정도가 중하지 아니한 응급환자의 이송에 주로 사용되는 구급차(이하 "일반구급차"라 한다)로 구분한다.

② 법 제46조의3 제1항에 따른 응급의료 전용헬기의 장비·의약품·환자인계점 관리 등에 관한 기준은 별표 15의2와 같다.〈신설 2017.12.1.〉

③ 법 제47조 제1항의 규정에 따라 구급차등에 갖추어야 하는 의료장비·구급의약품 및 통신장비의 기준은 별표 16과 같다.〈개정 2017.12.1.〉

④ 법 제47조 제2항 및 제4항에 따라 구급차 장착 장비의 기준과 장비장착에 따른 정보 수집·보관·제출 방법 및 동의 절차에 관한 사항은 별표 16의2와 같다.〈신설 2015.8.19., 2017.12.1.〉

⑤ 법 제47조 제3항에 따라 구급차등에 갖추어야 하는 의료장비·구급의약품·통신장비 등의 관리 및 필요한 조치와 구급차등에 관한 관리기준은 별표 17과 같다.〈개정 2015.8.19., 2017.12.1., 2021.9.24.〉

[제목개정 2015.8.19.]

제46조의2(구급차 운행연한) ① 구급차는 보건복지부와 국토교통부의 공동부령으로 정하는 운행연한 및 운행거리를 초과하여 운행하지 못한다. 다만, 시장·군수·구청장은 관할 구역 내 구급차의 운행여건 등을 고려하여 보건복지부와 국토교통부의 공동부령으로 정하는 안전성 요건이 충족되는 경우에는 2년의 범위에서 운행연한을 연장할 수 있다.

② 시장·군수·구청장은 구급차의 제작·조립이 중단되거나 출고가 지연되는 등 부득이한 사유로 구급차의 수급이 현저히 곤란하다고 인정되는 때에는 보건복지부와 국토교통부의 공동부령으로 정하는 안전성 요건이 충족되는 경우 6개월의 범위에서 제1항에 따른 운행연한을 초과하여 운행하게 할 수 있다.

[본조신설 2016.12.2.]

제46조의3(응급의료 전용헬기) ① 보건복지부장관 또는 시·도지사는 응급의료 취약지역 응급환자의 신속한 이송 및 응급처치 등을 위하여 응급환자 항공이송을 전담하는 헬리콥터(이하 "응급의료 전용헬기"라 한다)를 운용할 수 있다.

② 보건복지부장관 또는 시·도지사는 응급의료 전용헬기의 환자인계점에 누구든지 쉽게 인식할 수 있도록 해당 인계점이 응급환자 이송을 위하여 사용된다는 사실과 환자인계점에서 제한되는 행위 등을 알리는 안내표지를 설치할 수 있다.〈신설 2018.12.11.〉

③ 응급의료 전용헬기의 장비·의약품·환자인계점 관리 등에 필요한 사항은 보건복지부령으로 정한다.〈개정 2018. 12.11.〉

[본조신설 2016.12.2.]

제47조(구급차등의 장비) ① 구급차등에는 응급환자에게 응급처치를 할 수 있도록 의료장비 및 구급의약품 등을 갖추어야 하며, 구급차등이 속한 기관·의료기관 및 응급의료지원센터와 통화할 수 있는 통신장비를 갖추어야 한다. 이 경우 구급의약품의 적정상태를 유지하기 위하여 필요한 조치를 시행하여야 한다.〈개정 2015.1.28., 2021.3.23.〉

② 구급차에는 응급환자의 이송 상황과 이송 중 응급처치의 내용을 파악하기 위하여 보건복지부령으로 정하는 기준에 적합한 다음 각 호의 장비를 장착하여야 한다. 이 경우 보건복지부령으로 정하는 바에 따라 장비 장착에 따른 정보를 수집·보관하여야 하며, 보건복지부장관이 해당 정보의 제출을 요구하는 때에는 이에 따라야 한다. 〈신설 2015.1.28.〉

1. 구급차 운행기록장치 및 영상기록장치(차량 속도, 위치정보 등 구급차의 운행과 관련된 정보를 저장하고 충돌 등 사고발생 시 사고 상황을 영상 등으로 저장하는 기능을 갖춘 장치를 말한다)
2. 구급차 요금미터장치(거리를 측정하여 이를 금액으로 표시하는 장치를 말하며, 보건복지부령으로 정하는 구급

차에 한정한다)

3. 「개인정보 보호법」 제2조 제7호에 따른 영상정보처리기기

③ 제1항에 따라 갖추어야 하는 의료장비·구급의약품 및 통신장비 등의 관리와 필요한 조치, 구급차등의 관리 및 제2항에 따른 장비의 장착·관리 등에 필요한 사항은 보건복지부령으로 정한다.〈개정 2015.1.28., 2021.3.23.〉

④ 제2항 제3호에 따른 장비는 보건복지부령으로 정하는 구급차 이용자 등의 동의 절차를 거쳐 개인영상정보를 수집하도록 하고, 이 법에서 정한 것 외에 영상정보처리기기의 설치 등에 관한 사항은 「개인정보 보호법」에 따른다.〈신설 2015.1.28.〉

[전문개정 2011.8.4.]

제47조의2(심폐소생을 위한 응급장비의 구비 등의 의무) ① 다음 각 호의 어느 하나에 해당하는 시설 등에는 등의 소유자·점유자 또는 관리자는 자동심장충격기 등 심폐소생술을 할 수 있는 응급장비를 갖추어야 한다.〈개정 2009.6.9., 2011.3.8., 2011.8.4., 2012.2.1., 2016.3.29., 2016.5.29., 2018.12.11., 2019.12.3.〉

1. 「공공보건의료에 관한 법률」 제2조 제3호에 따른 공공보건의료기관
2. 「119구조·구급에 관한 법률」 제10조에 따른 구급대와 「의료법」 제3조에 따른 의료기관에서 운용 중인 구급차
3. 「항공안전법」 제2조 제1호에 따른 항공기 중 항공운송사업에 사용되는 여객 항공기 및 「공항시설법」 제2조 제3호에 따른 공항
4. 「철도산업발전 기본법」 제3조 제4호에 따른 철도차량 중 객차
5. 「선박법」 제1조의2 제1항 제1호 및 제2호에 따른 선박 중 총톤수 20톤 이상인 선박
6. 대통령령으로 정하는 규모 이상의 「건축법」 제2조 제2항 제2호에 따른 공동주택

6의2. 「산업안전보건법」 제18조에 따라 보건관리자를 두어야 하는 사업장 중 상시근로자가 300명 이상인 사업장 〈신설 2021.12.21.〉

7. 그 밖에 대통령령으로 정하는 다중이용시설

② 제1항에 따라 자동심장충격기 등 심폐소생술을 할 수 있는 응급장비를 갖춘 경우 해당 시설 등의 소유자·점유자 또는 관리자는 그 사실을 보건복지부령으로 정하는 바에 따라 시장·군수·구청장에게 신고하여야 한다. 신고한 응급장비의 양도·폐기·이전 등 보건복지부령으로 정하는 중요 사항을 변경하려는 경우에도 또한 같다.〈신설 2016.12.2.〉

③ 제1항에 따라 응급장비를 설치한 자는 해당 응급장비를 매월 1회 이상 점검하고 그 결과를 관할 시장·군수·구청장에게 통보하여야 한다.〈신설 2012.5.14., 2016.12.2., 2021.12.21.〉

④ 제1항에 따라 자동심장충격기 등 심폐소생술을 할 수 있는 응급장비를 설치한 자는 해당 시설 등의 출입구 또는 여러 사람이 보기 쉬운 곳에 사용에 관한 안내표지판을 부착하여야 한다.〈개정 2012.5.14., 2016.12.2., 2021.12.21.〉

⑤ 제1항에 따라 갖추어야 하는 응급장비의 관리 등에 필요한 사항은 보건복지부령으로 정한다.〈개정 2021.12.21.〉

[본조신설 2007.12.14.] [제목개정 2012.5.14.]

시행령

제26조의5(응급장비의 구비의무가 있는 공동주택 등) ① 법 제47조의2 제1항 제6호에서 "대통령령으로 정하는 규모"란 500세대를 말한다.

② 법 제47조의2 제1항 제7호에서 "대통령령으로 정하는 다중이용시설"이란 다음 각 호의 시설을 말한다.〈개정 2014.7.7, 2015.7.24., 2020.7.28.〉

1. 철도역사(「대도시권 광역교통 관리에 관한 특별법」 제2조 제2호 나목에 따른 광역철도 및 「도시철도법」 제2조 제2호에 따른 도시철도 구간에 있는 철도역사는 제외한다)의 대합실 중 연면적이 2천제곱미터 이상이거나 전년도

일일 평균이용객수가 1만명 이상인 대합실
2. 「여객자동차 운수사업법」 제2조 제5호에 따른 여객자동차터미널의 대합실 중 연면적이 2천제곱미터 이상이거나 전년도 일일 평균이용객수가 3천명 이상인 대합실
3. 「항만법」 제2조 제5호 나목 3)에 따른 대합실 중 연면적이 2천제곱미터 이상이거나 전년도 일일 평균이용객수가 1천명 이상인 대합실
4. 「관광진흥법」 제5조 제1항에 따른 카지노 시설 중 영업장의 전용면적이 2천제곱미터 이상인 카지노 시설
5. 「한국마사회법」 제4조에 따른 경마장
6. 「경륜·경정법」 제5조 제1항에 따른 경주장
7. 「형의 집행 및 수용자의 처우에 관한 법률」 제11조에 따른 교도소, 소년교도소 및 구치소, 「출입국관리법」 제2조 제13호에 따른 외국인보호소, 「보호소년 등의 처우에 관한 법률」에 따른 소년원
8. 「체육시설의 설치·이용에 관한 법률」 제5조에 따른 전문체육시설 중 총 관람석 수가 5천석 이상인 운동장 및 종합운동장
9. 중앙행정기관의 청사 중 보건복지부장관이 정하는 청사
10. 시·도의 청사 중 보건복지부장관이 정하는 청사

[전문개정 2012.8.3.]

[제26조의4에서 이동 〈2021.12.28.〉]

시행규칙

제38조의2(응급장비 설치 등에 관한 현황 파악) ① 법 제47조의2에 따라 자동심장충격기 등 심폐소생술을 행할 수 있는 응급장비(이하 "응급장비"라 한다)를 설치한 경우 해당 시설 등의 소유자, 점유자 또는 관리자는 그 사실을 별지 제15호의13서식의 응급장비 설치 신고서에 응급장비 설치 사실을 확인할 수 있는 서류를 첨부하여 시장·군수·구청장에게 제출하여야 한다.〈개정 2017.12.1.〉

② 시장·군수·구청장은 제1항에 따른 신고를 받은 때에는 별지 제15호의14서식의 응급장비 등록대장에 이를 기록하고 관리하여야 한다.〈개정 2017.12.1.〉

③ 시장·군수·구청장은 별지 제15호의15서식의 응급장비 관리상황 보고서에 따라 응급장비 관리상황을 다음 연도의 1월 31일까지 시·도지사를 거쳐 보건복지부장관에게 제출하여야 한다.〈개정 2010.3.19., 2017.12.1.〉

④ 응급장비를 설치한 해당 시설 등의 소유자·점유자 또는 관리자는 심폐소생을 위한 응급장비를 양도·폐기 또는 이전하려면 법 제47조의2 제2항 후단에 따라 별지 제15호의16서식의 응급장비 양도·폐기·이전 신고서를 시장·군수·구청장에게 제출하여야 한다.〈신설 2017.12.1.〉

[본조신설 2008.6.13.]

제38조의3(응급장비의 관리) ① 법 제47조의2에 따라 응급장비를 설치한 다중이용시설 등의 개설자 또는 관리자는 이를 관리하는 책임자를 두고 다음 각 호의 직무를 수행하게 하여야 한다.
1. 매월 1회 이상의 점검
2. 응급장비 사용교육
3. 응급장비의 관리에 관한 서류의 작성·비치

② 응급장비가 사용된 경우 해당 다중이용시설 등의 개설자 또는 관리자나 이를 직접 사용한 자는 응급의료지원센터에 그 사실을 지체 없이 알려 적절한 조치가 취하여지도록 하여야 한다. 다만, 법 제47조의2 제1항 제1호 및 제2호의 경우에는 그러하지 아니하다.〈개정 2015.8.19.〉

③ 그 밖에 응급장비의 관리에 필요한 사항은 보건복지부장관이 따로 정하여 고시한다.〈개정 2010.3.19.〉

[본조신설 2008.6.13.]

제48조(응급구조사 등의 탑승의무) 구급차등의 운용자는 구급차등이 출동할 때에는 보건복지부령으로 정하는 바에 따라 응급구조사를 탑승시켜야 한다. 다만, 의사나 간호사가 탑승한 경우는 제외한다.

[전문개정 2011.8.4.]

시행규칙

제39조(응급구조사의 배치) 구급차등의 운용자는 응급환자를 이송하거나 이송하기 위하여 출동하는 때에는 법 제48조의 규정에 따라 그 구급차등에 응급구조사 1인 이상이 포함된 2인 이상의 인원이 항상 탑승하도록 하여야 한다. 다만, 의료법에 의한 의사 또는 간호사가 탑승한 경우에는 응급구조사가 탑승하지 아니할 수 있다.

제48조의2(수용능력 확인 등) ① 응급환자 등을 이송하는 자(구급차등의 운전자와 제48조에 따라 구급차에 동승하는 응급구조사, 의사 또는 간호사를 말한다)는 특별한 사유가 없는 한 보건복지부령으로 정하는 방법에 따라 이송하고자 하는 응급의료기관의 응급환자 수용 능력을 확인하고 응급환자의 상태와 이송 중 응급처치의 내용 등을 미리 통보하여야 한다.〈개정 2017.10.24.〉

② 응급의료기관의 장은 제1항에 따른 응급환자 수용능력 확인을 요청받은 경우 정당한 사유 없이 응급의료를 거부 또는 기피할 수 없으며 응급환자를 수용할 수 없는 경우에는 제2조제7호의 응급의료기관등에 지체 없이 관련 내용을 통보하여야 한다.〈개정 2015.1.28., 2021.12.21.〉

③ 제1항 및 제2항과 관련된 구체적인 기준, 방법, 절차 등 필요한 사항은 보건복지부령으로 정한다.〈신설 2021.12.21.〉

[본조신설 2011.8.4.]

시행규칙

제39조의2(수용능력의 확인 등) ① 법 제48조의2 제1항에 따라 응급환자 등을 이송하는 자는 전화, 무선통신, 그 밖의 전산망 등을 이용하여 응급의료기관의 수용능력을 확인하고, 다음 각 호의 사항을 통보하여야 한다.

1. 환자의 발생 경위(확인된 경우만 해당한다)
2. 환자의 연령, 성별 및 상태(활력 징후 및 의식 수준을 말한다)
3. 현장 및 이송 중 응급처치의 내용
4. 도착 예정 시각

② 제1항에 따른 확인 및 통보는 특별한 사유가 없으면 이송을 시작한 즉시 하여야 한다.

[본조신설 2012.8.3.]

제49조(출동 및 처치 기록 등) ① 응급구조사가 출동한 때에는 보건복지부령으로 정하는 바에 따라 지체 없이 출동 사항, 제31조의4에 따른 응급환자의 중증도 분류 결과, 처치 내용 등을 기록하고 이를 소속 구급차등의 운용자와 해당 응급환자의 진료의사에게 제출하여야 한다. 다만, 응급구조사를 갈음하여 의사나 간호사가 탑승한 경우에는 탑승한 의사(간호사만 탑승한 경우에는 탑승 간호사)가 출동 및 처치 기록과 관련한 응급구조사의 임무를 수행하여야 한다.〈개정 2016.12.2., 2021.12.21.〉

② 구급차등의 운용자는 구급차등의 운행과 관련하여 보건복지부령으로 정하는 바에 따라 운행기록대장을 작성하여야 한다.〈신설 2016.12.2.〉

시행규칙

제40조(출동 및 처치기록의 내용 및 방법) ① 의사, 간호사 또는 응급구조사(이하 "응급구조사등"이라 한다)는 법 제49조 제1항에 따라 출동사항과 응급처치의 내용을 별지 제16호서식의 출동 및 처치기록지에 기록해야 한다.〈개정 2019.12.31.〉

② 응급구조사등은 제1항에 따라 출동사항 및 응급처치의 내용에 관한 기록을 3부 작성하여 그 응급환자를 인수한 의사의 서명을 얻은 뒤 1부는 보관하고, 1부는 해당 응급환자의 진료의사에게 제출하며, 1부는 이송처치료징수용으로 환자 또는 그 보호자에게 발급한다.〈개정 2019.12.31.〉

③ 구급차등의 운용자와 의료기관의 장은 제2항에 따라 응급구조사등이 작성하여 제출한 출동사항과 처치내용에 관한 기록을 3년간 보존해야 한다.〈개정 2019.12.31.〉

④ 구급차등의 운용자는 법 제49조 제3항에 따라 출동 및 처치 기록(전자문서를 포함한다)을 응급의료지원센터로 다음달 10일까지 매월 제출해야 한다.〈신설 2012.11.15., 2015.8.19., 2019.12.31.〉

⑤ 구급차등의 운용자는 별지 제16호의2서식의 구급차등 운행기록대장을 작성하여 3년간 보존해야 한다.〈신설 2017.12.1., 2019.12.31.〉

③ 제1항에 따른 기록을 제출받은 구급차등의 운용자는 그 기록을 보건복지부령으로 정하는 바에 따라 그 소재지를 관할하는 응급의료지원센터에 제출하여야 한다.〈개정 2015.1.28., 2016.12.2.〉

④ 구급차등의 운용자는 제1항에 따라 제출받은 기록 및 제2항에 따라 작성한 운행기록대장을, 응급환자의 진료의사가 소속된 의료기관의 장은 제1항에 따라 제출받은 기록을 각각 보건복지부령으로 정하는 기간 동안 보존하여야 한다.〈신설 2016.12.2.〉

⑤ 출동 및 처치 기록의 내용 및 방법 등에 관하여 필요한 사항은 보건복지부령으로 정한다.〈개정 2016.12.2.〉

[전문개정 2011.8.4.] [제목개정 2016.12.2.]

제50조(지도ㆍ감독) 시ㆍ도지사 또는 시장ㆍ군수ㆍ구청장은 관할 구역에서 운용되는 구급차등에 대하여 매년 한 번 이상 구급차등의 운용상황과 실태를 점검하여 그 결과에 따라 시정명령ㆍ정지명령 등 필요한 조치를 할 수 있다.〈개정 2017.10.24.〉

② 시ㆍ도지사 또는 시장ㆍ군수ㆍ구청장은 관할 구역 내에 있는 제47조의2제1항 각 호의 시설 등에 대하여 매년 한 번 이상 자동심장충격기 등 심폐소생술을 할 수 있는 응급장비의 구비현황과 관리실태를 점검하여야 하며, 그 결과에 따라 시정명령 등 필요한 조치를 할 수 있다.〈신설 2017.10.24.〉

[전문개정 2011.8.4.]

제51조(이송업의 허가 등) ① 이송업을 하려는 자는 보건복지부와 국토교통부의 공동부령으로 정하는 시설 등을 갖추어 관할 시ㆍ도지사의 허가를 받아야 한다. 이 경우 둘 이상의 시ㆍ도에서 영업을 하려는 경우에는 해당 시ㆍ도별로 시ㆍ도지사의 허가를 받아야 한다.〈개정 2013.3.23.〉

시행규칙

제41조(이송업의 허가절차) ① 법 제51조 제1항에 따라 응급환자이송업의 허가를 받으려는 자는 별지 제17호서식의 응급환자이송업허가신청서(전자문서로 된 신청서를 포함한다)에 다음 각 호의 서류(전자문서를 포함한다)를 첨부하여 시ㆍ도지사에게 제출해야 한다.〈개정 2005.10.17., 2006.7.3., 2019.12.31.〉

1. 사업계획서 1부
2. 사업용 고정자산의 총액 및 그 내역을 기재한 서류 1부
3. 차고를 설치할 수 있는 토지의 사용권을 증명하는 서류 1부
4. 영업시설의 개요 및 평면도 1부
5. 삭제〈2006.7.3.〉
6. 기존 법인에 있어서는 다음 각 목의 서류
   가. 정관
   나. 임원의 명부 1부
   다. 허가신청에 관한 의사의 결정을 증명하는 서류 1부
7. 법인을 설립하려는 자에 있어서는 다음 각 목의 서류
   가. 정관(공증인의 인증이 있는 것) 1부
   나. 발기인 또는 설립사원의 명부 1부
   다. 설립하고자 하는 법인이 주식회사 또는 유한회사인 경우에는 주주 또는 사원모집 계획서 1부

② 제1항에 따라 신청서를 제출받은 시ㆍ도지사는 「전자정부법」 제36조 제1항에 따른 행정정보의 공동이용을 통하여 다음 각 호의 서류를 확인하여야 한다.〈신설 2006.7.3., 2008.6.13., 2010.9.1.〉

1. 건축물대장

2. 법인인 경우에는 법인 등기사항증명서
③ 제1항 제1호에 따른 사업계획서에는 다음 각 호의 사항을 기재해야 한다.〈개정 2006.7.3., 2019.12.31.〉
1. 사무소 및 분사무소(사업장)의 명칭 및 위치
2. 영업지역(시 · 군 · 구 단위)
3. 구급차의 총대수 · 종별 · 형식 · 연식, 상용차 및 예비차의 구별
4. 삭제 〈2015.1.8.〉
5. 지도의사의 선임현황
④ 시 · 도지사는 응급환자이송업의 허가를 한 때에는 별지 제18호서식의 응급환자이송업 허가증 및 별지 제18호의2 서식의 부착용 허가증을 발급하고, 별지 제19호서식의 응급환자이송업허가관리대장을 작성 · 보관해야 한다.〈개정 2006.7.3., 2014.5.1., 2019.12.31.〉
⑤ 응급환자이송업의 허가를 받은 자가 법 제51조 제3항 및 제6항에 따라 허가받은 사항의 변경허가를 받거나 변경신고를 하려는 경우에는 별지 제20호서식의 응급환자이송업 허가사항 변경허가신청(신고)서에 다음 각호의 서류를 첨부하여 시 · 도지사에게 제출(변경신고의 경우에는 변경사항이 발생한 날부터 14일 이내에 제출)해야 한다. 이 경우 변경 허가를 하거나 변경 신고를 받은 시 · 도지사는 제4항에 따라 발급한 응급환자이송업 허가증 또는 부착용 허가증의 변경 내용을 고쳐쓴 후 발급해야 한다.〈개정 2005.6.8., 2006.7.3., 2012.6. 29., 2014.5.1., 2019.12.31.〉
1. 허가증 1부
2. 변경내역서 1부
⑥ 응급환자이송업자는 부착용 허가증을 구급차등의 앞면에 부착해야 한다.〈신설 2014.5.1., 2019.12.31.〉
⑦ 응급환자이송업자가 응급환자이송업 허가증 또는 부착용 허가증을 재발급받으려는 경우에는 별지 제21호서식의 재발급신청서에 다음 각 호의 서류를 첨부하여 시 · 도지사에게 제출해야 한다.〈개정 2014.5.1., 2019.12.31.〉
1. 헐어 못쓰게 된 경우에는 그 허가증 또는 부착용 허가증
2. 잃어버린 경우에는 그 사유서

② 시 · 도지사는 제1항에 따라 허가를 하는 경우에는 시설의 규모 등을 고려하여 영업지역을 제한하여 허가할 수 있다.

③ 이송업자가 대통령령으로 정하는 중요한 사항을 변경하려는 경우에는 관할 시 · 도지사의 변경허가를 받아야 한다.

시행령

제27조(응급환자이송업 허가사항의 변경사항) ① 응급환자이송업의 허가를 받은 자가 법 제51조 제3항의 규정에 따라 관할 시 · 도지사의 변경허가를 받아야 하는 중요한 사항은 다음 각호의 1과 같다.
1. 영업지역의 변경
2. 구급차의 증감
② 응급환자이송업의 허가를 받은 자가 법 제51조 제6항에 따라 관할 시 · 도지사에게 신고해야 하는 사항은 다음 각 호와 같다.〈개정 2019.6.11.〉
1. 대표자 또는 상호의 변경
2. 사무소(분사무소 또는 사업장을 포함한다)의 명칭 및 위치변경

④ 시 · 도지사는 제3항에 따른 변경허가의 신청을 받은 날부터 15일 이내에 변경허가 여부를 신청인에게 통지하여야 한다.〈신설 2018.12.11.〉

⑤ 시 · 도지사는 제4항에서 정한 기간 내에 변경허가 여부 또는 민원 처리 관련 법령에 따른 처리기간의 연장 여부를 신청인에게 통지하지 아니하면 그 기간(민원 처리 관련 법령에 따라 처리기간이 연장 또는 재연장된 경우에는 해당 처리기간을 말한다)이 끝난 날의 다음 날에 변경허가를 한 것으로 본다.〈신설 2018.12.11.〉

⑥ 이송업자가 제3항의 사항 외에 대통령령으로 정하는 사항을 변경하려는 경우에는 관할 시 · 도지사에게 신고하여야 한다. 이 경우 관할 시 · 도지사는 그 내용을 검토하여 이 법에 적합하면 신고를 수리하여야 한다.〈개정

2018.12.11., 2020.12.29.〉

⑦ 이송업자는 제1항에 따른 시설 등의 기준을 지켜야 한다.〈개정 2018.12.11.〉

[전문개정 2011.8.4.]

제52조(지도의사) ① 구급차등의 운용자(제44조 제1항 제2호에 따른 의료기관을 제외한다. 이하 이 조에서 같다)는 응급환자를 이송하기 위하여 구급차등을 사용하는 경우 상담·구조·이송 및 응급처치를 지도받기 위하여 지도의사(指導醫師)를 두거나 응급의료지원센터 또는 응급의료기관의 의사를 지도의사로 위촉하여야 한다.〈개정 2015.1.28.〉

시행규칙

제42조(지도의사의 수 및 업무) ① 구급차등의 운용자(법 제44조 제1항 제2호에 따른 의료기관을 제외한다)는 법 제52조 제1항에 따라 관할 시·도에 소재하는 응급의료기관에 근무하는 전문의중에서 1인 이상을 지도의사로 선임 또는 위촉하여야 한다.〈개정 2012.8.3.〉

② 제1항의 규정에 의한 지도의사의 업무는 다음 각호와 같다.

1. 응급환자가 의료기관에 도착하기 전까지 행하여진 응급의료에 대한 평가
2. 응급구조사의 자질향상을 위한 교육 및 훈련
3. 이송중인 응급환자에 대한 응급의료 지도

② 구급차등의 운용자에 따른 지도의사의 수(數)와 업무 및 선임(選任) 등에 관하여 필요한 사항은 보건복지부령으로 정한다.

[전문개정 2011.8.4.]

제53조(휴업 등의 신고) 이송업자는 이송업의 전부 또는 일부를 휴업·폐업 또는 재개업하려는 경우에는 보건복지부령으로 정하는 바에 따라 관할 시·도지사에게 신고하여야 한다.

[전문개정 2011.8.4.]

시행규칙

제43조(휴업 등의 신고) 응급환자이송업자가 법 제53조의 규정에 따라 휴업·폐업·재개업의 신고를 하고자 하는 때에는 휴업·폐업 또는 재개업한 날부터 14일 이내에 별지 제22호서식의 응급환자이송업의 휴업·폐업·재개업신고서에 응급환자이송업허가증을 첨부(재개업의 경우를 제외한다)하여 시·도지사에게 제출하여야 한다.〈개정 2012.6.29.〉

제54조(영업의 승계) ① 다음 각 호의 어느 하나에 해당하는 자는 이송업자의 지위를 승계한다.

1. 이송업자가 사망한 경우 그 상속인
2. 이송업자가 그 사업을 양도한 경우 그 양수인
3. 법인인 이송업자가 합병한 경우 합병 후 존속하는 법인이나 합병으로 설립되는 법인

② 다음 각 호의 어느 하나에 해당하는 절차에 따라 영업시설의 전부를 인수한 자는 그 이송업자의 지위를 승계한다.〈개정 2016.12.27.〉

1. 「민사집행법」에 따른 강제경매
2. 「채무자 회생 및 파산에 관한 법률」에 따른 환가(換價)
3. 「국세징수법」, 「관세법」 또는「지방세징수법」에 따른 압류재산의 매각
4. 그 밖에 제1호부터 제3호까지의 규정에 준하는 절차

③ 제1항이나 제2항에 따라 이송업자의 지위를 승계한 자는 60일 이내에 보건복지부령으로 정하는 바에 따라 관할 시·도지사에게 신고하여야 한다.

[전문개정 2011.8.4.]

시행규칙

제44조(영업의 승계 신고) ① 법 제54조에 따라 이송업자의 지위를 승계한 자는 별지 제23호서식의 영업자지위승계 신고서(전자문서로 된 신고서를 포함한다)에 이송업자의 지위를 승계했음을 증명하는 다음 각 호의 서류(전자문서를 포함한다)를 첨부하여 시·도지사에게 제출해야 한다.〈개정 2005.10.17., 2006.7.3., 2008.6.13., 2010.9.1., 2019.12.31.〉

1. 이송업자가 사망한 경우 : 가족관계등록부 등의 증명서
2. 영업의 양도·양수의 경우: 다음 각 목의 서류
   가. 양도계약서 사본 1부
   나. 양도인의 인감증명서 또는 「본인서명사실 확인 등에 관한 법률」 제2조 제3호에 따른 본인서명사실확인서 1부
3. 법인인 이송업자의 합병의 경우 : 합병계약서 사본 1부
4. 법 제54조 제2항의 규정에 따라 이송업자의 지위를 승계한 경우 : 경락확인서 등 영업시설의 전부를 인수하였음을 입증할 수 있는 서류 1부

② 제1항에 따라 신고서를 제출받은 시·도지사는 「전자정부법」 제36조 제1항에 따른 행정정보의 공동이용을 통하여 다음 각 호의 서류를 확인해야 한다.〈신설 2006.7.3., 2008.6.13., 2010.9.1., 2019.12.31.〉

1. 삭제 〈2008.6.13.〉
2. 법인인 이송업자의 합병인 경우 : 이송업자의 지위를 승계한 법인 등기사항증명서

제54조의2(유인·알선 등 금지) 제44조 제1항에 따른 구급차 등의 운용자는 영리를 목적으로 응급환자를 특정 의료기관 또는 의료인에게 이송 또는 소개·알선하거나 그 밖에 유인하거나 사주하는 행위를 하여서는 아니 된다.

[전문개정 2011.8.4.]

제54조의3(대규모 행사에서의 응급의료 인력 등 확보 의무) 대통령령으로 정하는 대규모 행사를 개최하려는 자는 응급환자의 발생 시 신속하고 적절한 응급의료를 제공하기 위하여 보건복지부령으로 정하는 바에 따라 응급의료 인력 및 응급이송수단 등을 확보하여야 한다.

[본조신설 2020.12.29.]

시행령

제27조의3(대규모 행사의 범위) 법 제54조의3에서 "대통령령으로 정하는 대규모 행사"란 행사 기간 중 순간 최대 관람객이 1천명 이상이 될 것으로 예상되는 행사를 말한다. 다만, 「공연법」 제11조제2항에 따라 재해대처계획의 신고가 수리된 행사는 제외한다.

[본조신설 2021.12.28.]

시행규칙

제44조의2(대규모 행사에서의 응급의료 인력 등 확보 의무) 법 제54조의3 및 영 제27조의3에 따른 대규모 행사를 개최하려는 자는 다음 각 호의 응급의료 인력과 응급이송수단을 확보해야 한다.

1. 응급의료 인력: 응급구조사, 의사 또는 간호사 1명
2. 응급이송수단: 구급차등 1대

[본조신설 2021.12.29.]

제9장 보칙

제55조(응급의료종사자의 면허·자격 정지 등) ① 보건복지부장관은 응급의료종사자가 다음 각 호의 어느 하나에 해당하는 경우에는 그 면허 또는 자격을 취소하거나 6개월 이내의 기간을 정하여 그 면허 또는 자격을 정지시킬 수 있다.〈개정 2016.5.29., 2020.4.7.〉

1. 제6조 제2항, 제8조, 제18조 제2항, 제39조, 제40조 또는 제49조 제1항을 위반한 경우
2. 제24조 제1항에 따른 이송처치료를 과다하게 징수하거나 같은 조 제2항을 위반하여 이송처치료 외에 별도의 비용을 징수한 때
3. 제32조 제2항을 위반하여 응급환자에게 중대한 불이익을 끼친 경우

3의2. 제36조의2 제3항 또는 제5항을 위반하여 다른 사람에게 자기의 성명을 사용하여 제41조에 따른 응급구조사의 업무를 수행하게 하거나 응급구조사 자격증을 다른 사람에게 빌려준 경우

4. 제37조의 결격사유에 해당하게 된 경우
5. 제42조를 위반하여 의사로부터 구체적인 지시를 받지 아니하고 응급처치를 한 경우
6. 제43조 제1항에 따른 보수교육을 받지 아니한 경우
7. 그 밖에 이 법 또는 이 법에 따른 명령을 위반한 경우

② 보건복지부장관은 응급구조사가 제36조의3에 따른 신고를 하지 아니한 때에는 신고할 때까지 그 자격을 정지시킬 수 있다.〈신설 2016.12.2.〉

③ 보건복지부장관, 시·도지사 또는 시장·군수·구청장은 의료기관이나 이송업자 또는 구급차등을 운용하는 자가 다음 각 호의 어느 하나에 해당하는 경우에는 의료기관 등의 개설 또는 영업에 관한 허가를 취소(신고대상인 경우에는 폐쇄를 말한다. 이하 제4항에서 같다)하거나 6개월 이내의 기간을 정하여 그 업무의 정지를 명할 수 있다.〈개정 2015.1.28., 2016.12.2., 2017.10.24., 2020.12.29., 2021.3.23.〉

1. 제18조 제2항, 제28조 제3항, 제32조 제1항, 제33조 제1항, 제35조의2 제1항, 제44조 제3항, 제44조의2 제2항, 제44조의4, 제45조 제1항, 제46조의2, 제47조 제1항·제2항, 제48조, 제49조 제3항·제4항, 제51조 제3항부터 제5항까지, 제52조 제1항, 제53조, 제54조 제3항, 제54조의2 또는 제59조를 위반한 경우
2. 제22조 제1항에 따른 미수금의 대지급을 부정하게 청구한 경우
3. 제24조 제1항에 따른 이송처치료를 과다하게 징수하거나 같은 조 제2항을 위반하여 이송처치료 외에 별도의 비용을 징수한 때
4. 제34조에 따라 당직의료기관으로 지정받은 자가 응급의료를 하지 아니한 경우
5. 제50조 제1항에 따른 시정명령·정지명령 등 필요한 조치를 따르지 아니한 경우
6. 그 밖에 이 법 또는 이 법에 따른 명령을 위반한 경우

④ 제3항에 따라 영업허가의 취소처분을 받은 자는 그 처분을 받은 날부터 1년 이내에는 그 업을 개설·운영하지 못한다.〈개정 2016.12.2.〉

⑤ 제1항과 제3항에 따른 행정처분의 세부 사항은 보건복지부령으로 정한다.〈개정 2016.12.2.〉

[전문개정 2011.8.4.]

시행규칙

제45조(행정처분의 기준) 법 제55조의 규정에 의한 행정처분의 기준은 별표 18과 같다.

제46조(행정처분대장의 작성) 법 제55조의 규정에 따라 보건복지부장관, 시·도지사 또는 시장·군수·구청장이 행정처분을 하는 때에는 별지 제24호서식의 행정처분대장에 그 내용을 기록하고 이를 비치하여야 한다.〈개정 2008.3.3., 2010.3.19.〉

제47조(규제의 재검토) ① 보건복지부장관은 다음 각 호의 사항에 대하여 다음 각 호의 기준일을 기준으로 3년마다(매 3년이 되는 해의 기준일과 같은 날 전까지를 말한다) 그 타당성을 검토하여 개선 등의 조치를 하여야 한다.〈개정 2015.1.5., 2017.12.1., 2021.12.31.〉

1. 제13조제2항 및 별표 5에 따른 권역응급의료센터의 지정기준: 2014년 1월 1일
2. 제16조에 따른 전문응급의료센터의 지정기준·방법 및 절차: 2022년 1월 1일
3. 제17조의3에 따른 정신질환자응급의료센터의 지정기준·방법 및 절차: 2022년 1월 1일

4. 제23조제1항 및 별표 9에 따른 응급의료시설의 설치기준: 2014년 1월 1일
5. 제37조에 따른 구급차등의 용도: 2014년 1월 1일
6. 제38조제3항 및 별표 16에 따른 구급차에 갖추어야 하는 의료장비·구급의약품 및 통신장비의 기준: 2014년 1월 1일
7. 제38조제5항 및 별표 17에 따른 구급차등의 세부관리기준: 2014년 1월 1일

② 보건복지부장관은 다음 각 호의 사항에 대하여 다음 각 호의 기준일을 기준으로 2년마다(매 2년이 되는 해의 기준일과 같은 날 전까지를 말한다) 그 타당성을 검토하여 개선 등의 조치를 해야 한다.〈신설 2015.1.5., 2018.12.28., 2020.12.31.〉

1. 제17조의2에 따른 권역외상센터의 요건 및 지정기준: 2015년 1월 1일
2. 제34조에 따른 경미한 응급처치의 범위: 2015년 1월 1일
3. 제35조에 따른 응급구조사의 보수교육 시간: 2015년 1월 1일
4. 삭제 〈2020.12.31.〉
5. 삭제 〈2020.12.31.〉
6. 삭제 〈2020.12.31.〉

[본조신설 2013.12.31.]

제56조(청문) 보건복지부장관, 시·도지사 또는 시장·군수·구청장은 다음 각 호의 어느 하나에 해당하는 처분을 하려면 청문을 하여야 한다.〈개정 2013.6.4., 2016.12.2.〉

1. 제35조 제1항에 따른 응급의료기관의 지정의 취소
2. 제55조 제1항에 따른 응급의료종사자의 면허 또는 자격의 취소
3. 제55조 제3항에 따른 의료기관 등의 개설 또는 영업에 관한 허가의 취소 및 폐쇄 명령

[전문개정 2011.8.4.]

제57조(과징금) ① 보건복지부장관, 시·도지사 또는 시장·군수·구청장은 의료기관이나 이송업자 또는 구급차등을 운용하는 자가 제55조 제3항 각 호의 어느 하나에 해당하는 경우로서 그 업무의 정지가 국민보건의료에 커다란 위해를 가져올 우려가 있다고 인정되는 경우에는 업무정지처분을 갈음하여 3억원 이하의 과징금을 부과할 수 있다. 이 경우 과징금의 부과 횟수는 세 번을 초과할 수 없다.〈개정 2016.12.2., 2018.12.11.〉

② 제1항에 따라 과징금을 부과하는 위반행위의 종류, 위반 정도에 따른 과징금의 금액과 그 밖에 필요한 사항은 대통령령으로 정한다.

③ 제1항에 따른 과징금을 내야 할 자가 납부기한까지 이를 내지 아니하면 보건복지부장관은 국세 체납처분의 예에 따라 징수하고, 시·도지사 및 시장·군수·구청장은 「지방행정제재·부과금의 징수 등에 관한 법률」에 따라 징수한다.〈개정 2013.8.6., 2020.3.24.〉

[전문개정 2011.8.4.]

시행령

제27조의2(민감정보 및 고유식별정보의 처리) ① 법 제22조 제1항에 따른 기금관리기관의 장은 다음 각 호의 사무를 수행하기 위하여 불가피한 경우 「개인정보 보호법」 제23조에 따른 건강에 관한 정보, 같은 법 시행령 제19조 제1호 또는 제4호에 따른 주민등록번호 또는 외국인등록번호가 포함된 자료를 처리할 수 있다.〈개정 2022.12.20.〉

1. 법 제22조에 따른 미수금의 대지급에 관한 사무
2. 법 제22조의2에 따른 자료의 제공 요청에 관한 사무

② 보건복지부장관(제23조의3 및 제26조에 따라 보건복지부장관의 업무를 위탁받은 자를 포함한다)은 다음 각 호의 사무를 수행하기 위하여 불가피한 경우 「개인정보 보호법」 제23조에 따른 건강에 관한 정보, 같은 법 시행령 제18조 제2호에 따른 범죄경력자료에 해당하는 정보, 같은 영 제19조 제1호 또는 제4호에 따른 주민등록번호 또는 외국인등록번호가 포함된 자료를 처리할 수 있다.〈개정 2015.7.24., 2022.12.20.〉

1. 법 제13조의4 제1항 및 제3항에 따른 응급의료기본계획의 수립·시행을 위한 자료제공 등의 협조 요청, 자료의

관리 및 활용에 관한 사무

2. 법 제36조 및 제37조에 따른 응급구조사의 자격인정 및 결격사유 확인 등에 관한 사무
3. 법 제38조에 따른 부정행위에 대한 제재에 관한 사무
4. 법 제28조 제1항 및 제2항에 따른 응급의료에 관한 정보제공 요청 및 정보제공에 관한 사무

③ 보건복지부장관, 시·도지사 또는 시장·군수·구청장(해당 권한이 위임·위탁된 경우에는 그 권한을 위임·위탁받은 자를 포함한다)은 다음 각 호의 사무를 수행하기 위하여 불가피한 경우 「개인정보 보호법 시행령」 제19조 제1호, 제2호 또는 제4호에 따른 주민등록번호, 여권번호 또는 외국인등록번호가 포함된 자료를 처리할 수 있다.

1. 법 제18조에 따른 환자가 여러 명 발생한 경우의 조치에 관한 사무
2. 법 제51조에 따른 이송업의 허가 등에 관한 사무
3. 법 제53조에 따른 이송업의 휴업 등의 신고에 관한 사무
4. 법 제55조에 따른 행정처분에 관한 사무
5. 법 제56조에 따른 청문에 관한 사무
6. 법 제57조에 따른 과징금의 부과·징수에 관한 사무

[본조신설 2012.1.6.]

제28조(과징금의 부과) ① 법 제57조 제1항에 따른 과징금의 금액은 위반행위의 종별·정도 등을 고려하여 보건복지부령으로 정하는 업무정지처분기준에 따라 **별표 1**의2의 기준을 적용하여 산정한다.〈개정 2008.2.29., 2010.3.15., 2021.1.5., 2021.12.28.〉

② 보건복지부장관, 시·도지사 또는 시장·군수·구청장은 법 제57조의 규정에 따라 과징금을 부과하고자 하는 경우에는 그 위반행위의 종별과 해당 과징금의 금액을 서면으로 명시하여 이를 납부할 것을 통지하여야 한다.〈개정 2008.2.29., 2010.3.15.〉

[본조신설 2021.12.28.]

제28조의2(규제의 재검토) 보건복지부장관은 제28조 제1항 및 별표 1에 따른 과징금 산정기준에 대하여 2014년 1월 1일을 기준으로 3년마다(매 3년이 되는 해의 1월 1일 전까지를 말한다) 그 타당성을 검토하여 개선 등의 조치를 하여야 한다.

[본조신설 2013.12.30.]

제58조(권한의 위임) 이 법에 따른 보건복지부장관의 권한은 그 일부를 대통령령으로 정하는 바에 따라 시·도지사 또는 시장·군수·구청장에게 위임할 수 있다.

[전문개정 2011.8.4.]

제59조(유사명칭 사용 금지) ① 이 법에 따른 응급구조사, 구급차, 중앙응급의료센터·권역응급의료센터·권역외상센터·전문응급의료센터·지역응급의료센터·지역외상센터·지역응급의료기관 또는 응급의료지원센터가 아니면 각각의 명칭 또는 이와 유사한 명칭을 사용하지 못한다.〈개정 2015.1.28., 2016.12.2.〉

② 다음 각 호 외의 의료기관은 응급환자 진료와 관련된 명칭이나 표현을 사용하거나 외부에 표기하여서는 아니 된다.〈개정 2020.12.29.〉

1. 이 법에 따라 지정받은 응급의료기관
2. 제35조의2 제1항에 따라 신고한 의료기관
3. 종합병원

[전문개정 2011.8.4.]

제59조의2(업무 검사와 보고 등) ① 보건복지부장관, 시·도지사 또는 시장·군수·구청장은 응급의료종사자 및 응급의료기관등에 대한 지도·감독이 필요하다고 인정되는 경우 관계 공무원으로 하여금 그 업무 상황, 시설 또는 진료기록부, 간호기록부, 제49조에 따른 출동 및 처치 기록지, 운행기록대장 등 관계 서류를 검사하게 하거나 관계인에게서 진술을 들어 사실을 확인하게 할 수 있으며, 응급의료종사자 및 응급의료기관등에게 필요한 사항의 보고 또는 관계 서류의 제출을 명할 수 있다. 이 경우 응급의료종사자 및 응급의료기관등은 정당한 사유 없이 이를 거부하지 못한다.

② 제1항의 경우 관계 공무원은 그 권한을 표시하는 증표 및 조사목적, 조사기간, 조사범위, 조사담당자, 관계 법령 등이 기재된 조사명령서를 지니고 이를 관계인에게 보여주어야 한다.

③ 보건복지부장관은 시・도지사 또는 시장・군수・구청장에게 관할 구역 내 응급의료종사자 및 응급의료기관등에 대하여 제1항에 따른 업무 검사와 보고 등을 실시할 것을 요구할 수 있다.

[본조신설 2021.12.21.]

제10장 벌칙 등

제60조(벌칙) ①「의료법」 제3조에 따른 의료기관의 응급실에서 응급의료종사자(「의료기사 등에 관한 법률」 제2조에 따른 의료기사와「의료법」 제80조에 따른 간호조무사를 포함한다)를 폭행하여 상해에 이르게 한 사람은 10년 이하의 징역 또는 1천만원 이상 1억원 이하의 벌금에 처하고, 중상해에 이르게 한 사람은 3년 이상의 유기징역에 처하며, 사망에 이르게 한 사람은 무기 또는 5년 이상의 징역에 처한다.〈신설 2019.1.15.〉

② 다음 각 호의 어느 하나에 해당하는 자는 5년 이하의 징역 또는 5천만원 이하의 벌금에 처한다.〈개정 2015.1.28., 2019.1.15.〉

1. 제12조를 위반하여 응급의료를 방해하거나 의료용 시설 등을 파괴・손상 또는 점거한 사람
2. 제36조에 따른 응급구조사의 자격인정을 받지 못하고 응급구조사를 사칭하여 제41조에 따른 응급구조사의 업무를 한 사람
3. 제51조 제1항을 위반하여 이송업 허가를 받지 아니하고 이송업을 한 자

③ 다음 각 호의 어느 하나에 해당하는 사람은 3년 이하의 징역 또는 3천만원 이하의 벌금에 처한다.〈개정 2015.1.28., 2016.5.29., 2019.1.15., 2020.4.7.〉

1. 제6조제2항을 위반하여 응급의료를 거부 또는 기피한 응급의료종사자

1의2. 제36조의2제3항을 위반하여 다른 사람에게 자기의 성명을 사용하여 제41조에 따른 응급구조사의 업무를 수행하게 한 자

1의3. 제36조의2 제5항을 위반하여 다른 사람에게 자격증을 빌려주거나 빌린 자

1의4. 제36조의2 제6항을 위반하여 자격증을 빌려주거나 빌리는 것을 알선한 자

2. 제40조의 비밀 준수 의무를 위반한 사람. 다만, 고소가 있어야 공소를 제기할 수 있다.
3. 제42조를 위반하여 의사로부터 구체적인 지시를 받지 아니하고 응급처치를 한 응급구조사

④ 다음 각 호의 어느 하나에 해당하는 자는 1년 이하의 징역 또는 1천만원 이하의 벌금에 처한다.〈개정 2015.1.28., 2016.12.2., 2019.1.15., 2021.3.23〉

1. 제18조 제2항을 위반한 응급의료종사자, 의료기관의 장 및 구급차등을 운용하는 자
2. 제44조 제1항을 위반하여 구급차등을 운용한 자
3. 제44조의4를 위반하여 자기 명의로 다른 사람에게 구급차등을 운용하게 한 자
4. 제45조 제1항을 위반하여 구급차등을 다른 용도에 사용한 자

[전문개정 2011.8.4.]

제61조(양벌규정) 법인의 대표자나 법인 또는 개인의 대리인, 사용인, 그 밖의 종업원이 그 법인 또는 개인의 업무에 관하여 제60조의 위반행위를 하면 그 행위자를 벌하는 외에 그 법인 또는 개인에게도 해당 조문의 벌금형을 과(科)한다. 다만, 법인 또는 개인이 그 위반행위를 방지하기 위하여 해당 업무에 관하여 상당한 주의와 감독을 게을리하지 아니한 경우에는 그러하지 아니하다.

[전문개정 2011.8.4.]

제62조(과태료) ① 다음 각 호의 어느 하나에 해당하는 자에게는 300만원 이하의 과태료를 부과한다.〈개정 2012.5.14., 2013.6.4., 2016.12.2., 2021.12.21.〉

1. 제31조의2를 위반하여 응급의료기관의 지정기준에 따른 시설·인력·장비 등을 유지·운영하지 아니한 자

1의2. 제31조의5 제2항을 위반하여 응급실에 출입하는 보호자 등의 명단을 기록 또는 관리하지 아니한 자

2. 제32조 제4항을 위반하여 당직전문의등 또는 당직전문의등과 동등한 자격을 갖춘 것으로 인정되는 자로 하여금 응급환자를 진료하게 하지 아니한 자

3. 제33조를 위반하여 예비병상을 확보하지 아니하거나 응급환자가 아닌 사람에게 예비병상을 사용하게 한 자

3의2. 제47조의2 제1항을 위반하여 자동심장충격기 등 심폐소생술을 할 수 있는 응급장비를 갖추지 아니한 자

3의3. 제48조 본문을 위반하여 응급구조사를 탑승시키지 아니한 자

3의4. 제47조의2 제2항을 위반하여 자동심장충격기 등 심폐소생술을 할 수 있는 응급장비의 설치 신고 또는 변경 신고를 하지 아니한 자

4. 제39조 또는 제49조 제1항부터 제4항까지를 위반하여 준수 사항을 지키지 아니하거나 출동 및 처치 기록 등에 관한 의무를 이행하지 아니한 자

4의2. 제44조의2 제2항에 따른 신고를 하지 아니하고 구급차등을 운용한 자

4의3. 제44조의3 제1항 및 제2항을 위반하여 말소 통보 또는 신고를 하지 아니한 자

4의4. 제46조의2에 따른 운행연한 또는 운행거리를 초과하여 구급차를 운용한 자

5. 제51조 제3항, 제53조 또는 제54조 제3항에 따른 변경허가를 받지 아니하거나 신고를 하지 아니한 자

6. 제59조를 위반하여 응급구조사·중앙응급의료센터 등의 명칭 또는 이와 비슷한 명칭을 사용하거나, 응급환자 진료와 관련된 명칭이나 표현을 사용하거나 외부에 표기한 자

7. 제59조의2 제1항에 따른 검사 등을 거부·방해 또는 기피하거나, 보고 또는 관계 서류 제출을 하지 아니한 자

② 제1항에 따른 과태료는 대통령령으로 정하는 바에 따라 보건복지부장관, 시·도지사 또는 시장·군수·구청장이 부과·징수한다.〈개정 2018.12.11.〉

[전문개정 2011.8.4.]

시행령

제29조(과태료의 부과) 법 제62조에 따른 과태료의 부과기준은 별표 2와 같다. [전문개정 2008.6.11.]

제63조(응급처치 및 의료행위에 대한 형의 감면) ① 응급의료종사자가 응급환자에게 발생한 생명의 위험, 심신상의 중대한 위해 또는 증상의 악화를 방지하기 위하여 긴급히 제공하는 응급의료로 인하여 응급환자가 사상(死傷)에 이른 경우 그 응급의료행위가 불가피하였고 응급의료행위자에게 중대한 과실이 없는 경우에는 정상을 고려하여 「형법」 제268조의 형을 감경(減輕)하거나 면제할 수 있다.

② 제5조의2 제1호 나목에 따른 응급처치 제공의무를 가진 자가 응급환자에게 발생한 생명의 위험, 심신상의 중대한 위해 또는 증상의 악화를 방지하기 위하여 긴급히 제공하는 응급처치(자동심장충격기를 사용하는 경우를 포함한다)로 인하여 응급환자가 사상에 이른 경우 그 응급처치행위가 불가피하였고 응급처치행위자에게 중대한 과실이 없는 경우에는 정상을 고려하여 형을 감경하거나 면제할 수 있다.〈개정 2016.5.29.〉

[전문개정 2011.8.4.]

제64조(「형법」상 감경규정에 관한 특례) 음주로 인한 심신장애 상태에서 제12조를 위반하는 죄를 범한 때에는 「형법」 제10조 제1항을 적용하지 아니할 수 있다.

[본조신설 2019.1.15.]

부 칙 〈제18621호, 2021.12.21.〉

제1조(시행일) 이 법은 공포 후 1년이 경과한 날부터 시행한다. 다만, 제14조제1항 및 제47조의2제3항의 개정규정은 공포 후 6개월이 경과한 날부터 시행하고, 제31조의4, 제31조의5, 제59조의2 및 제62조의 개정규정은 공포한 날부터 시행한다.

제2조(지역응급의료시행계획에 관한 적용례) 제13조의3제2항의 개정규정은 이 법 시행 이후 수립하는 지역응급의료시행계획부터 적용한다.

제3조(중앙응급의료센터에 관한 경과조치) 이 법 시행 당시 종전의 중앙응급의료센터의 업무는 제25조의 개정규정에 따른 중앙응급의료센터가 이를 승계한다.

제4조(전문응급의료센터에 관한 경과조치) 이 법 시행 당시 종전의 규정에 따라 전문응급의료센터로 지정받은 중앙응급의료센터는 제29조제1항의 개정규정에도 불구하고 전문응급의료센터로 본다.

제5조(권역외상센터에 관한 경과조치) 이 법 시행 당시 종전의 규정에 따라 권역외상센터로 지정받은 중앙응급의료센터는 제30조의2제1항의 개정규정에도 불구하고 권역외상센터로 본다.

부 칙 〈제19124호, 2022.12.27.〉

이 법은 공포한 날부터 시행한다.

응급의료에 관한 법률 시행령

일부개정 2022.12.20. 대통령령 제33099호 시행일 2022.12.22.

[별표 1] 〈신설 2021.12.28.〉

응급구조사시험의 응시제한 기준(제26조의4 관련)

위반행위	응시제한 횟수
1. 시험 중에 대화·손동작 또는 소리 등으로 서로 의사소통을 하는 행위 2. 시험 중에 허용되지 않는 자료를 가지고 있거나 해당 자료를 이용하는 행위 3. 응시원서를 허위로 작성하여 제출하는 행위	1회
4. 시험 중에 다른 사람의 답안지 또는 문제지를 엿보고 본인의 답안지를 작성하는 행위 5. 시험 중에 다른 사람을 위해 시험답안 등을 알려주거나 엿보게 하는 행위 6. 다른 사람의 도움을 받아 답안지를 작성하거나 다른 사람의 답안지 작성에 도움을 주는 행위 7. 본인이 작성한 답안지를 다른 사람과 교환하는 행위 8. 시험 중에 허용되지 않는 전자장비·통신기기 또는 전자계산기 등을 사용하여 시험답안을 전송하거나 작성하는 행위 9. 시험 중에 시험 관련 교재 또는 요약자료 등 시험과 관련된 물건을 다른 사람과 주고받는 행위 10. 법 제36조의2제1항에 따른 응급구조사 자격증 교부를 위한 구비서류를 허위로 작성하여 제출하는 행위	2회
11. 본인이 대리시험을 치르거나 다른 사람으로 하여금 대리시험을 치르게 하는 행위 12. 시험 전에 시험문제 또는 시험답안을 다른 사람에게 알려주는 행위 13. 시험 전에 시험문제 또는 시험답안을 알고 시험을 치르는 행위	3회

비고 : 위 표의 위반행위에 관한 세부 기준 및 유형 등에 관하여는 보건복지부장관이 정하여 고시할 수 있다.

[별표 1의2] 〈개정 2021.12.28.〉

과징금 산정기준(제28조 제1항 관련)

1. 일반기준
  가. 업무정지 1월은 30일을 기준으로 한다.
  나. 업무정지에 갈음한 과징금 부과의 기준이 되는 수입금액은 과징금 부과 대상자에 따라 다음과 같이 업무정지 처분일이 속한 연도의 전년도의 1년간의 총수입금액을 기준으로 한다. 다만, 신규개설·휴업 또는 재개업 등으로 인하여 전년도의 총수입금액을 산정할 수 없거나 전년도의 총수입금액을 기준으로 하는 것이 불합리하다고 인정되는 경우에는 분기별·월별 또는 일별 수입금액을 기준으로 산출 또는 조정한다.
    (1) 의료기관인 경우에는 의료기관 총수입금액
    (2) 의료기관이 아니면서 구급차등을 운용하는 자인 경우에는 구급차운용수입금액
  다. 과징금 산정금액이 3억원을 초과하는 경우 3억원으로 한다.

2. 과징금 기준

등급	연간 수입금액(단위 : 100만원)	1일 과징금액(단위 : 원)
1	2억5천만 이하	60,000
2	2억5천만 초과 ~ 5억 이하	110,000
3	5억 초과 ~ 8억 이하	180,000
4	8억 초과 ~ 11억 이하	230,000
5	11억 초과 ~ 14억 이하	270,000
6	14억 초과 ~ 17억 이하	290,000
7	17억 초과 ~ 20억 이하	300,000
8	20억 초과 ~ 50억 이하	500,000
9	50억 초과 ~ 80억 이하	600,000
10	80억 초과 ~ 110억 이하	700,000
11	110억 초과 ~ 140억 이하	800,000
12	140억 초과 ~ 170억 이하	900,000
13	170억 초과 ~ 200억 이하	1,000,000
14	200억 초과 ~ 230억 이하	1,100,000
15	230억 초과 ~ 260억 이하	1,200,000
16	260억 초과 ~ 300억 이하	1,300,000
17	300억 초과 ~ 350억 이하	1,400,000
18	350억 초과 ~ 400억 이하	1,500,000
19	400억 초과 ~ 500억 이하	1,600,000
20	500억 초과	1,670,000

[별표 2] 〈개정 2022.12.20.〉

과태료의 부과기준(제29조 관련)

1. 일반기준

가. 하나의 위반행위가 둘 이상의 과태료 부과기준에 해당하는 경우에는 그 중 금액이 큰 과태료 부과기준을 적용한다.

나. 위반행위의 횟수에 따른 과태료의 부과기준은 최근 1년간 같은 위반행위로 과태료 부과처분을 받은 경우에 적용한다. 이 경우 기간의 계산은 위반행위에 대하여 과태료 부과처분을 받은 날과 그 처분 후 다시 같은 위반행위를 하여 적발된 날을 기준으로 한다.

다. 나목에 따라 가중된 부과처분을 하는 경우 가중처분의 적용 차수는 그 위반행위 전 부과처분 차수(나목에 따른 기간 내에 과태료 부과처분이 둘 이상 있었던 경우에는 높은 차수를 말한다)의 다음 차수로 한다.

라. 부과권자는 다음의 어느 하나에 해당하는 경우에는 제2호에 따른 과태료 금액의 2분의 1의 범위에서 그 금액을 줄일 수 있다. 다만, 과태료를 체납하고 있는 위반행위자의 경우에는 그러하지 아니하다.

1) 위반행위자가 「질서위반행위규제법 시행령」 제2조의2제1항 각 호의 어느 하나에 해당하는 경우

2) 위반행위가 사소한 부주의나 오류로 인한 것으로 인정되는 경우

3) 법 위반상태를 시정하거나 해소하기 위한 노력이 인정되는 경우

4) 그 밖에 위반행위의 정도, 위반행위의 동기와 그 결과 등을 고려하여 줄일 필요가 있다고 인정되는 경우

마. 부과권자는 다음의 어느 하나에 해당하는 경우에는 제2호에 따른 과태료 금액의 2분의 1의 범위에서 그 금액을 늘릴 수 있다. 다만, 법 제62조제1항에 따른 과태료 금액의 상한을 초과할 수 없다.
  1) 위반의 내용·정도가 중대하여 응급환자 등에게 미치는 피해가 크다고 인정되는 경우
  2) 법 위반상태의 기간이 6개월 이상인 경우
  3) 그 밖에 위반행위의 정도, 위반행위의 동기와 그 결과 등을 고려하여 늘릴 필요가 있다고 인정되는 경우

2. 개별기준

위반행위	근거 법조문	과태료 금액(단위: 만원)		
		1차 위반	2차 위반	3차 이상 위반
가. 법 제31조의2를 위반하여 응급의료기관의 지정기준에 따른 시설·인력·장비 등을 유지·운영하지 않은 경우	법 제62조 제1항제1호	300	300	300
나. 법 제31조의5제2항을 위반하여 응급실에 출입하는 보호자 등의 명단을 기록 또는 관리하지 않은 경우	법 제62조 제1항제1호의2	50	75	100
다. 법 제32조제4항을 위반하여 당직전문의등 또는 당직전문의등과 동등한 자격을 갖춘 것으로 인정되는 자로 하여금 응급환자를 진료하게 하지 않은 경우	법 제62조 제1항제2호	100	200	300
라. 법 제33조를 위반하여 예비병상을 확보하지 않거나 응급환자가 아닌 사람에게 예비병상을 사용하게 한 경우	법 제62조 제1항제3호	100	200	300
마. 법 제44조의2제2항에 따른 신고를 하지 않고 구급차등을 운용한 경우	법 제62조 제1항제4호의2	100	200	300
바. 법 제44조의3제1항 및 제2항을 위반하여 말소 통보 또는 신고를 하지 않은 경우	법 제62조 제1항제4호의3	50	75	100
사. 법 제46조의2에 따른 운행연한 또는 운행거리를 초과하여 구급차를 운용한 경우	법 제62조 제1항제4호의4	50	100	150
아. 법 제47조의2제1항을 위반하여 자동심장충격기 등 심폐소생술을 할 수 있는 응급장비를 갖추지 않은 경우	법 제62조 제1항제3호의2	50	75	100
자. 법 제47조의2제2항을 위반하여 자동심장충격기 등 심폐소생술을 할 수 있는 응급장비의 설치 신고 또는 변경신고를 하지 않은 경우	법 제62조 제1항제3호의4	20	40	60
차. 법 제48조 본문을 위반하여 응급구조사를 탑승시키지 않은 경우	법 제62조 제1항제3호의3	50	100	150
카. 법 제39조 또는 제49조제1항부터 제4항까지를 위반하여 준수 사항을 지키지 않거나 출동 및 처치 기록 등에 관한 의무를 이행하지 않은 경우	법 제62조 제1항제4호	50	75	100
타. 법 제51조제3항, 제53조 또는 제54조제3항에 따른 변경허가를 받지 않거나 신고를 하지 않은 경우	법 제62조 제1항제5호	50	75	100
파. 법 제59조를 위반하여 응급구조사·중앙응급의료센터 등의 명칭 또는 이와 비슷한 명칭을 사용하거나, 응급환자 진료와 관련된 명칭이나 표현을 사용하거나 외부에 표기한 경우	법 제62조 제1항제6호	50	100	150
하. 법 제59조의2제1항에 따른 검사 등을 거부·방해 또는 기피하거나, 보고 또는 관계 서류제출을 하지 않은 경우	법 제62조 제1항제7호	150	200	300

응급의료에 관한 법률 시행규칙

타법개정 2022.11.22. 보건복지부령 제918호 시행일 2022.11.22.

[별표 1]

응급증상 및 이에 준하는 증상(제2조 제1호 관련)

1. 응급증상
   가. 신경학적 응급증상 : 급성의식장애, 급성신경학적 이상, 구토・의식장애 등의 증상이 있는 두부 손상
   나. 심혈관계 응급증상 : 심폐소생술이 필요한 증상, 급성호흡곤란, 심장질환으로 인한 급성 흉통, 심계항진, 박동이상 및 쇼크
   다. 중독 및 대사장애 : 심한 탈수, 약물・알콜 또는 기타 물질의 과다복용이나 중독, 급성대사장애(간부전・신부전・당뇨병 등)
   라. 외과적 응급증상 : 개복술을 요하는 급성복증(급성복막염・장폐색증・급성췌장염 등 중한 경우에 한함), 광범위한 화상(외부신체 표면적의 18% 이상), 관통상, 개방성・다발성 골절 또는 대퇴부 척추의 골절, 사지를 절단할 우려가 있는 혈관 손상, 전신마취하에 응급수술을 요하는 증상, 다발성 외상
   마. 출혈 : 계속되는 각혈, 지혈이 안되는 출혈, 급성 위장관 출혈
   바. 안과적 응급증상 : 화학물질에 의한 눈의 손상, 급성 시력 손실
   사. 알러지 : 얼굴 부종을 동반한 알러지 반응
   아. 소아과적 응급증상 : 소아경련성 장애
   자. 정신과적 응급증상 : 자신 또는 다른 사람을 해할 우려가 있는 정신장애

2. 응급증상에 준하는 증상
   가. 신경학적 응급증상 : 의식장애, 현훈
   나. 심혈관계 응급증상 : 호흡곤란, 과호흡
   다. 외과적 응급증상 : 화상, 급성복증을 포함한 배의 전반적인 이상증상, 골절・외상 또는 탈골, 그 밖에 응급수술을 요하는 증상, 배뇨장애
   라. 출혈 : 혈관손상
   마. 소아과적 응급증상 : 소아 경련, 38℃ 이상인 소아 고열(공휴일・야간 등 의료서비스가 제공되기 어려운 때에 8세 이하의 소아에게 나타나는 증상을 말한다)
   바. 산부인과적 응급증상 : 분만 또는 성폭력으로 인하여 산부인과적 검사 또는 처치가 필요한 증상
   사. 이물에 의한 응급증상 : 귀・눈・코・항문 등에 이물이 들어가 제거술이 필요한 환자

[별표 2] 〈개정 2010.3.19〉

구조 및 응급처치 교육의 내용 및 실시방법(제6조 제1항 관련)

1. 교육 실시방법

가. 시·도지사는 매년 10월 31일까지 다음 연도 교육계획을 수립하여 중앙응급의료센터의 장에게 제출하여야 한다.

나. 시·도지사는 교육계획 수립 시 교육대상자별로 형평성을 고려하여 교육대상자를 선정하여야 한다.

다. 시·도지사는 매년 3월 31일까지 전년도 교육결과 보고서를 보건복지부장관에게 제출하여야 한다.

2. 교육 내용 및 시간

교육 내용	교육 시간
1. 응급활동의 원칙 및 내용 2. 응급구조 시의 안전수칙 3. 응급의료 관련 법령	1시간
기본인명구조술(이론)	1시간
기본인명구조술(실습)	2시간

[별표 3] 〈개정 2014.5.1〉

이송처치료의 기준(제11조 관련)

구분	요금의 종류	구급차의 운용자	
		법 제44조제1항제1호부터 제4호까지에 따른 의료기관 등	법 제44조제1항제5호에 따른 비영리법인
일반 구급차	기본요금 (이송거리 10km 이내)	30,000원	20,000원
	추가요금 (이송거리 10km 초과)	1,000원/1km	800원/1km
	부가요금 (의사, 간호사 또는 응급구조사가 탑승한 경우)	15,000원	10,000원
특수 구급차	기본요금 (이송거리 10km 이내)	75,000원	50,000원
	추가요금 (이송거리 10km 초과)	1,300원/1km	1,000원/1km
공통	할증요금 (00:00~04:00)	기본 및 추가요금에 각각 20% 가산	

비고 : (1) "이송거리"는 환자가 구급차에 실제로 탑승한 거리임.

(2) 응급환자가 선박 및 항공기에 탑승한 경우의 이송처치료의 기준은 보건복지부장관이 따로 정하여 고시함.

[별표 4]

중앙응급의료센터의 지정기준(제12조 제1항 관련)

1. 대형재해 등의 발생시 응급의료지원을 할 수 있는 시설·장비 및 인력을 갖출 것
2. 전국 응급의료종사자의 교육 및 훈련을 담당할 수 있는 시설·장비 및 인력을 갖출 것
3. 응급의료기관 등에 대한 평가를 실시할 수 있는 전문인력 또는 장비를 갖출 것
4. 응급의료기관 등과 응급의료종사자에 대한 지도를 할 수 있는 공공기관일 것

[별표 5] 〈신설 2015.12.18.〉

응급의료권역 및 권역응급의료센터 적정개소 수(제13조 제1항 관련)

번호	응급의료 권역	응급의료권역 구성	권역응급 의료센터 적정 개소 수
1	서울서북	종로구, 중구, 용산구, 은평구, 마포구, 서대문구	1
2	서울동북	노원구, 동대문구, 중랑구, 성북구, 강북구, 도봉구, 경기(남양주시)	2
3	서울서남	양천구, 강서구, 구로구, 금천구, 영등포구, 동작구, 관악구, 경기(광명시)	2
4	서울동남	송파구, 성동구, 광진구, 서초구, 강남구, 강동구, 경기(구리시, 하남시, 양평군)	2
5	부산	부산광역시, 경남(김해시, 양산시, 밀양시, 거제시)	3
6	대구	대구광역시, 경북(경산시, 고령군, 군위군, 성주군, 영천시, 청도군), 경남(거창군, 합천군)	2
7	인천	인천광역시(강화군 제외), 부천시, 시흥시	3
8	광주	광주광역시, 전남(강진군, 곡성군, 나주시, 담양군, 보성군, 영광군, 장성군, 장흥군, 함평군, 화순군), 전북(고창군, 순창군)	2
9	대전	대전광역시, 세종특별자치시, 충남(계룡시, 공주시, 금산군, 논산시, 부여군, 청양군), 충북(영동군, 옥천군), 전북(무주군)	2
10	울산	울산광역시	1
11	경기서북	경기(고양시, 김포시, 파주시), 인천광역시(강화군)	1
12	경기동북	의정부시, 철원군, 동두천시, 양주시, 연천군, 포천시	1
13	경기서남	수원시, 안산시, 오산시, 화성시, 안양시, 과천시, 군포시, 의왕시	2
14	경기동남	성남시, 광주시, 용인시, 이천시	2
15	강원영동	강릉시, 고성군, 동해시, 삼척시, 속초시, 양양군, 정선군, 태백시, 평창군	1
16	강원춘천	춘천시, 양구군, 인제군, 홍천군, 화천군, 경기(가평군)	1
17	원주충주	강원(원주시, 영월군, 횡성군), 경기(여주시), 충북(충주시, 단양군, 제천시)	1
18	충남천안	천안시, 당진시, 서산시, 아산시, 예산군, 태안군, 홍성군, 경기(안성시, 평택시)	1
19	충북청주	청주시, 괴산군, 보은군, 음성군, 증평군, 진천군	1
20	전북익산	익산시, 군산시, 충남(서천군, 보령시)	1
21	전북전주	전주시, 김제시, 남원시, 부안군, 완주군, 임실군, 장수군, 정읍시, 진안군	1
22	전남목포	목포시, 무안군, 신안군, 영암군, 완도군, 진도군, 해남군	1
23	전남순천	순천시, 고흥군, 광양시, 구례군, 여수시	1
24	경북안동	안동시, 문경시, 봉화군, 영양군, 영주시, 예천군, 의성군, 청송군	1
25	경북구미	구미시, 김천시, 칠곡군, 상주시	1
26	경북포항	포항시, 경주시, 영덕군, 울진군, 울릉군	1
27	경남창원	창원시, 의령군, 창녕군, 함안군	1
28	경남진주	진주시, 고성군, 남해군, 사천시, 산청군, 통영시, 하동군, 함양군	1
29	제주	제주시, 서귀포시	1

[별표 5의2] 〈개정 2022.11.22.〉

권역응급의료센터의 지정기준(제13조 제2항 관련)

1. 시설기준·장비기준·인력기준

가. 시설기준

1) 응급실 시설은 서로 인접하고 다른 의료시설과 구별되어야 하며, 응급실과 응급전용 중환자실·입원실 및 수술실, 검사실·중재실·MRI실 등은 수평 또는 수직으로 바로 연결될 수 있도록 최대한의 근접성을 갖추어 설치·운영해야 한다.

2) 감염병환자를 위한 음압격리병상 및 일반격리병상은 응급실 인근에 다른 구역과 분리하여 설치할 수 있으며, 소아환자를 위한 응급실을 별도 운영하는 경우 소아환자 진료구역도 응급실 다른 구역과 분리하여 설치할 수 있다.

3) 응급실 입구 환자 분류소에서 감염의사환자를 선별하고, 일반 응급환자와 동선을 분리하여 음압격리병상 등에서 격리진료를 받을 수 있도록 시설을 갖추어야 한다.

4) 응급실 전용 시설기준

시설	시설기준	비고
가) 환자 분류소	• 환자진입구와 인접하여 설치할 것 • 중증도 분류에 필요한 장비와 비품을 갖출 것 • 충분한 환기가 이루어지도록 할 것	감염의사환자를 위한 마스크 등 보호 장구를 비치할 것
나) 소생실	• 최소 20㎡의 전용면적을 확보하고, 각각의 내변이 3m 이상이 되도록 할 것	환자 진입구 및 구급차출입구와 인접되게 설치할 것
다) 처치실	• 최소 20㎡의 전용면적을 확보하고, 각각의 내변이 3m 이상이 되도록 할 것 • 감염방지를 위해 손세척이 가능할 것	
라) 응급환자 진료구역	• 각 병상마다 상지·하지 전동방식 높이조절 기능 및 시각적 차폐 시설을 갖출 것 • 산소와 음압을 공급하는 설비를 갖출 것 • 10병상 이상을 확보할 것	병상 간 간격은 1.5m 이상을 확보할 것
마) 중증응급환자 진료구역	• 출입통제가 가능한 별도의 구역으로 구성하고 무정전 시스템을 갖출 것 • 각 병상마다 상지·하지 전동방식 높이조절 기능 및 시각적 차폐 시설을 갖출 것 • 산소, 음압, 고압공기를 공급하는 설비를 갖출 것 • 8병상 이상을 확보할 것	
바) 음압격리병상	• 외부로부터 완전히 밀폐될 것 • 필터링된 급기·배기, 음압제어 및 환기가 가능한 시설을 갖출 것 • 각 병상은 1인 격리실로 설치할 것 • 내부 전체를 관찰할 수 있는 창문 또는 폐쇄회로 텔레비전(CCTV)를 설치할 것 • 개인보호장비를 착용하거나 손세척을 할 수 있는 전실을 갖출 것 • 2병상 이상을 확보할 것	일반격리병상은 중증응급환자 진료구역 병상 수에 포함됨
사) 일반격리병상	• 외부로부터 완전히 차폐될 수 있을 것 • 각 병상은 1인 격리실로 설치할 것 • 내부 전체를 관찰할 수 있는 창문 또는 폐쇄회로 텔레비전(CCTV) 설비를 갖출 것 • 3병상 이상을 확보할 것	
아)소아응급환자 진료구역	• 각 병상마다 시각적 차폐 시설을 갖출 것 • 산소와 음압을 공급하는 설비를 갖출 것 • 3병상 이상을 확보할 것	• 소아전문응급센터가 아닌 경우에만 적용 • 병상 간 간격은 1.5m 이상을 확보할 것

자) 방사선실 • 일반촬영실 • CT촬영실	• 신체 전 부위 촬영이 가능할 것 • 산소와 음압 공급설비를 설치할 것	중증응급환자 진료구역 인근에 설치할 것
차) 응급전용 입원실	• 30병상 이상을 확보할 것 • 병상당 4.3㎡ 이상의 공간을 확보할 것	당일 응급의료 책임자가 입원·퇴원을 결정할 것. 다만, 전문진료과 환자실 병상인 경우 입퇴원시 당일 응급의료 책임자의 동의를 받을 것 • 전문진료과 중환자실 내 병상은 응급전용임을 표기하고 환자 대장을 관리할 것
카) 응급전용 중환자실	• 20병상 이상을 확보할 것. 다만, 20병상 중 10병상은 전문진료과의 중환자실 내 응급전용 중환자병상을 지정하여 운영할 수 있다. • 「의료법 시행규칙」 별표 4의 중환자실 규정을 준수할 것	
타) 응급전용 수술실	• 병원 내 수술실 중 하나를 응급환자 전용으로 지정하여 사용할 것 • 응급환자 전용 수술실이 사용 중인 경우, 별도의 수술실 1실을 응급환자 전용으로 지정하여야 함	응급전용 수술실 사용권한을 당일의 응급의료 책임자에 부여할 것
파) 보호자 면담실	• 외부로부터 시청각적으로 차단할 수 있을 것 • 환자의 상태 설명을 위한 시설을 갖출 것	
하) 전용 주차장	• 응급실 입구에 인접하고, 평면으로 연결되어 있어야 할 것 • 응급환자 전용 표기가 되어 있을 것	구급차 2대 이상 주차 공간을 확보할 것
거) 보호자 대기실	• 최소 100㎡의 전용면적을 갖출 것 • 입원환자의 인원수에 따라 면적을 조정할 수 있음	30명 이상이 동시에 대기할 수 있는 공간으로 편의시설설치가 가능할 것
너) 회의실	20명 이상을 수용하여 교육·회의할 수 있도록 시청각 기자재 등을 갖출 것	• 질 관리를 위한 컨퍼런스 등을 수행할 것 • 응급실과 인접하지 않은 공간에 설치 가능함
더) 재난 및 응급의료 지원실	재난, 교육, 의료지도 등 권역 내 응급의료 업무를 하기에 충분한 공간을 확보할 것	

5) 의료기관 시설기준

시설	시설기준	비고
가) 검사실	• 혈액성분검사(CBC), 혈액화학검사(Chemistry), 동맥혈 가스분석(ABGA) 및 요검사(U/A)가 가능할 것 • 심근효소검사, 혈액응고검사가 가능할 것	• 24시간 운영할 것 • 응급환자에 우선 사용되도록 할 것
나) MRI실	• 신체 전 부위의 촬영이 가능할 것 • 산소와 음압을 공급하는 설비를 설치할 것	
다) 중재실	• 위내시경실, 담관내시경실, 기관지내시경실 각각 1실 이상 갖출 것 • 혈관조영실, 심혈관조영실 각각 1실 이상 갖출 것 • 각 시설은 산소와 음압을 공급하는 설비를 설치할 것	
라) 혈액은행	• ABO 및 Rh Typing, 교차 시험(Cross Matching), Coomb's Test 검사가 가능할 것	
마) 주산기 시설	• 신생아실을 갖출 것 • 분만실을 갖출 것	

나. 장비기준

1) 응급실 전용 장비

품명	개 수(단위: 개)						비고
	일반 구역	소아 구역	중증 구역	소생실 · 처치실	중환자실	격리 병상	
가) 12유도 심전도기	1		1				
나) 심장충격기	1	1 (소아용 패드구비)	1	1	2	1	전원연결 없이 사용, 동기화 심전환 가능할 것
다) 인공호흡기			5병상당 1	1실당 1	3병상당 1	5병상당 1	호흡방식 조절가능, 경고장치가 있을 것
라) 무 영 등				1실당 1			
마) 이동 X-선 촬영기	1					1	
바) 이동식 초음파 검사기	1						심초음파검사 가능할 것
사) 환자 감시장치	5병상당 1	5병상당 1	1병상당 1	1실당 1	1병상당 1	1병상당 1	심전도, 혈압, 혈중산소포화도 측정이 가능할 것
아) 이동환자 감시장치	1						
자) 기도흡입기	1병상당 1	1병상당 1	1병상당 1	1실당 1	1병상당 1	1병상당 1	
차) 산소량 조절장치	1병상당 1	1병상당 1	1병상당 1	1실당 1		1병상당 1	
카) 급속혈액가온주입기			1		1		
타) 정맥 주입기	5병상당 1	5병상당 1	1병상당 1	1실당 1	1병상당 1	1병상당 1	약물 투여량의 정량 조절이 가능, 경고장치가 있을 것
파) 보온포				1실당 1	1		가온이 가능할 것
하) 중심체온 조절유도기				1			
거) 심부체온 측정장비				1			
너) 이동 심근효소측정기			1				
더) 연령별 기도 확보 장비 및 보조호흡 도구		1					
러) 소아를 위한 기타 연령별 기구 · 소모품		1					
머) 무선장비 및 전산장비	1						TRS 단말기 구비, 응급의료정보 입력 · 조회
버) 구급차	특수구급차 1대 이상을 포함한 구급차 2대						응급실과 교신할 수 있는 장비를 갖출 것

2) 의료기관 내 확보해야 하는 장비

장 비	기 준
가) 뇌압감시장비	24시간 사용이 가능해야 하며, 응급환자에 우선적으로 사용될 수 있게 할 것
나) 인공심폐순환기(ECMO)	
다) 지속적 신 대체 요법(CRRT) 장비	
라) 인큐베이터	

다. 인력기준

○ 응급실 전담 인력기준

인 력	인력기준	비 고
가) 의사	•응급실 전담 응급의학전문의: 5명 이상 •소아응급환자 전담전문의: 1명 이상 ※ 소아응급환자 중심으로 진료 •응급실 전담전문의: 전년도 응급실 내원 환자수가 30,000명을 초과하는 경우, 1명을 확보하고 매 10,000명마다 1명을 추가 확보할 것 ※ 소아응급환자 전담전문의는 응급실 전담전문의 수에 포함 ※ 응급실 전담전문의는 응급의학과, 내과, 외과, 정형외과, 신경외과, 신경과, 심장혈관흉부외과, 소아청소년과, 마취통증의학과, 영상의학과 전문의 중에서 확보할 것	•응급실 중환자 진료구역 내에는 24시간 응급의학전문의 1명 이상이 상주할 것 •응급실 일반 진료구역 내에는 24시간 의사 1명 이상이 상주할 것 ※ 소아전문응급센터인 경우 소아응급환자 담전문의는 별표 6의 기준을 별도 적용
나) 간호사	•응급실 전담 간호사 25명 이상 •소아응급환자 전담 간호사 1명 이상 확보 •전년도 응급실 내원 환자수가 30,000명을 초과하는 경우 3명을 추가 확보하고, 매 5000명마다 3명을 추가 확보할 것 ※ 소아응급환자 전담 간호사는 내원 환자당 추가 확보해야 하는 응급실 전담 간호사 수에 포함	•응급전용 중환자실 및 응급전용 입원실과 별도로 할 것 ※ 소아전문응급센터인 경우 소아응급환자 전담간호사는 별표 6의 기준을 별도 적용
다) 응급구조사	•재난, 교육, 전원관리 등을 위해 1급 응급구조사 5명 이상 •구급차 운영을 위해 구급차 1대당 2명 이상	구급차 및 관련 인력은 위탁하여 운영할 수 있을 것
라) 그 밖의 인력	•간호사, 응급구조사 또는 보건의료정보관리사의 면허·자격을 가진 사람 2명 이상	•응급의료 정보 관리 및 제공 업무 전담할 것
	•응급의료종사자 및 환자의 안전을 위한 청원 경찰 또는 경비원 등의 보안인력 1명 이상	•24시간 응급실 전담으로 1명 이상이 상주할 것

2. 일반 운영기준(법 제26조제2항에 따른 권역응급의료센터의 업무)

가. 권역응급의료센터의 장은 응급환자의 진료를 위해 응급실과 각 전문진료과의 당직 인력을 확보하고 관련 부서 간 협력체계를 가동해야 한다.

나. 권역응급의료센터의 장은 불시에 발생하는 중증응급환자를 수용하기 위하여 중환자실과 일반병동의 예비병상, 응급전용 수술장 등을 확보해야 한다.

다. 권역응급의료센터의 장은 가용가능한 응급의료 자원의 현황, 주요 응급질환별 수용가능 여부, 응급환자의 내원 및 퇴실에 대한 정보를 보건복지부장관이 정하는 바에 따라 중앙응급의료센터로 전송해야 한다.

라. 권역응급의료센터의 장은 감염의사환자의 선별, 음압격리병상 등 감염예방 시설의 운영, 동선분리 및 감염예방활동, 보호자 및 방문객 출입통제 등 응급실 감염예방 및 확산방지를 위한 지침을 마련하고 시행되도록 해야 한다.

마. 권역응급의료센터의 장은 가목부터 라목까지의 조치 및 제18조의3에 따른 중증도 분류의 지도 및 시행을 위해 당일 근무하는 응급실 전담전문의 중 응급의료 책임자를 지정해야 한다.

바. 제18조의3에 따른 중증응급환자가 내원하면 응급실 전담전문의가 직접 진료해야 한다. 다른 전문진료과목 전문의의 진료가 필요한 경우 「응급의료에 관한 법률」 제32조에 따라 호출해야 하며, 호출된 전문의는 해당 환자를 신속히 진료해야 한다.

사. 중증응급환자를 다른 의료기관으로 이송하는 것을 최소화하되, 불가피하게 이송하는 경우 당일의 응급의료 책임자와 해당 진료과목 전문의가 직접 이송을 결정해야 하며, 이를 중앙응급의료센터에 통보해야 한다.

아. 마목 및 바목에 따른 중증응급환자의 적정시간 내 진료, 다른 의료기관에서 이송되어온 중증응급환자의 적극

적 수용 등에 대하여, 법 제17조에 따라 보건복지부장관이 실시하는 평가를 매년 통과해야 한다.

자. 응급실 근무자 등은 소속, 전문과목, 면허·자격, 성명이 표기된 이름표를 달아야 하며, 면허·자격에는 전문의, 레지던트, 인턴, 간호사, 응급구조사 등이 구체적으로 표기되어야 한다.

차. 중증응급환자에 대한 책임 진료와 권역 내 재난·교육, 구급대에 대한 의료지도 등 그 밖에 권역응급의료센터의 운영에 관한 세부적인 사항은 보건복지부장관이 정한다.

카. 법 제15조의2에 따른 비상대응매뉴얼에 규정된 다수사상자 발생 시 즉시 출동할 수 있는 팀을 3개 이상 조직하되, 각 팀은 의사 1명 이상, 간호사 또는 응급구조사 2명 이상, 행정 업무를 담당하는 사람 1명 이상으로 각각 구성한다.

[별표 6] 〈개정 2022.11.22.〉

전문응급의료센터의 지정기준(제16조 제1항 관련)

1. 삭제〈2015.8.19.〉

2. 화상센터

가. 시설기준

시설내용		개수	단위면적(m^2)	총면적(m^2)	비고
응급진료실	환자분류소	1	30	30	• 환자진입구와 바로 인접되게 설치할 것
	소생실	2	20	40	• 환자진입구 및 구급차출입구와 바로 인접되게 설치할 것 • 소규모수술이 가능한 장비 및 인력을 갖출 것
	간호사실	1	20	20	• 소생실 전면에 설치할 것
	환부세척실	1	20	20	
	응급환자 진료구역	1	165	165	• 최소 30병상 이상을 확보할 것
	검사실	1			• 장비기준에 의한 장비를 이용하여 검사를 하기에 충분한 공간을 확보할 것 • 24시간 혈액성분 및 화학 검사, 동맥혈가스분석, 요검사가 가능하도록 장비가 구비되어 있어야 함
	방사선실 · 일반촬영실	1	30	30	
	수술실 및 처치실	1	40	40	
응급진료실외의 장소	수술실	1	60	60	• 화상환자 전용으로만 이용하고, 중환자실과 인접되게 설치할 것
	중환자실의 병상	8	10	80	• 총면적은 중환자실에 있는 간호사실·의사실 및 물품보관소를 제외한 면적임
	입원실의 병상	30	4.3	130	
	멸균처치실의 병상	2	16	32	• 화상처치용 침상 및 멸균시설
	화상처치실	1	60	60	• 샤워기 및 소용돌이꼭지(Whirlpool tab)가 설치되어 있을 것
	회의실 및 도서실	1	60	60	
기타	원무행정실·의사당직실·보호자대기실 및 주차장을 설치하되, 그 기준은 별표 7의 지역응급센터의 기준에 의한다.				

(주) 1. 위의 개수·단위면적 및 총면적기준은 최소기준임
2. 검사실 및 방사선실 중 CT촬영실은 종합병원의 시설을 이용할 수 있는 경우 이를 두지 아니할 수 있다.

나. 인력기준

인력	인력기준	비고
1) 의사	• 응급의학과 전문의 2명 이상 • 일반외과 전문의 1명 이상 • 성형외과 전문의 2명 이상	• 응급실에 24시간 전문의 1명 이상이 근무할 것
2) 간호사	• 15명 이상	
3) 응급구조사	• 구급차 1대당 2명 이상	
4) 그 밖의 인력	• 응급의료종사자 및 환자의 안전을 위한 청원경찰 또는 경비원 등의 보안인력 1명 이상 • 구급차 1대당 운전기사 2명 이상	• 보안인력은 24시간 1명 이상이 상주할 것 • 별표 5의2 제1호 다목 라) 또는 별표 7 제2호 다목에 따라 권역응급의료센터 또는 지역응급의료센터의 응급실에 전담 상주 인력을 둔 경우에는 보안인력을 갖춘 것으로 봄 • 법 제44조 제2항에 따라 구급차의 운용을 위탁한 경우에는 관련 인력을 위탁하여 운영할 수 있음

다. 장비기준

장비	소생실	응급실
제세동기	1	1
인공호흡기	1	1
주입기(Infusion Pump)	2	3병상당 1
이동 X-선 촬영기	1	
CT촬영기	1	
산화질소(N_2O) 마취기	1	
환자감시장치	1	5병상당 1
이동환자감시장치	1	
부착형흡인기	1병상당 1	1병상당 1
급속혈액가온주입기(Rapid infusion warmer)	1	
보온포(가온·냉각기능 공유)	1	
무선통신설비 및 전산시설 : 응급의료정보센터와 교신할 수 있는 통신설비와 응급의료정보제공을 위한 전산장비 등의 시설을 갖추어야 함		
구급차 : 특수구급차 1대 이상을 포함한 구급차 2대. 다만, 법 제44조 제2항의 규정에 따라 구급차의 운용을 위탁한 경우 이를 갖추지 아니할 수 있다.		

3. 심혈관 센터

가. 시설기준

시설내용		개수	단위면적(m^2)	총면적(m^2)	비고
응급진료실	환자분류소	1	30	30	• 환자진입구와 바로 인접되게 설치할 것
	소생실	2	20	40	• 환자진입구 및 구급차출입구와 바로 인접되게 설치할 것 • 소규모수술이 가능한 장비 및 인력을 갖출 것
	간호사실	1	20	20	• 소생실 전면에 설치
	응급환자 진료구역	1	165	165	• 최소 30병상 이상을 확보할 것
	검사실	1			• 장비기준에 의한 장비를 이용하여 검사를 하기에 충분한 공간을 확보할 것 • 24시간 혈액성분 및 화학 검사, 동맥혈가스분석, 요검사가 가능하도록 장비가 구비되어 있어야 함

	심초음파실	1	20	20	• 소생실 옆에 위치할 것
	방사선실 · 일반촬영실	1	30	30	
	수술실 및 처치실	1	40	40	
응급진료실외의 장소	수술실	1	50	50	• 종합병원의 수술실로 갈음할 수 있음
	중환자실의 병상	10	10	100	• 총면적은 중환자실에 있는 간호사실 · 의사실 및 물품보관소를 제외한 면적임
	입원실의 병상	30	4.3	130	
	혈관촬영실	1	60	60	• 응급실에 설치한 경우에는 별도로 설치하지 아니할 수 있음
	심장검사실	1	60	60	• 심초음파 · 부하검사 및 심전도검사 등을 할 수 있을 것
	회의실 및 도서실	1	60	60	
기타	원무행정실 · 의사당직실 · 보호자대기실 및 주차장을 설치하되, 그 기준은 별표 7의 지역응급센터의 기준에 의한다.				

(주) 1. 위의 개수 · 단위면적 및 총면적기준은 최소기준임
2. 검사실은 종합병원의 시설을 이용할 수 있는 경우 이를 두지 아니할 수 있다.

나. 인력기준

인력	인력기준	비고
1) 의사	• 응급의학과 전문의 2명 이상 • 심장내과 전문의 3명 이상 • 소아과 심장 전문의 1명 이상 • 심장혈관흉부외과 전문의 1명 이상	• 응급실에 24시간 전문의 1명 이상이 근무할 것
2) 간호사	• 15명 이상	
3) 응급구조사	• 구급차 1대당 2명 이상	
4) 그 밖의 인력	• 응급의료종사자 및 환자의 안전을 위한 청원경찰 또는 경비원 등의 보안인력 1명 이상 • 구급차 1대당 운전기사 2명 이상	• 보안인력은 24시간 1명 이상이 상주할 것 • 별표 5의2 제1호 다목 라) 또는 별표 7 제2호 다목에 따라 권역응급의료센터 또는 지역응급의료센터의 응급실에 전담 상주 인력을 둔 경우에는 보안인력을 갖춘 것으로 봄 • 법 제44조 제2항에 따라 구급차의 운용을 위탁한 경우에는 관련 인력을 위탁하여 운영할 수 있음

다. 장비기준

장비	소생실	응급실
제세동기	1	1
인공호흡기	1	1
주입기(Infusion Pump)	2	3병상당 1
이동 X-선 촬영기	1	
CT촬영기	1	
심초음파검사기	1	
환자감시장치	1	5병상당 1
이동환자감시장치	1	
부착형흡인기	1병상당 1	1병상당 1
급속혈액가온주입기(Rapid infusion warmer)	1	
보온포(가온 · 냉각기능 공유)	1	
무선통신설비 및 전산시설 : 응급의료정보센터와 교신할 수 있는 통신설비와 응급의료정보제공을 위한 전산장비 등의 시설을 갖추어야 함		
구급차 : 특수구급차 1대 이상을 포함한 구급차 2대. 다만, 법 제44조 제2항의 규정에 따라 구급차의 운용을 위탁한 경우 이를 갖추지 아니할 수 있다.		

4. 독극물센터

가. 시설기준

<table>
<tr><th colspan="2">시설내용</th><th>개수</th><th>단위면적 (m^2)</th><th>총면적 (m^2)</th><th>비고</th></tr>
<tr><td rowspan="10">응급진료실</td><td>환자분류소</td><td>1</td><td>30</td><td>30</td><td>• 환자진입구와 바로 인접되게 설치할 것</td></tr>
<tr><td>소생실</td><td>2</td><td>20</td><td>40</td><td>• 환자진입구 및 구급차출입구와 바로 인접되게 설치할 것
• 소규모수술이 가능한 장비 및 인력을 갖출 것</td></tr>
<tr><td>간호사실</td><td>1</td><td>20</td><td>20</td><td>• 소생실 전면에 설치할 것</td></tr>
<tr><td>응급환자 진료구역</td><td>1</td><td>165</td><td>165</td><td>• 최소 30병상 이상을 확보할 것</td></tr>
<tr><td>위세척실</td><td>1</td><td>20</td><td>20</td><td>• 환자진입구와 바로 인접되게 설치 할 것</td></tr>
<tr><td>고압산소실</td><td>1</td><td>50</td><td>50</td><td></td></tr>
<tr><td>검사실</td><td>1</td><td></td><td></td><td>• 시설기준에 의한 검사를 시행하기에 충분한 공간을 확보할 것
• 24시간 혈액성분 및 화학 검사, 동맥혈가스분석, 요검사가 가능하도록 장비가 구비되어 있어야 함</td></tr>
<tr><td>방사선실
• 일반촬영실
• CT촬영실</td><td>
1
1</td><td>
30
60</td><td>
30
60</td><td></td></tr>
<tr><td>수술실 및 처치실</td><td>1</td><td>40</td><td>40</td><td></td></tr>
<tr><td colspan="5"></td></tr>
<tr><td rowspan="4">응급진료실외의 장소</td><td>중환자실의 병상</td><td>10</td><td>10</td><td>100</td><td>• 총면적은 중환자실에 있는 간호사실·의사실 및 물품보관소를 제외한 면적임</td></tr>
<tr><td>입원실의 병상</td><td>30</td><td>4.3</td><td>130</td><td>• 30병상 이상을 설치할 것</td></tr>
<tr><td>독극물 정보센터</td><td>1</td><td>60</td><td>60</td><td></td></tr>
<tr><td>회의실 및 도서실</td><td>1</td><td>60</td><td>60</td><td></td></tr>
<tr><td>기타</td><td colspan="5">원무행정실·의사당직실·보호자대기실 및 주차장을 설치하되, 그 기준은 별표 7의 지역응급센터의 기준에 의한다.</td></tr>
</table>

(주) 1. 위의 개수·단위면적 및 총면적기준은 최소기준임
2. 검사실 및 방사선실 중 CT촬영실은 종합병원의 시설을 이용할 수 있는 경우 이를 두지 아니할 수 있음

나. 인력기준

인력	인력기준	비고
1) 의사	• 응급의학 전문의 3명 이상 • 중독 전담의 2명 이상	• 응급실에 24시간 전문의 또는 중독전담의 1명 이상이 근무할 것
2) 간호사	• 15명 이상	
3) 응급구조사	• 구급차 1대당 2명 이상	
4) 그 밖의 인력	• 응급의료종사자 및 환자의 안전을 위한 청원경찰 또는 경비원 등의 보안인력 1명 이상 • 구급차 1대당 운전기사 2명 이상	• 보안인력은 24시간 1명 이상이 상주할 것 • 별표 5의2 제1호 다목 라) 또는 별표 7 제2호 다목에 따라 권역응급의료센터 또는 지역응급의료센터의 응급실에 전담 상주 인력을 둔 경우에는 보안인력을 갖춘 것으로 봄 • 법 제44조 제2항에 따라 구급차의 운용을 위탁한 경우에는 관련 인력을 위탁하여 운영할 수 있음

다. 장비기준

장비	소생실	응급실
제세동기	1	1
인공호흡기	1	1
주입기(Infusion Pump)	2	3병상당 1
이동 X-선 촬영기	1	
CT촬영기	1	
초음파검사기(심초음파 검사 기능)	1	
산부인과진찰대	1	
산화질소(N_2O) 마취기	1	
환자감시장치	1	5병상당 1
이동환자감시장치	1	
부착형흡인기	1병상당 1	1병상당 1
급속혈액가온주입기(Rapid infusion warmer)	1	
보온포(가온·냉각기능 공유)	1	
고압산소탱크	1	
무선통신설비 및 전산시설 : 응급의료정보센터와 교신할 수 있는 통신설비와 응급의료정보제공을 위한 전산장비 등의 시설을 갖추어야 함		
구급차 : 특수구급차 1대 이상을 포함한 구급차 2대. 다만, 법 제44조 제2항의 규정에 따라 구급차의 운용을 위탁한 경우 이를 갖추지 아니할 수 있다.		

5. 소아센터

가. 시설기준

1) 소아 응급실 전용시설 기준

○ 소아 응급실은 소아청소년 응급환자를 위한 전용시설로 성인을 위한 응급실과 구분되도록 설치·운영되어야 함.

○ 감염병 환자를 위한 음압격리병상 및 일반격리병상은 소아 응급실의 다른 구역과 분리하여 설치할 수 있음.

시설	시설기준	비고
가) 환자 분류소	• 환자진입구와 인접하여 설치할 것 • 중증도 분류에 필요한 장비와 비품을 갖출 것 • 충분한 환기가 이루어지도록 할 것	감염의사환자를 위한 마스크 등 보호장구를 비치할 것
나) 처치실	• 최소 20㎡의 전용면적을 확보하고, 각각의 내변이 3m 이상이 되도록 할 것 • 감염방지를 위해 손세척이 가능할 것	
다) 응급환자 진료구역	• 각 병상마다 시각적 차폐 시설을 갖출 것 • 산소와 음압을 공급하는 설비를 갖출 것 • 5병상 이상을 확보할 것	병상 간 간격은 1.5m 이상을 확보할 것
라) 중증응급환자 진료구역	• 출입통제가 가능한 별도의 구역으로 구성하고 무정전 시스템을 갖출 것 • 각 병상마다 시각적 차폐 시설을 갖출 것 • 산소, 음압, 고압공기를 공급하는 설비를 갖출 것 • 2병상 이상을 확보할 것	

마) 음압격리병상	• 외부로부터 완전히 밀폐되고 필터링된 급기・배기 및 음압제어, 환기가 가능한 시설을 갖출 것 • 각 병상은 1인 격리실로 설치할 것 • 보호구 장비 및 손세척을 할 수 있는 전실을 갖출 것 • 1병상 이상 확보할 것	일반격리병상은 중증응급환자 진료구역 병상 수에 포함됨
바) 일반격리병상	• 외부로부터 완전히 차폐될 수 있을 것 • 각 병상은 1인 격리실로 설치할 것 • 내부 전체를 관찰할 수 있는 창문 또는 폐쇄회로 텔레비전(CCTV) 설비를 갖출 것 • 1병상 이상 확보할 것	
사) 소아응급환자 전용중환자실	• 2병상 이상을 확보할 것 • 「의료법 시행규칙」 별표 4의 중환자실 규정을 준수할 것 ※ 권역응급의료센터인 경우 응급전용중환자실 중 2병상을 소아응급환자전용으로 배정할 수 있음	당일 응급의료 책임자의 동의하에 입원・퇴원을 결정할 것
아) 소아응급환자 전용입원실	• 6병상 이상을 확보할 것 • 병상당 $4.3m^2$ 이상의 공간을 확보할 것	
자) 보호자대기실	보호자 대기실 내에 별도의 수유실을 구비할 것	

2) 의료기관 시설기준

시설	시설기준	비고
가) MRI실	• 신체 전 부위의 촬영이 가능할 것 • 산소와 음압을 공급하는 설비를 설치할 것	• 24시간 운영할 것 • 응급환자에 우선 사용되도록 할 것
나) 검사실 등	• 소아환자의 초음파 검사가 가능할 것 • 연령별 장비를 구비하여 소아환자의 소화기 내시경 검사가 가능할 것	
다) 혈액은행	ABO 및 Rh Typing, 교차 시험(Cross Matching), Coomb's Test 검사가 가능할 것	
라) 주산기 시설	• 신생아실을 갖출 것 • 분만실을 갖출 것	

나. 장비기준

1) 소아 응급실 전용장비

장 비 명	개 수(단위: 개)	
	중증응급환자 진료구역	응급환자 진료구역
가) 제세동기	1	
나) 인공호흡기	1	
다) 이동 환자 감시장치	2	
라) 급속 혈액가온주입기	1	
마) 주입기(infusion pump)	1병상당 1	5병상당 1
바) 환자 감시장치	1병상당 1	5병상당 1
사) 부착형 흡인기	1병상당 1	
아) 초음파검사기	1	
자) 골강내 주사기구	1	
차) EKG	1	
카) Capnography	1	
타) ENT unit	1	
파) 보온포(가온・냉각기능)	1	
하) 소아용 네뷸라이저	3	

※ 소아환자를 위한 기구 및 소모품을 연령별로 확보하여야 함

2) 의료기관 내 확보해야 하는 장비

장 비	기 준
가) 뇌압 감시장비	24시간 사용이 가능해야 하며, 응급환자에 우선적으로 사용될 수 있게 할 것
나) 인공심폐순환기(ECMO)	
다) 지속적 신 대체 요법(CRRT) 장비	
라) 인큐베이터	

다. 인력기준

1) 소아 응급실 전담인력

인력	인력기준	비고
가) 의사	• 전문의 2명 이상을 포함한 소아응급환자 전담의 4명 이상(이 경우 전담의는 3년차 레지던트 이상을 의미한다) • 전년도 응급실 내원 소아청소년환자수가 15,000명을 초과하는 경우 전담전문의 1명을 추가 확보하고, 매 10,000명마다 소아응급환자 전담전문의 1명을 추가 확보할 것	소아전문응급센터에 24시간 소아응급환자 전담전문의 또는 3년차 이상 레지던트가 1인 이상 상주할 것 ※ 권역응급의료센터가 내원환자 대비 추가 확보해야 하는 응급실 전담전문의에 포함됨
나) 간호사	• 소아응급환자 전담간호사 10명 이상 • 전년도 응급실 내원 소아청소년환자수가 15,000명을 초과하는 경우 전담간호사 3명을 추가 확보하고, 매 5000명마다 소아응급환자 전담 간호사 3명을 추가 확보할 것	소아응급환자 전용중환자실 및 입원실 인력과 별도 ※ 권역응급의료센터가 내원환자 대비 추가 확보해야 하는 응급실 전담간호사에 포함됨
다) 그 밖의 인력	• 간호사, 응급구조사 또는 보건의료정보관리사의 면허 또는 자격을 가진 사람 1명 이상	• 응급의료 정보 관리 및 제공 업무를 전담할 것
	• 응급의료종사자 및 환자의 안전을 위한 청원경찰 또는 경비원 등의 보안인력 1명 이상	• 24시간 1명 이상이 상주할 것 • 별표 5의2 제1호 다목 라) 또는 별표 7 제2호 다목에 따라 권역응급의료센터 또는 지역응급의료센터의 응급실에 전담 상주 인력을 둔 경우에는 보안인력을 갖춘 것으로 봄

2) 의료기관이 확보해야 하는 소아청소년과 전문인력

인력	비고
소아청소년과 전문의 5명 이상	소아전문응급센터 전담인력과 별도

라. 삭제 〈2019.12.31.〉

[별표 7] 〈개정 2020.12.16.〉

지역응급의료센터의 지정기준(제17조 제2항 관련)

1. 시설기준

구분	개수	단위면적 (m^2)	총면적 (m^2)	비고
가. 환자분류소	1			• 환자진입구와 인접하여 설치할 것 • 중증도 분류에 필요한 장비와 비품을 갖출 것 • 충분한 환기가 이루어지도록 할 것 • 감염병 의심환자를 위한 마스크 등 보호 장비를 비치할 것
나. 응급환자진료구역	1	110	110	• 20병상(음압격리병상 및 일반격리병상을 포함한다) 이상을 확보할 것

다. 음압격리병상	1			• 외부로부터 완전히 밀폐될 것 • 필터링된 급기·배기, 음압제어 및 환기가 가능한 시설을 갖출 것 • 각 병상은 1인 격리실로 설치할 것 • 내부 전체를 관찰할 수 있는 창문 또는 폐쇄회로 텔레비전을 설치할 것 • 개인보호장비를 착용하거나 손세척을 할 수 있는 전실을 갖출 것
라. 일반격리병상	2			• 외부로부터 완전히 차폐될 것 • 각 병상은 1인 격리실로 설치할 것 • 내부 전체를 관찰할 수 있는 창문 또는 폐쇄회로 텔레비전을 설치할 것 • 음압격리병상 1병상 이상을 포함한 격리병상을 3병상 이상 갖출 것
마. 검사실	1			• 장비기준에 의한 장비를 이용하여 검사하기 위한 충분한 공간을 확보할 것. 다만, 종합병원의 검사실을 이용할 수 있는 경우에는 검사실을 두지 않을 수 있음 • 24시간 혈액 성분 및 화학 검사, 동맥혈가스분석, 요검사를 할 수 있는 장비를 갖출 것
바. 방사선실 (일반촬영실)	1			• 외래환자용과 구분되는 별도의 시설일 것
사. 처치실	1	15	15	• 간단한 수술 및 처치를 할 수 있는 처치대 1병상을 설치할 수 있는 면적일 것
아. 원무행정실	1			• 종합병원과 별도로 입퇴원 및 의료보험청구업무를 하는 경우 그에 필요한 면적을 확보할 것
자. 의사당직실	1			• 의사 2명 이상이 숙식할 수 있는 공간일 것
차. 보호자대기실	1			• 20명 이상이 동시에 대기할 수 있는 공간으로서 대기의자, 호출시설 등 편의시설의 설치가 가능하여야 함
카. 주차장				• 구급차 2대를 포함한 4대의 차량이 동시에 주차할 수 있는 공간을 확보할 것

비고: 위의 개수·단위면적 및 총면적 기준은 최소기준을 의미함

2. 인력기준

인력	인력기준	비고
가. 의사	• 응급실 전담전문의 2명 이상을 포함한 전담의사 4명 이상	• 24시간 전문의 또는 3년차 이상 레지던트 1명 이상이 근무할 것
나. 간호사	• 응급실 전담간호사 10명 이상	• 24시간 응급실 전담간호사 3명 이상이 근무할 것
다. 그 밖의 인력	• 간호사, 응급구조사 또는 보건의료정보관리사의 면허·자격을 가진 사람 1명 이상	• 응급의료 정보 관리 및 제공 업무를 전담할 것
	• 응급의료종사자 및 환자의 안전을 위한 청원경찰 또는 경비원 등의 보안인력 1명 이상	• 24시간 응급실 전담으로 1명 이상이 상주할 것

3. 장비기준

장비명	기준
가. 심장충격기	1대 이상
나. 인공호흡기	1대 이상
다. 주입기(Infusion Pump)	5병상당마다 1대 이상
라. 초음파검사기	1대 이상
마. 산부인과진찰대	1대 이상
바. 환자감시장치	5병상당마다 1대 이상
사. 이동환자감시장치	1대 이상

아. 부착형흡인기	1병상당마다 1대 이상
자. 부착형산소(Wall O_2unit)	1병상당마다 1대 이상
차. 급속혈액가온주입기 (Rapid infusion warmer)	1대 이상
카. 보온포	1대 이상
타. CT촬영기	1대 이상. 다만, 종합병원의 CT촬영기를 이용할 수 있는 경우에는 갖추지 않을 수 있음
파. 일반 X-선 촬영기	1대 이상
하. 이동 X-선 촬영기	1대 이상
거. 특수구급차	1대 이상. 다만, 법 제44조 제2항의 규정에 따라 구급차의 운용을 위탁한 경우에는 갖추지 않을 수 있음
너. 무선통신설비 및 전산시설	응급의료지원센터와 교신할 수 있는 통신설비와 응급의료정보제공을 위한 전산장비 등의 시설을 갖출 것

[별표 7의2] 〈개정 2022.11.22.〉

권역외상센터의 요건과 지정기준(제17조의2 제2항 관련)

1. 일반기준

외상환자 진료를 위한 외상 소생실, 방사선실, 중환자실, 수술실은 상호간에 구획되어야 하고, 수평 또는 수직으로 바로 연결될 수 있도록 최대한 근접성을 갖추어야 하며, 기존 시설과는 독립적으로 설치·운영되어야 한다.

2. 개별기준

가. 시설기준

시설		개수	단위면적(㎡)	총면적(㎡)	세부기준
외상	외상 소생실(치료실)	2	20	40	• 환자출입구 및 구급차출입구와 바로 인접하게 설치할 것 • 헬기장, 외상 중환자실의 병상, 외상수술실로 직접 연결되는 전용동선을 확보할 것 • 소규모 수술이 가능한 장비 및 인력을 갖출 것
소생	외상 환자 진료 구역	1	40	40	• 최소 6병상 이상을 확보할 것 • 의료가스와 음압공급유닛을 확보할 것
구역	외상 통제실	1			• 119, 구급차, 항공이송대 등과 직접 연결하여 환자 상태를 전달받고 통제·지도할 수 있는 유무선 통신설비를 확보할 것 • 입·퇴원하는 중증외상환자의 정보를 입력·관리할 수 있는 전산장비를 구비할 것 • 기능유지를 위한 인력을 갖출 것
외상 수술실		2	50	100	• 청결구역과 오염구역을 구분할 것 • 기능유지를 위한 인력을 갖출 것

[별표 7의3] 〈개정 2020.2.28.〉

정신질환자응급의료센터의 지정 기준(제17조의3 제1항 관련)

1. 시설 기준

「정신건강증진 및 정신질환자 복지서비스 지원에 관한 법률 시행규칙」 별표 3에 따른 시설과 다음 표에 따른 시설을 모두 갖출 것

시설	기준
가. 응급전용 입원실	「정신건강증진 및 정신질환자 복지서비스 지원에 관한 법률」 제50조에 따라 입원하는 환자(응급실에서 진료를 받은 후 입원하는 환자로 한정하며, 이하 "응급입원환자"라 한다) 2명 이상을 수용할 수 있을 것
나. 응급전용 보호실	1개 이상. 이 경우 자해 및 폭행 등을 예방할 수 있는 안전장치를 갖추어야 한다.

비고

정신질환자응급의료센터로 지정을 받으려는 응급의료기관의 응급실 외의 공간에 응급전용 입원실과 응급전용 보호실을 두려면 응급의료기관의 정신건강의학과 등 병동의 일부 입원실과 보호실을 응급전용 입원실과 응급전용 보호실로 지정해야 한다.

2. 인력 기준

인력	기준
가. 정신건강의학과전문의	최소 2명을 두고, 응급입원환자가 30명을 초과하는 때에는 응급입원환자 15명당 1명을 두되, 그 끝수에는 1명을 추가한다. 이 경우 정신건강의학과전공의 1명은 정신건강의학과전문의 0.5명으로 본다.
나. 간호사	응급입원환자 4명당 1명을 두되, 그 끝수에는 1명을 추가한다.

비고

1. 정신질환자 응급의료센터에는 정신건강의학과전문의 또는 정신건강의학과전공의 1명 이상이 항상 근무하고 있어야 한다.
2. 정신질환자응급의료센터의 인력은 「정신건강증진 및 정신질환자 복지서비스 지원에 관한 법률 시행규칙」 별표 4에서 입원환자 수에 따라 두는 인력에 포함될 수 있다.

[별표 8] 〈개정 2020.12.16.〉

지역응급의료기관의 지정기준(제18조 제1항 관련)

1. 시설기준

구분		개수	단위면적 (m^2)	총면적 (m^2)	비고
가. 환자분류소		1			• 환자진입구와 인접하여 설치할 것 • 중증도 분류에 필요한 장비와 비품을 갖출 것 • 충분한 환기가 이루어지도록 할 것 • 감염병 의심환자를 위한 마스크 등 보호 장비를 비치할 것
나. 응급환자 진료구역	전년도 연간 응급실 내원환자수가 1만명 이상인 경우	1	55	55	• 10병상(음압격리병상 및 일반격리병상을 포함한다) 이상을 확보할 것
	전년도 연간 응급실 내원환자수가 1만명 미만인 경우		27.5	27.5	• 5병상(음압격리병상 및 일반격리병상을 포함한다) 이상을 확보할 것

다. 음압격리병상	1			• 외부로부터 완전히 밀폐될 것 • 필터링된 급기·배기, 음압제어 및 환기가 가능한 시설을 갖출 것 • 각 병상은 1인 격리실로 설치할 것 • 내부 전체를 관찰할 수 있는 창문 또는 폐쇄회로 텔레비전을 설치할 것 • 개인보호장비를 착용하거나 손세척을 할 수 있는 전실을 갖출 것
라. 일반격리병상				• 외부로부터 완전히 차폐될 것 • 각 병상은 1인 격리실로 설치할 것 • 내부 전체를 관찰할 수 있는 창문 또는 폐쇄회로 텔레비전을 설치할 것 • 음압격리병상 1병상 이상을 포함한 격리병상을 3병상 이상 갖출 것
마. 검사실	1			• 24시간 혈액 성분 및 화학 검사, 동맥혈가스분석, 요검사를 할 수 있는 장비를 갖출 것. 다만, 병원의 검사실을 이용할 수 있는 경우에는 검사실을 두지 않을 수 있음
바. 처치실	1			• 간단한 수술 및 처치를 할 수 있는 구분된 공간일 것
사. 원무행정실	1			• 일반환자용 원무행정실도 사용 가능함
아. 의사당직실	1			• 의사 1명 이상이 숙식할 수 있는 공간일 것
자. 보호자대기실	1			• 10명 이상이 동시에 대기할 수 있는 공간으로서 대기의자, 호출시설 등 편의시설의 설치가 가능하여야 함
차. 주차장				• 구급차 1대를 포함한 2대의 차량이 동시에 주차할 수 있는 공간을 확보할 것

비고: 위의 개수·단위면적 및 총면적 기준은 최소기준을 의미함

2. 인력기준

구분		인력기준	비고
가. 의사	전년도 연간 응급실 내원환자수가 1만명 이상인 경우	응급실 전담의사 2명 이상	• 24시간 응급실 전담의사 또는 병원 당직의사 중 1명 이상이 근무할 것
	전년도 연간 응급실 내원환자수가 1만명 미만인 경우	응급실 전담의사 1명 이상	
나. 간호사	전년도 연간 응급실 내원환자수가 1만명 이상인 경우	응급실 전담간호사 5명 이상	• 24시간 응급실 전담 간호사 2명 이상이 근무할 것
	전년도 연간 응급실 내원환자수가 1만명 미만인 경우		• 24시간 응급실 전담간호사 1명 이상이 근무할 것
다. 그 밖의 인력		응급의료종사자 및 환자의 안전을 위한 청원경찰 또는 경비원 등의 보안인력 1명 이상	• 보안인력은 24시간 1명 이상이 상주할 것(응급실 이외 의료기관의 보안업무 겸임이 가능함)

3. 장비기준

구분	기준
가. 심장충격기	1대 이상
나. 인공호흡기	1대 이상
다. 주입기(Infusion Pump)	5병상마다 1대 이상
라. 환자감시장치	5병상마다 1대 이상
마. 부착형흡인기	1병상마다 1대 이상
바. 부착형산소(Wall O_2unit)	1병상마다 1대 이상
사. 일반X-선 촬영기	1대 이상
아. 특수구급차	1대 이상. 다만, 법 제44조 제2항에 따라 구급차의 운용을 위탁한 경우에는 구급차를 갖추지 않을 수 있음
자. 무선통신설비 및 전산시설	응급의료지원센터와 교신할 수 있는 통신설비와 응급의료정보제공을 위한 전산장비 등의 시설을 갖춰야 함

[별표 9] 〈개정 2015.1.8〉

응급의료시설의 설치기준(제23조 제1항 관련)

1. 의료기관의 외부에 법에 따라 지정받은 응급의료기관의 명칭과 혼돈되지 않는 범위에서 응급환자진료기관임을 표기할 것
2. 응급환자의 진료를 위한 20제곱미터(다만, 전년도 연간 응급실 내원환자수가 1만명 미만인 경우에는 20제곱미터) 이상의 별도 공간을 확보하고, 간단한 처치 및 시술을 위한 병상을 구비할 것
3. 의사 1명 및 간호사 1명 이상이 24시간 근무할 것
4. 의료기관 내에 다음 각목의 장비가 구비되어 24시간 이용할 수 있을 것
   가. 일반 X-선 촬영기
   나. 혈액 성분 및 화학 검사, 동맥혈가스분석, 요성분 등을 검사할 수 있는 장비
5. 심폐소생술에 필요한 후두경 등 기도삽관장비를 구비하고 있을 것

[별표 10] 〈개정 2017.12.1.〉

응급구조사 양성기관의 지정기준(제24조 관련)

구분	내용	기준	비고
시설	1. 강의실 겸 옥내실습실 (구분하여 설치할 수 있다)	$1m^2 \times$ 교육생수 + $16.5m^2$	구분하여 설치하는 경우에는 각각 기준에 맞도록 할 것
	2. 특수응급구조 실습장 • 사고현장 실습장 • 수난구조 실습장	• 차량 등의 운송수단을 갖출 것 • 수영장을 갖출 것	
	3. 책상 및 의자	교육생수에 맞는 수	
	4. 화장실	적정한 수(남녀로 구분된 수세식용)	
	5. 기타 교육에 필요한 시청각시설 및 조명・전기시설		

장비	1. 마네킹	교육생 2명당 1개	
	2. 부목	〃	
	3. 고정장치	〃	
	4. 기도유지장치	교육생 5명당 1개	
	5. 산소투여장치	〃	
	6. 심폐소생술용 장치	〃	
	7. 자동심장충격기	〃	
	8. 자동심폐소생기	〃	
	9. 자동인공호흡기	〃	
	10. 지혈장치	〃	
	11. 슬라이드 및 빔프로젝트	1세트	스크린 등 장비일체
	12. 비디오	1세트	화면 등 장비일체
	13. 구급차	교육생 20명당 1대	일반구급차
인력	1. 양성교육 전반의 업무와 의료분야 강의를 책임질 지도의사	연간 양성배출 교육생수 400명당 응급의학과 전문의 1인 이상	전임출강계약서를 제출할 것
	2. 전임강사	연간 양성배출 교육생수 200명당 1인 이상	중등학교 이상 교사자격증 소지자로서 양성교육에 전담할 수 있는 자, 전임출강계약서를 제출할 것
	3. 조교	교육생 10명당 1인 이상	1급 또는 2급 응급구조사 자격소유자
기타	심신을 단련할 수 있는 적정한 야외 및 실내공간과 시설		

[별표 11]

응급구조사 양성기관의 교육과목 및 시간(제25조 제1항 관련)

과 목			시간표		
			계(시간)	강의 및 실습(시간)	실무수습(시간)
응급의학 과목	기본 응급처치학 총론	1. 응급의료의 개요	5	5	
		2. 환자구조 및 운반	20	20	
		3. 기본응급처치술	15	15	
		4. 대량재해 응급의료	10	10	
		소 계	50	50	
	기본 응급처치학 각론	1. 심폐정지	20	20	
		2. 순환부진	10	10	
		3. 의식장해	15	15	
		4. 출혈	10	10	
		5. 일반외상	15	15	
		6. 두부·경추손상	15	15	
		7. 기도·소화관이물	5	5	
		8. 대사상·체온이상	5	5	
		9. 감염증·면역부진	5	5	
		10. 급성복통	5	5	
		11. 화학손상	5	5	
		12. 산부인과질환	10	10	
		13. 신생아질환	10	10	
		14. 정신장해	5	5	
		15. 창상	10	10	
		소 계	145	145	

기본 응급환자 관리학	1. 환자평가 2. 환자관리	5 10	5 10	
	소 계	15	15	
응급 의료장비 등운영	1. 휴대용 의료장비 사용 2. 구급차내 의료장비 사용 3. 무선통신방법 4. 기록의 작성 보관	10 10 3 2	10 10 3 2	
	소 계	25	25	
관련법령	1. 응급의료에관한법률 2. 의료법	5 3	5 3	
	소 계	8	8	
계		243	243	
실무수습	1. 구급차 동승실습 2. 응급의료기관 실습	50 50		50 50
	소 계	100		100
총 계		343	243	100

[별표 12] 〈개정 2010.3.19〉

응급구조사시험의 시험과목과 시험방법(제26조 관련)

1. 필기시험의 시험과목

구분	과 목
1급 응급구조사	기초의학, 전문응급처치학총론, 전문응급처치학각론, 응급의료관련법령, 응급환자관리
2급 응급구조사	기본응급처치학총론, 기본응급처치학각론, 응급의료관련법령, 응급의료장비, 기본응급환자관리

2. 실기시험의 시험방법

실기시험은 응급구조사의 업무에 필요한 기능을 보건복지부장관이 정하는 방법에 따라 실시한다.

[별표 13]

응급구조사의 준수사항(제32조 관련)

1. 구급차내의 장비는 항상 사용할 수 있도록 점검하여야 하며, 장비에 이상이 있을 때에는 지체 없이 정비하거나 교체하여야 한다.
2. 환자의 응급처치에 사용한 의료용 소모품이나 비품은 소속기관으로 귀환하는 즉시 보충하여야 하며, 유효기간이 지난 의약품 등이 보관되지 아니하도록 하여야 한다.
3. 구급차의 무선장비는 매일 점검하여 통화가 가능한 상태로 유지하여야 하며, 출동할 때부터 귀환할 때까지 무선

을 개방하여야 한다.

4. 응급환자를 구급차에 탑승시킨 이후에는 가급적 경보기를 울리지 아니하고 이동하여야 한다.
5. 응급구조사는 구급차 탑승시 응급구조사의 신분을 알 수 있도록 소속, 성명, 해당자격 등을 기재한 아래 표식을 상의 가슴에 부착하여야 한다.

7cm 이상

3cm 이상

<table>
<tr><td colspan="5">응급구조사</td></tr>
<tr><td rowspan="3">사진</td><td rowspan="2">성명</td><td rowspan="2"></td><td>자격</td><td></td></tr>
<tr><td>자격번호</td><td>제 호</td></tr>
<tr><td colspan="4">(소속기관명)</td></tr>
</table>

[별표 14] 〈개정 2017.12.1.〉

응급구조사의 업무범위(제33조 관련)

1. 1급 응급구조사의 업무범위
   가. 심폐소생술의 시행을 위한 기도유지[기도기(airway)의 삽입, 기도삽관(intubation), 후두마스크 삽관 등을 포함한다]
   나. 정맥로의 확보
   다. 인공호흡기를 이용한 호흡의 유지
   라. 약물투여 : 저혈당성 혼수시 포도당의 주입, 흉통시 니트로글리세린의 혀아래(설하) 투여, 쇼크시 일정량의 수액투여, 천식발작시 기관지확장제 흡입
   마. 제2호의 규정에 의한 2급 응급구조사의 업무

2. 2급 응급구조사의 업무범위
   가. 구강내 이물질의 제거
   나. 기도기(airway)를 이용한 기도유지
   다. 기본 심폐소생술
   라. 산소투여
   마. 부목·척추고정기·공기 등을 이용한 사지 및 척추 등의 고정
   바. 외부출혈의 지혈 및 창상의 응급처치
   사. 심박·체온 및 혈압 등의 측정
   아. 쇼크방지용 하의 등을 이용한 혈압의 유지
   자. 자동심장충격기를 이용한 규칙적 심박동의 유도
   차. 흉통시 니트로글리세린의 혀아래(설하) 투여 및 천식발작시 기관지확장제 흡입(환자가 해당약물을 휴대하고 있는 경우에 한함)

[별표 15] 〈개정 2014.5.1〉

구급차 등의 운용위탁에 대한 기준 및 절차(제36조 관련)

1. 구급차등의 운용을 위탁한 의료기관과 그 위탁을 받은 자는 위탁 구급차등의 등록번호, 응급환자이송업 허가번호, 구급차등 운용 신고번호, 운용 인력의 명단 및 자격 등을 위탁계약서에 명시하여 작성하여야 한다.
2. 구급차등의 운용을 위탁한 의료기관은 그 위탁을 받은 자에 대하여 다음 각 목의 사항을 6개월에 1회 이상 정기적으로 지도 및 점검하여야 한다.
   가. 「구급차의기준및응급환자이송업의시설기준등기준에관한규칙」의 준수 여부
   나. 수탁기관 소속 응급구조사가 별표 13에 따른 응급구조사의 준수사항을 지켰는지 여부
   다. 법 제43조에 따른 보수교육 이수 여부
3. 구급차등의 운용을 위탁받은 자는 위탁 의료기관의 구급차등 운용이 필요한 경우 즉시 운용이 가능하도록 하여야 한다.
4. 구급차등의 운용을 위탁받은 자는 이를 위탁한 의료기관의 장에게 위탁 구급차등의 월별 운행기록을 매월 10일까지 제출하여야 한다.

[별표 15의2] 〈개정 2020.6.26.〉

응급의료 전용헬기의 장비·의약품·환자인계점 관리 등에 관한 기준(제38조 제2항 관련)

1. 응급의료 전용헬기가 갖추어야 하는 기종·안전장치·의료장비 및 의약품의 기준

구분	내용
가. 기종	1) 항공기의 기령(機齡)이 15년 이하일 것 2) 8인승 이상으로서 동시에 2명의 환자 이송이 가능할 것 3) 최대 이륙중량이 2,500킬로그램 이상일 것 4) 항속거리가 600킬로미터 이상일 것 5) 쌍발엔진(Twin Engine)을 장착할 것 ※ 2)부터 4)까지에 따른 기준은 「항공기등록규칙」 제20조 제1항 제6호 및 별제 제12호서식에 따른 항공기 제원 및 성능표의 내용으로 판단한다.
나. 안전장치	1) 헬기 위치 추적 장치 2) 비상위치무선표지시설(ELT) 3) 항공기 간의 공중 충돌 방지 장비 4) 조종실 음성기록장비(CVR) 및 비행자료 기록장비(FDR) 5) 항공관제용 무선통신장비 및 비상용 무선통신장비 6) 항공기의 비상 착수를 위한 부양 기구(Flotation Device for Helicopter Ditching). 다만, 해상 운항이 필요하지 않은 지역에서 운용되는 경우에는 갖추지 않아도 된다.
다. 의료장비	1) 탈부착이 가능한 이동식 들것 2개 2) 고정식 및 이동식 의료용 산소공급장치 3) 인공호흡기 4) 환자감시장치 및 심장충격기 5) 탈부착이 가능한 이동식 흡인기 6) 경추고정장비, 견인부목, 척추고정판 및 골반고정기 7) 주입속도의 설정과 탈부착이 가능한 이동식 주입펌프 2개 8) 수액걸이 4개

	9) 이동식 초음파검사기 10) 화학검사장비 및 심장효소검사장비 11) 자동흉부압박장비 12) 청진기, 펜라이트, 후두경 세트, 마질 겸자, 하임리히 밸브, 백밸브마스크, 후두마스크 기도기 등을 포함한 구급가방
라. 의약품	1) 비닐 팩에 포장된 수액제제 2) 심폐소생술 및 부정맥처치를 위한 약물 3) 혈압상승제 4) 주사용 항고혈압제 5) 주사용 비마약성진통제 6) 진정 및 항경련제 7) 근육이완제 8) 뇌압강하제 9) 50퍼센트 포도당액 10) 부신피질호르몬제 11) 주사용 항히스타민제 12) 항구토제, 진경제 및 제산제 13) 설하용 니트로글리세린 14) 흡입용 기관지확장제 15) 소독제

2. 환자인계점의 선정과 관리

가. 환자인계점의 선정

1) 환자인계점은 응급의료 전용헬기(이하 이 호에서 "헬기"라 한다)를 배치한 병원, 헬기 조종사 또는 관련 전문가의 의견을 수렴하여 시·도지사가 선정한다.

2) 헬기의 이착륙이 가능한 면적을 확보하여야 한다.

3) 헬기의 하강풍(下降風)에 의한 비산물(飛散物)이 적은 편평한 지면이어야 한다.

4) 헬기의 이착륙에 지장을 주는 장애물이 없어야 한다.

5) 헬기를 운영하는 지역 내에 환자인계점이 적정하게 분포하도록 그 개수와 간격을 조정하여야 한다.

나. 환자인계점의 관리

1) 시·도지사는 환자인계점의 관리자를 지정하고, 관리자가 없는 곳은 지역 내 공무원 또는 공무원을 대리하는 자가 관리업무를 수행할 수 있도록 하여야 한다.

2) 시·도지사는 환자인계점의 관리자에게 해당 공간이 헬기의 이착륙에 사용되는 장소임을 통보하여야 한다.

3) 환자인계점에는 해당 공간이 헬기의 이착륙에 사용되는 장소임을 알리는 안내판을 부착하여야 한다.

4) 시·도지사는 환자인계점의 선정·취소·일시적 사용중지 및 관리자의 인적사항 변경이 있는 경우에는 중앙응급의료센터의 장과 헬기를 배치한 병원에 통보하여야 한다.

5) 헬기 조종사가 운항 중에 환자인계점의 이상을 발견한 경우에는 운항이 종료된 즉시 해당 시·도지사에 보고하여 필요한 조치를 할 수 있도록 하여야 한다.

3. 그 밖에 응급의료 전용헬기의 장비·의약품 및 환자인계점 관리 등에 관한 세부 사항은 보건복지부장관이 정한다.

[별표 16] 〈개정 2017.12.1.〉

구급차등에 갖추어야 하는 의료장비 · 구급의약품 및 통신장비의 기준(제38조 제3항 관련)

1. 특수구급차

구분	장비 분류	장 비
가. 환자 평가용 의료장비	신체 검진	가) 환자감시장치(환자의 심전도, 혈중산소포화도, 혈압, 맥박, 호흡 등의 측정이 가능하고 모니터로 그 상태를 볼 수 있는 장치) 나) 혈당측정기 다) 체온계(쉽게 깨질 수 있는 유리 등의 재질로 되지 않은 것) 라) 청진기 마) 휴대용 혈압계 바) 휴대용 산소포화농도 측정기
나. 응급 처치용 의료장비	1) 기도 확보 유지	가) 후두경 등 기도삽관장치(기도삽관튜브 등 포함) 나) 기도확보장치(구인두기도기, 비인두기도기 등)
	2) 호흡 유지	가) 의료용 분무기(기관제 확장제 투여용) 나) 휴대용 간이인공호흡기(자동식) 다) 성인용 · 소아용 산소 마스크(안면용 · 비재호흡 · 백밸브) 라) 의료용 산소발생기 및 산소공급장치 마) 전동식 의료용 흡인기(흡인튜브 등 포함)
	3) 심장 박동 회복	자동심장충격기(Automated External Defibrillator)
	4) 순환 유지	정맥주사세트
	5) 외상 처치	가) 부목(철부목, 공기 또는 진공부목 등) 및 기타 고정장치(경추 · 척추보호대 등) 나) 외상처치에 필요한 기본 장비(압박붕대, 일반거즈, 반창고, 지혈대, 라텍스장갑, 비닐장갑, 가위 등)
다. 구급 의약품	1) 의약품	가) 비닐 팩에 포장된 수액제제(생리식염수, 5%포도당용액, 하트만용액 등) 나) 에피네프린(심폐소생술 사용용도로 한정한다) 다) 아미오다론(심폐소생술 사용용도로 한정한다) 라) 주사용 비마약성진통제 마) 주사용 항히스타민제 바) 니트로글리세린(설하용) 사) 흡입용 기관지 확장제
	2) 소독제	가) 생리식염수(상처세척용) 나) 알콜(에탄올) 또는 과산화수소수 다) 포비돈액
라. 통신 장비		다음의 어느 하나의 장비를 갖추어야 한다. 다만, 「119구조 · 구급에 관한 법률」에 따른 119구조대 및 119구급대의 구급차에 대해서는 소방관계 법령에서 따로 정할 수 있다. 가) 법 제15조에 따라 구축한 응급의료정보통신망 나) 「전파법」에 따라 할당받은 주파수를 사용하는 기간통신서비스의 이용에 필요한 무선단말기기

2. 일반구급차

구분	장비 분류	장 비
가. 환자 평가용 의료장비	신체 검진	가) 체온계(쉽게 깨질 수 있는 유리 등의 재질로 되지 않은 것) 나) 청진기 다) 휴대용 혈압계 라) 휴대용 산소포화농도 측정기
나. 응급 처치용 의료장비	1) 기도 확보 유지	기도확보장치(구인두기도기, 비인두기도기 등)
	2) 호흡 유지	가) 성인용・소아용 산소 마스크(안면용・비재호흡・백밸브) 나) 의료용 산소발생기 및 산소공급장치 다) 전동식 의료용 흡인기(흡인튜브 등 포함)
	3) 순환 유지	정맥주사세트
	4) 외상 처치	외상처치에 필요한 기본 장비(압박붕대, 일반거즈, 반창고, 지혈대, 라텍스장갑, 비닐장갑, 가위 등)
다. 구급 의약품	1) 의약품	가) 비닐 팩에 포장된 수액제제(생리식염수, 5%포도당용액, 하트만용액 등) 나) 에피네프린(심폐소생술 사용용도로 한정한다) 다) 아미오다론(심폐소생술 사용용도로 한정한다)
	2) 소독제	가) 생리식염수(상처세척용) 나) 알콜(에탄올) 또는 과산화수소수 다) 포비돈액

3. 선박 및 항공기에 갖추어야 하는 의료장비・구급의약품 및 통신장비의 기준은 보건복지부장관이 따로 정하여 고시한다.

[별표 16의2] 〈개정 2017.12.1..〉

구급차 장착 장비의 기준과 정보 수집・보관・제출 방법 및 동의 절차(제38조 제4항 관련)

1. 구급차 기본 장착 장비 기준
   가. 구급차 운행기록장치는 「교통안전법 시행규칙」 제29조의2 제1항에서 정한 운행기록장치의 기준에 적합하여야 한다.
   나. 구급차 영상기록장치는 「산업표준화법」 제12조에 따른 한국산업표준에 적합한 자동차용 사고영상기록장치로 한다.
   다. 구급차 요금미터장치는 제11조에 따른 이송처치료를 금액으로 표시하여야 하며 전기로 작동하는 방식이어야 한다. 구급차 요금미터장치에 관하여 이 규칙에서 정한 것 외에는 「자동차관리법」 제47조와 같은 법 시행규칙 제94조 및 제95조의 택시요금미터에 관한 규정을 준용하며, 이 경우 "택시요금미터"는 "구급차 요금미터장치"로, "택시요금체계"는 "제11조에 따른 이송처치료 요금체계"로 보되, 검정에 관한 사항은 택시요금미터에 관한 사항을 따른다.
   라. 구급차 영상정보처리기기는 구급차 내부의 조도를 고려하여 이송 중 응급처치의 내용을 파악하기에 적합한 영상촬영 기능과 그 영상을 디지털방식으로 저장할 수 있는 기능을 가진 것으로 한다.

2. 정보의 수집·보관·제출 방법 및 동의 절차

가. 구급차 운행기록장치 및 영상기록장치

1) 구급차 영상기록장치는 차량 전면 방향 등의 외부만 촬영하도록 장착하고 교통사고 증거수집이나 범죄의 입증 또는 예방 목적 외에는 사용할 수 없다.
2) 구급차 운행기록장치에 기록된 운행기록은 6개월간 보관하고, 구급차 영상기록장치에 기록된 영상기록은 1개월간 보관하며, 보관 기관이 만료한 때에는 지체 없이 파기하여야 한다.
3) 구급차 운행 기록 및 영상 기록은 운행기록장치 및 영상기록장치 또는 저장장치(개인용 컴퓨터, CD, 휴대용 플래시메모리 저장장치 등을 말한다. 이하 같다)에 보관하여야 한다.
4) 구급차 운행 기록 및 영상 기록의 제출은 기록파일을 인터넷 또는 저장장치를 이용하여 제출한다.
5) 구급차 운행 기록 및 영상기록 장착에 따른 정보 수집·보관 및 제출 관련 세부 사항은 보건복지부장관이 정한다.

나. 구급차 요금미터장치

1) 법 제44조제1항 제2호, 제4호 및 제5호에 따른 자가 운용하는 구급차는 구급차 요금미터장치를 장착하여야 한다. 다만, 「의료법」 제35조에 따라 개설된 부속 의료기관이 운용하는 구급차의 경우에는 장착하지 아니할 수 있다.
2) 구급차 운용자는 구급차의 내부에 구급차 이용자에게 요금이 잘 보이도록 요금미터장치를 장착하여야 한다.

다. 구급차 영상정보처리기기

1) 구급차 운용자는 영상정보처리기기를 응급처치의 내용을 파악할 수 있는 적절한 위치와 각도로 환자실에 설치하여야 하고 임의로 변경이 불가능하도록 하며, 녹음기능은 사용할 수 없다.
2) 구급차 영상정보처리기기는 이송 중인 환자(이송을 돕기 위하여 환자와 탑승한 보호자 등을 포함한다. 이하 같다) 및 환자에게 응급처치를 제공하고 있는 응급의료종사자 등에 대한 영상정보를 수집한다.
3) 구급차 운용자는 구급차 운행시 영상정보처리기기가 항상 작동하도록 하여야 하며 임의로 차량 내 조명이나 영상정보처리기기의 전원을 끄는 등 영상정보 수집을 방해하는 행위를 해서는 아니 된다.
4) 구급차 운용자는 환자 등 구급차 이용자에게 서면으로 영상정보 수집 동의여부를 확인하여야 한다. 다만, 환자 등이 의사표시를 할 수 없는 상태에 있는 경우에는 그러하지 아니하다.
5) 구급차 영상정보처리기기에 의하여 수집된 영상정보는 1개월간 보관한다.
6) 구급차 운용자는 환자 또는 보호자가 쉽게 알아볼 수 있도록 환자실내에 「개인정보 보호법 시행령」 제24조에 따라 설치 목적 및 장소, 촬영 범위 및 시간, 관리책임자의 성명 및 연락처, 영상정보처리기기 설치·운영을 위탁한 경우 수탁관리자 성명(또는 직책)·업체명 및 연락처 등이 기재된 영상정보처리기기 설치사실에 대한 안내판을 설치하여야 한다.
7) 구급차 운용자는 영상정보처리기기 운영·관리 방침을 수립하고 이를 해당 기관의 인터넷 홈페이지 등에 게재하여 정보주체에게 공개하여야 한다.
8) 구급차 운용자는 구급차 영상정보처리에 관한 업무를 총괄하여 책임질 구급차 영상정보 관리책임자를 지정하여야 하며, 지정된 관리책임자 외의 자는 개인정보보호법령에서 정하는 바에 따라 임의로 이를 열람할 수 없다.
9) 구급차 운용자는 법률에서 정하는 등 특별한 경우를 제외하고 수집된 영상정보를 목적 외로 이용하거나 제3자에게 제공할 수 없다.
10) 구급차 운용자는 영상정보가 분실·도난·유출·변조 또는 훼손되지 아니하도록 안전성 확보에 필요한 조치를 강구하여야 한다.

11) 이 규칙에서 정한 것 외에 구급차 영상정보와 관련된 사항은 개인정보 보호법령에서 정하는 바에 따른다.

[별표 17] 〈개정 2021.9.24.〉

구급차등에 갖추어야 하는 장비 등의 관리기준(제38조 제5항 관련)

1. 감염예방을 위하여 구급차등은 주 1회 이상 소독하고, 구급차등에 갖추어진 의료장비도 사용 후 소독하여야 하는 등 청결하게 관리되어야 한다.
2. 감염관리를 위한 소독약제, 감염관리방법 등 기타 세부 사항은 보건복지부장관이 정하는 방법에 따른다.
3. 구급차등의 의료장비, 구급의약품, 통신장비, 구급차 운행기록장치 및 영상기록장치, 구급차 요금미터장치 및 영상정보처리기기가 항상 사용 가능한 상태로 유지되어야 한다.
4. 구급차등의 의료장비 및 구급의약품은 적정한 온도와 습도 등을 유지하여 보건위생상 위해가 없고 효능이 떨어지지 않도록 관리되어야 한다.
5. 구급차등의 연료는 최대주입량의 4분의 1 이상인 상태로 유지되어야 하는 등 차량 자체는 항상 사용 가능한 상태로 유지되어야 하며 정기점검 등이 이루어져야 한다.
6. 사고를 대비한 책임보험 및 종합보험에 가입되어 있어야 하고, 비상등, 신호탄, 소화기 및 보온포가 준비되어야 한다.
7. 구급차등의 통신장비는 응급의료지원센터 및 응급의료기관과 항상 교신이 이루어 질 수 있도록 관리되어야 한다.
8. 구급차는 「구급차의 기준 및 응급환자이송업의 시설 등 기준에 관한 규칙」에서 정하는 사항에 따라 관리·운영되어야 한다.
9. 구급차등의 내부에 환자 또는 그 보호자가 잘 볼 수 있도록 해당 구급차등의 이송처치료의 금액을 나타내는 표를 부착하여야 하고, 환자를 이송하는 경우에는 환자 또는 그 보호자에게 구급차의 이송요금에 관한 사항을 알려야 한다.
10. 구급차 요금미터장치가 장착된 구급차의 내부에는 신용카드 결제기를 설치하여야 하고, 환자를 이송하는 경우에는 요금미터장치를 사용하여 운행하여야 하며, 환자 또는 그 보호자가 신용카드 결제를 요구하면 응하여야 한다.
11. 구급차등의 운행기록을 기재하는 구급차등 운행기록 대장을 비치·작성하고 구급차등 운용자는 이를 3년간 보관하여야 한다.

[별표 18] 〈개정 2021.9.24〉

행정처분의 기준(제45조 관련)

1. 일반기준
   가. 2 이상의 위반행위가 2 이상의 업무정지, 2 이상의 자격 또는 면허정지에 해당하는 때에는 중한 처분기준에 나머지 각각의 처분기준의 2분의 1을 더하여 처분한다.
   나. 위반행위의 횟수에 따른 행정처분 기준은 최근 1년간 같은 위반행위로 행정처분을 받은 경우에 적용한다. 이 경우 기간의 계산은 위반행위에 대하여 행정처분을 받은 날과 그 처분 후 다시 같은 위반행위를 하여 적발된 날을 기준으로 한다.
   다. 나목에 따라 가중된 행정처분을 하는 경우 가중처분의 적용 차수는 그 위반행위 전 행정처분 차수(나목에 따른 기간 내에 행정처분이 둘 이상 있었던 경우에는 높은 차수를 말한다)의 다음 차수로 한다.

라. 4차 위반을 한 경우에 있어서 3차 위반의 처분기준이 업무정지인 경우에는 개설허가취소 또는 영업허가취소를 하거나 의료기관을 폐쇄(의료법 제30조제3항의 규정에 따라 신고한 의료기관에 한한다)하여야 하며, 면허 또는 자격정지인 경우에는 면허 또는 자격취소를 하여야 한다.

마. 개별기준에서 정하는 행정처분의 기준이 당해 처분권자가 의료정책추진 또는 국민보건에 중대한 영향을 미치는 사유가 있다고 인정하는 경우에는 그 처분을 감면할 수 있다.

2. 개별기준

위반사항	근거법령	행정처분기준		
		1차 위반	2차 위반	3차 이상 위반
가. 응급의료종사자가 법 제6조제2항을 위반하여 업무중 응급의료를 행하지 아니하거나 응급의료 요청을 정당한 사유없이 거부 또는 기피한 경우	법 제55조 제1항 제1호	면허 또는 자격정지 2개월	면허 또는 자격정지 3개월	면허 또는 자격취소
나. 응급의료종사자가 법 제8조를 위반하여 응급환자에 대한 우선 응급의료 등의 조치를 하지 아니한 경우	법 제55조 제1항 제1호	면허 또는 자격정지 7일	면허 또는 자격정지 15일	면허 또는 자격정지 1개월
다. 법 제18조제2항을 위반하여 다수의 환자발생에 따른 보건복지부장관, 시·도지사 또는 시장·군수·구청장의 명령을 거부한 경우				
1) 응급의료종사자	법 제55조 제1항 제1호	면허 또는 자격정지 1개월	면허 또는 자격정지 2개월	면허 또는 자격정지 3개월
2) 의료기관 및 구급차등을 운용하는 자	법 제55조 제3항 제1호	업무정지 1개월	업무정지 2개월	업무정지 3개월
라. 의료기관 또는 구급차등을 운용하는 자가 법 제22조제1항에 따른 미수금의 대지급을 부정하게 청구한 경우	법 제55조 제3항 제2호	업무정지 1개월	업무정지 2개월	업무정지 3개월
마. 법 제24조제1항에 따른 이송처치료를 과다하게 징수하거나 같은 조 제2항을 위반하여 이송처치료 외의 별도의 비용을 징수한 경우				
1) 응급의료종사자	법 제55조 제1항 제2호	면허 또는 자격정지 1개월	면허 또는 자격정지 1개월	면허 또는 자격정지 1개월
2) 구급차등을 운용하는 자	법 제55조 제3항 제3호	업무정지 1개월	업무정지 2개월	업무정지 3개월
바. 의료기관 및 구급차등을 운용하는 자가 법 제28조제3항을 위반하여 특별한 사유없이 응급의료지원센터의 장의 협조요청을 거부한 경우	법 제55조 제3항 제1호	업무정지 15일	업무정지 1개월	업무정지 2개월
사. 응급의료기관이 법 제32조제1항을 위반하여 비상진료체계를 갖추지 아니한 경우	법 제55조 제3항 제1호	업무정지 15일	업무정지 1개월	업무정지 2개월
아. 응급의료종사자가 법 제32조제2항을 위반하여 응급환자에게 중대한 불이익을 끼친 경우	법 제55조 제1항 제3호	면허 또는 자격정지 15일	면허 또는 자격정지 1개월	면허 또는 자격정지 2개월

자. 응급의료기관이 법 제33조제1항을 위반하여 응급환자를 위한 예비병상을 확보하지 아니하거나 응급환자가 아닌 사람이 예비병상을 사용하게 한 경우	법 제55조 제3항 제1호	업무정지 15일	업무정지 1개월	업무정지 2개월
차. 법 제34조에 따라 당직의료기관으로 지정받은 의료기관이 응급의료를 하지 아니한 경우	법 제55조 제3항 제4호	업무정지 15일	업무정지 1개월	업무정지 2개월
카. 응급의료기관으로 지정받지 아니한 의료기관(종합병원은 제외한다)이 법 제35조의2를 위반하여 신고하지 아니하고 응급의료시설을 설치·운영한 경우	법 제55조 제3항 제1호	업무정지 15일	업무정지 1개월	업무정지 2개월
타. 응급구조사가 법 제36조의2 제3항을 위반하여 다른 사람에게 자기의 성명을 사용하여 법 제41조에 따른 응급구조사의 업무를 수행하게 하거나 응급구조사 자격증을 다른 사람에게 빌려준 경우	법 제55조 제1항 제3호의2	자격취소		
파. 응급구조사가 법 제37조에 따른 결격사유에 해당하는 경우	법 제55조 제1항 제4호	자격취소		
하. 응급구조사가 법 제39조에 따른 응급처치에 필요한 의료장비, 무선통신장비 및 구급의약품의 관리·운용과 응급구조사의 복장·표시 등 응급환자 이송·처치에 필요한 사항에 관한 준수사항을 위반한 경우	법 제55조 제1항 제1호	자격정지 7일	자격정지 15일	자격정지 1개월
거. 응급구조사가 법 제40조를 위반하여 직무상 알게된 비밀을 누설하거나 공개한 경우	법 제55조 제1항 제1호	자격정지 1개월	자격정지 2개월	자격정지 3개월
너. 응급구조사가 법 제42조를 위반하여 의사로부터 구체적인 지시를 받지 아니하고 응급처치를 행한 경우	법 제55조 제1항 제5호	자격정지 15일	자격정지 1개월	자격정지 2개월
더. 응급구조사가 법 제43조제1항에 따른 보건복지부장관이 실시하는 보수교육을 받지 아니한 경우	법 제55조 제1항 제6호	시정명령	자격정지 15일	자격정지 1개월
러. 구급차등의 운용을 위탁한 의료기관과 그 위탁을 받은 자가 법 제44조제3항에 따른 구급차등의 위탁에 대한 기준 및 절차를 위반한 경우	법 제55조 제3항 제1호	시정명령	업무정지 7일	업무정지 15일
머. 구급차등을 운용하는 자가 법 제44조의2제2항을 위반하여 구급차 운용신고 또는 변경신고를 하지 않은 경우	법 제55조 제3항 제1호	업무정지 1개월	업무정지 2개월	업무정지 3개월
버. 구급차등을 운용하는 자가 법 제 44조의 4를 위반하여 자기명의로 다른 사람에게 구급차등을 운용하게 한 경우	법 제55조 제3항 제1호	업무정지 2개월	업무정지 3개월	영업허가 취소
서. 구급차등을 운용하는 자가 법 제45조제1항을 위반하여 구급차등을 구급차등의 용도외의 다른 용도로 사용한 경우	법 제55조 제3항 제1호	업무정지 15일	업무정지 1개월	업무정지 2개월
어. 구급차등을 운용하는 자가 법 제46조의2를 위반하여 구급차의 운행연한을 초과하여 운행한 경우	법 제55조 제3항 제1호	업무정지 1개월	업무정지 2개월	업무정지 3개월
저. 구급차등을 운용하는 자가 법 제47조제1항을 위반하여 구급차등에 의료장비, 구급의약품 등과 통신장비를 갖추지 아니한 경우	법 제55조 제3항 제1호	업무정지 1개월	업무정지 2개월	업무정지 3개월
처. 구급차등을 운용하는 자가 법 제47조제2항을 위반하여 해당 장비를 장착하지 아니하거나, 이 규칙으로 정	법 제55조 제3항 제1호	업무정지 1개월	업무정지 2개월	업무정지 3개월

하는 바에 따라 장비 장착에 따른 정보를 수집·보관하지 아니하거나 보건복지부장관의 제출 요구에 응하지 아니한 경우				
커. 구급차등을 운용하는 자가 법 제48조를 위반하여 구급차등이 출동하는 때 응급구조사 등을 탑승시키지 아니한 경우	법 제55조 제3항 제1호	업무정지 7일	업무정지 1개월	업무정지 2개월
터. 응급구조사(응급구조사에 갈음한 의사나 간호사를 포함한다)가 법 제49조제1항을 위반하여 출동사항과 처치내용을 기록하지 아니하였거나 이를 구급차등의 운용자나 응급환자의 진료의사에게 제출하지 아니한 경우	법 제55조 제1항 제1호	면허 또는 자격정지 7일	면허 또는 자격정지 1개월	면허 또는 자격정지 2개월
퍼. 구급차등의 운용자가 법 제49조제3항을 위반하여 응급의료지원센터에 출동사항과 처치내용의 기록을 제출하지 아니한 경우	법 제55조 제3항 제1호	업무정지 15일	업무정지 1개월	업무정지 2개월
허. 구급차등의 운용자가 법 제49조제4항을 위반하여 운행기록대장을 3년간 보존하지 아니한 경우	법 제55조 제3항 제1호	업무정지 15일	업무정지 1개월	업무정지 2개월
고. 구급차등의 운용자와 진료의사가 소속된 의료기관의 장이 법 제49조제4항을 위반하여 응급구조사(응급구조사에 갈음한 의사나 간호사를 포함한다)가 제출한 출동사항과 처치내용에 관한 기록을 3년간 보존하지 아니한 경우	법 제55조 제3항 제1호	업무정지 15일	업무정지 1개월	업무정지 2개월
노. 구급차등을 운용하는 자가 법 제50조에 따른 시정명령 등을 따르지 아니한 경우	법 제55조 제3항 제5호	업무정지 2개월	업무정지 3개월	영업허가 취소
도. 이송업자가 법 제51조제3항을 위반하여 시·도지사의 변경허가를 받지 아니한 경우	법 제55조 제3항 제1호	업무정지 1개월	업무정지 2개월	업무정지 3개월
로. 이송업자가 법 제51조제4항을 위반하여 관할 시·도지사에게 신고하지 아니한 경우	법 제55조 제3항 제1호	업무정지 7일	업무정지 1개월	업무정지 2개월
모. 이송업자가 법 제51조제5항을 위반하여 시설 등의 기준을 지키지 아니한 경우	법 제55조 제3항 제1호	업무정지 7일	업무정지 1개월	업무정지 2개월
보. 이송업자가 법 제52조제1항을 위반하여 지도의사를 두지 아니하거나 응급의료지원센터 또는 응급의료기관의 의사를 지도의사로 위촉하지 아니한 경우	법 제55조 제3항 제1호	업무정지 1개월	업무정지 2개월	업무정지 3개월
소. 이송업자가 법 제53조를 위반하여 관할 시·도지사에게 신고하지 아니하고 이송업의 전부 또는 일부의 휴업·폐업 또는 재개업을 한 경우	법 제55조 제3항 제1호	업무정지 15일	업무정지 1개월	업무정지 2개월
오. 이송업자가 법 제54조제3항을 위반하여 이송업의 지위를 승계한 후 60일 이내에 관할 시·도지사에게 신고하지 아니한 경우	법 제55조 제3항 제1호	업무정지 15일	업무정지 1개월	업무정지 2개월
조. 구급차등의 운용자가 법 제54조의2를 위반하여 영리를 목적으로 응급환자를 특정의료기관 또는 의료인에게 이송 또는 소개·알선 그 밖에 유인하거나 사주하는 행위를 한 경우	법 제55조 제3항 제1호	업무정지 7일	업무정지 1개월	업무정지 2개월

초. 의료기관 또는 구급차등의 운용자가 제59조제1항을 위반하여 중앙응급의료센터, 권역응급의료센터, 전문응급의료센터, 지역응급의료센터, 지역응급의료기관 또는 응급의료지원센터의 명칭 또는 이와 유사한 명칭을 사용한 경우	법 제55조 제3항 제1호	시정명령	업무정지 7일	업무정지 15일
코. 의료기관(이 법에 따라 지정받은 응급의료기관, 법 제35조의2에 따라 신고한 의료기관 및 종합병원은 제외한다)이 법 제59조제2항을 위반하여 응급환자 진료와 관련된 명칭이나 표현을 사용하거나 외부에 표기한 경우	법 제55조 제3항 제1호	시정명령	업무정지 7일	업무정지 15일

지역보건법

일부개정 2021.8.17. 법률 제18418호 시행일 2022.8.18.

제1장 총칙

제1조(목적) 이 법은 보건소 등 지역보건의료기관의 설치·운영에 관한 사항과 보건의료 관련기관·단체와의 연계·협력을 통하여 지역보건의료기관의 기능을 효과적으로 수행하는 데 필요한 사항을 규정함으로써 지역보건의료 정책을 효율적으로 추진하여 지역주민의 건강 증진에 이바지함을 목적으로 한다.

시행령

제1조(목적) 이 영은 「지역보건법」에서 위임된 사항과 그 시행에 필요한 사항을 규정함을 목적으로 한다.

시행규칙

제1조(목적) 이 규정은 「지역보건법」 및 같은 법 시행령에서 위임된 사항과 그 시행에 필요한 사항을 규정함을 목적으로 한다.

제2조(정의) 이 법에서 사용하는 용어의 뜻은 다음과 같다.

1. "지역보건의료기관"이란 지역주민의 건강을 증진하고 질병을 예방·관리하기 위하여 이 법에 따라 설치·운영하는 보건소, 보건의료원, 보건지소 및 건강생활지원센터를 말한다.
2. "지역보건의료서비스"란 지역주민의 건강을 증진하고 질병을 예방·관리하기 위하여 지역보건의료기관이 직접 제공하거나 보건의료 관련기관·단체를 통하여 제공하는 서비스로서 보건의료인(「보건의료기본법」 제3조 제3호에 따른 보건의료인을 말한다. 이하 같다)이 행하는 모든 활동을 말한다.
3. "보건의료 관련기관·단체"란 지역사회 내에서 공중(公衆) 또는 특정 다수인을 위하여 지역보건의료서비스를 제공하는 의료기관, 약국, 보건의료인 단체 등을 말한다.

제3조(국가와 지방자치단체의 책무) ① 국가 및 지방자치단체는 지역보건의료에 관한 조사·연구, 정보의 수집·관리·활용·보호, 인력의 양성·확보 및 고용 안정과 자질 향상 등을 위하여 노력하여야 한다. 〈개정 2016.2.3.〉

② 국가 및 지방자치단체는 지역보건의료 업무의 효율적 추진을 위하여 기술적·재정적 지원을 하여야 한다.

③ 국가 및 지방자치단체는 지역주민의 건강 상태에 격차가 발생하지 아니하도록 필요한 방안을 마련하여야 한다.

제4조(지역사회 건강실태조사) ① 국가와 지방지치단체는 지역주민의 건강 상태 및 건강 문제의 원인 등을 파악하기 위하여 매년 지역사회 건강실태조사를 실시하여야 한다.

② 제1항에 따른 지역사회 건강실태조사의 방법, 내용 등에 관하여 필요한 사항은 대통령령으로 정한다.

시행령

제2조(지역사회 건강실태조사의 방법 및 내용) ① 질병관리청장은 보건복지부장관과 협의하여 「지역보건법」(이하 "법"이라 한다) 제4조 제1항에 따른 지역사회 건강실태조사(이하 "지역사회 건강실태조사"라 한다)를 매년 지방자치단체의 장에게 협조를 요청하여 실시한다. 〈개정 2020.9.11.〉

② 제1항에 따라 협조 요청을 받은 지방자치단체의 장은 매년 보건소(보건의료원을 포함한다. 이하 같다)를 통하여 지역 주민을 대상으로 지역사회 건강실태조사를 실시하여야 한다. 이 경우 지방자치단체의 장은 지역사회 건강실태조사의 결과를 질병관리청장에게 통보하여야 한다. 〈개정 2020.9.11.〉
③ 지역사회 건강실태조사는 표본조사를 원칙으로 하되, 필요한 경우에는 전수조사를 할 수 있다.
④ 지역사회 건강실태조사의 내용에는 다음 각 호의 사항이 포함되어야 한다. 〈개정 2020.9.11.〉
1. 흡연, 음주 등 건강 관련 생활습관에 관한 사항
2. 건강검진 및 예방접종 등 질병 예방에 관한 사항
3. 질병 및 보건의료서비스 이용 실태에 관한 사항
4. 사고 및 중독에 관한 사항
5. 활동의 제한 및 삶의 질에 관한 사항
6. 그 밖에 지역사회 건강실태조사에 포함되어야 한다고 질병관리청장이 정하는 사항

제5조(지역보건의료업무의 전자화) ① 보건복지부장관은 지역보건의료기관(「농어촌 등 보건의료를 위한 특별조치법」 제2조 제4호에 따른 보건진료소를 포함한다. 이하 이 조에서 같다)의 기능을 수행하는 데 필요한 각종 자료 및 정보의 효율적 처리와 기록·관리 업무의 전자화를 위하여 지역보건의료정보시스템을 구축·운영할 수 있다.
② 보건복지부장관은 제1항에 따른 지역보건의료정보시스템을 구축·운영하는 데 필요한 자료로서 다음 각 호의 어느 하나에 해당하는 자료를 수집·관리·보유·활용(실적보고 및 통계산출을 말한다)할 수 있으며, 관련 기관 및 단체에 필요한 자료의 제공을 요청할 수 있다. 이 경우 요청을 받은 기관 및 단체는 정당한 사유가 없으면 그 요청에 따라야 한다.
1. 제11조 제1항 제5호에 따른 지역보건의료서비스의 제공에 관한 자료
2. 제19조부터 제21조까지의 규정에 따른 지역보건의료서비스 제공의 신청, 조사 및 실시에 관한 자료
3. 그 밖에 지역보건의료기관의 기능을 수행하는 데 필요한 것으로서 대통령령으로 정하는 자료
③ 누구든지 정당한 접근 권한 없이 또는 허용된 접근 권한을 넘어 지역보건의료정보시스템의 정보를 훼손·멸실·변경·위조·유출하거나 검색·복제하여서는 아니 된다.

제6조(지역보건의료심의위원회) ① 지역보건의료에 관한 다음 각 호의 사항을 심의하기 위하여 특별시·광역시·도(이하 "시·도"라 한다) 및 특별자치시·특별자치도·시·군·구(구는 자치구를 말하며, 이하 "시·군·구"라 한다)에 지역보건의료심의위원회(이하 "위원회"라 한다)를 둔다.
1. 지역사회 건강실태조사 등 지역보건의료의 실태조사에 관한 사항
2. 지역보건의료계획 및 연차별 시행계획의 수립·시행 및 평가에 관한 사항
3. 지역보건의료계획의 효율적 시행을 위하여 보건의료 관련기관·단체, 학교, 직장 등과의 협력이 필요한 사항
4. 그 밖에 지역보건의료시책의 추진을 위하여 필요한 사항
② 위원회는 위원장 1명을 포함한 20명 이내의 위원으로 구성하며, 위원장은 해당 지방자치단체의 부단체장(부단체장이 2명 이상인 지방자치단체에서는 대통령령으로 정하는 부단체장을 말한다)이 된다. 다만, 제4항에 따라 다른 위원회가 위원회의 기능을 대신하는 경우 위원장은 조례로 정한다.
③ 위원회의 위원은 지역주민 대표, 학교보건 관계자, 산업안전·보건 관계자, 보건의료 관련기관·단체의 임직원 및 관계 공무원 중에서 해당 위원회가 속하는 지방자치단체의 장이 임명하거나 위촉한다.
④ 위원회는 그 기능을 담당하기에 적합한 다른 위원회가 있고 그 위원회의 위원이 제3항에 따른 자격을 갖춘 경우에는 시·도 또는 시·군·구의 조례에 따라 위원회의 기능을 통합하여 운영할 수 있다.
⑤ 제1항부터 제4항까지에서 규정한 사항 외에 위원회의 구성과 운영 등에 필요한 사항은 대통령령으로 정한다.

시행령

제3조(지역보건의료심의위원회의 구성과 운영) ① 법 제6조 제2항 본문에서 "대통령령으로 정하는 부단체장"이란 「지방자치법 시행령」 제71조 제2항에 따른 행정부시장이나 행정부지사를 말한다. 이 경우 행정부시장이나 행정부지사가 2명 있는 지방자치단체는 행정(1)부시장이나 행정(1)부지사를 말한다. 〈개정 2021.12.16.〉
② 법 제6조에 따른 지역보건의료심의위원회(이하 "위원회"라 한다)에 출석한 위원에게는 예산의 범위에서 수당과 여비를 지급할 수 있다. 다만, 공무원인 위원이 그 소관 업무와 직접 관련되어 참석하는 경우에는 그러하지 아니하다.
③ 제1항 및 제2항에서 규정한 사항 외에 위원회의 구성과 운영에 필요한 사항은 해당 지방자치단체의 조례로 정한다.

제2장 지역보건의료계획의 수립·시행

제7조(지역보건의료계획의 수립 등) ① 특별시장·광역시장·도지사(이하 "시·도지사"라 한다) 또는 특별자치시장·특별자치도지사·시장·군수·구청장(구청장은 자치구의 구청장을 말하며, 이하 "시장·군수·구청장"이라 한다)은 지역주민의 건강 증진을 위하여 다음 각 호의 사항이 포함된 지역보건의료계획을 4년마다 제3항 및 제4항에 따라 수립하여야 한다.
1. 보건의료 수요의 측정
2. 지역보건의료서비스에 관한 장기·단기 공급대책
3. 인력·조직·재정 등 보건의료자원의 조달 및 관리
4. 지역보건의료서비스의 제공을 위한 전달체계 구성 방안
5. 지역보건의료에 관련된 통계의 수집 및 정리

② 시·도지사 또는 시장·군수·구청장은 매년 제1항에 따른 지역보건의료계획에 따라 연차별 시행계획을 수립하여야 한다.
③ 시장·군수·구청장(특별자치시장·특별자치도지사는 제외한다. 이하 이 조에서 같다)은 해당 시·군·구(특별자치시·특별자치도는 제외한다. 이하 이 조에서 같다) 위원회의 심의를 거쳐 지역보건의료계획(연차별 시행계획을 포함한다. 이하 이 조에서 같다)을 수립한 후 해당 시·군·구의회에 보고하고 시·도지사에게 제출하여야 한다.
④ 특별자치시장·특별자치도지사 및 제3항에 따라 관할 시·군·구의 지역보건의료계획을 받은 시·도지사는 해당 위원회의 심의를 거쳐 시·도(특별자치시·특별자치도를 포함한다. 이하 이 조에서 같다)의 지역보건의료계획을 수립한 후 해당 시·도의회에 보고하고 보건복지부장관에게 제출하여야 한다.
⑤ 제3항 및 제4항에 따른 지역보건의료계획은 「사회보장기본법」 제16조에 따른 사회보장 기본계획, 「사회보장급여의 이용·제공 및 수급권자 발굴에 관한 법률」에 따른 지역사회보장계획 및 「국민건강증진법」 제4조에 따른 국민건강증진종합계획과 연계되도록 하여야 한다. 〈개정 2019.1.15.〉
⑥ 특별자치시장·특별자치도지사, 시·도지사 또는 시장·군수·구청장은 제3항 또는 제4항에 따라 지역보건의료계획을 수립하는 데에 필요하다고 인정하는 경우에는 보건의료 관련기관·단체, 학교, 직장 등에 중복·유사 사업의 조정 등에 관한 의견을 듣거나 자료의 제공 및 협력을 요청할 수 있다. 이 경우 요청을 받은 해당 기관은 정당한 사유가 없으면 그 요청에 협조하여야 한다.
⑦ 지역보건의료계획의 내용에 관하여 필요하다고 인정하는 경우 보건복지부장관은 특별자치시장·특별자치도지사 또는 시·도지사에게, 시·도지사는 시장·군수·구청장에게 각각 보건복지부령으로 정하는 바에 따라 그 조정을 권고할 수 있다.

⑧ 제1항부터 제7항까지에서 규정한 사항 외에 지역보건의료계획의 세부 내용, 수립 방법·시기 등에 관하여 필요한 사항은 대통령령으로 정한다.

시행령

제4조(지역보건의료계획의 세부 내용) ① 특별시장·광역시장·도지사(이하 "시·도지사"라 한다) 및 특별자치시장·특별자치도지사는 법 제7조 제1항에 따라 수립하는 지역보건의료계획(이하 "지역보건의료계획"이라 한다)에 다음 각 호의 내용을 포함시켜야 한다.

1. 지역보건의료계획의 달성 목표
2. 지역현황과 전망
3. 지역보건의료기관과 보건의료 관련기관·단체 간의 기능 분담 및 발전 방향
4. 법 제11조에 따른 보건소의 기능 및 업무의 추진계획과 추진현황
5. 지역보건의료기관의 인력·시설 등 자원 확충 및 정비 계획
6. 취약계층의 건강관리 및 지역주민의 건강 상태 격차 해소를 위한 추진계획
7. 지역보건의료와 사회복지사업 사이의 연계성 확보 계획
8. 의료기관의 병상(病床)의 수요·공급
9. 정신질환 등의 치료를 위한 전문치료시설의 수요·공급
10. 특별자치시·특별자치도·시·군·구(구는 자치구를 말하며, 이하 "시·군·구"라 한다) 지역보건의료기관의 설치·운영 지원
11. 시·군·구 지역보건의료기관 인력의 교육훈련
12. 지역보건의료기관과 보건의료 관련기관·단체 간의 협력·연계
13. 그 밖에 시·도지사 및 특별자치시장·특별자치도지사가 지역보건의료계획을 수립함에 있어서 필요하다고 인정하는 사항

② 시장·군수·구청장(구청장은 자치구의 구청장을 말한다. 이하 같다)은 지역보건의료계획에 다음 각 호의 내용을 포함시켜야 한다.

1. 제1항 제1호부터 제7호까지의 내용
2. 그 밖에 시장·군수·구청장이 지역보건의료계획을 수립함에 있어서 필요하다고 인정하는 사항

제5조(지역보건의료계획의 수립 방법 등) ① 시·도지사 또는 특별자치시장·특별자치도지사·시장·군수·구청장(이하 "시장·군수·구청장"이라 한다)은 지역보건의료계획을 수립하기 전에 지역 내 보건의료실태와 지역주민의 보건의료의식·행동양상 등에 대하여 조사하고 자료를 수집하여야 한다.

② 시·도지사 또는 시장·군수·구청장은 제1항에 따른 지역 내 보건의료실태 조사 결과에 따라 해당 지역에 필요한 사업 계획을 포함하여 지역보건의료계획을 수립하되 국가 또는 특별시·광역시·도(이하 "시·도"라 한다)의 보건의료시책에 맞춰 수립하여야 한다.

③ 시·도지사 또는 시장·군수·구청장은 지역보건의료계획을 수립하는 경우에 그 주요 내용을 시·도 또는 시·군·구의 홈페이지 등에 2주 이상 공고하여 지역주민의 의견을 수렴하여야 한다.

제6조(지역보건의료계획의 제출 시기 등) ① 시장·군수·구청장(특별자치시장·특별자치도지사는 제외한다. 이하 이 조 및 제7조에서 같다)은 법 제7조 제3항에 따라 지역보건의료계획(연차별 시행계획을 포함한다. 이하 이 조에서 같다)을 계획 시행연도 1월 31일까지 시·도지사에게 제출하여야 한다.

② 시·도지사(특별자치시장·특별자치도지사를 포함한다)는 법 제7조 제4항에 따라 지역보건의료계획을 계획 시행연도 2월 말일까지 보건복지부장관에게 제출하여야 한다.

③ 시장·군수·구청장은 지역 내 인구의 급격한 변화 등 예측하지 못한 보건의료환경 변화에 따라 지역보건의료계획을 변경할 필요가 있는 경우에는 시·군·구(특별자치시·특별자치도는 제외한다. 이하 이 조 및 제7조에서 같다) 위원회의 심의를 거쳐 변경한 후 시·군·구 의회에 변경 사실 및 변경 내용을 보고하고, 시·도지사에게 지체 없이 변경 사실 및 변경 내용을 제출하여야 한다.

④ 시·도지사(특별자치시장·특별자치도지사를 포함한다)는 지역 내 인구의 급격한 변화 등 예측하지 못한 보건의료환경 변화에 따라 지역보건의료계획을 변경할 필요가 있는 경우에는 시·도(특별자치시·특별자치도를 포함한다. 이하 이 조 및 제7조에서 같다) 위원회의 심의를 거쳐 변경한 후 시·도 의회에 변경 사실 및 변경 내용을 보고하

고, 보건복지부장관에게 지체 없이 변경 사실 및 변경 내용을 제출하여야 한다.

시행규칙

제2조(지역보건의료계획의 조정 권고) ①「지역보건법」(이하 "법"이라 한다) 제7조 제7항에 따라 같은 조 제1항에 따른 지역보건의료계획(같은 조 제2항에 따른 연차별 시행계획을 포함한다. 이하 이 조에서 같다)의 내용에 대한 조정 권고가 필요한 경우는 다음 각 호의 어느 하나에 해당하는 경우로 한다.

1. 지역보건의료계획의 내용이 관계 법령을 위반한 경우
2. 지역보건의료계획의 내용이 국가 또는 특별시·광역시·특별자치시·특별자치도·도의 보건의료정책에 부합하지 아니하는 경우
3. 지방자치단체의 생활권역과 행정구역이 서로 다름에도 불구하고 해당 지방자치단체에서 그 사실을 고려하지 아니한 경우
4. 2개 이상의 지방자치단체에 걸친 광역보건의료행정에 대하여 해당 지방자치단체에서 그 사정을 고려하지 아니한 경우
5. 지방자치단체 간 지역보건의료계획의 내용에 현저한 불균형이 있는 경우

② 보건복지부장관 또는 특별시장·광역시장·도지사(이하 "시·도지사"라 한다)는 법 제7조 제7항에 따라 지역보건의료계획의 조정 권고를 하는 경우에는 해당 지방자치단체의 장에게 관련 자료의 제출을 요구할 수 있다.

제8조(지역보건의료계획의 시행) ① 시·도지사 또는 시장·군수·구청장은 지역보건의료계획을 시행할 때에는 제7조 제2항에 따라 수립된 연차별 시행계획에 따라 시행하여야 한다.

② 시·도지사 또는 시장·군수·구청장은 지역보건의료계획을 시행하는 데에 필요하다고 인정하는 경우에는 보건의료 관련기관·단체 등에 인력·기술 및 재정 지원을 할 수 있다.

제9조(지역보건의료계획 시행 결과의 평가) ① 제8조 제1항에 따라 지역보건의료계획을 시행한 때에는 보건복지부장관은 특별자치시·특별자치도 또는 시·도의 지역보건의료계획의 시행결과를, 시·도지사는 시·군·구(특별자치시·특별자치도는 제외한다)의 지역보건의료계획의 시행 결과를 대통령령으로 정하는 바에 따라 각각 평가할 수 있다.

② 보건복지부장관 또는 시·도지사는 필요한 경우 제1항에 따른 평가 결과를 제24조에 따른 비용의 보조에 반영할 수 있다.

시행령

제7조(지역보건의료계획 시행 결과의 평가) ① 시장·군수·구청장은 법 제9조 제1항에 따른 지역보건의료계획 시행 결과의 평가를 위하여 해당 시·군·구 지역보건의료계획의 연차별 시행계획에 따른 시행 결과를 매 시행연도 다음 해 1월 31일까지 시·도지사에게 제출하여야 한다.

② 시·도지사(특별자치시장·특별자치도지사를 포함한다)는 법 제9조 제1항에 따른 지역보건의료계획 시행 결과의 평가를 위하여 해당 시·도 지역보건의료계획의 연차별 시행계획에 따른 시행 결과를 매 시행연도 다음 해 2월 말일까지 보건복지부장관에게 제출하여야 한다.

③ 보건복지부장관 또는 시·도지사는 제1항 또는 제2항에 따라 제출받은 지역보건의료계획의 연차별 시행계획에 따른 시행 결과를 평가하려는 경우에는 다음 각 호의 기준에 따라 평가하여야 한다.

1. 지역보건의료계획 내용의 충실성
2. 지역보건의료계획 시행 결과의 목표달성도
3. 보건의료자원의 협력 정도
4. 지역주민의 참여도와 만족도
5. 그 밖에 지역보건의료계획의 연차별 시행계획에 따른 시행 결과를 평가하기 위하여 보건복지부장관이 필요하다고 정하는 기준

④ 보건복지부장관 또는 시·도지사는 제3항에 따라 지역보건의료계획의 연차별 시행계획에 따른 시행 결과를 평가

한 경우에는 그 평가 결과를 공표할 수 있다.

제3장 지역보건의료기관의 설치 · 운영

제10조(보건소의 설치) ① 지역주민의 건강을 증진하고 질병을 예방·관리하기 위하여 시·군·구에 1개소의 보건소(보건의료원을 포함한다. 이하 같다)를 설치한다. 다만, 시·군·구의 인구가 30만 명을 초과하는 등 지역주민의 보건의료를 위하여 특별히 필요하다고 인정되는 경우에는 대통령령으로 정하는 기준에 따라 해당 지방자치단체의 조례로 보건소를 추가로 설치할 수 있다.〈개정 2021.8.17.〉

② 동일한 시·군·구에 2개 이상의 보건소가 설치되어 있는 경우 해당 지방자치단체의 조례로 정하는 바에 따라 업무를 총괄하는 보건소를 지정하여 운영할 수 있다.

시행령

제8조(보건소의 추가 설치) ① 법 제10조제1항 단서에 따라 보건소를 추가로 설치할 수 있는 경우는 다음 각 호의 어느 하나에 해당하는 경우로 한다.〈개정 2022.8.9.〉

1. 해당 시·군·구의 인구가 30만명을 초과하는 경우
2. 해당 시·군·구의 「보건의료기본법」에 따른 보건의료기관 현황 등 보건의료 여건과 아동·여성·노인·장애인 등 보건의료 취약계층의 보건의료 수요 등을 고려하여 보건소를 추가로 설치할 필요가 있다고 인정되는 경우

② 법 제10조제1항 단서 및 이 조 제1항에 따라 보건소를 추가로 설치하려는 경우에는 「지방자치법 시행령」 제73조에 따른다. 이 경우 행정안전부장관은 보건복지부장관과 미리 협의하여야 한다.〈개정 2017.7.26., 2021.12.16., 2022.8.9.〉

제11조(보건소의 기능 및 업무) ① 보건소는 해당 지방자치단체의 관할 구역에서 다음 각 호의 기능 및 업무를 수행한다.〈개정 2016.2.3., 2019.1.15., 2019.12.3.〉

1. 건강 친화적인 지역사회 여건의 조성
2. 지역보건의료정책의 기획, 조사·연구 및 평가
3. 보건의료인 및 「보건의료기본법」 제3조 제4호에 따른 보건의료기관 등에 대한 지도·관리·육성과 국민보건 향상을 위한 지도·관리
4. 보건의료 관련기관·단체, 학교, 직장 등과의 협력체계 구축
5. 지역주민의 건강증진 및 질병예방·관리를 위한 다음 각 목의 지역보건의료서비스의 제공
   가. 국민건강증진·구강건강·영양관리사업 및 보건교육
   나. 감염병의 예방 및 관리
   다. 모성과 영유아의 건강유지·증진
   라. 여성·노인·장애인 등 보건의료 취약계층의 건강유지·증진
   마. 정신건강증진 및 생명존중에 관한 사항
   바. 지역주민에 대한 진료, 건강검진 및 만성질환 등의 질병관리에 관한 사항
   사. 가정 및 사회복지시설 등을 방문하여 행하는 보건의료 및 건강관리사업
   아. 난임의 예방 및 관리

② 보건복지부장관이 지정하여 고시하는 의료취약지의 보건소는 제1항제5호아목 중 대통령령으로 정하는 업무를 수행할 수 있다.〈신설 2019.12.3.〉

③ 제1항 및 제2항에 따른 보건소 기능 및 업무 등에 관하여 필요한 세부사항은 대통령령으로 정한다.〈개정 2019.

12.3.〉

시행령

제9조(보건소의 기능 및 업무의 세부 사항) ① 법 제11조 제1항 제2호에 따른 지역보건의료정책의 기획, 조사・연구 및 평가의 세부 사항은 다음 각 호와 같다.

1. 지역보건의료계획 등 보건의료 및 건강증진에 관한 중장기 계획 및 실행계획의 수립・시행 및 평가에 관한 사항
2. 지역사회 건강실태조사 등 보건의료 및 건강증진에 관한 조사・연구에 관한 사항
3. 보건에 관한 실험 또는 검사에 관한 사항

② 법 제11조 제1항 제3호에 따른 보건의료인 및 「보건의료기본법」제3조 제4호에 따른 보건의료기관 등에 대한 지도・관리・육성과 국민보건 향상을 위한 지도・관리의 세부사항은 다음 각 호와 같다.〈개정 2018.12.18.〉

1. 의료인 및 의료기관에 대한 지도 등에 관한 사항
2. 의료기사・보건의료정보관리사 및 안경사에 대한 지도 등에 관한 사항
3. 응급의료에 관한 사항
4. 「농어촌 등 보건의료를 위한 특별조치법」에 따른 공중보건의사, 보건진료 전담공무원 및 보건진료소에 대한 지도 등에 관한 사항
5. 약사에 관한 사항과 마약・향정신성의약품의 관리에 관한 사항
6. 공중위생 및 식품위생에 관한 사항

③ 법 제11조 제2항에서 "대통령령으로 정하는 업무"란 난임시술 주사제 투약에 관한 지원 및 정보 제공을 말한다.〈신설 2020.6.2.〉

시행규칙

제3조(보건소에서 수행할 수 있는 기능 및 업무의 예시) 법 제11조 제1항 및 「지역보건법 시행령」(이하 "영"이라 한다) 제9조에 따라 보건소(보건의료원을 포함한다. 이하 같다)에서 수행할 수 있는 기능 및 업무의 예시는 별표 1과 같다.

제12조(보건의료원) 보건소 중 「의료법」 제3조 제2항 제3호 가목에 따른 병원의 요건을 갖춘 보건소는 보건의료원이라는 명칭을 사용할 수 있다.

제13조(보건지소의 설치) 지방자치단체는 보건소의 업무수행을 위하여 필요하다고 인정하는 경우에는 대통령령으로 정하는2기준에 따라 해당 지방자치단체의 조례로 보건소의 지소(이하 "보건지소"라 한다)를 설치할 수 있다.

시행령

제10조(보건지소의 설치) 법 제13조에 따른 보건지소는 읍・면(보건소가 설치된 읍・면은 제외한다)마다 1개씩 설치할 수 있다. 다만, 지역주민의 보건의료를 위하여 특별히 필요하다고 인정되는 경우에는 필요한 지역에 보건지소를 설치・운영하거나 여러 개의 보건지소를 통합하여 설치・운영할 수 있다.

제14조(건강생활지원센터의 설치) 지방자치단체는 보건소의 업무 중에서 특별히 지역주민의 만성질환 예방 및 건강한 생활습관 형성을 지원하는 건강생활지원센터를 대통령령으로 정하는 기준에 따라 해당 지방자치단체의 조례로 설치할 수 있다.

시행령

제11조(건강생활지원센터의 설치) 법 제14조에 따른 건강생활지원센터는 읍・면・동(보건소가 설치된 읍・면・동은 제외한다)마다 1개씩 설치할 수 있다.

제15조(지역보건의료기관의 조직) 지역보건의료기관의 조직은 대통령령으로 정하는 사항 외에는 「지방자치법」 제125조에 따른다.〈개정 2021.1.12.〉

시행령

제12조(지역보건의료기관의 조직 기준) ① 행정안전부장관은 법 제15조에 따라 지역보건의료기관의 조직 기준을 정하는 경우에 미리 보건복지부장관과 협의하여야 한다. 〈개정 2017.7.26.〉

② 행정안전부장관은 제1항에 따른 지역보건의료기관의 조직 기준을 정하는 경우에 해당 시·군·구의 인구 규모, 지역 특성, 보건의료 수요 등을 고려하여야 하고, 다른 지방자치단체와의 균형을 유지하도록 합리적으로 정하여야 한다. 〈개정 2017.7.26.〉

③ 지역보건의료기관의 기능과 업무량이 변경될 경우에는 그에 따라 지역보건의료기관의 조직과 정원도 조정하여야 한다.

제13조(보건소장) ① 보건소에 보건소장(보건의료원의 경우에는 원장을 말한다. 이하 같다) 1명을 두되, 의사 면허가 있는 사람 중에서 보건소장을 임용한다. 다만, 의사 면허가 있는 사람 중에서 임용하기 어려운 경우에는 「지방공무원 임용령」 별표 1에 따른 보건·식품위생·의료기술·의무·약무·간호·보건진료(이하 "보건등"이라 한다) 직렬의 공무원을 보건소장으로 임용할 수 있다.

② 제1항 단서에 따라 보건등 직렬의 공무원을 보건소장으로 임용하려는 경우에 해당 보건소에서 실제로 보건등과 관련된 업무를 하는 보건등 직렬의 공무원으로서 보건소장으로 임용되기 이전 최근 5년 이상 보건등의 업무와 관련하여 근무한 경험이 있는 사람 중에서 임용하여야 한다.

③ 보건소장은 시장·군수·구청장의 지휘·감독을 받아 보건소의 업무를 관장하고 소속 공무원을 지휘·감독하며, 관할 보건지소, 건강생활지원센터 및 「농어촌 등 보건의료를 위한 특별조치법」 제2조 제4호에 따른 보건진료소(이하 "보건진료소"라 한다)의 직원 및 업무에 대하여 지도·감독한다.

제14조(보건지소장) ① 보건지소에 보건지소장 1명을 두되, 지방의무직공무원 또는 임기제공무원을 보건지소장으로 임용한다.

② 보건지소장은 보건소장의 지휘·감독을 받아 보건지소의 업무를 관장하고 소속 직원을 지휘·감독하며, 보건진료소의 직원 및 업무에 대하여 지도·감독한다.

제15조(건강생활지원센터장) ① 건강생활지원센터에 건강생활지원센터장 1명을 두되, 보건등 직렬의 공무원 또는 「보건의료기본법」 제3조 제3호에 따른 보건의료인을 건강생활지원센터장으로 임용한다.

② 건강생활지원센터장은 보건소장의 지휘·감독을 받아 건강생활지원센터의 업무를 관장하고 소속 직원을 지휘·감독한다.

제16조(전문인력의 적정 배치 등) ① 지역보건의료기관에는 기관의 장과 해당 기관의 기능을 수행하는 데 필요한 면허·자격 또는 전문지식을 가진 인력(이하 "전문인력"이라 한다)을 두어야 한다.

② 시·도지사(특별자치시장·특별자치도지사를 포함한다)는 지역보건의료기관의 전문인력을 적정하게 배치하기 위하여 필요한 경우 「지방공무원법」 제30조의2제2항에 따라 지역보건의료기관 간에 전문인력의 교류를 할 수 있다.

③ 보건복지부장관과 시·도지사(특별자치시장·특별자치도지사를 포함한다)는 지역보건의료기관의 전문인력의 자질 향상을 위하여 필요한 교육훈련을 시행하여야 한다.

④ 보건복지부장관은 지역보건의료기관의 전문인력의 배치 및 운영 실태를 조사할 수 있으며, 그 배치 및 운영이 부적절하다고 판단될 때에는 그 시정을 위하여 시·도지사 또는 시장·군수·구청장에게 권고할 수 있다.

⑤ 제1항에 따른 전문인력의 배치 및 임용자격 기준과 제3항에 따른 교육훈련의 대상·기간·평가 및 그 결과 처리 등에 필요한 사항은 대통령령으로 정한다.

시행령

제16조(전문인력의 배치 기준) 법 제16조 제1항에 따라 지역보건의료기관에 두어야 하는 전문인력(이하 "전문인력"이라 한다)의 면허 또는 자격의 종류에 따른 최소 배치 기준은 보건복지부령으로 정한다.

제17조(전문인력의 임용 자격 기준) 전문인력의 임용 자격 기준은 지역보건의료기관의 기능을 수행하는 데 필요한 면허·자격 또는 전문지식이 있는 사람으로 하되, 해당 분야의 업무에서 2년 이상 종사한 사람을 우선적으로 임용하여야 한다.

제18조(전문인력에 대한 교육훈련) ① 보건복지부장관 또는 시·도지사(특별자치시장·특별자치도지사를 포함한다. 이하 이 조에서 같다)는 법 제16조 제3항에 따라 전문인력에 대하여 기본교육훈련과 직무분야별 전문교육훈련을 실시하여야 한다.

② 보건복지부장관 또는 시·도지사는 제1항에 따른 교육훈련을 소속 교육훈련기관에서 받게 하거나 다음 각 호의 어느 하나에 해당하는 기관에 위탁하여 받게 할 수 있다.〈개정 2020.9.11.〉

1. 질병관리청장
2. 다른 행정기관 소속의 교육훈련기관
3. 민간교육기관

제19조(교육훈련의 대상 및 기간) 법 제16조 제3항에 따른 교육훈련 과정별 교육훈련의 대상 및 기간은 다음 각 호의 구분에 따른다.

1. 기본교육훈련: 해당 직급의 공무원으로서 필요한 능력과 자질을 배양할 수 있도록 신규로 임용되는 전문인력을 대상으로 하는 3주 이상의 교육훈련
2. 직무 분야별 전문교육훈련: 보건소에서 현재 담당하고 있거나 담당할 직무 분야에 필요한 전문적인 지식과 기술을 습득할 수 있도록 재직 중인 전문인력을 대상으로 하는 1주 이상의 교육훈련

제20조(전문인력 배치 및 운영 실태 조사) ① 보건복지부장관은 법 제16조 제4항에 따라 지역보건의료기관의 전문인력 배치 및 운영 실태를 2년마다 조사하여야 하며, 필요한 경우에는 시·도 또는 시·군·구에 대하여 수시로 조사할 수 있다.

② 보건복지부장관은 제1항에 따른 실태 조사 결과 전문인력의 적절한 배치 및 운영에 필요하다고 판단하는 경우에는 시·도지사(특별자치시장·특별자치도지사를 포함한다)에게 전문인력의 교류를 권고할 수 있다.

제21조(전문인력의 결원 보충) 시·도지사(특별자치시장·특별자치도지사를 포함한다) 또는 시장·군수·구청장(특별자치시장·특별자치도지사는 제외한다)은 지역보건의료기관에 전문인력의 결원이 생겼을 때에는 지체 없이 결원 보충에 필요한 조치를 하여야 한다.

시행규칙

제4조(전문인력의 배치) ① 영 제16조에 따른 전문인력의 면허 또는 자격의 종류에 따른 최소 배치 기준은 별표 2와 같다.

② 특별자치시장·특별자치도지사·시장·군수·구청장(구청장은 자치구의 구청장을 말하며, 이하 "시장·군수·구청장"이라 한다)은 제1항의 전문인력 최소 배치 기준에 따른 전문인력의 정원을 확보하기 위하여 해당 특별자치시·특별자치도·시·군·구(구는 자치구를 말한다)의 직제 및 정원에 관한 규칙에 반영하여야 한다.

③ 시장·군수·구청장은 특별한 사유가 없으면 지역보건의료기관의 전문인력을 보유 면허 또는 자격과 관련되는 직위에 보직하여야 한다.

제5조(전문인력에 대한 교육훈련) ① 시장·군수·구청장은 신규로 임용되거나 5급 이상 공무원으로 승진 임용된 전문인력에 대해서는 특별한 사유가 없으면 그 직급과 직무분야에 맞는 영 제18조 제1항 및 제19조 제1호에 따른 기본교육훈련(이하 "기본교육훈련"이라 한다)을 받게 한 후에 보직하여야 한다. 다만, 보건복지부장관이 인정하는 교육훈련기관에서 정해진 과정을 마친 사람은 보직 후에 기본교육훈련을 받게 할 수 있다.

② 시·도지사(특별자치시장·특별자치도지사를 포함한다)는 영 제18조 제2항에 따라 전문인력에 대한 교육훈련을 다른 행정기관 소속의 교육훈련기관 또는 민간교육훈련기관에 위탁하여 받게 한 경우에는 교육훈련비용의 전부 또는 일부를 해당 교육훈련기관에 보조할 수 있다.

③ 전문인력에 대한 교육훈련 과정, 교육훈련 내용, 교육훈련기관의 선정 등에 필요한 사항은 보건복지부장관이 정한다.

제6조(전문인력의 교류 권고) 영 제20조 제2항에 따라 보건복지부장관이 시·도지사(특별자치시장·특별자치도지사를 포함한다)에게 전문인력의 적절한 배치 및 운영을 위한 전문인력의 교류를 권고할 수 있는 경우는 다음 각 호의 어느 하나에 해당하는 경우로 한다.

1. 전문인력의 균형 있는 배치를 위하여 교류하는 경우
2. 보건소 간의 협조를 위하여 인접 보건소 간에 교류하는 경우

3. 전문인력의 연고지 배치를 위하여 필요한 경우

제16조의2(방문건강관리 전담공무원) ① 제11조 제1항 제5호 사목의 방문건강관리사업을 담당하게 하기 위하여 지역보건의료기관에 보건복지부령으로 정하는 전문인력을 방문건강관리 전담공무원으로 둘 수 있다.

② 국가는 제1항에 따른 방문건강관리 전담공무원의 배치에 필요한 비용의 전부 또는 일부를 보조할 수 있다.

[본조신설 2019.1.15.]

시행규칙

제4조의2(방문건강관리 전담공무원) ① 법 제16조의2에 따른 방문건강관리 전담공무원은 다음 각 호의 어느 하나에 해당하는 사람으로 한다.

1. 「의료법」 제2조제1항에 따른 의사, 치과의사, 한의사 및 간호사
2. 「의료기사 등에 관한 법률」 제2조제2항제3호, 제4호 및 제6호에 따른 물리치료사, 작업치료사 및 치과위생사
3. 「국민영양관리법」 제15조에 따른 영양사
4. 「약사법」 제2조제2호에 따른 약사 및 한약사
5. 「국민체육진흥법」 제2조제6호에 따른 체육지도자
6. 그 밖에 법 제11조제1항제5호사목에 따른 방문건강관리사업에 관한 전문지식과 경험이 있다고 보건복지부장관이 인정하여 고시하는 사람

② 방문건강관리 전담공무원의 임용 등에 관하여는 「지방공무원 임용령」에서 정하는 바에 따른다.

③ 제1항 및 제2항에서 규정한 사항 외에 방문건강관리 전담공무원 제도 운영에 관하여 필요한 사항은 보건복지부장관이 정한다.

[본조신설 2019.8.19.]

제17조(지역보건의료기관의 시설·장비 등) ① 지역보건의료기관은 보건복지부령으로 정하는 기준에 적합한 시설·장비 등을 갖추어야 한다.

② 지역보건의료기관의 장은 지역주민이 지역보건의료기관을 쉽게 알아볼 수 있고 이용하기에 편리하도록 보건복지부령으로 정하는 표시를 하여야 한다.

시행규칙

제7조(지역보건의료기관의 시설·장비 및 표시) 법 제17조에 따른 지역보건의료기관의 시설·장비 및 표시의 기준은 별표 3과 같다.

제18조(시설의 이용) 지역보건의료기관은 보건의료에 관한 실험 또는 검사를 위하여 의사·치과의사·한의사·약사 등에게 그 시설을 이용하게 하거나, 타인의 의뢰를 받아 실험 또는 검사를 할 수 있다.

시행령

제22조(시설이용의 편의제공 등) ① 지역보건의료기관의 장은 법 제18조에 따른 지역보건의료기관의 시설 이용, 타인이 의뢰한 실험 또는 검사를 정당한 사유 없이 거부할 수 없으며 편의를 제공하여야 한다.

② 지역보건의료기관의 장은 제1항에 따라 타인의 의뢰를 받아 실험 또는 검사를 하였을 때에는 그 결과를 지체 없이 의뢰인에게 통지하여야 한다.

제4장 지역보건의료서비스의 실시

제19조(지역보건의료서비스의 신청) ① 지역보건의료서비스 중 보건복지부령으로 정하는 서비스를 필요로 하는 사

람(이하 "서비스대상자"라 한다)과 그 친족, 그 밖의 관계인은 관할 시장·군수·구청장에게 지역보건의료서비스의 제공(이하 "서비스 제공"이라 한다)을 신청할 수 있다.

② 시장·군수·구청장이 제1항에 따른 서비스 제공 신청을 받는 경우 제20조에 따라 조사하려 하거나 제출받으려는 자료 또는 정보에 관하여 서비스대상자와 그 서비스대상자의 1촌 직계혈족 및 그 배우자(이하 "부양의무자"라 한다)에게 다음 각 호의 사항을 알리고, 해당 자료 또는 정보의 수집에 관한 동의를 받아야 한다.

1. 법적 근거, 이용 목적 및 범위
2. 이용 방법
3. 보유기간 및 파기방법

③ 서비스 제공의 신청인은 서비스 제공 신청을 철회하는 경우 시장·군수·구청장에게 조사하거나 제출한 자료 또는 정보의 반환 또는 삭제를 요청할 수 있다. 이 경우 요청을 받은 시장·군수·구청장은 특별한 사유가 없으면 그 요청에 따라야 한다.

④ 제1항부터 제3항까지의 규정에 따른 서비스 제공의 신청·철회 및 고지·동의 방법 등에 관하여 필요한 사항은 보건복지부령으로 정한다.

시행규칙

제8조(지역보건의료서비스 제공의 신청·철회 및 고지·동의) ① 법 제19조 제1항에서 "지역보건의료서비스 중 보건복지부령으로 정하는 서비스"란 소득, 재산, 건강상태 등에 따라 선별하여 제공하는 서비스를 말한다.

② 법 제19조 제1항 및 제3항에 따라 지역보건의료서비스의 제공(이하 "서비스 제공"이라 한다)을 신청하거나 철회하려는 자는 지역보건의료서비스 신청서나 철회서(전자문서를 포함한다)에 관련 서류(전자문서를 포함한다)를 첨부하여 시장·군수·구청장에게 신청하거나 철회하여야 한다. 다만, 첨부하여야 하는 관련 서류 중 「전자정부법」 제36조 제1항에 따른 행정정보의 공동이용을 통하여 관련 서류를 확인할 수 있는 경우에는 그 확인으로 첨부서류를 갈음하되, 신청인이 확인에 동의하지 아니하는 경우에는 그 서류를 첨부하여야 한다.

③ 시장·군수·구청장은 법 제19조 제2항에 따라 알리거나 자료 또는 정보의 수집에 관한 동의를 받아야 하는 경우에는 서면 또는 전자적인 방법으로 하여야 한다. 다만, 서면 또는 전자적인 방법으로 알리기 곤란한 경우에는 전화, 담당 공무원의 안내 등의 방법으로 알릴 수 있다.

제20조(신청에 따른 조사) ① 시장·군수·구청장은 제19조 제1항에 따라 서비스 제공 신청을 받으면 서비스대상자와 부양의무자의 소득·재산 등에 관하여 조사하여야 한다.

② 시장·군수·구청장은 제1항에 따른 조사에 필요한 자료를 확보하기 위하여 서비스대상자 또는 그 부양의무자에게 필요한 자료 또는 정보의 제출을 요구할 수 있다.

③ 제1항에 따른 조사의 실시는 「사회복지사업법」 제33조의3에 따른다.

제21조(서비스 제공의 결정 및 실시) ① 시장·군수·구청장은 제20조에 따른 조사를 하였을 때에는 예산 상황 등을 고려하여 서비스 제공의 실시 여부를 결정한 후 이를 서면이나 전자문서로 신청인에게 통보하여야 한다.

② 시장·군수·구청장은 제1항에 따른 서비스 제공의 실시 여부를 결정할 때 제20조 제2항에 따라 제출된 자료·정보의 전부 또는 일부를 통하여 평가한 서비스대상자와 그 부양의무자의 소득·재산 수준이 보건복지부장관이 정하는 기준 이하인 경우에는 관련 조사의 일부를 생략하고 서비스 제공의 실시를 결정할 수 있다. 〈신설 2021.7.27.〉

③ 시장·군수·구청장은 서비스대상자에게 서비스 제공을 하기로 결정하였을 때에는 서비스 제공기간 등을 계획하여 그 계획에 따라 지역보건의료서비스를 제공하여야 한다. 〈개정 2021.7.27.〉

[본조신설 2019.1.15.]

제22조(정보의 파기) ① 시장·군수·구청장은 제20조에 따라 조사하거나 제출받은 정보 중 서비스대상자가 아닌 사람의 정보는 5년을 초과하여 보유할 수 없다. 이 경우 시장·군수·구청장은 정보의 보유기한이 지나면 지체 없이 이를 파기하여야 한다.

② 시장·군수·구청장은 제1항에 따른 정보가 지역보건의료정보시스템 또는 「사회복지사업법」 제6조의2에 따른 정보시스템에 수집되어 있는 경우 보건복지부장관에게 해당 정보의 파기를 요청할 수 있다. 이 경우 보건복지부장관은 지체 없이 이를 파기하여야 한다.

제23조(건강검진 등의 신고) ① 「의료법」 제27조 제1항 각 호의 어느 하나에 해당하는 사람이 지역주민 다수를 대상으로 건강검진 또는 순회 진료 등 주민의 건강에 영향을 미치는 행위(이하 "건강검진등"이라 한다)를 하려는 경우에는 보건복지부령으로 정하는 바에 따라 건강검진등을 하려는 지역을 관할하는 보건소장에게 신고하여야 한다.

② 의료기관이 「의료법」 제33조 제1항 각 호의 어느 하나에 해당하는 사유로 의료기관 외의 장소에서 지역주민 다수를 대상으로 건강검진등을 하려는 경우에도 제1항에 따른 신고를 하여야 한다.

③ 보건소장은 제1항 및 제2항에 따른 신고를 받은 경우에는 그 내용을 검토하여 이 법에 적합하면 신고를 수리하여야 한다. 〈신설 2019.1.15.〉

시행규칙

제9조(건강검진 등의 신고) ① 법 제23조에 따른 신고는 건강검진 등을 실시하기 10일 전까지 별지 제1호서식의 건강검진 등 신고서를 관할 보건소장(보건의료원장을 포함한다. 이하 같다)에게 제출하는 방법으로 해야 한다. 이 경우 관할 보건소장은 「전자정부법」 제36조 제1항에 따른 행정정보의 공동이용을 통하여 의료기관 개설허가증 또는 의료기관 개설신고증명서(의료기관만 해당한다)와 의사·치과의사 또는 한의사 면허증을 확인할 수 있는 경우에는 그 확인으로 첨부자료의 제공을 갈음할 수 있고, 신고인이 자료 확인에 동의하지 않는 경우에는 해당 자료를 첨부하도록 해야 한다. 〈개정 2019.8.19.〉

② 보건소장은 제1항에 따른 건강검진 등 신고서를 제출받은 날부터 7일 이내에 신고의 수리 여부를 신고인에게 통지해야 한다. 이 경우 신고를 수리하는 때에는 별지 제1호의2서식의 건강검진 등 신고확인서를 발급해야 한다. 〈신설 2019.8.19.〉

제5장 보칙

제24조(비용의 보조) ① 국가와 시·도는 지역보건의료기관의 설치와 운영에 필요한 비용 및 지역보건의료계획의 시행에 필요한 비용의 일부를 보조할 수 있다.

② 제1항에 따라 보조금을 지급하는 경우 설치비와 부대비에 있어서는 그 3분의 2 이내로 하고, 운영비 및 지역보건의료계획의 시행에 필요한 비용에 있어서는 그 2분의 1 이내로 한다.

제25조(수수료 등) ① 지역보건의료기관은 그 시설을 이용한 자, 실험 또는 검사를 의뢰한 자 또는 진료를 받은 자로부터 수수료 또는 진료비를 징수할 수 있다.

② 제1항에 따른 수수료와 진료비는 보건복지부령으로 정하는 기준에 따라 해당 지방자치단체의 조례로 정한다.

시행규칙

제10조(수수료 등) 법 제25조 제2항에 따라 지역보건의료기관에서 징수하는 수수료와 진료비는 「국민건강보험법」 제45조 제4항에 따라 보건복지부장관이 고시하는 요양급여비용 명세의 기준에 따라 지방자치단체의 조례로 정한다. 다만, 「전자정부법」 제9조 2항 및 제3항에 따른 전자민원창구를 통하여 증명서를 발급받는 경우에는 수수료를 면제한다. 〈개정 2019.8.19.〉

제26조(지역보건의료기관의 회계) 지역보건의료기관의 수수료 및 진료비의 수입은 「지방회계법」 제26조에 따른 수입 대체 경비로 직접 지출할 수 있으며, 회계 사무는 해당 지방자치단체의 규칙으로 정하는 바에 따라 간소화할

수 있다. 〈개정 2016.5.29.〉

제27조(보고 등) 보건복지부장관은 지방자치단체에 대하여 보건복지부령으로 정하는 바에 따라 지역보건의료기관의 설치·운영에 관한 사항을 보고하게 하거나 소속 공무원으로 하여금 지역보건의료기관에 대하여 실태조사 등 지도·감독을 할 수 있다.

시행규칙

제11조(보고 등) ① 시장·군수·구청장(특별자치시장·특별자치도지사는 제외한다)은 법 제27조에 따라 지역보건의료기관의 설치·운영에 관하여 매년 12월 31일 기준으로 별지 제2호서식의 지역보건의료기관 설치·운영 현황을 작성하여 다음해 3월 31일까지 시·도지사를 거쳐 보건복지부장관에게 보고하여야 한다.

② 특별자치시장·특별자치도지사는 법 제27조에 따라 지역보건의료기관의 설치·운영에 관하여 매년 12월 31일 기준으로 별지 제2호서식의 지역보건의료기관 설치·운영 현황을 작성하여 다음해 3월 31일까지 보건복지부장관에게 보고하여야 한다.

③ 보건복지부장관은 지역보건의료기관의 설치·운영에 관한 지도·감독을 위하여 필요한 경우에는 소속 공무원으로 하여금 실태조사를 하게 할 수 있으며 실태조사 결과 부적절하다고 판단되는 경우에는 해당 지방자치단체의 장에게 시정을 요구하여야 한다.

④ 제1항 및 제2항에 따른 보고는 법 제5조에 따른 지역보건의료정보시스템에 입력 및 제출하는 방법으로 할 수 있다.

제28조(개인정보의 누설금지) 지역보건의료기관(「농어촌 등 보건의료를 위한 특별조치법」 제2조 제4호에 따른 보건진료소를 포함한다)의 기능 수행과 관련한 업무에 종사하였거나 종사하고 있는 사람 또는 지역보건의료정보시스템을 구축·운영하였거나 구축·운영하고 있는 자(제30조 제2항 및 제4항에 따라 위탁받거나 대행하는 업무에 종사하거나 종사하였던 자를 포함한다)는 업무상 알게 된 다음 각 호의 정보를 업무 외의 목적으로 사용하거나 다른 사람에게 제공 또는 누설하여서는 아니 된다.

1. 보건의료인이 진료과정(건강검진을 포함한다)에서 알게 된 개인 및 가족의 진료 정보
2. 제20조에 따라 조사하거나 제출받은 다음 각 호의 정보
   가. 금융정보(「국민기초생활 보장법」 제21조 제3항 제1호의 금융정보를 말한다. 이하 같다)
   나. 신용정보 또는 보험정보(「국민기초생활 보장법」 제21조 제3항 제2호·제3호의 신용정보 및 보험정보를 말한다. 이하 같다)
3. 제1호 및 제2호를 제외한 개인정보(「개인정보 보호법」 제2조 제1호의 개인정보를 말한다. 이하 같다)

제29조(동일 명칭 사용금지) 이 법에 따른 보건소, 보건의료원, 보건지소 또는 건강생활지원센터가 아닌 자는 각각 보건소, 보건의료원, 보건지소 또는 건강생활지원센터라는 명칭을 사용하지 못한다.

제30조(권한의 위임 등) ① 이 법에 따른 보건복지부장관의 권한은 대통령령으로 정하는 바에 따라 그 일부를 시·도지사 또는 시장·군수·구청장에게 위임할 수 있다.

② 시·도지사 또는 시장·군수·구청장은 이 법에 따른 지역보건의료기관의 기능 수행에 필요한 업무의 일부를 대통령령으로 정하는 바에 따라 보건의료 관련기관·단체에 위탁하거나, 「의료법」 제2조에 따른 의료인에게 대행하게 할 수 있다.

③ 시·도지사 또는 시장·군수·구청장은 제2항에 따라 업무를 위탁한 경우에는 그 비용의 전부 또는 일부를 보조할 수 있고, 의료인에게 그 업무의 일부를 대행하게 한 경우에는 그 업무수행에 드는 실비(實費)를 보조할 수 있다.

④ 보건복지부장관은 지역보건의료정보시스템의 구축·운영 등에 관한 업무를 「사회복지사업법」 제6조의3에 따른 전담기구에 대행하게 할 수 있다.

⑤ 보건복지부장관은 제4항에 따라 업무를 대행하게 한 경우에는 예산의 범위에서 그에 필요한 비용을 보조할 수 있다.

시행령

제23조(업무의 위탁 및 대행) ① 법 제30조 제2항에 따라 시·도지사 또는 시장·군수·구청장은 다음 각 호의 업무를 보건의료 관련기관·단체에 위탁할 수 있다.

1. 법 제4조에 따른 지역사회 건강실태조사에 관한 업무
2. 법 제8조에 따른 지역보건의료계획의 시행에 관한 업무
3. 법 제11조 제1항 제5호 나목에 따른 감염병의 예방 및 관리에 관한 업무
4. 법 제11조 제1항 제5호 바목에 따른 지역주민에 대한 진료, 건강검진 및 만성질환 등 질병관리에 관한 사항 중 전문지식 및 기술이 필요한 진료, 실험 또는 검사 업무
5. 법 제11조 제1항 제5호 사목에 따른 가정 및 사회복지시설 등을 방문하여 행하는 보건의료사업에 관한 업무

② 법 제30조 제2항에 따라 시·도지사 또는 시장·군수·구청장은 「의료법」 제2조에 따른 의료인에게 법 제11조 제1항 제5호 바목에 따른 지역주민에 대한 진료, 건강검진 및 만성질환 등 질병관리에 관한 사항 중 전문지식 및 기술이 필요한 진료에 관한 업무를 대행하게 할 수 있다.

③ 시·도지사 또는 시장·군수·구청장은 법 제30조 제2항에 따라 제1항 각 호에 따른 업무를 위탁하는 경우 그 수탁자 및 위탁업무 등을 고시하여야 한다.

④ 법 제30조 제3항에 따른 비용보조, 실비보조, 그 밖의 업무의 위탁 또는 대행에 필요한 사항은 해당 지방자치단체의 조례로 정한다.

제24조(민감정보 및 고유식별정보의 처리) ① 보건복지부장관(법 제30조 제4항에 따라 보건복지부장관의 업무를 대행하는 자를 포함한다)은 다음 각 호의 사무를 수행하기 위하여 불가피한 경우 「개인정보 보호법 시행령」 제19조 제1호, 제2호 또는 제4호에 따른 주민등록번호, 여권번호 또는 외국인등록번호가 포함된 자료를 처리할 수 있다.

1. 법 제5조에 따른 지역보건의료업무의 전자화에 관한 사무
2. 법 제27조에 따른 보고 및 지도·감독에 관한 사무

② 지역보건의료기관의 장(법 제30조 제2항에 따라 지역보건의료기관의 업무를 위탁받거나 대행하는 자를 포함한다)은 법 제11조에 따른 보건소의 업무에 관한 사무를 수행하기 위하여 불가피한 경우 「개인정보 보호법」 제23조에 따른 건강에 관한 정보, 같은 법 시행령 제19조 제1호, 제2호 또는 제4호에 따른 주민등록번호, 여권번호 또는 외국인등록번호가 포함된 자료를 처리할 수 있다.

③ 보건소장은 법 제23조에 따른 건강검진 등의 신고에 관한 사무를 수행하기 위하여 불가피한 경우 「개인정보 보호법 시행령」 제19조 제1호, 제2호 또는 제4호에 따른 주민등록번호, 여권번호 또는 외국인등록번호가 포함된 자료를 처리할 수 있다.

제31조(「의료법」에 대한 특례) 제12조에 따른 보건의료원은 「의료법」 제3조 제2항 제3호 가목에 따른 병원 또는 같은 항 제1호 나목·다목에 따른 치과의원 또는 한의원으로 보고, 보건소·보건지소 및 건강생활지원센터는 같은 호에 따른 의원·치과의원 또는 한의원으로 본다.

제6장 벌칙

제32조(벌칙) ① 다음 각 호의 어느 하나에 해당하는 자는 5년 이하의 징역 또는 5천만원 이하의 벌금에 처한다. 〈개정 2017.9.19.〉

1. 제5조 제3항을 위반하여 정당한 접근 권한 없이 또는 허용된 접근 권한을 넘어 지역보건의료정보시스템의 정보를 훼손·멸실·변경·위조 또는 유출한 자
2. 제28조를 위반하여 같은 조 제1호, 제2호 또는 제3호에 따른 정보를 사용·제공·누설한 자 및 그 사정을 알면서도 영리 목적 또는 부정한 목적으로 해당 정보를 제공받은 자

② 삭제 〈2017.9.19.〉

③ 제5조 제3항을 위반하여 정당한 접근 권한 없이 또는 허용된 접근 권한을 넘어 지역보건의료정보시스템의 정보를 검색 또는 복제한 자는 3년 이하의 징역 또는 3천만원 이하의 벌금에 처한다. 〈개정 2017.9.19.〉

1. 삭제 〈2017.9.19.〉

2. 삭제 〈2017.9.19.〉

제33조(양벌규정) 법인의 대표자나 법인 또는 개인의 대리인·사용인, 그 밖의 종업원이 그 법인 또는 개인의 업무에 관하여 제32조의 위반행위를 하면 그 행위자를 벌하는 외에 그 법인 또는 개인에게도 해당 조문의 벌금형을 과(科)한다. 다만, 법인 또는 개인이 그 위반행위를 방지하기 위하여 해당 업무에 관하여 상당한 주의와 감독을 게을리하지 아니한 경우에는 그러하지 아니하다.

제34조(과태료) ① 다음 각 호의 어느 하나에 해당하는 자에게는 300만원 이하의 과태료를 부과한다.

1. 제23조에 따른 신고를 하지 아니하거나 거짓으로 신고하고 건강검진등을 한 자
2. 제29조를 위반하여 동일 명칭을 사용한 자

② 제1항에 따른 과태료는 해당 지방자치단체의 조례에서 정하는 바에 따라 해당 시장·군수·구청장이 부과·징수한다.

부 칙 〈제18335호, 2021.7.27.〉

이 법은 2022년 1월 1일부터 시행한다.

부 칙 〈제18418호, 2021.8.17.〉

이 법은 공포 후 1년이 경과한 날부터 시행한다.

지역보건법 시행규칙

일부개정 2019.8.19. 보건복지부령 제667호 시행일 2019.10.3.

[별표 1] 〈개정 2019.9.27.〉

보건소에서 수행할 수 있는 기능 및 업무의 예시(제3조 관련)

기능	업무	예시
1. 보건의료인 및 「보건의료기본법」 제3조제4호에 따른 보건의료기관 등에 대한 지도·관리·육성과 국민보건 향상을 위한 지도·관리	가. 의료인 및 의료기관에 대한 지도 등에 관한 사항	1) 의료기관의 개설 및 지도에 관한 사항 가) 의원·치과의원·한의원 및 조산원의 개설신고 수리 나) 부속의료기관의 개설신고 수리 다) 의료기관의 진단용 방사선 발생장치 및 특수의료장비의 설치·운영 신고 수리 라) 의료기관의 폐업·휴업 신고 수리 및 진료기록부 등의 이관·보관 등에 관한 사항 마) 의료기관에서 나오는 세탁물 처리업자에 대한 신고 수리 바) 「의료법」 제28조제1항에 따른 중앙회의 지부 또는 분회 설치에 대한 신고 수리 2) 의료에 관한 지도·감독 및 행정 처분 가) 의료기관의 업무개시 명령 나) 의료기관 또는 의료인에 대한 보고 명령 다) 업무상황·시설 또는 진료기록부·간호기록부 등의 검사 라) 의료시설·장비사용의 제한 또는 금지 처분 마) 의료기관에 대한 업무정지·허가취소·폐쇄 처분 및 과징금 부과 등 바) 의료지도원의 임명
	나. 의료기사·보건의료정보관리사 및 안경사에 대한 지도 등에 관한 사항	1) 치과기공소 및 안경업소의 개설 등록 2) 치과기공소 및 안경업소의 폐업·등록사항 변경 신고 수리 3) 치과기공소 및 안경업소의 개설자에 대한 시정명령 4) 치과기공소 및 안경업소의 영업정지 및 등록취소 등
	다. 응급의료에 관한 사항	1) 환자가 여러 명 발생한 경우 응급의료 및 응급환자 이송 등의 업무에 대한 종사 명령 2) 지역응급의료기관 지정 및 지정취소 3) 당직의료기관 지정 4) 응급의료기관 외의 의료기관 내 응급의료시설 설치·운영신고 수리 5) 구급차 등의 운용자에 대한 운용정지 및 말소등록 요청 6) 구급차 등의 운용상황과 실태점검·시정·정지 명령
	라. 「농어촌 등 보건의료를 위한 특별조치법」에 따른 공중보건의사·보건진료전담공무원 및 보건진료소에 대한 지도	1) 공중보건의사의 시·군·구안의 근무지역·근무기관·근무시설 변경 및 변경 결과 보고 2) 공중보건의사의 시·군·구 파견근무 명령 3) 공중보건의사에 대한 근무지역의 이탈금지 명령 4) 공중보건의사의 복무에 관한 지도·감독 5) 보건진료소의 설치·운영

등에 관한 사항	6) 보건진료 전담공무원의 근무지역 지정·임용 및 징계 7) 보건진료 전담공무원의 관할구역 이탈금지 명령 8) 보건진료소의 업무에 대한 지도·감독
마. 약사에 관한 사항과 마약·향정신성의약품의 관리에 관한 사항	1) 약국 및 의약품 관리 가) 약국 개설등록 수리 나) 약국 폐업 또는 휴업, 휴업한 약국의 재개 신고 수리 다) 약국제제 또는 조제실제제의 제조 품목 신고 수리 라) 안전상비의약품 판매자 등록 수리 마) 한약업사 및 의약품 도매상 허가 바) 약국 또는 점포 외 장소 의약품 판매 승인 사) 약국개설자, 의약품 판매업자에 대한 보고명령·시설과 서류의 검사 및 의약품의 수거 아) 약국개설자, 의약품 판매업자의 의약품 생산, 업무 개시 명령 자) 약국개설자, 의약품 판매업자의 의약품 회수·폐기 또는 조치 명령 차) 약국개설자, 의약품 판매업자의 시설 개수 명령 또는 사용 금지 명령 카) 약국개설자의 관리자 변경 명령 타) 약국개설자, 의약품 판매업자의 허가·승인·등록 취소 파) 안전상비의약품 판매자 등록 취소 하) 약사감시원 임명 2) 마약류 취급자 및 마약류 관리 가) 대마 취급자의 허가 및 허가증 교부 나) 대마 재배 면적, 생산 현황 및 수량 보고, 폐기 보고 수리 다) 마약류도매업자, 마약류소매업자, 마약류취급의료업자, 마약류관리자, 대마 재배자의 마약류 취급 감시 및 단속 라) 마약류도매업자, 마약류소매업자, 마약류취급의료업자, 마약류관리자, 대마 재배자의 마약류 폐기 및 조치 명령 마) 마약류도매업자, 마약류소매업자, 마약류취급의료업자, 마약류관리자, 대마 재배자에 대한 관리 및 업무 보고 명령 바) 마약류 감시원 및 마약류 명예지도원 운영
바. 공중위생 및 식품위생에 관한 사항	1) 공중위생영업자 및 해당 시설에 대한 지도·관리 가) 공중위생영업·폐업·승계에 대한 신고 수리 나) 이용사 및 미용사의 면허 등 교부·취소 등 다) 공중위생영업자 및 공중이용시설의 소유자 등에 대한 보고관리 및 출입·검사 라) 공중위생영업자 및 공중위생시설의 소유자 등에 대한 위생지도 및 개선명령 마) 위생관리등급 공표 등 바) 공중위생감시원 임명 등 2) 식품접객업소 등에 관한 지도·관리 가) 위해평가 결과 등에 관한 보고 등 나) 식품위생 영업소 등에 대한 출입·검사·수거 등의 조치 다) 식품 등의 검사·재검사 수행 및 검사결과 등의 통보 라) 식품위생감시원 임명 및 소비자 식품위생감시원 위촉 마) 식품위생 영업의 허가 및 영업 승계 등에 대한 신고 수리 바) 위해식품 및 식품 등의 이물 등에 대한 신고 수리 및 회수조치·보고·품목 제조정지 등

		사) 식품 등의 제조·가공업소, 식품접객업소 또는 집단급식소에 대한 위생등급 관리 및 모범업소 지정 등 아) 조리사의 면허 교부 및 취소 등 자) 식품위생업소 등에 대한 시정명령 및 위해식품에 대한 폐기처분 등 차) 위해식품 등의 공표에 관한 사항 카) 식품위생 영업시설 개수명령 등 타) 식품위생 영업의 허가취소 및 식품위생영업소 등의 폐쇄조치 파) 집단급식소 설치·운영에 대한 신고 수리 하) 어린이 기호식품 조리·판매업소 관리 거) 어린이 기호식품 우수판매업소 지정 너) 어린이 기호식품에 대한 안전과 영양공급 등에 대한 교육 및 홍보 더) 어린이 기호식품 조리 또는 진열·판매하는 자에 대한 시정명령
2. 지역주민의 건강증진 및 질병예방·관리를 위한 지역보건의료서비스의 제공	가. 국민건강증진·구강건강·영양관리사업 및 보건교육	1) 국민건강증진 가) 건강증진프로그램의 개발 및 실시 나) 주민건강의 증진에 관한 세부계획의 수립 및 시행 다) 담배자판기 설치 단속 등 금연을 위한 조치 라) 금연구역 관리 마) 질병의 조기발견을 위한 검진 등 2) 구강보건 가) 구강건강에 관한 교육사업 나) 수돗물에 대한 불소화사업 다) 충치예방을 위한 치아홈메우기 사업 라) 불소용액 양치사업 3) 영양관리사업 가) 영유아·임산부·수유부·노인·환자 및 성인 등의 영양관리사업 나) 영양 및 식생활 교육·홍보 다) 집단급식시설에 대한 현황 파악 및 급식업무 지도 라) 그 밖에 영양과 식생활개선에 관한 사항 4) 개인 또는 집단에 대한 보건교육 실시 가) 금연·절주·신체활동 등 건강증진에 관한 사항 나) 구강건강에 관한 사항 다) 영양 및 식생활에 관한 사항 라) 만성질환 등 질병의 예방에 관한 사항 마) 공중위생 및 식품위생에 관한 사항 등
	나. 감염병의 예방 및 관리	1) 감염병의 예방·관리 가) 감염병 예방을 위한 교육·홍보 나) 감염병의 신고 수리·보고 다) 관할구역에 거주하는 감염병 환자 또는 의사 환자에 관한 환자 명부의 작성·관리 및 상황 보고 라) 디프테리아·회색질척수염(polio)·백일해·홍역·파상풍·결핵·B형간염 등 기타 보건복지부장관이 지정하는 감염병에 관한 정기·임시 예방접종 실시 마) 예방접종의 공고 및 완료 여부의 확인 바) 예방접종 기록의 보존 및 보고 사) 예방접종 증명서의 교부 아) 감염병관리기관의 지정·관리, 감염병 위기 시 감염병 관리기관의 설치

	자) 감염병 환자 등의 파악・관리 및 입원통지 차) 감염병 유행에 대한 방역 조치 및 감염병 예방을 위한 소독 등 카) 소독업 개시・휴업・대행에 대한 신고 접수 및 시정명령・영업정지 등 타) 예방위원의 임명 또는 위촉 2) 후천성면역결핍증 관리 가) 후천성면역결핍증의 진단・검안사실 및 감염인 사망 등에 대한 신고 수리・보고 나) 후천성면역결핍증에 관한 정기 또는 수시검진 다) 후천성면역결핍증에 관한 역학조사 라) 감염인의 전문진료기관 또는 요양시설의 치료 및 요양 권고 마) 후천성면역결핍증검사확인서 발급 바) 감염자관리명부 작성 및 관리 3) 결핵관리 가) 결핵환자 진단・사망 및 시신 검안에 관한 신고 수리 나) 신고된 결핵환자에 대한 검진 및 잠복결핵감염자에 대한 치료 등의 조치 다) 결핵 집단발생이 의심되는 경우 역학조사・검진・치료 등의 조치 라) 결핵조기발견을 위한 결핵검진 마) 신생아 등에 대한 결핵예방접종 실시 바) 전염성결핵환자에 대한 접객업 등의 업무종사 정지・금지 명령 및 전염성소실 시 정지・금지 명령 취소 사) 결핵환자에 대한 입원명령 아) 전염성결핵환자 접촉자에 대한 결핵검진 및 관리
다. 모성과 영유아의 건강유지・증진	1) 임산부의 신고 접수 및 보고 2) 모자보건수첩의 발급 3) 미숙아 등에 대한 등록카드 작성・관리 4) 임산부・영유아・미숙아 등의 건강관리 등 5) 피임약제 등의 보급 6) 산후조리업의 개설・승계・폐업・휴업 및 재개에 대한 신고 접수 7) 산후조리원의 보고・출입・검사 및 시정명령, 폐쇄 등 행정조치 등
라. 여성・노인・장애인의 건강유지・증진	1) 노인에 대한 건강진단・상담 및 보건교육 2) 홀로 사는 노인에 대한 방문요양서비스 등의 서비스와 안전 확인 등의 보호조치 3) 치매검진 및 치매관리사업 4) 치매상담센터 설치 및 운영 5) 장애인의 검진・재활상담 및 재활서비스 등
마. 정신건강증진 및 생명존중에 관한 사항	1) 정신건강증진 가) 정신질환자의 발견・상담・진료 및 만성 정신질환자의 관리 나) 정신보건센터 설치 다) 사회복귀시설의 설치・운영 라) 사회복귀시설의 폐지・휴지・재개신고 수리 마) 사회복귀시설 폐쇄 또는 정지 명령 바) 정신질환자의 입원・퇴원 및 통지 등에 관한 사항 사) 정신의료기관 입원환자의 퇴원 또는 처우개선 청구 수리, 기초정신보건심의위원회 회부 및 퇴원 또는 처우개선 조치 명령 2) 생명존중에 관한 사항

	가) 자살예방센터 및 자살예방용 긴급전화의 설치·운영 나) 자살위험자 조기 발견, 상담 및 치료 등 지원에 관한 사항 다) 자살예방 상담·교육·홍보 등에 관한 사항
바. 지역주민에 대한 진료, 건강검진 및 만성질환 등의 질병관리에 관한 사항	1) 일반진료 2) 치과진료 3) 한방진료 4) 만성질환 예방 및 관리 프로그램 개발·운영 5) 희귀난치성질환자 의료비 지원 사업 6) 암환자 의료비 지원 사업

[별표 2] 〈개정 2019.4.2.〉

전문인력의 면허 또는 자격의 종류에 따른 최소 배치 기준(제4조 제1항 관련)

1. 보건소

(단위 : 명)

구분 / 직종별	특별시의 구	광역시의 구, 인구 50만명 이상인 시의 구 및 인구 30만명 이상인 시	인구 30만명 미만인 시	도농복합형태의 시	군	보건의료원이 설치된 군
의사	3	3	2	2	1	6
치과의사	1	1	1	1	1	1
한의사	1	1	1	1	1	1
조산사	(1)	(1)	(1)	(1)	(1)	(1)
간호사	18	14	10	14	10	23
약사	3	2	1	1	1	2
임상병리사	4	4	3	4	2	4
방사선사	2	2	2	2	2	3
물리치료사	1	1	1	1	1	2
작업치료사	1	1	1	1	1	2
치과위생사	1	1	1	1	1	1
영양사	1	1	1	1	1	2
간호조무사	(2)	(2)	(2)	(2)	(2)	(6)
보건의료정보관리사	–	–	–	–	–	1
위생사	(3)	(3)	(2)	(2)	(2)	(2)
보건교육사	1	1	1	1	1	1
정신보건전문요원	1	1	1	1	1	1
정보처리기사 및 정보처리기능사	(1)	(1)	(1)	(1)	(1)	(1)
응급구조사	–	–	–	–	(1)	1

※ 비고

1. 이 기준은 보건소장을 제외한 기준이며, 해당 지방자치단체의 실정에 따라 이 기준을 초과하여 필요한 전문인력을 배치할 수 있다.
2. 의사, 치과의사, 한의사의 기준은 공중보건의사를 포함한다.
3. 조산사 및 간호조무사는 간호사 전체 인력의 범위에서 간호사에 갈음하여 배치할 수 있다.
4. 위생사의 기준은 보건소에서 위생 업무를 관장하는 경우에 한정하여 적용한다.
5. 정보처리기사·정보처리기능사 및 응급구조사의 기준 중 ( )로 표시된 기준은 해당 시·군·구의 여건에 따라 이 기준을 조정하여

배치할 수 있다.
6. 영양사는 인구 5만명 미만의 군(보건의료원이 설치된 군은 제외한다)의 경우에는 해당 군의 여건에 따라 이 기준을 조정하여 배치할 수 있다.

2. 보건지소

(단위 : 명)

구분	의사	치과의사	한의사	간호사 또는 간호조무사	치과위생사
보건지소	1	1	1	3	1
통합 보건지소	1 × 관할 읍 · 면수	1 × 관할 읍 · 면수	1 × 관할 읍 · 면수	3 × 관할 읍 · 면수	1 × 관할 읍 · 면수

※ 비고
1. 치과의사 및 한의사는 공중보건의사로서의 치과의사 및 한의사의 인력 사정에 따라 이 기준을 조정하여 배치할 수 있다.
2. 치과위생사는 치과의사의 배치를 고려하여 이 기준을 조정하여 배치할 수 있다.

3. 건강생활지원센터

(단위 : 명)

구분	의사 또는 한의사	간호사 또는 간호조무사	물리치료사 또는 체육지도자	영양사
건강생활지원센터	1	3	1	1

※ 비고
1. 의사 또는 한의사는 촉탁 등 비상근으로 배치할 수 있다.
2. 건강생활지원센터 사업 규모, 사업 내용 등에 따라 지방자치단체 여건에 맞게 기준을 조정하여 배치할 수 있다.

[별표 3] 〈개정 2019.4.2.〉

지역보건의료기관의 시설 · 장비 및 표시 기준(제7조 관련)

Ⅰ. 지역보건의료기관의 시설 · 장비 기준

1. 시설기준

가. 진료실 : 일반진료, 치과진료, 한방진료, 만성질환 상담 등 진료에 필요한 시설

나. 진료지원실 : 방사선 촬영, 임상병리검사 등 진료지원에 필요한 시설

다. 보건사업실 : 건강증진 사업, 보건교육 등 보건사업에 필요한 시설

2. 장비기준

가. 진료실 : 청진기, 진찰대, 혈압계, 체온계 등 진료에 필요한 장비

나. 진료지원실 : 방사선 촬영 장비, 임상병리검사 장비 등 진료지원에 필요한 장비

다. 보건사업실 : 건강증진 장비, 기초체력측정 장비, 교육용 모형 등 보건사업에 필요한 장비

Ⅱ. 지역보건의료기관의 표시 기준

지역보건의료기관은 다음의 표지와 함께 해당 지역 명을 표시하여야 한다.

〈지역보건의료기관 표지〉

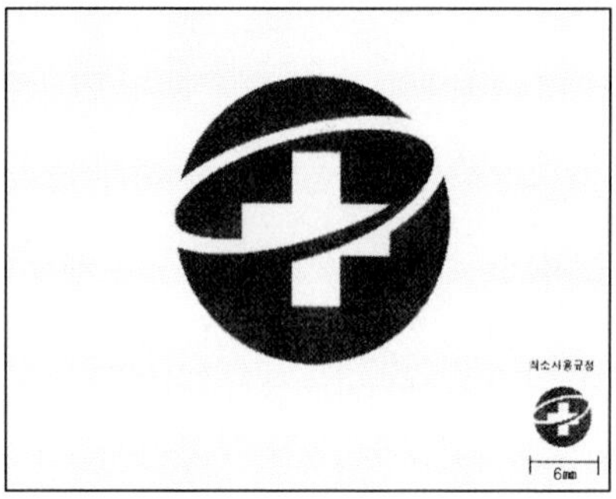

〈표시 예〉

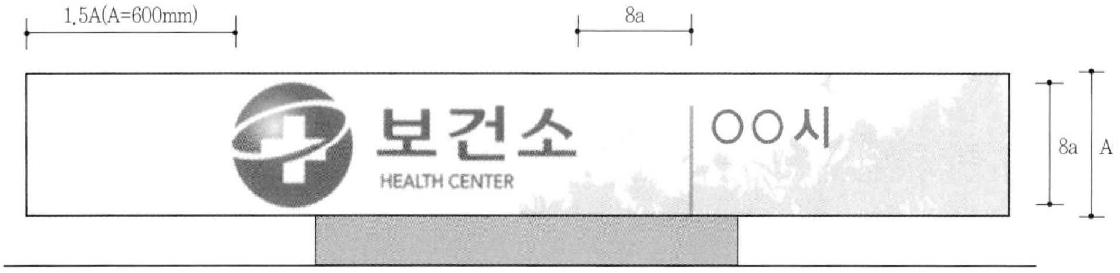

* 색상 No. : 보건그린 PANTONE Color 320 C, 라이트 그린 PANTONE Color 331 C

혈액관리법

일부개정 2021.3.23. 법률 제17971호 시행일 2022.9.24.

제1조(목적) 이 법은 혈액관리업무에 관하여 필요한 사항을 규정함으로써 수혈자와 헌혈자(獻血者)를 보호하고 혈액관리를 적절하게 하여 국민보건의 향상에 이바지함을 목적으로 한다.

[전문개정 2012.10.22.]

시행령

제1조(목적) 이 영은 「혈액관리법」에서 위임된 사항과 그 시행에 관하여 필요한 사항을 규정함을 목적으로 한다. 〈개정 2005.1.29.〉

시행규칙

제1조(목적) 이 규칙은 「혈액관리법」 및 동법시행령에서 위임된 사항과 그 시행에 관하여 필요한 사항을 규정함을 목적으로 한다. 〈개정 2005.1.29.〉

제2조(정의) 이 법에서 사용하는 용어의 뜻은 다음과 같다. 〈개정 2021.3.23., 2021.12.21.〉

1. "혈액"이란 인체에서 채혈(採血)한 혈구(血球) 및 혈장(血漿)을 말한다.
2. "혈액관리업무"란 수혈(輸血)이나 혈액제제(血液製劑)의 제조에 필요한 혈액을 채혈·검사·제조·보존·공급 또는 품질관리하는 업무를 말한다.
3. "혈액원"이란 혈액관리업무를 수행하기 위하여 제6조 제3항에 따라 허가를 받은 자를 말한다.
4. "헌혈자"란 자기의 혈액을 혈액원에 무상(無償)으로 제공하는 사람을 말한다.
5. "부적격혈액"이란 채혈 시 또는 채혈 후에 이상이 발견된 혈액 또는 혈액제제로서 보건복지부령으로 정하는 혈액 또는 혈액제제를 말한다.

시행규칙

제2조(부적격혈액 및 판정기준) 「혈액관리법」(이하 "법"이라 한다) 제2조 제5호에 따른 부적격혈액의 범위와 법 제8조 제3항에 따른 혈액 및 혈액제제의 적격여부에 관한 판정기준은 별표 1과 같다. 〈개정 2005.1.29., 2015.1.12.〉

6. "채혈금지대상자"란 감염병 환자, 약물복용 환자 등 건강기준에 미달하는 사람으로서 헌혈을 하기에 부적합하다고 보건복지부령으로 정하는 사람을 말한다.

시행규칙

제2조의2(채혈금지대상자) 법 제2조 제6호에서 "보건복지부령으로 정하는 사람"이란 **별표 1의2**에 해당하는 사람을 말한다. 〈개정 2010.3.19., 2015.1.12.〉

[본조신설 2009.1.30.]

7. "특정수혈부작용"이란 수혈한 혈액제제로 인하여 발생한 부작용으로서 보건복지부령으로 정하는 것을 말한다.

시행규칙

제3조(특정수혈부작용) 법 제2조 제7호에 따른 특정수혈부작용은 다음 각호의 1과 같다. 〈개정 2005.1.29., 2015.1.12.〉

1. 사망
2. 장애(「장애인복지법」 제2조의 규정에 의한 장애를 말한다)
3. 입원치료를 요하는 부작용
4. 바이러스등에 의하여 감염되는 질병
5. 의료기관의 장이 제1호 내지 제4호의 규정에 의한 부작용과 유사하다고 판단하는 부작용

8. "혈액제제"란 혈액을 원료로 하여 제조한 「약사법」 제2조에 따른 의약품으로서 다음 각 목의 어느 하나에 해당하는 것을 말한다.
   가. 전혈(全血)
   나. 농축적혈구(濃縮赤血球)
   다. 신선동결혈장(新鮮凍結血漿)
   라. 농축혈소판(濃縮血小板)
   마. 그 밖에 보건복지부령으로 정하는 혈액 관련 의약품

8의2. "원료혈장" 이란 혈액제제 중 혈장분획제제(혈장을 원료로 일련의 제조과정을 거쳐 얻어진 의약품)의 제조를 위하여 혈액원이 혈장분획제제 제조업자에게 공급하는 혈장을 말한다.

시행규칙

제4조(혈액 관련 의약품) 법 제2조 제8호 마목에 따른 혈액 관련 의약품은 **별표 2**와 같다.〈개정 2015.1.12., 2022.9.23., 2022.10.12.〉

9. "헌혈환급예치금"이란 제14조 제5항에 따라 수혈비용을 보상하거나 헌혈사업에 사용할 목적으로 혈액원이 보건복지부장관에게 예치하는 금액을 말한다.〈개정 2021.3.23.〉
10. "채혈"이란 수혈 등에 사용되는 혈액제제를 제조하기 위하여 헌혈자로부터 혈액을 채취하는 행위를 말한다.
11. "채혈부작용"이란 채혈한 후에 헌혈자에게 나타날 수 있는 혈관미주신경반응 또는 피하출혈 등 미리 예상하지 못한 부작용을 말한다.

[전문개정 2012.10.22.]

제3조(혈액 매매행위 등의 금지) ① 누구든지 금전, 재산상의 이익 또는 그 밖의 대가적 급부(給付)를 받거나 받기로 하고 자신의 혈액(제14조에 따른 헌혈증서를 포함한다)을 제공하거나 제공할 것을 약속하여서는 아니 된다.

② 누구든지 금전, 재산상의 이익 또는 그 밖의 대가적 급부를 주거나 주기로 하고 다른 사람의 혈액(제14조에 따른 헌혈증서를 포함한다)을 제공받거나 제공받을 것을 약속하여서는 아니 된다.

③ 누구든지 제1항 및 제2항에 위반되는 행위를 교사(敎唆)·방조 또는 알선하여서는 아니 된다.

④ 누구든지 제1항 및 제2항에 위반되는 행위가 있음을 알았을 때에는 그 행위와 관련되는 혈액을 채혈하거나 수혈하여서는 아니 된다.

[전문개정 2012.10.22.]

제4조(국가와 지방자치단체의 책무) 국가와 지방자치단체는 적극적인 헌혈기부문화를 조성하고 건강한 국민의 헌혈을 장려할 수 있도록 대국민 교육 및 홍보 등 필요한 지원책을 수립·시행하여야 한다.

[본조신설 2020.12.29.]

[종전 제4조는 제4조의3으로 이동 〈2020.12.29.〉]

제4조의2(국가헌혈추진협의회 구성 및 운영) ① 제4조에 따른 책무를 수행하기 위하여 보건복지부장관 소속으로 국가헌혈추진협의회(이하 "국가헌혈협의회"라 한다)를 둔다.

② 국가헌혈협의회는 다음 각 호의 사항을 심의한다.
1. 헌혈기부문화 조성과 헌혈 장려를 위한 정책 방향의 설정 및 협력·조정
2. 헌혈기부문화 조성과 헌혈 장려를 위한 제도 개선 및 예산 지원에 관한 사항

3. 그 밖에 헌혈기부문화 조성과 헌혈 장려를 위하여 보건복지부장관이 필요하다고 인정하는 사항

③ 국가헌혈협의회의 구성·운영 등에 필요한 사항은 대통령령으로 정한다.

[본조신설 2020.12.29.]

[종전 제4조의2는 제4조의4로 이동 〈2020.12.29.〉]

제4조의3(헌혈 권장 등) ① 매년 6월 14일을 헌혈자의 날로 하고, 보건복지부장관은 헌혈자의 날의 취지에 적합한 기념행사를 실시하는 등 건강한 국민에게 헌혈을 권장할 수 있다.〈개정 2021.12.21.〉

② 보건복지부장관은 혈액원에 혈액관리업무에 필요한 경비의 전부 또는 일부를 보조할 수 있다.

③ 헌혈 권장에 필요한 사항은 대통령령으로 정한다.

[전문개정 2012.10.22.]

[제4조에서 이동, 종전 제4조의3은 제4조의5로 이동 〈2020.12.29.〉]

시행령

제2조(국가헌혈추진협의회의 구성) ① 「혈액관리법」(이하 "법"이라 한다) 제4조의2 제1항에 따른 국가헌혈추진협의회(이하 "국가헌혈협의회"라 한다)는 위원장 1명을 포함하여 10명 이내의 위원으로 구성한다.

② 국가헌혈협의회의 위원장은 보건복지부 제2차관으로 한다.

③ 국가헌혈협의회의 위원은 다음 각 호의 중앙행정기관 소속 3급 공무원, 고위공무원단에 속하는 일반직공무원 또는 이에 상당하는 공무원 중에서 소속 기관의 장이 지명하는 사람이 된다.

1. 기획재정부
2. 교육부
3. 국방부
4. 행정안전부
5. 국무조정실
6. 그 밖에 보건복지부장관이 필요하다고 인정하는 중앙행정기관

[본조신설 2021.6.15.] [종전 제2조는 제2조의3으로 이동 〈2021.6.15.〉]

제2조의2(국가헌혈협의회의 운영) ① 국가헌혈협의회의 위원장은 회의를 소집하고, 그 의장이 된다.

② 국가헌혈협의회의 회의는 재적위원 과반수의 출석으로 개의하고, 출석위원 과반수의 찬성으로 의결한다.

③ 국가헌혈협의회의 사무를 처리하기 위하여 국가헌혈협의회에 간사 1명을 두며, 간사는 보건복지부장관이 그 소속 공무원 중에서 지명한다.

④ 제1항부터 제3항까지에서 규정된 사항 외에 국가헌혈협의회의 운영에 필요한 사항은 국가헌혈협의회의 의결을 거쳐 국가헌혈협의회의 위원장이 정한다.

[본조신설 2021.6.15.]

제2조의3(헌혈의 권장) ① 보건복지부장관은 법 제4조의3제3항에 따라 혈액의 수급조절의 적정을 기하기 위하여 매년 헌혈권장에 관한 계획을 수립·시행해야 한다.〈개정 2005.1.29., 2008.2.29., 2010.3.15., 2021.6.15.〉

② 국가 및 지방자치단체의 기관은 제1항에 따른 헌혈권장에 적극 협조해야 하며, 대한적십자사 회장은 혈액의 수급조절을 위하여 공공단체·민간단체 또는 혈액원에 대하여 헌혈권장 등 필요한 협력을 요청할 수 있다.〈개정 2005.1.29., 2019.5.28.〉

③ 보건복지부장관은 국민의 헌혈정신을 고취하고 헌혈권장을 위하여 헌혈의 날 또는 헌혈사상 고취기간을 설정할 수 있다.〈개정 2008.2.29., 2010.3.15.〉

④ 보건복지부장관은 헌혈에 관하여 특히 공로가 있는 자에게 훈장 또는 포장을 수여할 것을 상신하거나 표창을 할 수 있다.〈개정 2008.2.29., 2010.3.15.〉

[제2조에서 이동 〈2021.6.15.〉]

제4조의4(헌혈자 보호와 의무 등) ① 헌혈자는 숭고한 박애정신의 실천자로서 헌혈을 하는 현장에서 존중받아야 한다.

② 헌혈자는 안전한 혈액의 채혈 및 공급을 위하여 신상(身上) 및 병력(病歷)에 대한 정보를 사실대로 성실하게 제공하여야 한다.

③ 혈액원이 헌혈자로부터 채혈할 때에는 쾌적하고 안전한 환경에서 하여야 한다.

④ 혈액원은 헌혈자가 자유의사로 헌혈할 수 있도록 헌혈에 관한 유의 사항을 설명하여야 하며, 헌혈자로부터 채혈에 대한 동의를 받아야 한다.

⑤ 헌혈 적격 여부를 판정하기 위한 문진(問診) 사항의 기록과 면담은 헌혈자의 개인비밀이 보호될 수 있는 환경에서 하여야 한다.

⑥ 혈액원은 채혈부작용의 발생 여부를 세심히 관찰하여야 하며, 채혈부작용을 예방하기 위하여 필요한 조치를 하여야 한다.

⑦ 헌혈자에게 채혈부작용이 나타나는 경우 혈액원은 지체 없이 적절한 조치를 하여야 한다.

⑧ 제1항부터 제7항까지에서 규정한 사항 외에 헌혈자를 보호하기 위하여 필요한 사항은 대통령령으로 정한다.

[전문개정 2012.10.22.]

[제4조의2에서 이동, 종전 제4조의4는 제4조의6으로 이동 〈2020.12.29.〉]

시행령

제3조(헌혈자의 보호) 혈액원은 법 제4조의4 제8항에 따라 헌혈자에게 채혈직후 필요한 음료를 제공하는 등 헌혈자의 보호를 위한 조치를 해야 한다.〈개정 2005.1.29., 2021.6.15〉

제4조의5(혈액관리기본계획의 수립) ① 보건복지부장관은 혈액의 안정적 수급 및 관리에 관한 정책을 효율적으로 추진하기 위하여 제5조에 따른 혈액관리위원회의 심의를 거쳐 혈액관리에 관한 기본계획(이하 "기본계획"이라 한다)을 5년마다 수립하여야 한다.

② 기본계획에는 다음 각 호의 사항이 포함되어야 한다.

1. 헌혈 증진과 혈액관리의 발전 방향 및 목표
2. 혈액관리에 관한 각 부처 및 기관·단체의 협조에 관한 사항
3. 헌혈 및 수혈의 안전성 향상 방안
4. 혈액제제의 안전성 향상, 안정적 수급 및 적정한 사용 방안
5. 그 밖에 보건복지부장관이 혈액관리를 위하여 필요하다고 인정하는 사항

③ 보건복지부장관은 기본계획을 수립할 때에는 미리 관계 중앙행정기관의 장과 협의하여야 한다.

④ 보건복지부장관은 기본계획의 수립·시행을 위하여 필요한 경우에는 관계 중앙행정기관의 장, 지방자치단체의 장, 관련 기관·단체 등에 필요한 자료 및 정보의 제공을 요청할 수 있다. 이 경우 자료 및 정보의 제공을 요청받은 자는 정당한 사유가 없으면 요청에 따라야 한다.

[본조신설 2018.12.11.]

[제4조의3에서 이동 〈2020.12.29.〉]

제4조의6(헌혈추진협의회의 구성) ① 특별시장·광역시장·특별자치시장·도지사·특별자치도지사(이하 "시·도지사"라 한다) 또는 시장·군수·구청장은 헌혈 증진을 위한 홍보 및 적극적인 헌혈기부문화 조성을 위하여 지역사회의 주민·단체 또는 공공기관이 참여하는 헌혈추진협의회를 구성할 수 있다.

② 제1항에 따른 헌혈추진협의회의 구성 및 운영 등에 필요한 사항은 해당 특별시·광역시·특별자치시·도·특별자치도 또는 시·군·구의 조례로 정한다.

[본조신설 2018.12.11.]

[제4조의4에서 이동 〈2020.12.29.〉]

제4조의7(원료혈장 수급 관리 등) ① 보건복지부장관은 원료혈장의 공급 가격 관리 및 배분 등 안정적 수급을 도모하기 위하여 필요한 조치를 취할 수 있다.

② 원료혈장의 안정적 수급을 위하여 필요한 사항은 대통령령으로 정한다.

[본조신설 2021.12.21.] [시행일 : 2023.6.22.] 제4조의7

제4조의8(헌혈자에 대한 예우 및 지원) ① 국가 및 지방자치단체는 헌혈기부문화 조성을 위하여 헌혈자를 위한 예우 증진 사업을 할 수 있다.

② 보건복지부장관은 헌혈에 관하여 특히 공로가 있는 자에게 훈장 또는 포장을 추천하거나 표창을 행할 수 있다.

③ 헌혈자 예우에 필요한 사항은 대통령령으로 정한다.

[본조신설 2021.12.21.] [시행일 : 2023.6.22.] 제4조의8

제5조(혈액관리위원회의 설치 및 운영) ① 혈액관리에 관한 다음 각 호의 사항을 심의하기 위하여 보건복지부장관 소속으로 혈액관리위원회(이하 "위원회"라 한다)를 둔다. <개정 2018.12.11.>

1. 혈액관리제도의 개선 및 헌혈 추진 방안
2. 제15조 제2항에 따른 헌혈환급적립금의 활용 방안
3. 혈액 수가(酬價)의 조정
4. 혈액제제의 수급(需給) 및 안전성에 관한 사항
5. 혈액원의 개설 및 혈액관리업무의 심사평가에 관한 사항
6. 특정수혈부작용에 관한 사항
7. 기본계획의 수립에 관한 사항
8. 그 밖에 혈액관리에 관하여 보건복지부장관이 위원회의 회의에 부치는 사항

② 위원회는 위원장 1명과 부위원장 1명을 포함하여 15명 이내의 위원으로 구성하고, 그 임기는 2년으로 한다. 다만, 공무원인 위원의 임기는 그 재임기간으로 한다.

③ 위원회의 위원장은 혈액관리에 관한 학식과 행정 경험을 두루 갖추고 생명윤리에 대한 인식이 확고한 사람 중에서 보건복지부장관이 위촉한다.

④ 제1항부터 제3항까지에서 규정한 사항 외에 위원회의 구성 및 운영에 필요한 사항은 대통령령으로 정한다.

[전문개정 2012.10.22.]

시행령

제4조(혈액관리위원회의 구성) ① 삭제 <2005.1.29.>

② 법 제5조의 규정에 의한 혈액관리위원회(이하 "위원회"라 한다)의 부위원장은 보건복지부의 3급 공무원, 고위공무원단에 속하는 일반직공무원 또는 이에 상당하는 공무원중에서 보건복지부장관이 임명한다. <개정 2005.1.29., 2006.6.12., 2008.2.29., 2010.3.15.>

③ 위원회의 위원은 다음 각호의 자 중에서 보건복지부장관이 임명 또는 위촉한다. <신설 2005.1.29., 2006.6.12., 2008.2.29., 2010.3.15.>

1. 관계행정기관 소속 2급이나 3급 공무원 또는 이에 상당하는 공무원(고위공무원단에 속하는 공무원을 포함한다)
2. 혈액원에 종사하는 자를 대표하는 자
3. 비영리민간단체지원법 제2조의 규정에 의한 비영리민간단체의 장의 추천을 받은 자
4. 언론계를 대표하는 자
5. 변호사의 자격을 가진 자
6. 혈액관리업무에 관한 학식과 경험이 풍부한 자

제4조의2(위원회 위원의 해임 및 해촉) 보건복지부장관은 제4조 제3항 각 호에 따른 위원이 다음 각 호의 어느 하나에 해당하는 경우에는 해당 위원을 해임하거나 해촉(解囑)할 수 있다.

1. 심신장애로 인하여 직무를 수행할 수 없게 된 경우
2. 직무와 관련된 비위사실이 있는 경우
3. 직무태만, 품위손상이나 그 밖의 사유로 인하여 위원으로 적합하지 아니하다고 인정되는 경우
4. 위원 스스로 직무를 수행하는 것이 곤란하다고 의사를 밝히는 경우

[본조신설 2015.12.31.]

제5조(위원회의 운영) ① 위원회의 위원장(이하 "위원장"이라 한다)은 위원회를 대표하고 위원회의 업무를 총괄하며, 부위원장은 위원장을 보좌하고 위원장이 부득이한 사유로 직무를 수행할 수 없는 때에는 그 직무를 대행한다.〈개정 2005.1.29., 2019.7.2.〉

② 위원장은 위원회의 회의를 소집하고, 그 의장이 된다.

③ 위원회의 회의는 보건복지부장관 또는 재적위원 3분의 1 이상의 요구가 있거나 위원장이 필요하다고 인정하는 때에 위원장이 소집한다.〈신설 2005.1.29., 2008.2.29., 2010.3.15.〉

④ 위원회의 회의는 재적위원 과반수의 출석으로 개의하고, 출석위원 과반수의 찬성으로 의결한다.

⑤ 위원장은 필요하다고 인정하는 경우에 관계공무원 또는 전문가를 위원회에 출석시켜 그 의견을 들을 수 있다.

⑥ 위원회의 서무를 처리하기 위하여 위원회에 간사 1인을 두되, 간사는 보건복지부장관이 그 소속공무원중에서 임명한다.〈개정 2008.2.29., 2010.3.15.〉

⑦ 위원장은 위원회에서 심의한 사항을 지체없이 보건복지부장관에게 보고하여야 한다.〈개정 2005.1.29., 2008.2.29., 2010.3.15.〉

⑧ 삭제 〈2005.1.29.〉

제5조의2(소위원회) ① 위원회는 심의사항을 전문적으로 검토하기 위하여 전문분야별로 소위원회를 둘 수 있다.

② 소위원회는 7인 이내의 위원으로 구성하고, 소위원회의 위원장은 소위원회의 위원중에서 호선한다.

③ 소위원회의 위원장은 소위원회의 심의결과를 위원회에 보고하여야 하고, 소위원회의 심의를 거친 사항중 위원장이 경미하다고 인정하는 사항에 대하여는 위원회의 심의를 거친 것으로 본다.

[본조신설 2005.1.29.]

제5조의3(수당 등의 지급) 위원회 및 소위원회에 출석한 위원·관계전문가에 대하여는 예산의 범위안에서 수당과 여비를 지급할 수 있다. 다만, 공무원인 위원이 그 소관업무와 직접 관련하여 출석하는 경우에는 그러하지 아니하다.

[본조신설 2005.1.29.]

제5조의4(운영세칙) 이 영에서 규정한 것 외에 위원회 및 소위원회의 운영에 관하여 필요한 사항은 위원회의 의결을 거쳐 위원장이 정한다. [본조신설 2005.1.29.]

제6조(혈액관리업무) ① 혈액관리업무는 다음 각 호의 어느 하나에 해당하는 자만이 할 수 있다. 다만, 제3호에 해당하는 자는 혈액관리업무 중 채혈을 할 수 없다.

1. 「의료법」에 따른 의료기관(이하 "의료기관"이라 한다)
2. 「대한적십자사 조직법」에 따른 대한적십자사(이하 "대한적십자사"라 한다)
3. 보건복지부령으로 정하는 혈액제제 제조업자

시행규칙

제5조(혈액제제제조업자) 법 제6조 제1항 제3호에서 "보건복지부령이 정하는 혈액제제 제조업자"라 함은 「약사법」 제31조에 따라 법 제2조 제8호에 따른 혈액제제의 제조업허가를 받은 자를 말한다.〈개정 2002.7.12., 2005.1.29., 2008.3.3., 2009.1.30., 2010.3.19., 2015.1.12.〉

② 제1항 제1호 및 제2호에 따라 혈액관리업무를 하는 자는 보건복지부령으로 정하는 기준에 적합한 시설·장비를 갖추어야 한다.

시행규칙

제5조의2(시설·장비 등) 법 제6조 제2항의 규정에 의하여 혈액관리업무를 행하는 자가 갖추어야 할 시설·장비 등은 **별표 4**와 같다.

[본조신설 2002.7.12.]

③ 제1항 제1호 또는 제2호에 해당하는 자로서 혈액원을 개설하려는 자는 보건복지부령으로 정하는 바에 따라 보건복지부장관의 허가를 받아야 한다. 허가받은 사항 중 보건복지부령으로 정하는 중요한 사항을 변경하려는 경

우에도 또한 같다.

시행규칙

제5조의3(혈액원의 개설허가 및 변경허가) ① 법 제6조 제3항의 규정에 의하여 혈액원의 개설허가를 받고자 하는 자는 별지 제1호서식에 의한 신청서에 다음 각호의 서류를 첨부하여 보건복지부장관에게 제출하여야 한다.〈개정 2007.3.6., 2008.3.3., 2010.3.19., 2019.9.27.〉

1. 의료기관개설신고확인증 또는 의료기관개설허가증 사본(의료기관인 경우에 한한다)
2. 법 제6조의3 제2항의 규정에 의한 혈액제제제조관리자(이하 "제조관리자"라 한다)의 의사면허증 사본(법 제17조의3의 규정에 의하여 혈액제제를 자체에서 소비할 목적으로 공급하는 혈액원을 제외한다)
3. 혈액원으로 사용하고자 하는 건물 부분의 평면도와 구조설명서
4. 혈액원의 시설·장비 및 인력 현황을 기재한 서류
5. 혈액사업계획서
6. 제조하고자 하는 혈액제제의 품목 현황을 기재한 서류
7. 업무지침서

② 보건복지부장관은 혈액원의 개설허가를 하는 때에는 별지 제1호의2 서식에 의한 혈액원개설신청 및 허가대장에 해당사항을 기재하고, 신청인에게 별지 제1호의3서식에 의한 혈액원개설허가증을 교부하여야 한다.〈개정 2008.3.3., 2010.3.19.〉

③ 혈액원의 개설허가를 받은 자가 허가증을 분실 또는 훼손하여 재교부의 신청을 하고자 하는 때에는 별지 제1호의4서식에 의한 혈액원개설허가증 재교부신청서를 보건복지부장관에게 제출하여야 한다.〈개정 2008.3.3., 2010.3.19.〉

④ 법 제6조 제3항에서 "보건복지부령이 정하는 중요한 사항"이라 함은 다음 각호의 어느 하나에 해당하는 사항을 말한다.〈개정 2007.3.6., 2008.3.3., 2010.3.19., 2017.3.20.〉

1. 혈액원의 명칭
2. 혈액원의 소재지

2의2. 혈액원의 개설자

2의3. 혈액원의 장

3. 제조관리자
4. 혈액제제 제조품목
5. 혈액원 부속 채혈시설

⑤ 혈액원의 개설허가를 받은 자가 제4항 각호의 어느 하나에 해당하는 사항을 변경하기 위하여 변경허가를 받고자 하는 때에는 별지 제1호서식에 따른 신청서에 혈액원개설허가증과 변경내용을 증명하는 서류를 첨부하여 보건복지부장관에게 제출하여야 한다. 이 경우 제4항 제5호에 따른 혈액원 부속 채혈시설을 새로 설치하거나 추가할 때에는 다음 각 호에 따른 서류를 제출하여야 한다.〈개정 2008.3.3., 2010.3.19., 2017.3.20.〉

1. 혈액원 부속 채혈시설로 사용되는 건물의 평면도 및 구조설명서 각 1부
2. 혈액원 부속 채혈시설의 시설·장비 및 인력 현황을 기재한 서류 1부
3. 혈액원 부속 채혈시설 운영계획서 1부

⑥ 보건복지부장관은 변경허가를 하는 때에는 혈액원개설허가증을 재교부하여야 한다.〈개정 2008.3.3., 2010.3.19.〉

[본조신설 2005.1.29.]

④ 혈액관리업무를 하려는 자는 「약사법」 제31조에 따라 의약품 제조업의 허가를 받아야 하며, 품목별로 품목허가를 받거나 품목신고를 하여야 한다.

[전문개정 2012.10.22.]

제6조의2(혈액관리업무의 금지 등) ① 제6조 제3항에 따라 보건복지부장관의 허가를 받지 아니한 자는 혈액관리업무를 하지 못한다. 다만, 제6조 제1항 제3호에 해당하는 자는 그러하지 아니하다.

② 이 법에 따라 혈액원으로 허가받지 아니한 자는 혈액원 또는 이와 유사한 명칭을 사용하지 못한다.

[전문개정 2012.10.22.]

제6조의3(혈액제제 제조관리자 등) ① 혈액원에는 1명 이상의 의사를 두고 혈액의 검사·제조·보존 등 혈액제제 제조업무를 관리하게 하여야 한다.

② 제1항에 따라 혈액제제의 제조업무를 관리하는 사람(이하 "제조관리자"라 한다)은 혈액제제의 제조업무에 종

사하는 사람에 대한 지도·감독에 관한 사항과 품질관리, 제조시설의 관리 및 그 밖에 그 제조관리에 관하여 보건복지부령으로 정하는 사항을 준수하여야 한다.

시행규칙

제5조의4(제조관리자의 준수사항) 법 제6조의3 제2항의 규정에 의하여 혈액원의 제조관리자가 준수하여야 하는 사항은 다음 각호와 같다.〈개정 2007.3.6.〉
1. 보건위생상 위해가 없도록 혈액의 검사·혈액제제의 제조·보존 등 혈액제제의 제조업무에 필요한 시설 및 장비를 위생적으로 관리할 것
2. 혈액제제 제조업무에 종사하는 자에 대한 교육계획을 수립하고 연 2회 이상 교육을 실시할 것
3. 혈액제제 제조업무가 업무지침서에 맞게 수행되는지 여부를 연 1회 이상 점검하고 그 내용을 기록할 것
4. 혈액제제 제조과정에 대한 시험검사를 실시할 것

[본조신설 2005.1.29.]

③ 혈액원의 장 등은 제조관리자의 관리업무를 방해하여서는 아니 되며, 제조관리자가 그 의무 이행을 위하여 필요한 사항을 요청하면 정당한 사유 없이 그 요청을 거부하여서는 아니 된다.

[전문개정 2012.10.22.]

제6조의4(혈액원의 휴업 등의 신고) ① 혈액원의 개설자가 그 업무를 휴업·폐업 또는 재개업하려는 경우에는 보건복지부령으로 정하는 바에 따라 보건복지부장관에게 신고하여야 한다. 이 경우 보건복지부장관은 그 내용을 검토하여 이 법에 적합하면 신고를 수리하여야 한다.〈개정 2019.12.3.〉

② 혈액원의 개설자는 제1항에 따라 폐업 또는 휴업의 신고를 할 때에는 제12조 또는 제12조의2에 따라 기록·보존하고 있는 혈액관리업무기록 등을 대한적십자사 회장에게 이관(移管)하여야 한다. 다만, 혈액원의 개설자가 보건복지부령으로 정하는 바에 따라 혈액관리업무기록 등의 보관계획서를 제출하여 보건복지부장관의 허가를 받은 경우에는 이를 직접 보관할 수 있다.〈개정 2016.12.2.〉

[전문개정 2012.10.22.]

시행규칙

제5조의5(혈액원의 휴업 등의 신고 등) ① 혈액원의 개설자가 법 제6조의4 제1항에 따라 휴업·폐업 또는 재개업하고자 하는 때에는 별지 제1호의5서식에 따른 혈액원 휴·폐업 및 재개업신고서를 보건복지부장관에게 제출해야 한다. 이 경우 휴업 또는 폐업신고시에는 혈액원개설허가증을 첨부해야 한다.〈개정 2008.3.3., 2010.3.19., 2019.8.16.〉

② 법 제6조의4 제2항 본문에 따라 혈액원을 폐업 또는 휴업하는 자가 대한적십자사 회장에게 이관해야 하는 서류는 다음 각 호와 같다.〈개정 2015.1.12., 2019.8.16.〉
1. 제14조 제1항 각 호의 서류
2. 사용하지 않은 헌혈증서
3. 헌혈환급예치금 납부 관련 서류

③ 법 제6조의4 제2항 단서에 따라 혈액관리업무기록 등을 자체 보관하기 위하여 허가를 받으려는 혈액원의 개설자는 별지 제1호의6서식에 따른 혈액관리업무기록보관계획서를 보건복지부장관에게 제출해야 한다.〈개정 2008.3.3., 2010.3.19., 2019.8.16.〉

[본조신설 2005.1.29.]

제7조(헌혈자의 신원확인 및 건강진단 등) ① 혈액원은 보건복지부령으로 정하는 바에 따라 채혈 전에 헌혈자에 대하여 신원 확인 및 건강진단을 하여야 한다.

② 혈액원은 보건복지부령이 정하는 감염병 환자 및 건강기준에 미달하는 사람으로부터 채혈을 하여서는 아니 된다.

③ 혈액원은 신원이 확실하지 아니하거나 신원 확인에 필요한 요구에 따르지 아니하는 사람으로부터 채혈을 하여서는 아니 된다.

④ 보건복지부장관은 혈액제제의 안전성을 확보하기 위하여 필요하다고 인정할 때에는 관계 중앙행정기관의 장 또는 공공기관의 장으로 하여금 감염병 환자 또는 약물복용 환자 등의 관련 정보를 혈액원 등에 제공하도록 요청할 수 있다. 이 경우 관계 중앙행정기관의 장 또는 공공기관의 장은 정당한 사유가 없으면 그 요청에 따라야 한다.
⑤ 혈액원은 보건복지부령으로 정하는 바에 따라 헌혈자로부터 채혈하기 전에 채혈금지대상 여부 및 과거 헌혈 경력과 그 검사 결과를 조회하여야 한다. 다만, 천재지변, 긴급 수혈 등 보건복지부령으로 정하는 경우에는 그러하지 아니하다.
⑥ 제4항과 제5항에 따른 정보제공의 범위 및 조회 등에 관한 구체적인 사항은 보건복지부령으로 정한다.
[전문개정 2012.10.22.]

시행규칙

제6조(헌혈자의 건강진단 등) ① 법 제7조 제1항에 따라 혈액원은 헌혈자로부터 채혈하기 전에 사진이 붙어 있어 본인임을 확인할 수 있는 주민등록증, 여권, 학생증, 그 밖의 신분증명서에 따라 그 신원을 확인하여야 한다. 다만, 학생, 군인 등의 단체헌혈의 경우 그 관리·감독자의 확인으로 갈음할 수 있다.〈개정 2015.1.12.〉
② 제1항에 따른 신원확인 후에 혈액원은 헌혈자에 대하여 채혈을 실시하기 전에 다음 각 호에 해당하는 건강진단을 실시하여야 한다.〈개정 2011.8.31.〉
1. 과거의 헌혈경력 및 혈액검사결과와 채혈금지대상자 여부의 조회
2. 문진·시진 및 촉진
3. 체온 및 맥박 측정
4. 체중 측정
5. 혈압 측정
6. 다음 각 목의 어느 하나에 따른 빈혈검사
가. 황산구리법에 따른 혈액비중검사
나. 혈색소검사
다. 적혈구용적률검사
7. 혈소판계수검사(혈소판성분채혈의 경우에만 해당한다)
③ 혈액원은 제2항 제1호에 따른 조회를 하려는 때에는 별지 제1호의7서식의 신청서(전자문서를 포함한다)를 대한적십자사 회장에게 제출해야 한다.〈개정 2019.8.16.〉
④ 대한적십자사 회장은 제3항에 따른 신청을 받은 때에는 제2항 제1호에 따른 사항을 확인한 후 그 내용을 지체 없이 혈액원에 통지(전자문서를 포함한다)해야 한다.〈개정 2019.8.16.〉
⑤ 법 제7조 제5항 단서에 따라 제2항 제1호에 따른 조회를 하지 않을 수 있는 경우는 다음 각 호와 같다.〈개정 2019.8.16.〉
1. 헌혈자 본인에게 수혈하기 위하여 채혈하는 경우
2. 천재지변, 재해, 그 밖에 이에 준하는 사유로 인하여 전산 또는 유선 등의 방법으로 정보조회가 불가능한 경우
3. 긴급하게 수혈하지 아니하면 수혈자의 생명이 위태로운 경우로서 신속한 정보조회가 불가능한 경우
⑥ 법 제7조 제6항에 따른 혈액원 등이 제공받을 수 있는 정보의 범위는 다음 각 호와 같다.〈개정 2010.12.30., 2011.8.31.〉
1. 감염병환자 및 약물복용환자 등의 주민등록번호 등 인적 사항
2. 진단명 또는 처방약물명
3. 진단일 또는 처방일
[전문개정 2009.1.30.]

제7조(채혈금지대상자의 범위) 법 제7조 제2항에 따른 감염병환자 및 건강기준에 미달하는 자는 **별표 1의2**와 같다. 다만, 헌혈자 본인에게 수혈하기 위하여 채혈을 하려는 때에는 **별표 1의2**에 따른 기준을 적용하지 아니한다.〈개정 2010.12.30.〉
[전문개정 2009.1.30.]

제7조의2(채혈금지대상자의 관리) ① 보건복지부장관은 보건복지부령으로 정하는 바에 따라 채혈금지대상자의 명부를 작성·관리할 수 있다.
② 혈액원은 채혈금지대상자로부터 채혈을 하여서는 아니 된다.
③ 제2항에도 불구하고 혈액원은 보건복지부령으로 정하는 안전성검사를 통과한 채혈금지대상자에 대하여는 채

혈을 할 수 있다. 이 경우 그 결과를 보건복지부령으로 정하는 바에 따라 보건복지부장관에게 보고하여야 한다.

시행규칙

제7조의2(채혈금지대상자의 관리 등) ① 법 제7조의2 제1항에 따라 대한적십자사 회장은 **별표 1의2**의 채혈금지대상자를 별지 제1호의8서식의 채혈금지대상자 관리대장(전자문서를 포함한다)에 기록하고 관리해야 한다.〈개정 2010.12.30., 2019.8.16.〉

② 법 제7조의2 제3항에 따라 혈액원은 별표 1의2 제5호에 따른 선별검사결과 부적격 요인에 해당하는 사람 중 같은 표 제2호 가목 2)에 따른 채혈금지기간이 지난 후 별표 4의2의 안전성 검사를 통과한 사람으로부터 채혈할 수 있다.〈개정 2011.8.31., 2019.8.16.〉

③ 혈액원은 제2항에 따른 안전성 검사를 실시하는 경우 검사 대상자의 명단 및 검사결과 등을 별지 제1호의9서식(전자문서를 포함한다)에 따라 대한적십자사 회장을 거쳐 보건복지부장관에게 보고해야 한다.〈개정 2010.3.19., 2019.8.16.〉

④ 대한적십자사 회장은 혈액원으로부터 제3항에 따른 보고를 받은 경우 채혈금지대상자 관리대장에서 안전성 검사를 통과한 사람을 제외해야 한다.〈개정 2019.8.16.〉

⑤ 「혈액관리법 시행령」(이하 "영"이라 한다) 제5조의5 제1항에 따른 채혈금지대상자에 대한 통지는 별지 제1호의10서식에 따른다.

[본조신설 2009.1.30.]

④ 보건복지부장관은 채혈금지대상자 명부에 있는 사람에게 명부의 기재 사항 등을 대통령령으로 정하는 바에 따라 개별적으로 알릴 수 있다.

시행령

제5조의5(채혈금지대상자에 대한 통지) ① 보건복지부장관은 법 제7조의2 제4항에 따라 채혈금지대상자 명부에 기재된 자의 요청이 있는 경우 보건복지부령으로 정하는 바에 따라 채혈금지 사유 및 기간 등 관련 사항을 통지할 수 있다.〈개정 2010.3.15.〉

② 보건복지부장관은 제1항에 따른 통지를 하는 경우 밀봉하는 등의 방법으로 채혈금지대상자 본인 외의 사람은 알 수 없도록 하여야 하며, 채혈금지기간 동안 헌혈하지 않도록 안내하여야 한다.〈개정 2010.3.15.〉

③ 제1항 및 제2항에서 규정한 사항 외에 채혈금지대상자에 대한 통지에 관하여 필요한 사항은 보건복지부령으로 정한다.〈개정 2010.3.15.〉

[본조신설 2009.1.30.]

⑤ 제1항에 따른 채혈금지대상자의 명부를 작성·관리하는 업무에 종사하는 사람 또는 종사하였던 사람은 업무상 알게 된 비밀을 정당한 사유 없이 누설하여서는 아니 된다.

[전문개정 2012.10.22.]

제8조(혈액 등의 안전성 확보) ① 혈액원은 다음 각 호의 방법으로 혈액 및 혈액제제의 적격 여부를 검사하고 그 결과를 확인하여야 한다.〈개정 2016.2.3.〉

1. 헌혈자로부터 채혈
2. 보건복지부령으로 정하는 헌혈금지약물의 복용 여부 확인

시행규칙

제8조(혈액의 적격여부 검사등) ① 혈액원은 법 제8조 제1항에 따라 헌혈자로부터 혈액을 채혈한 때에는 지체 없이 그 혈액에 대한 간기능검사(ALT검사, 수혈용으로 사용되는 혈액만 해당한다), 비(B)형간염검사, 시(C)형간염검사, 매독검사, 후천성면역결핍증검사, 사람T세포림프친화바이러스(HTLV)검사(혈장성분은 제외한다), 그 밖에 보건복지부장관이 정하는 검사를 실시하고, 혈액 및 혈액제제의 적격 여부를 확인하여야 한다. 다만, 다음 각 호의 어느 하나에 해당하는 경우로서 별표 1 제2호에 따른 혈액선별검사 중 B형간염바이러스(HBV)·C형간염바이러스(HCV)·사람면역결핍바이러스(HIV) 핵산증폭검사 및 사람T세포림프친화바이러스(HTLV)를 하는 경우에는 그 결과를 수혈

후에 확인할 수 있다.〈개정 2015.1.12., 2017.3.20., 2017.3.27., 2018.11.19., 2019.9.27.〉

1. 섬 지역에서 긴급하게 수혈하지 아니하면 생명이 위태로운 상황 또는 기상악화 등으로 적격 여부가 확인된 혈액·혈액제제를 공급받을 수 없는 경우
2. 성분채혈백혈구 또는 성분채혈백혈구혈소판을 수혈하는 경우

② 제1항에도 불구하고 혈액원은 헌혈자 본인에게 수혈하기 위하여 헌혈자로부터 혈액을 채혈한 때에는 제1항에 따른 검사를 실시하지 아니할 수 있다.〈신설 2015.1.12.〉

③ 제1항에 따른 검사는 의사의 지도하에 「의료기사 등에 관한 법률」 제2조에 따른 임상병리사에 의하여 실시되어야 한다.〈개정 2009.1.30., 2015.1.12.〉

④ 혈액원은 제1항에 따른 검사 결과(후천성면역결핍증 검사결과를 제외한다)를 헌혈자에게 통보하여야 한다. 다만, 헌혈자가 적격으로 판정된 검사결과의 통보를 명시적으로 거부하는 경우에는 그러하지 아니하다.〈개정 2011.8.31., 2015.1.12., 2018.11.19.〉

제9조(헌혈금지약물의 범위) 법 제8조 제1항 제2호에서 "보건복지부령으로 정하는 헌혈금지약물"이란 다음 각 호의 구분에 따른 약물을 말한다.〈개정 2019.9.27.〉

1. 영구적 헌혈금지약물: 복용한 경우에는 영구적으로 헌혈이 금지되는 다음 각 목의 약물
   가. 에트레티네이트(Etretinate, 중증건선치료제) 성분의 약물
   나. 뇌하수체 유래 성장호르몬
   다. 소에서 유래한 인슐린
   라. 변종크로이츠펠트-야콥병(vCJD) 위험지역에서 채혈된 혈액의 혈청으로 제조된 진단시약
   마. 그 밖에 약물의 성분이나 특성 등을 고려하여 영구적 헌혈 제한이 필요하다고 보건복지부장관이 인정하여 고시하는 약물
2. 상대적 헌혈금지약물: 복용한 경우에는 일정기간 동안 헌혈이 금지되는 다음 각 목의 약물
   가. 아시트레틴 성분의 약물
   나. B형간염 면역글로불린 또는 태반주사제
   다. 두타스테라이드 성분의 약물
   라. 이소트레티노인 또는 피나스테라이드 성분의 약물
   마. 그 밖에 약물의 성분이나 특성 등을 고려하여 일정기간 헌혈 제한이 필요하다고 보건복지부장관이 인정하여 고시하는 약물

[본조신설 2016.8.18.]

② 혈액원 등 혈액관리업무를 하는 자(이하 "혈액원등"이라 한다)는 제1항에 따른 검사 결과 부적격혈액을 발견하였을 때에는 보건복지부령으로 정하는 바에 따라 이를 폐기처분하고 그 결과를 보건복지부장관에게 보고하여야 한다. 다만, 부적격혈액을 예방접종약의 원료로 사용하는 등 대통령령으로 정하는 경우에는 그러하지 아니하다.

시행령

제6조(부적격혈액 폐기처분의 예외) 법 제8조 제2항 단서에 따라 부적격혈액을 폐기처분하지 아니할 수 있는 경우는 다음 각 호와 같다.〈개정 2005.1.29., 2009.1.30., 2016.6.30.〉

1. 예방접종약의 원료로 사용되는 경우
2. 의학연구 또는 의약품·의료기기 개발에 사용되는 경우
3. 혈액제제 등의 의약품이나 의료기기의 품질관리를 위한 시험에 사용되는 경우

③ 제1항에 따른 혈액 및 혈액제제의 적격 여부에 관한 판정기준은 보건복지부령으로 정한다.

④ 혈액원은 제1항 제2호에 따른 확인 결과 부적격혈액을 발견하였으나 그 혈액이 이미 의료기관으로 출고된 경우에는 해당 의료기관에 부적격혈액에 대한 사항을 즉시 알리고, 부적격혈액을 폐기처분하도록 조치를 하여야 한다.〈신설 2016.2.3.〉

시행규칙

제10조(부적격혈액의 폐기처분전 처리) ① 법 제8조 제2항의 규정에 의하여 혈액원 등 혈액관리업무를 하는 자(이하 "혈액원등"이라 한다)가 부적격혈액을 발견한 때에는 폐기처분 전까지 다음 각호의 방법에 의하여 처리하여야 한다.〈개정 2005.1.29., 2007.3.6.〉

1. 부적격혈액이 발견된 즉시 식별이 용이하도록 혈액용기의 겉면에 그 사실 및 사유를 기재할 것
2. 부적격혈액은 적격혈액과 분리하여 잠금장치가 설치된 별도의 격리공간에 보관할 것

② 삭제 〈2005.1.29.〉

제11조(부적격혈액의 폐기처분등) ① 혈액원등은 제10조 제1항에 따른 부적격혈액을 「폐기물관리법 시행규칙」 제14조를 준용하여 폐기처분하여야 한다.〈개정 2005.1.29., 2009.1.30.〉

② 혈액원등은 매 연도말 기준으로 별지 제4호서식의 부적격혈액처리현황을 작성하여 다음달 10일까지 보건복지부장관에게 제출하여야 한다.〈개정 2005.1.29., 2008.3.3., 2010.3.19., 2012.7.4.〉

제11조의2(부적격혈액의 의료기관 통보 등) ① 법 제8조 제4항에 따라 혈액원이 부적격혈액의 출고정보를 의료기관에 알리는 경우에는 다음 각 호의 사항이 포함된 별지 제4호의2서식의 부적격혈액 출고정보서(전자문서를 포함한다)에 따른다.

1. 공급혈액원에 관한 사항
2. 부적격혈액 정보에 관한 사항
3. 부적격혈액의 채혈일자 및 공급일자
4. 그 밖에 부적격혈액 출고정보에 대하여 의료기관에 알려야 할 필요가 있다고 보건복지부장관이 정하는 사항

② 제1항에 따라 부적격혈액 출고정보를 통보받은 의료기관은 다음 각 호의 구분에 따라 해당 부적격혈액(사용하지 아니한 부적격혈액만 해당한다)을 처리하여야 한다.

1. 폐기처분 전: 제10조 제1항 각 호의 방법에 따라 부적격혈액을 관리할 것
2. 폐기처분 시: 제11조 제1항의 방법에 따라 부적격혈액을 폐기처분할 것

③ 제1항에 따라 부적격혈액 출고정보를 통보받은 의료기관은 해당 부적격혈액을 이미 사용하였거나 제2항에 따라 처리한 경우에는 보건복지부장관이 정하는 바에 따라 그 사용내역 또는 처리결과를 혈액원에 지체없이 알려야 한다.

[본조신설 2016.8.18.]

[종전 제11조의2는 제11조의4로 이동 〈2016.8.18.〉]

⑤ 혈액원은 부적격혈액의 수혈 등으로 사고가 발생할 위험이 있거나 사고가 발생하였을 때에는 이를 그 혈액을 수혈받은 사람에게 알려야 한다.〈신설 2016.2.3.〉

⑥ 혈액원은 헌혈자 및 그의 혈액검사에 관한 정보를 보건복지부령으로 정하는 바에 따라 보건복지부장관에게 보고하여야 한다.〈개정 2016.2.3.〉

⑦ 보건복지부장관은 제6항에 따라 보고받은 헌혈자 및 그의 혈액검사에 관한 정보를 적절히 유지·관리하여야 한다.〈개정 2016.2.3.〉

⑧ 제1항에 따른 혈액 및 혈액제제의 적격 여부 검사와 그 밖에 제4항 및 제5항의 부적격혈액 발생 시의 조치에 필요한 사항은 보건복지부령으로 정한다.〈신설 2016.2.3.〉

[전문개정 2012.10.22.]

시행규칙

제11조의3(부적격혈액의 수혈자 통보 등) ① 법 제8조 제5항에 따라 혈액원이 부적격혈액의 수혈정보를 수혈자에게 알리는 경우에는 다음 각 호의 사항이 포함된 별지 제4호의3서식의 부적격혈액 수혈정보서(전자문서를 포함한다)에 따른다.

1. 공급혈액원에 관한 사항
2. 수혈 의료기관에 관한 사항
3. 수혈자 정보에 관한 사항

4. 부적격혈액 정보에 관한 사항
5. 부적격혈액의 채혈일자, 공급일자 및 수혈일자
6. 그 밖에 부적격혈액 수혈정보에 대하여 수혈자에게 알려야 할 필요가 있다고 보건복지부장관이 정하는 사항

② 혈액원은 법 제8조 제5항에 따른 부적격혈액 수혈정보 통보를 위하여 필요하다고 인정하는 경우에는 관계 행정기관 또는 의료기관에 필요한 자료를 요청할 수 있다.

③ 혈액원이 제1항에 따른 부적격혈액의 수혈정보를 수혈자에게 알릴 수 없는 부득이한 사유가 있는 경우에는 지체 없이 그 사실을 보건복지부장관에게 알려야 한다.

[본조신설 2016.8.18.]

제11조의4(헌혈자의 혈액정보 통보) ① 혈액원은 법 제8조 제6항에 따라 헌혈자에 대한 다음 각 호의 혈액정보를 채혈일부터 3일 이내에 별지 제4호의4서식의 통보서(전자문서를 포함한다)에 기재하여 대한적십자사 회장에게 통보해야 한다.〈개정 2016.8.18., 2019.8.16.〉

1. 헌혈자의 인적사항
2. 혈액 및 혈액제제 종류
3. 헌혈일자 및 헌혈증서번호
4. 혈액검사 결과

② 혈액원은 제1항에 따라 혈액정보를 통보한 혈액을 공급하거나 폐기한 때에는 별지 제4호의4서식의 통보서(전자문서를 포함한다)에 다음 각 호의 어느 하나에 해당하는 사항을 기재하여 공급일 또는 폐기일부터 7일 이내에 대한적십자사 회장에게 통보해야 한다.〈개정 2019.8.16.〉

1. 혈액을 혈액제제로 제조하여 공급한 경우: 혈액제제의 공급일자 및 공급처(자체에서 소비할 목적으로 제조하는 경우를 포함한다)
2. 혈액이 부적격혈액으로 분류되어 폐기처분한 경우: 혈액제제의 폐기일자 및 폐기사유

[전문개정 2007.3.6.]

[제11조의2에서 이동 〈2016.8.18.〉]

제8조의2(혈액사고 발생 시의 조치 등) ① 보건복지부장관은 부적격혈액의 수혈 등으로 사고가 발생할 위험이 있거나 사고가 발생하였을 때에는 보건복지부령으로 정하는 바에 따라 혈액원등에 대하여 관련 혈액 및 혈액제제의 폐기 등 필요한 조치를 하거나 이를 하도록 명할 수 있다.

② 보건복지부장관은 제1항에 따른 조치를 하거나 이를 하도록 명할 때 필요하다고 인정하면 식품의약품안전처장 등 유관기관에 협조를 요청할 수 있다.〈개정 2013.3.23〉

③ 보건복지부장관은 제1항과 제2항의 조치 및 협조에 필요한 유관기관 임무 수행지침을 제정하여 시행할 수 있으며, 해당 기관은 정당한 사유가 없으면 이를 성실히 이행하여야 한다.

[전문개정 2012.10.22]

제9조(혈액의 관리 등) ① 혈액원등은 채혈 시의 혈액량, 혈액관리의 적정 온도 등 보건복지부령으로 정하는 기준에 따라 혈액관리업무를 하여야 한다.

② 혈액원은 채혈한 혈액을 안전하고 신속하게 공급하기 위하여 혈액 공급 차량을 운영할 수 있다.

③ 제2항에 따른 혈액 공급 차량의 형태, 표시 및 내부 장치 등에 관한 구체적인 사항은 보건복지부령으로 정한다.

[전문개정 2012.10.22.]

시행규칙

제12조(혈액관리업무) 혈액원등이 법 제9조에 따른 혈액관리업무를 수행하는 때에는 다음 각 호의 구분에 따라 행하여야 한다.〈개정 2002.7.12., 2005.1.29., 2007.3.6., 2009.1.30., 2010.3.19.〉

1. 채혈업무
   가. 의사 또는 간호사는 채혈전에 제6조에 따른 건강진단을 실시하고 보건복지부장관이 고시하는 헌혈기록카드를 작성하여야 한다.

나. 채혈은 채혈에 필요한 시설을 갖춘 곳에서 의사의 지도하에 행하여야 한다.
다. 1인 1회 채혈량(항응고제 및 검사용 혈액을 제외한다)은 다음 한도의 110퍼센트를 초과하여서는 아니 된다. 다만, 희귀혈액을 채혈하는 경우에는 그러하지 아니하다.
(1) 전혈채혈 : 400밀리리터
(2) 성분채혈 : 500밀리리터
(3) 2종류 이상의 혈액성분을 동시에 채혈하는 다종성분채혈 : 600밀리리터
라. 채혈은 항응고제가 포함된 혈액백 또는 성분채혈키트를 사용하여 무균적으로 하여야 한다.
마. 혈액제제 제조를 위하여 채혈된 혈액은 제조하기까지 다음의 방법에 따라 관리하여야 한다.
(1) 전혈채혈 : 섭씨 1도 이상 10도 이하에서 관리할 것. 다만, 혈소판제조용의 경우에는 섭씨 20도 이상 24도 이하에서 관리할 것
(2) 혈소판성분채혈 : 섭씨 20도 이상 24도 이하에서 관리할 것
(3) 혈장성분채혈 : 섭씨 6도 이하에서 관리할 것
바. 삭제 〈2005.1.29.〉
2. 혈액제제의 보존업무
가. 혈액제제의 보존온도・보존방법 및 보존기간등은 **별표 2의2**의 기준에 따라야 한다.
나. 보존온도를 유지하는 장치와 그 유지온도를 기록하는 장치를 갖추어야 한다.
다. 혈액제제의 부적격여부를 주기적으로 점검하여야 한다.
라. 이상이 없는 혈액제제를 보존중에 폐기하거나 변질시키지 말아야 한다.
3. 혈액제제의 공급업무
가. 혈액제제의 운송거리 및 시간을 고려하여 제2호 가목의 규정에 의한 보존온도를 유지할 수 있는 적절한 용기에 넣어 운송・공급하여야 한다.
나. 혈액원은 혈액제제를 공급한 때에는 별지 제7호서식에 따른 혈액제제 운송 및 수령확인서를 2부 작성하여 1부는 3년간 보관하고 1부는 혈액제제를 수령한 자에게 내주며, 혈액제제를 수령한 자는 해당 확인서를 3년간 보관하여야 한다.
4. 품질관리 업무 : 혈액원등은 제1호부터 제3호까지의 혈액관리업무를 시행함에 있어 보건복지부장관이 고시하는 업무절차 및 정도관리 등에 관한 표준업무규정을 준수하여야 한다.

제12조의2(혈액공급차량의 형태 등) 법 제9조 제3항의 규정에 의한 혈액공급차량의 형태・표시 및 내부장치 등에 관한 기준은 **별표 5**와 같다.
[본조신설 2005.1.29.]

제21조(규제의 재검토) ① 보건복지부장관은 제12조의5 및 별표 5의2에 따른 수혈관리실의 근무인력 및 교육기준에 대하여 2022년 1월 1일을 기준으로 3년마다(매 3년이 되는 해의 1월 1일 전까지를 말한다) 그 타당성을 검토하여 개선 등의 조치를 해야 한다.〈신설 2021.12.31.〉
② 보건복지부장관은 제12조에 따른 혈액관리업무 수행 방법에 대하여 2019년 1월 1일을 기준으로 2년마다(매 2년이 되는 해의 1월 1일 전까지를 말한다) 그 타당성을 검토하여 개선 등의 조치를 해야 한다.〈개정 2021.12.31.〉
[전문개정 2018.12.28.]

제9조의2(의료기관의 준수사항) ① 병상 수와 혈액 사용량을 고려하여 보건복지부령으로 정하는 의료기관의 장은 안전하고 적정한 혈액 사용을 위하여 수혈관리위원회와 수혈관리실을 설치・운영하고 혈액 관련 업무를 전담하는 인력을 두는 등 필요한 조치를 하여야 한다.
② 제1항에 따른 수혈관리위원회의 구성과 운영, 수혈관리실의 설치와 운영 및 혈액 관련 업무를 전담하는 인력의 자격요건, 인원 수, 업무내용 등에 관하여 필요한 사항은 보건복지부령으로 정한다.
[본조신설 2019.12.3.]

시행규칙

제12조의3(수혈관리위원회 및 수혈관리실의 설치 등) ① 법 제9조의2 제1항에서 “보건복지부령으로 정하는 의료기관”

이란 다음 각 호의 구분에 따른 의료기관을 말한다.

1. 법 제9조의2 제1항에 따른 수혈관리위원회(이하 "수혈관리위원회"라 한다)를 설치·운영해야 하는 의료기관: 다음 각 목의 구분에 따른 의료기관
   가. 2021년 6월 30일 이전: 1천개 이상의 병상을 갖춘 의료기관으로서 전년도 혈액제제 사용량이 2만단위 이상인 의료기관
   나. 2021년 7월 1일 이후: 100개 이상의 병상을 갖춘 의료기관으로서 전년도 혈액제제 사용량이 1천단위 이상인 의료기관
2. 법 제9조의2 제1항에 따른 수혈관리실(이하 "수혈관리실"이라 한다)을 설치·운영해야 하는 의료기관: 다음 각 목의 구분에 따른 의료기관
   가. 2021년 6월 30일 이전: 1천개 이상의 병상을 갖춘 의료기관으로서 전년도 혈액제제 사용량이 2만단위 이상인 의료기관
   나. 2021년 7월 1일부터 2022년 6월 30일까지의 기간: 500개 이상의 병상을 갖춘 의료기관으로서 전년도 혈액제제 사용량이 1만단위 이상인 의료기관
   다. 2022년 7월 1일 이후: 100개 이상의 병상을 갖춘 의료기관으로서 전년도 혈액제제 사용량이 5천단위 이상인 의료기관

② 수혈관리위원회는 다음 각 호의 사항을 심의한다.

1. 수혈관리계획의 수립 및 시행
2. 안전하고 적정한 수혈관리를 위한 자체 규정
3. 수혈용 혈액의 보관량·사용량·폐기량의 적정성
4. 수혈용 혈액의 안정적인 수급 방안
5. 수혈 관련 부작용의 예방·대응방법
6. 수혈 관련 교육 및 홍보 방법
7. 그 밖에 안전하고 적정한 혈액 사용을 위하여 보건복지부장관이 정하는 사항

③ 수혈관리실은 다음 각 호의 업무를 수행한다.

1. 수혈용 혈액의 보관·사용·폐기 현황의 관리
2. 수혈 관련 자료의 수집·분석 및 평가
3. 수혈의 적정성에 대한 평가
4. 수혈 관련 부작용의 발생 감시 및 대응
5. 수혈 관련 교육 및 홍보
6. 그 밖에 수혈관리에 필요한 업무

④ 제1항부터 제3항까지에서 규정한 사항 외에 수혈관리위원회 및 수혈관리실의 설치 등에 필요한 사항은 보건복지부장관이 정한다.

[본조신설 2020.12.31.]

제12조의4(수혈관리위원회의 구성 및 운영) ① 수혈관리위원회는 위원장 1명과 부위원장 1명을 포함한 7명 이상 15명 이하의 위원으로 구성한다.

② 수혈관리위원회의 위원장은 해당 의료기관의 장으로 하고, 부위원장은 위원 중에서 위원장이 지명한다.

③ 수혈관리위원회의 위원은 다음 각 호의 사람이 된다.

1. 진료부서의 장
2. 간호부서의 장
3. 수혈관리실의 장(수혈관리실을 설치한 경우만 해당한다)
4. 수혈관리 분야에 관한 학식과 경험이 풍부한 사람 중에서 위원장이 위촉하는 사람

④ 수혈관리위원회의 회의는 반기별로 1회 이상 개최한다. 다만, 재적위원 과반수가 요구하거나 위원장이 필요하다고 인정하는 경우에는 임시회의를 소집할 수 있다.

⑤ 수혈관리위원회의 회의는 재적위원 과반수의 출석으로 개의(開議)하고, 출석위원 과반수의 찬성으로 의결한다.

⑥ 제1항부터 제5항까지에서 규정한 사항 외에 수혈관리위원회의 구성 및 운영에 필요한 사항은 보건복지부장관이 정한다.

[본조신설 2020.12.31.]

제12조의5(수혈관리실의 근무인력) ① 법 제9조의2 제1항에 따라 의료기관의 장은 수혈관리실에 다음 각 호의 인력을 두어야 한다. 이 경우 다음 각 호의 인력 중 1명 이상은 수혈관리실에서 전담 근무해야 한다.

1. 수혈관리에 관한 경험과 지식이 있는 의사 1명 이상
2. 수혈관리에 관한 경험과 지식이 있는 간호사 1명 이상
3. 수혈관리에 관한 경험과 지식이 있는 임상병리사 1명 이상 또는 의료기관의 장이 수혈관리를 위하여 필요하다고 인정하는 사람 1명 이상

② 수혈관리실에서 근무하는 사람은 별표 5의2에서 정한 교육기준에 따라 교육을 받아야 한다.

[본조신설 2020.12.31.]

제10조(특정수혈부작용에 대한 조치) ① 의료기관의 장은 특정수혈부작용이 발생한 경우에는 보건복지부령으로 정하는 바에 따라 그 사실을 시·도지사에게 신고하여야 한다.〈개정 2020.2.18.〉

② 시·도지사는 제1항에 따른 특정수혈부작용의 발생 신고를 받은 때에는 이를 보건복지부장관에게 통보하여야 한다.〈신설 2020.2.18.〉

③ 보건복지부장관은 제2항에 따라 특정수혈부작용의 발생 신고를 통보받으면 그 발생 원인의 파악 등을 위한 실태조사를 하여야 한다. 이 경우 특정수혈부작용과 관련된 의료기관의 장과 혈액원등은 실태조사에 협조하여야 한다.〈개정 2020.2.18.〉

[전문개정 2012.10.22.]

시행규칙

제13조(특정수혈부작용의 신고 등) ① 의료기관의 장은 법 제10조 제1항에 따라 특정수혈부작용이 발생한 사실을 확인한 날부터 15일 이내에 해당 의료기관 소재지의 보건소장을 거쳐 특별시장·광역시장·특별자치시장·도지사·특별자치도지사(이하 "시·도지사"라 한다)에게 특정수혈부작용이 발생한 사실을 별지 제8호서식에 따라 신고해야 한다. 다만, 사망의 경우에는 지체 없이 신고해야 한다.〈개정 2005.1.29., 2020.12.31.〉

② 시·도지사는 매월 말일을 기준으로 별지 제9호서식의 특정수혈부작용 발생현황 보고서를 작성하여 다음 달 10일까지 보건복지부장관에게 제출해야 한다. 다만, 사망의 경우에는 지체 없이 제출해야 한다.〈개정 2005.1.29., 2008.3.3., 2010.3.19., 2020.12.31.〉

③ 법 제10조 제3항에 따른 실태조사에는 다음 각 호의 내용이 포함되어야 한다.〈신설 2009.1.30., 2020.12.31.〉

1. 수혈자의 인적사항, 수혈기록 및 의무기록 조사
2. 헌혈자의 헌혈기록 및 과거 헌혈혈액 검사결과 조회
3. 수혈자 및 헌혈자의 특정수혈부작용 관련 진료내역 및 검사결과 확인
4. 헌혈혈액 보관검체 검사결과 확인
5. 헌혈자 채혈혈액 검사결과 확인

제10조의2(특정수혈부작용 및 채혈부작용의 보상) ① 혈액원은 다음 각 호의 어느 하나에 해당하는 사람에 대하여 특정수혈부작용 및 채혈부작용에 대한 보상금(이하 "보상금"이라 한다)을 지급할 수 있다.

1. 헌혈이 직접적인 원인이 되어 질병이 발생하거나 사망한 채혈부작용자
2. 혈액원이 공급한 혈액이 직접적인 원인이 되어 질병이 발생하거나 사망한 특정수혈부작용자

시행규칙

제13조의2(보상금의 산정 및 지급) ① 법 제5조 제1항에 따른 혈액관리위원회는 법 제10조의2 제1항에 따라 보상금을 산정하는 경우에는 다음 각 호의 사항을 고려하여야 한다.

1. 혈액원 및 헌혈자의 과실 수준
2. 채혈 또는 수혈과 사망·질병 등의 부작용 간 직접적 인과관계의 수준
3. 사망·질병 등 부작용의 유형·성격 및 피해정도

4. 그 밖에 보상금을 산정하는 데 특히 고려할 필요가 있다고 보건복지부장관이 정하는 사항
② 혈액원이 법 제10조의2 제1항에 따른 보상금을 지급하는 경우에는 보상금을 받는 사람이 지정하는 예금계좌에 입금하여야 한다. 다만, 예금계좌가 없는 경우 등 부득이한 사유가 있는 경우에는 보상금을 받는 사람과 협의하여 그 지급방법을 별도로 정할 수 있다.
③ 제1항 및 제2항에서 규정한 사항 외에 보상금의 산정 및 지급에 필요한 사항은 보건복지부장관이 정하여 고시한다.
[전문개정 2016.8.18.]

② 제1항에 따른 보상금은 위원회의 심의에 따라 결정되며, 보상금이 결정된 때에는 위원장은 그 심의 결과를 지체 없이 혈액원에 통보하여야 한다.〈신설 2016.2.3.〉

③ 제1항에도 불구하고 다음 각 호의 어느 하나에 해당하는 경우에는 보상금을 지급하지 아니할 수 있다.〈신설 2016.2.3.〉

1. 채혈부작용이 헌혈자 본인의 고의 또는 중대한 과실로 인하여 발생한 경우
2. 채혈부작용이라고 결정된 사람 또는 그 가족이 손해배상청구소송 등을 제기한 경우 또는 소송제기 의사를 표시한 경우

④ 제1항에 따라 지급할 수 있는 보상금의 범위는 다음 각 호와 같다. 다만, 혈액의 공급과정에서 혈액원의 과실이 없는 경우에는 제6호의 위자료만 지급할 수 있다.〈신설 2016.2.3.〉

1. 진료비
2. 장애인이 된 자에 대한 일시보상금
3. 사망한 자에 대한 일시보상금
4. 장제비
5. 일실(逸失)소득
6. 위자료

⑤ 그 밖에 보상금의 산정 및 지급 등에 필요한 사항은 보건복지부령으로 정한다.〈개정 2016.2.3.〉

[전문개정 2012.10.22.]

제11조(혈액제제의 수가) 혈액원이 헌혈자로부터 채혈하여 제조한 혈액제제를 의료기관에 공급하는 가격과 혈액원으로부터 혈액제제를 공급받은 의료기관이 수혈자에게 공급하는 가격은 보건복지부장관이 정하여 고시한다.

[전문개정 2012.10.22.]

제12조(기록의 작성등) ① 혈액원등은 보건복지부령으로 정하는 바에 따라 혈액관리업무에 관한 기록을 작성하여 갖추어 두어야 한다.

시행규칙

제14조(서류의 작성등) ① 혈액원등은 법 제12조 제1항에 따라 다음 각 호의 서류를 작성·비치하여야 한다.〈개정 2002.7.12., 2005.1.29., 2007.3.6., 2009.1.30., 2010.3.19.〉
1. 별지 제1호의7서식에 의한 헌혈경력 및 검사결과 조회서
2. 별지 제4호서식에 의한 부적격혈액처리현황
2의2. 별지 제4호의2서식의 헌혈자 혈액정보 통보기록
3. 보건복지부장관이 고시하는 헌혈기록카드
4. 삭제〈2005.1.29.〉
5. 별지 제8호서식에 의한 특정수혈부작용발생신고기록
② 법 제12조 제2항에서 "보건복지부령이 정하는 기간"이라 함은 10년을 말한다.〈개정 2005.1.29., 2008.3.3., 2010.3.19.〉

② 제1항에 따른 기록(제12조의2 제1항에 따른 전자혈액관리업무기록을 포함한다)은 기록한 날부터 보건복지부령으로 정하는 기간 동안 보존하여야 한다.

③ 혈액관리업무에 종사하는 자는 이 법 또는 다른 법령에 특별히 규정된 경우를 제외하고는 건강진단·채혈·검사 등 업무상 알게 된 다른 사람의 비밀을 누설하거나 발표하여서는 아니 된다.

[전문개정 2012.10.22.]

제12조의2(전자혈액관리업무기록 등) ① 혈액원등은 헌혈자 대장(臺帳) 등을 「전자서명법」에 따른 전자서명이 기재된 전자문서 등(이하 "전자혈액관리업무기록"이라 한다)으로 작성·보관할 수 있다.

② 혈액원등은 전자혈액관리업무기록을 안전하게 관리·보존하는 데에 필요한 시설 및 장비 등을 갖추어야 한다.

③ 누구든지 정당한 사유 없이 전자혈액관리업무기록에 저장된 개인정보를 탐지(探知)하거나 누출·변조 또는 훼손하여서는 아니 된다.

④ 제14조제3항에 따라 수혈을 요구받은 의료기관은 헌혈증의 유효성 여부를 확인하기 위하여 전자혈액관리업무기록을 조회할 수 있다.〈신설 2021.3.23.〉

[전문개정 2012.10.22.]

제13조(검사 등) ① 보건복지부장관은 혈액의 품질관리를 위하여 필요하다고 인정하면 혈액원등에 대통령령으로 정하는 바에 따라 필요한 보고를 하도록 명하거나, 관계 공무원에게 혈액원등의 사무실, 사업장, 그 밖에 필요한 장소에 출입하여 장부·서류 또는 그 밖의 물건을 검사하게 할 수 있다.

시행령

제7조(기록제출) 보건복지부장관은 법 제13조 제1항의 규정에 의하여 혈액원에 대하여 법 제12조 제1항의 규정에 의한 혈액관리업무에 관한 기록을 제출하게 할 수 있다.〈개정 2008.2.29., 2010.3.15.〉

② 제1항에 따라 출입·검사를 하는 공무원은 그 권한을 표시하는 증표를 관계인에게 내보여야 한다.

③ 보건복지부장관은 혈액제제의 안전성을 보장하고 효과를 높이기 위하여 대통령령으로 정하는 바에 따라 혈액원의 혈액관리업무에 대한 심사평가를 할 수 있다.

[전문개정 2012.10.22.]

시행령

제7조의2(혈액관리업무 심사평가) ① 법 제13조 제3항의 규정에 의한 심사평가는 정기평가와 수시평가로 구분하여 실시한다.

② 정기평가는 2년마다 실시하고, 수시평가는 정기평가를 받은 혈액원이 그 평가결과에 따른 평가수준을 지속적으로 유지하고 있는지를 확인할 필요가 있는 경우에 실시한다.

③ 심사평가의 기준은 다음 각호와 같다.

1. 헌혈자 보호 등 채혈과정의 적정성에 관한 사항
2. 혈액검사의 정확성에 관한 사항
3. 혈액제제의 제조·보존·공급 및 품질관리의 안전성에 관한 사항

④ 보건복지부장관은 심사평가업무의 일부를 관계전문기관 또는 단체로 하여금 수행하게 할 수 있다.〈개정 2008.2.29., 2010.3.15.〉

⑤ 제3항의 규정에 의한 심사평가의 세부기준 그 밖에 심사평가에 관하여 필요한 사항은 보건복지부장관이 정하여 고시한다.〈개정 2008.2.29., 2010.3.15.〉

[본조신설 2005.1.29.]

제13조의2(혈액원 및 의료기관의 혈액수급정보 제출) ① 혈액원은 혈액 공급량·재고량·폐기량 등 혈액관리에 관한 정보를 보건복지부장관에게 제출하여야 한다.

② 혈액원(의료기관이 개설한 혈액원 중 혈액제제를 자체에서 소비할 목적으로 공급하는 경우는 제외한다)으로부터 혈액을 공급받은 의료기관의 장은 해당 의료기관의 혈액 사용량·재고량·폐기량 등 혈액 사용에 관한 정보를 보건복지부장관에게 제출하여야 한다.

③ 제1항 및 제2항에 따른 제출정보의 내용, 제출 시기 및 제출 방법은 보건복지부령으로 정한다.

[본조신설 2019.12.3.]

시행규칙

제14조의2(혈액원 및 의료기관의 혈액수급정보 제출 내용 등) ① 법 제13조의2 제1항에 따라 혈액원은 매일(토요일 및 공휴일은 제외한다) 정오까지 전날의 혈액관리에 관한 다음 각 호의 정보를 보건복지부장관에게 제출해야 한다.
1. 혈액제제의 공급량, 공급일자 및 공급처
2. 혈액제제의 폐기량, 폐기일자 및 폐기사유
3. 혈액제제의 재고량

② 법 제13조의2 제2항에 따라 혈액을 공급받은 의료기관의 장은 매일(토요일 및 공휴일은 제외한다) 정오까지 보건복지부장관이 정하는 바에 따라 전날의 혈액 사용에 관한 다음 각 호의 정보를 보건복지부장관에게 제출해야 한다. 다만, 제4호의 정보는 월별로 일괄하여 그 다음 달 1일까지 제출할 수 있다.
1. 혈액을 공급받은 일시
2. 혈액제제의 명칭, 혈액번호 및 혈액형
3. 혈액제제의 사용량, 사용일시, 폐기량, 폐기일시 및 재고량
4. 수혈자의 성별, 연령, 혈액형 및 진료과목
5. 그 밖에 혈액의 사용현황을 파악하기 위하여 필요한 정보로서 보건복지부장관이 정하여 고시하는 정보

③ 보건복지부장관은 혈액부족 등으로 인해 필요한 경우 의료기관의 장에게 당일의 혈액 사용에 관한 제2항 각 호의 정보를 요청할 수 있으며, 요청을 받은 의료기관의 장은 특별한 사유가 없으면 이에 따라야 한다.

④ 법 제13조의2 제2항에 따라 혈액을 공급받은 의료기관의 장은 병상 수, 혈액형·혈액제제별 전년도의 일평균 혈액 사용량 등 보건복지부장관이 정하여 고시하는 정보를 매년 1월 31일까지 보건복지부장관에게 제출해야 한다.

⑤ 제1항부터 제4항까지에서 규정한 사항 외에 혈액원 및 의료기관의 혈액수급정보 제출 시기·방법 등에 관한 사항은 보건복지부장관이 정한다.

[본조신설 2020.12.31.]

제14조(헌혈증서의 발급 및 수혈비용의 보상 등) ① 혈액원이 헌혈자로부터 헌혈을 받았을 때에는 보건복지부령으로 정하는 바에 따라 헌혈증서를 그 헌혈자에게 발급하여야 한다. 이 경우 헌혈증서를 잃어버리거나 훼손되어 못쓰게 된 것이 확인된 경우에는 보건복지부령으로 정하는 바에 따라 재발급 받을 수 있다.〈개정 2021.3.23.〉

② 제1항에 따른 헌혈증서는 휴대전화에 의한 문자메시지, 전자우편 등의 수단으로 제공할 수 있다.〈신설 2021.3.23.〉

③ 제1항에 따른 헌혈자 또는 그 헌혈자의 헌혈증서를 양도받은 사람은 의료기관에 그 헌혈증서를 제출하면 무상으로 혈액제제를 수혈받을 수 있다. 다만, 재발급되어 유효하지 아니하게 된 헌혈증서를 사용한 경우 혈액제제의 수혈비용은 수혈자가 부담하여야 한다.〈개정 2021.3.23.〉

④ 제3항에 따라 수혈을 요구받은 의료기관은 정당한 이유 없이 그 요구를 거부하지 못한다.〈개정 2021.3.23.〉

⑤ 보건복지부장관은 의료기관이 제3항에 따라 헌혈증서 제출자에게 수혈을 하였을 때에는 보건복지부령으로 정하는 바에 따라 제15조제2항에 따른 헌혈환급적립금에서 그 비용을 해당 의료기관에 보상하여야 한다.〈개정 2021.3.23.〉

[전문개정 2012.10.22.]

시행규칙

제15조(헌혈증서의 발급) ① 혈액원은 제14조 제1항 전단에 따라 헌혈자로부터 헌혈을 받은 경우에는 별지 제10호서식의 헌혈증서를 지체 없이 헌혈자에게 발급해야 한다.〈개정 2019.8.16., 2022.9.23.〉

② 대한적십자사 회장은 혈액원이 제1항에 따른 헌혈증서를 헌혈자에게 발급함에 지장이 없도록 그 용지를 미리 혈액원에 송부해야 한다.〈개정 2019.8.16.〉

[제목개정 2019.8.16.]

제15조의2(헌혈증서의 재발급) ① 법 제14조 제1항 후단에 따라 헌혈증서를 재발급 받으려는 사람은 별지 제10호의2서식의 헌혈증서 재발급 신청서(전자문서를 포함한다)를 혈액원에 제출해야 한다.

② 제1항에 따른 신청서를 받은 혈액원은 신청인의 사진이 붙어 있어 본인임을 확인할 수 있는 주민등록증, 여권, 학생증, 그 밖의 신분증명서에 따라 그 신원을 확인한 후 신청인에게 헌혈증서를 재발급해야 한다. 다만, 법 제14조 제1항 후단에 따라 한 번 재발급되었거나 같은 조 제3항에 따라 의료기관에 그 헌혈증서를 제출하여 무상으로 혈액제제를 수혈받은 것이 확인된 경우는 제외한다.

[본조신설 2022.9.23.]

제16조(헌혈증서에 의한 무상수혈) ① 법 제14조 제3항 본문에 따라 무상으로 수혈받을 수 있는 혈액제제량은 헌혈 1회당 혈액제제 1단위로 한다.〈개정 2005.1.29., 2022.9.23.〉

② 헌혈증서를 제출받은 의료기관은 전자혈액관리업무기록 등을 통해 재발급되어 유효하지 않게 된 헌혈증서인지 여부를 확인해야 한다.〈신설 2022.9.23.〉

제17조(수혈비용의 보상) ① 법 제14조 제5항에 따른 수혈비용의 보상은 혈액원의 의료기관에 대한 혈액공급가액과 의료기관의 혈액관리료 및 수혈수수료를 합한 금액으로 한다. 다만, 수혈을 받은 사람이 다른 법령의 규정에 따라 수혈비용의 일부를 지급받은 경우에는 그 금액을 제외한 금액으로 보상할 수 있다.〈개정 2019.8.16., 2022.9.23.〉

② 의료기관은 제1항에 따른 수혈비용의 보상을 받고자 할 때에는 별지 제11호서식의 수혈비용청구서에 별지 제12호서식의 수혈자내역서를 첨부하여 대한적십자사 회장에게 청구해야 한다.〈개정 2019.8.16.〉

③ 의료기관은 수혈을 받은 사람의 진료비 중 본인이 부담해야 할 비용에서 제2항에 따라 대한적십자사 회장에게 청구하는 금액을 공제해야 한다.〈개정 2019.8.16.〉

④ 대한적십자사 회장은 제2항에 따른 수혈비용의 보상청구를 받은 때에는 그 청구를 받은 날부터 1개월 이내에 이를 보상해야 한다.〈개정 2019.8.16.〉

제15조(헌혈환급예치금 및 헌혈환급적립금) ① 혈액원이 헌혈자로부터 헌혈을 받았을 때에는 보건복지부령으로 정하는 바에 따라 헌혈환급예치금을 보건복지부장관에게 내야 한다. 다만, 헌혈 혈액이 제8조 제1항에 따른 검사결과 부적격혈액으로 판정된 경우에는 헌혈환급예치금의 전부 또는 일부를 돌려주거나 면제할 수 있다.

시행규칙

제18조(예치금의 수납) ① 대한적십자사 회장은 법 제15조 제1항에 따른 헌혈환급예치금(이하 "예치금"이라 한다)을 수납하고자 할 때에는 매월 해당 혈액원이 납부해야 할 예치금을 조사·결정하고 별지 제13호서식에 따라 이를 혈액원에 통지해야 한다.〈개정 2015.1.12., 2019.8.16.〉

② 제1항에 따라 통지를 받은 혈액원은 그 금액을 영 제9조 제2항에 따른 금융기관에 납입해야 한다.〈개정 2019.8.16.〉

③ 예치금을 수납한 금융기관은 예치금의 납입자에게 영수증을 발급하고, 대한적십자사 회장에게 영수필통지서를 지체없이 송부해야 한다.〈개정 2019.8.16.〉

제19조(예치금납부의 면제) ① 혈액원이 법 제15조 제1항 단서에 따라 부적격혈액(**별표 1** 제2호 및 제3호에 따른 부적격혈액에 한정한다)에 대한 예치금의 납부를 면제받고자 하는 때에는 매월말 기준으로 별지 제14호서식의 헌혈환급예치금 납부면제 신청서를 작성하여 다음달 10일까지 대한적십자사 회장에게 신청해야 한다.〈개정 2015.1.12., 2019.8.16.〉

② 대한적십자사 회장은 제1항에 따른 예치금납부의 면제신청을 받은 때에는 혈액원이 이미 납부한 예치금 중에서 환불해야 한다.〈개정 2019.8.16.〉

③ 보건복지부장관은 법 제15조 제1항 단서에 따라 매년 예치금납부면제비율을 정하여 고시해야 한다.〈개정 2008.3.3., 2010.3.19., 2019.8.16.〉

② 보건복지부장관은 제1항에 따른 헌혈환급예치금으로 헌혈환급적립금(이하 "적립금"이라 한다)을 조성·관리한다.

③ 적립금은 다음 각 호의 어느 하나에 해당하는 용도에만 사용하여야 한다.〈개정 2021.3.23.〉

1. 제14조 제5항에 따른 수혈비용의 보상
2. 헌혈의 장려
3. 혈액관리와 관련된 연구

4. 그 밖에 대통령령으로 정하는 용도

④ 적립금의 관리 및 운영 등에 필요한 사항은 대통령령으로 정한다.

[전문개정 2012.10.22.]

시행령

제8조(헌혈환급적립금의 용도) 법 제15조 제3항 제4호에서 "대통령령으로 정하는 용도"란 다음 각 호의 어느 하나에 해당하는 용도를 말한다.〈개정 2005.1.29., 2009.1.30.〉

1. 특정수혈부작용에 대한 실태조사 및 연구
2. 혈액원 혈액관리업무의 전산화에 대한 지원
3. 삭제 〈2009.1.30.〉

[제목개정 2019.5.28.]

제9조(헌혈환급적립금의 관리 및 운영) ① 제10조 제5호에 따라 헌혈환급적립금(이하 "적립금"이라 한다)의 조성·관리업무를 위탁받은 대한적십자사 회장은 적립금을 대한적십자사의 다른 회계와 구분하여 독립된 계정으로 운영해야 한다.〈개정 2009.1.30., 2019.5.28., 2020.9.8.〉

② 대한적십자사 회장은 적립금의 수입과 지출을 명확히 하기 위하여 「은행법」에 따른 은행에 적립금 계좌를 설정해야 한다.〈개정 2005.1.29., 2010.11.15., 2019.5.28.〉

[제목개정 2019.5.28.]

제16조(군의료기관에 대한 특례) 군의료기관(軍醫療機關)에 설치하는 혈액원의 혈액관리업무에 관하여는 제4조의3, 제6조, 제8조, 제8조의2, 제9조, 제10조, 제12조, 제12조의2 및 제13조부터 제15조까지의 규정에도 불구하고 국방부장관이 보건복지부장관과 협의한 후 국방부령으로 정한다.〈개정 2020.12.29.〉

[전문개정 2012.10.22.]

제17조(권한의 위임·위탁 등) ① 보건복지부장관은 이 법에 따른 권한의 일부를 대통령령으로 정하는 바에 따라 시·도지사에게 위임할 수 있다.〈개정 2018.12.11.〉

② 보건복지부장관은 이 법에 따른 다음 각 호의 업무를 대통령령으로 정하는 바에 따라 대한적십자사 회장에게 위탁할 수 있다.〈개정 2016.2.3., 2016.12.2., 2021.3.23.〉

1. 제7조의2 제1항 및 제4항에 따른 채혈금지대상자 명부의 작성·관리 및 통지에 관한 업무
2. 제8조 제6항 및 제7항에 따른 헌혈자의 혈액정보 관리에 관한 업무
3. 제14조 제5항에 따른 보상업무
4. 제15조 제1항에 따른 헌혈환급예치금의 수납업무
5. 제15조 제2항에 따른 적립금의 조성·관리 업무

③ 보건복지부장관은 제2항에 따라 대한적십자사 회장에게 위탁한 업무 및 대한적십자사 회장이 수행하는 다음 각 호의 어느 하나에 해당하는 업무에 대하여 매년 예산의 범위에서 그 수행에 필요한 경비를 보조할 수 있다.〈개정 2016.12.2.〉

1. 제6조의4 제2항에 따라 혈액원의 개설자로부터 이관받은 혈액관리업무기록(전자혈액관리업무기록을 포함한다)의 보존업무
2. 헌혈자의 헌혈경력 조회업무
3. 헌혈자의 혈액정보 관리에 관한 업무
4. 제14조에 따른 헌혈증서의 발급 및 수혈비용의 보상 업무

[전문개정 2012.10.22.]

시행령

제10조(업무의 위탁) 보건복지부장관은 법 제17조 제2항에 따라 다음 각 호의 업무를 대한적십자사 회장에게 위탁한다.

1. 법 제7조의2 제1항 및 제4항에 따른 채혈금지대상자 명부의 작성·관리 및 통지에 관한 업무
2. 법 제8조 제6항 및 제7항에 따른 헌혈자 및 그의 혈액검사에 관한 정보의 보고 접수 및 유지·관리에 관한 업무
3. 법 제14조 제4항에 따른 보상업무
4. 법 제15조 제1항에 따른 헌혈환급예치금의 수납업무
5. 법 제15조 제2항에 따른 적립금의 조성·관리업무

[전문개정 2020.9.8.]

제10조의2(민감정보 및 고유식별정보의 처리) ① 보건복지부장관(제10조에 따라 보건복지부장관의 업무를 위탁받은 자를 포함한다) 또는 혈액원은 다음 각 호의 사무를 수행하기 위하여 불가피한 경우 「개인정보 보호법」 제23조 제1항에 따른 건강 및 성생활에 관한 정보, 같은 법 시행령 제18조 제2호에 따른 범죄경력자료에 해당하는 정보, 같은 영 제19조 제1호 또는 제4호에 따른 주민등록번호 또는 외국인등록번호가 포함된 자료를 처리할 수 있다.〈개정 2019.5.28., 2020.9.8., 2020.12.1.〉

1. 법 제6조에 따른 혈액관리업무 및 혈액원 개설 등에 관한 사무
2. 법 제7조에 따른 헌혈자의 신원확인 및 건강진단 등에 관한 사무
3. 법 제7조의2에 따른 채혈금지대상자의 관리에 관한 사무
4. 법 제8조에 따른 혈액의 안전성 확보에 관한 사무
5. 법 제8조의2에 따른 혈액사고발생시 조치 등에 관한 사무
6. 법 제10조에 따른 특정수혈부작용에 대한 조치에 관한 사무
7. 법 제10조의2에 따른 특정수혈부작용 및 채혈부작용의 보상에 관한 사무
8. 법 제12조에 따른 혈액관리업무에 관한 기록의 작성 등에 관한 사무
9. 법 제12조의2에 따른 전자혈액관리업무기록의 작성 등에 관한 사무
10. 법 제13조에 따른 품질관리 검사 등에 관한 사무
11. 법 제14조에 따른 헌혈증서의 발급 및 보상 등에 관한 사무
12. 법 제17조의3에 따른 혈액원의 개설허가 취소 등에 관한 사무

② 특별시장·광역시장·특별자치시장·도지사·특별자치도지사는 법 제10조 제1항 및 제2항에 따른 특정수혈부작용 발생신고의 접수 및 통보에 관한 사무를 수행하기 위하여 불가피한 경우 「개인정보 보호법」 제23조 제1항에 따른 건강 및 성생활에 관한 정보, 같은 법 시행령 제18조 제2호에 따른 범죄경력자료에 해당하는 정보, 같은 영 제19조 제1호 또는 제4호에 따른 주민등록번호 또는 외국인등록번호가 포함된 자료를 처리할 수 있다.〈신설 2020.9.8.〉

[본조신설 2012.1.6.]

제17조의2(사업계획의 제출 등) ① 제6조 제3항에 따라 혈액원을 개설한 자는 혈액원의 회계를 다른 회계와 구분하여 회계처리하여야 한다.

② 혈액원의 회계연도는 정부의 회계연도에 따른다.

③ 혈액원은 매년 사업계획 및 예산안을 작성하여 해당 회계연도가 시작되기 1개월 전에 보건복지부장관에게 제출하여야 한다.

④ 혈액원은 매 회계연도 경과 후 3개월 이내에 수입·지출결산서에 「공인회계사법」 제7조에 따라 등록한 공인회계사 또는 같은 법 제24조에 따라 등록한 회계법인의 회계감사 보고서를 첨부하여 보건복지부장관에게 제출하여야 한다.

⑤ 대한적십자사가 「대한적십자사 조직법」 제21조 제1항 및 같은 조 제3항에 따라 사업계획·예산안 및 결산서를 제출한 경우 이를 제3항 및 제4항에 따라 제출한 것으로 본다. 다만, 혈액원별로 혈액원의 사업계획·예산안 및 결산서를 제출한 경우에 한정한다.

⑥ 제3항 및 제4항에 따른 사업계획, 예산안 및 수입·지출결산서의 세부내용 및 제출 방법은 보건복지부령으로 정한다.

[본조신설 2019.12.3.]

[종전 제17조의2는 제17조의3으로 이동 〈2019.12.3.〉]

시행규칙

제19조의2(수입 · 지출결산서의 세부내용) 혈액원이 법 제17조의2 제4항에 따라 제출하는 수입·지출결산서에는 다음 각 호의 내용이 포함되어야 한다.
1. 해당 회계연도의 재무상태표
2. 해당 회계연도의 사업계획과 집행실적의 대비표
[본조신설 2020.12.31.]

제17조의3(개설허가의 취소 등) ① 보건복지부장관은 혈액원이 다음 각 호의 어느 하나에 해당하면 혈액원의 개설허가를 취소하거나 6개월의 범위에서 업무의 정지 또는 위반 사항에 대한 시정을 명할 수 있다.〈개정 2013.8.13., 2019.12.3.〉
1. 혈액원 개설허가를 받은 날부터 3개월이 지나도록 정당한 사유 없이 그 업무를 시작하지 아니한 경우
2. 개설허가를 받은 혈액원의 시설이 제6조 제2항에 따른 시설·장비 기준에 적합하지 아니한 경우
3. 혈액원이 제조관리자를 두지 아니한 경우
4. 혈액원에 대한 제13조 제1항에 따른 검사 또는 같은 조 제3항에 따른 심사평가 결과 혈액관리업무가 부적절하였음이 발견된 경우
5. 혈액원이 제17조의2 제3항 및 제4항을 위반하여 사업계획, 예산안, 수입·지출결산서 또는 회계감사 보고서를 제출하지 아니한 경우
6. 그 밖에 이 법 또는 이 법에 따른 명령을 위반한 경우

② 보건복지부장관은 의료기관이 제9조의2 제1항을 위반한 경우 위반 사항에 대한 시정을 명할 수 있다.〈신설 2019.12.3.〉
③ 제1항에 따른 행정처분의 세부적인 기준은 보건복지부령으로 정한다.〈신설 2013.8.13., 2019.12.3.〉
[전문개정 2012.10.22.]
[제17조의2에서 이동, 종전 제17조의3은 제17조의4로 이동 〈2019.12.3.〉]

시행규칙

제20조(행정처분의 기준) 법 제17조의3에 따른 행정처분의 기준은 별표 6과 같다.〈개정 2020.12.31.〉
[본조신설 2015.1.12.]

제17조의4(적용의 배제) 제6조 제1항 제1호에 해당하는 자가 개설한 혈액원 중 혈액제제를 자체에서 소비할 목적으로 공급하는 경우에는 같은 조 제4항, 제6조의3, 제13조의2 제1항 및 제17조의2를 적용하지 아니한다.〈개정 2019.12.3.〉
[전문개정 2012.10.22.]
[제17조의3에서 이동 〈2019.12.3.〉]

제18조(벌칙) 다음 각 호의 어느 하나에 해당하는 자는 5년 이하의 징역 또는 5천만원 이하의 벌금에 처한다.〈개정 2018.12.11.〉
1. 제3조를 위반하여 혈액 매매행위 등을 한 자
2. 제6조 제1항을 위반하여 혈액관리업무를 할 수 있는 자가 아니면서 혈액관리업무를 한 자
3. 제6조 제3항을 위반하여 허가받지 아니하고 혈액원을 개설한 자 또는 변경허가를 받지 아니하고 중요 사항을 변경한 자
4. 제6조 제4항을 위반하여 의약품 제조업의 허가를 받지 아니하고 혈액관리업무를 한 자 또는 품목별로 품목허가를 받거나 품목신고를 하지 아니하고 혈액관리업무를 한 자

5. 제6조의2 제1항을 위반하여 허가받지 아니하고 혈액관리업무를 한 자

[전문개정 2012.10.22.]

제19조(벌칙) 다음 각 호의 어느 하나에 해당하는 자는 2년 이하의 징역 또는 2천만원 이하의 벌금에 처한다.〈개정 2016.2.3., 2018.12.11.〉

1. 제6조 제2항을 위반하여 보건복지부령으로 정하는 기준에 적합한 시설·장비를 갖추지 아니한 자
2. 제7조 제1항을 위반하여 채혈 전에 헌혈자에 대하여 신원 확인 및 건강진단을 하지 아니한 자
3. 제7조 제2항을 위반하여 보건복지부령으로 정하는 감염병 환자 또는 건강기준에 미달하는 사람으로부터 채혈을 한 자
4. 제7조 제3항을 위반하여 신원이 확실하지 아니하거나 신원 확인에 필요한 요구에 따르지 아니하는 사람으로부터 채혈을 한 자
5. 제7조 제5항을 위반하여 채혈하기 전에 채혈금지대상 여부 및 과거 헌혈경력과 그 검사 결과를 조회하지 아니한 자
6. 제7조의2 제2항 및 제3항을 위반하여 보건복지부령으로 정하는 안전성검사를 통과하지 못한 채혈금지대상자로부터 채혈을 하거나 안전성검사를 통과한 채혈금지대상자로부터 채혈을 한 후 그 결과를 보건복지부장관에게 보고하지 아니한 자
7. 제7조의2 제5항을 위반하여 채혈금지대상자 명부의 작성·관리 업무상 알게 된 비밀을 정당한 사유 없이 누설한 자
8. 제8조 제1항을 위반하여 보건복지부령으로 정하는 바에 따라 혈액과 혈액제제의 적격 여부를 검사하지 아니하거나 검사 결과를 확인하지 아니한 자
9. 제8조 제2항을 위반하여 보건복지부령으로 정하는 바에 따라 부적격혈액을 폐기처분하지 아니하거나 폐기처분 결과를 보건복지부장관에게 보고하지 아니한 자

9의2. 제8조 제4항을 위반하여 부적격혈액의 정보를 해당 의료기관에 알리지 아니하거나 폐기처분하지 아니한 자

9의3. 제8조 제5항을 위반하여 부적격혈액을 수혈받은 사람에게 이를 알리지 아니한 자

10. 제9조 제1항을 위반하여 채혈 시의 혈액량, 혈액관리의 적정 온도 등 보건복지부령으로 정하는 기준에 따라 혈액관리업무를 하지 아니한 자
11. 제12조 제3항을 위반하여 건강진단·채혈·검사 등 업무상 알게 된 다른 사람의 비밀을 누설하거나 발표한 자
12. 제12조의2 제3항을 위반하여 정당한 사유 없이 전자혈액관리업무기록에 저장된 개인정보를 탐지하거나 누출·변조 또는 훼손한 자

[전문개정 2012.10.22.]

제20조(벌칙) 다음 각 호의 어느 하나에 해당하는 자는 1년 이하의 징역 또는 1천만원 이하의 벌금에 처한다.〈개정 2018.12.11., 2021.3.23.〉

1. 제14조 제1항 또는 제4항을 위반하여 헌혈자에게 헌혈증서를 발급하지 아니하거나, 의료기관에 헌혈증서를 제출하면서 무상으로 혈액제제 수혈을 요구한 사람에 대하여 정당한 이유 없이 그 요구를 거절한 자
2. 제15조 제1항을 위반하여 거짓이나 그 밖의 부정한 방법으로 헌혈환급예치금을 내지 아니한 자

[전문개정 2012.10.22.]

제21조(벌칙) ① 제17조의3 제2항에 따른 시정명령을 이행하지 아니한 자는 500만원 이하의 벌금에 처한다.〈신설 2019.12.3.〉

② 다음 각 호의 어느 하나에 해당하는 자는 100만원 이하의 벌금에 처한다.〈개정 2019.12.3.〉

1. 제6조의3 제2항을 위반한 자

2. 제11조에 따라 고시된 혈액제제의 수가를 위반하여 혈액제제를 공급한 자

[전문개정 2016.2.3.]

제22조(양벌규정) 법인의 대표자나 법인 또는 개인의 대리인, 사용인, 그 밖의 종업원이 그 법인 또는 개인의 업무에 관하여 제18조부터 제21조까지의 어느 하나에 해당하는 위반행위를 하면 그 행위자를 벌하는 외에 그 법인 또는 개인에게도 해당 조문의 벌금형을 과(科)한다. 다만, 법인 또는 개인이 그 위반행위를 방지하기 위하여 해당 업무에 관하여 상당한 주의와 감독을 게을리하지 아니한 경우에는 그러하지 아니하다.

[전문개정 2011.4.28.]

제23조(과태료) ① 다음 각 호의 어느 하나에 해당하는 자에게는 200만원 이하의 과태료를 부과한다. 〈개정 2016.2.3., 2019.12.3., 2020.2.18.〉

1. 제6조의2 제2항을 위반하여 혈액원 또는 이와 유사한 명칭을 사용한 자
2. 제8조 제6항을 위반하여 보고를 하지 아니하거나 거짓으로 보고한 자
3. 제10조 제1항을 위반하여 신고를 하지 아니한 자
4. 제10조 제3항 후단을 위반하여 실태조사에 협조하지 아니한 자
5. 제13조 제1항에 따른 보고를 하지 아니하거나 거짓으로 보고한 자 또는 검사를 거부·기피 또는 방해한 자
6. 제13조의2 제1항·제2항에 따른 제출을 하지 아니하거나 거짓으로 제출한 자

② 제1항에 따른 과태료는 대통령령으로 정하는 바에 따라 보건복지부장관 또는 시·도지사가 부과·징수한다. 〈개정 2020.2.18.〉

[전문개정 2012.10.22.]

시행령

제10조의3(규제의 재검토) 보건복지부장관은 제11조 및 별표에 따른 과태료의 부과기준에 대하여 2014년 1월 1일을 기준으로 3년마다(매 3년이 되는 해의 1월 1일 전까지를 말한다) 그 타당성을 검토하여 개선 등의 조치를 하여야 한다.

[본조신설 2013.12.30.]

제11조(과태료의 부과기준) 법 제23조 제1항에 따른 과태료의 부과기준은 **별표**와 같다.

[전문개정 2009.1.30.]

부 칙 〈제17971호, 2021.3.23.〉

제1조(시행일) 이 법은 공포 후 1년 6개월이 경과한 날부터 시행한다.

제2조(헌혈증서 재발급에 관한 적용례) 제14조제1항 후단의 개정규정은 이 법 시행 후 최초로 발급하는 헌혈증서부터 적용한다.

부 칙 〈제18626호, 2021.12.21.〉

이 법은 공포 후 1년 6개월이 경과한 날부터 시행한다. 다만, 제4조의3의 개정규정은 공포 후 3개월이 경과한 날부터 시행한다.

혈액관리법 시행령

일부개정 2021.6.15. 대통령령 제31775호 시행일 2021.6.30.

[별표] 〈개정 2020.12.1.〉

과태료의 부과기준(제11조 관련)

1. 일반기준
   가. 부과권자는 다음의 어느 하나에 해당하는 경우에는 제2호의 개별기준에 따른 과태료의 2분의 1 범위에서 그 금액을 줄일 수 있다. 다만, 과태료를 체납하고 있는 위반행위자의 경우에는 그렇지 않다.
      1) 위반행위가 사소한 부주의나 오류로 인한 것으로 인정되는 경우
      2) 위반행위자가 법 위반상태를 시정하거나 해소하기 위하여 노력한 사실이 인정되는 경우
      3) 그 밖에 위반행위의 정도, 위반행위의 동기와 그 결과 등을 고려하여 줄일 필요가 있다고 인정되는 경우
   나. 부과권자는 다음의 어느 하나에 해당하는 경우에는 제2호의 개별기준에 따른 과태료의 2분의 1 범위에서 그 금액을 늘릴 수 있다. 다만, 늘려 부과하는 경우에도 법 제23조 제1항에 따른 과태료의 상한을 넘을 수 없다.
      1) 위반의 내용ㆍ정도가 중대하여 소비자 등에게 미치는 피해가 크다고 인정되는 경우
      2) 법 위반상태의 기간이 6개월 이상인 경우
      3) 그 밖에 위반행위의 정도, 위반행위의 동기와 그 결과 등을 고려하여 늘릴 필요가 있다고 인정되는 경우

2. 개별기준

위반행위	근거 법조문	과태료
가. 법 제6조의2 제2항을 위반하여 혈액원 또는 이와 유사한 명칭을 사용한 경우	법 제23조 제1항 제1호	150만원
나. 법 제8조 제6항을 위반하여 보고를 하지 않거나 거짓으로 보고한 경우	법 제23조 제1항 제2호	150만원
다. 법 제10조 제1항을 위반하여 신고를 하지 않은 경우	법 제23조 제1항 제3호	200만원
라. 법 제10조 제3항 후단을 위반하여 실태조사에 협조하지 않은 경우	법 제23조 제1항 제4호	100만원
마. 법 제13조 제1항에 따른 보고를 하지 않거나 거짓으로 보고한 경우 또는 검사를 거부ㆍ기피 또는 방해한 경우	법 제23조 제1항 제5호	150만원
바. 법 제13조의2 제1항ㆍ제2항에 따른 제출을 하지 않거나 거짓으로 제출한 경우	법 제23조 제1항 제6호	150만원

혈액관리법 시행규칙

일부개정 2022.10.12. 보건복지부령 제913호 시행일 2022.10.12.

[별표 1] 〈개정 2019.9.27.〉

부적격혈액의 범위 및 혈액·혈액제제의 적격여부 판정기준(제2조 관련)

1. 채혈과정에서 응고 또는 오염된 혈액 및 혈액제제
2. 다음의 혈액선별검사에서 부적격기준에 해당되는 혈액 및 혈액제제

검사항목 및 검사방법		부적격기준
비(B)형간염검사	B형간염표면항원(HBsAg) 검사	양성
	B형간염바이러스(HBV) 핵산증폭검사	양성
시(C)형간염검사	C형간염바이러스(HCV) 항체 검사	양성
	C형간염바이러스(HCV) 핵산증폭검사	양성
후천성면역결핍증검사	사람면역결핍바이러스(HIV) 항체 검사	양성
	사람면역결핍바이러스(HIV) 핵산증폭검사	양성
사람T세포림프친화바이러스(HTLV)검사 (혈장성분은 제외한다)	사람T세포림프친화바이러스(HTLV) Ⅰ형/Ⅱ형 항체 검사(혈장성분은 제외한다)	양성
매독검사		양성
간기능검사(ALT검사, 수혈용으로 사용되는 혈액만 해당한다)		101 IU/L 이상

※ B형간염표면항원(HBsAg) 검사, C형간염바이러스(HCV) 항체 검사, 사람면역결핍바이러스(HIV) 항체 검사, 사람T세포림프친화바이러스(HTLV) Ⅰ형/Ⅱ형 항체 검사의 검사방법은 효소면역측정법(EIA) 또는 이와 동등이상의 감도를 가진 시험방법에 따라야 함

비고 : 위 검사항목 외에 국민보건을 위하여 긴급하게 필요하다고 판단되는 혈액검사의 부적격 기준은 보건복지부장관이 별도로 정한다.

3. 제7조에 따른 채혈금지대상자 기준 중 감염병 요인, 약물 요인 및 선별검사결과 부적격 요인에 해당하는 자로부터 채혈된 혈액 및 혈액제제
4. 심한 혼탁을 보이거나 변색 또는 용혈된 혈액 및 혈액제제
5. 혈액용기의 밀봉 또는 표지가 파손된 혈액 및 혈액제제
6. 제12조 제2호 가목에 따른 보존기간이 경과한 혈액 및 혈액제제
7. 그 밖에 안전성 등의 이유로 부적격 요인에 해당한다고 보건복지부장관이 정하는 혈액 및 혈액제제

[별표 1의2] 〈개정 2020.6.25.〉

채혈금지대상자(제2조의2 및 제7조 관련)

Ⅰ. 공통기준

1. 건강진단관련 요인

가. 체중이 남자는 50킬로그램 미만, 여자는 45킬로그램 미만인 자

나. 체온이 섭씨 37.5도를 초과하는 자

다. 수축기혈압이 90밀리미터(수은주압) 미만 또는 180밀리미터(수은주압)이상인 자

라. 이완기혈압이 100밀리미터(수은주압) 이상인 자

마. 맥박이 1분에 50회 미만 또는 100회를 초과하는 자

2. 질병관련 요인

가. 감염병

1) 만성 B형간염, C형간염, 후천성면역결핍증, 바베스열원충증, 샤가스병 또는 크로이츠펠트-야콥병 등 「감염병의 예방 및 관리에 관한 법률」 제2조에 따른 감염병 중 보건복지부장관이 지정하는 혈액 매개 감염병의 환자, 의사환자, 병원체보유자

2) 일정기간 채혈금지 대상자

가) 말라리아 병력자로 치료종료 후 3년이 경과하지 아니한 자

나) 브루셀라증 병력자로 치료종료 후 2년이 경과하지 아니한 자

다) 매독 병력자로 치료종료 후 1년이 경과하지 아니한 자

라) 급성 B형간염 병력자로 완치 후 6개월이 경과하지 아니한 자

마) 그 밖에 보건복지부장관이 정하는 혈액매개 감염병환자 또는 병력자

나. 그 밖의 질병

1) 발열, 인후통, 설사 등 급성 감염성 질환이 의심되는 증상이 없어진지 3일이 경과하지 아니한 자

2) 암환자, 만성폐쇄성폐질환 등 호흡기질환자, 간경변 등 간질환자, 심장병환자, 당뇨병환자, 류마티즘 등 자가면역질환자, 신부전 등 신장질환자, 혈우병, 적혈구증다증 등 혈액질환자, 한센병환자, 성병환자(매독환자는 제외한다), 알콜중독자, 마약중독자 또는 경련환자. 다만, 의사가 헌혈가능하다고 판정한 경우에는 그러하지 아니하다.

3. 약물 또는 예방접종 관련 요인

가. 약물

1) 혈소판 기능에 영향을 주는 약물인 아스피린을 투여 받은 후 3일, 티클로피딘 등을 투여받은 후 2주가 경과하지 아니한 자(혈소판 헌혈의 경우에 한한다)

2) 이소트레티노인, 피나스테라이드 성분의 약물을 투여 받고 4주가 경과하지 아니한 자

3) 두타스테라이드 성분의 약물을 투여 받고 6개월이 경과하지 아니한 자

4) B형간염 면역글로불린, 태반주사제를 투여 받고 1년이 경과하지 아니한 자

5) 아시트레틴 성분의 약물을 투여 받고 3년이 경과하지 아니한 자

6) 제9조제2호마목에 따라 보건복지부장관이 인정하여 고시하는 약물의 투여자로서 해당 약물의 성격, 효과 및 유해성 등을 고려하여 보건복지부장관이 정하는 기간을 경과하지 아니한 자

7) 과거에 에트레티네이트 성분의 약물을 투여 받은 적이 있는 자, 소에서 유래한 인슐린을 투여 받은 적이 있는 자, 뇌하수체 유래 성장호르몬을 투여 받은 적이 있는 자, 변종크로이츠펠트-야콥병의 위험지역에서 채혈된 혈액의 혈청으로 제조된 진단시약 등 투여자, 제9조제1호마목에 따라 보건복지부장관이 인정하여

고시하는 약물의 투여자는 영구 금지

나. 예방접종

1) 콜레라, 디프테리아, 인플루엔자, A형간염, B형간염, 주사용 장티푸스, 주사용 소아마비, 파상풍, 백일해, 일본뇌염, 신증후군출혈열(유행성출혈열), 탄저, 공수병 예방접종을 받은 후 24시간이 경과하지 않은 사람

2) 홍역, 유행성이하선염, 황열, 경구용 소아마비, 경구용 장티푸스 예방접종을 받은 날부터 2주가 경과하지 않은 사람

3) 풍진, 수두 예방접종 또는 BCG 접종을 받은 날부터 4주가 경과하지 않은 사람

4. 진료 및 처치 관련 요인

가. 임신 중인 자, 분만 또는 유산 후 6개월 이내인 자. 다만, 본인이 출산한 신생아에게 수혈하고자 하는 경우에는 그러하지 아니하다.

나. 수혈 후 1년이 경과하지 아니한 자

다. 전혈채혈일로부터 8주, 혈장성분채혈, 혈소판혈장성분채혈 및 두단위혈소판성분채혈일로부터 14일, 백혈구성분채혈 및 한단위혈소판성분채혈일로부터 72시간, 두단위적혈구성분채혈일로부터 16주가 경과하지 아니한 자

라. 과거 경막 또는 각막을 이식 받은 경험이 있는 자

5. 선별검사결과 부적격 요인

과거 헌혈검사에서 B형간염검사, C형간염검사, 후천성면역결핍증검사, 인체(T)림프영양성바이러스검사(혈장성분헌혈의 경우는 제외한다) 및 그 밖에 보건복지부장관이 별도로 정하는 혈액검사 결과 부적격 기준에 해당되는 자

6. 그 밖의 요인

가. 제6조 제2항 제2호의 문진 결과 헌혈불가로 판정된 자

나. 그 밖에 의사의 진단에 의하여 건강상태가 불량하거나 채혈이 부적당하다고 인정되는 자

Ⅱ. 개별기준

채혈의 종류	기 준
320밀리리터 전혈채혈	1. 16세 미만인 자 또는 70세 이상인 자 2. 혈액의 비중이 1.053 미만인 자, 혈액 100밀리리터당 혈색소량이 12.5그램 미만인 자 또는 적혈구용적률이 38퍼센트 미만인 자 3. 과거 1년 이내에 전혈채혈횟수가 5회 이상인 자
400밀리리터 전혈채혈	1. 17세 미만인 자 또는 70세 이상인 자 2. 체중이 50킬로그램 미만인 자 3. 혈액의 비중이 1.053 미만인 자, 혈액 100밀리리터당 혈색소량이 12.5그램 미만인 자 또는 적혈구용적률이 38퍼센트 미만인 자 4. 과거 1년 이내에 전혈채혈횟수가 5회 이상인 자
혈장 성분채혈	1. 17세 미만인 자 또는 70세 이상인 자 2. 혈액의 비중이 1.052 미만 또는 혈액 100밀리리터당 혈색소량이 12.0그램 미만인 자 3. 직전 헌혈혈액검사 결과 혈액 100밀리리터당 혈청단백량이 6.0그램 미만인 자
한단위 혈소판 성분채혈	1. 17세 미만인 자 또는 60세 이상인 자 2. 혈액의 비중이 1.052 미만 또는 혈액 100밀리리터당 혈색소량이 12.0그램 미만인 자 3. 혈액 1마이크로리터당 혈소판수가 15만개 미만인 자 4. 한단위 혈소판성분채혈 72시간이 경과하지 아니한 자 5. 과거 1년 이내에 성분채혈횟수가 24회 이상인 자

두단위 혈소판 성분채혈	1. 17세 미만인 자 또는 60세 이상인 자 2. 혈액의 비중이 1.052 미만 또는 혈액 100밀리리터당 혈색소량이 12.0그램 미만인 자 3. 혈액 1마이크로리터당 혈소판수가 25만개 미만인 자 4. 과거 1년 이내에 성분채혈횟수가 24회 이상인 자
혈소판 혈장 성분채혈	1. 17세 미만인 자 또는 60세 이상인 자 2. 혈액의 비중이 1.052 미만 또는 혈액 100밀리리터당 혈색소량이 12.0그램 미만인 자 3. 직전 헌혈혈액검사 결과 혈액 100밀리리터당 혈청단백량이 6.0그램 미만인 자 4. 혈액 1마이크로리터당 혈소판수가 15만개 미만인 자 5. 과거 1년 이내에 성분채혈횟수가 24회 이상인 자
두단위 적혈구 성분채혈	1. 17세 미만인 자 또는 60세 이상인 자 2. 체중이 70킬로그램 미만인자 3. 혈액 100밀리리터당 혈색소량이 14.0그램 미만인 자 4. 과거 1년 이내에 전혈채혈횟수가 4회 이상 또는 성분채혈횟수가 24회 이상 또는 두단위적혈구성분채혈횟수가 2회 이상인 자

비고 : 65세 이상인 자의 헌혈은 60세부터 64세까지 헌혈한 경험이 있는 자에만 가능함

[별표 2] 〈개정 2022.10.12.〉

혈액관련의약품(제4조 관련)

1. 백혈구제거적혈구	15. 성분채혈백혈구혈소판
2. 백혈구여과제거적혈구	16. 성분채혈혈소판
3. 세척적혈구	17. 백혈구여과제거 성분채혈혈소판
4. 동결해동적혈구	18. 성분채혈혈장
5. 농축백혈구	19. 다종백혈구여과제거성분채혈혈소판
6. 혈소판풍부혈장	20. 다종성분채혈혈장
7. 백혈구여과제거혈소판	21. 방사선조사(照射) 농축적혈구
8. 세척혈소판	22. 방사선조사 백혈구여과제거적혈구
9. 신선액상혈장	23. 방사선조사 세척적혈구
10. 동결혈장	24. 방사선조사 농축혈소판
11. 동결침전제제	25. 방사선조사 백혈구여과제거성분채혈혈소판
12. 동결침전물제거혈장	26. 방사선조사 다종백혈구여과제거성분채혈혈소판
13. 성분채혈적혈구	27. 방사선조사 세척혈소판
14. 성분채혈백혈구	

[별표 2의2] 〈개정 2022.10.12.〉

혈액제제의 보존기준(제12조 관련)

제제종류	보존온도	보존기간	비고
1. 전혈	1~6℃	CPDA 보존액 : 채혈 후 21일 CPDA-1 보존액 : 채혈 후 35일 ADD/M(SAG/M) 보존액 : 채혈 후 35일	

2. 농축적혈구	1~6℃	전혈과 동일	
3. 신선동결혈장	-18℃이하	채혈 후 1년	해동 후 3시간 이내 사용. 다만, 1~6℃ 보관하는 경우 24시간까지 사용 가능
4. 농축혈소판	20~24℃	제조 후 120시간	보관시 교반 필요
5. 백혈구제거적혈구	1~6℃	제조 후 24시간 폐쇄형은 전혈과 동일	
6. 백혈구여과제거적혈구	1~6℃	폐쇄형여과는 전혈과 동일, 개방형여과는 제조 후 24시간	
7. 세척적혈구	1~6℃	제조 후 24시간	
8. 동결해동적혈구	-65℃ 이하 동결, 해동 후 1~6℃	제조 후 10년, 개방형은 세척 후 24시간, 폐쇄형은 세척 후 10일	
9. 농축백혈구	20~24℃	제조 후 24시간	
10. 혈소판풍부혈장	20~24℃	제조 후 120시간	보관시 교반 필요
11. 백혈구여과제거혈소판	20~24℃	폐쇄용 여과는 농축혈소판과 동일 개방형 여과는 제조 후 24시간	보관시 교반 필요
12. 세척혈소판	20~24℃	제조 후 4시간	
13. 신선액상혈장	1~6℃	제조 후 12시간	
14. 동결혈장	-18℃이하	채혈 후 1년	해동 후 3시간 이내 사용. 다만, 1~6℃ 보관하는 경우 24시간까지 사용 가능
15. 동결침전제제	-18℃이하	채혈 후 1년	해동 후 1시간 이내 사용. 다만, 1~6℃ 보관하는 경우 24시간까지 사용 가능
16. 동결침전물제거혈장	-18℃이하	채혈 후 1년	해동 후 3시간 이내 사용. 다만, 1~6℃ 보관하는 경우 24시간까지 사용 가능
17. 성분채혈적혈구	1~6℃	채혈 후 35일	혈액첨가제 사용시
18. 성분채혈백혈구	20~24℃	채혈 후 24시간	
19. 성분채혈혈소판백혈구	20~24℃	채혈 후 24시간	보관시 교반 필요
20. 성분채혈혈소판	20~24℃	제조 후 120시간	
21. 백혈구여과제거 성분채혈혈소판	20~24℃	제조 후 120시간	보관시 교반 필요
22. 성분채혈혈장	-18℃이하	채혈 후 1년	
23. 다종백혈구여과제거성분채혈혈소판	20~24℃	제조 후 120시간	보관 시 교반 필요
24. 다종성분채혈혈장	-18℃이하	채혈 후 1년	
25. 방사선조사 농축적혈구	1~6℃	방사선조사(照射) 후 28일. 다만, 방사선조사 대상이 되는 농축적혈구의 남은 보존기간이 더 짧은 경우에는 그 보존기간을 말한다.	
26. 방사선조사 백혈구여과제거적혈구	1~6℃	방사선조사 후 28일. 다만, 방사선조사 대상이 되는 백혈구여과제거적혈구의 남은 보존기간이 더 짧은 경우에는 그 보존기간을 말한다.	

27. 방사선조사 세척적혈구	1~6℃	방사선조사 대상 세척적혈구의 남은 보존기간	
28. 방사선조사 농축혈소판	20~24℃	방사선조사 대상 농축혈소판의 남은 보존기간	보관 시 교반 필요
29. 방사선조사 백혈구여과제거성분채혈혈소판	20~24℃	방사선조사 대상 백혈구여과제거성분채혈혈소판의 남은 보존기간	보관 시 교반 필요
30. 방사선조사 다종백혈구여과제거성분채혈혈소판	20~24℃	방사선조사 대상 백혈구여과제거성분채혈혈소판의 남은 보존기간	보관 시 교반 필요
31. 방사선조사 세척혈소판	20~24℃	방사선조사 대상 세척혈소판의 남은 보존기간	

비고 : 성분채혈혈장 등을 혈장분획제제의 원료로 사용하기 위하여 보관하는 경우 그 보존기준은 식품의약품안전처장이 따로 고시하는 바에 따른다.

[별표 3] 삭제 〈2009.1.30.〉

[별표 4] 〈개정 2019.10.23.〉

혈액관리업무를 위한 시설 · 장비 등(제5조의2 관련)

1. 채혈업무를 하는 경우에 갖추어야 할 시설 · 장비(혈액원외의 장소에서 채혈하는 경우도 동일기준 적용)

시 설	장 비	비 고
대기실 또는 휴식실	의자 또는 침대	채혈실, 건강진단실과 분리된 독립공간으로 확보하여야 한다.
건강진단실	가. 청진기(자동혈압계 사용시 제외) 나. 체중계 다. 혈압계 라. 체온계 마. 빈혈검사용기구 또는 기기(황산구리법에 따른 혈액비중검사의 경우를 제외한다) 바. 혈소판수검사용기기(혈소판성분헌혈을 하는 경우에 한한다) 사. 과거헌혈경력 및 검사결과조회장비	1. 채혈실과 겸용할 수 있다. 2. 문진 시 헌혈자의 개인비밀이 보호될 수 있는 환경을 갖추어야 한다. 3. 혈소판수검사용기기는 혈액원 건물 내(의료기관의 경우 진단검사의학과 검사실)의 것을 겸용할 수 있다.
채혈실	가. 침대 나. 봉합기 다. 혈액성분채혈기(성분헌혈을 실시하는 경우에 한한다) 라. 전혈혼합기(전혈채혈을 실시하는 경우에 한한다) 마. 혈액전용 냉장고 바. 삭제 〈2018.11.19.〉 사. 혈액중량측정용저울(제제실의 것을 겸용할 수 있다)	차량에서의 채혈 또는 방문채혈시 혈액제제별 보존온도유지 용기와 냉매재를 사용하는 경우 혈액전용냉장고로 갈음할 수 있다.

2. 혈액제제 검사업무를 하는 경우에 갖추어야 할 시설 · 장비

시 설	장 비	비 고
검사실	가. 검체용원심분리기 나. 생화학검사기기(ALT검사가 가능하여야 하며 혈장성분채혈을 하는 혈액원은 총단백 검사도 가능하여야 한다.) 다. B형간염검사기기 : 효소면역측정법검사기기, 핵산증폭검사장비 라. C형간염검사기기 : 효소면역측정법 검사기기, 핵산증폭검사장비 마. 후천성면역결핍증검사기기 : 효소면역측정법 검사기기, 핵산증폭검사장비	가. 핵산증폭검사를 타 기관에 의뢰하는 경우 핵산증폭검사장비는 제외한다. 나. 의료기관의 경우에는 진단의학검사실을 검사실로 겸용할 수 있다. 다. 핵산증폭검사만을 수행하는 혈액원의 경우 해당 장비만 갖추고 업무를 수행할 수 있다.

	바. 매독검사기기 또는 기구 사. 혈액형검사기구(혈청형혈액검사를 포함한다) 및 현미경 아. 시약전용냉장고	라. 효소면역측정법 검사기기는 이와 동등이상의 민감도를 갖는 검사기기를 사용할 수 있다.

3. 혈액제제 제조업무를 하는 경우에 갖추어야 할 시설・장비

시 설	장 비	비 고
제제실	가. 혈액중량측정용 저울 및 봉합기 나. 혈액전용냉장고 다. 혈액전용냉동고(동결 혈액제제를 제조하는 혈액원에 한한다) 라. 혈액제제제조용원심분리기 및 혈장추출기(전혈로부터 성분분리하여 혈액제제를 제조하는 혈액원에 한한다) 마. 급속동결기(신선동결혈장, 동결해동적혈구등을 제조하는 혈액원에 한한다) 바. 공기청정 장치 또는 시설(혈액제제 제조과정에서 혈액이 외부 오염에 노출되지 않도록 하는 폐쇄식 시스템을 사용하지 않는 경우에 한정한다)	1. 공급실이 있는 경우에는 공급실을 제제실로 겸용할 수 있다. 2. 혈액전용냉장고 및 혈액전용냉동고는 채혈실 또는 공급실의 것을 겸용할 수 있다. 3. 의료기관의 경우 급속동결기는 혈액전용냉동고를 겸용할 수 있다.

4. 혈액제제 보존・공급업무를 하는 경우에 갖추어야 할 시설・장비

시 설	장 비	비 고
보존・공급실	가. 혈액전용냉장고 나. 혈액전용냉동고(동결 혈액제제를 공급하는 혈액원에 한한다) 다. 혈소판교반기(혈소판이 포함된 혈액제제를 공급하는 혈액원에 한한다) 라. 현미경 및 교차적합성검사용원심분리기(검사실의 것을 겸용할 수 있으며, 교차적합성검사를 하지 않는 혈액원은 해당하지 않음) 마. 전기항온수조기(신선동결혈장을 해동하여・공급하는 혈액원에 한한다) 바. 보존온도 유지장치 사. 유지온도 기록장치	제제실이 있는 경우에는 제제실을 공급실로 겸용할 수 있다. 혈액전용냉장고 및 혈액전용냉동고는 채혈실 또는 제제실의 것을 겸용할 수 있다.

[별표 4의2] 〈개정 2020.6.25.〉

선별검사결과 부적격자에 대한 안전성검사 및 판정기준(제7조의2 관련)

부적격 요인	안전성검사 방법	채혈금지대상 해제기준
B형간염	B형간염표면항원(HBsAg) 검사 B형간염핵심항체(Anti-HBc) 검사 B형간염바이러스(HBV) 핵산증폭검사[중합효소연쇄반응(PCR) 포함]	다음 각 호의 어느 하나에 해당할 것 1. 모두 음성일 것 2. B형간염핵심항체(Anti-HBc) 검사 결과가 양성인 경우에는 다음 각 목에 모두 해당할 것 가. 완치 후 6개월이 지났을 것 나. B형간염표면항원(HBsAg) 검사 결과 및 B형간염바이러스(HBV) 핵산증폭검사(PCR 포함) 결과가 음성일 것 다. B형간염표면항체(Anti-HBs)의 추가 검사결과가 100mIU/mL 이상일 것

C형간염	C형간염바이러스(HCV) 항체 검사	모두 음성일 것
	C형간염바이러스(HCV) 핵산증폭검사[중합효소연쇄반응(PCR) 포함]	
사람T세포림프친화바이러스(HTLV) 감염증(혈장성분헌혈의 경우는 제외한다)	사람T세포림프친화바이러스(HTLV) Ⅰ형/Ⅱ형 항체 검사	
후천성면역결핍증(AIDS)	사람면역결핍바이러스(HIV) 항체 검사	
	사람면역결핍바이러스(HIV) 핵산증폭검사[중합효소연쇄반응(PCR) 포함]	

비고

1. B형간염표면항원(HBsAg), B형간염핵심항체(Anti-HBc), C형간염바이러스(HCV)항체, 사람면역결핍바이러스(HIV) 항체 및 사람T세포림프친화바이러스(HTLV) Ⅰ형/Ⅱ형 항체의 검사는 효소면역측정법(EIA) 또는 이와 같은 수준 이상의 감도를 가진 시험방법에 따라야 한다.
2. 위 검사 방법 외에 국민보건을 위하여 긴급하게 필요하다고 판단되는 안전성 검사 방법 및 채혈금지대상 해제기준은 보건복지부장관이 별도로 정한다.

[별표 5] 〈개정 2009.1.30.〉

혈액공급차량의 형태 · 표시 및 내부장치 등에 관한 기준(제12조의2 관련)

1. 형태 및 표시

가. 「자동차관리법」 제3조의 규정에 의한 승용자동차·승합자동차 또는 화물자동차로서 지붕구조의 덮개가 있을 것

나. 바탕색은 백색으로 하며, 전·후·좌·우면 중 2면 이상에 녹색으로 '혈액공급차량'이라는 표시를 할 것

다. 좌·우면 중 1면 이상에 혈액공급차량을 운영하는 혈액원의 명칭 및 전화번호를 표시할 것

2. 내부장치

가. 삭제〈2009.1.30〉

나. 제12조 제3호 가목에 따른 보존온도를 유지할 수 있는 적절한 용기와 냉매제를 갖출 것

다. 혈액제제 보존용기 내의 유지온도를 기록하는 장치

3. 그 밖의 기준

혈액공급차량 운행일지를 구비할 것

[별표 5의2] 〈신설 2020.12.31.〉

수혈관리실 근무인력의 교육기준(제12조의5 제2항 관련)

1. 교육 내용: 수혈관리업무의 개요, 안전하고 적정한 수혈관리 지침, 수혈 관련 부작용에 대한 대응방법, 수혈 관련 검사방법, 수혈 관련 자료의 수집·분석 방법 등
2. 교육 이수시간: 매년 8시간 이상

3. **교육 기관**: 다음 각 목의 어느 하나에 해당하는 기관
   가. 국가 또는 지방자치단체
   나. 「의료법」 제28조에 따른 의사회 또는 간호사회
   다. 「한국보건복지인력개발원법」에 따른 한국보건복지인력개발원
   라. 그 밖에 보건복지부장관이 정하여 고시하는 수혈관리 관련 전문 학회·단체
4. **그 밖의 사항**: 수혈관리실 근무인력(수혈관리 경력이 3년 이상인 경우만 해당한다)이 제3호 라목에 따른 전문 학회에서 주관하는 학술대회·워크숍에 매년 8시간 이상 참석한 경우에는 제1호부터 제3호까지의 규정에 따라 교육을 이수한 것으로 본다.

[별표 6] 〈개정 2020.12.31.〉

행정처분의 기준(제20조 관련)

1. 일반기준
   가. 위반행위의 횟수에 따른 가중된 행정처분의 기준은 최근 2년간 같은 위반행위로 행정처분을 받은 경우에 적용한다. 이 경우 기간의 계산은 위반행위에 대하여 행정처분을 받은 날과 그 처분 후 다시 같은 위반행위를 하여 적발된 날을 기준으로 한다.
   나. 나목에 따라 가중된 행정처분을 하는 경우 가중처분의 적용 차수는 그 위반행위 전 부과처분 차수(나목에 따른 기간 내에 처분이 둘 이상 있었던 경우에는 높은 차수를 말한다)의 다음 차수로 한다.
   다. 위반행위가 둘 이상인 경우로서 그에 해당하는 각각의 처분기준이 다른 경우에는 그 중 무거운 처분기준에 따른다. 다만, 둘 이상의 처분 기준이 모두 업무정지인 경우에는 각 처분기준을 합산한 기간을 넘지 않는 범위에서 무거운 처분기준의 2분의 1까지 가중할 수 있다.
   라. 처분권자는 제2호에 따른 처분기준이 업무정지인 경우에는 위반행위의 정도, 동기 및 그 결과 등을 고려하여 그 기간의 2분의 1 범위에서 가중하거나 감경할 수 있다. 다만, 가중하는 경우에도 법 제17조의3에 따른 업무정지 기간의 상한을 넘을 수 없다.

2. 개별기준

위반행위	근거법조문	행정처분의 기준		
		1차 위반	2차 위반	3차 이상위반
가. 혈액원 개설허가를 받은 날부터 3개월이 지나도록 정당한 사유 없이 그 업무를 시작하지 않은 경우	법 제17조의3 제1항 제1호	허가취소		
나. 개설허가를 받은 혈액원의 시설이 법 제6조제2항에 따른 시설·장비 기준에 적합하지 않은 경우	법 제17조의3 제1항 제2호	시정명령	업무정지 6개월	허가취소
다. 혈액원이 제조관리자를 두지 않은 경우	법 제17조의3 제1항 제3호	업무정지 3개월	업무정지 6개월	허가취소
라. 혈액원에 대한 법 제13조제1항에 따른 검사 또는 같은 조 제3항에 따른 심사평가 결과 혈액관리업무가 부적절했음이 발견된 경우	법 제17조의3 제1항 제4호	시정명령	업무정지 3개월	업무정지 6개월

마. 혈액원이 법 제17조의2 제3항 및 제4항을 위반하여 사업계획, 예산안, 수입·지출결산서 또는 회계감사 보고서를 제출하지 않은 경우	법 제17조의3 제1항 제5호	시정명령	업무정지 3개월	업무정지 6개월
바. 그 밖에 법 또는 법에 따른 명령을 위반한 경우	법 제17조의3 제1항 제6호			
1) 법 제6조의4 제1항에 따른 휴업 또는 재개업 신고를 하지 아니한 경우		시정명령	업무정지 3개월	업무정지 6개월
2) 폐업 또는 휴업 신고 시 법 제6조의4 제2항에 따라 혈액관리업무기록 등을 대한적십자사 회장에게 이관하지 아니한 경우		시정명령	업무정지 3개월	업무정지 6개월
3) 업무정지 명령을 위반하여 업무를 한 경우		업무정지 6개월	허가취소	
4) 시정명령에 따르지 아니한 경우		업무정지 1개월	업무정지 3개월	업무정지 6개월

호스피스 · 완화의료 및 임종과정에 있는 환자의 연명의료결정에 관한 법률(약칭 : 연명의료결정법)

일부개정 2021.12.21. 법률 제18627호 시행일 2022.3.22.

제1장 총칙

제1조(목적) 이 법은 호스피스·완화의료와 임종과정에 있는 환자의 연명의료와 연명의료중단등결정 및 그 이행에 필요한 사항을 규정함으로써 환자의 최선의 이익을 보장하고 자기결정을 존중하여 인간으로서의 존엄과 가치를 보호하는 것을 목적으로 한다.

시행령

제1조(목적) 이 영은 「호스피스·완화의료 및 임종과정에 있는 환자의 연명의료결정에 관한 법률」에서 위임된 사항과 그 시행에 필요한 사항을 규정함을 목적으로 한다.

시행규칙

제1조(목적) 이 규칙은 「호스피스·완화의료 및 임종과정에 있는 환자의 연명의료결정에 관한 법률」 및 같은 법 시행령에서 위임된 사항과 그 시행에 필요한 사항을 규정함을 목적으로 한다.

제2조(정의) 이 법에서 사용하는 용어의 뜻은 다음과 같다.〈개정 2018.3.27.〉

1. "임종과정"이란 회생의 가능성이 없고, 치료에도 불구하고 회복되지 아니하며, 급속도로 증상이 악화되어 사망에 임박한 상태를 말한다.
2. "임종과정에 있는 환자"란 제16조에 따라 담당의사와 해당 분야의 전문의 1명으로부터 임종과정에 있다는 의학적 판단을 받은 자를 말한다.
3. "말기환자(末期患者)"란 적극적인 치료에도 불구하고 근원적인 회복의 가능성이 없고 점차 증상이 악화되어 보건복지부령으로 정하는 절차와 기준에 따라 담당의사와 해당 분야의 전문의 1명으로부터 수개월 이내에 사망할 것으로 예상되는 진단을 받은 환자를 말한다.
   가. 삭제〈2018.3.27.〉
   나. 삭제〈2018.3.27.〉
   다. 삭제〈2018.3.27.〉
   라. 삭제〈2018.3.27.〉
   마. 삭제〈2018.3.27.〉
4. "연명의료"란 임종과정에 있는 환자에게 하는 심폐소생술, 혈액 투석, 항암제 투여, 인공호흡기 착용 및 그 밖에 대통령령으로 정하는 의학적 시술로서 치료효과 없이 임종과정의 기간만을 연장하는 것을 말한다.
5. "연명의료중단등결정"이란 임종과정에 있는 환자에 대한 연명의료를 시행하지 아니하거나 중단하기로 하는 결정을 말한다.
6. "호스피스·완화의료"(이하 "호스피스"라 한다)란 다음 각 목의 어느 하나에 해당하는 질환으로 말기환자로

진단을 받은 환자 또는 임종과정에 있는 환자(이하 "호스피스대상환자"라 한다)와 그 가족에게 통증과 증상의 완화 등을 포함한 신체적, 심리사회적, 영적 영역에 대한 종합적인 평가와 치료를 목적으로 하는 의료를 말한다.

가. 암
나. 후천성면역결핍증
다. 만성 폐쇄성 호흡기질환
라. 만성 간경화
마. 그 밖에 보건복지부령으로 정하는 질환

7. "담당의사"란 「의료법」에 따른 의사로서 말기환자 또는 임종과정에 있는 환자(이하 "말기환자등"이라 한다)를 직접 진료하는 의사를 말한다.
8. "연명의료계획서"란 말기환자등의 의사에 따라 담당의사가 환자에 대한 연명의료중단등결정 및 호스피스에 관한 사항을 계획하여 문서(전자문서를 포함한다)로 작성한 것을 말한다.
9. "사전연명의료의향서"란 19세 이상인 사람이 자신의 연명의료중단등결정 및 호스피스에 관한 의사를 직접 문서(전자문서를 포함한다)로 작성한 것을 말한다.

시행령

제2조(연명의료) 「호스피스·완화의료 및 임종과정에 있는 환자의 연명의료결정에 관한 법률」(이하 "법"이라 한다) 제2조 제4호에서 "대통령령으로 정하는 의학적 시술"이란 다음 각 호의 시술을 말한다.

1. 체외생명유지술(ECLS)
2. 수혈
3. 혈압상승제 투여
4. 그 밖에 담당의사가 환자의 최선의 이익을 보장하기 위해 시행하지 않거나 중단할 필요가 있다고 의학적으로 판단하는 시술

[본조신설 2019.3.26.]
[종전 제2조는 제3조로 이동 〈2019.3.26.〉]

시행규칙

제2조(말기환자의 진단 기준) 「호스피스·완화의료 및 임종과정에 있는 환자의 연명의료결정에 관한 법률」(이하 "법"이라 한다) 제2조 제3호에 따라 담당의사와 해당 분야 전문의 1명이 말기환자 여부를 진단하는 경우에는 다음 각 호의 기준을 종합적으로 고려하여야 한다.

1. 임상적 증상
2. 다른 질병 또는 질환의 존재 여부
3. 약물 투여 또는 시술 등에 따른 개선 정도
4. 종전의 진료 경과
5. 다른 진료 방법의 가능 여부
6. 그 밖에 제1호부터 제5호까지의 규정에 준하는 것으로서 말기환자의 진단을 위하여 보건복지부장관이 특히 필요하다고 인정하는 기준

제2조의2(호스피스 대상 질환) 법 제2조제6호마목에서 "보건복지부령으로 정하는 질환"이란 별표 1의 질환을 말한다.
[본조신설 2022.4.14.]

제3조(기본 원칙) ① 호스피스와 연명의료 및 연명의료중단등결정에 관한 모든 행위는 환자의 인간으로서의 존엄과 가치를 침해하여서는 아니 된다.

② 모든 환자는 최선의 치료를 받으며, 자신이 앓고 있는 상병(傷病)의 상태와 예후 및 향후 본인에게 시행될 의료행위에 대하여 분명히 알고 스스로 결정할 권리가 있다.

③ 「의료법」에 따른 의료인(이하 "의료인"이라 한다)은 환자에게 최선의 치료를 제공하고, 호스피스와 연명의료 및 연명의료중단등결정에 관하여 정확하고 자세하게 설명하며, 그에 따른 환자의 결정을 존중하여야 한다.

제4조(다른 법률과의 관계) 이 법은 호스피스와 연명의료, 연명의료중단등결정 및 그 이행에 관하여 다른 법률에 우선하여 적용한다.

제5조(국가 및 지방자치단체의 책무) ① 국가와 지방자치단체는 환자의 인간으로서의 존엄과 가치를 보호하는 사회적·문화적 토대를 구축하기 위하여 노력하여야 한다.

② 국가와 지방자치단체는 환자의 최선의 이익을 보장하기 위하여 호스피스 이용의 기반 조성에 필요한 시책을 우선적으로 마련하여야 한다.

제6조(호스피스의 날 지정) ① 삶과 죽음의 의미와 가치를 널리 알리고 범국민적 공감대를 형성하며 호스피스를 적극적으로 이용하고 연명의료에 관한 환자의 의사를 존중하는 사회 분위기를 조성하기 위하여 매년 10월 둘째 주 토요일을 "호스피스의 날"로 한다.

② 국가와 지방자치단체는 호스피스의 날의 취지에 부합하는 행사와 교육·홍보를 실시하도록 노력하여야 한다.

제7조(종합계획의 시행·수립) ① 보건복지부장관은 호스피스와 연명의료 및 연명의료중단등결정의 제도적 확립을 위하여 관계 중앙행정기관의 장과 협의하고, 제8조에 따른 국가호스피스연명의료위원회의 심의를 거쳐 호스피스와 연명의료 및 연명의료중단등결정에 관한 종합계획(이하 "종합계획"이라 한다)을 5년마다 수립·추진하여야 한다.〈개정 2020.4.7.〉

② 종합계획에는 다음 각 호의 사항이 포함되어야 한다.

1. 호스피스와 연명의료 및 연명의료중단등결정의 제도적 확립을 위한 추진방향 및 기반조성
2. 호스피스와 연명의료 및 연명의료중단등결정 관련 정보제공 및 교육의 시행·지원
3. 제14조에 따른 의료기관윤리위원회의 설치·운영에 필요한 지원
4. 말기환자등과 그 가족의 삶의 질 향상을 위한 교육프로그램 및 지침의 개발·보급
5. 제25조에 따른 호스피스전문기관의 육성 및 전문 인력의 양성
6. 다양한 호스피스 사업의 개발
7. 호스피스와 연명의료 및 연명의료중단등결정에 관한 조사·연구에 관한 사항
8. 그 밖에 호스피스와 연명의료 및 연명의료중단등결정의 제도적 확립을 위하여 필요한 사항

③ 보건복지부장관은 종합계획을 수립할 때 생명윤리 및 안전에 관하여 사회적으로 심각한 영향을 미칠 수 있는 사항에 대하여는 미리 「생명윤리 및 안전에 관한 법률」 제7조에 따른 국가생명윤리심의위원회와 협의하여야 한다.

④ 보건복지부장관은 종합계획에 따라 매년 시행계획을 수립·시행하고 그 추진실적을 평가하여야 한다.

⑤ 보건복지부장관은 종합계획을 수립하거나 주요 사항을 변경한 경우 지체 없이 국회에 보고하여야 한다.

제8조(국가호스피스연명의료위원회) ① 보건복지부는 종합계획 및 시행계획을 심의하기 위하여 보건복지부장관 소속으로 국가호스피스연명의료위원회(이하 "위원회"라 한다)를 둔다.

② 위원회는 위원장을 포함한 15인 이내의 위원으로 구성한다.

③ 위원장은 보건복지부차관이 된다.

④ 위원은 말기환자 진료, 호스피스 및 임종과정에 관한 학식과 경험이 풍부한 다양한 분야의 전문가들 중에서 보건복지부장관이 임명 또는 위촉한다.

⑤ 그 밖에 위원회의 조직 및 운영에 필요한 사항은 대통령령으로 정한다.

시행령

제3조(국가호스피스연명의료위원회) ① 법 제8조 제1항에 따른 국가호스피스연명의료위원회(이하 "위원회"라 한다) 위

촉 위원의 임기는 3년으로 하며, 한 차례만 연임할 수 있다. 다만, 위원의 해촉(解囑) 등으로 인하여 새로 위촉된 위원의 임기는 전임 위원 임기의 남은 기간으로 한다.〈개정 2019.3.26.〉

② 보건복지부장관은 위원회의 위원이 다음 각 호의 어느 하나에 해당하는 경우에는 해당 위원을 해임하거나 해촉할 수 있다.

1. 정신 장애로 인하여 직무를 수행할 수 없게 된 경우
2. 직무와 관련된 비위 사실이 있는 경우
3. 직무태만, 품위손상이나 그 밖의 사유로 위원으로 적합하지 아니하다고 인정되는 경우
4. 위원 스스로 직무를 수행하는 것이 곤란하다고 의사를 밝히는 경우

③ 위원회의 위원장(이하 이 조에서 "위원장"이라 한다)은 위원회를 대표하며, 위원회의 업무를 총괄한다.

④ 위원장이 부득이한 사유로 직무를 수행할 수 없을 때에는 위원장이 지명하는 위원이 그 직무를 대행한다.

⑤ 위원회의 회의는 보건복지부장관이나 위원 3분의 1 이상이 요구할 때 또는 위원장이 필요하다고 인정할 때에 소집하고, 위원장이 그 의장이 된다.

⑥ 위원회의 회의는 재적위원 과반수의 출석으로 개의(開議)하고 출석 위원 과반수의 찬성으로 의결한다.

⑦ 위원회의 사무를 처리하기 위하여 위원회에 간사 1명을 두며, 간사는 보건복지부 소속 공무원 중에서 보건복지부장관이 지명한다.

⑧ 위원회의 회의에 참석한 위촉 위원에게는 예산의 범위에서 수당·여비와 그 밖에 필요한 경비를 지급할 수 있다.

[제2조에서 이동, 종전 제3조는 제4조로 이동〈2019.3.26.〉]

제4조(전문위원회) ① 위원회는 위원회의 심의사항을 전문적으로 검토하기 위하여 필요한 경우 분야별 전문위원회를 둘 수 있다.

② 분야별 전문위원회는 위원장 1명을 포함하여 10명 이내의 위원으로 성별을 고려하여 구성한다.

③ 분야별 전문위원회의 위원장 및 위원은 보건복지부장관이 임명하거나 위촉한다.

[제3조에서 이동, 종전 제4조는 제5조로 이동〈2019.3.26.〉]

제5조(운영세칙) 이 영에서 규정한 사항 외에 위원회와 분야별 전문위원회의 구성 및 운영 등에 필요한 사항은 보건복지부장관이 정한다.

[제4조에서 이동, 종전 제5조는 제6조로 이동〈2019.3.26.〉]

제2장 연명의료중단등결정의 관리체계

제9조(국립연명의료관리기관) ① 보건복지부장관은 연명의료, 연명의료중단등결정 및 그 이행에 관한 사항을 적정하게 관리하기 위하여 국립연명의료관리기관(이하 "관리기관"이라 한다)을 둔다.

② 관리기관의 업무는 다음 각 호와 같다.

1. 제10조에 따라 등록된 연명의료계획서 및 제12조에 따라 등록된 사전연명의료의향서에 대한 데이터베이스의 구축 및 관리
2. 제11조에 따른 사전연명의료의향서 등록기관에 대한 관리 및 지도·감독
3. 제17조 제2항에 따른 연명의료계획서 및 사전연명의료의향서 확인 조회 요청에 대한 회답
4. 연명의료, 연명의료중단등결정 및 그 이행의 현황에 대한 조사·연구, 정보수집 및 관련 통계의 산출
5. 그 밖에 연명의료, 연명의료중단등결정 및 그 이행과 관련하여 대통령령으로 정하는 업무

③ 관리기관의 운영 등에 필요한 사항은 대통령령으로 정한다.

시행령

제6조(국립연명의료관리기관) ① 법 제9조 제1항에 따른 국립연명의료관리기관(이하 "관리기관"이라 한다)의 장은 보

건복지부장관이 임명하거나 위촉한다.

② 관리기관의 장은 관리기관의 효율적 운영을 위하여 필요하다고 인정하는 경우에는 보건복지부장관이 정하는 바에 따라 연명의료, 연명의료중단등결정 및 그 이행과 관련된 분야의 전문가로 구성되는 운영위원회를 둘 수 있다.

③ 관리기관의 장은 소관 업무를 수행하기 위하여 필요하다고 인정하는 경우에는 관계 중앙행정기관의 장, 지방자치단체의 장, 「공공기관의 운영에 관한 법률」 제4조에 따른 공공기관의 장 및 보건의료 관련 기관·법인·단체·전문가에게 자료 또는 의견의 제출을 요청할 수 있다.

④ 관리기관의 장은 보건복지부장관이 정하는 바에 따라 사업운영계획, 사업추진실적, 재정운용계획 및 재정집행내역 등을 보건복지부장관에게 보고하여야 한다.

⑤ 법 제9조 제2항 제5호에서 "대통령령으로 정하는 업무"란 다음 각 호의 업무를 말한다.

1. 법 제9조 제2항 제1호부터 제4호까지의 업무수행에 필요한 정보처리시스템의 구축·운영
2. 연명의료, 연명의료중단등결정 및 그 이행과 관련하여 의료기관 개설자, 의료인 또는 의료기관 종사자에 대한 교육 및 정보제공
3. 그 밖에 제1호 및 제2호에 준하는 업무로서 연명의료, 연명의료중단등결정 및 그 이행과 관련하여 보건복지부장관이 특히 필요하다고 인정하는 업무

[제5조에서 이동, 종전 제6조는 제7조로 이동 〈2019.3.26.〉]

제10조(연명의료계획서의 작성·등록 등) ① 담당의사는 말기환자등에게 연명의료중단등결정, 연명의료계획서 및 호스피스에 관한 정보를 제공할 수 있다.

② 말기환자등은 의료기관(「의료법」 제3조에 따른 의료기관 중 의원·한의원·병원·한방병원·요양병원 및 종합병원을 말한다. 이하 같다)에서 담당의사에게 연명의료계획서의 작성을 요청할 수 있다.

③ 제2항에 따른 요청을 받은 담당의사는 해당 환자에게 연명의료계획서를 작성하기 전에 다음 각 호의 사항에 관하여 설명하고, 환자로부터 내용을 이해하였음을 확인받아야 한다. 이 경우 해당 환자가 미성년자인 때에는 환자 및 그 법정대리인에게 설명하고 확인을 받아야 한다.

1. 환자의 질병 상태와 치료방법에 관한 사항
2. 연명의료의 시행방법 및 연명의료중단등결정에 관한 사항
3. 호스피스의 선택 및 이용에 관한 사항
4. 연명의료계획서의 작성·등록·보관 및 통보에 관한 사항
5. 연명의료계획서의 변경·철회 및 그에 따른 조치에 관한 사항
6. 그 밖에 보건복지부령으로 정하는 사항

④ 연명의료계획서는 다음 각 호의 사항을 포함하여야 한다.

1. 환자의 연명의료중단등결정 및 호스피스의 이용에 관한 사항
2. 제3항 각 호의 설명을 이해하였다는 환자의 서명, 기명날인, 녹취, 그 밖에 이에 준하는 대통령령으로 정하는 방법으로의 확인
3. 담당의사의 서명 날인
4. 작성 연월일
5. 그 밖에 보건복지부령으로 정하는 사항

⑤ 환자는 연명의료계획서의 변경 또는 철회를 언제든지 요청할 수 있다. 이 경우 담당의사는 이를 반영한다.

⑥ 의료기관의 장은 작성된 연명의료계획서를 등록·보관하여야 하며, 연명의료계획서가 등록·변경 또는 철회된 경우 그 결과를 관리기관의 장에게 통보하여야 한다.

⑦ 연명의료계획서의 서식 및 연명의료계획서의 작성·등록·통보 등에 필요한 사항은 보건복지부령으로 정한다.

시행령

제7조(연명의료계획서의 작성) 법 제10조 제4항 제2호에서 "대통령령으로 정하는 방법"이란 녹화(錄畵)를 말한다.
[제6조에서 이동, 종전 제7조는 제8조로 이동 〈2019.3.26.〉]

시행규칙

제3조(연명의료계획서) ① 법 제10조 제1항에 따른 연명의료계획서는 별지 제1호서식과 같다.

② 법 제10조 제3항 제6호에서 "보건복지부령으로 정하는 사항"이란 법 제14조 제1항에 따른 의료기관윤리위원회의 이용에 관한 사항을 말한다.

③ 법 제10조 제4항 제5호에서 "보건복지부령으로 정하는 사항"이란 다음 각 호의 사항을 말한다.〈개정 2018.2.2., 2019.3.26.〉

1. 환자의 성명 및 주민등록번호
2. 환자가 말기환자 또는 임종과정에 있는 환자인지 여부
3. 연명의료계획서의 열람허용 여부
4. 담당의사의 소속 의료기관 및 면허번호

④ 담당의사는 법 제10조 제1항부터 제4항까지의 규정에 따라 연명의료계획서를 작성하거나 같은 조 제5항에 따라 연명의료계획서의 변경 또는 철회 요청을 받은 경우에는 지체 없이 소속 의료기관의 장에게 보고하여야 한다.

⑤ 법 제10조 제6항에 따라 의료기관의 장이 법 제9조 제1항에 따른 국립연명의료관리기관(이하 "관리기관"이라 한다)의 장에게 연명의료계획서의 등록·변경 또는 철회 결과를 통보하는 경우에는 「호스피스·완화의료 및 임종과정에 있는 환자의 연명의료결정에 관한 법률 시행령」(이하 "영"이라 한다) 제6조 제5항 제1호에 따른 정보처리시스템을 통하여 할 수 있다.〈개정 2019.3.26.〉

제11조(사전연명의료의향서 등록기관) ① 보건복지부장관은 대통령령으로 정하는 시설·인력 등 요건을 갖춘 다음 각 호의 기관 중에서 사전연명의료의향서 등록기관(이하 "등록기관"이라 한다)을 지정할 수 있다.〈개정 2021.12.21.〉

1. 「지역보건법」 제2조에 따른 지역보건의료기관
2. 의료기관
3. 사전연명의료의향서에 관한 사업을 수행하는 비영리법인 또는 비영리단체(「비영리민간단체 지원법」 제4조에 따라 등록된 비영리민간단체를 말한다)
4. 「공공기관의 운영에 관한 법률」 제4조에 따른 공공기관
5. 「노인보건법」 제36조 제1항 제1호에 따른 노인복지관

② 등록기관의 업무는 다음 각 호와 같다.

1. 사전연명의료의향서 등록에 관한 업무
2. 사전연명의료의향서에 관한 설명 및 작성 지원
3. 사전연명의료의향서에 관한 상담, 정보제공 및 홍보
4. 관리기관에 대한 사전연명의료의향서의 등록·변경·철회 등의 결과 통보
5. 그 밖에 사전연명의료의향서에 관하여 보건복지부령으로 정하는 업무

③ 등록기관의 장은 제2항에 따른 업무 수행의 결과를 기록·보관하고, 관리기관의 장에게 보고하여야 한다.

④ 국가와 지방자치단체는 등록기관의 운영 및 업무 수행에 필요한 행정적·재정적 지원을 할 수 있다.

⑤ 등록기관의 장은 등록기관의 업무를 폐업 또는 1개월 이상 휴업하거나 운영을 재개하는 경우 보건복지부장관에게 신고하여야 한다.

⑥ 등록기관의 장은 등록기관의 업무를 폐업 또는 1개월 이상 휴업하는 경우 보건복지부령으로 정하는 바에 따라 관련 기록을 관리기관의 장에게 이관하여야 한다. 다만, 휴업하려는 등록기관의 장이 휴업 예정일 전일까지 관리기관의 장의 허가를 받은 경우에는 관련 기록을 직접 보관할 수 있다.

⑦ 등록기관의 지정 절차, 업무 수행 결과 기록·보관 및 보고, 폐업 등의 신고절차에 관하여 필요한 사항은 보건복지부령으로 정한다.

시행령

제8조(사전연명의료의향서 등록기관의 지정 요건) ① 법 제11조 제1항에 따른 사전연명의료의향서 등록기관(이하 "등록기관"이라 한다)의 지정 요건은 다음 각 호와 같다.

1. 소관 업무를 독립적으로 수행할 수 있는 사무실 및 상담실을 갖출 것
2. 소관 업무의 수행에 필요한 온라인 업무처리시스템을 갖출 것
3. 소관 업무를 전문적으로 수행할 수 있는 1개 이상의 전담부서와 2명 이상의 인력을 갖출 것

② 제1항에 따른 지정기준의 세부 내용 및 운영 등에 필요한 사항은 보건복지부장관이 정하여 고시한다.

[제7조에서 이동, 종전 제8조는 제9조로 이동〈2019.3.26.〉]

시행규칙

제4조(등록기관의 지정 절차) ① 법 제11조 제1항에 따라 사전연명의료의향서 등록기관(이하 "등록기관"이라 한다)의 지정을 받으려는 자는 별지 제2호서식의 사전연명의료의향서 등록기관 지정(변경)신청서(전자문서로 된 신청서를 포함한다)에 다음 각 호의 서류(전자문서를 포함한다)를 첨부하여 보건복지부장관에게 제출하여야 한다.〈개정 2019.3.26.〉

1. 법 제11조 제1항 각 호에 해당하는 기관임을 증명하는 서류
2. 영 제8조 제1항 각 호에 따른 지정 요건에 적합함을 증명하는 서류
3. 사업운영계획서

② 보건복지부장관은 제1항에 따른 지정 신청의 검토를 위하여 필요하다고 인정하는 경우에는 현지 확인을 할 수 있고, 관계 중앙행정기관 또는 지방자치단체의 장에게 자료 또는 의견의 제출 등을 요청할 수 있다.

③ 보건복지부장관은 법 제11조 제1항에 따라 등록기관을 지정한 경우에는 별지 제3호서식의 사전연명의료의향서 등록기관 지정서를 발급하여야 하고, 보건복지부 인터넷 홈페이지에 그 지정 사실을 게재하여야 한다.

④ 법 제11조 제1항에 따라 등록기관으로 지정받은 자가 다음 각 호의 어느 하나에 해당하는 사항을 변경하려는 경우에는 별지 제2호서식의 사전연명의료의향서 등록기관 지정(변경)신청서(전자문서로 된 신청서를 포함한다)에 변경사항을 확인할 수 있는 서류(전자문서를 포함한다)를 첨부하여 보건복지부장관에게 제출하여야 한다.〈개정 2019.3.26.〉

1. 등록기관의 명칭
2. 등록기관의 소재지
3. 등록기관의 대표자
4. 영 제8조 제1항 각 호에 따른 등록기관의 지정 요건

⑤ 제1항부터 제4항까지에서 규정한 사항 외에 등록기관의 지정절차 및 지정방법 등에 필요한 세부 사항은 보건복지부장관이 정하여 고시한다.

제5조(등록기관의 업무) ① 법 제11조 제2항 제5호에서 "보건복지부령으로 정하는 업무"란 사전연명의료의향서의 보존 및 관리에 관한 업무를 말한다.

② 등록기관은 법 제11조 제3항에 따라 관리기관의 장에게 업무 수행의 결과를 보고하는 경우에는 영 제6조 제5항 제1호에 따른 정보처리시스템을 통하여 보고할 수 있다.〈개정 2019.3.26.〉

제6조(등록기관의 폐업 등 신고) ① 법 제11조 제5항에 따라 등록기관의 장이 폐업, 휴업 또는 운영 재개를 하려는 경우에는 폐업, 휴업 또는 운영 재개 예정일 10일 전까지 별지 제4호서식의 사전연명의료의향서 등록기관 폐업(휴업, 운영 재개) 신고서(전자문서로 된 신고서를 포함한다)에 다음 각 호의 구분에 따른 서류(전자문서를 포함한다)를 첨부하여 보건복지부장관에게 제출하여야 한다.〈개정 2019.3.26.〉

1. 폐업 또는 휴업: 법 제11조 제6항 본문에 따른 관련 기록의 이관에 관한 조치계획서
2. 운영 재개: 영 제8조 제1항 각 호에 따른 지정 요건에 적합함을 증명하는 서류

② 보건복지부장관은 법 제11조 제5항에 따라 등록기관의 폐업 또는 휴업 신고를 받은 경우에는 제1항 제1호에 따른 조치계획서에 따라 관련 기록이 이관되었는지 여부를 확인·점검하여야 한다.

제7조(등록기관의 기록 이관) ① 법 제11조 제6항 본문에 따라 등록기관의 장이 관리기관의 장에게 이관하여야 하는

관련 기록은 사진연명의료의향서의 등록·변경 또는 철회와 관련된 모든 기록을 말한다.
② 법 제11조 제6항 본문에 따라 등록기관의 장이 관리기관의 장에게 관련 기록을 이관하는 경우에는 휴업 또는 폐업 예정일 3일 전까지 이관하여야 한다.
③ 법 제11조 제6항 단서에 따라 관련 기록의 직접 보관에 대한 허가를 받으려는 자는 별지 제5호서식의 관련 기록 직접 보관 허가신청서(전자문서로 된 신청서를 포함한다)에 다음 각 호의 서류(전자문서를 포함한다)를 첨부하여 관리기관의 장에게 제출하여야 한다.
1. 관련 기록에 대한 전체 목록
2. 관련 기록에 대한 보관계획서
④ 관리기관의 장은 제3항에 따른 허가 신청에 대하여 허가 여부를 결정한 경우에는 신청인에게 서면(전자문서를 포함한다)으로 그 결과를 알려야 한다.
⑤ 제1항부터 제4항까지에서 규정한 사항 외에 관련 기록의 이관 또는 직접 보관 허가 신청의 절차 및 방법 등에 필요한 세부 사항은 보건복지부장관이 정하여 고시한다.

제12조(사전연명의료의향서의 작성·등록 등) ① 사전연명의료의향서를 작성하고자 하는 사람(이하 "작성자"라 한다)은 이 조에 따라서 직접 작성하여야 한다.
② 등록기관은 작성자에게 그 작성 전에 다음 각 호의 사항을 충분히 설명하고, 작성자로부터 내용을 이해하였음을 확인받아야 한다.
1. 연명의료의 시행방법 및 연명의료중단등결정에 대한 사항
2. 호스피스의 선택 및 이용에 관한 사항
3. 사전연명의료의향서의 효력 및 효력 상실에 관한 사항
4. 사전연명의료의향서의 작성·등록·보관 및 통보에 관한 사항
5. 사전연명의료의향서의 변경·철회 및 그에 따른 조치에 관한 사항
6. 그 밖에 보건복지부령으로 정하는 사항
③ 사전연명의료의향서는 다음 각 호의 사항을 포함하여야 한다.〈개정 2018.3.27.〉
1. 연명의료중단등결정
2. 호스피스의 이용
3. 작성 연월일
4. 그 밖에 보건복지부령으로 정하는 사항
④ 등록기관의 장은 사전연명의료의향서를 제출받을 때 본인의 작성 여부를 확인한 후 작성된 사전연명의료의향서를 등록·보관하여야 한다.
⑤ 등록기관의 장은 제4항에 따른 등록 결과를 관리기관의 장에게 통보하여야 한다.
⑥ 사전연명의료의향서를 작성한 사람은 언제든지 그 의사를 변경하거나 철회할 수 있다. 이 경우 등록기관의 장은 지체 없이 사전연명의료의향서를 변경하거나 등록을 말소하여야 한다.
⑦ 등록기관의 장은 제6항에 따라 사전연명의료의향서가 변경 또는 철회된 경우 그 결과를 관리기관의 장에게 통보하여야 한다.
⑧ 사전연명의료의향서는 다음 각 호의 어느 하나에 해당하는 경우 그 효력이 없다. 다만, 제4호의 경우에는 그때부터 효력을 잃는다.
1. 본인이 직접 작성하지 아니한 경우
2. 본인의 자발적 의사에 따라 작성되지 아니한 경우
3. 제2항 각 호의 사항에 관한 설명이 제공되지 아니하거나 작성자의 확인을 받지 아니한 경우
4. 사전연명의료의향서 작성·등록 후에 연명의료계획서가 다시 작성된 경우

⑨ 사전연명의료의향서의 서식 및 사전연명의료의향서의 작성·등록·보관·통보 등에 필요한 사항은 보건복지부령으로 정한다.

시행규칙

제8조(사전연명의료의향서) ① 법 제12조 제1항에 따른 사전연명의료의향서는 별지 제6호서식과 같다.

② 법 제12조 제2항 제6호에서 "보건복지부령으로 정하는 사항"이란 법 제11조 제6항 및 제13조 제3항에 따른 기록의 이관에 관한 사항을 말한다.

③ 법 제12조 제3항 제4호에서 "보건복지부령으로 정하는 사항"이란 다음 각 호의 사항을 말한다.

1. 작성자의 성명 및 주민등록번호
2. 작성자가 법 제12조 제2항 각 호의 사항에 대한 설명을 이해하였다는 확인
3. 사전연명의료의향서의 열람허용 여부
4. 등록기관 및 상담자에 관한 사항

④ 법 제12조 제5항 및 제7항에 따라 등록기관의 장이 관리기관의 장에게 사전연명의료의향서의 등록·변경 또는 철회 결과를 통보하는 경우에는 영 제6조 제5항 제1호에 따른 정보처리시스템을 통하여 할 수 있다.〈개정 2019.3.26.〉

제13조(등록기관의 지정 취소) ① 보건복지부장관은 등록기관이 다음 각 호의 어느 하나에 해당하는 경우 그 지정을 취소할 수 있다. 다만, 제1호에 해당하는 경우에는 그 지정을 취소하여야 한다.

1. 거짓이나 그 밖의 부정한 방법으로 지정을 받은 경우
2. 제11조 제1항에 따른 지정기준에 미달하는 경우
3. 제11조 제2항 각 호의 업무를 정당한 사유 없이 이행하지 아니한 경우
4. 정당한 사유 없이 제34조 제3항에 따른 명령·조사에 응하지 아니한 자

② 제1항에 따라 지정이 취소된 등록기관은 지정이 취소된 날부터 2년 이내에 등록기관으로 지정받을 수 없다.

③ 등록기관의 장은 제1항에 따라 지정이 취소된 경우 대통령령으로 정하는 바에 따라 보관하고 있는 기록을 관리기관의 장에게 이관하여야 한다.

시행령

제9조(기록의 이관) ① 등록기관의 장은 법 제13조 제3항에 따라 보관하고 있는 기록을 관리기관의 장에게 이관할 때에는 등록기관의 지정이 취소된 날부터 30일 이내에 이관하여야 한다.

② 등록기관의 장은 법 제13조 제3항에 따라 보관하고 있는 기록을 관리기관의 장에게 이관할 때에는 보관하고 있는 기록의 전체 목록을 작성하여 함께 제출하여야 한다.

③ 제1항 및 제2항에서 규정한 사항 외에 등록기관의 장이 보관하고 있는 기록의 이관을 위한 절차 및 방법 등에 필요한 세부 사항은 보건복지부장관이 정하여 고시한다.

[제8조에서 이동, 종전 제9조는 제10조로 이동 〈2019.3.26.〉]

제14조(의료기관윤리위원회의 설치 및 운영 등) ① 연명의료중단등결정 및 그 이행에 관한 업무를 수행하려는 의료기관은 보건복지부령으로 정하는 바에 따라 해당 의료기관에 의료기관윤리위원회(이하 "윤리위원회"라 한다)를 설치하고 이를 보건복지부장관에게 등록하여야 한다.

② 윤리위원회는 다음 각 호의 활동을 수행한다.

1. 연명의료중단등결정 및 그 이행에 관하여 임종과정에 있는 환자와 그 환자가족 또는 의료인이 요청한 사항에 관한 심의
2. 제19조 제3항에 따른 담당의사의 교체에 관한 심의
3. 환자와 환자가족에 대한 연명의료중단등결정 관련 상담
4. 해당 의료기관의 의료인에 대한 의료윤리교육
5. 그 밖에 보건복지부령으로 정하는 사항

③ 윤리위원회의 위원은 위원장 1명을 포함하여 5명 이상으로 구성하되, 해당 의료기관에 종사하는 사람으로만 구성할 수 없으며, 의료인이 아닌 사람으로서 종교계·법조계·윤리학계·시민단체 등의 추천을 받은 사람 2명 이상을 포함하여야 한다.
④ 윤리위원회 위원은 해당 의료기관의 장이 위촉하고, 위원장은 위원 중에서 호선한다.
⑤ 제1항에도 불구하고 보건복지부령으로 정하는 바에 따라 다른 의료기관의 윤리위원회 또는 제6항에 따른 공용윤리위원회와 제2항 각 호의 업무의 수행을 위탁하기로 협약을 맺은 의료기관은 윤리위원회를 설치한 것으로 본다.
⑥ 보건복지부장관은 의료기관이 제2항 각 호의 업무의 수행을 위탁할 수 있도록 공용윤리위원회를 지정할 수 있다.
⑦ 그 밖에 윤리위원회 및 공용윤리위원회의 구성 및 운영 등에 필요한 사항은 보건복지부령으로 정한다.

시행규칙

제9조(의료기관윤리위원회의 등록 및 업무) ① 법 제14조 제1항에 따른 의료기관윤리위원회(이하 "윤리위원회"라 한다)를 설치한 의료기관의 장은 해당 윤리위원회를 설치한 날부터 10일 이내에 보건복지부장관에게 등록하여야 한다.
② 제1항에 따라 윤리위원회를 등록하려는 의료기관은 별지 제7호서식의 의료기관윤리위원회 등록신청서(전자문서로 된 신청서를 포함한다)에 다음 각 호의 서류(전자문서를 포함한다)를 첨부하여 보건복지부장관에게 제출하여야 한다.
1. 윤리위원회의 위원에 관한 서류
2. 윤리위원회의 운영계획에 관한 서류
③ 법 제14조 제2항 제5호에서 "보건복지부령으로 정하는 사항"이란 다음 각 호의 사항을 말한다.
1. 연명의료중단등결정 및 그 이행에 관한 통계 분석
2. 연명의료중단등결정 및 그 이행에 관한 평가 및 개선방안 마련
3. 그 밖에 연명의료중단등결정과 그 이행의 적절한 운영을 위하여 보건복지부장관이 특히 필요하다고 인정하는 사항
④ 제1항에도 불구하고 법 제14조 제5항에 따라 윤리위원회 업무의 수행에 대한 위탁 협약을 맺은 의료기관은 별지 제7호서식의 의료기관윤리위원회 등록신청서(전자문서로 된 신청서를 포함한다)에 위탁 협약서(전자문서를 포함한다)를 첨부하여 보건복지부장관에게 제출하여야 한다. 이 경우 해당 위탁 협약서에는 다음 각 호의 사항이 포함되어야 한다.
1. 위탁 내용
2. 위탁 기간
3. 위탁 비용
4. 위탁에 따른 권리·의무 등에 관한 사항
5. 위탁의 종료·해지 등에 관한 사항
6. 그 밖에 윤리위원회의 업무 성격을 고려하여 보건복지부장관이 특히 필요하다고 인정하는 사항

제10조(윤리위원회) ① 윤리위원회는 위원장 1명을 포함하여 5명 이상 20명 이하의 위원으로 구성한다.
② 윤리위원회 위원의 임기는 2년으로 한다.
③ 윤리위원회는 재적위원 과반수의 출석으로 개의(開議)하고, 출석위원 과반수의 찬성으로 의결한다. 다만, 법 제14조 제2항 제1호 및 제2호에 따른 심의 안건은 재적위원 과반수의 찬성으로 의결한다.
④ 의료기관의 장은 윤리위원회의 효율적 업무 수행을 위하여 필요하다고 인정하는 경우에는 윤리위원회를 지원하는 전담기구 또는 전담인력을 둘 수 있다.
⑤ 제1항부터 제4항까지에서 규정한 사항 외에 윤리위원회의 구성 및 운영 등에 필요한 세부 사항은 보건복지부장관이 정한다.

제11조(공용윤리위원회) ① 보건복지부장관은 법 제14조 제6항에 따라 윤리위원회 중에서 공용윤리위원회를 지정할 수 있다. 이 경우 해당 윤리위원회의 위원 구성, 운영 실태 및 업무 성과 등을 종합적으로 고려하여야 한다.
② 보건복지부장관은 법 제14조 제6항에 따라 공용윤리위원회를 지정한 경우에는 별지 제8호서식의 공용윤리위원회 지정서를 발급하여야 한다.

③ 공용윤리위원회의 위원장은 소관 업무의 추진을 위하여 필요하다고 인정하는 경우에는 보건의료 관계 기관·단체·전문가 등에게 자료 또는 의견의 제출 등을 요청할 수 있다.
④ 공용윤리위원회의 위원장은 매년 업무추진현황 및 운영실적 등을 다음 해 1월 31일까지 보건복지부장관에게 보고하여야 한다.
⑤ 제1항부터 제4항까지에서 규정한 사항 외에 공용윤리위원회의 구성 및 운영 등에 필요한 세부 사항은 보건복지부장관이 정한다.

제3장 연명의료중단등결정의 이행

제15조(연명의료중단등결정 이행의 대상) 담당의사는 임종과정에 있는 환자가 다음 각 호의 어느 하나에 해당하는 경우에만 연명의료중단등결정을 이행할 수 있다.

1. 제17조에 따라 연명의료계획서, 사전연명의료의향서 또는 환자가족의 진술을 통하여 환자의 의사로 보는 의사가 연명의료중단등결정을 원하는 것이고, 임종과정에 있는 환자의 의사에도 반하지 아니하는 경우
2. 제18조에 따라 연명의료중단등결정이 있는 것으로 보는 경우

제16조(환자가 임종과정에 있는지 여부에 대한 판단) ① 담당의사는 환자에 대한 연명의료중단등결정을 이행하기 전에 해당 환자가 임종과정에 있는지 여부를 해당 분야의 전문의 1명과 함께 판단하고 그 결과를 보건복지부령으로 정하는 바에 따라 기록(전자문서로 된 기록을 포함한다)하여야 한다.〈개정 2018.3.27.〉

② 제1항에도 불구하고 제25조에 따른 호스피스전문기관에서 호스피스를 이용하는 말기환자가 임종과정에 있는지 여부에 대한 판단은 담당의사의 판단으로 갈음할 수 있다.〈신설 2018.3.27.〉

시행규칙

제12조(임종과정에 대한 판단 및 기록) 법 제16조에 따라 환자가 임종과정에 있는지 여부를 판단한 담당의사는 별지 제9호서식에 따라 그 판단 결과를 기록하여야 한다.

제17조(환자의 의사 확인) ① 연명의료중단등결정을 원하는 환자의 의사는 다음 각 호의 어느 하나의 방법으로 확인한다.

1. 의료기관에서 작성된 연명의료계획서가 있는 경우 이를 환자의 의사로 본다.
2. 담당의사가 사전연명의료의향서의 내용을 환자에게 확인하는 경우 이를 환자의 의사로 본다. 담당의사 및 해당 분야의 전문의 1명이 다음 각 목을 모두 확인한 경우에도 같다.
   가. 환자가 사전연명의료의향서의 내용을 확인하기에 충분한 의사능력이 없다는 의학적 판단
   나. 사전연명의료의향서가 제2조 제4호의 범위에서 제12조에 따라 작성되었다는 사실
3. 제1호 또는 제2호에 해당하지 아니하고 19세 이상의 환자가 의사를 표현할 수 없는 의학적 상태인 경우 환자의 연명의료중단등결정에 관한 의사로 보기에 충분한 기간 동안 일관하여 표시된 연명의료중단등에 관한 의사에 대하여 환자가족(19세 이상인 자로서 다음 각 목의 어느 하나에 해당하는 사람을 말한다) 2명 이상의 일치하는 진술(환자가족이 1명인 경우에는 그 1명의 진술을 말한다)이 있으면 담당의사와 해당 분야의 전문의 1명의 확인을 거쳐 이를 환자의 의사로 본다. 다만, 그 진술과 배치되는 내용의 다른 환자가족의 진술 또는 보건복지부령으로 정하는 객관적인 증거가 있는 경우에는 그러하지 아니하다.
   가. 배우자
   나. 직계비속

다. 직계존속

라. 가목부터 다목까지에 해당하는 사람이 없는 경우 형제자매

② 담당의사는 제1항 제1호 및 제2호에 따른 연명의료계획서 또는 사전연명의료의향서 확인을 위하여 관리기관에 등록 조회를 요청할 수 있다.

③ 제1항 제2호나 제3호에 따라 환자의 의사를 확인한 담당의사 및 해당 분야의 전문의는 보건복지부령으로 정하는 바에 따라 확인 결과를 기록(전자문서로 된 기록을 포함한다)하여야 한다.〈개정 2018.3.27.〉

시행규칙

제13조(환자의 의사 확인) ① 법 제17조 제1항 제3호 각 목 외의 부분 본문에 따라 담당의사와 해당 분야의 전문의가 환자의 의사를 확인하는 경우에는 「가족관계의 등록 등에 관한 법률」 제15조 제1항 제1호에 따른 가족관계증명서(이하 "가족관계증명서"라 한다) 등 해당 환자의 가족임을 증명할 수 있는 서류를 확인해야 한다.〈개정 2019.3.26.〉

② 법 제17조 제3항에 따른 연명의료중단등결정에 관한 환자의사 확인 결과는 다음 각 호의 구분에 따라 기록한다.

1. 법 제17조 제1항 제2호의 경우: 별지 제10호서식에 따라 기록할 것
2. 법 제17조 제1항 제3호의 경우: 별지 제11호서식에 따라 기록할 것

③ 법 제17조 제1항 제3호 각 목 외의 부분 단서에서 "보건복지부령으로 정하는 객관적인 증거가 있는 경우"란 환자 본인이 직접 작성한 문서, 녹음물, 녹화물 또는 이에 준하는 기록물에서 본인이 연명의료중단등결정에 관한 의사를 직접적으로 표명하는 경우를 말한다.

제18조(환자의 의사를 확인할 수 없는 경우의 연명의료중단등결정) ① 제17조에 해당하지 아니하여 환자의 의사를 확인할 수 없고 환자가 의사표현을 할 수 없는 의학적 상태인 경우 다음 각 호의 어느 하나에 해당할 때에는 해당 환자를 위한 연명의료중단등결정이 있는 것으로 본다. 다만, 담당의사 또는 해당 분야 전문의 1명이 환자가 연명의료중단등결정을 원하지 아니하였다는 사실을 확인한 경우는 제외한다.〈개정 2018.12.11.〉

1. 미성년자인 환자의 법정대리인(친권자에 한정한다)이 연명의료중단등결정의 의사표시를 하고 담당의사와 해당 분야 전문의 1명이 확인한 경우
2. 환자가족 중 다음 각 목에 해당하는 사람(19세 이상인 사람에 한정하며, 행방불명자 등 대통령령으로 정하는 사유에 해당하는 사람은 제외한다) 전원의 합의로 연명의료중단등결정의 의사표시를 하고 담당의사와 해당 분야 전문의 1명이 확인한 경우

가. 배우자

나. 1촌 이내의 직계 존속·비속

다. 가목 및 나목에 해당하는 사람이 없는 경우 2촌 이내의 직계 존속·비속

라. 가목부터 다목까지에 해당하는 사람이 없는 경우 형제자매

② 제1항 제1호·제2호에 따라 연명의료중단등결정을 확인한 담당의사 및 해당 분야의 전문의는 보건복지부령으로 정하는 바에 따라 확인 결과를 기록(전자문서로 된 기록을 포함한다)하여야 한다.〈개정 2018.3.27.〉

시행령

제10조(환자의 의사를 확인할 수 없는 경우의 연명의료중단등결정) ① 법 제18조 제1항 제2호에서 "행방불명자 등 대통령령으로 정하는 사유에 해당하는 사람"이란 다음 각 호의 어느 하나에 해당하는 사람을 말한다.〈개정 2019.3.26.〉

1. 경찰관서에 행방불명 사실이 신고된 날부터 1년 이상 경과한 사람
2. 실종선고를 받은 사람
3. 의식불명 또는 이에 준하는 사유로 자신의 의사를 표명할 수 없는 의학적 상태에 있는 사람으로서 해당 의학적 상태에 대하여 전문의 1명 이상의 진단·확인을 받은 사람

② 환자가족이 법 제18조 제1항 제2호에 따라 연명의료중단등결정의 의사표시를 하는 경우 그 가족 중에 제1항 각 호

의 어느 하나에 해당하는 사람이 있는 경우에는 해당 사실을 증명할 수 있는 서류를 담당의사에게 제출하여야 한다.
[제9조에서 이동, 종전 제10조는 제11조로 이동 〈2019.3.26.〉]

시행규칙

제14조(환자의 의사를 확인할 수 없는 경우의 연명의료중단등결정 확인 결과 기록) ① 법 제18조 제1항 각 호 외의 부분 본문에 따라 담당의사 또는 해당 분야의 전문의가 환자의 연명의료중단등결정을 확인하는 경우에는 가족관계증명서 등 해당 환자의 가족임을 증명할 수 있는 서류를 확인해야 한다.〈개정 2019.3.26.〉
② 법 제18조 제1항 제1호 및 제2호에 따라 연명의료중단등결정을 확인한 담당의사 및 해당 분야 전문의는 별지 제12호서식에 따라 그 확인 결과를 기록하여야 한다.

제19조(연명의료중단등결정의 이행 등) ① 담당의사는 제15조 각 호의 어느 하나에 해당하는 환자에 대하여 즉시 연명의료중단등결정을 이행하여야 한다.

② 연명의료중단등결정 이행 시 통증 완화를 위한 의료행위와 영양분 공급, 물 공급, 산소의 단순 공급은 시행하지 아니하거나 중단되어서는 아니 된다.

③ 담당의사가 연명의료중단등결정의 이행을 거부할 때에는 해당 의료기관의 장은 윤리위원회의 심의를 거쳐 담당의사를 교체하여야 한다. 이 경우 의료기관의 장은 연명의료중단등결정의 이행 거부를 이유로 담당의사에게 해고나 그 밖에 불리한 처우를 하여서는 아니 된다.

④ 담당의사는 연명의료중단등결정을 이행하는 경우 그 과정 및 결과를 기록(전자문서로 된 기록을 포함한다)하여야 한다.〈개정 2018.3.27.〉

⑤ 의료기관의 장은 제1항에 따라 연명의료중단등결정을 이행하는 경우 그 결과를 지체 없이 보건복지부령으로 정하는 바에 따라 관리기관의 장에게 통보하여야 한다.

시행규칙

제15조(연명의료중단등결정의 이행) ① 법 제19조 제4항에 따라 연명의료중단등결정을 이행한 담당의사는 별지 제13호서식에 따라 그 과정 및 결과를 기록하여야 한다.
② 의료기관의 장이 법 제19조 제5항에 따라 관리기관의 장에게 연명의료중단등결정 이행 결과를 통보하는 경우에는 영 제6조 제5항 제1호에 따른 정보처리시스템을 통하여 할 수 있다.〈개정 2019.3.26.〉

제20조(기록의 보존) 의료기관의 장은 연명의료중단등결정 및 그 이행에 관한 다음 각 호의 기록을 연명의료중단등결정 이행 후 10년 동안 보존하여야 한다.

1. 제10조에 따라 작성된 연명의료계획서
2. 제16조에 따라 기록된 임종과정에 있는 환자 여부에 대한 담당의사와 해당 분야 전문의 1명의 판단 결과
3. 제17조 제1항 제1호 및 제2호에 따른 연명의료계획서 또는 사전연명의료의향서에 대한 담당의사 및 해당 분야 전문의의 확인 결과
4. 제17조 제1항 제3호에 따른 환자가족의 진술에 대한 자료·문서 및 그에 대한 담당의사와 해당 분야 전문의의 확인 결과
5. 제18조 제1항 제1호·제2호에 따른 의사표시에 대한 자료·문서 및 그에 대한 담당의사와 해당 분야 전문의의 확인 결과
6. 제19조 제4항에 따라 기록된 연명의료중단등결정 이행의 결과
7. 그 밖에 연명의료중단등결정 및 그 이행에 관한 중요한 기록으로서 대통령령으로 정하는 사항

시행령

제11조(연명의료중단등결정 관련 기록의 보존) 법 제20조 제7호에서 "대통령령으로 정하는 사항"이란 법 제14조 제2항 제1호 또는 제2호에 따른 의료기관윤리위원회의 심의에 관련된 기록을 말한다.
[제10조에서 이동, 종전 제11조는 제12조로 이동 〈2019.3.26.〉]

제4장 호스피스 · 완화의료

제21조(호스피스사업) ① 보건복지부장관은 호스피스를 위하여 다음 각 호의 사업을 실시하여야 한다.
1. 말기환자등의 적정한 통증관리 등 증상 조절을 위한 지침 개발 및 보급
2. 입원형, 자문형, 가정형 호스피스의 설치 및 운영, 그 밖에 다양한 호스피스 유형의 정책개발 및 보급
3. 호스피스의 발전을 위한 연구 · 개발 사업
4. 제25조에 따른 호스피스전문기관의 육성 및 호스피스 전문 인력의 양성
5. 말기환자등과 그 가족을 위한 호스피스 교육프로그램의 개발 및 보급
6. 호스피스 이용 환자의 경제적 부담능력 등을 고려한 의료비 지원사업
7. 말기환자, 호스피스의 현황과 관리실태에 관한 자료를 지속적이고 체계적으로 수집 · 분석하여 통계를 산출하기 위한 등록 · 관리 · 조사 사업(이하 "등록통계사업"이라 한다)
8. 호스피스에 관한 홍보
9. 그 밖에 보건복지부장관이 필요하다고 인정하는 사업

② 보건복지부장관은 제1항 각 호에 따른 사업을 대통령령으로 정하는 바에 따라 관계 전문기관 및 단체에 위탁할 수 있다.

시행령

제12조(호스피스 · 완화의료 사업의 위탁) ① 보건복지부장관은 법 제21조 제2항에 따라 같은 조 제1항에 따른 사업을 다음 각 호의 어느 하나에 해당하는 전문기관 또는 단체에 위탁할 수 있다.
1. 법 제23조 제1항 각 호 외의 부분 전단에 따른 중앙호스피스센터(이하 "중앙센터"라 한다)
2. 법 제24조 제1항 각 호 외의 부분 전단에 따른 권역별호스피스센터(이하 "권역별센터"라 한다)
3. 「공공기관의 운영에 관한 법률」 제4조에 따른 공공기관 중 그 설립 목적이 보건의료와 관련되는 공공기관
4. 위탁업무 수행에 필요한 조직 · 인력 및 전문성 등을 갖춘 기관 · 단체로서 보건복지부장관이 정하여 고시하는 기관 또는 단체

② 보건복지부장관은 법 제21조 제2항에 따라 위탁하려는 경우에는 그 위탁 기준 · 절차 및 방법 등에 관한 사항을 미리 공고하여야 한다.

③ 보건복지부장관은 법 제21조 제2항에 따라 위탁한 경우에는 그 위탁 내용 및 수탁자 등에 관한 사항을 관보에 고시하고, 보건복지부의 인터넷 홈페이지에 게재하여야 한다.

④ 법 제21조 제2항에 따라 위탁받은 전문기관 및 단체는 사업운영계획, 사업운영실적, 재정운영계획 및 재정운영실적 등을 보건복지부장관에게 보고하여야 한다.

⑤ 제2항부터 제4항까지의 규정에 따른 위탁 기준 등의 공고, 위탁 내용 등의 고시 및 위탁업무의 보고 등에 필요한 세부 사항은 보건복지부장관이 정하여 고시한다.
[제11조에서 이동, 종전 제12조는 제13조로 이동 〈2019.3.26.〉]

제22조(자료제공의 협조 등) 보건복지부장관은 제21조 제1항 제7호에 따른 등록통계사업에 필요한 경우 관계 기관 또는 단체에 자료의 제출이나 의견의 진술 등을 요구할 수 있다. 이 경우 자료의 제출 등을 요구받은 자는 정당

한 사유가 없으면 이에 따라야 한다.

제23조(중앙호스피스센터의 지정 등) ① 보건복지부장관은 다음 각 호의 업무를 수행하게 하기 위하여 보건복지부령으로 정하는 기준을 충족하는 「의료법」 제3조 제2항 제3호 마목에 따른 종합병원(이하 "종합병원"이라 한다)을 중앙호스피스센터(이하 "중앙센터"라 한다)로 지정할 수 있다. 이 경우 국공립 의료기관을 우선하여 지정한다. 〈개정 2018.3.27.〉

1. 말기환자의 현황 및 진단·치료·관리 등에 관한 연구
2. 호스피스사업에 대한 정보·통계의 수집·분석 및 제공
3. 호스피스사업 계획의 작성
4. 호스피스에 관한 신기술의 개발 및 보급
5. 호스피스대상환자에 대한 호스피스 제공
6. 호스피스사업 결과의 평가 및 활용
7. 그 밖에 말기환자 관리에 필요한 사업으로서 보건복지부령으로 정하는 사업

② 보건복지부장관은 중앙센터가 제1항 각 호의 사업을 하지 아니하거나 잘못 수행한 경우에는 시정을 명할 수 있다.

③ 보건복지부장관은 중앙센터가 다음 각 호의 어느 하나에 해당하는 경우에는 그 지정을 취소할 수 있다.

1. 제1항에 따른 지정 기준에 미달한 경우
2. 제1항 각 호의 사업을 하지 아니하거나 잘못 수행한 경우
3. 제2항에 따른 시정명령을 따르지 아니한 경우

④ 제1항 및 제3항에 따른 중앙센터 지정 및 지정취소의 기준·방법·절차 및 운영에 관하여 필요한 사항은 보건복지부령으로 정한다.

시행규칙

제16조(중앙호스피스센터의 지정기준) ① 법 제23조 제1항 각 호 외의 부분 전단에서 "보건복지부령으로 정하는 기준"이란 다음 각 호의 기준을 말한다.

1. 법 제25조 제1항에 따른 호스피스전문기관(이하 "호스피스전문기관"이라 한다)의 지정을 받을 것
2. 다른 병동과 물리적으로 구분되는 호스피스·완화의료(이하 "호스피스"라 한다) 병동을 갖출 것
3. 소관 업무 수행에 필요한 독립된 사무실·연구실 및 회의실을 갖출 것
4. 소관 업무 수행에 필요한 독립된 온라인정보시스템을 갖출 것
5. 소관 업무를 전문적으로 수행할 수 있는 1개 이상의 전담부서와 10명 이상의 전담인력을 갖출 것

② 제1항에 따른 지정기준의 세부 내용 및 운영 등에 필요한 사항은 보건복지부장관이 정하여 고시한다.

제17조(중앙호스피스센터의 지정 및 지정 취소) ① 법 제23조 제1항에 따른 중앙호스피스센터(이하 "중앙센터"라 한다)의 지정을 받으려는 자는 별지 제14호서식의 중앙호스피스센터(권역별호스피스센터) 지정신청서(전자문서로 된 신청서를 포함한다)에 다음 각 호의 서류(전자문서를 포함한다)를 첨부하여 보건복지부장관에게 제출하여야 한다.

1. 호스피스전문기관 지정서 사본
2. 제16조 제1항에 따른 지정기준에 적합함을 증명하는 서류
3. 사업운영계획서 및 재정운용계획서

② 보건복지부장관은 제1항에 따른 지정 신청의 검토를 위하여 필요하다고 인정하는 경우에는 현지 확인을 할 수 있고, 관계 중앙행정기관 또는 지방자치단체의 장에게 자료 또는 의견의 제출 등을 요청할 수 있다.

③ 보건복지부장관은 법 제23조 제1항에 따라 중앙센터를 지정한 경우에는 별지 제15호서식의 중앙호스피스센터(권역별호스피스센터) 지정서를 발급한다.

④ 보건복지부장관은 법 제23조 제3항에 따라 중앙센터의 지정을 취소하려는 경우에는 그 사유를 명시하여 문서(전자문서를 포함한다)로 통지하여야 한다.

⑤ 제1항부터 제4항까지에서 규정한 사항 외에 중앙센터의 지정 또는 지정 취소의 방법 및 절차 등에 필요한 세부 사항은 보건복지부장관이 정하여 고시한다.

제18조(중앙호스피스센터의 운영) ① 중앙센터의 장은 소관 업무의 수행을 위하여 필요하다고 인정하는 경우에는 지방자치단체의 장 또는 보건의료 관계 기관·단체·전문가 등에게 자료 또는 의견의 제출 등을 요청할 수 있다.

② 중앙센터의 장은 소관 업무의 원활한 수행을 위하여 보건복지부장관이 정하는 바에 따라 법 제24조제1항에 따른 권역별호스피스센터(이하 "권역별센터"라 한다) 및 호스피스전문기관 등과 필요한 협조체계를 구축·운영하여야 한다.

③ 중앙센터의 장은 매년 사업운영계획, 사업운영실적, 재정운용계획 및 재정집행내역 등을 보건복지부장관에게 보고하여야 한다.

④ 제1항부터 제3항까지에서 규정한 사항 외에 중앙센터의 운영에 필요한 세부 사항은 보건복지부장관이 정하여 고시한다.

제24조(권역별호스피스센터의 지정 등) ① 보건복지부장관은 다음 각 호의 업무를 수행하게 하기 위하여 보건복지부령으로 정하는 기준을 충족하는 종합병원을 권역별호스피스센터(이하 "권역별센터"라 한다)로 지정할 수 있다. 이 경우 국공립 의료기관을 우선하여 지정한다.〈개정 2018.3.27.〉

1. 말기환자의 현황 및 진단·치료·관리 등에 관한 연구
2. 해당 권역의 호스피스사업의 지원
3. 해당 권역의 호스피스전문기관들에 관한 의료 지원 및 평가
4. 호스피스대상환자의 호스피스 제공
5. 해당 권역의 호스피스사업에 관련된 교육·훈련 및 지원 업무
6. 해당 권역의 호스피스에 관한 홍보
7. 말기환자 등록통계자료의 수집·분석 및 제공
8. 그 밖에 말기환자 관리에 필요한 사업으로서 보건복지부령으로 정하는 사업

② 보건복지부장관은 권역별센터가 제1항 각 호의 사업을 하지 아니하거나 잘못 수행한 경우에는 시정을 명할 수 있다.

③ 보건복지부장관은 권역별센터가 다음 각 호의 어느 하나에 해당하는 경우에는 그 지정을 취소할 수 있다.

1. 제1항에 따른 지정 기준에 미달한 경우
2. 제1항 각 호의 사업을 하지 아니하거나 잘못 수행한 경우
3. 제2항에 따른 시정명령을 따르지 아니한 경우

④ 제1항 및 제3항에 따른 권역별센터 지정 및 지정취소의 기준·방법·절차 및 운영에 관하여 필요한 사항은 보건복지부령으로 정한다.

시행규칙

제19조(권역별호스피스센터의 지정 및 운영 등) ① 법 제24조 제1항 각 호 외의 부분 전단에 따른 권역별센터의 지정기준에 관하여는 제16조를 준용한다. 이 경우 제16조 제1항 제5호에 따른 "10명 이상의 전담인력"은 "4명 이상의 전담인력"으로 본다.

② 보건복지부장관은 법 제24조 제1항에 따라 권역별센터를 지정할 경우에는 특별시·광역시·특별자치시·도·특별자치도(이하 "시·도"라 한다)별로 1개의 권역별센터를 지정한다. 다만, 해당 시·도의 의료자원 분포 및 주민 수 등을 고려하여 2개 이상의 시·도를 통합하여 1개의 권역별센터를 지정하거나 1개 시·도에 2개 이상의 권역별센터를 지정할 수 있다.

③ 권역별센터의 지정 또는 지정 취소의 절차 및 방법 등에 관하여는 제17조를 준용하고, 권역별센터의 운영에 관하여는 제18조를 준용한다.

제25조(호스피스전문기관의 지정 등) ① 보건복지부장관은 호스피스대상환자를 대상으로 호스피스전문기관을 설치

·운영하려는 의료기관 중 보건복지부령으로 정하는 시설·인력·장비 등의 기준을 충족하는 의료기관을 입원형, 자문형, 가정형으로 구분하여 호스피스전문기관으로 지정할 수 있다.〈개정 2018.3.27.〉

② 제1항에 따라 지정을 받으려는 의료기관은 보건복지부령으로 정하는 바에 따라 보건복지부장관에게 신청하여야 한다.

③ 보건복지부장관은 제1항에 따라 지정받은 호스피스전문기관(이하 "호스피스전문기관"이라 한다)에 대하여 제29조에 따른 평가결과를 반영하여 호스피스사업에 드는 비용의 전부 또는 일부를 차등 지원할 수 있다.

④ 제1항 및 제2항에서 규정한 사항 외에 호스피스전문기관의 지정에 필요한 사항은 보건복지부령으로 정한다.

시행규칙

제20조(호스피스전문기관의 지정) ① 법 제25조 제1항에 따른 호스피스전문기관의 지정기준은 별표 2와 같다.〈개정 2022.4.14〉

② 법 제25조 제2항에 따라 호스피스전문기관으로 지정받으려는 자는 별지 제16호서식의 호스피스전문기관 지정신청서(전자문서로 된 신청서를 포함한다)에 다음 각 호의 서류(전자문서를 포함한다)를 첨부하여 보건복지부장관에게 신청하여야 한다.〈개정 2019.3.26., 2022.4.14.〉

1. 의료기관 개설신고증명서 또는 개설허가증 사본
2. 별표 2에 따른 지정기준에 적합함을 증명하는 서류
3. 사업운영계획서
4. 최근 6개월 간 호스피스 진료실적보고서
5. 「의료법 시행규칙」 제64조의5에 따른 의료기관 인증서 사본(인증을 받은 경우만 해당한다)

③ 보건복지부장관은 제1항에 따른 지정 신청의 검토를 위하여 필요하다고 인정하는 경우에는 현지 확인을 할 수 있고, 지방자치단체의 장에게 필요한 협조를 요청할 수 있다.

④ 보건복지부장관은 법 제25조 제1항에 따라 호스피스전문기관을 지정한 경우에는 별지 제17호서식의 호스피스전문기관 지정서를 발급하고 그 지정 사실을 보건복지부 인터넷 홈페이지에 게재하여야 한다.

⑤ 제1항부터 제4항까지에서 규정한 사항 외에 호스피스전문기관의 지정절차 및 지정방법 등에 필요한 세부 사항은 보건복지부장관이 정하여 고시한다.

제26조(변경·폐업 등 신고) ① 호스피스전문기관의 장은 보건복지부령으로 정하는 인력·시설·장비 등 중요한 사항을 변경하려는 경우 보건복지부장관에게 그 변경사항을 신고하여야 한다.

② 호스피스전문기관의 장은 호스피스사업을 폐업 또는 휴업하려는 경우 보건복지부장관에게 미리 신고하여야 한다.

③ 제1항 및 제2항에 따른 신고의 절차 등에 필요한 사항은 보건복지부령으로 정한다.

시행규칙

제21조(호스피스전문기관의 변경 신고 등) ① 법 제26조 제1항에 따라 호스피스전문기관이 다음 각 호의 사항을 변경하려는 경우에는 별지 제18호서식의 호스피스전문기관 변경신고서(전자문서로 된 신고서를 포함한다)에 해당 변경사항을 확인할 수 있는 서류(전자문서를 포함한다)를 첨부하여 보건복지부장관에게 제출하여야 한다.〈개정 2022.4.14.〉

1. 호스피스전문기관의 소재지
2. 호스피스전문기관의 대표자
3. 별표 2에 따른 인력 및 시설(입원실·임종실·상담실·가족실 및 목욕실만 해당한다)
4. 별표 2에 따른 호스피스 병동 전체의 병상 수 또는 입원실의 병상 수

② 법 제26조 제2항에 따라 호스피스전문기관의 장이 폐업 또는 휴업하려는 경우에는 별지 제19호서식의 호스피스전문기관 휴업·폐업 신고서(전자문서로 된 신고서를 포함한다)에 다음 각 호의 서류(전자문서를 포함한다)를 첨부하여 보건복지부장관에게 제출하여야 한다.

1. 호스피스전문기관 지정서
2. 해당 호스피스전문기관의 입원환자에 대한 조치계획서

③ 제1항 및 제2항에서 규정한 사항 외에 호스피스전문기관의 변경 또는 폐업·휴업 신고의 절차 및 방법 등에 필요한 세부 사항은 보건복지부장관이 정하여 고시한다.

제27조(의료인의 설명의무) ① 호스피스전문기관의 의료인은 호스피스대상환자나 그 가족 등에게 호스피스의 선택과 이용 절차에 관하여 설명하여야 한다.〈개정 2018.3.27.〉

② 호스피스전문기관의 의사 또는 한의사는 호스피스를 시행하기 전에 치료 방침을 호스피스대상환자나 그 가족에게 설명하여야 하며, 호스피스대상환자나 그 가족이 질병의 상태에 대하여 알고자 할 때에는 이를 설명하여야 한다.〈개정 2018.3.27.〉

제28조(호스피스의 신청) ① 호스피스대상환자가 호스피스전문기관에서 호스피스를 이용하려는 경우에는 호스피스 이용동의서(전자문서로 된 동의서를 포함한다)와 의사가 발급하는 호스피스대상환자임을 나타내는 의사소견서(전자문서로 된 소견서를 포함한다)를 첨부하여 호스피스전문기관에 신청하여야 한다.〈개정 2018.3.27.〉

② 호스피스대상환자가 의사결정능력이 없을 때에는 미리 지정한 지정대리인이 신청할 수 있고 지정대리인이 없을 때에는 제17조제1항제3호 각 목의 순서대로 신청할 수 있다.〈개정 2018.3.27.〉

③ 호스피스대상환자는 언제든지 직접 또는 대리인을 통하여 호스피스의 신청을 철회할 수 있다.〈개정 2018.3.27.〉

④ 호스피스의 신청 및 철회 등에 필요한 사항은 보건복지부령으로 정한다.

시행규칙

제22조(호스피스의 신청 및 철회) ① 법 제28조 제1항에 따른 호스피스 이용동의서는 별지 제20호서식과 같다.

② 법 제28조 제2항에 따라 지정대리인이 호스피스 이용을 신청하는 경우에는 대리권의 지정에 관한 증명서류를, 법 제17조 제1항 제3호에 따른 사람이 신청하는 경우에는 가족관계증명서 등 해당 환자의 가족임을 증명할 수 있는 서류를 호스피스전문기관에 각각 제출해야 한다.〈개정 2019.3.26.〉

③ 법 제28조 제3항에 따라 호스피스대상환자가 호스피스의 신청을 철회하는 경우에는 별지 제20호의2서식의 호스피스 이용 철회서를 제출하거나 구두로 할 수 있다. 다만, 대리인을 통하여 철회하는 경우에는 별지 제20호의2서식의 호스피스 이용 철회서와 대리권을 수여하였음을 증명하는 서류를 함께 제출해야 한다.〈개정 2019.3.26., 2022.4.14.〉

④ 제1항부터 제3항까지에서 규정한 사항 외에 호스피스 신청 및 철회의 방법·절차 등에 필요한 세부 사항은 보건복지부장관이 정하여 고시한다.

제29조(호스피스전문기관의 평가) ① 보건복지부장관은 호스피스의 질을 향상시키기 위하여 호스피스전문기관에 대하여 다음 각 호의 사항을 평가할 수 있다.

1. 시설·인력 및 장비 등의 질과 수준
2. 호스피스 질 관리 현황
3. 그 밖에 보건복지부령으로 정하는 사항

② 호스피스전문기관의 평가 시기·범위·방법·절차 등에 필요한 사항은 보건복지부령으로 정한다.

③ 보건복지부장관은 제1항에 따른 평가결과를 보건복지부령으로 정하는 바에 따라 공개할 수 있으며, 지원 및 감독에 반영할 수 있다.

④ 보건복지부장관은 제1항에 따른 평가업무를 대통령령으로 정하는 바에 따라 관계 전문기관 또는 단체에 위탁할 수 있다.

시행령

제13조(호스피스전문기관 평가업무 위탁) ① 보건복지부장관은 법 제29조 제4항에 따라 법 제25조 제1항에 따라 지정받은 호스피스전문기관(이하 "호스피스전문기관"이라 한다)의 평가업무를 다음 각 호의 어느 하나에 해당하는 전문기관 또는 단체에 위탁할 수 있다.〈개정 2018.2.2.〉

1. 중앙센터

2. 「공공기관의 운영에 관한 법률」 제4조에 따른 공공기관 중 그 설립 목적이 보건의료와 관련되는 공공기관
3. 위탁업무 수행에 필요한 조직·인력 및 전문성 등을 갖춘 기관·단체로서 보건복지부장관이 정하여 고시하는 기관 또는 단체

② 보건복지부장관은 법 제29조 제4항에 따라 호스피스전문기관 평가업무를 위탁하는 경우 그 위탁 기준 등의 공고, 위탁 내용 등의 고시 및 위탁업무의 보고 등에 관하여는 제12조제2항부터 제5항까지의 규정을 준용한다.〈개정 2019.3.26.〉

[제12조에서 이동, 종전 제13조는 제14조로 이동 〈2019.3.26.〉]

시행규칙

제23조(호스피스전문기관의 평가) ① 법 제29조 제1항에 따른 호스피스전문기관 평가는 다음 각 호의 구분에 따라 실시한다.
1. 평가 시기: 매년 정기적으로 실시할 것. 다만, 보건복지부장관이 필요하다고 인정하는 경우에는 수시 평가를 실시할 수 있다.
2. 평가 방법: 서면조사 및 현지조사의 방법으로 실시할 것. 다만, 보건복지부장관이 필요하다고 인정하는 경우에는 설문조사 또는 온라인조사의 방법을 병행하여 실시할 수 있다.
3. 평가 일정: 평가 실시 30일 전에 미리 통보할 것. 다만, 보건복지부장관은 평가 일정의 변경이 필요한 경우에는 평가 대상 호스피스전문기관과 협의하여 그 일정을 변경할 수 있다.

② 법 제29조 제1항 제3호에서 "보건복지부령으로 정하는 사항"이란 다음 각 호의 사항을 말한다.
1. 법 제25조 제3항에 따라 지원받은 예산 집행의 적절성
2. 법 제27조에 따른 설명의무 이행의 적절성
3. 그 밖에 호스피스전문기관의 업무 평가를 위하여 보건복지부장관이 특히 필요하다고 인정하는 사항

③ 보건복지부장관은 호스피스전문기관 평가를 위하여 필요하다고 인정하는 경우에는 보건의료 관계 기관·단체·전문가 등에게 자료 또는 의견의 제출 등을 요청할 수 있다.

④ 보건복지부장관은 법 제29조 제3항에 따라 호스피스전문기관에 대한 평가결과를 공개하는 경우에는 보건복지부 인터넷 홈페이지와 보건복지부장관이 지정하는 인터넷 홈페이지에 게재하여야 한다.

제30조(호스피스전문기관의 지정 취소 등) ① 보건복지부장관은 호스피스전문기관이 다음 각 호의 어느 하나에 해당하는 경우 그 지정을 취소하거나, 6개월 이내의 기간을 정하여 호스피스 업무의 정지를 명할 수 있다. 다만, 제1호에 해당하는 경우에는 그 지정을 취소하여야 한다.
1. 거짓이나 그 밖의 부정한 방법으로 지정을 받은 경우
2. 제25조 제1항에 따른 지정 기준에 미달한 경우
3. 정당한 사유 없이 제29조에 따른 평가를 거부한 경우

② 제1항에 따른 호스피스전문기관 지정 취소의 기준·방법·절차 및 운영에 필요한 사항은 보건복지부령으로 정한다.

③ 제1항에 따라 지정이 취소된 호스피스전문기관은 지정이 취소된 날부터 2년 이내에는 호스피스전문기관으로 지정받을 수 없다.

시행규칙

제24조(호스피스전문기관 지정 취소) ① 법 제30조 제1항에 따른 호스피스전문기관의 지정 취소 및 업무 정지의 세부 기준은 별표 3과 같다.〈개정 2022.4.14.〉

② 보건복지부장관은 법 제30조 제1항에 따라 호스피스전문기관의 지정을 취소하거나 업무 정지를 명한 경우에는 보건복지부 인터넷 홈페이지와 보건복지부장관이 지정하는 인터넷 홈페이지에 그 내용을 게재하여야 한다.

③ 법 제30조 제1항에 따라 지정 취소 또는 업무 정지를 받은 호스피스전문기관은 지정 취소 또는 업무 정지를 받은 날부터 7일 이내에 호스피스전문기관 지정서를 보건복지부장관에게 반납하여야 한다.

제5장 보칙

제31조(민감정보 및 고유식별정보의 처리) 관리기관, 등록기관, 의료기관, 중앙센터, 권역별센터, 호스피스전문기관, 담당의사 및 해당 분야 전문의는 이 법에서 정한 연명의료의 결정 및 호스피스에 관한 사무를 수행하기 위하여 불가피한 경우 「개인정보 보호법」 제23조에 따른 건강에 관한 정보 및 같은 법 제24조에 따른 고유식별정보가 포함된 자료를 처리할 수 있다. 〈개정 2018.3.27.〉

[제목개정 2018.3.27.]

시행령

제14조(민감정보 및 고유식별정보의 처리) ① 보건복지부장관(제12조 제1항 및 제13조 제1항에 따라 보건복지부장관의 업무를 위탁받은 자를 포함한다), 중앙센터의 장(제3호의 사무만 해당한다), 권역별센터의 장(제5호의 사무만 해당한다) 또는 호스피스전문기관(제6호의2의 사무만 해당한다)은 다음 각 호의 사무를 수행하기 위하여 불가피한 경우 「개인정보 보호법」 제23조에 따른 건강에 관한 정보, 같은 법 시행령 제19조에 따른 주민등록번호, 여권번호 또는 외국인등록번호가 포함된 자료를 처리할 수 있다. 〈개정 2018.2.2., 2019.3.26.〉

1. 법 제21조 제1항에 따른 호스피스·완화의료를 위한 사업의 실시에 관한 사무
2. 삭제 〈2022.12.20.〉
3. 법 제23조 제1항 제1호·제2호·제5호 및 제6호에 따른 사무
4. 삭제 〈2022.12.20.〉
5. 법 제24조 제1항 제1호·제4호 및 제7호에 따른 사무
6. 삭제 〈2022.12.20.〉

6의2. 법 제28조에 따른 호스피스·완화의료 이용의 신청 및 철회에 관한 사무

7. 법 제29조에 따른 호스피스전문기관의 평가에 관한 사무

② 담당의사 또는 해당 분야의 전문의(제2호부터 제4호까지의 사무만 해당한다)는 다음 각 호의 사무를 수행하기 위하여 불가피한 경우 「개인정보 보호법」 제23조에 따른 건강에 관한 정보, 같은 법 시행령 제19조에 따른 주민등록번호, 여권번호 또는 외국인등록번호가 포함된 자료를 처리할 수 있다. 〈신설 2018.2.2.〉

1. 법 제10조에 따른 연명의료계획서의 작성·변경·철회에 관한 사무
2. 법 제16조에 따른 환자가 임종과정에 있는지 여부에 대한 판단결과의 기록에 관한 사무
3. 법 제17조에 따른 연명의료중단등결정에 관한 환자의 의사 확인, 관리기관에 대한 등록조회 및 환자의사 확인결과의 기록에 관한 사무
4. 법 제18조에 따른 연명의료중단등결정에 관한 의사표시의 확인 사무 및 그 확인 결과의 기록에 관한 사무
5. 법 제19조에 따른 연명의료중단등결정의 이행 등에 관한 사무

[제13조에서 이동, 종전 제14조는 제15조로 이동 〈2019.3.26.〉]

제14조의2(규제의 재검토) 보건복지부장관은 제8조에 따른 사전연명의료의향서 등록기관의 지정 요건에 대하여 2022년 1월 1일을 기준으로 5년마다(매 5년이 되는 해의 1월 1일 전까지를 말한다) 그 타당성을 검토하여 개선 등의 조치를 해야 한다.

[본조신설 2022.3.8.]

제32조(정보 유출 금지) 관리기관, 등록기관, 의료기관, 중앙센터, 권역별센터 및 호스피스전문기관에 종사하거나 종사하였던 사람은 연명의료중단등결정 및 그 이행 또는 호스피스 업무상 알게 된 정보를 유출하여서는 아니 된다. 〈개정 2018.3.27.〉

제33조(기록 열람 등) ① 환자가족(이 조에서는 연령을 제한하지 아니한다)은 보건복지부령으로 정하는 바에 따라 관리기관의 장 또는 해당 의료기관의 장에게 환자의 연명의료중단등결정 또는 그 이행에 관한 기록의 열람을 요

청할 수 있으며, 이 경우 요청을 받은 자는 정당한 사유가 없으면 사본을 교부하거나 그 내용을 확인할 수 있도록 하여야 한다.

② 제1항에 따른 기록 열람의 범위와 절차 및 열람 거부 등에 관하여 필요한 사항은 보건복지부령으로 정한다.

시행규칙

제25조(기록 열람 등) ① 법 제33조 제1항 전단에 따라 환자가족이 연명의료중단등결정 또는 이행에 관한 기록의 열람을 요청하는 경우에는 별지 제21호서식의 기록열람 신청서(전자문서로 된 신청서를 포함한다)에 다음 각 호의 서류(전자문서를 포함한다)를 첨부하여 관리기관 또는 해당 의료기관의 장에게 제출해야 한다.〈개정 2019.3.26.〉

1. 열람을 요청하는 사람의 신분증 사본
2. 가족관계증명서 등 해당 환자의 가족임을 증명할 수 있는 서류

② 법 제33조 제1항 후단에 따라 관리기관 또는 해당 의료기관의 장이 기록의 열람을 거부하는 경우에는 그 거부사유를 기재한 서면(전자문서를 포함한다)으로 하여야 한다.

③ 제1항 및 제2항에서 규정한 사항 외에 환자의 연명의료중단등결정 또는 그 이행에 관한 기록의 열람 또는 열람 거부의 절차·방법 등에 필요한 세부 사항은 보건복지부장관이 정하여 고시한다.

제34조(보고·조사 등) ① 보건복지부장관 또는 관리기관의 장은 연명의료중단등결정의 이행 또는 호스피스 등과 관련하여 필요하다고 인정하는 경우 등록기관 또는 의료기관의 장 및 그 종사자에게 그 업무에 관하여 필요한 명령을 하거나, 보고 또는 관련 서류의 제출을 명할 수 있다.

② 보건복지부장관 또는 관리기관의 장은 제1항에 따른 관련 서류 등을 관계 공무원에게 조사하게 할 수 있다. 이 경우 조사를 담당하는 관계 공무원은 그 권한을 표시하는 증표를 지니고 이를 내보여야 한다.

③ 등록기관 또는 의료기관의 장 및 그 종사자는 제1항 및 제2항에 따른 명령·조사에 정당한 사유가 없으면 응하여야 한다.

제35조(청문) 보건복지부장관은 다음 각 호의 어느 하나에 해당하는 처분을 하고자 하는 경우에는 청문을 하여야 한다.

1. 제13조에 따른 등록기관의 지정 취소
2. 제30조에 따른 호스피스전문기관의 지정 취소

제36조(유사명칭의 사용금지) 이 법에 따른 관리기관, 등록기관, 중앙센터, 권역별센터 또는 호스피스전문기관이 아니면 국립연명의료관리기관, 사전연명의료의향서 등록기관, 중앙호스피스센터, 권역별호스피스센터, 호스피스전문기관 또는 이와 유사한 명칭을 사용하지 못한다.〈개정 2018.3.27.〉

제37조(보험 등의 불이익 금지) 이 법에 따른 연명의료중단등결정 및 그 이행으로 사망한 사람과 보험금수령인 또는 연금수급자를 보험금 또는 연금급여 지급 시 불리하게 대우하여서는 아니 된다.

제38조(연명의료 결정 등 비용의 부담) 제10조에 따른 연명의료계획서 작성, 제16조에 따른 임종과정에 있는 환자 인지 여부에 대한 판단 및 제28조에 따른 호스피스의 신청을 위한 의사소견서 발급 및 호스피스의 이용 등에 따른 비용은 「국민건강보험법」에서 정하는 바에 따른다. 다만, 「국민건강보험법」에서 규정하지 아니한 비용은 보건복지부령으로 정하는 바에 따른다.

제6장 벌칙

제39조(벌칙) 다음 각 호의 어느 하나에 해당하는 자는 3년 이하의 징역 또는 3천만원 이하의 벌금에 처한다.

1. 삭제〈2018.3.27.〉

2. 제20조 각 호에 따른 기록을 허위로 기록한 자
3. 제32조를 위반하여 정보를 유출한 자

제40조(벌칙) ① 다음 각 호의 어느 하나에 해당하는 자는 1년 이하의 징역 또는 1천만원 이하의 벌금에 처한다. 〈개정 2018.3.27.〉

1. 제11조제1항을 위반하여 보건복지부장관으로부터 지정받지 아니하고 사전연명의료의향서의 등록에 관한 업무를 한 자
2. 임종과정에 있는 환자에 대하여 제17조에 따른 환자의 의사 또는 제18조에 따른 연명의료중단등결정에 반하여 연명의료를 시행하지 아니하거나 중단한 자

② 제20조 각 호에 따른 기록을 보존하지 아니한 자는 300만원 이하의 벌금에 처한다.

제41조(자격정지의 병과) 이 법을 위반한 자를 유기징역에 처할 경우에는 7년 이하의 자격정지를 병과할 수 있다.

제42조(양벌규정) 법인의 대표자나 법인 또는 개인의 대리인, 사용인, 그 밖의 종업원이 그 법인 또는 개인의 업무에 관하여 제39조 또는 제40조의 어느 하나에 해당하는 위반행위를 하면 그 행위자를 벌하는 외에 그 법인 또는 개인에게도 해당 조문의 벌금형을 과(科)한다. 다만, 법인 또는 개인이 그 위반행위를 방지하기 위하여 해당 업무에 관하여 상당한 주의와 감독을 게을리하지 아니한 경우에는 그러하지 아니하다.

제43조(과태료) ① 다음 각 호의 어느 하나에 해당하는 자에게는 500만원 이하의 과태료를 부과한다.

1. 제14조 제1항을 위반하여 윤리위원회를 설치하지 아니한 자
2. 제19소 제5항을 위반하여 연명의료중단등결정의 이행 결과를 관리기관의 장에게 알리지 아니한 자

② 다음 각 호의 어느 하나에 해당하는 자에게는 300만원 이하의 과태료를 부과한다.

1. 제11조 제3항을 위반하여 업무 수행 결과를 기록·보관 또는 보고하지 아니한 자
2. 제34조 제3항에 따른 명령에 정당한 사유 없이 응하지 아니한 자

③ 다음 각 호의 어느 하나에 해당하는 자에게는 200만원 이하의 과태료를 부과한다.〈개정 2018.3.27.〉

1. 제11조 제5항 및 제26조를 위반하여 폐업 또는 휴업 등의 변경 사항을 신고하지 아니한 자
2. 제11조 제6항 및 제13조 제3항에 따른 기록이관 의무를 하지 아니한 자
3. 제36조를 위반하여 국립연명의료관리기관, 사전연명의료의향서 등록기관, 중앙호스피스센터, 권역별호스피스센터, 호스피스전문기관 또는 이와 유사한 명칭을 사용한 자

④ 제1항부터 제3항까지의 규정에 따른 과태료는 대통령령으로 정하는 바에 따라 보건복지부장관이 부과·징수한다.

시행령

제15조(과태료) 법 제43조 제1항부터 제3항까지의 규정에 따른 과태료 부과기준은 별표와 같다.
[제14조에서 이동 〈2019.3.26.〉]

부 칙 〈제18627, 2021.12.21.〉

이 법은 공포 후 3개월이 경과한 날부터 시행한다.

호스피스 · 완화의료 및 임종과정에 있는 환자의 연명의료결정에 관한 법률 시행령

타법개정 2022.12.20. 대통령령 제33112호 시행일 2022.12.20.

[별표] 〈개정 2019.3.26.〉

과태료 부과기준(제15조 관련)

1. 일반기준
   가. 위반행위의 횟수에 따른 과태료의 부과기준은 최근 2년간 같은 위반행위로 과태료 부과처분을 받은 경우에 적용한다. 이 경우 기간의 계산은 위반행위에 대하여 과태료 부과처분을 받은 날과 그 처분 후 다시 같은 위반행위를 하여 적발된 날을 기준으로 한다.
   나. 가목에 따라 가중된 부과처분을 하는 경우 가중처분의 적용 차수는 그 위반행위 전 부과처분 차수(가목에 따른 기간 내에 과태료 부과처분이 둘 이상 있었던 경우에는 높은 차수를 말한다)의 다음 차수로 한다.
   다. 보건복지부장관은 다음의 어느 하나에 해당하는 경우에는 제2호의 개별기준에 따른 과태료 금액의 2분의 1 범위에서 그 금액을 줄일 수 있다. 다만, 과태료를 체납하고 있는 위반행위자에 대해서는 그렇지 않다.
      1) 위반행위자가 「질서위반행위규제법 시행령」 제2조의2제1항 각 호의 어느 하나에 해당하는 경우
      2) 위반행위가 사소한 부주의나 오류로 인한 것으로 인정되는 경우
      3) 위반의 내용·정도가 경미하다고 인정되는 경우
      4) 위반행위자가 법 위반상태를 시정하거나 해소하기 위해 노력한 것이 인정되는 경우
      5) 그 밖에 위반행위의 정도, 위반행위의 동기와 그 결과 등을 고려하여 감경할 필요가 있다고 인정되는 경우
   라. 보건복지부장관은 위반행위의 정도, 위반행위의 동기와 결과 등을 고려하여 제2호의 개별기준에 따른 과태료 금액의 2분의 1 범위에서 그 금액을 늘려 부과할 수 있다. 다만, 늘려 부과하는 경우에도 법 제43조에 따른 과태료 금액의 상한을 넘을 수 없다.

2. 개별기준

위반행위	근거 법조문	과태료 금액(단위: 만원)		
		1차 위반	2차 위반	3차 이상 위반
가. 법 제11조제3항을 위반하여 업무 수행 결과를 기록·보관 또는 보고하지 않은 경우	법 제43조 제2항 제1호			
1) 기록·보관을 하지 않은 경우		100	200	300
2) 보고를 하지 않은 경우		50	100	200
나. 법 제11조제5항을 위반하여 폐업 또는 휴업 등의 변경 사항을 신고하지 않은 경우	법 제43조 제3항 제1호	50	100	200
다. 법 제11조제6항에 따른 기록이관 의무를 하지 않은 경우	법 제43조 제3항 제2호	50	100	200

라. 법 제13조제3항에 따른 기록이관 의무를 하지 않은 경우	법 제43조 제3항 제2호	50	100	200
마. 법 제14조제1항을 위반하여 윤리위원회를 설치하지 않은 경우	법 제43조 제1항 제1호	200	350	500
바. 법 제19조제5항을 위반하여 연명의료중단등결정의 이행 결과를 관리기관의 장에게 알리지 않은 경우	법 제43조 제1항 제2호	200	350	500
사. 법 제26조를 위반하여 폐업 또는 휴업 등의 변경 사항을 신고하지 않은 경우	법 제43조 제3항 제1호	50	100	200
아. 법 제34조제3항에 따른 명령에 정당한 사유 없이 응하지 않은 경우	법 제43조 제2항 제2호	75	150	250
자. 법 제36조를 위반하여 국립연명의료관리기관, 사전연명의료의향서 등록기관, 중앙호스피스센터, 권역별호스피스센터, 호스피스전문기관 또는 이와 유사한 명칭을 사용한 경우	법 제43조 제3항 제3호	50	100	200

호스피스 · 완화의료 및 임종과정에 있는 환자의 연명의료결정에 관한 법률 시행규칙

일부개정 2022.4.14. 보건복지부령 제880호 시행일 2022.4.14.

[별표 1] 〈신설 2022.4.14.〉

호스피스 대상 질환(제2조의2 관련)

질 환	질병코드 KCD	진단명
만성호흡부전	J42	상세불명의 만성 기관지염
	J45	천식
	J46	천식지속상태
	J47	기관지확장증
	J60	탄광부진폐증
	J61	석면 및 기타 광섬유에 의한 진폐증
	J62	실리카를 함유한 먼지에 의한 진폐증
	J64	상세불명의 진폐증
	J65	결핵과 연관된 진폐증
	J80	성인호흡곤란증후군
	J84	기타 간질성 폐질환
	J96	달리 분류되지 않은 호흡부전
	J98	기타 호흡장애

[별표 2] 〈개정 2022.4.14.〉

호스피스전문기관의 지정기준(제20조제1항 관련)

1. 인력 기준
   가. 입원형 호스피스전문기관
      1) 의사 또는 한의사: 호스피스 병동의 병상 20개당 전문의 1명 이상. 다만, 병상 20개당 기준으로 계산한 후 남은 병상이 20개 미만인 경우에는 1명을 추가로 두어야 한다.
      2) 간호사: 호스피스 병동의 병상 10개당 간호사 1명 이상. 다만, 병상 10개당 병상 수를 계산한 후 남은 병상이 10개 미만인 경우에는 1명을 추가로 두어야 한다.
      3) 사회복지사: 호스피스 병동 당 1급 사회복지사(「사회복지사업법」 제11조에 따른 사회복지사를 말한다. 이하 같다) 1명 이상
   나. 가정형 호스피스전문기관
      1) 의사 또는 한의사: 전문의 1명 이상

2) 간호사: 호스피스전문간호사, 가정전문간호사 또는 호스피스전문기관에서 2년 이상 호스피스 업무에 종사한 경력이 있는 간호사를 1명 이상 둘 것
3) 사회복지사: 1급 사회복지사 1명 이상

다. 자문형 호스피스전문기관
1) 의사 또는 한의사: 전문의 1명 이상
2) 간호사: 호스피스전문간호사, 종양전문간호사 또는 호스피스전문기관에서 2년 이상 호스피스 업무에 종사한 경력이 있는 간호사를 1명이상 둘 것
3) 사회복지사: 1급 사회복지사 1명 이상

2. 교육이수 기준

가. 제1호가목에 따른 인력(호스피스전문간호사를 제외한다)은 보건복지부장관이 인정하는 60시간 이상의 호스피스 교육을 이수하였을 것

나. 제1호나목 및 다목에 따른 인력(호스피스전문간호사를 제외한다)은 보건복지부장관이 인정하는 76시간 이상의 호스피스 교육을 이수하고, 호스피스전문간호사는 보건복지부장관이 인정하는 16시간의 호스피스 교육을 이수하였을 것

3. 시설 기준

가. 입원형 호스피스전문기관

구분	수량	설치 기준
병동	1개 이상	병동 당 병상 수는 29병상 이하로 할 것
입원실	3개 이상	1) 입원실 당 병상 수는 4병상 이하로 할 것 2) 1인용 입원실은 1개 이상 둘 것 3) 입원실 면적은 1병상 당 6.3제곱미터 이상으로 할 것 4) 흡인기(吸引器) 및 산소발생기, 욕창방지용품, 휠체어, 이동형 침대, 손씻기 시설 및 보건복지부장관이 정하는 환기시설을 설치할 것 5) 남성용 또는 여성용 입원실을 구분하여 설치할 것
간호사실	1개 이상	병동의 각 층마다 1개 이상 설치할 것
처치실	1개 이상	다른 시설과 구분되는 독립된 공간에 설치할 것
임종실	1개 이상	다른 시설과 구분되는 독립된 공간에 설치할 것
상담실	1개 이상	다른 시설과 구분되는 독립된 공간에 설치할 것
가족실	1개 이상	다른 시설과 구분되는 독립된 공간에 설치할 것
목욕실	1개 이상	목욕실 바닥은 문턱이 없고 미끄럼을 방지할 수 있도록 할 것
화장실	2개 이상	남성용 또는 여성용 화장실을 구분하여 설치할 것
이동시설	1개 이상	2층 이상인 병동에는 환자의 이동이 가능한 엘리베이터(휠체어 리프트를 포함한다)를 설치할 것
안전시설		1) 입원실, 목욕실 및 화장실에는 간호사실로 연락가능한 통신장치를 각각 설치할 것 2) 병동의 복도·계단·화장실 및 목욕실에는 보건복지부장관이 정하는 안전손잡이를 각각 설치할 것

나. 가정형 호스피스전문기관

구분	수량	설치 기준
상담실	1개 이상	다른 시설과 구분되는 독립된 공간에 설치할 것
사무실	1개 이상	다른 시설과 구분되는 독립된 공간에 설치할 것
이동차량	1대 이상	가정 방문용 차량을 구비할 것

다. 자문형 호스피스전문기관

구분	수량	설치 기준
임종실	1개 이상	다른 시설과 구분되는 독립된 공간에 설치할 것
상담실	1개 이상	다른 시설과 구분되는 독립된 공간에 설치할 것

4. 운영 기준

가. 제1호에 따른 인력 중 간호사 및 사회복지사는 호스피스 업무에만 전담할 것. 다만, 자문형 호스피스전문기관에 배치되는 사회복지사는 그러하지 아니한다.

나. 입원형 호스피스전문기관의 경우에는 당직의사 근무 체계와 간호사의 24시간 근무 체계를 갖추어 운영할 것

다. 별지 제20호서식에 따른 호스피스·완화의료 이용동의서를 상담실에 비치할 것

라. 제1호에 따른 인력은 보건복지부장관이 인정하는 연간 4시간 이상의 호스피스 보수교육을 받을 것

비 고

1. 입원형 및 가정형을 함께 운영하는 호스피스전문기관이나 입원형 및 자문형을 함께 운영하는 호스피스전문기관의 경우에는 위 표 제1호나목3)·다목3)에 따른 사회복지사 인력기준에도 불구하고 입원형 호스피스전문기관에 소속된 사회복지사를 겸임 배치할 수 있다.
2. 입원형·가정형 및 자문형을 모두 운영하는 호스피스전문기관의 경우에는 위 표 제1호다목3)에 따른 사회복지사 인력 기준에도 불구하고 입원형 또는 가정형 호스피스전문기관에 소속된 사회복지사를 자문형 호스피스전문기관에 겸임배치할 수 있다.
3. 자문형 호스피스전문기관의 경우 해당 호스피스전문기관으로 지정된 의료기관에 소속된 다른 사회복지사가 있는 때에는 위 표 제1호다목3)에도 불구하고 해당 사회복지사를 겸임 배치할 수 있다.
4. 호스피스전문기관으로 지정된 후 위 표 제1호가목에 따른 인력의 결원에 따라 새로운 인력을 채용하는 경우 해당 채용인력이 위 표 제2호에 따른 교육이수 기준을 충족하지 못하는 때에는 그 채용 후 3개월 이내에 위 표 제2호에 따른 교육이수 기준을 충족하게 할 수 있다.
5. 입원형 및 가정형을 함께 운영하는 호스피스전문기관, 입원형 및 자문형을 함께 운영하는 호스피스전문기관 또는 입원형·가정형 및 자문형을 모두 함께 운영하는 호스피스전문기관의 경우에는 위 표 제3호나목 및 다목에 따른 임종실 및 상담실의 설치 기준에도 불구하고 입원형 호스피스전문기관에 설치된 임종실 및 상담실을 대체하여 사용할 수 있다.
6. 가정형 및 자문형을 함께 운영하는 호스피스전문기관의 경우에는 위 표 제3호나목 및 다목에 따른 상담실의 설치 기준에도 불구하고 상담실을 1개만 설치할 수 있다.
7. 자문형 호스피스전문기관의 경우 위 표 제3호다목에 따른 임종실 설치 기준에도 불구하고 해당 호스피스전문기관으로 지정된 의료기관의 1인용 입원실을 임종실로 대체하여 사용할 수 있다.

[별표 3] 〈개정 2022.4.14.〉

호스피스전문기관 지정 취소 및 업무 정지 기준(제 24조제 1항 관련)

1. 일반기준

가. 위반행위가 둘 이상인 경우로서 그에 해당하는 각각의 처분기준이 다른 경우에는 그 중 무거운 처분기준에 따르고, 둘 이상의 처분기준이 모두 업무 정지인 경우에는 각 처분기준을 합산한 기간을 넘지 않는 범위에서 무거운 처분기준에 그 처분기준의 2분의 1 범위에서 가중할 수 있다.

나. 위반행위의 횟수에 따른 행정처분 기준은 최근 1년간 같은 위반행위로 행정처분을 받은 경우에 적용한다. 이 경우 기간의 계산은 위반행위에 대하여 행정처분을 받은 날과 그 처분 후 다시 같은 위반행위를 하여 적발된 날을 기준으로 한다.

다. 나목에 따라 가중된 행정처분을 하는 경우 가중처분의 적용 차수는 그 위반행위 전 행정처분 차수(나목에 따른 기간 내에 행정처분이 둘 이상 있었던 경우에는 높은 차수를 말한다)의 다음 차수로 한다.

라. 같은 위반행위로 3차의 행정처분을 받은 후 다시 4차 이상 위반하였을 때에는 해당 위반행위에 대한 3차 위반 시의 처분기준이 업무 정지인 경우에는 지정 취소를 명령하여야 한다.

마. 처분권자는 제2호에 따른 행정처분이 업무 정지인 경우에는 위반행위의 동기, 내용 및 위반의 정도 등을 고려하여 그 처분기준의 2분의 1 범위에서 감경할 수 있다.

2. 개별기준

위반행위	근거 법조문	행정처분기준		
		1차 위반	2차 위반	3차 이상 위반
가. 거짓이나 그 밖의 부정한 방법으로 호스피스전문기관의 지정을 받은 경우	법 제30조제1항제1호	지정 취소	지정 취소	시정 취소
나. 법 제25조제1항에 따른 호스피스전문기관의 지정기준에 미달한 경우	법 제30조제1항제2호	시정명령	업무 정지 3개월	지정 취소
다. 정당한 사유 없이 법 제29조에 따른 호스피스전문기관 평가를 거부한 경우	법 제30조제1항 제3호	시정명령	업무 정지 1개월	업무 정지 6개월

후천성면역결핍증 예방법

타법개정 2020.8.11. 법률 제17472호 시행일 2020.9.12.

제1장 총칙 〈개정 2013.4.5.〉

제1조(목적) 이 법은 후천성면역결핍증의 예방·관리와 그 감염인의 보호·지원에 필요한 사항을 정함으로써 국민건강의 보호에 이바지함을 목적으로 한다. [전문개정 2013.4.5.]

시행령

제1조(목적) 이 영은 「후천성면역결핍증 예방법」에서 위임된 사항과 그 시행에 필요한 사항을 규정함을 목적으로 한다. 〈개정 2008.9.3.〉

시행규칙

제1조(목적) 이 규칙은 「후천성면역결핍증 예방법」 및 동법 시행령에서 위임된 사항과 그 시행에 관하여 필요한 사항을 규정함을 목적으로 한다. 〈개정 2005.9.28.〉

제2조(정의) 이 법에서 사용하는 용어의 뜻은 다음과 같다.

1. "감염인"이란 인체면역결핍바이러스에 감염된 사람을 말한다.
2. "후천성면역결핍증환자"란 감염인 중 대통령령으로 정하는 후천성면역결핍증 특유의 임상증상이 나타난 사람을 말한다.

[전문개정 2013.4.5.]

시행령

제2조(임상증상) 「후천성면역결핍증 예방법」(이하 "법"이라 한다) 제2조 제2호에서 "대통령령으로 정하는 후천성면역결핍증 특유의 임상증상"이란 세포면역기능에 결함이 있고, 주폐포자충폐렴(住肺胞子蟲肺炎), 결핵 등의 기회감염 또는 기회질환이 있는 경우를 말한다.
[전문개정 2008.9.3.]

제3조(국가·지방자치단체 및 국민의 의무) ① 국가와 지방자치단체는 후천성면역결핍증의 예방·관리와 감염인의 보호·지원을 위한 대책을 수립·시행하고 감염인에 대한 차별 및 편견의 방지와 후천성면역결핍증의 예방을 위한 교육과 홍보를 하여야 한다.

② 국가와 지방자치단체는 국제사회와 협력하여 후천성면역결핍증의 예방과 치료를 위한 활동에 이바지하여야 한다.

③ 국민은 후천성면역결핍증에 관한 올바른 지식을 가지고 예방을 위한 주의를 하여야 하며, 국가나 지방자치단체가 이 법에 따라 하는 조치에 적극 협력하여야 한다.

④ 제1항부터 제3항까지의 경우에 국가·지방자치단체 및 국민은 감염인의 인간으로서의 존엄과 가치를 존중하고 그 기본적 권리를 보호하며, 이 법에서 정한 사항 외의 불이익을 주거나 차별대우를 하여서는 아니 된다.

⑤ 사용자는 근로자가 감염인이라는 이유로 근로관계에 있어서 법률에서 정한 사항 외의 불이익을 주거나 차별대우를 하여서는 아니 된다.

[전문개정 2013.4.5.]

제4조 삭제 〈2009.12.29.〉

시행령

제3조 삭제 〈2020.1.29.〉
제4조 삭제 〈2020.1.29.〉
제5조 삭제 〈2020.1.29.〉
제6조 삭제 〈2020.1.29.〉
제7조 삭제 〈2020.1.29.〉
제8조 삭제 〈2020.1.29.〉
제9조 삭제 〈2020.1.29.〉

제2장 신고 및 보고 〈개정 2013.4.5.〉

제5조(의사 또는 의료기관 등의 신고) ① 감염인을 진단하거나 감염인의 사체를 검안한 의사 또는 의료기관은 보건복지부령으로 정하는 바에 따라 24시간 이내에 진단·검안 사실을 관할 보건소장에게 신고하고, 감염인과 그 배우자(사실혼 관계에 있는 사람을 포함한다. 이하 같다) 및 성 접촉자에게 후천성면역결핍증의 전파 방지에 필요한 사항을 알리고 이를 준수하도록 지도하여야 한다. 이 경우 가능하면 감염인의 의사(意思)를 참고하여야 한다.〈개정 2018.3.27.〉

② 학술연구 또는 제9조에 따른 혈액 및 혈액제제(血液製劑)에 대한 검사에 의하여 감염인을 발견한 사람이나 해당 연구 또는 검사를 한 기관의 장은 보건복지부령으로 정하는 바에 따라 24시간 이내에 질병관리청장에게 신고하여야 한다.〈개정 2018.3.27., 2020.8.11.〉

③ 감염인이 사망한 경우 이를 처리한 의사 또는 의료기관은 보건복지부령으로 정하는 바에 따라 24시간 이내에 관할 보건소장에게 신고하여야 한다.〈개정 2018.3.27.〉

시행규칙

제2조(의사 또는 의료기관 등의 신고) ① 「후천성면역결핍증 예방법」(이하 "법"이라 한다) 제5조 제1항에 따라 감염인을 진단하거나 감염인의 사체를 검안한 의사 또는 의료기관은 진단 또는 검안한 때부터 24시간 이내에 다음 각 호의 사항을 별지 제1호서식(전자문서를 포함한다)에 따라 보건소장에게 신고해야 한다.〈개정 2019.9.27., 2019.12.31.〉

1. 감염인에 대한 진단방법, 주요 증상 및 주요 감염경로
2. 감염인에 대한 진단 및 초진연월일
3. 검사물번호
4. 감염인의 사망 및 검안연월일과 검안 내용(사체를 검안한 경우로 한정한다)
5. 진단한 의사의 성명과 그가 종사하는 의료기관의 주소 및 명칭

② 법 제5조 제2항에 따라 학술연구 또는 혈액 및 혈액제제에 대한 검사에 의하여 감염인을 발견한 자나 해당 연구 또는 검사를 실시한 기관의 장은 발견한 때부터 24시간 이내에 다음 각 호의 사항을 별지 제1호의2서식(전자문서를 포함한다)에 따라 질병관리청장에게 신고해야 한다.〈개정 2010.3.19., 2019.12.31., 2020.9.11.〉

1. 연구 또는 검사의 방법 및 연구 또는 검사연월일
2. 연구 또는 검사자의 성명과 그가 종사하는 기관의 주소 및 명칭

③ 법 제5조 제3항에 따라 감염인이 사망한 경우 이를 처리한 의사 또는 의료기관은 처리한 때부터 24시간 이내에 다음 각 호의 사항을 별지 제1호서식(전자문서를 포함한다)에 따라 관할 보건소장에게 신고해야 한다.〈개정 2019.12.31.〉
1. 사망자의 성명·주민등록번호 및 주소
2. 사망연월일 및 사망 전의 주요증상
3. 사망 전 감염인을 진단한 의료기관의 명칭 및 소재지와 진단한 의사의 성명
④ 삭제〈2019.12.31.〉
[전문개정 2008.9.5.]

④ 제1항 및 제3항에 따라 신고를 받은 보건소장은 특별자치시장·특별자치도지사·시장·군수 또는 구청장(자치구의 구청장을 말한다. 이하 같다)에게 이를 보고하여야 하고, 보고를 받은 특별자치시장·특별자치도지사는 질병관리청장에게, 시장·군수·구청장은 특별시장·광역시장 또는 도지사를 거쳐 질병관리청장에게 이를 보고하여야 한다.〈개정 2020.8.11.〉
[전문개정 2013.4.5.]

시행규칙

제3조 삭제〈2008.9.5.〉
제4조(보건소장 등의 보고) 법 제5조 제4항에 따른 보고는 별지 제1호서식에 따른다. [전문개정 2008.9.5]

제6조 삭제〈2008.3.21.〉
제7조(비밀 누설 금지) 다음 각 호의 어느 하나에 해당하는 사람은 이 법 또는 이 법에 따른 명령이나 다른 법령에서 정하고 있는 경우 또는 본인의 동의가 있는 경우를 제외하고는 재직 중에는 물론 퇴직 후에도 감염인에 대하여 업무상 알게 된 비밀을 누설하여서는 아니 된다.
1. 국가 또는 지방자치단체에서 후천성면역결핍증의 예방·관리와 감염인의 보호·지원에 관한 사무에 종사하는 사람
2. 감염인의 진단·검안·진료 및 간호에 참여한 사람
3. 감염인에 관한 기록을 유지·관리하는 사람
[전문개정 2013.4.5.]

제3장 검진-〈개정 2013.4.5.〉

제8조(검진) ① 질병관리청장, 특별시장·광역시장·특별자치시장·도지사 또는 특별자치도지사(이하 "시·도지사"라 한다), 시장·군수·구청장은 공중(公衆)과 접촉이 많은 업소에 종사하는 사람으로서 제2항에 따른 검진 대상이 되는 사람에 대하여 후천성면역결핍증에 관한 정기검진 또는 수시검진을 하여야 한다.〈개정 2020.8.11.〉

시행령

제11조(정기검진) 법 제8조 제1항에 따른 정기검진은 6개월 간격으로 1년에 2회 실시한다.
[전문개정 2008.9.3.]

② 질병관리청장, 시·도지사, 시장·군수·구청장은 후천성면역결핍증에 감염되었다고 판단되는 충분한 사유가 있는 사람 또는 후천성면역결핍증에 감염되기 쉬운 환경에 있는 사람으로서 다음 각 호의 어느 하나에 해당하는 사람에 대하여 후천성면역결핍증에 관한 검진을 할 수 있다.〈개정 2020.8.11.〉
1. 감염인의 배우자 및 성 접촉자

2. 그 밖에 후천성면역결핍증의 예방을 위하여 검진이 필요하다고 질병관리청장이 인정하는 사람

시행령

제12조(검진통지) ① 질병관리청장이나 특별시장·광역시장·특별자치시장·도지사 또는 특별자치도지사(이하 "시·도지사"라 한다) 또는 시장·군수·구청장(자치구의 구청장을 말한다. 이하 같다)이 법 제8조 제1항에 따라 수시검진을 실시할 때와 법 제8조 제2항에 따라 검진을 실시할 때에는 검진대상자에게 검진받을 것을 검진기일 5일전까지 통지하여야 한다.〈개정 1994.12.23., 1999.6.16., 2008.2.29., 2008.9.3., 2010.3.15., 2017.3.27., 2020.9.11.〉

② 제1항의 규정에 의하여 검진통지를 받은 검진대상자는 부득이한 사유로 인하여 검진을 받을 수 없는 경우에는 그 사유를 명시하여 검진통지를 한 행정기관의 장에게 검진기일의 연기를 신청할 수 있다.

③ 제2항의 규정에 의하여 검진기일의 연기신청을 받은 행정기관의 장은 이를 심사한 후 정당한 사유가 있다고 인정될 경우에는 다시 검진기일을 정하여 검진을 받을 것을 통지하여야 한다.

④ 검진통지등 검진에 관하여 필요한 사항은 보건복지부령으로 정한다.〈개정 1994.12.23., 2008.2.29., 2010.3.15.〉

시행규칙

제5조 삭제 〈2008.9.5.〉

제6조(검진통지) ①「후천성면역결핍증 예방법 시행령」(이하 "영"이라 한다) 제12조제1항에 따른 수시검진대상자에의 검진통지는 별지 제2호서식에 의한다.〈개정 2008.9.5.〉

② 제1항의 규정에 의하여 지정된 검진일시에 검진을 받지 아니한 자에 대한 검진 독촉통지는 별지 제3호서식에 의한다.

③ 수시검진대상자로서 귀국하는 자에 대하여는 제1항의 규정에 불구하고 입국시 구두 또는 인쇄물등의 방법으로 검진통지에 갈음할 수 있다.

③ 해외에서 입국하는 외국인 중 대통령령으로 정하는 장기체류자는 입국 전 1개월 이내에 발급받은 후천성면역결핍증 음성확인서를 질병관리청장에게 보여주어야 한다. 이를 보여주지 못하는 경우에는 입국 후 72시간 이내에 검진을 받아야 한다.〈개정 2020.8.11.〉

시행령

제10조(검진대상자) 삭제 〈2020.1.29.〉

② 법 제8조 제3항 전단에서 "대통령령으로 정하는 장기체류자"란「출입국관리법」제16조에 따른 재난상륙허가의 대상자로서 질병관리청장이 후천성면역결핍증의 예방을 위하여 필요하다고 인정하는 사람을 말한다. 다만, 배우자를 동반하는 사람은 제외한다.〈개정 2020.1.29., 2020.9.11.〉

③ 법 제8조 제3항에 따른 후천성면역결핍증 음성확인서(이하 "검사음성확인서"라 한다)는 각국의 공공검사기관이나 의료기관에서 영문으로 발급한 것이어야 한다.

[전문개정 2008.9.3.]

제10조의2(관계부처의 협조) 제10조 제2항에 따른 외국인의 입국시 검사음성확인서의 소지여부확인과 미소지자에 대한 검진의 원활한 수행을 위하여 법무부장관은 다음 각 호에서 정하는 바에 따라 협조하여야 한다.〈개정 2008.9.3.〉

1. 제10조 제2항에 따른 외국인에 대하여 입국사증 발급의 결정을 통보할 때에는 검사음성확인서를 소지하고 입국하여야 하고 검사음성확인서를 소지하지 아니하고 입국하는 경우에는 입국후 72시간이내에 검진을 받아야 함을 고지한다.
2. 제10조 제2항에 따른 외국인에 대하여 입국심사를 할 때, 거류신고를 접수할 때, 체류자격을 변경할 때 또는 상륙허가를 할 때에 검사음성확인서의 소지여부를 확인하고, 이를 소지하지 아니한 자가 있을 경우에는 미소지자의 국적·성명·연령·성별·체류지등을 체류지 관할보건소장에게 통지한다. 다만, 재난상륙허가대상자의 경우에는 관할검역소장에게 통지한다.

[본조신설 1989.12.30.]

④ 후천성면역결핍증에 관한 검진을 하는 자는 검진 전에 검진 대상자에게 이름·주민등록번호·주소 등을 밝히

지 아니하거나 가명을 사용하여 검진(이하 "익명검진"이라 한다)할 수 있다는 사실을 알려 주어야 하고, 익명검진을 신청하는 경우에도 검진을 하여야 한다.

시행규칙

제7조(검진절차 및 신고 등) ① 법 제8조에 따른 검진을 목적으로 혈액검사를 실시하는 기관(이하 "검사기관"이라 한다)은 별지 제4호서식의 후천성면역결핍증 검사대장 또는 별지 제5호서식의 후천성면역결핍증 익명검사대장 및 검사결과(전자문서를 포함한다)를 작성·보관하여야 한다.〈개정 2008.9.5.〉

② 검사기관은 검사 결과 감염이 의심되는 검사물을 발견한 때에는 다음 각 호의 어느 하나에 해당하는 자(이하 "확인검사기관의 장"이라 한다)에게 검사를 의뢰하여 확인검사를 받아야 한다.〈개정 2003.12.27., 2005.9.28., 2008.3.3., 2010.3.19., 2019.9.27., 2020.9.11.〉

1. 질병관리청장
2. 「보건환경연구원법」에 의한 보건환경연구원의 장
3. 질병관리청장이 지정·고시하는 확인검사기관의 장

③ 법 제8조 제4항에 따라 익명검진을 실시한 자는 검진결과 감염인으로 밝혀진 자가 있는 경우 밝혀진 때부터 24시간 이내에 다음 각 호의 사항을 별지 제5호의2서식(전자문서를 포함한다)에 따라 보건소장에게 신고해야 한다. 이 경우 감염인의 정보는 익명으로 관리해야 한다.〈신설 2008.9.5., 2019.9.27., 2019.12.31.〉

1. 감염인의 성별
2. 확인진단일
3. 검사물번호
4. 검진의사의 성명과 검진기관의 주소 및 명칭

④ 제3항에 따라 신고를 받은 보건소장은 별지 제5호의2서식에 따라 특별자치도지사·시장·군수 또는 구청장에게 이를 보고하여야 하고, 보고를 받은 특별자치도지사는 질병관리청장에게, 시장·군수·구청장은 특별시장·광역시장 또는 도지사를 경유하여 질병관리청장에게 이를 보고하여야 한다.〈신설 2008.9.5., 2010.3.19., 2020.9.11.〉

[제목개정 2008.9.5.]

제11조(증명서 발급) ① 법 제8조에 따라 검진대상자가 검진을 받을 경우, 검진을 실시한 검사기관의 장은 본인의 요구가 있을 경우 별지 제7호서식의 후천성면역결핍증 검사확인서를 발급하여야 한다.〈개정 2008.9.5.〉

② 외국에 여행하고자 하는 자가 국제간에 검진 사실의 확인을 받고자 하는 경우에는 검진을 실시한 검사기관의 장은 별지 제7호서식의 후천성면역결핍증 검사확인서를 발급한다.〈개정 1999.8.10., 2008.9.5.〉

⑤ 제4항에 따른 검진을 하는 자는 검진 결과 감염인으로 밝혀진 사람이 있는 경우에는 보건복지부령으로 정하는 바에 따라 관할 보건소장에게 신고하여야 한다. 이 경우 감염인의 정보는 익명으로 관리하여야 한다.

[전문개정 2013.4.5.]

제8조의2(검진 결과의 통보) ① 후천성면역결핍증에 관한 검진을 한 자는 검진 대상자 본인 외의 사람에게 검진 결과를 통보할 수 없다. 다만, 검진 대상자가 군(軍), 교정시설 등 공동생활자인 경우에는 해당 기관의 장에게 통보하고, 미성년자, 심신미약자, 심신상실자인 경우에는 그 법정대리인에게 통보한다.

② 제1항에 따른 검진 결과 통보의 경우 감염인으로 판정을 받은 사람에게는 면접통보 등 검진 결과의 비밀이 유지될 수 있는 방법으로 하여야 한다.

③ 사업주는 근로자에게 후천성면역결핍증에 관한 검진결과서를 제출하도록 요구할 수 없다.

[전문개정 2013.4.5.]

제9조(혈액·장기·조직 등의 검사) ①「혈액관리법」 제2조 제3호의 혈액원(血液院)과 같은 조 제8호의 혈액제제[혈액과 혈장(血漿)을 포함한다. 이하 같다]를 수입하는 자는 해당 혈액원에서 채혈된 혈액이나 수입 혈액제제에 대하여 보건복지부령으로 정하는 바에 따라 인체면역결핍바이러스의 감염 여부를 검사하여야 한다. 다만, 인체면역결핍바이러스에 감염되어 있지 아니하다는 해당 제품 수출국가의 증명서류가 첨부되어 있는 수입 혈액제제로서 질병관리청장이 그 검사가 필요 없다고 인정하는 경우에는 그러하지 아니하다.〈개정 2020.8.11.〉

② 의사 또는 의료기관은 다음 각 호의 어느 하나에 해당하는 행위를 하기 전에 보건복지부령으로 정하는 바에 따라 인체면역결핍바이러스의 감염 여부를 검사하여야 한다.

1. 장기(인공장기를 포함한다. 이하 같다)·조직의 이식
2. 정액의 제공
3. 그 밖에 인체면역결핍바이러스 감염의 위험이 있는 매개체(이하 "매개체"라 한다)의 사용

③ 제1항과 제2항에 따른 검사를 받지 아니하거나 검사를 한 결과 인체면역결핍바이러스에 감염된 것으로 나타난 혈액·수입 혈액제제·장기·조직·정액·매개체는 이를 유통·판매하거나 사용하여서는 아니 된다.

[전문개정 2013.4.5.]

시행규칙

제8조(혈액·장기·조직등의 검사) ① 법 제9조의 규정에 의하여 혈액원은 채혈된 모든 혈액에 대하여, 의사 또는 의료기관은 장기·조직 및 정액 기타 매개체에 대하여 각각 후천성면역결핍증 감염여부를 검사하고 감염이 의심되는 혈액·장기·조직·정액 및 매개체에 대하여는 확인검사기관의 장에게 검사를 의뢰하여 확인검사를 받아야 한다. 〈개정 2003.12.27., 2005.9.28.〉

② 수입혈액제제 또는 원료혈액제제를 수입하는 자가 법 제9조 제1항 단서의 규정에 해당하는 서류를 첨부하지 아니하고 당해제품을 수입한 때에는 통관 이전에 식품의약품안전처장의 검사를 받아야 한다.〈개정 2003.12.27., 2005.9.28., 2013.3.23.〉

제9조(확인검사) 확인검사기관의 장은 제7조 제2항 및 제8조 제1항의 규정에 의하여 검사기관 또는 의료기관등으로부터 후천성면역결핍증 감염여부의 확인검사를 의뢰받은 때에는 지체없이 검사를 실시하고 검사결과를 의뢰기관에 통지하며, 감염 사실을 발견한 때에는 즉시 질병관리청장에게 보고하여야 한다.〈개정 1999.8.10., 2003.12.27., 2005.9.28., 2008.3.3., 2010.3.19., 2020.9.11.〉

제10조(역학조사) 질병관리청장, 시·도지사, 시장·군수·구청장은 감염인 및 감염이 의심되는 충분한 사유가 있는 사람에 대하여 후천성면역결핍증에 관한 검진이나 전파 경로의 파악 등을 위한 역학조사를 할 수 있다.〈개정 2020.8.11.〉

[전문개정 2013.4.5.]

제11조(증표 제시) 제8조에 따른 검진 및 제10조에 따른 역학조사를 하는 사람은 그 권한을 나타내는 증표를 지니고 이를 관계인에게 보여주어야 한다. [전문개정 2013.4.5.]

시행규칙

제10조(후천성면역결핍증예방관리자증명서) 법 제11조의 규정에 의한 증표는 별지 제6호서식에 의한다.

제12조(증명서 발급) 제8조에 따른 검진 및 제10조에 따른 역학조사를 받은 사람에게는 보건복지부령으로 정하는 바에 따라 그 결과를 나타내는 증명서를 발급하여야 한다. [전문개정 2013.4.5.]

관련 법률

성매개감염병 및 후천성면역결핍증 건강진단규칙 [시행 2021.7.19.] [보건복지부령 제820호, 2021.7.19., 일부개정]

제1조(목적) 이 규칙은 「감염병의 예방 및 관리에 관한 법률」 제19조에 따른 성매개감염병에 관한 건강진단, 「후천성면역결핍증 예방법」 제8조 제1항 및 제2항 제2호에 따른 후천성면역결핍증에 관한 검진의 실시에 필요한 사항을 규정함을 목적으로 한다.〈개정 2013.3.23.〉

[전문개정 2011.1.3.]

제2조(정의) 이 규칙에서 "성매개감염병"이란 「감염병의 예방 및 관리에 관한 법률」 제2조 제10호에 따른 성매개감염병으로서 매독, 임질, 연성하감, 클라미디아, 성기단순포진 및 첨규콘딜롬을 말한다.〈개정 2011.1.3.〉

제3조(정기 건강진단) 「감염병의 예방 및 관리에 관한 법률」 제19조, 「후천성면역결핍증 예방법」 제8조 제2항 제2호

및 같은 법 시행령 제10조에 따라 성매개감염병 및 후천성면역결핍증에 관한 건강진단을 받아야 하는 직업에 종사하는 사람과 그 진단 항목 및 횟수는 별표와 같다.〈개정 2011.1.3., 2013.3.23.〉

[제목개정 2013.3.23.]

제4조 삭제 〈2013.3.23.〉

제5조(수시 건강진단) 특별자치도지사·시장·군수·구청장(자치구의 구청장을 말한다. 이하 같다)은 성매개감염병 및 후천성면역결핍증에 감염되어 타인을 감염시킬 우려가 있다고 인정되는 사람에게는 「감염병의 예방 및 관리에 관한 법률」 제19조, 「후천성면역결핍증 예방법」 제8조 제1항 및 같은 법 시행령 제12조에 따라 건강진단을 받을 것을 통지하여야 하며, 그 통지를 받은 사람은 지체 없이 성매개감염병 및 후천성면역결핍증에 관한 건강진단을 받아야 한다.

[전문개정 2011.1.3.]

제6조(건강진단의 실시) 이 규칙에 따른 건강진단은 「지역보건법」에 따른 보건소(이하 "보건소"라 한다)와 「의료법」에 따른 종합병원·병원 또는 의원(이하 "의료기관"이라 한다)에서 실시한다.

제7조(감염병환자의 발생 신고 등) 의료기관의 장은 제6조에 따라 건강진단을 실시한 결과 감염병환자가 발생한 경우에는 「감염병의 예방 및 관리에 관한 법률」 제11조에 따라 관할 보건소장에게 신고하고, 「의료법」 제22조에 따라 진료기록부 등을 기록·보존하여야 한다.〈개정 2011.1.3.〉

[제목개정 2011.1.3.]

제8조 삭제 〈2013.3.23.〉

제4장 감염인의 보호·지원 〈개정 2008.3.21.〉

제13조(전문진료기관 등의 설치) ① 질병관리청장은 후천성면역결핍증의 예방·관리와 그 감염인의 보호·지원 또는 치료를 위하여 필요한 전문진료기관 또는 연구기관을 설치·운영할 수 있다.〈개정 2020.8.11.〉

② 제1항에 따른 전문진료기관 또는 연구기관의 설치 및 운영에 필요한 사항은 대통령령으로 정한다.

[전문개정 2013.4.5.]

시행령

제13조(전문진료기관등의 시설기준) ① 법 제13조에 따른 연구기관은 후천성면역결핍증의 예방·관리 및 진료에 관한 연구를 수행할 수 있는 충분한 시설·능력을 갖추어야 한다.〈개정 2008.9.3.〉

② 법 제13조에 따른 전문진료기관의 시설은 「의료법」 제36조에 따른 병원의 시설기준에 적합한 시설을 갖추어야 한다. 다만, 검진만을 하는 경우에는 그러하지 아니하다.〈개정 2008.9.3.〉

제14조(치료 권고) 질병관리청장, 시·도지사 또는 시장·군수·구청장은 인체면역결핍바이러스의 전염을 방지하기 위하여 감염인 중 다른 사람에게 감염시킬 우려가 있는 사람 등 다음 각 호로 정하는 감염인에게 제13조에 따른 전문진료기관 또는 제16조에 따른 요양시설에서 치료를 받거나 요양을 하도록 권고할 수 있다.〈개정 2020.8.11.〉

1. 검진 결과 감염인으로 판명된 사람으로서 검진을 받아야 할 업소에 종사하거나 종사할 가능성이 높은 감염인
2. 주의 능력과 주위 환경 등으로 보아 다른 사람에게 감염시킬 우려가 있다고 인정되는 감염인
3. 생계유지 능력이 없고, 다른 사람에 의하여 부양 또는 보호를 받고 있지 아니한 감염인

[전문개정 2013.4.5.]

제14조의2 삭제 〈1999.2.8.〉

제15조(치료 및 보호조치 등) ① 질병관리청장, 시·도지사 또는 시장·군수·구청장은 제14조에 따른 치료 권고에 따르지 아니하는 감염인 중 감염인의 주의 능력과 주위 환경 등으로 보아 다른 사람에게 감염시킬 우려가 높

다고 인정되는 감염인에 대하여는 치료 및 보호조치를 강제할 수 있다.〈개정 2020.8.11.〉

② 제1항에 따라 강제할 경우 이를 집행하는 사람은 그 권한을 나타내는 증표를 지니고 이를 관계인에게 보여주어야 한다.

[전문개정 2013.4.5.]

제16조(요양시설 등의 설치·운영) ① 질병관리청장 또는 시·도지사는 감염인의 요양 및 치료 등을 위한 시설(이하 "요양시설"이라 한다)과 감염인에 대한 정보 제공, 상담 및 자활 등을 위한 시설(이하 "쉼터"라 한다)을 설치·운영할 수 있다.〈개정 2020.8.11.〉

② 요양시설 및 쉼터의 설치·운영에 필요한 사항은 보건복지부령으로 정한다.

[전문개정 2013.4.5.]

시행규칙

제11조의2(요양시설 등의 시설 및 인력 등의 기준) 법 제16조 제2항에 따른 감염인의 요양 및 치료 등을 위한 시설과 감염인에 대한 정보제공, 상담 및 자활을 위한 시설이 갖추어야 할 시설 및 인력 등의 기준은 별표와 같다.〈개정 2008.9.5.〉

[본조신설 1999.8.10.]

제12조 삭제〈1999.8.10.〉

제13조 삭제〈1999.8.10.〉

제14조 삭제〈1999.8.10.〉

제17조 삭제〈1999.2.8.〉

제17조의2(예방치료기술의 확보 등) ① 질병관리청장은 후천성면역결핍증의 예방과 치료를 위한 의약품 및 기술을 확보하기 위하여 노력하여야 한다.〈개정 2020.8.11.〉

② 질병관리청장은 제1항에 따른 의약품 및 기술 확보를 위한 연구 사업을 지원할 수 있다.〈개정 2020.8.11.〉

[전문개정 2013.4.5.]

제18조(취업의 제한) ① 감염인은 제8조 제1항에 따라 그 종사자가 정기검진을 받아야 하는 업소에 종사할 수 없다.

② 제8조 제1항에 따른 업소를 경영하는 자는 감염인 또는 검진을 받지 아니한 사람을 그 업소에 종사하게 하여서는 아니 된다.

[전문개정 2013.4.5.]

제19조(전파매개행위의 금지) 감염인은 혈액 또는 체액을 통하여 다른 사람에게 전파매개행위를 하여서는 아니 된다. [전문개정 2013.4.5.]

제5장 보칙 〈개정 2013.4.5.〉

제20조(부양가족의 보호) 특별자치시장·특별자치도지사·시장·군수 또는 구청장은 감염인 중 그 부양가족의 생계유지가 곤란하다고 인정할 때에는 대통령령으로 정하는 바에 따라 그 부양가족의 생활보호에 필요한 조치를 하여야 한다. [전문개정 2013.4.5.]

시행령

제14조(후천성면역결핍증 예방·관리 정보시스템의 구축·운영) 질병관리청장은 후천성면역결핍증의 예방·관리에 필요한 자료와 정보의 효율적인 처리 및 관리를 위하여 후천성면역결핍증 예방·관리 정보시스템을 구축·운영할 수 있다.〈개정 2020.9.11.〉

[본조신설 2020.1.29.]

제15조 삭제 〈2008.9.3.〉

제16조 삭제 〈1999.6.16.〉

제17조 삭제 〈1999.6.16.〉

제17조의2 삭제 〈1999.6.16.〉

제18조 삭제 〈1999.6.16.〉

제19조 삭제 〈1999.6.16.〉

제20조 삭제 〈1999.6.16.〉

제21조 삭제 〈1999.6.16.〉

제22조(감염인에 대한 보호 및 지원) 질병관리청장 또는 시·도지사는 감염인의 보호 및 지원을 위하여 필요한 조치를 할 수 있다.〈개정 2010.3.15., 2020.9.11.〉

[전문개정 2008.9.3.]

제23조 삭제 〈2008.9.3.〉

제24조(감염인이 속한 가구의 생활보장) 특별자치시장·특별자치도지사·시장·군수 또는 구청장(「국민기초생활 보장법」 제7조 제1항 제4호의 교육급여의 경우에는 특별시·광역시·특별자치시·도·특별자치도의 교육감을 말한다)은 법 제20조에 따라 감염인이 속한 가구의 소득인정액이 「국민기초생활 보장법」 제2조 제11호에 따른 기준 중위소득의 100분의 50 이하인 경우에는 감염인과 그 부양가족을 같은 법 제8조의2 제2항 제8호에 해당하는 경우로 보아 같은 법 제7조 제1항 각 호에 따른 급여를 실시하여야 한다.

[전문개정 2015.11.30.]

제21조(협조 의무) ① 질병관리청장은 후천성면역결핍증의 예방·관리와 그 감염인의 보호·지원에 필요한 협조를 관계 기관의 장에게 요구할 수 있다.〈개정 2020.8.11.〉

② 제1항에 따른 요구를 받은 기관의 장은 적극적으로 이에 협조하여야 하며 정당한 사유 없이 그 요구를 거부할 수 없다.

[전문개정 2013.4.5.]

제22조(비용 부담) 다음 각 호의 어느 하나에 해당하는 비용은 대통령령으로 정하는 바에 따라 국가 또는 지방자치단체가 부담하거나 그 전부 또는 일부를 보조한다.

1. 제8조에 따른 검진 비용
2. 제10조에 따른 역학조사 비용
3. 제13조에 따른 전문진료기관 또는 연구기관의 설치·운영 비용
4. 제13조에 따른 전문진료기관에서의 진료 비용
5. 제20조에 따른 생활보호 비용
6. 제23조 제2항에 따라 위탁받은 단체 또는 기관의 후천성면역결핍증 예방을 위한 교육과 홍보 비용
7. 제23조 제3항에 따라 위탁받은 단체 또는 기관의 요양시설 및 쉼터의 설치·운영 비용

[전문개정 2013.4.5.]

시행령

제25조(비용부담) 법 제22조에 따른 비용부담은 다음과 같이 한다.〈개정 1999.6.16., 2002.3.25., 2008.9.3.〉

1. 법 제22조 제3호의 규정에 의한 연구기관 또는 전문진료기관의 설치·운영비용은 국가가 이를 부담한다.
2. 법 제22조 제1호·제2호 및 제4호의 규정에 의한 검진비용, 역학조사비용 및 전문진료기관에서의 진료비용은 당해업무를 국가기관이 행할 경우에는 국가에서 이를 부담하고, 지방자치단체가 행할 경우에는 국가가 당해 지방자치단체에 그 비용의 2분의1을 보조한다.
3. 법 제22조 제5호에 따른 생활보호비용의 부담비율은 「국민기초생활 보장법」에서 정하는 바에 의한다.
4. 법 제22조 제6호의 규정에 의한 홍보 및 교육비용과 동조 제7호의 규정에 의한 요양시설 및 쉼터의 설치·운영

비용은 국가 또는 지방자치단체가 그 전부 또는 일부를 보조한다.

제23조(권한의 위임 · 위탁) ① 이 법에 따른 질병관리청장의 권한은 그 일부를 대통령령으로 정하는 바에 따라 시·도지사 또는 국립검역소장에게 위임할 수 있다.〈개정 2020.8.11.〉

② 질병관리청장 또는 지방자치단체의 장은 대통령령으로 정하는 바에 따라 제3조 제1항에 따른 예방을 위한 교육과 홍보를 민간단체 또는 관계 전문기관에 위탁할 수 있다.〈개정 2020.8.11.〉

③ 질병관리청장 또는 시·도지사는 대통령령으로 정하는 바에 따라 요양시설 및 쉼터의 설치·운영을 민간단체 또는 관계 전문기관에 위탁할 수 있다.〈개정 2020.8.11.〉

[전문개정 2013.4.5.]

시행령

제26조(업무의 위탁) ① 질병관리청장 또는 시·도지사는 법 제23조 제2항의 규정에 의하여 법 제3조 제1항의 규정에 의한 예방을 위한 홍보 및 교육 업무를 질병관리청장 또는 시·도지사가 지정하는 후천성면역결핍증 관련단체 또는 종교단체에 위탁한다.〈개정 2008.2.29., 2010.3.15., 2020.9.11.〉

② 질병관리청장 또는 시·도지사는 법 제23조 제3항에 따라 법 제16조 제1항에 따른 요양시설과 쉼터의 설치·운영에 관한 업무를 질병관리청장 또는 시·도지사가 지정하는 후천성면역결핍증 관련단체·종교단체 또는 관계전문기관에 위탁한다.〈개정 2008.2.29., 2008.9.3., 2010.3.15., 2020.9.11.〉

③ 질병관리청장 또는 시·도지사는 제1항 및 제2항에 따라 지정된 단체 및 관계전문기관을 관보 또는 특별시·광역시·특별자치시·도 또는 특별자치도의 공보에 고시하여야 한다.〈개정 2008.2.29., 2008.9.3., 2010.3.15., 2017.3.27., 2020.9.11.〉

[전문개정 2002.3.25.]

제27조(민감정보 및 고유식별정보의 처리) 질병관리청장, 시·도지사 및 시장·군수·구청장(해당 권한이 위임·위탁된 경우에는 그 권한을 위임·위탁받은 자를 포함한다)이나 보건소장, 의사 또는 의료기관은 다음 각 호의 사무를 수행하기 위하여 불가피한 경우 「개인정보 보호법」 제23조에 따른 건강에 관한 정보나 같은 법 시행령 제19조에 따른 주민등록번호, 여권번호, 운전면허의 면허번호 또는 외국인등록번호가 포함된 자료를 처리할 수 있다.〈개정 2020.1.29., 2020.9.11.〉

1. 법 제5조에 따른 감염인의 진단·검안 또는 사망의 신고 및 보고에 관한 사무
2. 법 제8조에 따른 후천성면역결핍증의 검진에 관한 사무
3. 법 제10조에 따른 역학조사에 관한 사무
4. 법 제12조에 따른 후천성면역결핍증 검진결과의 증명서 발급에 관한 사무
5. 제14조에 따른 후천성면역결핍증 예방·관리 정보시스템의 구축·운영에 관한 사무

[본조신설 2017.3.27.]

제24조 삭제〈2008.3.21.〉

제6장 벌칙 〈개정 2013.4.5.〉

제25조(벌칙) 다음 각 호의 어느 하나에 해당하는 사람은 3년 이하의 징역에 처한다.

1. 제9조 제3항을 위반하여 혈액·수입 혈액제제·장기·조직·정액 또는 매개체를 유통·판매하거나 사용한 사람
2. 제19조를 위반하여 전파매개행위를 한 사람

[전문개정 2013.4.5.]

제26조(벌칙) 다음 각 호의 어느 하나에 해당하는 자는 3년 이하의 징역 또는 3천만원 이하의 벌금에 처한다.〈개정

2017.4.18.〉

1. 제7조를 위반하여 비밀을 누설한 사람
2. 제9조 제1항 또는 제2항을 위반하여 검사를 하지 아니한 자
3. 제18조 제2항을 위반하여 감염인을 해당 업소에 종사하도록 한 자

[전문개정 2013.4.5.]

제27조(벌칙) 다음 각 호의 어느 하나에 해당하는 자는 1년 이하의 징역 또는 1천만원 이하의 벌금에 처한다.〈개정 2017.4.18.〉

1. 제5조를 위반하여 신고를 하지 아니하거나 거짓으로 신고를 한 자
2. 제8조에 따른 검진 또는 제10조에 따른 역학조사에 응하지 아니한 사람
3. 제8조의2 제1항 및 제2항을 위반하여 검진 결과를 통보하거나 같은 조 제3항을 위반하여 검진결과서 제출을 요구한 자
4. 제15조 제1항에 따른 치료 및 보호조치에 응하지 아니한 사람
5. 제18조 제1항을 위반하여 취업이 제한되는 업소에 종사한 사람 또는 같은 조 제2항을 위반하여 검진을 받지 아니한 사람을 해당 업소에 종사하도록 한 자

[전문개정 2013.4.5.]

제28조(양벌규정) 법인의 대표자나 법인 또는 개인의 대리인, 사용인, 그 밖의 종업원이 그 법인 또는 개인의 업무에 관하여 제26조 또는 제27조의 위반행위를 하면 그 행위자를 벌하는 외에 그 법인 또는 개인에게도 해당 조문의 벌금형을 과(科)하고, 제25조 제1호의 위반행위를 하면 그 행위자를 벌하는 외에 그 법인 또는 개인을 3천만원 이하의 벌금에 처한다. 다만, 법인 또는 개인이 그 위반행위를 방지하기 위하여 해당 업무에 관하여 상당한 주의와 감독을 게을리하지 아니한 경우에는 그러하지 아니하다.〈개정 2017.4.18.〉

[전문개정 2013.4.5.]

부 칙 〈제17472호, 2020.8.11.〉

제1조(시행일) 이 법은 공포 후 1개월이 경과한 날부터 시행한다. 다만, …〈생략〉…, 부칙 제4조에 따라 개정되는 법률 중 이 법 시행 전에 공포되었으나 시행일이 도래하지 아니한 법률을 개정한 부분은 각각 해당 법률의 시행일부터 시행한다.

제2조 및 제3조 생략

제4조(다른 법률의 개정) ①부터 ㉔까지 생략

㉕ 후천성면역결핍증 예방법 일부를 다음과 같이 개정한다.

제5조제2항·제4항, 제8조제1항, 같은 조 제2항 각 호 외의 부분, 같은 항 제2호, 같은 조 제3항 전단, 제9조제1항 단서, 제10조, 제13조제1항, 제14조 각 호 외의 부분, 제15조제1항, 제16조제1항, 제17조의2제1항·제2항, 제21조제1항 및 제23조제1항부터 제3항까지 중 "보건복지부장관"을 각각 "질병관리청장"으로 한다.

㉖부터 ㉝까지 생략

제5조 생략

후천성면역결핍증 예방법 시행규칙

타법개정 2020.9.11. 보건복지부령 제749호 시행일 2020.9.12.

[별표] 〈개정 2008.9.5.〉

요양시설 등의 시설 및 인력 등의 기준(제11조의2 관련)

구 분	기 준
1. 감염인의 요양 및 치료 등을 위한 시설	가. 시설 : 10명 이상 수용가능한 입원실, 의무기록실, 진료실, 소독시설, 급식시설, 세탁물 처리시설, 휴게실 · 화장실 및 욕실 등 편의시설 나. 인력 : 상근의사 1명 이상, 상근간호사 및 상근간호조무사 각 1명 이상, 상근관리자 3명
2. 감염인에 대한 정보제공, 상담 및 자활 등을 위한 시설	가. 시설 : 감염인에 대한 정보제공, 상담 및 자활에 필요한 시설(숙식에 필요한 시설을 포함한다) 나. 인력 : 상근관리자 1명 이상, 상담 · 운영요원 1명 이상, 자원봉사자 2명 이상 다. 기타 : 감염인에 대한 정보제공 등을 할 수 있는 1 이상의 프로그램 마련

환자안전법

일부개정 2020.1.29. 법률 제16893호 시행일 2021.1.30.

제1조(목적) 이 법은 환자안전을 위하여 필요한 사항을 규정함으로써 환자의 보호 및 의료 질(質) 향상에 이바지함을 목적으로 한다.

시행령

제1조(목적) 이 영은 「환자안전법」에서 위임된 사항과 그 시행에 필요한 사항을 규정함을 목적으로 한다.

시행규칙

제1조(목적) 이 규칙은 「환자안전법」 및 같은 법 시행령에서 위임된 사항과 그 시행에 필요한 사항을 규정함을 목적으로 한다.

제2조(정의) 이 법에서 사용하는 용어의 뜻은 다음과 같다. 〈개정 2020.1.29.〉

1. "환자안전사고"란 「보건의료기본법」 제3조 제3호의 보건의료인(이하 "보건의료인"이라 한다)이 환자에게 보건의료서비스를 제공하는 과정에서 환자안전에 보건복지부령으로 정하는 위해(危害)가 발생하였거나 발생할 우려가 있는 사고를 말한다.
2. "환자안전활동"이란 국가, 지방자치단체, 「보건의료기본법」 제3조 제4호의 보건의료기관(이하 "보건의료기관"이라 한다), 보건의료인, 환자 및 환자의 보호자 및 관련 기관·법인·단체가 환자안전사고의 예방 및 재발 방지를 위하여 행하는 모든 활동을 말한다.

시행규칙

제2조(환자안전사고의 범위) 「환자안전법」(이하 "법"이라 한다) 제2조 제1호에서 "보건복지부령으로 정하는 위해(危害)"란 사망·질환 또는 장해 등 환자의 생명·신체·정신에 대한 손상 또는 부작용을 말한다.

제3조(국가와 지방자치단체의 책무) ① 국가와 지방자치단체는 환자안전 및 의료 질 향상을 위한 시책을 마련하여 추진하여야 한다.

② 국가와 지방자치단체는 환자안전활동에 필요한 제도적 기반을 마련하여야 한다.

③ 국가와 지방자치단체는 보건의료기관, 보건의료인, 환자 및 환자의 보호자가 행하는 환자안전활동에 필요한 행정적·재정적 지원을 할 수 있다.

④ 국가와 지방자치단체는 환자안전활동에 환자의 참여를 촉진하기 위하여 노력하여야 한다.

제4조(보건의료기관의 장과 보건의료인의 책무) ① 보건의료기관의 장과 보건의료인은 환자안전 및 의료 질 향상을 위하여 국가와 지방자치단체의 시책을 따라야 한다.

② 보건의료기관의 장과 보건의료인은 환자안전사고가 발생하지 아니하도록 시설·장비 및 인력을 갖추고, 필요한 의무를 다하여야 한다.

③ 보건의료기관의 장과 보건의료인은 환자안전활동에 환자와 환자의 보호자가 참여할 수 있도록 노력하여야 한다.

5. 법 제8조 제3항 제5호에 따른 사람 1명
6. 법 제8조 제3항 제6호에 따른 사람 1명

② 법 제8조 제3항 제1호부터 제4호까지의 규정에 따른 위촉위원의 임기는 2년으로 한다. 다만, 위원의 해촉(解囑) 등으로 인하여 새로 위촉된 위원의 임기는 전임 위원 임기의 남은 기간으로 한다.〈개정 2020.7.28.〉

③ 보건복지부장관은 위원회의 위원이 다음 각 호의 어느 하나에 해당하는 경우에는 해당 위원을 해임하거나 해촉할 수 있다.

1. 심신장애로 인하여 직무를 수행할 수 없게 된 경우
2. 직무와 관련된 비위사실이 있는 경우
3. 직무태만, 품위손상이나 그 밖의 사유로 인하여 위원으로 적합하지 아니하다고 인정되는 경우
4. 위원 스스로 직무를 수행하는 것이 곤란하다고 의사를 밝히는 경우

제3조(위원회의 운영) ① 위원회의 위원장은 위원회를 대표하고 위원회의 업무를 총괄한다.

② 위원회의 회의는 재적위원 3분의 1 이상이 요구하거나 위원회의 위원장이 필요하다고 인정할 때에 소집하고, 위원회의 위원장이 그 의장이 된다.

③ 위원회의 회의는 재적위원 과반수의 출석으로 개의(開議)하고, 출석위원 과반수의 찬성으로 의결한다.

④ 위원회의 위원장이 부득이한 사유로 직무를 수행할 수 없을 때에는 위원회의 위원장이 미리 지명한 위원이 그 직무를 대행한다.

⑤ 위원회에 위원회의 사무를 처리하기 위하여 간사 1명을 두며, 간사는 보건복지부 소속 공무원 중에서 보건복지부장관이 지명한다.

⑥ 위원회의 회의에 출석한 위촉위원에게는 예산의 범위에서 수당과 여비를 지급할 수 있다.

제4조(운영세칙) 이 영에서 규정한 사항 외에 위원회의 구성 및 운영 등에 필요한 세부 사항은 위원회의 의결을 거쳐 위원회의 위원장이 정한다.

제5조(분과위원회) ① 법 제8조 제5항에 따른 분과위원회(이하 "분과위원회"라 한다)는 위원장 1명을 포함하여 7명 이내의 위원으로 구성한다.

② 분과위원회의 위원장 및 위원은 위원회의 위원 중에서 보건복지부장관이 지명한다.

③ 제1항 및 제2항에서 규정한 사항 외에 분과위원회의 구성 및 운영 등에 필요한 세부 사항은 위원회의 의결을 거쳐 위원회의 위원장이 정한다.

제8조의2(중앙환자안전센터) ① 보건복지부장관은 환자의 보호 및 의료 질 향상을 위한 관계 중앙행정기관의 시책을 효과적으로 수행하기 위하여 환자안전활동을 목적으로 하는 대통령령으로 정하는 비영리법인을 중앙환자안전센터로 지정할 수 있다.

② 중앙환자안전센터는 다음 각 호의 사업을 수행한다.

1. 환자안전종합계획의 이행과제 추진
2. 제9조에 따른 환자안전기준 및 제10조에 따른 환자안전지표의 개발·보급 지원
3. 제11조에 따른 환자안전위원회의 운영 지원
4. 제12조에 따른 전담인력의 관리 지원
5. 환자안전사고의 접수·검증·분석
6. 환자안전활동에 대한 연구
7. 그 밖에 환자의 보호 및 의료 질 향상을 위하여 필요한 사항

③ 보건복지부장관은 제1항에 따라 지정한 중앙환자안전센터에 대하여 예산의 범위에서 제2항 각 호의 사업을 수행하는 데 필요한 경비의 전부 또는 일부를 지원할 수 있다.

④ 제1항부터 제3항까지에 따른 중앙환자안전센터의 지정 및 운영에 필요한 사항은 보건복지부령으로 정한다.

[본조신설 2020.1.29.]

시행령

제5조의2(중앙환자안전센터의 지정) 법 제8조의2 제1항에서 "대통령령으로 정하는 비영리법인"이란 「의료법」 제58조의11에 따른 의료기관평가인증원을 말한다.

[본조신설 2020.7.28.]

시행규칙

제3조의2(중앙환자안전센터의 운영) 법 제8조의2 제1항에 따른 중앙환자안전센터(이하 "중앙환자안전센터"라 한다)의 장은 매년 같은 조 제2항 각 호의 사업에 관한 사업계획·사업실적 및 예산·결산을 다음 각 호의 구분에 따른 기한까지 보건복지부장관에게 보고해야 한다.

1. 사업계획 및 예산: 해당 회계연도 개시 전까지
2. 사업실적 및 결산: 다음 회계연도 2월 말일까지

[본조신설 2020.7.30.]

제8조의3(지역환자안전센터) ① 보건복지부장관은 환자의 보호 및 의료 질 향상을 위한 지역별 시책을 수행하고 관계 중앙행정기관의 시책을 효과적으로 지원하기 위하여 보건복지부령으로 정하는 일정 규모 이상의 병원급 의료기관 및 관련 협회·단체 등을 지역환자안전센터로 지정할 수 있다.

② 지역환자안전센터는 다음 각 호의 사업을 할 수 있다.

1. 환자안전사고 관련 교육 사업
2. 환자안전사고의 예방 및 홍보 활동
3. 환자안전사고 보고 지원
4. 그 밖에 보건복지부장관이 위탁하는 사업

③ 보건복지부장관은 제1항에 따라 지정한 지역환자안전센터에 대하여 예산의 범위에서 제2항 각 호의 사업을 수행하는 데 필요한 경비의 전부 또는 일부를 지원할 수 있다.

④ 보건복지부장관은 제1항에 따라 지정된 지역환자안전센터가 다음 각 호의 어느 하나에 해당하는 경우에는 지정을 취소하거나 시정을 명할 수 있다.

1. 거짓이나 그 밖의 부정한 방법으로 지정을 받은 경우
2. 제2항 각 호에 따른 사업을 정당한 사유 없이 6개월 이상 수행하지 아니한 경우
3. 업무수행능력이 현저히 부족하다고 인정되는 경우

⑤ 제1항부터 제4항까지에 따른 지역환자안전센터의 지정·운영과 지정취소 및 시정명령의 절차에 관하여 필요한 사항은 보건복지부령으로 정한다.

[본조신설 2020.1.29.]

시행규칙

제3조의3(지역환자안전센터의 지정·운영 등) ① 법 제8조의3 제1항에서 "보건복지부령으로 정하는 일정 규모 이상의 병원급 의료기관 및 관련 협회·단체 등"이란 다음 각 호의 기관 및 협회·단체를 말한다.

1. 병상 수가 500병상 이상인 종합병원(「의료법」 제3조 제2항 제3호 마목에 따른 종합병원을 말한다. 이하 같다)
2. 「의료법」 제3조의4 제1항에 따른 상급종합병원
3. 「의료법」 제28조 제1항에 따른 중앙회
4. 「의료법」 제52조에 따른 의료기관단체
5. 「약사법」 제11조에 따른 대한약사회
6. 그 밖에 보건복지부장관이 법 제8조의3 제1항에 따른 지역환자안전센터(이하 "지역환자안전센터"라 한다)의 사업 수행에 필요한 전문인력과 전담조직을 갖추었다고 인정하는 협회 또는 단체

② 지역환자안전센터로 지정받으려는 자는 다음 각 호의 지정기준을 갖추어야 한다. 다만, 제3호부터 제5호까지의 기준은 지정받으려는 자가 의료기관인 경우에만 해당한다.
1. 지역환자안전센터의 운영을 위한 자체 규정을 마련할 것
2. 지역환자안전센터의 업무 수행을 위한 사무실과 1명 이상의 상근(常勤) 인력을 갖출 것. 다만, 의료기관은 제5호의 기준을 갖춘 경우 별도의 상근 인력을 갖추지 않아도 된다.
3. 「의료법」 제58조 제1항에 따른 의료기관 인증을 받을 것
4. 법 제11조 제1항에 따른 환자안전위원회(이하 "위원회"라 한다)를 설치·운영할 것
5. 법 제12조 제1항에 따른 환자안전 전담인력(이하 "전담인력"이라 한다)을 3명 이상 배치할 것
③ 지역환자안전센터로 지정받으려는 자는 별지 제1호서식의 지역환자안전센터 지정 신청서(전자문서로 된 신청서를 포함한다)에 다음 각 호의 서류(전자문서를 포함한다)를 첨부하여 보건복지부장관에게 제출해야 한다.
1. 제1항 각 호의 어느 하나에 해당함을 증명하는 서류
2. 제2항 각 호의 지정기준을 갖추었음을 증명하는 서류
3. 사업운영계획서
4. 재정운용계획서
④ 보건복지부장관은 지역환자안전센터를 지정한 경우에는 별지 제2호서식의 지역환자안전센터 지정서를 발급해야 한다.
⑤ 지역환자안전센터의 장은 보건복지부장관이 정하는 바에 따라 매년 사업운영계획, 사업추진현황, 재정운용계획 및 재정집행내역 등을 보건복지부장관에게 보고해야 한다.
⑥ 법 제8조의3 제4항에 따른 지역환자안전센터의 지정취소 및 시정명령에 관한 세부기준은 별표와 같다.
⑦ 제1항부터 제6항까지에서 규정한 사항 외에 지역환자안전센터의 지정기준·지정절차 및 지정방법 등에 필요한 세부사항은 보건복지부장관이 정하여 고시한다.
[본조신설 2020.7.30.]

제9조(환자안전기준) ① 보건복지부장관은 대통령령으로 정하는 바에 따라 보건의료기관의 시설·장비·관리체계, 보건의료인의 환자안전을 위한 준수 사항 등 환자안전에 관한 기준(이하 이 조에서 "환자안전기준"이라 한다)을 정하여야 한다.

② 보건의료기관의 장과 보건의료인은 환자안전활동 시 환자안전기준을 준수하여야 한다.

시행령

제6조(환자안전기준) ① 법 제9조 제1항에 따른 환자안전에 관한 기준(이하 "환자안전기준"이라 한다)에 포함되어야 할 사항은 다음 각 호의 구분에 따른다.
1. 「보건의료기본법」 제3조 제4호에 따른 보건의료기관(이하 "보건의료기관"이라 한다)의 시설 및 장비에 관한 다음 각 목의 사항
가. 입원실, 중환자실, 수술실 및 응급실 등 환자안전과 밀접한 연관이 있는 시설의 운영 및 관리에 관한 사항
나. 환자의 검사, 진단, 치료 및 처치 등에 자주 사용되는 의료기기 등의 관리 및 폐기에 관한 사항
2. 보건의료기관의 관리체계에 관한 다음 각 목의 사항
가. 환자안전활동을 담당하는 인력 및 기구에 관한 사항
나. 환자안전활동의 체계적인 수행을 위한 매뉴얼의 작성 및 운영에 관한 사항
다. 환자안전사고의 발생 시 대응 체계에 관한 사항
3. 「보건의료기본법」 제3조 제3호에 따른 보건의료인이 하는 다음각 목의 보건의료활동에 관한 준수 사항
가. 진단 및 검사
나. 시술, 수술 및 마취
다. 의약품의 처방, 조제, 투약 및 관리
라. 감염병의 예방 및 관리
4. 그 밖에 제1호부터 제3호까지의 규정에 준하는 사항으로서 보건복지부장관이 환자안전사고의 예방 및 관리를 위하여 특히 필요하다고 인정하는 사항

② 보건복지부장관은 환자안전기준을 정하는 경우에는 관계 기관·단체 및 전문가 등에게 의견 및 자료의 제출을 요청할 수 있다.
③ 보건복지부장관은 위원회의 심의를 거쳐 환자안전기준을 확정하고, 확정된 환자안전기준을 보건복지부의 인터넷 홈페이지에 게재하여야 한다.
④ 환자안전기준의 변경 절차에 관하여는 제2항 및 제3항을 준용한다. 다만, 해당 변경 내용이 단순하거나 경미하여 위원회의 심의를 거칠 필요가 없다고 보건복지부장관이 인정하는 경우에는 그 심의를 생략할 수 있다.
⑤ 제1항부터 제4항까지에서 규정한 사항 외에 환자안전기준의 수립·변경 및 운영 등에 관한 세부 사항은 보건복지부장관이 정한다.

제10조(환자안전지표) ① 보건복지부장관은 환자안전 및 의료 질 향상과 관련한 수행 정도를 측정·점검할 수 있는 평가기준 등을 제시하는 지표(이하 "환자안전지표"라 한다)를 개발하여 보급하여야 한다.
② 환자안전지표의 개발 및 보급에 필요한 사항은 보건복지부령으로 정한다.

시행규칙

제4조(환자안전지표의 개발 및 보급) ① 보건복지부장관은 법 제10조 제1항에 따른 환자안전지표(이하 "환자안전지표"라 한다)를 개발하는 경우에는 다음 각 호의 사항을 고려하여야 한다.
1. 환자안전지표의 측정 가능성
2. 환자안전지표의 현실 적합성
3. 환자안전지표의 국가별·지역별 비교 가능성
4. 환자안전지표를 통한 환자안전 및 의료 질 향상 가능성
② 보건복지부장관은 환자안전지표의 개발·보급을 위하여 필요하다고 인정하는 경우에는 「보건의료기본법」 제3조 제4호에 따른 보건의료기관(이하 "보건의료기관"이라 한다)과 「의료법」 또는 「약사법」에 따른 의료인 단체, 의료기관 단체, 대한약사회 또는 대한한약사회(이하 "보건의료단체"라 한다) 등에 협조를 요청할 수 있다.
③ 보건복지부장관은 환자안전지표를 개발한 경우에는 보건복지부 인터넷 홈페이지에 그 내용을 게시하고, 보건복지부장관이 정하는 바에 따라 보건의료기관 또는 보건의료단체 등에 보급한다.
④ 제1항부터 제3항까지에서 규정한 사항 외에 환자안전지표의 개발 및 보급에 필요한 세부사항은 보건복지부장관이 정한다.

제11조(환자안전위원회) ① 보건복지부령으로 정하는 일정 규모 이상의 병원급 의료기관은 환자안전 및 의료 질 향상을 위하여 환자안전위원회(이하 이 조에서 "위원회"라 한다)를 설치·운영하여야 한다.
② 위원회를 설치한 의료기관의 장은 위원회의 설치 여부 및 구성·운영 현황을 보건복지부장관에게 매년 보고하여야 한다. 〈신설 2020.1.29.〉
③ 위원회는 다음 각 호의 업무를 심의한다. 〈개정 2020.1.29.〉
1. 환자안전사고의 예방 및 재발 방지를 위한 계획 수립 및 시행
2. 제12조에 따른 환자안전 전담인력의 선임 및 배치
3. 보건의료기관의 의료 질 향상 활동 및 환자안전체계 구축·운영
4. 제14조 제1항에 따른 보고를 한 보고자 및 보고내용의 보호
5. 환자와 환자 보호자의 환자안전활동 참여를 위한 계획 수립 및 시행
6. 그 밖에 보건복지부령으로 정하는 환자안전활동에 필요한 사항
④ 위원회의 구성·운영과 제2항에 따른 보고 방법·절차, 그 밖에 필요한 사항은 보건복지부령으로 정한다. 〈개정 2020.1.29.〉

시행규칙

제5조(환자안전위원회의 설치 기관) 법 제11조 제1항에서 "보건복지부령으로 정하는 일정 규모 이상의 병원급 의료기

관"이란 병상 수가 200병상 이상인 병원급 의료기관(「의료법」 제3조 제2항 제3호에 따른 병원급 의료기관을 말한다. 이하 같다)을 말한다. 다만, 종합병원인 경우에는 100병상 이상으로 한다.〈개정 2020.7.30.〉

제6조(환자안전위원회의 구성) ① 위원회는 위원장 1명을 포함한 5명 이상 30명 이하의 위원으로 구성한다.〈개정 2020.7.30.〉

② 위원회의 위원장(이하 "위원장"이라 한다)은 해당 의료기관의 장으로 하고, 위원회의 위원은 해당 의료기관의 장이 성별을 고려하여 위촉한다.

③ 위원회 위원의 임기는 3년으로 한다.

④ 제1항부터 제3항까지에서 규정한 사항 외에 위원회 구성에 필요한 사항은 보건복지부장관이 정한다.

제6조의2(환자안전위원회의 설치 등 보고) ① 위원회를 설치한 의료기관의 장은 법 제11조 제2항에 따라 해당 위원회를 설치한 날부터 10일 이내에 별지 제3호서식의 환자안전위원회 설치 보고서(전자문서로 된 보고서를 포함한다)에 다음 각 호의 서류(전자문서를 포함한다)를 첨부하여 보건복지부장관에게 제출해야 한다.

1. 위원회의 위원 구성에 관한 서류
2. 위원회의 운영계획에 관한 서류

② 위원회를 설치한 의료기관의 장은 그 다음 연도부터 법 제11조 제2항에 따라 매년 1월 31일까지 다음 각 호의 사항이 포함된 위원회의 구성・운영 현황을 보건복지부장관에게 보고해야 한다.

1. 위원회의 위원 구성 및 변동에 관한 사항
2. 해당 연도의 위원회 운영계획
3. 전년도의 위원회 운영실적
4. 그 밖에 위원회의 원활한 운영을 위하여 보건복지부장관이 필요하다고 인정하는 사항

[본조신설 2020.7.30.]

제7조(환자안전위원회의 운영) ① 위원회는 정기회의와 임시회의로 구분하여 운영한다.

② 정기회의는 연 2회 이상 개최하고, 임시회의는 위원장이 필요하다고 인정하거나 재적위원 과반수가 요구할 때 개최한다.

③ 위원회 회의는 재적위원 과반수의 출석으로 개의(開議)하고, 출석위원 과반수의 찬성으로 의결한다.

④ 위원장이 사고 등 부득이한 사유로 직무를 수행할 수 없을 때에는 위원장이 미리 지명한 위원이 그 직무를 대행한다.

⑤ 제1항부터 제4항까지에서 규정한 사항 외에 위원회의 운영에 필요한 사항은 위원회의 의결을 거쳐 위원장이 정한다.

제8조(환자안전위원회의 업무) 법 제11조 제3항 제6호에서 "보건복지부령으로 정하는 환자안전활동에 필요한 사항"이란 다음 각 호의 사항을 말한다.〈개정 2020.7.30.〉

1. 법 제9조 제1항에 따른 환자안전기준(이하 "환자안전기준"이라 한다)의 준수에 관한 사항
2. 환자안전지표의 운영에 관한 사항
3. 환자안전사고의 보고 활성화에 관한 사항
4. 환자안전활동의 교육에 관한 사항
5. 그 밖에 환자안전활동의 향상을 위하여 특히 필요한 사항으로서 보건복지부장관이 정하는 사항

제11조의2(환자안전위원회와 다른 위원회의 관계) 제11조에 따른 환자안전위원회를 설치・운영하는 의료기관은 필요한 경우 환자안전위원회와 다른 법률에 따라 설치・운영하는 위원회로서 보건복지부령으로 정하는 위원회를 통합하여 운영할 수 있다.

[본조신설 2020.1.29.]

제12조(전담인력) ① 보건복지부령으로 정하는 일정 규모 이상의 병원급 의료기관은 다음 각 호의 어느 하나에 해당하는 사람으로서 환자안전 및 의료 질 향상에 관한 업무를 전담하여 수행하는 환자안전 전담인력(이하 "전담인력"이라 한다)을 두어야 한다.〈개정 2020.1.29.〉

1. 의사・치과의사・한의사・약사 또는 간호사 면허를 취득한 후 보건복지부령으로 정하는 기간 이상 보건의료기관에서 근무한 사람

2. 「의료법」 제77조에 따른 전문의 자격이 있는 사람

② 전담인력을 둔 의료기관의 장은 전담인력의 배치현황을 매년 보건복지부장관에게 보고하여야 한다.〈신설 2020.1.29.〉

③ 전담인력은 다음 각 호의 업무를 수행한다.〈개정 2020.1.29.〉

1. 환자안전사고 정보의 수집·분석 및 관리·공유
2. 환자안전사고 예방 및 재발 방지를 위한 보건의료인 교육
3. 환자와 환자 보호자의 환자안전활동을 위한 교육
4. 그 밖에 보건복지부령으로 정하는 환자안전활동

④ 보건복지부장관은 전담인력을 두고 있는 보건의료기관에 그 운영에 필요한 경비를 지원할 수 있다.〈개정 2020.1.29.〉

⑤ 제1항에 따른 전담인력의 배치기준 및 제2항에 따른 보고 방법·절차 등은 보건복지부령으로 정한다.〈개정 2020.1.29.〉

시행령

제6조의2(행정정보의 공동이용) ① 보건복지부장관(법 제8조의2 제1항에 따라 지정된 중앙환자안전센터의 장을 포함한다. 이하 이 조에서 같다)은 법 제12조 제2항에 따른 환자안전 전담인력의 배치현황을 확인하기 위하여 필요한 때에는 「전자정부법」 제36조 제1항에 따른 행정정보 공동이용을 통해 다음 각 호의 행정정보를 확인할 수 있다. 이 경우 「개인정보 보호법」 제2조 제3호의 정보주체로부터 사전동의를 받아야 한다.

1. 의사·치과의사·한의사·약사·간호사 면허증
2. 전문의 자격증
3. 국민연금가입자가입증명
4. 건강보험자격득실확인서

② 보건복지부장관은 제1항 후단에 따른 사전동의를 받지 못한 경우에는 「개인정보 보호법」 제2조 제3호의 정보주체에게 해당 정보를 제출할 것을 요청할 수 있다.

[본조신설 2020.7.28.]

시행규칙

제9조(전담인력) ① 법 제12조 제1항 각 호 외의 부분에서 "보건복지부령으로 정하는 일정 규모 이상의 병원급 의료기관"이란 병상 수가 200병상 이상인 병원급 의료기관을 말한다. 다만, 종합병원인 경우에는 100병상 이상으로 한다.〈개정 2020.7.30.〉

② 법 제12조 제1항 제1호에서 "보건복지부령으로 정하는 기간"이란 3년을 말한다.〈개정 2020.7.30.〉

③ 전담인력의 배치기준은 다음 각 호의 구분에 따른다.

1. 200병상 이상의 병원급 의료기관(종합병원은 제외한다): 1명 이상
2. 100병상 이상 500병상 미만의 종합병원: 1명 이상
3. 500병상 이상의 종합병원: 2명 이상

④ 의료기고나의 장은 전담인력을 배치한 경우 법 제12조 제2항에 따라 해당 연도에는 전담인력을 배치한 날부터 10일 이내에, 그 다음 연도부터는 매년 1월 31일까지 별지 제4호서식의 전담인력 배치현황서(전자문서를 포함한다)를 보건복지부장관에게 제출해야 한다.〈신설 2020.7.30.〉

⑤ 법 제12조 제3항 제4호에서 "보건복지부령으로 정하는 환자안전활동"이란 다음 각 호의 활동을 말한다.〈개정 2020.7.30.〉

1. 환자안전활동의 보고
2. 환자안전기준의 준수 점검
3. 환자안전지표의 측정·점검
4. 그 밖에 환자안전 및 의료 질 향상을 위하여 보건복지부장관이 특히 필요하다고 인정하는 사항

⑥ 의료기관의 장은 환자안전 및 의료 질 향상을 위하여 특히 필요하다고 인정하는 경우에는 전담부서를 설치·운영할 수 있다.

제13조(환자안전활동에 관한 교육) ① 전담인력은 환자안전활동에 관한 교육을 정기적으로 받아야 한다.

② 보건복지부장관은 제1항에 따른 정기 교육 외에 환자안전을 위하여 필요한 경우에는 전담인력이나 보건의료인에게 환자안전활동에 관한 교육을 받을 것을 명할 수 있다.

③ 보건복지부장관은 제1항 및 제2항에 따른 교육을 관계 전문기관 등에 위탁하여 실시할 수 있다.

④ 제1항부터 제3항까지에 따른 교육의 방법·시간·내용, 위탁 등에 필요한 사항은 보건복지부령으로 정한다.

시행규칙

제10조(환자안전활동에 관한 교육) ① 법 제13조 제1항 및 제2항에 따른 환자안전활동에 관한 교육(이하 "환자안전교육"이라 한다)에는 다음 각 호의 사항이 포함되어야 한다.

1. 환자안전 관련 법령에 관한 사항
2. 환자안전사고의 정보의 수집·분석에 관한 사항
3. 환자안전기준 및 환자안전지표에 관한 사항
4. 환자안전사고의 예방 및 재발 방지에 관한 사항
5. 「보건의료기본법」 제3조 제3호에 따른 보건의료인 및 환자와의 소통·협조에 관한 사항
6. 환자 및 환자보호자의 환자안전활동에 관한 사항
7. 환자안전에 관한 외국의 제도 및 사례에 관한 사항
8. 그 밖에 보건복지부장관이 환자안전 및 의료 질 향상을 위하여 필요하다고 인정하는 사항

② 법 제13조 제1항에 따른 정기적 환자안전교육은 다음 각 호의 구분에 따라 실시한다.

1. 교육 방법: 대면교육 또는 정보통신기기를 통한 온라인 교육. 다만, 전담인력으로 새로 배치된 경우에는 6개월 이내에 대면교육으로 실시한다.
2. 교육 시간: 매년 12시간 이상. 다만, 전담인력으로 새로 배치된 경우에는 6개월 이내에 24시간 이상 이수하여야 한다.

③ 보건복지부장관은 법 제13조 제2항에 따라 환자안전교육을 명하는 경우에는 교육 대상자, 교육내용, 방법 및 시기 등에 관한 사항을 적은 문서로 하여야 한다.

④ 제1항부터 제3항까지에서 규정한 사항 외에 환자안전교육의 절차, 방법, 시기 및 비용 등에 필요한 세부사항은 보건복지부장관이 정하여 고시한다.

제11조(환자안전교육 업무의 위탁) ① 법 제13조 제3항에 따라 환자안전교육 업무를 전문기관에 위탁하는 경우에는 해당 기관의 명칭, 소재지, 대표자 성명 및 위탁 업무 내용 등에 관한 사항을 고시하여야 한다.

② 법 제13조 제3항에 따라 환자안전교육 업무를 위탁받은 전문기관(이하 이 조에서 "전문기관"이라 한다)은 보건복지부장관이 정하는 바에 따라 교육실시 계획, 교육운영 현황, 교육시설 현황 및 재정운용 상황 등을 보건복지부장관에게 보고하여야 한다.

③ 보건복지부장관은 환자안전교육을 원활하게 수행하기 위하여 필요하다고 인정하는 경우에는 전문기관에 대하여 업무의 개선·보완 등을 명할 수 있다.

제14조(환자안전사고의 자율보고 등) ① 환자안전사고를 발생시켰거나 발생한 사실을 알게 된 또는 발생할 것이 예상된다고 판단한 보건의료인이나 환자 등 보건복지부령으로 정하는 사람은 보건복지부장관에게 그 사실을 보고할 수 있다.〈개정 2020.1.29.〉

② 보건복지부령으로 정하는 일정 규모 이상의 병원급 의료기관에서 다음 각 호의 어느 하나에 해당하는 환자안전사고가 발생한 경우 그 의료기관의 장은 보건복지부장관에게 그 사실을 지체 없이 보고하여야 한다.〈신설 2020.1.29.〉

1. 「의료법」 제24조의2 제1항에 따라 설명하고 동의를 받은 내용과 다른 내용의 수술, 수혈, 전신마취로 환자가 사망하거나 심각한 신체적·정신적 손상을 입은 환자안전사고가 발생한 경우

2. 진료기록과 다른 의약품이 투여되거나 용량 또는 경로가 진료기록과 다르게 투여되어 환자가 사망하거나 심각한 신체적·정신적 손상을 입은 환자안전사고가 발생한 경우
3. 다른 환자나 부위의 수술로 환자안전사고가 발생한 경우
4. 의료기관 내에서 신체적 폭력으로 인해 환자가 사망하거나 심각한 신체적·정신적 손상을 입은 경우

③ 제1항에 따른 보고(이하 "자율보고"라 한다)를 환자안전사고를 발생시킨 사람이 한 경우에는 「의료법」 등 보건의료 관계 법령에 따른 행정처분을 감경하거나 면제할 수 있다.〈개정 2020.1.29.〉

④ 자율보고 및 제2항에 따른 보고(이하 "의무보고"라 한다)에 포함되어야 할 사항과 보고의 방법 및 절차 등은 보건복지부령으로 정한다.〈개정 2020.1.29.〉

[제목개정 2020.1.29.]

시행규칙

제12조(환자안전사고의 보고) ① 법 제14조 제1항에서 "보건의료인이나 환자 등 보건복지부령으로 정하는 사람"이란 다음 각 호의 어느 하나에 해당하는 사람을 말한다.

1. 보건의료인
2. 보건의료기관의 장
3. 전담인력
4. 환자
5. 환자 보호자

② 법 제14조 제2항 각 호 외의 부분에서 "보건복지부령으로 정하는 일정 규모 이상의 병원급 의료기관"이란 병상 수가 200병상 이상인 병원급 의료기관을 말한다. 다만, 종합병원인 경우에는 100병상 이상으로 한다.〈신설 2020.7.30.〉

③ 법 제14조 제2항 제1호·제2호 및 제4호에서 "심각한 신체적·정신적 손상"이란 다음 각 호의 어느 하나에 해당하는 경우를 말한다.〈신설 2020.7.30.〉

1. 1개월 이상의 의식불명
2. 「장애인복지법 시행규칙」 별표 1에 따른 장애의 정도가 심한 장애인(자폐성장애인은 제외한다)이 된 경우
3. 그 밖에 제1호 및 제2호에 준하는 경우로서 보건복지부장관이 심각한 신체적·정신적 손상에 해당한다고 인정하는 경우

④ 법 제14조 제1항 및 제2항에 따라 환자안전사고를 보고하려는 사람은 다음 각 호의 구분에 따른 서식(전자문서로 된 서식을 포함한다)을 같은 법 제16조 제1항에 따른 환자안전사고 보고·학습시스템(이하 "보고학습시스템"이라 한다)을 통하여 보건복지부장관에게 제출하여야 한다.〈개정 2020.7.30.〉

1. 제1항 제1호부터 제3호까지의 사람: 별지 제2호서식의 환자안전사고 보고서
2. 제1항 제4호 및 제5호의 사람: 별지 제3호서식의 환자안전사고 보고서

⑤ 보건복지부장관은 필요한 경우 의료기관의 장에게 제4항에 따라 제출받은 보고서의 보완을 요청할 수 있다. 이 경우 보완을 요청받은 의료기관의 장은 특별한 사유가 없으면 요청받은 날부터 30일 이내에 보고서를 보완하여 제출해야 한다.〈신설 2020.7.30.〉

[제목개정 2020.7.30.]

제15조(환자안전지표 개발을 위한 자료의 요청) ① 보건복지부장관은 환자안전지표의 개발을 위하여 보건복지부령으로 정하는 자료를 다음 각 호의 기관의 장에게 요청할 수 있다.

1. 「국민건강보험법」에 따른 국민건강보험공단
2. 「국민건강보험법」에 따른 건강보험심사평가원
3. 「의료사고 피해구제 및 의료분쟁 조정 등에 관한 법률」에 따른 한국의료분쟁조정중재원
4. 「소비자기본법」에 따른 한국소비자원
5. 그 밖에 환자안전에 관한 자료를 보유하고 있는 대통령령으로 정하는 기관

② 제1항에 따른 요청을 받은 기관의 장은 정당한 사유가 없으면 이에 협조하여야 한다.

시행령

제7조(환자안전지표 개발을 위한 자료의 요청 기관) 법 제15조 제1항 제5호에서 "대통령령으로 정하는 기관"이란 다음 각 호의 기관을 말한다.〈개정 2020.7.28.〉

1. 「의료법」 제58조의11에 따른 의료기관평가인증원
2. 「보건의료기술 진흥법」 제19조에 따른 한국보건의료연구원
3. 「정부출연연구기관 등의 설립·운영 및 육성에 관한 법률」 제8조 제1항에 따른 한국보건사회연구원
4. 「한국보건산업진흥원법」에 따른 한국보건산업진흥원
5. 그 밖에 보건의료와 밀접한 관련이 있는 기관 중 보건복지부장관이 정하여 고시하는 기관

시행규칙

제13조(환자안전지표 개발을 위한 자료) 법 제15조 제1항 각 호 외의 부분에서 "보건복지부령으로 정하는 자료"란 다음 각 호의 어느 하나에 해당하는 자료를 말한다.

1. 국민건강보험 및 의료급여 청구 명세 등에 관한 자료
2. 의료사고 피해구제 및 의료분쟁 조정·중재에 관한 자료
3. 환자안전 및 의료 질 향상 관련 각종 평가·인증 및 분석 자료
4. 환자안전사고 정보에 대한 수집·분석 자료
5. 그 밖에 보건복지부장관이 환자안전지표의 개발을 위하여 필요하다고 인정하는 자료

제15조의2(환자안전사고 관련 자료 제공의 요청) ① 보건복지부장관은 환자안전사고 관련 정보의 공유를 위하여 다음 각 호의 기관의 장에게 보건복지부령으로 정하는 환자안전사고 관련 자료의 제공을 요청할 수 있다.

1. 「의료사고 피해구제 및 의료분쟁 조정 등에 관한 법률」에 따른 한국의료분쟁조정중재원
2. 「소비자기본법」에 따른 한국소비자원
3. 「약사법」에 따른 한국의약품안전관리원
4. 「의료기기법」에 따른 한국의료기기안전정보원
5. 그 밖에 환자안전사고 관련 자료를 보유하고 있는 기관으로서 대통령령으로 정하는 기관

② 제1항에 따른 요청을 받은 기관의 장은 정당한 사유가 없으면 이에 협조하여야 한다. 이 경우 「개인정보 보호법」 제23조에 따른 민감정보와 같은 법 제24조에 따른 고유식별정보(주민등록번호를 포함한다) 등의 개인정보가 포함된 자료는 개인식별이 가능한 부분을 삭제한 후 제공하여야 한다.

[본조신설 2020.1.29.]

시행령

제7조의2(환자안전사고 관련 자료 제공의 요청 기관) 법 제15조의2 제1항 제5호에서 "대통령령으로 정하는 기관"이란 다음 각 호의 기관을 말한다.

1. 「국민건강보험법」 제13조에 따른 국민건강보험공단
2. 「국민건강보험법」 제62조에 따른 건강보험심사평가원
3. 「보건의료기술 진흥법」 제19조에 따른 한국보건의료연구원
4. 「의료법」 제58조의11에 따른 의료기관평가인증원
5. 「정부출연연구기관 등의 설립·운영 및 육성에 관한 법률」 제8조 제1항에 따른 한국보건사회연구원
6. 「한국보건산업진흥원법」에 따른 한국보건산업진흥원
7. 그 밖에 환자안전사고 관련 자료를 보유하고 있는 기관 중 보건복지부장관이 정하여 고시하는 기관

[본조신설 2020.7.28.]

시행규칙

제13조의2(환자안전사고 관련 자료) 법 제15조의2 제1항 각 호 외의 부분에서 "보건복지부령으로 정하는 환자안전사고 관련 자료"란 다음 각 호의 어느 하나에 해당하는 자료를 말한다.
1. 국민건강보험 및 의료급여 청구 명세 등에 관한 자료
2. 의료사고 피해구제 및 의료분쟁 조정·중재에 관한 자료
3. 의약품·의료기기의 부작용 등 안전성에 관한 자료
4. 환자안전 및 의료 질 향상 관련 각종 평가·인증 및 분석 자료
5. 환자안전사고 정보에 대한 수집·분석 자료
6. 그 밖에 보건복지부장관이 환자안전사고 관련 정보의 공유를 위하여 필요하다고 인정하는 자료

[본조신설 2020.7.30.]

제16조(환자안전사고 보고·학습시스템 등) ① 보건복지부장관은 환자안전을 위하여 제14조에 따라 자율보고가 된 환자안전사고에 관한 정보와 제15조 및 제15조의2에 따라 수집한 자료의 조사·연구와 그 공유에 필요한 환자안전사고 보고·학습시스템(이하 이 조에서 "보고학습시스템"이라 한다)을 구축하여 운영하여야 한다.〈개정 2020.1.29.〉

② 보건복지부장관은 환자안전사고가 새로운 유형이거나 환자안전에 중대한 위해가 발생할 우려가 있는 등 보건복지부령으로 정하는 사유가 발생한 경우에는 주의경보를 보건의료기관에 발령하여야 하며, 필요한 경우 보건의료기관에 개선 또는 시정을 권고할 수 있다.〈개정 2020.1.29.〉

③ 보건복지부장관은 제2항에 따른 주의경보 발령을 위하여 제14조에 따라 환자안전사고를 보고한 자가 아닌 다음 각 호의 자에게 자료의 제출이나 의견의 진술 등 필요한 협조를 요청할 수 있다.〈개정 2020.1.29.〉
1. 의약품 또는 의료기기를 제조·수입 또는 판매하는 자
2. 보건의료기관의 시설이나 장비의 설치자 및 관리자
3. 보건의료인 또는 보건의료기관의 개설자

④ 제3항에 따라 자료의 제출이나 의견의 진술 등을 요청받은 자는 이에 따라야 한다.

⑤ 보건복지부장관은 보고학습시스템의 운영을 대통령령으로 정하는 바에 따라 전문기관에 위탁할 수 있다.

⑥ 보건복지부장관은 보고학습시스템의 운영을 위탁받은 전문기관에 대하여 대통령령으로 정하는 바에 따라 그 운영에 필요한 경비의 전부 또는 일부를 지원할 수 있다.

⑦ 보고학습시스템의 구축·운영과 위탁 및 경비지원 등에 필요한 사항은 보건복지부령으로 정한다.

시행령

제8조(환자안전사고 보고·학습시스템 운영의 위탁 등) 보건복지부장관은 법 제16조 제5항에 따라 같은 조 제1항에 따른 환자안전사고 보고·학습시스템(이하 "보고학습시스템"이라 한다)의 운영을 법 제8조의2 제1항에 따라 지정된 중앙환자안전센터(이하 "중앙환자안전센터"라 한다)에 위탁한다.

[전문개정 2020.7.28.]

제9조(보고학습시스템 경비의 지원) 보건복지부장관은 법 제16조 제6항에 따라 보고학습시스템의 운영을 위탁받은 전문기관에 예산의 범위에서 다음 각 호의 비용을 지원할 수 있다.
1. 보고학습시스템의 운영에 드는 인건비 및 임차료 등의 운영비
2. 보고학습시스템에 필요한 시설·기구 및 프로그램 등의 설치·유지에 드는 비용
3. 보고학습시스템의 개선·유지 및 보수에 드는 비용

시행규칙

제14조(주의경보 발령 사유) 법 제16조 제2항에서 "환자안전사고가 새로운 유형이거나 환자안전에 중대한 위해가 발생할 우려가 있는 등 보건복지부령으로 정하는 사유가 발생한 경우"란 다음 각 호의 어느 하나에 해당하는 경우를 말한다.

1. 환자안전을 해칠 우려가 높은 새로운 유형의 환자안전사고가 발생한 경우
2. 환자안전에 중대한 위해가 발생할 우려가 있는 환자안전사고가 발생한 경우
3. 동일하거나 유사한 유형의 환자안전사고가 보고학습시스템에 급격히 증가하는 경우
4. 그 밖에 환자안전을 해칠 우려가 매우 크고 그 영향이 광범위할 것으로 예상되어 주의경보 발령이 필요하다고 보건복지부장관이 인정하는 경우

제15조(보고학습시스템의 운영 위탁) 법 제16조 제5항 및 같은 법 시행령 제8조 제1항에 따라 보고학습시스템의 운영을 위탁받은 기관은 보건복지부장관이 정하는 바에 따라 그 사업의 운영 및 재정집행 현황 등을 보건복지부장관에게 보고하여야 한다.

제17조(환자안전사고 보고의 비밀 보장 등) ① 보건복지부장관은 제14조에 따라 환자안전사고를 보고한 자의 의사에 반하여 그 보고자의 정보를 공개할 수 없으며, 보고된 환자안전사고가 발생한 보건의료기관의 경우에는 그 보건의료기관의 장의 의사에 반하여 해당 보건의료기관의 정보를 공개할 수 없다.〈개정 2020.1.29.〉

② 자율보고가 된 환자안전사고에 관한 정보와 제15조 및 제15조의2에 따라 수집한 자료는 보건복지부령으로 정하는 검증을 한 후에는 반드시 개인식별이 가능한 부분을 삭제하여야 한다. 다만, 자율보고를 한 자(환자안전사고를 발생시킨 사람에 한정한다)가 동의한 경우 그 사람의 개인식별정보는 삭제하지 아니할 수 있다.〈개정 2020.1.29.〉

③ 환자안전사고의 정보 수집·분석 및 주의경보 발령 등의 업무에 종사하거나 종사하였던 사람은 직무상 알게 된 비밀을 다른 사람에게 누설하거나 직무 외의 목적으로 사용하여서는 아니 된다.

④ 보건의료기관의 장은 해당 보건의료기관에 속한 자율보고를 한 보고자에게 그 보고를 이유로 해고, 전보나 그 밖에 신분이나 처우와 관련하여 불리한 조치를 할 수 없다.〈개정 2020.1.29.〉

[제목개정 2020.1.29.]

시행령

제10조(민감정보 및 고유식별정보의 처리) 보건복지부장관(중앙환자안전센터의 장 및 법 제13조 제3항에 따라 보건복지부장관의 업무를 위탁받은 자를 포함한다)은 다음 각 호의 사무를 수행하기 위하여 불가피한 경우 「개인정보 보호법」 제23조에 따른 건강에 관한 정보, 같은 법 시행령 제19조 제1호, 제2호 또는 제4호에 따른 주민등록번호, 여권번호 또는 외국인등록번호가 포함된 자료를 처리할 수 있다.〈개정 2020.7.28.〉
1. 법 제7조 제2항 제3호에 따른 환자안전활동의 실태 파악에 관한 사무
2. 법 제12조 제1항에 따른 환자안전 전담인력의 자격 확인에 관한 사무
3. 삭제 〈2022.12.20.〉
4. 법 제14조에 따른 환자안전사고의 보고에 관한 사무
5. 법 제15조 제1항에 따른 환자안전지표의 개발에 관한 사무
6. 법 제16조 제1항에 따른 보고학습시스템 운영(해당 시스템에서 정보 및 자료를 처리하는 경우만 해당한다)에 관한 사무
7. 법 제17조 제2항에 따른 자율보고가 된 환자안전사고에 관한 정보 및 수집한 자료의 검증에 관한 사무

시행규칙

제16조(검증) ① 법 제17조 제2항에서 "보건복지부령으로 정하는 검증"이란 환자안전사고의 사실관계에 대한 확인을 말한다.

② 보건복지부장관은 법 제17조 제2항에 따른 검증을 위하여 필요하다고 인정하는 경우에는 다음 각 호의 자에게 관련 자료 및 의견의 제출을 요청할 수 있다.
1. 법 제14조 제1항에 따른 환자안전사고 보고자
2. 법 제15조 제1항 각 호의 기관

③ 보건복지부장관은 법 제17조 제2항에 따른 검증을 하는 경우에는 특별한 사유가 없으면 14일 이내에 끝내야 한다.

제18조(벌칙) ① 제17조 제3항을 위반하여 비밀을 누설하거나 직무 외의 목적으로 사용한 사람은 3년 이하의 징역 또는 3천만원 이하의 벌금에 처한다.

② 제17조 제4항을 위반하여 자율보고를 한 보고자에게 불리한 조치를 한 사람은 2년 이하의 징역 또는 2천만원 이하의 벌금에 처한다.

제19조(과태료) ① 다음 각 호의 어느 하나에 해당하는 자에게는 300만원 이하의 과태료를 부과한다.

1. 제14조 제2항을 위반하여 의무보고를 하지 아니하거나 거짓으로 의무보고한 의료기관의 장
2. 제14조 제2항에 따른 의무보고를 방해한 자

② 다음 각 호의 어느 하나에 해당하는 자에게는 100만원 이하의 과태료를 부과한다.

1. 제11조 제2항을 위반하여 보고를 하지 아니하거나 거짓으로 보고한 자
2. 제12조 제2항을 위반하여 보고를 하지 아니하거나 거짓으로 보고한 자

③ 제1항 및 제2항에 따른 과태료는 대통령령으로 정하는 바에 따라 보건복지부장관이 부과·징수한다.

[본조신설 2020.1.29.]

시행령

제11조(과태료의 부과기준) 법 제19조제1항 및 제2항에 따른 과태료의 부과기준은 별표와 같다. [본조신설 2021.1.26.]

부 칙 〈제16893호, 2020.1.29.〉

이 법은 공포 후 6개월이 경과한 날부터 시행한다. 다만, 제8조 제1항 제3호, 제11조 제3항 제4호, 제14조 제2항부터 제4항까지 및 제19조의 개정규정은 공포 후 1년이 경과한 날부터 시행한다.

환자안전법 시행령

타법개정 2022.12.20. 대통령령 제33112호 시행일 2022.12.20.

[별표] 〈신설 2021.1.26.〉

과태료의 부과기준(제11조 관련)

1. 일반기준

가. 위반행위의 횟수에 따른 과태료의 가중된 부과기준은 최근 1년간(제2호다목 및 라목에 따른 위반행위의 경우에는 2년간) 같은 위반행위로 과태료 부과처분을 받은 경우에 적용한다. 이 경우 기간의 계산은 위반행위에 대하여 과태료 부과처분을 받은 날과 그 처분 후 다시 같은 위반행위를 하여 적발된 날을 기준으로 한다.

나. 가목에 따라 가중된 부과처분을 하는 경우 가중처분의 적용 차수는 그 위반행위 전 부과처분 차수(가목에 따른 기간 내에 과태료 부과처분이 둘 이상 있었던 경우에는 높은 차수를 말한다)의 다음 차수로 한다.

다. 부과권자는 다음의 어느 하나에 해당하는 경우에는 제2호의 개별기준에 따른 과태료의 2분의 1 범위에서 그 금액을 줄여 부과할 수 있다. 다만, 과태료를 체납하고 있는 위반행위자에 대해서는 그렇지 않다.

1) 위반행위가 사소한 부주의나 오류로 인한 것으로 인정되는 경우

2) 위반의 내용·정도가 경미하여 환자 등에게 미치는 피해가 적다고 인정되는 경우

3) 위반행위자가 법 위반상태를 시정하거나 해소하기 위하여 노력한 사실이 인정되는 경우

4) 그 밖에 위반행위의 정도, 위반행위의 동기와 그 결과 등을 고려하여 줄일 필요가 있다고 인정되는 경우

라. 부과권자는 다음의 어느 하나에 해당하는 경우에는 제2호의 개별기준에 따른 과태료의 2분의 1 범위에서 그 금액을 늘려 부과할 수 있다. 다만, 늘려 부과하는 경우에도 법 제19조제1항 및 제2항에 따른 과태료의 상한을 넘을 수 없다.

1) 위반행위가 고의나 중대한 과실로 인한 것으로 인정되는 경우

2) 위반의 내용·정도가 중대하여 환자 등에게 미치는 피해가 크다고 인정되는 경우

3) 그 밖에 위반행위의 정도, 위반행위의 동기와 그 결과 등을 고려하여 늘릴 필요가 있다고 인정되는 경우

2. 개별기준

위반행위	근거 법조문	과태료(단위: 만원)		
		1차 위반	2차 위반	3차 이상 위반
가. 법 제14조제2항을 위반하여 의무보고를 하지 않거나 거짓으로 의무보고한 경우	법 제19조 제1항 제1호	100	200	300
나. 법 제14조제2항에 따른 의무보고를 방해한 경우	법 제19조 제1항 제2호	100	200	300
다. 법 제11조제2항을 위반하여 보고를 하지 않거나 거짓으로 보고한 경우	법 제19조 제2항 제1호	30	60	100
라. 법 제12조제2항을 위반하여 보고를 하지 않거나 거짓으로 보고한 경우	법 제19조 제2항 제2호	30	60	100

환자안전법 시행규칙

타법개정 2021.12.31. 보건복지부령 제851호 시행일 2021.12.31.

[별표] 〈신설 2020.7.30.〉

지역환자안전센터의 지정취소 및 시정명령에 관한 세부기준(제3조의3 제6항 관련)

1. 일반기준

가. 위반행위의 횟수에 따른 행정처분의 가중된 처분기준은 최근 1년간 같은 위반행위로 행정처분을 받은 경우에 적용한다. 이 경우 기간의 계산은 위반행위에 대하여 행정처분을 받은 날과 그 처분 후 다시 같은 위반행위를 하여 적발된 날을 기준으로 한다.

나. 가목에 따라 가중된 행정처분을 하는 경우 가중처분의 적용 차수는 그 위반행위 전 부과차수(가목에 따른 기간 내에 행정처분이 둘 이상 있었던 경우에는 높은 차수를 말한다)의 다음 차수로 한다.

다. 위반행위가 둘 이상인 경우로서 그에 해당하는 각각의 처분기준이 다른 경우에는 그 중 무거운 처분기준에 따른다.

라. 보건복지부장관은 다음의 어느 하나에 해당하는 경우에는 제2호나목·다목에 따른 지정취소 처분을 시정명령 처분으로 감경할 수 있다.

1) 위반행위가 사소한 부주의나 오류로 인한 것으로 인정되는 경우

2) 그 밖에 위반행위의 내용·정도, 위반행위의 동기와 그 결과 등을 고려하여 행정처분을 감경할 필요가 있다고 인정되는 경우

2. 개별기준

위반내용	근거법령	처분기준	
		1차 위반	2차 이상 위반
가. 거짓이나 그 밖의 부정한 방법으로 지정을 받은 경우	법 제8조의3 제4항 제1호	지정취소	
나. 법 제8조의3 제2항 각 호에 따른 사업을 정당한 사유 없이 6개월 이상 수행하지 않은 경우	법 제8조의3 제4항 제2호	시정명령	지정취소
다. 업무수행능력이 현저히 부족하다고 인정되는 경우	법 제8조의3 제4항 제3호	시정명령	지정취소

공공보건의료에 관한 법률

일부개정 2021.8.17. 법률 제18411호 시행일 2022.2.18.

제1장 총칙

제1조(목적) 이 법은 공공보건의료의 기본적인 사항을 정하여 국민에게 양질의 공공보건의료를 효과적으로 제공함으로써 국민보건의 향상에 이바지함을 목적으로 한다.

시행령

제1조(목적) 이 영은 「공공보건의료에 관한 법률」에서 위임된 사항과 그 시행에 필요한 사항을 규정함을 목적으로 한다.

시행규칙

제1조(목적) 이 규칙은 「공공보건의료에 관한 법률」 및 같은 법 시행령에서 위임된 사항과 그 시행에 필요한 사항을 규정함을 목적으로 한다.

제2조(정의) 이 법에서 사용하는 용어의 뜻은 다음과 같다.〈개정 2015.1.28., 2016.2.3., 2021.8.17.〉

1. "공공보건의료"란 국가, 지방자치단체 및 보건의료기관이 지역·계층·분야에 관계없이 국민의 보편적인 의료 이용을 보장하고 건강을 보호·증진하는 모든 활동을 말한다.
2. "공공보건의료사업"이란 다음 각 목의 사업을 말한다.
   가. 보건의료 공급이 원활하지 못한 지역 및 분야에 대한 의료 공급에 관한 사업
   나. 보건의료 보장이 취약한 계층에 대한 의료 공급에 관한 사업
   다. 발생 규모, 심각성 등의 사유로 국가와 지방자치단체의 대응이 필요한 감염병과 비감염병의 예방 및 관리, 재난으로 인한 환자의 진료 등 관리, 건강 증진, 보건교육에 관한 사업
   라. 그 밖에 국가가 관리할 필요가 있는 보건의료로서 보건복지부령으로 정하는 사업
3. "공공보건의료기관"이란 국가나 지방자치단체 또는 대통령령으로 정하는 공공단체(이하 "공공단체"라 한다)가 공공보건의료의 제공을 주요한 목적으로 하여 설립·운영하는 보건의료기관을 말한다.

시행령

제2조(공공단체의 범위) 「공공보건의료에 관한 법률」(이하 "법"이라 한다) 제2조 제3호에서 "대통령령으로 정하는 공공단체"란 다음 각 호의 기관 등을 말한다.

1. 「국립대학병원 설치법」에 따른 국립대학병원
2. 「국립대학치과병원 설치법」에 따른 국립대학치과병원
3. 「국립중앙의료원의 설립 및 운영에 관한 법률」에 따른 국립중앙의료원
4. 「국민건강보험법」 제13조에 따른 국민건강보험공단
5. 「대한적십자사 조직법」에 따른 대한적십자사
6. 「방사선 및 방사성동위원소 이용진흥법」 제13조의2에 따른 한국원자력의학원
7. 「산업재해보상보험법」 제10조에 따른 근로복지공단

8.「서울대학교병원 설치법」에 따른 서울대학교병원
9.「서울대학교치과병원 설치법」에 따른 서울대학교치과병원
10.「지방의료원의 설립 및 운영에 관한 법률」에 따른 지방의료원
11.「암관리법」 제27조에 따른 국립암센터
12.「한국보훈복지의료공단법」에 따른 한국보훈복지의료공단

4. "공공보건의료 수행기관"이란 다음 각 목의 보건의료기관을 말한다.
   가. 공공보건의료기관
   나. 제13조에 따른 의료취약지 거점의료기관
   다. 제14조에 따른 공공전문진료센터
   라. 제16조 제2항에 따라 보건복지부장관, 특별시장·광역시장·도지사·특별자치도지사(이하 "시·도지사"라 한다) 또는 시장·군수·구청장(자치구의 구청장을 말한다. 이하 같다)과 협약을 체결한 의료기관
   마. 제14조의2에 따른 책임의료기관
   바.「심뇌혈관질환의 예방 및 관리에 관한 법률」 제9조에 따른 심뇌혈관질환센터
   사.「응급의료에 관한 법률」 제2조 제5호에 따른 응급의료기관, 제30조의2에 따른 권역외상센터 및 제30조의3에 따른 지역외상센터
   아.「암관리법」 제19조에 따른 지역암센터
   자. 그 밖에 공공보건의료의 제공을 위하여 필요하다고 인정하여 보건복지부령으로 정하는 기관
5. "공공보건의료 전달체계"란 국가 또는 지방자치단체가 제7조 제1항 각 호의 사항을 제공하기 위하여 다음 각 목의 보건의료기관 간의 역할 수행 체계를 구축하는 것을 말한다.
   가.「국립중앙의료원의 설립 및 운영에 관한 법률」에 따른 국립중앙의료원
   나.「서울대학교병원 설치법」에 따른 서울대학교병원 및「국립대학병원 설치법」에 따른 국립대학병원
   다. 권역별로 설치·운영되며, 보건복지부장관이 지정하는 보건의료기관
   라.「지방의료원의 설립 및 운영에 관한 법률」에 따른 지방의료원
   마. 가목부터 라목까지를 제외한 보건의료기관 중 공공보건의료 수행기관

시행규칙

제2조(공공보건의료기관의 개설 통보) 특별시장·광역시장·도지사·특별자치도지사(이하 "시·도지사"라 한다)는「의료법」 제33조 제4항에 따라 개설허가한 의료기관이「공공보건의료에 관한 법률」(이하 "법"이라 한다) 제2조 제3호의 공공보건의료기관인 경우에는 개설허가를 한 날부터 1개월 이내에 보건복지부장관에게 그 사실을 통보하여야 한다.

제2조의2(공공보건의료 수행기관) 법 제2조 제4호 자목에서 "보건복지부령으로 정하는 기관"이란 다음 각 호의 기관을 말한다.
1.「감염병의 예방 및 관리에 관한 법률」 제8조의2에 따른 감염병전문병원 및 제36조에 따른 감염병관리기관
2.「모자보건법」 제10조의2에 따른 고위험 임산부와 신생아 집중치료 시설을 갖춘 의료기관
3.「장애인 건강권 및 의료접근성 보장에 관한 법률」 제18조에 따른 재활의료기관, 같은 법 제18조의2에 따른 공공어린이재활병원 및 공공어린이재활의료센터, 같은 법 제19조에 따른 중앙장애인보건의료센터, 같은 법 제20조에 따른 지역장애인보건의료센터
4.「치매관리법」 제16조의4에 따른 치매안심병원
5. 그 밖에 보건복지부장관이 공공보건의료사업을 수행하기 위하여 필요한 시설·인력 및 장비를 갖추었다고 인정하여 고시하는 기관

[본조신설 2022.2.17.]

제3조(국가와 지방자치단체의 의무) ① 국가와 지방자치단체는 공공보건의료를 강화하기 위하여 공공보건의료사업

을 추진하여야 한다.

② 국가와 지방자치단체는 공공보건의료사업을 원활하게 추진하기 위하여 충분한 수의 공공보건의료 수행기관을 확보하여야 한다.

③ 국가와 지방자치단체는 공공보건의료기관이 양질의 의료서비스를 제공할 수 있도록 「의료법」 제2조제1항에 따른 의료인의 확보에 필요한 시책을 시행할 수 있다. 〈신설 2018.3.13.〉

④ 국가와 지방자치단체는 공공보건의료사업 및 공공보건의료 전달체계 구축·운영을 추진하기 위한 재원을 확보하여야 하며, 공공보건의료 수행기관에 대하여 필요한 재정적·행정적 지원을 할 수 있다. 〈개정 2016.2.3., 2018.3.13.〉

제2장 공공보건의료 기본계획 등

제4조(공공보건의료 기본계획) ① 보건복지부장관은 국민에게 양질의 공공보건의료를 제공하기 위하여 제5조에 따른 공공보건의료정책심의위원회의 심의를 거쳐 「보건의료기본법」 제15조에 따른 보건의료발전계획과 연계하여 공공보건의료 기본계획을 5년마다 수립하여야 하고, 이를 기초로 매년 주요 시책 추진계획을 수립·시행하여야 한다. 〈개정 2021.3.23.〉

② 제1항에 따른 공공보건의료 기본계획(이하 "공공보건의료 기본계획"이라 한다)에는 다음 각 호의 사항이 포함되어야 한다. 〈개정 2021.8.17.〉

1. 공공보건의료의 목표와 방향
2. 공공보건의료의 추진 계획 및 방법
3. 공공보건의료 확충을 위한 인력, 병상, 시설 등 보건의료자원의 조달 및 관리 방안
4. 공공보건의료 전달체계의 구축·관리 방안
5. 공공보건의료가 취약한 지역·계층·분야에 대한 지원 방안
6. 공중보건 위기 상황 시 대응 방안
7. 그 밖에 공공보건의료 강화를 위하여 보건복지부령으로 정하는 사항

시행규칙

제3조(공공보건의료 기본계획에 포함되어야 하는 사항) 법 제4조 제2항 제7호에서 "보건복지부령으로 정하는 사항"이란 다음 각 호의 사항을 말한다. 〈개정 2022.2.17.〉

1. 공공보건의료의 재원(財源) 확보 계획
2. 공공보건의료 통계 및 정보의 관리 방안
3. 국가, 지방자치단체 및 보건의료기관 간 협력 및 연계 방안
4. 그 밖에 공공보건의료 정책 수행을 위해 필요한 사항

③ 보건복지부장관은 보건의료시책상 필요한 경우 제5조에 따른 공공보건의료정책심의위원회의 심의를 거쳐 공공보건의료 기본계획을 변경할 수 있다. 〈신설 2021.3.23.〉

④ 관계 중앙행정기관의 장, 공공단체의 장과 시·도지사는 매년 공공보건의료 기본계획에 따라 공공보건의료 시행계획(이하 "시행계획"이라 한다)을 수립·시행하여야 한다. 이 경우 시·도지사는 제5조의2에 따른 시·도 공공보건의료위원회의 심의를 거쳐 시행계획을 변경할 수 있다. 〈개정 2021.3.23.〉

⑤ 관계 중앙행정기관의 장, 공공단체의 장과 시·도지사는 전년도 시행계획에 따른 추진실적 및 다음 연도의 시행계획을 매년 보건복지부장관에게 제출하여야 한다. 〈개정 2021.3.23.〉

⑥ 제4항 및 제5항에 따른 시행계획의 수립·시행 및 추진실적의 평가 등에 필요한 사항은 대통령령으로 정한다. 〈개정 2021.3.23.〉

시행령

제3조(공공보건의료 시행계획의 수립) ① 보건복지부장관은 법 제4조 제4항 전단에 따라 관계 중앙행정기관의 장, 공공단체의 장 및 특별시장·광역시장·도지사·특별자치도지사(이하 "시·도지사"라 한다)가 공공보건의료 시행계획(이하 "시행계획"이라 한다)을 수립하는 데 필요한 지침을 작성하여 이를 전년도 12월 31일까지 관계 중앙행정기관의 장, 공공단체의 장 및 시·도지사에게 통보해야 한다. 〈개정 2021.9.24.〉

② 관계 중앙행정기관의 장, 공공단체의 장 및 시·도지사는 제1항의 지침에 따라 수립한 시행계획을 해당 연도 1월 31일까지 보건복지부장관에게 제출하여야 한다.

③ 시·도지사는 제2항에 따라 시행계획을 수립할 때에는 「지역보건법」 제7조에 따른 지역보건의료계획과 연계되도록 하여야 한다. 〈개정 2015.11.18.〉

제4조(공공보건의료 시행계획의 평가) ① 보건복지부장관은 시행계획의 추진실적 평가를 위한 지침을 작성하여 관계 중앙행정기관의 장, 공공단체의 장 및 시·도지사에게 다음 연도 2월 말까지 통보하여야 한다.

② 법 제4조 제5항에 따라 관계 중앙행정기관의 장, 공공단체의 장 및 시·도지사는 다음 연도 3월 31일까지 보건복지부장관에게 해당 연도 시행계획의 추진 실적을 제출해야 한다. 〈개정 2021.9.24.〉

③ 보건복지부장관은 제2항에 따라 제출된 추진 실적을 평가하고, 그 결과를 관계 중앙행정기관의 장, 공공단체의 장 및 시·도지사에게 통보하여야 한다.

④ 관계 중앙행정기관의 장, 공공단체의 장 및 시·도지사는 제3항에 따라 통보받은 평가 결과를 다음 연도 시행계획에 반영하여야 한다.

제5조(공공단체의 장의 시행계획 수립 등에 관한 특례) 제3조와 제4조에도 불구하고 관계 중앙행정기관의 장 및 시·도지사가 제2조에 따른 공공단체 중 소관 공공단체와 미리 협의한 후 그 공공단체와 관련된 사항을 포함하여 시행계획을 수립하고 그 시행계획의 추진 실적을 제출하여 평가받은 경우에는 해당 공공단체의 장이 직접 시행계획을 수립하고 추진 실적을 제출하여 평가받은 것으로 본다.

제5조의2(공공보건의료정책심의위원회의 구성) ① 법 제5조 제4항 제1호에서 "대통령령으로 정하는 관계 중앙행정기관 소속 공무원"이란 다음 각 호의 사람을 말한다. 이 경우 복수차관이 있는 기관은 해당 기관의 장이 지명하는 차관으로 한다.

1. 기획재정부차관
2. 교육부차관
3. 과학기술정보통신부차관
4. 법무부차관
5. 국방부차관
6. 행정안전부차관
7. 고용노동부차관
8. 국가보훈처차장

② 법 제5조 제4항에 따라 위촉된 위원(이하 이 조에서 "위촉위원"이라 한다)의 임기는 2년으로 하며, 한 차례만 연임할 수 있다.

③ 법 제5조 제1항에 따른 공공보건의료정책심의위원회(이하 "심의위원회"라 한다) 위원장은 위촉위원이 다음 각 호의 어느 하나에 해당하는 경우에는 해당 위원을 해촉(解囑)할 수 있다.

1. 심신장애로 직무를 수행할 수 없게 된 경우
2. 직무와 관련된 비위사실이 있는 경우
3. 직무태만, 품위손상이나 그 밖의 사유로 위원으로 적합하지 않다고 인정되는 경우
4. 위원 스스로 직무를 수행하기 어렵다는 의사를 밝히는 경우

④ 심의위원회 위원장은 심의위원회의 업무를 총괄하며, 위원장이 부득이한 사유로 직무를 수행할 수 없는 경우에는 위원장이 미리 지명한 위원이 그 직무를 대행한다.

[본조신설 2021.9.24.]

제5조의3(심의위원회의 운영) ① 심의위원회 위원장은 심의위원회의 회의를 소집하고, 그 의장이 된다.
② 심의위원회의 회의는 재적위원 과반수의 출석으로 개의(開議)하고, 출석위원 과반수의 찬성으로 의결한다.
③ 심의위원회의 사무를 처리하기 위하여 심의위원회에 간사 1명을 두며, 간사는 보건복지부의 고위공무원단에 속하는 공무원 중에서 보건복지부장관이 지명한다.
④ 심의위원회는 심의를 위하여 필요한 경우에는 관계 공무원 또는 전문가를 회의에 참석하게 하여 의견을 들을 수 있다.
⑤ 제1항부터 제4항까지에서 규정한 사항 외에 심의위원회의 운영에 필요한 세부 사항은 심의위원회의 의결을 거쳐 심의위원회 위원장이 정한다.
[본조신설 2021.9.24.]

제5조의4(분과위원회의 구성·운영) ① 법 제5조 제7항에 따른 분과위원회(이하 이 조에서 "분과위원회"라 한다) 위원장과 위원은 심의위원회위원 중에서 보건복지부장관이 지명한다.
② 분과위원회의 회의는 분과위원회 재적위원 과반수의 출석으로 개의하고, 출석위원 과반수의 찬성으로 의결한다.
③ 제1항 및 제2항에서 규정한 사항 외에 분과위원회의 구성·운영에 필요한 세부 사항은 심의위원회의 의결을 거쳐 심의위원회 위원장이 정한다.
[본조신설 2021.9.24.]

제5조의5(시·도 공공보건의료위원회의 구성·운영) ① 법 제5조의2 제1항에 따른 시·도 공공보건의료위원회(이하 이 조에서 "시·도위원회"라 한다)는 위원장 1명과 부위원장 1명을 포함하여 20명 이내의 위원으로 구성한다.
② 시·도위원회 위원장과 부위원장은 위원 중에서 시·도지사가 각각 지명하고, 위원은 다음 각 호의 사람 중에서 시·도지사가 임명 또는 위촉한다. 이 경우 제2호부터 제5호까지의 규정에 해당하는 사람이 각각 2명 이상 포함되어야 한다.
1. 해당 특별시·광역시·도·특별자치도(이하 "시·도"라 한다)의 공공보건의료에 관한 업무를 담당하는 공무원
2. 해당 시·도에 거주하는 주민대표
3. 해당 시·도의 공공보건의료 수요자를 대표하는 사람
4. 해당 시·도의 공공보건의료 공급자를 대표하는 사람
5. 공공보건의료에 관한 학식과 경험이 풍부한 사람
③ 시·도지사는 시·도위원회 위원이 다음 각 호의 어느 하나에 해당하는 경우에는 해당 위원을 해임하거나 해촉할 수 있다.
1. 심신장애로 직무를 수행할 수 없게 된 경우
2. 직무와 관련된 비위사실이 있는 경우
3. 직무태만, 품위손상이나 그 밖의 사유로 위원으로 적합하지 않다고 인정되는 경우
4. 위원 스스로 직무를 수행하기 어렵다는 의사를 밝히는 경우
④ 시·도위원회는 심의를 위하여 필요한 경우에는 관계 공무원 또는 전문가를 회의에 참석하게 하여 의견을 들을 수 있다.
[본조신설 2021.9.24.]

제5조(공공보건의료정책심의위원회) ① 공공보건의료에 관한 주요 시책을 심의하기 위하여 보건복지부장관 소속으로 공공보건의료정책심의위원회(이하 "심의위원회"라 한다)를 둔다.
② 심의위원회는 위원장 1명을 포함한 20명 이내의 위원으로 구성하되, 공무원이 아닌 위원이 전체 위원의 과반수 이상이 되도록 하여야 한다.
③ 위원장은 보건복지부장관으로 한다.
④ 위원은 다음 각 호의 사람 중에서 보건복지부장관이 임명 또는 위촉한다.
1. 대통령령으로 정하는 관계 중앙행정기관 소속 공무원
2. 공공보건의료 수요자를 대표하는 사람
3. 공공보건의료 공급자를 대표하는 사람
4. 공공보건의료에 관한 학식과 경험이 풍부한 사람

⑤ 심의위원회는 다음 각 호의 사항을 심의한다.
1. 공공보건의료 기본계획의 수립 및 변경, 시행계획의 평가에 관한 사항
2. 제12조에 따른 의료취약지 지정에 관한 사항
3. 제14조에 따른 공공전문진료센터의 필요성 및 규모에 관한 사항
4. 관계 중앙행정기관에서 관할하는 공공보건의료기관의 효율적 운영과 협력 및 연계에 관한 사항
5. 그 밖에 공공보건의료에 관하여 위원장이 부의하는 사항

⑥ 심의위원회는 매년 정기적으로 개최하여야 한다.

⑦ 심의위원회의 효율적인 운영을 위하여 위원회에 분야별로 분과위원회를 둘 수 있다.

⑧ 이 법에서 규정한 것 외에 심의위원회 및 분과위원회의 구성·운영과 그 밖에 필요한 사항은 대통령령으로 정한다.

[전문개정 2021.3.23.]

제5조의2(시·도공공보건의료위원회) ① 공공보건의료에 관한 중요 사항을 심의하기 위하여 특별시·광역시·도·특별자치도(이하 "시·도"라 한다)에 시·도 공공보건의료위원회(이하 "시·도위원회"라 한다)를 둔다.

② 시·도위원회는 해당 시·도의 공공보건의료에 관한 다음 각 호의 사항을 심의한다.
1. 시행계획의 수립 및 변경에 관한 사항
2. 제13조에 따른 의료취약지 거점의료기관의 지정에 관한 사항
3. 지역 내 공공보건의료 협력 및 육성에 관한 사항
4. 지역 내 공공보건의료 시책 및 사업의 조정
5. 그 밖에 공공보건의료에 관하여 시·도지사가 부의하는 사항

③ 시·도위원회의 구성·기능 및 운영 등에 관하여 필요한 사항은 대통령령으로 정하는 기준에 따라 해당 시·도의 조례로 정한다.

[본조신설 2021.3.23.]

제3장 공공보건의료 수행기관

제6조(공공보건의료기관의 설치·운영) ① 국가와 지방자치단체는 공공보건의료기관을 설치·운영하여 국민의 기본적인 보건의료 수요를 형평성 있게 충족시킬 수 있도록 노력하여야 한다.

② 국가와 지방자치단체는 공공보건의료기관의 설치·운영에 필요한 비용을 보조할 수 있다.

제7조(공공보건의료기관의 의무) ① 공공보건의료기관은 다음 각 호에 해당하는 보건의료를 우선적으로 제공하여야 한다.〈개정 2016.2.3.〉
1. 의료급여환자 등 취약계층에 대한 보건의료
2. 아동과 모성, 장애인, 정신질환, 응급진료 등 수익성이 낮아 공급이 부족한 보건의료
3. 재난 및 감염병 등 신속한 대응이 필요한 공공보건의료
4. 질병 예방과 건강 증진에 관련된 보건의료
5. 교육·훈련 및 인력 지원을 통한 지역적 균형을 확보하기 위한 보건의료
6. 그 밖에 「보건의료기본법」 제15조에 따른 보건의료발전계획에 따라 보건복지부장관이 정하는 보건의료

② 보건복지부장관은 공공보건의료기관에 대하여 해당 공공보건의료기관의 설립·운영에 관한 법령에서 정한 사업 외의 다른 공공보건의료사업에 대하여도 그 수행을 요청할 수 있다.

③ 공공보건의료기관은 제2항에 따른 요청을 받은 경우에는 특별한 사유가 없으면 그 요청에 따라야 한다.

④ 국가와 지방자치단체는 제1항·제2항 또는 제17조 제1항에 따른 공공보건의료기관 또는 공공보건의료 수행기관의 보건의료 제공 등에 필요한 비용의 전부 또는 일부를 예산의 범위에서 보조할 수 있다.〈신설 2015.1.28.〉

제8조(공공보건의료계획의 수립) ① 공공보건의료기관의 장은 공공보건의료 기본계획의 시행을 위한 공공보건의료계획을 매년 수립하고 이를 전년도 시행결과와 함께 보건복지부장관에게 보고하여야 한다.

② 보건복지부장관은 제1항에 따른 공공보건의료계획의 내용에 관하여 필요하다고 인정하는 경우에는 보건복지부령으로 정하는 바에 따라 공공보건의료기관의 장에게 그 계획의 변경을 권고할 수 있다.

③ 보건복지부장관 또는 시·도지사는 제1항에 따른 공공보건의료계획의 시행에 필요한 비용의 일부를 보조할 수 있다.

④ 제1항에 따른 공공보건의료계획의 내용 및 수립 절차 등에 관하여 필요한 사항은 보건복지부령으로 정한다.

시행규칙

제4조(공공보건의료계획의 수립) ① 보건복지부장관은 법 제8조 제1항에 따라 공공보건의료기관의 장이 공공보건의료계획을 수립하는 데 필요한 지침을 작성하여 이를 전년도 12월 31일까지 관계 중앙행정기관의 장, 공공단체의 장 및 시·도지사를 거쳐 공공보건의료기관의 장에게 통보하여야 한다.

② 법 제8조 제1항에 따른 공공보건의료계획에는 다음 각 호의 사항이 포함되어야 한다.

1. 지역 내 성별·연령별 등 공공보건의료 이용 현황 및 실태에 관한 사항
2. 공공보건의료기관의 설립목적에 부합하는 사업에 관한 사항
3. 인력, 예산 등 사업 추진 체계에 관한 사항
4. 법 제4조 제1항에 따른 공공보건의료 기본계획 및 주요 시책 추진계획에서 정하는 공공보건의료정책의 시행에 관한 사항
5. 그 밖에 법 제7조 제1항에 따라 공공보건의료기관이 우선적으로 제공하여야 할 보건의료 등에 관한 사항

③ 공공보건의료기관의 장은 제1항의 지침에 따라 수립한 공공보건의료계획을 해당 연도 1월 31일까지 관계 중앙행정기관의 장, 공공단체의 장 및 시·도지사를 거쳐 보건복지부장관에게 제출하여야 한다.

④ 공공보건의료기관의 장은 공공보건의료계획 수립을 위해 필요한 경우 보건의료 관련 기관 또는 단체 등에 자료제공 및 협력을 요청할 수 있으며, 요청을 받은 기관 또는 단체의 장은 정당한 사유가 없으면 요청에 따라야 한다.

⑤ 관계 중앙행정기관의 장, 공공단체의 장 및 시·도지사는 제3항에 따라 공공보건의료기관의 장이 제출한 공공보건의료계획에 대하여 보건의료 이용자, 관련 기관 또는 단체, 전문가의 의견을 들은 후 공공보건의료기관의 장과 협의하여 그 내용을 조정할 수 있다.

⑥ 공공보건의료기관의 장은 지역 내 인구의 급격한 변화 등 예측하지 못한 보건의료 환경의 변화에 따라 공공보건의료계획의 변경이 필요하다고 판단되는 경우에는 관할 지역의 보건의료 이용자, 관련 기관 또는 단체, 전문가의 의견을 들은 후 계획을 변경할 수 있다. 이 경우 공공보건의료기관의 장은 변경한 계획을 관계 중앙행정기관의 장, 공공단체의 장 및 시·도지사를 거쳐 보건복지부장관에게 제출하여야 한다.

제5조(공공보건의료계획의 변경 권고) ① 보건복지부장관은 법 제8조 제2항에 따라 다음 각 호의 어느 하나에 해당하는 경우에는 공공보건의료기관의 장에게 공공보건의료계획의 변경을 권고할 수 있다.〈개정 2021.9.24.〉

1. 공공보건의료계획이 관계 법령을 위반하는 경우
2. 공공보건의료계획이 해당 공공보건의료기관의 설립목적, 성격 등과 부합되지 않는 경우
3. 공공보건의료계획이 법 제4조 제1항·제4항에 따른 공공보건의료 기본계획, 주요 시책 추진계획 및 공공보건의료 시행계획과 부합되지 않는 경우
4. 그 밖에 공공보건의료계획이 「보건의료기본법」 제15조에 따른 보건의료발전계획 등 국가 보건의료 시책과 부합되지 않는 경우

② 제1항에 따른 변경 권고를 받은 공공보건의료기관의 장은 특별한 사유가 없으면 그 권고에 따라야 한다.

제9조(공공보건의료계획의 시행결과 평가) ① 보건복지부장관은 제8조에 따른 공공보건의료계획의 시행결과를 평가하여야 한다. 이 경우 보건복지부장관은 제7조 제1항·제2항 또는 제17조 제1항에 따라 보건의료 제공 등을 한

공공보건의료기관 또는 공공보건의료 수행기관(제2조 제4호 라목의 경우는 제외한다. 이하 이 조에서 같다)의 이행 성과를 평가에 반영하여야 한다.〈개정 2015.1.28.〉

② 보건복지부장관은 공공보건의료기관 또는 공공보건의료 수행기관이 제7조 제1항·제2항 또는 제17조 제1항에 따라 보건의료를 제공할 때 발생한 경영상의 손해를 제1항에 따른 평가에 불리하게 반영하여서는 아니 된다.〈신설 2015.1.28.〉

③ 보건복지부장관은 제1항에 따른 평가결과를 해당 공공보건의료기관의 장과 해당 공공보건의료기관이 소속된 기관의 장에게 통보하여야 한다.〈개정 2015.1.28.〉

④ 보건복지부장관은 제1항에 따른 평가결과를 공표하거나 제8조에 따른 비용의 보조에 반영할 수 있다.〈개정 2015.1.28.〉

⑤ 제1항에 따른 공공보건의료계획 시행결과 평가의 기준, 방법, 절차 및 시기 등에 관하여 필요한 사항은 보건복지부령으로 정한다.〈개정 2015.1.28.〉

시행규칙

제6조(공공보건의료계획의 시행결과 평가) ① 보건복지부장관은 법 제9조에 따라 공공보건의료계획의 시행결과 평가를 위한 지침을 작성하여 관계 중앙행정기관의 장, 공공단체의 장 및 시·도지사를 거쳐 공공보건의료기관의 장에게 다음 해 2월 말까지 통보하여야 한다.

② 공공보건의료기관의 장은 해당 연도의 공공보건의료계획 시행결과를 다음 해 3월 31일까지 관계 중앙행정기관의 장, 공공단체의 장 및 시·도지사를 거쳐 보건복지부장관에게 제출하여야 한다.

③ 보건복지부장관은 법 제3조 제4항 및 제8조 제3항에 따라 재정적·행정적 지원을 하거나 비용을 보조할 경우 법 제9조 제1항에 따른 공공보건의료계획의 평가결과를 반영하여 차등 지원할 수 있다.〈개정 2021.9.24.〉

제10조(국유·공유 재산의 무상 대부) ① 국가와 지방자치단체는 공공보건의료기관의 설립·운영을 위하여 필요하다고 인정할 때에는 「국유재산법」 또는 「공유재산 및 물품 관리법」에도 불구하고 국유·공유 재산을 공공보건의료기관에 무상으로 대부하거나 사용·수익하게 할 수 있다.

② 제1항에 따라 공유재산을 무상으로 대부하거나 사용·수익하게 하는 경우에는 「공유재산 및 물품 관리법」 제13조에도 불구하고 공유재산에 영구시설물을 축조하게 할 수 있다. 이 경우 그 시설물의 종류 등을 고려하여 그 기간이 끝나는 때에 이를 지방자치단체에 기부하거나 원상으로 회복하여 반환하는 조건을 붙여야 한다.〈신설 2020.4.7.〉

③ 제1항에 따른 대부와 사용·수익의 내용, 조건 및 절차에 관하여 필요한 사항은 대통령령으로 정한다.〈개정 2020.4.7.〉

시행령

제6조(국유·공유 재산의 무상 대부 등) 법 제10조에 따른 공공보건의료기관의 설립·운영에 필요한 국유·공유 재산의 무상 대부 및 무상 사용·수익은 그 국유·공유 재산의 관리청과 해당 공공보건의료기관 간의 계약에 따른다.

제11조(일정 규모 이하의 기관에 대한 특례) 보건소 등 보건복지부령으로 정하는 일정 규모 이하의 공공보건의료기관에는 제8조, 제9조, 제13조 및 제14조를 적용하지 아니한다.

시행규칙

제7조(공공보건의료계획 수립 등의 제외 대상) 법 제11조에서 "보건복지부령으로 정하는 일정 규모 이하의 공공보건의료기관"이란 다음 각 호의 기관을 말한다.〈개정 2015.11.18.〉

1. 「농어촌 등 보건의료를 위한 특별조치법」 제15조에 따른 보건진료소
2. 「의료법」 제3조 제2항 제1호의 의원급 의료기관

3. 「지역보건법」 제10조 및 제13조에 따른 보건소와 보건지소

제8조(의료취약지의 지정 절차) ① 보건복지부장관은 법 제12조 제1항 각 호의 사항을 2년마다 평가·분석해야 한다.

② 보건복지부장관은 법 제12조 제2항에 따라 의료취약지를 지정·고시한 경우 그 지역을 관할하는 시·도지사에게 지체 없이 통보해야 한다.

[전문개정 2021.9.24.]

제12조(의료취약지의 지정·고시) ① 보건복지부장관은 주기적으로 국민의 의료 이용 실태 및 의료자원의 분포 등에 관한 다음 각 호의 사항을 평가·분석하여야 한다. 〈개정 2019.12.3.〉

1. 인구 수, 성별·연령별 인구 분포, 소득 등에 따른 지역 내 국민의 의료 이용 실태에 관한 사항
2. 의료인력·의료기관의 수 등 지역 내 의료공급에 관한 사항
3. 지역적 특성 등을 고려한 의료기관 접근성에 관한 사항
4. 그 밖에 의료 이용 실태 및 의료자원 공급에 관한 사항으로서 보건복지부장관이 정하는 사항

② 보건복지부장관은 제1항에 따른 평가·분석 결과 의료서비스의 공급이 현저하게 부족한 지역을 의료취약지로 지정·고시할 수 있다.

③ 제2항에 따라 의료취약지를 지정할 때에는 부족한 의료서비스의 대상 및 종류에 따라 구분하여 지정할 수 있다.

④ 보건복지부장관은 제2항에 따라 지정·고시된 의료취약지(이하 "의료취약지"라 한다)에 대하여 보건의료 공급이 원활하게 이루어질 수 있도록 다음 각 호의 지원을 할 수 있다.

1. 보건의료 인력의 공급에 대한 지원
2. 「의료법」 제3조에 따른 의료기관(이하 "의료기관"이라 한다)의 설립 및 운영을 위한 비용의 보조 등

⑤ 제2항 및 제3항에 따른 의료취약지 지정의 기준, 방법, 절차 및 기간 등에 관하여 필요한 사항은 보건복지부령으로 정한다. 〈개정 2019.12.3.〉

제13조(의료취약지 거점의료기관의 지정) ① 시·도지사는 관할 의료취약지의 주민에게 적정한 보건의료를 제공하기 위하여 필요한 시설·인력 및 장비를 갖추었거나 갖출 능력이 있다고 인정하는 의료기관 중에서 거점의료기관(이하 "의료취약지 거점의료기관"이라 한다)을 지정할 수 있다.

② 의료취약지 거점의료기관으로 지정받으려는 의료기관은 시·도지사에게 신청하여야 한다. 이 경우 공공보건의료기관이 신청하면 시·도지사는 그 지정을 우선적으로 고려할 수 있다.

③ 의료취약지 거점의료기관으로 지정받은 의료기관은 보건복지부령으로 정하는 바에 따라 의료취약지에서 적정한 보건의료를 제공하기 위한 계획을 수립하고 그 시행결과를 시·도지사에게 보고하여야 한다.

④ 보건복지부장관 또는 시·도지사 및 시장·군수·구청장은 의료취약지 거점의료기관의 시설·장비 확충 및 운영에 드는 비용의 전부 또는 일부를 지원할 수 있다.

⑤ 보건복지부장관은 의료취약지 거점의료기관으로 지정된 의료기관의 수가 너무 많거나 적은 경우에는 보건복지부령으로 정하는 바에 따라 시·도지사에게 지정의 개선을 권고할 수 있다.

⑥ 의료취약지 거점의료기관 지정의 기준, 방법 및 절차 등에 관하여 필요한 사항은 보건복지부령으로 정한다.

시행규칙

제9조(의료취약지 거점의료기관의 지정) ① 법 제13조 제1항에 따라 의료취약지 거점의료기관으로 지정받으려는 의료기관은 별지 제1호서식의 의료취약지 거점의료기관 지정신청서에 사업계획서를 첨부하여 관할 시·도지사에게 신청하여야 한다.

② 제1항의 사업계획서에는 다음 각 호의 내용이 포함되어야 한다.

1. 의료취약지 지정 목적과의 부합성 검토 결과
2. 의료취약지 해소를 위한 적정 보건의료 제공 계획

3. 인력·시설·장비의 현황 및 운영계획
4. 그 밖에 의료취약지 해소를 위해 필요한 사항

③ 제1항에 따라 지정신청서를 받은 시·도지사는 의료취약지로 지정된 지역 내에 설립된 의료기관을 우선적으로 고려하여 지정하되, 불가피한 경우에는 의료자원의 분포, 필요한 의료서비스 및 지역주민의 생활권 등을 고려하여 해당 지역 외의 지역에 설립된 의료기관을 의료취약지 거점의료기관으로 지정할 수 있다.〈개정 2021.7.7.〉

④ 시·도지사는 의료취약지 거점의료기관을 지정할 때 별지 제2호서식의 의료취약지 거점의료기관 지정서를 발급하고, 이를 보건복지부장관에게 보고하여야 한다.〈개정 2021.7.7.〉

제10조(의료취약지 거점의료기관의 계획 수립 등) ① 의료취약지 거점의료기관은 법 제13조 제3항에 따라 의료취약지에서 적절한 보건의료를 제공하기 위해 그 해의 계획과 전년도의 시행결과를 매년 1월 31일까지 관할 시·도지사에게 제출하여야 한다.

② 제1항에 따른 계획에는 다음 각 호의 내용이 포함되어야 한다.
1. 해당 의료취약지의 의료 이용 및 제공 실태 분석
2. 의료취약지 해소를 위한 보건의료 제공 계획
3. 적정한 보건의료 제공을 위한 인력·시설·장비의 운영 계획
4. 관련 기관 간 협력 및 연계 방안
5. 그 밖에 공공보건의료사업 추진 등에 필요한 사항

③ 시·도지사는 제1항에 따라 제출된 시행결과를 평가하고, 그 평가결과를 보건복지부장관에게 보고하여야 한다.

④ 시·도지사는 제3항의 평가결과에 따라 의료취약지 거점의료기관에 의료취약지 해소를 위한 개선을 권고할 수 있다.

제11조(의료취약지 거점의료기관 지정의 개선 권고) ① 보건복지부장관은 법 제13조 제5항에 따라 의료취약지 거점의료기관 지정의 개선을 권고하려는 경우 해당 시·도지사에게 권고 사유, 권고 내용, 이행 기간 등을 적은 서면으로 하여야 한다.

② 제1항에 따른 개선 권고를 받은 시·도지사는 특별한 사유가 없으면 개선 권고에 따른 필요한 조치를 하여야 하며, 그 조치 결과를 지체 없이 보건복지부장관에게 보고하여야 한다.

제14조(공공전문진료센터의 지정) ① 보건복지부장관은 다음 각 호의 보건의료를 원활하게 제공하기 위하여 전문진료 분야별로 필요한 시설·인력 및 장비를 갖추었거나 갖출 능력이 있다고 인정하는 의료기관 중에서 공공전문진료센터(이하 "공공전문진료센터"라 한다)를 지정할 수 있다.
1. 수익성이 낮아 공급이 원활하지 아니한 전문진료
2. 국민건강을 위하여 국가가 육성하여야 할 필요성이 큰 전문진료
3. 지역별 공급의 차이가 커서 국가가 지원하여야 할 필요가 있는 전문진료

② 공공전문진료센터로 지정받으려는 의료기관은 보건복지부장관에게 신청하여야 한다. 이 경우 공공보건의료기관이 신청하면 보건복지부장관은 그 지정을 우선적으로 고려할 수 있다.

③ 공공전문진료센터는 지정받은 전문진료 분야에서 양질의 보건의료서비스 제공과 인력에 대한 교육 등을 하여야 하며, 보건복지부령으로 정하는 바에 따라 이를 위한 계획을 수립하고 그 시행결과를 보건복지부장관에게 보고하여야 한다.

④ 보건복지부장관 또는 시·도지사는 공공전문진료센터의 시설·장비 확충 및 운영에 드는 비용의 전부 또는 일부를 지원할 수 있다.

⑤ 공공전문진료센터 지정의 기준, 방법 및 절차 등에 관하여 필요한 사항은 보건복지부령으로 정한다.

시행규칙

제12조(공공전문진료센터의 지정기준 등) ① 법 제14조에 따라 공공전문진료센터로 지정받으려는 의료기관은 다음 각 호의 어느 하나에 해당하는 의료기관으로서 보건복지부장관이 정하여 고시하는 기준을 충족하여야 한다.〈개정 2021. 9.24.〉
1. 「의료법」 제3조 제2항 제3호 바목의 종합병원

2. 「의료법」 제3조의5 제1항에 따른 전문병원
② 공공전문진료센터로 지정받으려는 의료기관은 법 제14조 제2항 전단에 따라 별지 제3호서식의 공공전문진료센터 지정신청서에 사업계획서를 첨부하여 관할 시·도지사를 거쳐 보건복지부장관에게 신청해야 한다. 〈개정 2021.9.24.〉
③ 제2항에 따른 사업계획서에는 다음 각 호의 사항이 포함되어야 한다.
1. 공공전문진료센터 지정 목적과의 부합성 검토 결과
2. 공공전문진료센터 의료서비스의 수준 향상을 위한 계획
3. 인력·시설·장비의 현황 및 운영계획
4. 그 밖에 공공전문진료센터 운영에 필요한 사항
④ 제2항에 따라 신청서를 받은 시·도지사는 신청서류를 검토한 후 공공전문진료센터 지정에 대한 의견서를 첨부하여 보건복지부장관에게 제출하여야 한다.
⑤ 보건복지부장관은 제2항 및 제4항에 따른 신청서류와 시·도지사의 의견서를 검토하여 적합하다고 인정되는 의료기관을 공공전문진료센터로 지정하고, 별지 제4호서식의 공공전문진료센터 지정서를 발급한 후 관할 시·도지사에게 그 사실을 통보하여야 한다.
⑥ 보건복지부장관은 공공전문진료센터로 지정받으려는 의료기관이 지정 기준의 일부를 충족하지 못한 경우에는 일정기간 내에 그 기준을 충족할 것을 조건으로 하여 공공전문진료센터로 지정할 수 있다.

제13조(공공전문진료센터의 계획 수립 등) ① 공공전문진료센터로 지정받은 의료기관은 법 제14조 제3항에 따라 지정받은 전문진료 분야에서 양질의 보건의료서비스 제공 등을 위해 그 해의 계획과 전년도 시행결과를 매년 1월 31일까지 관계 중앙행정기관의 장, 공공단체의 장 및 시·도지사를 거쳐 보건복지부장관에게 제출하여야 한다.
② 제1항에 따른 계획에는 다음 각 호의 사항이 포함되어야 한다.
1. 전문진료 분야에 대한 의료 이용 및 제공 실태 분석
2. 전문진료 분야에 대한 적정 보건의료 제공 계획
3. 적정 보건의료 제공을 위한 인력·시설·장비의 운영 계획
4. 관련 기관 간 협력 및 연계 방안
5. 그 밖에 공공보건의료사업 추진 등에 필요한 사항

제14조의2(책임의료기관의 지정) ① 보건복지부장관은 다음 각 호의 업무를 원활하게 수행하기 위하여 필요한 시설·인력 및 장비를 갖추었거나 갖출 능력이 있다고 인정하는 보건의료기관 중에서 책임의료기관을 지정할 수 있다.
1. 공공보건의료사업의 수행, 기획·연구 및 조정
2. 공공보건의료 수행기관 간 협력 체계 구축 및 공공보건의료 전달체계의 조정·관리
3. 보건의료기관의 역량 강화를 위한 의료인력 파견·교육
4. 감염병 예방 및 진료, 응급의료, 모자보건사업, 환자의 지역사회 연계 등에 관한 사항
5. 그 밖에 공공보건의료 강화를 위하여 보건복지부령으로 정하는 사항
② 책임의료기관으로 지정받으려는 보건의료기관은 보건복지부장관에게 신청하여야 한다. 이 경우 보건복지부장관은 공공보건의료기관을 우선적으로 지정할 수 있다.
③ 책임의료기관으로 지정받은 의료기관은 보건복지부령으로 정하는 바에 따라 제1항 각 호의 업무를 원활하게 수행하기 위한 계획을 수립하고 그 시행 결과를 보건복지부장관에게 보고하여야 한다.
④ 책임의료기관으로 지정받은 보건의료기관의 장은 제1항 각 호의 업무의 원활한 수행 및 해당 보건의료기관 내부 또는 외부와의 협력 강화를 위하여 전담조직을 설치·운영하여야 한다.
⑤ 보건복지부장관 또는 시·도지사는 책임의료기관의 시설·장비 확충 및 운영에 드는 비용의 전부 또는 일부를 지원할 수 있다.
⑥ 그 밖에 책임의료기관의 지정 기준·방법 및 절차, 전담조직 등에 관하여 필요한 사항은 보건복지부령으로 정한다.

[본조신설 2021.8.17.]

시행규칙

제13조의2(책임의료기관의 지정기준 등) ① 법 제14조의2에 따라 책임의료기관으로 지정받으려는 의료기관은 다음 각 호에 모두 해당하는 의료기관으로서 보건복지부장관이 정하여 고시하는 기준을 충족해야 한다.

1. 「의료법」 제3조 제2항 제3호 바목의 종합병원
2. 법 제2조 제4호 각 목(같은 호 마목은 제외한다)의 공공보건의료 수행기관

② 책임의료기관으로 지정받으려는 의료기관은 법 제14조의2 제2항 전단에 따라 별지 제5호서식의 책임의료기관 지정신청서에 사업계획서를 첨부하여 관할 시·도지사를 거쳐 보건복지부장관에게 신청해야 한다.

③ 제2항에 따른 사업계획서에는 다음 각 호의 사항이 포함되어야 한다.

1. 법 제14조의2 제1항 각 호의 업무를 원활하게 수행하기 위하여 필요한 사항
2. 법 제14조의2 제4항에 따른 전담조직의 설치·운영 계획

④ 제2항에 따라 신청서를 받은 시·도지사는 신청서류를 검토한 후 책임의료기관 지정에 대한 의견서 및 운영 지원 계획서를 첨부하여 보건복지부장관에게 제출해야 한다.

⑤ 보건복지부장관은 제2항 및 제4항에 따른 신청서류와 시·도지사의 의견서 및 운영 지원 계획서를 검토하여 적합하다고 인정되는 의료기관을 책임의료기관으로 지정하고, 별지 제6호서식의 책임의료기관 지정서를 발급한 후 관할 시·도지사에게 그 사실을 통보해야 한다.

⑥ 보건복지부장관은 책임의료기관으로 지정 받으려는 의료기관이 지정기준의 일부를 충족하지 못한 경우에는 일정 기간 내에 그 지정기준을 충족할 것을 조건으로 하여 책임의료기관으로 지정할 수 있다.

[본조신설 2022.2.17.]

제13조의3(책임의료기관의 계획 수립 등) ① 책임의료기관으로 지정받은 의료기관은 법 제14조의2 제3항에 따라 그 해의 계획을 매년 1월 31일까지 시·도지사를 거쳐 보건복지부장관에게 제출해야 한다.

② 책임의료기관으로 지정받은 의료기관은 법 제14조의2 제3항에 따라 전년도 시행결과를 그 다음 연도 3월 31일까지 시·도지사를 거쳐 보건복지부장관에게 제출해야 한다.

③ 제1항에 따른 계획에는 제13조의2 제3항 각 호의 사항이 포함되어야 한다.

[본조신설 2022.2.17.]

제15조(공공보건의료사업의 시행결과 평가) ① 보건복지부장관은 의료취약지 거점의료기관, 공공전문진료센터 및 책임의료기관에 대하여 공공보건의료사업의 시행결과를 평가할 수 있다.〈개정 2021.8.17.〉

② 보건복지부장관은 제1항에 따른 평가결과에 따라 해당 의료취약지 거점의료기관, 공공전문진료센터 또는 책임의료기관에 대한 재정적·행정적 지원을 다르게 할 수 있다.〈개정 2021.8.17.〉

③ 보건복지부장관은 의료취약지 거점의료기관, 공공전문진료센터 또는 책임의료기관의 효율적인 운영을 위하여 제1항에 따른 평가결과를 공표하거나 평가결과와 관련하여 시정을 요구하는 등 필요한 조치를 할 수 있다.〈개정 2021.8.17.〉

④ 제1항에 따른 평가의 세부 기준, 방법 등에 관하여 필요한 사항은 보건복지부령으로 정한다.

시행규칙

제14조(공공보건의료사업의 시행결과 평가) ① 보건복지부장관은 법 제15조 제1항에 따라 의료취약지 거점의료기관에 대해 공공보건의료사업의 시행결과를 평가하는 경우 시·도지사가 제10조 제3항에 따라 보고한 의료취약지 거점의료기관의 평가결과를 종합하여 2년마다 평가한다.

② 보건복지부장관은 법 제15조 제1항에 따라 공공전문진료센터에 대하여 공공보건의료사업의 시행결과를 평가하는 경우 제13조 제1항에 따라 공공전문진료센터가 제출한 시행결과를 종합하여 매년 평가한다.

③ 보건복지부장관은 법 제15조 제1항에 따라 책임의료기관에 대하여 공공보건의료사업의 시행결과를 평가하는 경우 제13조의3 제1항에 따라 책임의료기관이 제출한 시행결과를 종합하여 매년 평가한다.〈신설 2022.2.17.〉

제16조(의료기관과의 업무 협력 및 협약 체결) ① 국가 또는 지방자치단체는 공공보건의료와 관련한 사업 수행 및

기술 지원 등에 관한 업무를 추진할 때 의료기관과 협력할 수 있다.

② 보건복지부장관 또는 시·도지사 및 시장·군수·구청장은 공공보건의료사업을 추진하기 위하여 필요하면 의료기관과 협약을 체결할 수 있다. 〈개정 2015.1.28.〉

제17조(공공보건의료 수행기관의 준수사항 등) ① 공공보건의료 수행기관은 환자에게 양질의 보건의료서비스를 제공하여야 한다. 〈신설 2015.1.28.〉

② 공공보건의료 수행기관(제2조 제4호 라목의 경우는 제외한다. 이하 이 조에서 같다)은 공공보건의료사업을 수행할 때 다음 각 호의 원칙을 준수하여야 한다. 〈개정 2015.1.28.〉

1. 지역 주민의 참여를 통한 사업계획 수립
2. 공익성에 기반한 성실한 사업 운영
3. 투명한 재정 운용과 회계 공개

③ 보건복지부장관은 대통령령으로 정하는 국민건강에 중대한 위해(危害)가 예상되는 경우에는 우선적으로 공공보건의료 수행기관에 그 위해의 발생 또는 확산을 억제하기 위하여 필요한 명령을 할 수 있다. 〈개정 2015.1.28.〉

시행령

제7조(공공보건의료 수행기관의 준수사항) 법 제17조 제3항에서 "대통령령으로 정하는 국민건강에 중대한 위해(危害)가 예상되는 경우"란 다음 각 호의 경우를 말한다. 〈개정 2021.9.24〉

1. 「재난 및 안전관리 기본법」 제3조 제1호에 따른 재난이 발생한 경우
2. 그 밖에 보건복지부장관이 국가적 대처 또는 지역 사회의 대처가 긴급하게 필요하다고 판단하여 이를 고시하는 경우

④ 제3항에 따른 명령을 받은 공공보건의료 수행기관의 장은 정당한 사유 없이 이를 거부하여서는 아니 된다. 〈개정 2015.1.28.〉

[제목개정 2015.1.28.]

제18조(의료취약지 거점의료기관 등의 지정 취소) ① 보건복지부장관 또는 시·도지사는 의료취약지 거점의료기관, 공공전문진료센터 또는 책임의료기관이 다음 각 호의 어느 하나에 해당하는 경우에는 그 지정을 취소할 수 있다. 다만, 제1호에 해당하는 경우에는 그 지정을 취소하여야 한다. 〈개정 2015.1.28., 2021.8.17.〉

1. 거짓이나 그 밖의 부정한 방법으로 지정을 받은 경우
2. 국가 또는 지방자치단체가 지원한 예산을 부당하게 집행하거나 목적과 다르게 집행한 경우
3. 제13조 제3항, 제14조 제3항 또는 제14조2 제3항을 위반하여 보고의무를 이행하지 아니한 경우
4. 제13조 제6항, 제14조 제5항 또는 제14조의2 제6항에 따른 지정기준에 미달하게 된 경우
5. 제17조 제4항을 위반하여 정당한 사유 없이 명령을 이행하지 아니한 경우
6. 그 밖에 보건복지부령으로 정하는 사유에 해당하는 경우

시행규칙

제15조(의료취약지 거점의료기관 등의 지정 취소 사유) 법 제18조 제1항 제6호에서 "보건복지부령으로 정하는 사유"란 다음 각 호의 경우를 말한다. 〈개정 2022.2.17.〉

1. 제10조 제4항에 따른 개선 권고를 이행하지 않아 의료취약지 거점의료기관으로서의 기능을 현저히 수행하지 못한다고 판단될 경우
2. 제12조 제6항에 따른 조건을 이행하지 않아 공공전문진료센터로서의 기능을 현저히 수행하지 못한다고 판단될 경우
3. 제13조의2 제6항에 따른 조건을 이행하지 않아 책임의료기관으로서의 기능을 현저히 수행하지 못한다고 판단될 경우

4. 법 제15조 제3항에 따른 시정 요구를 이행하지 아니하여 의료취약지 거점의료기관, 공공전문진료센터 또는 책임의료기관으로서의 기능을 현저히 수행하지 못한다고 판단될 경우

② 제1항에 따라 지정이 취소된 의료기관은 지정이 취소된 날부터 2년 이내에는 의료취약지 거점의료기관, 공공전문진료센터 및 책임의료기관으로 지정받을 수 없다.〈개정 2021.8.17.〉

③ 보건복지부장관 또는 시·도지사는 제1항에 따라 지정을 취소하는 경우 해당 의료기관에 지급한 보조금의 전부 또는 일부를 환수할 수 있다. 다만, 제1항 제1호 또는 제2호에 해당하는 경우에는 보조금의 전부 또는 일부를 환수하여야 한다.

제19조(청문) 보건복지부장관 또는 시·도지사는 제18조에 따라 의료취약지 거점의료기관, 공공전문진료센터 또는 책임의료기관의 지정을 취소하려면 청문을 하여야 한다.〈개정 2021.8.17.〉

제4장 교육·훈련의 실시 등

제20조(교육·훈련 등) ① 보건복지부장관, 시·도지사 또는 시장·군수·구청장은 공공보건의료에 종사하는 사람의 자질 향상을 위하여 필요한 교육·훈련을 실시할 수 있다.

② 보건복지부장관 또는 시·도지사는 제1항에 따른 교육·훈련을 위하여 교육·훈련센터를 설치·운영할 수 있다.

③ 보건복지부장관 또는 시·도지사는 제2항에 따른 교육·훈련센터의 운영을 공공보건의료기관에 위탁하고 그 운영에 필요한 재정적·행정적 지원을 할 수 있다.

④ 제1항부터 제3항까지의 규정에 따른 교육·훈련의 방법·대상·내용, 교육·훈련센터의 설치·운영 및 운영의 위탁 등에 필요한 사항은 보건복지부령으로 정한다.

시행규칙

제16조(교육·훈련의 실시 등) ① 법 제20조에 따라 보건복지부장관, 시·도지사 또는 시장·군수·구청장(자치구의 구청장을 말한다)은 공공보건의료 수행기관에서 근무하는 사람을 대상으로 다음 각 호의 사항에 대해 교육·훈련을 실시할 수 있다.

1. 보건의료 관련 직종별 전문 지식 및 기술에 관한 사항
2. 보건의료의 질과 성과 향상에 관한 사항
3. 공공보건의료사업 수행에 관한 사항
4. 그 밖에 공공보건의료정책에 관하여 필요한 사항

② 보건복지부장관 또는 시·도지사는 법 제20조 제3항에 따라 교육·훈련센터의 운영을 「의료법」 제3조 제2항 제3호 바목의 종합병원에 해당하는 공공보건의료기관에 위탁할 수 있다.〈개정 2021.9.24.〉

제16조의2(공공보건의료 지원센터 운영의 위탁) ① 보건복지부장관은 법 제21조제2항에 따라 공공보건의료 지원센터의 운영을 「국립중앙의료원의 설립 및 운영에 관한 법률」에 따른 국립중앙의료원(이하 이 조에서 "국립중앙의료원"이라 한다)에 위탁한다.

② 제1항에 따라 공공보건의료 지원센터의 운영을 위탁받은 국립중앙의료원의 장은 매년 12월 31일까지 다음 연도의 운영계획을 수립하여 보건복지부장관의 승인을 받아야 한다.

③ 제1항에 따라 공공보건의료 지원센터의 운영을 위탁받은 국립중앙의료원의 장은 매년 2월 말일까지 전년도 운영실적을 보건복지부장관에게 보고해야 한다.

[본조신설 2021.9.24.]

제21조(공공보건의료 지원센터의 설치·운영) ① 보건복지부장관은 공공보건의료에 관한 업무 중 다음 각 호의 업무 수행을 지원하게 하기 위하여 공공보건의료 지원센터를 설치·운영할 수 있다.〈개정 2016.2.3., 2018.3.13.〉

1. 공공보건의료 수행기관에 대한 기술 및 경영개선 지원
2. 공공의료분야 지침 개발 및 보급 지원
3. 공공보건의료 인력에 대한 교육·훈련 프로그램의 개발 및 보급
4. 공공보건의료와 관련된 정보·통계의 수집 및 분석
5. 제9조 제1항에 따른 공공보건의료계획의 시행결과 평가
6. 제15조 제1항에 따른 공공보건의료사업의 시행결과 평가
7. 제22조 제1항에 따른 공공보건의료 지원단 간의 교류·협력 지원
8. 그 밖에 보건복지부장관이 정하는 공공보건의료에 관한 업무

② 보건복지부장관은 제1항에 따른 공공보건의료 지원센터의 운영을 공공보건의료를 수행하는 법인 또는 단체에 위탁하고, 그 운영에 필요한 경비의 전부 또는 일부를 지원할 수 있다.

③ 제1항 및 제2항에 따른 공공보건의료 지원센터의 설치, 운영 및 운영의 위탁 등에 필요한 사항은 보건복지부령으로 정한다.

제22조(공공보건의료 지원단의 설치·운영) ① 시·도지사는 공공보건의료에 관한 업무 수행을 지원하게 하기 위하여 공공보건의료 지원단을 설치·운영할 수 있다.

시행규칙

제17조(공공보건의료 지원단의 운영 등) ① 법 제22조 제1항에 따른 공공보건의료 지원단의 업무는 다음 각 호와 같다.
1. 공공보건의료 시행계획의 수립과 시행에 대한 지원
2. 관할 지역 내 공공보건의료기관의 공공보건의료계획 수립과 시행에 대한 지원 및 공공보건의료기관과의 협력 사업 수행
3. 의료취약지 거점의료기관의 운영에 대한 기술 지원
4. 그 밖에 관할 지역의 공공보건의료에 관한 조사·연구 등 필요한 사항

② 제1항에서 정한 사항 외에 공공보건의료 지원단의 조직과 운영에 관하여 필요한 사항은 지방자치단체의 조례로 정한다.

② 시·도지사는 제1항에 따른 공공보건의료 지원단의 운영을 공공보건의료 수행기관이나 공공보건의료를 수행하는 법인 또는 단체, 그 밖에 공공보건의료 지원단의 원활한 운영을 위하여 보건복지부령으로 정하는 기관에 위탁할 수 있다. 이 경우 시·도지사는 그 운영에 필요한 경비의 전부 또는 일부를 지원할 수 있다.〈개정 2021. 8.17.〉

③ 국가는 제1항 및 제2항에 따른 공공보건의료 지원단의 설치·운영에 필요한 재정적·행정적 지원을 할 수 있다.

④ 제1항부터 제3항까지의 규정에 따른 공공보건의료 지원단의 설치, 운영 및 운영의 위탁 등에 필요한 사항은 보건복지부령으로 정한다.

제5장 보칙

제23조(자료의 제공 요청) ① 보건복지부장관, 시·도지사 또는 시장·군수·구청장은 공공보건의료 수행기관 및 공공단체에 공공보건의료 기본계획 및 시행계획의 수립·시행, 공공보건의료 사업의 관리 및 평가를 위하여 필요한 자료의 제공을 요청할 수 있다.

② 제1항에 따른 요청을 받은 공공보건의료 수행기관의 장 및 공공단체의 장은 특별한 사유가 없으면 그 요청에 따라야 한다.

정신건강증진 및 정신질환자 복지서비스 지원에 관한 법률 (약칭 : 정신건강복지법)

일부개정 2021.6.8. 법률 제18224호 시행일 2021.12.9.

제1장 총칙

제1조(목적) 이 법은 정신질환의 예방·치료, 정신질환자의 재활·복지·권리보장과 정신건강 친화적인 환경 조성에 필요한 사항을 규정함으로써 국민의 정신건강증진 및 정신질환자의 인간다운 삶을 영위하는 데 이바지함을 목적으로 한다.

시행령

제1조(목적) 이 영은 「정신건강증진 및 정신질환자 복지서비스 지원에 관한 법률」에서 위임된 사항과 그 시행에 필요한 사항을 규정함을 목적으로 한다.

시행규칙

제1조(목적) 이 규칙은 「정신건강증진 및 정신질환자 복지서비스 지원에 관한 법률」 및 같은 법 시행령에서 위임된 사항과 그 시행에 필요한 사항을 규정함을 목적으로 한다.

제2조(기본이념) ① 모든 국민은 정신질환으로부터 보호받을 권리를 가진다.

② 모든 정신질환자는 인간으로서의 존엄과 가치를 보장받고, 최적의 치료를 받을 권리를 가진다.

③ 모든 정신질환자는 정신질환이 있다는 이유로 부당한 차별대우를 받지 아니한다.

④ 미성년자인 정신질환자는 특별히 치료, 보호 및 교육을 받을 권리를 가진다.

⑤ 정신질환자에 대해서는 입원 또는 입소(이하 "입원등"이라 한다)가 최소화되도록 지역 사회 중심의 치료가 우선적으로 고려되어야 하며, 정신건강증진시설에 자신의 의지에 따른 입원 또는 입소(이하 "자의입원등"이라 한다)가 권장되어야 한다.

⑥ 정신건강증진시설에 입원등을 하고 있는 모든 사람은 가능한 한 자유로운 환경을 누릴 권리와 다른 사람들과 자유로이 의견교환을 할 수 있는 권리를 가진다.

⑦ 정신질환자는 원칙적으로 자신의 신체와 재산에 관한 사항에 대하여 스스로 판단하고 결정할 권리를 가진다. 특히 주거지, 의료행위에 대한 동의나 거부, 타인과의 교류, 복지서비스의 이용 여부와 복지서비스 종류의 선택 등을 스스로 결정할 수 있도록 자기결정권을 존중받는다.

⑧ 정신질환자는 자신에게 법률적·사실적 영향을 미치는 사안에 대하여 스스로 이해하여 자신의 자유로운 의사를 표현할 수 있도록 필요한 도움을 받을 권리를 가진다.

⑨ 정신질환자는 자신과 관련된 정책의 결정과정에 참여할 권리를 가진다.

제3조(정의) 이 법에서 사용하는 용어의 뜻은 다음과 같다. 〈개정 2020.3.4.〉

1. "정신질환자"란 망상, 환각, 사고(思考)나 기분의 장애 등으로 인하여 독립적으로 일상생활을 영위하는 데 중

대한 제약이 있는 사람을 말한다.

2. "정신건강증진사업"이란 정신건강 관련 교육·상담, 정신질환의 예방·치료, 정신질환자의 재활, 정신건강에 영향을 미치는 사회복지·교육·주거·근로 환경의 개선 등을 통하여 국민의 정신건강을 증진시키는 사업을 말한다.
3. "정신건강복지센터"란 정신건강증진시설, 「사회복지사업법」에 따른 사회복지시설(이하 "사회복지시설"이라 한다), 학교 및 사업장과 연계체계를 구축하여 지역사회에서의 정신건강증진사업 및 제33조부터 제38조까지의 규정에 따른 정신질환자 복지서비스 지원사업(이하 "정신건강증진사업등"이라 한다)을 하는 다음 각 목의 기관 또는 단체를 말한다.
   가. 제15조 제1항부터 제3항까지의 규정에 따라 국가 또는 지방자치단체가 설치·운영하는 기관
   나. 제15조 제6항에 따라 국가 또는 지방자치단체로부터 위탁받아 정신건강증진사업등을 수행하는 기관 또는 단체
4. "정신건강증진시설"이란 정신의료기관, 정신요양시설 및 정신재활시설을 말한다.
5. "정신의료기관"이란 다음 각 목의 어느 하나에 해당하는 기관을 말한다.
   가. 「의료법」에 따른 정신병원
   나. 「의료법」에 따른 의료기관 중 제19조 제1항 후단에 따른 기준에 적합하게 설치된 의원
   다. 「의료법」에 따른 병원급 의료기관에 설치된 정신건강의학과로서 제19조 제1항 후단에 따른 기준에 적합한 기관
6. "정신요양시설"이란 제22조에 따라 설치된 시설로서 정신질환자를 입소시켜 요양 서비스를 제공하는 시설을 말한다.
7. "정신재활시설"이란 제26조에 따라 설치된 시설로서 정신질환자 또는 정신건강상 문제가 있는 사람 중 대통령령으로 정하는 사람(이하 "정신질환자등"이라 한다)의 사회적응을 위한 각종 훈련과 생활지도를 하는 시설을 말한다.

시행령

제2조(정신재활시설 이용자의 범위) 「정신건강증진 및 정신질환자 복지서비스 지원에 관한 법률」(이하 "법"이라 한다) 제3조 제7호에서 "대통령령으로 정하는 사람"이란 다음 각 호의 어느 하나에 해당하는 장애를 가진 사람을 말한다.

1. 기질성 정신장애
2. 알코올 또는 약물중독에 따른 정신장애
3. 조현병 또는 망상장애
4. 기분장애
5. 정서장애, 불안장애 또는 강박장애
6. 그 밖에 제1호부터 제5호까지의 장애에 준하는 장애로서 보건복지부장관이 정하여 고시하는 장애

제4조(국가와 지방자치단체의 책무) ① 국가와 지방자치단체는 국민의 정신건강을 증진시키고, 정신질환을 예방·치료하며, 정신질환자의 재활 및 장애극복과 사회적응 촉진을 위한 연구·조사와 지도·상담 등 필요한 조치를 하여야 한다.

② 국가와 지방자치단체는 정신질환의 예방·치료와 정신질환자의 재활을 위하여 정신건강복지센터와 정신건강증진시설, 사회복지시설, 학교 및 사업장 등을 연계하는 정신건강서비스 전달체계를 확립하여야 한다.

③ 국가와 지방자치단체는 정신질환자등과 그 가족에 대한 권익향상, 인권보호 및 지원 서비스 등에 관한 종합적인 시책을 수립하고 그 추진을 위하여 노력하여야 한다.

④ 국가와 지방자치단체는 정신질환자등과 그 가족에 대한 모든 차별 및 편견을 해소하고 차별받은 정신질환자

등과 그 가족의 권리를 구제할 책임이 있으며, 정신질환자등과 그 가족에 대한 차별 및 편견을 해소하기 위하여 적극적인 조치를 하여야 한다.

⑤ 국가와 지방자치단체는 정신질환자등의 적절한 치료 및 재활과 자립을 지원하기 위하여 정신질환자등과 그 가족에 대하여 정신건강증진사업등에 관한 정보를 제공하는 등 필요한 시책을 강구하여야 한다. 〈신설 2019.4.23.〉

제5조(국민의 의무) 모든 국민은 정신건강증진을 위하여 국가와 지방자치단체가 실시하는 조사 및 정신건강증진사업등에 협력하여야 한다.

제6조(정신건강증진시설의 장의 의무) ① 정신건강증진시설의 장은 정신질환자등이 입원등을 하거나 사회적응을 위한 훈련을 받으려고 하는 때에는 지체 없이 정신질환자등과 그 보호의무자에게 이 법 및 다른 법률에 따른 권리 및 권리행사 방법을 알리고, 그 권리행사에 필요한 각종 서류를 정신건강증진시설에 갖추어 두어야 한다.

② 정신건강증진시설의 장은 정신질환자등이 퇴원 및 퇴소(이하 "퇴원등"이라 한다)를 하려는 때에는 정신질환자등과 그 보호의무자에게 정신건강복지센터의 기능·역할 및 이용 절차 등을 알리고, 지역사회 거주 및 치료에 필요한 정보를 제공하는 정신보건수첩 등 각종 서류를 정신건강증진시설에 갖추어 두어야 한다. 〈신설 2019.4.23.〉

③ 정신건강증진시설의 장은 정신질환자등의 치료, 보호 및 재활과정에서 정신질환자등의 의견을 존중하여야 한다. 〈개정 2019.4.23.〉

④ 정신건강증진시설의 장은 입원등 또는 거주 중인 정신질환자등이 인간으로서의 존엄과 가치를 보장받으며 자유롭게 생활할 수 있도록 노력하여야 한다. 〈개정 2019.4.23.〉

⑤ 제1항 및 제2항에 따라 정신질환자등과 그 보호의무자에게 알릴 권리의 종류·내용, 고지방법 및 서류비치 등에 관하여 필요한 사항은 보건복지부령으로 정한다. 〈개정 2019.4.23.〉

시행규칙

제2조(정신건강증진시설의 장의 의무) ① 「정신건강증진 및 정신질환자 복지서비스 지원에 관한 법률」(이하 "법"이라 한다) 제6조 제1항에 따라 정신건강증진시설의 장이 법 제3조 제7호에 따른 정신질환자등(이하 "정신질환자등"이라 한다)과 그 보호의무자에게 알려야 하는 권리의 종류 및 내용은 다음 각 호와 같다.

1. 법 제46조 제1항에 따른 입원 또는 입소(이하 "입원등"이라 한다)의 적합성 심사에 관한 사항
2. 법 제48조 제1항에 따른 대면조사의 신청에 관한 사항
3. 법 제55조 제1항에 따른 심사 청구에 관한 사항
4. 법 제60조 제1항에 따른 재심사 청구에 관한 사항
5. 법 제69조에 따른 권익보호에 관한 사항
6. 법 제72조에 따른 수용 및 가혹행위 등의 금지에 관한 사항
7. 법 제73조에 따른 특수치료의 제한에 관한 사항
8. 법 제74조에 따른 통신과 면회의 자유 제한의 금지에 관한 사항
9. 법 제75조에 따른 격리 등 제한의 금지에 관한 사항

② 정신건강시설의 장은 법 제6조 제2항에 따라 정신질환자등과 그 보호의무자에게 다음 각 호의 사항을 알려야 한다. 〈개정 2019.10.24.〉

1. 법 제15조에 따른 정신건강복지센터의 기능·역할 및 이용절차
2. 관할 정신건강복지센터의 연락처 및 주소

③ 정신건강증진시설의 장은 법 제6조 제1항 및 제2항에 따라 정신질환자등과 그 보호의무자에게 권리 및 권리행사 방법, 정신건강복지센터의 기능·역할 및 이용 절차 등을 서면(전자문서를 포함한다)으로 알리면서 구두로 설명해야 한다. 〈개정 2019.10.24.〉

④ 정신건강증진시설의 장은 법 제6조 제1항 또는 제2항에 따라 권리행사에 필요한 각종 서류와 지역사회 거주 및 치료에 필요한 정보를 제공하는 각종 서류를 정신질환자등과 그 보호의무자가 쉽게 볼 수 있는 장소에 갖추어 두어야 한다. 〈신설 2019.10.24.〉

제2장 정신건강증진 정책의 추진 등

제7조(국가계획의 수립 등) ① 보건복지부장관은 관계 행정기관의 장과 협의하여 5년마다 정신건강증진 및 정신질환자 복지서비스 지원에 관한 국가의 기본계획(이하 "국가계획"이라 한다)을 수립하여야 한다.

② 특별시장·광역시장·특별자치시장·도지사·특별자치도지사(이하 "시·도지사"라 한다)는 국가계획에 따라 각각 특별시·광역시·특별자치시·도·특별자치도(이하 "시·도"라 한다) 단위의 정신건강증진 및 정신질환자 복지서비스 지원에 관한 계획(이하 "지역계획"이라 한다)을 수립하여야 한다. 이 경우 해당 지역계획은 「지역보건법」 제7조에 따른 지역보건의료계획과 연계되도록 하여야 한다.

③ 국가계획 또는 지역계획에는 다음 각 호의 사항이 포함되어야 한다.

1. 정신질환의 예방, 상담, 조기발견, 치료 및 재활을 위한 활동과 각 활동 상호 간 연계
2. 영·유아, 아동, 청소년, 중·장년, 노인 등 생애주기(이하 "생애주기"라 한다) 및 성별에 따른 정신건강증진 사업
3. 정신질환자의 조기퇴원 및 사회적응
4. 적정한 정신건강증진시설의 확보 및 운영
5. 정신질환에 대한 인식개선을 위한 교육·홍보, 정신질환자의 법적 권리보장 및 인권보호 방안
6. 전문인력의 양성 및 관리
7. 정신건강증진을 위한 교육, 주거, 근로환경 등의 개선 및 이와 관련된 부처 또는 기관과의 협력 방안
8. 정신건강 관련 정보체계 구축 및 활용
9. 정신질환자와 그 가족의 지원
10. 정신질환자의 건강, 취업, 교육 및 주거 등 지역사회 재활과 사회참여
11. 정신질환자에 대한 복지서비스의 연구·개발 및 평가에 관한 사항
12. 정신질환자에 대한 복지서비스 제공에 필요한 재원의 조달 및 운용에 관한 사항
13. 그 밖에 보건복지부장관 또는 시·도지사가 정신건강증진을 위하여 필요하다고 인정하는 사항

④ 보건복지부장관과 시·도지사는 국가계획 및 지역계획의 수립·시행에 필요한 자료의 제공 및 협조를 관계 행정기관, 정신건강증진시설 및 관련 기관·단체 등에 요청할 수 있다. 이 경우 요청받은 기관·시설·단체 등은 자료의 제공이 법령에 위반되거나 정상적인 업무수행에 뚜렷한 지장을 초래하는 등의 정당한 사유가 없으면 그 요청에 따라야 한다.

⑤ 국가계획 및 지역계획을 수립할 때에는 「장애인복지법」 제10조의2에 따른 장애인정책종합계획과 연계되도록 하여야 한다.

⑥ 보건복지부장관은 5년마다 정신질환자의 인권과 복지증진 추진사항에 관한 백서를 발간하여 공표하여야 한다.

⑦ 국가계획 및 지역계획의 수립 절차 등에 관하여 필요한 사항은 보건복지부령으로 정한다.

제8조(시행계획의 수립·시행 등) ① 보건복지부장관과 시·도지사는 각각 국가계획과 지역계획에 따라 매년 시행계획을 수립·시행하여야 하고, 시장·군수·구청장(자치구의 구청장을 말한다. 이하 같다)은 매년 관할 시·도의 지역계획에 따라 시행계획을 수립·시행하여야 한다. 다만, 시·도지사나 시장·군수·구청장이 지역계획의 시행계획 내용을 포함하여 「지역보건법」 제7조 제2항 및 제8조에 따라 연차별 시행계획을 수립·시행하는 경우에는 본문에 따른 시행계획을 별도로 수립·시행하지 아니할 수 있다.

② 보건복지부장관은 국가계획 및 지역계획의 시행 결과를, 시·도지사는 해당 지역계획의 시행 결과를 각각 대

통령령으로 정하는 바에 따라 평가할 수 있다.

시행령

제3조(국가계획 및 지역계획의 시행 결과 평가) ① 보건복지부장관은 법 제8조 제2항에 따라 다음 각 호의 계획에 대한 시행 결과를 1년 단위로 평가할 수 있다.

1. 법 제7조 제1항에 따라 국가가 수립한 정신건강증진 및 정신질환자 복지서비스 지원에 관한 기본계획(이하 "국가계획"이라 한다)
2. 법 제7조 제2항에 따라 특별시장·광역시장·특별자치시장·도지사·특별자치도지사(이하 "시·도지사"라 한다)가 수립한 특별시·광역시·특별자치시·도·특별자치도(이하 "시·도"라 한다) 단위의 정신건강증진 및 정신질환자 복지서비스 지원에 관한 계획(이하 "지역계획"이라 한다)
3. 보건복지부장관이 법 제8조 제1항에 따라 수립한 국가계획에 대한 시행계획
4. 시·도지사가 법 제8조 제1항에 따라 수립한 해당 지역계획에 대한 시행계획

② 시·도지사는 법 제8조 제2항에 따라 해당 지역의 시장·군수·구청장(자치구의 구청장을 말한다. 이하 같다)이 법 제8조 제1항에 따라 수립한 시행계획의 시행 결과를 1년 단위로 평가할 수 있다.

③ 보건복지부장관 또는 시·도지사는 국가계획, 지역계획 및 법 제8조 제1항에 따른 시행계획(이하 "시행계획"이라 한다)의 시행 결과 평가를 위하여 필요한 경우에는 관계 행정기관, 정신건강증진시설 또는 관련 기관·단체 등에 자료 제공 등의 협조를 요청할 수 있다.

④ 보건복지부장관 또는 시·도지사는 정신건강증진 및 정신질환의 예방·치료 등을 위하여 필요하다고 인정하는 경우에는 국가계획, 지역계획 및 시행계획의 시행 결과에 대한 평가 내용을 공개할 수 있다.

⑤ 제1항부터 제4항까지에서 규정한 사항 외에 국가계획, 지역계획 및 시행계획의 시행 결과 평가에 필요한 사항은 보건복지부장관이 정하여 고시한다.

시행규칙

제3조(국가계획 및 지역계획의 수립절차 등) ① 보건복지부장관은 법 제7조 제1항에 따른 정신건강증진 및 정신질환자 복지서비스 지원에 관한 국가의 기본계획(이하 "국가계획"이라 한다)을 수립한 경우에는 그 수립한 날부터 7일 이내에 특별시장·광역시장·특별자치시장·도지사·특별자치도지사(이하 "시·도지사"라 한다) 및 관계 행정기관의 장에게 알리고, 보건복지부 인터넷 홈페이지에 게재하여야 한다.

② 시·도지사는 법 제7조 제2항에 따른 특별시·광역시·특별자치시·도·특별자치도(이하 "시·도"라 한다) 단위의 정신건강증진 및 정신질환자 복지서비스 지원에 관한 계획(이하 "지역계획"이라 한다)을 수립한 경우에는 그 수립한 날부터 7일 이내에 보건복지부장관에게 제출하고, 시·도의 인터넷 홈페이지에 게재하여야 한다.

③ 보건복지부장관 또는 시·도지사는 국가계획 및 지역계획의 수립을 위하여 필요하다고 인정하는 경우에는 법 제8조 제2항에 따른 평가 결과를 국가계획 및 지역계획에 반영할 수 있다.

④ 보건복지부장관은 제2항에 따라 제출된 지역계획에 대한 보완이나 개선이 필요하다고 인정하는 경우에는 시·도지사에게 그 보완이나 개선을 요청할 수 있다.

제4조(시행계획의 수립절차 등) ① 시·도지사 또는 시장·군수·구청장(자치구의 구청장을 말한다. 이하 같다)은 법 제8조 제1항 본문에 따른 시행계획(이하 "시행계획"이라 한다)을 수립한 경우에는 그 수립한 날부터 7일 이내에 시·도지사는 보건복지부장관에게, 시장·군수·구청장은 시·도지사에게 각각 제출하여야 한다.

② 시·도지사 또는 시장·군수·구청장이 법 제8조 제1항 단서에 따라 시행계획을 수립하지 아니하는 경우에는 시·도지사는 보건복지부장관에게, 시장·군수·구청장은 시·도지사에게 그 사실을 각각 알려야 한다.

③ 보건복지부장관 또는 시·도지사는 법 제8조 제2항에 따라 국가계획 또는 지역계획의 시행 결과를 평가한 경우에는 보건복지부장관은시·도지사 및 관계 행정기관의 장에게, 시·도지사는 보건복지부장관에게 그 내용을 각각 알려야 한다.

④ 보건복지부장관 또는 시·도지사(시장·군수·구청장이 수립한 시행계획만 해당한다)는 제1항에 따라 제출된 시행계획이나 제3항에 따라 제출된 평가 결과에 대한 보완이나 개선이 필요하다고 인정하는 경우에는 시·도지사 또는 시장·군수·구청장에게 그 보완이나 개선을 요청할 수 있다.

③ 제1항에 따른 시행계획의 수립·시행에 필요한 자료의 제공 및 협조에 관하여는 제7조 제4항을 준용한다. 이 경우 "보건복지부장관과 시·도지사"는 "보건복지부장관과 시·도지사 및 시장·군수·구청장"으로, "국가계획 및 지역계획"은 "국가계획 및 지역계획의 시행계획"으로 본다.

④ 제1항에 따른 시행계획의 수립절차 등에 관하여 필요한 사항은 보건복지부령으로 정한다.

제9조(정신건강증진 관련 주요정책의 심의) 보건복지부장관은 다음 각 호의 사항에 관하여 「국민건강증진법」 제5조에 따른 국민건강증진정책심의위원회의 심의를 받아야 한다.

1. 국가계획의 수립
2. 정신건강증진 및 정신질환자 복지서비스 지원 체계와 제도의 발전

제10조(실태조사) ① 보건복지부장관은 5년마다 다음 각 호의 사항에 관한 실태조사를 하여야 한다. 다만, 정신건강증진 정책을 수립하는 데 필요한 경우 수시로 실태조사를 할 수 있다.〈개정 2019.12.3.〉

1. 정신질환의 인구학적 분포, 유병률(有病率) 및 유병요인
2. 성별, 연령 등 인구학적 특성에 따른 정신질환의 치료 이력, 정신건강증진시설 이용 현황
3. 정신질환으로 인한 사회적·경제적 손실
4. 정신질환자의 취업·직업훈련·소득·주거·경제상태 및 정신질환자에 대한 복지서비스
5. 정신질환자 가족의 사회·경제적 상황
6. 그 밖에 정신건강증진에 필요한 사항으로서 보건복지부령으로 정하는 사항

시행규칙

제5조(실태조사) ① 법 제10조 제1항 제6호에서 "보건복지부령으로 정하는 사항"이란 다음 각 호의 사항을 말한다.

1. 정신건강증진시설의 운영 및 이용 현황에 관한 사항
2. 여성 정신질환자등의 모성보호 및 고용 현황에 관한 사항
3. 정신질환자등에 대한 각종 문헌 및 자료 등의 조사에 관한 사항
4. 그 밖에 보건복지부장관이 정신질환의 예방·치료 등을 위하여 특히 필요하다고 인정하는 사항

② 보건복지부장관은 법 제10조 제1항에 따른 실태조사(이하 "실태조사"라 한다)를 하는 경우에는 다음 각 호의 방법에 따른다.

1. 정신질환자등 및 정신건강증진시설의 종사자 등에 대한 설문조사 및 면접조사
2. 정신질환자등의 진료기록부 등에 대한 자료조사
3. 국민건강보험 및 의료급여 청구 명세 등에 대한 자료조사
4. 일반 국민에 대한 표본 설문조사 및 면접조사
5. 그 밖에 보건복지부장관이 효율적 실태조사를 위하여 특히 필요하다고 인정하는 방법

③ 보건복지부장관은 실태조사의 효율적 추진을 위하여 필요하다고 인정하는 경우에는 전문연구기관·단체나 관계 전문가에게 의뢰하여 실시할 수 있다.

④ 보건복지부장관은 실태조사의 결과를 보건복지부의 인터넷 홈페이지 등을 통하여 공표해야 한다.〈신설 2020.6.4.〉

⑤ 제1항부터 제4항까지에서 규정한 사항 외에 실태조사의 내용·방법 및 절차 등에 필요한 세부 사항은 보건복지부장관이 정한다.〈개정 2020.6.4.〉

② 제1항에 따른 실태조사(이하 "실태조사"라 한다)와 정신건강증진 관련 지도업무를 수행하기 위하여 시·도에 담당 공무원을 둘 수 있다.〈개정 2019.12.3.〉

③ 보건복지부장관은 실태조사를 하는 데 필요한 자료를 제공하도록 정신건강증진시설 및 대통령령으로 정하는 관련 기관·단체 등에 요청할 수 있다. 이 경우 요청받은 정신건강증진시설 및 관련 기관·단체 등은 자료의 제공이 법령에 위반되거나 정상적인 업무수행에 뚜렷한 지장을 초래하는 등의 정당한 사유가 없으면 그 요청에 따라야 한다.

시행령

제4조(실태조사 자료요청 대상 기관) 법 제10조 제3항 전단에서 "대통령령으로 정하는 관련 기관·단체 등"이란 다음 각 호의 기관 또는 단체를 말한다.

1. 「국민건강보험법」 제13조에 따른 국민건강보험공단
2. 「국민건강보험법」 제62조에 따른 건강보험심사평가원
3. 「국민연금법」 제24조에 따른 국민연금공단
4. 「의료법」 제3조 제2항 제3호에 따른 병원급 의료기관
5. 「사회복지사업법」 제2조 제4호에 따른 사회복지시설(이하 "사회복지시설"이라 한다)
6. 그 밖에 보건복지부장관이 법 제10조 제1항에 따른 실태조사를 위하여 특히 필요하다고 인정하여 고시하는 기관 및 단체

④ 실태조사는 필요한 경우 「장애인복지법」 제31조에 따른 장애 실태조사와 함께 실시할 수 있다.

⑤ 실태조사를 실시하면 그 결과를 공표하여야 한다. 〈신설 2019.12.3.〉

⑥ 실태조사의 시기, 방법, 절차 및 공표 등에 관하여 필요한 사항은 보건복지부령으로 정한다. 〈개정 2019.12.3.〉

제11조(정신건강상 문제의 조기발견 등) ① 보건복지부장관, 시·도지사 및 시장·군수·구청장은 정신질환의 원활한 치료와 만성화 방지를 위하여 정신건강복지센터, 정신건강증진시설 및 의료기관을 연계한 정신건강상 문제의 조기발견 체계를 구축하여야 한다.

② 보건복지부장관, 시·도지사 및 시장·군수·구청장은 생애주기 및 성별 정신건강상 문제의 조기발견·치료를 위한 교육·상담 등의 정신건강증진사업을 시행한다.

③ 국가와 지방자치단체는 조기치료가 필요한 정신건강상 문제가 있는 사람에 대하여 예산의 범위에서 치료비를 지원할 수 있다. 〈신설 2021.6.8.〉

④ 제2항에 따른 생애주기 및 성별 정신건강상 문제의 조기발견·치료를 위한 정신건강증진사업의 범위, 대상 및 내용 등과 제3항에 따른 조기치료비 지원의 대상 및 내용 등은 대통령령으로 정한다. 〈개정 2021.6.8.〉

시행령

제5조(정신건강증진사업) ① 보건복지부장관은 법 제11조 제2항에 따라 생애주기 및 성별 정신건강상 문제의 조기발견·치료를 위하여 다음 각 호의 정신건강증진사업을 시행한다.

1. 정신건강증진시설과의 연계를 통한 진료 및 치료
2. 정서행동 특성검사 등 정서발달 평가
3. 정신건강 상담 및 교육
4. 정신건강 검사
5. 그 밖에 생애주기 및 성별 정신건강상 문제의 조기발견·치료를 위하여 보건복지부장관이 필요하다고 인정하는 사업

② 보건복지부장관은 제1항에 따른 정신건강증진사업을 다음 각 호에 따른 대상별로 구분하여 그 특성에 따라 시행한다.

1. 「영유아보육법」 제2조 제1호에 따른 영유아
2. 「아동·청소년의 성보호에 관한 법률」 제2조 제1호에 따른 아동·청소년(제1호에 따른 영유아는 제외한다)
3. 중·장년
4. 노인
5. 임산부

제5조의2(정신건강상 문제의 조기치료를 위한 지원) ① 법 제11조 제3항에 따라 조기치료비 지원을 받을 수 있는 사람은 정신건강의학과전문의가 정신건강상 문제가 있다고 진단을 한 사람으로서 소득이나 재산 등이 보건복지부장관이 정하여 고시하는 기준 이하인 사람으로 한다.

② 법 제11조 제3항에 따라 지원하는 조기치료비는 「국민건강보험법」 제44조에 따라 본인이 부담하는 요양급여비용과 「의료급여법」 제10조에 따라 본인이 부담하는 의료급여비용(이하 제37조에서 "본인부담금"이라 한다)으로 한다.
③ 제2항에도 불구하고 제1항에 따라 조기치료비 지원을 받을 수 있는 사람이 다음 각 호에 해당하는 경우에는 「국민건강보험법」 제41조 제4항에 따라 요양급여의 대상에서 제외되거나 「의료급여법」 제7조 제3항에 따라 의료급여의 대상에서 제외되는 사항에 대한 비용(이하 제37조에서 "비급여비용"이라 한다)을 추가로 지원할 수 있다.
1. 「국민기초생활 보장법」에 따른 수급권자
2. 「국민기초생활 보장법」에 따른 차상위계층
3. 「의료급여법」 제3조에 따른 수급권자
④ 제2항 및 제3항에 따른 조기치료비 지원 기간은 정신건강의학과전문의가 정신건강상 문제가 있다고 진단을 한 날부터 5년까지로 한다.
⑤ 제1항부터 제4항까지에서 규정한 사항 외에 조기치료비 지원에 필요한 세부사항은 보건복지부장관이 정하여 고시한다.
[본조신설 2021.12.7.]

제12조(국가와 지방자치단체의 정신건강증진사업등의 추진 등) ① 보건복지부장관은 제7조 제3항 각 호에 관한 전국 단위의 정신건강증진사업등을 수행하고, 제2항 및 제3항에 따른 지방자치단체의 지역별 정신건강증진사업등을 총괄·지원한다.
② 시·도지사는 관할 구역에서의 제7조 제3항 각 호에 관한 정신건강증진사업등, 시·군·구(자치구를 말한다. 이하 같다) 간 연계체계 구축 및 응급 정신의료 서비스 제공 등 광역 단위의 정신건강증진사업등을 수행하며, 시장·군수·구청장이 제8조 제1항 본문에 따른 지역계획의 시행계획이나 같은 항 단서에 따른 지역보건의료계획의 시행계획에 따른 정신건강증진사업등을 총괄·지원한다.
③ 시장·군수·구청장은 관할 구역에서의 제7조 제3항 각 호에 관한 정신건강증진사업등을 수행한다.
④ 보건복지부장관, 시·도지사 및 시장·군수·구청장은 제1항부터 제3항까지의 규정에 따른 정신건강증진사업등을 시행하는 경우에 정신건강복지센터, 정신건강증진시설, 사회복지시설, 학교 및 사업장의 관련 활동이 서로 연계되도록 하여야 한다.
⑤ 제1항에 따른 정신건강증진사업등에 관하여 자문·지원하기 위하여 보건복지부장관 소속으로 중앙정신건강복지사업지원단을 두고, 제2항에 따른 정신건강증진사업등에 관하여 자문·지원하기 위하여 시·도지사 소속으로 지방정신건강복지사업지원단을 둔다.
⑥ 제5항에 따른 중앙정신건강복지사업지원단 및 지방정신건강복지사업지원단의 운영 등에 필요한 사항은 대통령령으로 정한다.

시행령

제6조(중앙정신건강복지사업지원단의 구성 및 운영) ① 법 제12조 제5항에 따른 중앙정신건강복지사업지원단(이하 "중앙지원단"이라 한다)은 단장 1명을 포함하여 10명 이상 15명 이내의 단원으로 구성한다.
② 중앙지원단의 단장은 단원 중에서 보건복지부장관이 지명하며, 단원은 다음 각 호의 어느 하나에 해당하는 사람 중에서 보건복지부장관이 임명하거나 위촉한다.
1. 정신건강증진사업 및 법 제33조부터 제38조까지의 규정에 따른 정신질환자 복지서비스 지원사업(이하 "정신건강증진사업등"이라 한다)에 관한 업무를 담당하는 보건복지부 소속의 5급 이상 공무원
2. 정신건강의학과전문의
3. 법 제17조제1항에 따른 정신건강전문요원(이하 "정신건강전문요원"이라 한다)
4. 그 밖에 정신건강증진사업등에 관한 전문지식과 경험을 가진 사람으로서 보건복지부장관이 정하는 사람
③ 위촉 단원의 임기는 2년으로 한다.
④ 보건복지부장관은 단원이 다음 각 호의 어느 하나에 해당하는 경우에는 해당 단원을 해임하거나 해촉(解囑)할

수 있다.
1. 심신장애로 인하여 업무를 수행할 수 없게 된 경우
2. 직무와 관련된 비위사실이 있는 경우
3. 직무태만, 품위손상이나 그 밖의 사유로 인하여 단원으로 적합하지 아니하다고 인정되는 경우
4. 단원 스스로 직무를 수행하는 것이 곤란하다고 의사를 밝히는 경우

⑤ 중앙지원단은 그 업무 수행을 위하여 필요한 경우에는 관계 행정기관, 정신건강증진시설 또는 관련 기관·단체 등에 자료 또는 의견의 제출 등을 요청할 수 있다.

⑥ 제1항부터 제5항까지에서 규정한 사항 외에 중앙지원단의 업무·구성 및 운영 등에 필요한 사항은 보건복지부장관이 정한다.

제7조(지방정신건강복지사업지원단의 구성 및 운영) ① 법 제12조 제5항에 따른 지방정신건강복지사업지원단(이하 "지방지원단"이라 한다)은 단장 1명을 포함하여 5명 이상 10명 이내의 단원으로 구성한다.

② 지방지원단의 단장 및 단원의 임명·위촉, 임기, 해임·해촉 및 협조 요청 등 지방지원단의 구성 및 운영에 관하여는 제6조 제2항부터 제6항까지의 규정을 준용한다. 이 경우 "중앙지원단"은 "지방지원단"으로, "보건복지부장관"은 "시·도지사"로, "보건복지부"는 "시·도"로 본다.

제13조(학교 등에서의 정신건강증진사업 실시) ① 다음 각 호에 해당하는 기관·단체·학교의 장 및 사업장의 사용자는 구성원의 정신건강에 관한 교육·상담과 정신질환 치료와의 연계 등의 정신건강증진사업을 실시하도록 노력하여야 한다.
1. 국가 및 지방자치단체의 기관 중 업무의 성질상 정신건강을 해칠 가능성이 높아 정신건강증진사업을 실시할 필요가 있는 기관으로서 대통령령으로 정하는 기관
2. 「초·중등교육법」 및 「고등교육법」에 따른 학교 중 대통령령으로 정하는 학교
3. 「근로기준법」에 따른 근로자 300명 이상을 사용하는 사업장
4. 그 밖에 업무의 성질이나 근무자 수 등을 고려하여 정신건강증진사업을 실시할 필요가 있는 기관·단체로서 대통령령으로 정하는 기관·단체

시행령

제8조(정신건강증진사업 실시에 노력하여야 하는 기관·학교·단체) ① 법 제13조 제1항 제1호에서 "대통령령으로 정하는 기관"이란 다음 각 호의 기관을 말한다. 〈개정 2020.12.31.〉
1. 「국가경찰과 자치경찰의 조직 및 운영에 관한 법률」 제13조에 따른 경찰서(「제주특별자치도 설치 및 국제자유도시 조성을 위한 특별법」 제88조에 따른 자치경찰단을 포함한다)
2. 「지방소방기관 설치에 관한 규정」 제5조에 따른 소방서 및 같은 법 제8조에 따른 119안전센터, 119구조대, 119구급대, 119구조구급센터 및 소방정대
3. 「국군조직법」 제2조 제1항에 따른 육군, 해군(해병대를 포함한다) 및 공군
4. 「형의 집행 및 수용자의 처우에 관한 법률」에 따른 교정시설

② 법 제13조 제1항 제2호에서 "대통령령으로 정하는 학교"란 다음 각 호의 학교를 말한다.
1. 「초·중등교육법」 제2조에 따른 초등학교, 중학교, 고등학교 및 특수학교
2. 「고등교육법」 제2조에 따른 대학, 산업대학, 교육대학, 전문대학 및 기술대학

③ 법 제13조 제1항 제4호에서 "대통령령으로 정하는 기관·단체"란 사회복지시설을 말한다.

② 보건복지부장관은 제1항에 따른 정신건강증진사업의 효율적인 시행을 위하여 그 구체적 내용 및 방법 등에 관한 지침 시행, 정보 제공, 그 밖의 필요한 사항의 권고를 할 수 있다.

③ 보건복지부장관은 제1항 각 호의 기관·단체·학교 및 사업장 중 구성원의 정신건강 증진을 위하여 적극적으로 노력한 기관 등을 선정·공표할 수 있으며, 해당 기관·단체·학교 및 사업장에 대하여 지원을 할 수 있다.

제14조(정신건강의 날) ① 정신건강의 중요성을 환기하고 정신질환에 대한 편견을 해소하기 위하여 매년 10월 10

일을 정신건강의 날로 하고, 정신건강의 날이 포함된 주(週)를 정신건강주간으로 한다.

② 국가와 지방자치단체는 정신건강의 날 취지에 적합한 행사와 교육·홍보사업을 실시할 수 있다.

③ 제2항에 따른 정신건강의 날 행사 등에 관하여 필요한 사항은 보건복지부령으로 정한다.

시행규칙

제6조(정신건강의 날 행사 등) 보건복지부장관 또는 지방자치단체의 장은 법 제14조 제2항에 따른 정신건강의 날 행사 등을 위하여 필요하다고 인정하는 경우에는 관계 행정기관, 「공공기관의 운영에 관한 법률」에 따른 공공기관 또는 정신건강 관련 기관·법인·단체 등에 필요한 협조를 요청할 수 있다.〈개정 2019.10.24.〉

제15조(정신건강복지센터의 설치 및 운영) ① 보건복지부장관은 필요한 지역에서의 제12조 제1항에 따른 소관 정신건강증진사업등의 제공 및 연계 사업을 전문적으로 수행하게 하기 위하여 정신건강복지센터를 설치·운영할 수 있다.

② 시·도지사는 관할 구역에서의 제12조 제2항에 따른 소관 정신건강증진사업등의 제공 및 연계 사업을 전문적으로 수행하게 하기 위하여 광역정신건강복지센터를 설치·운영할 수 있다.

③ 시장·군수·구청장은 관할 구역에서의 제12조 제3항에 따른 소관 정신건강증진사업등의 제공 및 연계 사업을 전문적으로 수행하게 하기 위하여 「지역보건법」에 따른 보건소(이하 "보건소"라 한다)에 기초정신건강복지센터를 설치·운영할 수 있다.

④ 정신건강복지센터의 장은 정신건강증진사업등의 제공 및 연계사업을 수행하기 위하여 정신질환자를 관리하는 경우에 정신질환자 본인이나 제39조에 따른 보호의무자(이하 "보호의무자"라 한다)의 동의를 받아야 한다.

⑤ 보건복지부장관은 제2항 및 제3항에 따른 정신건강복지센터의 설치·운영에 필요한 비용의 일부를 부담한다.

⑥ 보건복지부장관은 대통령령으로 정하는 바에 따라, 시·도지사 및 시장·군수·구청장은 조례나 규칙으로 정하는 바에 따라 소관 정신건강증진사업등을 정신건강에 관한 전문성이 있는 기관·단체에 위탁하여 수행할 수 있다.

시행령

제9조(정신건강복지센터의 운영) ① 다음 각 호의 정신건강복지센터(이하 "공공정신건강복지센터"라 한다)에는 보건복지부장관이 정하는 기준에 따라 공공정신건강복지센터의 장과 정신건강전문요원을 두어야 한다.

1. 법 제15조 제1항에 따라 보건복지부장관이 설치·운영하는 정신건강복지센터
2. 법 제15조 제2항에 따라 시·도지사가 설치·운영하는 광역정신건강복지센터
3. 법 제15조 제3항에 따라 시장·군수·구청장이 설치·운영하는 기초정신건강복지센터

② 보건복지부장관, 시·도지사 또는 시장·군수·구청장은 각각 제1항의 정신건강복지센터의 효율적 운영을 위하여 필요하다고 인정하는 경우에는 정신건강복지센터에 정신건강 관련 전문가로 구성되는 자문단을 둘 수 있다.

③ 공공정신건강복지센터의 장은 보건복지부장관이 정하는 기준에 따라 매년 사업계획 및 세부 집행계획을 수립하여 시행하여야 한다.

④ 공공정신건강복지센터의 장은 그 업무를 효율적으로 수행하기 위하여 필요한 경우에는 정신건강증진시설, 제4조 각 호에 따른 기관 또는 관련 기관·단체 등에 자료의 제공 등 필요한 협조를 요청할 수 있다.

⑤ 제1항부터 제4항까지에서 규정한 사항 외에 공공정신건강복지센터의 구성 및 운영 등에 필요한 사항은 보건복지부장관이 정한다.

제10조(정신건강증진사업등의 운영위탁) ① 보건복지부장관은 법 제15조 제6항에 따라 정신건강증진사업등을 다음 각 호의 기관·단체에 위탁할 수 있다.

1. 정신건강증진시설
2. 「고등교육법」 제2조에 따른 학교로서 정신건강 관련 학과가 설치되어 있는 학교
3. 그 밖에 정신건강증진사업등의 수행에 필요한 조직·인력 및 전문성 등을 갖춘 기관·단체로서 보건복지부장관이 정하여 고시하는 기관·단체

② 보건복지부장관은 법 제15조 제6항에 따라 정신건강증진사업등을 위탁하려는 경우에는 그 위탁 기준·절차 및 방법 등에 관한 사항을 미리 공고하여야 한다.
③ 보건복지부장관은 법 제15조 제6항에 따라 정신건강증진사업등을 위탁한 경우에는 그 위탁 내용 및 수탁자 등에 관한 사항을 보건복지부의 인터넷 홈페이지에 게시하여야 한다.
④ 법 제15조 제6항에 따라 보건복지부장관으로부터 정신건강증진사업등을 위탁받은 기관 또는 단체는 보건복지부장관이 정하는 바에 따라 사업운영계획, 사업집행현황, 자금운용계획 및 자금집행명세 등에 관한 사항을 보건복지부장관에게 보고하여야 한다.

⑦ 시·도지사는 소관 광역정신건강복지센터의 운영 현황 및 정신건강증진사업등의 추진 내용을, 시장·군수·구청장은 관할 시·도지사를 통하여 소관 기초정신건강복지센터의 운영 현황 및 정신건강증진사업등의 추진 내용을 각각 반기별로 보건복지부장관에게 보고하여야 한다.
⑧ 보건복지부장관, 시·도지사 및 시장·군수·구청장은 수시로 신고를 받을 수 있는 정신건강상담용 긴급전화를 설치·운영하여야 한다.〈신설 2019.4.23.〉
⑨ 제1항부터 제7항까지에서 규정한 사항 외에 정신건강복지센터의 설치·운영에 필요한 사항 및 제8항에 따른 긴급전화의 설치·운영에 필요한 사항은 대통령령으로 정한다.〈개정 2019.4.23.〉

시행령

제10조의2(정신건강상담용 긴급전화의 설치 및 운영) ① 보건복지부장관, 시·도지사 및 시장·군수·구청장은 법 제15조제8항에 따른 정신건강상담용 긴급전화를 공공정신건강복지센터에 전용회선으로 설치하고, 전국적으로 통일된 번호로 매일 24시간 운영해야 한다.
② 제1항에서 규정한 사항 외에 정신건강상담용 긴급전화의 설치 및 운영에 필요한 사항은 보건복지부장관이 정한다.
[본조신설 2019.10.22.]
[종전 제10조의2는 제10조의3으로 이동 〈2019.10.22.〉]

제15조의2(국가트라우마센터의 설치·운영) ① 보건복지부장관은 다음 각 호의 어느 하나에 해당하는 사람의 심리적 안정과 사회 적응을 지원(이하 이 조에서 "심리지원"이라 한다)하기 위하여 국가트라우마센터를 설치·운영할 수 있다.〈개정 2020.12.29.〉
1. 재난이나 그 밖의 사고로 정신적 피해를 입은 사람과 그 가족
2. 재난이나 사고 상황에서 구조, 복구, 치료 등 현장대응업무에 참여한 사람으로서 정신적 피해를 입은 사람
② 국가트라우마센터는 다음 각 호의 업무를 수행한다.〈개정 2020.12.29.〉
1. 심리지원을 위한 지침의 개발·보급
2. 제1항 각 호의 어느 하나에 해당하는 사람에 대한 심리평가, 심리상담, 심리치료
3. 트라우마에 관한 조사·연구
4. 심리지원 관련 기관 간 협력체계의 구축
5. 그 밖에 심리지원을 위하여 보건복지부장관이 정하는 업무
③ 보건복지부장관은 국가트라우마센터의 업무를 지원하기 위하여 권역별 트라우마센터를 설치·지정 및 운영할 수 있다.〈신설 2020.12.29.〉
④ 보건복지부장관은 대통령령으로 정하는 바에 따라 국가트라우마센터 및 권역별 트라우마센터의 설치·지정 및 운영을 그 업무에 필요한 전문인력과 시설을 갖춘 기관에 위임 또는 위탁할 수 있다.〈개정 2020.12.29.〉
④ 제1항부터 제4항까지에서 규정한 사항 외에 국가트라우마센터 및 권역별 트라우마센터의 설치·지정 및 운영에 필요한 사항은 대통령령으로 정한다.〈개정 2020.12.29.〉
[본조신설 2018.6.12.]

시행령

제10조의3(국가트라우마센터의 설치 · 운영) ① 보건복지부장관은 법 제15조의2 제1항에 따른 국가트라우마센터(이하 "국가트라우마센터"라 한다)의 설치 · 운영을 같은 조 제4항에 따라 국립정신건강센터의 장에게 위임한다. 〈개정 2021.6.15.〉

② 국립정신건강센터의 장은 법 제15조의2 제2항 각 호의 업무를 효율적으로 수행하기 위해 필요한 경우에는 관계 행정기관, 정신건강복지센터, 정신건강증진시설, 제4조 각 호에 따른 기관 또는 관련 기관 · 단체 등에 자료 제공 등 협조를 요청할 수 있다.

③ 제1항 및 제2항에서 규정한 사항 외에 국가트라우마센터의 설치 · 운영 등에 필요한 사항은 보건복지부장관이 정한다.

[본조신설 2018.12.11.]

[제10조의2에서 이동 〈2019.10.22.〉]

제10조의4(권역별 트라우마센터의 설치 · 지정 및 운영) ① 보건복지부장관은 법 제15조의2 제3항 및 제4항에 따라 권역별 트라우마센터(이하 "권역별트라우마센터"라 한다)의 설치 · 운영 업무를 법 제21조 제1항에 따라 국가가 설치한 정신병원(이하 "국립정신병원"이라 한다)의 장에게 위임한다.

② 보건복지부장관은 법 제15조의2 제3항에 따라 다음 각 호의 어느 하나에 해당하는 기관을 권역별트라우마센터로 지정할 수 있다.

1. 「4 · 16세월호참사 피해구제 및 지원 등을 위한 특별법」 제35조에 따른 안산트라우마센터
2. 「포항지진의 진상조사 및 피해구제 등을 위한 특별법」 제22조에 따른 포항트라우마센터
3. 법 제21조 제1항에 따라 지방자치단체가 설치한 정신병원

③ 권역별트라우마센터의 장은 법 제15조의2 제2항 각 호의 업무를 효율적으로 지원하기 위해 필요한 경우에는 권역 내 지방자치단체, 정신건강복지센터, 정신건강증진시설, 제4조 각 호에 따른 기관 또는 관련 단체에 자료 제공 등 협조를 요청할 수 있다.

④ 제1항부터 제3항까지에서 규정한 사항 외에 권역별트라우마센터의 설치 · 지정 및 운영에 필요한 사항은 보건복지부장관이 정한다.

[본조신설 2021.6.15.]

제15조의3(중독관리통합지원센터의 설치 및 운영) ① 보건복지부장관 또는 지방자치단체의 장은 알코올, 마약, 도박, 인터넷 등의 중독 문제와 관련한 종합적인 지원사업을 수행하기 위하여 중독관리통합지원센터를 설치 · 운영할 수 있다.

② 제1항에 따른 중독관리통합지원센터(이하 "중독관리통합지원센터"라 한다)는 다음 각 호의 사업을 수행한다.

1. 지역사회 내 중독자의 조기발견 체계 구축
2. 중독자 대상 상담, 치료, 재활 및 사회복귀 지원사업
3. 중독폐해 예방 및 교육사업
4. 중독자 가족에 대한 지원사업
5. 그 밖에 중독 문제의 해소를 위하여 필요한 사업

③ 보건복지부장관은 제1항에 따른 지방자치단체의 중독관리통합지원센터 설치 · 운영에 필요한 비용의 전부 또는 일부를 부담할 수 있다.

④ 보건복지부장관 또는 지방자치단체의 장은 중독관리통합지원센터의 설치 · 운영을 그 업무에 관한 전문성이 있는 기관 · 단체에 위탁할 수 있다.

⑤ 중독관리통합지원센터의 설치 · 운영 및 위탁 등에 필요한 사항은 보건복지부령으로 정한다.

[본조신설 2018.12.11.]

시행규칙

제6조의2(중독관리통합지원센터의 설치 · 운영) ① 보건복지부장관 또는 지방자치단체의 장은 법 제15조의3 제4항에

따라 중독관리통합지원센터의 설치·운영을 다음 각 호의 기관·단체에 위탁할 수 있다.
1. 정신건강증진시설
2. 「고등교육법」 제2조에 따른 학교로서 정신건강 관련 학과가 설치되어 있는 학교
3. 정신건강증진사업을 목적으로 설립된 비영리법인
4. 그 밖에 법 제15조의3 제2항 각 호에 따른 사업 수행에 필요한 조직·인력 및 전문성 등을 갖춘 기관·단체로서 보건복지부장관이 정하여 고시하는 기관·단체

② 보건복지부장관 또는 지방자치단체의 장은 법 제15조의3 제4항에 따라 같은 조 제2항 각 호에 따른 사업 중 「마약류 관리에 관한 법률」 제51조의2 제1항 각 호에 따른 사업과 관련된 업무는 같은 항에 따른 한국마약퇴치운동본부에게 위탁할 수 있다.
③ 중독관리통합지원센터에는 중독관리통합지원센터의 장(이하 "센터장"이라 한다)과 정신건강전문요원을 두어야 한다.
④ 보건복지부장관 또는 지방자치단체의 장은 중독관리통합지원센터의 효율적 운영을 위하여 필요하다고 인정하는 경우에는 중독관리통합지원센터에 정신건강 또는 중독관리 관련 전문가로 구성되는 자문단을 둘 수 있다.
⑤ 센터장은 매년 사업계획 및 세부 집행계획을 수립하여 시행해야 한다.
⑥ 센터장은 법 제15조의3 제2항 각 호의 사업을 효율적으로 수행하기 위해 필요한 경우에는 정신건강복지센터, 정신건강증진시설, 「정신건강증진 및 정신질환자 복지서비스 지원에 관한 법률 시행령」(이하 "영"이라 한다) 제4조 각 호에 따른 기관 또는 관련 기관·단체 등에 자료 제공 등 협조를 요청할 수 있다.
⑦ 제1항부터 제6항까지에서 규정한 사항 외에 중독관리통합지원센터의 설치·운영 등에 필요한 사항은 보건복지부장관이 정한다.
[본조신설 2019.6.12.]

제16조(정신건강연구기관 설치·운영) 보건복지부장관은 다음 각 호의 업무 수행을 위하여 국립정신건강연구기관을 둘 수 있다.
1. 뇌(腦)신경 과학에 관한 연구
2. 정신질환 치료 및 재활을 위한 중개(仲介)·임상 연구
3. 정신건강증진 서비스 전달체계 개선에 관한 연구
4. 정신질환과 관련된 정보·통계의 수집·분석 및 제공
5. 정신건강증진 전문가 양성 및 정신건강증진시설 종사자 훈련
6. 국가계획의 수립 및 실태조사의 지원
7. 국가정신건강정책의 수행을 위한 국립정신병원의 지원
8. 그 밖에 대통령령으로 정하는 업무

시행령

제11조(정신건강연구기관의 업무) 법 제16조 제8호에서 "대통령령으로 정하는 업무"란 다음 각 호의 업무를 말한다.
1. 정신건강 또는 정신질환 연구를 위한 관련 연구기관 등과의 협력체계 구축
2. 정신건강 또는 정신질환 분야에서의 국제정보교류 및 국제회의 개최 등 국제협력
3. 정신건강 또는 정신질환 관련 제도 및 법령의 연구 및 개선 지원
4. 제1호부터 제3호까지의 업무에 준하는 업무로서 보건복지부장관이 정신건강 또는 정신질환 연구에 필요하다고 인정하는 업무

제17조(정신건강전문요원의 자격 등) ① 보건복지부장관은 정신건강 분야에 관한 전문지식과 기술을 갖추고 보건복지부령으로 정하는 수련기관에서 수련을 받은 사람에게 정신건강전문요원의 자격을 줄 수 있다.
② 제1항에 따른 정신건강전문요원(이하 "정신건강전문요원"이라 한다)은 그 전문분야에 따라 정신건강임상심리사, 정신건강간호사 및 정신건강사회복지사로 구분한다.
③ 보건복지부장관은 정신건강전문요원의 자질을 향상시키기 위하여 보수교육을 실시할 수 있다.

④ 보건복지부장관은 제3항에 따른 보수교육을 국립정신병원, 「고등교육법」 제2조에 따른 학교 또는 대통령령으로 정하는 전문기관에 위탁할 수 있다.

시행령

제12조(정신건강전문요원의 업무범위 및 자격기준 등) ① 정신건강전문요원은 1급과 2급으로 구분하며, 등급별 자격기준은 별표 1과 같다.

② 정신건강전문요원의 업무범위는 별표 2와 같다.

제13조(정신건강전문요원 보수교육의 위탁) ① 보건복지부장관은 법 제17조 제4항에 따라 같은 조 제3항에 따른 정신건강전문요원 보수교육을 다음 각 호의 전문기관에 위탁할 수 있다. 〈개정 2021.6.15.〉

1. 국립정신병원
2. 「고등교육법」 제2조에 따른 학교로서 정신건강 관련 학과가 설치되어 있는 학교
3. 정신건강전문요원을 구성원으로 하여 설립된 기관으로서 전국적 조직을 갖추고 있는 기관

② 보건복지부장관은 법 제17조 제4항에 따라 보수교육을 위탁하려는 경우에는 그 위탁기준·절차 및 방법 등에 관한 사항을 미리 공고하여야 한다.

③ 보건복지부장관은 법 제17조 제4항에 따라 보수교육을 위탁한 경우에는 그 위탁 내용 및 수탁자 등에 관한 사항을 보건복지부의 인터넷 홈페이지에 게시하여야 한다.

④ 법 제17조 제4항에 따라 보수교육을 위탁받은 기관 또는 단체는 보건복지부장관이 정하는 바에 따라 사업운영계획, 사업집행현황, 자금운용계획 및 자금집행명세 등을 보건복지부장관에게 보고하여야 한다.

⑤ 정신건강전문요원은 다른 사람에게 자기의 명의를 사용하여 정신건강전문요원의 업무를 수행하게 하거나 정신건강전문요원 자격증을 빌려주어서는 아니 된다. 〈신설 2019.4.23.〉

⑥ 누구든지 정신건강전문요원 자격을 취득하지 아니하고 그 명의를 사용하거나 자격증을 대여받아서는 아니 되며, 명의의 사용이나 자격증의 대여를 알선하여서도 아니 된다. 〈신설 2019.4.23.〉

⑦ 보건복지부장관은 정신건강전문요원이 다음 각 호의 어느 하나에 해당하는 경우에는 그 자격을 취소하거나 6개월 이내의 기간을 정하여 자격의 정지를 명할 수 있다. 다만, 제1호 또는 제2호에 해당하면 그 자격을 취소하여야 한다. 〈개정 2019.4.23.〉

1. 자격을 받은 후 제18조 각 호의 어느 하나에 해당하게 된 경우
2. 거짓이나 그 밖의 부정한 방법으로 자격을 받은 경우
3. 제5항을 위반하여 다른 사람에게 자기의 명의를 사용하여 정신건강전문요원의 업무를 수행하게 하거나 정신건강전문요원 자격증을 빌려준 경우
4. 고의 또는 중대한 과실로 제6항에 따라 대통령령으로 정하는 업무의 수행에 중대한 지장이 발생하게 된 경우

⑧ 제1항부터 제3항까지의 규정에 따른 정신건강전문요원 업무의 범위, 자격·등급에 관하여 필요한 사항은 대통령령으로 정하고, 수련과정 및 보수교육과 정신건강전문요원에 대한 자격증의 발급 등에 관하여 필요한 사항은 보건복지부령으로 정한다. 〈개정 2019.4.23.〉

시행규칙

제7조(정신건강전문요원의 수련기관 및 수련과정) ① 법 제17조 제1항에서 "보건복지부령으로 정하는 수련기관"이란 다음 각 호의 어느 하나에 해당하는 시설이나 기관으로서 보건복지부장관의 지정을 받은 시설이나 기관을 말한다.

1. 국립 또는 공립의 정신의료기관
2. 「전공의의 수련환경 개선 및 지위 향상을 위한 법률」 제13조 제1항에 따라 수련병원등으로 지정된 정신의료기관
3. 다음 각 목의 어느 하나에 해당하는 요건을 갖춘 정신요양시설, 정신재활시설, 정신건강복지센터, 보건소 또는 정신의료기관(제1호 및 제2호 외의 정신의료기관 중 입원실의 100분의 10 이상을 개방병동으로 확보한 정신의료기관만 해당한다)

   가. 법 제17조 제1항에 따른 정신건강전문요원(이하 "정신건강전문요원"이라 한다) 중 수련시키고자 하는 전문분

야의 1급 정신건강전문요원 1명 이상이 상시 근무할 것

나. 정신건강전문요원 중 수련시키고자 하는 전문분야의 2급 정신건강전문요원 3명 이상이 상시 근무할 것. 다만, 해당 수련을 지도할 수 있는 1급 정신건강전문요원을 1명 이상 위촉하여야 한다.

② 법 제17조 제1항에 따른 수련기관(이하 "수련기관"이라 한다)에서의 정신건강전문요원 수련과정은 별표 1과 같다.

③ 보건복지부장관은 제2항에 따른 정신건강전문요원 수련과정의 적정한 운영을 위하여 필요하다고 인정하는 경우에는 수련기관의 수련실태에 관하여 평가할 수 있다.

④ 제1항부터 제3항까지에서 규정한 사항 외에 수련기관 및 수련과정 등 정신건강전문요원의 수련에 필요한 세부사항은 보건복지부장관이 정하여 고시한다.

제8조(자격증의 발급 및 재발급) ① 법 제17조 제1항에 따라 정신건강전문요원의 자격증을 발급받으려는 사람은 별지 제1호서식의 정신건강전문요원 자격증 발급신청서(전자문서로 된 신청서를 포함한다)에 다음 각 호의 서류(전자문서를 포함한다)를 첨부하여 국립정신건강센터의 장에게 제출해야 한다.〈개정 2019.6.12., 2019.10.24., 2022.4.8.〉

1. 영 별표 1의 자격기준에 해당함을 증명하는 서류 1부
2. 사진(신청 전 6개월 이내에 모자 등을 쓰지 않고 촬영한 천연색 상반신 정면사진으로 가로 3.5센티미터, 세로 4.5센티미터의 사진을 말한다. 이하 같다) 1장

② 국립정신건강센터의 장은 제1항에 따른 자격증의 발급 신청이 적법하다고 인정하는 경우에는 그 신청을 받은 날부터 30일 이내에 별지 제2호서식의 정신건강전문요원 자격증을 발급하고, 별지 제3호서식의 자격등록대장(전자문서를 포함한다)에 그 내용을 적어야 한다.〈개정 2019.10.24.〉

③ 법 제17조 제1항에 따라 자격증을 발급받은 사람이 그 자격증을 분실 또는 훼손하여 이를 재발급 받으려는 경우에는 별지 제4호서식의 정신건강전문요원 자격증 재발급신청서(전자문서로 된 신청서를 포함한다)에 다음 각 호의 서류(전자문서를 포함한다)를 첨부하여 보건복지부장관에게 제출해야 한다.〈개정 2019.6.12., 2019.10.24.〉

1. 자격증(훼손된 경우만 해당한다)
2. 사진 1장

제9조(보수교육) ① 법 제17조 제3항에 따른 정신건강전문요원의 보수교육(이하 "보수교육"이라 한다)은 다음 각 호의 구분에 따라 실시한다.

1. 보수교육 대상: 정신건강전문요원의 자격을 가지고 해당 자격과 관련된 업무에 종사하고 있는 사람
2. 보수교육 방법: 대면 교육 또는 정보통신망을 활용한 온라인 교육
3. 보수교육 시간: 매년 12시간 이상

② 보건복지부장관은 다음 각 호의 구분에 따라 해당 연도의 정신건강전문요원 보수교육을 면제하거나 유예할 수 있다. 이 경우 보수교육이 유예된 사람은 유예사유가 해소된 후 유예된 보수교육을 추가로 받아야 한다.

1. 보수교육 면제: 다음 각 목의 어느 하나에 해당하는 사람
   가. 법 제17조 제1항에 따른 정신건강전문요원 자격의 신규 취득자
   나. 보건복지부장관이 제1항에 따른 보수교육에 상응하는 교육을 받았다고 인정하여 고시하는 사람
2. 보수교육 유예: 본인의 질병이나 그 밖의 불가피한 사유로 보수교육을 받기가 곤란하다고 보건복지부장관이 인정하는 사람

③ 제1항 및 제2항에서 규정한 사항 외에 보수교육의 실시, 면제 또는 유예 등에 필요한 사항은 보건복지부장관이 정하여 고시한다.

제10조(정신건강전문요원의 자격 취소 및 정지) 법 제17조 제7항에 따른 정신건강전문요원의 자격 취소 및 정지 기준은 별표 2와 같다.〈개정 2019.10.24.〉

제18조(정신건강전문요원의 결격사유) 다음 각 호의 어느 하나에 해당하는 사람은 정신건강전문요원이 될 수 없다.〈개정 2018.12.11., 2020.4.7.〉

1. 피성년후견인
2. 이 법이나 다음 각 목의 어느 하나에 해당하는 법을 위반하여 금고 이상의 형을 선고받고 그 집행이 끝나지 아니하거나 집행을 받지 아니하기로 확정되지 아니한 사람
   가. 「농어촌 등 보건의료를 위한 특별조치법」
   나. 「마약류 관리에 관한 법률」

다. 「모자보건법」
라. 「보건범죄 단속에 관한 특별조치법」
마. 「사회보장급여의 이용·제공 및 수급권자 발굴에 관한 법률」
바. 「사회복지사업법」
사. 「시체 해부 및 보존 등에 관한 법률」
아. 「약사법」
자. 「응급의료에 관한 법률」
차. 「의료기사 등에 관한 법률」
카. 「의료법」
타. 「지역보건법」
파. 「혈액관리법」
하. 「후천성면역결핍증 예방법」
거. 「형법」 중 제233조, 제234조(제233조의 죄에 의하여 작성된 허위진단서등을 행사한 사람만 해당한다. 이하 같다), 제235조(제233조 및 제234조의 미수범만 해당한다), 제269조, 제270조 제2항·제3항, 제317조 제1항 및 제347조(거짓으로 진료비를 청구하여 환자나 진료비를 지급하는 기관·단체를 속인 경우만 해당한다)

3. 「성폭력범죄의 처벌 등에 관한 특례법」 제2조에 따른 성폭력범죄 또는 「아동·청소년의 성보호에 관한 법률」 제2조 제2호에 따른 아동·청소년대상 성범죄를 저질러 금고 이상의 형 또는 치료감호를 선고받고 그 집행이 끝나지 아니하거나 집행을 받지 아니하기로 확정되지 아니한 사람

제3장 정신건강증진시설의 개설·설치 및 운영 등

제19조(정신의료기관의 개설·운영 등) ① 정신의료기관의 개설은 「의료법」에 따른다. 이 경우 「의료법」 제36조에도 불구하고 정신의료기관의 시설·장비의 기준과 의료인 등 종사자의 수·자격에 관하여 필요한 사항은 정신의료기관의 규모 등을 고려하여 보건복지부령으로 따로 정한다.

② 다음 각 호의 어느 하나에 해당하는 행위로 금고 이상의 형을 선고받고 그 형의 집행이 끝나거나 집행을 받지 아니하기로 확정된 후 5년이 지나지 아니한 사람 또는 그 사람이 대표자로 있는 법인은 정신의료기관을 개설하거나 설치할 수 없다.

1. 제41조 제2항, 제42조 제2항 본문, 제43조 제7항·제9항 본문, 제47조 제4항 또는 제62조 제1항 후단을 위반하여 정신질환자를 퇴원이나 임시 퇴원을 시키지 아니한 행위
2. 제68조 제1항을 위반하여 정신건강의학과전문의의 대면(對面) 진단에 의하지 아니하고 정신질환자를 정신의료기관에 입원을 시키거나 입원의 기간을 연장한 행위

③ 보건복지부장관은 정신질환자에 대한 지역별 병상 수급 현황 등을 고려하여 정신의료기관이 다음 각 호의 어느 하나에 해당하는 경우에 그 정신의료기관의 규모를 제한할 수 있다.

1. 300병상 이상의 정신의료기관을 개설하려는 경우
2. 정신의료기관의 병상 수를 300병상 미만에서 기존의 병상 수를 포함하여 300병상 이상으로 증설하려는 경우
3. 300병상 이상의 정신의료기관을 운영하는 자가 병상 수를 증설하려는 경우

④ 시·도지사 또는 시장·군수·구청장은 정신의료기관이 다음 각 호의 어느 하나에 해당하는 경우에는 1년의

범위에서 기간을 정하여 시정명령을 할 수 있다.

1. 제1항 후단에 따른 정신의료기관의 시설·장비의 기준과 의료인 등 종사자의 수·자격에 미달하게 된 경우
2. 제41조 제2항, 제42조 제2항 본문, 제43조 제7항·제9항 본문, 제47조 제4항 또는 제62조 제1항 후단을 위반하여 정신질환자를 퇴원이나 임시 퇴원을 시키지 아니한 경우
3. 제59조 제1항 제1호부터 제6호까지(제61조 제2항에서 준용하는 경우를 포함한다) 또는 제66조 제4항에 따른 명령에 따르지 아니한 경우
4. 정당한 사유 없이 제66조 제1항에 따른 보고를 하지 아니하거나 거짓으로 보고를 하는 경우, 관계 서류를 제출하지 아니하거나 거짓의 서류를 제출하는 경우 또는 관계 공무원의 검사를 거부·방해 또는 기피하는 경우나 같은 조 제2항에 따른 관계 공무원과 정신건강심의위원회 위원의 심사를 거부·방해 또는 기피한 경우
5. 제68조 제1항을 위반하여 정신건강의학과전문의의 대면 진단에 의하지 아니하고 정신질환자를 입원시키거나 입원 기간을 연장한 경우

⑤ 시·도지사 또는 시장·군수·구청장은 정신의료기관이 제4항의 시정명령에 따르지 아니한 경우 보건복지부령으로 정하는 바에 따라 1년의 범위에서 사업의 정지를 명령하거나 개설허가의 취소 또는 시설의 폐쇄를 명령할 수 있다.

시행규칙

제11조(정신의료기관의 시설기준 등) ① 법 제19조 제1항 후단에 따른 정신의료기관의 시설 및 장비 기준은 별표 3과 같다.

② 법 제19조 제1항 후단에 따른 정신의료기관 종사자의 수 및 자격기준은 별표 4와 같다.

③ 보건복지부장관은 법 제19조 제3항에 따라 정신의료기관의 규모를 제한하는 경우에는 제한사유·제한지역 및 제한할 수 있는 병상의 규모를 고시하여야 한다.

제12조(정신의료기관의 행정처분 기준) 법 제19조 제4항 및 제5항에 따른 정신의료기관에 대한 행정처분 기준은 별표 5와 같다.

⑥ 제4항 및 제5항에 따른 행정처분의 세부적인 기준은 그 위반행위의 유형과 위반의 정도 등을 고려하여 보건복지부령으로 정한다.

⑦ 정신의료기관에 관하여는 이 법에서 규정한 것을 제외하고는 「의료법」에 따른다.

제20조(과징금처분) ① 시·도지사 또는 시장·군수·구청장은 정신의료기관이 제19조 제5항에 해당하여 사업의 정지를 명하여야 하는 경우로서 그 사업의 정지가 이용자에게 심한 불편을 주거나 그 밖에 공익을 해칠 우려가 있는 경우에는 사업의 정지 처분을 갈음하여 1억원 이하의 과징금을 부과할 수 있다. 〈개정 2019.1.15.〉

시행령

제14조(과징금 부과기준) 법 제20조 제1항에 따른 과징금 부과기준은 별표 3과 같다.

시행규칙

제13조(과징금의 부과 및 납부) ① 시·도지사 또는 시장·군수·구청장이 법 제20조 제1항에 따라 과징금을 부과하려는 경우에는 그 위반행위의 종류와 해당 과징금의 금액 등을 구체적으로 적은 서면으로 과징금 부과 대상자에게 알려야 한다.

② 제1항에 따라 통지를 받은 사람은 20일 이내에 해당 과징금을 시·도지사 또는 시장·군수·구청장이 정하는 수납기관에 내야 한다. 다만, 천재지변이나 그 밖에 부득이한 사유로 그 기간에 과징금을 낼 수 없는 경우에는 그 사유가 없어진 날부터 7일 이내에 내야 한다.

③ 제2항에 따라 과징금을 받은 수납기관은 과징금을 낸 사람에게 영수증을 발급하고, 지체 없이 그 사실을 시·도

지사 또는 시장·군수·구청장에게 통보하여야 한다.

② 제1항에 따른 과징금을 부과하는 위반행위의 유형 및 위반 정도 등에 따른 과징금의 금액과 그 밖에 필요한 사항은 대통령령으로 정한다.

③ 시·도지사 또는 시장·군수·구청장은 제1항에 따른 과징금을 내야 할 자가 납부기한까지 과징금을 내지 아니하면 「지방행정제재·부과금의 징수 등에 관한 법률」에 따라 징수한다. 〈개정 2020.3.24.〉

제21조(국립·공립 정신병원의 설치 등) ① 국가와 지방자치단체는 국립 또는 공립의 정신의료기관으로서 정신병원을 설치·운영하여야 한다.

② 국가와 지방자치단체가 정신병원을 설치하는 경우 그 병원이 지역적으로 균형 있게 분포되도록 하여야 하며, 정신질환자가 지역사회 중심으로 관리되도록 하여야 한다.

③ 제1항에 따른 정신병원은 제12조 제1항부터 제3항까지에 따른 정신건강증진사업을 수행하고 정신건강증진사업 인력에 대한 교육·훈련을 담당한다.

제21조의2(공립 정신병원의 운영 등) ① 보건복지부장관은 보건복지부령으로 정하는 바에 따라 공립 정신병원에 대한 운영평가를 실시하여야 한다. 다만, 보건복지부장관이 필요하다고 인정하는 경우에는 지방자치단체의 장으로 하여금 운영평가를 하게 할 수 있다.

② 지방자치단체의 장은 공립 정신병원 운영의 전문성과 효율성을 제고하기 위하여 필요한 경우에는 보건복지부령으로 정하는 법인·단체 또는 개인에게 그 운영을 위탁할 수 있다.

③ 제2항에 따라 공립 정신병원의 운영을 위탁하려는 경우에는 이를 공고하여 경쟁입찰에 부쳐야 한다. 다만, 공립 정신병원의 설치·운영에 필요한 부지 또는 건물 등으로서 보건복지부령으로 정하는 재산을 기부채납한 자에게 위탁하는 경우에는 수의계약을 할 수 있다.

④ 공립 정신병원 운영의 위탁기간은 그 위탁을 받은 날부터 5년으로 하며, 지방자치단체의 장은 제1항에 따른 운영평가 결과를 고려하여 5년 단위로 위탁계약을 갱신할 수 있다.

⑤ 지방자치단체의 장은 제2항에 따라 공립 정신병원의 운영을 위탁받은 자(이하 "수탁자"라 한다)가 공립 정신병원을 위법 또는 부당하게 운영하거나 위탁계약을 위반한 사실이 있는 경우 그 시정을 요구할 수 있다.

⑥ 지방자치단체의 장은 수탁자가 다음 각 호의 어느 하나에 해당하는 경우 위탁계약을 해지할 수 있다. 다만, 제1호에 해당하는 경우에는 위탁계약을 해지하여야 한다.

1. 거짓이나 그 밖의 부정한 방법으로 위탁계약을 체결한 경우
2. 부도, 파산, 해산, 의료인의 면허자격 정지 또는 취소, 의료업에 관한 허가 정지 또는 취소 등의 사유로 공립 정신병원의 위탁 운영이 곤란하다고 인정되는 경우
3. 제1항에 따른 운영평가를 정당한 사유 없이 거부·방해 또는 기피한 경우
4. 제5항에 따른 지방자치단체의 장의 시정 요구를 정당한 사유 없이 이행하지 아니한 경우
5. 그 밖에 위탁계약 내용에 포함된 계약 해지 사유가 발생한 경우

⑦ 지방자치단체의 장은 제6항에 따라 위탁계약을 해지하려면 수탁자에게 미리 의견진술의 기회를 주어야 한다.

[본조신설 2020.4.7.]

제22조(정신요양시설의 설치·운영) ① 국가와 지방자치단체는 정신요양시설을 설치·운영할 수 있다.

② 「사회복지사업법」에 따른 사회복지법인(이하 "사회복지법인"이라 한다)과 그 밖의 비영리법인이 정신요양시설을 설치·운영하려는 경우에는 해당 정신요양시설 소재지 관할 특별자치시장·특별자치도지사·시장·군수·구청장의 허가를 받아야 한다.

③ 다음 각 호의 어느 하나에 해당하는 행위로 금고 이상의 형을 선고받고 그 형의 집행이 끝나거나 집행을 받

지 아니하기로 확정된 후 5년이 지나지 아니한 사람 또는 그 사람이 대표자로 있는 법인은 정신요양시설을 설치할 수 없다.

1. 제41조 제2항, 제42조 제2항 본문, 제43조 제7항·제9항 본문, 제47조 제4항을 위반하여 정신질환자를 퇴소나 임시 퇴소를 시키지 아니한 행위
2. 제68조 제1항을 위반하여 정신건강의학과전문의의 대면 진단에 의하지 아니하고 정신질환자를 정신요양시설에 입소시키거나 입소의 기간을 연장한 행위

④ 제2항에 따라 허가를 받은 자가 허가받은 사항을 변경하려는 경우에는 특별자치시장·특별자치도지사·시장·군수·구청장에게 신고하여야 한다. 다만, 입소 정원을 변경하려는 경우에는 변경허가를 받아야 한다.

⑤ 특별자치시장·특별자치도지사·시장·군수·구청장은 제4항 본문에 따른 신고를 받은 경우 그 내용을 검토하여 이 법에 적합하면 신고를 수리하여야 한다.〈신설 2019.1.15.〉

⑥ 보건복지부장관, 시·도지사 및 시장·군수·구청장은 정신요양시설의 장에게 정신질환자의 요양생활에 지장이 없는 범위에서 지역주민·사회단체·언론사 등이 정신요양시설의 운영상황을 파악할 수 있도록 그 시설의 개방을 요구할 수 있다. 이 경우 정신요양시설의 장은 정당한 사유가 없으면 그 요구에 따라야 한다.〈개정 2019.1.15.〉

⑦ 정신요양시설의 설치기준·수용인원, 종사자의 수·자격 및 정신요양시설의 이용·운영에 필요한 사항은 보건복지부령으로 정한다.〈개정 2019.1.15.〉

시행규칙

제14조(정신요양시설의 설치허가 등) ① 법 제22조 제2항에 따라 정신요양시설을 설치·운영하려는 자는 별지 제5호서식의 정신요양시설 허가신청서(전자문서로 된 신청서를 포함한다)에 다음 각 호의 서류(전자문서를 포함한다)를 첨부하여 해당 시설의 소재지를 관할하는 특별자치시장·특별자치도지사·시장·군수·구청장에게 제출하여야 한다.

1. 정관·사업계획서·수지예산서·재산의 평가조서 및 수익조서
2. 시설의 위치도 및 시설의 구조별 면적이 표시된 평면도
3. 제6항에 따라 보건복지부령으로 따로 정하는 기준에 적합함을 입증하는 서류

② 제1항에 따라 신청서를 제출받은 특별자치시장·특별자치도지사·시장·군수·구청장은 「전자정부법」 제36조 제1항에 따른 행정정보의 공동이용을 통하여 법인 등기사항증명서를 확인하여야 한다.

③ 정신요양시설의 설치허가를 받은 자가 법 제22조 제4항 본문에 따라 허가받은 사항을 변경하려는 경우에는 별지 제6호서식의 정신요양시설 허가사항 변경신고서(전자문서로 된 신고서를 포함한다)에 변경사실을 증명할 수 있는 서류(전자문서를 포함한다)를 첨부하여 해당 시설의 소재지를 관할하는 특별자치시장·특별자치도지사·시장·군수·구청장에게 제출하여야 한다.

④ 정신요양시설의 설치허가를 받은 자가 법 제22조 제4항 단서에 따라 입소정원을 변경하려는 경우에는 별지 제7호서식의 입소정원 변경 허가신청서(전자문서로 된 신청서를 포함한다)에 정신요양시설 설치허가증을 첨부하여 해당 시설의 소재지를 관할하는 특별자치시장·특별자치도지사·시장·군수·구청장에게 제출하여야 한다.

⑤ 특별자치시장·특별자치도지사·시장·군수·구청장은 제1항에 따라 정신요양시설의 설치를 허가한 경우에는 별지 제8호서식의 정신요양시설 설치허가증을, 제3항에 따른 신고를 수리하거나 제4항에 따라 변경허가를 한 경우에는 해당 허가증에 변경사항을 적어 각각 신청인에게 발급하여야 한다.

⑥ 정신요양시설의 설치기준, 수용인원, 종사자의 수와 자격, 이용 및 운영, 입소 및 퇴소 등에 관하여 필요한 사항은 보건복지부령으로 따로 정한다.

제23조(정신건강의학과전문의의 자문) 정신요양시설의 장은 정신요양시설에서 요양 서비스를 제공할 때 의료와 관련된 부분은 대통령령으로 정하는 바에 따라 정신건강의학과전문의에게 자문하여야 한다.

시행령

제15조(정신건강의학과전문의의 자문) 법 제23조에 따라 정신요양시설의 장은 다음 각 호의 사항에 대하여 정신건강의학과전문의에게 자문하여야 한다.

1. 정신요양시설에 입소한 사람에 대한 투약 상태 및 관리에 관한 사항
2. 정신요양시설에 입소한 사람의 신체적·정신적 특이 증상의 대처에 관한 사항
3. 그 밖에 제1호 또는 제2호에 준하는 사항으로서 정신요양시설에서 제공하는 의료서비스와 관련하여 보건복지부장관이 특히 필요하다고 인정하는 사항

제24조(정신요양시설의 폐지·휴지·재개 신고) 정신요양시설을 설치·운영하는 자가 그 시설을 폐지·휴지(休止)하거나 재개(再開)하려는 경우에는 보건복지부령으로 정하는 바에 따라 미리 특별자치시장·특별자치도지사·시장·군수·구청장에게 신고하여야 한다. 이 경우 특별자치시장·특별자치도지사·시장·군수·구청장은 그 내용을 검토하여 이 법에 적합하면 신고를 수리하여야 한다. 〈개정 2019.1.15.〉

시행규칙

제15조(정신요양시설의 폐지·휴지·재개 신고) 법 제24조에 따라 정신요양시설을 폐지·휴지하거나 재개하려는 자는 폐지·휴지 또는 재개예정일 30일 전까지 별지 제9호서식의 정신요양시설 폐지·휴지·재개 신고서(전자문서로 된 신고서를 포함한다)에 다음 각 호의 서류(전자문서를 포함한다)를 첨부(폐지·휴지하는 경우만 해당한다)하여 해당 시설의 소재지를 관할하는 특별자치시장·특별자치도지사·시장·군수·구청장에게 제출하여야 한다.
1. 해당 시설의 폐지·휴지 사유 및 그 결의서
2. 입소자의 조치계획서
3. 시설재산에 관한 사용 또는 처분계획서
4. 설치허가증(폐지의 경우만 해당한다)

제25조(정신요양시설 사업의 정지, 설치허가 취소 등) ① 특별자치시장·특별자치도지사·시장·군수·구청장은 정신요양시설이 다음 각 호의 어느 하나에 해당하는 경우에는 1년의 범위에서 기간을 정하여 시정명령을 할 수 있다. 〈개정 2019.1.15.〉
1. 제22조 제4항을 위반하여 신고하지 아니하거나 변경허가를 받지 아니한 경우
2. 제22조 제7항에 따른 설치기준, 수용인원, 종사자의 수·자격 또는 이용·운영에 관한 사항을 위반한 경우
3. 제41조 제2항, 제42조 제2항 본문, 제43조 제7항·제9항 본문, 제47조 제4항을 위반하여 정신질환자를 퇴소 또는 임시 퇴소를 시키지 아니한 경우
4. 제59조 제1항 제1호부터 제6호까지(제61조 제2항에서 준용하는 경우를 포함한다) 또는 제66조제4항에 따른 명령에 따르지 아니한 경우
5. 정당한 사유 없이 제66조 제1항에 따른 보고를 하지 아니하거나 거짓으로 보고를 하는 경우, 관계 서류를 제출하지 아니하거나 거짓의 서류를 제출하는 경우 또는 관계 공무원의 검사를 거부·방해 또는 기피하는 경우나 같은 조 제2항에 따른 관계 공무원과 정신건강심의위원회 위원의 심사를 거부·방해 또는 기피한 경우
6. 제68조 제1항을 위반하여 정신건강의학과전문의의 대면 진단에 의하지 아니하고 정신질환자를 입소시키거나 입소 기간을 연장한 경우

② 특별자치시장·특별자치도지사·시장·군수·구청장은 정신요양시설이 제1항의 시정명령에 따르지 아니한 경우에는 보건복지부령으로 정하는 바에 따라 1개월의 범위에서의 사업의 정지 또는 정신요양시설의 장의 교체를 명령하거나 설치허가를 취소할 수 있다.

시행규칙

제16조(정신요양시설의 행정처분 기준) 법 제25조 제1항 및 제2항에 따른 정신요양시설에 대한 행정처분 기준은 별표 6과 같다.

③ 특별자치시장·특별자치도지사·시장·군수·구청장은 정신요양시설을 설치·운영하는 사회복지법인 또는 비

영리법인의 설립허가가 취소되거나 법인이 해산된 경우에는 설치허가를 취소하여야 한다.

④ 제1항 및 제2항에 따른 행정처분의 세부적인 기준은 그 위반행위의 유형과 위반의 정도 등을 고려하여 보건복지부령으로 정한다.

⑤ 정신요양시설에 관하여는 이 법에서 규정한 것을 제외하고는 「사회복지사업법」에 따른다.

제26조(정신재활시설의 설치 · 운영) ① 국가 또는 지방자치단체는 정신재활시설을 설치 · 운영할 수 있다.

② 국가나 지방자치단체 외의 자가 정신재활시설을 설치 · 운영하려면 해당 정신재활시설 소재지 관할 특별자치시장 · 특별자치도지사 · 시장 · 군수 · 구청장에게 신고하여야 한다. 신고한 사항 중 보건복지부령으로 정하는 중요한 사항을 변경할 때에도 신고하여야 한다.

③ 특별자치시장 · 특별자치도지사 · 시장 · 군수 · 구청장은 제2항에 따른 신고를 받은 경우 그 내용을 검토하여 이 법에 적합하면 신고를 수리하여야 한다.〈신설 2019.1.15.〉

④ 정신재활시설의 시설기준, 수용인원, 종사자 수 · 자격, 설치 · 운영신고, 변경신고 및 정신재활시설의 이용 · 운영에 필요한 사항은 보건복지부령으로 정한다.〈개정 2019.1.15.〉

⑤ 국가 또는 지방자치단체는 필요한 경우 정신재활시설을 사회복지법인 또는 비영리법인에 위탁하여 운영할 수 있다.〈개정 2019.1.15.〉

⑥ 제4항에 따른 위탁운영의 기준 · 기간 및 방법 등에 관하여 필요한 사항은 보건복지부령으로 정한다.〈개정 2019.1.15.〉

시행규칙

제17조(정신재활시설의 설치신고 등) ① 법 제26조 제2항 전단에 따라 정신재활시설을 설치 · 운영하려는 자는 별지 제10호서식의 정신재활시설 설치 · 변경신고서(전자문서로 된 신고서를 포함한다)에 다음 각 호의 서류(전자문서를 포함한다)를 첨부하여 해당 시설의 소재지를 관할하는 특별자치시장 · 특별자치도지사 · 시장 · 군수 · 구청장에게 제출해야 한다.〈개정 2019.6.12.〉

1. 정관 · 사업계획서 및 수지예산서(법인인 경우만 해당한다)
2. 시설의 위치도 · 설비구조내역서 및 시설의 구조별 면적이 표시된 평면도
3. 별표 7에 따른 정신재활시설의 시설기준 및 수용인원기준에 해당함을 증명하는 서류
4. 별표 8에 따른 정신재활시설 종사자의 수 및 자격기준에 해당함을 증명하는 서류

② 제1항에 따라 신고서를 제출받은 특별자치시장 · 특별자치도지사 · 시장 · 군수 · 구청장은 「전자정부법」 제36조 제1항에 따른 행정정보의 공동이용을 통하여 법인 등기사항증명서(법인인 경우만 해당한다)를 확인해야 한다.〈개정 2019.6.12.〉

③ 정신재활시설의 설치신고를 한 자가 법 제26조 제2항 후단에 따라 다음 각 호의 어느 하나에 해당하는 사항을 변경하려면 별지 제10호서식에 따른 정신재활시설 설치 · 변경신고서(전자문서로 된 신고서를 포함한다)에 변경사실을 증명하는 서류(전자문서를 포함한다)를 첨부하여 해당 시설의 소재지를 관할하는 특별자치시장 · 특별자치도지사 · 시장 · 군수 · 구청장에게 제출해야 한다. 다만, 제5호에 따른 정신재활시설의 종류를 변경하려는 경우에는 변경되는 정신재활시설의 시설기준 등에 해당함을 증명하는 서류(전자문서를 포함한다)를 함께 제출해야 한다.〈개정 2019.6.12.〉

1. 법인 또는 시설의 명칭
2. 시설 소재지
3. 법인 대표자 또는 정신재활시설의 장
4. 입소정원 또는 이용정원
5. 정신재활시설의 종류

④ 특별자치시장 · 특별자치도지사 · 시장 · 군수 · 구청장은 제1항에 따라 정신재활시설의 설치신고를 수리한 경우에는 별지 제11호서식의 정신재활시설 설치신고확인증을, 제3항에 따라 변경신고를 수리한 경우에는 해당 설치신고확인증에 변경사항을 적어 각각 신고인에게 교부해야 한다.〈개정 2019.6.12., 2019.9.27.〉

⑤ 법 제26조 제4항에 따른 정신재활시설의 이용 및 운영에 관한 기준은 별표 9와 같다.〈개정 2019.6.12.〉

제18조(정신재활시설의 위탁운영) ① 법 제26조 제5항에 따라 국가 또는 지방자치단체가 정신재활시설을 위탁하여 운영하려는 경우에는 공개경쟁의 방법으로 수탁자를 선정해야 한다.〈개정 2019.6.12.〉

② 제1항에 따라 수탁자를 선정한 경우에는 수탁자와 계약을 체결해야 하며, 계약에 따른 위탁기간은 5년 이내로 한다. 다만, 국가 또는 지방자치단체가 필요하다고 인정하는 때에는 5년의 범위에서 그 계약기간을 갱신할 수 있다.〈개정 2019.6.12.〉
③ 제1항 및 제2항에서 규정한 사항 외에 정신재활시설의 운영위탁에 관하여 필요한 사항은 보건복지부장관이 정하여 고시한다.

제27조(정신재활시설의 종류) ① 정신재활시설의 종류는 다음 각 호와 같다.
1. 생활시설: 정신질환자등이 생활할 수 있도록 주로 의식주 서비스를 제공하는 시설
2. 재활훈련시설: 정신질환자등이 지역사회에서 직업활동과 사회생활을 할 수 있도록 주로 상담・교육・취업・여가・문화・사회참여 등 각종 재활활동을 지원하는 시설
3. 그 밖에 대통령령으로 정하는 시설

② 제1항 각 호에 따른 정신재활시설의 구체적인 종류와 사업 등에 관하여 필요한 사항은 보건복지부령으로 정한다.

시행령

제16조(정신재활시설의 종류) 법 제27조 제1항 제3호에서 "대통령령으로 정하는 시설"이란 다음 각 호의 시설을 말한다.
1. 생산품판매시설: 정신질환자 또는 제2조 각 호에 따른 장애를 가진 사람(이하 "정신질환자등"이라 한다)이 생산한 생산품의 판매・유통 등을 지원하는 시설
2. 중독자재활시설: 알코올 중독, 약물 중독 또는 게임 중독 등으로 인한 정신질환자등을 치유하거나 재활을 돕는 시설
3. 종합시설: 2개 이상의 정신재활시설의 기능을 복합적・종합적으로 제공하는 시설

시행규칙

제19조(정신재활시설의 종류 및 사업) 법 제27조 제1항 및 영 제16조에 따른 정신재활시설의 구체적인 종류 및 사업은 별표 10과 같다.

제28조(정신재활시설의 폐지・휴지・재개신고) 제26조제2항에 따라 정신재활시설을 설치・운영하는 자가 그 시설을 폐지・휴지하거나 재개하려면 보건복지부령으로 정하는 바에 따라 미리 특별자치시장・특별자치도지사・시장・군수・구청장에게 신고하여야 한다. 이 경우 특별자치시장・특별자치도지사・시장・군수・구청장은 그 내용을 검토하여 이 법에 적합하면 신고를 수리하여야 한다.〈개정 2019.1.15.〉

시행규칙

제20조(정신재활시설의 폐지・휴지・재개 신고) 법 제28조에 따라 정신재활시설을 폐지・휴지하거나 재개하려는 자는 폐지・휴지 또는 재개예정일 30일 전까지 별지 제12호서식의 정신재활시설 폐지・휴지・재개 신고서(전자문서로 된 신고서를 포함한다)에 다음 각 호의 서류(전자문서를 포함한다)를 첨부(폐지・휴지하는 경우만 해당한다)하여 해당 시설의 소재지를 관할하는 특별자치시장・특별자치도지사・시장・군수・구청장에게 제출하여야 한다.〈개정 2019.9.27.〉
1. 해당 시설의 폐지・휴지 사유 및 그 결의서(법인만 해당한다)
2. 입소자의 조치계획서
3. 시설재산에 관한 사용 또는 처분계획서
4. 설치신고확인증(폐지의 경우만 해당한다)

제29조(정신재활시설의 폐쇄 등) ① 특별자치시장・특별자치도지사・시장・군수・구청장은 정신재활시설이 다음 각 호의 어느 하나에 해당하는 경우에는 1년의 범위에서 기간을 정하여 시정명령을 할 수 있다.〈개정 2019.1.15.〉
1. 제26조 제2항 후단에 따른 변경신고를 하지 아니한 경우

2. 제26조 제4항에 따른 정신재활시설의 시설기준, 수용인원, 종사자 수·자격, 설치·운영신고, 변경신고 또는 이용·운영에 관한 사항을 위반한 경우

② 특별자치시장·특별자치도지사·시장·군수·구청장은 정신재활시설이 제1항의 시정명령에 따르지 아니한 경우에는 보건복지부령으로 정하는 바에 따라 1년의 범위에서의 사업의 정지 또는 정신재활시설의 폐쇄를 명령할 수 있다.

시행규칙

제21조(정신재활시설의 행정처분 기준) 법 제29조 제1항 및 제2항에 따른 정신재활시설에 대한 행정처분 기준은 별표 11과 같다.

③ 특별자치시장·특별자치도지사·시장·군수·구청장은 정신재활시설을 설치·운영하는 사회복지법인 또는 비영리법인의 설립허가가 취소되거나 법인이 해산된 경우에는 시설의 폐쇄를 명하여야 한다.

제30조(기록보존) ① 정신건강증진시설의 장은 다음 각 호의 사항에 관한 기록을 보건복지부령으로 정하는 바에 따라 진료기록부 등에 작성·보존하여야 한다. 〈개정 2020.4.7.〉

1. 입원등 당시의 대면 진단 내용
2. 제41조 제3항 및 제42조 제4항에 따른 퇴원등의 의사 확인
3. 제42조 제2항에 따른 퇴원등의 신청 일시 및 퇴원등의 거부 사유
4. 제43조 제6항에 따른 입원등의 기간 연장에 대한 심사 청구 및 결과
5. 투약 등의 치료 내용을 적은 진료기록
6. 제73조에 따른 특수치료에 관한 협의체의 회의 내용
7. 제74조에 따른 통신과 면회의 자유 제한의 사유 및 내용
8. 제75조에 따른 격리시키거나 묶는 등의 신체적 제한의 사유 및 내용
9. 제76조에 따른 작업치료의 내용 및 결과
10. 그 밖에 보건복지부령으로 정하는 사항

② 정신건강증진시설의 장은 입원등을 한 사람이 제1항에 따른 기록의 열람·사본발급 등 그 내용확인을 요구하면 그 요구에 따라야 한다.

③ 정신건강증진시설의 장은 「의료법」 제21조에도 불구하고 보호의무자가 입원등을 한 사람의 동의서와 보호의무자임을 확인할 수 있는 서류를 제출하고 제1항에 따른 기록의 열람·사본발급 등 그 내용확인을 요구하면 그 요구에 따라야 한다. 다만, 입원등을 한 사람이 사망하거나 의사능력이 미흡하여 보호의무자가 입원등을 한 사람의 동의를 받을 수 없는 경우에는 보건복지부령으로 정하는 서류로 그 동의서를 갈음할 수 있다.

④ 정신건강증진시설의 장은 제3항에도 불구하고 입원등을 한 사람에게 해가 되는 경우로서 대통령령으로 정하는 경우에는 제3항에 따른 보호의무자의 요구에 따르지 아니할 수 있다.

시행령

제17조(보호의무자의 기록 내용 확인 제한) 법 제30조 제4항에서 "대통령령으로 정하는 경우"란 다음 각 호의 어느 하나에 해당하는 경우를 말한다. 다만, 법 제39조 제1항에 따른 보호의무자(이하 "보호의무자"라 한다)가 법 제30조 제1항에 따른 기록 내용을 확인하도록 하는 법원 또는 행정심판위원회의 결정서(전자문서로 된 결정서를 포함한다)나 명령서(전자문서로 된 명령서를 포함한다)를 제출한 경우는 제외한다.

1. 정신건강증진시설에 입원 또는 입소(이하 "입원등"이라 한다)한 사람과 보호의무자 사이에 이해관계가 상반되는 소송이나 이에 준하는 절차가 진행 중인 경우
2. 입원등을 한 사람이 법 제30조 제3항에 따른 동의서를 제출한 후 특별한 사유가 있는 경우로서 법 제30조 제1

항에 따른 기록 내용에 대하여 보호의무자가 확인하는 것을 서면(전자문서로 된 문서를 포함한다)으로 명시하여 금지한 경우

시행규칙

제22조(행정처분대장 등의 기록 및 관리) 시·도지사 또는 시장·군수·구청장은 다음 각 호의 어느 하나에 해당하는 경우에는 보건복지부장관이 정하는 바에 따라 별지 제13호서식의 행정처분대장에 그 내용을 기록하고 보건복지부장관에게 알려야 한다.

1. 법 제19조 제4항 또는 제5항에 따라 정신의료기관에 행정처분을 한 경우
2. 법 제25조 제1항 또는 제2항에 따라 정신요양시설에 행정처분을 한 경우
3. 법 제29조 제1항 또는 제2항에 따라 정신재활시설에 행정처분을 한 경우

제23조(기록보존) ① 법 제30조 제1항 제10호에서 "보건복지부령으로 정하는 사항"이란 다음 각 호의 사항을 말한다.

1. 법 제45조 제2항에 따른 입원적합성심사위원회의 신고에 관한 사항
2. 법 제47조 제3항에 따른 입원적합성심사위원회의 통지에 관한 사항
3. 법 제59조 제4항에 따른 서면 통지에 관한 사항
4. 법 제61조 제2항에서 준용하는 법 제59조에 따른 재심사 결과의 통지에 관한 사항
5. 그 밖에 제1호부터 제4호까지의 규정에 준하는 사항으로서 보건복지부장관이 환자의 의료·요양 및 권익보호 등에 특히 필요하다고 인정하는 사항

② 정신건강증진시설의 장은 법 제30조 제1항에 따라 작성한 기록을 다음 각 호의 구분에 따른 기간 동안 보존하여야 한다.

1. 법 제30조 제1항 제1호·제4호 및 제5호의 사항에 관한 기록: 10년
2. 법 제30조 제1항 제7호부터 제10호까지의 사항에 관한 기록: 5년
3. 법 제30조 제1항 제2호·제3호 및 제6호의 사항에 관한 기록: 3년

③ 정신건강증진시설의 장은 법 제30조 제1항에 따라 작성한 기록을 전자매체(컴퓨터 등의 정보처리장치에 의하여 생산·관리되는 기록정보 자료를 저장할 수 있는 저장할 수 있는 저장장치로서 정보처리능력을 가진 장치에 의하여 구동 또는 연결되는 저장장치를 말한다) 또는 마이크로필름 등에 보존할 수 있다.

제24조(기록열람 동의서를 갈음할 수 있는 서류) ① 법 제30조 제3항 단서에서 "보건복지부령으로 정하는 서류"란 다음 각 호의 서류를 말한다.

1. 입원등을 한 사람의 사망사실을 증명할 수 있는 서류
2. 입원등을 한 사람이 의식불명 상태이거나 의사능력이 미흡하여 동의를 받을 수 없음을 증명하는 서류
3. 입원등을 한 사람이 실종되어 동의를 받을 수 없음을 증명하는 서류

② 제1항에 따른 서류의 세부 기준 또는 범위 등에 관하여는 보건복지부장관이 정하여 고시한다.

제31조(정신건강증진시설의 평가) ① 보건복지부장관은 정기적으로 정신건강증진시설에 대한 평가(이하 "정신건강증진시설평가"라 한다)를 하여야 한다. 다만, 「의료법」 제58조에 따른 의료기관 인증 또는 「사회복지사업법」 제43조의2에 따른 사회복지시설평가로 정신건강증진시설평가를 갈음할 수 있다.

② 정신건강증진시설의 장은 정당한 사유가 있는 경우를 제외하고는 정신건강증진시설평가를 받아야 한다.

③ 보건복지부장관은 정신건강증진시설평가에 관한 업무를 관계 전문기관 또는 단체에 위탁할 수 있다.

④ 보건복지부장관은 정신건강증진시설평가의 결과를 공표하여야 한다.

⑤ 보건복지부장관은 정신건강증진시설평가 결과가 우수한 정신건강증진시설에 행정적·재정적 지원을 할 수 있다.

⑥ 제1항부터 제4항까지의 규정에 따른 정신건강증진시설평가의 주기·범위·절차, 정신건강증진시설평가 업무의 위탁, 평가결과의 공표 등에 필요한 사항은 보건복지부령으로 정한다.

시행규칙

제25조(정신건강증진시설 평가) ① 법 제31조 제1항에 따른 정신건강증진시설에 대한 평가(이하 "정신건강증진시설평가"라 한다)는 다음 각 호의 구분에 따라 실시한다.〈개정 2021.3.15.〉

1. 평가 주기: 3년마다 실시할 것. 다만, 보건복지부장관이 정신건강증진시설평가의 효율적 추진을 위하여 필요하다고 인정하는 경우에는 1년 주기로 실시할 수 있다.
2. 평가 범위: 다음 각 목의 항목
   가. 정신건강증진시설의 시설 및 장비 등에 관한 사항
   나. 정신건강증진시설의 종사자 및 자격 등에 관한 사항
   다. 정신건강증진시설의 진료·요양 또는 재활 등의 운영 현황 및 실적 등에 관한 사항
   라. 그 밖에 보건복지부장관이 정신건강증진시설의 운영 및 관리의 적정성을 위하여 특히 필요하다고 인정하는 사항
3. 평가 방법: 서면평가 및 방문평가의 방법에 따라 실시할 것. 다만, 보건복지부장관이 정신건강증진시설평가의 효율적 추진을 위하여 필요하다고 인정하는 경우에는 설문조사 또는 온라인조사 등의 방법으로 실시할 수 있다.

② 보건복지부장관은 정신건강증진시설평가를 실시하는 경우 평가실시일 3개월 전까지 해당 정신건강증진시설의 장에게 평가에 관한 사항을 서면으로 미리 알려야 한다.

③ 보건복지부장관은 정신건강증진시설평가를 완료한 경우에는 지체 없이 그 결과를 해당 정신건강증진시설의 장에게 서면으로 알려야 한다.

④ 정신건강증진시설의 장은 제3항에 따라 통보받은 결과에 대하여 이의가 있는 경우에는 그 결과를 통보받은 날부터 30일 이내에 그 사유를 적은 이의신청서를 보건복지부장관에게 제출하여야 한다.

⑤ 보건복지부장관은 제4항에 따라 이의신청을 받은 경우에는 그 내용에 대한 검토 결과를 해당 정신건강증진시설의 장에게 서면으로 알려야 한다.

⑥ 보건복지부장관은 법 제31조 제4항에 따라 정신건강증진시설평가의 결과를 공표하는 경우에는 보건복지부 인터넷 홈페이지에 하여야 한다. 다만, 제4항에 따른 이의신청에 따라 그 평가 결과가 변경된 경우에는 그 변경결과를 보건복지부 인터넷 홈페이지에 다시 공표하여야 한다.

⑦ 제1항부터 제6항까지에서 규정한 사항 외에 정신건강증진시설평가 방법, 평가절차 및 이의신청 등에 필요한 세부사항은 보건복지부장관이 정하여 고시한다.

제26조(정신건강증진시설평가 업무의 위탁대상) 보건복지부장관은 법 제31조 제3항에 따라 정신건강증진시설평가에 관한 업무를 다음 각 호의 전문기관 또는 단체에 위탁할 수 있다.
1. 법 제21조에 따라 국가가 설립한 정신병원(이하 "국립정신병원"이라 한다)
2. 「고등교육법」 제2조에 따른 학교로서 정신건강 관련 학과가 설치되어 있는 학교
3. 그 밖에 정신건강증진시설평가 업무의 수행에 필요한 조직·인력 및 시설 등을 갖춘 기관·단체로서 보건복지부장관이 정하여 고시하는 기관·단체

제32조(청문) 보건복지부장관, 시·도지사 또는 시장·군수·구청장은 다음 각 호의 행정처분을 하려면 청문을 하여야 한다.〈개정 2019.4.23.〉
1. 제17조 제7항에 따른 정신건강전문요원의 자격취소
2. 제19조 제5항에 따른 정신의료기관의 개설허가의 취소 또는 시설 폐쇄명령
3. 제25조 제2항에 따른 정신요양시설의 설치허가의 취소
4. 제29조 제2항에 따른 정신재활시설의 폐쇄명령
5. 제70조 제4항에 따른 인권교육기관의 지정 취소

제4장 복지서비스의 제공

제33조(복지서비스의 개발) ① 국가와 지방자치단체는 정신질환자가 정신질환에도 불구하고 잠재적인 능력을 최대한 계발할 수 있도록 정신질환자에게 적합한 서비스를 적극적으로 개발하기 위한 연구지원체계를 구축하기 위하여 노력하여야 한다.

② 제1항에 따른 연구지원체계 구축에 필요한 사항은 보건복지부령으로 정한다.

시행규칙

제27조(정신질환자 복지서비스 연구지원체계 구축) ① 보건복지부장관 또는 지방자치단체의 장은 법 제33조 제1항에 따른 연구지원체계에 참여하는 기관·법인·단체 등에 대하여 예산의 범위에서 필요한 재정적 지원을 할 수 있다.
② 보건복지부장관 또는 지방자치단체의 장은 법 제33조 제1항에 따른 연구지원체계의 구축을 위하여 필요한 경우에는 정신질환 또는 사회복지 관련 기관·법인·단체 또는 전문가 등에게 자료 제공 또는 의견 제출 등 필요한 협조를 요청할 수 있다.

제34조(고용 및 직업재활 지원) ① 국가와 지방자치단체는 정신질환자가 자신의 능력을 최대한 활용하여 직업생활을 영위할 수 있도록 일자리 창출, 창업지원 등 고용촉진에 필요한 조치를 강구하여야 한다.
② 보건복지부장관은 정신질환자의 능력과 특성에 적합한 직업훈련, 직업지도 등을 지원하기 위하여 필요한 조치를 강구하여야 한다.
③ 제1항 및 제2항의 고용촉진 및 직업훈련 등에 필요한 사항은 보건복지부령으로 정한다.

시행규칙

제28조(고용 및 직업재활 지원) ① 보건복지부장관 또는 지방자치단체의 장은 법 제34조 제1항 및 제2항에 따른 고용촉진 및 직업훈련을 위하여 필요한 경우에는 정신질환자에 대한 고용 및 직업훈련에 관한 실태 또는 현황을 조사할 수 있다.
② 보건복지부장관 또는 지방자치단체의 장은 고용서비스 또는 직업훈련 관련 기관·법인·단체 또는 전문가 등에게 자료 제공 또는 의견 제출 등 필요한 협조를 요청할 수 있다.

제35조(평생교육 지원) ① 국가와 지방자치단체는 정신질환자에게 「교육기본법」 제3조 및 제4조에 따른 평생교육의 기회가 충분히 부여될 수 있도록 특별자치시장·특별자치도지사·시장·군수·구청장별로 「평생교육법」 제2조 제2호의 평생교육기관을 지정하여 정신질환자를 위한 교육과정을 적절하게 운영하도록 조치하여야 한다.
② 국가와 지방자치단체는 제1항에 따라 지정된 평생교육기관에 대하여 예산의 범위에서 정신질환자를 위한 교육과정 운영에 필요한 경비의 전부 또는 일부를 지원할 수 있다.
③ 제1항에 따른 평생교육기관의 지정기준과 절차, 정신질환자를 위한 교육과정의 기준, 교육제공인력의 요건 등은 교육부장관이 보건복지부장관과 협의하여 정한다.

제36조(문화·예술·여가·체육활동 등 지원) 국가와 지방자치단체는 이 법에서 정한 지원 외에 문화·예술·여가·체육활동 등의 영역에서 정신질환자에게 필요한 서비스가 지원되도록 최대한 노력하여야 한다.

제37조(지역사회 거주·치료·재활 등 통합 지원) ① 국가와 지방자치단체는 정신질환자의 지역사회 거주 및 치료를 위하여 필요한 시책을 강구하여야 한다.
② 국가와 지방자치단체는 정신건강증진시설에서의 퇴원등이 필요한 정신질환자에 대한 지역사회 재활 지원 등 지역사회 통합 지원을 위하여 노력하여야 한다.〈개정 2019.4.23.〉
③ 제1항 및 제2항에 따른 지역사회 거주·치료·재활 등 통합 지원을 위하여 필요한 사항은 보건복지부령으로 정한다.

시행규칙

제29조(지역사회 거주 및 통합 지원) 보건복지부장관 또는 지방자치단체의 장은 법 제37조 제1항 및 제2항에 따른 정신질환자의 지역사회 거주·치료 및 재활 지원 등 지역사회 통합 지원을 위하여 필요한 경우에는 보건복지부장관이 정하는 바에 따라 그 현황에 대한 실태조사를 할 수 있다.

제38조(가족에 대한 정보제공과 교육) ① 국가와 지방자치단체는 정신질환자의 가족이 정신질환자의 적절한 회복

과 자립을 지원하는 데 필요한 정보를 제공하거나 관련 교육을 실시할 수 있다.

② 제1항에 따라 제공하는 정보와 교육의 내용·방법 등에 필요한 사항은 보건복지부령으로 정한다.

시행규칙

제30조(가족에 대한 정보제공과 교육) ① 법 제38조 제1항에 따라 제공하는 정보와 교육의 내용은 다음 각 호와 같다.

1. 정신질환자의 고용과 재활에 필요한 지식과 기술
2. 정신질환자를 위한 지역사회 교육 및 복지서비스
3. 정신질환자를 위한 진로, 직업 및 사회참여활동
4. 그 밖에 제1호부터 제3호까지의 사항에 준하는 사항으로서 보건복지부장관이 정신질환자의 회복과 자립에 필요하다고 인정하여 정하는 사항

② 보건복지부장관 또는 지방자치단체의 장은 법 제33조 제1항에 따른 정보제공 또는 교육 실시를 위하여 필요한 경우에는 관련 기관·법인·단체 또는 전문가 등에게 자료 제공 또는 의견 제출 등 필요한 협조를 요청할 수 있다.

제5장 보호 및 치료

제39조(보호의무자) ①「민법」에 따른 후견인 또는 부양의무자는 정신질환자의 보호의무자가 된다. 다만, 다음 각 호의 어느 하나에 해당하는 사람은 보호의무자가 될 수 없다.

1. 피성년후견인 및 피한정후견인
2. 파산선고를 받고 복권되지 아니한 사람
3. 해당 정신질환자를 상대로 한 소송이 계속 중인 사람 또는 소송한 사실이 있었던 사람과 그 배우자
4. 미성년자
5. 행방불명자
6. 그 밖에 보건복지부령으로 정하는 부득이한 사유로 보호의무자로서의 의무를 이행할 수 없는 사람

시행규칙

제31조(보호의무자 의무를 이행할 수 없는 사유) 법 제39조 제1항 제6호에서 "보건복지부령으로 정하는 부득이한 사유"란 다음 각 호의 사유를 말한다.

1. 「형의 집행 및 수용자의 처우에 관한 법률」 및 「치료감호 등에 관한 법률」 등에 따른 교정시설 또는 치료감호시설 등에 수용되어 있는 경우
2. 고령·질병·장애 등으로 보호의무자로서 의무를 이행할 의사능력이 현저히 부족하다는 의사의 소견 또는 법원의 결정이 있는 경우
3. 정신질환자에 대한 부양의무의 이행을 서면으로 거부 또는 포기한 경우
4. 그 밖에 제1호부터 제3호까지의 사유에 준하는 사유로서 보호의무자로 의무를 이행하기가 힘들다고 보건복지부장관이 정하여 고시하는 경우

② 제1항에 따른 보호의무자 사이의 보호의무의 순위는 후견인·부양의무자의 순위에 따르며 부양의무자가 2명 이상인 경우에는 「민법」 제976조에 따른다.

제40조(보호의무자의 의무) ① 보호의무자는 보호하고 있는 정신질환자가 적절한 치료 및 요양과 사회적응 훈련을 받을 수 있도록 노력하여야 한다.

② 보호의무자는 보호하고 있는 정신질환자가 정신의료기관 또는 정신요양시설(이하 "정신의료기관등"이라 한다)

에 입원등을 할 필요가 있는 경우에는 정신질환자 본인의 의사를 최대한 존중하여야 하며, 정신건강의학과전문의가 정신의료기관등에서 정신질환자의 퇴원등이 가능하다고 진단할 경우에는 퇴원등에 적극 협조하여야 한다.

③ 보호의무자는 보호하고 있는 정신질환자가 자신이나 다른 사람을 해치지 아니하도록 유의하여야 하며, 정신질환자의 재산상의 이익 등 권리보호를 위하여 노력하여야 한다.

④ 보호의무자는 보호하고 있는 정신질환자를 유기하여서는 아니 된다.

제41조(자의입원등) ① 정신질환자나 그 밖에 정신건강상 문제가 있는 사람은 보건복지부령으로 정하는 입원등 신청서를 정신의료기관등의 장에게 제출함으로써 그 정신의료기관등에 자의입원등을 할 수 있다.

② 정신의료기관등의 장은 자의입원등을 한 사람이 퇴원등을 신청한 경우에는 지체 없이 퇴원등을 시켜야 한다.

③ 정신의료기관등의 장은 자의입원등을 한 사람에 대하여 입원등을 한 날부터 2개월마다 퇴원등을 할 의사가 있는지를 확인하여야 한다.

시행규칙

제32조(자의입원등) 법 제41조 제1항에 따라 입원등을 하려는 사람은 별지 제14호서식의 자의·동의입원등 신청서(전자문서로 된 신청서를 포함한다)에 본인의 주민등록증 사본 또는 주민등록표등본 1부(전자문서를 포함한다)를 첨부하여 정신의료기관 또는 정신요양시설(이하 "정신의료기관등"이라 한다)의 장에게 제출하여야 한다.

제42조(동의입원등) ① 정신질환자는 보호의무자의 동의를 받아 보건복지부령으로 정하는 입원등 신청서를 정신의료기관등의 장에게 제출함으로써 그 정신의료기관등에 입원등을 할 수 있다.

시행규칙

제33조(동의입원등) 법 제42조 제1항에 따라 입원등을 하려는 사람은 별지 제14호서식의 자의·동의입원등 신청서(전자문서로 된 신청서를 포함한다)에 다음 각 호의 서류를 첨부(전자문서를 포함한다)하여 정신의료기관등의 장에게 제출하여야 한다.

1. 정신질환자의 주민등록증 사본 또는 주민등록표등본 1부
2. 보호의무자임을 증명하는 서류 1부

② 정신의료기관등의 장은 제1항에 따라 입원등을 한 정신질환자가 퇴원등을 신청한 경우에는 지체 없이 퇴원등을 시켜야 한다. 다만, 정신질환자가 보호의무자의 동의를 받지 아니하고 퇴원등을 신청한 경우에는 정신건강의학과전문의 진단 결과 환자의 치료와 보호 필요성이 있다고 인정되는 경우에 한정하여 정신의료기관등의 장은 퇴원등의 신청을 받은 때부터 72시간까지 퇴원등을 거부할 수 있고, 퇴원등을 거부하는 기간 동안 제43조 또는 제44조에 따른 입원등으로 전환할 수 있다.

③ 정신의료기관등의 장은 제2항 단서에 따라 퇴원등을 거부하는 경우에는 지체 없이 환자 및 보호의무자에게 그 거부 사유 및 제55조에 따라 퇴원등의 심사를 청구할 수 있음을 서면 또는 전자문서로 통지하여야 한다.

④ 정신의료기관등의 장은 제1항에 따라 입원등을 한 정신질환자에 대하여 입원등을 한 날부터 2개월마다 퇴원등을 할 의사가 있는지를 확인하여야 한다.

제43조(보호의무자에 의한 입원등) ① 정신의료기관등의 장은 정신질환자의 보호의무자 2명 이상(보호의무자 간 입원등에 관하여 다툼이 있는 경우에는 제39조 제2항의 순위에 따른 선순위자 2명 이상을 말하며, 보호의무자가 1명만 있는 경우에는 1명으로 한다)이 신청한 경우로서 정신건강의학과전문의가 입원등이 필요하다고 진단한 경우에만 해당 정신질환자를 입원등을 시킬 수 있다. 이 경우 정신의료기관등의 장은 입원등을 할 때 보호의무자로부터 보건복지부령으로 정하는 바에 따라 입원등 신청서와 보호의무자임을 확인할 수 있는 서류를 받아야 한다.

② 제1항 전단에 따른 정신건강의학과전문의의 입원등 필요성에 관한 진단은 해당 정신질환자가 다음 각 호의

모두에 해당하는 경우 그 각각에 관한 진단을 적은 입원등 권고서를 제1항에 따른 입원등 신청서에 첨부하는 방법으로 하여야 한다.

1. 정신질환자가 정신의료기관등에서 입원치료 또는 요양을 받을 만한 정도 또는 성질의 정신질환을 앓고 있는 경우
2. 정신질환자 자신의 건강 또는 안전이나 다른 사람에게 해를 끼칠 위험(보건복지부령으로 정하는 기준에 해당하는 위험을 말한다. 이하 같다)이 있어 입원등을 할 필요가 있는 경우

③ 정신의료기관등의 장은 정신건강의학과전문의 진단 결과 정신질환자가 제2항 각 호에 모두 해당하여 입원등이 필요하다고 진단한 경우 그 증상의 정확한 진단을 위하여 2주의 범위에서 기간을 정하여 입원하게 할 수 있다.

④ 정신의료기관등의 장은 제3항에 따른 진단 결과 해당 정신질환자에 대하여 계속 입원등이 필요하다는 서로 다른 정신의료기관등에 소속된 2명 이상의 정신건강의학과전문의(제21조 또는 제22조에 따른 국립·공립의 정신의료기관등 또는 보건복지부장관이 지정하는 정신의료기관등에 소속된 정신건강의학과전문의가 1명 이상 포함되어야 한다)의 일치된 소견이 있는 경우에만 해당 정신질환자에 대하여 치료를 위한 입원등을 하게 할 수 있다.

⑤ 제4항에 따른 입원등의 기간은 최초로 입원등을 한 날부터 3개월 이내로 한다. 다만, 다음 각 호의 구분에 따라 입원등의 기간을 연장할 수 있다.

1. 3개월 이후의 1차 입원등 기간 연장: 3개월 이내
2. 제1호에 따른 1차 입원등 기간 연장 이후의 입원등 기간 연장: 매 입원등 기간 연장 시마다 6개월 이내

⑥ 정신의료기관등의 장은 다음 각 호의 모두에 해당하는 경우에만 제5항 각 호에 따른 입원등 기간의 연장을 할 수 있다. 이 경우 정신의료기관등의 장은 입원등 기간을 연장할 때마다 관할 특별자치시장·특별자치도지사·시장·군수·구청장에게 대통령령으로 정하는 기간 이내에 그 연장에 대한 심사를 청구하여야 한다.

1. 서로 다른 정신의료기관등에 소속된 2명 이상의 정신건강의학과전문의(제21조 또는 제22조에 따른 국립·공립의 정신의료기관등 또는 보건복지부장관이 지정하는 정신의료기관등에 소속된 정신건강의학과전문의가 1명 이상 포함되어야 한다)가 입원등 기간을 연장하여 치료할 필요가 있다고 일치된 진단을 하는 경우
2. 제1항에 따른 보호의무자(이하 "신청 보호의무자"라 한다) 2명 이상(제1항에 따른 입원등 신청 시 신청 보호의무자가 1명만 있었던 경우에는 1명으로 한다)이 제5항에 따른 입원등의 기간 연장에 대한 동의서를 제출한 경우

시행령

제18조(입원등 기간 연장심사 청구기간) 법 제43조 제6항 각 호 외의 부분 후단에서 "대통령령으로 정하는 기간 이내"란 입원기간 만료일 전 2개월이 되는 날부터 입원기간 만료일 전 1개월이 되는 날까지의 기간을 말한다.

시행규칙

제34조(보호의무자에 의한 입원등) ① 법 제43조 제1항에 따라 입원등을 시키려면 별지 제15호서식의 보호입원등 신청서(전자문서로 된 신청서를 포함한다)에 다음 각 호의 서류(전자문서를 포함한다)를 첨부하여 정신의료기관등의 장에게 제출하여야 한다.

1. 정신질환자의 주민등록증 사본 또는 주민등록표등본 1부
2. 보호의무자임을 증명하는 서류 1부
3. 별지 제16호서식의 진단 결과서가 포함된 입원등 권고서 1부

② 법 제43조 제2항 제2호에서 "보건복지부령으로 정하는 기준에 해당하는 위험"이란 다음 각 호의 어느 하나에 해당하는 경우를 말한다. 이 경우 해당 위험 기준을 판단하는 때에는 정신질환자의 질병, 증세, 증상, 기왕력, 행위의 성격 또는 건강이나 안전에 미치는 영향 등을 종합적으로 고려하여야 한다.

1. 본인 또는 타인의 건강 또는 안전에 중대하거나 직접적인 위해를 가하는 경우
2. 본인 또는 타인의 건강 또는 안전에 중대하거나 직접적인 위해를 가할 개연성이 높다고 인정되는 경우

3. 본인 또는 타인의 건강 또는 안전에 상습적인 위해를 가하는 경우
4. 본인의 건강이나 안전에 중대하거나 급박한 위험이 있는 경우
5. 본인의 건강이나 안전에 중대하거나 급박한 위험의 개연성이 높다고 인정되는 경우

③ 정신건강의학과전문의가 법 제43조 제2항·제4항 및 제6항 제1호에 따라 진단한 경우에는 그 진단 결과를 법 제46조 제1항에 따른 입원적합성심사위원회를 설치한 국립정신병원등(이하 "국립정신병원등"이라 한다)의 장을 거쳐 정신의료기관등의 장에게 제출하여야 한다. 이 경우 해당 진단 결과는 별지 제16호서식에 따라 작성한다.

⑦ 정신의료기관등의 장은 제6항에 따른 입원등 기간 연장의 심사 청구에 대하여 특별자치시장·특별자치도지사·시장·군수·구청장으로부터 제59조(제61조 제2항에서 준용하는 경우를 포함한다)에 따라 퇴원등 또는 임시 퇴원등(일시적으로 퇴원등을 시킨 후 일정 기간이 지난 후 다시 입원등 여부를 결정하는 조치를 말한다. 이하 같다) 명령의 통지를 받은 경우에는 해당 정신질환자를 지체 없이 퇴원등 또는 임시 퇴원등을 시켜야 한다.

⑧ 정신의료기관등의 장은 제1항이나 제3항부터 제5항까지의 규정에 따라 입원등을 시키거나 입원등의 기간을 연장하였을 때에는 지체 없이 입원등을 한 사람 및 보호의무자에게 그 사실 및 사유를 서면으로 통지하여야 한다.

⑨ 정신의료기관등의 장은 입원등을 한 사람 또는 보호의무자가 퇴원등을 신청한 경우에는 지체 없이 그 사람을 퇴원등을 시켜야 한다. 다만, 정신의료기관등의 장은 그 입원등을 한 사람이 제2항 각 호에 모두 해당하는 경우에는 퇴원등을 거부할 수 있다.

⑩ 정신의료기관등의 장은 제9항 본문에 따라 입원등을 한 사람을 퇴원등을 시켰을 때에는 지체 없이 보호의무자에게 그 사실을 서면으로 통지하여야 하고, 제9항 단서에 따라 퇴원등을 거부하는 경우에는 지체 없이 정신질환자 본인과 퇴원등을 신청한 보호의무자에게 그 거부사실 및 사유와 제55조에 따라 퇴원등의 심사를 청구할 수 있다는 사실 및 그 청구 절차를 서면으로 통지하여야 한다.

⑪ 제4항 및 제6항 제1호에 따른 서로 다른 정신의료기관등에 소속된 2명 이상의 정신건강의학과전문의의 진단은 해당 지역의 정신의료기관등 또는 정신건강의학과전문의가 부족한 사정이 있는 경우에는 보건복지부령으로 정하는 바에 따라 구체적인 시행방안을 달리 정하여 진단하도록 할 수 있다.

시행규칙

제35조(보호입원등에 따른 진단을 위한 시행방안) ① 보건복지부장관은 법 제43조 제11항에 따른 시행방안을 마련하려는 경우에는 관계 중앙행정기관, 지방자치단체의 장, 「공공기관의 운영에 관한 법률」에 따른 공공기관, 정신건강증진시설 또는 정신건강 관련 기관·법인·단체 등에 자료 제공 또는 의견 제출 등의 협조를 요청할 수 있다.

② 보건복지부장관이 법 제43조 제11항에 따른 시행방안을 마련하기 위해 필요하다고 인정하는 경우에는 국립정신병원등의 관할 지역 별로 정신의료기관등의 설치 및 운영 현황과 정신건강의학과전문의 및 종사자 운영 현황 등에 대한 실태조사를 실시할 수 있다.

③ 보건복지부장관은 법 제43조 제11항에 따른 시행방안을 마련한 경우에는 지체 없이 정신의료기관등의 장에게 알려야 한다.

제44조(특별자치시장·특별자치도지사·시장·군수·구청장에 의한 입원) ① 정신건강의학과전문의 또는 정신건강전문요원은 정신질환으로 자신의 건강 또는 안전이나 다른 사람에게 해를 끼칠 위험이 있다고 의심되는 사람을 발견하였을 때에는 특별자치시장·특별자치도지사·시장·군수·구청장에게 대통령령으로 정하는 바에 따라 그 사람에 대한 진단과 보호를 신청할 수 있다.

② 경찰관(「국가공무원법」 제2조 제2항 제2호에 따른 경찰공무원과 「지방공무원법」 제2조 제2항 제2호에 따른 자치경찰공무원을 말한다. 이하 같다)은 정신질환으로 자신의 건강 또는 안전이나 다른 사람에게 해를 끼칠 위험이 있다고 의심되는 사람을 발견한 경우 정신건강의학과전문의 또는 정신건강전문요원에게 그 사람에 대한 진단과 보호의 신청을 요청할 수 있다.

시행령

제19조(특별자치시장 · 특별자치도지사 · 시장 · 군수 · 구청장에 의한 입원) ① 법 제44조 제1항에 따라 정신건강의학과전문의 또는 정신건강전문요원이 특별자치시장 · 특별자치도지사 · 시장 · 군수 · 구청장에게 정신질환자로 의심되는 사람에 대한 진단 및 보호를 신청하려면 다음 각 호의 사항을 적은 진단 및 보호신청서(전자문서로 된 신청서를 포함한다)를 특별자치시장 · 특별자치도지사 · 시장 · 군수 · 구청장에게 제출하여야 한다.

1. 신청인의 성명, 자격 및 연락처
2. 정신질환자로 의심되는 사람의 성명, 주소 및 생년월일(해당 사항을 파악할 수 있는 경우만 해당한다)
3. 정신질환자로 의심되는 사람의 증상 및 증세
4. 정신질환자로 의심되는 사람의 보호의무자 또는 보호를 하고 있는 사람이 있는 경우에는 그 성명, 주소 및 연락처(해당 사항을 파악할 수 있는 경우만 해당한다)
5. 진단과 보호의 신청을 요청한 경찰관(「국가공무원법」 제2조 제2항 제2호에 따른 경찰공무원과 「지방공무원법」 제2조 제2항 제2호에 따른 자치경찰공무원을 말한다. 이하 같다)의 성명, 소속, 직위 및 연락처(법 제44조 제2항에 따라 경찰관이 진단 및 보호의 신청을 요청한 경우만 해당한다)

② 법 제44조 제2항에 따라 경찰관이 정신건강의학과전문의 또는 정신건강전문요원에게 진단 및 보호의 신청을 요청하려면 다음 각 호의 사항을 정신건강의학과전문의나 정신건강전문요원에게 알려야 한다.

1. 진단과 보호의 신청을 요청하는 경찰관의 성명, 소속, 직위 및 연락처
2. 제1항 제2호부터 제4호까지의 사항

③ 제1항에 따라 신청을 받은 특별자치시장 · 특별자치도지사 · 시장 · 군수 · 구청장은 즉시 그 정신질환자로 의심되는 사람에 대한 진단을 정신건강의학과전문의에게 의뢰하여야 한다.

④ 정신건강의학과전문의가 제3항의 정신질환자로 의심되는 사람에 대하여 자신의 건강 또는 안전이나 다른 사람에게 해를 끼칠 위험이 있어 그 증상의 정확한 진단이 필요하다고 인정한 경우에 특별자치시장 · 특별자치도지사 · 시장 · 군수 · 구청장은 그 사람을 보건복지부장관이나 지방자치단체의 장이 지정한 정신의료기관(이하 "지정정신의료기관"이라 한다)에 2주의 범위에서 기간을 정하여 입원하게 할 수 있다.

시행규칙

제36조(특별자치시장 · 특별자치도지사 · 시장 · 군수 · 구청장에 의한 입원) ① 영 제19조 제1항에 따른 진단 및 보호신청서는 별지 제17호서식과 같다.

② 정신건강의학과전문의가 법 제44조 제3항 · 제6항 및 제62조 제2항에 따라 진단한 경우 그 진단 결과는 별지 제16호서식에 따라 작성한다.

제37조(지정정신의료기관의 지정기준 등) ① 보건복지부장관 또는 지방자치단체의 장이 법 제44조 제4항에 따라 정신의료기관을 지정한 경우에는 그 지정사실과 지정내용을 보건복지부 인터넷 홈페이지 또는 지방자치단체의 인터넷 홈페이지에 게재하여야 한다.

② 보건복지부장관 또는 지방자치단체의 장은 법 제44조 제4항에 따라 지정된 정신의료기관(이하 "지정정신의료기관"이라 한다)이 법 제19조 제5항에 따라 사업정지 이상의 행정처분을 받은 경우에는 지정을 취소할 수 있다.

③ 보건복지부장관 또는 지방자치단체의 장이 제2항에 따라 지정을 취소하려면 청문을 하여야 한다.

④ 제1항부터 제3항까지에서 규정한 사항 외에 지정정신의료기관의 지정 및 취소 등의 세부사항은 보건복지부장관이 정하여 고시한다.

⑤ 특별자치시장 · 특별자치도지사 · 시장 · 군수 · 구청장은 제4항에 따른 입원을 시켰을 때에는 그 사람의 보호의무자 또는 보호를 하고 있는 사람에게 지체 없이 입원 사유 · 기간 및 장소를 서면으로 통지하여야 한다.

⑥ 제4항에 따라 정신질환자로 의심되는 사람을 입원시킨 정신의료기관의 장은 지체 없이 2명 이상의 정신건강의학과전문의에게 그 사람의 증상을 진단하게 하고 그 결과를 특별자치시장 · 특별자치도지사 · 시장 · 군수 · 구청장에게 서면으로 통지하여야 한다.

2. 법 제59조 제4항에 따른 심사결과에 불복하는 경우: 해당 심사결과의 통지를 받은 날부터 14일 이내
3. 법 제64조 제3항에 따른 외래치료 지원 결정에 불복하는 경우: 해당 외래치료 지원 결정을 통지받은 날부터 14일 이내
4. 법 제64조 제8항에 따른 외래치료 지원 연장 결정에 불복하는 경우: 해당 외래치료 지원 연장 결정을 통지받은 날부터 14일 이내

② 법 제60조 제1항에 따라 재심사를 청구하려는 사람은 제29조 각 호의 사항이 포함된 재심사청구서(전자문서로 된 청구서를 포함한다)에 보건복지부령으로 정하는 서류(전자문서로 된 서류를 포함한다)를 첨부하여 시·도지사에게 제출하여야 한다.

시행규칙

제45조(재심사의 청구) ① 법 제60조 제1항 및 영 제30조 제2항에 따른 재심사 청구서는 별지 제23호서식과 같다.

② 영 제30조 제2항에서 "보건복지부령으로 정하는 서류"란 다음 각 호의 구분에 따른 서류를 말한다.〈개정 2019.10.24.〉

1. 법 제59조 제1항 및 제3항에 따른 심사기간 또는 연장기간 내에 심사를 받지 못한 경우: 해당 심사기간 또는 연장기간 내에 심사를 받지 못하였음을 입증하는 서류
2. 법 제59조 제4항에 따른 심사결과, 법 제64조 제3항에 따른 외래치료 지원 결정 및 같은 조 제8항에 따른 외래치료 지원 연장 결정에 불복하는 경우: 별지 제22호 서식에 따른 심사결과통지서 사본

제61조(재심사의 회부 등) ① 시·도지사가 제60조 제1항에 따른 재심사의 청구를 받았을 때에는 즉시 그 청구 내용을 광역정신건강심의위원회의 회의에 회부하여야 한다.

② 광역정신건강심의위원회의 심사에 관하여는 제57조를, 위원의 제척·기피·회피에 관하여는 제58조를, 시·도지사의 퇴원등 명령의 통지 등에 관하여는 제59조를 준용한다. 이 경우 "특별자치시장·특별자치도지사·시장·군수·구청장"은 "시·도지사"로 본다.

③ 제2항에서 준용하는 제57조에 따라 특별자치시·특별자치도의 광역정신건강심사위원회에서 재심사 청구를 심사하기 위하여 그 광역정신건강심사위원회를 구성하는 경우에 당초 제57조에 따라 심사에 참여하였던 위원을 제외한 해당 광역정신건강심의위원회 위원으로 재심사를 위한 광역정신건강심사위원회를 다시 구성한다. 이 경우 제54조 제2항 후단은 적용하지 아니한다.

제62조(특별자치시장·특별자치도지사·시장·군수·구청장에 의한 입원의 해제) ① 특별자치시장·특별자치도지사·시장·군수·구청장은 제44조 제7항에 따라 입원한 정신질환자에 대하여 최초로 입원을 한 날부터 3개월 이내에 입원을 해제하여야 하며, 입원의 해제 사실을 그 정신질환자가 입원하고 있는 정신의료기관의 장에게 서면으로 통지하여야 한다. 이 경우 그 정신의료기관의 장은 지체 없이 그 정신질환자를 퇴원시켜야 한다.

② 제1항에도 불구하고 특별자치시장·특별자치도지사·시장·군수·구청장은 2명 이상의 정신건강의학과전문의가 진단하고 소관 정신건강심사위원회에서 심사한 결과 그 정신질환자가 퇴원할 경우 정신질환으로 인하여 자신의 건강 또는 안전이나 다른 사람에게 해를 끼칠 위험이 명백하다고 인정되는 경우에는 다음 각 호의 구분에 따라 입원등의 기간을 연장할 수 있다.

1. 제1항에 따른 3개월 이후의 1차 입원 기간 연장: 3개월 이내
2. 제1호에 따른 1차 입원 기간 연장 이후의 입원 기간 연장: 매 입원 기간 연장 시마다 6개월 이내

③ 특별자치시장·특별자치도지사·시장·군수·구청장은 제2항에 따라 입원 기간을 연장하여 정신질환자를 입원시켰을 때에는 그 정신질환자와 보호의무자 또는 그 사람을 보호를 하고 있는 사람에게 입원 기간의 연장이 필요한 사유와 기간을 서면으로 통지하여야 한다.

제63조(임시 퇴원등) ① 제43조 또는 제44조에 따라 정신질환자를 입원등을 시키고 있는 정신의료기관등의 장은 2명 이상의 정신건강의학과전문의가 진단한 결과 정신질환자의 증상에 비추어 일시적으로 퇴원등을 시켜 그 회

복 경과를 관찰하는 것이 필요하다고 인정되는 경우에는 3개월의 범위에서 해당 정신질환자를 임시 퇴원등을 시키고 그 사실을 보호의무자 또는 특별자치시장·특별자치도지사·시장·군수·구청장에게 통보하여야 한다.

시행규칙

제46조(임시 퇴원등 통보 등) ① 법 제63조 제1항에 따라 정신의료기관등의 장이 정신질환자의 보호의무자 또는 특별자치시장·특별자치도지사·시장·군수·구청장에게 임시 퇴원등의 사실을 통보하는 경우에는 다음 각 호의 사항이 포함되어야 한다.

1. 정신질환자의 성명·주소 및 생년월일
2. 입원등 당시의 병명 및 증상
3. 현재 상태 및 임시 퇴원등의 결정 사유
4. 임시 퇴원등 후의 정신질환 치료에 대한 소견

② 특별자치시장·특별자치도지사·시장·군수·구청장은 법 제63조 제2항에 따라 정신질환자의 경과를 관찰하기 위하여 필요한 경우에는 소속 공무원 또는 관할 정신건강복지센터 직원으로 하여금 해당 정신질환자를 상담하게 하거나 치료나 재활에 필요한 사항을 권고 또는 제공하도록 할 수 있다.

② 특별자치시장·특별자치도지사·시장·군수·구청장은 제1항의 경우 또는 제59조(제61조 제2항에서 준용하는 경우를 포함한다)에 따라 임시 퇴원등 명령의 통지를 한 경우에는 그 정신질환자가 임시 퇴원등을 한 후의 경과를 관찰할 수 있다.

③ 특별자치시장·특별자치도지사·시장·군수·구청장은 제2항에 따라 관찰한 결과 증상의 변화 등으로 인하여 다시 입원등을 시킬 필요가 있다고 인정되는 경우에는 2명의 정신건강의학과전문의의 의견을 들어 임시 퇴원등을 한 정신질환자를 재입원 또는 재입소(이하 "재입원등"이라 한다)를 시킬 수 있다. 이 경우 재입원등의 기간은 재입원등을 한 날부터 3개월을 초과할 수 없다.

제64조(외래치료 명령 등) ① 정신의료기관의 장은 제43조와 제44조에 따라 입원을 한 정신질환자 중 정신병적 증상으로 인하여 입원을 하기 전 자신 또는 다른 사람에게 해를 끼치는 행동(보건복지부령으로 정하는 행동을 말한다. 이하 이 조에서 같다)을 한 사람에 대해서는 특별자치시장·특별자치도지사·시장·군수·구청장에게 외래치료 지원을 청구할 수 있다. 〈개정 2019.4.23.〉

시행령

제31조 삭제 〈개정 2019.10.22.〉

② 정신의료기관의 장 또는 정신건강복지센터의 장은 정신질환자 중 정신병적 증상으로 인하여 자신 또는 다른 사람에게 해를 끼치는 행동을 하여 정신의료기관에 입원한 사람 또는 외래치료를 받았던 사람으로서 치료를 중단한 사람을 발견한 때에는 특별자치시장·특별자치도지사·시장·군수·구청장에게 그 사람에 대한 외래치료의 지원을 청구할 수 있다. 〈신설 2019.4.23.〉

③ 특별자치시장·특별자치도지사·시장·군수·구청장은 제1항 및 제2항에 따른 외래치료 지원의 청구를 받았을 때에는 소관 정신건강심의위원회의 심사를 거쳐 1년의 범위에서 기간을 정하여 외래치료를 받도록 정신질환자를 지원할 수 있다. 〈개정 2019.4.23.〉

시행규칙

제47조(외래치료 지원의 청구 및 결정 등) ① 법 제64조 제1항에서 "보건복지부령으로 정하는 행동"이란 다음 각 호의 어느 하나에 해당하는 행동을 말한다.

1. 자살 시도, 자해 및 자해 시도
2. 폭행, 폭언, 협박 등 다른 사람의 생명이나 신체에 위해를 끼치거나 끼칠 우려가 있는 행동

3. 다른 사람의 재산에 중대한 손해를 끼치거나 끼칠 우려가 있는 행동

② 정신의료기관의 장은 법 제64조 제1항에 따라 외래치료 지원을 청구하려는 경우에는 별지 제24호서식의 외래치료 지원 청구서(전자문서를 포함한다)에 정신건강의학과전문의의 소견서(전자문서를 포함한다)를 첨부하여 해당 정신의료기관의 소재지를 관할하는 특별자치시장 · 특별자치도지사 · 시장 · 군수 · 구청장에게 제출해야 한다.

③ 정신의료기관의 장 또는 정신건강복지센터의 장은 법 제64조 제2항에 따라 외래치료 지원을 청구하려는 경우에는 별지 제25호서식의 외래치료 지원 청구서(전자문서를 포함한다)에 정신건강의학과전문의의 소견서(전자문서를 포함한다)나 정신건강전문요원 또는 관할 보건소장의 의견서(전자문서를 포함한다)를 첨부하여 해당 정신의료기관 또는 정신건강복지센터의 소재지를 관할하는 특별자치시장 · 특별자치도지사 · 시장 · 군수 · 구청장에게 제출해야 한다.

④ 제2항 및 제3항에 따라 외래치료 지원 청구서를 받은 특별자치시장 · 특별자치도지사 · 시장 · 군수 · 구청장은 해당 외래치료 지원 청구 대상자의 거주지를 관할하지 않는 경우에는 외래치료 지원 청구서를 관할 특별자치시장 · 특별자치도지사 · 시장 · 군수 · 구청장(해당 외래치료 지원 청구 대상자의 주거가 일정하지 않은 경우에는 실제 거주하거나 퇴원등 후 거주할 예정인 지역을 관할하는 특별자치시장 · 특별자치도지사 · 시장 · 군수 · 구청장을 말한다)에게 이송해야 한다.

⑤ 특별자치시장 · 특별자치도지사 · 시장 · 군수 · 구청장은 법 제64조 제3항에 따라 외래치료 지원 결정을 하거나 같은 조 제8항에 따라 외래치료 지원 연장 결정을 한 경우에는 별지 제26호서식의 외래치료 지원 관리대장(전자문서를 포함한다)을 작성하고, 이를 보관해야 한다.

⑥ 법 제64조 제3항에 따른 외래치료 지원 결정 및 같은 조 제8항에 따른 외래치료 지원 연장 결정의 통지는 별지 제27호서식에 따른다.

[전문개정 2020.4.24.]

제47조의2(외래치료 지원 대상자의 확인 및 평가 등) ① 특별자치시장 · 특별자치도지사 · 시장 · 군수 · 구청장은 법 제64조 제3항에 따라 외래치료 지원 결정을 받은 사람이 외래치료를 받고 있는지를 소속 공무원이나 관할 정신건강복지센터 직원으로 하여금 보건복지부장관이 정하는 바에 따라 정기적으로 확인하게 할 수 있다. 이 경우 담당 공무원이나 관할 정신건강복지센터 직원은 별지 제28호서식의 외래치료 지원 정기 확인보고서(전자문서를 포함한다)를 작성하여 특별자치시장 · 특별자치도지사 · 시장 · 군수 · 구청장에게 제출해야 한다.

② 특별자치시장 · 특별자치도지사 · 시장 · 군수 · 구청장은 법 제64조 제5항에 따라 외래치료 지원 결정에 따르지 않고 치료를 중단한 사람에게 지정정신의료기관에서 평가를 받도록 명령하는 경우에는 별지 제29호서식의 외래치료 지원 대상자 평가명령서(전자문서를 포함한다)를 외래치료 지원 대상자에게 송부해야 한다.

③ 지정정신의료기관의 장은 법 제64조 제5항에 따른 평가를 한 날부터 30일 이내에 그 평가를 의뢰한 특별자치시장 · 특별자치도지사 · 시장 · 군수 · 구청장에게 별지 제30호서식의 외래치료 지원 대상자 평가서(전자문서를 포함한다)를 송부해야 한다.

④ 특별자치시장 · 특별자치도지사 · 시장 · 군수 · 구청장은 법 제64조 제6항에 따라 호송을 요청하는 경우에는 「119구조 · 구급에 관한 법률」 제2조 제4호에 따른 119구급대에 별지 제31호서식의 호송의뢰서(전자문서를 포함한다)를 송부해야 한다.

⑤ 특별자치시장 · 특별자치도지사 · 시장 · 군수 · 구청장은 매년 2월 말일까지 전년도의 외래치료 지원 결정에 관하여 보건복지부장관이 정하는 사항을 보고해야 한다. 이 경우 시장 · 군수 · 구청장은 관할 시 · 도지사를 통해 보고해야 한다.

[본조신설 2020.4.24.]

④ 특별자치시장 · 특별자치도지사 · 시장 · 군수 · 구청장은 제3항에 따라 외래치료 지원 결정을 한 때에는 지체 없이 정신질환자 본인 및 그 보호의무자와 외래치료 지원을 청구한 정신의료기관의 장, 정신건강복지센터의 장 및 외래치료 지원을 하게 될 정신의료기관의 장에게 그 사실을 서면으로 통지하여야 한다. 〈개정 2019.4.23.〉

⑤ 특별자치시장 · 특별자치도지사 · 시장 · 군수 · 구청장은 제3항에 따라 외래치료 지원 결정을 받은 사람이 그 외래치료 지원 결정에 따르지 아니하고 치료를 중단할 때에는 그 사람이 자신의 건강 또는 안전이나 다른 사람에게 해를 끼칠 위험이 있는지를 평가하기 위하여 그 사람에게 지정정신의료기관에서 평가를 받도록 명령할 수 있다. 이 경우 해당 명령을 받은 사람은 명령을 받은 날부터 14일 이내에 지정정신의료기관에서 평가를 받아야 한다. 〈개정 2019.4.23.〉

⑥ 특별자치시장·특별자치도지사·시장·군수·구청장은 제5항에 따라 외래치료 지원 결정을 받은 사람에게 평가를 받도록 명령하는 경우 구급대원에게 그 사람을 정신의료기관까지 호송하도록 요청할 수 있다.〈개정 2019.4.23.〉

⑦ 특별자치시장·특별자치도지사·시장·군수·구청장은 제5항에 따라 평가한 결과 외래치료 지원 결정을 받은 사람이 자신의 건강 또는 안전이나 다른 사람에게 해를 끼칠 위험이 없다고 인정되는 경우에는 외래치료 지원 결정을 철회하고, 자신의 건강 또는 안전이나 다른 사람에게 해를 끼칠 위험이 있다고 인정되는 경우에는 다음 각 호의 어느 하나에 해당하는 조치를 하여야 한다.〈개정 2019.4.23.〉

1. 제41조에 따라 자의입원등을 신청하게 하는 것
2. 제42조에 따라 동의입원등을 신청하게 하는 것
3. 보호의무자에게 제43조 제1항에 따른 입원등 신청을 요청하는 것
4. 제44조 제7항에 따라 입원하게 하는 것(제1호부터 제3호까지의 조치에 따르지 아니하는 경우만 해당한다)

⑧ 특별자치시장·특별자치도지사·시장·군수·구청장은 제3항에 따라 외래치료 지원 결정을 받은 사람에 대하여 정신건강의학과전문의가 치료 기간의 연장이 필요하다고 진단하는 경우에는 소관 정신건강심사위원회의 심사를 거쳐 1년의 범위에서 기간을 정하여 외래치료 지원을 연장할 수 있다.〈신설 2019.4.23.〉

⑨ 국가와 지방자치단체는 외래치료 지원에 따라 발생하는 비용의 전부 또는 일부를 부담할 수 있다.〈개정 2019.4.23.〉

⑩ 제1항 및 제2항에 따른 외래치료 지원의 청구절차와 방법 및 제4항에 따른 외래치료 지원 결정의 집행절차 등은 보건복지부령으로 정한다.〈신설 2019.4.23.〉

[제목개정 2019.4.23.]

제65조(무단으로 퇴원등을 한 사람에 대한 조치) ① 정신의료기관등의 장은 입원등을 하고 있는 정신질환자로서 자신의 건강 또는 안전이나 다른 사람에게 해를 끼칠 위험이 있는 사람이 무단으로 퇴원등을 하여 그 행방을 알 수 없을 때에는 관할 경찰서장 또는 자치경찰기구를 설치한 제주특별자치도지사에게 다음 각 호의 사항을 통지하여 탐색을 요청하여야 한다.〈개정 2019.4.23.〉

1. 퇴원등을 한 사람의 성명·주소·성별 및 생년월일
2. 입원등의 날짜·시간 및 퇴원등의 날짜·시간
3. 증상의 개요 및 인상착의
4. 보호의무자 또는 보호를 하였던 사람의 성명·주소

② 경찰관은 제1항에 따라 탐색 요청을 받은 사람을 발견한 때에는 즉시 그 사실을 해당 정신의료기관등의 장에게 통지하여야 한다.

③ 제2항에 따라 통지를 받은 정신의료기관등의 장은 즉시 정신질환자를 인도받아야 한다. 다만, 그 정신질환자를 즉시 인도받을 수 없는 부득이한 사정이 있는 경우 경찰관은 그 정신질환자를 인도할 때까지 24시간의 범위에서 그 정신질환자를 경찰관서·의료기관·사회복지시설 등에 보호할 수 있다.

제66조(보고·검사 등) ① 보건복지부장관, 시·도지사 및 시장·군수·구청장은 정신건강증진시설의 설치·운영자의 소관 업무에 관하여 지도·감독을 하거나 보건소로 하여금 지도·감독을 하도록 하여야 하며, 연 1회 이상 그 업무에 관하여 보고 또는 관계 서류의 제출을 명하거나, 관계 공무원으로 하여금 해당 시설의 장부·서류 또는 그 밖의 운영상황을 검사하게 하여야 한다.

② 시·도지사와 시장·군수·구청장은 대통령령으로 정하는 바에 따라 관계 공무원과 정신건강심의위원회의 위원으로 하여금 정신건강증진시설에 출입하여 입원등을 한 사람을 직접 면담하여 입원등의 적절성 여부, 퇴원등의 필요성 또는 처우에 관하여 심사하게 할 수 있다. 이 경우 심사를 한 관계 공무원과 정신건강심의위원회의

위원은 그 심사 결과를 지체 없이 시·도지사 또는 시장·군수·구청장에게 보고하여야 한다.

시행령

제32조(입원등의 적절성 여부 등에 관한 직권 심사) 시·도지사와 시장·군수·구청장이 법 제66조 제2항 전단에 따라 관계 공무원과 정신건강심의위원회 위원으로 하여금 정신건강증진시설에 출입하여 입원등을 한 사람의 처우 등에 관하여 심사하게 하는 경우에는 정신건강증진시설의 장에게 심사 시작 3일 전까지 서면(전자문서를 포함한다)으로 다음 각 호의 사항을 알려야 한다. 다만, 긴급한 조사가 필요하거나 증거인멸의 우려가 있는 경우에는 미리 알리지 아니하여도 된다.

1. 심사 일시
2. 심사를 하는 관계 공무원과 정신건강심의위원회 위원의 성명·소속·연락처
3. 심사 내용

③ 제1항 및 제2항에 따른 검사·심사를 하는 관계 공무원과 정신건강심의위원회의 위원은 그 권한을 나타내는 증표를 지니고 이를 관계인에게 보여주어야 한다.

④ 시·도지사 또는 시장·군수·구청장은 제2항에 따른 심사 결과에 따라 정신건강증진시설의 장에게 그 정신질환자를 퇴원등을 시키도록 명령하거나 처우개선을 위하여 필요한 조치를 하도록 명령할 수 있다.

⑤ 정신건강증진시설의 장은 제4항에 따라 퇴원등을 시키는 경우에는 보건복지부령으로 정하는 바에 따라 관할 보건소장과 정신건강복지센터의 장에게 그 사실을 통보하여야 한다. 다만, 정신질환자나 보호의무자(정신건강의학과전문의가 퇴원등을 할 사람 본인의 의사능력이 미흡하다고 판단하는 경우만 해당한다. 이하 이 조에서 같다)가 통보하는 것에 동의하지 아니하는 경우에는 그러하지 아니하다.〈개정 2019.4.23.〉

⑥ 제5항 단서에도 불구하고 정신건강증진시설의 장은 정신병적 증상으로 인하여 자신 또는 다른 사람의 생명이나 신체에 해를 끼치는 행동으로 입원등을 한 사람이 퇴원등을 할 때 정신건강의학과전문의가 퇴원등 후 치료가 중단되면 증상이 급격히 악화될 우려가 있다고 진단하는 경우에는 그 퇴원등의 사실을 관할 정신건강복지센터의 장과 보건소의 장에게 통보하여야 한다.〈신설 2019.4.23.〉

⑦ 정신건강증진시설의 장은 퇴원등의 사실을 관할 정신건강복지센터의 장과 보건소의 장에게 통보하기 전에 미리 그 사실을 본인 또는 보호의무자에게 알려야 한다.〈신설 2019.4.23.〉

⑧ 정신건강증진시설의 장은 본인 또는 보호의무자가 제7항에 따라 고지받은 퇴원등의 사실 통보를 거부하는 경우에는 제6항에 따른 통보를 할 수 없다. 다만, 정신건강심사위원회의 심사를 거친 경우에는 그러하지 아니하다.〈신설 2019.4.23.〉

⑨ 제5항 및 제6항에 따른 퇴원등의 사실 통보, 제7항에 따른 퇴원등의 사실 통보 사전 고지 및 제8항에 따른 퇴원등의 사실 통보 여부 심사절차에 관한 사항은 보건복지부령으로 정한다.〈신설 2019.4.23.〉

시행규칙

제48조(지도·감독 등) 시·도지사 또는 시장·군수·구청장은 법 제66조 제1항에 따른 지도·감독 결과를 보건복지부장관이 정하는 바에 따라 보건복지부장관에게 알려야 한다.

제49조(정신건강증진시설의 장의 퇴원등의 사실 통보) 법 제66조 제5항 및 제6항에 따른 퇴원등의 사실 통보 사전 고지 및 같은 조 제8항에 따른 퇴원등의 사실 통보 여부 심사절차에 관하여는 제41조를 준용한다. 이 경우 "정신의료기관등의 장"은 "정신건강증진시설의 장"으로 본다.
[전문개정 2019.10.24.]

제67조(입·퇴원등관리시스템) ① 보건복지부장관은 정신의료기관등의 입원등 및 퇴원등을 관리하기 위하여 입·퇴원등관리시스템을 구축·운영하여야 한다.

② 정신의료기관등의 장은 제1항에 따른 입·퇴원등관리시스템에 제45조 제2항에 따라 신고한 내용 및 대통령

령으로 정하는 퇴원등의 사항을 등록하여야 한다.

③ 제2항에 따라 입·퇴원등관리시스템에 등록된 정보는 입원등 및 퇴원등의 심사와 관련된 경우 등 대통령령으로 정하는 경우를 제외하고는 「개인정보 보호법」 제2조에 따른 처리를 하여서는 아니 된다.

④ 보건복지부장관은 정신질환자가 퇴원등을 한 후에 제1항에 따른 입·퇴원등관리시스템에 등록되어 있는 본인 기록의 전부 또는 일부에 대하여 삭제를 요청하는 경우 지체 없이 해당 기록을 삭제하고 그 사실을 본인에게 서면 또는 전자문서로 통지하여야 한다.

⑤ 보건복지부장관은 제1항에 따른 입·퇴원등관리시스템의 구축·운영에 관한 사항을 대통령령으로 정하는 기관에 위탁할 수 있다.

시행령

제33조(입·퇴원등관리시스템의 구축·운영) ① 법 제67조 제2항에서 "대통령령으로 정하는 퇴원등의 사항"이란 다음 각 호의 사항을 말한다.
1. 퇴원등을 한 사람의 성명, 주민등록번호, 주소 등 인적 정보
2. 퇴원등을 한 정신의료기관등의 명칭 및 소재지 등 기관 정보
3. 퇴원등의 일자 및 사유
4. 그 밖에 제1호부터 제3호까지의 규정에 준하는 사항으로 정신질환자의 입원등 및 퇴원등의 관리를 위하여 보건복지부장관이 특히 필요하다고 인정하여 정하는 사항

② 법 제67조 제3항에서 "대통령령으로 정하는 경우"란 다음 각 호의 어느 하나에 해당하는 경우를 말한다.〈개정 2019. 10.22.〉
1. 법 제43조 제6항, 제45조 제2항, 제55조 제1항, 제60조 제1항, 제62조 제2항, 제64조 제3항 및 제66조 제2항에 따른 심사 또는 심의를 하기 위한 경우
2. 법 제43조 제4항·제6항, 제44조 제6항 및 제50조 제4항에 따른 진단을 하기 위한 경우
3. 법원의 결정에 따라 자료를 제출하는 경우
4. 그 밖에 제1호부터 제3호까지의 규정에 준하는 경우로서 정신질환자등의 입원등 및 퇴원등의 관리를 위하여 보건복지부령으로 정하는 경우

제34조(입·퇴원등관리시스템 업무의 위탁) ① 보건복지부장관은 법 제67조 제5항에 따라 입·퇴원등관리시스템의 구축·운영에 관한 사항을 다음 각 호의 기관에 위탁할 수 있다.
1. 국립정신병원
2. 「공공기관의 운영에 관한 법률」 제4조에 따른 공공기관 중 보건의료와 관련된 기관

② 보건복지부장관은 법 제67조 제5항에 따라 입·퇴원등관리시스템의 구축·운영에 관한 사항을 위탁한 경우에는 그 위탁 내용 및 수탁자 등에 관한 사항을 보건복지부의 인터넷 홈페이지에 게시하여야 한다.

제7장 권익보호 및 지원 등

제68조(입원등의 금지 등) ① 누구든지 제50조에 따른 응급입원의 경우를 제외하고는 정신건강의학과전문의의 대면 진단에 의하지 아니하고 정신질환자를 정신의료기관등에 입원등을 시키거나 입원등의 기간을 연장할 수 없다.

② 제1항에 따른 진단의 유효기간은 진단서 발급일부터 30일까지로 한다.

제69조(권익보호) ① 누구든지 정신질환자이거나 정신질환자였다는 이유로 그 사람에 대하여 교육, 고용, 시설이용의 기회를 제한 또는 박탈하거나 그 밖의 불공평한 대우를 하여서는 아니 된다.

② 누구든지 정신질환자, 그 보호의무자 또는 보호를 하고 있는 사람의 동의를 받지 아니하고 정신질환자에 대하여 녹음·녹화 또는 촬영하여서는 아니 된다.

③ 정신건강증진시설의 장은 입원등을 하거나 정신건강증진시설을 이용하는 정신질환자에게 정신건강의학과전문의의 지시에 따른 치료 또는 재활의 목적이 아닌 노동을 강요하여서는 아니 된다.

제70조(인권교육) ① 정신건강증진시설의 장과 종사자는 인권에 관한 교육(이하 "인권교육"이라 한다)을 받아야 한다.

② 보건복지부장관은 인권교육을 하기 위하여 인권교육기관을 지정할 수 있다.

③ 보건복지부장관은 제2항에 따라 지정한 인권교육기관에 교육과정의 운영에 드는 비용의 일부를 예산의 범위에서 보조할 수 있으며, 제2항에 따라 지정을 받은 인권교육기관은 보건복지부장관의 승인을 받아 교육에 필요한 경비를 교육대상자로부터 징수할 수 있다.

④ 보건복지부장관은 제2항에 따라 지정을 받은 인권교육기관이 다음 각 호의 어느 하나에 해당하면 그 지정을 취소하거나 6개월 이내의 기간을 정하여 업무를 정지할 수 있다. 다만, 제1호에 해당하면 그 지정을 취소하여야 한다.

1. 거짓이나 그 밖의 부정한 방법으로 지정을 받은 경우
2. 제5항에 따라 보건복지부령으로 정하는 지정요건을 갖추지 못하게 된 경우
3. 인권교육의 수행능력이 현저히 부족하다고 인정되는 경우

⑤ 인권교육의 시간·대상·내용·방법, 제2항에 따른 인권교육기관의 지정요건 등 지정 및 제4항에 따른 인권교육기관의 지정취소·업무정지 처분의 기준 등에 필요한 사항은 보건복지부령으로 정한다.

시행규칙

제50조(인권교육) ① 법 제70조 제1항에 따른 인권에 관한 교육(이하 "인권교육"이라 한다)은 다음 각 호의 구분에 따라 실시한다.

1. 인권교육 내용: 다음 각 목의 사항
   가. 환자의 인권 및 권익 보호에 관한 사항
   나. 정신건강 및 정신질환 관련 법령 및 제도에 관한 사항
   다. 정신건강증진 및 정신질환자 보호에 관한 국제 동향에 관한 사항
   라. 정신건강증진시설에서의 인권침해 사례에 관한 사항
   마. 가목부터 라목까지와 유사한 사항으로서 정신건강증진 및 정신질환자 보호를 위하여 보건복지부장관이 특히 필요하다고 인정하는 사항
2. 인권교육 시간: 매년 4시간 이상
3. 인권교육 방법: 대면교육 또는 정보통신망을 활용한 온라인 교육

② 보건복지부장관은 법 제70조 제2항에 따라 다음 각 호의 요건을 모두 갖춘 기관·법인·단체를 인권교육기관으로 지정·고시할 수 있다.

1. 다음 각 목의 어느 하나에 해당하는 기관·법인·단체일 것
   가. 국가인권위원회
   나. 국립 또는 공립의 정신의료기관
   다. 정신건강증진 또는 정신질환자 복지서비스 지원 사업을 목적으로 설립된 비영리법인
   라. 「공무원 인재개발법」에 따른 교육훈련기관
   마. 「한국보건복지인력개발원법」에 따른 한국보건복지인력개발원
   바. 그 밖에 보건복지부장관이 인권교육을 실시할 수 있는 전문성·인력 및 시설을 갖추었다고 인정하는 기관·법인·단체
2. 다음 각 목의 어느 하나에 해당하는 사람으로서 보건복지부장관이 정하는 인권교육강사 양성교육 등을 이수한 사람(이하 "인권교육강사"라 한다)을 1명 이상 둘 것
   가. 최근 3년 이내에 인권교육을 16시간 이상 이수한 정신건강증진시설 또는 정신건강복지센터의 장
   나. 정신건강증진 업무를 담당하는 공무원으로서 인권교육에 관한 지식이 있는 사람
   다. 제1호 각 목의 기관에서 인권 관련 업무를 담당하는 사람으로서 인권교육에 관한 지식이 있는 사람

③ 법 제70조 제4항에 따른 인권교육기관의 지정 취소 및 업무정지 기준은 별표 12와 같다.

④ 제1항부터 제3항까지에서 규정한 사항 외에 인권교육의 실시 방법, 인권교육기관의 지정 절차 및 교육 경비 등에 필요한 세부 사항은 보건복지부장관이 정하여 고시한다.

제71조(비밀누설의 금지) 정신질환자 또는 정신건강증진시설과 관련된 직무를 수행하고 있거나 수행하였던 사람은 그 직무의 수행과 관련하여 알게 된 다른 사람의 비밀을 누설하거나 공표하여서는 아니 된다.

제72조(수용 및 가혹행위 등의 금지) ① 누구든지 이 법 또는 다른 법령에 따라 정신질환자를 보호할 수 있는 시설 외의 장소에 정신질환자를 수용하여서는 아니 된다.

② 정신건강증진시설의 장이나 그 종사자는 정신건강증진시설에 입원등을 하거나 시설을 이용하는 사람에게 폭행을 하거나 가혹행위를 하여서는 아니 된다.

제73조(특수치료의 제한) ① 정신의료기관에 입원을 한 사람에 대한 전기충격요법·인슐린혼수요법·마취하최면요법·정신외과요법, 그 밖에 대통령령으로 정하는 치료(이하 "특수치료"라 한다)는 그 정신의료기관이 구성하는 협의체에서 결정하되, 본인 또는 보호의무자에게 특수치료에 관하여 필요한 정보를 제공하고, 본인의 동의를 받아야 한다. 다만, 본인의 의사능력이 미흡한 경우에는 보호의무자의 동의를 받아야 한다.

② 제1항에 따른 협의체는 2명 이상의 정신건강의학과전문의와 대통령령으로 정하는 정신건강증진에 관한 전문지식과 경험을 가진 사람으로 구성하며, 그 운영 등에 필요한 사항은 대통령령으로 정한다.

시행령

제35조(특수치료의 종류 등) ① 법 제73조 제1항 본문에서 "대통령령으로 정하는 치료"란 다음 각 호의 치료를 말한다.

1. 정신질환증상의 완화를 목적으로 하는 신체일부절제술
2. 정신질환증상을 교정하기 위하여 시행되는 혐오자극법

② 법 제73조 제1항에 따른 특수치료(이하 "특수치료"라 한다)를 하는 경우 본인 또는 보호의무자의 동의는 서면으로 받아야 한다.

제36조(협의체의 구성 및 운영) ① 법 제73조 제1항에 따른 협의체(이하 "협의체"라 한다)는 3명 이상 5명 이내로 구성한다.

② 법 제73조 제2항에서 "대통령령으로 정하는 정신건강증진에 관한 전문지식과 경험을 가진 사람"이란 다음 각 호의 사람을 말한다. 〈개정 2022.4.5.〉

1. 정신건강복지센터 소속 정신건강전문요원
2. 「고등교육법」 제2조에 따른 학교에서 심리학·간호학·사회복지학·사회사업학 또는 작업치료학을 가르치는 조교수 이상으로 재직하고 있는 사람
3. 그 밖에 제1호부터 제3호까지의 규정에 준하는 사람으로서 보건복지부장관이 정신건강증진에 관한 전문지식과 경험이 있다고 인정하는 사람

③ 협의체에서 법 제73조 제1항에 따라 정신질환자에 대한 특수치료를 결정할 때에는 협의체 구성원 3분의 2 이상의 찬성으로 의결한다.

④ 정신의료기관의 장은 제3항에 따라 협의체가 특수치료를 결정한 경우에는 지체 없이 그 내용을 본인 및 보호의무자(보호의무자가 있는 경우만 해당한다)에게 통보하여야 한다.

⑤ 정신의료기관의 장은 협의체의 회의 내용에 관한 기록을 작성하고, 작성한 날부터 3년간 보존하여야 한다.

제74조(통신과 면회의 자유 제한의 금지) ① 정신의료기관등의 장은 입원등을 한 사람에 대하여 치료 목적으로 정신건강의학과전문의의 지시에 따라 하는 경우가 아니면 통신과 면회의 자유를 제한할 수 없다.

② 정신의료기관등의 장은 치료 목적으로 정신건강의학과전문의의 지시에 따라 통신과 면회의 자유를 제한하는 경우에도 최소한의 범위에서 하여야 한다.

제75조(격리 등 제한의 금지) ① 정신의료기관등의 장은 입원등을 한 사람에 대하여 치료 또는 보호의 목적으로 정신건강의학과전문의의 지시에 따라 하는 경우가 아니면 격리시키거나 묶는 등의 신체적 제한을 할 수 없다.

② 정신의료기관등의 장은 치료 또는 보호의 목적으로 정신건강의학과전문의의 지시에 따라 입원등을 한 사람을 격리시키거나 묶는 등의 신체적 제한을 하는 경우에도 자신이나 다른 사람을 위험에 이르게 할 가능성이 뚜렷하게 높고 신체적 제한 외의 방법으로 그 위험을 회피하는 것이 뚜렷하게 곤란하다고 판단되는 경우에만 제1항에 따른 신체적 제한을 할 수 있다. 이 경우 격리는 해당 시설 안에서 하여야 한다.

시행규칙

제51조(신체적 제한에 관한 기록) 법 제75조에 따라 정신의료기관등의 장이 입원등을 한 사람에 대하여 격리하거나 묶는 등의 신체적 제한을 가하는 경우에는 다음 각 호의 사항을 진료기록부에 기재하여야 한다.
1. 사유 및 내용
2. 병명 및 증상
3. 개시 및 종료의 시간
4. 지시자 및 수행자

제76조(작업치료) ① 정신의료기관등의 장은 입원등을 한 사람의 치료, 재활 및 사회적응에 도움이 된다고 인정되는 경우에는 그 사람의 건강상태와 위험성을 고려하여 보건복지부령으로 정하는 작업을 시킬 수 있다.
② 제1항에 따른 작업은 입원등을 한 사람 본인이 신청하거나 동의한 경우에만 정신건강의학과전문의가 지시하는 방법에 따라 시켜야 한다. 다만, 정신요양시설의 경우에는 정신건강의학과전문의의 지도를 받아 정신건강전문요원이 작업의 구체적인 방법을 지시할 수 있다.
③ 제1항에 따른 작업의 시간, 유형 또는 장소 등에 관한 사항은 보건복지부령으로 정한다.
[제목개정 2020.4.7.]

시행규칙

제52조(작업치료) ① 법 제76조 제1항에서 "보건복지부령으로 정하는 작업"이란 입원등을 한 사람의 건강과 안전을 해치지 아니하는 범위에서 이루어지는 단순 기능 작업을 말한다.
② 법 제76조 제1항에 따른 작업은 다음 각 호의 구분에 따라 실시한다.
1. 작업 시간: 다음 각 목의 구분에 따른 시간
  가. 정신의료기관등에서 실시하는 경우: 1일 6시간 이내 및 1주 30시간 이내
  나. 정신의료기관등이 아닌 외부에서 실시하는 경우: 1일 8시간 이내 및 1주 40시간 이내
2. 작업 장소: 직업재활훈련실 등 작업에 필요한 시설을 갖춘 장소에서 실시할 것
③ 정신의료기관등의 장은 법 제76조 제1항에 따른 작업을 시키는 경우에는 정신건강전문요원 또는 「의료기사 등에 관한 법률」 제2조제 2항 제4호에 따른 작업치료사를 두어 안전한 환경에서 작업이 이루어지도록 해야 하고, 가위·칼 등 정신질환자 본인 또는 다른 사람을 해칠 수 있는 도구들은 안전하게 사용·관리되도록 조치해야 한다.〈개정 2019.10.24.〉
④ 정신의료기관등의 장은 법 제76조 제1항에 따른 작업으로 얻은 수입이 있는 경우에는 원자재 구입비용 등 작업에 든 실비를 제외한 금액을 해당 입원등을 한 사람에게 각 개인별 예금계좌를 통하여 지급하여야 한다.
[제목개정 2020.10.20.]

제77조(직업훈련 지원) 국가 또는 지방자치단체는 정신질환으로부터 회복된 사람이 그 능력에 따라 적당한 직업훈련을 받을 수 있도록 노력하고, 이들에게 적절한 직종을 개발·보급하기 위하여 노력하여야 한다.

제78조(단체·시설의 보호·육성 등) 국가 또는 지방자치단체는 정신질환자의 사회적응 촉진과 권익보호를 목적으로 하는 단체 또는 시설을 보호·육성하고, 이에 필요한 비용을 보조할 수 있다.

제79조(경제적 부담의 경감 등) 국가 또는 지방자치단체는 정신질환자와 그 보호의무자의 경제적 부담을 줄이고 정신질환자의 사회적응을 촉진하기 위하여 의료비의 경감·보조나 그 밖에 필요한 지원을 할 수 있다.

제80조(비용의 부담) ① 국가 또는 지방자치단체는 제44조 및 제50조에 따른 진단과 치료에 드는 비용의 전부 또

는 일부를 부담할 수 있다.〈개정 2021.6.8.〉

② 제1항에 따른 비용의 부담에 필요한 사항은 대통령령으로 정한다.

시행령

제37조(비용의 부담) ① 국가 또는 지방자치단체가 법 제80조제1항에 따라 부담하는 비용은 본인부담금으로 한다. 다만, 다음 각 호의 사람에 대해서는 비급여비용을 추가로 부담할 수 있다.〈개정 2021.12.7.〉

1. 「국민기초생활 보장법」에 따른 수급권자
2. 「국민기초생활 보장법」에 따른 차상위계층
3. 「의료급여법」 제3조에 따른 수급권자

② 제1항에도 불구하고 「공무원 재해보상법」, 「산업재해보상보험법」, 「국가유공자 등 예우 및 지원에 관한 법률」 등 다른 법령에 따라 정신질환자 또는 그 보호의무자가 본인부담금이나 비급여비용을 지원받는 경우에는 그 부분에 한정하여 국가 또는 지방자치단체가 부담하지 아니한다.〈개정 2018.9.18., 2021.12.7.〉

③ 제1항에 따라 지방자치단체가 부담하는 비용은 입원한 사람의 주민등록이 되어 있는 특별자치시·특별자치도·시·군·구(구는 자치구를 말한다)의 특별자치시장·특별자치도지사·시장·군수·구청장이 부담한다. 다만, 입원한 사람이 주민등록이 되어 있지 않은 경우에는 다음 각 호의 구분에 따라 비용을 부담한다.〈신설 2019.10.22., 2021.12.7.〉

1. 법 제44조에 따른 진단과 치료에 드는 비용: 입원을 결정한 특별자치시장·특별자치도지사·시장·군수·구청장
2. 법 제50조에 따른 진단과 치료에 드는 비용: 입원한 사람이 발견된 장소의 특별자치시장·특별자치도지사·시장·군수·구청장

제81조(비용의 징수) 정신요양시설과 정신재활시설의 설치·운영자는 그 시설을 이용하는 사람으로부터 보건복지부장관이 정하여 고시하는 비용징수 한도액의 범위에서 시설 이용에 드는 비용을 받을 수 있다.

제81조의2(상속인 없는 재산의 처리) ① 정신요양시설과 정신재활시설의 설치·운영자는 그 시설에 입소 중인 사람이 사망하고 그 상속인의 존부가 분명하지 아니한 경우 「민법」 제1053조부터 제1059조까지의 규정에 따라 사망한 사람의 재산을 처리한다. 다만, 사망한 사람의 잔여재산이 「사회복지사업법」 제45조의2 제1항 단서에 따른 금액 이하인 경우에는 관할 시장·군수·구청장에게 잔여재산 목록을 작성하여 보고하는 것으로 그 재산의 처리를 갈음할 수 있다.

② 제1항 단서에 따른 보고를 받은 시장·군수·구청장은 상속인, 일반상속채권자, 유증받은 자, 기타 상속재산에 대하여 권리를 주장하려는 자가 있으면 6개월 내에 그 권리를 주장할 것을 3개월 이상 공고하여야 한다.

③ 제2항에 따른 기간 내에 상속재산에 대하여 권리를 주장하는 자가 있는 때에는 시장·군수·구청장이 「민법」 제1034조에 따라 그 기간 내에 신고한 채권자들 간에 배당하여 변제하여야 한다.

④ 제2항에 따른 기간이 경과하여도 상속재산에 대하여 권리를 주장하는 자가 없는 때에는 상속재산은 지방자치단체에 귀속된다.

⑤ 제1항부터 제4항까지에서 규정한 사항 외에 상속인 없는 재산의 처리에 관한 세부절차는 보건복지부령으로 정한다.

[본조신설 2020.12.29.]

시행규칙

제52조의2(상속인 없는 재산의 처리절차) ① 정신요양시설과 정신재활시설의 설치·운영자는 사망한 사람의 잔여재산이 법 제81조의2제1항 단서에 해당하는 경우에는 그 시설에 입소 중인 사람이 사망한 후 30일 이내에 관할 시장·군수·구청장에게 잔여재산 목록을 작성하여 보고해야 한다.

② 시장·군수·구청장은 법 제81조의2제2항에 따라 공고하는 경우에는 시·군·구의 인터넷 홈페이지 또는 「신문 등의 진흥에 관한 법률」 제9조제1항에 따라 그 보급지역을 전국으로 등록한 일반일간신문에 게재하는 방법으로 한다.

③ 제1항 및 제2항에서 규정한 사항 외에 상속인 없는 재산의 처리에 관하여 필요한 세부사항은 보건복지부장관이

정하여 고시한다.
[본조신설 2021.6.30.]

제82조(보조금 등) ① 국가는 지방자치단체가 설치·운영하는 정신건강증진시설에 대하여 그 설치·운영에 필요한 비용을 보조할 수 있다.

② 국가는 지방자치단체가 수행하는 제12조 제2항 및 제3항에 따른 정신건강증진사업등, 제53조 및 제54조에 따른 정신건강심의위원회와 정신건강심사위원회 운영 및 제66조 제1항에 따른 지도·감독을 하는 데에 드는 비용을 보조할 수 있다.

제83조(권한의 위임 및 업무의 위탁) ① 이 법에 따른 보건복지부장관 또는 시·도지사의 권한은 대통령령으로 정하는 바에 따라 그 일부를 시·도지사, 제16조에 따른 국립정신건강연구기관의 장, 국립정신병원등의 장 또는 시장·군수·구청장에게 위임할 수 있다.

② 보건복지부장관은 이 법에 따른 업무의 일부를 대통령령으로 정하는 바에 따라 정신건강 관련 기관 또는 단체에 위탁할 수 있다.

시행령

제38조(권한의 위임) ① 법 제83조 제1항에 따라 보건복지부장관은 법 제17조 제1항에 따른 정신건강전문요원의 자격증 교부에 대한 업무를 국립정신건강센터의 장에게 위임한다.

② 법 제83조 제1항에 따라 보건복지부장관은 법 제66조 제1항에 따른 지도·감독에 관한 업무(법 제44조 제4항에 따라 보건복지부장관이나 지방자치단체의 장이 지정한 정신의료기관의 입원등 진단 및 입원에 대한 지도·감독에 한정한다)를 국립정신병원의 장에게 위임한다.

제39조(민감정보 및 고유식별정보의 처리) ① 보건복지부장관(제10조, 제10조의3, 제10조의4, 제13조, 제34조 또는 제38조에 따라 보건복지부장관으로부터 권한·업무를 위임·위탁받거나 권역별트라우마센터로 지정받은 자를 포함한다) 또는 지방자치단체의 장(해당 권한·업무를 위임·위탁받은 자를 포함한다)은 다음 각 호의 사무를 수행하기 위하여 불가피한 경우 「개인정보 보호법」 제23조에 따른 건강에 관한 정보나 같은 법 시행령 제19조에 따른 주민등록번호, 여권번호, 운전면허의 면허번호 또는 외국인등록번호가 포함된 자료를 처리할 수 있다. 다만, 제4호부터 제8호까지의 규정에 따른 사무의 경우에는 「개인정보 보호법」 제23조에 따른 건강에 관한 정보는 제외한다. 〈개정 2018.12.11., 2019.6.11., 2019.10.22., 2021.6.15.〉

1. 법 제10조 제1항에 따른 실태조사에 관한 사무
2. 법 제11조 제2항에 따른 정신건강증진사업에 관한 사무
3. 법 제15조 제1항부터 제4항까지의 규정에 따른 정신건강복지센터의 설치·운영 및 정신건강증진사업등의 제공·연계 사업에 관한 사무

3의2. 법 제15조의2 제1항부터 제3항까지의 규정에 따른 국가트라우마센터와 권역별트라우마센터의 업무에 관한 사무

3의3. 법 제15조의3 제1항 및 제2항에 따른 중독관리통합지원센터의 설치·운영 및 중독 문제와 관련한 지원사업에 관한 사무

4. 법 제17조 제1항, 제3항 및 제7항에 따른 정신건강전문요원 자격 부여, 보수교육 실시 및 자격 정지·취소에 관한 사무
5. 법 제19조 제2항에 따른 정신의료기관 개설·설치 결격사유 확인에 관한 사무
6. 법 제22조 제2항 및 제3항에 따른 정신요양시설의 허가 및 설치 결격사유 확인에 관한 사무
7. 법 제26조 제2항에 따른 정신재활시설의 신고 및 변경신고에 관한 사무
8. 법 제44조 제3항, 제4항, 제6항, 제7항 및 제9항에 따른 입원의 진단, 의뢰, 호송을 위한 도움 요청에 관한 사무
9. 법 제51조에 따른 신상정보 확인, 결과 통보, 관할 경찰서장에 대한 확인 요청에 관한 사무
10. 법 제53조 제2항, 제3항 및 제6항에 따른 심의, 심사 및 조사 요청에 관한 사무
11. 법 제55조부터 제57조까지의 규정 및 제59조에 따른 퇴원등의 심사 청구 처리 및 그 결과의 통지에 관한 사무
12. 법 제60조에 따른 재심사 청구 처리 및 심사에 관한 사무
13. 법 제62조에 따른 입원의 해제에 관한 사무

14. 법 제63조에 따른 임시 퇴원의 경과 관찰에 관한 사무
15. 법 제64조에 따른 외래치료 지원 등에 관한 사무
16. 법 제66조 제1항, 제2항 및 제4항에 따른 정신건강증진시설의 지도·감독 및 심사와 그에 따른 명령에 관한 사무
17. 법 제67조에 따른 입·퇴원등관리시스템의 운영 및 관리에 관한 사무

② 입원적합성심사위원회 또는 조사원은 다음 각 호의 사무를 수행하기 위하여 불가피한 경우 「개인정보 보호법」 제23조에 따른 건강에 관한 정보나 같은 법 시행령 제19조에 따른 주민등록번호, 여권번호, 운전면허의 면허번호 또는 외국인등록번호가 포함된 자료를 처리할 수 있다.
1. 법 제47조에 따른 입원등의 적합 또는 부적합 여부 심사 및 그 결과의 통지에 관한 사무
2. 법 제48조 제1항 및 제2항에 따른 조사에 관한 사무

③ 정신의료기관등의 장은 다음 각 호의 사무를 수행하기 위하여 불가피한 경우 「개인정보 보호법」 제23조에 따른 건강에 관한 정보나 같은 법 시행령 제19조에 따른 주민등록번호, 여권번호, 운전면허의 면허번호 또는 외국인등록번호가 포함된 자료를 처리할 수 있다.〈개정 2019.10.22.〉
1. 법 제41조에 따른 입원등 및 퇴원등에 관한 사무
2. 법 제42조에 따른 입원등 및 퇴원등에 관한 사무
3. 법 제43조에 따른 입원등 및 퇴원등에 관한 사무와 입원등 기간 연장 심사 청구에 관한 사무
4. 법 제44조에 따른 입원에 관한 사무
5. 법 제50조에 따른 입원 및 퇴원에 관한 사무
6. 법 제52조 제1항에 따른 퇴원등의 통보에 관한 사무
7. 법 제62조 제1항 및 제2항에 따른 퇴원등 및 입원등의 기간 연장 심사에 관한 사무
8. 법 제63조 제1항에 따른 임시 퇴원등에 관한 사무
9. 법 제64조 제1항 및 제2항에 따른 외래치료 지원 청구에 관한 사무
10. 법 제65조 제1항에 따른 무단으로 퇴원등을 한 사람에 대한 탐색 요청에 관한 사무
11. 법 제67조 제2항에 따른 입·퇴원등관리시스템 등록에 관한 사무
12. 법 제73조 제1항에 따른 특수치료에 관한 사무

④ 정신건강의학과전문의 또는 정신건강전문요원은 다음 각 호의 사무를 수행하기 위하여 불가피한 경우 「개인정보 보호법」 제23조에 따른 건강에 관한 정보나 같은 법 시행령 제19조에 따른 주민등록번호, 여권번호, 운전면허의 면허번호 또는 외국인등록번호가 포함된 자료를 처리할 수 있다.
1. 법 제43조 제1항, 제4항 및 제6항에 따른 진단에 관한 사무
2. 법 제44조 제1항, 제4항 및 제6항에 따른 진단·보호 신청 및 진단에 관한 사무
3. 법 제50조 제4항에 따른 진단에 관한 사무
4. 법 제62조 제2항에 따른 진단에 관한 사무
5. 법 제63조 제1항에 따른 진단에 관한 사무

⑤ 협의체의 구성원은 법 제73조 제1항에 따른 특수치료의 결정에 관한 사무를 수행하기 위하여 불가피한 경우 「개인정보 보호법」 제23조에 따른 건강에 관한 정보나 같은 법 시행령 제19조에 따른 주민등록번호, 여권번호, 운전면허의 면허번호 또는 외국인등록번호가 포함된 자료를 처리할 수 있다.

제40조(규제의 재검토) 보건복지부장관은 제41조 및 별표 5에 따른 과태료의 부과기준에 대하여 2014년 1월 1일을 기준으로 3년마다(매 3년이 되는 해의 1월 1일 전까지를 말한다) 그 타당성을 검토하여 개선 등의 조치를 하여야 한다.

시행규칙

제53조(규제의 재검토) ① 보건복지부장관은 다음 각 호의 사항에 대하여 다음 각 호의 기준일을 기준으로 3년마다(매 3년이 되는 해의 기준일과 같은 날 전까지를 말한다) 그 타당성을 검토하여 개선 등의 조치를 해야 한다.〈개정 2021.12.31.〉
1. 제10조 및 별표 2에 따른 정신건강전문요원의 자격취소 및 자격정지 처분의 기준: 2015년 7월 1일
2. 제11조제2항 및 별표 4에 따른 정신의료기관의 보안전담인력 기준: 2022년 1월 1일

3. 제12조 및 별표 5에 따른 정신의료기관 행정처분의 기준: 2014년 1월 1일
4. 제16조 및 별표 6에 따른 정신요양시설에 대한 행정처분의 기준: 2014년 1월 1일
5. 제21조 및 별표 11에 따른 정신재활시설 행정처분의 기준: 2014년 1월 1일
6. 제37조에 따른 지정정신의료기관의 지정기준 등: 2022년 1월 1일
7. 제50조제3항 및 별표 12에 따른 인권교육기관의 지정취소 및 업무정지 처분의 기준: 2015년 7월 1일

② 보건복지부장관은 다음 각 호의 사항에 대하여 다음 각 호의 기준일을 기준으로 2년마다(매 2년이 되는 해의 기준일과 같은 날 전까지를 말한다) 그 타당성을 검토하여 개선 등의 조치를 하여야 한다.〈개정 2018.12.28.〉

1. 별표 3에 따른 정신의료기관의 시설 및 장비기준: 2015년 1월 1일
2. 별표 7에 따른 정신재활시설의 시설기준 및 수용인력: 2015년 1월 1일
3. 제24조제1항에 따라 정신건강증진시설의 장이 작성·보존하여야 하는 사항: 2015년 1월 1일

제8장 벌칙

제84조(벌칙) 다음 각 호의 어느 하나에 해당하는 자는 5년 이하의 징역 또는 5천만원 이하의 벌금에 처한다.

1. 제40조 제4항을 위반하여 정신질환자를 유기한 자
2. 제41조 제2항, 제42조 제2항, 제43조 제9항 또는 제47조 제4항을 위반하여 정신질환자를 퇴원등을 시키지 아니한 자
3. 제43조 제7항을 위반하여 퇴원등의 명령 또는 임시 퇴원등의 명령에 따르지 아니한 자
4. 제45조 제2항을 위반하여 입원적합성심사위원회에 신고하지 아니한 자
5. 제59조 제1항 제1호(제61조 제2항에서 준용하는 경우를 포함한다) 에 따른 퇴원등의 명령 또는 임시 퇴원등의 명령에 따르지 아니한자
6. 제62조 제1항 후단을 위반하여 정신질환자를 퇴원시키지 아니한 자
7. 제66조 제4항에 따른 퇴원등의 명령에 따르지 아니한 자
8. 제67조 제3항을 위반하여 정보를 처리한 자
9. 제68조 제1항을 위반하여 정신건강의학과전문의의 대면 진단에 의하지 아니하고 정신질환자를 입원등을 시키거나 입원등의 기간을 연장한 자
10. 제72조 제1항을 위반하여 정신질환자를 이 법 또는 다른 법령에 따라 정신질환자를 보호할 수 있는 시설 외의 장소에 수용한 자
11. 제72조 제2항을 위반하여 정신건강증진시설의 장 또는 그 종사자로서 정신건강증진시설에 입원등을 하거나 시설을 이용하는 사람에게 폭행을 하거나 가혹행위를 한 사람
12. 제73조 제1항을 위반하여 협의체의 결정 없이 특수치료를 하거나 정신의료기관에 입원을 한 사람 또는 보호의무자의 동의 없이 특수치료를 한 자

제85조(벌칙) 다음 각 호의 어느 하나에 해당하는 자는 3년 이하의 징역 또는 3천만원 이하의 벌금에 처한다.

1. 제19조 제5항 또는 제29조 제2항에 따른 사업의 정지명령 또는 시설의 폐쇄명령을 위반한 자
2. 제25조 제2항에 따른 사업의 정지명령 또는 정신요양시설의 장의 교체명령을 위반한 자
3. 제26조 제2항 전단을 위반하여 신고를 하지 아니하고 정신재활시설을 설치·운영한 자
4. 제67조 제4항을 위반하여 기록을 삭제하지 아니한 자
5. 제69조 제3항을 위반하여 입원등을 하거나 정신건강증진시설을 이용하는 정신질환자에게 노동을 강요한 자

6. 제71조를 위반하여 직무수행과 관련하여 알게 된 다른 사람의 비밀을 누설하거나 공표한 사람
7. 제74조 제1항을 위반하여 입원등을 한 사람의 통신과 면회의 자유를 제한한 자

제86조(벌칙) 다음 각 호의 어느 하나에 해당하는 자는 1년 이하의 징역 또는 1천만원 이하의 벌금에 처한다.〈개정 2019.4.23.〉

1. 제17조제5항을 위반하여 다른 사람에게 자기의 명의를 사용하여 정신건강전문요원의 업무를 수행하게 하거나 정신건강전문요원 자격증을 빌려준 사람

1의2. 제17조제6항을 위반하여 정신건강전문요원의 명의를 사용하거나 그 자격증을 대여받은 사람

1의3. 제17조제6항을 위반하여 정신건강전문요원의 명의의 사용이나 자격증의 대여를 알선한 사람

1의4. 제30조를 위반하여 기록을 작성·보존하지 아니하거나 그 내용확인을 거부한 자

2. 제41조 제3항 또는 제42조 제4항을 위반하여 퇴원등을 할 의사가 있는지 여부를 확인하지 아니한 자
3. 제43조 제1항 후단을 위반하여 입원등 신청서나 보호의무자임을 확인할 수 있는 서류를 받지 아니한 자
4. 제43조 제6항을 위반하여 입원등 기간 연장에 대한 심사 청구기간을 지나서 심사 청구를 하거나, 심사 청구를 하지 아니하고 입원등 기간을 연장하여 입원등을 시킨 자
5. 제50조 제5항을 위반하여 즉시 퇴원시키지 아니한 자
6. 제51조 제1항을 위반하여 신상정보의 확인이나 조회 요청을 하지 아니한 자
7. 제59조 제1항 제2호부터 제6호까지(제61조 제2항에서 준용하는 경우를 포함한다)에 따른 결정·명령을 따르지 아니한 자 또는 제66조 제4항에 따른 처우개선을 위하여 필요한 조치 명령을 따르지 아니한 자
8. 제67조 제2항을 위반하여 입·퇴원등관리시스템에 제45조 제2항에 따른 신고 내용 및 퇴원등의 사항을 등록하지 아니한 자
9. 제69조 제2항을 위반하여 동의를 받지 아니하고 정신질환자에 대하여 녹음·녹화 또는 촬영을 한 자
10. 제75조 제1항을 위반하여 정신건강의학과전문의의 지시에 따르지 아니하고 신체적 제한을 한 자
11. 제76조 제2항을 위반하여 입원등을 한 사람의 신청 또는 동의 없이 작업을 시키거나 정신건강의학과전문의나 정신건강전문요원이 지시한 방법과 다르게 작업을 시킨 자

제87조(벌칙) 제22조 제6항 후단을 위반하여 정당한 사유 없이 시설 개방 요구에 따르지 아니한 자는 500만원 이하의 벌금에 처한다.〈개정 2019.1.15.〉

제88조(양벌규정) 법인의 대표자나 법인 또는 개인의 대리인, 사용인, 그 밖의 종업원이 그 법인 또는 개인의 업무에 관하여 제84조부터 제87조까지의 어느 하나에 해당하는 위반행위를 하면 그 행위자를 벌하는 외에 그 법인 또는 개인에게도 해당 조문의 벌금형을 과(科)한다. 다만, 법인 또는 개인이 그 위반행위를 방지하기 위하여 해당 업무에 관하여 상당한 주의와 감독을 게을리하지 아니한 경우에는 그러하지 아니하다.

제89조(과태료) ① 다음 각 호의 어느 하나에 해당하는 자에게는 100만원 이하의 과태료를 부과한다.〈개정 2019.4.23.〉

1. 제6조 제1항을 위반하여 권리 및 권리행사방법을 알리지 아니하거나 권리행사에 필요한 서류를 정신건강증진시설에 갖추어 두지 아니한 자

1의2. 제6조 제2항을 위반하여 정신건강복지센터의 기능·역할 및 이용 절차 등을 알리지 아니하거나 정신보건수첩 등의 서류를 정신건강증진시설에 갖추어 두지 아니한 자

2. 제24조에 따른 신고를 하지 아니하거나 거짓으로 신고를 한 자
3. 제28조에 따른 신고를 하지 아니하거나 거짓으로 신고를 한 자
4. 제42조 제3항을 위반하여 퇴원등 거부사유 및 퇴원등 심사를 청구할 수 있음을 통지하지 아니한 자
5. 제43조 제8항을 위반하여 입원등 또는 입원등 기간 연장의 사실 및 사유를 통지하지 아니한 자

6. 제43조 제10항을 위반하여 퇴원등 거부 사실 및 사유나 퇴원등 심사를 청구할 수 있다는 사실 및 그 청구절차를 통지하지 아니한 자
7. 제48조 제2항 후단을 위반하여 입원적합성심사위원회의 조사에 협조하지 아니한 자
8. 제63조 제1항을 위반하여 임시 퇴원등 사실을 통보하지 아니한 자
9. 제66조 제1항 및 제2항을 위반하여 보고를 하지 아니하거나 거짓으로 보고를 한 자, 관계 서류를 제출하지 아니하거나 거짓 서류를 제출한 자 또는 관계 공무원이나 정신건강심의위원회 위원의 검사·심사를 거부·방해 또는 기피한 자
10. 제69조 제1항을 위반하여 교육, 고용, 시설이용의 기회를 제한 또는 박탈하거나 그 밖의 불공평한 대우를 한 자

② 제1항에 따른 과태료는 대통령령으로 정하는 바에 따라 보건복지부장관, 시·도지사 또는 시장·군수·구청장이 부과·징수한다.

시행령

제41조(과태료의 부과기준) 법 제89조 제1항에 따른 과태료의 부과기준은 별표 5와 같다.

부 칙 〈제18224호, 2021.6.8.〉

이 법은 공포 후 6개월이 경과한 날부터 시행한다.

정신건강증진 및 정신질환자 복지서비스 지원에 관한 법률 시행령

일부개정 2022.4.5. 대통령령 제32566호 시행일 2022.4.8.

[별표 1] 〈개정 2022.4.5.〉

정신건강전문요원의 자격기준(제12조 제1항 관련)

종류 등급	정신건강임상심리사	정신건강간호사	정신건강사회복지사	정신건강작업치료사
1급	1. 심리학에 대한 석사학위 이상을 소지한 사람(석사 이상 학위 취득 과정에서 보건복지부장관이 정하는 임상심리관련 과목을 이수한 경우로 한정한다)으로서 법 제17조 제1항에 따른 정신건강전문요원 수련기관(이하 이 표에서 "수련기관"이라 한다)에서 3년(2급 자격취득을 위한 기간은 포함하지 아니한다) 이상 수련을 마친 사람	1. 「의료법」에 따른 간호사 면허를 취득하고, 간호학에 대한 석사학위 이상을 소지한 사람으로서 보건복지부장관이 지정한 수련기관에서 3년(2급 자격 취득을 위한 기간은 포함하지 아니한다) 이상 수련을 마친 사람	1. 사회복지학 또는 사회사업학에 대한 석사학위 이상을 소지한 사람으로서 보건복지부장관이 지정한 수련기관에서 3년(2급 자격 취득을 위한 기간은 포함하지 아니한다) 이상 수련을 마친 사람	1. 「의료기사 등에 관한 법률」에 따른 작업치료사 면허를 취득하고, 작업치료학에 대한 석사학위 이상을 취득한 후 수련기관에서 3년(2급 자격 취득을 위한 기간은 포함하지 아니한다)이상 수련을 마친 사람
	2. 2급 정신건강임상심리사 자격을 취득한 후 정신건강증진시설, 보건소 또는 국가나 지방자치단체로부터 정신건강증진사업등을 위탁받은 기관이나 단체에서 5년 이상 근무한 경력(단순 행정업무 등 보건복지부장관이 정하는 업무는 제외한다)이 있는 사람	2. 2급 정신건강간호사 자격을 취득한 후 정신건강증진시설, 보건소 또는 국가나 지방자치단체로부터 지역사회 정신건강증진사업등을 위탁받은 기관이나 단체에서 5년 이상 근무한 경력(단순 행정업무 등 보건복지부장관이 정하는 업무는 제외한다)이 있는 사람	2. 2급 정신건강사회복지사 자격을 취득한 후 정신건강증진시설, 보건소 또는 국가나 지방자치단체로부터 정신건강증진사업등을 위탁받은 기관이나 단체에서 5년 이상 근무한 경력(단순 행정업무 등 보건복지부장관이 정하는 업무는 제외한다)이 있는 사람	2. 2급 정신건강작업치료사 자격을 취득한 후 정신건강증진시설, 보건소 또는 국가나 지방자치단체로부터 정신건강증진사업등을 위탁받은 기관이나 단체에서 5년 이상 근무한 경력(단순행정업무 등 보건복지부장관이 정하는 업무는 제외한다)이 있는 사람
	3. 「국가기술자격법 시행령」 제10조제1항에 따른 임상심리사 1급 자격을 소지한 사람으로서 보건복지부장관이 지정한 수련기관에서 3년(2급 자격취득을 위한 기간은 포함하지 아니한다) 이상 수련을 마친 사람	3. 2급 정신건강간호사 자격을 소지한 사람으로서 간호대학에서 5년 이상 정신간호분야의 조교수 이상의 직에 있거나 있었던 사람		

2급	1. 심리학에 대한 학사학위 이상을 소지한 사람(학위 취득 과정에서 보건복지부장관이 정하는 임상심리관련 과목을 이수한 경우로 한정한다)으로서 수련기관에서 1년(1급 자격취득을 위한 기간을 포함한다) 이상 수련을 마친 사람 2. 「국가기술자격법 시행령」 제12조의2제1항에 따른 임상심리사 2급 자격을 소지한 사람으로서 수련기관에서 1년(1급 자격취득을 위한 기간을 포함한다) 이상 수련을 마친 사람	1. 「의료법」에 따른 간호사 면허를 가진 자로서 수련기관에서 1년(1급 자격취득을 위한 기간을 포함한다) 이상 수련을 마친 사람 2. 「의료법」에 따른 정신전문간호사 자격이 있는 사람	「사회복지사업법 시행령」 제11조제2항에 따른 사회복지사 1급 자격을 소지한 사람으로서 수련기관에서 1년(1급 자격취득을 위한 기간을 포함한다) 이상 수련을 마친 사람	「의료기사 등에 관한 법률」에 따른 작업치료사 면허를 가진 사람으로서 수련기관에서 1년(1급 자격취득을 위한 기간을 포함한다)이상 수련을 마친 사람

비고: 외국에서 정신건강전문요원과 유사한 교육·수련을 받거나 정신건강전문요원과 유사한 자격을 취득한 사람은 보건복지부장관이 정하는 바에 따라 정신건강전문요원과 동등한 자격을 인정받을 수 있다.

[별표 2] 〈개정 2022.4.5.〉

정신건강전문요원의 업무범위(제12조 제2항 관련)

1. 공통 업무
   가. 정신재활시설의 운영
   나. 정신질환자등의 재활훈련, 생활훈련 및 작업훈련의 실시 및 지도
   다. 정신질환자등과 그 가족의 권익보장을 위한 활동 지원
   라. 법 제44조제1항에 따른 진단 및 보호의 신청
   마. 정신질환자등에 대한 개인별 지원계획의 수립 및 지원
   바. 정신질환 예방 및 정신건강복지에 관한 조사·연구
   사. 정신질환자등의 사회적응 및 재활을 위한 활동
   아. 정신건강증진사업등의 사업 수행 및 교육
   자. 그 밖에 가목부터 아목까지의 규정에 준하는 사항으로 보건복지부장관이 정하는 정신건강증진 활동

2. 개별 업무
   가. 정신건강임상심리사
      1) 정신질환자등에 대한 심리 평가 및 심리 교육
      2) 정신질환자등과 그 가족에 대한 심리 상담 및 심리 안정을 위한 서비스 지원
   나. 정신건강간호사
      1) 정신질환자등의 간호 필요성에 대한 관찰, 자료수집, 간호 활동
      2) 정신질환자등과 그 가족에 대한 건강증진을 위한 활동의 기획과 수행

다. 정신건강사회복지사
   1) 정신질환자등에 대한 사회서비스 지원 등에 대한 조사
   2) 정신질환자등과 그 가족에 대한 사회복지서비스 지원에 대한 상담·안내
라. 정신건강작업치료사
   1) 정신질환자등에 대한 작업 수행 평가, 정신질환자등의 신체적·정신적 기능 향상을 위한 작업치료
   2) 정신질환자등과 그 가족에 대한 작업치료 교육과 작업치료 서비스 기획·수행

[별표 3] 〈개정 2020.10.27.〉

과징금의 부과기준(제14조 관련)

1. 일반기준
   가. 사업정지 1개월은 30일을 기준으로 한다.
   나. 위반행위의 종류에 따른 과징금의 금액은 사업정지 기간(그 기간을 늘리거나 줄인 경우에는 그에 따라 늘어나거나 줄어든 기간을 말한다)에 다목에 따라 산정한 1일당 과징금의 금액을 곱한 금액으로 한다.
   다. 1일당 과징금의 금액은 위반행위를 한 정신의료기관의 연간 총수입액을 기준으로 제2호의 표에 따라 산출한다.
   라. 과징금 부과의 기준이 되는 연간 총수입액은 다음의 구분에 따라 산정한 총수입액(병원급 이상의 의료기관에 설치된 정신과의 경우에는 정신과의 총수입액을 말한다. 이하 같다)을 기준으로 한다. 다만, 신규 개설, 휴업 또는 재개업 등으로 1년간의 총수입액을 산정할 수 없거나 1년간의 총수입액을 기준으로 하는 것이 불합리하다고 인정되는 경우에는 해당 정신의료기관의 분기별, 월별 또는 일별 총수입액을 기준으로 산출 또는 조정한다.
      1) 정신의료기관이 의료법인 및 「민법」이나 다른 법률에 따라 설립된 비영리법인인 경우에는 처분일이 속한 연도의 전년도의 의료업에서 생기는 1년간 「법인세법 시행령」 제11조제1호에 따른 총수입금액
      2) 1) 외의 정신의료기관인 경우에는 처분일이 속한 연도의 전년도의 의료업에서 생기는 총수입금액
   마. 나목에도 불구하고 과징금 산정금액이 1억원을 넘는 경우에는 1억원으로 한다.

2. 과징금의 산정방법

등급	연간 총수입액		1일당 과징금 금액
1		1억원 이하	43,690원
2	1억원 초과	1억 5천만원 이하	109,240원
3	1억 5천만원 초과	2억원 이하	152,940원
4	2억원 초과	2억 5천만원 이하	196,640원
5	2억 5천만원 초과	3억원 이하	240,340원
6	3억원 초과	3억 5천만원 이하	284,040원
7	3억 5천만원 초과	4억원 이하	327,740원
8	4억원 초과	4억 5천만원 이하	371,430원
9	4억 5천만원 초과	5억원 이하	415,130원
10	5억원 초과	5억 5천만원 이하	458,830원
11	5억 5천만원 초과	6억원 이하	502,530원
12	6억원 초과	6억 5천만원 이하	546,230원

13	6억 5천만원 초과	7억원 이하	589,930원
14	7억원 초과	7억 5천만원 이하	633,630원
15	7억 5천만원 초과	8억원 이하	677,320원
16	8억원 초과	8억 5천만원 이하	721,020원
17	8억 5천만원 초과	9억원 이하	764,720원
18	9억원 초과	9억 5천만원 이하	808,420원
19	9억 5천만원 초과	10억원 이하	852,120원
20	10억원 초과	20억원 이하	1,310,950원
21	20억원 초과	30억원 이하	2,184,930원
22	30억원 초과	40억원 이하	3,058,900원
23	40억원 초과	50억원 이하	3,932,870원
24	50억원 초과	60억원 이하	4,806,840원
25	60억원 초과	70억원 이하	5,680,820원
26	70억원 초과	80억원 이하	6,554,790원
27	80억원 초과	90억원 이하	7,428,760원
28	90억원 초과		8,302,740원

[별표 4]

입원적합성심사위원회 설치기관 및 관할 지역(제21조 제2항 관련)

설치기관	관할지역
1. 국립정신건강센터	서울특별시, 인천광역시, 경기도
2. 국립나주병원	광주광역시, 전라북도, 전라남도, 제주도
3. 국립부곡병원	부산광역시, 대구광역시, 울산광역시, 경상북도, 경상남도
4. 국립춘천병원	강원도
5. 국립공주병원	대전광역시, 세종특별자치시, 충청북도, 충청남도
6. 보건복지부장관이 정하여 고시하는 기관	보건복지부장관이 정하여 고시하는 지역

[별표 5] 〈개정 2019.10.22.〉

과태료의 부과기준(제41조 관련)

1. 일반기준

가. 위반행위의 횟수에 따른 과태료의 부과기준은 최근 2년간 같은 위반행위로 과태료 부과처분을 받은 경우에 적용한다. 이 경우 기간의 계산은 위반행위에 대하여 과태료 부과처분을 받은 날과 그 처분 후 다시 같은 위반행위를 하여 적발된 날을 기준으로 한다.

나. 가목에 따라 가중된 부과처분을 하는 경우 가중처분의 적용 차수는 그 위반행위 전 부과처분 차수(가목에 따른 기간 내에 과태료 부과처분이 둘 이상 있었던 경우에는 높은 차수를 말한다)의 다음 차수로 한다.

급하여야 한다.

⑨ 보건복지부장관은 제3항 및 제5항에 따라 신청서를 제출받은 경우에는 「전자정부법」 제36조 제1항에 따른 행정정보의 공동이용을 통하여 의사 면허증을 확인하여야 한다. 다만, 신청인이 확인에 동의하지 아니하는 경우에는 이를 첨부하도록 하여야 한다.

[본조신설 2016.6.23.]

[종전 제8조는 제13조로 이동 〈2016.6.23.〉]

제9조(난임시술 의료기관의 변경신고) ① 난임시술 의료기관은 다음 각 호의 사항을 변경하려면 별지 제9호의5서식의 변경신고서에 난임시술 의료기관 지정서 원본과 변경사항을 확인할 수 있는 서류를 첨부하여 변경사유가 발생한 날부터 30일 이내에 보건복지부장관에게 제출하여야 한다.

1. 기관의 명칭 및 기관의 장
2. 기관의 소재지
3. 시설 및 전문인력(의사에 한정한다)

② 제1항에 따라 변경신고를 받은 보건복지부장관은 지정서를 고쳐 써서 발급하거나 재발급하여야 한다.

[본조신설 2016.6.23.]

제10조(난임시술 의료기관의 평가) ① 법 제11조의3 제3항에 따른 난임시술 의료기관에 대한 평가는 다음 각 호의 기준에 따라 실시한다.

1. 시설·장비 및 전문인력의 질
2. 난임시술의 실적
3. 난임시술의 질 관리 현황
4. 그 밖에 난임시술 의료기관의 업무수행에 필요하다고 보건복지부장관이 인정하는 사항

② 제1항에 따른 난임시술 의료기관의 평가 방법 및 절차 등에 관한 세부사항은 보건복지부장관이 정하여 고시한다.

[본조신설 2016.6.23.]

제11조(난임시술 의료기관의 지정취소) ① 보건복지부장관은 제10조에 따른 평가결과가 다음 각 호의 어느 하나에 해당하는 경우에는 법 제11조의3 제3항에 따라 난임시술 의료기관의 지정을 취소할 수 있다.

1. 법 제11조의3 제2항에 따른 시설·장비 및 전문인력 기준을 충족하지 못하게 된 경우
2. 난임시술의 실적이 현저하게 부진한 경우
3. 난임시술의 질이 낮다고 판단되는 경우
4. 그 밖에 평가결과를 고려하여 난임시술 의료기관의 지정목적을 달성하기 어렵다고 판단되는 경우

② 난임시술 의료기관은 법 제11조의3 제3항에 따라 그 지정이 취소된 경우에는 난임시술 의료기관 지정서를 보건복지부장관에게 반납하여야 한다.

[본조신설 2016.6.23.]

제12조(난임시술 의료기관 평가업무의 위탁) 보건복지부장관은 법 제11조의3 제4항에 따라 난임시술 의료기관의 평가에 관한 업무를 다음 각 호의 기관 또는 단체에 위탁할 수 있다.

1. 「국민건강보험법」 제62조에 따른 건강보험심사평가원
2. 정부가 설립하거나 운영비용의 전부 또는 일부를 지원하는 법인 중 의료기관의 평가와 관련된 업무를 담당하는 비영리법인
3. 그 밖에 의료기관 평가업무를 수행할 수 있는 인적·물적 자원을 갖추고 있다고 보건복지부장관이 인정하는 비영리법인

[본조신설 2016.6.23.]

제12조의2(난임시술 의료기관 평가결과의 공개) ① 보건복지부장관은 법 제11조의3 제5항에 따라 관계 중앙행정기관, 지방자치단체(보건소를 포함한다) 및 제12조에 따라 평가업무를 위탁받은 전문기관 또는 단체의 인터넷 홈페이지를 통하여 난임시술 의료기관의 평가결과를 공개하여야 한다. 〈개정 2018.9.14.〉

② 공개의 내용 및 절차 등에 관한 세부사항은 보건복지부장관이 정하여 고시한다.

[본조신설 2016.6.23.]

제11조의4(난임전문상담센터의 설치·운영 등) ① 보건복지부장관은 난임 극복을 위한 다음 각 호의 업무를 전문적이고 체계적으로 수행하기 위하여 중앙난임전문상담센터(이하 "중앙난임전문상담센터"라 한다)를 설치·운영할

수 있다.

1. 난임 관련 상담 및 교육
2. 제2항에 따른 권역별 난임전문상담센터 종사자에 대한 교육
3. 제2항에 따른 권역별 난임전문상담센터와의 정보 교류 및 협력
4. 난임 극복을 위한 조사 및 연구
5. 그 밖에 난임 극복을 위하여 보건복지부장관이 정하는 업무

② 특별시장・광역시장・특별자치시장・도지사 또는 특별자치도지사(이하 "시・도지사"라 한다)는 난임 관련 상담 및 교육 등의 업무를 전문적으로 수행하기 위하여 권역별로 난임전문상담센터(이하 "권역별 난임전문상담센터"라 한다)를 설치・운영할 수 있다.

③ 보건복지부장관과 시・도지사는 제1항 및 제2항에 따른 난임전문상담센터의 설치・운영을 보건복지부령으로 정하는 전문인력과 시설을 갖춘 기관에 위탁할 수 있다.

④ 그 밖에 제1항 및 제2항에 따른 난임전문상담센터의 설치・운영과 제3항에 따른 위탁에 필요한 사항은 보건복지부령으로 정한다.

[본조신설 2016.12.2.] [종전 제11조의4는 제11조의5로 이동〈2016.12.2.〉]

시행규칙

제12조의3(난임전문상담센터의 운영위원회) ① 법 제11조의4 제1항 및 제2항에 따른 난임전문상담센터는 그 운영에 관한 다음 각 호의 사항을 심의하기 위하여 운영위원회를 두어야 한다.

1. 사업계획의 수립・평가에 관한 사항
2. 예산 및 결산 등 주요 사업운영에 관한 사항
3. 그 밖에 난임전문상담센터의 장이 운영위원회의 회의에 부치는 사항

② 운영위원회는 위원장 1명을 포함하여 10명 이내의 위원으로 구성하고, 위원장은 위원 중에서 호선한다.

③ 운영위원회 위원은 다음 각 호의 어느 하나에 해당하는 사람 중에서 난임전문상담센터의 장이 임명하거나 위촉한다.

1. 정신건강의학과 전문의
2. 난임 관련 상담 및 교육 업무를 담당하는 공무원
3. 그 밖에 난임 관련 상담 및 교육에 관한 학식과 경험이 풍부한 사람

④ 제1항부터 제3항까지에서 규정한 사항 외에 운영위원회의 설치 및 운영 등에 필요한 사항은 보건복지부장관이 정한다.

[본조신설 2017.6.14.] [종전 제12조의3은 제12조의5로 이동 〈2017.6.14.〉]

제12조의4(난임전문상담센터의 설치・운영의 위탁) ① 보건복지부장관과 시・도지사는 법 제11조의4 제3항에 따라 난임전문상담센터의 설치・운영을 다음 각 호의 기관에 위탁할 수 있다.

1. 법 제11조의3 제1항에 따라 지정된 난임시술 의료기관을 운영하는 법인
2. 그 밖에 난임전문상담센터의 업무를 수행할 수 있는 인적・물적 자원을 갖추고 있다고 보건복지부장관이 인정하는 비영리법인

② 보건복지부장관과 시・도지사는 제1항에 따라 난임전문상담센터의 설치・운영을 위탁하는 경우에는 그 수탁기관 및 위탁내용을 고시하여야 한다.

③ 제1항 및 제2항에서 규정한 사항 외에 난임전문상담센터의 설치・운영의 위탁에 필요한 사항은 보건복지부장관이 정한다.

[본조신설 2017.6.14.] [종전 제12조의4는 제12조의6으로 이동 〈2017.6.14.〉]

제11조5(청문) 보건복지부장관은 제11조의3 제3항에 따라 지정의료기관의 지정을 취소하고자 할 때에는 청문을 하여야 한다. [본조신설 2015.12.22.] [제11조의4에서 이동, 종전 제11조의5는 제11조의6으로 이동 〈2016.12.2.〉]

제11조의6(통계관리 등) ① 보건복지부장관은 난임극복 지원을 효율적으로 하기 위하여 보조생식술 등 난임시술현

황 및 그에 따른 임신·출산 등에 대한 통계 및 정보 등의 자료를 수집·분석하고 관리(이하 "통계관리"라 한다) 하여야 한다.

② 제1항에 따른 자료는 다음 각 호의 내용을 포함하여야 한다.

1. 인구통계학적 특성
2. 산과 및 의학적 과거력
3. 난임의 원인
4. 난임시술의 과정 및 임신·출산 등 난임시술의 결과
5. 난임시술로 태어난 출생아의 건강 정보
6. 난임시술 의료기관의 정보
7. 그 밖에 난임시술의 통계관리에 필요한 자료로서 보건복지부령으로 정하는 사항

③ 보건복지부장관은 통계관리를 보건복지부령으로 정하는 기관에 위탁·운영할 수 있다.

④ 보건복지부장관은 통계관리에 필요한 경우 난임환자를 진단·치료하는 의료인 또는 의료기관, 「국민건강보험법」에 따른 국민건강보험공단 및 건강보험심사평가원, 그 밖에 난임극복에 관한 사업을 하는 법인·기관·단체 등에 자료를 요청할 수 있다. 이 경우 자료요청을 받은 자는 특별한 사유가 없으면 요구에 따라야 한다.

⑤ 제3항에 따른 위탁 등에 필요한 사항은 보건복지부령으로 정한다.

[본조신설 2015.12.22.] [제11조의5에서 이동 〈2016.12.2.〉]

시행령

제14조 삭제 〈2009.7.7.〉

시행규칙

제12조의5(통계관리) 법 제11조의6 제2항 제7호에서 "보건복지부령으로 정하는 사항"이란 다음 각 호의 사항을 말한다.

1. 난임시술에 소요되는 의료비 정보
2. 제8조 제1항 제2호에 따른 체외수정 시술 의료기관의 배아 관리에 관한 정보

[전문개정 2017.6.14.] [제12조의3에서 이동 〈2017.6.14.〉]

제12조의6(통계관리 업무의 위탁) 보건복지부장관은 법 제11조의6 제3항에 따라 통계관리 업무를 다음 각 호의 기관에 위탁할 수 있다. 〈개정 2017.6.14.〉

1. 「국민건강보험법」 제62조에 따른 건강보험심사평가원
2. 「사회보장급여의 이용·제공 및 수급권자 발굴에 관한 법률」 제29조에 따른 사회보장정보원
3. 그 밖에 통계관리 업무를 수행할 수 있는 인적·물적 자원을 갖추고 있다고 보건복지부장관이 인정하는 비영리법인

[본조신설 2016.6.23.] [제12조의4에서 이동 〈2017.6.14.〉]

제12조(인공임신중절 예방 등의 사업) ① 국가와 지방자치단체는 여성의 건강보호 및 생명존중 분위기를 조성하기 위하여 인공임신중절의 예방 등 필요한 사업을 실시할 수 있다.

② 특별자치시장·특별자치도지사 또는 시장·군수·구청장은 보건복지부령으로 정하는 바에 따라 원하는 사람에게 피임약제나 피임용구를 보급할 수 있다. 〈개정 2015.1.28., 2020.2.18.〉

[전문개정 2012.5.23.]

시행규칙

제13조(피임약제 등의 보급) 특별자치시장·특별자치도지사 또는 시장·군수·구청장은 법 제12조에 따라 일시적인 피임을 원하는 사람에게 피임약제 또는 피임용구를 무료 또는 실비(實費)로 보급할 수 있다. 〈개정 2010.3.19., 2015.1.6., 2020.12.1.〉

[전문개정 2009.7.8.] [제8조에서 이동 〈2016.6.23.〉]

제13조 삭제 〈2009.1.7.〉

제14조(인공임신중절수술의 허용한계) ① 의사는 다음 각 호의 어느 하나에 해당되는 경우에만 본인과 배우자(사실상의 혼인관계에 있는 사람을 포함한다. 이하 같다)의 동의를 받아 인공임신중절수술을 할 수 있다.

1. 본인이나 배우자가 대통령령으로 정하는 우생학적(優生學的) 또는 유전학적 정신장애나 신체질환이 있는 경우
2. 본인이나 배우자가 대통령령으로 정하는 전염성 질환이 있는 경우
3. 강간 또는 준강간(準强姦)에 의하여 임신된 경우
4. 법률상 혼인할 수 없는 혈족 또는 인척 간에 임신된 경우
5. 임신의 지속이 보건의학적 이유로 모체의 건강을 심각하게 해치고 있거나 해칠 우려가 있는 경우

② 제1항의 경우에 배우자의 사망·실종·행방불명, 그 밖에 부득이한 사유로 동의를 받을 수 없으면 본인의 동의만으로 그 수술을 할 수 있다.

③ 제1항의 경우 본인이나 배우자가 심신장애로 의사표시를 할 수 없을 때에는 그 친권자나 후견인의 동의로, 친권자나 후견인이 없을 때에는 부양의무자의 동의로 각각 그 동의를 갈음할 수 있다.

[전문개정 2009.1.7.]

시행령

제15조(인공임신중절수술의 허용한계) ① 법 제14조에 따른 인공임신중절수술은 임신 24주일 이내인 사람만 할 수 있다.

② 법 제14조 제1항 제1호에 따라 인공임신중절수술을 할 수 있는 우생학적 또는 유전학적 정신장애나 신체질환은 연골무형성증, 낭성섬유증 및 그 밖의 유전성 질환으로서 그 질환이 태아에 미치는 위험성이 높은 질환으로 한다.

③ 법 제14조 제1항 제2호에 따라 인공임신중절수술을 할 수 있는 전염성 질환은 풍진, 톡소플라즈마증 및 그 밖에 의학적으로 태아에 미치는 위험성이 높은 전염성 질환으로 한다.

[전문개정 2009.7.7.]

제15조(산후조리업의 신고) ① 산후조리업을 하려는 자는 산후조리원 운영에 필요한 간호사 또는 간호조무사 등의 인력과 시설을 갖추고 책임보험에 가입하여 특별자치시장·특별자치도지사 또는 시장·군수·구청장에게 신고하여야 한다. 신고한 사항 중 보건복지부령으로 정하는 중요 사항을 변경하려는 경우에도 또한 같다.〈개정 2010.1.18., 2015.1.28.〉

② 제1항에 따른 인력·시설의 기준, 신고의 방법 및 절차는 보건복지부령으로 정한다.〈개정 2010.1.18.〉

[전문개정 2009.1.7.]

시행규칙

제14조(인력 및 시설기준) 법 제15조 제1항에 따른 산후조리원의 운영에 필요한 인력 및 시설기준은 별표 3과 같다. 〈개정 2016.6.23.〉

[본조신설 2006.6.8.]

제15조(산후조리업의 신고절차 등) ① 법 제15조 제1항에 따라 산후조리업의 신고를 하려는 자는 별지 제10호서식에 따른 신고서에 다음 각 호의 서류를 첨부하여 관할 특별자치시장·특별자치도지사 또는 시장·군수·구청장에게 제출해야 한다.〈개정 2015.1.6., 2015.7.29., 2016.12.30., 2020.12.1.〉

1. 건물평면도와 그 구조설명서(시설의 층별 및 구조별 면적을 표시하여야 한다) 및 설비구조내역서
2. 종사자의 자격증(간호사 면허증, 간호조무사 자격증 및 영양사 면허증을 말한다) 사본
3. 제17조 제4항에 따른 교육 수료증(법 제15조의6 제2항 본문에 따라 미리 교육을 받은 경우에만 제출한다)
4. 삭제 〈2020.12.1.〉
5. 산후조리업에 종사하려는 사람이 법 제15조의5 제2항 및 영 제16조 제2항 제2호에 따라 산후조리업을 신고하기 전 1개월 이내에 받은 건강진단 결과 영 제16조 제5항 각 호의 사람에 해당되지 않는다는 내용의 진단서

5의2. 영 제16조 제3항에 따른 사람이 같은 조 제4항 제2호에 따라 받은 백일해 예방접종 증명서

6. 법 제15조의15 제2항에 따른 책임보험에 가입하였음을 증명하는 서류 사본
7. 삭제 〈2020.12.1.〉

② 제1항에 따라 신고서를 제출받은 특별자치시장·특별자치도지사 또는 시장·군수·구청장은 「전자정부법」 제36조 제1항에 따른 행정정보의 공동이용을 통하여 다음 각 호의 서류를 확인해야 한다. 다만, 신고인이 해당서류(제2호는 제외한다)의 확인에 동의하지 않는 경우에는 그 서류를 첨부하도록 해야 한다.〈개정 2010.9.1., 2015.1.6., 2020.12.1.〉

1. 사업자등록증
2. 법인 등기사항증명서(법인인 경우만 해당한다)
3. 「다중이용업소의 안전관리에 관한 특별법」 제9조 제5항에 따라 소방본부장 또는 소방서장이 발급하는 안전시설 등 완비증명서
4. 「전기사업법 시행규칙」 제38조 제3항에 따른 전기안전점검확인서

③ 제1항에 따라 신고를 받은 특별자치시장·특별자치도지사 또는 시장·군수·구청장은 별지 제11호서식의 산후조리업 신고증을 발급하고, 그 사실을 별지 제12호서식의 산후조리업 신고관리대장에 작성하여 관리하여야 한다.〈개정 2015.1.6.〉

④ 제3항에 따라 신고증을 발급받은 자가 신고증을 잃어버렸거나 헐어서 못 쓰게 되어 재발급받으려는 경우에는 별지 제13호서식의 산후조리업 신고증 재발급 신청서에 다음 각 호의 구분에 따른 서류를 첨부하여 특별자치시장·특별자치도지사 또는 시장·군수·구청장에게 제출하여야 한다.〈개정 2015.1.6.〉

1. 신고증을 잃어버린 경우: 사유서
2. 신고증이 헐어서 못 쓰게 된 경우: 신고증

[전문개정 2009.7.8.]

제15조의2(변경신고) ① 법 제15조 제1항 후단에서 "보건복지부령으로 정하는 중요 사항"이란 다음 각 호의 사항을 말한다.〈개정 2010.3.19.〉

1. 산후조리원의 명칭
2. 산후조리원의 소재지
3. 산후조리원의 대표자(법인인 경우에만 해당한다)
4. 신고한 산후조리원 면적의 3분의 1 이상의 증감(增減)

② 법 제15조 제1항 후단에 따라 변경신고를 하려는 자는 별지 제14호서식에 따른 변경신고서에 다음 각 호의 서류를 첨부하여 특별자치시장·특별자치도지사 또는 시장·군수·구청장에게 제출하여야 한다.〈개정 2015.1.6.〉

1. 제15조 제3항에 따른 산후조리업 신고증
2. 변경사항을 증명하는 서류

③ 제2항에 따라 신고서를 제출받은 특별자치시장·특별자치도지사 또는 시장·군수·구청장은 「전자정부법」 제36조 제1항에 따른 행정정보의 공동이용을 통하여 사업자등록증(산후조리원의 명칭 및 소재지를 변경하는 경우에만 해당한다) 또는 건축물대장(산후조리원 면적의 3분의 1 이상을 증감하는 경우에만 해당한다)을 확인하여야 한다. 다만, 신고인이 사업자등록증의 확인에 동의하지 아니하는 경우에는 그 서류를 첨부하도록 하여야 한다.〈개정 2010.9.1., 2015.1.6.〉

④ 제2항에 따라 신고를 받은 특별자치시장·특별자치도지사 또는 시장·군수·구청장은 신고증을 고쳐 쓰거나 재발급하여야 한다.〈개정 2015.1.6.〉

[전문개정 2009.7.8.]

제15조의2(결격사유) 다음 각 호의 어느 하나에 해당하는 자는 산후조리원을 설치·운영하거나 이에 종사할 수 없다.〈개정 2015.1.28., 2015.12.22., 2018.3.13.〉

1. 18세 미만인 자, 피성년후견인 또는 피한정후견인
2. 「정신건강증진 및 정신질환자 복지서비스 지원에 관한 법률」 제3조 제1호에 따른 정신질환자
3. 「마약류관리에 관한 법률」에 따른 마약류 중독자
4. 이 법을 위반하여 금고 이상의 실형을 선고받고 그 집행이 끝나거나(집행이 끝난 것으로 보는 경우를 포함한다) 집행이 면제된 날부터 3년이 지나지 아니한 자

5. 이 법을 위반하여 형의 집행유예를 선고받고 그 유예기간 중에 있는 자
6. 제15조의9에 따라 산후조리원의 폐쇄명령(제1호부터 제3호까지의 어느 하나에 해당하여 폐쇄명령을 받은 경우는 제외한다)을 받고 1년이 지나지 아니한 자
7. 대표자가 제1호부터 제6호까지의 어느 하나에 해당하는 법인

[전문개정 2009.1.7.]

제15조의3(산후조리업의 승계) ① 다음 각 호의 어느 하나에 해당하는 자는 제15조 제1항에 따라 산후조리업을 신고한 자(이하 "산후조리업자"라 한다)의 지위를 승계한다.

1. 산후조리업자가 사망한 경우 그 상속인
2. 산후조리업자가 산후조리업을 양도한 경우 그 양수인
3. 법인인 산후조리업자가 합병한 경우 합병 후 신설되거나 존속하는 법인

② 제1항에 따라 산후조리업자의 지위를 승계한 자는 보건복지부령으로 정하는 바에 따라 승계한 날부터 1개월 이내에 특별자치시장 · 특별자치도지사 또는 시장 · 군수 · 구청장에게 신고하여야 한다.〈개정 2010.1.18., 2015.1.28.〉

[전문개정 2009.1.7.]

시행규칙

제15조의3(산후조리업자의 지위승계 신고) 법 제15조의3 제2항에 따라 산후조리업자의 지위승계 신고를 하려는 자는 별지 제15호서식의 산후조리업자 지위승계 신고서에 지위승계를 증명할 수 있는 서류를 첨부하여 특별자치시장 · 특별자치도지사 또는 시장 · 군수 · 구청장에게 제출하여야 한다.〈개정 2015.1.6.〉

[전문개정 2009.7.8.]

제15조의4(산후조리업자의 준수사항) 산후조리업자는 임산부 및 영유아의 건강 · 위생 관리와 위해(危害) 방지 등을 위하여 다음 각 호에서 정하는 사항을 지켜야 한다.〈개정 2010.1.18., 2019.1.15.〉

1. 보건복지부령으로 정하는 바에 따라 건강기록부를 갖추어 임산부와 영유아의 건강 상태를 기록하고 관리할 것
2. 감염이나 질병을 예방하기 위하여 다음 각 목의 사항에 관하여 보건복지부령으로 정하는 조치를 할 것
   가. 소독 등의 환경관리
   나. 임산부 · 영유아의 건강관리
   다. 종사자 · 방문객의 위생관리
3. 임산부나 영유아에게 감염 또는 질병이 의심되거나 발생한 경우 또는 화재 · 누전 등의 안전사고로 인한 인적 피해가 발생한 경우에는 즉시 의료기관으로 이송하는 등 필요한 조치를 할 것
4. 제3호에 따라 감염 또는 질병이 의심되거나 발생하여 이송한 경우 임산부 또는 보호자로부터 그 감염 또는 질병의 종류를 통보받아 확인하고 확산을 방지하기 위하여 소독 및 격리 등 필요한 조치를 할 것
5. 제3호에 따라 이송한 경우 그 이송 사실 및 제4호에 따른 조치내역을 지체 없이 산후조리원의 소재지를 관할하는 보건소장에게 보고할 것

[전문개정 2009.1.7.]

시행규칙

제16조(산후조리업자의 준수사항) ① 법 제15조의4 제1호에 따라 산후조리업자는 별지 제16호서식의 임산부 건강기록부와 별지 제17호서식의 영유아 건강기록부를 갖추어 임산부와 영유아의 건강상태 등을 기록하고 관리해야 한다.〈개정 2020.1.16.〉

② 법 제15조의4 제2호에서 "보건복지부령으로 정하는 조치"란 별표 4에 따른 조치를 말한다.〈개정 2020.1.16.〉

③ 법 제15조의4 제5호에 따라 이송 사실 및 조치내역을 보고하려는 산후조리업자는 별지 제18호서식의 의료기관 이송 보고서 및 별지 제19호서식의 감염병 확산 방지 조치 보고서를 보건소장에게 제출해야 한다.〈신설 2020.1.16.〉

④ 제1항부터 제3항까지의 규정에 따른 건강기록부, 감염·질병 예방 조치 결과, 의료기관 이송 보고서 및 감염병 확산 방지 조치 보고서는 1년간 보관·관리해야 한다.〈신설 2020.1.16.〉

⑤ 산후조리업자가 법 제15조의10에 따라 산후조리업의 폐업신고를 하는 경우에는 제1항 및 제4항에 따라 기록·보존하고 있는 건강기록부 등을 관할 특별자치시장·특별자치도지사 또는 시장·군수·구청장에게 이관해야 한다. 〈개정 2015.1.6., 2020.1.16.〉

[전문개정 2009.7.8.] [제목개정 2020.1.16.]

제15조의5(건강진단) ① 다음 각 호의 어느 하나에 해당하는 사람은 건강진단 및 예방접종(이하 "건강진단 등"이라 한다)을 받아야 한다. 다만, 다른 법령에 따라 같은 내용의 건강진단 등을 받은 경우에는 이 법에 따른 건강진단 등을 받은 것으로 갈음할 수 있다.〈개정 2015.12.22., 2019.1.15.〉

1. 산후조리업자
2. 제15조제1항에 따라 산후조리업의 신고를 하려는 자
3. 산후조리업에 종사하는 사람

② 산후조리업자는 제1항에 따른 건강진단 등을 받지 아니한 사람과 다른 사람에게 위해를 끼칠 우려가 있는 질병이 있거나 질병이 있는 것으로 의심되는 사람에게 격리 등 근무제한 조치를 하여야 한다.〈개정 2015.12.22., 2019.1.15.〉

시행령

제16조(건강진단 및 예방접종 등) ① 법 제15조의5 제1항에 따른 건강진단(이하 "건강진단"이라 한다)을 받아야 하는 사람으로서 같은 항 제3호에 해당하는 사람은 산후조리원에 근무하는 사람 또는 근무하려는 사람으로 한다.

② 건강진단은 「의료법」 제3조에 따른 의료기관 및 「지역보건법」 제2조 제1호에 따른 지역보건의료기관에서 다음 각 호의 구분에 따라 실시한다. 이 경우 건강진단 항목에는 한센병 등 전염성 피부질환, 장티푸스, 폐결핵 및 잠복결핵이 포함되어야 한다.

1. 산후조리업자 또는 산후조리원에 근무하는 사람: 연 1회 이상 실시. 다만, 잠복결핵에 대한 건강진단은 산후조리업을 하는 기간 또는 산후조리원에 근무하는 기간 동안 한 번만 받으면 그 기준을 충족한 것으로 본다.
2. 산후조리업 신고를 하려는 자 또는 산후조리원에 근무하려는 사람: 신고 또는 근무하기 전 1개월 이내에 실시

③ 법 제15조의5 제1항에 따른 예방접종(이하 "예방접종"이라 한다)을 받아야 하는 사람으로서 같은 항 제3호에 해당하는 사람은 산후조리원에 근무하거나 근무하려는 「의료법」 제2조에 따른 의료인 또는 같은 법 제80조에 따른 간호조무사로 한다.

④ 예방접종은 다음 각 호의 구분에 따라 실시한다.

1. 인플루엔자 예방접종: 연 1회 실시
2. 백일해(百日咳) 예방접종: 산후조리원에 근무하기 2주 전까지 실시

⑤ 법 제15조의5 제2항에 따른 다른 사람에게 위해를 끼칠 우려가 있는 질병이 있는 사람은 다음 각 호의 사람으로 한다.

1. 「감염병의 예방 및 관리에 관한 법률」 제2조 제13호에 따른 감염병환자로서 다른 사람에게 전파될 수 있는 감염병병원체가 인체에 침입하여 증상을 나타내는 사람
2. 다음 각 목의 어느 하나에 해당하는 질환으로서 다른 사람에게 전파될 수 있는 질환이 있는 사람
   가. 설사 등의 증세가 있는 위장 관계 질환
   나. 감기 등 호흡 관계 질환
   다. 유행성 결막염 및 각막염 등 안과 질환
   라. 화농성(化膿性) 질환 등 피부 질환

⑥ 법 제15조의5 제2항에 따른 다른 사람에게 위해를 끼칠 우려가 있는 질병이 있는 것으로 의심되는 사람은 「감염병의 예방 및 관리에 관한 법률」 제2조 제14호에 따른 감염병의사환자로서 다른 사람에게 전파될 수 있는 감염병병원체가 인체에 침입한 것으로 의심되는 감염병의사환자라는 진단을 받은 사람으로 한다.

⑦ 산후조리업자는 제5항 제1호 및 제6항에 해당하는 사람이 그 증상 및 전파가능성이 없어졌다는 진단을 받은 날

까지 격리 등 근무제한 조치를 해야 한다.

⑧ 산후조리업자는 제5항 제2호에 해당하는 사람이 그 질환의 치료기간 동안 임산부나 영유아를 접촉하는 업무에 종사하게 해서는 안 된다.

[전문개정 2020.1.14.]

제16조의2 삭제 〈2020.1.14.〉

③ 산후조리업에 종사하는 사람은 제2항에 따른 질병과 관련하여 「의료법」 제3조에 따른 의료기관 및 「지역보건법」 제2조제1호에 따른 지역보건의료기관에서 「감염병의 예방 및 관리에 관한 법률」 제2조제13호에 따른 감염병환자 또는 같은 조 제14호에 따른 감염병의사환자라는 진단을 받은 경우에는 그 사실을 지체 없이 산후조리업자에게 알려야 한다.〈신설 2019.1.15.〉

④ 제1항에 따른 산후조리업에 종사하는 사람의 범위, 건강진단 등의 실시방법 및 제2항에 따른 질병의 종류, 의심되는 사람의 범위는 각각 대통령령으로 정한다.〈개정 2015.12.22., 2019.1.15.〉

[전문개정 2009.1.7.] [제목개정 2015.12.22]

제15조의6(감염 예방 등에 관한 교육) ① 산후조리업자와 산후조리업에 종사하는 사람은 보건복지부령으로 정하는 바에 따라 감염 예방 등에 관한 교육을 정기적으로 받아야 한다.〈개정 2010.1.18., 2015.12.22., 2019.1.15.〉

② 제15조 제1항에 따라 산후조리업의 신고를 하려는 자는 미리 제1항에 따른 교육을 받아야 한다. 다만, 질병이나 부상으로 입원 중인 경우 등 부득이한 사유로 신고 전에 교육을 받을 수 없는 경우에는 보건복지부령으로 정하는 바에 따라 그 산후조리업을 시작한 후 교육을 받아야 한다.〈개정 2010.1.18.〉

시행규칙

제17조(감염 예방 등에 관한 교육) ① 법 제15조의6 제1항에 따른 감염 예방 등에 관한 교육(이하 이 조에서 "교육"이라 한다)은 다음 각 호의 구분에 따라 실시한다.〈개정 2020.1.16.〉

1. 산후조리업자 및 산후조리업의 신고를 하려는 자: 1년마다 1회 이상 영 제20조 제1항에 따라 교육의 실시에 관한 업무를 위탁받은 기관(이하 이 조에서 "교육기관"이라 한다)이 실시하는 교육을 8시간 이상 받을 것
2. 별표 3 제1호 가목의 건강관리 인력: 1년마다 1회 이상 교육기관이 실시하는 교육을 4시간 이상 받을 것
3. 별표 3 제1호 나목의 그 밖의 인력: 1년마다 1회 이상 산후조리업자가 실시하는 교육을 1시간 이상 받을 것. 이 경우 산후조리업자는 별지 제20호서식의 산후조리원 자체 교육 보고서를 교육기관의 장에게 제출해야 한다.

② 교육의 주요내용은 감염 예방, 감염·안전 관리 등 임산부 및 영유아의 건강과 안전에 관한 사항으로 한다.〈개정 2016.12.30., 2020.1.16.〉

③ 법 제15조의6 제2항 단서에 따라 신고 전에 교육을 받지 못한 사람은 해당 산후조리업 신고를 한 날부터 3개월 이내에 받아야 한다.〈개정 2020.1.16.〉

④ 교육기관은 교육을 수료한 사람에게 수료증을 발급하고, 교육 실시에 관한 기록을 2년간 보관·관리해야 한다.〈개정 2020.1.16.〉

⑤ 교육기관은 교육 실시의 결과를 교육 후 1개월 이내에 산후조리업자의 주소지를 관할하는 특별자치시장·특별자치도지사 또는 시장·군수·구청장에게 보고하고, 매년 1월 31일까지 전년도 교육 실시 결과 및 제1항제3호 후단에 따라 제출받은 산후조리원 자체 교육 보고서를 보건복지부장관에게 제출해야 한다.〈개정 2010.3.19., 2015.1.6., 2020.1.16.〉

⑥ 제1항부터 제5항까지에서 규정한 사항 외에 교육의 실시에 관한 세부사항은 보건복지부장관이 정하여 고시한다.〈개정 2010.3.19., 2020.1.16.〉

[전문개정 2009.7.8.]

③ 제1항과 제2항에도 불구하고 산후조리업자와 산후조리업의 신고를 하려는 자 중 산후조리업에 직접 종사하지 아니하거나 둘 이상의 장소에서 산후조리업을 하려는 자는 종사자 중 임산부와 영유아의 건강관리를 위한 책임자(「의료법」 제2조 제1항에 따른 의료인으로 한정한다)를 지정한 경우 그 책임자에게 해당 교육을 받게 할 수 있

다.〈개정 2019.1.15.〉

④ 산후조리업자는 산후조리업에 종사하는 사람이 제1항에 따른 교육을 받도록 하여야 한다.〈개정 2019.1.15.〉

[전문개정 2009.1.7.]

제15조의7(보고·출입·검사 등) ① 특별자치시장·특별자치도지사 또는 시장·군수·구청장은 필요하다고 인정하면 산후조리업자에게 필요한 보고를 하도록 할 수 있고, 소속 공무원에게 산후조리원에 출입하여 산후조리업자의 준수사항 이행 등에 대하여 검사하도록 하거나 건강기록부 등의 서류를 열람하도록 할 수 있다.〈개정 2015.1.28.〉

② 제1항에 따라 출입·검사 또는 열람하려는 공무원은 그 권한을 표시하는 증표를 지니고 이를 관계인에게 내보여야 한다.

③ 제1항에 따른 보고 또는 검사의 범위·시기·내용·절차·방법 등에 관련하여 이 법으로 정하는 사항 이외의 사항은 「행정조사기본법」에서 정하는 바에 따른다.〈신설 2015.12.22.〉

[전문개정 2009.1.7.]

제15조의8(시정명령) 특별자치시장·특별자치도지사 또는 시장·군수·구청장은 산후조리업자가 다음 각 호의 어느 하나에 해당하면 보건복지부령으로 정하는 바에 따라 산후조리업자에게 3개월 이내의 기간을 정하여 시정을 명할 수 있다.〈개정 2010.1.18., 2015.1.28., 2015.12.22., 2019.1.15.〉

1. 제15조에 따른 인력과 시설을 갖추지 아니한 경우
2. 제15조의2를 위반하여 결격사유가 있는 사람을 종사하게 한 경우
3. 제15조의4 제1호부터 제3호까지의 규정에 따른 준수사항을 지키지 아니한 경우
4. 제15조의5 제2항을 위반하여 건강진단 등을 받지 아니한 사람과 다른 사람에게 위해를 끼칠 우려가 있는 질병이 있거나 질병이 있는 것으로 의심되는 사람에게 격리 등 근무제한 조치를 하지 아니한 경우
5. 제15조의14 제1항을 위반하여 "산후조리원"이라는 글자를 사용하지 아니한 경우
6. 제15조의15 제2항을 위반하여 책임보험에 가입하지 아니한 경우
7. 제15조의16 제1항을 위반하여 서비스의 내용과 요금체계 및 중도해약 시 환불기준을 게시하지 아니하거나 거짓으로 게시한 경우

[전문개정 2009.1.7.]

시행규칙

제18조 삭제〈2015.7.29.〉

제18조의2(행정처분대장 등) ① 특별자치시장·특별자치도지사 또는 시장·군수·구청장은 법 제15조의8 및 제15조의9에 따른 행정처분 및 법 제15조의13에 따른 청문을 한 경우에는 별지 제21호서식의 행정처분 및 청문대장에 그 내용을 기록하고 비치해야 한다.〈개정 2015.1.6., 2020.1.16.〉

② 특별자치시장·특별자치도지사 또는 시장·군수·구청장은 법 제15조의9에 따라 산후조리업의 정지를 명하거나 산후조리원의 폐쇄를 명한 경우에는 그 산후조리업자의 성명, 생년월일, 정지 및 폐쇄의 사유, 정지 및 폐쇄 기간 등을 시·도지사(특별자치시장·특별자치도지사는 제외한다)를 거쳐 다른 시·도지사에게 통보하여야 한다.〈개정 2015.1.6., 2015.12.31.〉

③ 법 제15조의9 제1항 제2호에서 "보건복지부령으로 정하는 중대한 피해를 입힌 경우"란 임산부나 영유아의 신체를 고의·중과실로 상해하여 생명이 위험해지거나 장애(障礙)·불치(不治)·난치(難治)의 질병이 생긴 경우를 말한다.〈신설 2020.1.16.〉

[전문개정 2009.7.8.]

제15조의9(산후조리원의 폐쇄 등) ① 특별자치시장·특별자치도지사 또는 시장·군수·구청장은 산후조리업자가 다음 각 호의 어느 하나에 해당하는 경우에는 6개월 이내의 기간을 정하여 산후조리업의 정지를 명하거나 산후

조리원의 폐쇄를 명할 수 있다.〈개정 2015.1.28., 2019.1.15.〉

1. 제15조의8에 따른 시정명령을 위반한 경우
2. 산후조리원을 이용하는 임산부나 영유아를 사망하게 하거나 임산부나 영유아의 신체에 보건복지부령으로 정하는 중대한 피해를 입힌 경우
3. 제15조의4 제4호에 따른 소독 및 격리 등 필요한 조치를 하지 아니한 경우

② 특별자치시장·특별자치도지사 또는 시장·군수·구청장은 산후조리업자가 다음 각 호의 어느 하나에 해당하면 산후조리원의 폐쇄를 명하여야 한다.〈개정 2015.1.28.〉

1. 제1항에 따른 정지기간 중에 산후조리업을 계속한 경우
2. 제15조의2 각 호의 어느 하나에 해당하는 경우. 다만, 제15조의2 제7호에 해당하게 된 법인이 3개월 이내에 그 대표자를 변경하는 경우에는 그러하지 아니하다.

시행령

제17조(행정처분기준) 법 제15조의9 제1항 및 제2항에 따른 행정처분의 기준은 별표 1과 같다.
[본조신설 2006.6.7.]

③ 특별자치시장·특별자치도지사 또는 시장·군수·구청장은 산후조리업자가 제1항과 제2항에 따라 폐쇄명령을 받은 후 계속하여 산후조리업을 할 때에는 그 업소를 폐쇄하기 위하여 관계 공무원에게 다음 각 호의 조치를 하도록 할 수 있다.〈개정 2015.1.28.〉

1. 해당 산후조리원의 간판이나 그 밖의 업소표지물의 제거
2. 해당 산후조리원이 위법한 업소임을 알리는 게시물 등의 부착
3. 해당 산후조리업을 하기 위하여 필수불가결한 기구나 시설물을 사용할 수 없게 하는 봉인

④ 제1항과 제2항에 따라 산후조리원의 폐쇄명령을 받은 후 6개월이 지나지 아니한 경우에는 누구든지 같은 장소에서 산후조리업을 할 수 없다.

⑤ 제1항과 제2항에 따른 산후조리업 정지명령과 산후조리원 폐쇄명령의 세부적인 기준은 그 위반행위의 종류와 위반 정도 등을 고려하여 대통령령으로 정한다.

[전문개정 2009.1.7.]

제15조의10(산후조리업의 폐업·휴업 및 재개의 신고) 산후조리업자가 산후조리업을 폐업·휴업 또는 재개(再開)하려면 보건복지부령으로 정하는 바에 따라 특별자치시장·특별자치도지사 또는 시장·군수·구청장에게 미리 신고하여야 한다.〈개정 2010.1.18., 2015.1.28.〉

[전문개정 2009.1.7.]

시행규칙

제18조의3(폐업·휴업 및 재개의 신고) 법 제15조의10에 따라 산후조리업 폐업·휴업 또는 재개(再開)의 신고를 하려는 자는 별지 제22호서식에 따른 신고서에 산후조리업 신고증을 첨부(폐업 또는 휴업한 경우에만 제출한다)하여 관할 특별자치시장·특별자치도지사 또는 시장·군수·구청장에게 제출해야 한다. 이 경우 산후조리업 폐업 또는 휴업 신고를 하려는 자는 그 산후조리원을 이용하는 임산부와 영유아를 미리 퇴원시켜야 한다.〈개정 2015.1.6., 2020.1.16.〉
[전문개정 2009.7.8.]

제15조의11(과징금) ① 특별자치시장·특별자치도지사 또는 시장·군수·구청장은 제15조의9 제1항에 따른 산후조리업 정지명령이 산후조리원 이용자에게 심한 불편을 주거나 줄 우려가 있는 경우에는 산후조리업 정지명령을 갈음하여 3천만원 이하의 과징금을 부과·징수할 수 있다.〈개정 2015.1.28.〉

② 제1항에 따라 과징금을 부과하는 위반행위의 종류와 위반 정도 등에 따른 과징금의 금액과 그 밖에 필요한 사항은 대통령령으로 정한다.

③ 특별자치시장・특별자치도지사 또는 시장・군수・구청장은 제1항에 따라 과징금의 부과처분을 받은 자가 과징금을 납부기한까지 내지 아니하면 「지방행정제재・부과금의 징수 등에 관한 법률」에 따라 징수한다.〈개정 2013.8.6., 2015.1.28., 2020.3.24.〉

[전문개정 2009.1.7.]

시행령

제17조의2 삭제 〈2009.7.7.〉

제17조의3(과징금을 부과할 위반행위의 종별과 과징금의 금액) ① 법 제15조의11 제1항에 따라 부과하는 과징금의 금액은 위반행위의 종별과 위반 정도 등을 고려하여 별표 1에서 정하는 업무정지 기간에 따라 별표 2의 과징금 산정기준을 적용하여 산정한다.

② 특별자치시장・특별자치도지사 또는 시장・군수・구청장은 산후조리업자의 사업규모, 위반행위의 정도 및 횟수 등을 고려하여 제1항에 따른 과징금 금액의 2분의 1의 범위에서 경감하거나 가중할 수 있다. 다만, 가중하는 때에도 3천만원을 넘을 수 없다.〈개정 2015.7.24.〉

[전문개정 2009.7.7.]

제17조의4(과징금의 부과 및 납부) ① 특별자치시장・특별자치도지사 또는 시장・군수・구청장은 법 제15조의11에 따라 과징금을 부과하려면 그 위반행위의 종별과 해당 과징금의 금액 등을 명시하여 이를 납부할 것을 서면으로 통지하여야 한다.〈개정 2015.7.24.〉

② 제1항에 따라 통지를 받은 자는 통지받은 날부터 20일 이내에 과징금을 특별자치시장・특별자치도지사 또는 시장・군수・구청장이 정하는 수납기관에 납부하여야 한다. 다만, 천재지변이나 그 밖의 부득이한 사유로 그 기간에 과징금을 납부할 수 없을 때에는 그 사유가 없어진 날부터 7일 이내에 납부하여야 한다.〈개정 2015.7.24.〉

③ 제2항에 따라 과징금을 받은 수납기관은 납부자에게 영수증을 발급하고, 지체 없이 그 사실을 특별자치시장・특별자치도지사 또는 시장・군수・구청장에게 통보하여야 한다.〈개정 2015.7.24.〉

④ 삭제 〈2021.9.24.〉

⑤ 과징금의 징수절차에 관한 세부사항은 보건복지부령으로 정한다.〈개정 2010.3.15.〉

[전문개정 2009.7.7.]

시행규칙

제20조(과징금의 징수절차) 영 제17조의4 제5항에 따른 과징금의 징수절차에 관하여는 「국고금관리법 시행규칙」을 준용한다. 이 경우 납입고지서에는 이의신청의 방법 및 기간 등을 함께 기재하여야 한다.

[전문개정 2009.7.8.]

제15조의12(행정제재처분 효과의 승계) ① 다음 각 호의 어느 하나에 해당하는 자는 제15조의9에 따라 종전의 산후조리업자에게 한 행정제재처분의 효과를 승계한다.

1. 산후조리업자가 사망한 경우 그 상속인
2. 산후조리업자가 산후조리업을 양도한 경우 그 양수인
3. 법인인 산후조리업자가 합병한 경우 합병 후 신설되거나 존속하는 법인

② 제1항 각 호의 어느 하나에 해당하는 자에 대하여는 제15조의9에 따라 종전의 산후조리업자에게 진행 중이던 행정제재처분의 절차를 계속 진행할 수 있다.

③ 제1항과 제2항에도 불구하고 상속인・양수인 또는 합병 후 신설되거나 존속하는 법인이 상속・양수 또는 합병할 때에 그 처분이나 위반사실을 알지 못하였음을 증명하면 그러하지 아니하다.

[전문개정 2009.1.7.]

제15조의13(청문) 특별자치시장・특별자치도지사 또는 시장・군수・구청장은 제15조의9에 따라 산후조리원의 폐쇄

명령을 하려면 청문을 하여야 한다.〈개정 2015.1.28.〉

[전문개정 2009.1.7.]

제15조의14(명칭 사용의 제한 등) ① 산후조리업자는 산후조리업을 하기 위하여 명칭을 사용할 때에는 "산후조리원"이라는 글자를 사용하여야 한다.

② 이 법에 따라 개설된 산후조리원이 아니면 산후조리원 또는 이와 유사한 명칭을 사용하지 못한다.

[전문개정 2009.1.7.]

제15조의15(손해배상책임의 보장) ① 산후조리업자는 산후조리원 이용으로 인한 감염 등으로 이용자에게 손해를 입힌 경우에는 그 손해를 배상할 책임이 있다.

② 산후조리업자는 제1항에 따른 손해배상책임을 보장하기 위하여 책임보험에 가입하여야 한다.

③ 제2항에 따른 책임보험의 가입금액과 그 밖에 필요한 사항은 대통령령으로 정한다.

[본조신설 2015.1.28.]

시행령

제17조의5(책임보험의 가입금액 등) ① 법 제15조의15 제2항에 따라 산후조리업자가 가입하여야 하는 책임보험(이하 "책임보험"이라 한다)은 다음 각 호의 기준을 충족하여야 한다.

1. 책임보험 적용대상 이용자의 범위: 법 제15조의15 제1항에 따라 산후조리원을 이용하는 임산부, 영유아 및 그 보호자
2. 책임보험 가입금액
   가. 이용자가 사망한 경우: 이용자 1명당 1억원의 범위에서 발생한 손해액을 지급할 수 있을 것. 다만, 그 손해액이 2천만원 미만인 경우에는 2천만원으로 한다.
   나. 이용자가 감염되거나 부상당한 경우: 이용자 1명당 2천만원의 범위에서 발생한 손해액을 지급할 수 있을 것
   다. 이용자가 감염 또는 부상에 대한 치료를 마친 후 더 이상의 치료효과를 기대할 수 없고 그 증상이 고정된 상태에서 그 감염 또는 부상이 원인이 된 신체의 장애(이하 "후유장애"라 한다)가 생긴 경우: 이용자 1명당 1억원의 범위에서 발생한 손해액을 지급할 수 있을 것

② 책임보험은 하나의 사고로 제1항 제2호 가목부터 다목까지의 규정 중 둘 이상에 해당하게 된 경우 다음 각 호의 기준을 충족하는 것이어야 한다.

1. 감염되거나 부상당한 이용자가 치료 중 그 감염 또는 부상이 원인이 되어 사망한 경우: 이용자 1명당 제1항 제2호 가목에 따른 금액과 같은 호 나목에 따른 금액을 더한 금액을 지급할 수 있을 것
2. 감염되거나 부상당한 이용자에게 후유장애가 생긴 경우: 이용자 1명당 제1항 제2호 나목에 따른 금액과 같은 호 다목에 따른 금액을 더한 금액을 지급할 수 있을 것
3. 제1항 제2호 다목에 따른 금액을 받은 이용자가 후유장애가 원인이 되어 사망한 경우: 이용자 1명당 제1항 제2호 가목에 따른 금액에서 같은 호 다목에 따른 금액 중 사망한 날 이후에 해당하는 손해액을 뺀 금액을 지급할 수 있을 것

[본조신설 2015.7.24.]

제15조의16(이용요금 등의 공개) ① 산후조리업자는 해당 산후조리원 이용 시 제공되는 서비스의 내용과 요금체계 및 중도해약 시 환불기준을 그 산후조리원 및 인터넷홈페이지 등에 게시하여야 한다.〈개정 2015.12.22.〉

② 제1항에 따라 게시하여야 할 사항의 게시 방법 및 시기 등은 보건복지부령으로 정한다.

[본조신설 2015.1.28.] [제목개정 2015.12.22.]

시행규칙

제19조(이용요금 등의 공개) ① 산후조리업자는 법 제15조의16 제1항에 따라 해당 산후조리원이 제공하는 서비스의 항목, 서비스의 내용, 요금체계 및 중도해약 시 환불기준(이하 "요금체계등"이라 한다)을 접수창구·안내실 등 영 제17조의5 제1항 제1호에 따른 이용자가 확인할 수 있는 장소에 게시하거나 책자 등을 만들어 비치하여야 한다.

〈개정 2016.6.23.〉
② 산후조리업자는 제1항에 따른 산후조리원의 요금체계를 기본 요금과 부가서비스 요금으로 구분하고 단위당 이용 요금을 표시하여야 한다.
③ 인터넷홈페이지를 운영하는 산후조리업자는 요금체계등을 인터넷홈페이지의 첫 화면 또는 첫 화면과의 연결화면을 통하여 볼 수 있도록 하여야 한다.
④ 산후조리업자는 법 제15조 제1항에 따라 산후조리업의 신고를 하는 때에 요금체계등을 게시하거나 표시하는 등의 조치를 하여야 한다.
[본조신설 2015.7.29.]

제15조의17(지방자치단체의 산후조리원 설치) ① 시·도지사 또는 시장·군수·구청장은 관할 구역 내 산후조리원의 수요와 공급실태 등을 고려하여 임산부의 산후조리를 위한 산후조리원(이하 이 조에서 "공공산후조리원"이라 한다)을 설치·운영할 수 있다. 〈개정 2017.12.12., 2021.12.21.〉
② 공공산후조리원 설치·운영 시 감염 및 안전관리 대책 마련, 모자동실 설치·운영, 이용자 부담 및 저소득 취약계층 우선이용 여부 등 설치기준과 운영에 필요한 사항은 대통령령으로 정한다. 〈개정 2017.12.12., 2021.12.21.〉
[본조신설 2015.12.22.]

시행령

제17조의6(지방자치단체의 산후조리원 설치기준 등) 법 제15조의17 제1항에 따라 특별시장·광역시장·특별자치시장·도지사·특별자치도지사(이하 "시·도지사"라 한다) 또는 시장·군수·구청장이 설치·운영하는 산후조리원(이하 "공공산후조리원"이라 한다)의 설치기준과 운영에 필요한 사항은 별표 2의2와 같다. 〈개정 2022.6.14.〉
[본조신설 2016.6.21.]

제15조의18(산후조리도우미의 지원) ① 국가 또는 지방자치단체는 임산부와 신생아의 건강관리를 위하여 출산 후 가정에서 산후조리를 하고자 하는 임산부가 신청을 하는 경우 해당 임산부의 가정을 방문하여 산후조리를 돕는 도우미(이하 "산후조리도우미"라 한다)의 이용을 지원할 수 있다.
② 산후조리도우미의 신청 방법·절차, 지원 기준·방법 등에 필요한 사항은 대통령령으로 정한다. 〈개정 2021.12.21.〉
[본조신설 2015.12.22.]

시행령

제17조의7(산후조리도우미의 이용 지원) ① 보건복지부장관과 특별자치시장·특별자치도지사 또는 시장·군수·구청장은 「사회서비스 이용 및 이용권 관리에 관한 법률」 제2조 제2호에 따른 사회서비스이용권을 발급하여 그 이용권으로 임산부가 법 제15조의18 제1항에 따른 산후조리도우미(이하 "산후조리도우미"라 한다)를 이용하도록 지원할 수 있다. 이 경우 사회서비스이용권의 발급 신청 절차 및 사용 방법에 관하여는 「사회서비스 이용 및 이용권 관리에 관한 법률」 제9조부터 제15조까지의 규정에 따른다.
② 삭제 〈2022.6.14.〉
③ 산후조리도우미를 이용할 수 있는 대상은 가구의 소득수준 및 재산의 정도 등을 고려하여 매년 예산의 범위에서 보건복지부장관이 정한다. 다만, 특별자치시장·특별자치도지사 또는 시장·군수·구청장은 해당 지방자치단체의 예산의 범위에서 그 대상의 범위를 완화하여 정할 수 있다. 〈개정 2021.3.23.〉
[본조신설 2016.6.21.]

제15조의19(산후조리도우미의 자격) ① 산후조리도우미는 「사회서비스 이용 및 이용권 관리에 관한 법률」 제2조제4호에 따른 사회서비스 제공자(이하 "사회서비스 제공자"라 한다)에 소속된 사람으로서 「아동복지법」 제26조의2제2항에 따른 아동학대 예방교육 및 보건복지부장관이 고시하는 교육과정을 수료한 사람으로 한다.
② 다음 각 호의 어느 하나에 해당하는 사람은 산후조리도우미로 활동할 수 없다.

1. 미성년자 · 피성년후견인 또는 피한정후견인
2. 「정신건강증진 및 정신질환자 복지서비스 지원에 관한 법률」 제3조제1호에 따른 정신질환자. 다만, 정신건강의학과전문의가 산후조리도우미로서 직무를 수행할 수 있다고 인정하는 사람은 그러하지 아니하다.
3. 마약 · 대마 또는 향정신성의약품 중독자
4. 금고 이상의 실형을 선고받고 그 집행이 종료(집행이 종료된 것으로 보는 경우를 포함한다)되거나 집행이 면제된 날부터 3년이 경과되지 아니한 사람
5. 금고 이상의 형의 집행유예를 선고받고 그 유예기간 중에 있는 사람
6. 「아동복지법」 제17조 위반에 따른 같은 법 제71조제1항의 죄, 「성폭력범죄의 처벌 등에 관한 특례법」 제2조에 따른 성폭력범죄 또는 「아동 · 청소년의 성보호에 관한 법률」 제2조제2호에 따른 아동 · 청소년대상 성범죄를 범하여 형 또는 치료감호를 선고받고 그 형 또는 치료감호의 전부 또는 일부의 집행이 종료되거나 집행이 유예 · 면제된 날부터 10년이 지나지 아니한 사람
7. 「아동복지법」 제3조제7호의2에 따른 아동학대관련범죄로 금고 이상의 실형을 선고받고 그 집행이 종료되거나 집행이 면제된 날부터 20년이 지나지 아니한 사람
8. 「아동복지법」 제3조제7호의2에 따른 아동학대관련범죄로 금고 이상의 형의 집행유예를 선고받고 그 집행유예가 확정된 날부터 20년이 지나지 아니한 사람
9. 「아동복지법」 제3조제7호의2에 따른 아동학대관련범죄로 벌금형이 확정된 날부터 10년이 지나지 아니한 사람

③ 산후조리도우미가 소속되어 있는 사회서비스 제공자는 소속 산후조리도우미가 제2항에 따른 결격사유에 해당하는지를 확인하기 위하여 본인의 동의를 받아 소재지를 관할하는 시 · 도경찰청장 또는 경찰서장에게 「형의 실효 등에 관한 법률」 제6조에 따른 범죄경력조회를 요청하여야 한다.

④ 제3항에 따라 범죄경력조회를 요청받은 시 · 도경찰청장 또는 경찰서장은 정당한 사유가 없으면 이에 따라야 한다.

[본조신설 2021.12.21.][종전 제15조의19는 제15조의20으로 이동 〈2021.12.21.〉]

시행령

제17조의8(산후조리원 평가 업무의 위탁) ① 보건복지부장관은 법 제15조의20제2항에 따라 산후조리원 평가에 관한 업무를 다음 각 호의 기관 또는 단체에 위탁할 수 있다.〈개정 2022.6.14.〉

1. 법 제16조에 따른 인구보건복지협회
2. 그 밖에 산후조리원 평가에 관한 업무를 수행할 수 있는 인적 · 물적 자원을 갖추고 있다고 보건복지부장관이 인정하는 비영리법인

② 보건복지부장관은 제1항에 따라 산후조리원 평가에 관한 업무를 위탁하는 경우에는 그 수탁자 및 위탁업무의 내용을 고시하여야 한다.

[본조신설 2016.6.21.]

시행규칙

제19조의2(산후조리원의 평가) ① 법 제15조의19에 따른 산후조리원 평가(이하 "평가"라 한다)의 주기는 매 3년으로 한다.

② 보건복지부장관은 평가지표 등 평가에 필요한 사항을 정하여 고시하여야 한다. 이 경우 평가지표에는 산후조리 인력의 적정성 및 전문성, 시설의 적정성, 모자동실(母子同室)의 비율, 산후조리서비스의 질 관리 및 의료기관과의 연계 등이 포함되어야 한다.

③ 보건복지부장관은 평가를 실시한 후 해당 산후조리원에 평가결과통보서 및 평가서를 송부하여야 한다.

④ 그 밖에 평가의 절차 및 서식 등에 관한 세부사항은 보건복지부장관이 정하여 고시한다.

[본조신설 2016.6.23.]

제19조의3(평가업무 위탁기관의 보고) 영 제17조의8 제1항에 따라 업무를 위탁받은 기관 또는 단체의 장(이하 "평가기관의 장"이라 한다)은 위탁받은 업무의 처리 내용을 매 분기마다 보건복지부장관에게 보고하여야 한다.
[본조신설 2016.6.23.]

제19조의4(산후조리원 평가결과의 공표) ① 평가기관의 장은 법 제15조의19 제3항에 따라 다음 각 호의 사항을 인터넷 홈페이지 등에 공표할 수 있다.
1. 해당 산후조리원의 명칭, 소재지, 시설규모 등 일반현황
2. 평가기준에 따른 평가결과
3. 그 밖에 산후조리의 질과 이용자의 안전 수준을 높이기 위하여 보건복지부장관이 정하는 사항
② 평가기관의 장은 평가결과를 공표하기 전에 해당 산후조리원에 그 사실을 통지하고, 소명자료를 제출하거나 의견진술을 할 수 있는 기회를 주어야 한다.
[본조신설 2016.6.23.]

제15조의20(산후조리원 평가) ① 보건복지부장관은 산후조리 서비스의 질적 수준을 향상시키기 위하여 산후조리원의 시설·서비스 수준 및 종사자의 전문성 등을 평가할 수 있다.
② 보건복지부장관은 제1항에 따른 평가 업무를 대통령령으로 정하는 기관 또는 단체에 위탁할 수 있다.
③ 보건복지부장관은 제1항에 따른 산후조리원 평가의 결과를 보건복지부령으로 정하는 바에 따라 공표할 수 있다.
④ 제1항에 따른 산후조리원 평가의 실시 등에 필요한 사항은 보건복지부령으로 정한다.
[본조신설 2015.12.22.][제15조의19에서 이동, 종전 제15조의20은 제15조의21로 이동 〈2021.12.21.〉]

제15조의21(산후조리 관련 실태조사) ① 국가와 지방자치단체는 임산부와 신생아의 건강과 안전을 위하여 3년마다 산후조리와 관련된 실태조사를 실시하여야 한다.
② 국가 및 지방자치단체는 제1항에 따른 실태조사를 위하여 필요한 경우에는 관계 중앙행정기관의 장, 지방자치단체의 장, 「공공기관 운영에 관한 법률」에 따른 공공기관의 장 및 관계 기관·법인의 장에게 관련 자료의 제출 등 협조를 요청할 수 있다. 이 경우 자료의 제출 등 협조를 요청받은 자는 특별한 사유가 없으면 이에 따라야 한다. 〈신설 2021.12.21.〉
③ 제1항에 따른 실태조사의 내용·방법 등에 필요한 사항은 대통령령으로 정한다. 〈개정 2021.12.21.〉
[본조신설 2015.12.22.][제15조의20에서 이동, 종전 제15조의21은 제15조의22로 이동 〈2021.12.21.〉]

제15조의22(모자동실 운영) 산후조리업자는 임산부와 영유아의 정서안정을 도모하고, 감염이나 질병을 예방하기 위하여 임산부와 영유아가 같은 공간에서 함께 지낼 수 있는 모자동실을 적정하게 제공할 수 있도록 노력하여야 한다.
[본조신설 2019.1.15.][제15조의21에서 이동 〈2021.12.21.〉]

시행령

제17조의9(실태조사의 내용·방법) ① 법 제15조의21 제1항에 따른 실태조사(이하 "실태조사"라 한다)의 내용은 다음 각 호와 같다. 〈개정 2022.6.14.〉
1. 임산부의 연령, 학력, 경제상태, 건강상태 등 일반적 특성에 관한 사항
2. 산후조리 현황 및 산후조리 만족도에 관한 사항
3. 신체회복, 모유수유 등 임산부 및 영유아의 건강관리에 관한 사항
4. 임산부 및 영유아의 산후조리 안전사고에 관한 사항
5. 그 밖에 산후조리와 관련된 임산부 및 영유아의 건강과 안전에 관한 사항
② 보건복지부장관은 실태조사를 전문적인 연구기관·단체 또는 관계 전문가에게 의뢰하여 실시할 수 있다.
[본조신설 2016.6.21.]

제19조(민감정보 및 고유식별정보의 처리) 국가, 지방자치단체(해당 권한이 위임·위탁된 경우에는 그 권한을 위임·위탁받은 자를 포함한다), 「의료법」에 따른 의료기관 또는 「지역보건법」에 따른 보건소는 다음 각 호의 사무를 수행하기 위하여 불가피한 경우 「개인정보 보호법」 제23조에 따른 건강에 관한 정보, 같은 법 시행령 제18조 제2호에

따른 범죄경력자료에 해당하는 정보, 제19조 제1호 또는 제4호에 따른 주민등록번호 또는 외국인등록번호가 포함된 자료를 처리할 수 있다.〈개정 2016.6.21., 2016.12.30., 2021.12.14., 2022.6.14.〉

1. 법 제8조에 따른 임산부 및 신생아에 관한 신고 및 보고에 관한 사무
2. 법 제10조에 따른 임산부·영유아·미숙아등의 보건관리 및 의료 지원에 관한 사무
3. 법 제11조에 따른 생식건강 문제 극복 지원에 관한 사무

3의2. 법 제11조의3 제3항에 따른 난임시술 의료기관 평가에 관한 사무

3의3. 법 제11조의6에 따른 통계관리에 관한 사무

4. 법 제15조에 따른 산후조리업의 신고 및 변경신고에 관한 사무

4의2. 법 제15조의2에 따른 결격사유의 확인에 관한 사무

5. 법 제15조의10에 따른 산후조리업의 폐업·휴업 및 재개의 신고에 관한 사무
6. 법 제15조의20에 따른 산후조리원 평가에 관한 사무
7. 법 제15조의21에 따른 산후조리 관련 실태조사에 관한 사무

[본조신설 2012.1.6.]

제16조(협회) ① 모자보건사업 및 출산 지원에 관한 조사·연구·교육 및 홍보 등의 업무를 하기 위하여 인구보건복지협회(이하 "협회"라 한다)를 둔다.

② 협회의 회원이 될 수 있는 사람은 협회의 설립취지와 사업에 찬성하는 사람으로 한다.

③ 협회는 법인으로 한다.

④ 협회의 정관 기재사항과 업무에 관하여 필요한 사항은 대통령령으로 정한다.

⑤ 협회에 관하여 이 법에 규정되지 아니한 사항은 「민법」 중 사단법인에 관한 규정을 준용한다.

[전문개정 2009.1.7.]

시행령

제18조(정관 기재사항) 법 제16조 제1항에 따른 인구보건복지협회(이하 "협회"라 한다)의 정관에는 다음 각 호의 사항이 포함되어야 한다.

1. 목적
2. 명칭
3. 주된 사무소의 소재지
4. 회원 및 임원에 관한 사항
5. 회의 및 조직에 관한 사항
6. 업무와 그 집행에 관한 사항
7. 기금, 자산 및 회계에 관한 사항
8. 정관 변경에 관한 사항
9. 지부의 설치에 관한 사항
10. 해산에 관한 사항
11. 그 밖에 협회의 운영에 관한 사항

[전문개정 2009.7.7.]

제17조 삭제 〈1999.2.8.〉

제18조 삭제 〈1999.2.8.〉

제19조 삭제 〈1994.12.22.〉

제20조(동일명칭의 사용 금지) 이 법에 따른 협회가 아닌 자는 인구보건복지협회와 같은 명칭을 사용하지 못한다.

[전문개정 2009.1.7.]

제21조(경비의 보조) ① 국가는 예산의 범위에서 다음 각 호의 경비를 보조할 수 있다.〈개정 2015.12.22., 2016.12.2., 2021.12.21.〉

1. 모자보건기구(국가가 설치하는 경우는 제외한다. 이하 같다)의 설치비용 및 부대비용의 3분의 2 이내
2. 모자보건기구 운영비의 2분의 1 이내
3. 제7조 제3항에 따라 업무를 위탁받은 자의 위탁받은 업무수행 경비

4. 제10조 제1항에 따른 건강진단 등의 경비
5. 제10조의2에 따른 신생아 집중치료 시설 및 장비 지원 경비
6. 제10조의3에 따른 모유수유시설 및 수유시설 설치 지원 경비
7. 제11조의3 제4항에 따라 평가업무를 위탁받은 자의 위탁받은 업무수행 경비
8. 제11조의4 제3항에 따라 중앙난임전문상담센터 및 권역별 난임전문상담센터의 업무를 위탁받은 자의 위탁받은 업무수행 경비
9. 제11조의6 제3항에 따라 통계관리업무를 위탁받은 자의 운영에 필요한 경비

② 지방자치단체는 예산의 범위에서 제1항 제4호부터 제6호까지 및 제8호의 경비 중 국가에서 보조하는 부분 외의 경비를 보조한다. 〈개정 2016.12.2.〉

[전문개정 2009.1.7.]

제22조(국유재산의 무상 대여) 국가는 필요하다고 인정할 때에는 협회에 국유재산을 무상으로 대여할 수 있다. [전문개정 2009.1.7.]

제23조(위반사실 등의 공표) ① 특별자치시장·특별자치도지사 또는 시장·군수·구청장은 산후조리업자가 다음 각 호의 어느 하나에 해당하여 그 처분이나 형이 확정된 경우에는 그 위반사실, 처분내용, 해당 산후조리원의 명칭 및 주소, 산후조리업자의 성명(법인인 경우에는 법인명을 말한다), 그 밖에 대통령령으로 정하는 사항을 공표할 수 있다. 〈개정 2019.1.15.〉

1. 제15조의8 제3호·제4호에 따른 시정명령을 위반하여 제15조의9 제1항 제1호에 따른 산후조리업 정지명령 또는 산후조리원 폐쇄명령을 받은 경우
2. 제15조의9 제1항 제2호 및 제3호에 따른 산후조리업 정지 명령 또는 산후조리원 폐쇄 명령을 받은 경우
3. 제15조의11 제1항에 따라 제1호 및 제2호의 산후조리업 정지명령을 갈음하여 과징금을 부과받은 경우
4. 제26조 제2항 또는 같은 조 제3항 제2호에 따라 징역형 또는 벌금형을 선고 받은 경우

② 특별자치시장·특별자치도지사 또는 시장·군수·구청장은 제1항에 따른 공표를 실시하기 전에 공표 대상자에게 그 사실을 통지하여 소명자료를 제출하거나 출석하여 의견진술을 할 수 있는 기회를 부여하여야 한다.

③ 제1항에 따른 공표의 절차 및 방법 등 필요한 사항은 대통령령으로 정한다.

[본조신설 2018.3.13.]

시행령

제18조의2(위반사실 등의 공표) ① 법 제23조 제1항 각 호 외의 부분에서 "대통령령으로 정하는 사항"이란 다음 각 호의 사항을 말한다.

1. 「모자보건법」 위반사실의 공표라는 내용의 제목
2. 처분이나 형의 근거 법령
3. 처분일, 처분기간
4. 형이 확정된 경우 형의 종류, 형의 기간 또는 금액

② 특별자치시장·특별자치도지사 또는 시장·군수·구청장은 법 제23조 제1항에 따라 위반사실 등을 공표하는 경우에는 지체 없이 이를 해당 기관의 인터넷 홈페이지에 6개월 동안 게시하여야 한다. 이 경우 특별자치시장·특별자치도지사 또는 시장·군수·구청장은 산후조리원의 인터넷 홈페이지(인터넷 홈페이지가 있는 경우만 해당한다)에도 이를 게시하게 할 수 있다.

③ 특별자치시장·특별자치도지사 또는 시장·군수·구청장은 법 제23조 제1항에 따라 위반사실 등을 공표한 경우에는 지체 없이 이를 보건복지부장관에게 통보하여야 한다.

④ 제1항부터 제3항까지에서 규정한 사항 외에 공표의 절차 및 방법 등에 관하여 필요한 사항은 보건복지부장관이 정하여 고시한다.

[본조신설 2018.9.11.]

제24조(비밀 누설의 금지) 모자보건사업에 종사하는 사람은 이 법 또는 다른 법령에서 특별히 규정된 경우를 제외하고는 그 업무 수행상 알게 된 다른 사람의 비밀을 누설하거나 공표하여서는 아니 된다.〈개정 2017.12.12.〉

[전문개정 2009.1.7]

제25조(권한의 위임 및 업무의 위탁) ① 이 법에 따른 보건복지부장관의 권한은 대통령령으로 정하는 바에 따라 그 일부를 시・도지사에게 위임할 수 있다.〈개정 2010.1.18, 2015.1.28, 2015.12.22., 2016.12.2.〉

② 보건복지부장관은 대통령령으로 정하는 바에 따라 제15조의6에 따른 감염 예방 등에 관한 교육의 실시에 관한 업무를 협회 등에 위탁할 수 있다.〈신설 2015.12.22.〉

[전문개정 2009.1.7.] [제목개정 2015.12.22.]

시행령

제20조(업무의 위탁) ① 보건복지부장관은 법 제25조 제2항에 따라 법 제15조의6에 따른 감염 예방 등에 관한 교육의 실시에 관한 업무를 다음 각 호의 기관 또는 단체에 위탁할 수 있다.

1. 법 제16조에 따른 인구보건복지협회
2. 그 밖에 산후조리업의 감염 예방 등에 관한 교육의 실시 업무를 수행할 수 있는 인적・물적 자원을 갖추고 있다고 보건복지부장관이 인정하는 비영리법인

② 보건복지부장관은 제1항에 따라 업무를 위탁한 경우에는 그 수탁자 및 위탁업무의 내용을 고시하여야 한다.

[본조신설 2016.6.21.]

제21조 삭제 〈1999.5.21.〉

제26조(벌칙) ① 다음 각 호의 어느 하나에 해당하는 자는 1년 이하의 징역 또는 1천만원 이하의 벌금에 처한다.

1. 제15조 제1항을 위반하여 신고 또는 변경신고를 하지 아니하고 산후조리업을 한 자
2. 삭제 〈2019.1.15.〉
3. 제15조의9 제1항 또는 제2항에 따른 산후조리업 정지명령 또는 산후조리원 폐쇄명령을 받고도 계속하여 산후조리업을 한 자
4. 제24조를 위반하여 비밀을 누설하거나 공표한 자

② 제15조의4 제3호를 위반하여 필요한 조치를 하지 아니한 자는 500만원 이하의 벌금에 처한다.〈신설 2019.1.15.〉

③ 다음 각 호의 어느 하나에 해당하는 자는 300만원 이하의 벌금에 처한다.〈개정 2019.1.15.〉

1. 제15조의3 제2항을 위반하여 승계 사실을 신고하지 아니한 자
2. 제15조의4 제4호를 위반하여 필요한 조치를 하지 아니한 자

[전문개정 2009.1.7.]

제26조의2(양벌규정) 법인의 대표자나 법인 또는 개인의 대리인, 사용인, 그 밖의 종업원이 그 법인 또는 개인의 업무에 관하여 제26조의 위반행위를 하면 그 행위자를 벌하는 외에 그 법인 또는 개인에게도 해당 조문의 벌금형을 과(科)한다. 다만, 법인 또는 개인이 그 위반행위를 방지하기 위하여 해당 업무에 관하여 상당한 주의와 감독을 게을리하지 아니한 경우에는 그러하지 아니하다.

[전문개정 2009.1.7.]

제27조(과태료) ① 다음 각 호의 어느 하나에 해당하는 자에게는 200만원 이하의 과태료를 부과한다.〈개정 2015.1.28., 2015.12.22., 2018.3.13., 2019.1.15.〉

1. 제15조의4 제1호 또는 제2호를 위반한 자

1의2. 제15조의4 제5호를 위반하여 의료기관으로 이송한 사실 및 조치내역을 지체 없이 보고하지 아니한 자

2. 제15조의5 제1항을 위반하여 건강진단 등을 받지 아니한 산후조리업자 및 같은 조 제2항을 위반하여 건강진단 등을 받지 아니한 사람에게 격리 등 근무제한 조치를 하지 아니한 산후조리업자

2의2. 제15조의5 제2항을 위반하여 질병이 있거나 질병이 있는 것으로 의심되는 사람에게 격리 등 근무제한 조치를 하지 아니한 산후조리업자
3. 제15조의6 제1항 또는 제2항을 위반하여 감염 예방 등에 관한 교육을 받지 아니한 자
3의2. 제15조의6 제4항을 위반하여 산후조리업에 종사하는 사람을 교육받도록 하지 아니한 산후조리업자
4. 제15조의7 제1항에 따른 보고를 하지 아니하거나 거짓으로 보고한 자 또는 공무원의 출입·검사 또는 열람을 거부·방해 또는 기피한 자
5. 제15조의16에 따른 서비스의 내용과 요금체계 및 중도해약 시 환불기준을 게시하지 아니하거나 거짓으로 게시한 자

② 다음 각 호의 어느 하나에 해당하는 자에게는 100만원 이하의 과태료를 부과한다. 〈개정 2015.12.22., 2018.3.13., 2019.1.15.〉

1. 제8조 제3항을 위반하여 임산부의 사망·사산 또는 신생아의 사망 사실을 보고하지 아니한 의료기관의 장 또는 보건소장
2. 제15조의5 제3항을 위반하여 해당 사실을 지체 없이 산후조리업자에게 알리지 아니하거나 거짓으로 알린 자
3. 제15조의10을 위반하여 산후조리업의 폐업·휴업 또는 재개를 신고하지 아니한 산후조리업자
4. 제15조의14에 따른 명칭 사용에 관한 규정을 위반한 자
5. 제15조의15를 위반하여 책임보험에 가입하지 아니한 자
6. 제20조를 위반하여 인구보건복지협회와 같은 명칭을 사용한 자

③ 제1항과 제2항에 따른 과태료는 다음 각 호의 구분에 따라 부과·징수하되 대통령령으로 정하는 바에 따른다. 〈개정 2010.1.18., 2015.1.28., 2018.3.13., 2019.1.15.〉

1. 제1항 및 제2항 제1호부터 제5호까지의 규정에 해당하는 경우: 특별자치시장·특별자치도지사 또는 시장·군수·구청장이 부과·징수한다.
2. 제2항 제6호에 해당하는 경우: 보건복지부장관이 부과·징수한다.

[전문개정 2009.1.7.]

시행령

제22조(과태료의 부과기준) 법 제27조 제1항 및 제2항에 따른 과태료의 부과기준은 **별표 3**과 같다. [전문개정 2009.7.7.]

제28조(「형법」의 적용 배제) 이 법에 따른 인공임신중절수술을 받은 자와 수술을 한 자는 「형법」 제269조 제1항·제2항 및 제270조 제1항에도 불구하고 처벌하지 아니한다. [전문개정 2009.1.7.]

제29조 삭제 〈2009.1.7.〉

시행규칙

제21조(규제의 재검토) 보건복지부장관은 제14조 및 별표 3에 따른 산후조리원의 인력 및 시설기준에 대하여 2014년 1월 1일을 기준으로 3년마다(매 3년이 되는 해의 1월 1일 전까지를 말한다) 그 타당성을 검토하여 개선 등의 조치를 하여야 한다. 〈개정 2016.6.23.〉 [본조신설 2013.12.31.]

부 칙 〈법률 제18612호, 2021.12.21.〉

제1조(시행일) 이 법은 공포 후 6개월이 경과한 날부터 시행한다. 다만, 제3조, 제15조의 21제2항 및 제3항의 개정규정은 공포한 날부터 시행한다.

제2조(산후조리도우미의 자격에 관한 경과조치) 이 법 시행 당시 종전의 제15조의 18에 따라 산후조리도우미의 자격이 있던 사람은 제 15조의 19제1항의 개정규정에도 불구하고 산후조리도우미의 자격이 있는 것으로 본다. 다만, 이법 시행 후 1년 이내에 같은 개정규정에 따른 요건을 갖추어야 한다.

모자보건법 시행령

일부개정 2022.6.14 대통령령 제32695호 시행일 2022.6.22.

[별표 1] 〈개정 2020.1.14.〉

행정처분기준(제17조 관련)

1. 일반기준
   가. 위반행위가 둘 이상인 경우로서 그에 해당하는 각각의 처분기준이 다른 경우에는 그 중 무거운 처분기준에 따른다. 다만, 둘 이상의 처분기준이 모두 업무정지인 경우에는 가장 무거운 정지처분기간에 나머지 각각의 정지처분기간의 2분의 1을 더하여 처분하되, 그 기간은 6개월을 초과할 수 없다.
   나. 위반행위의 횟수에 따른 처분기준은 최근 1년간 같은 위반행위로 행정처분을 받은 경우에 적용한다. 이 경우 기간의 계산은 위반행위에 대하여 행정처분을 받은 날과 그 처분 후 다시 같은 위반행위를 하여 적발된 날(법 제15조의9제1항제1호의 경우에는 위반행위에 대한 시정명령을 이행하지 않은 것에 대한 행정처분일과 그 처분 후의 시정명령의 이행기간이 끝나는 날)을 기준으로 한다.
   다. 나목에 따라 가중된 행정처분을 하는 경우 가중처분의 적용 차수는 그 위반행위 전 행정처분 차수(나목에 따른 행정처분이 둘 이상 있었던 경우에는 높은 차수를 말한다)의 다음 차수로 한다.
   라. 행정처분권자는 위반사항의 내용으로 보아 그 위반 정도가 경미하거나 해당 위반사항에 관하여 검사로부터 기소유예 처분을 받거나 법원으로부터 선고유예의 판결을 받은 경우에는 제2호의 개별기준에도 불구하고 그 처분기준을 다음의 구분에 따라 경감할 수 있다.
      1) 산후조리업 업무정지: 정지처분기간의 2분의 1 범위에서 경감
      2) 산후조리원 폐쇄: 3개월 이상[제2호라목1) 및 같은 목 4)부터 6)까지는 4개월 이상]의 정지처분으로 경감. 다만, 제2호가목·사목·차목의 경우는 제외한다.

2. 개별기준

위반사항	근거법령	행정처분기준		
		1차 위반	2차 위반	3차 이상 위반
가. 산후조리업자가 법 제15조의2 각 호의 어느 하나에 해당하는 경우. 다만, 법 제15조의2제7호에 해당하게 된 법인이 3개월 이내에 그 대표자를 변경하는 경우에는 그렇지 않다.	법 제15조의9 제2항 제2호	폐쇄명령	폐쇄명령	폐쇄명령
나. 법 제15조의4제4호에 따른 소독 및 격리 등 필요한 조치를 하지 않은 경우	법 제15조의9 제1항 제3호	업무정지 3개월	폐쇄명령	폐쇄명령
다. 법 제15조의8제1호(법 제15조에 따른 인력과 시설을 갖추지 않은 경우)에 따른 시정명령을 위반한 경우	법 제15조의9 제1항 제1호			

1) 인력을 갖추지 않은 경우		업무정지 1개월	업무정지 3개월	폐쇄명령
2) 시설을 갖추지 않은 경우		업무정지 15일	업무정지 1개월	폐쇄명령
라. 법 제15조의8제2호(법 제15조의2를 위반하여 다음의 어느 하나에 해당하는 사람을 종사하게 한 경우)에 따른 시정명령을 위반한 경우	법 제15조의9 제1항 제1호			
1) 18세 미만인 사람, 피성년후견인 또는 피한정후견인		업무정지 2개월	업무정지 4개월	폐쇄명령
2) 「정신건강증진 및 정신질환자 복지서비스 지원에 관한 법률」 제3조제1호에 따른 정신질환자		업무정지 2개월	폐쇄명령	폐쇄명령
3) 「마약류관리에 관한 법률」에 따른 마약류 중독자		업무정지 2개월	폐쇄명령	폐쇄명령
4) 법을 위반하여 금고 이상의 실형을 선고받고 그 집행이 끝나거나(집행이 종료된 것으로 보는 경우를 포함한다) 집행이 면제된 날부터 3년이 지나지 않은 사람		업무정지 2개월	업무정지 4개월	폐쇄명령
5) 법을 위반하여 형의 집행유예를 선고받고 그 유예기간 중에 있는 사람		업무정지 2개월	업무정지 4개월	폐쇄명령
6) 법 제15조의9에 따라 산후조리원의 폐쇄명령(법 제15조의2제1호부터 제3호까지의 어느 하나에 해당하여 폐쇄명령을 받은 경우는 제외한다)을 받고 1년이 지나지 않은 사람		업무정지 2개월	업무정지 4개월	폐쇄명령
마. 법 제15조의8제3호(법 제15조의4제1호부터 제3호까지의 규정에 따른 준수사항을 지키지 않은 경우)에 따른 시정명령을 위반한 경우	법 제15조의9 제1항 제1호			
1) 보건복지부령으로 정하는 바에 따라 건강기록부를 갖추어 임산부와 영유아의 건강상태를 기록하고 관리하지 않은 경우		업무정지 1개월	업무정지 3개월	폐쇄명령
2) 감염이나 질병을 예방하기 위하여 소독 등의 환경관리, 임산부·영유아의 건강관리 또는 종사자·방문객의 위생관리에 관하여 보건복지부령으로 정하는 조치를 하지 않은 경우		업무정지 1개월	업무정지 3개월	폐쇄명령
3) 임산부나 영유아에게 감염 또는 질병이 의심되거나 발생한 경우 또는 화재·누전 등의 안전사고로 인한 인적 피해가 발생한 경우에 즉시 의료기관으로 이송하는 등 필요한 조치를 하지 않은 경우		업무정지 3개월	폐쇄명령	폐쇄명령

바. 법 제15조의8제4호(법 제15조의5제2항을 위반하여 다음의 어느 하나에 해당하는 사람에게 격리 등 근무제한 조치를 하지 않은 경우)에 따른 시정명령을 위반한 경우	법 제15조의9 제1항 제1호			
1) 건강진단 등을 받지 않은 사람		업무정지 15일	업무정지 1개월	폐쇄명령
2) 다른 사람에게 위해를 끼칠 우려가 있는 질병이 있거나 있는 것으로 의심되는 사람		업무정지 1개월	업무정지 3개월	폐쇄명령
사. 법 제15조의8제5호(법 제15조의14제1항을 위반하여 "산후조리원"이라는 글자를 사용하지 않은 경우)에 따른 시정명령을 위반한 경우	법 제15조의9 제1항 제1호	업무정지 15일	업무정지 1개월	폐쇄명령
아. 법 제15조의8제6호(법 제15조의15제2항을 위반하여 책임보험에 가입하지 않은 경우)에 따른 시정명령을 위반한 경우	법 제15조의9 제1항 제1호	업무정지 15일	업무정지 1개월	폐쇄명령
자. 법 제15조의8제7호(법 제15조의16제1항을 위반하여 서비스의 내용과 요금체계 및 중도해약 시 환불기준을 게시하지 않거나 거짓으로 게시한 경우)에 따른 시정명령을 위반한 경우	법 제15조의9 제1항 제1호	업무정지 15일	업무정지 1개월	폐쇄명령
차. 법 제15조의9제1항에 따른 산후조리업의 정지기간 중에 산후조리업을 계속한 경우	법 제15조의9 제2항 제1호	폐쇄명령	폐쇄명령	폐쇄명령
카. 산후조리원을 이용하는 임산부나 영유아를 사망하게 하거나 임산부나 영유아의 신체에 보건복지부령으로 정하는 중대한 피해를 입힌 경우	법 제15조의9 제1항 제2호	폐쇄명령	폐쇄명령	폐쇄명령

[별표 2] 〈개정 2016.12.30.〉

과징금 산정기준(제17조의3제1항 관련)

1. 일반기준

가. 업무정지 1개월은 30일을 기준으로 한다.

나. 위반행위의 종별에 따른 과징금의 금액은 업무정지 기간에 라목에 따라 산출한 1일당 과징금의 금액을 곱하여 얻은 금액으로 한다.

다. 나목의 업무정지 기간은 별표 1에 따라 산정된 기간(감경을 한 경우에는 그에 따라 감경된 기간을 말한다)을 말한다.

라. 1일당 과징금의 금액은 위반행위를 한 사업자의 연간 총매출금액을 기준으로 제2호의 표에 따라 산출한다.

마. 연간 총매출금액은 해당 업소에 대한 처분일이 속한 연도의 전년도의 1년간 총매출금액을 기준으로 한다. 다만, 신규사업·휴업 등으로 인하여 1년간의 총매출금액을 산출할 수 없거나 1년간의 총매출금액을 기준으로 하는 것이 타당하지 아니하다고 인정되는 경우에는 분기별·월별 또는 일별 매출금액을 기준으로 연간 총매출금액으로 환산하여 산출하거나 조정한다.

바. 나목에도 불구하고 과징금 산정금액이 3천만원을 초과하는 경우에는 3천만원으로 한다.

2. 과징금 부과기준

등급	전년도 연간 총매출금액	업무정지 1일에 해당하는 과징금
1	3천만원 미만	7,000원
2	3천만원 이상 ~ 5천만원 미만	18,600원
3	5천만원 이상 ~ 1억원 미만	34,900원
4	1억원 이상 ~ 2억원 미만	46,000원
5	2억원 이상 ~ 3억원 미만	52,000원
6	3억원 이상 ~ 4억원 미만	58,000원
7	4억원 이상 ~ 5억원 미만	64,000원
8	5억원 이상 ~ 6억원 미만	70,000원
9	6억원 이상 ~ 7억원 미만	76,000원
10	7억원 이상 ~ 8억원 미만	86,000원
11	8억원 이상 ~ 9억원 미만	97,000원
12	9억원 이상 ~ 10억원 미만	109,000원
13	10억원 이상 ~ 11억원 미만	120,000원
14	11억원 이상 ~ 12억원 미만	132,000원
15	12억원 이상 ~ 13억원 미만	143,000원
16	13억원 이상 ~ 14억원 미만	153,000원
17	14억원 이상 ~ 15억원 미만	166,000원
18	15억원 이상 ~ 16억원 미만	178,000원
19	16억원 이상 ~ 17억원 미만	189,000원
20	17억원 이상 ~ 18억원 미만	201,000원
21	18억원 이상 ~ 19억원 미만	212,800원
22	19억원 이상 ~ 20억원 미만	224,000원
23	20억원 이상	230,000원

[별표 2의2] 〈개정 2022.6.14.〉

공공산후조리원의 설치기준 등(제17조의6 관련)

1. 설치기준

가. 임산부실은 2층 이하에 설치하여야 하며, 영유아 침대, 영유아 목욕설비 등 임산부와 영유아가 함께 생활하는 데 필요한 시설을 갖추어 모자동실(母子同室)의 형태로 운영되어야 한다.

나. 영유아실은 2층 이하에 설치하여야 하며, 영유아실 정원은 임산부실 정원의 100분의 30 이내로 하여야 한다. 다만, 해당 지방자치단체의 장이 정당한 사유가 있다고 인정하는 경우에는 영유아실을 설치하지 않을 수 있다.

다. 그 밖에 공공산후조리원의 인력 및 시설기준에 관하여는 보건복지부령으로 정하는 바에 따른다.

2. 운영기준

시·도지사 또는 시장·군수·구청장은 공공산후조리원을 운영할 때 다음 각 호의 사항을 준수하여야 한다.

가. 감염 및 안전관리

1) 감염의 위험으로부터 임산부와 영유아를 보호하기 위하여 다음의 감염관리 활동을 수행하여야 한다.

가) 감염 예방, 감염 발생 시 대응, 교육·훈련 등이 포함된 감염관리계획 수립

나) 공공산후조리원 내 감염 전파의 위험요인에 대한 점검·평가 및 개선활동

다) 공공산후조리원 종사자에 대하여 감염 발생 상황별 조치요령에 관한 교육·훈련을 매년 1회 이상 실시

2) 화재의 위험으로부터 임산부와 영유아를 보호하기 위하여 다음의 안전관리활동을 수행하여야 한다.

가) 화재 예방, 화재 발생 시 대응, 안전교육·훈련 등이 포함된 안전관리계획 수립

나) 소화시설, 대피로, 비상구 등 안전시설에 대한 점검·평가 및 개선활동

다) 공공산후조리원 종사자와 임산부에 대하여 화재발생 시의 대응 및 행동요령에 관한 교육·훈련을 매년 1회 이상 실시

나. 모자동실 운영 등

1) 임산부실은 임산부와 영유아가 함께 생활할 수 있도록 모자동실의 형태로 운영하여야 한다.

2) 공공산후조리원 입소 전 임산부에게 임산부실을 모자동실의 형태로 운영하는 것을 미리 알리고, 모자동실 사용에 대한 준수사항 등을 교육하여야 한다.

3) 영유아실은 신규로 입원하는 영유아의 감염 여부 등 건강상태를 확인하는 용도로 운영하여야 한다.

다. 이용자 부담 및 저소득 취약계층의 우선이용

1) 시·도지사 또는 시장·군수·구청장은 공공산후조리원 설치 및 운영 비용 등을 고려하여 공공산후조리원 이용자에게 이용요금을 부과할 수 있다.

2) 다음 각 호의 어느 하나에 해당하는 사람에게는 공공산후조리원을 우선이용하게 하거나, 산후조리도우미의 이용 지원 범위에서 이용요금의 전부 또는 일부를 감면할 수 있다.

가) 「5·18 민주유공자예우 및 단체설립에 관한 법률」에 따른 5·18민주유공자, 그 유족 또는 가족

나) 「국가유공자 등 예우 및 지원에 관한 법률」에 따른 국가유공자, 그 유족 또는 가족

다) 「국민기초생활 보장법」에 따른 수급자 및 차상위계층

라) 「다문화가족지원법」에 따른 다문화가족의 산모

마) 「북한이탈주민의 보호 및 정착지원에 관한 법률」에 따른 보호대상자 또는 그 배우자

바) 「의료급여법 시행령」에 따라 보건복지부장관이 정하여 고시하는 희귀난치성질환을 앓고 있는 산모

사) 「장애인복지법」에 따른 장애인 또는 그 배우자

아) 「한부모가족지원법」에 따른 한부모가족의 산모

자) 다태아 또는 셋째 자녀 이상을 출산한 산모

라. 행정적·재정적 지원

조례·규칙의 제정, 관할 보건소·의료기관과의 연계 등 공공산후조리원의 운영에 필요한 행정적·재정적 지원 방안을 마련하여야 한다.

마. 실태조사 및 평가

공공산후조리원 서비스의 질적 수준을 향상시키기 위하여 공공산후조리원에 대한 실태조사와 평가 등을 실시하여야 한다.

3. 공공산후조리원 폐쇄 및 중단에 따른 사후관리 등

가. 시·도지사 또는 시장·군수·구청장은 설치한 공공산후조리원을 폐쇄하거나 운영을 중단하는 경우에는 입소 중인 임산부와 영유아가 다른 공공산후조리원을 이용하도록 하는 등 필요한 조치를 하여야 한다.

나. 보건복지부장관 또는 특별시장·광역시장·도지사는 시·도지사 또는 시장·군수·구청장이 공공산후조리원의

설치기준 또는 운영기준을 위반하여 공공산후조리원을 설치하거나 운영하는 경우에는 그 시정을 명할 수 있다.

[별표 3] 〈개정 2020.1.14.〉

과태료의 부과기준(제22조 관련)

1. 일반기준

가. 보건복지부장관, 특별자치시장·특별자치도지사 또는 시장·군수·구청장은 다음의 어느 하나에 해당하는 경우에는 제2호의 개별기준에 따른 과태료 금액의 2분의 1 범위에서 그 금액을 줄일 수 있다. 다만, 과태료를 체납하고 있는 위반행위자에 대해서는 그렇지 않다.

1) 위반행위가 사소한 부주의나 오류로 인한 것으로 인정되는 경우

2) 위반행위자가 법 위반 상태를 시정하거나 해소하기 위하여 노력한 것으로 인정되는 경우

3) 그 밖에 위반행위의 정도, 위반행위의 동기와 그 결과 등을 고려하여 과태료 금액을 줄일 필요가 있다고 인정되는 경우

나. 보건복지부장관, 특별자치시장·특별자치도지사 또는 시장·군수·구청장은 위반행위의 정도, 위반행위의 동기와 그 결과 등을 고려하여 제2호의 개별기준에 따른 과태료 금액의 2분의 1 범위에서 그 금액을 늘려 부과할 수 있다. 다만, 늘려 부과하는 경우에도 법 제27조제1항 및 제2항에 따른 과태료 금액의 상한을 넘을 수 없다.

2. 개별기준

위반행위	근거 법조문	과태료 금액 (단위: 만원)
가. 법 제8조제3항을 위반하여 임산부의 사망·사산 또는 신생아의 사망 사실을 보고하지 않은 경우	법 제27조 제2항 제1호	100
나. 법 제15조의4제1호 또는 제2호를 위반한 경우	법 제27조 제1항 제1호	200
다. 법 제15조의4제5호를 위반하여 의료기관으로 이송한 사실 및 조치내역을 지체 없이 보고하지 않은 경우	법 제27조 제1항 제1호의2	200
라. 산후조리업자가 법 제15조의5제1항을 위반하여 건강진단 등을 받지 않은 경우 및 같은 조 제2항을 위반하여 건강진단 등을 받지 않은 사람에게 격리 등 근무제한 조치를 하지 않은 경우	법 제27조 제1항 제2호	170
마. 산후조리업자가 법 제15조의5제2항을 위반하여 질병이 있거나 질병이 있는 것으로 의심되는 사람에게 격리 등 근무제한 조치를 하지 않은 경우	법 제27조 제1항 제2호의2	200
바. 법 제15조의5제3항을 위반하여 감염병환자 또는 감염병의사환자라는 진단을 받은 사실을 지체 없이 산후조리업자에게 알리지 않거나 거짓으로 알린 경우	법 제27조 제2항 제2호	100
사. 법 제15조의6제1항 또는 제2항을 위반하여 감염 예방 등에 관한 교육을 받지 않은 경우	법 제27조 제1항 제3호	150
아. 산후조리업자가 법 제15조의6제4항을 위반하여 산후조리업에 종사하는 사람을 교육받도록 하지 않은 경우	법 제27조 제1항 제3호의2	150
자. 법 제15조의7제1항에 따른 보고를 하지 않거나 거짓으로 보고한 경우 또는 공무원의 출입·검사 또는 열람을 거부·방해 또는 기피한 경우	법 제27조 제1항 제4호	200

차. 법 제15조의10을 위반하여 산후조리업의 폐업·휴업 또는 재개를 신고하지 않은 경우	법 제27조 제2항 제3호	70
카. 법 제15조의14에 따른 명칭 사용에 관한 규정을 위반한 경우	법 제27조 제2항 제4호	50
타. 법 제15조의15를 위반하여 책임보험에 가입하지 않은 경우	법 제27조 제2항 제5호	100
파. 법 제15조의16에 따른 서비스의 내용과 요금체계 및 중도해약 시 환불기준을 게시하지 않거나 거짓으로 게시한 경우	법 제27조 제1항 제5호	200
하. 법 제20조를 위반하여 인구보건복지협회와 같은 명칭을 사용한 경우	법 제27조 제2항 제6호	50

모자보건법 시행규칙

일부개정 2020.12.1. 보건복지부령 제763호 시행일 2021.1.1.

[별표 1] 〈개정 2015.7.29.〉

임산부 · 영유아 및 미숙아등의 정기 건강진단 실시기준(제5조 제1항 관련)

1. 임산부
   가. 임신 7개월까지 : 2개월마다 1회
   나. 임신 8개월에서 9개월까지 : 1개월마다 1회
   다. 임신 10개월 이후 : 2주마다 1회

2. 영유아
   가. 신생아 : 수시
   나. 영유아
      1) 출생 후 1년 이내 : 1개월마다 1회
      2) 출생 후 1년 초과 5년 이내 : 6개월마다 1회

3. 미숙아등
   가. 분만의료기관 퇴원 후 7일 이내에 1회
   나. 1차 건강진단 시 건강문제가 있는 경우에는 최소 1주에 2회
   다. 발견된 건강문제가 없는 경우에는 제2호의 영유아 기준에 따라 건강진단을 실시한다.

[별표 2] 〈신설 2016.6.23.〉

난임시술 의료기관의 시설 · 장비 및 전문인력에 관한 기준(제8조제2항 관련)

구 분	자궁내 정자주입 시술 의료기관	체외수정 시술 의료기관
1. 시설	가. 진료실 나. 독립적인 공간의 정액채취실	「생명윤리 및 안전에 관한 법률 시행규칙」 제17조제1항 및 별표 1에 따른 배아생성의료기관의 시설 · 장비 및 전문인력
2. 장비	가. 초음파기기 나. 현미경 다. 정액검사장비 라. 원심분리기 등 정자분리 장비	
3. 전문인력	가. 산부인과 전문의 1명 이상 나. 시술을 보조할 수 있는 간호사 또는 간호조무사 1명 이상	

작성방법
[담당자] 매일 근무순서를 정하여 점검 사항을 모두 확인하고, 이상이 있을 경우 적절한 조치를 한 후 'O', '×' 또는 '측정 수치'로 그 결과를 기록합니다. **[확인자]** 산후조리업자 또는 건강관리책임자가 기록합니다.

4. 방문객 위생관리

1) 감염이나 질병을 예방하기 위하여 방문객이 취해야 할 조치를 방문객에게 안내한다.

2) 영유아를 만지기 전에는 반드시 손을 씻고, 손을 씻은 후에는 물건이나 기구를 만지지 않도록 방문객에게 안내한다.

3) 산후조리원 내에 감염병이 유행 중이거나 방문객이 다음 중 어느 하나에 해당하는 경우에는 산후조리원 방문을 제한한다.

가) 감기 등 호흡기 질환, 상기도(上氣道) 감염을 포함한 급성 열성 질환, 활동성 결핵 및 B형 간염, 설사 등의 증세를 동반한 위장 관계 질환, 개방성 상처, 전파될 우려가 있는 피부 질환이 있는 사람

나) 「감염병의 예방 및 관리에 관한 법률」에 따른 감염병환자 또는 감염병의사환자

다) 감염병환자와 접촉한 적이 있는 등 감염병을 전파할 우려가 있는 경우

라) 최근 1개월 이내 홍역(紅疫)·유행성이하선염(流行性耳下腺炎)·풍진(風疹) 예방접종, 수두(水痘) 예방접종 및 폴리오 예방접종 등을 받은 아동을 동반하는 경우

4) 방문객이 만 6세 이하인 경우에는 산후조리원 방문을 제한할 수 있다.

5) 1)부터 4)까지의 사항을 방문객이 인지할 수 있도록 안내·게시한다.

6) 1)부터 5)까지의 규정에 따른 관리 결과를 매일 아래 표에 기록한다.

방문객 위생관리 결과

날짜	시간	방문객 이름	임산부 이름	관계	방문객 연락처	안내사항		방문객 서명	확인자
						질환 유무	인지 여부		
월/일									
월/일									

작성 시 참고사항
[작성인] 임산부 또는 영유아와 접촉할 사람이 작성합니다. **[날짜, 시간, 방문객 이름, 임산부 이름, 관계, 방문객 연락처]** 산후조리원에서 감염병환자 등이 발생할 경우 역학조사 등을 위해 작성합니다. **[안내사항 및 방문객 서명]** 호흡기 질환 등의 유무와 방문객 위생관리에 관한 사항을 인지하고 있는지 여부를 'O' 또는 '×'로 표시하고, 방문객이 안내사항을 준수하지 않거나 거짓으로 인지 여부를 작성하여 산후조리원 내 감염병을 발생하게 했을 경우 민사상의 책임이 있다는 사실을 확인하기 위해 서명합니다. **[확인자]** 산후조리업자 또는 건강관리책임자가 기록합니다.

농어촌 등 보건의료를 위한 특별조치법

일부개정 2021.8.17. 법률 제18413호 시행일 2022.2.18.

제1장 총칙〈개정 2012.10.22.〉

제1조(목적) 이 법은 농어촌 등 보건의료 취약지역의 주민 등에게 보건의료를 효율적으로 제공함으로써 국민이 고르게 의료혜택을 받게 하고 국민의 보건을 향상시키는 데에 이바지함을 목적으로 한다. [전문개정 2012.10.22.]

시행령

제1조(목적) 이 영은 「농어촌 등 보건의료를 위한 특별조치법」에서 위임된 사항과 그 시행에 필요한 사항을 규정함을 목적으로 한다. [전문개정 2013.1.22.]

시행규칙

제1조(목적) 이 규칙은 「농어촌 등 보건의료를 위한 특별조치법」 및 같은 법 시행령에서 위임된 사항과 그 시행에 필요한 사항을 규정함을 목적으로 한다. [전문개정 2013.1.23.]

제2조(정의) 이 법에서 사용하는 용어의 뜻은 다음과 같다.

1. "공중보건의사"란 공중보건업무에 종사하게 하기 위하여 「병역법」 제34조 제1항에 따라 공중보건의사에 편입된 의사·치과의사 또는 한의사로서 보건복지부장관으로부터 공중보건업무에 종사할 것을 명령받은 사람을 말한다.
2. "공중보건업무"란 제5조의2 제1항 각 호에 따른 기관 또는 시설에서 수행하는 보건의료업무를 말한다.
3. "보건진료 전담공무원"이란 제19조에 따른 의료행위를 하기 위하여 보건진료소에 근무하는 사람을 말한다.
4. "보건진료소"란 의사가 배치되어 있지 아니하고 계속하여 의사를 배치하기 어려울 것으로 예상되는 의료 취약지역에서 보건진료 전담공무원으로 하여금 의료행위를 하게 하기 위하여 시장·군수가 설치·운영하는 보건의료시설을 말한다.

[전문개정 2012.10.22.]

시행령

제2조 삭제 〈2003.3.12.〉

시행규칙

제2조 삭제 〈2003.3.12.〉

제2장 공중보건의사〈개정 2012.10.22.〉

제3조(공중보건의사의 신분) ① 공중보건의사는 「국가공무원법」 제26조의5에 따른 임기제공무원으로 한다.〈개정 2012. 12.11.〉

② 공중보건의사가 제5조 제1항에 따라 보건복지부장관의 종사명령을 받은 경우에는 「국가공무원법」 제26조의5에 따른 임기제공무원으로 임용된 것으로 본다.〈개정 2012.12.11.〉

[전문개정 2012.10.22.]

제3조의2(결격사유) 「국가공무원법」 제33조 각 호의 어느 하나에 해당하는 사람은 공중보건의사로 임용될 수 없다.

[전문개정 2012.10.22.]

제4조(공중보건의사의 명단통보) 병무청장은 「병역법」 제34조 제1항에 따라 공중보건의사에 편입된 의사·치과의사 또는 한의사의 명단을 보건복지부장관에게 통보하여야 한다. [전문개정 2012.10.22.]

시행령

제3조 삭제 〈2003.3.12.〉

시행규칙

제3조(공중보건의사의 명단통보) 「농어촌 등 보건의료를 위한 특별조치법」(이하 "법"이라 한다) 제4조에 따른 공중보건의사의 명단 통보는 별지 제2호서식에 따른다. [전문개정 2013.1.23.]

제5조(종사명령 등) ① 보건복지부장관은 제4조에 따른 명단 통보를 받으면 지체 없이 해당 의사·치과의사 또는 한의사에 대하여 근무할 지역·기관 또는 시설을 정하여 공중보건업무에 종사할 것을 명하고, 이를 해당 광역시장·특별자치시장·도지사·특별자치도지사(이하 "시·도지사"라 한다) 또는 배치기관의 장(보건복지부장관이 직접 배치한 기관의 장을 말한다. 이하 같다) 및 병무청장에게 통보하여야 한다.

② 시·도지사는 제1항에 따른 명단 통보를 받으면 지체 없이 해당 공중보건의사를 소집하여 공중보건업무 수행에 필요한 직무교육을 한 후 근무할 지역·기관 또는 시설을 지정하고, 그 결과를 지체 없이 보건복지부장관에게 보고하여야 한다.

시행규칙

제4조(종사명령서) 법 제5조 제1항에 따른 공중보건업무 종사명령 및 공중보건업무 종사명령 통보는 각각 별지 제3호서식 및 별지 제4호서식에 따른다. [전문개정 2013.1.23.]

제5조(소집통지서) 「농어촌 등 보건의료를 위한 특별조치법 시행령」(이하 "영"이라 한다) 제4조에 따른 직무교육 소집통지는 별지 제5호서식에 따른다. [전문개정 2013.1.23.]

제6조(소집연기신청서) 영 제5조 제1항에 따른 직무교육 소집연기신청서는 별지 제6호서식에 따르되, 다음 각 호의 서류를 첨부하여야 한다.〈개정 2019.9.27.〉

1. 영 제5조 제1항 제1호에 해당하는 경우에는 국공립병원에서 발행한 진단서
2. 영 제5조 제1항 제2호에 해당하는 경우에는 사망진단서 또는 검안서, 그 밖에 사망 사실을 증명하는 서류
3. 영 제5조 제1항 제3호에 해당하는 경우에는 그 사유를 증명할 수 있는 서류

[전문개정 2013.1.23.]

[제목개정 2019.9.27.]

제7조(공중보건의사의 직무교육과정등) ① 법 제5조 제2항 및 제3항에 따른 직무교육(이하 "공중보건의사 직무교육"이

라 한다)의 교육과정은 보건행정과정과 임상실습과정으로 구분한다.

② 공중보건의사 직무교육은 다음 각 호의 구분에 따른 내용으로 한다.

1. 보건행정과정 : 보건사회정책, 보건의료 관계법령, 지역사회보건관리, 예방의학, 직무 관련 전문의학, 그 밖에 보건행정 및 소양에 관한 과목
2. 임상실습과정 : 환자치료에 필요한 기본적인 임상실습

③ 공중보건의사 직무교육의 기간은 보건행정과정 2주 이내, 임상실습과정 10주 이내로 한다. 다만, 다음 각 호의 경우에는 임상실습과정을 생략할 수 있다.

1. 공중보건의사가 전문의나 인턴과정 수료자인 경우
2. 의료인력 수급상 부득이한 경우

[전문개정 2013.1.23.]

제8조(공중보건의사의 직무교육기관) ① 광역시장·특별자치시장·도지사·특별자치도지사(이하 "시·도지사"라 한다)는 법 제5조 제2항에 따른 직무교육을 다음 각 호의 구분에 따른 기관에서 한다.

1. 보건행정과정 : 해당 광역시·특별자치시·도·특별자치도(이하 "시·도"라 한다)의 공무원교육원
2. 임상실습과정 : 시·도지사가 지정하는 종합병원 또는 병원. 다만, 치과의사의 경우에는 치과진료시설이 있는 보건소에서 교육할 수 있다.

② 삭제 〈2020.9.11.〉

[전문개정 2013.1.23.]

제9조(공중보건의사 직무교육의 결과보고) ① 시·도지사는 제8조에 따라 공중보건의사 직무교육을 하였을 때에는 그 결과를 지체 없이 별지 제7호서식에 따라 보건복지부장관에게 보고하여야 한다. 〈개정 2020.9.11.〉

② 보건복지부장관은 제1항의 보고에서 교육성적이 매우 불량한 사람에게는 재교육을 명할 수 있다.

[전문개정 2013.1.23.]

제10조(공중보건의사의 배치결과 통보서) 법 제5조 제2항에 따른 공중보건의사의 근무지역·근무기관 또는 시설 지정 등 배치결과 통보는 별지 제8호서식에 따른다. [전문개정 2013.1.23.]

③ 보건복지부장관은 국민보건의료를 위하여 특히 필요하다고 인정할 때에는 직접 직무교육을 할 수 있다.

④ 제2항 및 제3항의 직무교육의 기간은 제7조 제1항에 따른 의무복무기간에 산입(算入)한다.

⑤ 시·도지사는 제2항에 따라 공중보건의사가 근무할 지역·기관 또는 시설을 지정할 때에는 군 보건소와 읍·면의 보건지소에 공중보건의사가 우선 배치되도록 하여야 한다.

⑥ 제1항의 종사명령과 제2항 및 제3항의 직무교육에 필요한 사항은 보건복지부령으로 정한다.

[전문개정 2012.10.22.]

시행령

제4조(직무교육 소집) 보건복지부장관 또는 광역시장·특별자치시장·도지사·특별자치도지사(이하 "시·도지사"라 한다)는 「농어촌 등 보건의료를 위한 특별조치법」(이하 "법"이라 한다) 제5조 제2항 또는 제3항에 따라 공중보건의사에 대한 직무교육을 실시하기 위하여 해당 공중보건의사를 소집할 때에는 소집일 3일 전까지 소집대상자의 인적사항·소집일시 및 장소 등 필요한 사항을 구체적으로 밝혀 소집통지를 하여야 한다. [전문개정 2013.1.22.]

제5조(직무교육 소집연기) ① 제4조에 따른 소집통지를 받은 사람이 다음 각 호의 어느 하나에 해당하는 사유로 지정된 일시에 그 소집에 응할 수 없는 경우에는 그 소집일 전까지 주소·성명 및 연기 사유 등을 구체적으로 적은 소집연기신청서에 그 사유를 증명할 수 있는 서류를 첨부하여 보건복지부장관 또는 시·도지사에게 제출하여야 한다. 이 경우 연기기간은 1회에 3개월을 초과할 수 없다. 〈개정 2019.7.2.〉

1. 질병 또는 심신의 장애가 있을 경우
2. 본인의 직계존속·직계비속 또는 배우자가 사망한 경우
3. 그 밖의 부득이한 사유가 발생한 경우

② 보건복지부장관 또는 시·도지사는 제1항에 따른 소집연기신청서를 제출한 사람에 대해서는 연기기간이 지나거나 연기 사유가 소멸된 후 다시 직무교육의 소집을 하여야 한다. 〈개정 2019.7.2.〉

[전문개정 2013.1.22.]

제7조(공중보건의사의 인사관리부 비치) ① 보건복지부장관, 시·도지사와 시장·군수·구청장(자치구의 구청장을 말한다. 이하 같다) 및 법 제5조에 따라 보건복지부장관이 직접 공중보건의사를 배치한 기관 또는 시설(이하 "배치기관"이라 한다)의 장은 「공무원 인사기록·통계 및 인사사무 처리 규정」에도 불구하고 보건복지부장관이 따로 정하는 공중보건의사의 인사관리부를 갖추어 두고, 공중보건의사의 신상변동·근무상황과 그 밖에 그 관리에 필요한 사항을 기록하여야 한다. 〈개정 2013.11.20., 2016.11.29.〉

② 보건복지부장관과 시·도지사는 공중보건의사의 근무 및 관리상황을 지도·확인하여야 한다.

[전문개정 2013.1.22.]

시행규칙

제13조(인사관리부) 영 제7조 제1항에 따른 공중보건의사의 인사관리부는 별지 제11호서식과 같다.

[전문개정 2013.1.23.]

제5조의2(공중보건의사의 배치기관 및 배치시설) ① 제5조 제1항 및 제2항에 따라 보건복지부장관 또는 시·도지사가 공중보건의사를 배치할 수 있는 기관 또는 시설은 다음 각 호와 같다.

1. 보건소 또는 보건지소
2. 국가·지방자치단체 또는 공공단체가 설립·운영하는 병원으로서 보건복지부장관이 정하는 병원(이하 이 조에서 "공공병원"이라 한다)
3. 공공보건의료연구기관
4. 공중보건사업의 위탁사업을 수행하는 기관 또는 단체
5. 보건의료정책을 수행할 때에 공중보건의사의 배치가 필요한 기관 또는 시설로 대통령령으로 정하는 기관 또는 시설

② 제1항에 따른 보건소 및 공공병원은 특별시·광역시(광역시의 관할구역에 있는 군 지역은 제외한다) 외의 지역에 있는 기관 및 시설로 한정한다.

[전문개정 2012.10.22.]

시행령

제6조(공중보건의사의 배치기준) 보건복지부장관 또는 시·도지사는 공중보건의사가 근무할 지역·기관 또는 시설을 지정할 때에는 법 제5조 제5항에 따라 군 보건소와 읍·면의 보건지소에 우선 배치하고, 남는 인력은 법 제5조의2에 따른 기관 또는 시설에 보건복지부장관이 정하는 배치기준에 따라 적정하게 배치하여야 한다. [전문개정 2013.1.22.]

제6조의2(공중보건의사의 배치기관 또는 시설) 법 제5조의2 제1항 제5호에서 "대통령령으로 정하는 기관 또는 시설"이란 다음 각 호의 기관 또는 시설을 말한다.

1. 병원선 및 이동진료반
2. 군지역 및 의사확보가 어려운 중소도시의 민간병원 중 정부의 지원을 받는 병원으로서 보건복지부장관이 정하는 병원
3. 그 밖에 「사회복지사업법」에 따른 사회복지시설, 「형의 집행 및 수용자의 처우에 관한 법률」에 따른 교정시설 내의 의료시설, 「응급의료에 관한 법률」에 따른 응급의료에 관련된 기관 또는 단체 등 보건복지부장관이 국민보건의료를 위하여 공중보건의사의 배치가 특히 필요하다고 인정하는 기관 또는 시설

[전문개정 2013.1.22.]

제6조(근무지역등의 변경) ① 보건복지부장관은 필요하다고 인정하면 공중보건의사의 근무지역 또는 근무기관·근무시설을 변경할 수 있다. 다만, 같은 광역시·특별자치시·도·특별자치도(이하 "시·도"라 한다) 내 또는 같은 시·군·구(자치구를 말한다. 이하 같다) 내에서의 변경은 해당 시·도지사 또는 시장·군수·구청장(자치구의 구청장을 말한다. 이하 같다)이 한다.

② 제1항 단서에 따라 공중보건의사의 근무지역 또는 근무기관·근무시설을 변경한 시·도지사 또는 시장·군수·구청장은 그 결과를 지체 없이 보건복지부장관에게 보고하여야 한다.

[전문개정 2012.10.22.]

시행규칙

제11조(근무지역등의 변경요청등) ① 시·도지사는 공중보건의사의 시·도 간 근무지역 변경이 필요하다고 인정하는 경우에는 별지 제9호서식에 따라 보건복지부장관에게 근무지역 변경을 요청하여야 한다.

② 법 제6조 제2항에 따른 공중보건의사의 근무지역 또는 근무기관·시설 변경 결과 보고는 별지 제10호서식에 따른다.

[전문개정 2013.1.23.]

제6조의2(파견근무) ① 보건복지부장관은 감염병 또는 재해 발생 등의 사유로 의료 인력이 긴급히 필요하다고 인정할 때에는 공중보건의사를 다른 지역·기관 또는 시설에 파견하여 근무하게 할 수 있다. 다만, 같은 시·도 내 또는 같은 시·군·구 내의 파견은 해당 시·도지사 또는 시장·군수·구청장이 한다.

② 제1항 단서에 따라 공중보건의사의 파견을 명령한 시·도지사 또는 시장·군수·구청장은 그 결과를 지체 없이 보건복지부장관에게 보고하여야 한다.

③ 제1항에 따른 파견근무는 제5조의2에 따른 배치기관 또는 배치시설이 아닌 경우에도 할 수 있다. 이 경우 시·도지사 또는 시장·군수·구청장은 보건복지부장관의 승인을 받아야 한다.

[전문개정 2012.10.22.]

제7조(의무복무기간) ① 공중보건의사의 의무복무기간은 「병역법」 제55조에 따라 받는 군사교육소집기간 외에 3년으로 한다.〈개정 2016.5.29.〉

② 제1항에 따른 의무복무기간을 마친 공중보건의사에 대하여는 「병역법」 제34조제2항에 따라 사회복무요원 복무를 마친 것으로 본다.〈개정 2013.6.4.〉

③ 보건복지부장관은 제1항에 따른 의무복무기간을 마친 공중보건의사의 명단을 병무청장에게 통보하여야 한다.

[전문개정 2012.10.22.]

제8조(직장 이탈 금지) ① 공중보건의사는 해당 특별자치시장·특별자치도지사·시장·군수·구청장 또는 배치기관의 장의 허가 없이 근무시간에 직장을 이탈하여서는 아니 된다.

② 보건복지부장관, 시·도지사 또는 시장·군수·구청장은 다음 각 호의 어느 하나에 해당할 때에는 그 관할구역에 있는 공중보건의사에게 근무지역의 이탈 금지를 명할 수 있다.

1. 해당 관할구역의 응급환자 진료를 위하여 필요할 때
2. 해당 관할구역에 「의료법」 제3조에 따른 의료기관(이하 "의료기관"이라 한다)이 없거나 야간 또는 공휴일에 진료를 하는 의료기관이 없는 다음 각 목의 지역으로 주민들의 건강보호를 위하여 필요할 때
   가. 「도서개발 촉진법」 제2조에 따른 도서
   나. 「접경지역 지원 특별법」 제2조 제1호에 따른 접경지역
3. 감염병 및 재해 등으로 많은 환자가 발생하거나 그 밖에 이에 준하는 사유가 발생한 경우

③ 제2항에 따른 근무지역의 범위는 보건복지부령으로 정한다.

시행규칙

제12조(근무지역의 범위) 법 제8조 제3항에 따른 공중보건의사의 근무지역 범위는 해당 공중보건의사가 근무하는 기관 또는 시설이 있는 특별자치시·특별자치도·시·군·구(자치구를 말한다. 이하 같다)의 행정구역으로 한다. 다만, 주거시설의 형편상 부득이한 경우에는 관할 보건소장의 승인을 받아 통상적인 교통수단으로 30분 이내에 출퇴

근이 가능한 인근 특별자치시·특별자치도·시·군·구의 행정구역으로 할 수 있다. [전문개정 2013.1.23.]

④ 시·도지사, 시장·군수·구청장은 제2항에 따라 공중보건의사에 대한 근무지역 이탈 금지를 명하였을 때에는 지체 없이 이를 보건복지부장관에게 보고하여야 한다.

[전문개정 2012.10.22.]

제9조(공중보건의사의 복무) ① 공중보건의사는 의무복무기간 동안 공중보건업무에 성실히 종사하여야 하며, 제5조 제1항에 따라 부여받은 공중보건업무 외의 업무에 종사하여서는 아니 된다.

② 보건복지부장관은 공중보건의사가 제8조 제1항 및 제2항에 따른 명령을 위반하여 의무복무기간 중 통틀어 7일 이내의 기간 동안 직장을 이탈하거나 근무지역을 이탈하였을 때에는 그 이탈일수의 5배의 기간을 연장하여 근무할 것을 명할 수 있다.

③ 보건복지부장관은 공중보건의사가 제1항을 위반하여 공중보건업무 외의 업무에 종사하였을 때에는 그 업무에 종사한 일수의 5배의 기간을 연장하여 근무할 것을 명할 수 있다.

④ 보건복지부장관은 공중보건의사가 장기입원 또는 요양 등 직무 외의 사유로 1개월 이상 근무하지 못한 경우에는 그 기간만큼 연장하여 근무할 것을 명할 수 있다.

⑤ 보건복지부장관은 제2항부터 제4항까지의 규정에 따라 의무복무기간 연장을 명할 때에는 미리 상대방에게 의견을 진술할 기회를 주어야 한다.

⑥ 공중보건의사가 제2항부터 제4항까지의 규정에 따라 보건복지부장관의 근무기간 연장 명령을 받은 경우에는 채용계약 기간이 연장된 것으로 본다.

⑦ 공중보건의사가 「병역법」 제35조 제2항 및 제4항에 따라 편입이 취소되거나 제12조 제1항에 따라 전공의(專攻醫) 수련이 허가된 경우에는 채용계약이 해지된 것으로 본다.

⑧ 공중보건의사의 복무에 관하여는 이 법에서 규정한 사항을 제외하고는 「국가공무원법」에 따른다.

[전문개정 2012.10.22.]

시행령

제9조(근무지역 이탈보고 등) ① 시장·군수 또는 구청장은 공중보건의사가 다음 각 호의 어느 하나에 해당하는 경우에는 그 사실을 지체 없이 시·도지사(특별자치시장·특별자치도지사를 제외한다. 이하 이 조 및 제10조에서 같다)에게 보고하고, 시·도지사는 이를 보건복지부장관에게 보고하여야 한다.

1. 법 제8조 제1항을 위반하여 직장을 이탈한 경우
2. 법 제8조 제2항에 따른 명령을 위반하여 근무지역을 이탈한 경우
3. 법 제9조 제1항을 위반하여 공중보건업무 외의 업무에 종사한 경우

② 시장·군수 또는 구청장은 공중보건의사가 장기입원 또는 요양 등 직무 외의 사유로 1개월 이상 근무하지 못하는 경우에는 그 사유를 구체적으로 밝혀 시·도지사에게 보고하고, 시·도지사는 이를 보건복지부장관에게 보고하여야 한다.

③ 특별자치시장·특별자치도지사 또는 배치기관의 장은 공중보건의사가 제1항 각 호 또는 제2항에 해당하는 경우에는 이를 보건복지부장관에게 보고하여야 한다.

④ 보건복지부장관은 제1항부터 제3항까지의 규정에 따른 보고에 따라 해당 공중보건의사에게 법 제9조 제2항부터 제4항까지의 규정에 따른 근무기간의 연장을 명한 때에는 지체 없이 이를 병무청장에게 통보하여야 한다.

[전문개정 2013.1.22.]

제9조의2 삭제 〈2013.1.22.〉

제10조(근무상황 평가보고) ① 시장·군수 또는 구청장은 공중보건의사의 근무상황을 평가하여 매 반기 종료 후 15일 이내에 보건복지부령으로 정하는 바에 따라 시·도지사에게 보고하고, 시·도지사는 이를 종합하여 매 반기 종료 후 1개월 이내에 보건복지부장관에게 보고하여야 한다.

② 특별자치시장·특별자치도지사 또는 배치기관의 장은 공중보건의사의 근무상황을 평가하여 매 반기 종료 후 15일 이내에 보건복지부령으로 정하는 바에 따라 보건복지부장관에게 보고하여야 한다.
[전문개정 2013.1.22.]

제11조(복무기간의 연장명령) ① 보건복지부장관은 법 제9조 제2항부터 제4항까지의 규정에 따라 복무기간의 연장을 명할 때에는 연장복무기간·연장사유 등을 구체적으로 적은 문서로 하여야 한다. [전문개정 2013.1.22.]

시행규칙

제14조(근무지역 이탈 등 불성실 근무자 보고) 영 제9조에 따른 근무지역 이탈 등 불성실 근무자에 대한 보고는 별지 제12호서식에 따른다. [전문개정 2013.1.23.]

제15조(근무상황 평가보고서) 영 제10조에 따른 공중보건의사 근무상황 평가 보고는 별지 제13호서식에 따른다.
[전문개정 2013.1.23.]

제9조의2(신분 상실 및 박탈) ① 공중보건의사가 다음 각 호의 어느 하나에 해당하는 경우에는 공중보건의사의 신분을 상실한다.

1. 「국가공무원법」 제33조 각 호의 어느 하나에 해당하는 경우. 다만, 「국가공무원법」 제33조 제5호의 경우에는 같은 법 제69조 단서에 따른다.
2. 의사·치과의사·한의사의 자격을 상실하거나 정지당한 경우

② 보건복지부장관은 공중보건의사가 다음 각 호의 어느 하나에 해당하면 직권으로 신분을 박탈할 수 있다. 다만, 제1호 및 제2호 중 어느 하나에 해당하는 경우에는 신분을 박탈하여야 한다.〈개정 2021.8.17.〉

1. 정당한 사유 없이 제5조 제2항 및 제3항의 직무교육에 응하지 아니한 경우
2. 정당한 사유 없이 제8조 제1항을 위반하여 의무복무기간 중 통틀어 8일 이상의 기간 동안 직장을 이탈하거나 같은 조 제2항의 명령을 위반하여 통틀어 8일 이상의 기간 동안 근무지역을 이탈한 경우
3. 신체적·정신적 장애로 1년 이내 또는 생사나 행방을 알 수 없게 된 후 3개월 이내에 직무에 복귀할 수 없거나 직무를 감당할 수 없는 경우
4. 이 법 또는 이 법에 따른 명령이나 그 밖의 직무상 의무를 위반하거나 근무성적이 극히 불량하여 공중보건의사의 신분을 가지는 것이 부적당한 경우

[전문개정 2012.10.22.]

제9조의3(청문) 보건복지부장관은 제9조의2 제2항에 따라 공중보건의사 신분 박탈의 처분을 하려는 경우에는 청문을 하여야 한다.
[본조신설 2021.8.17.]

제10조(신분조치 통보) 보건복지부장관은 공중보건의사가 제9조의2에 따라 신분을 상실하거나 박탈당하였을 때에는 지체 없이 그 명단을 병무청장에게 통보하여야 한다. [전문개정 2012.10.22.]

제11조(보수 등) ① 보건복지부장관은 공중보건의사에게 군인보수의 한도에서 보수를 지급한다. 다만, 제5조의2 제1항 제5호의 기관 또는 시설 중 「의료법」 제3조에 따라 개설된 민간 의료기관에 배치된 공중보건의사의 보수는 해당 민간 의료기관의 장이 지급한다.

② 공중보건의사의 수당 및 직무 수행에 필요한 여비 등은 보건복지부장관이 정하는 바에 따라 공중보건의사를 배치받은 기관 또는 시설의 장이 지급한다. 다만, 불성실 근무자에 대하여는 보건복지부장관이 정하는 바에 따라 수당을 제한할 수 있다.〈개정 2016.2.3.〉

③ 보건복지부장관은 제1항 단서 및 제2항에 따라 공중보건의사를 배치받은 기관 또는 시설의 장이 지급하는 보수, 수당 및 직무 수행에 필요한 여비 등(이하 "보수등"이라 한다)에 관하여 현황조사를 실시할 수 있다.〈신설 2021.7.27.〉

④ 보건복지부장관은 제3항에 따른 현황조사를 실시하는 경우 필요한 자료를 해당 기관 또는 시설의 장에게 요청할 수 있다. 이 경우 요청을 받은 기관 또는 시설의 장은 정당한 사유가 없으면 이에 따라야 한다.〈신설 2021.7.27.〉

⑤ 보건복지부장관은 제3항에 따른 현황조사 결과 공중보건의사를 배치받은 기관 또는 시설의 장이 공중보건의사에게 정당한 사유 없이 보수등의 전부 또는 일부를 지급하지 아니한 경우 해당 기관 또는 시설에 대하여 공중보건의사의 배치를 취소하거나 감축하는 등 필요한 조치를 하여야 한다.〈신설 2021.7.27.〉

⑥ 제1항에 따른 보수의 기준은 대통령령으로 정한다.〈신설 2021.7.27.〉

[전문개정 2012.10.22.]

시행령

제8조(공중보건의사의 보수) 법 제11조에 따라 공중보건의사에게 지급하는 보수의 기준은 별표와 같다.

[전문개정 2013.1.22.]

제12조(공중보건의사의 수련) ① 보건복지부장관은 공중보건의사에 대하여 1년의 범위에서 전공의 수련을 허가할 수 있다.

② 제1항에 따른 수련기간은 제7조 제1항에 따른 의무복무기간에 산입하지 아니한다.

③ 공중보건의사의 수련허가신청 등에 필요한 사항은 보건복지부령으로 정한다.

[전문개정 2012.10.22.]

시행규칙

제16조(공중보건의사의 수련허가 신청 등) ① 법 제12조에 따라 전공의 수련허가를 신청할 수 있는 사람은 「전문의의 수련 및 자격 인정 등에 관한 규정」에 따른 수련병원 또는 수련기관 중 보건복지부장관이 정하는 수련병원 또는 수련기관의 전공의 시험에 합격한 사람으로 한다.

② 법 제12조에 따른 전공의 수련허가를 신청하려는 사람은 별지 제14호서식의 전공의 수련허가 신청서에 수련병원 또는 수련기관에서 발행한 전공의 시험 합격증명서를 첨부하여 근무지 관할 시·도지사를 거쳐 보건복지부장관에게 제출하여야 한다.

[전문개정 2013.1.23.]

제13조 삭제 〈2000.1.12.〉

제14조(복무 감독) 특별자치시장·특별자치도지사·시장·군수·구청장 또는 배치기관의 장은 공중보건의사의 복무에 관하여 관할지역 또는 해당 기관에 근무하는 공중보건의사를 지도·감독한다. [전문개정 2012.10.22.]

제14조의2 삭제 〈2014.1.28.〉

제14조의3(공중보건의사 배치의 적정성 평가) ① 보건복지부장관은 공중보건의사를 효율적으로 활용하기 위하여 공중보건의사 배치의 적정성을 평가하고 그 결과를 다음 연도의 배치에 반영할 수 있다.

② 보건복지부장관은 제1항에 따른 평가를 관계 전문기관에 위탁할 수 있다.〈개정 2014.1.28.〉

③ 보건복지부장관은 제1항에 따른 공중보건의사 배치의 적정성을 평가하기 위하여 필요한 경우에는 현장조사를 하거나 관계자의 의견을 들을 수 있다.

[전문개정 2012.10.22.]

제3장 보건진료소 및 보건진료 전담공무원〈개정 2012.10.22.〉

제15조(보건진료소의 설치·운영) ① 시장[도농복합형태(都農複合形態)의 시의 시장을 말하며, 읍·면 지역에서 보건진료소를 설치·운영하는 경우만 해당한다] 또는 군수는 보건의료 취약지역의 주민에게 보건의료를 제공하기 위하여 보건진료소를 설치·운영한다. 다만, 시·구의 관할구역의 도서지역에는 해당 시장·구청장이 보건진료소를 설치·운영할 수 있으며, 군 지역에 있는 보건진료소의 행정구역이 행정구역의 변경 등으로 시 또는 구 지역으로 편입된 경우에는 보건복지부장관이 정하는 바에 따라 해당 시장 또는 구청장이 보건진료소를 계속 운영할 수 있다.

② 보건진료소에 보건진료소장 1명과 필요한 직원을 두되, 보건진료소장은 보건진료 전담공무원으로 보한다.

③ 보건진료소의 설치기준은 보건복지부령으로 정한다.

[전문개정 2012.10.22.]

시행규칙

제17조(보건진료소의 설치) ① 법 제15조에 따른 보건진료소는 의료 취약지역을 인구 500명 이상(도서지역은 300명 이상) 5천명 미만을 기준으로 구분한 하나 또는 여러 개의 리·동을 관할구역으로 하여 주민이 편리하게 이용할 수 있는 장소에 설치한다. 다만, 군수(법 제15조 제1항 본문에 따라 읍·면 지역에 보건진료소를 설치·운영하는 도농복합형태의 시의 시장 및 법 제15조 제1항 단서에 따라 관할구역의 도서지역에 보건진료소를 설치·운영하는 시장·구청장을 포함한다. 이하 같다)는 인구 500명 미만(도서지역은 300명 미만)인 의료취약지역 중 보건진료소가 필요하다고 인정되는 지역이 있는 경우에는 보건복지부장관의 승인을 받아 그 지역에 보건진료소를 설치할 수 있다.

② 보건진료소의 시설 및 의료장비기준은 별표와 같다.

③ 군수는 보건진료소를 설치한 때에는 지체 없이 별지 제15호서식에 따라 관할 시·도지사를 거쳐 보건복지부장관에게 보고하여야 한다.

[전문개정 2013.1.23.]

제17조의2(업무보조원 등) 법 제15조 제2항에 따라 보건진료소에 필요한 직원을 두는 경우 예산의 범위에서 보수 및 실비를 지급할 수 있다. [본조신설 2012.2.23.]

제16조(보건진료 전담공무원의 자격) ① 보건진료 전담공무원은 간호사·조산사 면허를 가진 사람으로서 보건복지부장관이 실시하는 24주 이상의 직무교육을 받은 사람이어야 한다.

② 제1항의 직무교육에 필요한 사항은 보건복지부령으로 정한다.

[전문개정 2012.10.22.]

시행령

제16조(직무교육기간 중의 보수지급) 보건진료 전담공무원이 되기 위하여 법 제16조에 따른 직무교육을 받는 사람에게는 예산의 범위에서 보건복지부장관이 정하는 보수를 지급한다. [전문개정 2013.1.22.]

시행규칙

제18조 삭제 〈2012.2.23.〉

제19조(보건진료 전담공무원의 직무교육) ① 보건복지부장관은 법 제16조에 따른 직무교육(이하 "보건진료 전담공무원 직무교육"이라 한다)을 하기 위하여 시·도지사를 대상으로 매년 1회 이상 다음 연도의 보건진료 전담공무원 직무교육 수요를 조사하여야 한다.

② 시·도지사는 제1항에 따른 수요조사에 대하여 다음 연도의 보건진료 전담공무원 신규임용 예정인원 등을 고려

하여 보건진료 전담공무원 직무교육의 수요를 제출하여야 한다.

③ 보건복지부장관은 제2항에 따른 수요조사 결과 보건진료 전담공무원 직무교육을 할 필요가 있다고 인정되는 경우에는 보건진료 전담공무원 직무교육계획을 수립하여 시・도지사에게 통보하여야 한다.

④ 시・도지사는 제3항에 따른 보건진료 전담공무원 직무교육계획을 통보받은 경우에는 보건진료직렬의 공무원 임용시험 합격자를 보건진료 전담공무원 직무교육 대상자로 선발하여 별지 제17호서식에 따라 보건복지부장관에게 보고해야 한다. 다만, 보건진료직렬의 공무원 임용시험 합격자만으로 보건진료 전담공무원의 충원이 어려운 경우에는 보건진료직렬이 아닌 공무원 중에서 간호사 또는 조산사 면허를 가진 사람의 신청을 받아 해당 공무원을 보건진료 전담공무원 직무교육 대상자로 선발할 수 있다.〈개정 2019.11.22.〉

⑤ 특별자치시장・특별자치도지사・시장・군수・구청장은 법 제16조에 따라 직무교육을 받는 사람에 대한 교육비를 예산의 범위에서 보건복지부장관이 정하는 바에 따라 지급할 수 있다.

[전문개정 2013.1.23.]

제20조(보건진료 전담공무원 직무교육소집) 보건복지부장관은 제19조에 따라 보고받은 보건진료 전담공무원 직무교육 대상자에게 교육시작 30일 전까지 별지 제18호서식에 따라 교육소집을 통지하여야 한다.

[전문개정 2013.1.23.]

제21조(보건진료 전담공무원 직무교육의 등록) 제20조에 따라 보건진료 전담공무원 직무교육의 소집통지를 받은 사람은 별지 제19호서식에 따라 등록하여야 한다. [전문개정 2013.1.23.]

제22조(보건진료 전담공무원의 직무교육과정 등) ① 보건진료 전담공무원 직무교육의 과정은 이론교육과정, 임상실습과정 및 현지실습과정으로 구분한다.

② 보건진료 전담공무원 직무교육은 다음 각 호의 구분에 따른 내용으로 한다.〈개정 2017.11.2.〉

1. 이론교육과정 : 지역사회보건관리, 모자건강, 가정간호관리, 보건사업 운영관리 및 기술지도, 그 밖에 통상질환관리 및 소양에 관한 사항 등 보건복지부장관이 이론교육에 필요하다고 인정하여 고시하는 사항
2. 임상실습과정 : 환자의 치료에 필요한 기본적인 임상실습
3. 현지실습과정 : 지역사회 적응방법, 기존보건기관과의 연계방법, 그 밖에 지역주민에 대한 보건의료 서비스 제공방법 등 보건복지부장관이 현지실습에 필요하다고 인정하여 고시하는 사항

③ 보건진료 전담공무원 직무교육의 기간은 이론교육과정, 임상실습과정 및 현지실습과정별로 구분하여 보건복지부장관이 정하여 고시한다. 이 경우 각 교육과정의 기간은 최소 4주 이상이어야 한다.〈개정 2017.11.2.〉

[전문개정 2013.1.23.]

제23조(보건진료 전담공무원의 직무교육기관) 보건진료 전담공무원 직무교육은 다음 각 호의 기관 중에서 보건복지부장관이 지정하는 기관이 한다.

1. 의과대학・의학전문대학원・간호대학 및 그 부속병원
2. 병상이 150개 이상인 수련병원(「의료법」 제77조제1항에 따라 전문의가 되려는 사람을 수련시키는 기관을 말한다)
3. 보건의료 교육과정을 운영하는 공공기관
4. 지역보건의료 및 건강증진을 위한 지원사업을 전문적으로 수행하는 법인 또는 단체 등

[전문개정 2013.1.23.]

제24조(보건진료 전담공무원 직무교육 수료증의 발급) ① 보건복지부장관은 보건진료 전담공무원 직무교육을 수료한 사람에게는 별지 제20호서식의 수료증을 발급한다.

② 제1항의 수료증 발급대장은 별지 제21호서식과 같다.

[전문개정 2013.1.23.]

제25조(보건진료 전담공무원 직무교육 결과의 보고 등) ① 제23조에 따른 보건진료 전담공무원 직무교육기관의 장은 보건진료 전담공무원 직무교육을 하였을 때에는 지체 없이 그 수료자의 명단과 성적을 별지 제22호서식에 따라 보건복지부장관에게 보고하여야 한다.

② 보건복지부장관은 제1항의 보고를 받았을 때에는 보건진료 전담공무원 직무교육 수료자의 명단을 시・도지사에게 통보하여야 한다.

[전문개정 2013.1.23.]

제17조(보건진료 전담공무원의 신분 및 임용) ① 보건진료 전담공무원은 지방공무원으로 하며, 특별자치시장・특별자치도지사・시장・군수 또는 구청장이 근무지역을 지정하여 임용한다.

② 특별자치시장·특별자치도지사·시장·군수 또는 구청장은 보건진료 전담공무원이 다음 각 호의 어느 하나에 해당하는 경우에는 그 보건진료 전담공무원을 징계할 수 있다.

1. 정당한 이유 없이 지정받은 근무지역 밖에서 의료행위를 한 경우
2. 제19조에 따른 범위를 넘어 의료행위를 한 경우
3. 제20조에 따른 관할구역 이탈금지 명령을 위반하여 허가 없이 연속하여 7일 이상 관할구역을 이탈한 경우

③ 제2항에 따른 징계의 절차·방법, 그 밖에 필요한 사항은 「지방공무원법」에 따른다.

[전문개정 2012.10.22.]

시행규칙

제26조(보건진료 전담공무원의 배치) ① 특별자치시장·특별자치도지사·시장·군수·구청장은 법 제17조에 따라 임용된 보건진료 전담공무원을 다음 각 호의 지역에 우선 배치하여야 한다.

1. 「도서개발 촉진법」 제2조에 따른 도서
2. 「접경지역 지원 특별법」 제2조 제1호에 따른 접경지역

② 특별자치시장·특별자치도지사·시장·군수·구청장은 휴직한 후 복직하는 보건진료 전담공무원을 보건진료소에 결원이 없어 배치할 수 없는 경우에는 「지역보건법」 제2조제1호에 따른 지역보건의료기관에 배치할 수 있다.〈신설 2019.11.22.〉

[전문개정 2013.1.23.] [제목개정 2019.11.22.]

제18조(보건진료 전담공무원의 보수교육) ① 보건복지부장관은 보건진료 전담공무원의 자질 향상을 위하여 필요하다고 인정하면 보수교육(補修敎育)을 받을 것을 명할 수 있다.

② 제1항의 보수교육의 기간·내용과 그 밖에 필요한 사항은 보건복지부령으로 정한다.

[전문개정 2012.10.22.]

시행규칙

제27조(보건진료 전담공무원의 보수교육) ① 법 제18조에 따른 보건진료 전담공무원의 보수교육기간은 매년 21시간 이상으로 하고, 보수교육의 내용은 영 제14조에 따른 보건진료 전담공무원의 업무에 관한 사항으로 한다.

② 제1항의 보수교육은 시·도지사가 실시하되, 관련 기관 또는 단체에 위탁할 수 있다.

③ 시·도지사는 제1항과 제2항에 따라 보건진료 전담공무원의 보수교육을 하였을 때에는 지체 없이 그 결과를 별지 제23호서식에 따라 보건복지부장관에게 보고하여야 한다.

[전문개정 2013.1.23.]

제19조(보건진료 전담공무원의 의료행위의 범위) 보건진료 전담공무원은 「의료법」 제27조에도 불구하고 근무지역으로 지정받은 의료 취약지역에서 대통령령으로 정하는 경미한 의료행위를 할 수 있다. [전문개정 2012.10.22.]

시행령

제13조 삭제 〈1992.6.1.〉

제14조(보건진료 전담공무원의 업무) ① 법 제19조에 따른 보건진료 전담공무원의 의료행위의 범위는 다음 각 호와 같다.〈개정 2019.7.2.〉

1. 질병·부상상태를 판별하기 위한 진찰·검사
2. 환자의 이송
3. 외상 등 흔히 볼 수 있는 환자의 치료 및 응급 조치가 필요한 환자에 대한 응급처치
4. 질병·부상의 악화 방지를 위한 처치
5. 만성병 환자의 요양지도 및 관리
6. 정상분만 시의 분만 도움
7. 예방접종

8. 제1호부터 제7호까지의 의료행위에 따르는 의약품의 투여

② 보건진료 전담공무원은 제1항 각 호의 의료행위 외에 다음 각 호의 업무를 수행한다.

1. 환경위생 및 영양개선에 관한 업무
2. 질병예방에 관한 업무
3. 모자보건에 관한 업무
4. 주민의 건강에 관한 업무를 담당하는 사람에 대한 교육 및 지도에 관한 업무
5. 그 밖에 주민의 건강증진에 관한 업무

③ 보건진료 전담공무원은 제1항에 따른 의료행위를 할 때에는 보건복지부장관이 정하는 환자 진료지침에 따라야 한다.

[전문개정 2013.1.22.]

제15조(진료기록부 등의 유지·관리) ① 보건진료 전담공무원은 보건복지부령으로 정하는 바에 따라 진료기록부 및 조산기록부를 갖추어 두고 의료행위에 관한 사항과 소견을 기록하여야 한다.

② 제1항에 따른 진료기록부 및 조산기록부는 5년간 보존하여야 한다.

[전문개정 2013.1.22.]

시행규칙

제27조(보건진료 전담공무원의 보수교육) ① 법 제18조에 따른 보건진료 전담공무원의 보수교육기간은 매년 21시간 이상으로 하고, 보수교육의 내용은 영 제14조에 따른 보건진료 전담공무원의 업무에 관한 사항으로 한다.

② 제1항의 보수교육은 시·도지사가 실시하되, 관련 기관 또는 단체에 위탁할 수 있다.

③ 시·도지사는 제1항과 제2항에 따라 보건진료 전담공무원의 보수교육을 하였을 때에는 지체 없이 그 결과를 별지 제23호서식에 따라 보건복지부장관에게 보고하여야 한다.

[전문개정 2013.1.23.]

제28조(보건진료소 운영상황 보고서) ① 보건진료 전담공무원은 매 분기의 보건진료소 운영상황을 매 분기 말의 다음 달 15일까지 별지 제24호서식에 따라 관할 특별자치시장·특별자치도지사·시장·군수·구청장에게 보고하여야 한다.

② 시·도지사는 매 반기의 관할지역 내 보건진료소의 운영상황을 매 반기 종료 후 1개월 이내에 별지 제24호서식에 따라 보건복지부장관에게 보고하여야 한다.

[전문개정 2013.1.23.]

제29조(진료기록부 등) ① 영 제15조 제1항에 따른 진료기록부 및 조산기록부는 각각 별지 제25호서식 및 별지 제26호서식과 같다.

② 제1항의 진료기록부 및 조산기록부는 「전자서명법」에 따른 공인전자서명이 기재된 전자문서로 작성·보존할 수 있다.

[전문개정 2013.1.23.]

제30조(보건진료소 근무일지) 보건진료 전담공무원은 근무상황을 별지 제27호서식의 보건진료소 근무일지에 매일 기록하여야 한다.

[전문개정 2013.1.23.]

제31조(의료장비 등의 대장) 보건진료소가 관리·보관하는 의료장비는 별지 제28호서식의 의료장비 및 비품대장에, 의약품은 별지 제29호서식의 월별 의약품 출납대장에 각각 기록하고 보관하여야 한다.

[전문개정 2013.1.23.]

제32조(운영상황 보고서 등의 전자적 처리) 제28조의 보건진료소 운영상황 보고서, 제30조의 보건진료소 근무일지 및 제31조의 의료장비 등의 대장은 전자적 처리가 불가능한 특별한 사유가 없으면 전자적 처리가 가능한 방법으로 작성·관리하여야 한다.

[전문개정 2013.1.23.]

제20조(보건진료 전담공무원의 관할구역 이탈금지) ① 특별자치시장·특별자치도지사·시장·군수 또는 구청장은 다음 각 호의 어느 하나에 해당하는 경우 해당 관할구역의 보건진료 전담공무원에 대하여 관할구역 이탈금지를 명할 수 있다.

1. 해당 관할구역의 응급환자 처치를 위하여 필요한 때
2. 해당 관할구역에 「의료법」 제3조에 따른 의료기관이 없는 다음 각 목의 지역으로 주민들의 건강보호를 위하여 필요한 때
   가. 「도서개발 촉진법」 제2조에 따른 도서
   나. 「접경지역 지원 특별법」 제2조 제1호에 따른 접경지역
3. 감염병 및 재해 등으로 많은 환자가 발생하거나 그 밖에 이에 준하는 사유가 발생한 경우

② 제1항에 따른 관할구역의 범위는 조례로 정하며, 관할구역 이탈금지에 관한 세부적인 사항은 보건복지부령으로 정한다.

③ 특별자치시장·특별자치도지사·시장·군수 또는 구청장은 보건진료 전담공무원이 해당 보건진료소의 관사에 거주하는 경우에는 예산의 범위에서 관사운영비를 지원할 수 있다.

[전문개정 2012.10.22.]

시행규칙

제27조의2(관할구역 이탈금지) 특별자치시장·특별자치도지사·시장·군수·구청장은 법 제20조에 따라 보건진료 전담공무원에게 관할구역 이탈금지를 명하는 경우에는 기간을 정하여 명하고 그 사실을 보건복지부장관에게 통보해야 한다.〈개정 2019.11.22.〉
[본조신설 2013.1.23.]

제21조(보건진료소운영협의회) ① 보건진료소 운영을 원활히 하기 위하여 보건진료소가 설치되어 있는 지역마다 주민으로 구성되는 보건진료소운영협의회를 둔다.

② 보건진료소운영협의회는 다음의 업무를 수행한다.

1. 보건진료소의 운영 지원
2. 보건진료소 운영에 관한 건의

③ 보건진료소운영협의회의 조직과 운영에 필요한 사항은 해당 지방자치단체의 조례로 정한다.

[전문개정 2012.10.22.]

제22조(보조금 지급 및 조세 감면) ① 국가·도 및 특별자치도는 시(도농복합형태의 시를 말하며, 읍·면 지역에서 보건진료소를 설치·운영하는 경우만 해당한다)·군에 보건진료소의 설치비와 부대비의 일부를 보조한다. 이 경우 국고보조금은 설치비와 부대비의 3분의 2 이내로 하고, 도비보조금(道費補助金)은 설치비와 부대비의 3분의 1 이내로 한다.

② 국가 또는 지방자치단체는 제26조 제2항에 따라 공중보건업무의 일부를 위탁받은 민간 보건의료시설에 그 운영비의 일부를 보조할 수 있다. 이 경우 그 보조 범위는 보건복지부령으로 정한다.

③ 국가 또는 지방자치단체는 제2항에 따른 시설에 대하여는 「조세특례제한법」, 「지방세법」 등 조세 관계 법령에서 정하는 바에 따라 세제상의 지원을 할 수 있다.

[전문개정 2012.10.22.]

제23조(지도·감독) ① 특별자치시장·특별자치도지사·시장·군수 또는 구청장은 보건진료소의 업무를 지도·감독한다.

② 특별자치시장·특별자치도지사·시장·군수 또는 구청장은 해당 보건소장 또는 보건지소장에게 보건진료 전담공무원의 의료행위를 지도·감독하게 할 수 있다.

[전문개정 2012.10.22.]

제24조(보건진료 전담공무원의 복무) 보건진료 전담공무원의 복무에 관하여는 이 법에서 규정한 사항을 제외하고는 「지방공무원법」에 따른다. [전문개정 2012.10.22.]

제25조(진료비) 보건진료소의 진료수가기준(診療酬價基準)은 보건복지부장관이 정하는 바에 따른다.
[전문개정 2012.10.22.]

제4장 보칙 〈2012.10.22.〉

제26조(권한의 위임 또는 업무의 위탁) ① 이 법에 따른 보건복지부장관, 시·도지사 또는 시장·군수·구청장의 권한은 대통령령으로 정하는 바에 따라 그 일부를 시·도지사, 시장·군수·구청장, 배치기관의 장 또는 보건소장에게 위임하거나 위탁할 수 있다.
② 보건복지부장관은 대통령령으로 정하는 바에 따라 공중보건업무의 일부를 민간 보건의료시설에 위탁할 수 있다.
[전문개정 2012.10.22.]

시행령

제17조(민감정보 및 고유식별정보의 처리) ① 보건복지부장관, 시·도지사 또는 시장·군수·구청장은 다음 각 호의 사무를 수행하기 위하여 불가피한 경우 「개인정보 보호법」 제23조에 따른 건강에 관한 정보(제5호의 사무로 한정한다), 같은 법 시행령 제18조 제2호에 따른 범죄경력자료에 해당하는 정보(제1호, 제4호부터 제6호까지 및 제8호의 사무로 한정한다), 같은 영 제19조 제1호에 따른 주민등록번호가 포함된 자료를 처리할 수 있다.〈개정 2022.12.20.〉
1. 법 제5조에 따른 종사명령 등에 관한 사무
2. 법 제6조 및 제6조의2에 따른 근무지역 등의 변경 및 파견근무에 관한 사무
3. 법 제7조 제3항에 따른 명단 통보에 관한 사무
4. 법 제8조 및 제9조에 따른 직장 이탈 금지 등 복무에 관한 사무
5. 법 제9조의2에 따른 신분 상실 및 박탈에 관한 사무
6. 법 제10조에 따른 신분조치 통보에 관한 사무
7. 법 제11조에 따른 보수 등의 지급에 관한 사무
8. 법 제14조에 따른 복무 감독에 관한 사무
9. 삭제 〈2022.12.20.〉

② 보건복지부장관, 시·도지사 또는 시장·군수·구청장은 다음 각 호의 사무를 수행하기 위하여 불가피한 경우 「개인정보 보호법」 제23조에 따른 건강에 관한 정보, 같은 법 시행령 제19조 제1호 또는 제4호에 따른 주민등록번호 또는 외국인등록번호가 포함된 자료를 처리할 수 있다. 다만, 제3호의 사무의 경우에는 「개인정보 보호법」 제23조에 따른 건강에 관한 정보는 제외한다.〈개정 2022.12.20.〉
1. 법 제16조 제2항에 따른 직무교육에 관한 사무
2. 법 제17조 제1항에 따른 보건진료 전담공무원의 임용에 관한 사무
3. 법 제18조 제2항에 따른 보건진료 전담공무원의 보수교육에 관한 사무
4. 법 제19조에 따른 보건진료 전담공무원의 의료행위에 관한 사무

[전문개정 2013.1.22.]

부 칙 〈제18413호, 2021.8.17.〉

제1조(시행일) 이 법은 공포 후 6개월이 경과한 날부터 시행한다.

제2조(공중보건의사의 신분 박탈에 관한 경과조치) 이 법 시행 전에 발생한 사유로 인하여 제9조의2제2항제3호 및 제4호의 개정규정에 따른 신분 박탈 요건에 해당하게 된 경우에는 같은 개정규정에도 불구하고 종전의 규정에 따른다.

농어촌 등 보건의료를 위한 특별조치법 시행령

타법개정 2022.12.20. 대통령령 제33112호 시행일 2022.12.20.

[별표] 〈개정 2013.1.22.〉

공중보건의사의 보수기준(제8조 관련)

보수 \ 공중보건의사의 구분 \ 근무기간		1년 미만	1년 이상 2년 미만	2년 이상
봉 급	전문의 수련경력이 없는 사람	중위 1호봉	중위 2호봉	중위 3호봉
	인턴 수련 1년 이수자	중위 1호봉	중위 2호봉	대위 1호봉
	레지던트 수련 1년 이수자	중위 2호봉	대위 1호봉	대위 2호봉
	레지던트 수련 2년 이수자	대위 1호봉	대위 2호봉	대위 3호봉
	레지던트 수련 3년 이수자	대위 2호봉	대위 3호봉	대위 4호봉
	레지던트 수련 4년 이수자	대위 3호봉	대위 4호봉	대위 5호봉
가족수당	「공무원 수당 등에 관한 규정」에 따라 예산의 범위에서 지급			
진료수당	예산의 범위에서 월 2만원 이하 지급			

농어촌 등 보건의료를 위한 특별조치법 시행규칙

타법개정 2020.9.11. 보건복지부령 제749호 시행일 2020.9.12.

[별표] 〈개정 2019.9.27.〉

보건진료소 시설 및 의료장비 기준(제17조 제2항 관련)

1. 시설기준

가. 진료활동: 진료실, 대기공간, 화장실, 현관 등 진료에 필요한 시설

나. 숙소: 안방, 방, 거실, 식당 및 주방, 화장실, 현관, 보일러실 등 주거에 필요한 시설

2. 의료장비기준

자동혈압계, 자동심장충격기, 약품포장기, 냉장고, 체성분 분석기, 청진기(성인용, 소아용), 혈압계(수은주형), 검안경(檢眼鏡), 검이경(귀보개), 고막체온계, 자동 신장/체중계, 상처(dressing) 소독용 이동식 밀차 및 상처 소독 세트, 진찰대, 휠체어, 자외선소독기, 자비소독기(煮沸消毒器: 끓임소독기), 혈당측정기, 약장, 환자용 침대, 방문진료세트, 텔레비전, 프로젝터 및 스크린, 삼색 식별기, 색맹 검사표, 시력표, 교육용 모형, 일산화탄소 측정기, 휴대용 검사기(혈당, 콜레스테롤 측정 등을 위한 것을 말한다)

3. 그 밖의 사항

제1호 및 제2호에 따른 시설기준과 의료장비기준의 세부사항은 매년 보건복지부장관이 정하여 고시하는 농어촌 의료서비스 개선사업에 관한 안내 지침에 따른다.

한의약 육성법

일부개정 2018.12.11. 법률 제15910호 시행일 2019.6.12.

제1장 총칙〈개정 2012.10.22.〉

제1조(목적) 이 법은 한의약(韓醫藥) 육성의 기본방향 및 육성 기반의 조성과 한의약기술 연구・개발의 촉진에 필요한 사항을 정함으로써 국민건강의 증진과 국가경제의 발전에 이바지함을 목적으로 한다. [전문개정 2012.10.22.]

시행령

제1조(목적) 이 영은 「한의약 육성법」에서 위임된 사항과 그 시행에 관하여 필요한 사항을 규정함을 목적으로 한다.〈개정 2019.6.11.〉

제2조(정의) 이 법에서 사용하는 용어의 뜻은 다음과 같다.

1. "한의약"이란 우리의 선조들로부터 전통적으로 내려오는 한의학(韓醫學)을 기초로 한 한방의료행위와 이를 기초로 하여 과학적으로 응용・개발한 한방의료행위(이하 "한방의료"라 한다) 및 한약사(韓藥事)를 말한다.
2. "한약사"란 한약의 생산[한약재(韓藥材) 재배를 포함한다]・가공・제조・조제・수입・판매・감정・보관 또는 그 밖에 한약학 기술에 관련된 사항을 말한다.
3. "한의약기술"이란 한의약을 포함하여 한약제제(한약제제, 한약을 한방 원리에 따라 제조한 것을 말한다. 이하 제5호에서 같다) 및 한약재 재배(우수 품종 개발을 포함한다)・제조・유통・보관 등 한의약과 관련한 모든 상품 및 서비스에 관련된 기술로서 대통령령으로 정하는 것을 말한다.

시행령

제2조(한의약기술) 「한의약 육성법」(이하 "법"이라 한다) 제2조 제3호에 따른 한의약기술의 범위는 **별표**와 같다.〈개정 2019.6.11.〉
[제목개정 2019.6.11.]

4. "한약"이란 동물・식물 또는 광물에서 채취된 것으로서 주로 원형대로 건조・절단 또는 정제된 생약(生藥)을 말한다.
5. "한약재"란 한약 또는 한약제제를 제조하기 위하여 사용되는 원료 약재를 말한다.

[전문개정 2012.10.22.]

제3조(국가 등의 책무) ① 국가는 한의약기술의 발전을 위한 종합적인 시책을 세우고 추진하여야 한다.

② 지방자치단체는 국가의 시책과 지역적 특성을 고려하여 한의약기술 진흥시책을 세우고 추진하여야 한다.

[전문개정 2012.10.22.]

제4조(한의약기술의 과학화・정보화 촉진 등) ① 국가와 지방자치단체는 한의약기술의 과학화・정보화를 촉진하기 위하여 필요한 시책을 세우고 추진하여야 한다.

② 국가와 지방자치단체는 한의약기술정책의 투명성과 합리성을 높이기 위하여 정책 개발 및 집행 과정에 민간

전문가 또는 관련 단체 등이 폭넓게 참여하도록 하여야 한다.
[전문개정 2012.10.22.]

제2장 한의약 육성 기본정책의 수립 등〈개정 2012.10.22.〉

제5조(한의약 육성의 기본방향) 국가와 지방자치단체는 다음 각 호의 기본방향에 따라 한의약 육성을 위한 각종 시책을 마련하고 관리·운용하여야 한다.
1. 한의약 특성의 보호 및 계승발전
2. 한의약에 대한 발전 기반 조성
3. 한의약기술의 정보화
4. 한의약에 대한 체계적 관리 및 국제기준 규격화
5. 한약재의 안정적 생산 기반 조성
6. 한의약 관련 산업의 국제경쟁력 강화 및 국제 협력의 촉진
7. 한약시장의 지원·육성

[전문개정 2012.10.22.]

제6조(한의약 육성 종합계획의 수립) ① 보건복지부장관은 한의약의 육성·발전 등에 관한 종합계획(이하 "종합계획"이라 한다)을 제3항에 따른 한의약육성발전심의위원회의 심의를 거쳐 5년마다 수립하여야 한다.
② 종합계획에는 다음 각 호의 사항이 포함되어야 한다.
1. 한의약 육성·발전에 관한 기본목표와 방향
2. 한의약 연구의 기반 조성에 관한 지원제도
3. 한의약 인력의 양성 및 그 활용 방안
4. 한의약기술 향상과 지원 방안
5. 한의약의 세계화를 위한 방안
6. 한의약 분야의 남북 교류협력의 촉진
7. 그 밖에 한의약의 육성·발전에 관한 사항

③ 종합계획을 심의하게 하기 위하여 보건복지부장관 소속으로 한의약육성발전심의위원회를 둔다.〈개정 2018.12.11.〉
④ 제3항에 따른 한의약육성발전심의위원회는 위원장 및 부위원장 각 1명을 포함한 20명 이내의 위원으로 구성한다. 이 경우 공무원이 아닌 위원이 전체 위원의 과반수가 되도록 하여야 한다.〈신설 2018.12.11.〉
⑤ 제3항에 따른 한의약육성발전심의위원회의 구성 및 운영에 관하여 그 밖에 필요한 사항은 대통령령으로 정한다.〈신설 2018.12.11.〉
⑥ 보건복지부장관은 제2항 각 호에서 규정한 사항 중 일부가 다른 중앙행정기관의 직무와 관련된다고 판단하는 경우에는 해당 중앙행정기관의 장과 협의한 후에 종합계획을 수립하여야 한다.〈개정 2018.12.11.〉
[전문개정 2012.10.22.]

시행령

제3조(한의약 육성 종합계획의 통보) 보건복지부장관은 법 제6조에 따른 한의약 육성 종합계획이 확정된 때에는 지체 없이 관계 중앙행정기관의 장 및 지방자치단체의 장에게 그 내용을 통보해야 한다.〈개정 2008.2.29., 2010.3.15.,

2019.6.11.〉
[제목개정 2019.6.11.]

제4조(한의약육성발전심의위원회의 기능) 법 제6조 제3항에 따른 한의약육성발전심의위원회(이하 "위원회"라 한다)는 다음 각 호의 사항을 심의한다.〈개정 2008.2.29., 2010.3.15., 2019.6.11.〉
1. 법 제6조에 따른 한의약육성종합계획의 수립 및 변경에 관한 사항
2. 법 제7조에 따른 주요 시책 추진 방안의 수립에 관한 사항
3. 법 제8조에 따른 한의약 육성 지역계획의 수립기준에 관한 사항
4. 법 제10조에 따른 한방의료와 한약을 이용한 보건의료산업기술의 연구·개발, 한의약기술 및 한의약 관련 제품의 보건의료산업화와 국제경쟁력 강화를 위한 지원시책, 한방의료 및 한의약 관련 제품에 관한 임상시험 및 검정체제 확립에 관한 사항
5. 법 제12조제1항에 따른 한방산업단지의 조성 지원 및 한방산업단지 조성계획의 수립·변경에 관한 사항
6. 그 밖에 한의약 육성에 관한 사항으로서 보건복지부장관 또는 위원회의 위원장이 회의에 부치는 사항

제5조(위원회의 구성) ① 삭제 〈2019.6.11.〉
② 위원장은 위원중에서 호선하며, 부위원장은 위원장이 지명한다.
③ 위원은 다음 각 호의 어느 하나에 해당하는 사람 중에서 보건복지부장관이 임명 또는 위촉한다.〈개정 2006.6.12., 2008.2.29., 2010. 3.15., 2011.1.4., 2013.3.23., 2014.11.19., 2017.7.26., 2019.6.11〉
1. 한의약 관련분야에 대한 경험 또는 전문지식이 풍부한 사람
2. 「민법」 또는 특별법에 따라 설치된 보건단체 또는 소비자 단체의 임원 또는 직원
3. 기획재정부, 과학기술정보통신부, 행정안전부, 농림축산식품부, 산업통상자원부, 보건복지부, 식품의약품안전처, 농촌진흥청 또는 특별시·광역시·특별자치시·도·특별자치도(이하 "시·도"라 한다) 소속의 4급 이상 공무원 또는 고위공무원단에 속하는 일반직공무원으로서 소속기관의 장이 지명한 사람

④ 위원의 임기는 2년으로 한다. 다만, 공무원인 위원의 임기는 그 재직기간으로 한다.

제5조의2(위원의 제척·기피·회피) ① 위원회의 위원이 다음 각 호의 어느 하나에 해당하는 경우에는 위원회의 심의에서 제척(除斥)된다.
1. 위원 또는 그 배우자나 배우자였던 사람이 해당 안건의 당사자(당사자가 법인·단체인 경우에는 그 임원 또는 직원을 포함한다. 이하 같다)가 되거나 그 안건의 당사자와 공동권리자 또는 공동의무자인 경우
2. 위원이 해당 안건의 당사자와 친족이거나 친족이었던 경우
3. 위원이 해당 안건에 대하여 증언, 진술, 자문, 연구, 용역 또는 감정을 한 경우
4. 위원이나 위원이 속한 법인·단체가 해당 안건의 당사자의 대리인이거나 대리인이었던 경우
5. 위원이 해당 안건의 당사자인 법인·단체에 최근 3년 이내에 임원 또는 직원으로 재직했던 경우

② 당사자는 위원이 제1항에 따른 제척 사유에 해당하거나 위원에게 공정한 심의를 기대하기 어려운 사정이 있는 경우에는 위원회에 기피(忌避) 신청을 할 수 있고, 위원회는 의결로 기피 여부를 결정한다. 이 경우 기피 신청의 대상인 위원은 그 의결에 참여하지 못한다.
③ 위원이 제1항 각 호에 따른 제척 사유에 해당하는 경우에는 스스로 해당 안건의 심의에서 회피(回避)해야 한다.
[본조신설 2019.6.11.]
[종전 제5조의2는 제5조의3으로 이동 〈2019.6.11.〉]

제5조의3(위원의 해임 및 해촉) 보건복지부장관은 위원회 위원이 다음 각 호의 어느 하나에 해당하는 경우에는 해당 위원을 해임하거나 해촉(解囑)할 수 있다.〈개정 2019.6.11.〉
1. 심신장애로 인하여 직무를 수행할 수 없게 된 경우
2. 직무와 관련된 비위사실이 있는 경우
3. 직무태만, 품위손상, 그 밖의 사유로 인하여 위원으로 적합하지 아니하다고 인정되는 경우
4. 제5조의2 제1항 각 호의 어느 하나에 해당하는데도 불구하고 해당 안건의 심의에서 회피하지 않은 경우
5. 위원 스스로 직무를 수행하는 것이 곤란하다고 의사를 밝히는 경우

[본조신설 2016.5.10.]
[제5조의2에서 이동 〈2019.6.11.〉]

제6조(위원장 등의 직무) ① 위원장은 위원회를 대표하고, 위원회의 사무를 총괄한다.

② 부위원장은 위원장을 보좌하고, 위원장이 부득이한 사유로 직무를 수행할 수 없을 때에는 그 직무를 대행한다.

③ 위원회의 사무를 처리하기 위하여 간사를 둘 수 있으며, 간사는 보건복지부 소속공무원중에서 위원장이 지명한다.〈개정 2008.2.29., 2010.3.15.〉

제7조(위원회의 회의 등) ① 위원장은 회의를 소집하고 그 의장이 된다.

② 위원회의 회의는 재적위원 과반수의 출석으로 개의하고, 출석위원 과반수의 찬성으로 의결한다.

③ 위원회의 회의에 출석한 위원에게 예산의 범위에서 수당과 여비를 지급할 수 있다. 다만, 공무원인 위원이 그 소관 업무와 직접 관련되어 출석하는 경우에는 그렇지 않다.〈개정 2019.6.11.〉

제8조(운영세칙) 이 영에서 규정한 것 외에 위원회의 운영에 필요한 사항은 위원회의 의결을 거쳐 위원장이 정한다.〈개정 2019.6.11.〉

제9조(분과위원회) ① 위원회에 그 업무를 효율적으로 수행하기 위하여 한의약 전문분야별로 분과위원회를 둘 수 있다.

② 분과위원회에서 의결한 사항은 위원장에게 보고하고, 위원회의 심의를 거쳐야 한다. 다만, 위원장이 경미하다고 인정하는 사항에 대하여는 분과위원회의 의결로써 위원회의 의결을 갈음할 수 있다.

제7조(주요 시책 추진 방안의 수립 · 시행) 보건복지부장관과 관계 중앙행정기관의 장은 종합계획이 확정된 때에는 이를 기초로 하여 소관 주요 시책의 추진 방안을 매년 수립 · 시행하여야 한다. [전문개정 2012.10.22]

제8조(한의약 육성 지역계획의 수립 · 시행 등) ① 지방자치단체의 장은 종합계획이 확정된 때에는 관계 법령에서 정하는 바에 따라 지방자치단체의 실정을 고려하여 한의약 육성 지역계획(이하 "지역계획"이라 한다)을 수립 · 시행하여야 한다.

② 지방자치단체의 장은 기관 또는 단체를 지정하여 지역계획을 수행하게 할 수 있다.

[전문개정 2012.10.22.]

제9조(계획수립의 협조) ① 보건복지부장관, 관계 중앙행정기관의 장 및 지방자치단체의 장은 종합계획, 소관 주요 시책의 추진 방안 및 지역계획의 수립 · 시행을 위하여 필요하면 관계 기관 · 단체 등에 자료 제공 등의 협조를 요청할 수 있다.

② 제1항에 따른 협조 요청을 받은 관계 기관 · 단체 등은 특별한 사유가 없으면 이에 협조하여야 한다.

[전문개정 2012.10.22.]

제3장 한의약 기술개발사업의 촉진 등

제10조(한의약 연구개발사업의 추진 등) ① 국가와 지방자치단체는 한방의료와 한약을 이용한 보건의료산업기술의 연구 · 개발을 장려하고 한의약기술 및 한의약 관련 제품의 보건의료산업화와 국제경쟁력을 강화하기 위한 지원 시책을 마련하여야 한다.

② 국가와 지방자치단체는 한의약 연구 및 기술개발을 효율적으로 육성하기 위하여 학계, 연구기관 및 산업계 간의 공동 연구 및 협동 연구를 촉진하여야 한다.

③ 국가와 지방자치단체는 한방의료 및 한의약 관련 제품에 관한 임상시험 및 검정체제를 확립하여야 한다.

④ 국가와 지방자치단체는 제1항에 따른 연구 · 개발 등의 효율적인 추진을 위하여 필요하다고 인정하면 기관 또는 단체를 지정하여 연구 · 개발 등을 수행하게 할 수 있다.

⑤ 국가와 지방자치단체는 제4항에 따라 연구 · 개발 등을 수행하는 기관 또는 단체에 그에 사용되는 비용을 보조할 수 있다.

[전문개정 2012.10.22.]

제11조(한방임상센터 설치 등) ① 보건복지부장관은 제10조 제3항에 따른 한방의료 및 한의약 관련 제품에 관한

임상시험을 위하여 한방임상센터를 설치할 수 있다.

② 보건복지부장관은 제1항에 따른 한방임상센터의 효율적인 운영을 위하여 필요하다고 인정하면 한방의료 기관 또는 단체를 한방임상센터로 지정하여 운영하게 할 수 있다.

[전문개정 2012.10.22.]

제4장 한방산업의 기반 조성〈2012.10.22.〉

제12조(한방산업단지의 조성 등) ① 국가와 지방자치단체는 한방산업의 기반 조성을 위하여 산업입지의 조성 및 공급과 한의약산업 기반시설의 지원 등에 필요한 시책을 마련하고, 민간인이 공동으로 한방산업단지를 조성할 경우에는 행정적·재정적 지원을 할 수 있다.

② 제1항에 따른 한방산업단지 조성 지원에 관한 사항은 제6조제3항에 따른 한의약육성발전심의위원회의 심의를 거쳐야 한다.〈개정 2018.12.11.〉

③ 제1항에 따른 한방산업단지의 조성에 관하여는 「산업입지 및 개발에 관한 법률」 제6조, 제7조, 제7조의4, 제10조부터 제13조까지, 제13조의2, 제13조의3, 제16조, 제16조의2, 제17조, 제17조의2, 제18조, 제19조의2, 제20조, 제20조의2, 제21조, 제26조, 제28조, 제37조, 제38조, 제38조의2 및 제5장에 따른다.

④ 제1항 및 제2항에 따른 한방산업단지의 지원 및 심의에 필요한 사항은 대통령령으로 정한다.〈개정 2018.12.11.〉

[전문개정 2012.10.22.]

시행령

제10조(한방산업단지조성계획) ① 법 제12조 제1항에 따른 한방산업단지를 조성하려는 자(이하 "사업시행자"라 한다)는 지원을 받으려면 다음 각 호의 사항이 포함된 한방산업단지조성계획을 특별시장·광역시장·특별자치시장·도지사·특별자치도지사를 거쳐 보건복지부장관에게 제출해야 한다. 그 계획을 변경하는 때에도 또한 같다.〈개정 2008.2.29., 2010.3.15., 2019.6.11.〉

1. 한약재의 재배에 관한 사항
2. 한약 또는 한약제제의 가공·제조에 관한 사항
3. 한약의 유통·판매에 관한 사항
4. 한의약 관련제품의 개발에 관한 사항
5. 한의약 연구시설의 설치·운영
6. 한방산업단지 조성재원 조달 및 확보에 관한 사항
7. 한방산업단지 조성으로 인한 지역경제 활성화 대책
8. 그 밖에 한방산업단지의 조성에 관하여 필요한 사항

② 보건복지부장관은 제1항에 따라 한방산업단지조성계획을 제출받은 경우에는 위원회의 심의를 거쳐 지원 여부를 결정하고, 그 결과를 사업시행자에게 통보해야 한다. 이 경우 한약재의 재배에 관한 사항에 대해서 농림축산식품부장관의 의견을 들어야 한다.〈개정 2008.2.29., 2010.3.15., 2013.3.23., 2019.6.11.〉

③ 보건복지부장관이 한방산업단지조성에 대한 지원을 함에 있어서는 한약재의 재배, 한약의 제조·유통 및 한의약 연구시설이 상호 연계되어 고부가가치의 한의약 관련제품을 개발할 수 있는 한방산업단지를 우선적으로 지원하여야 한다.〈개정 2008.2.29., 2010.3.15.〉

제15조 삭제〈2020.3.3.〉

제16조 [종전 제16조는 제15조로 이동〈2019.6.11.〉]

제13조(한국한의약진흥원) ① 보건복지부장관은 한의약기술의 진흥을 효율적으로 지원하기 위하여 한국한의약진흥원(이하 "진흥원"이라 한다)을 설립한다.〈개정 2018.12.11.〉

② 진흥원은 법인으로 하고, 주된 사무소의 소재지에 설립등기를 함으로써 성립한다. 〈개정 2018.12.11.〉

③ 진흥원의 정관에는 다음 각 호의 사항이 포함되어야 한다. 〈개정 2018.12.11.〉

1. 목적
2. 명칭
3. 주된 사무소가 있는 곳
4. 자산에 관한 사항
5. 임원 및 직원에 관한 사항
6. 이사회의 운영
7. 사업범위 및 내용과 그 집행
8. 회계
9. 공고의 방법
10. 정관의 변경
11. 그 밖에 진흥원의 운영에 관한 중요 사항

④ 진흥원이 정관의 기재사항을 변경하려는 경우에는 보건복지부장관의 인가를 받아야 한다. 〈신설 2018.12.11.〉

⑤ 진흥원은 다음 각 호의 업무를 수행한다. 〈신설 2018.12.11.〉

1. 제4조에 따른 한의약기술의 과학화 및 정보화 촉진
2. 제14조에 따른 우수 한약재의 재배 및 한약의 제조·유통의 지원
3. 전통 한약시장의 전승·발전 지원 및 한약재 품종의 보존·연구
4. 한의약 육성 관련 정책 개발 및 제6조에 따른 종합계획 수립 지원
5. 한의약 관련 국내외 공동 협력 및 국제경쟁력 강화 사업
6. 한의약기술의 과학화 관련 홍보 및 콘텐츠 개발 사업
7. 한의약기술의 산업화 지원 사업
8. 한의약기술 관련 산업 육성을 위한 전문인력 양성 사업
9. 그 밖에 한의약의 육성·발전에 관한 사업으로서 보건복지부장관, 관계 행정기관의 장 또는 지방자치단체로부터 위탁받은 사업

⑥ 정부는 예산의 범위에서 진흥원의 사업과 운영을 위하여 필요한 경비를 출연할 수 있다. 〈신설 2018.12.11.〉

⑦ 진흥원에 관하여 이 법에서 규정한 사항 외에는 「민법」 중 재단법인에 관한 규정을 준용한다. 〈신설 2018.12.11.〉

[전문개정 2012.10.22.] [제목개정 2018.12.11.]

시행령

제11조(한국한의약진흥원의 운영) ① 법 제13조 제1항에 따른 한국한의약진흥원(이하 "진흥원"이라 한다)은 같은 조 제5항 각 호의 업무를 수행하기 위하여 필요한 경우에는 관계 기관·단체 등에 자료 제공 등의 협조를 요청할 수 있다.

② 진흥원은 해당 연도의 사업실적 및 다음 연도의 사업계획 등을 보건복지부장관에게 제출하고, 보건복지부장관은 진흥원으로부터 제출받은 사업실적 및 사업계획 중 한약재의 재배에 관한 사항을 농림축산식품부장관에게 통보해야 한다.

[전문개정 2019.6.11.]

제12조(출연금의 요구 및 결정 등) ① 진흥원은 법 제13조제6항에 따른 출연을 받으려면 매년 4월 30일까지 다음 연도의 출연금 예산요구서에 다음 각 호의 서류를 첨부하여 보건복지부장관에게 제출해야 한다.

1. 다음 연도의 사업계획서
2. 다음 연도의 추정 재무상태표 및 추정 손익계산서

3. 그 밖에 출연금 예산요구서의 내용을 명백히 하는 데 필요한 서류
② 보건복지부장관은 제1항에 따른 출연금 예산요구서의 내용이 타당하다고 인정하는 경우에는 그 내용을 예산에 반영해야 한다.
③ 보건복지부장관은 제2항에 따른 출연금 예산이 확정된 경우에는 이를 진흥원에 통지해야 한다.
④ 진흥원은 제3항에 따라 확정·통지된 출연금을 지급받으려면 출연금 지급 신청서에 해당 연도의 사업계획서 및 예산집행계획서를 첨부하여 보건복지부장관에게 제출해야 한다. 이 경우 보건복지부장관은 사업계획 및 예산집행계획이 타당하다고 인정하면 출연금을 지급해야 한다.
⑤ 진흥원은 출연금을 지급받으면 별도의 계정을 설정하여 관리하고, 사업계획 및 예산집행계획에 정해진 용도로 사용해야 한다.
⑥ 보건복지부장관은 진흥원이 사업계획 및 예산집행계획에 정해진 용도 외로 출연금을 사용한 경우에는 그에 해당하는 금액을 회수해야 한다.
⑦ 진흥원은 제4항에 따라 출연금을 지급받은 경우에는 사업수행 실적 및 예산집행 결과를 보건복지부장관에게 보고해야 한다.
[전문개정 2019.6.11.]

제5장 한약의 품질향상 등〈개정 2012.10.22.〉

제14조(우수 한약 관리기준) ① 보건복지부장관은 한약의 적정한 품질 관리를 위하여 필요하면 우수 한약재의 재배와 한약의 유통 및 제조관리에 관한 기준(이하 "우수 한약 관리기준"이라 한다)을 마련하여 시행할 수 있다.
② 보건복지부장관은 우수 한약 관리기준에 맞는 한약재와 한약을 의약품제조업자와 한방의료기관으로 하여금 사용하게 할 수 있다.
[전문개정 2012.10.22.]

시행령

제13조(우수한약관리기준) ① 보건복지부장관은 법 제14조 제1항의 규정에 의하여 다음 각호의 사항을 포함한 우수 한약재의 재배와 한약의 유통 및 제조관리에 관한 기준(이하 "우수한약관리기준"이라 한다)을 정하여 고시할 수 있다. 이 경우 우수한약재의 재배에 관한 기준을 정하고자 하는 때에는 미리 농림축산식품부장관의 의견을 들어야 한다. 〈개정 2008.2.29., 2010.3.15., 2013.3.23.〉
1. 우수 한약재 또는 한약의 규격 및 기준에 관한 사항
2. 우수 한약재의 재배 및 한약의 제조·유통과정에서 준수되어야 할 사항
3. 우수 한약재 및 한약의 품질관리기준에 관한 사항
② 보건복지부장관은 우수한약관리기준에 적합한 한약재를 재배하거나 한약을 제조·유통하는 자에 대하여 관계행정기관의 장과 협의하여 필요한 지원을 할 수 있다.〈개정 2008.2.29., 2010.3.15.〉
[제14조에서 이동, 종전 제13조는 삭제 〈2019.6.11.〉]

제14조(우수한약관리기준에의 적합한 한약재 등의 사용) ① 법 제14조 제2항의 규정에 의하여 보건복지부장관은 우수한약관리기준에 적합한 한약재나 한약을 사용하는 의약품제조업자와 한방의료기관에 대하여 그 내용을 표시하게 할 수 있다.〈개정 2008.2.29., 2010.3.15.〉
② 제1항의 규정에 의한 표시방법 등에 관하여 필요한 사항은 보건복지부장관이 정하여 고시한다.〈개정 2008.2.29., 2010.3.15.〉
[제15조에서 이동, 종전 제14조는 제13조로 이동 〈2019.6.11.〉]

제15조 삭제 〈2020.3.3.〉

제16조 [종전 제16조는 제15조로 이동 〈2019.6.11.〉]

제15조(한약의 품질 향상 및 유통 선진화 등) ① 보건복지부장관은 한약의 품질 향상을 위하여 한약재의 생산 및 한약의 제조·유통 등의 각 단계별로 필요한 시책을 마련하여야 한다.

② 보건복지부장관은 한약의 품질 향상 및 유통·보관 등의 선진화와 한약의 국제통상 협력에 필요한 관련 정책·제도 및 현황 등에 관한 조사·연구를 하여야 한다.

[전문개정 2012.10.22.]

제6장 보칙〈개정 2012.10.22.〉

제16조(비용의 보조 등) ① 국가는 예산의 범위에서 지역계획의 시행에 필요한 비용의 전부나 일부를 지방자치단체에 보조할 수 있다.

② 지방자치단체는 제8조 제2항에 따라 지역계획을 수행하는 기관 또는 단체를 지원할 수 있다.

[전문개정 2012.10.22.]

제17조(권한의 위임·위탁) 보건복지부장관은 이 법에 따른 권한의 일부를 대통령령으로 정하는 바에 따라 관계 기관 또는 단체의 장에게 위임하거나 위탁할 수 있다. [전문개정 2012.10.22.]

제18조(다른 법률과의 관계) 이 법에서 규정한 사항 외에 한의약기술의 연구·개발 등 한의약 육성에 관한 사항에 관하여는 「보건의료기술 진흥법」에 따른다. [전문개정 2012.10.22.]

부 칙〈제15910호, 2018.12.11.〉

제1조(시행일) 이 법은 공포 후 6개월이 경과한 날부터 시행한다.

제2조(위원 구성에 관한 경과조치) ① 이 법 시행 후 한의약육성발전심의위원회의 위원을 임명 또는 위촉할 당시 제6조제4항 후단의 개정규정을 충족하지 못하는 경우에는 해당 개정규정의 요건이 충족될 때까지는 공무원이 아닌 위원을 위촉하여야 한다.

② 한의약육성발전심의위원회의 위원 구성에 관하여는 제1항에 따라 제6조 제4항 후단의 개정규정을 충족할 때까지는 종전의 규정에 따른다.

제3조(한약진흥재단에 관한 경과조치) ① 이 법 시행 당시 「민법」 제32조에 따라 보건복지부장관의 허가를 받아 설립된 재단법인 한약진흥재단(이하 이 조에서 "한약진흥재단"이라 한다)은 이사회 의결에 따라 그 모든 재산과 권리·의무를 제13조의 개정규정에 따라 설립되는 진흥원이 승계하도록 보건복지부장관에게 승인을 신청할 수 있다.

② 제1항에 따라 보건복지부장관의 승인을 받은 한약진흥재단은 이 법에 따른 진흥원의 설립과 동시에 「민법」 중 법인의 해산 및 청산에 관한 규정에도 불구하고 해산된 것으로 보며, 한약진흥재단에 속하였던 모든 재산과 권리·의무는 진흥원이 포괄 승계한다. 이 경우 재산과 권리·의무에 관한 등기부, 그 밖의 공부에 표시된 한약진흥재단의 명의는 이 법에 따른 진흥원의 명의로 본다.

③ 진흥원 설립 당시 한약진흥재단의 임원 및 직원은 이 법에 따른 진흥원의 임원 및 직원으로 본다.

④ 제2항에 따라 진흥원이 포괄 승계하는 재산의 가액은 승계 당시의 장부 가액으로 한다.

한의약 육성법 시행령

타법개정 2020.3.3. 대통령령 제30509호 시행일 2020.3.3.

[별표]

한의약기술의 범위(제2조 관련)

1. 한방의료관련 기술
   가. 한방의료 기술
      (1) 한방의료 기초기반기술
      (2) 한방의료 예방 및 건강증진기술
      (3) 한방의료 진단기술
      (4) 한방의료 치료기술
      (5) 한방의료 재활기술
   나. 한방 의료기기 제품화기술
      (1) 한방 진단기기 개발기술
      (2) 한방 검사기기 개발기술
      (3) 한방 치료기기 개발기술
      (4) 한방 정보시스템 구축기술
   다. 한방공공보건기술
      (1) 한방의료기준 표준화
      (2) 한의학 및 서양의학 공동치료기술
   라. 그 밖에 한방의료관련 기술

2. 한약관련 기술
   가. 한약재의 품질관리기술
      (1) 품종개발기술
      (2) 생산(재배)기술
      (3) 가공 · 제조 · 포장기술
      (4) 보관 · 유통기술
      (5) 감별 · 관리기술
   나. 한약제제 개발기술
      (1) 한약제제 제조기술
      (2) 한방신약 개발기술
      (3) 임상시험 기술
   다. 고전문헌 및 경험에 의한 한약관련 기술

의료기사 등에 관한 법률

일부개정 2020.12.15. 법률 제17643호 시행일 2020.12.15.

제1조(목적) 이 법은 의료기사, 보건의료정보관리사 및 안경사의 자격·면허 등에 관하여 필요한 사항을 정함으로써 국민의 보건 및 의료 향상에 이바지함을 목적으로 한다.〈개정 2017.12.19.〉

[전문개정 2011.11.22.]

시행령

제1조(목적) 이 영은 「의료기사 등에 관한 법률」에서 위임된 사항과 그 시행에 필요한 사항을 규정함을 목적으로 한다.

[전문개정 2012.5.22.]

제1조의2 삭제 〈2018.12.18.〉

시행규칙

제1조(목적) 이 규칙은 「의료기사 등에 관한 법률」 및 같은 법 시행령에서 위임된 사항과 그 시행에 필요한 사항을 규정함을 목적으로 한다. [전문개정 2012.5.23.]

제2조 삭제 〈2011.10.31.〉

제3조 삭제 〈2011.10.31.〉

제4조 삭제 〈2011.10.31.〉

제5조 삭제 〈2011.10.31.〉

제6조 삭제 〈1999.8.13.〉

제1조의2(정의) 이 법에서 사용하는 용어의 뜻은 다음과 같다.〈개정 2016.5.29., 2017.12.19.〉

1. "의료기사"란 의사 또는 치과의사의 지도 아래 진료나 의화학적(醫化學的) 검사에 종사하는 사람을 말한다.
2. "보건의료정보관리사"란 의료 및 보건지도 등에 관한 기록 및 정보의 분류·확인·유지·관리를 주된 업무로 하는 사람을 말한다.
3. "안경사"란 안경(시력보정용에 한정한다. 이하 같다)의 조제 및 판매와 콘택트렌즈(시력보정용이 아닌 경우를 포함한다. 이하 같다)의 판매를 주된 업무로 하는 사람을 말한다.

[본조신설 2011.11.22.]

제2조(의료기사의 종류 및 업무) ① 의료기사의 종류는 임상병리사, 방사선사, 물리치료사, 작업치료사, 치과기공사 및 치과위생사로 한다.〈개정 2016.05.29.〉

② 의료기사는 종별에 따라 다음 각 호의 업무 및 이와 관련하여 대통령령으로 정하는 업무를 수행한다.〈신설 2016. 05.29.〉

1. 임상병리사: 각종 화학적 또는 생리학적 검사
2. 방사선사: 방사선 등의 취급 또는 검사 및 방사선 등 관련 기기의 취급 또는 관리
3. 물리치료사: 신체의 교정 및 재활을 위한 물리요법적 치료
4. 작업치료사: 신체적·정신적 기능장애를 회복시키기 위한 작업요법적 치료
5. 치과기공사: 보철물의 제작, 수리 또는 가공

6. 치과위생사: 치아 및 구강질환의 예방과 위생 관리 등

[전문개정 2011.11.22.] [제목개정 2016.05.29.]

제3조(업무 범위와 한계) 의료기사, 보건의료정보관리사 및 안경사(이하 "의료기사등"이라 한다)의 구체적인 업무의 범위와 한계는 대통령령으로 정한다. 〈개정 2016.05.29., 2017.12.19.〉 [전문개정 2011.11.22.]

시행령

제2조(의료기사, 보건의료정보관리사 및 안경사의 업무 범위 등) ① 「의료기사 등에 관한 법률」(이하 "법"이라 한다) 제2조 제2항에 따른 의료기사의 종류에 따른 업무 및 법 제3조에 따른 의료기사, 보건의료정보관리사 및 안경사(이하 "의료기사등"이라 한다)의 구체적인 업무범위는 별표 1에 따른다.

② 의료기사는 의사 또는 치과의사의 지도를 받아 별표 1에 따른 업무를 수행한다.

[전문개정 2018.12.18.]

제4조(면허) ① 의료기사등이 되려면 다음 각 호의 어느 하나에 해당하는 사람으로서 의료기사등의 국가시험(이하 "국가시험"이라 한다)에 합격한 후 보건복지부장관의 면허를 받아야 한다. 〈개정 1997.12.13., 1999.2.8., 2003 5.15., 2008.2.29., 2010.1.18., 2011.11.22., 2016.5.29., 2017.12.19., 2018.12.11.〉

1. 「고등교육법」 제2조에 따른 대학·산업대학·전문대학(이하 "대학등"이라 한다)에서 취득하려는 면허에 상응하는 보건의료에 관한 학문을 전공하고 졸업한 사람. 다만, 보건의료정보관리사의 경우 「고등교육법」 제11조의2에 따른 인정기관(이하 "인정기관"이라 한다)의 보건의료정보관리사 교육과정 인증을 받은 대학등에서 보건의료정보 관련 학문을 전공하고 보건복지부령으로 정하는 교과목을 이수하여 졸업한 사람이어야 한다.
2. 삭제 〈1999.2.8.〉
3. 삭제 〈1999.2.8.〉
4. 외국의 제1호에 해당하는 학교(보건복지부장관이 정하여 고시하는 인정기준에 해당하는 학교를 말한다)와 같은 수준 이상의 교육과정을 이수하고 외국의 해당 의료기사등의 면허를 받은 사람

② 다음 각 호의 구분에 따른 사람으로서 6개월 이내에 졸업할 것으로 예정된 사람은 제1항 제1호에 해당하는 사람으로 본다. 당만, 그 졸업예정시기에 졸업하여야 면허를 받을 수 있다. 〈신설 2020.12.15.〉

1. 의료기사·안경사: 대학등에서 취득하려는 면허에 상응하는 보건의료에 관한 학문을 전공한 사람
2. 보건의료정보관리사: 인정기관의 보건의료정보관리사 교육과정 인증을 받은 대학등에서 보건의료정보 관련 학문을 전공하고 보건복지부령으로 정하는 교과목을 이수한 사람

③ 제1항 제1호 단서에도 불구하고 다음 각 호의 어느 하나에 해당하는 경우에는 보건의료정보관리사 국가시험 응시자격을 갖춘 것으로 본다. 〈개정 2020.12.15.〉

1. 입학 당시 인정기관의 인증을 받은 대학등에 입학한 사람으로서 그 대학등에서 보건의료정보 관련 학문을 전공하고 보건복지부령으로 정하는 교과목을 이수하여 졸업하였으나 졸업 당시 해당 대학등이 인정기관의 인증을 받지 못한 경우
2. 대학등이 인정기관의 인증을 처음 신청한 날부터 그 인증신청의 결과가 나오기 전까지의 기간 동안 해당 대학등에 입학한 사람이 그 대학등에서 보건의료정보 관련 학문을 전공하고 보건복지부령으로 정하는 교과목을 이수하여 졸업한 경우

[제목개정 2011.11.22.]

시행규칙

제7조(보건의료정보관리사 국가시험 응시 요건) 「의료기사 등에 관한 법률」(이하 "법"이라 한다) 제4조 제1항 제1호에 따라 보건의료정보관리사 국가시험에 응시하려는 경우에는 별표 1에 따른 보건의료정보 관련 과목을 모두 이수해야

한다.〈개정 2018.12.20.〉
[본조신설 2016.11.30.] [제목개정 2018.12.20.]

제5조(결격사유) 다음 각 호의 어느 하나에 해당하는 사람에 대하여는 의료기사등의 면허를 하지 아니한다.〈개정 1999.2.8., 2001.12.19., 2007.10.17., 2007.12.14., 2011.11.22., 2013.6.4., 2017.9.19., 2017.12.19.〉

1. 「정신건강증진 및 정신질환자 복지서비스 지원에 관한 법률」 제3조 제1호에 따른 정신질환자. 다만, 전문의가 의료기사등으로서 적합하다고 인정하는 사람의 경우에는 그러하지 아니하다.
2. 「마약류 관리에 관한 법률」에 따른 마약류 중독자
3. 피성년후견인, 피한정후견인
4. 이 법 또는 「형법」 중 제234조, 제269조, 제270조 제2항부터 제4항까지, 제317조 제1항, 「보건범죄 단속에 관한 특별조치법」, 「지역보건법」, 「국민건강증진법」, 「후천성면역결핍증 예방법」, 「의료법」, 「응급의료에 관한 법률」, 「시체해부 및 보존에 관한 법률」, 「혈액관리법」, 「마약류 관리에 관한 법률」, 「모자보건법」 또는 「국민건강보험법」을 위반하여 금고 이상의 실형을 선고받고 그 집행이 끝나지 아니하거나 면제되지 아니한 사람

[제목개정 2011.11.22.]

제6조(국가시험) ① 국가시험은 대통령령으로 정하는 바에 따라 해마다 1회 이상 보건복지부장관이 실시한다.
② 보건복지부장관은 대통령령으로 정하는 바에 따라 「한국보건의료인국가시험원법」에 따른 한국보건의료인국가시험원으로 하여금 국가시험을 관리하게 할 수 있다.〈개정 2015.6.22.〉
[전문개정 2011.11.22.]

시행령

제3조(국가시험의 범위) ① 법 제6조에 따른 의료기사등의 국가시험(이하 "국가시험"이라 한다)은 의료기사등의 종류에 따라 임상병리·방사선·물리치료·작업치료·치과기공·치과위생·보건의료정보관리·안경광학 및 보건의료 관계 법규에 대하여 의료기사등이 갖추어야 할 지식과 기능에 관하여 실시한다.〈개정 2018.12.18.〉
② 국가시험은 필기시험과 실기시험으로 구분하여 실시하되, 실기시험은 필기시험 합격자에 대해서만 실시한다. 다만, 보건복지부장관이 필요하다고 인정하는 경우에는 필기시험과 실기시험을 병합하여 실시할 수 있다.
③ 제2항의 필기시험의 과목, 실기시험의 범위 및 합격자 결정, 그 밖에 필요한 사항은 보건복지부령으로 정한다.
[전문개정 2012.5.22.]

제4조(국가시험의 시행과 공고) ① 보건복지부장관은 법 제6조 제2항에 따라 「한국보건의료인국가시험원법」에 따른 한국보건의료인국가시험원(이하 "국가시험관리기관"이라 한다)으로 하여금 국가시험을 관리하도록 한다.〈개정 2015.12.22.〉
② 국가시험관리기관의 장은 국가시험을 실시하려는 경우에는 미리 보건복지부장관의 승인을 받아 시험일시·시험장소·시험과목, 응시원서 제출기간, 그 밖에 시험 실시에 필요한 사항을 시험일 90일 전까지 공고하여야 한다. 다만, 시험장소는 지역별 응시인원이 확정된 후 시험일 30일 전까지 공고할 수 있다.
[전문개정 2012.5.22.]

제5조(시험위원) 국가시험관리기관의 장은 국가시험을 실시할 때마다 시험과목별로 전문지식을 갖춘 사람 중에서 시험위원을 위촉한다. [전문개정 2012.5.22.]

제6조(국가시험의 응시) 국가시험에 응시하려는 사람은 국가시험관리기관의 장이 정하는 응시원서를 국가시험관리기관의 장에게 제출하여야 한다. [전문개정 2012.5.22.]

제7조(면허증의 발급) ① 국가시험에 합격한 사람은 보건복지부령으로 정하는 서류를 첨부하여 보건복지부장관에게 면허증 발급을 신청하여야 한다.
② 보건복지부장관은 제1항에 따라 면허증 발급을 신청한 사람에게 보건복지부령으로 정하는 바에 따라 면허증을 발급한다.
[전문개정 2012.5.22.]

시행규칙

제8조(시험과목) 「의료기사 등에 관한 법률 시행령」(이하 "영"이라 한다) 제3조 제1항에 따른 의료기사·보건의료정보관리사 및 안경사(이하 "의료기사등"이라 한다) 국가시험의 필기시험과목과 실기시험의 범위는 별표 1의2와 같다. 〈개정 2016.11.30., 2018.12.20.〉
[전문개정 2012.5.23.]

제9조(합격자 결정 등) ① 영 제3조 제1항에 따른 의료기사등의 국가시험(이하 "국가시험"이라 한다)의 합격자는 필기시험에서는 각 과목 만점의 40퍼센트 이상 및 전 과목 총점의 60퍼센트 이상 득점한 사람으로 하고, 실기시험에서는 만점의 60퍼센트 이상 득점한 사람으로 한다.
② 국가시험의 출제방법, 과목별 배점비율, 그 밖에 시험 시행에 필요한 사항은 영 제4조 제1항에 따라 보건복지부장관이 지정·고시하는 관계 전문기관(이하 "국가시험관리기관"이라 한다)의 장이 정한다.
[전문개정 2012.5.23.]

제12조(면허증의 발급) ① 영 제7조 제1항에 따라 의료기사등의 면허증 발급을 신청하려는 사람은 별지 제2호서식의 의료기사등 면허증 발급신청서(전자문서로 된 신청서를 포함한다)에 다음 각 호의 서류를 첨부하여 국가시험관리기관을 거쳐 보건복지부장관에게 제출하여야 한다. 〈개정 2012.5.23., 2015.2.3., 2016.12 30.〉
1. 졸업증명서 또는 이수증명서. 다만, 법 제4조 제1항 제4호에 해당하는 사람의 경우에는 졸업증명서 또는 이수증명서 및 해당 면허증 사본
2. 법 제5조 제1호 및 제2호의 결격사유에 해당하지 아니함을 증명하는 의사의 진단서
3. 응시원서의 사진과 같은 사진(가로 3.5센티미터, 세로 4.5센티미터) 1장

② 삭제 〈1998.9.23.〉
③ 보건복지부장관은 제1항에 따라 면허증의 발급 신청을 받았을 때에는 그 신청인에게 면허증 발급을 신청받은 날부터 14일 이내에 종류에 따라 각각 별지 제3호서식의 면허증을 발급하여야 한다. 다만, 법 제4조 제1항 제4호에 해당하는 사람의 경우에는 외국에서 면허를 받은 사실 등에 대한 조회가 끝난 날부터 14일 이내에 발급하여야 한다. 〈개정 2012.5.23.〉
[제목개정 2012.5.23.]

제7조(응시자격의 제한 등) ① 제5조 각 호의 어느 하나에 해당하는 사람은 국가시험에 응시할 수 없다.
② 부정한 방법으로 국가시험에 응시한 사람 또는 국가시험에 관하여 부정행위를 한 사람에 대하여는 그 시험을 정지시키거나 합격을 무효로 한다.
③ 보건복지부장관은 제2항에 따라 시험이 정지되거나 합격이 무효가 된 사람에 대하여 처분의 사유와 위반 정도 등을 고려하여 보건복지부령으로 정하는 바에 따라 그 다음에 치러지는 국가시험 응시를 3회의 범위에서 제한할 수 있다. 〈개정 2013.6.4.〉
[전문개정 2011.11.22.]

시행규칙

제10조(부정행위자의 국가시험 응시제한) 법 제7조 제3항에 따른 국가시험 응시제한의 기준은 별표 2와 같다. 〈개정 2016.11.30.〉 [본조신설 2013.12.5.]

제8조(면허의 등록 등) ① 보건복지부장관은 의료기사등의 면허를 할 때에는 그 종류에 따르는 면허대장에 그 면허에 관한 사항을 등록하고 그 면허증을 발급하여야 한다.
② 제1항에 따른 면허의 등록과 면허증에 관하여 필요한 사항은 보건복지부령으로 정한다.
[전문개정 2011.11.22.]

시행규칙

제11조(면허대장) 법 제8조 제1항의 의료기사등의 면허대장은 별지 제1호서식에 따른다. 〈개정 2013.12.5.〉
[전문개정 2012.5.23.]

1. 대학원 및 의학전문대학원·치의학전문대학원에서 해당 의료기사등의 면허에 상응하는 보건의료에 관한 학문을 전공하고 있는 사람
2. 군 복무 중인 사람(군에서 해당 업무에 종사하는 의료기사등은 제외한다)
3. 해당 연도에 법 제4조에 따라 의료기사등의 신규 면허를 받은 사람
4. 보건복지부장관이 해당 연도에 보수교육을 받을 필요가 없다고 인정하는 요건을 갖춘 사람

③ 보건복지부장관은 다음 각 호의 어느 하나에 해당하는 사람에 대해서는 해당 연도의 보수교육을 유예할 수 있다. 〈신설 2018.12.20.〉

1. 해당 연도에 보건기관·의료기관·치과기공소 또는 안경업소 등에서 그 업무에 종사하지 않은 기간이 6개월 이상인 사람
2. 보건복지부장관이 해당 연도에 보수교육을 받기가 어렵다고 인정하는 요건을 갖춘 사람

④ 보건기관·의료기관·치과기공소 또는 안경업소 등에서 그 업무에 종사하지 않다가 다시 그 업무에 종사하려는 사람은 제3항 제1호에 따라 보수교육이 유예된 연도(보수교육이 2년 이상 유예된 경우에는 마지막 연도를 말한다)의 다음 연도에 다음 각 목의 구분에 따른 보수교육을 받아야 한다. 〈개정 2018.12.20.〉

가. 제3항에 따라 보수교육이 1년 유예된 경우: 12시간 이상
나. 제3항에 따라 보수교육이 2년 유예된 경우: 16시간 이상
다. 제3항에 따라 보수교육이 3년 이상 유예된 경우: 20시간 이상

⑤ 보건복지부장관은 보수교육실시기관의 보수교육 내용과 그 운영에 대하여 평가할 수 있다. 〈개정 2018.12.20.〉

⑥ 제2항 또는 제3항에 따라 보수교육을 면제받거나 유예받으려는 사람은 해당 연도의 보수교육 실시 전에 별지 제12호서식의 보수교육 면제·유예 신청서에 보수교육 면제 또는 유예의 사유를 증명할 수 있는 서류를 첨부하여 보수교육실시기관의 장에게 제출해야 한다. 〈개정 2018.12.20.〉

⑦ 제6항에 따른 신청을 받은 보수교육실시기관의 장은 보수교육 면제 또는 유예 대상자 여부를 확인하고, 신청인에게 별지 제12호의2서식의 보수교육 면제·유예 확인서를 발급해야 한다. 〈개정 2018.12.20.〉

[전문개정 2014.11.21.]

제19조(보수교육 계획서 및 실적보고서 제출 등) ① 보수교육실시기관의 장은 매년 12월 31일까지 별지 제13호서식의 다음 연도 보수교육 계획서(전자문서로 된 보수교육 계획서를 포함한다)에 다음 각 호의 서류를 첨부하여 보건복지부장관에게 제출하여야 한다. 이 경우 보수교육 계획서에는 교과과정, 실시방법, 교육받는 사람의 경비부담액 및 보수교육 이수 인정기준 등 보수교육의 운영에 필요한 사항이 포함되어야 한다. 〈개정 2019.9.27.〉

1. 교육받는 사람의 경비부담액 산출근거
2. 과목별 보수교육 인정기준

② 보수교육실시기관의 장은 매년 3월 31일까지 별지 제13호의2서식의 전년도 보수교육 실적보고서(전자문서로 된 보수교육 실적보고서를 포함한다)를 보건복지부장관에게 제출하여야 한다.

③ 보수교육실시기관의 장은 보수교육을 받은 사람에게 별지 제14호서식의 보수교육 이수증을 발급하여야 한다.

[전문개정 2014.11.21.]

제20조(보수교육 실시방법 등) 보수교육의 교과과정, 실시방법, 그 밖에 보수교육의 실시에 필요한 사항은 제18조 제5항에 따른 평가 결과를 반영하여 보수교육실시기관의 장이 정한다. 〈개정 2018.12.20.〉 [본조신설 2014.11.21.]

제21조(보수교육 관계 서류의 보존) 보수교육실시기관의 장은 다음 각 호의 서류를 3년 동안 보존하여야 한다.

1. 보수교육 대상자 명단(대상자의 교육 이수 여부가 적혀 있어야 한다)
2. 보수교육 면제자 명단
3. 그 밖에 교육 이수자가 교육을 이수하였다는 사실을 확인할 수 있는 서류

[전문개정 2012.5.23.]

제21조(면허의 취소 등) ① 보건복지부장관은 의료기사등이 다음 각 호의 어느 하나에 해당하면 그 면허를 취소할 수 있다. 다만, 제1호의 경우에는 면허를 취소하여야 한다. 〈개정 1995.12.29., 1997.12.13., 1999.2.8., 2008.2.29., 2010.1.18., 2011.4.28., 2011.11.22., 2016.05.29., 2020.4.7.〉

1. 제5조 제1호부터 제4호까지의 규정에 해당하게 된 경우
2. 삭제 〈1999.2.8.〉

3. 제9조 제3항을 위반하여 다른 사람에게 면허를 대여한 경우
3의2. 제11조의3 제1항을 위반하여 치과의사가 발행하는 치과기공물제작의뢰서에 따르지 아니하고 치과기공물제작등 업무를 한 때
4. 제22조 제1항 또는 제3항에 따른 면허자격정지 또는 면허효력정지 기간에 의료기사등의 업무를 하거나 3회 이상 면허자격정지 또는 면허효력정지 처분을 받은 경우

② 의료기사등이 제1항에 따라 면허가 취소된 후 그 처분의 원인이 된 사유가 소멸되는 등 대통령령으로 정하는 사유가 있다고 인정될 때에는 보건복지부장관은 그 면허증을 재발급할 수 있다. 다만, 제1항 제3호 및 제4호에 따라 면허가 취소된 경우와 제5조 제4호에 따른 사유로 면허가 취소된 경우에는 그 취소된 날부터 1년 이내에는 재발급하지 못한다.〈개정 2011.11.22.〉

[제목개정 2011.11.22.]

시행령

제12조(면허증의 재발급) ① 법 제21조 제2항에 따른 면허증의 재발급 사유는 다음 각 호의 구분에 따른다.
1. 법 제5조 제1호부터 제3호까지의 사유로 면허가 취소된 경우 : 취소의 원인이 된 사유가 소멸되었을 때
2. 법 제5조 제4호의 사유로 면허가 취소된 경우 : 해당 형의 집행이 끝나거나 면제된 후 1년이 지난 사람으로서 뉘우치는 빛이 뚜렷할 때
3. 법 제21조 제1항 제3호 또는 제4호에 따라 면허가 취소된 경우 : 면허가 취소된 후 1년이 지난 사람으로서 뉘우치는 빛이 뚜렷할 때
4. 법 제21조 제1항 제3호의2에 따라 면허가 취소된 경우 : 면허가 취소된 후 6개월이 지난 사람으로서 뉘우치는 빛이 뚜렷할 때

② 제1항에 따른 면허증 재발급의 절차·방법 등에 관하여 필요한 사항은 보건복지부령으로 정한다.

[전문개정 2012.5.22.]

시행규칙

제22조(면허증의 재발급 신청) ① 의료기사등이 면허증을 분실 또는 훼손하였거나 면허증의 기재사항이 변경되어 면허증의 재발급을 신청하려는 경우에는 별지 제15호서식의 의료기사등 면허증 재발급 신청서(전자문서로 된 신청서를 포함한다)에 다음 각 호의 서류 또는 자료를 첨부하여 보건복지부장관에게 제출하여야 한다.〈개정 2015.2.3., 2016.12.30.〉
1. 면허증(면허증을 분실한 경우에는 그 사유설명서)
2. 사진(신청 전 6개월 이내에 모자 등을 쓰지 않고 촬영한 천연색 상반신 정면사진으로 가로 3.5센티미터, 세로 4.5센티미터의 사진을 말한다) 1장
3. 변경 사실을 증명할 수 있는 서류(면허증 기재사항이 변경되어 재발급을 신청하는 경우만 해당한다)

② 영 제12조 제1항에 따른 사유로 면허증을 재발급받으려는 사람은 별지 제15호서식의 의료기사등 면허증 재발급 신청서에 다음 각 호의 서류 또는 자료를 첨부하여 주소지를 관할하는 특별시장·광역시장·특별자치시장·도지사 및 특별자치도지사(이하 "시·도지사"라 한다)를 거쳐 보건복지부장관에게 제출하여야 한다.〈개정 2013.12.5., 2015.2.3., 2016.12.30.〉
1. 사진(신청 전 6개월 이내에 모자 등을 쓰지 않고 촬영한 천연색 상반신 정면사진으로 가로 3.5센티미터, 세로 4.5센티미터의 사진을 말한다) 1장
2. 면허취소의 원인이 된 사유가 소멸하였음을 증명할 수 있는 서류(영 제12조 제1항 제1호의 사유에 해당하는 경우에만 제출한다)
3. 뉘우치는 빛이 뚜렷하다고 인정될 수 있는 서류(영 제12조 제1항 제2호부터 제4호까지의 사유에 해당하는 경우에만 제출한다)

③ 의료기사등이 제1항에 따라 면허증을 재발급받은 후 분실된 면허증을 발견하였을 때에는 지체 없이 그 면허증을 보건복지부장관에게 반납하여야 한다.

[전문개정 2012.5.23.]

제22조(자격의 정지) ① 보건복지부장관은 의료기사등이 다음 각 호의 어느 하나에 해당하는 경우에는 6개월 이내의 기간을 정하여 그 면허자격을 정지시킬 수 있다.〈개정 1997.12.13., 2008.2.29., 2010.1.18., 2011.4.28., 2011.11.22.〉

1. 품위를 현저히 손상시키는 행위를 한 경우
2. 치과기공소 또는 안경업소의 개설자가 될 수 없는 사람에게 고용되어 치과기공사 또는 안경사의 업무를 한 경우

2의2. 치과진료를 행하는 의료기관 또는 제11조의2 제3항에 따라 등록한 치과기공소가 아닌 곳에서 치과기공사의 업무를 행한 때

2의3. 제11조의2 제3항을 위반하여 개설등록을 하지 아니하고 치과기공소를 개설·운영한 때

2의4. 제11조의3 제2항을 위반하여 치과기공물제작의뢰서를 보존하지 아니한 때

2의5. 제11조의3 제3항을 위반한 때

3. 그 밖에 이 법 또는 이 법에 따른 명령을 위반한 경우

② 제1항 제1호에 따른 품위손상행위의 범위에 관하여는 대통령령으로 정한다.〈개정 2011.11.22.〉

③ 보건복지부장관은 의료기사등이 제11조에 따른 신고를 하지 아니한 때에는 신고할 때까지 면허의 효력을 정지할 수 있다.〈신설 2011.11.22.〉

④ 제1항에 따른 자격정지처분은 그 사유가 발생한 날부터 5년이 지나면 하지 못한다. 다만, 그 사유에 대하여 「형사소송법」 제246조에 따른 공소가 제기된 경우에는 공소가 제기된 날부터 해당 사건의 재판이 확정된 날까지의 기간은 시효기간에 산입하지 아니한다.〈신설 2016.12.2.〉

[제목개정 2011.11.22.]

시행령

제13조(의료기사등의 품위손상행위의 범위) 법 제22조 제1항 제1호에 따른 품위손상행위의 범위는 다음 각 호와 같다.〈개정 2018.12.18.〉

1. 제2조에 따른 의료기사등의 업무 범위를 벗어나는 행위
2. 의사나 치과의사의 지도를 받지 아니하고 제2조의 업무를 하는 행위(보건의료정보관리사와 안경사의 경우는 제외한다)
3. 학문적으로 인정되지 아니하거나 윤리적으로 허용되지 아니하는 방법으로 업무를 하는 행위
4. 검사 결과를 사실과 다르게 판시하는 행위

[전문개정 2012.5.22.]

시행규칙

제23조(면허증을 갈음하는 증서) 의료기사등이 제22조 제1항에 따라 면허증의 재발급을 신청한 경우에는 면허증을 재발급받을 때까지 그 신청서에 대한 보건복지부장관의 접수증으로 면허증을 갈음할 수 있다.

[전문개정 2012.5.23.]

제24조(면허증의 회수) ① 보건복지부장관은 법 제21조 제1항 또는 제22조 제1항에 따라 면허의 취소 또는 면허자격의 정지처분을 하였을 때에는 그 사실을 주소지를 관할하는 시·도지사에게 통보하여야 하며, 시·도지사(특별자치시장 및 특별자치도지사는 제외한다)는 지체 없이 시장·군수·구청장에게 통보하여야 한다.〈개정 2013.12.5.〉

② 제1항에 따른 통보를 받은 특별자치시장·특별자치도지사·시장·군수·구청장은 지체 없이 면허의 취소처분을 받은 해당 의료기사등의 면허증을 회수하여 보건복지부장관에게 제출하여야 한다. 이 경우 시장·군수·구청장은 시·도지사를 거쳐 제출하여야 한다.〈개정 2013.12.5.〉

[전문개정 2012.5.23.]

제22조의2(중앙회의 자격정지 처분의 요구) 각 중앙회의 장은 의료기사등이 제22조 제1항 제1호에 해당하는 행위를 한 경우에는 제16조 제6항에 따른 윤리위원회의 심의·의결을 거쳐 보건복지부장관에게 자격정지 처분을 요구할 수 있다. [본조신설 2017.12.19.]

제23조(시정명령) ① 특별자치시장·특별자치도지사·시장·군수·구청장은 치과기공소 또는 안경업소의 개설자가 다음 각 호의 어느 하나에 해당되는 때에는 위반된 사항의 시정을 명할 수 있다.〈개정 2011.4.28., 2011.11.22., 2013.6.4., 2016.05.29.〉

1. 제11조의2 제4항 및 제12조 제4항에 따른 시설 및 장비를 갖추지 못한 때

1의2. 제12조 제7항을 위반하여 안경사가 콘택트렌즈의 사용방법과 유통기한 및 부작용에 관한 정보를 제공하지 아니한 경우〈시행일 2012.5.23〉

2. 제13조에 따라 폐업 또는 등록의 변경사항을 신고하지 아니한 때

② 보건복지부장관은 제28조 제2항에 따른 업무의 수탁기관이 제20조 제2항에 따른 보수교육의 시간·방법·내용 등에 관한 사항을 위반하여 보수교육을 실시하거나 실시하지 아니한 경우에는 시정을 명할 수 있다.〈신설 2016.5.29.〉

[제목개정 2011.11.22.]

제24조(개설등록의 취소 등) ① 특별자치시장·특별자치도지사·시장·군수·구청장은 치과기공소 또는 안경업소의 개설자가 다음 각 호의 어느 하나에 해당할 때에는 6개월 이내의 기간을 정하여 영업을 정지시키거나 등록을 취소할 수 있다.〈개정 2011.4.28., 2011.11.22., 2013.6.4., 2016.05.29.〉

1. 제11조의2 제2항 또는 제12조 제2항을 위반하여 2개 이상의 치과기공소 또는 안경업소를 개설한 경우
2. 제14조 제1항을 위반하여 거짓광고 또는 과장광고를 한 경우
3. 안경사의 면허가 없는 사람으로 하여금 안경의 조제 및 판매와 콘택트렌즈의 판매를 하게 한 경우〈시행일 2012.5.23〉
4. 이 법에 따라 영업정지처분을 받은 치과기공소 또는 안경업소의 개설자가 영업정지기간에 영업을 한 경우
5. 치과기공사가 아닌 자로 하여금 치과기공사의 업무를 하게 한 때
6. 제23조에 따른 시정명령을 이행하지 아니한 경우

② 제1항에 따라 개설등록의 취소처분을 받은 사람은 그 등록취소처분을 받은 날부터 6개월 이내에 치과기공소 또는 안경업소를 개설하지 못한다.〈개정 2011.11.22.〉

③ 치과기공소 또는 안경업소의 개설자가 제22조에 따른 면허자격정지처분을 받은 경우에는 그 면허자격정지기간 동안 해당 치과기공소 또는 안경업소는 영업을 하지 못한다. 다만, 치과기공소의 개설자가 제22조 제1항 제2호의4 및 제2호의5에 따른 면허자격정지처분을 받은 경우로서 해당 치과기공소에 그 개설자가 아닌 치과의사 또는 치과기공사가 종사하고 있는 경우에는 그러하지 아니하다.〈개정 2011.4.28., 2011.11.22., 2013.6.4.〉

④ 제1항에 따른 치과기공소 및 안경업소의 업무정지처분의 효과는 그 처분이 확정된 치과기공소 및 안경업소를 양수한 자에게 승계되고, 업무정지처분절차가 진행 중인 때에는 양수인에 대하여 그 절차를 계속 진행할 수 있다. 다만, 양수인이 그 처분 또는 위반사실을 알지 못하였음을 증명하는 때에는 그러하지 아니하다.〈신설 2011.4.28.〉

⑤ 제1항에 따른 업무정지처분을 받았거나 업무정지처분의 절차가 진행 중인 자는 행정처분을 받은 사실 또는 행정처분 절차가 진행 중인 사실을 보건복지부령으로 정하는 바에 따라 양수인에게 지체 없이 통지하여야 한다.〈신설 2011.4.28.〉

[제목개정 2011.11.22.]

시행규칙

제24조의2(행정처분 사실 등의 통지) 법 제24조 제5항에 따라 같은 조 제1항에 따른 영업정지처분을 받았거나 영업정지처분의 절차가 진행 중인 사람은 행정처분을 받은 사실이나 행정처분절차가 진행 중인 사실을 「우편법 시행규칙」 제25조 제1항 제4호 가목에 따른 내용증명으로 양수인에게 지체 없이 알려야 한다. [전문개정 2012.5.23.]

제25조(행정처분의 기준) 제21조부터 제24조까지의 규정에 따른 행정처분의 세부적인 사항은 보건복지부령으로 정한다. [전문개정 2011.11.22.]

제26조(청문) 보건복지부장관 또는 특별자치시장·특별자치도지사·시장·군수·구청장은 다음 각 호의 어느 하나에 해당하는 처분을 하려면 청문을 하여야 한다. 〈개정 2013.6.4.〉

1. 제21조 제1항에 따른 면허의 취소
2. 제24조 제1항에 따른 등록의 취소

[전문개정 2011.11.22.]

제26조의2(자료 제공의 요청 등) 보건복지부장관은 이 법에 따른 업무를 수행하기 위하여 필요한 경우에는 지방자치단체의 장에게 치과기공소 또는 안경업소의 설치 및 운영 현황에 관한 자료 제공을 요청할 수 있다. 이 경우 요청을 받은 지방자치단체의 장은 특별한 사유가 없으면 이에 따라야 한다.

[본조신설 2013.6.4.]

시행령

제14조의2(민감정보 및 고유식별정보의 처리) 보건복지부장관, 특별자치시장, 특별자치도지사, 시장, 군수, 자치구의 구청장(해당 권한이 위임·위탁된 경우에는 그 권한을 위임·위탁받은 자를 포함한다) 또는 국가시험관리기관은 다음 각 호의 사무를 수행하기 위하여 불가피한 경우 「개인정보 보호법」 제23조에 따른 건강에 관한 정보, 같은 법 시행령 제18조 제2호에 따른 범죄경력자료에 해당하는 정보, 같은 법 시행령 제19조 제1호 또는 제4호에 따른 주민등록번호 또는 외국인등록번호가 포함된 자료를 처리할 수 있다. 〈개정 2014.11.19., 2015.3.3.〉

1. 법 제6조에 따른 국가시험의 관리
2. 법 제7조에 따른 국가시험 응시자격의 확인
3. 법 제8조에 따른 의료기사등의 면허의 등록과 면허증 발급

3의2. 삭제 〈2022.12.20.〉

4. 삭제 〈2022.12.20.〉
5. 삭제 〈2022.12.20.〉
6. 삭제 〈2022.12.20.〉
7. 법 제21조부터 제26조까지의 규정에 따른 행정처분 등
8. 제12조에 따른 면허증 재발급

[전문개정 2012.5.22.]

제27조(수수료) 다음 각 호의 어느 하나에 해당하는 사람은 보건복지부령으로 정하는 바에 따라 수수료를 내야 한다.

1. 의료기사등의 면허를 받으려는 사람
2. 면허증을 재발급받으려는 사람
3. 국가시험에 응시하려는 사람

[전문개정 2011.11.22.]

시행규칙

제25조(수수료 등) ① 국가시험에 응시하려는 사람은 법 제27조 제3호에 따라 국가시험관리기관의 장이 보건복지부장관의 승인을 받아 결정한 수수료를 현금이나 정보통신망을 이용한 전자화폐 또는 전자결제 등의 방법으로 내야 한다. 이 경우 수수료의 금액 및 납부방법 등은 영 제4조 제2항에 따라 국가시험관리기관의 장이 공고한다.

② 제22조에 따른 면허증의 재발급 신청을 하거나 면허사항에 관한 증명 신청을 하는 사람은 다음 각 호의 구분에 따른 수수료를 수입인지나 정보통신망을 이용한 전자화폐 또는 전자결제 등의 방법으로 내야 한다.〈개정 2013.4.17.〉

1. 면허증의 재발급 수수료 : 2천원
2. 면허사항에 관한 증명 수수료 : 500원(정보통신망을 이용하여 발급받는 경우 무료)

[전문개정 2012.5.23.]

제28조(권한의 위임 또는 위탁) ① 이 법에 따른 보건복지부장관의 권한은 그 일부를 대통령령으로 정하는 바에 따라 소속 기관의 장, 특별시장 · 광역시장 · 특별자치시장 · 도지사 · 특별자치도지사, 시장 · 군수 · 구청장 또는 보건소장에게 위임할 수 있다.〈개정 2013.6.4.〉

② 보건복지부장관은 의료기사등의 실태 등의 신고 수리, 의료기사등에 대한 교육 등 업무의 일부를 대통령령으로 정하는 바에 따라 관계 전문기관 또는 단체 등에 위탁할 수 있다.

[전문개정 2011.11.22.]

시행령

제14조(업무의 위탁) ① 법 제28조 제2항에 따라 보건복지부장관은 법 제11조 제1항에 따른 신고 수리 업무를 법 제16조에 따라 의료기사등의 면허 종류별로 설립된 단체(이하 이 조에서 "중앙회"라 한다)에 위탁한다.〈개정 2018.12.18.〉

② 제1항에 따라 업무를 위탁받은 중앙회는 위탁받은 업무의 처리 내용을 보건복지부령으로 정하는 바에 따라 보건복지부장관에게 보고하여야 한다.〈개정 2018.12.18.〉

③ 법 제28조 제2항에 따라 보건복지부장관은 법 제20조에 따른 의료기사등에 대한 보수교육을 다음 각 호의 어느 하나에 해당하는 기관 중 교육 능력을 갖춘 것으로 인정되는 기관에 위탁한다.〈개정 2018.12.18.〉

1. 「고등교육법」 제2조에 따른 학교로서 해당 의료기사등의 면허에 관련된 학과가 개설된 전문대학 이상의 학교
2. 중앙회
3. 해당 의료기사등의 업무와 관련된 연구기관

④ 보건복지부장관은 제3항에 따라 보수교육을 위탁한 때에는 수탁기관 및 위탁업무의 내용을 고시하여야 한다.

[전문개정 2014.11.19.]

제29조(다른 법률과의 관계) 이 법에 따른 안경업소의 등록 및 그 취소 등에 대하여는 「의료기기법」 제17조와 제36조를 적용하지 아니한다. [전문개정 2011.11.22.]

제30조(벌칙) ① 다음 각 호의 어느 하나에 해당하는 사람은 3년 이하의 징역 또는 3천만원 이하의 벌금에 처한다.〈개정 2011.4.28., 2011.11.22., 2016.12.2., 2020.4.7.〉

1. 제9조 제1항 본문을 위반하여 의료기사등의 면허 없이 의료기사등의 업무를 한 사람
2. 제9조 제3항을 위반하여 다른 사람에게 면허를 대여한 사람

2의2. 제9조 제4항을 위반하여 면허를 대여받거나 면허 대여를 알선한 사람

3. 제10조를 위반하여 업무상 알게 된 비밀을 누설한 사람
4. 제11조의2 제1항을 위반하여 치과기공사의 면허 없이 치과기공소를 개설한 자. 다만, 제11조의2 제1항에 따라 개설등록을 한 치과의사는 제외한다.
5. 제11조의3 제1항을 위반하여 치과의사가 발행한 치과기공물제작의뢰서에 따르지 아니하고 치과기공물제작등 업무를 행한 자
6. 제12조 제1항을 위반하여 안경사의 면허 없이 안경업소를 개설한 사람

② 제1항 제3호의 죄는 고소가 있어야 공소를 제기할 수 있다.〈개정 2011.11.22.〉

[제목개정 2011.11.22.]

제31조(벌칙) 다음 각 호의 어느 하나에 해당하는 자는 500만원 이하의 벌금에 처한다.〈개정 2011.4.28., 2011.7.14., 2011.11.22., 2016.05.29., 2016.12.2.〉

1. 제9조 제2항을 위반하여 의료기사등의 면허 없이 의료기사등의 명칭 또는 이와 유사한 명칭을 사용한 자
1의2. 제11조의2 제2항을 위반하여 2개소 이상의 치과기공소를 개설한 자
2. 제12조 제2항을 위반하여 2개 이상의 안경업소를 개설한 자
2의2. 제11조의2 제3항을 위반하여 등록을 하지 아니하고 치과기공소를 개설한 자
3. 제12조 제3항을 위반하여 등록을 하지 아니하고 안경업소를 개설한 자
3의2. 제12조 제5항을 위반한 사람
3의3. 제12조 제6항을 위반하여 안경 및 콘택트렌즈를 안경업소 외의 장소에서 판매한 안경사
4. 제14조 제2항을 위반하여 영리를 목적으로 특정 치과기공소·안경업소 또는 치과기공사·안경사에게 고객을 알선·소개 또는 유인한 자

[제목개정 2011.11.22.]

제32조(양벌규정) 법인의 대표자나 법인 또는 개인의 대리인, 사용인, 그 밖의 종업원이 그 법인 또는 개인의 업무에 관하여 제30조 또는 제31조의 위반행위를 하면 그 행위자를 벌하는 외에 그 법인 또는 개인에게도 해당 조문의 벌금형을 과(科)한다. 다만, 법인 또는 개인이 그 위반행위를 방지하기 위하여 해당 업무에 관하여 상당한 주의와 감독을 게을리하지 아니한 경우에는 그러하지 아니하다. [전문개정 2011.11.22.]

제33조(과태료) ① 제23조 제2항에 따른 시정명령을 이행하지 아니한 자에게는 500만원 이하의 과태료를 부과한다. 〈신설 2016.5.29.〉

② 다음 각 호의 어느 하나에 해당하는 자에게는 100만원 이하의 과태료를 부과한다. 〈개정 1999.2.8., 2011.11.22., 2016.5.29.〉

1. 제11조에 따른 실태와 취업 상황을 허위로 신고한 사람
2. 제13조에 따른 폐업신고를 하지 아니하거나 등록사항의 변경신고를 하지 아니한 사람
3. 제15조 제1항에 따른 보고를 하지 아니하거나 검사를 거부·기피 또는 방해한 자
4. 삭제 〈1999.2.8.〉
5. 삭제 〈1999.2.8.〉

③ 제1항 및 제2항에 따른 과태료는 대통령령으로 정하는 바에 따라 다음 각 호의 자가 부과·징수한다. 〈개정 2016.5.29.〉

1. 보건복지부장관 : 제1항에 따른 과태료
2. 특별자치시장·특별자치도지사·시장·군수·구청장 : 제2항에 따른 과태료

④ 삭제 〈2011.7.14.〉

⑤ 삭제 〈2011.7.14.〉

[제목개정 2011.11.22.]

시행령

제15조(과태료의 부과기준) 법 제33조 제1항 및 제2항에 따른 과태료의 부과기준은 **별표 2**와 같다. 〈개정 2016.11.29., 2018.12.18.〉

[전문개정 2011.11.16.]

시행규칙

제26조(규제의 재검토) 보건복지부장관은 다음 각 호의 사항에 대하여 다음 각 호의 기준일을 기준으로 2년마다(매 2년이 되는 해의 기준일과 같은 날 전까지를 말한다) 그 타당성을 검토하여 개선 등의 조치를 하여야 한다.

1. 제10조 및 별표 2에 따른 국가시험 응시제한의 기준: 2015년 1월 1일

2. 제13조에 따른 안경업소 개설등록 시 제출서류: 2015년 1월 1일
[본조신설 2015.1.5.]

부 칙 〈제17211호, 2020.4.7.〉

이 법은 공포 후 3개월이 경과한 날부터 시행한다.

부 칙 〈제17643호, 2020.12.15.〉

이 법은 공포한 날부터 시행한다.

의료기사 등에 관한 법률 시행령

타법개정 2022.12.20. 대통령령 제33112호 시행일 2022.12.20.

[별표 1] 〈개정 2019.7.2.〉

의료기사, 보건의료정보관리사 및 안경사의 업무 범위(제2조 제1항 관련)

1. 임상병리사
   가. 기생충학・미생물학・법의학・병리학・생화학・세포병리학・수혈의학・요화학(尿化學)・혈액학・혈청학 분야, 방사성동위원소를 사용한 검사물 분야 및 기초대사・뇌파・심전도・심폐기능 등 생리기능 분야의 화학적・생리학적 검사에 관한 다음의 구분에 따른 업무
      1) 검사물 등의 채취・검사
      2) 검사용 시약의 조제
      3) 기계・기구・시약 등의 보관・관리・사용
      4) 혈액의 채혈・제제・제조・조작・보존・공급
   나. 그 밖의 화학적・생리학적 검사

2. 방사선사
   가. 방사선 등의 취급・검사 및 방사선 등 관련 기기의 취급・관리에 관한 다음의 구분에 따른 업무
      1) 방사선기기와 부속 기자재의 선택・관리
      2) 방사성동위원소를 이용한 핵의학적 검사
      3) 의료영상진단기와 초음파진단기의 취급
      4) 전리방사선(電離放射線, 물질을 통과할 때에 이온화를 일으키는 방사선)・비전리방사선의 취급
   나. 그 밖에 방사선 등의 취급・검사 및 방사선 등 관련 기기의 취급・관리에 관한 업무

3. 물리치료사
   가. 신체의 교정 및 재활을 위한 물리요법적 치료에 관한 다음의 구분에 따른 업무
      1) 물리요법적 기능훈련・재활훈련
      2) 기계・기구를 이용한 물리요법적 치료
      3) 도수치료: 기구나 약물을 사용하지 않고 손으로 하는 치료
      4) 도수근력(손근력)・관절가동범위 검사
      5) 마사지
      6) 물리요법적 치료에 필요한 기기・약품의 사용・관리
      7) 신체 교정운동
      8) 온열・전기・광선・수(水)치료
      9) 물리요법적 교육
   나. 그 밖에 신체의 교정 및 재활을 위한 물리요법적 치료에 관한 업무

4. 작업치료사
가. 신체적·정신적 기능장애를 회복시키기 위한 작업요법적 치료에 관한 다음의 구분에 따른 업무
1) 감각·지각·활동 훈련
2) 삼킴장애 재활치료
3) 인지 재활치료
4) 일상생활 훈련: 일상생활에서 사용하는 물체나 기구를 활용한 훈련
5) 운전 재활훈련
6) 직업 재활훈련
7) 작업수행능력 분석·평가
8) 작업요법적 치료에 필요한 기기의 사용·관리
9) 팔보조기 제작 및 팔보조기를 사용한 훈련
10) 작업요법적 교육
나. 그 밖에 신체적·정신적 기능장애를 회복시키기 위한 작업요법적 훈련·치료에 관한 업무

5. 치과기공사
가. 치과의사의 진료에 필요한 다음의 구분에 따른 치과기공물을 전산설계(CAD/CAM), 삼차원(3D)프린터 또는 주조기 등을 이용해 디자인, 제작, 수리 또는 가공하는 업무
1) 교정장치·충전물(充塡物)·작업 모형
2) 보철물
3) 임플란트 맞춤 지대주(支臺柱, 인공치관과 인공치근을 연결하는 구조물)·상부구조
나. 그 밖에 치과의사의 진료에 필요한 치과기공물의 디자인, 제작, 수리 또는 가공에 관한 업무

6. 치과위생사
가. 치아 및 구강질환의 예방과 위생 관리 등에 관한 다음의 구분에 따른 업무
1) 교정용 호선(弧線: 둥근 형태의 교정용 줄)의 장착·제거
2) 불소 바르기
3) 보건기관 또는 의료기관에서 수행하는 구내 진단용 방사선 촬영
4) 임시 충전
5) 임시 부착물의 장착
6) 부착물의 제거
7) 치석 등 침착물(沈着物)의 제거
8) 치아 본뜨기
나. 그 밖에 치아 및 구강질환의 예방과 위생 관리 등에 관한 업무

7. 보건의료정보관리사
가. 의료기관에서의 의료 및 보건지도 등에 관한 기록 및 정보의 분류·확인·유지·관리에 관한 다음의 구분에 따른 업무
1) 보건의료정보의 분석
2) 보건의료정보의 전사(轉寫)

3) 암 등록
4) 진료통계 관리
5) 질병·사인(死因)·의료행위의 분류

나. 그 밖에 의료기관에서의 의료 및 보건지도 등에 관한 기록 및 정보의 분류·확인·유지·관리에 관한 업무

8. 안경사

가. 안경(시력보정용에 한정한다. 이하 같다)의 조제(調製) 및 판매와 콘택트렌즈(시력보정용이 아닌 경우를 포함한다. 이하 같다)의 판매에 관한 다음의 구분에 따른 업무

1) 안경의 조제 및 판매. 다만, 6세 이하의 아동을 위한 안경은 의사의 처방에 따라 조제·판매해야 한다.
2) 콘택트렌즈의 판매. 다만, 6세 이하의 아동을 위한 콘택트렌즈는 의사의 처방에 따라 판매해야 한다.
3) 안경·콘택트렌즈의 도수를 조정하기 위한 목적으로 수행하는 자각적(주관적) 굴절검사로서 약제를 사용하지 않는 검사
4) 안경·콘택트렌즈의 도수를 조정하기 위한 목적으로 수행하는 타각적(객관적) 굴절검사로서 약제를 사용하지 않는 검사 중 자동굴절검사기기를 이용한 검사

나. 그 밖에 안경의 조제 및 판매와 콘택트렌즈의 판매에 관한 업무

[별표 2] 〈개정 2018.12.18.〉

과태료의 부과기준(제15조 관련)

1. 일반기준

가. 위반행위의 횟수에 따른 과태료 부과기준은 최근 1년간 같은 위반행위로 과태료를 부과받은 경우에 적용한다. 이 경우 같은 위반행위로 과태료 부과처분을 한 날과 다시 같은 위반행위(과태료 부과처분 후의 위반행위만 해당한다)로 적발한 날을 기준으로 하여 위반횟수를 계산한다.

나. 보건복지부장관, 특별자치시장·특별자치도지사 또는 시장·군수·구청장(자치구의 구청장을 말한다)은 다음의 어느 하나에 해당하는 경우에는 제2호에 따른 과태료 금액의 2분의 1의 범위에서 그 금액을 감경할 수 있다. 다만, 과태료를 체납하고 있는 위반행위자의 경우에는 그러하지 아니하다.

1) 위반행위자가 「질서위반행위규제법 시행령」 제2조의2제1항 각 호의 어느 하나에 해당하는 경우
2) 위반행위자가 처음 해당 위반행위를 한 경우로서 1년 이상 해당 영업을 모범적으로 경영한 사실이 인정되는 경우
3) 위반행위가 사소한 부주의나 오류로 인한 것으로 인정되는 경우
4) 위반행위자의 법 위반상태를 시정하거나 해소하기 위한 노력이 인정되는 경우
5) 그 밖에 위반행위의 정도, 위반행위의 동기와 결과 등을 고려하여 감경할 필요가 있다고 인정되는 경우

2. 개별기준(단위 : 만원)

위반행위	근거 법조문	과태료 금액		
		1차 위반	2차 위반	3차 이상 위반
가. 법 제11조에 따른 실태와 취업 상황을 허위로 신고한 경우	법 제33조 제2항 제1호	80	90	100

나. 법 제13조에 따른 폐업신고를 하지 않거나 등록사항의 변경신고를 하지 않은 경우	법 제33조 제2항 제2호	20	30	40
다. 법 제15조 제1항에 따른 보고를 하지 않거나 검사를 거부·기피 또는 방해한 경우	법 제33조 제2항 제3호	80	90	100
라. 법 제28조 제2항에 따른 업무수탁기관이 법 제23조 제2항에 따른 다음의 시정명령을 이행하지 않는 경우	법 제33조 제1항			
1) 법 제20조 제2항에 따른 보수교육의 시간·방법 및 내용 등에 관한 사항을 위반하여 받은 시정명령을 이행하지 않는 경우		300	400	500
2) 법 제20조에 따른 보수교육을 실시하지 않아 받은 시정명령을 이행하지 않는 경우		500	500	500

의료기사 등에 관한 법률 시행규칙

타법개정 2019.9.27. 보건복지부령 제672호 시행일 2019.9.27.

[별표 1] 〈개정 2018.12.20.〉

보건의료정보 관련 과목(제7조 관련)

1. 건강보험 이론 및 실무
2. 건강정보보호
3. 병리학
4. 보건의료데이터 관리
5. 보건의료정보관리 실무
6. 보건의료정보관리학
7. 보건의료조직 관리
8. 보건의료 통계
9. 암 등록
10. 의료관계 법규
11. 의료의 질 관리
12. 의료정보기술
13. 의무기록정보 분석 실무
14. 의무기록정보 질 향상 실무
15. 의학 용어
16. 질병 및 의료행위 분류
17. 해부생리학
18. 현장 실습

비고 : 위 표의 과목명과 같지 않아도 「고등교육법」 제11조의2 제2항에 따른 인정기관이 그 내용을 심사하여 위 표의 과목과 내용이 같다고 인정하는 경우에는 그 과목을 위 표의 과목으로 본다.

[별표 1의2] 〈개정 2019.9.27.〉

의료기사등 국가시험의 필기시험 과목과 실기시험의 범위(제8조 관련)

의료기사 등의 종별	필기시험 과목	실기시험 범위
1. 임상병리사	가. 임상검사이론Ⅰ : 공중보건학, 해부생리학, 조직병리학(세포학 포함), 임상생리학(순환계, 신경계, 호흡기계 및 기타생리학적 기능검사 포함) 나. 임상검사이론Ⅱ : 임상화학(뇨화학, 방사성동위원소를 이용한 검사물 등의 검사 포함), 혈액학(수혈검사학 포함), 임상미생물학(진균학, 바이러스학, 기생충학, 면역혈청학 포함) 다. 의료관계법규 : 「의료법」·「의료기사 등에 관한 법률」·「감염병의 예방 및 관리에 관한 법률」·「지역보건법」·「혈액관리법」과 그 시행령 및 시행규칙	임상검사에 관한 것
2. 방사선사	가. 방사선이론 : 방사선물리, 방사선계측, 방사선생물, 방사선관리, 전기전자개론, 방사선장치(기기), 의료영상정보, 인체해부, 인체생리, 공중보건 나. 방사선응용 : 방사선영상, 투시조영검사, 심혈관 및 중재술, 초음파기술, 전산화단층검사, 자기공명영상검사, 핵의학기술, 방사선 치료 다. 의료관계법규 : 「의료법」·「의료기사 등에 관한 법률」·「지역보건법」과 그 시행령 및 시행규칙	방사선 임상응용 기술에 관한 것
3. 물리치료사	가. 물리치료 기초 : 해부생리, 운동학, 물리적 인자치료, 공중보건 나. 물리치료 진단평가 : 진단평가원리, 검사와 평가, 임상의사결정, 물리치료 진단평가 문제해결 다. 물리치료 중재 : 근골격계, 신경계, 심폐혈관계, 피부계, 물리치료중재 문제해결 라. 의료관계법규 : 「의료법」·「의료기사 등에 관한 법률」·「장애인복지법」·「노인복지법」·「국민건강보험법」과 그 시행령 및 시행규칙	물리치료에 관한 것
4. 작업치료사	가. 작업치료학 기초 : 해부생리, 공중보건, 운동/감각, 인지/지각, 심리/사회발달, 전문가자질 나. 작업치료학 : 측정 및 평가, 작업분석 및 적용, 신체기능장애 작업치료, 정신사회 작업치료, 일상생활 및 여가활동, 학교 작업치료, 직업재활, 지역사회 작업치료, 보조공학(부목(스플린트) 및 보조기기, 환경개조(환경수정), 운전재활), 치료적 도구, 수예/공작활동 다. 의료관계법규 : 「의료법」·「의료기사 등에 관한 법률」·「장애인복지법」·「정신건강증진 및 정신질환자 복지서비스 지원에 관한 법률」·「노인복지법」과 그 시행령 및 시행규칙	작업치료에 관한 것
5. 치과기공사	가. 치과기공학 기초 : 구강해부학, 치아형태학, 공중구강보건학개론, 치과재료학 나. 치과기공학 : 관교의치(손상된 치아를 덮어씌우는 치과 장치물)기공학, 치과도재기공학, 총의치기공학, 국소의치(부분틀니)기공학, 치과충전기공학, 치과교정기공학 다. 의료관계법규 : 「의료법」·「의료기사 등에 관한 법률」과 그 시행령 및 시행규칙	치과기공에 관한 것

6. 치과위생사	가. 치위생학 : 기초 치위생, 치위생 관리, 임상 치위생 나. 의료관계법규 : 「의료법」·「의료기사 등에 관한 법률」·「지역보건법」·「구강보건법」과 그 시행령 및 시행규칙	치과위생에 관한 것
7. 보건의료 정보관리사	가. 보건의료정보관리학 : 보건의료 정보관리, 질병 및 의료행위 분류, 의학용어, 기초 및 임상의학, 암 등록, 건강보험, 보건의료 통계분석 나. 의료관계법규 : 「의료법」·「의료기사 등에 관한 법률」·「감염병의 예방 및 관리에 관한 법률」·「국민건강보험법」·「암관리법」과 그 시행령 및 시행규칙	보건의료 정보관리실무에 관한 것
8. 안경사	가. 시광학이론 : 안경광학, 기하광학, 물리광학, 안경재료학, 시기해부학(눈해부학), 시기생리학(눈생리학), 안질환 나. 시광학응용 : 안경조제/가공 및 이를 위한 굴절검사, 시기능이상, 콘택트렌즈(조제제외), 안광학기기 다. 의료관계법규 : 「의료법」·「의료기사 등에 관한 법률」과 그 시행령 및 시행규칙	시광학 실무에 관한 것

[별표 2] 〈신설 2013.12.5.〉

국가시험 응시제한의 기준(제10조 관련)

응시제한 횟수	시험정지 · 합격무효 처분의 사유 및 위반의 정도
1회	가. 시험 중에 대화, 손동작 또는 소리 등으로 서로 의사소통을 하는 행위 나. 허용되지 아니한 자료를 가지고 있거나 이용하는 행위
2회	가. 시험 중에 다른 응시한 사람의 답안지(실기작품의 제작방법을 포함한다. 이하 같다) 또는 문제지를 엿보고 자신의 답안지를 작성하는 행위 나. 시험 중에 다른 응시한 사람을 위하여 답안 등을 알려주거나 엿보게 하는 행위 다. 다른 사람으로부터 도움을 받아 답안지를 작성하거나 다른 응시한 사람의 답안지 작성에 도움을 주는 행위 라. 답안지를 다른 응시한 사람과 교환하는 행위 마. 시험 중에 허용되지 아니한 전자장비, 통신기기, 전자계산기기 등을 사용하여 답안을 전송하거나 작성하는 행위 바. 시험 중에 시험문제 내용과 관련된 물건(시험 관련 교재 및 요약자료를 포함한다)을 주고받는 행위
3회	가. 대리시험을 치르거나 치르게 하는 행위 나. 사전에 시험문제 또는 답안을 타인에게 알려주거나 알고 시험을 치른 행위

부록 보건의약관계법규 문제집

- 보건의료기본법 / 961
- 의료법 / 964
- 감염병의 예방 및 관리에 관한 법률 / 988
- 검역법 / 991
- 국민건강보험법 / 993
- 국민건강증진법 / 999
- 마약류 관리에 관한 법률 / 1003
- 응급의료에 관한 법률 / 1010
- 지역보건법 / 1017
- 혈액관리법 / 1020
- 호스피스 · 완화의료 및 임종과정에 있는 환자의 연명의료결정에 관한 법률 / 1024
- 후천성면역결핍증 예방법 / 1026
- 환자안전법 / 1029
- 공공보건의료에 관한 법률 / 1030
- 정신건강증진 및 정신질환자 복지서비스 지원에 관한 법률 / 1032

보건의료기본법

[문 1] 보건의료에 관한 국민의 의무로 옳은 것은?
① 지역사회 건강조사에 협조
② 국가 관리 대상 질병자 신고
③ 건강 보호 및 증진에 필요한 비용 부담
④ 과거 헌혈 경력 및 개인 정보 조회 동의
⑤ 지역보건의료계획 수립에 대한 의견 제시

[문 2] 보건의료인의 책임으로 옳은 것은?
① 적절한 응급의료체계 구축
② 보건의료서비스 기관의 건전한 운영
③ 양질의 적정한 보건의료서비스 제공
④ 보건의료수요의 형평성 충족을 위한 노력
⑤ 보건의료서비스 제공으로 발생할 수 있는 위해 방지

[문 3] 보건의료정책과 사회보장정책의 연계를 위해 노력해야 할 주체는?
① 모든 국민
② 모든 의료인
③ 지역보건소장
④ 의료인의 전국조직
⑤ 국가 및 지방자치단체

[문 4] 지방자치단체가 평생국민건강관리를 위해 수행해야 할 의무가 <u>없는</u> 사업은?
① 여성의 건강증진
② 노인의 건강증진
③ 어린이의 건강증진
④ 근로자의 건강증진
⑤ 장애인의 건강증진

[문 5] 보건의료기본법이 규정하는 국가의 책임은?
① 국민 보건의료수요의 형평성 충족
② 보건의료서비스 전문 분야 간 상호 협력
③ 양질의 적정한 보건의료서비스 제공 노력
④ 보건의료시책에 관한 내용의 공개를 청구
⑤ 보건의료인의 정당한 보건의료서비스와 지도에 협조

정답 1. ③ 2. ③ 3. ⑤ 4. ④ 5. ①

[문 6] 공공과 민간보건의료기관 간 역할분담 및 상호협력체계를 마련해야 할 의무를 가지는 주체는?
① 의사
② 의료인
③ 보건의료인
④ 지역보건소
⑤ 국가 및 지방자치단체

[문 7] 보건의료인의 권리에 해당하는 것은?
① 건강보호
② 치료재료 선택
③ 자신의 의료경험 존중
④ 타 기관으로 환자 이송
⑤ 관리 대상 질병 의심환자의 통지

[문 8] 보건의료인의 권리와 의무 중 옳지 않은 것은?
① 만성병 환자 등록의 의무
② 적절한 치료재료를 선택할 권리
③ 환자 전원할 때 자료제공의 의무
④ 적절한 보건의료기술을 선택할 권리
⑤ 보건의료서비스 제공을 거부할 수 없는 의무

[문 9] 보건의료실태조사 실시 주기는?
① 3년
② 4년
③ 5년
④ 10년
⑤ 15년

[문 10] 보건의료기본법에 대한 설명으로 옳은 것은?
① 보건의료발전계획은 5년마다 수립한다.
② 보건의료발전계획 수립 주체는 광역지방자치단체장이다.
③ 보건의료발전계획은 보건의료정책심의위원회에서 확정된다.
④ 보건의료인은 보건의료자료를 다른 보건의료기관에 제공하여서는 아니된다.
⑤ 국민의 건강을 보호·증진하기 위하여 보건의료기관이 행하는 모든 활동을 보건의료서비스라 한다.

정답 6. ⑤ 7. ② 8. ① 9. ③ 10. ①

[문 11] 보건의료에 관한 국민의 권리로 옳지 않은 것은?
① 질병의 치료방법에 관한 동의 여부를 결정할 권리
② 국가 보건의료시책의 내용 공개를 청구할 권리
③ 자신과 가족의 보건의료와 관련한 기록을 열람할 권리
④ 자신과 가족의 건강에 관하여 국가의 보호를 받을 권리
⑤ 보건의료와 관련한 자신의 건강 비밀을 침해받지 않을 권리

[문 12] 보건의료기본법에 의해 정부가 실시해야 하는 사항과 가장 관계가 먼 것은?
① 한방의료의 육성발전
② 보건의료 서비스 평가
③ 보건의료 사업의 평가
④ 외국인 환자 유치를 위한 의료시장 개방 확대
⑤ 농·어업인의 건강을 보호하기 위한 시책 수립

[문 13] 기후변화에 따른 국민건강영향평가를 위해 5년마다 실시하는 조사에 포함되는 내용은?
① 질병·질환 등의 발생 경로
② 보건의료 취약계층의 진료경과
③ 기후변화의 유형, 내용 및 특성
④ 질별·질환 등의 국가별 발생 특성
⑤ 일반질병의 임상적 증상, 발생 추이

[문 14] 기후변화에 따른 국민건강영향평가를 실시하는 주체는?
① 환경부장관
② 질병관리청장
③ 보건복지부장관
④ 국립보건연구원장
⑤ 한국보건의료연구원장

[문 15] 보건의료정책심의위원회에 대한 설명으로 옳은 것은?
① 위원장은 보건복지부 차관이 맡는다.
② 위원은 국무총리가 임명 또는 위촉한다.
③ 공무원이 위원회의 과반수가 되도록 구성한다.
④ 위원회는 위원장 포함 30명 이내의 위원으로 구성한다.
⑤ 보건의료 수요자와 공급자를 대표하는 위원이 같은 수가 되도록 구성한다.

정답 11. ③ 12. ④ 13. ③ 14. ② 15. ⑤

의 료 법

[문 1] 2021년 6월 30일 개정된 의료법에 의해 의료관련 감염 예방을 위하여 감염관리위원회와 감염관리실을 설치 · 운영해야 하는 의료기관은?

① 전문병원
② 종합병원
③ 상급종합병원
④ 중환자실을 운영하는 의료기관
⑤ 100개 이상의 병상을 갖춘 병원급 의료기관

[문 2] 의료기관을 개설하고자 할 때 시 · 군 · 구청장에게 신고만 하면 되는 기관은?

① 의원
② 30병상의 병원
③ 40병상의 요양병원
④ 100병상 이상의 종합병원
⑤ 상급종합병원인 국립대학병원

[문 3] 갑은 북한에서 2005년도 의과대학을 졸업하고 의사로 활동하다 2020년도에 탈북하였다. 갑이 한국에서 의사로서 면허증을 발부받으려면 어떻게 하여야 하는가?

① 입국 후 바로 의사면허증을 신청하면 된다.
② 예비시험에 합격하고 의사면허증을 신청하면 된다.
③ 국가시험에 합격하고 의사면허증을 신청하면 된다.
④ 예비시험과 국가시험에 합격하고 의사면허증을 신청하면 된다.
⑤ 우리나라의 의과대학의 졸업자격을 얻고 난 후, 의사면허증을 신청하면 된다.

[문 4] 암으로 입원치료를 받던 환자가 2023년 1월 31일 오전 7시에 폐렴에 병발된 범발성 혈액응고 장애가 발생하여 오전 10시에 회복이 불가능하다는 진단을 받은 후 같은 날 오후 4시에 퇴원하였다. 다음날, 환자의 아들이 의료기관을 찾아와 2월 1일 오전 7시에 환자가 임종하였음을 의사에게 알리고 사망진단서의 발부를 요구하였다. 주치의가 학회 참석차 자리를 비운 경우, 의료기관이 취한 조치로서 적절한 것은?

① 다른 의사가 환자의 사체를 검안한 후에 시체검안서를 발부하였다.
② 다른 의사가 환자의 사체를 검안한 후에 사망진단서를 발부하였다.
③ 다른 의사가 환자의 사체를 검안한 후에 그 사실에 대한 확인서를 발부하였다.
④ 검안할 필요가 없다고 판단하고 같은 병원의 의사가 진료기록에 의해 사망진단서를 발부하였다.
⑤ 검안할 필요가 없다고 판단하고 같은 병원의 의사가 진료기록에 의해 시체검안서를 발부하였다.

정답 1. ⑤ 2. ① 3. ③ 4. ④

[문 5] '갑'은 2021년 2월 의사국가고시에 합격하고 의사면허증을 받았다. 의사 '갑'은 최초 면허를 받은 후부터 매 몇 년마다 그 실태와 취업상황 등을 보건복지부장관에게 신고해야 하는가?

① 1년
② 2년
③ 3년
④ 4년
⑤ 5년

[문 6] 한 의료법인이 의사 8명과 한의사 2명을 두고 50병상 규모의 병원을 개원하였다. 이 병원에서 표시할 수 있는 진료과목은?

① 해부병리과
② 여성건강의학과
③ 한방내과
④ 소아정신건강의학과
⑤ 알레르기내과

[문 7] 2019년 1월에 개원한 의사가 진료 공간 확보를 위해서 2023년 1월에 2019년도에 작성한 진료기록을 정리하고자 한다. 폐기할 수 있는 기록은?

① 환자 명부
② 검사소견 기록
③ 진단서 등 부분
④ 간호기록부
⑤ 처방전

[문 8] 의료기관의 장은 환자와 보호자가 의료행위를 하는 사람의 신분을 알 수 있도록 의료인, 제27조 제1항 각 호 외의 부분 단서에 따라 의료행위를 하는 같은 항 제3호에 따른 학생, 제80조에 따른 간호조무사 및 「의료기사 등에 관한 법률」 제2조에 따른 의료기사에게 의료기관 내에서 대통령령으로 정하는 바에 따라 명찰을 달도록 지시·감독하여야 한다는 조항의 예외가 아닌 것은?

① 중환자실
② 응급의료상황
③ 수술실 내의 경우
④ 격리병실과 무균치료실
⑤ 의료행위를 하지 아니할 때

[문 9] 의료인이 될 수 있는 사람은?

① 피성년후견인
② 향정신성의약품 중독자
③ 허위 진단서 작성으로 금고형을 선고 받은자
④ 불법 낙태 시술로 인해 집행유예를 선고 받은 자
⑤ 사람을 기망하여 재산상의 이익을 취득하여 징역형을 선고 받은 자

[문 10] 상급종합병원의 요건에 해당하지 않는 것은?

① 인증평가기구의 인증을 받은 의과대학의 부속병원일 것
② 보건복지부령으로 정하는 인력·시설·장비 등을 갖출 것
③ 의료법 제77조 제1항에 따라 전문의가 되려는 자를 수련시키는 기관일 것

정답 5. ③ 6. ③ 7. ⑤ 8. ① 9. ④ 10. ①

④ 질병군별(疾病群別) 환자구성 비율이 보건복지부령으로 정하는 기준에 해당할 것
⑤ 보건복지부령으로 정하는 20개 이상 진료과목을 갖추고 각 진료과목마다 전속하는 전문의를 둘 것

[문 11] 종합병원에 재직하다가 내과의원을 개설한 내과전문의 '김내과'씨가 행한 의료광고 중 적법하지 않은 것은?
① 해당 분야에서 15년간의 임상경력이 있음을 신문에 광고
② 보유한 첨단장비와 그 진단능력에 대해 인터넷 홈페이지에 올림
③ 휴일에도 진료한다는 점을 명시한 광고문구를 전화번호부에 게재
④ 지난해 의료기관평가 결과를 의료기관명과 함께 지하철 게시판에 게시
⑤ 진료과목과 함께, 물리치료사 등의 보조인력의 종류와 수를 신문광고에 게재

[문 12] 공공보건의료기관중 간호·간병 통합서비스를 제공하지 않아도 되는 곳은?
① 병원
② 치과병원
③ 한방병원
④ 종합병원
⑤ 요양병원

[문 13] 의료법에 따른 의료광고의 범위를 벗어나는 것은?
① 진료담당의료인의 성별
② 의료기관의 인터넷 홈페이지 주소
③ 의료인의 환자수에 대한 배치비율
④ 의료기관이 보유한 특수 진료장비의 효능
⑤ 건강보험 심사평가원이 행한 최근 3년 이내의 의료기관 평가결과

[문 14] 의료법상 환자의 비밀을 누설한 경우에 해당되는 것은?
① 환자의 동의 하에 학술잡지에 환자 사진 게재
② 보험회사의 요구에 의한 환자의 의무기록 열람
③ 피고인 의사가 법원의 요구에 의해 의무기록 사본 제출
④ 환자의 동의하에 마약중독자를 치료보호기관에 소개
⑤ 법정감염병 환자를 보건소에 신고

[문 15] 전문의의 전문과목 중 적법한 명칭은?
① 여성건강의학과
② 해부병리과
③ 비뇨기과
④ 정신과
⑤ 결핵과

정답 11. ② 12. ⑤ 13. ④ 14. ② 15. ⑤

④ 간호보조원이 심전도검사를 시행한 행위
⑤ 체육관 척추교정실에서 디스크 치료를 하는 행위

[문 88] A시에서는 치매노인의 진료를 위해서 요양병원을 설립하고자 한다. A시가 반드시 해야 할 일은?
① 도지사의 허가를 받아야 한다.
② 보건복지부장관의 허가를 받아야 한다.
③ 의료업을 목적으로는 비영리법인을 설립해야 한다.
④ 요양기관을 설립할 구에 있는 보건소에 신고해야 한다.
⑤ 의사와 계약을 맺고 의료기관 개설을 하도록 해야 한다.

[문 89] 의료기관이 광고할 수 있는 것은?
① 최신 수술장면을 담은 광고
② 신문이나 방송 등에 전문가의 의견 형태로 표현되는 광고
③ 다른 의료기관과 치료방법을 비교하는 광고
④ 경쟁 의료기관의 의료사고 사례를 이용한 광고
⑤ PET 등 최신 설비에 대한 광고

[문 90] 301병상 이상의 종합병원이 반드시 갖추지 <u>않아도</u> 되는 전문과목은?
① 치과
② 영상의학과
③ 정신건강의학과
④ 소아청소년과
⑤ 진단검사의학과

[문 91] 병원급 의료기관 중에서 특정 진료과목이나 질환 등에 대하여 난이도가 높은 의료행위를 하는 전문병원은 누가 지정하는가?
① 보건복지부장관
② 질병관리청장
③ 건강보험관리공단이사장
④ 시도지사
⑤ 시군구청장

[문 92] 의료법에 의한 의료인의 결격사유에 해당하는 것은?
① 약사법에 의해 징역형을 선고 받은 자
② 도로교통법에 의하여 6개월의 징역형을 받은 자
③ 후천성면역결핍증 예방법에 의하여 구류 처분을 받은 자
④ 정신질환자 중 전문의에 의해 의료인으로서 적합 인정이 된 자
⑤ 모자보건법에 의하여 징역 2개월, 집행유예 2년의 처분을 받은 자

[문 93] 응급실 의사인 홍길동은 회생 가능성이 없는 환자를 가족들의 동의 하에 2023년 1월 2일 오후 1시(13시)에 집으로 퇴원을 시켰다. 이후 가족들이 1월 4일 오전 10시에 방문하여 환자가 사망하였으므로 사망진단서를 발급해 줄 것을 요구하였다. 의사 홍길동은 어떻게 하여야 하는가?
① 집에서 사망하였으므로 시체검안서를 발급할 수 있다.

정답 88. ① 89. ⑤ 90. ⑤ 91. ④ 92. ① 93. ④

② 집에서 사망하였으므로 응급실에 내원하여 검안 후 사망진단서를 발급해 줄 수 있다.
③ 집에서 사망하였으므로 이장이나 통장 등의 인우증명을 받도록 안내한다.
④ 특별한 이상이 없으면 사망진단서를 발급해 준다.
⑤ 특별한 이상이 없으면 시체검안서를 발급할 수 있다.

[문 94] 산부인과 의사인 홍길동은 35주된 임산부를 진찰하면서 우연히 태아의 성별을 알게 되었다. 당 임산부는 홍길동에게 사전 준비를 위하여 태아의 성별을 알려 줄 것을 강력히 요청하였다. 이 때 홍길동의 바른 행동은?
① 태아의 성별을 알려줄 수 있다.
② 의사 2인의 동의 하에 알려줄 수 있다.
③ 의료법에 의하여 알려줄 수 없다고 설명한다.
④ 배우자의 동의가 있으면 가능하다고 설명한다.
⑤ 모자보건법에 의하여 특별한 조건이 합치되면 가능하다고 설명한다.

[문 95] 의료법에 의하면 의사는 진료기록부를 작성함에 있어 주로 어떤 방법으로 기록하여야 하는가?
① 한글 또는 한자
② 영어/한글 혼용
③ 영어/라틴어 혼용
④ 한글/영어 혼용
⑤ 한글로 기록하도록 노력하여야 한다.

[문 96] 응급실 의사가 음독이 의심되는 사망자를 검안했을 경우 올바른 행동은?
① 관할 경찰서장에게 신고
② 보건소장에게 신고
③ 특별한 신고 의무 없음
④ 질병관리청장에게 신고
⑤ 시도지사에 신고

[문 97] 의료법인이 종합병원을 개설하고자 할 때 누구에게 허가(신고)를 받아야 하는가?
① 보건복지부장관
② 질병관리청장
③ 시도지사
④ 시군구청장
⑤ 법무부장관

[문 98] 진료정보 침해사고 통지 내용이 아닌 것은?
① 의료기관의 명칭
② 진료정보 침해사고 발생일시
③ 진료정보 침해사고 발생장소
④ 진료정보의 유출 범위 등 피해내역
⑤ 진료정보 침해사고의 대응을 위한 기술지원 요청사항

[문 99] 의사 면허취소 사유가 아닌 것은?
① 면허증 대여
② 태아 성감별
③ 면허조건 불이행
④ 의료법 위반으로 인한 금고형
⑤ 자격정지 처분 기간 중의 의료행위

정답 94. ① 95. ⑤ 96. ① 97. ③ 98. ③ 99. ②

[문 100] 비급여 진료비용 등의 현황 조사 대상이 아닌 것은?
① 환자의 수요
② 의료기관의 징수비용
③ 구체적인 진료 상황
④ 의료기관에서 실사·사용·조제하는 빈도
⑤ 관련업계의 공급현황

[문 101] 의사 국가시험에 응시할 수 없는 경우는?
① 시각과 청각의 중복장애자
② 업무상 취득한 타인의 비밀을 누설하여 현재 고소가 공소 중인 경우
③ 정신질환의 병력이 있고 현재 치유 판정을 받은 경우
④ 마약류 관리법 위반으로 500만원 벌금형을 받은 자
⑤ 지난 해에 의사국가시험에 부정행위를 하여 수험이 정지된 자

[문 102] 의료인이 타인에게 환자의 의무기록 열람을 하게 할 수 근거가 되는 법률이 아닌 것은?
① 자동차손해보상보험법
② 민사소송법
③ 병역법
④ 학교안전사고 예방 및 보상에 관한 법률
⑤ 감염병의 예방 및 관리에 관한 법률

[문 103] 시장, 군수, 구청장에 대한 신고사항이 아닌 것은?
① 의료법인 설립
② 진단용 방사선 발생 장치 설치
③ 사업체 부속 의원 개설
④ 의료기관의 휴폐업
⑤ 의료인 단체 중앙회의 분회 설치

[문 104] 의료기관 인증에 대한 설명으로 옳은 것은?
① 인증의 결과는 인터넷 홈페이지를 통해 공개한다.
② 의료기관 인증기준에서 환자의 만족도는 객관적인 측정 방법이 어려워 제외되었다.
③ 종합병원은 의무적으로 인증을 받아야 한다.
④ 현행 의료법에서는 의료기관 인증제와 평가제를 같이 실시하고 있다.
⑤ 인증의 유효기간은 5년으로 한다.

[문 105] 의료법에서 규정하고 있는 상급종합병원에 대한 설명으로 옳은 것은?
① 의과대학 부속병원으로서 학생과 전공의를 위한 교육기능을 수행하여야 한다.
② 20개 이상의 진료과목 및 500병상 이상의 규모를 갖추어야 한다.
③ 3년마다 평가를 받아 재지정 혹은 지정취소가 될 수 있다.
④ 광역지역 단위별로 최소한 1개씩 이상 두어 그 지역 의료전달체계의 최상위급 역할을 하도록 한다.
⑤ 일정규모 이상의 노인, 정신, 재활병동을 갖추어야 한다.

[문 106] 의료인의 결격사유에 해당하는 것은?
① 정신질환의 병력이 있고 현재 치유 판정을 받은 경우
② 향정신성의약품 중독자로서 입원 치료 중인 자
③ 국가보안법 위반으로 금고 1년, 집행유예 2년을 선고받고 아직 2년이 경과하지 않은 자
④ 재정보증으로 인해 파산선고를 받은 자

정답 100. ⑤ 101. ⑤ 102. ⑤ 103. ① 104. ① 105. ③ 106. ②

⑤ 지역보건법을 위반하여 금고 1년, 집행유예 2년을 선고받은 후 3년이 경과한 자

[문 107] 환자의 비밀 누설에 해당하는 경우는?
① 성병을 진단하여 그 배우자에게 알려준 경우
② 버스 운전자가 간질병인 것을 알고 버스 회사 사장에게 알려준 경우
③ 제4급 감염병 환자를 보건소에 신고한 경우
④ 본인의 승낙 하에 건강진단 결과를 보험회사에 제공한 경우
⑤ 학술논문에 환자 승낙 없이 사진을 게재한 경우

[문 108] 의료법 시행규칙에 따른 비급여 진료비용 등의 현황 조사 주기는?
① 분기별
② 반기별
③ 연도별
④ 2년마다
⑤ 3년마다

[문 109] 면허증을 3년 이내에 재교부할 수 없는 경우는?
① 면허증을 대여한 경우
② 태아 성감별 행위를 한 경우
③ 3회 이상 자격 정지 처분을 받은 경우
④ 허위진료비 청구로 인해 금고형을 받은 경우
⑤ 자격 정지 처분 기간 동안에 의료행위를 한 경우

[문 110] 요양병원의 입원 대상이 아닌 것은?
① 정신질환자
② 노인성 질환자
③ 만성질환자
④ 수술후 회복 기간에 있는 자
⑤ 노인성 치매환자

[문 111] 의료기관의 명칭으로서 옳지 않은 것은?
① 홍길동 심장의원
② 대구 상급종합병원
③ 지방공사 대구의료원
④ 대구가톨릭 요양병원
⑤ 대구가톨릭대학교 부속병원

[문 112] 의료법상 의료인은?
① 병원에 근무하는 방사선사
② 종합병원에 근무하는 약사
③ 보건소에 근무하는 보건교육사
④ 산후조리원에 근무하는 조산사
⑤ 개인병원에 근무하는 간호조무사

[문 113] 의료법상 의사가 취득할 수 있는 부당한 경제적 이득에 해당하는 것은?
① 의약품의 견본품을 제공받은 경우
② 신약의 임상시험을 지원 받은 경우
③ 제품설명회 참석 여비를 지원받은 경우

정답 107. ⑤ 108. ② 109. ② 110. ① 111. ① 112. ④ 113. ③

④ 교통비·식비 등을 지원받고 학술대회 발표를 한 경우
⑤ 제약회사 직원으로부터 병원 내부 수리 도움을 받은 경우

[문 114] 허위로 진료비를 청구하여 금고 2년형 및 면허 취소 처분을 받은 후 금고형이 종료된 의사가 보건복지부장관에게 면허 재발급을 신청할 수 있는 시점은?

① 즉시
② 6개월 후
③ 1년 후
④ 3년 후
⑤ 재발급 신청 불가

[문 115] 환자의 진단서 발급 요청에 대하여 직접 환자를 진찰한 의사가 부득이한 사유로 진단서를 발급할 수 없을 때 같은 병원의 다른 의사가 진단서를 발급하는 경우 그 근거가 되는 것은?

① 진료기록부
② 병원장의 직권
③ 의사의 전문성
④ 의사 2인 이상의 합의
⑤ 직접 진료한 의사의 원격 지시

[문 116] 보존의무 기간이 10년인 진료 관련 기록은?

① 처방전
② 수술 기록
③ 환자 명부
④ 방사선사진
⑤ 조산기록부

[문 117] 의사가 자신의 의료기관에 환자를 유치하기 위하여 관련 기관 및 단체에 금품을 제공한 경우 받을 수 있는 처벌은?

① 의사 면허취소
② 의사 면허정지
③ 의료기관 폐쇄
④ 의료기관 개설허가 취소
⑤ 의료기관 개설허가 정지

[문 118] 처방전에 포함되는 항목 중 제외할 수 있는 항목은?

① 질병분류기호
② 처방전 사용 기간
③ 의료인의 면허종류
④ 처방전 교부년월일
⑤ 환자 주민등록번호

[문 119] 개인의원을 휴업 혹은 폐업하지 않고 대진 의사를 고용할 수 있는 최대기간은?

① 1주일 ② 15일 ③ 1개월 ④ 3개월 ⑤ 6개월

[문 120] 의사가 의료기관의 개설자가 될 수 없는 자에게 고용되어 의료행위를 한 경우 최대 의사면허 정지 기간은?

① 3개월 ② 6개월 ③ 1년 ④ 2년 ⑤ 3년

정답 114. ③ 115. ① 116. ② 117. ② 118. ① 119. ⑤ 120. ③

[문 121] 의료기관이 진단용 방사선 발생 장치를 설치, 운영하기 위해 필요한 조치는 무엇인가?
① 관할 보건소장의 허가
② 관할 보건소장에게 신고
③ 시장, 군수, 구청장의 허가
④ 시장, 군수, 구청장에게 신고
⑤ 관할 보건환경연구원에 사용 등록

[문 122] 의사가 한의사 면허를 추가로 취득한 경우 개설 가능한 의료기관은?
① 종별이 다른 의원과 한방병원으로 각각 개설
② 의원 혹은 한의원 중 하나의 의료기관만 선택 개설
③ 요양병원을 개설하여 의과와 한의과 진료실 각각 운영
④ 하나의 장소에 면허 종별에 따른 의료기관을 함께 개설
⑤ 별개의 장소에 면허 종별에 따른 의료기관을 각각 개설

[문 123] 반드시 해당 의료기관의 개설을 취소하거나 폐쇄하여야 하는 경우는?
① 개설 신고나 개설 허가를 한 날부터 3개월 이내에 정당한 사유 없이 업무를 시작하지 아니한 때
② 의료인이나 의료기관 종사자가 무자격자에게 의료행위를 하게 한 경우
③ 관계 공무원의 직무 수행을 기피 또는 방해한 경우
④ 의료기관 개설자가 거짓으로 진료비를 청구하여 금고 이상의 형을 선고받고 그 형이 확정된 때
⑤ 의료인에게 면허 사항 외의 의료행위를 하게 한 때

[문 124] 순환기내과를 세부 전공한 내과 전문의가 병원을 개설하였다. 건강검진을 위해 구강내과를 전공한 치과의사를 두고 진료에 필요한 시설과 장비를 갖추었다. 이 병원에서 표시할 수 있는 진료과목은?
① 치과
② 한방내과
③ 순환기내과
④ 소아흉부외과
⑤ 소아심장내과

[문 125] 홍길동은 한 병원에서 대장암으로 진단받았다. 홍길동은 2개월 전 자신이 건강진단을 받은 병원에 장인을 보내어 CT사진과 대장내시경 사진 사본을 요구하도록 하였다. 해당 의료기관이 하는 조치로 옳은 것은?
① 진단한 병원의 요구서가 있으면 즉시 교부
② 홍길동 본인의 친족관계 사실 확인을 거친 후 교부
③ 홍길동의 진료를 위해 불가피하다고 인정되므로 바로 사본을 교부
④ 배우자의 동의서와 가족임을 나타내는 증명서 등을 첨부하여 신청 시 교부
⑤ 홍길동 본인의 동의서와 가족임을 나타내는 증명서 등을 첨부하여 신청 시 교부

[문 126] 의사 '갑'은 간호사로 하여금 복부초음파 검사를 실시하게 한 협의로 기소되었다. 의사 '갑'이 받을 수 있는 최대 수준의 행정처분이나 벌칙은?
① 3개월 면허 정지
② 1년 면허 정지

정답 121. ④ 122. ④ 123. ④ 124. ① 125. ⑤ 126. ⑤

③ 300만원 이하의 과태료 부과
④ 1년 이하의 징역이나 1천만원 이하의 벌
⑤ 5년 이하의 징역이나 5천만원 이하의 벌금

[문 127] 의사면허 취소 사유에 해당하는 것은?
① 처방시 특정 약국에서 조제하도록 권고
② 진단서를 허위로 내어줄 때
③ 노인 진료 후 본인부담금을 면제하였을 때
④ 자격정지 처분기간 중 의료행위를 할 때
⑤ 전공의 채용을 약속하고 승용차를 받은 경우

[문 128] '군'지역에서 의원을 개설한 의사 '갑'은 3개월 동안 해외연수를 준비하고 있다. 그 기간 동안 다른 의사에게 진료를 담당하려고 할 때 옳은 조치는?
① 건강보험심사평가원에 의료기관 개설자 변경신고
② 의원 입구에 안내문을 게시하고 대진의사에게 진료를 맡김
③ 대진의 신고를 위한 의료기관 개설 신고사항 변경신고서를 군수에게 제출
④ 대진의 신고를 위한 의료기관 개설허가변경사항신고서를 도지사에게 제출
⑤ 대진은 불가능하며 의료기관 휴업 신고서를 군수에게 제출

[문 129] 의료기관이 최근에 구입한 고가의 MRI를 광고하고자 한다. 의료광고심의위원회의 심의를 거치지 않고 그 내용을 광고할 수 있는 매체는?
① 일간신문
② 인터넷신문
③ 원내 비치 목적의 소책자
④ 매월 정기적으로 발행하는 잡지
⑤ 의료기관 건물 벽면의 옥외 현수막

[문 130] 면허자격 정지 중에 의료행위를 하다가 적발되어 면허 취소 처분을 받은 의사는 취소된 날로부터 얼마가 지나야 보건복지부장관이 면허증 재교부를 할 수 있는가?
① 3개월 ② 6개월 ③ 1년 ④ 2년 ⑤ 3년

[문 131] 개인 의원에 근무하다 공금횡령 등으로 해고된 직원이 과거 OOO 원장이 방사선과 직원이 휴직 중인 기간 동안 물리치료사에게 방사선 촬영을 지시하고 실시했다고 고발하였다. 이 행위로 인한 자격정지 처분의 유효기간은 사유가 발생한 날부터 최대 몇 년까지인가?
① 1년 ② 2년 ③ 3년 ④ 5년 ⑤ 7년

[문 132] 의료기관을 이용하는 동네 노인환자들에게 본인부담금을 면제해주고 방문시마다 선물세트를 지급해주다 고발당한 OO의원에 적용될 수 있는 의료법상 최대수준의 벌칙은?
① 5년 이하의 징역이나 1억원 이하의 벌금

정답 127. ④ 128. ③ 129. ③ 130. ④ 131. ④ 132. ②

② 3년 이하의 징역이나 3천만원 이하의 벌금
③ 2년 이하의 징역이나 2천만원 이하의 벌금
④ 1년 이하의 징역이나 1천만원 이하의 벌금
⑤ 500만원 이하의 벌금

[문 133] 의사 OOO 진료실에서 진료에 불만을 품은 박XX에게 흉기에 찔리는 중상해를 입게 되었다. 박XX에게 적용될 수 있는 의료법상 최대수준의 벌칙은?
① 무기 또는 5년 이상의 징역
② 3년 이상 10년 이하의 징역
③ 7년 이하의 징역이나 7천만원 이하의 벌금
④ 5년 이하의 징역이나 5천만원 이하의 벌금
⑤ 3년 이하의 징역이나 3천만원 이하의 벌금

[문 134] □□정형외과병원장 정OO은 최근 2년 간 간호조무사 자격증을 가진 의료기구 판매업자 홍OO를 척추 수술에 참여시키고 창상 봉합 등을 지시한 협의로 기소되어 5천만원의 벌금을 선고받았다. 보건복지부장관이 할 수 있는 최대한의 조치는?
① 의사면허 취소
② 2년 의사면허 정지
③ 1년 의사면허 정지
④ 6개월 의료기관 정지
⑤ 과징금 1억원 부과

[문 135] 공공기관의 운영에 관한 법률에 따른 준정부기관이 의료기관 개설허가를 받을 때 필요없는 것은?
① 정관사본
② 사업계획서 사본
③ 법인설립허가증 사본
④ 건물평면도 사본 및 그 구조설명서 사본
⑤ 의료인 등 근무인원에 대한 확인이 필요한 경우: 면허(자격)증 사본 1부

[문 136] 처방전 대리수령자가 될 수 없는 사람은?
① 환자의 직계존속·비속 및 직계비속의 배우자
② 환자의 배우자 및 배우자의 직계비속
③ 환자의 형제자매
④ 「노인복지법」 제34조에 따른 노인의료복지시설에서 근무하는 사람
⑤ 「장애인복지법」 제58조제1항제1호의 장애인 거주시설에서 근무하는 사람

[문 137] 다음 중 건강보험공단의 업무는?
① 요양급여비용의 심사
② 요양급여의 적정성 평가
③ 심사기준 및 평가기준의 개발
④ 관련된 조사연구 및 국제협력
⑤ 보험급여 비용의 지급

정답 133. ② 134. ① 135. ③ 136. ② 137. ⑤

[문 138] 보건복지부령으로 정하는 일정 규모 이상의 병원급 의료기관의 감염관리위원회 업무가 아닌 것은?

① 월간 감염예방계획의 수립 및 시행에 관한 사항
② 감염관리요원의 선정 및 배치에 관한 사항
③ 감염병환자등의 처리에 관한 사항
④ 병원의 전반적인 위생관리에 관한 사항
⑤ 의료관련감염 관리에 관한 자체 규정의 제정 및 개정에 관한 사항

[문 139] 의료법 제47조 제1항에 따른 감염관리실 업무가 아닌 것은?

① 의료관련감염의 발생 감시
② 의료관련감염 관리 실적의 분석 및 평가
③ 의료관련감염 관리에 관한 자체 규정의 제정 및 개정에 관한 사항
④ 감염과 관련된 직원의 건강관리에 관한 사항
⑤ 직원의 감염관리교육

[문 140] 의료법 제47조 제1항에 따라 감염관리실에 두는 인력 중 1명 이상이 감염관리실에서 전담근무해야 하는 곳은?

① 종합병원
② 100병상을 갖춘 병원
③ 150병상을 갖춘 한방병원
④ 200병상을 갖춘 치과병원
⑤ 300병상을 갖춘 요양병원

[문 141] OO종합병원에서는 입원 환자를 대상으로 보호자 등이 상주하지 않는 간호·간병통합서비스를 제공하고 있다. 간호·간병통합서비스 제공 병동의 입원 환자가 40명인 경우는 배치하여야 하는 간호사 최소 인력은?

① 간호사 2명 이상
② 간호사 3명 이상
③ 간호사 4명 이상
④ 간호사 5명 이상
⑤ 간호사 6명 이상

정답 138. ① 139. ③ 140. ① 141. ③

감염병의 예방 및 관리에 관한 법률

[문 1] 생물테러감염병 또는 치명률이 높거나 집단 발생의 우려가 커서 발생 또는 유행 즉시 신고하여야 하고, 음압격리와 같은 높은 수준의 격리가 필요한 감염병에 해당하는 것은?

① 홍역 ② 디프테리아 ③ 웨스트나일열
④ 치쿤구니야열 ⑤ 반코마이신내성황색포도알균 감염증

[문 2] 예방접종을 통하여 예방 또는 관리가 가능하여 국가예방접종사업의 대상이 되는 감염병은?

① 성병 ② 콜레라 ③ 페스트
④ A형간염 ⑤ 신증후군출혈열

[문 3] 감염병의 예방 및 관리에 관한 기본계획 수립의 주체와 수립 주기는?

① 시도지사 - 5년 ② 시도지사 - 10년 ③ 질병관리청장 - 5년
④ 보건복지부장관 - 5년 ⑤ 행정안전부장관 - 10년

[문 4] 필수예방접종 시행의 주체는?

① 보건복지부장관 ② 시・도지사 ③ 시장・군수・구청장
④ 보건소장 ⑤ 해당 시・군・구 소재 의료인

[문 5] 전파가능성을 고려하여 발생 또는 유행시 24시간 이내에 신고하고 격리가 필요한 감염병은 몇 급 감염병인가?

① 1급 감염병 ② 2급 감염병 ③ 3급 감염병
④ 4급 감염병 ⑤ 5급 감염병

[문 6] 발생을 계속 감시할 필요가 있어 발생 또는 유행 시 24시간 이내 신고해야 하는 감염병은?

① 홍역 ② 인플루엔자 ③ 레지오넬라증
④ 에볼라바이러스병 ⑤ 사람유두종바이러스 감염증

[문 7] 생후 2주된 신생아가 BCG를 접종받고 5일이 지난 후 직경 1.5 cm의 림프절 종창과 접종부위의 국소 농양을 주소로 접종을 담당하였던 개인의원 원장 홍길동씨에게 진료를 받으러 왔다. 홍길동씨가 취해야 하는 조치는?

① 24시간 이내 보건소장에게 신고한다.
② 3일 이내 보건소장에게 신고한다.
③ 7일 이내 보건소장에게 신고한다.
④ 7일 동안 경과를 관찰한 후 신고 여부를 판단한다.
⑤ 별다른 조치가 필요하지 않다.

정답 1. ② 2. ④ 3. ③ 4. ③ 5. ② 6. ③ 7. ①

[문 8] 전파가능성을 고려하여 발생 또는 유행 시 24시간 이내에 신고하고 격리가 필요한 감염병 중 필수예방접종 대상에 해당되는 것은?

① 파라티푸스 ② 세균성이질 ③ A형간염
④ 수막구균감염증 ⑤ 장출혈성대장균감염증

[문 9] 고위험병원체를 국내로 반입하기 위해서는 어떠한 절차가 요구되는가?

① 식품의약품안전처장 - 신고 ② 보건복지부장관 - 허가
③ 농림축산식품부장관 - 신고 ④ 질병관리청장 - 신고
⑤ 질병관리청장 - 허가

[문 10] 제1급 감염병 환자에 대한 방역조치로 환자가 있는 장소에 일정기간 교통을 차단할 수 있는 자는?

① 경찰청장 ② 보건소장
③ 시장・군수・구청장 ④ 시・도 보건국장
⑤ 소방방재청장

[문 11] 4세 소아가 감기를 앓은 후 몸이 불편한 상태에서 소아과의원에서 콜레라 예방접종을 받았다. 그 당시 몹시 보채고 울었으며 집으로 돌아와서는 기운 없이 늘어졌다. 그 다음날 혼수상태에 빠져 소아과 병원에 입원했으나 사망하였다. 이 사건에 대한 피해보상 등을 심의하고 제3자의 고의 또는 과실 유무를 조사하기 위한 위원회는?

① 백신연구위원회 ② 질병관리위원회
③ 예방접종운영위원회 ④ 손실보상심의위원회
⑤ 예방접종피해보상 전문위원회

[문 12] 시장・군수・구청장이 실시하여야 하는 필수예방접종 대상 질병은?

① 홍역 ② 콜레라 ③ 장티푸스
④ C형 간염 ⑤ 말라리아

[문 13] 감염병의 예방 및 관리에 관한 법률상 예방접종의 효과에 관한 역학조사를 실시하는 자는?

① 보건소장 ② 시장・군수・구청장 ③ 시・도지사
④ 질병관리청장 ⑤ 보건복지부장관

[문 14] 임상적인 증상은 없으나 감염병병원체를 보유하고 있는 사람은?

① 감염병환자 ② 감염병의심자 ③ 감염병의증자
④ 병원체보유자 ⑤ 감염병의사환자

[문 15] 다음 중 표본감시대상 감염병은?

① 결핵 ② 매독 ③ 탄저
④ 말라리아 ⑤ C형간염

정답 8. ③ 9. ⑤ 10. ③ 11. ⑤ 12. ① 13. ④ 14. ④ 15. ②

[문 16] 감염병환자와 접촉하거나 접촉이 의심되는 사람에 대한 용어로 적합한 것은?
① 감염병환자 ② 감염병의심자 ③ 감염병의증자
④ 병원체보유자 ⑤ 감염병의사환자

[문 17] 소속 의사로부터 보고를 받은 의료기관의 장이 24시간 이내에 보건소장에게 신고해야 하는 감염병은?
① 성병 ② 간흡충증 ③ 폐흡충증
④ 인플루엔자 ⑤ 반코마이신내성황색포도알균(VRSA) 감염증

[문 18] 의사가 고위험병원체를 분리하였다면 누구에게 신고하여야 하는가?
① 보건복지부장관 ② 질병관리청장 ③ 식품의약품안전처장
④ 보건환경연구원장 ⑤ 국립보건연구원장

[문 19] 시·군·구청장이 실시하여야 할 필수예방접종에 해당하는 것은?
① C형간염 ② E형간염 ③ 풍진
④ 말라리아 ⑤ 콜레라

[문 20] 다음 중 감염되었을 경우 집단급식소나 식품접객업에 일시적으로 업무 종사가 제한되는 감염병은?
① 매독 ② 콜레라 ③ B형간염
④ 페스트 ⑤ 유행성이하선염

[문 21] 제1급 감염병이면서 생물테러감염병에 해당하는 감염병은?
① 중동호흡기증후군 ② 디프테리아 ③ 마버그열
④ 남아메리카출혈열 ⑤ 크리미안콩고출혈열

[문 22] 홍길동은 며칠 전부터 발생한 심한 고열로 한 종합병원에 입원을 하였다. 현재 중증열성혈소판감소증(SFTS)을 의심받아 치료하고 있는 중으로 아직 실험실검사는 나오지 않은 상태이다. 다음 중 홍길동의 법적 감염병 환자 등의 분류는 어디에 속하는가?
① 감염병환자 ② 병원체보유자 ③ 감염병의심환자
④ 감염병의사환자 ⑤ 감염병감시환자

정답 16. ② 17. ⑤ 18. ② 19. ③ 20. ② 21. ③ 22. ④

검 역 법

[문 1] 동남아시아로 신혼여행을 다녀 온 부부가 심한 물설사로 내원하였다. 이 부부가 콜레라 병원체에 전염되었다고 인정되었다면 격리기간은?

① 완치될 때까지
② 감염력이 없어질 때까지
③ 5일
④ 6일
⑤ 검역소장이 인정하는 기간까지

[문 2] 콜레라 유행지역에서 항공기를 통해 입국한 내국인 중 병원체에 접촉되었을 가능성이 있는 사람에게 질병관리청장이 취했던 조치 중 검역법상 적절한 것은?

① 체류할 장소의 관할 보건소장에게 5일 간 건강상태를 감시토록 통보하였다.
② 병원체 배출이 확인될 때까지 검역소에 격리하였다.
③ 병원체를 배출하지 않을 때까지 검역소장이 지정한 병원의 격리병상에 격리하였다.
④ 항생제를 처방하고 본인에게 문제가 있을 경우 의사를 찾아가도록 권고하였다.
⑤ 검역관으로 하여금 연락을 취하며 7일동안 감시토록 하였다.

[문 3] 검역감염병의 전파가 우려되는 외국에 여행하고 온 자에 대해 질병관리청장이 취할 수 있는 조치는?

① 검역감염병의 치료
② 검역감염병 이외에 전염성이 있는 질환의 치료
③ 보건소에서 접종한 예방접종 증명서의 교부
④ 검역감염병 병원체 유무에 관한 검사
⑤ 공공의료기관에서 접종한 예방접종증명서의 교부

[문 4] 질병관리청장이 해외에서 입국하는 자 중 페스트에 감염되었다고 인정되는 사람에 대해 취한 조치 중 옳은 것은?

① 검역소에 마련된 시설에 격리하였다.
② 격리 중 가족과의 면회를 허용하였다.
③ 병원체 배출이 계속되었지만 7일이 경과되어 격리를 해지하였다.
④ 환자의 요구에 따라 환자가 원하는 주거지와 가까운 병원으로 이송하여 일반병상에 입원시켰다.
⑤ 증상은 소실되었으나 계속 병원체가 배출되는 상황에서 가족과 환자의 요구가 있어 격리를 해지하였다.

[문 5] 황열 발생지역으로부터 입국한 전염의 의심이 있는 항공기의 승객에 대해 질병관리청장이 취할 적절한 조치는?

① 144시간 동안 검역소에서 직원이 직접 건강상태를 감시한다.
② 144시간 동안 격리하도록 보건소장에게 통보한다.
③ 체류지의 보건소장에게 알려 144시간 동안 건강상태를 감시하게 한다.
④ 144시간 동안 질병관리청장의 허가 없이 타인의 접촉을 금한다.
⑤ 병원체를 배출하지 아니할 때까지 검역소에 격리하고 보호자에게 알린다.

정답 1. ② 2. ① 3. ④ 4. ① 5. ③

[문 6] 동물인플루엔자 인체감염증 의심환자에 대한 감시 기간은?

① 최대 120시간
② 최대 144시간
③ 완치될 때까지
④ 최대 240시간
⑤ 의심되는 병원체를 배출하지 아니할 때까지

[문 8] 검역병은?

① 장티푸스, 콜레라, 페스트
② 콜레라, 장티푸스, 황열
③ 황열, 장티푸스, 말라리아
④ 말라리아, 콜레라, 페스트
⑤ 콜레라, 에볼라바이러스병, 황열

[문 9] 검역항에 들어가 검역을 받으려는 선박의 깃발 색은?

① 하얀색 ② 노란색 ③ 파란색 ④ 빨강색 ⑤ 검은색

[문 10] 감염병이 외국에서 발생하여 국내로 들어올 우려가 있거나 우리나라에서 발생하여 외국으로 번질 우려가 있어 질병관리청장이 긴급 검역조치가 필요하다고 인정하여 고시하는 감염병 접촉자에 대한 감시 또는 격리기간은?

① 감염력이 없어질 때까지
② 5일
③ 6일
④ 10일
⑤ 최대 잠복기간

[문 11] 검역감염병인 콜레라 병원체에 전염된 것으로 인정된 사람에 대한 조치는?

① 120시간 동안 감시
② 144시간 동안 감시
③ 자가에서 완치될 때까지 격리
④ 콜레라의 최대 잠복기동안 자가에서 격리
⑤ 병원체를 배출하지 않을 때까지 감염병전문병원에서 격리

[문 12] 다음 중 검역조사를 전부 또는 일부 생략할 수 있는 경우는?

① 검역절차가 끝나지 않은 사람
② 우리나라로 들어오는 승객
③ 외국으로 나가는 운송수단 및 화물
④ 우리나라에서 발생한 검역감염병이 국외로 번질 우려가 없다고 질병관리청장이 인정한 운송수단
⑤ 범죄 예방, 수사 업무 등으로 국내로 들어오는 화물과 접촉한 사람

[문 13] 검역감염병의 격리기간으로 옳은 것은?

① 콜레라 6일
② 페스트 6일
③ 황열 5일
④ 동물인플루엔자 인체감염증 5일
⑤ 중증급성호흡기증후군 5일

정답 6. ④ 8. ⑤ 9. ② 10. ⑤ 11. ⑤ 12. ④ 13. ②

국민건강보험법

[문 1] 의사 A는 응급환자를 진료하고 처치를 하였으나 환자가 상태 회복 후 응급실에서 도주하여 진료비를 받지 못하였다. 이 진료비 중 환자 본인 부담금에 대하여 대불 받고자 할 때 청구해야 할 대상 기관은 어디인가?

① 중앙응급의료위원회 위원장
② 지역응급의료위원회 위원장
③ 권역응급의료센터장
④ 응급의료정보센터장
⑤ 건강보험심사평가원

[문 2] 국민건강보험법에 의해 보험급여를 받을 수 있는 사람이 일정 기간 동안 보험급여가 정지되는 경우로 옳은 것은?

① 국내에 소재한 외국계 회사에 근무하는 경우
② 소득 수준이 차상위계층에 해당하는 경우
③ 병역법에 의한 현역병인 경우
④ 장애인 등록이 된 경우
⑤ 건강검진을 2회 이상 받지 않은 경우

[문 3] 의료기관이 국민건강보험법에 의한 요양급여비용 지급을 최초로 청구할 때 당해 의료기관의 시설, 장비, 인력 등 요양기관 현황신고서를 제출해야 하는 기관은 어디인가?

① 국민건강보험공단
② 건강보험심사평가원
③ 한국보건산업진흥원
④ 한국보건의료연구원
⑤ 한국보건복지정보개발원

[문 4] 임신부에게 지원되는 고운맘카드(임신 및 출산 진료비지원제도)는 국민건강보험의 5가지 보험급여 중 어디에 해당하는가?

① 요양급여
② 요양비
③ 부가급여
④ 장애인 보장구
⑤ 건강검진

[문 5] 산모 000은 분만이 임박하여 평소에 산전 진단을 받아 오던 의료기관으로 가던 중 업무정지 처분을 받아 요양기관에서 제외된 인근 산부인과에서 분만을 하였다. 이 경우 산모가 받을 수 있는 급여 관련 사항으로 옳은 것은?

① 산모는 의료기관에 본인부담액만을 납부하고 의료기관이 공단에 급여비용을 청구한다.
② 산모는 의료기관에 본인부담액만을 납부하면되나 해당 의료기관은 공단에 급여비용을 청구할 수 없다.
③ 산모가 의료기관에 진료비 전액을 납부하고 이중 요양비를 공단에서 지급받는다.
④ 산모는 의료기관에 진료비 전액을 납부하고 건강보험공단에 분만수당을 청구하여 수령할 수 있다.
⑤ 요양기관이 아닌 곳에서 진료를 받았으므로 급여 대상이 아니다.

정답 1. ⑤ 2. ③ 3. ② 4. ③ 5. ③

[문 6] 국민건강보험법상 요양비를 받을 수 있는 경우는?

① 산업장에서 작업 중 사고로 인한 수지절단
② 친정부모의 조력을 받은 자택에서의 출산
③ 헬멧을 쓰지 않고 오토바이를 타고 가다 입은 두부손상
④ 정기예방접종에 해당되는 예방접종
⑤ 횡단보도를 건너다 교통사고를 당해 입은 골절상

[문 7] 국민건강보험공단의 업무가 아닌 것은?

① 가입자 및 피부양자의 자격관리
② 요양급여비용의 심사
③ 건강보험에 관한 교육훈련
④ 보험 급여비용의 지급
⑤ 의료시설의 운영

[문 8] 국민건강보험법상 요양급여비용의 산정에 관한 내용으로 옳은 것은?

① 요양급여비용은 보건복지부장관과 대통령령이 정하는 의약계를 대표하는 자와의 계약에 따라 정한다.
② 계약이 체결되지 않는 경우, 보건복지부장관이 심의위원회의 의결을 거쳐 요양급여비용을 정한다.
③ 요양급여비용 계약의 내용은 의료행위의 상대가치 점수이다.
④ 요양급여와 관련된 계약은 의약계를 대표하는 자가 필요하다고 판단하여 국민건강보험공단에 요청하여 시작된다.
⑤ 약제비에 대해서는 의료기관이 구매한 가격이 요양급여비용이 된다.

[문 9] 국민건강보험의 보험급여에 해당하는 것은?

① 장제비
② 예방접종
③ 분만수당
④ 본인부담금보상액
⑤ 장애인 보조기기

[문 10] 병원에 입원 중인 환자에 대하여 간호사가 의사의 처방에 따라 근육 주사를 투약하는 경우 건강보험의 요양급여 항목 중 어디에 해당하는가?

① 진찰
② 검사
③ 약제의 지급
④ 처치
⑤ 간호

[문 11] 국민건강보험법상 요양급여에 해당하는 것은?

① 직장가입자로서 일반건강검진을 받았다.
② 회사에서 단체로 독감예방접종 주사를 맞았다.
③ 병원 외의 장소에서 출산을 하고 요양비를 지급받았다.
④ 장애인인 건강보험 가입자가 보장구 구입비용을 지급받았다.
⑤ 재가 말기 암환자가 가정방문간호사로부터 간호서비스를 받았다.

[문 12] 국민건강보험공단의 보험급여를 받을 수 있는 경우는?

① 자살시도로 농약을 먹고 위세척을 한 경우
② 직장에서 근무 중 안전부주의로 낙상하여 골절된 경우
③ 군 현역병이 훈련 중 낙상하여 골절된 경우
④ 보험료를 2개월 연체한 지역보험가입자가 집에서 낙상하여 골절된 경우
⑤ 해외여행 중 급성맹장염으로 현지에서 수술을 받은 경우

정답 6. ② 7. ② 8. ② 9. ⑤ 10. ③ 11. ⑤ 12. ④

[문 13] 이모씨는 3일 전 의료기관에서 교부한 진료비 명세서의 본인부담금에 대해 이의신청을 하고자 한다. 어느 기관에 이의신청을 해야 하는가?

① 해당 의료기관
② 관할 법원
③ 보건복지부
④ 국민건강보험공단
⑤ 건강보험심사평가원

[문 14] 건강보험정책심의위원회의 위원장의 업무는 누가 담당하는가?

① 보건복지부장관
② 보건복지부차관
③ 국민건강보험공단 이사장
④ 건강보험심사평가원장
⑤ 대통령

[문 15] 국민건강보험법에 의해 가입자의 자격 상실의 시기로 적합하지 않은 것은?

① 사망한 날의 다음 날
② 국적을 잃은 날의 다음 날
③ 직장가입자의 피부양자가 된 날
④ 교도소 등의 시설에 수용된 다음 날
⑤ 국내에서 거주하지 아니하게 된 날의 다음 날

[문 16] 요양급여의 적정성을 평가하는 곳은?

① 대한의사협회
② 대한병원협회
③ 국민건강보험공단
④ 건강보험심사평가원
⑤ 건강보험정책심의위원회

[문 17] 공무원인 강○○는 골육종으로 우측 하지 절단 수술을 받은 후 장애인복지법에 의하여 장애인으로 등록되었다. 강○○을 수술한 병원에서 의족 처방을 한 경우 의족은 국민건강보험법상 어떻게 처리되어야 하는가?

① 장애인으로 등록되었으므로 보험급여 대상에서 제외된다.
② 공무원은 국민건강보험법의 적용을 받지 않으므로 보험급여에서 제외된다.
③ 장애인복지법에 의하여 장애인으로 등록하였으므로 의족은 보험급여를 받을 수 있다.
④ 의족 제작 원가는 강원주가 부담하고, 치료과정 소요비용은 보험급여를 받을 수 있다.
⑤ 국민건강보험법 관련 규정에는 의족에 대한 보험급여 항목이 없어 이를 지불할 수 없다.

[문 18] 국민건강보험법에 대한 설명으로 옳은 것은?

① 국민건강보험의 관장자는 국민건강보험공단 이사장이다.
② 건강보험정책심의위원회의 위원장은 보건복지부차관이다.
③ 재정운영위원회의 위원의 임기는 3년이다.
④ 국민건강보험의 가입자는 직장가입자, 공무원 및 교직원 가입자, 지역가입자의 세 종류가 있다.
⑤ 소재지가 일정하지 아니한 사업장의 근로자는 직장가입자에 해당된다.

정답 13. ④ 14. ② 15. ④ 16. ④ 17. ③ 18. ②

[문 19] 요양급여비용에 관한 설명으로 옳지 않은 것은?

① 요양급여비용은 공단의 이사장과 의약계를 대표하는 자의 계약에 의해 결정된다.
② 요양급여비용은 건강보험공단이 지불한다.
③ 청구된 진료비의 적정성 평가는 건강보험심사평가원에서 수행한다.
④ 심사의 내용을 통보받은 건강보험공단은 그 내용에 따라 요양급여비용을 1개월 이후에 지급한다.
⑤ 요양기관이 환자에게 본인부담금을 과다하게 징수한 경우, 건강보험공단이 과다하게 징수한 금액을 환자에게 돌려준다.

[문 20] 요양급여의 기준에 관한 사항을 심의·의결하는 기구는?

① 건강보험심사평가원
② 요양급여심의위원회
③ 진료비심사평가위원회
④ 건강보험정책심의위원회
⑤ 건강보험분쟁조정위원회

[문 21] 우리나라 국민건강보험의 요양급여에 해당하는 것은?

① 건강검진
② 요양비
③ 장애인보장구
④ 진찰 및 검사 비용
⑤ 임산·출산 진료비 등의 부가급여

[문 22] 국민건강보험법에 의한 요양기관은?

① 한국희귀·필수의약품센터
② 봉사단체의 외국인진료소
③ 복지관 무료진료센터
④ 적십자혈액원
⑤ 업무정지중인 개인의원

[문 23] 국민건강보험법상 요양급여를 받은 경우에 그가 속한 기관의 장으로부터 예탁 받아 지급하는 경우는?

① 자살목적으로 농약을 마시고 응급실에서 치료하는 경우
② 자동차를 운전하다가 추돌사고로 다리 골절이 발생한 경우
③ 기계부품제조업체에서 일하다 프레스에 손가락이 절단된 경우
④ 술마시다가 옆 사람과 시비가 붙어 뺨을 맞아 고막이 터진 경우
⑤ 현역병이 허리통증으로 군병원에서 민간병원으로 전원되어 치료하는 경우

[문 24] 만성폐쇄성폐질환을 가진 'ㄱ'은 병원에서 받은 처방전을 가지고 요양기관 외의 기관에서 산소치료 서비스를 받았다. 환자 'ㄱ'이 국민건강보험공단에 지급을 청구할 수 있는 것은?

① 요양비
② 부가급여
③ 선별급여
④ 요양급여
⑤ 장애인보장구급여

정답 19. ④ 20. ④ 21. ④ 22. ① 23. ⑤ 24. ①

[문 25] 다음 기관 중 국민건강보험법에 의한 요양기관 제외를 신청할 수 있는 기관은?

① 의과대학 부속 종합병원
② 약국
③ 기업 부속의원
④ 보건진료소
⑤ 한국희귀·필수의약품센터

[문 26] 다음 사례 중 보험급여가 지급되는 경우는?

① 폭행으로 인한 상해
② 자동차 사고로 인한 부상
③ 작업장에서 일하는 중 생긴 부상
④ 지역가입자가 보험료를 4회 연체한 경우
⑤ 교도소에 수용되어 있는 경우

[문 27] 다음 중 건강보험정책심의위원회의 심의·의결 사항이 아닌 것은?

① 요양급여의 기준
② 요양급여 각 항목의 상대가치 점수
③ 약제 및 치료재료의 요양급여 비용 상한
④ 직장가입자의 보험료율
⑤ 요양급여의 상대가치점수당 단가

[문 28] 국민건강보험계획에 포함되는 내용이 아닌 것은?

① 건강보험의 재정 전망 및 운영
② 보험료 부과
③ 취약계층 지원
④ 건강증진 사업
⑤ 예방접종 사업

[문 29] 다음 중 건강보험 가입자의 보수월액 산정에 포함되는 것이 아닌 것은?

① 매월 회사에서 받는 봉급
② 연말 상여금
③ 퇴직금
④ 연가보상비
⑤ 명절 상여금

[문 30] 다음 건강보험공단의 임원에 대한 설명 중 틀린 것은?

① 공단의 임원은 이사장 1명, 이사 14명 및 감사 1명을 두게 된다.
② 공단의 이사장, 이사 5명, 감사는 상임이다.
③ 상임이사는 공단 이사장의 제청으로 보건복지부장관이 임명한다.
④ 감사는 임원추천위원회가 복수로 추천한 사람 중에서 기획재정부장관의 제청으로 대통령이 임명한다.
⑤ 비상임이사는 보건복지부장관이 임명한다.

정답 25. ③ 26. ④ 27. ⑤ 28. ⑤ 29. ③ 30. ③

[문 31] 다음 중 건강보험 가입자의 보험료 산정시 반드시 포함해야 하는 항목은?

① 초등학교 교사가 거주하는 주택의 전세대출금 5,000만원
② 전자회사에 근무하는 남성이 주말 세차 아르바이트로 버는 월 100만원
③ 시장에서 식료품 가게를 운영하는 가정의 주택 대출금 5,000만원
④ 시청공무원이 글을 쓰고 받은 원고료 100만원
⑤ 중학교 교사가 주식투자로 버는 연간 5,000만원

정답 31. ⑤

국민건강증진법

[문 1] D군 보건소가 국민건강증진법에 따라 시행하고자 계획하는 다음 사항 중 부적절한 것은?
① 노인대상의 주민 건강교실의 운영
② 흡연자를 대상으로 한 보건교육과 상담
③ 흡연자를 대상으로 한 담배 부담금의 징수
④ 고혈압 및 당뇨환자 발견을 위한 선별검사
⑤ 지역사회 흡연실태 및 금연장애요인 조사

[문 2] 국민건강증진법에 따른 보건교육의 실시의무자는?
① 국가 및 지방자치단체
② 보건소장
③ 질병관리청장
④ 의사 등의 모든 의료인
⑤ 각급 교육기관의 장

[문 3] 국민건강증진법상 시장, 군수, 시청장이 보건소장에게 하게 할 수 있는 건강증진사업이 아닌 것은?
① 질병의 조기발견을 위한 검진 및 처방
② 국민건강영양조사
③ 건강교실의 운영
④ 구강건강의 관리
⑤ 보건교육 및 건강상담

[문 4] 국민건강증진법에 의한 국민건강증진사업의 내용으로 틀린 것은?
① 보건교육
② 질병조기발견
③ 영양개선
④ 건강교실운영
⑤ 희귀질환의 조기 발견

[문 5] 주류 판매용기에 '과다한 음주는 건강에 해롭다'는 내용의 경고문구를 표기하여야 하는 주류는 국내에 판매되는 주류 중 알콜분 몇 도 이상의 음료가 해당되는가?
① 1도 이상
② 5도 이상
③ 14도 이상
④ 17도 이상
⑤ 20도 이상

[문 6] 주세법에 의한 주류의 광고를 하는 경우 국민건강증진법에 의한 광고 금지사항이 아닌 것은?
① 음주가 정신건강에 도움이 된다는 표현
② 운전이나 작업중에 음주하는 행위를 묘사하는 표현
③ 알콜분 20도의 주류를 광고방송하는 행위
④ 종합유선방송을 포함한 텔레비전에 심야에 광고방송하는 행위
⑤ 주류의 판매촉진을 위하여 광고 노래를 방송하거나 경품 및 금품을 제공한다는 내용의 표현

정답 1. ③ 2. ① 3. ② 4. ⑤ 5. ① 6. ④

[문 7] 국민건강증진기금의 조성에 관한 설명으로 옳은 것은?

① 각 시·도지사는 국민건강증진사업의 원활한 추진을 위해 국민건강증진기금을 설치해야 한다.
② 국민의료보험법에 의한 보험자의 예방보건을 위한 사업비 중 100분의 20이내의 범위 안에서 대통령령이 정하는 부담금으로 조성한다.
③ 담배수입 이익금의 일부를 재원으로 한다.
④ 기금의 운용으로 생기는 수익금을 재원으로 한다.
⑤ 기금은 기획재정부장관이 관리, 운용한다.

[문 8] 술 담배와 관련된 1년 이하의 징역 또는 1,000만원 이하의 벌금에 처하는 경우는?

① 담배광고에 있어서 규정에 위반하여 경고문구를 표기하지 않은 경우
② 담배자판기를 대통령령이 정하는 지정된 장소에 설치하지 않았을 경우
③ 금연구역과 흡연구역을 구분 안 한 공중이용 시설 소유자나 관리자
④ 취중에 거리에 소변을 본 자
⑤ 금연구역에서 흡연한 자

[문 9] 국민건강증진법에 의한 행정행위로 옳지 않은 것은?

① 혼인 전에 혼인 당사자가 건강을 확인하도록 권장 조치를 취하였다.
② TV에서 주류 광고시 지난친 음주를 유도하는 광고가 나올 때는 이의 시정을 명할 수 있다.
③ 강원도지사는 건강생활의 실천운동을 추진하기 위하여 건강생활실천협의회를 구성하였다.
④ 보건복지부장관은 판매가격 2,500원 이상의 궐련에 대해 20개비당 200원의 범위 안에서 국민건강기금을 부과·징수하였다.
⑤ 국민건강증진을 위해 부과·징수한 부담금으로 조성된 기금으로 보건교육 및 그 자료의 개발, 암 치료를 위한 사업, 국민영양관리사업을 시행하였다.

[문 10] 국민건강증진법에 의해 국민건강 의식을 잘못 이끈 방송광고의 시정을 요청할 수 있는 사람은?

① 대한의사협회장
② 질병관리청장
③ 식품의약품안전처장
④ 보건복지부장관
⑤ 문화체육관광부장관

[문 11] 국민건강증진법의 국민건강증진사업에 해당하는 것은?

① 산업안전
② 보건교육
③ 식품위생
④ 저소득층 지원
⑤ 친환경도시 건설

[문 12] 우리나라에서 매년 국민의 건강상태·식품섭취·식생활 등에 관하여 실시하는 조사는?

① 국민건강총조사
② 국민건강영양조사
③ 국민건강행태조사
④ 지역사회건강조사
⑤ 지역건강생활실태조사

정답 7. ④ 8. ① 9. ④ 10. ④ 11. ② 12. ②

[문 13] 국민건강증진법에 따른 병원의 금연구역과 흡연구역의 지정기준은?

① 시설전체를 금연구역으로 지정한다.
② 진료공간은 절대 금연구역으로 지정한다.
③ 층별로 별도의 흡연구역을 설정한다.
④ 병원 내는 금연구역으로 하고 외부 비상통로를 흡연구역으로 지정한다.
⑤ 기본적으로 실내는 금연구역으로 지정하고 실외지역은 흡연구역으로 지정한다.

[문 14] 국민건강증진기금을 사용할 수 있는 사업은?

① 교통사고 다발지역의 신호등 설치
② 독거노인의 의료비 본인부담금 지원
③ 환경공해물질 배출 단속사업
④ 담배사업자의 제조담배에 금연문구 표기 지원
⑤ 만성퇴행성질환의 예방을 위한 연구사업

[문 15] 국민건강증진법에 따른 병원의 금연구역과 흡연구역의 지정기준은?

① 옥상에 흡연실을 설치할 수 있다.
② 건물 안에 흡연실을 설치할 수 있다.
③ 계단 등의 공간을 흡연실로 사용할 수 있다.
④ 환기구가 있는 화장실을 흡연실로 지정할 수 있다.
⑤ 건물 출입구로부터 5미터 이상의 거리에 흡연실을 설치할 수 있다.

[문 16] 국민건강증진법에 따라 국민건강증진기금을 사용할 수 없는 사업은 무엇인가?

① 노인에게 틀니 제공
② 마약 중독자의 집중치료
③ 보건 교육자료 개발
④ 청소년 흡연실태 조사
⑤ 어린이 영양상태 조사

[문 17] 국민건강증진법에 따라 담배갑 포장지의 경고문구 표시를 설명하는 다음 보기 중 틀린 것은?

① 흡연의 폐해를 경고하는 사진은 혐오감을 조장하므로 담배갑 포장지에 넣어서는 안 된다.
② 담배갑 포장지에 금연상담을 할 수 있는 전화번호를 안내한다.
③ 흡연 습관에 따라 타르의 흡연량이 다르다는 내용을 포함한다.
④ 흡연으로 인해 타인의 건강을 위협할 수 있다는 경고문구를 포함한다.
⑤ 담배에 포함된 다양한 발암물질을 열거한다.

[문 18] 전체시설에 대한 금연구역 안내를 표시해야 하는 곳에 해당하지 않는 것은?

① 지방공기업의 청사
② $85m^2$ 이상의 공공임대주택
③ 아동운송용 승합차
④ 객석 수 500석 이상의 공연장
⑤ 만화대여업소

정답 13. ① 14. ⑤ 15. ① 16. ② 17. ① 18. ②

[문 19] 국민건강증진법의 다음 내용 중 가장 옳은 것은?

① 건강관리란 개인이 질병에 걸리지 않은 건강상태를 유지하는 것을 말한다.
② 국가와 지방자치단체는 국민건강을 증진할 책임을 진다.
③ 시・도지사는 매년 4월 7일부터 1달 간 보건의 달로 정하여 관련 행사를 주관하여야 한다.
④ 국민건강증진사업에는 보건교육, 질병치료, 영양개선 등이 포함된다.
⑤ 보건복지부장관은 매년 국민건강증진종합계획을 수립하여야 한다.

[문 20] 보건복지부장관은 국민건강증진사업의 추진에 필요한 재원 확보를 위해 국민건강증진기금을 설치하고 있다. 이 기금을 사용할 수 있는 사업에 해당하는 것은?

① 노인의 영양상태 조사
② 보건교육 자료의 개발
③ 흡연자에 대한 금연교육
④ 암환자의 치료를 위한 사업
⑤ 모두 사용 가능한 사업이다

정답 19. ② 20. ⑤

마약류 관리에 관한 법률

[문 1] 마약류관리자가 있는 한 종합병원의 내과의사가 입원 진료를 받는 말기 암환자의 통증관리를 위해 모르핀을 투약하면서 적법하게 처리한 경우는?

① 처방전에 마약관리자가 서명하게 하였다.
② 본인이 직접 마약류도매업자로부터 모르핀을 구입하였다.
③ 자신이 직접 외국 제약회사에서 샘플로 받아 강도를 높인 모르핀을 투약하였다.
④ 투약한 모르핀에 대해서 내과의사가 그 품명과 수량을 직접 진료기록부에 작성하였다.
⑤ 투약 중 떨어트려 깨진 모르핀을 모아서 간호사로 하여금 소각토록 하고 다시 처방하였다.

[문 2] 마약류취급의료업자인 내과의사는 당뇨 합병증으로 입원한 환자가 마약중독자이며, 재원 동안 금단증상으로 고통을 받고 있음을 알았다. 이 환자에 대해 의사가 해야 할 옳은 조치는?

① 마약 단속반에 신고한 후 그 지시에 따른다.
② 마약의 용량을 서서히 줄여 끊도록 유도한다.
③ 퇴원 후 마약류 치료보호기관을 찾아갈 것을 권유한다.
④ 금단증상을 완화할 용량만의 마약을 제한적으로 투여한다.
⑤ 같은 병원의 정신건강의학과로 전과시켜 폐쇄병동에서 마약중독과 함께 동시 치료한다.

[문 3] 응급실 당직의사가 응급실에 내원한 환자가 빈맥과 환각증세를 가지고 있어 마약 금단증상으로 진단하였을 때 해야 할 옳은 조치는?

① 환자의 요구에 의해 치료목적으로 쓰도록 마약처방전을 교부하였다.
② 중독증상을 완화하게 할 목적으로 유사 향정신성의약품을 투약하였다.
③ 치료보호기관에서 마약류중독 여부에 대해 판별검사를 받도록 조치하였다.
④ 진료지침에 따라 의료기관 내 정신건강의학과로 전원시켜 치료보호하였다.
⑤ 응급조치를 취한 후 환자에게 치료보호기관에서 치료받을 것을 권유하였다.

[문 4] 광주광역시 동구 소재 의료기관의 개설자인 마약류취급의료업자가 마약을 구매할 수 있는 자는?

① 광주광역시 서구 소재 영업소의 마약류도매업자
② 광주광역시 동구 소재 영업소의 마약류소매업자
③ 광주광역시 동구 소재 영업소의 마약류제조업자
④ 광주광역시 서구 소재 영업소의 마약류수출입업자
⑤ 광주광역시 동구 소재 의과대학의 마약류취급학술연구자

정답 1. ④ 2. ③ 3. ⑤ 4. ①

[문 5] 한 의과대학 기초의학교실의 의사면허를 가지고 있는 교수가 학술연구를 위해 마약을 취급하려고 한다. 옳은 내용은?

① 의사이므로 별도의 허가나 지정이 필요하지는 않고, 마약류도매업자에게 마약을 구입하면 된다.
② 시・도지사에게 마약류취급학술연구자로 허가를 받은 뒤 마약은 마약류도매업자에게 구입하여야 한다.
③ 식품의약품안전처장에게 마약류취급학술연구자로 허가를 받은 뒤 마약은 마약류도매업자에게 구입하여야 한다.
④ 보건복지부장관에게 마약류취급학술연구자로 신고하고 지정을 받은 뒤 마약은 마약류소매업자에게 구입하면 된다.
⑤ 관할 보건소장에게 마약류취급학술연구자로 신고하고 지정을 받은 뒤 대학부속병원의 마약류관리자에게 마약 구입을 신청하여 인수받아야 한다.

[문 6] 개원한 의사는 향정신성의약품의 처방이 필요한 환자에게 처방전을 교부하려 한다. 옳은 경우는?

① 일반의약품에 준하여 처방전을 작성하고 일반의약품과 함께 그 기록을 보존하였다.
② 처방전에 발급자의 업소 소재지, 명칭 및 면허번호를 기입하고 일반의약품과 함께 그 기록을 보존하였다.
③ 처방전에 발급자의 업소 소재지, 명칭 및 면허번호를 기입 후 서명하고 일반의약품과 구별하여 금고 등에 그 기록을 보존하였다.
④ 처방전에 발급자의 업소 소재지, 명칭 및 면허번호를 기입하여 교부한 후 마약류관리자로 지정된 약국에서 환자가 마약을 구매하도록 하였다.
⑤ 처방전에 발급자의 업소 소재지, 명칭, 면허번호, 환자의 성명 및 주민등록번호를 기입 후 서명하고 일반의약품과 구별하여 금고 등에 그 기록을 보존하였다.

[문 7] 인천광역시 M구 소재 의과대학에 봉직하는 의사인 마약류취급학술연구자가 연구용 마약을 구입할 수 있는 자는?

① M구 소재 마약류제조업자
② M구 소재 마약류도매업자
③ 인천광역시 소재 마약류관리자
④ 인천광역시 소재 마약류소매업자
⑤ 인천광역시 소재 마약류수출입업자

[문 8] 대구광역시 달서구에서 의원을 운영하던 의사가 어느 날 아침 출근을 하여 보관 중이던 마약이 도난당한 것을 확인하였다. 이 의사가 사고마약에 관한 보고를 누구에게 하여야 하는가?

① 대구광역시장
② 식품의약품안전처장
③ 대구광역시 보건과장
④ 대구광역시 달서구청장
⑤ 대구광역시 달서구경찰서장

[문 9] 의사가 환자 진료를 위해 향정신성의약품을 투약할 목적으로 교부한 처방전의 보존 기간은?

① 1년 ② 2년 ③ 3년 ④ 4년 ⑤ 5년

정답 5. ③ 6. ⑤ 7. ② 8. ④ 9. ②

[문 10] 정신건강의학과, 내과, 가정의학과 등 의사 10인이 근무하는 200병상의 규모의 정신병원에서 환자진료를 위하여 사용한 향정신성의약품의 투약 기록을 담당하는 마약류관리자는?

① 약사 ② 정신병원장 ③ 내과 전문의
④ 가정의학과 전문의 ⑤ 정신건강의학과 전문의

[문 11] 마약류를 사용하여 학술연구를 수행하던 의사가 학술연구를 종료한 후 남은 마약류를 처리한 방법으로 옳은 것은?

① 관찰 경찰서에 학술연구 종료 신고와 함께 이관한다.
② 연구 종료 후 30일 이내에 식품의약품안전처장에게 신고한다.
③ 이미 승인받은 마약류이므로 다음 학술연구를 위해 자체 보관한다.
④ 식품의약품안전처장의 승인을 얻어 다른 마약류취급학술연구자에게 양도한다.
⑤ 식품의약품안전처장에게 신고하고 실험약품 폐기업체를 통하여 폐기처분한다.

[문 12] 마약류취급자는 마약류 취급에 관한 서류를 얼마 동안 보관하여야 하는가?

① 1년 ② 2년 ③ 3년 ④ 4년 ⑤ 5년

[문 13] '마약류 관리에 관한 법률'에 대해 옳은 설명은?

① 마약 또는 향정신성의약품 투약에 관한 기록은 5년간 보존하여야 한다.
② 마약 투약기록은 일반의약품과 함께 작성 비치하여도 되지만, 마약류는 별도로 보관하여야 한다.
③ 마약류취급의료업자는 마약 중독자의 치료를 위해서 마약이나 향정신성의약품을 처방할 수 있다.
④ 마약류취급의료업자가 아니면 의료 목적으로 마약 또는 향정신성의약품 처방전을 교부할 수 없다.
⑤ 마약류취급의료업자가 의료에 종사하는 의료기관의 대표자는 반드시 의료기관에 마약류관리자를 두어야 한다.

[문 14] 마약류취급자가 아닌 자가 마약류를 취급할 수 있는 경우는?

① 한외마약을 제조하는 행위
② 대마를 재배 또는 사용하는 행위
③ 마약 매매의 알선 또는 제공하는 행위
④ 마약을 기재한 처방전을 발급하는 행위
⑤ 공무상 마약류를 압류 또는 몰수하여 관리하는 경우

[문 15] 개원 중인 의사가 마약류중독자를 진단할 경우 취해야 할 옳은 조치는?

① 즉시 치료한다.
② 치료보호기관에 의뢰한다.
③ 즉시 보건소장에게 보고한다.
④ 즉시 경찰서장에게 보고한다.
⑤ 식품의약품안전처장에게 보고한다.

정답 10. ① 11. ④ 12. ② 13. ④ 14. ⑤ 15. ②

[문 16] 마약류취급의료업자의 마약류 취급에 대한 허가권자는?
① 시・도지사 ② 보건복지부장관 ③ 식품의약품안전처장
④ 시장・군수・구청장 ⑤ 별도의 허가 필요 없음

[문 17] 내과의원을 개설하고 있는 의사인 마약류 취급의료업자가 마약중독자의 중독 증상을 완화시키거나 치료하는 것에 관해 옳은 설명은?
① 마약류 처방은 가능하나 마약중독 치료는 할 수 없다.
② 3차병원 정신건강의학과로 의뢰하여 치료하게 할 수 있다.
③ 보건복지부장관의 허가를 받아 마약류감시원의 감독 하에 치료할 수 있다.
④ 식품의약품안전처장의 허가를 받아 마약류감시원의 감독 하에 치료할 수 있다.
⑤ 마약류통합정보관리센터장에게 보고하고 파견된 마약류감시원의 감독 하에 치료할 수 있다.

[문 18] 부산광역시 H구의 한 종합병원에 근무하던 간호사는 환자의 통증완화로 사용된 마약성 진통제 용기가 파손되어 사용할 수 없게 되었음을 발견하였다. 이 경우 해당 종합병원의 원장이 취해야 할 조치는?
① 부산광역시장에게 즉시 그 사유를 보고한다.
② 보건복지부장관에게 즉시 그 사유를 보고한다.
③ 부산광역시 H구 보건소장에게 즉시 그 사유를 보고한다.
④ 식품의약품안전처장에게 7일 이내 그 사유를 보고한다.
⑤ 부산광역시 경찰청장에게 7일 이내 그 사유를 보고한다.

[문 19] 의과대학 약리학교수가 모르핀의 약리작용을 연구하고자 할 때 필요한 절차는?
① 보건복지부장관의 허가
② 식품의약품안전처장의 허가
③ 의과대학 소재지 보건소장의 허가
④ 의과대학 소재지 보건소장에게 신고
⑤ 교수가 의사라면 별도의 절차가 필요 없다.

[문 20] 마약이 <u>아닌</u> 것은?
① 아편 ② 양귀비 ③ 코카엽 ④ 모르핀 ⑤ 한외마약

[문 21] 마약류취급의료업자가 마약을 구입할 수 있는 자는?
① 마약류소매업자 ② 마약류도매업자 ③ 마약류수출입업자
④ 마약류원료사용자 ⑤ 시장・군수・구청장

[문 22] 의원을 운영하던 의사가 보관하고 있던 마약이 부패하여 사용할 수 없을 경우 그 사유를 보고하여야 할 자는?
① 시・도지사 ② 질병관리청장 ③ 관할 경찰서장
④ 식품의약품안전처장 ⑤ 시장・군수・구청장

정답 16. ⑤ 17. ① 18. ① 19. ② 20. ⑤ 21. ② 22. ⑤

[문 23] 서울특별시 S구에 소재한 A종합병원의 병원장이 소속 약사를 마약류관리자로 임명하고자 하는 경우 누구로부터 지정을 받아야 하는가?

① 서울특별시장 ② 보건복지부장관 ③ 식품의약품안전처장
④ 서울특별시 S구청장 ⑤ 서울특별시 S구 보건소장

[문 24] 향정신성의약품을 투약하기 위하여 향정신성의약품 처방전을 교부할 수 있는 자는?

① 한방병원에 근무하는 한의사 ② 조산원을 운영 중인 조산사
③ 휴직 중인 정신건강의학과 전문의 ④ 종합병원의 약국에 근무하는 약사
⑤ 의사면허를 가진 약리학 전공 의대 교수

[문 25] 의사가 말기 암환자의 통증관리를 위하여 모르핀을 구입하여 보관하고자 할 때 관리방법으로 옳은 것은?

① 냉암소에 보관한다.
② 철제 금고에 보관한다.
③ 봉함증지로 봉함하여 보관한다.
④ 변질되지 않도록 일반냉장고에 보관한다.
⑤ 식별 라벨을 부착하여 일반의약품과 같이 보관한다.

[문 26] 마약류중독자의 판별검사기간과 치료보호기간의 기한으로 옳은 것은?

① 1개월, 6개월 ② 1개월, 12개월 ③ 3개월, 6개월
④ 3개월, 9개월 ⑤ 3개월, 12개월

[문 27] 국가는 마약류 등의 오남용에 대한 사회적 경각심을 높이고 마약류에 관한 범죄를 예방하기 위하여 매년 정기적으로 마약퇴치의 날을 정하여 교육·홍보사업을 실시하고 있다. 해당 일은?

① 4월 7일 ② 5월 31일 ③ 6월 26일
④ 10월 2일 ⑤ 10월 10일

[문 28] 의사 '갑'은 자신이 보관 중이던 디아제팜(diazepam)을 상습 남용하여 중독자로 판명받았다. 보건복지부장관이 의사 '갑'에게 취할 조치는?

① 면허정지 ② 면허취소 ③ 의료업 정지 처분
④ 5천만 원 이하의 과징금 처분 ⑤ 300만 원 이하의 과태료 부과

[문 29] 외과병원을 개설중인 의사가 환자의 수술 후 통증을 완화하기 위하여 모르핀을 투약하고자 할 때 필요한 조치는?

① 마약류통합정보관리센터에 정보를 등록하여 시·도지사에게 보고한다.
② 마약류통합정보관리센터에 정보를 등록하여 마약류감시원에게 보고한다.
③ 마약류통합정보관리센터에 정보를 등록하여 관할 보건소장에게 보고한다.
④ 마약류통합정보관리센터에 정보를 등록하여 마약류 치료보호센터에 보고한다.
⑤ 마약류통합정보관리센터에 정보를 등록하여 식품의약품안전처장에게 보고한다.

정답 23. ④ 24. ① 25. ② 26. ② 27. ③ 28. ② 29. ⑤

[문 30] 'G' 군지역의 'A' 내과의원에서 입원 환자에게 로라제팜(lorazepam) 0.5mL 1 앰플을 수액과 혼합하여 정맥주사하려 준비하였으나, 환자의 상태변화로 투여할 수 없게 되었다. 이를 보관하기 곤란하여 폐기하려 할 때 해야 할 조치는?

① 마약류 감시원에게 통보하고 폐기처분한다.
② 마약류도매업자에게 의료폐기물 처리를 위탁한다.
③ 마약류도매업자에게 사고마약류 발생을 보고한다.
④ 군수에게 사고마약류 등의 폐기 신청서를 제출한다.
⑤ 폐기처분 후 식품의약품안전처장에게 전자문서로 보고한다.

[문 31] 'A' 성형외과의원 원장 '갑'은 향정신성의약품의 저장시설을 주 1회 점검하고 점검부를 작성·비치하여 왔다. '갑'은 저장시설을 점검한 후 향정신성의약품 일부가 분실되었음을 확인하고, 이를 관할 경찰서에 신고하였다. '갑'은 분실 사실을 증명하는 서류를 첨부하여 의료기관 개설 신고 관청에 사고 마약류 발생 보고를 하고자 한다. 이때 '갑'이 해당 서류를 발급받아야 할 기관은?

① 수사기관
② 관할 보건소
③ 마약류안전관리위원회
④ 한국의약품안전관리원
⑤ 마약류통합정보관리센터

[문 32] 마약류 중독자 치료보호기관으로 지정받은 병원의 병원장이, 입원한 마약 중독자의 중독 증상을 완화하기 위하여 마약의 투약이 필요하다고 인정하였다. 마약을 투약하기 위해 필요한 조치는?

① 마약류감시원의 허가
② 보건복지부장관의 허가
③ 식품의약품안전처장의 허가
④ 병원 내 마약류관리자의 허가
⑤ 지방식품의약품안전청장의 허가

[문 33] 내과의원을 개설한 의사 '갑'은 자신이 보관하던 디아제팜(diazepam), 페노바르비탈(phenobarbital) 등의 수량이 많아 재고관리가 곤란하다고 판단하였다. 이때 '갑'이 취하여야 하는 조치는?

① 구입한 마약류 도매업자에게 반환
② 마약류 감시원 입회하에 폐기처분
③ 한국마약퇴치운동본부에 사고 마약류 발생 보고
④ 국민건강보험공단 관할 지사장에게 사고 마약류 발생 보고
⑤ 지방식품의약품안전청장에게 사고 마약류 등의 폐기신청서 제출

정답 30. ④ 31. ① 32. ② 33. ⑤

[문 34] '군' 지역에서 의원을 개설하고 있는 의사 '갑'은 자신이 운영하던 의원을 다른 의사에게 양도하려고 한다. 자신이 소유하고 있는 향정신성의약품을 마약류도매업자에게 반품하고자 할 때 필요한 조치는?

① 군수에게 신고
② 관할 보건소장에게 신고
③ 도지사 승인
④ 마약류 감시원 승인
⑤ 식품의약품안전처장 승인

[문 35] 병원에서 마약류관리자가 원활한 조제를 목적으로 페노바비탈을 업무 시간 중 조제대에 비치하였다. 업무 시간 이후 페노바비탈의 보관 방법은?

① 다른 의약품과 구별하여 조제대에 보관
② 용기에 담아 봉함증지로 봉함하여 조제대에 보관
③ 용기에 담아 봉함증지로 봉함하여 냉장고에 보관
④ 다른 의약품과 구별하여 잠금장치가 설치된 장소에 보관
⑤ 용기에 담아 붉은색으로 '향정신성'이라고 표시하고 차고 어두운 곳에 보관

[문 36] 환자가 자가치료를 목적으로 의약품으로서의 대마를 휴대하고 출입국하기 위해서는 누구로부터 승인을 받아야 하는가?

① 시・도지사　② 보건복지부장관　③ 식품의약품안전처장
④ 시장・군수・구청장　⑤ 별도의 허가 필요 없음

정답 34. ⑤ 35. ④ 36. ③

응급의료에 관한 법률

[문 1] 야간에 의식을 잃고 쓰러진 신원불명의 환자를 길가던 행인이 응급의료기관으로 데리고 왔다. 응급의료기관의 의사가 환자의 상태를 살피던 중 동행한 사람은 가버리고, 보호자에게는 연락이 되지 않는 상태에서 진료한 의사는 반드시 응급의료가 필요하다고 판단하였다. 응급실에는 진료한 의사 외에 당직 수련의 한명과 간호사 2명만이 있다고 할 때, 적절한 조치는?

① 즉시, 권역응급의료센터로 이송한다.
② 즉시, 중앙응급의료센터로 이송한다.
③ 즉시, 응급의료정보센터에 연락하여 자문을 구한다.
④ 응급실 수련의 혹은 간호사의 동의를 얻어 필요한 응급의료를 시행한다.
⑤ 환자의 의식이 돌아오거나 보호자에게 연락이 될 때까지 응급진료를 보류한다.

[문 2] 응급의료에 관한 설명 · 동의의 내용 및 절차에 대한 설명으로 옳은 것은?

① 환자나 법정대리인에게 구두로 설명하고 동의를 받으면 된다.
② 응급환자가 의사결정능력이 없는 상황에서 법정대리인이 결정을 하지 못하고 주저하고 있어 응급처치가 지연되고 있다면, 의료인 1인 이상의 동의를 얻어 응급의료를 시행할 수 있다.
③ 설명 동의의 내용에는 응급의료종사자가 판단한 사항이 포함되어야 하며 환자나 보호자가 설명을 요구하는 사항을 일일이 설명할 필요는 없다.
④ 의식이 없는 환자를 응급의료기관으로 데려온 사람이 법정대리인이 아닌 경우라면, 이 사람에게 설명하고 동의서를 받아야 한다.
⑤ 환자가 의식이 없는 상태에서 보호자가 동의하지 않는다면 어떤 경우에라도 응급의료를 시행할 수 없다.

[문 3] 자살목적으로 자신을 상해한 후 의식을 잃고 응급의료기관에 실려 온 환자에게 대해서 응급의료인으로서 반드시 응급의료가 필요하다고 판단하였다. 환자와 동행한 사람은 응급의료에 대한 설명을 듣고 자신은 법정대리인이 아니라면서 응급의료 시행여부에 대한 판단을 내리지 못하고 있으나 설명 · 동의를 위해 더 이상 지체할 경우 환자가 사망할 수 있다고 판단된다면 응급의료에 관한 법률조항의 맥락에 근거할 때 응급의료인이 행할 수 있는 적절한 조치는?

① 의료인 1명 이상의 동의를 얻어서 즉시 응급의료를 시행한다.
② 먼저 진료기록에 관련 상황을 기록한다.
③ 우선, 의료인 2인 이상에게 설명하고 동의를 확보한다.
④ 우선 법정대리인을 확보한다.
⑤ 응급의료를 시행해서는 안된다.

정답 1. ④ 2. ② 3. ①

[문 4] 응급의료에 관한 법률에 따른 응급의료기관으로 지정되지 아니한 병원급 의료기관이 응급의료시설을 설치 운영하고자 할 때 해야 하는 일로 옳은 것은?

① 특별한 조치없이 응급의료를 시행하면 된다.
② 특별한 조치는 필요없으나 환자나 보호자의 요청에 의한 응급의료만을 시행할 수 있다.
③ 관련 요건을 구비하고 시·도지사에게 신고하여야 한다.
④ 관련 요건을 구비하고 시장·군수·구청장에게 신고하여야 한다.
⑤ 지정받지 아니한 의료기관은 응급의료를 시행할 수 없다.

[문 5] 응급의료에 관한 법률에 따라 응급의료에 대한 설명·동의에 포함되어야 하는 사항은?

① 예상 진료비
② 예상되는 입원일
③ 식사의 가능 여부
④ 응급의료를 받지 아니하는 경우의 예상결과 또는 예후
⑤ 응급의료 거부시 의료인 1인 이상의 동의하에 응급의료가 가능하다는 사실

[문 6] '신ㅇㅇ'은 K시의 야간응급실 당직의사로서 교통사고 후 의식을 잃고 내원한 환자를 진단한 결과 폐동맥 파열로 진단하고 해당병원에서 응급수술을 할 수 없다고 판단하여 다른 응급의료기관으로 이송하려고 한다. 이때 '신ㅇㅇ'이 취한 조치로 옳은 것은?

① 전화로 연락하여 환자가 이송 중이라는 사실을 알렸다.
② 구급차를 이용하여 바로 이송하고 별도의 연락을 취하지는 않았다.
③ 유선상 환자 증상을 통보하고 검사기록은 별도로 보내지 않았다.
④ 검사기록 등 의무기록과 방사선 필름의 사본을 이송 시 함께 보내주었다.
⑤ 환자의 이송이 완료되었다는 통보를 받고 응급의료정보센터에 보고하였다.

[문 7] 홍길동병원의 응급실 당직 의사 '갑'은 의식불명인 두부 손상환자 '을'에게 응급수술이 꼭 필요하여 수술을 하려고 하나 보호자의 동의를 얻지 못하였다. 이 경우 의사 '갑'이 취할 수 있는 조치는?

① 동의 필요없이 수술하여도 된다.
② 구급대원의 동의를 얻어 수술을 한다.
③ 동료 의사 1인 이상의 동의를 얻어 수술을 한다.
④ 보건소장에게 신고하고 수술을 한다.
⑤ 보호자의 동의를 얻을 때까지 기다린다.

[문 8] 교통사고로 응급실에 도착한 환자를 응급실 담당의사가 응급수술이 필요한 것으로 판단하여 응급수술을 시행하고자 하였으나 해당 전문의가 현재 해외 학회참석 중이라 다른 병원으로 이송하고자 할 때 취해야 하는 조치로 옳은 것은?

① 환자 유인 및 알선행위 금지 규정에 의해 이송수단의 제공 및 알선은 하지 못한다.
② 응급환자 이송 경비는 응급의료기금에서 부담하므로 환자에게 청구해서는 안 된다.
③ 응급 환자이므로 진료의뢰서를 같이 보낼 필요는 없다.
④ 검사기록은 개인정보 보호를 위하여 환자가 원하는 경우에 같이 보낸다.
⑤ 환자 이송 전 이송받을 의료기관의 수용가능 여부를 확인하여야 한다.

정답 4. ④ 5. ④ 6. ④ 7. ③ 8. ⑤

[문 9] 의료인이 의사결정능력이 없는 응급환자의 법정대리인으로부터 응급의료에 관한 동의를 얻지 못한 경우 필요한 응급의료를 하기 위해서는 의료인 몇 명 이상의 동의가 필요한가?

① 1명 ② 2명 ③ 3명 ④ 4명 ⑤ 5명

[문 10] ○○병원 응급실에 교통사고로 인한 장출혈이 의심되는 환자가 도착하였다. 하지만, ○○병원의 수술실에서는 이미 모두 수술이 진행되고 있어 적절한 시간 내에 수술을 할 수 없는 상황이었다. 이 환자를 다른 병원으로 이송하기로 결정하였는데 이 경우 다음 중 ○○병원에서 취해야 할 조치 중 적절하지 않은 것은?

① 이송할 의료기관을 알아보고 수술이 가능한지 확인한다.
② 이송할 구급차를 알선해주고 필요하다면 의료인이 동반하여 이송한다.
③ 의무기록과 방사선 필름의 사본은 송부하여야 한다.
④ 반드시 응급환자 진료의뢰서를 송부한다
⑤ 이송에 소요된 비용을 국가에 청구하여야 한다.

[문 11] 응급구조사의 출동 및 처치기록 보관 기간은?

① 1년 ② 2년 ③ 3년 ④ 5년 ⑤ 10년

[문 12] 종합병원이 확보하여야 할 응급환자 예비병상의 수는?

① 허가받은 병상수의 1/10 이상
② 허가받은 병상수의 1/50 이상
③ 허가받은 병상수의 1/100 이상
④ 허가받은 병상수와 관계없이 10병상 이상
⑤ 허가받은 병상수와 관계없이 50병상 이상

[문 13] 응급의료기금 사용용도로 옳은 것은?

① 재해발생지역 구급식량 지원
② 건강증진과 관련된 조사・연구사업
③ 응급환자의 진료비 중 미수금 대불
④ 종합병원의 내과 외래실 증축지원
⑤ 응급의료기관이 없는 지역에 지역 응급의료센터 개설

[문 14] 응급환자를 진료한 의료인이 응급환자를 다른 의료기관으로 이송 시 취해야 하는 조치로 옳지 않은 것은?

① 이송에 필요한 의료기구의 제공
② 이송 받는 의료기관에 차량이용경비 청구
③ 응급환자진료의뢰서 송부
④ 검사기록 사본 송부
⑤ 응급의료정보센터를 통하여 이송받을 의료기관의 수용가능여부 확인

[문 15] 응급환자 진료 시 응급의료종사자의 의무를 위반한 것은?

① 보호자의 중단 요구가 있었지만 응급환자에 대한 응급의료를 중단하지 않았다.
② 호흡곤란으로 질식사의 우려가 있는 환자에게 설명 없이 기관삽관을 시행하였다.
③ 보호자가 동의하지 않았지만 필요한 응급의료를 자신의 판단에 따라 시행하였다.
④ 먼저 온 늑골골절 환자보다 늦게 도착한 뇌출혈 환자를 먼저 진료하였다.
⑤ 보호자가 없는 의식불명의 환자에 대해서 설명 없이 응급진료를 행하였다.

정답 9. ① 10. ⑤ 11. ③ 12. ③ 13. ③ 14. ② 15. ③

[문 16] 응급실 의사가 의료기관의 능력으로는 적정한 응급의료를 행할 수 없어 다른 의료기관으로 이송할 경우 의무적으로 해야 할 조치가 아닌 것은?

① 이송에 필요한 의료기구
② 이송에 필요한 인력
③ 이송수단의 알선 또는 제공
④ 응급환자진료의뢰서
⑤ 방사선필름의 원본 송부

[문 17] 응급의료에 관한 법률에서 응급의료기관으로 지정받지 아니한 의료기관이 응급의료시설을 설치 운영하고자 할 때, 신고해야 할 대상은?

① 보건복지부장관
② 질병관리청장
③ 중앙응급의료센터장
④ 시・도지사
⑤ 시・군・구청장

[문 18] 응급의료종사자가 응급환자에게 응급의료에 관하여 설명을 하고 동의를 얻어야 하는 내용으로 옳은 것은?

① 응급검사의 비용
② 응급의료기관의 상황
③ 응급처치의 소요 시간
④ 응급진료 의사의 전문과목
⑤ 응급의료를 받지 아니하는 경우의 예상결과

[문 19] 응급환자에게 적정한 응급의료를 행할 수 없다고 판단하여 환자를 적정 응급의료가 가능한 다른 의료기관으로 이송하여야 하는 경우에 대한 설명으로 옳은 것은?

① 응급환자이므로 진료의뢰서는 필요 없다.
② 이송 비용을 환자에게 청구하면 안 된다.
③ 이송에 필요한 인력을 제공할 필요는 없다.
④ 이송 받을 의료기관의 수용가능성을 확인해야 한다.
⑤ 환자 비밀 누설 금지 규정에 의거해 진료기록을 타 의료기관에 제공할 수는 없다.

[문 20] 응급증상 및 이에 준하는 증상에 해당하는 경우는?

① 체온이 38℃ 이상인 성인 남성
② 만성 변비로 복통을 호소하는 젊은 여성
③ 성폭력으로 산부인과 검사가 필요한 여아
④ 얼굴 부종이 없는 알레르기 증상을 가진 여성
⑤ 출혈 및 구토를 동반하지 않은 두부 손상을 입은 소아

[문 21] 다음 중 가장 무거운 벌칙을 받게 되는 사람은?

① 응급실에서 난동을 부려 응급의료를 방해한 사람
② 응급의료를 거부한 응급의료종사자
③ 구급차 등을 다른 용도에 사용한 이송업자
④ 지역에서 대량 재난이 발생되어 응급의료 출동을 요청 받았으나 거부한 응급구조사
⑤ 의료기관의 응급실에서 응급의료종사자를 폭행하여 상해에 이르게 한 사람

정답 16. ⑤ 17. ⑤ 18. ⑤ 19. ④ 20. ③ 21. ⑤

[문 22] 응급의료에 관한 설명 동의의 내용 및 절차에 대한 설명으로 옳은 것은?

① 환자나 법정대리인에게 구두로 설명하고 동의를 받으면 된다.
② 응급환자를 응급처치 후에 다른 기관에 이송하는 것은 위법이다.
③ 설명 동의의 내용에는 응급의료종사자가 판단한 사항이 포함되어야 하며 환자나 보호자가 설명을 요구하는 사항을 일일이 설명할 필요는 없다.
④ 환자가 의식이 없는 상태에서 보호자가 동의하지 않는다면 어떤 경우에라도 응급의료를 시행할 수 없다.
⑤ 응급환자에 대해서는 정당한 사유가 없는 한 응급의료를 중단하여서는 아니 된다.

[문 23] 응급실 당직 의사 '갑'은 의식불명인 머리 손상환자 '을'에게 응급수술이 꼭 필요하여 수술을 하려고 하나 보호자의 동의를 얻지 못하였다. 이 경우 의사 '갑'이 수술을 할 수 있는 방법은?

① 응급구조사의 동의를 얻어 수술을 한다.
② 보건복지부 당직자에게 상황 설명 후 수술을 한다.
③ 해당 지역 보건소장에게 신고하고 수술을 한다.
④ 해당 권역응급의료센터에 신고하고 수술을 한다
⑤ 동료 의사 1인 이상의 동의를 얻어 수술을 한다.

[문 24] 응급의료기관으로 지정받지 아니한 병원이 응급의료시설을 설치·운영하려고 할 때 법령에 정한 시설, 인력 등을 갖춘 후 누구에게 신고해야 하는가?

① 관할 보건소장
② 시장, 군수, 구청장
③ 권역응급의료센터장
④ 응급의료지원센터장
⑤ 중앙응급의료센터장

[문 25] 지역응급의료기관인 'A'병원의 의사 '갑'은 내원한 응급환자에 대해 'A'병원의 능력으로 적절한 응급의료를 행할 수 없다고 판단하였다. 응급의료정보센터의 협조를 얻어 그 환자를 'A'병원의 구급차를 사용하여 인접지역의 지역응급의료센터로 이송하였다. 이 경우 'A'병원은 구급차에 의한 이송처치료를 누구에게 청구하는가?

① 환자
② 응급의료정보센터장
③ 건강보험심사평가원장
④ 이송한 지역응급의료센터장
⑤ 국민건강보험관리공단 이사장

[문 26] 응급환자의 진료에 관한 사항으로 옳은 것은?

① 의료기관의 장은 이송에 든 비용을 건강보험심사평가원에 청구한다.
② 응급환자에 대한 진료는 급박하기 때문에 설명·동의절차가 면제된다.
③ 의료인은 응급환자가 아닌 사람을 본인이나 법정대리인의 동의를 얻어 응급실이 아닌 의료시설에 진료를 의뢰할 수 있다.
④ 응급증상 및 이에 준하는 증상으로 진행될 가능성이 있지만 현재 그러한 증상이 없다면 응급환자에 해당하지 아니한다.
⑤ 응급의료종사자가 업무수행 중 응급처치를 제공하여 발생한 재산상 손해와 사상에 대하여 고의 또는 중대한 과실이 없는 경우 민사책임과 형사책임을 지지 아니한다.

정답 22. ⑤ 23. ⑤ 24. ② 25. ① 26. ③

[문 27] 의료기관의 응급실에서 응급구조사를 폭행하여 중상해에 이르게 한 사람에게 적합한 벌칙은?

① 3년 이하의 징역
② 5년 이하의 징역
③ 1억원 이하의 벌금
④ 5천만원 이하의 벌금
⑤ 3년 이상의 유기 징역

[문 28] 다음 중 응급환자의 신속한 진료와 응급실 감염예방을 위해 응급실 출입이 허가되지 않는 사람으로 옳은 것은?

① 응급의료종사자
② 응급의료기관의 평가를 위해 방문한 전문가
③ 경련을 하여 응급실에 온 아이의 아빠
④ 술을 마시고 싸우다가 상해를 입고 실려 온 환자의 가해자
⑤ 응급의료기관의 재지정 심사를 위해 방문한 공무원

[문 29] 다음 중 구급차를 운용하기 위한 절차와 그 용도로 맞는 설명은?

① 응급환자이송업 허가를 받은 자는 해당 구급차등을 관계 법령에 따라 등록한 후 지체 없이 시・도지사에게 신고해야 한다.
② 구급차등 운용자는 법에 따른 구급차의 운행거리가 초과된 경우 시・도지사에게 구급차등의 말소신고를 해야 한다.
③ 이송업자는 자기 명의로 다른 사람에게 구급차등을 운용하게 할 수 있다.
④ 의료기관의 구급차는 1천명 이상 규모의 행사가 개최될 때 발생할 수 있는 응급환자 이송을 위한 용도로 대기하는데 사용될 수 없다.
⑤ 이송업자는 구급차등으로 응급의료를 위한 혈액, 진단용 검사대상물을 운반할 수 있다.

[문 30] 다음 중 응급구조사 시험에 응시할 수 없는 제한 기준과 횟수로 옳은 것은?

① 대리시험을 치르거나 다른 사람에게 대리시험을 치르게 한 자는 응급구조사 시험에 2회 제한을 받는다.
② 본인의 답안지를 다른 사람과 교환한 행위를 한 자는 응급구조사시험에 2회 제한을 받는다.
③ 응시원서를 허위로 작성하여 제출한 행위를 한 자는 응급구조사시험에 2회 제한을 받는다.
④ 시험중에 다른 사람의 답안지를 엿보고 본인의 답을 작성한 자는 응급구조사 시험에 3회 제한을 받는다.
⑤ 응급구조사 자격증 교부를 위한 구비서류를 허위로 작성하여 제출한 자는 응급구조사 시험에 1회 제한을 받는다.

[문 31] 다음 중 응급의료기본계획과 지역응급의료시행계획에 관련한 서술로 옳은 것은?

① 보건복지부장관은 중앙응급의료위원회의 심의를 거쳐 응급의료기본계획을 4년마다 수립하여야 한다.
② 응급의료기본계획은 「공공보건의료에 관한 법률」 제4조에 따른 공공보건의료 기본계획과 연계하여 수립하여야 한다.
③ 시・군・구청장은 응급의료기본계획에 따라 매년 지역응급의료시행계획을 수립하여 시행하여야 한다.
④ 지역응급의료시행계획은 제13조의2에 따른 기본계획의 지역 내 시행을 위하여 기본계획의 표준 지침을 지역의 상황에 우선하여 적용하여야 한다.

정답 27. ⑤ 28. ④ 29. ⑤ 30. ② 31. ②

⑤ 시·도지사는 지역응급의료시행계획 및 그 시행결과를 평가할 수 있다.

[문 32] 다음 중 시·도 응급의료위원회와 응급의료지원단에 관련한 서술로 옳은 것은?

① 시·도 응급의료위원회는 응급의료기본계획의 수립 및 변경을 심의한다.
② 시·도 응급의료위원회는 응급의료기관을 평가하여 재지정 및 취소의 권한을 갖는다.
③ 시·도 응급의료위원회는 매년 1회 이상 개최하여야 한다.
④ 시·도 응급의료지원단은 응급의료위원회 심의사항과 관련된 정책 개발 및 실무 지원을 위하여 설치·운영된다.
⑤ 시·도 응급의료지원단장은 시·도의 응급의료 관련 업무를 담당하는 일반직 공무원을 단독 단장으로 임명해야 한다.

[문 33] 다음 중 자동심장충격기 등 심폐소생술을 할 수 있는 응급장비 설치와 관련한 사항으로 옳은 것은?

① 철도역사 대합실과 철도차량 중 객차 중 어느 한 곳을 선택하여 심폐소생술이 가능한 응급장비를 설치해야 한다.
② 공공보건의료기관에는 전문장비와 인력이 상주하므로 심폐소생술을 할 수 있는 응급장비 설치와 점검을 별도로 요구받지 않는다.
③ 「산업안전보건법」 제18조에 따라 보건관리자를 두어야 하는 사업장 중 상시근로자가 150명 이상인 사업장에 심폐소생술을 할 수 있는 응급장비 설치 및 관리는 의무사항이다.
④ 심폐소생술이 가능한 응급장비를 설치해야 하는 의무 시설에서는 매월 1회 이상 점검하고 그 결과를 관할 시·도지사에게 통보하여야 한다.
⑤ 「응급의료에 관한 법률」 제47조의2에 따라 심폐소생술을 할 수 있는 응급장비를 설치해야 하는 시설에서는 여러 사람이 보기 쉬운 곳에 안내표지판을 부착하여야 한다.

정답 32. ④ 33. ⑤

지역보건법

[문 1] 지역주민의 보건의료를 위한 필요성이 인정되어 2개 면에 각각 설치된 보건지소를 통합하여 1개의 통합 보건지소로 설치·운영하고자 할 때 이에 대한 권한은 누구에게 있는가?

① 도지사
② 군수
③ 보건소장
④ 보건의료원장
⑤ 지역보건의료심의위원회

[문 2] 지역보건법에 의한 지역보건의료기관의 종류가 아닌 것은?

① 보건소
② 보건지소
③ 보건의료원
④ 지방의료원
⑤ 건강생활지원센터

[문 3] '가'시에 개원중인 '건강증진의원'은 검진차량을 이용하여 '나'군 '다'면에서 국민건강보험 적용대상자인 주민다수를 대상으로 건강검진을 시행하려 한다. 관련법령에 따를 때 건강검진기관의 장이 취해야 할 조치는?

① '가'시 보건소장에게 신고한다.
② '나'군 보건소장에게 신고한다.
③ '다'면의 면장에게 허가를 받는다.
④ 국민건강보험공단의 '가'시를 관할하는 지사에 신고한다.
⑤ 국민건강보험공단의 '나'군을 관할하는 지사에 신고한다.

[문 4] A광역시 B구에 추가로 보건소 1개소를 설치·운영할 수 있는 사람은?

① 보건복지부장관
② A광역시장
③ A광역시 B구청장
④ A광역시 보건위생과장
⑤ A광역시 B구보건소장

[문 5] 보건소, 보건지소 및 보건의료원에 관한 설명으로 옳은 것은?

① 보건소는 의료법에 의거하여 설치한다.
② 보건의료원은 시·도지사가 지역 사정을 고려하여 설치할 수 있다.
③ 보건의료원을 설치 또는 폐지할 때는 시·도 의회의 승인이 필요하다.
④ 보건의료원이라 함은 병원급 의료시설이 없는 지역에 있는 보건소를 말한다.
⑤ 보건지소 설치는 대통령령이 정하는 기준에 따라 지방자치단체의 조례로 정한다.

정답 1. ② 2. ④ 3. ② 4. ③ 5. ⑤

[문 6] 보건소법이 지역보건법으로 개정된 배경에 대한 설명으로 거리가 먼 것은?

① 지역사회의 보건의료 관련 기관 간 연계와 협력을 강조하기 위해
② 지역보건의료 평가를 통해 보건소에 대한 중앙정부의 지휘를 강화하기 위해
③ 점차 강조되는 만성병 및 건강생활습관의 개선을 위해 보건소의 기능을 강조하기 위해
④ 지방자치제의 시행으로 지방자치단체의 보건의료 분야 정책을 강화할 필요가 대두되어서
⑤ 보건소가 지역의 의료요구를 파악하여 지역에 특화된 보건의료사업을 수행하도록 유도하기 위해

[문 7] 경기도에 내과의원을 개원하고 있는 이보람 씨는 경기도 ○○군 농촌지역 주민들을 대상으로 무료 순회 진료를 시행하고자 한다. 이 경우 필요한 조치는 것은?

① 무료이므로 신고 또는 허가의 절차가 필요 없다.
② 10일 전까지 경기도지사에게 신고하여야 한다.
③ 10일 전까지 ○○군 보건소장에게 신고하여야 한다.
④ 10일 전까지 경기도지사의 허가를 받아야 한다.
⑤ 10일 전까지 ○○군 보건소장의 허가를 받아야 한다.

[문 8] 보건소에 대한 설명 중 옳은 것은?

① 보건소에서는 진료행위를 할 수 없다.
② 반드시 시군구별로 1개소씩만 설치할 수 있다.
③ 보건의료원은 보건소 기능에 의원의 요건을 갖춘 기관이다.
④ 보건소장은 '지역보건법'에 의해 설치된 보건진료소를 감독한다.
⑤ 시군구에 보건소를 추가로 설치할 경우 해당 지방자치단체의 조례로 설치한다.

[문 9] 보건소 및 보건지소의 설치에 관한 설명으로 옳은 것은?

① 보건지소는 읍·면 별로 1개소씩만 설치할 수 있다.
② 병원의 요건을 갖춘 보건소를 보건진료원이라고 한다.
③ 보건소장은 의사 면허를 가진 자 중에서 우선 임명한다.
④ 보건진료소는 지역보건법에 따라 설치된 지역보건의료기관이다.
⑤ 보건의료원은 의료취약지역에 설치한 보건소에 사용하는 명칭이다.

[문 10] 지역보건법 시행령상 시군구의 지역보건의료계획의 내용에 필요한 정보가 아닌 것은?

① 병상수급에 관한 사항
② 보건의료사업에 대한 지역주민의 수요
③ 지역에 필요한 보건의료사업을 수행할 인력, 예산 등 자원 현황
④ 지역의 사망률 등 보건의료 통계 현황 및 국가 전체와의 비교 분석 결과
⑤ 지역에 필요한 보건의료사업에 관심이 있고 협력할 능력이 있는 지역내 단체 현황

정답 6. ② 7. ③ 8. ⑤ 9. ③ 10. ①

[문 11] 시군구청장이 지역보건의료계획 수립 시 포함시킬 필요가 <u>없는</u> 내용은?

① 지역의 만성질환 유병과 사망 현황
② 정신질환 전문치료시설의 수요·공급 계획
③ 지역주민의 건강격차 해소를 위한 추진계획
④ 지역보건의료기관의 인력·시설 등 자원 확충 계획
⑤ 지역보건의료와 사회복지사업 사이의 연계성 확보 계획

[문 12] 다음 중 지역보건법에 의한 지역보건의료기관인 것은?

① 지역암센터
② 적십자병원
③ 보건진료소
④ 지방의료원
⑤ 건강생활지원센터

정답 11. ② 12. ⑤

혈액관리법

[문 1] 대장절제술을 시행 받은 환자가 수혈을 받은 후 헌혈자로부터 양도 받은 헌혈증서를 의료기관에 제출하였다. 이 때 의료기관의 수혈비용에 대한 보상을 청구하는 방법으로 옳은 것은?
① 국가 헌혈권장사업의 일환이므로 청구할 수 없다.
② 헌혈증서에 의한 무상 수혈로 청구할 수 없다.
③ 헌혈자가 헌혈한 혈액원장에게 청구한다.
④ 대한적십자사 회장에게 청구한다.
⑤ 관할 보건소장에게 청구한다.

[문 2] C의과대학 학생들이 단체로 헌혈을 하려고 한다. 헌혈을 할 수 있는 학생은?
① 체중 43kg의 여학생
② 이완기 혈압이 85mmHg인 남학생
③ 9개월 전에 수혈받은 여학생
④ 말라리아 병력자로 치료 종료 후 2년이 경과한 학생
⑤ 48시간 전에 인플루엔자 백신을 접종받은 학생

[문 3] 채혈금지 대상자에 속하는 사람은?
① 본인이 출산한 신생아에게 수혈하려는 분만 1개월 후의 산모
② 헌혈 후 6개월이 경과된 사람
③ 체중 54kg의 남자 성인
④ 맥박이 분당 80회인 사람
⑤ 1년 전에 말라리아로 치료 받았던 사람

[문 4] 채혈 대상자로서 적절한 사람은?
① 하루 전에 스테로이드를 투여 받은 사람
② 6개월전 수혈 받은 사람
③ 1주전에 풍진예방접종을 받은 사람
④ 체온이 37℃인 사람
⑤ 체중이 48kg인 남자

[문 5] C종합병원 외과전문의 '이외과'가 집도하는 외과수술 도중 수혈부작용으로 환자가 사망하였다. 적절한 조치는?
① 지체 없이 외과과장이 경찰서에 신고하였다.
② 발생 직후 병원장이 보건소장에게 신고하였다.
③ 지체 없이 이외과가 보건소장에게 신고하였다.
④ 지체 없이 외과과장이 시·도지사에게 신고하였다.
⑤ 15일 이내에 이외과가 시·도지사에게 신고하였다.

정답 1. ④ 2. ⑤ 3. ⑤ 4. ④ 5. ②

[문 6] 10년 전 변종크로이츠펠트-야콥병의 위험지역에서 채혈된 혈액의 혈청으로 제조된 진단시약을 투여받은 적이 있으나, 현재 건강상의 문제는 없고 기타 모든 채혈자로서의 조건을 갖춘 자에 대한 채혈은?

① 채혈하여 사용할 수 있다.
② 채혈한 후 관련 혈액에 대한 검사를 시행한다.
③ 채혈한 후 환자에 대한 검사를 시행한다.
④ 채혈한 후 환자와 혈액에 대해 관련 검사를 시행한다.
⑤ 채혈하면 안된다.

[문 7] 채혈이 가능한 대상자는?

① 경련환자
② 혈우병환자
③ 백내장환자
④ 신장질환자
⑤ 자가면역질환자

[문 8] 수혈로 인해 입원이 필요한 부작용이 발생한 경우 의료기관의 장은 그 사실을 확인한 날부터 며칠 이내에 당해 의료기관 소재지의 보건소장에게 신고하여야 하는가?

① 즉시 ② 3일 ③ 7일 ④ 15일 ⑤ 30일

[문 9] 채혈금지 대상 여부에 관계없이 헌혈을 위한 채혈을 할 수 있는 경우는?

① 혈소판 헌혈인 경우
② 헌혈자가 의사인 경우
③ 군인이 단체 헌혈하는 경우
④ 헌혈 공로 포창 수상자인 경우
⑤ 헌혈자 본인 수혈을 위한 경우

[문 10] 헌혈을 위한 채혈이 가능한 건강진단 소견은?

① 8개월 전에 자연분만한 과거력이 있는 20대 여성
② 3일전 장티푸스 예방접종을 실시한 30대 여성
③ 체중이 48kg인 20대 남자
④ 혈압이 180/100mmHg인 50대의 고혈압환자
⑤ 체온이 38℃인 20대 감기환자

[문 11] 헌혈을 할 수 있는 사람은?

① 15세의 중학생
② 수혈 받은 지 1년이 지난 사람
③ 분만한 지 3개월이 지난 사람
④ 말라리아에 치유된 지 6개월이 지난 사람
⑤ 혈색소가 11.0g/dl인 사람

정답 6. ⑤ 7. ③ 8. ④ 9. ① 10. ① 11. ②

[문 12] 혈액관리법에 대한 설명으로 옳은 것은?
① 수혈부작용 중에는 장애인복지법 상 장애가 해당된다.
② 혈액관리업무자는 채혈, 조작, 공급을 할 수 있다.
③ 혈액선별검사에서 AST가 65 이상이면 부적격 혈액이다.
④ 특정수혈부작용이 발생할 경우 보건소장에게 신고하여야 한다.
⑤ 혈액원을 개설하고자 하는 자는 보건복지부에 신고하면 된다.

[문 13] 다음 중 전혈 채혈이 가능한 자는?
① 15세의 중학생
② 체중이 45kg인 여성
③ 말라리아 병력자로 치료종결 후 2년이 경과한 자
④ 수혈후 9개월이 경과한 자
⑤ 항생제 복용 후 5일이 경과한 자

[문 14] 아래의 특정수혈부작용 중 의료기관의 장이 의료기관 소재지 보건소장을 거쳐 시・도지사에게 즉시 신고하여야 하는 경우는?
① 사망한 경우
② B형간염에 감염된 경우
③ 신기능 부전이 발생한 경우
④ 입원치료가 필요한 혈종이 생긴 경우
⑤ 인간면역결핍바이러스에 감염된 경우

[문 15] 대한적십자사 혈액관리본부에서 헌혈자로부터 채혈한 혈액의 적격 여부를 검사하였다. 이 중 헌혈자에게 그 결과를 통보하는 것은?
① 매독검사
② AIDS검사
③ 당화혈색소검사
④ 적혈구용적률검사
⑤ A형간염 항체검사

[문 16] 채혈이 가능한 건강진단 관련 요인은?
① 체온이 38.5℃인 성인 남성
② 체중이 48kg인 성인 여성
③ 수축기혈압이 85mmHg인 성인 여성
④ 이완기혈압이 100mmHg인 성인 남성
⑤ 맥박이 1분에 110회인 성인 남성

[문 17] 특정수혈부작용 중 의료기관의 장이 의료기관 소재지 보건소장을 거쳐 시・도지사에게 즉시 신고하여야 하는 경우는?
① 사망한 경우
② 장애가 발생한 경우
③ B형간염에 감염된 경우
④ 신기능 부전이 발생한 경우
⑤ 입원치료가 필요한 혈종이 생긴 경우

정답 12. ① 13. ② 14. ① 15. ① 16. ② 17. ①

[문 18] 과거 1년이내에 채혈 횟수가 5회 이상인 경우 채혈금지 대상에 해당하는 경우는?

① 전혈
② 농축혈소판
③ 농축적혈구
④ 신선동결혈장
⑤ 백혈구혈액제제

[문 19] 영구적 헌혈금지 약물은?

① 피나스테라이드
② 아스피린
③ 태반주사제
④ B형간염 면역글로불린
⑤ 뇌하수체 유래 성장호르몬

[문 20] 헌혈환급적립금 용도로 적절한 것은?

① 수혈 장려
② 헌혈비용 보상
③ 혈액관리와 관련된 연구
④ 특정헌혈부작용에 대한 실태조사
⑤ 수혈 의료기관의 업무 전산화에 대한 지원

정답 18. ① 19. ⑤ 20. ⑤

호스피스 · 완화의료 및 임종과정에 있는 환자의 연명의료결정에 관한 법률

[문 1] 19세 이상의 환자가 평소 연명의료중단에 대한 의사를 일관되게 표현하였으며, 의사(意思)를 표현할 수 없는 의학적 상태에 이른 경우 환자의 연명의료중단결정을 위한 의사(意思)에 관하여 환자 가족 몇 명 이상의 일치하는 진술이 있어야 하는가?

① 1명 이상
② 2명 이상
③ 3명 이상
④ 4명 이상
⑤ 5명 이상

[문 2] 84세 A씨는 2019년 1월 존엄사에 관한 신문 기사를 보고 (가) 보건소에서 사전연명의료의향서를 작성하여 등록하였다. 2022년 2월 말기암으로 진단 받아 급성 폐렴과 폐혈증으로 장기간 의식 불명 상태에 빠졌다. (나) 의료진은 A씨가 의사를 표현할 수 없는 것으로 판단하였다.
위 사례의 경우 다음 중 어떤 조건이 충족되어야 연명의료중단을 할 수 있는가?

① 담당의사가 가항과 나항을 모두 확인한 경우
② 담당의사와 해당 분야의 전문의 1명이 가항과 나항을 모두 확인한 경우
③ 담당의사와 해당 분야의 전문의 1명이 가항 또는 나항 중 하나를 확인한 경우
④ 담당의사, 해당 분야의 전문의 1명, 그리고 가족 중 1명이 가항과 나항을 모두 확인한 경우
⑤ 담당의사, 해당 분야의 전문의 1명, 그리고 가족 중 1명이 가항 또는 나항 중 하나를 확인한 경우

[문 3] 의료기관의 장은 연명의료의 중단결정 등에 관한 기록을 이행 후 몇 년 동안 보관하여야 하는가?

① 1년
② 3년
③ 5년
④ 10년
⑤ 영구

[문 4] 의사인 홍길동은 미성년자인 자신의 환자가 평소의 연명의료중단에 관한 의사를 확인할 수 없는 경우 임종과정에 있어 연명의료중단 등의 결정을 하려면 어떻게 하여야 하는가?

① 환자의 법정 대리인이 중단에 관한 의사표시를 하고 담당의사와 해당 분야 전문의 1명이 확인한 경우
② 1촌 이내의 환자 가족 모두의 동의와 해당 분야 전문의 1명이 확인한 경우
③ 홍길동과 병원관리자, 그리고 1촌 이내의 가족 전원의 동의가 있는 경우
④ 홍길동과 해당 분야 전문의 1인, 그리고 1촌 이내의 가족 2명의 동의가 있는 경우
⑤ 환자의 법정 대리인이 중단에 대한 의사표시를 하고 1촌 이내의 가족 모두의 동의가 있는 경우

정답 1. ② 2. ② 3. ④ 4. ①

[문 5] 의사인 홍길동은 19세인 자신의 환자가 연명의료중단에 관한 의사를 확인할 수 없는 경우 임종과정에 있어 연명의료중단등의 결정을 하려면 어떻게 하여야 하는가?

① 환자의 법정 배우자가 동의를 하고, 홍길동과 병원장, 그리고 해당분야 전문의가 확인한 경우
② 배우자 및 1촌 이내의 직계 존속 및 비속 전원의 합의가 있는 경우로서 홍길동과 해당분야 전문의가 확인한 경우
③ 홍길동과 병원장, 그리고 1촌 이내의 가족 전원의 동의가 있는 경우
④ 1촌 이내의 가족 2/3 이상의 합의와 홍길동과 해당 분야 전문의가 확인한 경우
⑤ 성인인 경우에는 환자가 사전에 본인의 의사표시나 사전연명의료중단계획서 또는 의향서가 없다면 홍길동은 결정을 할 수 없다.

[문 6] 홍길동 원장은 연명의료결정법에 의하여 사전연명의료의향서 등록기관으로 지정되어 있는데 3개월간의 외국 연수를 가게 되었다. 이 때 누구에게 신고하여야 하는가?

① 보건복지부장관
② 질병관리청장
③ 국립의료원장
④ 시군구청장
⑤ 보건소장

정답 5. ② 6. ①

후천성면역결핍증 예방법

[문 1] 의사 A는 유흥업소에서 근무하는 배우자가 있는 40세 남자를 후천성면역결핍증 감염인으로 진단하였다. 이 때 의사 A가 행할 조치는?

① 해당 유흥업소 사업주에게 통보하고 해당 업소 종사자 검진 실시
② 전파경로 파악을 위한 역학조사 실시
③ 감염인의 배우자 및 성접촉자에 대한 검진 실시
④ 감염인에게 전파 방지에 필요한 사항을 알리고 준수하도록 지도
⑤ 후천성면역결핍증대책위원회에 즉시 신고

[문 2] 후천성면역결핍증 검진 대상자가 보건소에 자신의 이름, 주소, 주민등록번호 등을 밝히지 않고 익명으로 검사를 신청한 경우 담당 의사가 취할 적절한 조치는?

① 질병관리청에 신고하고 검진 실시
② 보건환경연구원에 신고하고 검진 실시
③ 적십자혈액원에서 검사하도록 권장
④ 대학병원에서 검진을 받도록 조치
⑤ 익명으로 검진 실시

[문 3] 의사가 후천성면역결핍증환자를 진단한 경우에 신고해야 할 내용이 아닌 것은?

① 감염자의 진단방법
② 감염자의 초진 연월일
③ 진단한 의사의 성명
④ 치료 시 투약한 약제
⑤ 진단의사가 종사하는 의료기관의 주소와 명칭

[문 4] 응급실에서 당직 근무 중이던 의사 '병'은 외상을 입고 내원한 환자를 치료하던 중 이 환자가 후천성면역결핍증에 이환되어 있음을 알게 되었다. 이 때 '병'이 해야 할 일은?

① 24시간 이내에 질병관리청에 신고한다.
② 1주일 이내에 질병관리청에 신고한다.
③ 24시간 이내에 관할보건소장에게 신고한다.
④ 1주일 이내에, 관할 보건소장에게 신고한다.
⑤ 국립의료원으로 전원 의뢰한다.

[문 5] 다음 중 관할보건소장에게 신고해야 하는 경우는?

① 변사체를 발견한 공중보건의사
② 병원을 폐업하는 병원장
③ 후천성면역결핍증환자를 진단한 의사
④ 마약류 사용을 원하는 마약류취급학술연구자
⑤ 한의원을 개설하는 한의사

정답 1. ④ 2. ⑤ 3. ④ 4. ③ 5. ③

[문 6] 입원 치료 중이던 법정 감염병 환자가 사망한 경우 담당 의사가 그 사망 사실을 24시간 이내에 보건소장에게 신고하여야 하는 감염병은?

① 결핵 ② 홍역 ③ B형 간염
④ 후천성면역결핍증 ⑤ 조류인플루엔자 인체감염증

[문 7] 후천성면역결핍증에 관한 검진을 담당하는 의사가 검진 결과에서 감염인으로 밝혀진 사람이 있는 경우에 보건복지부령에 따라 신고할 대상은?

① 보건복지부장관 ② 질병관리청장 ③ 시・도지사
④ 시장, 군수, 구청장 ⑤ 관할 보건소장

[문 8] 성병에 관한 건강진단 대상자가 후천성면역결핍증에 관한 검진을 받아야 하는 주기는?

① 매달 ② 3개월 ③ 6개월
④ 연1회 ⑤ 1주

[문 9] K병원의 혈액은행에서 수혈에 대한 사전검사 도중 후천성면역결핍증에 감염된 일부 혈액을 발견하였다. 이 기관의 장이 취할 조치는?

① 적출물 등 처리 규칙에 따라 감염된 혈액을 모두 소각한다.
② 혈액관리법의 규정에 따라 해당 혈액원에 감염된 혈액을 모두 반송한다.
③ 24시간 이내에 질병관리청장에게 신고한다.
④ 24시간 이내에 시・도지사에게 신고한다.
⑤ 24시간 이내에 시장・군수・구청장에게 신고한다.

[문 10] 의사 또는 의료기관에 장기, 조직, 정액 및 기타 매개체에 대하여 후천성면역결핍증 감염 여부를 검사하고 감염이 의심되는 경우 확인 검사를 받기 위해 의뢰할 대상은?

① 보건복지부장관 ② 시・도지사 ③ 보건소장
④ 질병관리청장 ⑤ 시장・군수・구청장

[문 11] 후천성면역결핍증에 관한 검진에 대한 설명으로 옳은 것은?

① 감염인의 배우자에 대해 반드시 검진을 해야 한다.
② 어떠한 경우에도 검진대상자 본인 외의 사람에게 검진 결과를 통보하면 안 된다.
③ 검진을 하는 자는 감염인이 발견되면 검사결과를 보건복지부장관에게 신고하여야 한다.
④ 검진을 하는 자는 검진대상자에게 검진 전에 익명검진이 가능하다는 사실을 알려야 한다.
⑤ 사업주는 근로자에게 후천성면역결핍증에 관한 검진결과서를 제출하도록 요구할 수 있다.

정답 6. ④ 7. ⑤ 8. ③ 9. ③ 10. ④ 11. ④

[문 12] 종합병원의 내과전문의 이보람 씨는 당뇨병으로 내원한 환자를 진료하는 과정에서 혈액검사를 통해 환자가 후천성면역결핍증에 감염되었음을 진단하였다. 이 때 이보람 씨가 취해야 할 조치는?

① 환자에게 후천성면역결핍증 치료조치를 강제한다.
② 환자와 관련된 주변 사람에게 감염 사실을 알린다.
③ 24시간 이내에 관할 보건복지부장관에게 신고한다.
④ 환자의 성접촉자에게 후천성면역결핍증 검진을 강제한다.
⑤ 환자의 배우자에게 후천성면역결핍증 전파방지에 필요한 사항을 알린다.

정답 12. ⑤

환자안전법

[문 1] 환자안전법에 의하여 환자안전위원회를 반드시 설치하여야 하는 의료기관의 최소 단위 기준은?

① 100병상 이상의 병원급 의료기관

② 300병상 이상의 종합병원

③ 200병상 이상의 병원급 의료기관

④ 300병상 이상의 병원급 이상 의료기관

⑤ 상급종합병원

[문 2] 300병상 종합병원의 원장인 홍길동씨는 원내에서 진료기록과 다른 의약품이 투여되어 환자가 사망한 사실을 알게 되었다. 홍길동 원장은 이 사실을 누구에게 보고하여야 하는가?

① 보건소장

② 시군구청장

③ 중앙환자안전센터장

④ 질병관리청장

⑤ 보건복지부장관

정답 1. ③ 2. ⑤

공공보건의료에 관한 법률

[문 1] 공공보건의료기관에 해당하지 않는 것은?

① 국립대학교병원
② 대한적십자병원
③ 사립대병원이 국가로부터 지정받은 공공전문진료센터
④ 의료취약지의 의료법인병원
⑤ 지방의료원

[문 2] 보건복지부는 심혈관질환 사망률이 높은 A 지역에 권역심뇌혈관질환센터를 지정 공모하여 선정된 의료기관에 시설과 필수 인력을 지원하기로 하였다면 이에 해당하는 것은?

① 공공전문진료센터
② 공익전문진료센터
③ 통합전문진료센터
④ 권역전문진료센터
⑤ 심뇌혈관전문진료센터

[문 3] 공공보건의료기관의 장이 공공보건의료사업을 시행을 위해 보건복지부장관에게 보고하는 것은?

① 공공보건의료기본계획
② 공공보건의료 시행계획
③ 공공보건의료종합계획
④ 공공보건의료계획
⑤ 공공보건의료추진계획

[문 4] 다음 중 공공보건의료계획 수립 주체는?

① 보건복지부
② 보건소
③ 지방의료원
④ 시・도지사
⑤ 시・군・구청장

[문 5] 공공보건의료 기본계획 및 시행계획에 대한 다음의 설명 중 옳은 것은?

① 기본계획의 수립주체는 시・도지사이다.
② 기본계획은 4년마다 수립하여야 한다.
③ 시・도지사는 시행계획 수립의 주체이다.
④ 시행계획은 4년마다 수립하여야 한다.
⑤ 시행계획은 보건의료정책심의위원회에 제출하여야 한다.

[문 6] 공공보건의료기관의 의무가 아닌 것은?

① 의료급여환자 등 취약계층에 대한 보건의료의 제공
② 수익성이 낮아 공급이 부족한 보건의료의 제공
③ 질병 예방과 건강 증진에 관련된 보건의료
④ 교육・훈련 및 인력 지원을 통한 지역적 균형을 확보하기 위한 보건의료
⑤ 공공보건의료기관의 설치・운영에 필요한 비용을 확보

정답 1. ④ 2. ① 3. ④ 4. ③ 5. ③ 6. ⑤

[문 7] 의료서비스의 공급이 현저하게 부족한 지역을 의료취약지로 지정할 수 있는 기관은?

① 보건복지부장관
② 시도지사
③ 행정안전부
④ 국무총리
⑤ 청와대 사회정책수석

[문 8] 의료취약지의 주민에게 적정한 보건의료를 제공하기 위해 의료취약지 거점기관을 지정할 수 있는 기관은?

① 보건복지부장관
② 시도지사
③ 행정안전부
④ 국무총리
⑤ 청와대 사회정책수석

[문 9] 시·도지사는 공공보건의료에 관한 업무 수행을 지원하게 하기 위하여 설치·운영할 수 있는 기관은?

① 공공보건의료 지원센터
② 공공보건의료 지원단
③ 공공보건의료 교육훈련 센터
④ 공공보건의료 사업단
⑤ 공공보건의료 추진단

[문 10] 공공보건의료계획의 시행결과 평가와 관련하여 옳은 것은 무엇인가?

① 보건복지부장관은 공공보건의료기관이 보건의료를 제공할 때 발생한 경영상의 손해에 대해서는 평가에 불리하게 반영하여야 한다.
② 보건복지부장관은 평가결과를 공공보건의료기관의 장에게 통보해야 한다.
③ 보건복지부장관은 평가결과를 비용의 보조에 반영해서는 안 된다.
④ 공공보건의료계획은 5년마다 시행결과에 대해 평가한다.
⑤ 공공보건의료계획의 시행결과 평가 주체는 시도지사이다.

[문 11] 의료취약지 거점의료기관의 지정과 관련하여 옳은 것은 무엇인가?

① 구청장은 의료취약지 거점의료기관의 운영비를 지원할 수 있다.
② 지정 시 공공보건의료기관을 민간의료기관보다 우선적으로 고려해서는 안 된다.
③ 의료취약지 거점의료기관은 시행결과를 보건복지부장관에게 보고하여야 한다.
④ 의료취약지 거점의료기관으로 지정된 의료기관의 수가 너무 많은 경우에도 지정의 개선을 권고해서는 안 된다.
⑤ 의료취약지 거점의료기관으로 지정받으려는 의료기관은 보건복지부장관에게 신청하여야 한다.

[문 12] 공공보건의료정책심의위원회 위원장은?

① 국무총리
② 보건복지부 장관
③ 보건복지부 차관
④ 질병관리청장
⑤ 국립중앙의료원장

정답 7. ① 8. ② 9. ② 10. ② 11. ② 12. ②

정신건강증진 및 정신질환자 복지서비스 지원에 관한 법률

[문 1] 다음 중 정신건강증진 정책 추진을 위한 계획에 대한 설명으로 옳은 것은?

① 대통령은 10년마다 정신건강증진 및 정신질환자 복지서비스 지원에 관한 국가의 기본계획을 수립하여야 한다.

② 시・군・구청장은 매년 관할 시・군・구 단위의 정신건강증진 및 정신질환자 복지서비스 지원에 관한 계획의 시행결과를 평가하여야 한다.

③ 정신건강증진 및 정신질환자 복지서비스 지원에 관한 계획에는 정신질환의 예방, 상담, 조기발견, 치료 및 재활을 위한 비용지원을 포함하여야 한다.

④ 정신건강증진 및 정신질환자 복지서비스 지원에 관한 계획에는 영・유아, 아동, 청소년, 중・장년, 노인의 정신건강증진사업을 포함하여야 한다.

⑤ 정신건강증진 및 정신질환자 복지서비스 지원에 관한 국가계획 또는 지역계획의 수립・시행을 위한 자료를 요청받더라도 관계 행정기관, 정신건강증진시설 및 관련 기관・단체 등은 개인정보보호법에 따라 행정명령이 수반되지 않는 한 그 요청에 따르지 않을 수 있다.

[문 2] 정신건강증진 실태조사에 대한 설명으로 옳지 않은 것은?

① 정신질환의 유병률과 유병요인

② 정신질환의 치료 이력

③ 정신질환자의 취업, 직업훈련, 소득 상태

④ 정신질환자 가족의 사회・경제적 상황

⑤ 대통령은 5년마다 실태조사를 하여야 한다.

[문 3] 정신건강증진사업 실시에 노력하여야 하는 조직으로 옳지 않은 것은?

① 검찰 ② 경찰 ③ 119구급대
④ 공군 ⑤ 사회복지시설

[문 4] 국가와 지방자치단체의 예산지원에 대한 내용으로 옳은 것은?

① 정신건강의학과전문의가 정신건강상 문제가 있다고 판단하면 소득이나 재산에 관계없이 조기치료비 지원을 받을 수 있다.

② 조기치료비 지원은 정신건강의학과 전문의가 정신건강상 문제가 있다고 진단한 날로부터 5년까지 받을 수 있다.

③ 국민건강보험법 또는 의료급여법 상 비급여비용은 지원받을 수 없다.

④ 「공무원 재해보상법」, 「산업재해보상보험법」, 「국가유공자 등 예우 및 지원에 관한 법률」 등 다른 법령에 따라 치료비용을 지원받는 경우에는 비급여비용도 지원받을 수 있다.

⑤ 정신질환자 복지서비스 제공은 소득이나 재산에 따라 차등지원한다.

정답 1. ④ 2. ⑤ 3. ① 4. ②

[문 5] 중독관리통합지원센터에서 수행하는 사업으로 옳지 않은 것은?

① 지역사회 내 중독자 조기발견 체계 구축
② 중독폐해 예방 교육사업
③ 중독자 상담, 치료, 재활 사업
④ 중독자 가족 지원사업
⑤ 중독자 재발여부 지방자치단체 평가사업

정답 5. ⑤